Semiologia Clínica

Semiologia Clínica
Isabela M. Benseñor
José Antonio Atta
Mílton de Arruda Martins
Sarvier, 1ª edição, 2002

Reimpressão 2021

Projeto gráfico/Capa
CLR Balieiro Editores Ltda.

Fotolitos
Bureau Bandeirante de Pré-Impressão Ltda.

Impressão/Acabamento
Digitop Gráfica

Direitos Reservados
Nenhuma parte pode ser duplicada ou
reproduzida sem expressa autorização do Editor

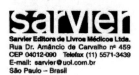

Sarvier Editora de Livros Médicos Ltda.
Rua Dr. Amâncio de Carvalho nº 459
CEP 04012-090   Telefax (11) 5571-3439
E-mail: sarvier@uol.com.br
São Paulo – Brasil

Dados Internacionais de Catalogação na Publicação (CIP)
(Câmara Brasileira do Livro, SP, Brasil)

> Benseñor, Isabela M.
>   Semiologia clínica / Isabela M. Benseñor, José
> Antonio Atta, Mílton de Arruda Martins. --
> São Paulo : SARVIER, 2002.
>
>   Vários colaboradores.
>   Bibliografia.
>   ISBN 85-7378-118-1
>
>   1. Clínica médica 2. Sintomatologia I. Atta,
> José Antonio. II. Martins, Mílton de Arruda.
> III. Título.
>
> 01-4850   CDD-616.047
>   NLM-WB 143

Índices para catálogo sistemático:

1. Semiologia clínica : Medicina   616.047

Semiologia Clínica

Isabela M. Benseñor
Doutora pela Universidade de São Paulo. Médica Assistente
do Serviço de Clínica Geral do HC-FMUSP.
Professora Colaboradora da Faculdade de Medicina
da Universidade de São Paulo.
isabensenor@hcnet.usp.br

José Antonio Atta
Doutor pela Universidade de São Paulo. Médico Assistente
do Serviço de Clínica Geral do HC-FMUSP.
Professor Colaborador da Faculdade de Medicina
da Universidade de São Paulo.
joseatta@uol.com.br

Mílton de Arruda Martins
Professor Titular de Clínica Geral da Faculdade de Medicina
da Universidade de São Paulo.
mmartins@usp.br

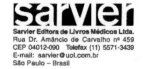

Sarvier Editora de Livros Médicos Ltda.
Rua Dr. Amâncio de Carvalho nº 459
CEP 04012-090   Telefax (11) 5571-3439
E-mail: sarvier@uol.com.br
São Paulo – Brasil

Colaboradores

Alessandra Carvalho Goulart
Médica Assistente do HC-FMUSP.
alessandragoulart@yahoo.com.br

Alfredo Franco Jr.
Médico Assistente do Hospital Universitário da Universidade de São Paulo. *alfijr@usp.br*

Ana Paula C. Amarante
Mestre pela Universidade de São Paulo. Médica Assistente do Hospital Universitário da Universidade de São Paulo. *anapaula@usp.br*

Angélica Massako Iamaguchi
Médica Assistente do HC-FMUSP.

Antonio Américo Friedmann
Professor Docente-Livre. Diretor do Serviço de Eletrocardiografia do HC-FMUSP. *ecgpamb@hcnet.usp.br*

Arlene de Maria Perez
Médica Assistente do Serviço de Clínica Médica Geral do HC-FMUSP. *clinicageral@hcnet.usp.br*

Arnaldo Lichtenstein
Doutor pela Universidade de São Paulo. Médico Assistente do Serviço de Clínica Médica Geral do HC-FMUSP. Professor Colaborador da Faculdade de Medicina da Universidade de São Paulo. *alichten@spo.matrix.com.br*

Ary Nasi
Médico Assistente da Disciplina de Cirurgia do Aparelho Digestivo do HC-FMUSP.

Carlos Eduardo Marcello
Médico Assistente do Hospital Universitário da Universidade de São Paulo. *carlosm@usp.br*

Carlos Eduardo Pompilio
Doutor pela Universidade de São Paulo.
pompilio@netserv.com.br

Carlos Roberto Ribeiro de Carvalho
Professor Docente-Livre. Supervisor da UTI Respiratória da Disciplina de Pneumologia do HC-FMUSP.
crrcarvalho@uol.com.br / crrcarvalho@hcnet.usp.br

Célia Maria Kira
Doutora pela Universidade de São Paulo. Médica Assistente do Hospital Universitário da Universidade de São Paulo. *kiraceli@usp.br*

Chin An Lin
Doutor pela Universidade de São Paulo. Médico Assistente do Serviço de Clínica Médica Geral do HC-FMUSP. Professor Colaborador da Faculdade de Medicina da Universidade de São Paulo.
calin@uol.com.br

Christina May Moran de Brito
Médica Colaboradora do HC-FMUSP.

Dahir Ramos de Andrade Jr.
Doutor pela Universidade de São Paulo. Médico Assistente do Serviço de Clínica Geral do HC-FMUSP. Professor Colaborador da Faculdade de Medicina da Universidade de São Paulo.
dahira@uol.com.br

Denise Duarte Iezzi
Médica Assistente do Serviço de Clínica Médica Geral do HC-FMUSP. *deniseiezzi@uol.com.br*

Dulce Pereira de Brito
Médica Assistente do Serviço de Clínica Médica Geral do HC-FMUSP. *clinicageral@hcnet.usp.br*

Edison Ferreira de Paiva
Doutor pela Universidade de São Paulo. Médico Assistente do Serviço de Clínica Geral do HC-FMUSP. Professor Colaborador da Faculdade de Medicina da Universidade de São Paulo.
edisonpaiva@hotmail.com

HC-FMUSP – Hospital das Clínicas da Faculdade de Medicina da Universidade de São Paulo.

Eduardo Genaro Mutarelli
Doutor pela Universidade de São Paulo. Médico Assistente do Serviço de Neurologia. *mutarell@uol.com.br*

Eduardo Giusti Rossi
Doutor pela Faculdade de Medicina da Universidade de São Paulo. Médico Assistente do INCOR.

Egídio Lima Dórea
Doutor pela Universidade de São Paulo. Médico Assistente do Hospital Universitário da Universidade de São Paulo. *e.dorea@uol.com.br*

Eliane Rocha Tomic
Médica Colaboradora do Serviço de Clínica Médica Geral do HC-FMUSP. *tomic@hiway.com.br*

Ethel Zimberg Chehter
Mestrado e Doutorado do HC-FMUSP. Mestre e Doutora pela Faculdade de Medicina da Universidade de São Paulo.

Eugene F. Geppert
Professor de Medicina Clínica, Universidade de Chicago, Chicago Illinois, EUA. *clinicageral@hcnet.usp.br*

Evandro A. Rivitti
Professor Titular de Dermatologia da Faculdade de Medicina da Universidade de São Paulo. *elimaria@hcnet.usp.br*

Fabiano André Simões
Residente de Terceiro Ano do Serviço de Urologia do HC-FMUSP. *fasimoes@hotmail.com.br*

Fábio Franco
Médico Assistente do Hospital Universitário da Universidade de São Paulo. *ffranco@usp.br*

Fábio Santana Machado
Doutor pela Faculdade de Medicina da Universidade de São Paulo. Médico Assistente do Serviço de Clínica Médica Geral do HC-FMUSP. *clinicageral@hcnet.usp.br*

Felício Lopes Roque
Médico Assistente do Hospital Universitário da Universidade de São Paulo. *flroque@uol.com.br*

Fernando Marcuz Silva
Mestre pela Universidade de São Paulo. Médico Assistente do Serviço de Clínica Médica Geral do HC-FMUSP. *f.marcuz@uol.com.br*

Fernando P.F. de Campos
Médico Assistente do Hospital Universitário da Universidade de São Paulo. *ffcampos@usp.com.br*

Flávio Alóe
Médico Assistente do Centro de Sono do HC-FMUSP. *piero.ops@zaz.com.br*

Gilberto D'Elia
Doutor pela Universidade de São Paulo. Médico Assistente do Serviço de Psiquiatria do HC-FMUSP.

Gilberto Morio Takahashi
Médico Assistente do Hospital Universitário da Universidade de São Paulo.

Guilherme Sobreira Spina
Médico da Unidade de Valvopatia – INCOR. Orientador da Liga de Combate à Febre Reumática – HC-FMUSP.

Herlon Saraiva Martins
Médico Assistente do Hospital Universitário da Universidade de São Paulo. *hmartins@apm.org.br*

Iolanda de Fátima Calvo Tibério
Doutora pela Universidade de São Paulo. Médica Assistente do Serviço de Clínica Médica Geral do HC-FMUSP. Professora Colaboradora da Faculdade de Medicina da Universidade de São Paulo. *clinicageral@hcnet.usp.br*

Isídio Calich
Doutor pela Faculdade de Medicina da Universidade de São Paulo. Médico Assistente do HC-FMUSP.

Jacob Jehuda Faintuch
Doutor pela Universidade de São Paulo. Médico Assistente do Serviço de Clínica Médica Geral do HC-FMUSP. Professor Colaborador da Faculdade de Medicina da Universidade de São Paulo. *clínicageral@hcnet.usp.br*

Janaína Alvarenga Rocha
Residente de Primeiro Ano do Serviço de Geriatria do HC-FMUSP.

João Egídio Romão Jr.
Professor Docente-Livre, Médico Assistente da Diálise do HC-FMUSP.

Jorge Mattar Jr.
Doutor pela Universidade de São Paulo. Médico Assistente do Serviço de Clínica Médica Geral do HC-FMUSP. *clinicageral@hcnet.usp.br*

Laura Andrade
Doutora pela Universidade de São Paulo. Médica Assistente do Serviço de Psiquiatria do HC-FMUSP. *lhsgandr@usp.br*

Leonardo José Rolim Ferraz
Estagiário do Serviço de Geriatria do HC-FMUSP. *clinicageral@hcnet.usp.br*

Liane Touma
Médica Assistente do Serviço Oftalmológico do HC-FMUSP.

Liz Andrea Y. Kawabata
Médica Assistente do Hospital Universitário da Universidade de São Paulo. *dcm_1@hu.usp.br*

Lucia Della Libera Giardini
Médica Assistente do Hospital Universitário da Universidade de São Paulo.

Luciano F. Drager
Residente do 1º ano de Cardiologia do Instituto do Coração (INCOR) – HC-FMUSP.
luciano.drager@incor.usp.br

Marcelo Peterlini
Ex-Preceptor de Clínica Médica do HC-FMUSP.

Maria Cecilia Gusukuma
Médica Assistente do Hospital Universitário da Universidade de São Paulo.

Maria do Patrocínio Tenório Nunes
Doutora pela Universidade de São Paulo. Docente do Departamento de Clínica Médica do HC-FMUSP.
ppatro@usp.br

Maria Lúcia Bueno Garcia
Doutora pela Universidade de São Paulo. Médica Assistente do Serviço de Clínica Médica Geral do HC-FMUSP. Professora Colaboradora da Faculdade de Medicina da Universidade de São Paulo.
gajogu@sti.com.br

Mariluz dos Reis
Doutora pela Universidade de São Paulo. Médica Assistente do Serviço de Clínica Médica Geral do HC-FMUSP. Professora Colaboradora da Faculdade de Medicina da Universidade de São Paulo.
clinicageral@hcnet.usp.br

Mário Ferreira Jr.
Doutor pela Universidade de São Paulo. Coordenador do Centro de Promoção a Saúde do HC-FMUSP. Professor Colaborador da Faculdade de Medicina da Universidade de São Paulo. *mariof@uol.com.br*

Maurício S. Abrão
Professor Doutor do Departamento de Obstetrícia e Ginecologia da Faculdade de Medicina da Universidade de São Paulo. Responsável pelo Setor de Endometriose.
msabrao@ibm.net

Maurício Seckler
Médico Assistente do Hospital Universitário da Universidade de São Paulo. *super4@hu.usp.br*

Max Grinberg
Professor Livre-Docente e Diretor da Unidade Clínica de Valvopatia – INCOR. *grimberg@incor.usp.br*

Milton Hideaki Arai
Médico Assistente do HC-FMUSP.

Natalino H. Yoshinari
Professor Livre-Docente pela Universidade de São Paulo. Médico Assistente do Serviço de Reumatologia.
reumato@edu.usp.br

Newton Kara-José
Professor Titular de Oftalmologia da Faculdade de Medicina da Universidade de São Paulo.
s.macedo@hcnet.usp.br

Paulo Andrade Lotufo
Doutor pela Universidade de São Paulo. Docente do Departamento de Clínica Médica da Faculdade de Medicina da Universidade de São Paulo. Diretor da Divisão de Clínica Médica do Hospital Universitário.
palotufo@hcnet.usp.br

Paulo Caramelli
Doutor pela Universidade de São Paulo. Médico Assistente do Serviço de Neurologia do HC-FMUSP.
caramellp@usp.br

Paulo Leonardo Barreira
Mestre pela Universidade de São Paulo. Médico Assistente do Serviço de Clínica Médica Geral do HC-FMUSP. *clinicageral@hcnet.usp.br*

Pedro Puech-Leão
Professor Titular de Cirurgia Vascular da Faculdade de Medicina da Universidade de São Paulo.
drpuech@usp.br

Regeane T. Cronfli
Médica Assistente do Hospital Universitário da Universidade de São Paulo. *rcronfli@yaol.com*

Rodolfo Milani Jr.
Doutor pela Universidade de São Paulo. Médico Assistente do Serviço de Clínica Médica Geral do HC-FMUSP. Professor Colaborador da Faculdade de Medicina da Universidade de São Paulo. *rodolfo@alfhanet.com.br*

Rodrigo Antonio Brandão Neto
Médico Assistente do Pronto-Socorro do HC-FMUSP.
rodlerneto@globo.com.br

Rodrigo Díaz Olmos
Médico Preceptor do Serviço de Clínica Geral do HC-FMUSP. *r.olmos@sti.com.br*

Rogério de Leão Bensadon
Doutor em Clínica Otorrinolaringologia pela Universidade de São Paulo.

Rosa Maria Assunção Sousa Braz
Doutora em Clínica Otorrinolaringologia pela Universidade de São Paulo.

Sérgio Podgaec
Mestre em Ginecologia pelo Departamento de Obstetrícia e Ginecologia da Faculdade de Medicina da Universidade de São Paulo.

Sylvia Massue Iriya
Médica Assistente do Serviço de Clínica Geral do HC-FMUSP. *jwsmi@pratica.com.br*

Stella Marcia Azevedo Tavares
Médica Assistente do Centro de Sono do HC-FMUSP.

Valéria Maria Natale
Doutora pela Universidade de São Paulo. Médica Assistente do Serviço de Clínica Médica Geral do HC-FMUSP. Professora Colaboradora da Faculdade de Medicina da Universidade de São Paulo.
vmnatale@dialdata.com.br

Veruska Menegatti Anastácio
Médica Preceptora do Serviço de Clínica Geral – HC-FMUSP. *mhatanaka@regra.net*

Vilma Takayasu
Médica Assistente do Hospital Universitário da Universidade de São Paulo.
vilmatakayasu@uol.com.br

Wilson Jacob Filho
Doutor pela Faculdade de Medicina da Universidade de São Paulo. Diretor do Serviço de Geriatria do HC-FMUSP.
wijac@zipmail.com.br

Prefácio

Há alguns decênios, anos cinqüenta (1950-1959), época em que os signatários deste prefácio eram ainda estudantes de medicina, e até mesmo anteriormente a esse período, as fontes de estudo dos alunos de medicina se resumiam às anotações pessoais de aulas e às apostilas, na maior parte das vezes preparadas por estudantes com habilidades taquigráficas e datilográficas, e com acesso a mimeógrafos para replicar exemplares e vendê-los aos colegas. Existiam outras fontes para estudo. A literatura médica redigida em língua espanhola era uma segunda fonte, principalmente as publicações didáticas oriundas da Argentina. Todos daquela época lembram-se de nomes, entre outros, como o de Houssay (prêmio Nobel argentino), autor de um texto consagrado sobre Fisiologia, ou de Cossio e colaboradores com publicações sobre propedêutica e clínica médica. Havia, ainda, uma terceira fonte: livros escritos em outras línguas e traduzidos para o português com distorções e erros lamentáveis. Na realidade, poucos alunos eram aptos a estudar diretamente nas línguas originais dos textos, incluindo o inglês, que já começava a ser o idioma universal das ciências e da medicina.

É interessante notar que na época referida já existiam editoras e tipografias de porte. Faltava, entretanto, um certo estado de espírito que permitisse reconhecer a nossa própria competência intelectual e científica para editar textos em português que não fossem traduções nem adaptações de apostilas. Reconhecida essa competência, livros começam a surgir em todas as áreas do saber, e em todos os setores da medicina. Um surgimento de início marcante nos anos 60 (1960 a 1969), e que prosseguiu em ascensão geométrica, lastreado em investigações, baseado em experiências pessoais ou de grupos na transmissão de conhecimentos e adaptado à nossa cultura. Alguns textos foram vertidos para diferentes línguas estrangeiras e adotados em vários países, percorrendo, assim, uma trajetória inversa àquela até então habitual.

O texto "Semiologia Clínica", que honradamente prefaciamos, cumpre uma etapa da ascensão descrita. As modificações da semiologia ocorrem mais lentamente das observadas em outras áreas da medicina, mas cada acréscimo ou retirada que a ela se faz requer notável discernimento. "Semiologia Clínica" incorpora quinze anos de experiências didáticas seguidamente avaliadas com esmerado escrutínio. É amplo na autoria, abrigando dezenas de colaboradores e competências. É abrangente, abordando desde a relação médico-paciente até as grandes síndromes das principais insuficiências orgânicas e, de permeio, as técnicas de exame físico, a análise dos sintomas gerais, bem como dos sintomas e sinais específicos. É um texto moderno e atualizado. Recorre às melhores evidências para avaliar a sensibilidade e especificidade dos vários sinais e sintomas. Introduz a prática real do raciocínio diagnóstico, que se inicia nas coisas que os pacientes contam e nos sinais que os médicos detectam no âmbito da relação médico-paciente. Utiliza o raciocínio epidemiológico na elaboração diagnóstica. Atualiza conceitos como qualidade de vida. Resgata o clínico como médico que cuida de gente inteira, única, com mente, espírito e corpo em um só ser. Confere a esse médico a competência para cumprir a missão de inserir saúde na sociedade.

É um livro que possui um fio condutor de cunho filosófico longamente ensaiado, testado e aprimorado, mercê da capacidade dos Editores e de seus colaboradores. Não é um tratado, mas tornou-se um texto alentado em decorrência da diversidade do público alvo, atendendo estudantes, docentes e profissionais de todas as áreas da saúde, para estudo sistemático ou atualizações específicas. É uma obra didática que se deve ter ao alcance da mão.

<table>
<tr><td align="center">Duilio Ramos Sustovich</td><td align="center">Marcello Marcondes Machado</td></tr>
<tr><td align="center">Professor Titular de Clínica Propedêutica
(Aposentado)</td><td align="center">Professor de Clínica Médica
(Curso Experimental de Medicina, FMUSP, 1970-82)</td></tr>
<tr><td align="center">Escola Paulista de Medicina
Universidade Federal de São Paulo</td><td align="center">Professor Titular de Nefrologia
Faculdade de Medicina
Universidade de São Paulo</td></tr>
</table>

Conteúdo

INTRODUÇÃO 1
Mílton de Arruda Martins, Isabela M. Benseñor e José Antonio Atta

Parte I – SEMIOLOGIA CLÍNICA

1. Relação Médico-Paciente 7
Mílton de Arruda Martins e Célia Maria Kira

2. História Clínica 11
Maria do Patrocínio Tenório Nunes e Mílton de Arruda Martins

3. Exame Clínico 20
Mílton de Arruda Martins e José Antonio Atta

4. Racionalização do Diagnóstico Médico 23
*Herlon Saraiva Martins, Janaína Alvarenga Rocha, Leonardo José Rolim
Ferraz, Rodrigo Antonio Brandrão Neto, Rodrigo Díaz Olmos, Veruska
Menegatti Anastácio, Isabela M. Benseñor e Paulo Andrade Lotufo*

5. Perfil Epidemiológico das Doenças no Brasil 27
Paulo Andrade Lotufo e Isabela M. Benseñor

6. Exame Geral Quantitativo 30
Isabela M. Benseñor

7. Exame Geral Qualitativo 36
*Isabela M. Benseñor, Luciano F. Drager, Edison Ferreira de Paiva e
Dahir Ramos de Andrade Jr.*

8. Exame do Tórax e Pulmões 39
Alfredo Franco Jr.

9. Exame do Coração 50
Max Grinberg, Guilherme Sobreira Spina e Eduardo Giusti Rossi

10. Exame do Abdome 67
Dahir Ramos de Andrade Jr.

11. Exame de Cabeça e Pescoço 82
José Antonio Atta

12. Exame de Ossos e Articulações 88
Vilma Takayasu e Natalino H. Yoshinari

13. **Exame do Sistema Nervoso** 100
Eduardo Genaro Mutarelli

14. **Exame Psiquiátrico** 158
Gilberto D'Elia

15. **Exame Oftálmico** 161
Newton Kara-José e Liane Touma

16. **Exame em Otorrinolaringologia** 175
*Gilberto Morio Takahashi, Lucia Della Libera Giardini,
Rogério de Leão Bensadon e Rosa Maria Assunção Sousa Braz*

17. **Exame de Pele e Anexos** 185
Evandro A. Rivitti

18. **Exame do Sistema Arterial e Venoso** 196
Fábio Santana Machado

19. **Avaliação Clínica do Idoso** 201
Valéria Maria Natale

20. **Exame de Vias Urinárias e Genitais Masculinos** 212
Fabiano André Simões

21. **Exame dos Genitais Femininos** 230
Maurício S. Abrão e Sérgio Podgaec

22. **Semiologia da Promoção à Saúde** 235
Mário Ferreira Jr.

23. **Semiologia Baseada em Evidências** 243
Herlon Saraiva Martins e Rodrigo Díaz Olmos

Parte II – SINTOMAS GERAIS

24. **Febre** 253
Fábio Franco

25. **Cansaço e Astenia** 259
Carlos Eduardo Marcello e Isabela M. Benseñor

26. **Cianose** 263
Edison Ferreira de Paiva

27. **Hipóxia e Policitemia** 267
Rodolfo Milani Jr.

28. **Edema** 271
Arlene de Maria Perez e Isabela M. Benseñor

29. **Tontura e Vertigem** 279
Fernando P.F. de Campos, Maria Cecilia Gusukuma e Isabela M. Benseñor

30. **Emagrecimento** 286
Jorge Mattar Jr.

31. **Obesidade** 291
Regeane T. Cronfli

Parte III – SINTOMAS E SINAIS ESPECÍFICOS

32. **Anemia** 307
Luciano F. Drager, Dulce Pereira de Brito e Isabela M. Benseñor

33. **Adenomegalia** 317
Ana Paula C. Amarante

34. **Palpitação** 322
Jacob Jehuda Faintuch

35. **Icterícia** 326
Mariluz dos Reis

36. **Dispepsia** 335
Fernando Marcuz Silva

37. **Diarréia** 343
Ethel Zimberg Chehter

38. **Constipação Intestinal** 349
Ethel Zimberg Chehter

39. **Hepatomegalia e Esplenomegalia** 355
Dahir Ramos de Andrade Jr.

40. **Ascite** 367
Dahir Ramos de Andrade Jr.

41. **Disfagia, Odinofagia e Outros Sintomas Esofágicos** 381
Felício Lopes Roque, Ary Nasi e Paulo Leonardo Barreira

42. **Sintomas de Vias Aéreas Superiores** 389
Chin An Lin

43. **Tosse** 395
Eugene F. Geppert

44. **Hemoptise** 401
Maurício Seckler e Isabela M. Benseñor

45. **Dispnéia** 405
Iolanda de Fátima Calvo Tibério

46. **Sangramento e Trombose** 417
Arnaldo Lichtenstein

47. **Insuficiência Arterial Periférica** 427
Pedro Puech-Leão

48. **Insuficiência Venosa Periférica** 430
Maria do Patrocínio Tenório Nunes

49. **Hipertensão Arterial Sistêmica** 439
Paulo Andrade Lotufo

50. **Demências** 443
Wilson Jacob Filho e Angélica Massako Iamaguchi

51. **Distúrbios da Consciência** 446
Paulo Caramelli

52. **Sinais e Sintomas Urinários** 451
Egídio Lima Dórea

53. **Transtornos do Sono** 459
Flávio Alóe e Stella Marcia Azevedo Tavares

54. **Transtornos Ansiosos** 476
José Antonio Atta

55. **Transtornos Depressivos** 483
Marcelo Peterlini e José Antonio Atta

56. **Transtornos do Apetite** 490
Denise Duarte Iezzi

Parte IV – DOR

57. **Dor – Conceitos Gerais** 509
Eliane Rocha Tomic

58. **Dor Torácica** 513
Antonio Américo Friedmann

59. **Dor Abdominal** 522
Fernando Marcuz Silva

60. **Cefaléia** 532
Isabela M. Benseñor

61. **Lombalgia** 541
Sylvia Massue Iriya e Christina May Moran de Brito

62. **Artrites e Artralgias** 556
Maria Lúcia Bueno Garcia e Isídio Calich

63. **Dores em Partes Moles** 575
Liz Andrea Y. Kawabata

Parte V – INSUFICIÊNCIAS

64. **Cardiocirculatória: Hipotensão Arterial e Choque** 583
Edison Ferreira de Paiva

65. **Insuficiência Respiratória** 590
Carlos Eduardo Pompilio e Carlos Roberto Ribeiro de Carvalho

66. **Insuficiência Renal** 597
João Egídio Romão Jr.

67. **Insuficiência Cardíaca** 611
Dulce Pereira de Brito e Alessandra Carvalho Goulart

68. **Insuficiência Hepática** 632
Milton Hideaki Arai

CONCLUSÃO 641
Isabela M. Benseñor, Milton A. Martins e Laura Andrade

ÍNDICE REMISSIVO 645

Introdução

Mílton de Arruda Martins
Isabela M. Benseñor
José Antonio Atta

Resolvemos escrever este livro a partir de necessidades surgidas em nossa experiência como professores dos cursos de Propedêutica Clínica e de Clínica Médica ministrados aos alunos da Faculdade de Medicina da Universidade de São Paulo. Nosso livro é destinado não só aos estudantes de Medicina, mas também a médicos que desejam uma atualização em Semiologia Clínica.

Preferimos chamar o livro de "Semiologia Clínica". Apesar de semiologia e propedêutica serem utilizados quase como sinônimos, existe uma certa diferença: propedêutica tem principalmente o sentido de introdução de uma ciência, preparação para um estudo mais complexo, e semiologia é o estudo dos sinais e/ou de sistemas de signos e sinais. Semiologia Clínica seria, então, o estudo de sinais, sintomas e conjuntos de sinais e sintomas com a finalidade de se fazer o diagnóstico ou os diagnósticos clínicos. Não acreditamos que esse conjunto de habilidades e atitudes constitua uma "introdução" à Medicina. É muito mais importante do que isso e exige uma atualização permanente dos médicos.

Acreditamos que a possibilidade que o médico tem de utilizar sua capacidade de pensar, perguntar, ouvir, sentir, olhar, tocar, examinar o paciente é o instrumento diagnóstico (e muitas vezes terapêutico) mais poderoso de que ele dispõe, e os estudos realizados têm confirmado essa idéia, que é a idéia central de nosso livro. O próprio médico tem um poder diagnóstico maior do que toda a tecnologia hoje disponível a serviço do diagnóstico e que fornece ao médico informações cada vez mais valiosas, desde que usadas com inteligência, critério e, principalmente, a partir dos dados de estudos científicos que demonstrem sua utilidade em cada situação clínica, sua sensibilidade e sua especificidade.

A observação de que o instrumento diagnóstico e muitas vezes terapêutico mais importante que o médico dispõe é ele mesmo, sua inteligência, seu conhecimento, suas habilidades e suas atitudes, deveria ter uma importância central em toda a estrutura de atendimento de saúde. Este livro tem a finalidade de atualizar conhecimentos nessa área. Ele foi estruturado em cinco partes fundamentais.

A primeira parte, "Semiologia Clínica", trata das estratégias da história clínica (ou anamnese) e do exame do paciente. A pessoa que procura cuidados médicos tem sido, tradicionalmente, chamada de "paciente". Trata-se de denominação semelhante à utilizada em outros idiomas como a língua inglesa ("patient"). Muitos médicos não consideram essa denominação a mais adequada, porque paciente, além de significar "aquele que procura cuidados médicos", significa, também, "resignado, conformado", ou "aquele que recebe a ação praticada por um agente". Na medicina contemporânea, considera-se importante que a pessoa que procura o médico seja informada, participe ativamente de seu processo de tratamento, assuma parte da responsabilidade pela manutenção de sua saúde. Entretanto, outras denominações, como por exemplo "cliente", não são tradicionais na língua portuguesa e, também, não são perfeitamente adequadas. "Doente" também não é adequado, pois muitas vezes quem procura o médico não tem uma "doença". Adotaremos, aqui, "paciente" para designar a pessoa que procura o médico, estando doente ou não, por ser o termo tradicional na língua portuguesa, mas enfatizando que, na relação médico-paciente, é muito importante que o paciente seja informado e estimulado a ter uma participação ativa na promoção de sua saúde e em quaisquer procedimentos de diagnóstico e tratamento que forem necessários.

Preferimos adotar os termos "história clínica" e "exame do paciente". Esta última denominação não é a utilizada com mais freqüência. O mais comum é dizer "exame físico". Preferimos "exame do paciente" (ou "exame clínico") para tentar, pelo menos parcialmente, superar a separação cartesiana entre corpo e mente, tão comum na prática da medicina contemporânea. O exame que o médico deve fazer não é apenas "físico". O médico faz a palpação do fígado e do baço, mas também está atento às emoções e ao psiquismo de seu paciente.

A segunda parte, "Sintomas Gerais", e a terceira parte do livro, "Sintomas e Sinais Específicos", contêm capítulos divididos por sintoma (ou sintomas correlacionados), por sinal ou por problema e não por doença. A segunda parte concentra os capítulos com problemas gerais, enquanto a terceira parte versa sobre sintomas (ou sinais) mais específicos, como adenomegalia ou tosse. Preferimos essa abordagem porque é o que ocorre mais freqüentemente quando uma pessoa procura um médico. Ela o procura com queixas e problemas e, a partir dessas queixas ou problemas, o médico inicia seu trabalho diagnóstico. Não se trata de uma lista completa de problemas, mas escolhemos os mais freqüentes na prática de um clínico geral.

Os bons livros-texto de Clínica Médica estão, geralmente, estruturados em seções e capítulos de cada doença. Entretanto, na busca do diagnóstico, o médico segue um caminho inverso: ele está geralmente diante de um paciente que apresenta queixas e, ao examiná-lo, nota, também, sinais clínicos. Procuramos, em nosso livro, seguir uma estrutura mais próxima da lógica do raciocínio clínico, organizando os capítulos por sintomas, sinais, ou conjunto de problemas.

Dores de maneira geral são uma das queixas mais freqüentes (se não a mais freqüente) em consultas médicas. Por isso, agrupamos alguns capítulos que versam sobre dores – cefaléia, lombalgia e astralgias, dentre outras – em uma outra parte, a quarta, chamada "Dor".

A quinta parte, "Insuficiências", constitui-se de alguns capítulos que abordam principalmente aspectos clínicos de insuficiências orgânicas, como por exemplo a insuficiência cardíaca, a insuficiência renal ou a insuficiência hepática.

Procuramos evitar, neste livro, a descrição interminável de sinais clínicos que não têm importância prática para o médico. Procuramos enfatizar aquilo que tem realmente utilidade e, principalmente, o que já foi submetido à avaliação cuidadosa de sensibilidade e especificidade. Infelizmente, muitos dos sintomas e sinais clínicos que utilizamos na prática diária não foram submetidos, ainda, à essa avaliação científica.

Solicitamos aos autores de capítulos que oferecessem dados sobre a acurácia, a sensibilidade e a especificidade diagnóstica de sintomas, sinais e conjuntos de sinais e sintomas. Acreditamos que a prática do médico será melhor se ele tiver clareza do poder diagnóstico de perguntas ou observações que ele faz. Um clínico bem treinado consegue, na maior parte das vezes, fazer o diagnóstico correto do tipo de cefaléia que o paciente apresenta apenas com a história clínica. Entretanto, ao entrevistar um paciente com queixas de dispepsia, o mesmo clínico não consegue diferenciar, com segurança, pela história clínica, a dispepsia funcional da úlcera péptica. Ao notar a presença de icterícia ao examinar a conjuntiva de um paciente, o médico tem mais segurança em afirmar que as bilirrubinas estão aumentadas do que tem em fazer o diagnóstico de anemia ao ver, em outro paciente, sua mucosa palpebral ou oral "descorada". Essa visão crítica dos sinais e sintomas não está presente em muitos dos livros clássicos de semiologia, em que há descrições detalhadas de sinais e sintomas, mas sem deixar claro ao leitor a importância relativa de cada um deles.

Solicitamos, também, a todos os autores de capítulos que, sempre que possível, utilizassem dados obtidos em estudos de boa qualidade realizados no Brasil. É muito importante que o médico, ao formular suas hipóteses diagnósticas, leve em conta o que chamamos de "raciocínio epidemiológico": dê prioridade ao que é mais freqüente, ao que tem maior prevalência.

A prática da Medicina tem sofrido grandes transformações nos últimos anos, tanto em nosso país, como no mundo em geral. Existem algumas áreas de conhecimento que talvez estejam resultando em novos paradigmas para a Medicina, e procuramos, neste livro, chamar a atenção para algumas dessas áreas.

Os profissionais de saúde e os médicos em particular devem se preocupar, cada vez mais, com a promoção da saúde e o rastreamento para algumas doenças que ainda não se manifestaram clinicamente, e não apenas com o diagnóstico e o tratamento de doenças estabelecidas. Existe um capítulo redigido com essa preocupação – "Semiologia em Promoção da Saúde".

A própria concepção de saúde tem evoluído nos últimos anos. Durante muito tempo, considerou-se saúde como "bem-estar físico, psíquico e social e não apenas a ausência de doença". À medida que a população fica, em média, mais velha e o número de idosos aumenta, a idéia de saúde não pode estar ligada apenas à ausência de doenças. Uma pessoa idosa, com freqüência, é portadora de várias doenças e, nesse caso, é muito importante a qualidade de vida, a autonomia e a independência como índices de saúde. Por outro lado, saúde também implica a capacidade de a pessoa ter uma interação adequada com a família, a sociedade e o meio ambiente, inclusive ter a capacidade de atuar na melhora das condições sociais e ambientais. Trata-se de uma perspectiva "social" e "ecológica" da saúde, muito discutida nos dias de hoje.

A preocupação com qualidade de vida, e não apenas com a duração da vida, é um anseio crescente ao se pensar em saúde. Nesse sentido, o médico deve, também, voltar sua atenção para os chamados "sintomas menores", que, com freqüência, pioram muito a qualidade de vida das pessoas, mas sem implicar maiores riscos de internações ou de morte. Dores em partes moles, dispepsia, cefaléia, depressão, ansiedade estão entre os problemas mais freqüentes em um ambulatório de clínica médica, prejudicam muito a vida do paciente e mereceram capítulos específicos neste livro.

O conhecimento científico crescente e a democratização do acesso às informações científicas de boa qualidade estão, também, revolucionando a prática médica. O médico deve ser treinado para saber obter e selecionar a informação que é relevante para resolver os problemas de seus pacientes e ter a clara noção de que, se utilizar as melhores evidências científicas disponíveis à sua prática, poderá cuidar melhor de seus pacientes. Além de ter havido uma grande preocupação de utilizar as melhores evidências científicas na elaboração de todos os capítulos, nosso livro possui o capítulo "Semiologia Baseada em Evidências", que oferece algumas orientações para a obtenção de informações oriundas de pesquisas de boa qualidade.

É cada vez mais evidente que a maioria das doenças humanas tem uma determinação multicausal, multifatorial, que inclui fatores genéticos, hábitos e estilo de vida, fatores psicológicos e comportamentais, fatores ambientais e acesso aos serviços de saúde, e todos esses aspectos devem ser pesquisados pelo médico quando faz a história clínica de seu paciente.

Está sempre presente neste livro a concepção de que o médico deve sempre encarar o seu paciente como um todo, uma pessoa única, com uma história pessoal, familiar, profissional e social, com expectativas, medos, esperanças e projetos, e que a visão humanística, o compromisso, a compaixão e a responsabilidade são tão importantes para o médico completo quanto a sua formação científica e técnica.

Acreditamos também que o médico deve ter grande responsabilidade social, não se conformar, em um país como o Brasil, com todas as dificuldades impostas à sua atuação por restrição de recursos indispensáveis a um atendimento digno a seus pacientes. Como cidadão e como médico, deve ser, também, agente de transformações e defender que toda pessoa tenha acesso a um cuidado de excelência à sua saúde.

Este livro só foi possível ser redigido pela experiência de ensino acumulada principalmente nos últimos quinze anos. Agradecemos a todos os autores dos capítulos e a todos os professores de Propedêutica Clínica e Clínica Médica que, durante estes anos, dedicaram-se intensamente à tarefa de promover o aprendizado dos estudantes da Faculdade de Medicina da Universidade de São Paulo. Agradecemos, também, a Célia Maria Kira e a Rodolfo Pires de Albuquerque, que participaram das discussões iniciais para a organização deste livro. Finalmente, agradecemos ao Professor Valentim Gentil Filho, por algumas sugestões no sentido de tentar superar, pelo menos em parte, a tradicional e artificial separação entre "corpo" e "mente".

PARTE I

Semiologia Clínica

1. Relação Médico-Paciente

Mílton de Arruda Martins
Célia Maria Kira

A relação médico-paciente é o vínculo que se estabelece entre o médico e a pessoa que o procura, estando doente ou não. Inicia-se no primeiro contato e não é restrita apenas ao ambiente do consultório médico, mas existe em todas as oportunidades de contato entre essas duas pessoas, em serviços de emergência, unidades de terapia intensiva, de internação e de diagnóstico. A relação entre o médico e o paciente faz parte da essência da profissão médica.

Desde o momento do primeiro encontro entre o médico e o paciente, existem expectativas de ambas as partes. Adotaremos, aqui, a divisão de Loyd Smith Jr., que agrupou as expectativas do paciente em cinco itens fundamentais:

1. O paciente deseja ser ouvido – quem procura o médico tem uma história a contar. Muitas vezes não são apenas sintomas físicos, mas medos, apreensões, preocupações, tristeza. É muito importante ouvir com sincera atenção. Saber ouvir fortalece, e muito, a relação médico-paciente, além de oferecer oportunidade para que surjam certas informações e detalhes fundamentais para um correto diagnóstico. Algumas vezes, hipóteses diagnósticas são formuladas a partir da maneira como o paciente fala, e não apenas do que ele diz. O médico deve procurar usar da "empatia", entendida como a atitude de se colocar no lugar da outra pessoa, de procurar imaginar como se sentiria se estivesse na situação que está sendo vivida pelo paciente. O uso da empatia é importante não apenas ao ouvir o paciente, mas também quando o médico tem que tomar decisões complexas. Diante de uma decisão difícil, é importante imaginar quais seriam seus sentimentos se estivesse na situação do paciente. Para que tudo o que foi dito seja possível, é necessário que haja tempo adequado para a consulta, e isso tem sido uma grande expectativa do paciente, a qual, muitas vezes, tem sido frustrada por imposições de responsáveis por estruturas de atendimento à saúde pública e privada, ao determinar um tempo insuficiente para a consulta médica.

2. O paciente tem a expectativa de que o médico se interesse por ele como um ser humano, e não como uma doença ou uma parte de corpo humano – pode parecer óbvio, mas com freqüência isso é esquecido, principalmente em grandes instituições de saúde: cada paciente tem um nome e também uma história única. É comum ouvir em corredores, enfermarias e ambulatórios de grandes hospitais expressões como: "o paciente do leito 35", "o caso da hemocromatose", "o leito onde está a esplenomegalia". As pessoas perdem seu nome, sua identidade e passam a ser uma doença, e esse fato, para os pacientes, é muito desagradável. Com relação ao tratamento, também a expectativa do paciente é de que o tratamento seja programado tendo em vista não só o sintoma ou a doença, mas também considerando-o como uma pessoa, com todas as dificuldades e facilidades que terá para seguir o tratamento proposto.

3. O paciente espera que o médico seja competente – o bom relacionamento entre o médico e o paciente é muito importante, mas não o suficiente para o paciente ter o melhor cuidado. O paciente espera um médico com conhecimento e experiência naquela área ou naquele procedimento que será efetuado. Espera, também, um médico que seja sincero, conheça suas limitações e quando não tiver condições para fazer o diagnóstico ou um determinado tratamento saiba encaminhá-lo a quem tenha.

4. O paciente deseja ser informado – o paciente deve ser informado sobre seus diagnósticos, sobre os procedimentos diagnósticos que devem ser feitos, sobre as alternativas terapêuticas que poderão ser adotadas. O Código de Ética Médica brasileiro estabelece claramente esse direito do paciente e dever do médico, ao determinar que é vedado ao médico "deixar de informar ao paciente o diagnóstico, o prognóstico, os riscos e objetivos do tratamento, salvo quando a comunicação direta ao mesmo possa provocar-lhe dano, devendo, nesse caso, a comunicação ser feita ao seu responsável legal" (Artigo 59) e "efetuar qualquer procedimento médico sem o esclarecimento e o consentimento prévios do paciente ou de seu responsável legal, salvo em iminente perigo de vida" (Artigo 46). Além de ser informado, o paciente deve ser consultado previamente sobre procedimentos diagnósticos e terapêuticos que se pretende adotar.

Existe uma tradição maior em informar os pacientes sobre todas as suas condições de saúde em países de culturas não-latinas como por exemplo os Estados Unidos e a Inglaterra. Alguns médicos consideram que possam existir diferenças culturais que tenham grande influência sobre o desejo das pessoas de ter informações sobre suas condições de saúde, em especial em caso de doenças que resultarão em morte. Os estudos realizados no Brasil não confirmam essa hipótese. Pelo contrário, tem sido cada vez mais demonstrado que o brasileiro deseja ser informado claramente sobre sua situação de saúde e sobre as alternativas terapêuticas. Recentemente, foi realizado um estudo no Serviço de Clínica Geral do Hospital das Clínicas da Faculdade de Medicina da Universidade de São Paulo, com a aplicação de um questionário a cerca de 500 pacientes, com perguntas ligadas ao desejo de ser informado. Noventa por cento das pessoas manifestaram desejo de receber informações claras em caso de diagnósticos de câncer e síndrome da imunodeficiência adquirida, e esse resultado é similar ao de estudos semelhantes realizados nos Estados Unidos.

5. O paciente deseja não ser abandonado – trata-se de uma expectativa que se torna ainda mais intensa quando o paciente é portador de uma doença crônica ou está em fase terminal de uma doença como câncer ou enfisema pulmonar. O paciente espera que a preocupação do médico não seja apenas com o diagnóstico e com os tratamentos que possam curá-lo da doença, mas sim com todos os cuidados que ajudem a melhorar sua qualidade de vida, diminuam seu sofrimento e, em situação extrema, auxiliem em uma morte com o máximo de dignidade.

Todas as ações de saúde devem visar, hoje, não só a prolongar a vida dos pacientes, mas também a melhorar sua qualidade da vida. O médico, na relação com o paciente, deve sempre estar pensando nestes dois objetivos: viver mais, mas principalmente viver com melhor qualidade. Dar atenção especial à diminuição do sofrimento, aos sintomas que realmente afligem o paciente. Fazer o diagnóstico correto, mas sem esquecer de prestar especial atenção a o que o paciente realmente sente. Esses cuidados e apoio, muitas vezes, devem ser estendidos também aos familiares do paciente.

O médico, em todo relacionamento com seus pacientes, deve ter sempre presente em sua mente aqueles que são considerados os quatro princípios fundamentais da moderna Bioética: beneficência, não-maleficência, justiça e autonomia.

Beneficência e não-maleficência – o médico, em todas as suas atitudes, deve sempre procurar fazer apenas aquilo que visa a beneficiar o paciente (beneficência) e evitar sempre qualquer atitude que possa prejudicá-lo, causar dano ou piorar suas condições de saúde (não-maleficência).

Justiça – o médico deve fazer o possível para que todos os pacientes possam ter acesso aos cuidados de saúde de qualidade equivalente. Todos os cidadãos têm direito a cuidados de saúde de qualidade. É óbvio que a aplicação desse princípio implica muitas vezes mudanças políticas, sociais, culturais, da estrutura dos serviços de saúde. Mas é importante que o médico tenha sempre clara consciência da importância de ele, como médico e cidadão, ser também um agente contribuindo para essas mudanças.

Autonomia – o médico deve respeitar os desejos do paciente, informá-lo e consultá-lo sobre tudo o que diz respeito a sua saúde, diagnósticos, prognóstico, procedimentos diagnósticos e terapêuticos.

Respeitar a autonomia do paciente não implica, em nossa opinião, uma atitude passiva do médico deixando a cargo do paciente a escolha entre todas as opções possíveis de procedimentos diagnósticos e de tratamento, como tem sido, com freqüência, a prática de muitos médicos em alguns países do hemisfério norte. O médico, ao assumir o cuidado de um paciente, deve exercer o papel de seu "advogado", desejar sempre aplicar a solução que considera a melhor possível e tentar convencer o paciente e seus familares, caso acredite que realmente escolheu a melhor opção. Deve, nesse sentido, adotar uma postura mais ativa, dialogando, explicando, ouvindo. Entretanto, caso o paciente prefira outra alternativa, apesar de não ser a preferida pelo médico, este deve respeitar a opção do paciente.

A visão tradicional da relação médico-paciente, que perdurou por muitos séculos, era o médico entrevistando seu paciente, examinando-o, apresentando o resultado de suas observações e dando suas orientações ao paciente e à sua família. Foi um comportamento socialmente aceito em muitas culturas e tinha um lado bastante paternalista. Na segunda metade do século XX, alguns estudiosos da relação médico-paciente como Szasz, Hollander e Balint chamaram a atenção para outros papéis importantes dessa relação.

Balint enfatizou três aspectos importantes da relação médico-paciente, nem sempre levados em conta.

O primeiro aspecto é o reconhecimento de que o médico é um "remédio" ou "medicamento". Uma relação adequada do médico com seu paciente tem um efeito terapêutico importante e, muitas vezes, é a parte mais importante do tratamento. Esse conceito de o médico fazer parte do tratamento enfatiza a natureza bastante dinâmica da relação médico-paciente e de o paciente poder ser beneficiado ou prejudicado pela forma com que o médico se relaciona com ele.

O segundo aspecto é a possibilidade de o médico fazer um diagnóstico mais profundo do paciente, que inclui uma compreensão não apenas da doença, mas sim da personalidade do paciente, de como a doença afeta sua personalidade em especial, das interações do paciente com sua família, seu ambiente social e de trabalho, e da possibilidade de o médico influenciar em todas essas relações. Por outro lado, é importante, também, o reconhecimento de que o paciente e o todo que o cerca influenciam, às vezes de forma importante, o médico.

O terceiro aspecto da relação médico-paciente enfatizado por Balint é o papel do médico como professor, orientador do paciente e de sua família, o que tem, muitas vezes, um efeito também importante no tratamento do paciente.

Szasz et al. reconheceram três níveis de relacionamento entre médicos e pacientes: o primeiro, paternalista, em que o médico toma todas as decisões, da mesma forma que os pais fazem com um filho pequeno; o segundo, ainda paternalista, mas já procurando a cooperação do paciente, como os pais muitas vezes agem com seus filhos adolescentes; o terceiro, baseado em respeito e parceria, no qual o médico ajuda o paciente a ajudar a si mesmo.

A relação médico-paciente, em muitas situações, deve tornar-se médico-paciente-família, envolvendo a família nas decisões e nos cuidados com o paciente. Essa postura do médico é especialmente importante no caso de pessoas com doenças crônicas que resultam em limitações ou incapacidades. A presença ativa do "cuidador", geralmente um familiar que convive com o paciente, é fundamental para o melhor cuidado possível com o paciente.

Segundo Balint e Shelton, nas últimas décadas, quatro fatores principais influenciaram no aparecimento da necessidade de se repensar, em parte, a relação médico-paciente, mas mantendo sua essência fundamental:

a) o crescimento do conceito de liberdade individual, que teve como um dos resultados a idéia da autonomia do paciente para quaisquer decisões diagnósticas e terapêuticas. Em países como o Brasil, o crescimento da consciência dos direitos de cidadania vem tornando cada vez maior o número de pacientes que deseja ser informado, saber o risco dos exames e dos tratamentos e participar das decisões;

b) o enorme desenvolvimento científico da Medicina nos últimos 100 anos, em especial nos últimos 50 anos, que resultou em grande aumento da possibilidade de o médico curar e não apenas cuidar;

c) as conquistas sociais, que têm feito o atendimento médico de qualidade deixar de ser um atendimento realizado a uma pequena elite e passar a ser considerado um direito de todos os cidadãos. O acesso universal aos serviços de saúde foi conquistado em vários países, e está previsto na Constituição do Brasil;

d) mais recentemente, o reconhecimento de que os recursos para a saúde, mesmo nos países mais ricos do mundo, são limitados e o médico deve preocupar-se seriamente com os custos de suas decisões. Em países como o Brasil, onde a verba para a saúde é insuficiente e está abaixo do que deveria ser, esse problema tem dois aspectos: o médico deve ter um papel ativo ao defender que suas condições de trabalho sejam adequadas, o tempo que passa com o paciente seja o necessário a uma boa medicina e os recursos diagnósticos e terapêuticos estejam disponíveis para todos os pacientes. Entretanto, deve sempre levar em conta seriamente o custo financeiro de suas decisões; dentre as melhores opções diagnósticas e terapêuticas disponíveis, deve escolher a mais barata; deve solicitar os exames que realmente sejam necessários para o diagnóstico e o seguimento do paciente. A responsabilidade social do médico implica esta dupla atitude: defender para que haja recursos adequados ao atendimento de todos os pacientes, mas saber que, em qualquer sociedade, há limite de recursos e uma atitude responsável é não desperdiçá-los.

Apesar de todas essas mudanças relativamente recentes na prática da Medicina, a atuação do médico deve manter-se como tem sido recomendada há vários anos: aliando a "ciência" à "arte" da medicina; unindo conhecimento científico sólido e preparo técnico constantemente atualizado a um compromisso com seus pacientes, com responsabilidade, dedicação e compaixão.

Conhecer bem a si mesmo é, também, importante para o médico. Em uma relação entre duas pessoas, cada uma acaba por influenciar a outra, e a relação médico-paciente não escapa à essa constatação. O médico deve compreender que é influenciado de forma diferente por diferentes pessoas e isso é absolutamente natural. O importante é sempre ser sensível para perceber o que está influenciando a relação e por que isso está ocorrendo. Um paciente pode causar raiva, outro paciente pode ser sedutor, outro pode ter um comportamento de barganha. Ou, ainda, um paciente pode fazer o médico sentir-se enganado, manipulado. De modo diferente do que alguns livros-texto dão a entender, não acreditamos que existam comportamentos-padrão que todos os médicos devam adotar em situações específicas, mas há necessidade de treinamento e, muitas vezes, de supervisão no início da carreira, para que o médico consiga ter, diante de todos os sentimentos de seu paciente, uma atitude profissional, sincero interesse e proximidade, sem envolvimento emocional excessivo.

No momento da consulta, o médico deve estar preparado a lançar mão de técnicas adequadas à sua relação com o paciente, para despertar confiança e obter as informações necessárias. Muitos dos assuntos abordados podem causar constrangimentos (por exemplo, atividade sexual, uso de álcool ou drogas) e o médico deve ser, ao mesmo tempo, respeitoso, cuidadoso e objetivo para obter as informações realmente necessárias para um cuidado adequado ao paciente.

Nesse sentido, existem alguns cuidados e atitudes que o médico deve tomar ou adotar:

a) garantir sempre ao paciente que será mantido sigilo sobre tudo o que for dito durante a consulta;

b) evitar juízo de valor sobre atitudes e comportamentos do paciente, como por exemplo sobre opção e comportamento sexual ou convicções políticas. O respeito às diferenças culturais, políticas e religiosas é um dos comportamentos mais importantes esperados do médico;

c) dar espaço para que o paciente fale sem interrupções, e ouvi-lo atentamente;

d) por outro lado, muitas vezes é fundamental ter paciência e respeitar o silêncio, as pausas, o choro;

e) comunicar-se por meio de uma linguagem que o paciente possa entender. Existe, com freqüência, em nossa sociedade, a idéia de que uma pessoa que não teve acesso à instrução formal não tem condições de compreender sua doença, a investigação necessária e os efeitos do tratamento. Trata-se de um preconceito cultural; as pessoas são capazes de compreender em profundidade o que o médico tem a dizer, desde que ele use uma linguagem compreensível e não termos técnicos;

f) ter paciência e usar de abordagem adequada a pacientes com limitações, deficientes auditivos, deficientes visuais, com dificuldades de expressão ou de compreensão, prolixos, com dificuldade de memória. Muitas vezes, será necessário o auxílio de um familiar ou cuidador, mas é importante, inicialmente, estabelecer uma conversa com o paciente e, depois, complementar as informações ao acompanhante;

g) reconhecer que a neutralidade total do médico não existe. O médico, durante o encontro com os pacientes, pode sentir raiva, dó, compaixão, atração física, achar o paciente chato, desinteressante, repulsivo. Reconhecer que esses sentimentos existem e são normais é importante para que haja uma relação médico-paciente saudável. O fundamental é que o médico seja treinado para conseguir evitar que esses sentimentos prejudiquem a relação com o paciente.

Tem sido dada muita ênfase, nos últimos anos, ao fato de ser vedado ao médico ou à médica qualquer tipo de envolvimento sexual com seus pacientes, e, se isso ocorrer, é considerado falta ética grave. Muitos pacientes são inseguros e dependentes, estão fragilizados pelos seus problemas de saúde, e, às vezes, são sedutores ou suscetíveis a manipulações. O paciente confia ao médico seus problemas mais íntimos, despe-se e deixa ser examinado; essa confiança não pode ser quebrada. Entretanto, essa preocupação não pode implicar o distanciamento do médico de seus pacientes, tornando a relação fria e distante, como tem, com freqüência, ocorrido em alguns países, onde o contato físico acaba por significar intenção de envolvimento sexual. Diferentemente, tocar o paciente, apertar sua mão calorosamente, abraçá-lo pode significar uma atitude de profundo respeito e compromisso, pode significar que o médico tem sentimentos positivos por ele, que não é um ser distante que se interessa, apenas, pela sua doença.

Quase todas as considerações feitas sobre a relação médico-paciente podem dar a impressão de uma relação isolada do que acontece fora do consultório ou do ambulatório. Entretanto, no mundo todo, inclusive no Brasil, existem diversos e sérios problemas no atendimento à saúde da população, que interferem, de forma importante, na relação médico-paciente. Apesar de não ser objetivo deste capítulo analisar esses complexos problemas, é óbvio que, em um serviço de atendimento médico em que o médico só dispõe de 10 a 15 minutos para atender cada paciente ou quando os recursos necessários para o diagnóstico e o tratamento não estiverem disponíveis, será muito mais difícil o estabelecimento de uma boa relação médico-paciente. Entretanto, o médico não deve aceitar passivamente essas limitações à sua atuação. Acreditamos que o médico tem grande responsabilidade social, não se contentando, em um país como o Brasil, com todas as dificuldades impostas à sua atuação por restrição de recursos indispensáveis a um atendimento digno a seus pacientes. Como cidadão e como médico, deve ser também agente de transformações.

BIBLIOGRAFIA

BALINT M – *The Doctor, His Patient and The Illness*. 2nd ed., London, Pitman Books Ltd., 1964.

BALINT J, SHELTON W – Regaining the initiative. Forging a new model of the patient-physician relationship. *JAMA*, 275:887, 1996.

BATES B – *Propedêutica Médica*. 2ª ed., Rio de Janeiro, Guanabara Koogan, 1998.

BENNETT JC, PLUM F – *Cecil Textbook of Medicine*. 18th ed., Philadelfia, Saunders, 1988.

SEIDEL HM, BALL JW, DAINS JE, BENEDICT GW – *Mosby's Guide to Physical Examination*. 3rd ed., St. Louis, Modby, 1995.

SIEGLER M – Searching for moral certainty to medicine: a proposal for a new model of the doctor-patient encounter. *Bull NY Acad Med*, 57:56, 1981.

SIEGLER M – The physician-patient accommodation: a central event in clinical medicine. *Arch Intern Med*, 142:1899, 1982.

SZASZ TS, HOLLANDER MH – A contribution to the philosophy of medicine: the basic models of the doctor-patient relationship. *Arch Intern Med*, 97:585, 1956.

SZASZ TS, KNOFF WF, HOLLANDER MH – The doctor-patient relationship and its historical context. *Am Psychol*, 115:522, 1958.

2. História Clínica*

Maria do Patrocínio Tenório Nunes
Mílton de Arruda Martins

O paciente, muitas vezes, procura o médico por sentir ou ter observado algo que o incomoda, dor, falta de ar, falta de apetite, dificuldade para dormir, tristeza, perda de peso, febre, por exemplo. Em outras palavras, o médico está continuamente atendendo pessoas ("pacientes") que o procuram porque se sentem doentes. Entretanto, para poder ajudar da melhor maneira possível o paciente, o médico deve observá-lo, conversar com ele e examiná-lo, tentando fazer o diagnóstico (ou os diagnósticos) da doença (ou das doenças) que ele apresenta.

É importante que o médico tente, sempre, observar o paciente como um todo, e não se concentre exclusivamente na queixa ou no problema específico que ele traz. Em alguns idiomas, existem termos diferentes que podem ser usados para diferenciar a doença apresentada ("sickness", por exemplo) e como essa doença se manifesta especificamente em determinado paciente ("illness"). Em outras palavras, existe a doença que é o conjunto de alterações genéticas, bioquímicas, fisiológicas, patológicas ou psicológicas, com etiologias definidas (ou não), quadro clínico, prognóstico e tratamento correspondentes ("sickness"). Por outro lado, como resultado de ter essa doença e de como responder a ela, o paciente apresenta um conjunto de sintomas e sinais ("illness"). Talvez o pensamento da escola grega hipocrática de que não há doenças, mas doentes, possa ser, aqui, aplicado. O objetivo do médico é identificar a doença, mas nunca perder de vista o paciente.

Existe sempre um terceiro fator além da doença e de como ela se manifesta em determinado paciente: são os aspectos psicológicos, familiares, sociais, de trabalho e econômicos que cercam o paciente e sempre são fundamentais para entender a doença e como ela se manifesta em cada paciente.

O que o paciente sente ou percebe e conta ao médico espontaneamente ou quando questionado denominamos genericamente de sintomas. A observação do médico e o exame do paciente podem mostrar altera-ções que são denominadas de sinais (alterações percebidas pelo médico durante o exame do paciente). O médico utilizará sua intuição, seu conhecimento prévio, seu raciocínio para unir impressões, sinais e sintomas e tentar estabelecer, quando for o caso, um diagnóstico clínico.

Durante a consulta inicial, o médico realiza, geralmente em primeiro lugar, a história clínica (ou anamnese, descrita neste capítulo), em que procura obter todas as informações que julga necessárias e em seguida realiza o exame do paciente (tema do próximo capítulo).

Com freqüência, o paciente apresenta um problema (ou problemas) que não pode ser chamado, com segurança, de doença. Hipertensão arterial, insônia, sedentarismo, hemorróidas, tabagismo são alguns exemplos de situações comuns que não são consideradas, por muitos pesquisadores das respectivas áreas, "doenças". Outro conceito importante para o médico é o de síndrome. Chamamos de síndrome um conjunto de sinais, sintomas e, muitas vezes, de alterações genéticas, fisiológicas e patológicas, que pode ser secundário a várias etiologias.

Ao final da anamnese e do exame do paciente, o médico já pode ter concluído quais são os problemas, as síndromes ou as doenças do paciente examinado, e então poderá fazer suas propostas de tratamento ou, se sentir necessidade, solicitar exames complementares para confirmar ou excluir algumas das hipóteses diagnósticas formuladas.

É muito importante que o médico tente compreender quais são os problemas e as preocupações que levaram o paciente a procurá-lo e que tenha como objetivo principal resolvê-los ou aliviá-los da melhor forma possível. Nem sempre o que mais preocupa o paciente é o que mais preocupa o médico. Com certa freqüência, ao final da consulta, a preocupação principal do paciente e a do médico são diferentes. Um homem de 55 anos pode procurar o médico por estar preocupado com queda de cabelos, e o médico, ao medir sua pressão arterial, constata que ela é 210 x 126mm Hg. A preocupação principal do paciente é se há alguma solução para sua queda de cabelos, mas o médico está muito mais

---

* Recomendamos que, antes da leitura deste capítulo, seja lido o capítulo 1: "Relação Médico-Paciente", o que tornará mais fácil a compreensão de alguns aspectos aqui apresentados.

preocupado com a hipertensão arterial grave que o paciente apresenta e necessita de tratamento. Mesmo em casos como este, em que uma condição clínica grave ou potencialmente grave é identificada, o médico não pode esquecer de solucionar ou orientar o paciente naquilo que o preocupa. No exemplo citado, ele deve explicar ao paciente as opções que existem para combater sua queda de cabelos, a eficácia de cada uma delas, tranqüilizá-lo em relação a essa preocupação e depois dizer que observou pressão arterial aumentada e o que deve ser feito para normalizá-la.

Por vezes, o paciente procura o médico com alguma queixa específica ou mesmo com múltiplas queixas, e mesmo um interrogatório adequado, muitas vezes exaustivo, não esclarece o motivo daquela ou daquelas queixas. Solicita, então, exames subsidiários que não se mostram alterados. São ocasiões em que é importante pensar em somatização (sintomas físicos manifestados em conseqüência de depressão ou ansiedade, por exemplo). A discussão dessas causas com o paciente pode ajudar, e muito, na solução desses problemas.

Uma segunda situação freqüente é a apresentação de uma queixa que, na verdade, esconde outros sintomas ou dúvidas difíceis de serem relatados inicialmente pelo paciente. É possível que um adolescente procure o médico apresentando queixa de cansaço, quando sua preocupação está relacionada a seu desempenho sexual, mas se sente receoso de abordar diretamente o assunto.

Ao registrar "problemas" de saúde, e não apenas "doenças" ou "síndromes", o médico deve adotar três atitudes, hoje consideradas fundamentais:

a) Identificar o que deve ser proposto a cada paciente para manter e promover sua saúde. Por exemplo, identificar o sedentário e propor uma estratégia para iniciar atividade física.

b) Decidir o que deve ser feito para buscar diagnóstico precoce de doenças que estejam ainda em fase pré-clínica, assintomática ("rastreamento"), no caso de doenças em que esteja comprovado que o diagnóstico nessa fase e o conseqüente tratamento beneficiarão o paciente. Por exemplo, solicitar a dosagem do colesterol sérico a um paciente de 50 anos, ou uma mamografia a uma mulher de 55 anos (diagnóstico precoce de câncer de mama).

c) Reunir os sintomas e os sinais apresentados pelo paciente e formular as hipóteses diagnósticas correspondentes.

A observação clínica (anamnese e exame do paciente) é o instrumento diagnóstico mais poderoso que o médico dispõe. Todos os estudos feitos até o momento mostram que a história clínica, complementada pelo exame do paciente, é muito mais poderosa que os exames de laboratório em estabelecer o diagnóstico, o prognóstico e os planos terapêuticos para a maioria dos pacientes e na maior parte das áreas de atuação do médico.

Em estudo realizado em uma clínica de medicina geral, Sandler observou que o diagnóstico correto foi feito, ao final da história clínica, em 56% dos casos e, ao final do exame do paciente, 73% dos diagnósticos corretos já haviam sido feitos.

Hampton *et al.* realizaram estudo em uma clínica-ambulatório de medicina interna na Inglaterra e compararam os diagnósticos feitos pelos médicos, ao final da primeira consulta, com os diagnósticos feitos ao final de dois meses, quando já estavam disponíveis os resultados de todos os exames complementares solicitados e havia o resultado do acompanhamento e tratamento dos pacientes. Esses pesquisadores observaram que, em 66 de cada 80 pacientes novos, o diagnóstico correto havia sido feito após o médico ler as cartas de encaminhamento e fazer a história clínica. Ao final do exame clínico, mais sete diagnósticos corretos foram feitos para cada desses 80 pacientes novos. Portanto, ao final da primeira consulta, o diagnóstico correto havia sido feito em 91% dos pacientes.

Os avanços cada vez maiores nos métodos diagnósticos, como a ressonância nuclear magnética e os métodos de biologia molecular, têm aumentado nosso poder diagnóstico. Entretanto, não devemos esquecer que os dados clínicos que podemos obter no consultório ou à beira do leito são muito mais úteis para o paciente do que preencher inúmeros impressos de solicitações de exames de laboratório.

ESTRATÉGIAS DO DIAGNÓSTICO CLÍNICO

Existem várias estratégias que o médico utiliza para fazer o diagnóstico clínico. Segundo Sackett *et al.*, podem ser agrupadas, de uma forma geral, em quatro itens:

1. Estratégia do reconhecimento de padrões

Trata-se de uma associação praticamente imediata entre o que o médico vê, sente, ouve, cheira, palpa e o seu conhecimento e experiência prévios, resultando em uma impressão diagnóstica. No reconhecimento de padrões há mais intuição (associada à experiência) que raciocínio. Trata-se de habilidade que se aprimora com a experiência, anos atrás chamada de "olho clínico". Alguns especialistas utilizam principalmente essa estratégia diagnóstica: o dermatologista, por exemplo, com grande freqüência, olha uma lesão de pele e imediatamente faz seu diagnóstico ou suas hipóteses diagnósticas. Trata-se de habilidade importante do médico que se desenvolve principalmente com a experiência. Às vezes, o médico mais experiente não consegue explicar a médicos mais jovens ou a estudantes de medicina por que fez determinada hipótese diagnóstica que posteriormente foi confirmada. Por vezes, são sensações obtidas, sem comunicação verbal com o paciente: seu aspecto, seu jeito de andar, de falar, sua mímica facial. Entretanto, na maior parte das vezes, existem padrões perfeitamente estabelecidos e que podem ser claramente descritos e ensinados. Um médico palpa o fígado de um paciente e constata consistência bem aumentada, com nódulos grandes, pensa em metástases hepáticas; em outro, um sopro sistólico rude auscultado em foco aórtico, com irradiação para o pescoço, sugere estenose aórtica; uma paciente jovem, magra, com olhos aparentemente arregalados e apresentando aumento do volume do pescoço faz com que pense em hipertireoidismo devido à doença de Graves; existe um odor característico no ar expirado por um paciente que o faz pensar em cetoacidose diabética. Para diagnosticá-los dessa forma, o médico teve experiências anteriores de ter palpado, auscultado, visto e sentido aquele odor. Valorizar a intuição e ser sempre treinado em reconhecimento de padrões são atitudes que devem ser estimuladas no estudante de medicina e no médico.

2. Estratégia do fluxograma

Para essa estratégia existe um fluxo padronizado de perguntas que devem ser feitas e de exames que devem ser realizados, dependendo da resposta dada à pergunta anterior ou do resultado do exame anterior. Com essa seqüência vão se eliminando hipóteses diagnósticas, até chegar a um diagnóstico mais provável ou a um único diagnóstico correto. Esse procedimento é chamado de fluxograma ou árvore diagnóstica. Essa estratégia diagnóstica tem sido empregada em algumas situações:

a) quando o diagnóstico está sob responsabilidade de pessoas menos capazes de fazê-lo, por exemplo quando profissionais de saúde não-médicos assumem a responsabilidade de fazer triagem de pacientes que serão encaminhados a um médico ou serão admitidos em um serviço de emergência;

b) em situações clínicas raras, em que o médico não tem experiência no assunto;

c) em situações de emergência, em que os diagnósticos feitos implicam condutas imediatas que devem ser tomadas de forma padronizada por toda a equipe, por exemplo, no atendimento a uma parada cardiorrespiratória;

d) em protocolos de pesquisa, em que todos os profissionais que participam do atendimento devem ter uma conduta uniforme.

Entretanto, na prática habitual do médico, a estratégia do fluxograma não é recomendada. Muitos pacientes não têm seus sintomas contemplados no fluxograma e outros possuem vários sintomas, tornando muito difícil utilizar essa estratégia.

3. Estratégia da exaustão
(história clínica e exame clínico "completos")

Trata-se de uma forma de se chegar ao diagnóstico, a qual foi ensinada durante décadas em muitas escolas médicas. Recomendava-se que a história clínica fosse feita da forma mais completa possível, seguida de um interrogatório detalhado sobre todos os aparelhos, todos os antecedentes pessoais, familiares, todos os hábitos e vícios. Essas informações eram cuidadosamente anotadas seguindo-se um roteiro completo que deveria ser aplicado a todos os pacientes. Considerava-se que muitas dessas informações, que pareciam totalmente irrelevantes, poderiam vir a ter importância quando as hipóteses diagnósticas fossem formuladas. A entrevista detalhada deveria ser seguida do exame do paciente, também completo, seguindo sempre uma seqüência padronizada. Após a história e o exame clínico completos, iniciava-se a segunda fase: o estabelecimento de hipóteses diagnósticas.

A estratégia de exaustão não é mais recomendada, por ser muito demorada. Na verdade, nunca é possível fazer uma observação completa sempre com as mesmas características em todos os pacientes. Cada paciente é único e demanda um aprofundamento específico da história, do interrogatório e do exame clínico, principalmente a partir de suas queixas principais.

Por outro lado, não é dessa forma que o médico faz seus diagnósticos na vida real. Desde o momento em que o paciente entra na sala e o cumprimenta, senta-se e começa a falar, conta sua história e é examinado, o médico está, a todo momento, pensando em hipóteses diagnósticas e tentando confirmá-las ou afastá-las, mesmo que não perceba sempre que está agindo assim.

4. Estratégia (ou técnica) hipotético-dedutiva

Consideramos que o estudante de medicina deve ser treinado na forma como o médico mais habitualmente faz seus diagnósticos clínicos: o médico está sempre trabalhando com hipóteses, desde o início da consulta, ao observar, conversar com o paciente e examiná-lo, e segue a rotina de tentar negar ou confirmar uma ou mais hipóteses. Durante a consulta, procura dados que confirmem determinada hipótese. Se esta não é confirmada, imediatamente começa a trabalhar com outra. Trata-se de um processo dinâmico. Muitas vezes, o exame do paciente não confirma a hipótese inicial, e o médico pode sentir necessidade de fazer novas perguntas. Às vezes, ao examinar o paciente, surge nova hipótese, com necessidade de novas perguntas. É claro que o médico deve ter uma abordagem minimamente padronizada, mas ela deve ser dinâmica, isto é, altera-se quando necessário.

No entender de alguns pesquisadores, a estratégia hipotético-dedutiva é utilizada por praticamente todos os clínicos, a maior parte do tempo. Trata-se da formulação, desde as primeiras impressões sobre o paciente, de uma lista de diagnósticos ou problemas possíveis, seguida de atitudes clínicas (história e exame do paciente) e complementares (exames de laboratório e de imagem, por exemplo) que vão reduzindo o tamanho da lista de hipóteses.

O raciocínio hipotético-dedutivo leva em conta experiência e conhecimentos prévios. Como disse Claude Bernard: "Quem não sabe o que procura não entende o que acha".

O conhecimento prévio é derivado de várias fontes. É importante, no processo diagnóstico, que o médico valorize algumas fontes de conhecimento:

a) explorar adequadamente a queixa (ou as queixas) principal (principais) e, dessas queixas, fazer uma história e um interrogatório detalhados;

b) utilizar um raciocínio "epidemiológico": é importante, sempre, considerar as doenças mais freqüentes, mais prevalentes (prevalência é o número de casos de uma doença em uma região dividido pelo número da população). Em outras palavras, o médico deve sempre pensar nas doenças mais comuns. Um dos erros diagnósticos mais freqüentes é não pensar em uma doença comum, porque as manifestações clínicas apresentadas pelo paciente não são completamente típicas daquela doença, então, pensa-se, antes, em uma doença rara, uma vez que as manifestações clínicas são típicas desta. Entretanto, de forma geral, doenças comuns com manifestações atípicas são mais freqüentes que doenças raras com manifestações típicas.

Howard *et al.* realizaram um estudo com médicos de família e clínicos gerais, que ilustra o conceito de que o médico vai formulando hipóteses diagnósticas desde o início do contato com o paciente. Os médicos atenderam pacientes que tinham pericardite, úlcera duodenal, neuropatia periférica ou esclerose múltipla e registravam suas hipóteses diagnósticas na medida em que eram formuladas. Cada encontro com um paciente durava 30 minutos. A primeira hipótese foi formulada, em média, 28 segundos após ouvirem a queixa principal (variou de 11 segundos no caso da esclerose múltipla para 55 segundos no caso da neuropatia periférica). Os médicos formularam a hipótese diagnóstica correta em cerca de 75% dos casos e, em média, seis minutos após ouvirem a queixa principal. Foi formulada, durante as consultas, uma média de 5,5 hipóteses diagnósticas por paciente.

Barrows *et al.* fizeram estudo semelhante com alunos de medicina e observaram que eles utilizavam raciocínio hipotético-dedutivo desde o início do curso médico. Esses alunos formularam a primeira hipótese 20 a 50 segundos após ouvir a queixa principal e, ao final da consulta, o número médio de hipóteses diagnósticas por paciente foi cerca de seis. As diferenças entre alunos no início do curso, alunos mais adiantados e médicos experientes não foram na maneira de tentar chegar ao diagnóstico correto, mas em quantas vezes fizeram hipóteses para chegar ao diagnóstico. Com o estudo e a experiência, os médicos têm maior probabilidade de formular a hipótese diagnóstica correta em menos tempo e obterem dados de história e de exame do paciente mais adequados para confirmar ou excluir suas hipóteses.

Nossa opinião é que a estratégia diagnóstica empregada pelos estudantes de medicina e médicos é a combinação de reconhecimento de padrões com o raciocínio hipotético-dedutivo.

HISTÓRIA CLÍNICA
(ou ANAMNESE)

O relato dos padecimentos feito pelo doente à cordialidade inquisidora do médico.

MIGUEL TORGA

O processo de realização da história clínica (ou anamnese) contribui para fortalecer a relação entre o médico e o paciente e tem duas finalidades principais:

a) auxiliar no estabelecimento do diagnóstico ou diagnósticos para que possa ser efetuada uma proposta de realização de exames subsidiários e/ou de tratamento. Trata-se, na verdade, do instrumento mais importante que o médico dispõe para o estabelecimento de diagnósticos;

b) avaliar a presença de fatores de risco, hábitos e doenças concomitantes cuja abordagem seja importante para a promoção da saúde ou tratamento do paciente.

A maneira como o médico recebe o paciente e conversa com ele, e ao mesmo tempo anota cuidadosamente o que ele diz, influencia não só no diagnóstico, como também no sucesso do tratamento. Estar vestido de forma adequada, levantar-se para cumprimentar o paciente, tocá-lo, apertar sua mão, chamá-lo pelo nome, falar olhando nos olhos, escutar cuidadosamente o que ele diz, responder de forma precisa e simpática às suas perguntas, tudo isso cria um clima de confiança que influencia desde a qualidade das informações obtidas até o quanto o paciente seguirá realmente as recomendações dadas pelo médico. Ao ouvir o que o paciente tem a dizer, o médico deve perceber não só que sintomas o paciente apresenta, mas também o que ele pensa a respeito de seus problemas, como ou por que surgiram e o que o paciente teme em relação ao diagnóstico e ao prognóstico. À medida que o paciente fala, o médico formula um grande número de hipóteses diagnósticas. Então, faz perguntas adequadas para tirar as dúvidas surgidas com o relato inicial do paciente e para ajudar a testar as hipóteses já formuladas. O vínculo médico-paciente vai se fortalecendo à medida que a conversa se torna bem-sucedida; o médico observa o paciente como um ser humano total, e o paciente sente-se ouvido, valorizado, compreendido. À medida que faz a história clínica, o médico concentra-se nos sintomas que necessitam de mais informações e vai definindo as regiões do corpo do paciente que devem ser examinadas detalhadamente.

A história clínica deve ser registrada por escrito, em letra legível. Trata-se de documento extremamente importante para o seguimento do paciente.

ESTRUTURA DA HISTÓRIA CLÍNICA
(anotar quem realizou a história clínica
e a data em que foi realizada)

1. Identificação do paciente

Nome completo.

Sexo.

Idade (em anos ou data do nascimento).

Raça – essa informação é, algumas vezes, importante, porque existem doenças que são características de pessoas descendentes de africanos (raça negra), como por exemplo a anemia falciforme, ou de pessoas de origem caucasiana (raça branca), como por exemplo a fibrose cística. Entretanto, a maioria da população brasileira é fruto de grande miscigenação racial, entre pessoas de origem européia, africana e nativos da América. Por outro lado, tem sido tradição, no Brasil, registrar a raça de acordo com a informação que a pessoa dá, o que nem sempre corresponde à realidade. Assim, essa informação não deve ser vista sempre como definitiva na exclusão de determinada hipótese diagnóstica. Por exemplo, é freqüente, no Brasil, o encontro de pessoas de pele clara ou que se dizem brancas, que são heterozigotas para anemia falciforme ou apresentam a doença (homozigotos).

Estado civil – mais importante do que o estado civil do ponto de vista legal (solteiro, casado, divorciado, desquitado) é a situação familiar real (por exemplo, casado há 10 anos, com dois filhos, um de 5 e outro de 7 anos).

Local de nascimento, em que cidades ou regiões morou e por quanto tempo – essas informações são freqüentemente muito importantes para confirmar ou excluir doenças que apresentam prevalência maior ou exclusiva em algumas regiões (esquistossomose, malária, febre amarela, dengue, cólera, doença de Chagas, entre outras).

Profissão – trata-se de uma informação muito importante e que deve ser sempre obtida. Muitas doenças são mais freqüentes em determinadas ocupações ou são agravadas por determinadas condições de trabalho. É importante que essa informação seja obtida de forma detalhada, para que fique claro o tipo de atividade profissional exercida e quais as condições do ambiente de trabalho. Saber apenas que uma pessoa trabalha em uma indústria química não é uma informação relevante. Essa pessoa pode ser um digitador de terminal de computador ou um carregador de caixas pesadas ou pode manipular solventes orgânicos, sendo que as três ocupações estão associadas a problemas ocupacionais bastante diferentes (por exemplo, lesões por esforços repetitivos no digitador, lombalgia crônica no carregador de caixas e asma ocupacional no trabalhador que manipula solventes orgânicos).

Religião – perguntar sobre a religião do paciente pode servir para conhecê-lo melhor. Em alguns casos, é importante registrar a religião do paciente, porque existem certos procedimentos médicos que não são aceitos por pessoas pertencentes a determinadas religiões.

Perguntar sobre a situação familiar e sobre o tipo de trabalho que o paciente exerce, além de fornecer informações relevantes, é uma boa estratégia para fortalecer, de início, a confiança do paciente no médico e iniciar uma boa relação médico-paciente. Nesse sentido, é mais adequado do que uma conversa inicial sobre tempo, política, esporte ou qualquer outro assunto que seja irrelevante para a solução dos problemas que o paciente apresenta, correspondendo a um desperdício do precioso tempo da consulta.

2. Fonte da história e confiabilidade das informações
Sempre que possível, a história deve ser feita com o próprio paciente. Entretanto, em crianças pequenas, em pessoas com distúrbios de consciência, em pacientes com demência, as informações devem ser obtidas de um acompanhante, geralmente um familiar, especialmente de quem cuida ou convive com o paciente. É importante registrar quem forneceu as informações e se esse informante tinha condições de informar adequadamente. Por exemplo, se o informante não mora com o paciente e o vê apenas esporadicamente, esse fato deve ser registrado.

3. Queixa principal e duração
(ou motivo da consulta) (ou queixas principais, quando há mais do que uma)

É o motivo ou o problema que fez o paciente procurar o médico. Esse problema deve ser registrado juntamente com a informação de quando ele se iniciou: "febre há dois meses"; "dor nas costas há cinco dias"; "dor no peito há 1 hora". Freqüentemente, trata-se de mais de uma queixa importante para o paciente e elas devem ser registradas: "febre e tosse seca há dois dias"; "dor no peito, sudorese e vômitos há 1 hora"; "falta de apetite e emagrecimento há seis meses". A queixa principal pode ser registrada nos termos relatados pelo próprio paciente ou já utilizando uma interpretação do médico ou termos médicos propriamente ditos, quando o médico julgar que nesse momento já pode dar maior precisão à informação recebida: dor precordial intensa há 1 hora; mas deve-se evitar o registro de diagnósticos que dificilmente podem ser feitos apenas com a queixa principal: ascite há dois meses (aumento do volume abdominal há 2 meses é mais adequado). Podem ser incluídas na queixa principal condições ou doenças existentes que levam a um entendimento imediato da queixa principal: "queda de um andaime de 2 metros de altura e intensa dor no antebraço direito"; "parto normal há 7 dias e febre há 2 dias". De forma geral, entretanto, o registro da queixa e duração deve ser breve, não ultrapassando uma linha. Às vezes, o motivo da consulta não é propriamente uma queixa: o paciente pode procurar o médico em busca de informações e orientação para fazer uma avaliação periódica de saúde, ou porque resolveu iniciar atividade física e quer informações sobre os cuidados que deve tomar. O motivo da consulta, mesmo quando não é propriamente uma queixa, deve ser registrado.

4. História da moléstia atual

Trata-se da exploração detalhada das queixas e dos problemas que fizeram o paciente ir ao médico. Todos os dados relacionados à queixa principal (ou queixas) devem ser registrados na história da moléstia atual. Devem ser obtidas (e registradas) todas as informações necessárias para se chegar ao diagnóstico ou o mais próximo possível dele. Na maioria das vezes, será aplicada a técnica hipotético-dedutiva: a exploração da queixa principal e dos outros sintomas presentes, associada ao reconhecimento de padrões e aos dados já obtidos como idade, procedência e atividade profissional, permitirão a formulação de hipóteses e a realização de perguntas para fortalecer ou negar essas hipóteses.

A história da moléstia atual deve ser um relato claro e em ordem cronológica dos problemas que levaram o paciente a procurar auxílio médico. As informações são fornecidas pelo paciente, mas o responsável por sua organização e seu registro é o médico. A história deve incluir o modo como os problemas do paciente começaram, como se desenvolveram, os sintomas que apareceram e os tratamentos feitos. Os sintomas que forem mais relevantes devem, se for o caso, incluir descrição de sua localização, qualidade, quantidade, intensidade, início, duração e freqüência, as situações em que aparecem, se agravam ou se atenuam (fatores de melhora e piora) e os sintomas associados. A história deve, também, incluir as repercussões que esses problemas causam e as preocupações que o paciente tem a esse respeito. "O que o senhor deixou de fazer ou tem dificuldade de fazer desde que ficou doente?"; "De que forma sua falta de ar afetou sua vida em casa e no trabalho?"; "O que está deixando o senhor preocupado?"; "O que o senhor acha que tem?"

Como foi dito, na realização da história da moléstia atual, o médico utiliza reconhecimento de padrões associado a raciocínio hipotético-dedutivo. Entretanto, há situações em que a técnica da exaustão acaba sendo utilizada: quando existe dificuldade em obter informações que tenham nexo, ou as queixas ou problemas do paciente são vagos, imprecisos, tornando difícil a formulação inicial de hipóteses diagnósticas.

Para uma história da moléstia atual de boa qualidade, existem alguns cuidados a serem tomados:
Fazer perguntas amplas, que possibilitem ao paciente descrever com espontaneidade o que está sentindo ("o

que o senhor está sentindo"; "conte-me um pouco sobre como tudo isso começou"), evitando interrupções freqüentes e perguntas que induzam uma única resposta.
Ao descrever as informações obtidas, utilizar sentenças completas e curtas, evitando repetições desnecessárias. A história deve fornecer as informações relevantes de forma sintética, objetiva. Evitar histórias longas.
Ordenar cronologicamente as informações obtidas.
Ordenar as informações de forma que as possíveis relações causa-efeito fiquem claras.
Utilizar letra legível e apresentação adequada do registro final: trata-se de um documento médico, que é muito importante para o diagnóstico e o seguimento do paciente.
Evitar registros de informações que não sejam relevantes para o diagnóstico, como por exemplo listar todas os médicos e as instituições que o paciente já procurou e quando o fez.
Evitar o emprego freqüente de expressões como: "o paciente refere" (é óbvio que é o paciente que está fornecendo as informações) ou "sic" (palavra latina que quer dizer "assim", colocada entre parênteses após uma citação para indicar que o que foi dito ou escrito pelo médico corresponde exatamente às informações fornecidas pelo paciente ou acompanhante), pois, na verdade, a história toda é um registro de informações que o paciente está dando e estão sendo registradas e interpretadas pelo médico.

5. Antecedentes pessoais

São os acontecimentos prévios importantes para o diagnóstico e o tratamento da moléstia atual e para o médico ter uma visão global de seu paciente. Os antecedentes pessoais que sempre têm relevância e devem, portanto, ser perguntados e registrados são:

a) Outras doenças que o paciente apresenta – deve-se sempre perguntar sobre doenças em geral e, em especial, sobre hipertensão arterial e diabetes, devido à alta prevalência.

b) Perguntar sobre diagnósticos prévios de ansiedade, depressão ou outros problemas psiquiátricos. Dar atenção especial a sintomas de depressão: em pessoas que procuram ajuda médica, a depressão é um dos principais diagnósticos. Perguntar sobre tristeza sem motivo e disposição geral e para o trabalho.

c) Traumatismos anteriores, cirurgias a que o paciente foi submetido, hospitalizações prévias (registrar datas, diagnósticos, complicações).

d) Medicamentos que já usou e, principalmente, que está utilizando atualmente (motivo, há quanto tempo utiliza, doses) e outros tipos de tratamento que já realizou ou está realizando.

e) Alergias e/ou intolerância a medicamentos, alergias em geral, intolerância a alimentos. É sempre importante registrar alergias prévias a medicamentos, mesmo que, com freqüência, não seja possível estabelecer, com certeza, que a manifestação descrita pelo paciente ao utilizar determinado medicamento foi realmente de natureza alérgica.

f) Imunizações – é importante registrar imunizações também em adultos, em especial contra hepatite B, tétano e difteria (dupla de adulto), sarampo, rubéola, influenza e pneumococo, cada uma tendo, é claro, suas indicações universais (por exemplo, tétano, difteria e sarampo), ou específicas a uma determinada faixa etária (por exemplo, influenza e pneumococo para idosos) ou a grupos de maior risco (por exemplo, influenza para pessoas com doenças pulmonares crônicas ou cardíacas, rubéola para mulheres em idade fértil).

g) No caso de mulheres, é importante, também, registrar história obstétrica (gestações, partos, abortos), uso de anticoncepcionais, e se está fazendo adequadamente medidas preventivas de câncer de colo de útero (citológico de secreção vaginal durante a fase sexualmente ativa) e câncer de mama (mamografias anuais ou a cada dois anos, em especial entre 50 e 70 anos de idade).

h) Padrão do sono – tem sido considerado importante perguntar sempre ao paciente sobre seu sono, devido à alta prevalência de distúrbios do sono: hora de deitar e acordar, dificuldade de adormecer ou permanecer dormindo, presença de roncos, despertares noturnos freqüentes e sono durante o dia.

Muitas das perguntas ligadas a antecedentes pessoais, familiares, hábitos e vícios e história social podem criar uma oportunidade para, ao mesmo tempo, dar orientações ao paciente. Uma mulher que não faz regularmente acompanhamento para prevenção de câncer de colo de útero e de mama deve ser orientada a fazê-lo. A uma pessoa que diz ser fumante, o médico deve, sempre, perguntar a ela se já pensou alguma vez em parar de fumar e iniciar um diálogo a esse respeito.

6. Hábitos e vícios

É importante obter as seguintes informações:

a) Tabagismo – caracterizar se o paciente nunca fumou, se é ex-fumante (quanto fumou e por quanto tempo e há quanto tempo parou de fumar), se é fumante (há quanto tempo fuma e quantos cigarros por dia), ou se é fumante passivo.

b) Uso de álcool – perguntar que tipo de bebida alcoólica bebe, qual a quantidade diária, há quanto tempo bebe, se após beber dirige veículos ou exerce alguma atividade em que atenção ou coordenação motora são importantes.

c) Atividade física regular – caracterizar se o paciente é sedentário ou se pratica alguma atividade física regularmente (tipo e freqüência semanal).

d) Alimentação, tipo, distribuição no dia, quantidade de gordura e de açúcares livres. Perguntar, também, a

pessoas acima de 45 anos quando foi a última vez que o colesterol e a glicemia foram medidos.

e) Uso de drogas ilícitas, e, se for o caso, o tipo, a quantidade, a via de administração, há quanto tempo usa e se já pensou em pedir ajuda para abandonar o vício.

f) Proteção contra aquisição de doenças sexualmente transmissíveis, principalmente a AIDS. Perguntar sobre o uso de preservativos durante relações sexuais.

g) Tem sido muito recomendado, em especial a jovens e adultos do sexo masculino, que seja perguntado se possuem armas de fogo e que cuidados tomam com ela. Essa atitude do médico pode ser útil no sentido de orientar sobre os grandes riscos desse hábito.

7. Antecedentes familiares

Muitas doenças apresentam um componente genético, sendo importante, para o diagnóstico, saber que doenças os familiares consangüíneos (pai, mãe, irmãos, avós e irmãos do pai e da mãe) apresentam ou apresentaram. É importante também conhecer a história familiar de doença cardíaca, diabetes e câncer para estabelecer, se necessário, orientações e medidas de rastreamento específicas, se for o caso. Perguntar sempre:

a) Estado de saúde ou causa de morte dos pais e avós, e a idade que tinham quando morreram.

b) Doenças em irmãos, irmãs e filhos.

c) Especialmente sobre doenças cardiovasculares (morte súbita, angina e infarto do miocárdio, acidente vascular cerebral), diabetes, hipertensão arterial, hipercolesterolemia, câncer e tuberculose, devido à elevada prevalência.

8. História pessoal, familiar e social

Perguntar se há problemas não propriamente médicos que têm preocupado o paciente: pessoais, financeiros, familiares, no trabalho. Nunca esquecer do princípio hipocrático de que não há doenças, mas doentes. Sintomas diversos podem ser manifestações de somatização e a piora de várias doenças; a dificuldade de seu controle e a aderência do paciente aos tratamentos propostos podem ter como determinantes principais os aspectos psicológicos, familiares e sociais.

9. Interrogatório sobre os diversos aparelhos (ISDA, ou revisão de sistemas)

Essa é a última parte da história clínica e consiste na realização de uma série de perguntas sobre sintomas específicos ligados aos diversos aparelhos, sistemas e regiões do corpo. Pode tanto não ser necessária, quando todos os diagnósticos já foram feitos, como ser relativamente longa, quando o médico ainda considera importante a resposta a várias perguntas para estabelecer, com mais segurança, suas hipóteses diagnósticas, doenças associadas, e sua conduta. O ISDA deve, portanto, ser individualizado: devem ser feitas aquelas perguntas que o médico considerar necessárias para determinado paciente. A realização de um ISDA longo e sem propósitos claros cansa o paciente e o médico e pode não ter nenhuma importância para os diagnósticos a serem feitos. Em algumas ocasiões, é necessário um interrogatório mais detalhado, quando o paciente conta uma história muito pouco esclarecedora ou quando há sintomas muito inespecíficos. Por exemplo, diante de um paciente que conta, apenas, que está com falta de apetite e emagrecimento importante ou um paciente que diz, apenas, ter febre há várias semanas, há necessidade de um interrogatório mais detalhado para estabelecer as hipóteses diagnósticas. Abaixo está uma relação de perguntas que podem fazer parte do ISDA. Cada um dos sintomas, se presentes, deve ser caracterizado, se for o caso, com relação a intensidade, duração, fatores de melhora e piora, ritmo e periodicidade.

Sintomas gerais e constitucionais – febre, alterações de apetite, peso habitual e alterações recentes de peso (aumento ou diminuição), fraqueza, fadiga (ou cansaço), sudorese, sudorese noturna, tristeza, ansiedade.

Pele – aparecimento de erupções cutâneas, mudanças de coloração, alterações de pêlos, cabelos e unhas, caroços (ou nódulos), úlceras, prurido ou ressecamento.

Cabeça – cefaléia, traumatismos cranianos prévios, tontura, vertigem.

Olhos – acuidade visual, uso de óculos ou lentes de contato, quando foi o último exame oftalmológico, dor ocular, vermelhidão nos olhos, lacrimejamento excessivo ou ressecamento dos olhos, prurido ocular, fotofobia, diplopia (visão dupla), alterações de campo visual, visão turva, manchas ou escotomas cintilantes, dignósticos prévios de glaucoma ou catarata.

Ouvidos – diminuição ou alterações na audição, dor local, zumbido, vertigem, infecções de repetição, secreção, prurido, utilização de próteses auditivas no caso de diminuição de audição.

Nariz e seios paranasais – epistaxe, infecções de vias aéreas superiores ou resfriados freqüentes, obstrução nasal, prurido nasal, espirros freqüentes, sinusites de repetição, diagnóstico prévio de rinite.

Garganta e boca – dores de garganta freqüentes, rouquidão, gengivorragias, gengivites, estado dos dentes e gengivas, dor na língua, boca seca, cuidados dentários que adota, estado de próteses dentárias, última consulta com o cirurgião-dentista.

Pescoço – presença de caroços no pescoço, dor ou dificuldade de movimentação, alterações da tireóide.

Mamas – nódulos, dor, desconforto, secreção mamilar.

Sintomas respiratórios – tosse (seca ou produtiva), expectoração (aspecto e quantidade), hemoptise, dor torácica, dispnéia, sibilância (chiado no peito), diagnósticos anteriores de asma, bronquite, enfisema, pneumonia, tuberculose, problemas de pleura.

Sintomas cardíacos – dispnéia (em repouso ou esforço – quantificar o esforço), ortopnéia, dispnéia paroxísti-

ca noturna, dor torácica ou precordial, edemas, palpitações, sopros cardíacos já diagnosticados, medidas de pressão arterial anteriores, febre reumática.

Aparelho digestivo – dor abdominal, dificuldade na deglutição (disfagia), dor à deglutição (odinofagia), queimação retroesternal, náuseas, vômitos, regurgitação, intolerância alimentar (tipos de alimentos), azia (queimação), dificuldade para digestão, hematêmese, hábito intestinal habitual (freqüência das evacuações, cor e consistência das fezes), mudanças recentes do hábito intestinal, diarréia (número de evacuações, consistência e quantidade), constipação, hemorróidas, sangramento retal ou melena, eructação ou flatulência excessivas, puxo, tenesmo, icterícia, doenças prévias no fígado ou na vesícula, hepatites.

Sintomas urinários – alterações na cor e odor da urina, ardência ou dor ao urinar (disúria), urgência, poliúria, polaciúria, noctúria, hematúria, hesitação ao urinar, diminuição do jato urinário, sensação de urinar incompleta, gotejamento, incontinência, infecções urinárias, cálculos.

Problemas genitais masculinos – hérnias, secreção ou feridas penianas, problemas prostáticos já diagnosticados, dor ou massa testicular, doenças sexualmente adquiridas e seu tratamento, preferência, interesse, satisfação e problemas sexuais.

Problemas genitais femininos – idade da menarca, regularidade, freqüência e duração dos ciclos menstruais, quantidade do sangramento menstrual, presença de sangramento entre as menstruações ou relações sexuais, data da última menstruação, características do último período menstrual, dismenorréia, tensão pré-menstrual (características, intensidade, duração), idade da menopausa, sintomas de menopausa, sangramento genital pós-menopausa, prurido vaginal, leucorréia, feridas, nódulos, dispareunia, doenças sexualmente adquiridas e seu tratamento, número de gestações, partos e abortos (espontâneos ou provocados), complicações da gravidez, métodos contraceptivos, idade do início da atividade sexual, preferência, interesse, satisfação e problemas sexuais.

Problemas vasculares periféricos – claudicação intermitente, varizes, tromboses anteriores, cãibras nas pernas, edemas e alterações de cor das pernas.

Sintomas musculoesqueléticos – dores musculares ou articulares, rigidez, edema, calor ou vermelhidão em articulações (descrever quais), lombalgia, limitações a movimentos, rigidez de articulações ou membros, diagnósticos prévios de gota, artrite reumatóide, osteoartrite ou "reumatismo".

Sistema nervoso – síncope, desmaio, crises convulsivas, tontura, paralisia, dormência, formigamento, diminuição ou aumento de sensibilidade, tremores ou outros movimentos involuntários, diminuição de força.

Problemas hematológicos – anemia, sangramento fácil, aparecimento de petéquias ou equimoses, transfusões anteriores e possíveis reações.

Problemas endócrinos – intolerância ao calor ou ao frio, sudorese excessiva, polidipsia, polifagia, poliúria, problemas de tireóide ou ovário.

Distúrbios psiquiátricos – nervosismo, tensão, humor, ansiedade, raiva, tristeza, depressão, memória, disposição para o trabalho, satisfação ou prazer com as atividades diárias, problemas psiquiátricos ou psicológicos.

Finalizar todo interrogatório com uma última pergunta sobre outras queixas: "O senhor (ou a senhora) tem mais alguma coisa a falar? Sente alguma coisa que eu não perguntei? Tem alguma dúvida ou alguma coisa a conversar comigo?".

BIBLIOGRAFIA

BARROWS HS, NORMAN GR, NEUFELD VR, FEIGHTNER JW – The clinical reasoning of randomly selected physicians in general medical practice. *Clin Invest Med*, 5:49, 1982.

BATES B – *Propedêutica Médica*. 2ª ed., Rio de Janeiro, Guanabara Koogan, 1998.

HAMPTON JR, HARRISON MJG, MITCHELL JRA, PRICHARD JS, SEYMOR C – Relative contributions of history-taking, physical examination, and laboratory investigation to diagnosis and management of medical outpatients. British Medical Journal XXX, 1975.

HOLANDA FERREIRA AB – *Novo Dicionário da Língua Portuguesa*. 1ª ed. (14ª impressão), Rio de Janeiro, Nova Fronteira.

NEUFELD VR, NORMAN GR, FEIGHTNER JW, BARROWS HS – Clinical problem-solving by medical students: A cross-sectional and longitudinal analysis. *Med Educ*, 15:315, 1981.

SACKETT DL, HAYNES RB, GUYATT GH, TUGWELL P – *Clinical Epidemiology. A Basic Science for Clinical Medicine*. 2nd ed., Boston, Little, Brown and Company, 1991.

SANDLER G – The importance of the history in the medical clinic and the cost of unnecessary tests. *Am Heart J*, 100:928, 1980.

SEIDEL HM, BALL JW, DAINS JE, BENEDICT GW – *Mosby's Guide to Physical Examination*. 3th ed., St. Louis, Mosby, 1995.

SINOPSE
HISTÓRIA CLÍNICA – ROTEIRO

1. Identificação
Data da realização da anamnese
Nome completo
Sexo
Idade (ou data de nascimento)
Raça
Estado civil
Local de nascimento
Profissão
Religião

2. Fonte da história e confiabilidade das informações (caso o informante não seja o próprio paciente e/ou o médico tenha dúvidas se as informações obtidas são fidedignas)

3. Queixa principal (ou queixas principais) e duração (motivo da consulta)

4. História da moléstia atual

5. Antecedentes pessoais
Diabetes, hipertensão, outras doenças
Diagnósticos prévios de ansiedade, depressão ou outros transtornos da saúde mental
Traumatismos e cirurgias anteriores, internações hospitalares prévias
Uso de medicações prévias e atuais
Alergias e intolerância a medicamentos e alimentos
Problemas com o sono
Imunizações
Antecedentes obstétricos e ginecológicos

6. Hábitos e vícios
Tabagismo
Álcool
Uso de drogas ilícitas
Atividade física
Alimentação

Uso de proteção contra doenças sexualmente transmissíveis
Posse e cuidados com armas de fogo

7. Antecedentes familiares (doenças em avós, tios, pais e filhos)

8. História pessoal, familiar e social

9. Interrogatório sobre os diversos aparelhos (ou revisão de sistemas)
Dependendo do caso, avaliar: sintomas gerais e constitucionais, pele, cabeça, olhos, ouvidos, nariz e seios paranasais, boca e garganta, pescoço, mamas, sintomas respiratórios, sintomas cardiocirculatórios, aparelho digestivo, sintomas urinários, problemas genitais, problemas vasculares periféricos, sintomas musculoesqueléticos, sistema nervoso, problemas hematológicos, problemas endócrinos, distúrbios psiquiátricos.

3. Exame Clínico

Mílton de Arruda Martins
José Antonio Atta

O exame do paciente, além de ter a finalidade de obtenção de alterações objetivas que possam ser utilizadas pelo médico para confirmar ou excluir hipóteses diagnósticas formuladas durante a anamnese, é importante também para reforçar a confiança do paciente no médico. É muito freqüente as pessoas não considerarem confiável o médico que "não examina". Por outro lado, às vezes, o médico tem quase certeza de que nada encontrará de alterado no exame clínico, mas, mesmo assim, examina o paciente, uma vez que essa atitude contribuirá para o estabelecimento de uma boa relação médico-paciente.

Para muitos pacientes, o momento do exame clínico é de certa ansiedade. Pode haver receio de que haja desconforto ou dor durante o exame. Pode, também, haver medo de que o médico possa encontrar alguma doença grave. Por outro lado, existe um desejo de ser examinado, para que o médico possa ter mais segurança em seus diagnósticos. São freqüentes, principalmente por parte de pessoas mais idosas, expressões como "doutor, estou em suas mãos...". O médico deve ser sensível a todos esses sentimentos e explicar o que vai realizar, tranqüilizar o paciente, esperar que ele se coloque na posição adequada e, quando necessário, auxiliá-lo nisso, em especial se for idoso ou tiver alguma limitação.

Durante o exame do paciente, é importante que haja condições adequadas de privacidade, silêncio, iluminação e conforto, tanto para o paciente como para o médico.

Fechar a porta (muitas vezes trancá-la) e colocar biombos na enfermaria são atitudes de respeito por parte do médico. É extremamente desagradável, para um paciente que está despido, que alguém que não está fazendo o exame ou auxiliando o médico entre de repente na sala de exame.

A iluminação deve ser suficiente para que o médico veja tudo o que é necessário. A luz, seja natural, seja artificial, deve ser suficiente para que cores, textura e mobilidade possam ser avaliadas sem sombras ou distorções.

Ruídos atrapalham a concentração do médico e diminuem, muito, por exemplo, sua capacidade de auscultar adequadamente sons pulmonares e cardíacos.

O médico deve prestar sempre atenção ao conforto físico do paciente, ajustar a inclinação da cama ou da mesa de exames para uma posição mais confortável. Deve, também, preocupar-se em adotar uma posição confortável, pois posições incômodas podem alterar a percepção de detalhes sutis do exame clínico.

No momento em que o médico está examinando o paciente deitado, muitos recomendam que ele fique do lado direito do paciente, pois essa posição tem algumas vantagens: a estimativa da pressão venosa a partir do exame das veias jugulares é mais fiel quando a jugular interna direita é observada e a palpação do *ictus cordis* (ápice do coração) é feita mais facilmente com o médico, destro, posicionado do lado direito do paciente. No Brasil, tem sido essa a prática mais freqüente, inclusive com a colocação, nas salas de exame, das macas encostadas na parede, em tal posição que o médico tem que permanecer do lado direito do paciente quando do este está deitado. Alguns autores não consideram que essa prática seja necessariamente a mais adequada, recomendando que cada médico adquira uma rotina própria.

No decorrer do exame, é importante manter o paciente informado do que se pretende fazer, em especial quando algum tipo de desconforto possa ocorrer. O conhecimento prévio, por parte do paciente, do que será feito durante o exame clínico é variável, havendo necessidade de que tudo seja explicado, em especial quando for a primeira vez que ele tem contato com o médico. É, também, fundamental respeitar os pudores do paciente, mas, ao mesmo tempo, explicar que o exame clínico trará informações mais corretas se a parte do corpo a ser examinada estiver descoberta. O médico, de forma respeitosa, solicita ao paciente que se dispa, mas, para que o paciente se sinta menos exposto, pode ser exposta, de cada vez, apenas a parte do corpo que será examinada.

No exame de nossos pacientes, usamos quase todos nossos órgãos clássicos do sentido, com exceção da gustação. Devemos ver, ouvir, obter sensações táteis e perceber alterações olfativas. Esse uso constante das sensações vai se aguçando com o passar dos anos de treino, e dever ser fortemente estimulado nos estudantes e médicos em formação. O bom médico deve ser um grande curioso, sempre procurando informações novas de qualquer natureza para melhor compor o diagnóstico e opções de tratamento para os pacientes.

O exame da maior parte dos órgãos e sistemas consiste de quatro etapas, chamadas de inspeção, palpação, percussão e ausculta, não necessariamente nessa ordem em todas as sistematizações. A inspeção inicia-se antes mesmo do momento formal de examinarmos o paciente, pois estamos observando o seu caminhar e o seu falar, suas expressões faciais e outras características que nos auxiliarão a caracterizar melhor nosso paciente. Nas inspeção tentamos observar o maior número possível de detalhes visuais da pessoa a ser examinada, dando atenção a alterações da pele e do tecido subcutâneo, alterações morfológicas, peculiaridades anatômicas, restrições funcionais etc.

Na palpação complementamos informações visuais obtidas e procuramos novas informações como por exemplo textura, consistência, mobilidade. Alguns momentos do exame podem causar dor, principalmente exame do abdome, quando realizamos palpação profunda, ou então quando examinamos algum órgão já doloroso inicialmente. Para diminuir esse desconforto devemos ser o mais breve possível nesses locais em especial, evitando estender-se por mais tempo ou exercer mais pressão que o necessário. Lembrar sempre, principalmente nos meses frios, de aquecer as mãos antes do exame, esfregando-as, por exemplo.

A percussão congrega sensações táteis e auditivas. Médicos devem treinar constantemente para obter o melhor som possível na percussão da caixa torácica ou do abdome. Classicamente, recomenda-se a percussão do 2º ou 3º dedos da mão mais hábil sobre o 2º e 3º dedos da outra mão que ficará apoiada no local a ser percutido, mas qualquer combinação, desde que produza som de boa qualidade, pode ser utilizada.

Muito raramente, realiza-se a ausculta direta dos órgãos. Usamos habitualmente o estetoscópio para ampliar os sons. A maioria dos estetoscópios apresenta duas ou três superfícies para ausculta, que podem ser membranas ou campânulas, com tamanhos variáveis. As membranas prestam-se melhor para ouvir sons mais agudos, e as campânulas para os sons mais graves.

O exame clínico deve ser completo? Se todos os passos descritos em todos os capítulos que enfocam exame clínico deste livro forem feitos, o exame demorará muito, cansando o médico e o paciente, e será perdido um tempo precioso da consulta que poderia ser empregado de forma mais produtiva, como por exemplo na orientação adequada ao paciente. Em nosso entender, existem inúmeros passos do exame clínico que só devem ser realizados quando o médico, em função da anamnese, considerá-los importantes para determinado paciente. Como foi dito, a principal finalidade do exame clínico é confirmar ou excluir hipóteses diagnósticas formuladas durante a anamnese. Entretanto,

existem procedimentos que o médico deve sempre adotar, como medir a pressão arterial, o peso e a altura, uma vez que é importante detectar hipertensão arterial que, na maioria das vezes, é assintomática, e determinar o índice de massa corpórea (IMC), tanto para o diagnóstico de obesidade como para observar a evolução desse parâmetro.

Neste capítulo, descrevemos uma rotina de exame clínico, que pode ser feita em todos os pacientes adultos que procuram o clínico com uma queixa específica ou simplesmente para fazer uma avaliação periódica de saúde ("check up"). Este é um de muitos roteiros possíveis. Pode servir para o treinamento inicial de estudantes de Medicina, antes que cada um adquira, com o tempo, uma sistematização própria. Como foi dito, dependendo do paciente, de suas preocupações e das hipóteses diagnósticas formuladas pelo médico, além dessa rotina básica, deve ser realizado um exame mais detalhado de algumas regiões do corpo ou sistemas.

Uma dúvida comum entre muitos alunos e médicos, principalmente no início de carreira, é de como deve ser feito o exame clínico nas próximas consultas de um mesmo paciente; aqui, o bom senso deve nos guiar novamente. Caso o paciente esteja fazendo visita de rotina e apresente doença conhecida sem mudança no padrão desde a última consulta, o exame pode ser mais sumário, examinando-se apenas os órgãos alterados ou potencialmente alterados, sem necessidade de ser feito outro exame completo (ou quase completo). Por outro lado, se o paciente apresenta mudança do padrão, queixas novas, piora clínica, ou se o diagnóstico ainda não está firmado, é fundamental que se faça um exame tão cuidadoso quanto o da primeira consulta, para obter o maior número de dados que possam auxiliar no diagnóstico ou mudar o tratamento.

ROTINA DE EXAME CLÍNICO

EXAME CLÍNICO GERAL

Estado geral
- Observações sobre o aspecto geral e a atitude do paciente ("fáscies").
- Estado nutricional.
- Nível de consciência, atenção, orientação, memória.
- Peso.
- Altura.
- Cálculo do IMC.
- Freqüência respiratória.
- Padrão respiratório.
- Pulso.
- Freqüência cardíaca.
- Pressão arterial (medida com o paciente sentado ou deitado).
- Temperatura (quando necessário).
- Presença de palidez de mucosas.
- Presença de icterícia.
- Presença de cianose.
- Estado de hidratação.

Exames setoriais – ao examinar cada região do corpo, deve haver uma inspeção inicial, para identificar alterações de pele, de circulação superficial, deformidades e tumorações.

PACIENTE SENTADO DE FRENTE PARA O EXAMINADOR

Cabeça
– Presença de alterações em crânio, couro cabeludo, cabelo e face.
– Exame da boca, nariz e orelhas.

Pescoço
– Palpação de tireóide (se necessário).
– Palpação de pulsos carotídeos (se necessário).
– Palpação de gânglios cervicais anteriores e posteriores, supraclaviculares e axilares.

Membros superiores
– Avaliação da força muscular (se necessário).
– Inspeção cuidadosa de mãos, dedos e unhas.
– Palpação de pulsos braquiais, radiais e ulnares (se necessário).

PACIENTE SENTADO DE COSTAS PARA O EXAMINADOR

Tórax
– Pulmões: expansibilidade torácica.
– Percussão: regiões posterior e lateral do tórax (se necessário).
– Ausculta da voz: regiões posterior e lateral do tórax.
– Ausculta do murmúrio vesicular e de sons adventícios: regiões posterior e lateral do tórax.

O encontro de alguma alteração de ausculta implicará a realização das outras etapas do exame clínico de pulmão.

PACIENTE DEITADO EM POSIÇÃO SUPINA
(Decúbito dorsal horizontal)

Pescoço
– Pesquisa de estase jugular (colocar a cabeceira do leito a 45 graus) e de batimentos venosos (se necessário).

Pulmões
– Percussão (se necessário), ausculta da voz e do murmúrio vesicular na região anterior do tórax.

Coração
– Palpação de frêmitos e pesquisa do *ictus cordis*.
– Ausculta cardíaca nos cinco focos principais de ausculta.

Abdome
– Percussão e palpação de fígado e baço.
– Palpação superficial e profunda de todo o abdome.
– Percussão do abdome (se necessário).
– Ausculta de sons hidroaéreos (se necessário).
– Palpação de gânglios inguinais.

Membros inferiores
– Força muscular (se necessário).
– Pesquisa de edemas e de depressão da região pré-tibial à pressão digital.
– Pulsos periféricos femorais, poplíteos, tibiais posteriores e pediosos (se necessário).
– Presença de varizes (o paciente deve estar em pé).
– Exame das unhas, dedos e espaços interdigitais (se necessário, por exemplo, no diabético ou em paciente com fatores de risco para insuficiência arterial periférica).

BIBLIOGRAFIA

BARROWS HS, NORMAN GR, NEUFELD VR, FEIGHTNER JW – The clinical reasoning of randomly selected physicians in general medical practice. *Clin Invest Med*, 5:49, 1982.

BATES B – *Propedêutica Médica*. 2ª ed., Rio de Janeiro, Guanabara Koogan, 1998.

HAMPTON JR, HARRISON MJG, MITCHELL JRA, PRICHARD JS, SEYMOR C – Relative contributions of history-taking, physical examination, and laboratory investigation to diagnosis and management of medical outpatients. *Br Med J*, 2:486, 1975.

SACKETT DL, HAYNES RB, GUYATT GH, TUGWELL P – *Clinical Epidemiology. A Basic Science for Clinical Medicine*. 2nd ed., Boston, Little, Brown and Company, 1991.

SANDLER G – The importance of the history in the medical clinic and the cost of unnecessary tests. *Am Heart J*, 100:928, 1980.

SEIDEL HM, BALL JW, DAINS JE, BENEDICT GW – *Mosby's Guide to Physical Examination*. 3rd ed., St. Louis, Mosby, 1995.

4. Racionalização do Diagnóstico Médico

Herlon Saraiva Martins
Janaína Alvarenga Rocha
Leonardo José Rolim Ferraz
Rodrigo Antonio Brandrão Neto
Rodrigo Díaz Olmos
Veruska Menegatti Anastácio
Isabela M. Benseñor
Paulo Andrade Lotufo

Uma questão básica na prática clínica é tomar a decisão certa no momento certo. Para tanto, concede-se ao médico uma formação teórica e prática intensa antes de assumir o poder de tomar decisões.

A metodologia científica, advinda da epidemiologia, aplicada à clínica é um instrumento importante de auxílio ao médico. A clínica, no entanto, tem instrumentos próprios de análise e decisão que merecem ser destacados. Em primeiro lugar, surge o diagnóstico como a pedra angular de qualquer decisão.

HIPÓTESE MÉDICA DE TRABALHO

A justiça trabalha com o princípio de que o réu é inocente; a medicina, na sua face clássica de atendimento ao sofrimento, à dor e ao desconforto, sempre considera que a doença está presente. Em um paciente com dor torácica que, após história, exame e eletrocardiograma, continua com um diagnóstico de infarto do miocárdio provável, a observação com monitorização e dosagem seriada de enzimas cardíacas será traumática e cansativa, caso, ao final, descarte-se a possibilidade de infarto, mas a dispensa do infartado do serviço de emergência pode ser letal ao indivíduo. A importância desse fato inerente à prática médica é fundamental, porque o médico terá contato com epidemiologistas e outros cientistas que, por definição, trabalham sempre com a hipótese inicial de não-associação (na estatística, hipótese nula ou hipótese inicial). Essa diferenciação de enfoque é fundamental para que haja harmonia entre as duas partes: a clínica e a científica. Um dos momentos de maior choque será a vivência do cotidiano, por médicos e outros profissionais de saúde, dos exames de detecção precoce de doenças ou rastreamento.

QUANTIFICANDO A DECISÃO

Os médicos estão sempre recebendo informações novas sobre como ter um desempenho mais adequado, o máximo de eficiência, o mínimo de custo, como em qualquer outra atividade econômica.

Apesar de as habilidades clínicas de anamnese e exame, expressas no diagnóstico ou na decisão de requerer outros exames, serem fundamentais, torna-se necessário quantificar e dar contornos mais definidos a algumas etapas da atividade médica. Uma delas é a avaliação dos exames diagnósticos. Em uma publicação recente, C. Polanczyk estudou uma nova substância, a mioglobina, para o diagnóstico precoce do infarto do miocárdio e apresentou os dados conforme a tabela 4.1.

Tabela 4.1 – Dosagem da mioglobina no infarto agudo do miocárdio.

Teste	Infarto do miocárdio (doença)	
Mioglobina > 90ng/ml (teste laboratorial)	Sim (presente)	Não (ausente)
Sim (teste positivo)	25 (a)	37 (b)
Não (teste negativo)	16 (c)	290 (d)
Total	41 (a + c)	327 (b + d)

Dados fornecidos pela autora de artigo publicado em *Circulation* 96:1-216, 1997.

Sensibilidade: 61%. Especificidade: 89%. Valor preditivo positivo: 40%. Valor preditivo negativo: 95%. Acurácia: 85,5%.

Alguns outros dados seguem a tabela 4.1, como sensibilidade, especificidade, valor preditivo positivo, valor preditivo negativo e acurácia. Essa é a forma clássica de apresentação dos dados de exames diagnósticos. Fica fácil entender que, para um determinado teste, há resultados verdadeiros (verdadeiro-positivo que corresponde à casela "a": o teste é positivo e o paciente realmente tem a doença) e resultados falsos (falso-positivo que corresponde à casela "b": o teste é positivo mas o paciente não tem a doença). Testes com resultados falso-positivos são comuns. De cada 20 exames aproximadamente que um médico solicita, um deles pode vir com resultado falso-positivo por questões de probabilidade. Isso acontece porque mesmo as metodologias mais precisas têm um limite de sensibilidade e especificidade inerentes a elas. Do mesmo modo, podemos raciocinar para testes verdadeiro-negativos (casela "d": o teste é negativo e o paciente não tem a doença) e falso-negativos (casela "c": o teste é negativo mas o paciente tem a doença). Testes falso-positivos e falso-negativos geram muitos problemas para o médico porque conduzem a um diagnóstico equivocado. Por isso, a interpretação de qualquer situação clínica deve incluir sempre a verificação da coerência entre anamnese, exame clínico e exames laboratoriais.

VALOR PREDITIVO POSITIVO

Lembre-se de que o compromisso do médico é com seu paciente; então, a pergunta que sempre virá à mente será: "já que o resultado do exame (eletrocardiograma) é positivo, qual é o risco de o paciente estar realmente infartando?".

Observando-se a tabela 4.1, as caselas "a" e "b" contêm os resultados de testes positivos. Como o objetivo é saber a probabilidade de o paciente estar realmente infartando, se o resultado do teste for positivo, fica fácil deduzir que a probabilidade de ele estar realmente infartando, caso o teste seja positivo, será expressa pela razão entre "a" (testes positivos em pacientes infartados) e a soma "a + b" (de todos os testes positivos – verdadeiro-positivos e falso-positivos). No exemplo, será a razão 25/62, ou seja, 40% . Esse é o valor preditivo positivo, um dos dados de maior importância para o clínico quando está atendendo doentes, principalmente em unidades de emergência.

VALOR PREDITIVO NEGATIVO

Imagine uma situação em que um determinado exame seja um marcador útil para avaliar a viabilidade miocárdica do coração de um paciente em morte cerebral, eventual doador do órgão. Nesse momento, o compromisso do médico é com o receptor e as complicações no pós-operatório que podem ser minimizadas caso o exame seja negativo. Com o resultado do exame sendo negativo, qual a chance de esse coração ser realmente viável? Os exames negativos estão representados nas caselas "c" e "d". Os verdadeiro-negativos estão representados pela casela "d": o exame é negativo e o paciente realmente não tem a doença. O valor preditivo negativo é a razão entre os verdadeiro-negativos (casela "d") e a soma de todos os negativos (casela "d", verdadeiro-negativos, mais a casela "c", falso-negativos). Conforme a tabela 4.1 teríamos 290/306, com um valor preditivo negativo de 94,7%. Esse valor preditivo negativo é importante para o hemoterapeuta que testa sorologia em um banco de sangue ou para o clínico que faz exames de rotina em indivíduos saudáveis.

SENSIBILIDADE E ESPECIFICIDADE

Esses conceitos são muito utilizados por patologistas clínicos para escolher qual o método preferível a ser adotado no laboratório, porém, também é de grande importância para o clínico quando dois métodos são comparados.

Novamente, apenas para ilustrar, vamos imaginar que um pesquisador apresente uma substância, a enzima X, para diagnosticar infarto do miocárdio e relate seus dados conforme a tabela 4.2.

Tabela 4.2 – Dosagem de enzima X no infarto agudo do miocárdio.

Teste	Infarto do miocárdio (doença)	
Enzima X > 50ng/ml (teste laboratorial)	Sim (presente)	Não (ausente)
Sim (teste positivo)	37 (a)	27 (b)
Não (teste negativo)	24 (c)	265 (d)
Total	61 (a + c)	292 (b + d)

Dados factícios. Sensibilidade: 61%. Especificidade: 89%. Valor preditivo positivo: 51%. Valor preditivo negativo: 91%. Acurácia: 85,5%.

Como escolher entre os dois métodos, mioglobina ou enzima X? Qual dos dois métodos seria o mais adequado para se fazer o diagnóstico se ambos os testes apresentassem o mesmo custo?

Essa pergunta se refere ao teste, não ao paciente. Portanto, duas questões advirão de uma principal – qual o objetivo do teste: detectar sempre a doença ou identificar sempre o indivíduo sadio?

Se o objetivo é o de não permitir que nenhum indivíduo com queixa sugestiva de infarto do miocárdio seja dispensado, deve-se avaliar a proporção de exames positivos entre todos os pacientes que sofreram infarto, ou seja, a razão entre a casela "a" (infartados com exames alterados) e a soma de todos os pacientes infartados. Essa é a definição de sensibilidade de um método, ou seja, em quantos dos pacientes com determinada doença o resultado do teste foi positivo. Nos exemplos das tabelas 4.1 e 4.2 temos para mioglobina sensibilidade de 25/41, ou 61%, e para a enzima X, 37/61, ou 61%. Assim, ambos os métodos apresentam sensibilidade semelhante.

Outro objetivo é ter o máximo de certeza de que o coração é viável para ser transplantado (lembre-se de que esta é uma situação imaginária!). Então, deve-se verificar qual a proporção de exames negativos entre os indivíduos sem infarto do miocárdio; no exemplo da tabela 4.2 será a razão entre a casela "d" (exames negativos em pacientes sem infarto do miocárdio) e a soma das caselas "b" + "d" (todos os indivíduos sem infarto do miocárdio). Essa é a definição de especificidade de um teste. Comparando-se então as razões: com a razão 37/327 tem-se uma especificidade de 89% para a mioglobina, e com a razão 265/292 tem-se uma especificidade de 91% para a enzima X. Conclusão: a especificidade da enzima X é maior, ou seja, ela consegue diferenciar melhor quem realmente não tem a doença (verdadeiro-negativo) entre todos os negativos (falso e verdadeiro-negativos).

TESTE-REFERÊNCIA OU PADRÃO-OURO ("GOLD STANDARD")

Uma questão que sempre surge na apresentação de dados, como os anteriormente citados, é saber qual foi o critério adotado para se considerar o indivíduo como tendo ou não infarto do miocárdio. Esse critério deve ser o mais adequado possível, com alta sensibilidade e especificidade. De modo diferente do que se imagina, não precisa ser dispendioso. Nos estudos epidemiológicos, os questionários de angina utilizam como teste-referência a avaliação independente de dois cardiologistas gabaritados. Isso mostra coerência, porque angina de peito é um diagnóstico proveniente da anamnese.

ACURÁCIA

Além dos conceitos de sensibilidade, especificidade, valor preditivo positivo e valor preditivo negativo, há o conceito da acurácia: freqüência com que o teste acerta o resultado. Portanto, a acurácia é a soma do valor dos verdadeiro-positivos com o dos verdadeiro-negativos (casela "a" + "d") dividida pelo total de pacientes avaliados (casela "a" + "b" + "c" + "d"). O teste de mioglobina tem uma acurácia de [(25 + 290)/368] 86%, e o teste da enzima, de [(37 + 265)/361] 84%, sendo, portanto, muito semelhantes.

RAZÃO DE VEROSSIMILHANÇA

Por último, será definida a razão de verossimilhança: outro modo de expressar a sensibilidade e a especificidade de um teste diagnóstico. Expressa quantas vezes o diagnóstico de uma doença se torna mais ou menos provável em função de o resultado do teste ser positivo ou negativo.

A razão de verossimilhança sempre parte de um valor inicial: a probabilidade pré-teste, que é a prevalência da doença na população. Esse é um dado que pode ser conhecido ou estimado pelo médico com base na sua vivência clínica.

Probabilidade pré-teste × razão de verossimilhança positiva (teste positivo) ou negativa (teste negativo) = probabilidade pós-teste de o paciente apresentar doença

Como se calcula a razão de verossimilhança positiva (quando o teste é positivo) e negativa (quando o teste é negativo)?

Razão de verossimilhança positiva = $\dfrac{\text{Sensibilidade}}{1 - \text{Especificidade}}$

Razão de verossimilhança negativa = $\dfrac{1 - \text{Sensibilidade}}{\text{Especificidade}}$

No exemplo da tabela 4.1, a razão de verossimilhança positiva é [(25/41)/1 – (290/327)] = 5,5 e a razão de verossimilhança negativa é [1 – (25/41)/(290/327)] = 0,44. Como interpretar a razão de verossimilhança? A tabela 4.3 mostra como fazer isso.

A probabilidade pós-teste pode ser estimada por meio do nomograma de Fagan (Fig. 4.1). Este dá a probabilidade final (pós-teste) para uma probabilidade pré-teste estimada ou conhecida pelo médico e uma razão de verossimilhança calculada do modo descrito anteriormente. Na coluna 1 do nomograma de Fagan encontra-se a probabilidade pré-teste, e na coluna 2, a razão de verossimilhança. Traça-se uma reta unindo os

Tabela 4.3 – Interpretação da razão de probabilidade.

Razão de probabilidade	Impacto na mudança da probabilidade pré-teste para pós-teste
Maior que 10 ou menor que 0,1	Mudanças grandes e freqüentemente conclusivas
Entre 5-10 ou entre 0,1-0,2	Ocasiona mudanças moderadas
Entre 2-5 ou entre 0,2-0,5	Pequenas mudanças, mas algumas vezes significativas
Entre 1-2 ou entre 0,5-1	Quase nenhuma mudança

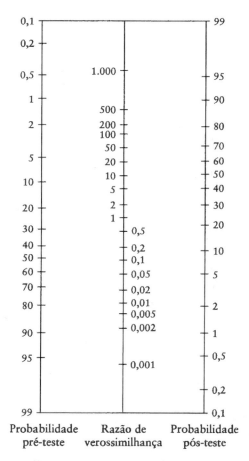

Figura 4.1 – Nomograma de Fagan.

dois pontos marcados nessas colunas, ficando o resultado final (probabilidade pós-teste) na terceira coluna. Em nosso exemplo, se o paciente com dor torácica fosse uma mulher de 25 anos, poderíamos estimar uma probabilidade pré-teste de 3% (mulheres de 20 anos raramente infartam). Se o teste fosse positivo, a razão de probabilidade de 11% levaria a uma probabilidade pós-teste de 33%, o que ainda torna o evento bastante improvável.

CONCLUSÃO

O médico, com os dados verbais e não-verbais da queixa apresentada pelo paciente, com a classificação de risco e com o exame físico, obtém um diagnóstico que é uma probabilidade de aquele indivíduo estar com determinada doença. Nunca é uma certeza, mas uma probabilidade muito forte.

Com o intuito de aumentar ou diminuir a probabilidade de o indivíduo estar doente, o médico utiliza novos testes. Todos esses testes têm limitações e indicações para o seu uso. Em alguns momentos, são adequados, em outros, não. Nenhum deles tem valor absoluto. Por isso, sempre haverá necessidade do médico, advogado e juiz de seus pacientes.

BIBLIOGRAFIA

FAGAN TJ – Nomogram for Bayes' theorem. *N Engl J Med,* 293:257, 1975.

FLETCHER RH, FLETCHER SW, WAGNER EH – *Clinical Epidemiology. The Essenfials.* 3rd ed., Baltimore, MD, Williams & Wilkins, 1996.

GREENHALG T – Papers that report diagnostic or screening tests. *BMJ,* 315: 540, 1997.

SACKETT DL, HAYNES RB, GUYATT GH, TUGWELL P – *Clinical Epidemiology. A Basic Science for Clinical Medicine.* 2nd ed., Boston, NIA, Little, Brown and Company, 1991.

5. Perfil Epidemiológico das Doenças no Brasil

Paulo Andrade Lotufo
Isabela M. Benseñor

No início do século XX era lugar comum entre os médicos que se devia "pensar sifiliticamente". Isto é, devido à alta prevalência de sífilis e às variadas formas clínicas de apresentação da sífilis na época sem tratamento específico, o médico era sempre obrigado a pensar no diagnóstico de acometimento luético. O mesmo raciocínio, tempos depois, transferiu-se para a tuberculose, a primeira causa de morte no início desse século.

Hoje, sífilis e tuberculose, apesar de terem freqüência elevada, representam uma parcela pequena das doenças existentes no Brasil, e os tratamentos existentes diminuíram as variedades de apresentação clínica. Por outro lado, uma nova doença, a AIDS, nos desafia dia a dia, criando talvez um novo ditado: "o médico deve pensar aideticamente".

Esses exemplos das doenças infecciosas indicam que o médico deve sempre raciocinar com os dados clínicos, isto é, queixa, sintomas e sinais ao exame clínico, porém de acordo com a realidade da freqüência das doenças no País, e também classificando o paciente nos diversos subgrupos populacionais que estão presentes na folha de atendimento como idade, sexo, nível de instrução e profissão ou atividade.

O raciocínio clínico com base epidemiológica é a forma mais segura de se chegar ao diagnóstico. Uma formulação empírica embasa essa afirmativa: "é muito mais freqüente o médico se defrontar com a manifestação rara de uma doença comum do que estar diante da forma ordinária de uma doença rara". Nesse sentido, torna-se necessário que o médico tenha noções básicas da realidade epidemiológica e da evolução histórica da Medicina para a realização do diagnóstico. Em adição, impõe-se hoje ao médico que não se restrinja somente ao diagnóstico e à terapêutica, mas também promova a saúde, impedindo o surgimento de novas enfermidades.

PERFIL DEMOGRÁFICO BRASILEIRO: O ENVELHECIMENTO

O Brasil passou, nas últimas décadas, por uma radical transformação demográfica, cujas implicações já atingem a prática médica. De uma nação jovem, com poucas pessoas idosas, transformou-se em um país com um contingente não desprezível de idosos. De um país em que a maioria vivia no campo a um país onde quase 75% dos moradores habitam cidades. De uma alta taxa de fecundidade algumas décadas atrás para uma taxa bastante ínfima nos dias de hoje.

Se, no passado, a atenção materno-infantil merecia a prioridade nas ações de saúde, hoje há necessidade de se adaptar a atenção às várias faixas etárias, como por exemplo o grande contingente de adolescentes que necessita de programas próprios relacionados ao abuso de drogas e à sexualidade, associados aos programas de controle de fatores de risco para doença cardiovascular. No futuro, com certeza, a prioridade maior será para as pessoas com idade avançada na tentativa de se reduzir a carga de doenças e, principalmente, melhorar a qualidade de vida dos indivíduos que sobrevivem à doença cardiovascular e ao câncer.

Outro aspecto importante foi a intensa urbanização observada no Brasil. Diferentemente de países europeus, onde o processo de urbanização durou mais de um século, no Brasil, o movimento migratório do campo para a cidade deu-se no espaço de poucas décadas, coincidindo inclusive com a década de maior taxa de natalidade (os anos 1950). O efeito da urbanização intensa nos indicadores de saúde e no padrão de doenças da urbanização é inegável. Em um primeiro momento, há uma mescla de doenças típicas de zonas rurais, como endemia chagásica e esquistossomótica, com outras adquiridas na adaptação à cidade, como a hipertensão e a obesidade. Em um segundo momento, há uma explosão de doenças associadas a condições precárias nas grandes cidades, como o aumento das doenças diarréicas na infância. Em um terceiro momento, as doenças infecciosas são controladas pelo saneamento urbano, o mesmo ocorrendo com a tuberculose, havendo um aumento das doenças cardiovasculares (que no Brasil se prolongou até os anos 1980). Em um quarto momento, há uma diminuição no risco para a doença cardiovascular (porém, com valores absolutos ainda bastante elevados), um aumento no risco para o câncer e o surgimento de uma nova epidemia infecciosa típica de grandes metrópoles como a AIDS, além do recrudescimento da violência urbana.

A mortalidade no Brasil apresentou importante modificação durante o século XX, de certa forma semelhante à observada nos Estados Unidos. No início do século XX, havia um predomínio das doenças infecciosas, que foi sendo substituído pelo domínio das doenças cardiovasculares, pulmonares, hepáticas e dos cânceres no final do século, além dos casos motivados pela violência urbana e rural.

Na tabela 5.1 observa-se que a doença cardiovascular é a que causa mais óbitos no País, sendo as mortes por doença cerebrovascular mais freqüentes que pela doença coronária, devido ao expressivo número de eventos fatais entre as mulheres brasileiras das regiões mais pobres do País (Norte e Nordeste). Os óbitos devidos a causas externas não foram registrados, por isso a segunda causa apresentada de morte são os cânceres. De modo diferente de países como os Estados Unidos e os da Europa Ocidental, onde o câncer de estômago apresentou reduções importantes, no Brasil ainda representa uma proporção expressiva de casos, embora as neoplasias malignas devidas ao uso de tabaco, pulmão e aerodigestiva alta, entre os homens e as de mama entre as mulheres sejam, também, causa importante de morte. As mortes por doenças respiratórias são freqüentes por pneumonia nos anos extremos de vida, porém há um grande contingente de eventos fatais em portadores de bronquite e enfisema, mais uma manifestação dos efeitos do tabagismo. A proporção de casos de morte por cirrose é elevada, porém não é possível distinguir as causadas por alcoolismo das por hepatite viral B e C.

A morbidade pode ser avaliada pelo número de internações e gastos com procedimentos, prevalência de fatores de risco e pelos registros de câncer. Na tabela 5.2 são apresentadas as internações por doenças crônicas (isto é, exclui parto). Como observado na maioria dos países, as doenças respiratórias são as que mais causam internações, principalmente por pneumonias nas faixas etárias extremas. Apesar da alta mortalidade por doença coronária, tal como em outros locais, dentre as doenças cardiovasculares, a que mais provoca internação é a insuficiência cardíaca descompensada. A tabela 5.3 apresenta o gasto com pacientes crônicos tratados em ambulatórios, na qual se destaca o custo com o tratamento dialítico para os pacientes com insuficiência renal crônica, que representa a terceira causa de gastos, seguido dos procedimentos médicos invasivos e do tratamento específico do câncer com químio e radioterapia.

As pesquisas de prevalência dos principais fatores de risco para doença cardiovascular e câncer apresentadas na tabela 5.4 mostram valores elevados para quase todos os fatores de risco. A prevalência da obesidade

Tabela 5.1 – Principais causas de mortalidade por doenças crônicas no Brasil, 1996.

Causas*	Mortalidade proporcional** (%)		
	Total	Sexo	
		masc.	fem.
Todas as doenças cardiovasculares	32,3	28,8	37,5
Cerebrovascular	10,5	9,1	12,5
Coronária	9,5	9,3	9,9
Insuficiência cardíaca	8,1	6,9	9,8
Cânceres	13,4	12,3	15,0
Pulmão	1,6	2,0	1,1
Aerodigestivo superior***	1,5	2,0	0,7
Estômago	1,4	1,5	1,1
Cólon e reto	0,8	0,9	1,1
Mama	—	—	2,2
Próstata	—	1,3	—
Todas as doenças respiratórias	11,5	10,9	12,3
Bronquite e enfisema	4,1	4,1	4,0
Todas as doenças digestivas	5,1	5,6	4,3
Cirroses		3,1	1,4
Diabetes mellitus	3,4	2,4	4,9

Fonte: Datasus, Ministro da Saúde, Rio de Janeiro, RJ, 1998.

* De acordo com a Classificação Internacional de Doenças (10ª revisão).

** Mortalidade proporcional foi obtida dividindo o número de mortes de cada categoria pelo número total de mortes para todas as idades, excluindo as mortes classificadas como "sinais e sintomas mal definidos".

*** Neoplasias do lábio, língua, boca, nariz, faringe, laringe e esôfago.

Tabela 5.2 – Hospitalização motivada por doenças crônicas de acordo com o Sistema Único de Saúde (de abril/98 a março/99).

Causas*	Hospitalização** (%)		
	Total	Sexo	
		masc.	fem.
Todas respiratórias	22,8	23,1	22,3
Asma	4,4	4,0	4,7
Bronquite e enfisema	3,2	3,4	3,0
Todas as cardiovasculares	12,8	12,2	13,7
Insuficiência cardíaca	4,7	4,5	4,8
Coronária	1,4	1,6	1,2
Cerebrovascular	2,5	2,5	2,4
Todas as gastrintestinais	11,0	11,6	10,4
Litíase biliar	2,0	0,6	2,6
Úlcera péptica	1,6	1,3	1,5
Cirrose	0,5	0,9	0,3
Cânceres	4,0	2,8	5,2
Colo uterino	0,3	—	0,5
Mama	0,2	—	0,5
Todas endócrinas	3,4	3,1	3,8
Diabetes mellitus	1,3	1,0	1,5
Número por milhão	8,7	4,4	4,3

Fonte: Datasus, Ministro da Saúde, Rio de Janeiro, RJ, 1998.

* De acordo com a Classificação Internacional de Doenças (10ª revisão), execeto partos e complicações da gravidez.

** Base: total de hospitalização no País.

Tabela 5.3 – Custos de acordo com itens específicos para pacientes de ambulatórios pagos pelo Sistema Único de Saúde (Brasil, de junho/97 a julho/98).

Elemento	%
Exames laboratoriais	17,1
Honorários médicos	16,7
Diálise	10,9
Procedimentos médicos invasivos	9,9
Quimioterapia e radioterapia	9,1
Exames de imagem	8,5
Medicamentos	4,9
Procedimentos dentários	3,1
Fisioterapia	1,9
Medicina nuclear	1,5
Próteses e órteses	0,9
Exames cardiovasculares invasivos	0,9
Outros	17,6
Total	100,00

Fonte: SIA/SUS, Rio de Janeiro, RJ, 1998.

Observação: valor total = R$ 2.963.486.405,00.

Tabela 5.4 – Fatores de risco para doenças crônicas no Brasil.

Fator de risco	Prevalência	Referência
Pesquisas nacionais		
Obesidade*, PPV, 1996-7	9,8	(1)
Sedentarismo**, PPV, 1996-7	80,8	(1)
Tabagismo, INCA, 1989	32,9	(2)
Diabetes, 1986-88, 30-69 anos	7,6	(3)
Pesquisas regionais (cidade, ano e faixa etária)		
Hipertensão•		
Porto Alegre, 1986-7, 15-64 anos	15,0	(4)
São Paulo, 1986, 15-59 anos	11,6	(5)
Rio de Janeiro, 1992, 20 anos ou mais	24,9	(6)
Alcoolismo		
Porto Alegre, 1986-7, 15-64 anos	7,0	(4)
São Paulo, 1986, 15-59 anos	7,7	(5)
Colesterol••		
Porto Alegre, 1986-7, 20-74 anos	15	(7)
São José Rio Preto, 1986, 30 anos ou mais	16	(8)

* Índice de massa corpórea $\geq$ 30kg/m².

** Atividade física no lazer no mínino três vezes por semana.

• Pressão arterial sistólica $\geq$ 160mm Hg ou pressão arterial diastólica $\geq$ 95mm Hg ou uso de medicamentos anti-hipertensivos.

•• Colesterol sérico > 240mg/dl.

(1) Instituto Brasileiro de Geografia e Estatística, Pesquisa de Padrão de Vida. Rio de Janeiro, 1998.

(2) Instituto Nacional do Câncer, Controle do tabagismo: um desafio. Rio de Janeiro, 1992.

(3) Malerbi DA, Franco LJ. *Diabetes Care* 15:1509-1516, 1992.

(4) Duncan BB et al. *Rev Saúde Pública* 27:43-48, 1993.

(5) Rego RA et al. *Rev Saúde Pública* 24:277-285, 1990.

(6) Bloch KV. *Arq Bras Cardiol* 62:17-22, 1994.

(7) Duncan BB et al. *Arq Bras Cardiol* 51:385-390, 1988.

(8) Nicolau JC et al. *Arq Bras Cardiol* 59:433-440, 1992.

no Brasil, embora ainda esteja distante da americana, é alta e com valores maiores do que os detectados nas décadas anteriores. O sedentarismo é muito elevado. A proporção de fumantes não é das mais altas no mundo, porém bastante elevada e, ao que tudo indica, não apresenta sinais de declínio. Os valores de hipertensão, diabetes e colesterol elevados são semelhantes, com algumas distinções aos observados na Europa Ocidental e nos Estados Unidos.

A distribuição dos casos novos de câncer apresentada na tabela 5.5 é bem distinta por sexo. Entre os homens, predominam os de pulmão, seguidos pelos de próstata e estômago. Entre as mulheres, o mais freqüente é o de mama, seguido pelo de colo uterino e de cólon e reto.

Tabela 5.5 – Novos casos de câncer no Brasil, exceto os cutâneos. 1998.

Localização primária	Incidência*
	Números dos casos e freqüência relativa
Homens	
Total	127.500
Pulmão	14.800 (11,6%)
Próstata	14.500 (11,4%)
Estômago	13.600 (10,7%)
Cólon e reto	9.200 (7,2%)
Esôfago	5.300 (4,2%)
Mulheres	
Total	134.400
Mama	31.200 (23,2%)
Colo uterino	22.650 (16,9%)
Cólon e reto	9.850 (7,3%)
Estômago	6.750 (5,0%)
Corpo de útero	5.450 (4,1%)
Pulmão	4.800 (3,6%)

Fonte: Instituto Nacional do Câncer, Ministério da Saúde, Rio de Janeiro, 1998.

* O número de casos incidentes foi baseado em três bancos de dados: registro de câncer, subsistema de mortalidade e censo demográfico de 1991.

CONCLUSÃO

O perfil demográfico e epidemiológico brasileiro apresentou alterações radicais em relação às existentes há 50 anos, quando os principais livros-texto brasileiros foram produzidos. Isso implica que o aluno de medicina e o médico devam prestar a devida atenção durante a anamnese e o exame clínico na manifestação das doenças listadas anteriormente, além de investigar a existência de fatores de risco que poderão proporcionar outro enfoque na atividade clínica. Em outras palavras, além do atendimento à queixa do paciente, o médico pode interferir em fatores que poderão, no futuro, induzir a outras doenças.

6. Exame Geral Quantitativo

Isabela M. Benseñor

O exame geral compreende uma parte qualitativa e uma parte quantitativa a qual será discutida neste texto, englobando as medidas de pressão arterial, pulso, freqüência respiratória, temperatura, peso e altura (para o cálculo do índice de massa corpórea – IMC) e das circunferências abdominal e do quadril (para cálculo da relação cintura-quadril – RCQ). Em seu conjunto, essas medidas compõem o exame geral quantitativo.

Neste capítulo enfatizaremos como obter as medidas que compõem o exame geral quantitativo de forma simples, sem discussão da fisiopatologia desses achados, que será descrita nos capítulos específicos.

PRESSÃO ARTERIAL

A pressão arterial (PA) é uma medida indireta da onda de pressão que se propaga através da árvore arterial, em decorrência das contrações cardíacas.

PADRONIZAÇÃO PARA A MEDIDA DA PA

Para que haja comparabilidade entre os valores obtidos em vários locais do mundo e possam ser realizadas pesquisas internacionais e locais, tornou-se necessário padronizar o procedimento da medida da pressão arterial de modo que sua realização implica a execução de uma série de atos padronizados. Algumas regras são fundamentais:

1. Nunca se deve fazer o diagnóstico baseado em uma medida isolada da pressão arterial.

2. Valores pressóricos elevados em uma primeira consulta deverão ser confirmados em pelo menos duas consultas subseqüentes, a menos que os valores excedam 210mm Hg de pressão sistólica e/ou 120mm Hg de pressão diastólica, quando estará indicado o tratamento imediato.

3. O paciente deverá estar sentado com o braço colocado na altura do coração ou deitado com o braço apoiado.

4. O paciente não pode ter fumado ou ingerido cafeína nos 30 minutos anteriores à medida.

5. A medida deverá ser efetuada após o descanso do paciente por 5 minutos.

6. A medida deverá ser efetuada com esfigmomanômetro de mercúrio (de coluna) ou com um aparelho ane-

róide ou eletrônico devidamente calibrado. O esfigmomanômetro de mercúrio conta com a vantagem de permitir a verificação da calibração com muita facilidade por meio da observação do nível da coluna de mercúrio que, na ausência de pressões, deve estar no nível zero.

7. Tanto a pressão sistólica quanto a diastólica deverão ser anotadas. A medida da pressão sistólica será representada pelo primeiro som (fase I) audível e a medida da pressão diastólica deverá ser aferida quando o som desaparecer (fase V).

8. Deve-se proceder a duas ou mais medidas da pressão arterial a intervalos de 2 minutos. Se as duas primeiras medidas diferirem em mais de 5mm Hg, deve ser realizada uma terceira medida.

Outros cuidados de grande importância incluem:

9. Palpar a artéria braquial, colocando a câmara do manguito em contato direto com a artéria para que os valores não sejam superestimados; a má colocação do manguito (longe da artéria) leva a um aumento dos valores obtidos e, portanto, à obtenção de um valor de pressão arterial superestimado.

10. Verificar se o tamanho do manguito é adequado para o braço do paciente, devendo sempre abranger dois terços da altura do braço, e se a câmara engloba totalmente ou pelo menos 80% da circunferência do braço. Na verdade, o correto é que se meça o diâmetro do braço na altura da inserção do deltóide e se utilize manguito com tamanho adequado. Em pacientes muito obesos torna-se necessária a utilização de manguitos cônicos que permitem um ajuste mais adequado.

11. Insuflar e desinsuflar o manguito suavemente, evitando dor, o que poderia levar ao aumento da PA.

12. O limite máximo de insuflação é de 20 a 40mm Hg acima do valor que o pulso radial desaparece.

13. Sempre desinsuflar o manguito até o nível zero.

14. Verificar a presença da "hipertensão do jaleco branco" ou "hipertensão do avental branco", que consiste no achado de uma elevação da pressão arterial quando verificada pelo médico em relação à verificada por outros profissionais da saúde, conseqüente ao maior estresse que o paciente apresenta ao ser examinado pelo médico.

O que significam os sons de Korotkoff (produzidos durante a desinsuflação do manguito)?

Os sons de Korotkoff são ouvidos à medida que se desinsufla o manguito do esfigmomanômetro insuflado até 20mm Hg acima da pressão que faz desaparecer o pulso radial, dividindo-se em cinco fases:

I – Início do batimento audível na artéria braquial (*representa a pressão sistólica*).

II – Pausa (*GAP*) – corresponde à ausculta de um período de silêncio, geralmente de difícil percepção nas primeiras vezes em que se mede a pressão arterial.

III – Reinício dos batimentos audíveis após a pausa.

IV – Alteração da intensidade do batimento.

V – O batimento deixa de ser audível (*representa a pressão diastólica*).

Um erro freqüente consiste na representação da pressão sistólica pela fase III (após a pausa) ou da pressão diastólica pela fase IV (mudança do som).

Houve época em que a pressão diastólica era avaliada na fase IV, ou seja, na mudança do som, mas isso gerava muitas dúvidas e preferiu-se adotar o desaparecimento do som, que era mais facilmente identificado por todos. Atualmente, em casos de adolescentes, grávidas, portadores de fibrilação atrial ou de uma das síndromes hipercinéticas como anemia grave, hipertireoidismo ou presença de fístulas arteriovenosas, o valor de corte persiste sendo o momento da mudança do som, já que freqüentemente esses pacientes atingem o nível zero, em função da queda da resistência vascular periférica. Os principais motivos de erros observados na medida da pressão arterial estão listados no quadro 6.1.

Quadro 6.1 – Problemas comuns na mensuração da pressão arterial e recomendações necessárias para sua resolução.

Problema	Conseqüência	Recomendação
Defeito no estetoscópio (diafragma, tubulação, campânula)	Má transmissão do som	Conserto da peça
Manômetro de mercúrio Menisco fora do nível zero sem pressão	Leitura inadequada	Colocar o manômetro no nível da superfície
Coluna fora da vertical	Leitura inadequada	Colocar o manômetro no nível da superfície
Bolhas de ar no mercúrio	Leitura inadequada	Recolocar mercúrio
Manômetro aneróide – agulha fora do zero	Leitura inadequada	Recalibração
Câmara/manguito – muito estreito para o braço	Elevação da pressão	Usar câmara que ocupe 80% da circunferência do braço
Sistemas defeituosos Válvulas defeituosas	Leitura inadequada Dificuldade para insuflar ou desinsuflar o manguito	Trocar equipamento
Vazamento	Leitura inadequada	Trocar equipamento
Observador Preferência por um dígito	Leitura inadequada	Estar atento ao fato Tentar registrar o valor com precisão
Viés de corte (erro na observação correta dos sons responsáveis pelas pressões sistólica e diastólica)	Leitura inadequada	Melhorar precisão
Fadiga ou falta de memória	Leitura inadequada	Escrever o valor imediatamente
Paciente Braço abaixo do coração	Leitura de valor elevado	Colocar o ponto médio do braço no nível do coração
Braço acima do coração	Leitura de valor baixo	Colocar o ponto médio do braço no nível do coração
Falta de apoio para as costas	Aumento da PA	Evitar exercícios isométricos durante a medida
Oscilação das pernas	Aumento da PA	Evitar exercícios isométricos durante a medida
Arritmia	Variação da PA	Utilizar a média de muitas medidas
Braço largo ou musculoso	Leitura de valor elevado	Usar manguito com tamanho adequado
Calcificação das artérias	Leitura de valor elevado	Notar o sinal de Osler durante a medida*

*O sinal de Osler consiste na palpação da artéria braquial com o manguito insuflado. Indica calcificação arterial.

(Continua, ver página seguinte.)

Quadro 6.1 – Problemas comuns na mensuração da pressão arterial e recomendações necessárias para sua resolução (*continuação*).

Problema	Conseqüência	Recomendação
Técnica		
Manguito frouxamente colocado	Leitura de valor muito elevado	Apertar o manguito
Manguito sobre a roupa	Leitura inadequada	Tirar a roupa
Manômetro		
Abaixo do nível dos olhos	Leitura da PA muito baixa	Colocar o manômetro no nível dos olhos
Acima do nível dos olhos	Leitura da PA muito elevada	Colocar o manômetro no nível dos olhos
Cabeça do estetoscópio		
Sem contato com a pele	Sons externos	Colocar a cabeça corretamente
Fora da artéria	Sons de difícil ausculta	Colocar a cabeça sobre a artéria
Tocando o manguito	Sons externos	Colocar abaixo da borda do manguito
Omissão da pressão palpatória	Perder a pausa auscultatória	Verificar a pressão sistólica pela palpação
Insuflar em demasia	Desconforto ao paciente	Insuflar 20mm Hg acima da pressão palpatória
Insuflar muito pouco	Subestimação da pressão sistólica	Insuflar 20mm Hg acima da pressão palpatória
Insuflar muito devagar	Desconforto ao paciente Pressão diastólica muito elevada	Insuflar a uma velocidade constante
Desinsuflar muito rápido	Pressão sistólica muito elevada	Desinsuflar 2mm Hg por segundo ou por batimento
Desinsuflar muito devagar	Congestão do braço	Desinsuflar 2mm Hg por segundo ou por batimento

Em pacientes nos quais os sons de Korotkoff são de difícil ausculta, a seguinte técnica pode ajudar: solicitar ao paciente para elevar o braço, apoiando-o sobre a cabeça, e fechar e abrir as mãos várias vezes. Insuflar o manguito enquanto o braço ainda se encontra sobre a cabeça até o nível de 50mm Hg acima do valor sistólico esperado, quando o paciente abaixar o braço rapidamente, mede-se a pressão arterial da maneira habitual. Drenar o sangue venoso desse modo freqüentemente aumenta a amplitude dos sons de Korotkoff, tornando-os mais audíveis.

Adaptado e modificado de Perloff *et al*. Human blood pression determination by sphygmomanometry. *Circulation*, 1993.

Anotação dos valores obtidos

Ao anotar os valores obtidos na medida da PA, observe que a escala do esfigmomanômetro é dividida em intervalos de 2 em 2mm Hg. Isso significa que seus valores devem sempre terminar em dígitos pares. A pressão sistólica de um paciente pode ser de 124 ou de 126mm Hg, mas nunca de 125mm Hg. O mesmo pode-se dizer da pressão diastólica, que pode ser de 84 ou 86mm Hg, mas nunca de 85mm Hg.

Um erro comum na medida da pressão arterial consiste no arredondamento do dígito final, de modo que ele seja 0 ou 5. Para verificar se a aferição da PA em um trabalho científico foi feita de maneira correta, verifica-se a proporção de medidas terminadas em 0, 2, 4, 6 ou 8, que deve ser em torno de 20% para cada uma. O aparecimento de outras proporções representa um vício de medida.

Classificação da PA segundo o JNC-VI

O "Joint Nacional Committee on Detection, Evaluation and Treatment of High Blood Pressure" (Comitê Americano para Detecção, Avaliação e Tratamento da Hipertensão Arterial) se reúne de quatro em quatro anos para rever os novos dados que apareceram na literatura científica, a fim de atualizar as diretrizes de abordagem da hipertensão arterial sistêmica. O JNC-VI, elaborado por esse comitê, tem sido adotado como um padrão internacional das diretrizes e níveis de corte para diagnóstico e tratamento da hipertensão arterial.

Os indivíduos normais são classificados em três categorias: ideal, normal e normal-alta. Embora os pacientes com pressão normal-alta não sejam considerados hipertensos pelo JNC-VI, já se espera que estes apresentem um padrão elevado de mortalidade por doenças cardiovasculares em relação aos indivíduos que se mantêm em uma faixa pressórica inferior. Os indivíduos hipertensos são classificados em três categorias, como mostra a tabela 6.1.

Tabela 6.1 – Classificação da pressão arterial segundo o JNC-VI.

Categoria	Sistólica (mm Hg)	Diastólica (mm Hg)
Ideal	< 120	< 80
Normal	< 130	< 85
Normal-alta	130-139	85-89
Hipertensão		
Estágio I (leve)	140-159	90-99
Estágio II (moderado)	160-179	100-109
Estágio III (grave)	≥ 180	≥ 110

Existem também recomendações específicas sobre o intervalo de tempo em que os níveis pressóricos devem ser reavaliados, como mostra a tabela 6.2.

Tabela 6.2 – Recomendações para o seguimento baseadas nos níveis pressóricos iniciais para adultos.

Nível pressórico obtido (mm Hg)*		Recomendação para o seguimento
Sistólico	Diastólico	
< 130	< 85	Reavaliar em 2 anos
130-139	85-89	Reavaliar em 1 ano**
140-159	90-99	Confirmar em 2 meses***
160-179	100-109	Avaliar ou encaminhar para serviço médico em 1 mês
≥ 180	≥ 110	Avaliar ou encaminhar para serviço médico imediatamente ou dentro de uma semana, dependendo das condições clínicas

* Se as pressões sistólica e diastólica estiverem em categorias diferentes, utilizar a mais elevada.

** Modificar o esquema de seguimento de acordo com informações passadas disponíveis, outros fatores de risco para doença cardiovascular, ou lesão de órgão-alvo.

*** Providenciar aconselhamento sobre mudanças de estilo de vida.

Conceitos importantes

A conceituação da hipertensão arterial é muito importante para o seu entendimento. A hipertensão arterial era vista como uma doença, já que a sua longa evolução sem nenhum tipo de tratamento levava ao aparecimento da doença hipertensiva que atingia o coração, os rins e o cérebro (órgãos-alvo). Hoje em dia, principalmente devido à introdução da terapêutica, é mais difícil observar indivíduos com uma doença hipertensiva clássica (embora isso ainda aconteça no Brasil) e entende-se a hipertensão arterial como um fator de risco e não mais como uma doença.

Podemos definir fator de risco como uma condição que, quando presente, favorece o aparecimento de alguns eventos específicos. No caso da hipertensão, por exemplo, ela é um fator de risco predisponente a infartos do miocárdio e acidentes vasculares cerebrais, que são as principais causas de morte na população adulta do Brasil.

Nível de corte

Os níveis de corte, a partir dos quais uma pessoa é classificada como hipertensa, são estabelecidos por meio de estudos observacionais que associam os níveis pressóricos a uma determinada taxa de mortalidade por doenças cardiovasculares. No caso da hipertensão, os níveis foram baixando progressivamente e atualmente se trabalha com um nível de corte igual ou maior do que 140 x 90mm Hg. Talvez, com o tempo, esses níveis tornem a baixar. Atualmente, o indivíduo com 130-139mm Hg de PA sistólica e/ou de 85-89mm Hg de PA diastólica já é considerado pertencente à faixa normal-alta. O que isso significa?

A resposta é que, embora apresente uma taxa de mortalidade inferior à dos indivíduos com PA igual ou acima de 140 x 90mm Hg, a sua taxa de mortalidade por doenças cardiovasculares está acima dos que mantêm sua pressão em níveis inferiores a 130 x 85mm Hg. Isso acontece porque a pressão arterial é uma variável contínua e sua elevação leva a um aumento progressivo das complicações a ela relacionadas.

Embora a hipertensão arterial seja um fator de risco, algumas situações e, portanto, também alguns fatores de risco específicos contribuem para o seu aparecimento. São eles: ingestão excessiva de sal, ingestão excessiva de álcool, consumo exagerado de calorias levando à obesidade, vida sedentária e baixa ingestão de potássio (que ocorre associada a um aumento da ingestão de NaCl).

O controle desses fatores de risco será necessário para que se atinja o objetivo de controlar a pressão arterial na população em geral.

Pressão baixa

É comum pacientes se queixarem de pressão baixa. A hipotensão ou o choque aparecem em situações bastante específicas, sempre associados a doenças graves como politraumatismo, perdas exageradas de volume sangüíneo, arritmias cardíacas levando a quedas de débito e várias outras situações graves.

Algumas pessoas mantêm níveis pressóricos baixos, em torno de 90 x 60mm Hg, que são normais para elas. Essas pessoas, muitas vezes, queixam-se de fraqueza persistente e outros sintomas inespecíficos associados a esse nível pressórico. Deve-se explicar a elas que, apesar dos sintomas, esses níveis pressóricos se encontram na faixa de normalidade, não estando indicado nenhum tipo de tratamento.

Principais modificações do estilo de vida importantes para o controle da hipertensão arterial

As modificações do estilo de vida correspondem ao tratamento não-farmacológico da hipertensão arterial e são as seguintes: perda de peso quando o paciente apresentar obesidade, limitação da ingestão de álcool e de sal, exercícios aeróbicos como caminhadas diárias, parar de fumar, diminuir a ingestão total de gorduras, em especial as saturadas, e o colesterol, e ingerir uma quantidade diária adequada de K^+, Ca^{++} e Mg^{++}.

Essas modificações do estilo de vida, como são conhecidas, compõem a estratégia populacional de controle das doenças cardiovasculares.

PULSO

Geralmente, a aferição do pulso é feita na artéria radial, que é de fácil acesso. Os valores normais de pulso são de 60 a 100 pulsações por minuto. A técnica consiste na palpação do pulso radial, em geral, com os dedos indicador e médio, não devendo ser utilizado o polegar. A aferição deverá durar 1 minuto ou então 30 segundos, sendo o número de pulsações multiplicado por dois. Esse modo de proceder pode levar a uma superestimação dos valores reais.

Além do número de pulsações, é importante avaliar se elas são rítmicas ou não, assim como sua intensidade. Podemos então classificar os pulsos em rítmicos ou arrítmicos e cheios ou finos. Nos casos de pulso muito arrítmico, torna-se necessário realizar a contagem no período de 1 minuto, uma vez que podem ser obtidos valores aleatórios em um período menor.

Algumas doenças como o hipertireoidismo, a ansiedade, a insuficiência cardíaca ou mesmo um estado febril podem aumentar a freqüência de pulso, e outras como o hipotireoidismo e as bradiarritmias podem levar a uma diminuição do pulso. Indivíduos que exercem atividade física regular, principalmente atletas, apresentam freqüências de pulso baixas, sem que isso indique uma alteração da normalidade.

A presença de arritmias pode dificultar a contagem do pulso, sendo necessário que se observe por um período de tempo maior ou se associe à ausculta cardíaca. Os vários tipos de pulso serão discutidos no capítulo sobre exame clínico do aparelho cardiovascular.

FREQÜÊNCIA RESPIRATÓRIA

A freqüência respiratória é medida pela contagem do número de incursões diafragmáticas em 1 minuto ou, então, em 30 segundos, multiplicando-se o valor por dois ao final, já que intervalos menores poderão levar ao erro em função de as incursões respiratórias ocorrerem em um número muito pequeno. Em alguns pacientes com expansibilidade pulmonar diminuída pode ser difícil observar as incursões, podendo-se então colocar as mãos sobre o tórax do paciente e "palpar" as incursões respiratórias.

A freqüência respiratória normal é de 12 a 16 incursões por minuto. Algumas doenças como pneumonias, embolia pulmonar, estados ansiosos e febris podem levar a um aumento da freqüência respiratória. O hipotireoidismo e a bronquite crônica, por exemplo, podem levar a uma diminuição da freqüência respiratória.

TEMPERATURA

A temperatura corporal oscila diariamente dentro de uma faixa estreita (em torno de 0,5°C), entre o mínimo durante a madrugada e o máximo à noite. São considerados como valores máximos normais: 37,2°C quando medida na axila e 37,6°C quando medida na cavidade oral. A realização da medida da temperatura retal só se justifica nos casos de hipotermia, quando deverá ser utilizado termômetro apropriado (que mede abaixo de 35°C).

A temperatura apresenta um ritmo circadiano, sendo os menores valores obtidos de madrugada, e os maiores, no final da tarde. Daí a freqüente observação de picos febris vespertinos: sendo um horário em que normalmente a temperatura do corpo já está mais elevada, é mais fácil detectar a presença de febre.

Quando a temperatura supera os valores máximos do normal, dizemos que o paciente está com febre, o que é um marcador de muitos processos patológicos. Entretanto, pessoas normais podem apresentar temperaturas acima desse valor na ausência de fatores patológicos, fato que recebe o nome de hipertermia habitual.

A resposta febril pode estar alterada em certos pacientes, como os idosos, que apresentam uma temperatura corporal basal mais baixa e, portanto, embora haja um aumento da temperatura na presença de infecções, nem sempre ela se eleva a ponto de ultrapassar os limites considerados como normais, caracterizando febre. Também apresentam alterações da resposta febril pacientes com uremia, insuficiência hepática e pacientes desnutridos.

Habitualmente, em nosso meio, a temperatura é medida na axila, com a colocação de um termômetro em contato direto com a pele do paciente durante 3 minutos. Nos países do hemisfério norte, a aferição da temperatura é feita de rotina pela cavidade oral.

PESO

A medida do peso é fundamental para o diagnóstico de obesidade e de emagrecimento e, seja como medida isolada ou principalmente como medida seriada, para o acompanhamento de pacientes com quadros de retenção hídrica (insuficiência renal, cardíaca, hepática ou desnutridos), distúrbios metabólicos (*diabetes mellitus*, hipertireoidismo), doenças gastrintestinais (úlcera péptica, doença inflamatória intestinal), neoplasias e em convalescença de infecções graves e politraumatismos. O paciente deve ser pesado sem sapatos e com roupas leves em balança antropométrica devidamente calibrada. A anotação deve ser feita em quilogramas e em frações de 100 gramas.

ALTURA

A altura deverá ser medida na primeira consulta e em metros, com duas casas decimais, utilizando-se a régua da balança antropométrica, estando o paciente sem sapatos e com a cabeça posicionada corretamente (queixo paralelo ao plano horizontal).

ÍNDICE DE MASSA CORPÓREA (IMC)

Utilizando o peso (em quilogramas) e a altura (em metros), podemos calcular o índice de massa corpórea pela seguinte fórmula:

$$IMC = \frac{Peso}{(Altura)^2}$$

A partir do resultado obtido por essa fórmula, podemos classificar os indivíduos de acordo com a classificação proposta pela Organização Mundial de Saúde (Tabela 6.3).

Tabela 6.3 – Classificação de sobrepeso em adultos de acordo com o índice de massa corpórea (IMC).

Classificação	IMC (kg/m²)	Risco e comorbidade
Abaixo do peso normal	< 18,5	Baixo (porém risco para outras alterações clínicas aumentado)
Normal	18,5-24,9	Médio
Sobrepeso	≥ 25,0	
Pré-obeso	25,0-29,9	Aumentado
Obeso classe I	30,0-34,9	Moderado
Obeso classe II	35,0-39,9	Grave
Obeso classe III	≥ 40,0	Muito grave

Adaptado da classificação da OMS para sobrepeso.

O IMC é uma maneira simples de avaliar o grau de obesidade dos pacientes. Índices abaixo de 18,5kg/m² estão associados à presença de desnutrição. Os índices na faixa de sobrepeso e obesidade correlacionam-se com um risco maior de aparecimento de doenças cardiovasculares e *diabetes mellitus*, pois, assim como na hipertensão, o IMC também é uma variável contínua, e níveis progressivamente mais elevados associam-se a uma freqüência maior de complicações.

CIRCUNFERÊNCIAS

Considera-se que, na avaliação da obesidade, a quantidade total de gordura, medida pelo IMC ou por algum outro índice, é secundária em relação à determinação da obesidade localizada, mais especificamente a abdominal. Para determiná-la, divide-se as medidas obtidas de duas circunferências: a da cintura (ou abdominal) pela do quadril. A "cintura" deve ser medida no menor diâmetro entre o gradeado costal e a cicatriz umbilical, enquanto o "quadril" deve ser medido no nível dos trocanteres femorais. Ambas as medidas devem ser anotadas em centímetros.

A relação entre essas duas circunferências, que recebeu o nome de relação cintura-quadril (RCQ), é um fator de risco independente para doença isquêmica do coração, doença vascular cerebral, diabetes não-insulino-dependente, hiperlipidemia, hipertensão arterial e litíase biliar.

Os valores normais para a RCQ são de até 0,95 para os homens e de até 0,85 para as mulheres.

Recentemente, alguns pesquisadores propuseram a substituição da relação cintura-quadril somente pela medida da circunferência da cintura, que seria mais simples de se obter e também se correlacionaria a um risco aumentado para doenças cardiovasculares. Os valores de corte para medida da circunferência da cintura são 98cm para homens e 85cm para mulheres.

BIBLIOGRAFIA

BATES B. – *Propedêutica Médica*. 4ª ed., Rio de Janeiro, Guanabara Koogan, 1990.

The sixth report of the Joint National Committee on detection, evaluation and treatment of high blood pressure (JNC-VI). *Arch Intern Med*, 1998.

7. Exame Geral Qualitativo

Isabela M. Benseñor
Luciano F. Drager
Edison Ferreira de Paiva
Dahir Ramos de Andrade Jr.

O exame geral compreende medidas quantitativas, discutidas no capítulo anterior, e medidas e observações qualitativas que serão discutidas a seguir. Ao contrário do exame quantitativo com que, como o próprio nome sugere, obtêm-se dados bastante precisos, o exame clínico qualitativo é subjetivo e implica a percepção pelo examinador de um "conceito de normalidade" com o qual serão comparados todos os pacientes. Seguindo esse raciocínio, vários médicos, examinando um mesmo paciente, podem discordar dos achados encontrados, refletindo a baixa confiabilidade e a imperfeição dos métodos clínicos. Essas diferenças levaram a decisões até mesmo inusitadas, como a tomada por um professor americano, que, em 1965, decidiu não mais ensinar aos seus alunos sinais que considerava não-reprodutíveis e sujeitos a grandes variações interobservador.

Contudo, é por meio da anamnese e do exame clínico que decidimos muitas das nossas condutas, motivando-nos a desenvolver e aperfeiçoar técnicas que sejam simples, mais sensíveis e menos sujeitas a variações pessoais.

AVALIAÇÃO DO ESTADO GERAL DO PACIENTE

Essa avaliação, em que se inicia a descrição do exame clínico, é um quesito absolutamente subjetivo, às vezes sem respaldo de outros critérios. É a impressão inicial que o médico tem do paciente, antes da execução do exame clínico. Normalmente, o estado geral do paciente poderá ser classificado em três categorias:

Bom estado geral (BEG) – paciente calmo, postura ativa e fácies atípico, sem sinais de doenças graves presentes.

Regular estado geral (REG) – o paciente já apresenta alguma alteração à observação que sugere alguma alteração da "normalidade".

Mau estado geral (MEG) – geralmente presente em pacientes portadores de doenças debilitantes e com repercussão clara à observação clínica.

AVALIAÇÃO DO GRAU DE PALIDEZ

A palidez é um dos sinais mais freqüentemente associados à anemia, porém é difícil de ser avaliada em indivíduos que têm uma pele com pigmentação escura (raça negra) ou em pacientes que apresentam doenças que alteram a coloração natural da pele (doença de Addison). Outro fator que influi nessa observação é o grau de vasoconstrição da pele.

A presença de palidez não significa necessariamente anemia. Pacientes com mixedema são pálidos, porém sem anemia, sendo o oposto verdadeiro nas anemias discretas.

Costuma-se observar o grau de palidez por meio da observação da mucosa palpebral das conjuntivas, da mucosa oral, da face, do leito ungueal e da coloração da palma das mãos, locais que são menos afetados por alterações da coloração da pele, observação confirmada em vários estudos.

Um fator que reforça a presença de palidez nos pacientes anêmicos é a vasoconstrição cutânea com desvio do fluxo sangüíneo para os órgãos mais nobres. O achado de não-acentuação da cor nos vincos palmares fala a favor de valores de hemoglobina inferiores a 7g%.

O grau de palidez ou descoramento da pele e das mucosas pode ser avaliado por meio de cruzes. Quando o paciente não apresenta nenhum grau de descoramento, diz-se que ele está corado; quando é detectado algum grau de descoramento, classifica-se o paciente como descorado e quantifica-se o grau de descoramento por meio de cruzes variando de 1 (+) a 4 (++++). Embora a maior parte dos médicos raciocine na forma de cruzes, muitos classificam seus pacientes em graus de descoramento que variam de leve, moderado a intenso. Outros pensam de forma dicotômica: corado ou descorado, sendo menos importante a definição do grau de descoramento.

Como podemos observar, o método utilizado para a avaliação de palidez é subjetivo e, portanto, de difícil comparação, ao contrário das medidas quantitativas. Vários estudos mostram que, mesmo entre clínicos experientes, a observação de palidez nem sempre se confirma quando se utiliza como padrão-ouro de comparação a dosagem da hemoglobina. Embora os valores extremos sejam de fácil identificação (+, descorado leve, ou ++++, intenso), o padrão intermediário é de difícil diferenciação (++ ou +++, descoramento moderado). Como o grau de percepção do descoramento pelo médico é uma medida de grande variação interobservador, talvez seja mais interessante classificarmos o grau de descoramento em leve, moderado e intenso.

Em pacientes portadóres de hipóxia crônica, desenvolve-se um mecanismo compensatório representado pelo aumento do número de eritrócitos (policitemia), o paciente apresenta-se muitas vezes com a mucosa excessivamente corada, sugerindo o diagnóstico de policitemia, como por exemplo na doença pulmonar obstrutiva crônica.

AVALIAÇÃO DA PRESENÇA DE ICTERÍCIA

Realizada por meio da observação da coloração da pele, da esclerótica e do freio da língua, que se tornam amarelados na presença da hiperbilirrubinemia, caracterizando a icterícia.

Entre os fatores que interferem na observação da icterícia, estão a hiperpigmentação da pele, dificultando sua observação, e a presença associada de anemia, facilitando sua observação, por exemplo. O tecido que compõe a esclerótica é rico em elastina, que tem grande afinidade pela bilirrubina, de modo que a esclerótica passa a ser o local mais sensível para a detecção de icterícia. Alguns indivíduos, principalmente da raça negra ou idosos, podem apresentar constitucionalmente escleróticas hiperpigmentadas induzindo ao erro. Nesses casos, a pigmentação, em geral, situa-se na faixa da esclerótica que fica exposta com a abertura dos olhos, ficando seu restante em coloração normal. O tom da coloração amarelada nesses casos também é diferente, tendendo mais para o marrom (o tom da icterícia é mais alaranjado). Assim sendo, deve-se examinar a região não exposta a fim de que se possa fazer o diagnóstico diferencial. Também é importante verificar o diagnóstico observando-se o freio da língua, pede-se ao paciente que ponha a língua para fora e para cima e observa-se sua coloração.

O paciente sem icterícia recebe a denominação de anictérico. Os pacientes que apresentam icterícia geralmente são classificados por cruzes que variam de 1 (+) a 4 (++++), de acordo com a intensidade do quadro. O mesmo questionamento feito em relação ao grau de descoramento pode ser feito em relação aos níveis de icterícia. Embora a maior parte dos médicos quantifique a icterícia na forma de cruzes, outros utilizam a classificação leve, moderada e intensa, e outros ainda costumam classificá-la como presente ou ausente. Normalmente, a presença de icterícia pode ser observada a partir da concentração sérica de 2 a 2,5mg/dl, que representa uma concentração em torno de duas vezes o limite superior da normalidade. Entretanto, em um estudo clínico no qual médicos avaliaram a presença de icterícia em diferentes pacientes, o diagnóstico clínico de icterícia foi feito somente em 58% dos casos, quando as concentrações séricas de bilirrubinas eram menores que 2,5mg/dl. Mesmo em concentrações de 3mg/dl, somente 68% dos médicos identificaram a presença do sinal clínico. Novamente, talvez seja mais adequado quantificar o sinal em leve, moderado e grave. Outra observação importante é que a maioria dos médicos afirma que o encontro de níveis diferentes de intensidade do sinal clíni-

co não mudaria a abordagem diagnóstica do paciente. Isso sugere que a quantificação da intensidade do sinal é de menor importância e o raciocínio é dicotômico, ou seja, baseado em sua ausência ou presença.

Deve-se proceder ao diagnóstico diferencial da icterícia com a hiperbetacarotenemia, que consiste em uma coloração alaranjada da pele do paciente em função de um acúmulo de betacaroteno. Esse precursor da vitamina A está contido em alimentos como cenoura, tomate, melão, entre outros. É importante lembrar que, nesses casos, a esclerótica e o freio da língua são poupados. A coloração amarelada do hipotireóideo deve-se a uma alteração do metabolismo do betacaroteno presente no hipotireoidismo e nem sempre se associa a anemia.

AVALIAÇÃO DA PRESENÇA DE CIANOSE

A cianose é uma coloração azulada da pele e das membranas mucosas que aparece sempre que ocorre aumento da concentração de hemoglobina reduzida, portanto, não ligada ao oxigênio. Em geral é mais facilmente observada nos lábios e na região perioral, no leito ungueal, nos pavilhões auriculares e nas eminências malares. A cianose é usualmente diferenciada em central e periférica. Na cianose central, o sangue arterial proveniente das câmaras esquerdas foi inadequadamente oxigenado, o que é causado por diversas situações, tais como cardiopatias congênitas, edema pulmonar, pneumonias graves e doença pulmonar obstrutiva crônica. Caracteristicamente, as unhas são azuladas e a pele é quente. Na cianose periférica, a dessaturação da hemoglobina ocorre nos capilares, por diminuição do fluxo sangüíneo devido à redução do débito cardíaco ou à vasoconstrição. As extremidades, nesses casos, são frias, e as unhas, pálidas. Entre os fatores que interferem na observação da cianose estão a pigmentação cutânea, a espessura da pele e o estado dos capilares cutâneos. Normalmente, observa-se a presença de cianose periférica quando a saturação da hemoglobina está na faixa de 75 a 85%, sendo facilitada nos indivíduos de pele clara. Clinicamente, a cianose central começa a surgir quando há, no mínimo, 5 gramas de hemoglobina reduzida por decilitro de sangue capilar.

Quando na avaliação do paciente não se detecta a presença de cianose, ele será classificado como acianótico. Quando considerarmos que o paciente apresenta cianose, esta poderá ser quantificada em cruzes, variando de 1 (+) a 4 (++++), de acordo com sua intensidade. De todos os sinais avaliados neste capítulo, a cianose parece ser o sinal que o médico observa de forma mais dicotômica (presença ou ausência), mostrando a necessidade de se reduzir a avaliação para no máximo três graus (leve, moderada e intensa) ou, mesmo, presente ou ausente.

AVALIAÇÃO DO PADRÃO RESPIRATÓRIO

O padrão respiratório pode alterar-se em função de uma série de mecanismos centrais e periféricos. O ato de respirar normalmente é inconsciente e podemos considerar como dispnéia sempre que houver uma sensação de dificuldade para respirar. Essa dificuldade varia de caso para caso e de acordo com a doença de base, mas, para efeito de raciocínio clínico, o sintoma *dispnéia*, neste capítulo, será considerado como uma entidade sintomática única.

Com relação ao exame clínico geral, é importante classificar o paciente como eupnéico quando ele não apresenta nenhuma alteração do padrão respiratório ou dispnéico quando alguma alteração estiver presente, sendo então classificado quanto a intensidade da dispnéia pelo número de cruzes que vão de 1 (+) a 4 (++++), ou leve, moderada e intensa. As alterações do padrão respiratório que permitem a observação de dispnéia são muitas e variadas, como por exemplo utilização da musculatura acessória caracterizando a tiragem subcostal, supraclavicular e intercostal (por exemplo, na asma brônquica); presença de padrão respiratório irregular (por exemplo, o padrão de Cheyne-Stokes), associado às lesões cerebrais e nas fases finais da insuficiência cardíaca, mas que pode estar presente em qualquer doente terminal; aumento da freqüência respiratória com superficialização dos movimentos respiratórios, recebendo o nome de taquipnéia (febre, pneumonias, edema agudo de pulmão); aumento da amplitude dos movimentos respiratórios associado a aumento da freqüência respiratória (respiração de Kussmaul) presente em casos de acidose metabólica, como na cetoacidose diabética, entre outros.

No capítulo sobre dispnéia, há uma importante discussão sobre como quantificar o sintoma dispnéia utilizando-se diferentes escalas diagnósticas.

AVALIAÇÃO DO ESTADO DE HIDRATAÇÃO

A avaliação do estado de hidratação é uma das partes mais difíceis do exame clínico geral. Normalmente, o estado de hidratação é avaliado pela umidade das mucosas, principalmente da língua e mucosa oral que, normalmente, devem permanecer úmidas, e pelo turgor da pele que no paciente hidratado é descrito como elástico. Na criança pequena, é importante, também, a palpação da fontanela, que fica deprimida quando há desidratação. Já no idoso, alguns autores sugerem o exame do turgor da região frontal. Às vezes, torna-se complicada a avaliação do estado de hidratação do idoso que normalmente apresenta boca seca e diminuição do turgor da pele, característicos do processo de envelhecimento, sem apresentar desidratação. Por outro lado, sinais discretos de desidratação em idosos podem passar despercebidos, como fraqueza muscular, confusão mental, dificuldade na fala, prostração e retração do globo ocular.

O paciente que apresentar um grau de hidratação adequado será descrito como hidratado. Quando o estado de hidratação for considerado inadequado, o paciente será descrito como desidratado e classificado novamente por meio de cruzes variando de 1 (+) a 4 (++++). Junto com a cianose, esse é um sinal que tende a ser avaliado de forma dicotômica pelo médico: hidratado ou desidratado. Um erro muito freqüente entre estudantes é o de realizar excessivamente diagnósticos de desidratação em adultos. Deve-se ter em mente que pessoas adultas, conscientes, não apresentando vômitos ou diarréia e com acesso livre à água, dificilmente ficarão desidratadas.

A hiper-hidratação (presença de edemas) pode acontecer em pacientes recebendo soro e sem controle da ingestão hídrica, devido, por exemplo, a uma queda do nível de consciência, ou então em pacientes com má distribuição da água corpórea (como ocorre na insuficiência cardíaca congestiva e na insuficiência renal).

REFLEXÕES SOBRE O MODO DE QUANTIFICAÇÃO DOS SINAIS

Podemos concluir que realmente é difícil quantificar os sinais qualitativos do exame clínico. Tradicionalmente, e mesmo em revistas de grande circulação, permanece sendo utilizada a classificação por cruzes. O principal problema de se utilizar esse sistema é adotar uma classificação que o olho humano é incapaz de precisar e, portanto, de baixa reprodutibilidade, fato amplamente demonstrado na literatura. Além disso, a classificação em cruzes permite um número tão grande de combinações que a reprodutibilidade é realmente impossível. É freqüente encontrar-se no prontuário a observação: descorado +/++ em um registro possível de ++++, criando-se oito níveis diferentes de avaliação.

Outro dado interessante é o de uma pesquisa recente mostrando que a quantificação da intensidade do sinal clínico não altera a abordagem do paciente pelo médico, ou seja, a presença do sinal, e não a sua intensidade, é que decide o tipo de abordagem a ser realizada. Por último, é interessante notar que, quanto mais experiente for o médico, mais ele parece raciocinar de forma dicotômica ou no mínimo em três níveis (leve, moderado e intenso) em relação ao médico mais jovem, ou aos alunos. A sensibilidade para identificar o sinal parece ser independente da experiência do médico. Entretanto, a especificidade parece ser diretamente proporcional à experiência clínica.

BIBLIOGRAFIA

FLETCHER CM – The problem of observer variation in medical diagnosis with special reference to chest diseases. *Methods Inf Med*, 3:98, 1965.

GJØRUP T, BUGGE PM, HENDRIKSEN C, JENSEN AM – A critical evaluation of the clinical diagnosis of anemia. *Am J Epidemiol*, 124:657, 1986.

GROSS CR, LINDQUIST RD, WOOLLEY ACV, GRANIERI R, ALLARD K, WEBSTER B – Clinical indicators of dehydration severity in elderly patients. *J Emerg Med*, 10:3, 267, 1992.

KORAN LM – The reliability of clinical methods, data and judgments (two parts). *N Engl J Med*, 293:642, 1975.

LUNDSGAARD C, Van SLYKE DD – Cyanosis. *Medicine*, 2:1, 1923.

MAITRE B, SIMILOWSKI T, DERENNE J-P – Physical examination of the adult patient with respiratory diseases: inspection and palpation. *Eur Respir J*, 8:1584, 1995.

RUIZ MA, SAAB S, RICKMAN LS – The clinical detection of scleral icterus: Observations of multiple examiners. *Mil Med*, 162:8, 560, 1997.

SANCHEZ-CARRILLO CI – Bias due to conjunctiva hue and the clinical assessment of anemia. *J Clin Epidemiol*, 42:8, 751, 1989.

WURAPA FK, BULSARA MK, BOATIN BA – Evaluation of conjunctival pallor in the diagnosis of anemia. *J Trop Med Hyg*, 89:33, 1986.

8. Exame do Tórax e Pulmões

Alfredo Franco Jr.

O exame do tórax e dos pulmões é realizado após o exame geral do paciente, quando algumas características ligadas ao aparelho respiratório já foram observadas, tais como avaliação objetiva da presença de movimentos respiratórios, contagem da freqüência respiratória, presença ou não de dispnéia, presença e quantificação da cianose, ritmo respiratório, entre outras.

O exame clínico especializado dos pulmões deve ser conduzido de modo prático, esclarecendo previamente o paciente sobre o que será realizado e as posições que deverá adotar. O hábito de informar ao paciente o que iremos fazer e o que queremos que o examinado faça diminui a ansiedade do paciente, economiza tempo e aumenta a eficiência do exame.

As necessidades para se realizar um bom exame clínico são: boa iluminação, conforto e ausência de ruídos ambientais. A melhor iluminação é a natural, porém, quando somos obrigados a usar luz artificial, esta deverá ser difusa e de boa intensidade. O conforto não deve ser privilégio exclusivo do paciente, pois, quando o médico adota posições viciosas de exame, chegará rapidamente à fadiga e conseqüentemente a um resultado insatisfatório. Um bom exame termina com o médico e o paciente descansados. A grande maioria dos sons respiratórios anormais é de pequena intensidade e um ambiente ruidoso anularia essa observação, com evidente prejuízo para o resultado final.

Sempre que possível, o paciente deve estar sentado e despido até a cintura. O examinador deve realizar o exame comparativo de um lado do tórax com o outro, de modo que cada lado funcione como o controle do outro. Inicia-se o exame dos ápices para as bases pulmonares.

O exame do tórax e dos pulmões é dividido em quatro partes: inspeção (estática e dinâmica), palpação, percussão e ausculta.

INSPEÇÃO ESTÁTICA
MORFOLOGIA TORÁCICA NORMAL

A morfologia normal do tórax é classificada de acordo com o biótipo, podendo ser de três tipos, de acordo com o ângulo de Charpy (Fig. 8.1).

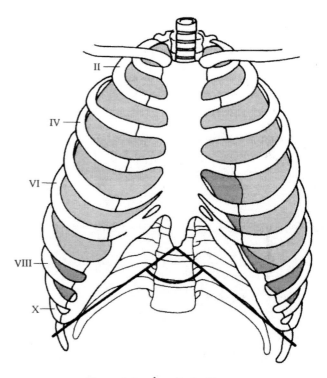

Figura 8.1 – Ângulo de Charpy.

Esse ângulo é formado pelo cruzamento das últimas costelas inferiores, tendo como vértice a base do apêndice xifóide.

Tórax normolíneo – aquele cujo ângulo de Charpy é igual a 90 graus.

Tórax longilíneo – aquele cujo ângulo de Charpy é menor do que 90 graus.

Tórax brevilíneo – aquele cujo ângulo de Charpy é maior do que 90 graus.

MORFOLOGIA TORÁCICA ANORMAL

Anormalidades ósseas – podem ser do esterno, das vértebras e das costelas. As anormalidades do esterno podem ser devidas à acentuação da concavidade esternal, à retificação do esterno ou à inversão da concavidade esternal. O exagero da concavidade esternal origina o tórax piriforme, o tórax em peito de pomba (cariniforme) e o tórax em quilha de navio. A retificação do esterno origina o tórax chato, associado ao raquitismo. Quando há inversão da concavidade interna do esterno, origina-se o tórax infundibiliforme (ou tórax de sapateiro).

As anormalidades das vértebras alteram o formato do tórax, principalmente quando acentuadas. Assim, origina-se o "tórax escoliótico", quando a coluna vertebral é desviada lateralmente. Quando há acentuação da concavidade da coluna torácica, fala-se em "tórax cifótico" e, quando há acentuação da concavidade lombar, em "tórax lordótico".

Devido às anormalidades dos arcos costais, definem-se o "tórax enfisematoso" em conseqüência da horizontalização das costelas, com aumento do diâmetro ântero-posterior e dos espaços intercostais (também denominado de "tórax em tonel" ou "tórax em barril", por causa de a secção transversal ter um aspecto circular), e o "tórax em sino", que resulta do alargamento dos arcos costais inferiores em relação aos arcos costais superiores.

LINHAS E REGIÕES DO TÓRAX (Fig. 8.2)

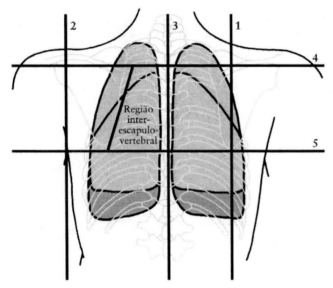

Figura 8.2 – Linhas do tórax. Visão posterior – região interescapulovertebral. 1. Linha hemiclavicular ou mamilar. 2. Linha axilar posterior. 3. Linha vertebral ou espondiléia. 4. Linha clavicular inferior. 5. Linha escapular inferior.

Linha medioesternal – localiza-se na porção mediana do esterno. Divide os hemitórax direito e esquerdo.

Linha hemiclavicular (linha mamilar) – traçada a partir do ponto mediano da clavícula.

Linha axilar anterior – originada na prega anterior da axila. Separa as regiões anterior e lateral do tórax.

Linha axilar posterior – originada na prega posterior da axila. Separa a região posterior da lateral do tórax.

Linha axilar média – é a linha vertical eqüidistante das linhas axilares anterior e posterior.

Linha vertebral (ou espondiléia) – a que passa pelas apófises espinhosas das vértebras dorsais.

Linha paravertebral – é a tangente à borda lateral das vértebras.

Linhas claviculares superiores – correspondem às bordas superiores das clavículas e ligam-se pela fúrcula esternal.

Linhas claviculares inferiores – correspondem às bordas inferiores das clavículas.

Linha escapular superior – tangencia a borda superior das escápulas.

Linha escapular inferior – tangencia o ponto mais inferior da escápula. Delimita as regiões infra-escapular (direita e esquerda) e supra-escapular (direita e esquerda).

OUTROS PONTOS DE REFERÊNCIA IMPORTANTES

Ângulo de Louis – formado pela junção do manúbrio com o corpo esternal, serve como referência para a localização do segundo espaço intercostal e, por conseqüência, orienta a localização do segundo e terceiro arcos costais.

Região interescapulovertebral (direita e esquerda) – limitada pela linha escapular superior, pela borda interna da escápula, pela linha escapular inferior e pela linha espondiléia.

INSPEÇÃO DINÂMICA

PADRÃO RESPIRATÓRIO

O padrão respiratório normal é definido baseado no volume de ar que se movimenta por unidade de tempo. Quer dizer, volume corrente e freqüência respiratória.

Freqüência respiratória – é o número de incursões completas no espaço de um minuto. Adultos saudáveis em condições de repouso têm uma freqüência respiratória entre 16 e 20mrpm (movimentos respiratórios por minuto). A freqüência respiratória é classificada em:

Apnéia – parada dos movimentos respiratórios ou parada respiratória. Geralmente associada a obstrução mecânica da respiração (aspiração de corpo estranho, queda da base da língua na presença de rebaixamento do nível de consciência ou na parada cardiocirculatória) ou a depressão do centro respiratório (parada respiratória induzida por medicamentos, traumatismo craniano com lesão cerebral).

Eupnéia – freqüência respiratória normal e sem dificuldade respiratória (Fig. 8.3).

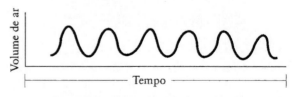

Figura 8.3 – Ritmo respiratório normal.

Taquipnéia – aumento da freqüência respiratória. Pode ser ou não acompanhada de *dispnéia* (sensação de desconforto respiratório ou conscientização dos movimentos respiratórios). Inúmeras causas podem originar essa alteração, incluindo doenças pulmonares restritivas (fibroses pulmonares), dor torácica pleurítica e paralisia do diafragma (Fig. 8.4).

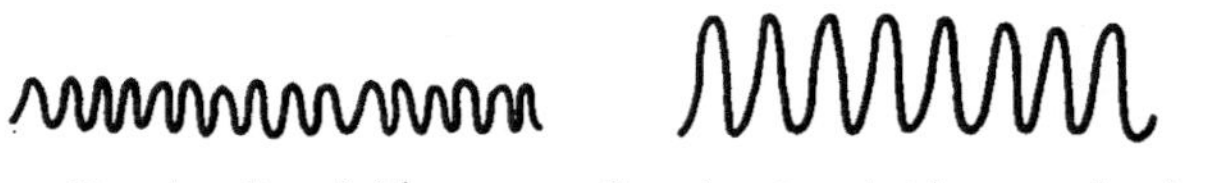

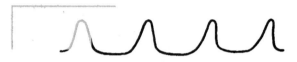

Respiração rápida e superficial

Respiração rápida e profunda (respiração acidótica de Kussmaul)

Figura 8.4 – Taquipnéia.

Bradipnéia – diminuição da freqüência respiratória (Fig. 8.5).

Figura 8.5 – Bradipnéia.

A respiração pode apresentar alterações tanto na amplitude do movimento respiratório quanto na freqüência respiratória, originando padrões característicos:

Respiração de Cheyne-Stokes (respiração periódica) – apresenta duas fases: a de apnéia, que pode ter um tempo variável, e a de hiperpnéia, com a movimentação respiratória crescendo em amplitude para a seguir decrescer em amplitude. As causas mais freqüentes desse tipo de respiração são insuficiência cardíaca congestiva e intoxicações medicamentosas que deprimem o centro respiratório (Fig. 8.6).

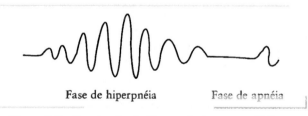

Fase de hiperpnéia   Fase de apnéia

Figura 8.6 – Respiração de Cheyne-Stokes ou periódica.

Respiração rápida e profunda (respiração de Kussmaul) – padrão respiratório que aumenta a amplitude do movimento respiratório (aumento do volume corrente). A freqüência respiratória pode apresentar-se normal, aumentada ou diminuída, mas certamente o volume minuto está aumentado. É o padrão respiratório característico da acidose metabólica, particularmente encontrada nas descompensações diabéticas cetoacidóticas, nas quais existe a tentativa do organismo de eliminar radicais ácidos por meio de uma maior excreção de CO_2.

Respiração atáxica (respiração de Biot) – caracteriza-se por uma irregularidade imprevisível, com movimentos respiratórios superficiais ou profundos, alternados com períodos de apnéia. Duas fases são reconhecidas: a de apnéia de tempo variável e a de movimentos respiratórios anárquicos e irregulares, tanto na freqüência quanto na amplitude. *É um tipo de respiração que indica iminência de parada respiratória.* As causas mais freqüentes são os traumatismos cranioencefálicos, os estados comatosos e a depressão do sistema nervoso central (Fig. 8.7).

Figura 8.7 – Respiração atáxica ou de Biot.

ESPAÇO INTERCOSTAL

Apresenta movimentação passiva dependente das pressões criadas entre os folhetos pleurais durante as fases respiratórias. Na inspiração, a pressão pleural é negativa em relação à pressão atmosférica, o que leva a uma retração fisiológica. Durante a expiração, há diminuição da negatividade da pressão pleural, com o término da retração intercostal inspiratória.

Várias condições patológicas alteram a dinâmica dos espaços intercostais, isto é, todas aquelas condições que modificam a pressão pleural. O aumento da pressão pleural por líquidos (derrame pleural) ou gás (pneumotórax) causa hipertensão do espaço pleural, com conseqüente anulação da retração inspiratória fisiológica, podendo evoluir para um abaulamento persistente do espaço intercostal, independente da fase respiratória. A diminuição da pressão pleural, como a que ocorre nas atelectasias de segmentos ou lobos pulmonares, resulta em uma retração exagerada dos espaços intercostais na área de projeção da atelectasia, conhecida como *tiragem*.

A tiragem intercostal é definida como todo movimento exagerado na retração dos espaços intercostais, podendo ser localizada ou difusa. Quando difusa, é um sinal clínico de aumento do trabalho respiratório, servindo para avaliar o grau de dificuldade respiratória (dispnéia).

PALPAÇÃO

A palpação é utilizada com as seguintes finalidades: caracterização de lesões da pele detectadas na inspeção, pesquisa de edema (generalizado ou localizado), avaliação da expansibilidade torácica e pesquisa do frêmito toracovocal (FTV) ou frêmito táctil.

A avaliação da expansibilidade torácica e a do frêmito constituem passos fundamentais para a conclusão diagnóstica de doenças pulmonares.

EXPANSIBILIDADE TORÁCICA

É a medida palpatória da expansibilidade dos campos pulmonares e dá uma idéia do volume de ar mobilizado pela respiração daquele segmento pulmonar. Pesquisa-se a expansibilidade dos ápices e das bases pulmonares. A expansibilidade dos ápices é feita com o paciente sentado, de costas para o examinador, com os braços pendentes. Colocam-se as mãos na base do pescoço do paciente de modo que os polegares estejam em posição simétrica em relação à apófise espinhal da vértebra e os dedos repousem sobre as fossas supraclaviculares. Solicitam-se inspirações e expirações profundas que provocam um deslocamento das mãos, o qual deve ser idêntico em ambos os hemitórax e representa o movimento produzido pelo ar contido nas porções apicais dos pulmões.

A expansibilidade das bases é pesquisada tanto na face anterior como na posterior do tórax. Na face posterior, o paciente deve permanecer sentado, de costas para o examinador. Coloca-se a ponta dos polegares nas linhas paravertebrais, à altura do 12º arco costal, envolvendo com os outros dedos a face posterior da base do tórax, com a mão espalmada e os dedos entreabertos. A solicitação de realizar inspirações e expirações profundas provoca um afastamento simétrico das mãos, representando a expansibilidade dos segmentos pulmonares posteriores. Na face anterior, colocam-se os polegares na base do apêndice xifóide e os outros dedos sobre os hipocôndrios. Ao realizar os movimentos respiratórios profundos, ocorre um movimento das mãos, que representa a expansibilidade dos segmentos pulmonares basais.

São considerados anormais os movimentos diminuídos da expansibilidade, podendo a diminuição da expansibilidade torácica ser unilateral ou bilateral, localizada ou difusa, patológica ou fisiológica.

FRÊMITO TORACOVOCAL (FTV)

É a sensação vibratória percebida pela palma da mão do examinador quando o paciente emite um som (pedimos ao paciente que repita o número 33, sempre com a mesma intensidade vocal).

Quando o tecido pulmonar normal e cheio de ar sofre consolidação, os sons transmitidos para a parede torácica, através da árvore brônquica aberta, têm maior transmissibilidade nesse meio sólido (consolidação), de tal modo que é percebido mais prontamente pela mão do examinador.

A pesquisa do FTV é importante na diferenciação clínica entre derrame pleural e condensações pulmonares.

Nos derrames pleurais, o líquido interpõe-se entre o parênquima pulmonar e a parede torácica, de modo a abafar a vibração sonora. A consequência é um FTV diminuído ou abolido.

O FTV, nas condensações pulmonares, apresenta-se aumentado quando o brônquio desse segmento está permeável, dando condições para a onda sonora vibra-

tória chegar até à periferia pulmonar e ser transmitida, através da parede torácida, à mão do examinador. Como a condensação é um meio sólido, a transmissão vibratória faz-se com maior intensidade, com consequente aumento da sensação vibratória (FTV aumentado). Na pneumonia lobar, o líquido inflamatório que ocupa os espaços alveolares circunjacentes aos brônquios permeáveis faz com que a transmissibilidade sonora aumente.

Com o brônquio ocluído, como ocorre nas atelectasias pulmonares, nas quais os condutos propagadores do som estão fechados, há diminuição ou abolição dessa sensação palpatória (FTV).

Tipos especiais de frêmitos

Frêmito brônquico – é a sensação palpatória de secreções acumuladas nos brônquios de médio e grande calibre.

Frêmito pleural – em condições normais, as superfícies pleurais deslizam-se uma sobre a outra, sem produzir qualquer som. Quando, por condições patológicas, como nos processos inflamatórios, esses folhetos perdem sua superfície lisa característica, seu deslizamento produzirá um som, denominado atrito pleural. A sensação palpatória desse atrito é chamado de frêmito pleural.

PERCUSSÃO

Ao se percutir corpos com densidades diferentes, estes produzem sons diferentes, servindo-se como método de avaliação do conteúdo da caixa torácica. Deve ser usada a técnica de percussão dígito-digital. A mão que percute deve ser a mais hábil, sendo o dedo percussor o terceiro quirodáctilo da mão hábil sobre o segundo ou terceiro dedo da mão menos hábil, colocado em contato com o tórax, pelas falanges distais, perpendicularmente ao maior eixo do corpo, mantendo-se os outros dedos afastados. O examinador pode adotar outras formas de obter o som claro pulmonar que não necessariamente a descrita anteriormente, podendo usar o dedo que melhor lhe convier (Fig. 8.8).

Importante: a percussão torácica atinge, no máximo, 5cm abaixo da área de percussão e, portanto, localiza apenas lesões situadas até esse nível.

Quatro sons são definidos pela percussão torácica:

Som claro pulmonar (som claro atimpânico) – obtido da percussão dos campos pulmonares normais.

Som timpânico – produzido quando existe uma quantidade de ar aumentada no parênquima pulmonar, como em enfisema pulmonar, crise aguda de asma, cistos aéreos e cavidades superficiais do parênquima vazias, ou na caixa torácica (pneumotórax).

Som submaciço – obtido quando se percute parênquima pulmonar com densidade aumentada e com diminuição de quantidade de ar como ocorre em pneumonia, lesões tumorais periféricas, infarto pulmonar etc.

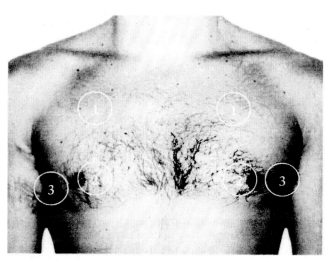

Figura 8.8 – Áreas de percussão do tórax anterior (respeitando a comparação simétrica).

Nessas condições, os espaços alveolares estão ocupados por líquido inflamatório ou sangue que, ao serem percutidos, emitem esse som submaciço característico.

Som maciço – obtido quando existe líquido interposto entre o parênquima pulmonar e a parede torácica, como em derrames pleurais. Os derrames pleurais apresentam também o *sinal de Signorelli* (percussão das apófises espinhosas dos corpos vertebrais da coluna dorsal), produzindo um som maciço até 2cm acima do nível do derrame. Para pesquisar esse sinal, coloca-se o paciente na posição sentada, percutem-se ambos os hemitórax, localiza-se a zona de transição entre som claro pulmonar e som maciço, marca-se o local dessa transição e, por último, percutem-se as apófises espinhosas da coluna vertebral. Na zona de transição do som claro pulmonar para o maciço está localizado o derrame pleural. Esse sinal costuma ser pesquisado quando se suspeita de derrames pleurais pequenos ou derrame pleural infrapulmonar.

A percussão do tórax não é uniforme. Deve-se saber que, ao se percutir a região a partir do quinto-sexto espaços intercostais direitos, obtém-se um som maciço, que corresponde ao parênquima hepático (macicez hepática). Ao se percutir a região epigástrica, obtém-se um som timpânico, que corresponde à bolsa gasosa do estômago (zona de Traube).

O coração, em condições normais, entra em contato com a parede torácica pela região do *ictus cordis*, em que se obtém um som maciço à percussão. O ventrículo direito, parte mais anterior do coração em relação à parede torácica, é recoberto por parênquima pulmonar, podendo originar um som submaciço, mas, em geral, a percussão dessa área mostra som claro pulmonar. Na presença de hipertrofia ventricular direita ou derrame pericárdico, esse som pode alterar-se para maciço na região da área precordial. A percussão da área cardíaca guarda relação com o tamanho do coração.

AUSCULTA

A ausculta deve ser realizada com o paciente sentado. O examinador solicita-lhe que respire pausadamente em incursões de média amplitude, com a boca entreaberta, sem produzir nenhum som, enquanto coloca a campânula do estetoscópio com a membrana sobre a superfície do tórax.

Sistematicamente, utilizamos a ausculta de pontos simétricos das linhas convencionais, comparando o lado direito com o esquerdo, do ápice para as bases pulmonares. Se percebemos alterações do som normal, manobras auxiliares, como tossir, inspirar profundamente ou pigarrear, podem alterar o som original, o que deve ser observado (Fig. 8.9).

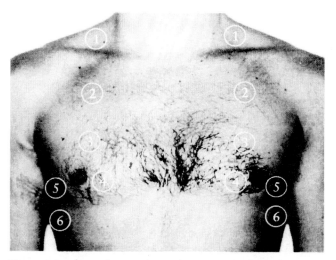

Figura 8.9 – Áreas de ausculta na face anterior da caixa torácica (comparação simétrica).

Os sons produzidos por uma pessoa normal denominam-se de *sons respiratórios normais*. Nas pessoas com doenças respiratórias, os sons gerados em condições de doença são chamados de *sons adventícios* respiratórios ou pulmonares.

A terminologia brasileira adotada neste livro é aquela proposta por Bohadana, por ser a mais adequada aos novos conceitos acústicos dos sons respiratórios e estar em concordância com a terminologia usada em outros países.

Os sons respiratórios seguem as leis acústicas gerais, com suas qualidades sonoras de altura, intensidade e timbre, e suas propriedades de condução, variáveis com o veículo transmissor (gás, líquido ou sólido).

Não existe consenso sobre a origem dos sons pulmonares, mas concorda-se que eles acontecem em locais diferentes, de acordo com a fase do ciclo respiratório.

Na *fase inspiratória*, os sons pulmonares são originados nas vias aéreas periféricas com estrutura cartilaginosa e que dão condições para o fluxo de ar ser turbulento. À medida que o fluxo de ar atinge estruturas não-cartilaginosas (bronquíolo terminal e sacos alveolares), deixa de ser turbulento (não é turbulento, tampouco laminar), não produzindo, nesse nível e em condições normais, nenhum som. Esse conceito é importante para questionar a idéia de que sons pulmonares são originados de bronquíolos terminais e alvéolos, pela sua distensão e colabamento. Essa idéia não tem embasamento fisiológico ou fisiopatológico. Essa afirmação vai contra o conhecimento usual de que doenças como a insuficiência cardíaca "inundariam" os alvéolos de líquidos, produzindo um som característico. Na realidade, a produção desse som se deve ao extravasamento de líquidos que atinge os bronquíolos.

Na *fase expiratória*, a origem dos sons pulmonares se dá nos brônquios centrais, com sons originados da passagem do fluxo de ar pela traquéia e pelos brônquios de diâmetros maiores.

SONS RESPIRATÓRIOS NORMAIS

Murmúrio vesicular (ou som vesicular) – o som normal audível através da parede torácica é o murmúrio vesicular (SV). Este pode estar ausente ou diminuído (nunca aumentado). Todas as condições que impedem a transmissibilidade sonora da fonte originária do som até o estetoscópio diminuem ou abolem o SV.

Som traqueal – sons de caráter tubular audível quando se aplica a campânula do estetoscópio na região ântero-lateral do pescoço, sobre a laringe ou logo acima da fúrcula esternal, enquanto o paciente respira normalmente, com a boca entreaberta. Sinonímia: som laringotraqueal.

Sopro laringotraqueal (ou *sopro brônquico* ou *respiração soprosa*) – pode ocorrer normalmente ao se colocar a campânula do estetoscópio sobre a traquéia ou no espaço interescapulovertebral. Passa a ter importância quando se ausculta fora dessa área e é tradução semiológica de condensação do parênquima pulmonar, como nas pneumonias e nos infartos pulmonares. A explicação fisiopatológica é o preenchimento dos espaços alveolares por líquido, que circunda brônquios pérvios. Como a densidade líquida que preenche os espa-

ços alveolares é maior, o movimento da massa de ar, ao passar pelos brônquios pérvios, é transmitido até a parede torácica.

As causas são: *obstrução na árvore respiratória*. Causas *luminares* – secreção, enfisema, asma. Causas *parietais* – invasão celular, ou compressão extrínseca. *Afastamento da fonte produtora do som* – é o que ocorre no pneumotórax, derrame pleural, obesidade, massa muscular hipertrófica, edema de parede, enfisema de subcutâneo.

Respiração brônquica – provoca som semelhante ao som traqueal, porém mais suave e menos intenso, normalmente auscultado nas regiões torácicas de projeção da traquéia e brônquios de grosso calibre, tanto na face anterior (zonas superiores próximas ao esterno) como nas faces posteriores (próximas das regiões interescapulovertebrais).

A presença de respiração brônquica em regiões periféricas do pulmão é sinal de anormalidade, podendo estar associada a aumento homogêneo da densidade do parênquima pulmonar, como ocorre na condensação da pneumonia lobar, o que é chamado de *sopro brônquico* (Quadro 8.1).

SONS ADVENTÍCIOS

São os sons que não existem em condições fisiológicas normais e aparecem quando ocorrem alterações estruturais e das propriedades mecânicas pulmonares, geralmente devido a doenças. Podem originar-se nas vias respiratórias ou nas pleuras e podem ser de dois tipos:

Sons nítidos, descontínuos e explosivos
- estertores finos
- estertores grossos

Sons contínuos e musicais
- roncos e sibilos
- estridor

Outros tipos de sons:
- atrito pleural
- cornagem
- sopro tubário
- sopro pleural
- sopro anfórico
- pectorilóquia afônica

Quadro 8.1 – Sons respiratórios normais*.

Som	Local de ausculta	Local de produção	Mecanismo	Nomenclatura tradicional
Som traqueal	Região ântero-lateral do pescoço e fúrcula esternal	Glote e traquéia	Fluxo turbulento	Som laringotraqueal
Murmúrio vesicular	Regiões periféricas dos pulmões	Vias aéreas intralobares na inspiração; traquéia e brônquios na expiração	Vórtice (inspiração); fluxo turbulento (expiração)	Murmúrio vesicular
Respiração brônquica	Projeções dos brônquios de grosso calibre	Combinação dos locais dos outros dois sons	Vórtices e fluxo turbulento	Respiração broncovesicular

* Modificado de Manço, J.C. Fundamentos da ausculta pulmonar. *Medicina*, Ribeirão Preto, v. 27, n⁰ˢ 1/2, p. 70, jan/jul 1994.

Estertor – existe muita confusão, até hoje, em relação à terminologia utilizada para denominar os sons pulmonares. Várias tentativas mundiais para unificá-los foram realizadas, mas nenhuma conseguiu solucioná-las eficazmente. Essas confusões se originam de longa época e é extensa a literatura que mostra essa controvérsia. Por uma questão de simplificação, baseados na freqüência de uso e aceitação dos médicos e professores, adotaremos o termo *estertor* para designar os sons explosivos e descontínuos que ocorrem no ciclo respiratório, com o mesmo significado de *crepitação*. Sabendo-se que as traduções são imperfeitas e geradoras de confusão, os termos do inglês "crackles", "rales" e "crepitations" são equivalentes. A adjetivação dos estertores como úmidos, secos, bolhosos, consonantais, cavernosos, crepitantes ou subcrepitantes é imprecisa e deve ser evitada.

Os estertores podem ser finos ou grossos, dependendo do local em que são gerados e têm significados diferentes.

Estertores finos – não se tem bem definido, ainda hoje, como são gerados esses sons descontínuos e musicais, do ponto de vista acústico. A definição mais aceita é que estertor, do ponto de vista físico-acústico, é uma eqüalização explosiva de pressões, que se segue após remoção súbita de uma barreira que separa dois compartimentos, contendo gases a diferentes pressões. Por ser uma seqüência de sons interrompidos de curta duração e com um amplo espectro de freqüências sonoras, pode apresentar-se com intensidades sonoras diferentes.

As vias aéreas que têm suporte cartilaginoso se comportam como "tubos rígidos", portanto, não são colapsáveis. De modo diferente, as pequenas vias aéreas, que não apresentam arcabouço cartilaginoso, são mantidas permeáveis pela tração elástica do parênquima pulmonar circunjacente e estão sujeitas a se colapsar. Quanto mais distendido o parênquima pulmonar, maior será a tração elástica e, conseqüentemente, maior será o diâmetro das pequenas vias aéreas. Quando o parênquima pulmonar se desinsufla, as pequenas vias aéreas podem colapsar-se, pela diminuição da força de retração elástica circunjacente. Caso a parede dessas vias aéreas seja infiltrada por edema, inflamação, fibrose ou neoplasia, funcionando como um isolante, interpondo-se entre a tração elástica e a via aérea, poderá ocorrer seu colapso.

Desse modo, o colapso das pequenas vias aéreas ocorre em duas situações:

1. Perda da força de tração elástica exercida pelo parênquima – por exemplo, enfisema (diminuição do número de fibras elásticas pulmonares).

2. Isolamento da tração elástica por infiltração da parede da via aérea – por exemplo, pneumonia, neoplasia, edema pulmonar por insuficiência cardíaca congestiva, processos inflamatórios.

Uma teoria alternativa para a gênese dos estertores sugere que estes seriam produzidos pela vibração do tecido pulmonar nas proximidades da via aérea previamente ocluída, com a transmissão do som ao ponto de ausculta através da matriz elástica do próprio tecido pulmonar.

Clinicamente, os estertores ocorrem do meio para o final da inspiração, embora, ocasionalmente e em menor número e intensidade, possam surgir estertores finos expiratórios, principalmente audíveis nas alveolites fibrosantes.

O som peculiar dos estertores finos inspiratórios é comparado ao ruído produzido pelo fecho do tipo "velcro". Quando presente, traduz modificações das propriedades mecânicas do pulmão, mas mesmo em pessoas saudáveis pode ser audível, sem necessariamente significar doença.

Estertores grossos – comparando-se aos estertores finos, os estertores grossos têm maior duração e menor freqüência de oscilação, podem ser auscultados em qualquer região do tórax, ocorrem desde o início da inspiração e freqüentemente também na expiração, sofrem modificações provocadas pela tosse, tanto em número como na fase do ciclo em que aparecem, e não se modificam com a posição do paciente. Ocorrem principalmente em portadores de bronquite crônica e bronquiectasias. São originados pela passagem do ar através de uma via aérea rígida (cartilaginosa) que se abre e fecha repetidamente no decorrer do ciclo respiratório.

Sons adventícios que ocorrem na fase inspiratória – no ciclo respiratório normal, durante a inspiração, o parênquima vai se distendendo progressivamente (por aumento da força de tração elástica pulmonar e da negatividade da pressão pleural), chegando ao máximo no final da inspiração. Na expiração, ocorre o contrário: diminui o volume pulmonar e a negatividade pleural, até atingir o equilíbrio com a pressão atmosférica (fase de repouso, na qual forças opostas entre a retração elástica do parênquima pulmonar e a retração elástica da caixa torácica estão em equilíbrio). Nessa situação de repouso, as pequenas vias aéreas estão colabadas e somente se reabrirão no ciclo respiratório seguinte.

Estertores que ocorrem no final da inspiração – em condições patológicas (infiltração ou alteração das propriedades elásticas pulmonares), a dificuldade da via aérea para se abrir é maior, ocorrendo somente quando a tração elástica do parênquima pulmonar e a negatividade pleural forem máximas. A reabertura súbita dessas pequenas vias aéreas produz um fluxo explosivo, resultante da equalização de um gradiente de pressões gerado antes e depois do ponto de colapso, que produzirá um som no final da inspiração. Geralmente, esse som produzido tem tonalidade alta, amplitude baixa e duração curta, características do *estertor fino*. É encontrado principalmente em pneumonias, insuficiência cardíaca congestiva, doenças intersticiais pulmonares e fibroses pulmonares.

Estertores que ocorrem no meio ou no início da inspiração – nas vias aéreas de pequeno calibre com estrutura cartilaginosa há uma dificuldade maior ao colapso durante o ciclo respiratório normal. Porém, na presença de doença (secreção ou infiltração de suas paredes por edema ou inflamação, como ocorre na asma, bronquite crônica, fibrose pulmonar e bronquiectasias), pode haver condições de colapso desses brônquios com estrutura cartilaginosa (por secreção acumulada neles). Da mesma forma, quando houver a expansibilidade pulmonar, ocorrerá uma reabertura explosiva em uma fase mais precoce da inspiração, com negatividade pleural e tração elástica do parênquima pulmonar menores (quando comparadas ao exemplo anterior), gerando, conseqüentemente, um som de tonalidade mais baixa, com amplitude alta e duração longa, característico do *estertor grosso*.

Quanto mais proximal ocorrer o colapso da via aérea, mais precocemente ocorrerá sua reabertura e, por conseguinte, a ocorrência do som no ciclo respiratório. Isto é, quanto maior o calibre da via aérea em que é gerado o estertor, mais precocemente ocorrerá esse ruído durante a fase inspiratória do ciclo respiratório, sendo que esse estertor gerado terá uma tonalidade baixa, amplitude alta e duração longa (estertor grosso), e quanto mais distal na via aérea, mais tardiamente esse ruído aparecerá, com o som de tonalidade mais baixa, amplitude baixa e duração curta (estertor fino).

Dessa forma, para as vias aéreas intermediárias, entre as pequenas vias aéreas e os brônquios de médio calibre, os estertores ocorrem na metade da fase inspiratória. Para as grandes vias aéreas, os estertores ocorrem no início da inspiração.

Sons adventícios da fase expiratória – o aparecimento de estertores pode também ocorrer na fase expiratória, gerando sons explosivos descontínuos, repetitivos, fixos, sem sofrer variações com a tosse ou a inspiração profunda. Existem dois mecanismos possíveis para explicar a ocorrência desses ruídos expiratórios. O primeiro considera que o fechamento de um brônquio de grosso calibre na fase expiratória gera um regime de aumento de pressão devido ao ar aprisionado. Esse aumento de pressão força a abertura intermitente da obstrução durante a expiração, provocando um fluxo aéreo explosivo que transpõe o obstáculo. O segundo mecanismo possível considera que o fechamento do brônquio na fase expiratória cria um regime de alta pressão na região aprisionada, gerando um escape de ar através dos canais de comunicação, ocorrendo uma ventilação defasada do restante, com a reabertura das pequenas vias aéreas em regiões já colabadas durante a fase expiratória. Esses ruídos são comumente encontrados na bronquite crônica, asma e bronquiectasias.

O principal significado clínico de estertor é a presença de secreção no interior das vias aéreas, e suas características dependem da localização em que é gerado na árvore brônquica.

A interpretação da presença desses ruídos deve estar associada ao conjunto de dados obtidos do exame clínico geral e pulmonar e, a partir dessas informações, proceder ao diagnóstico clínico.

Roncos e sibilos – têm a mesma interpretação físico-acústica, sendo diferenciados entre si pela tonalidade. Os roncos têm tonalidade grave, e os sibilos, tonalidade aguda. Eles ocorrem por estreitamento de um brônquio, cuja parede oposta oscila entre a posição fechada e a quase aberta. Esse mecanismo gera uma nota acústica de freqüência constante, que não é afetada pela densidade do gás ou pelo tamanho da coluna de gás. A tonalidade aguda ou grave é determinada pela massa e propriedades elásticas das estruturas sólidas com que o brônquio está envolvido. Essas estruturas vibram à medida que a coluna de ar atravessa o ponto estreitado do brônquio, produzindo um som musical. Portanto, a diferença entre sibilo e ronco é causada pela tonalidade, determinada por:

a) estrutura do tecido circunvizinho ao ponto da obstrução;

b) filtragem sonora imposta pelos pulmões e estruturas torácicas.

Roncos e sibilos podem ser classificados em altos ou baixos (de acordo com a intensidade sonora), inspiratórios ou expiratórios, longos ou curtos, únicos ou múltiplos.

Os sibilos têm tonalidade alta e são característicos de certas doenças específicas. Podem ser de dois tipos (de acordo com seu conceito físico-acústico): monofônicos ou polifônicos.

Sibilos monofônicos – são aqueles que apresentam apenas uma nota musical, ou várias notas musicais que começam e terminam simultaneamente, como um acorde. Os sibilos monofônicos podem ser únicos ou múltiplos e inspiratórios ou expiratórios ou ambos. São os sibilos característicos da asma brônquica.

Sibilos polifônicos – são restritos à fase expiratória e consistem de várias notas musicais harmônicas, não relacionadas entre si, que se iniciam e terminam simultaneamente, como um acorde dissonante. O sibilos polifônicos são produzidos pela compressão dinâmica dos brônquios centrais, geralmente o brônquio lobar ou brônquios segmentares, na qual o gradiente da pressão transmural força a parede oposta de vários brônquios centrais, criando um mecanismo valvular. Esses brônquios oscilam perto da oclusão total e geram uma seqüência de notas musicais.

Os roncos (ruído musical contínuo de tonalidade baixa), do ponto de vista clínico, são tradução de secreção em vias aéreas de grande e médio calibres.

Atrito pleural – em condições normais, os folhetos da pleura visceral e parietal deslizam um sobre o outro, facilitados por fina camada de líquido, que ajuda a lubrificar. Quando ocorre um processo inflamatório das pleuras (visceral ou parietal), sua superfície se torna irregular, podendo gerar uma vibração sonora, denominada atrito pleural. A sensação palpatória dessa vibração sonora é o frêmito pleural (anteriormente descrito).

Cornagem – é um som característico da estenose das porções superiores das vias respiratórias (faringe, laringe, traquéia ou brônquios de grossos calibres). Em geral, pode-se ouvir esse som pela simples aproximação do paciente. É causado por processos inflamatórios (abscessos periamigdalianos, difteria, lesões traumáticas, edema de Quinck, edema laríngeo pós-intubação); por tumorações cervicais, laríngeas, mediastinais superiores e por aspirações de corpos estranhos.

OUTROS SONS PULMONARES

Sopro tubário – é o mesmo que sopro laringotraqueal, porém se diferencia pela intensidade sonora maior. Tem o mesmo significado fisiopatológico, isto é, condensação pulmonar. Pode ser encontrado também nas pneumonias ou em qualquer outra doença que causa condensação do parênquima pulmonar.

Sopro pleural – é encontrado na presença do derrame pleural. É audível na área de transição, entre o parênquima pulmonar aerado e a interface líquida do derrame. Nessa interface, a transmissibilidade sonora é maior

e pode ser audível na parede torácica. Pode ser ouvido durante o movimento respiratório ou ao se falar 33 (*voz caprina*).

Sopro anfórico – é o som característico do pneumotórax hipertensivo e equivale a auscultar um som extremamente agudo ao se falar 33.

Pectorilóquia afônica – a pectorilóquia corresponde à ausculta da fala da voz normal, transmitida através do parênquima pulmonar até a parede torácica, gerando um som abafado e de difícil compreensão, pois o parênquima pulmonar funciona como um filtro. Está alterada nas consolidações pulmonares em que a densidade do meio transmite com maior facilidade o som da voz, tornando-se completamente compreensível e clara. Quando se pede para sussurrar 33, fala-se em *pectorilóquia afônica* ou *sussurrada*.

BIBLIOGRAFIA

BUNIN NJ, LOUDON RG – Lung sound terminology in case reports. *Chest*, 76:6, Dec, 690, 1979.

FORGACS P – Breath sounds [editorial]. *Thorax*, 33:6, Dec, 681, 1978.

FORGACS P – Crackles and wheezes. *Lancet*, 2:203, 1967.

FORGACS P – The functional basis of pulmonary sounds. *Chest*, 73(3):399, 1978.

FORGACS P, NATHOO AR, RICHARDSON HD – Breath sounds. *Thorax*, 26:3, May, 288, 1971.

FREDBERG JJ, HOLFORD SK – Discrete lung sounds: crackles (rales) as stress-relaxation quadrupoles. *J Acoust Soc Am*, 73:1036, 1983.

LOUDON RG – The lung exam. *Clin Chest Med*, 8:2, Jun, 265, 1987.

LOUDON RG, MURPHY RLH – Lung sounds: state of the art. *Am Rev Res Dis*, 130:663, 1984.

MIKAMI R, MURAO M, CUGELL DW, CHRETIEN J, COLE P, MEIER-SYDOW J, MURPHY RL, LOUDON RG – International Symposium on Lung Sounds. Synopsis of Proceedings. *Chest*, 92:2, Aug, 342, 1987.

SINOPSE

ACHADOS DO EXAME PULMONAR NO INDIVÍDUO SEM DOENÇAS PULMONARES

Condição	Descrição	Palpação	Percussão	Ausculta	Sons adventícios
Normal Brônquios Pleura Alvéolos	A árvore respiratória e os alvéolos estão limpos, as superfícies pleurais são finas e próximas, e a mobilidade da parede torácica não está afetada	Normal	Som claro pulmonar ou claro atimpânico	Murmúrio vesicular Sons laringotraqueais (região ântero-lateral do pescoço e fúrcula esternal) e respiração brônquica nas zonas torácicas de projeção dos brônquios de grossos calibres	Nenhum, exceto por poucos estertores inspiratórios finos nas bases após ter ficado deitado por um certo tempo

PROPEDÊUTICA PULMONAR EM DOENÇAS

Condição	Descrição	Palpação	Percussão	Ausculta	Sons adventícios
Insuficiência cardíaca congestiva	Edema intersticial e alveolar com alteração das propriedades elásticas e de complacência pulmonar	Normal	Som claro pulmonar	Murmúrio vesicular, por vezes associado a expiração prolongada e sibilos (edema peribronquiolar)	Estertores finos predominantes nas bases pulmonares, influenciados pelo decúbito; ocasionalmente, sibilos

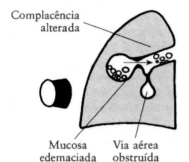

A complacência alterada do tecido pulmonar peribronquiolar e o edema de mucosa – causando obstrução da passagem do ar expirado e até mesmo obstrução do bronquíolo terminal levando à via aérea desinsuflada – acabam por determinar a presença de estertores finos no final da inspiração, que mudam com a posição, e de sibilos.
Não é incomum a ocorrência de derrame pleural, principalmente do hemitórax direito.

Condição	Descrição	Palpação	Percussão	Ausculta	Sons adventícios
Derrame pleural (ou espessamento pleural)	Interposição de líquido pleural ou espessamento fibrótico da pleura abafam todos os sons pulmonares	Expansibilidade diminuída. Sinal de Signorelli	Submaciça ou maciça	Murmúrio vesicular ausente. Perto de grandes derrames pode ocorrer broncofonia, egofonia e pectorilóquia afônica	Nenhum

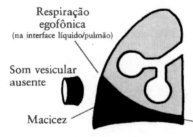

Condição	Descrição	Palpação	Percussão	Ausculta	Sons adventícios
Condensação pulmonar (pneumonia)	Alvéolos preenchidos com líquido inflamatório, com segmentos "hepatizados"	Frêmito toracovocal (FTV) aumentado, com broncofonia, egofonia e pectorilóquia afônica	Maciça	Murmúrio vesicular ausente. Respiração soprosa	Estertores finos do meio para o final da expiração

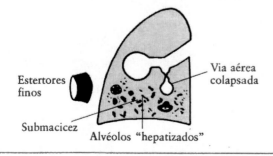

Condição	Descrição	Palpação	Percussão	Ausculta	Sons adventícios
Asma brônquica	Obstrução parcial dos brônquios por edema, hipersecreção de muco e constrição da musculatura brônquica	Frêmito toracovocal (FTV) normal	Timpanismo (hiperinsuflação)	Expiração prolongada	Sibilos expiratórios e roncos. Podem aparecer estertores

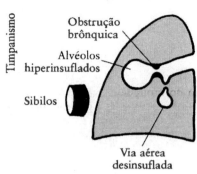

Condição	Descrição	Palpação	Percussão	Ausculta	Sons adventícios
Enfisema	Destruição dos espaços alveolares, com hiperinsuflação pulmonar	Timpânica	Frêmito toracovocal (FTV) diminuído	Murmúrio vesicular diminuído associado à expiração prolongada	Nenhum ou sinais de bronquite, com sibilos e roncos

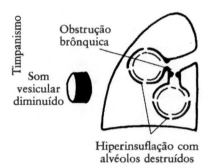

9. Exame do Coração

Max Grinberg
Guilherme Sobreira Spina
Eduardo Giusti Rossi

ANAMNESE

Todos os itens da anamnese agregam conhecimento ao estudo do paciente e assim devem ser cuidadosamente analisados em possível portador de afecção cardiovascular. A identificação, primeiro item da história clínica, é fonte de muitas informações. A faixa etária tem importância na prevalência de algumas doenças: cardiopatias congênitas na infância, doença reumática na infância e na adolescência e doenças degenerativas em adultos e idosos. Sexo feminino associa-se à menor incidência de doença coronária no período fértil, elevando-se após a menopausa. Aspectos genéticos ligados à etnia negra predispõem a distúrbios da hemoglobina e evolução maligna da hipertensão arterial sistêmica. Profissões de maior tensão emocional aumentam a probabilidade de ocorrência de doenças degenerativas e de hipertensão arterial sistêmica, enquanto a exposição a inalante industrial é fator etiopatogênico observado em doença pulmonar obstrutiva crônica.

Local de nascimento e moradia, condições de vida ligadas a tipo de moradia e ambiente podem favorecer o desenvolvimento de afecções transmissíveis, como a doença de Chagas. História de cardiopatia, hipertensão arterial e *diabetes mellitus* em ascendentes de primeiro grau constituem informação útil como importante fator de risco. Ascendente com cardiopatia congênita associa-se com incidência aumentada de cardiopatia desse tipo.

Há sintomas que podem ser considerados cardinais da presença de doença cardiovascular; eles incluem dor ou desconforto precordial, dispnéia, fadiga, palpitações, tontura, síncope e edema. Outros costumam acontecer de modo peculiar a cada estado nosológico. Todos merecem cuidadoso interrogatório para elucidar sua presença e características.

Sempre devemos pesquisar a relação dos sintomas relatados pelo paciente com o exercício. O coração tem uma grande capacidade de adaptação às lesões, o que se convencionou chamar de reserva miocárdica, e um longo período pode transcorrer do início da doença, até o paciente se tornar sintomático. O exercício determina aumento no trabalho miocárdico e consumo de oxigênio e é valioso para avaliar a reserva miocárdica, pois os mecanismos de reserva podem não ser suficientes para manter o paciente assintomático durante o esforço. Dessa forma, detectamos lesões que são assintomáticas ao repouso.

A história clínica deve ser orientada por um raciocínio fisiopatológico. Ao mesmo tempo que obtemos a história do doente, devemos formular nossas hipóteses diagnósticas e, dessa maneira, dirigir a anamnese.

Sempre ao se entrevistar o paciente devemos atentar à linguagem verbal, à forma que o paciente descreve o sintoma e à linguagem não-verbal, que pode ser de grande auxílio na elucidação de sintomas.

Por fim, a anamnese deve estender-se por toda a consulta. Muitas vezes, o portador de um sintoma cardíaco não consegue descrever ou comunicar seus sintomas durante a anamnese formal, sendo necessário complementar a história durante o exame clínico, com o paciente na mesa de exame. O fato de, durante o exame clínico, o paciente estar menos ansioso que durante a história clínica pode facilitar a elucidação de fatos que ficaram obscuros quando da anamnese. Em resumo, a anamnese não deve terminar quando se inicia o exame clínico.

DOR PRECORDIAL

Dor precordial é sintoma comumente associado à doença cardiovascular e constitui, por sua valorização pelo paciente, a queixa que determina a procura à atenção médica.

O detalhamento das características da dor precordial, por meio de um raciocínio fisiopatológico, permite uma diferenciação que inicialmente deve discriminar entre origem cardíaca – em que se destaca a angina de peito – e não-cardíaca.

O diagnóstico diferencial das várias formas de dor torácica se dá entre as realmente de origem cardíaca e as demais que se superpõem – tecidos da parede torácica, como nas articulações costocondrais, músculos torácicos, coluna vertebral ou nervos e em órgãos subdiafragmáticos, como estômago, vesícula biliar, duodeno e pâncreas.

Na verdade, é melhor raciocinar como sendo de origem cardiovascular, pois a dor pode originar-se no coração e em outras estruturas torácicas como aorta, tronco pulmonar, árvore traqueobrônquica, pleura, mediastino e diafragma.

Ao se obter a história sobre dor precordial, devemos caracterizar tipo, intensidade, localização e irradiação, fatores de melhora e piora, duração, periodicidade, padrão de recorrência e sintomas associados, bem como a associação de sudorese, náuseas ou vômitos. É essencial estarmos atentos à mímica do paciente, sendo que o gesto de fechar a mão sobre o tórax enquanto descreve a dor é altamente sugestivo de dor precordial de origem isquêmica (sinal de Levine).

O termo *angina* vem do grego e designa a condição inflamatória da garganta, expressando sensação de estrangulamento. O termo *angor pectoris* (*angina de peito*) foi introduzido por William Heberden em 1772, que, apesar de sua descrição detalhada, não correlacionou esse sintoma com doença das artérias coronárias. Apesar dos avanços tecnológicos, o interrogatório adequado do paciente persiste sendo método sensível e específico para o reconhecimento clínico da isquemia miocárdica.

A *angina de peito* é definida como um desconforto torácico associado à isquemia miocárdica. A dor anginosa típica é uma sensação desagradável, referida como sufocação, queimação, constrição ou aperto em região precordial, podendo também ser referida como um peso na parte central do tórax (região retroesternal).

A dor precordial típica localiza-se na região do esterno e hemitórax esquerdo, podendo ser irradiada para a face ulnar do braço esquerdo, dorso, mandíbula ou epigástrio. Por ser uma dor visceral, em geral a dor precordial proveniente de isquemia miocárdica muitas vezes é de difícil localização, sendo mais difusa que localizada. Nas ocasiões em que o paciente consegue apontar precisamente o local da dor com o dedo, e a região do desconforto é bastante pequena, devemos pensar em dor de origem osteomuscular.

A angina de peito clássica é desencadeada por esforço físico ou estresse emocional, sendo a manhã o período em que mais freqüentemente ocorre.

Exposição ao frio, lautas refeições, vivências com medo e fumar um cigarro podem desencadear ataques de angina de peito. Um mesmo paciente pode referi-la desencadeada por diferentes esforços físicos, ora mais intensos, ora mais brandos. Freqüentemente, a angina pode ser acompanhada por sudorese, palidez e mal-estar. Geralmente, um episódio de angina dura 2-10 minutos, até um máximo de 15 minutos.

Quando um paciente relata que a dor precordial é desencadeada sempre por esforços de mesma intensidade, caracterizamos a *angina estável*. A mudança súbita dos fatores desencadeantes da dor, ou seja, desencadeada a esforços muito menores que os habituais ou ao repouso, caracteriza o quadro de *angina instá-*

vel, associada a importante incremento de risco. Por fim, quando há dor característica de angina de peito, mas com duração mais prolongada (em geral mais do que 15 minutos), e mais intensa, devemos pensar no diagnóstico de *infarto do miocárdio*.

No infarto do miocárdio, o sintoma é mais freqüentemente referido como dor do que como desconforto, e costuma ser de maior intensidade do que na angina, verificando-se maior freqüência de irradiação. Nessa situação, podemos observar outros sintomas que acompanham a dor, como náuseas, sudorese profusa, palidez, mal-estar e astenia intensa.

Por vezes, a isquemia miocárdica pode não se manifestar por dor, mas sim por *equivalentes anginosos* ou *equivalentes isquêmicos*, sintomas que são causados por isquemia miocárdica, mas não se manifestam como dor precordial. Esses incluem dispnéia, náuseas, sensação de empachamento, indigestão (podendo ser referido pelo paciente como "gases"), tontura e diaforese.

Dor precordial cardiogênica de outra etiopatogenia

Dentre várias etiopatogenias, destacamos três delas pela freqüência de aparecimento.

1. Dor precordial da *hipertensão pulmonar* pode ser idêntica àquela da angina típica e é associada à dilatação do ventrículo direito ou das artérias pulmonares.

2. Na *pericardite aguda* podemos observar uma dor de variada intensidade, sem relação com esforço, de longa duração, geralmente retroesternal, que caracteristicamente piora ao decúbito e à inspiração, melhorando quando o paciente inclina o tórax para a frente. Em alguns casos, a dor da pericardite cessa subitamente, o que sugere a instalação de um derrame pericárdico, situação na qual um acúmulo de fluido entre os folhetos pericárdicos diminui o atrito entre eles, assim aliviando a dor do paciente. Geralmente, a pericardite ocorre após quadros virais, cardite reumática, doenças do colágeno como lúpus eritematoso sistêmico, quadros infecciosos como tuberculose, neoplasias (geralmente metastáticas).

3. A dor da *dissecção aórtica* é bastante intensa, lancinante e persistente, geralmente se inicia na região precordial, irradiando-se progressivamente para as regiões dorsal e lombar, à medida que a dissecção aórtica progride. Essa dor pode ser bastante semelhante àquela do infarto agudo do miocárdio, e o exame clínico cuidadoso pode ajudar no diagnóstico diferencial utilizando alguns sinais, como assimetria de pulsos e presença de insuficiência aórtica, e laboratoriais, como a radiografia de tórax.

Dor precordial não-cardiogênica

A dor não-cardiogênica habitualmente apresenta algumas características que se tornam úteis durante a anamnese e auxiliam a distingui-la da dor de origem cardíaca.

Dor torácica de diversas etiologias não-cardiogênicas pode, eventualmente, ser confundida com angina de peito (Quadro 9.1).

Quadro 9.1 – Principais causas de dor torácica não-cardíaca.

Refluxo esofageano
Espasmo esofageano
Úlcera péptica
Doença biliar
Osteoartrose da coluna vertebral
Dor musculoesquelética
Dor psicogênica
Síndrome da hiperventilação
Síndrome de Da Costa
Dor pulmonar

Um desconforto subesternal ou epigástrico durante a deglutição pode ser causado por *esofagite* ou *espasmo esofágico*. A esofagite pode estar associada com dor em queimação epigástrica e piorar quando o paciente se deita após refeições ou com a flexão do tronco, melhorando após o uso de antiácidos. A dor do espasmo esofágico pode ser ainda mais difícil de distinguir de dor anginosa, por ter características bastante semelhantes entre si, sendo notável o fato de que em ambas as condições o paciente obtém alívio da dor com o uso de nitratos. A distinção é ainda mais difícil pela freqüente coexistência das duas condições e a observação de que o refluxo gastroesofágico diminui o limiar anginoso. Outras doenças abdominais que podem desencadear dor precordial podem ser de mais fácil distinção, como a pancreatite aguda, que pode determinar dor semelhante ao infarto agudo do miocárdio, mas que geralmente vem acompanhada de história de etilismo ou doença biliar.

A *dor torácica de origem osteomuscular* freqüentemente leva pacientes a procurarem atenção médica, pelo temor da origem cardíaca da dor. Geralmente, a dor é bem localizada, e caracteristicamente o paciente aponta com o indicador para uma pequena região em que relata dor. É freqüentemente acompanhada de dor à palpação dos músculos intercostais ou articulações costocondrais, piorando na presença de tosse ou movimentação. Nessas situações, podemos reproduzir a dor do paciente palpando a região afetada, que é mais um dado que favorece a origem não-cardíaca da dor. Sua duração é bem mais prolongada que a dor proveniente da isquemia miocárdica, sendo freqüente a menção de que a dor persite por várias horas ou até mesmo vários dias. Devemos pesquisar fatores ocupacionais ou alguma atividade que o paciente tenha exercido que determine excesso de trabalho da musculatura da cintura escapular. A dor torácica acompanhada de costocondrite (síndrome de Tietze) é uma variante desse grupo, que se caracteriza por intensa dor à palpação das articulações costocondrais.

Dores de duração muito curta, referidas pelo paciente como tendo segundos de duração, geralmente não têm origem miocárdica, podendo ter origem osteomuscular, psicogênica ou acompanhar quadros de prolapso de valva mitral.

A *ansiedade* é causa freqüente de dor torácica não-cardíaca, condição chamada de *síndrome de Da Costa* ou *astenia neurocirculatória*. A dor é geralmente localizada no ápice, sendo persistente, com horas de duração, acompanhada de episódios de pontadas ou agulhadas em região apical e inframamária, com duração de 1 a 2 segundos. Ocorre sem relação com exercícios e pode estar associada a palpitações, hiperventilação, parestesias em região perioral e extremidades, dispnéia, fraqueza generalizada e história de ataques de pânico ou relato de instabilidade emocional ou depressão. A dor pode melhorar com analgésicos comuns ou com medidas gerais, como repouso, benzodiazepínicos ou placebos. A hiperventilação característica dessas crises de ansiedade pode determinar dores musculares, contribuindo para piorar o quadro.

Em outras situações, é importante a seqüência de aparecimento dos sintomas. Em casos de herpes zoster, a manifestação inicial pode ser de dor torácica intensa, em geral restrita a um dermátomo, a qual precede o quadro cutâneo característico de hiperemia e vesículas. Dessa forma, há algumas situações em que o diagnóstico é imediato e outras em que o médico necessita esperar a evolução da doença para chegar ao diagnóstico.

Dor de origem pulmonar também entra no diagnóstico diferencial de dor torácica. Quadros pulmonares (como pneumonias) e primários da pleura podem gerar dores pleuríticas, que em geral são bem localizadas, descritas como em facada, e guardam relação com a inspiração e a tosse.

Em geral, um quadro súbito de dor torácica, associado com dor pleurítica e hemoptise, sugere um quadro de embolia pulmonar. Um quadro súbito de dor em hemitórax e dispnéia também pode ocorrer no pneumotórax espontâneo, o qual pode ser facilmente diferenciado da embolia pulmonar pelo exame clínico, no qual se encontra hipertimpanismo à percussão em um hemitórax.

DISPNÉIA

A dispnéia é a sensação de se estar respirando, definida como uma dificuldade para respirar, e é percebida pelo paciente como um obstáculo à respiração normal. A dispnéia é achado normal em indivíduos saudáveis submetidos a grandes esforços e a situações emocionais de impacto, como um susto, ou naqueles que, sendo sedentários, resolvem fazer exercício moderado de modo não orientado. Desse modo, a dispnéia deve ser considerada como patológica quando surge em condições nas quais tal sintoma não seria esperado. Esse sintoma está associado a doenças cardíacas, pulmonares, da parede torácica, assim como ansiedade. Anamnese detalhada é a melhor maneira para distinguir entre essas etiologias.

Na insuficiência cardíaca, a dispnéia é, em grande parte, originária da hipertensão venocapilar pulmonar, e geralmente é desencadeada quando o paciente realiza esforço físico. Uma das escalas mais usadas para medir a gravidade de pacientes com insuficiência cardíaca toma como referência a tolerância do paciente a esforços, o que mostra a importância dessa avaliação.

Como vemos no quadro 9.2, a escala baseia-se em um contínuo, desde o paciente em classe funcional I, assintomático, até o outro extremo, o paciente em classe funcional IV, que tem dispnéia de repouso.

Quadro 9.2 – Classes funcionais de New York Heart Association – NYHA.

CF I – Portador de lesão, assintomático
CF IV – Sintomatologia em repouso (dispnéia ao repouso)
CF II – Dispnéia a esforços acima do habitual
CF III – Dispnéia a esforços habituais

Ressalte-se que a caracterização de dispnéia a esforços habituais depende de cada caso, variando conforme a atividade física habitual do paciente.

A dispnéia originária de insuficiência cardíaca intensifica-se no decúbito, pelo aumento da pressão hidrostática na região pulmonar, melhorando na posição sentada ou em pé. Essa intolerância ao decúbito é chamada de *ortopnéia* e leva o paciente a usar vários travesseiros para dormir, pois sente alívio do sintoma em decúbito elevado. A ortopnéia é sintoma que pode ser comprovado durante o exame clínico – se ao examinarmos o paciente em decúbito dorsal, sem elevação da cabeceira, ele referir desconforto, intolerância ou solicitar que se eleve a cabeceira, teremos a confirmação objetiva da ortopnéia. Devemos lembrar que doenças pulmonares também podem causar esse sintoma, pois a posição sentada ou em pé favorece a mecânica respiratória e, assim, facilita a respiração.

Também em pacientes com insuficiência cardíaca podemos observar *dispnéia paroxística noturna*, que é causada por uma sobrecarga volêmica resultante da reabsorção dos edemas gravitacionais. Nela, o paciente acorda depois de 2 a 4 horas de sono, referindo tosse, sibilos, dispnéia e sudorese. Muitas vezes, o paciente relata que acordou assustado ou teve pesadelo antes de acordar. Característico desse quadro é que o sintoma melhora se o paciente se sentar ou sair da cama, geralmente após 15 a 30 minutos – muitos referem ter que andar ou ficar em pé para obter o alívio do sintoma. Pacientes com doença pulmonar obstrutiva crônica ou asma brônquica também podem acordar com sintomas de dispnéia intensa, mas estes obtêm alívio da dispnéia com a expectoração, no caso de pacientes hipersecretores, ou após uso de medicação específica, no caso de asmáticos.

Quadros de dispnéia acompanhados de sibilos ou referidos pelo paciente como "chiados" podem refletir doença pulmonar obstrutiva, como a asma brônquica, ou uma insuficiência cardíaca, levando à broncoconstrição por edema pulmonar a assim chamada *asma cardíaca*.

O desenvolvimento súbito de dispnéia sugere diagnósticos de pneumotórax, embolia pulmonar, edema pulmonar agudo ou obstrução brônquica, enquanto história de dispnéia com piora progressiva sugere insuficiência cardíaca ou pneumopatia crônica. Dispnéia de repouso pode ocorrer em edema pulmonar, embolia pulmonar, pneumotórax.

Em algumas situações, a dispnéia pode vir acompanhada de dor precordial. Esse sintoma, acompanhado de dor pleurítica, hemoptise e sensação de apreensão, pode refletir embolia pulmonar. Pacientes com pneumotórax podem também desenvolver quadros de dispnéia súbita, geralmente acompanhados de dor torácica aguda e localizada. Devemos lembrar que a dispnéia também é uma forma comum de *equivalente isquêmico*, que é um sintoma secundário à isquemia miocárdica que ocorre no lugar da dor precordial típica. Nesses casos, a dispnéia tem duração semelhante à angina (2 a 10 minutos) e é aliviada com o uso de nitratos.

Como exceção, podemos observar o desenvolvimento súbito de dispnéia na posição sentada e melhora no decúbito, por mecanismo valvular causando mixoma de átrio esquerdo ou trombo pediculado intracardíaco, com obstrução intermitente do orifício mitral. Dispnéia que melhora na posição de cócoras, na qual se aumenta o fluxo pulmonar, é mais comumente causada pela tetralogia de Fallot ou doença equivalente.

Algumas vezes, nos deparamos com pacientes que relatam dispnéia apenas ao repouso, mas não ao exercício, o que na maioria das vezes reflete um quadro funcional ou psicogênico – nesses casos, devemos pesquisar história de ansiedade, claustrofobia ou sintomas de ataques de pânico, os quais se caracterizam por hiperventilação, respiração suspirosa e sensação de mal-estar.

CIANOSE

Cianose é uma coloração azulada da pele e das mucosas, podendo ser um sinal ou um sintoma. Ela resulta do aumento da quantidade de hemoglobina reduzida na periferia, geralmente ficando aparente em concentrações maiores que 4g/dl de hemoglobina reduzida, refletindo uma saturação de oxigênio na periferia de 85% ou menos. Pode ocorrer em situações em que há aumento de hemoglobinas anormais, como na meta-hemoglobinemia. A cianose é mais facilmente percebida em pessoas de pele clara do que em melanodérmicos.

Devemos distinguir dois tipos de cianose: a *central*, em que há diminuição da saturação de sangue por um "shunt" direito-esquerdo ou problema pulmonar, e a *periférica*, causada por vasoconstrição periférica relacionada a baixo débito cardíaco, exposição ao frio ou fenômeno de Raynaud. A história de cianose central desde o nascimento, com piora ao exercício, é sugestiva de cardiopatia congênita com "shunt" direito-esquerdo.

EDEMA

O diagnóstico diferencial do edema é amplo, podendo este ocorrer mesmo em pessoas saudáveis, como ao sentar por um período prolongado, e alguns dados de história podem sugerir etiologia mais provável.

O edema da insuficiência cardíaca é geralmente mais vespertino, gravitacional, bilateral e simétrico e pode progredir, sucessivamente, para a região inguinal, os genitais e a parede abdominal.

Em geral, o paciente com insuficiência cardíaca que desenvolve edema também refere dispnéia aos esforços e ortopnéia. Por esse motivo, dorme em geral em decúbito elevado, o que evita o edema de face, o qual é característico de outras doenças, como a síndrome nefrótica. Uma exceção para essa regra são as situações em que o edema cardíaco não se acompanha de ortopnéia, como na insuficiência tricúspide ou na pericardite constritiva, nas quais podemos observar edema de face.

Quando temos uma história de dispnéia precedendo o edema devemos pensar em quadros de disfunção ventricular esquerda ou estenose mitral levando a comprometimento de câmaras direitas.

Por sua vez, o edema da insuficiência venosa crônica, por exemplo, geralmente é mais acentuado em um membro, acompanha-se freqüentemente de característica de hiperpigmentação local e história de úlceras varicosas.

A presença de icterícia pode sugerir edema de origem hepática, o qual geralmente é acompanhado de ascite.

OUTROS SINTOMAS

Síncope – é definida como a perda súbita da consciência. Devemos definir quatro entidades diferentes ao nos depararmos com um paciente com história de desmaio:

1. *Lipotimia*, definida como uma perda do tônus postural. Nessa situação, o paciente tem uma queda súbita, sem perda de consciência.

2. *Pré-síncope*, em que o paciente tem sintomas como tonturas, escurecimento visual, mal-estar, sudorese e náuseas, mas não perde a consciência.

3. *Síncope* propriamente dita, na qual devemos caracterizar a perda da consciência, que pode persistir por período variável.

A diferenciação desses quadros é importante por envolverem diferentes mecanismos fisiopatológicos na sua gênese.

4. *Quadro convulsivo*, com perda de consciência. A descrição dos movimentos tônico-clônicos, eliminação de urina, mordedura da língua favorecem o diagnóstico de fenômeno convulsivo primário. No entanto, alguns pacientes têm convulsão típica, desencadeada por baixo fluxo cerebral, decorrente de arritmia cardíaca, dificultando o diagnóstico diferencial.

Tosse – é uma queixa bastante freqüente e pode acompanhar muitas doenças de origem cardíaca e pulmonar. A tosse de origem cardíaca é causada por hipertensão venocapilar pulmonar, a qual leva a edema alveolar e intersticial, acarretando irritação de receptores pulmonares. A tosse de origem cardíaca tende a ser seca, irritativa, espasmódica e piora com a gravidade do edema pulmonar, sendo mais intensa à noite, período de maior congestão pulmonar. Em casos extremos de congestão pulmonar, a tosse pode vir acompanhada de secreção rósea, caracterizando o edema agudo de pulmão.

Aumentos importantes do átrio esquerdo, geralmente em casos de estenose mitral, podem ocasionar tosse e rouquidão crônica, devido à compressão do nervo laríngeo recorrente contra a artéria pulmonar. Hemoptise é sintoma normalmente associado a pneumopatias, como embolia pulmonar, tuberculose e bronquiectasias. Pode também ser de origem cardíaca, podendo ocorrer na estenose mitral e nas cardiopatias congênitas cianóticas, por ruptura de vasos endobrônquicos dilatados, os quais são colaterais entre as veias pulmonares e as veias brônquicas.

EXAME CLÍNICO

Ao realizar o exame clínico cardiológico, devemos respeitar a seqüência: inspeção, palpação e ausculta, ordem que facilita a interpretação correta dos achados.

INSPEÇÃO

INSPEÇÃO GERAL

Enquanto a anamnese é realizada, podemos iniciar a inspeção geral do paciente. Durante a entrevista, pode ser notada a presença de cianose, palidez, dispnéia, ortopnéia, distensão de veias jugulares ou pulso carotídeo visível, este último sugerindo insuficiência aórtica. Perda de peso e caquexia podem ser sinais de insuficiência cardíaca e estar evidentes na inspeção geral.

A atitude do paciente – linguagem não-verbalizada – também é importante, como no caso do infarto do miocárdio, em que o paciente fica desconfortável, procurando uma posição antálgica, na pericardite, na qual a inclinação do tórax para a frente alivia a dor, ou na síndrome de Da Costa, na qual o paciente tem respiração suspirosa. Por fim, na inspeção geral notamos se há obesidade e qual a sua distribuição, lembrando que a obesidade centrípeta (acúmulo de gordura predominantemente no abdome) se correlaciona ao diabetes e à doença coronária.

Na inspeção geral, devemos procurar sinais como febre e icterícia, que podem estar presentes em doenças que determinam hemólise, com conseqüente aumento de bilirrubina indireta. Petéquias (pequenas manchas avermelhadas na pele) podem acompanhar quadros de endocardite infecciosa.

Ainda na inspeção geral, devemos observar os membros inferiores, que podem estar edemaciados, mostrar alterações decorrentes de insuficiência venosa crônica (como a dermatite ocre – coloração mais escura em pernas devido à fagocitose de sangue extravasado dos vasos congestos) e alterações tróficas decorrentes de insuficiência arterial. Alterações abdominais também devem ser notadas, como um abdome globoso que sugira ascite.

Pescoço

Inspeção das veias jugulares – quando visíveis, as veias jugulares podem fornecer informações sobre a dinâmica do coração direito. Geralmente, a inspeção das veias jugulares é feita com o paciente deitado, com a cabeceira elevada entre 30 e 45 graus. Duas veias jugulares podem ser identificadas: a veia jugular interna, de mais difícil visualização, que se inicia no terço medial da clavícula e corre cranialmente até desaparecer atrás do músculo esternocleidomastóideo; e a veia jugular externa, mais facilmente visualizada, que cruza o músculo esternocleidomastóideo. Em pessoas normais, freqüentemente essas veias não são visíveis e por isso podem-se utilizar duas manobras: abaixar a cabeceira da maca até que elas se tornem visíveis ou realizar a manobra de Valsalva (expiração forçada com a glote fechada) por 10 segundos. Em alguns pacientes, as veias jugulares podem não ser visíveis, mesmo quando cheias de sangue, então nesses pacientes devemos usar outros métodos para estimar a pressão venosa.

A distensão das veias jugulares pode representar hipertensão venosa ou ser apenas constitucional. Para distinguir entre as duas condições, devemos realizar a seguinte manobra: coloque os dedos indicadores sobre um segmento da veia jugular, e depois mova um dedo cranialmente e o outro caudalmente, mantendo uma pressão constante, assim retirando o sangue e fazendo com que a veia fique vazia. A seguir, retire o dedo que estiver mais próximo ao coração, enquanto mantém pressão na veia jugular com o outro dedo. Se a pressão venosa central estiver elevada, a veia se encherá de maneira retrógrada, isto é, "de baixo para cima".

As ondas do pulso venoso são geralmente mais visíveis na veia jugular interna, especialmente à direita. Isso ocorre porque à direita a veia jugular interna se estende quase paralelamente à veia cava superior e depois ao átrio direito, facilitando assim a transmissão dos seus fenômenos hemodinâmicos (Fig. 9.1).

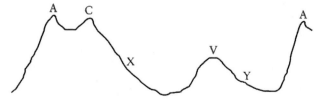

Figura 9.1 – Ondas do pulso jugular.

A inspeção das veias jugulares requer iluminação adequada, que deve estar situada tangencialmente à área examinada para acentuar as sombras e assim facilitar a identificação do pulso, e que o paciente esteja com a musculatura cervical relaxada.

A melhor posição para o exame é aquela em que as veias do pescoço estejam apenas parcialmente distendidas, usualmente conseguida fletindo o tronco do paciente em 30 graus. Em pacientes com insuficiência cardíaca e elevação da pressão venosa, esse ângulo tem que ser elevado, ocorrendo casos em que o paciente tem que se sentar para que as oscilações sejam visíveis.

As ondas do pulso jugular são denominadas ondas A, C e V, havendo entre estas dois descensos, identificados como X e Y (Fig. 9.1). A onda A decorre do aumento de pressão no interior da veia conseqüente à contração do átrio direito, e é seguida pela onda C, relacionada à protrusão do assoalho do átrio direito durante o início da sístole, associado à transmissão do pulso carotídeo para a veia. O intervalo entre as ondas A e C corresponde ao intervalo PR do eletrocardiograma. Após essas ondas, ocorre o descenso X, que representa o relaxamento atrial seguido de nova elevação, que corresponde à onda V, que ocorre quando o sangue entra no átrio direito em diástole, estando a valva tricúspide fechada. Assim, a onda V é um marcador sistólico.

Geralmente, as ondas do pulso jugular são de difícil identificação, sendo mais fácil visualizar os descensos X e Y, que podem ajudar no diagnóstico de várias doenças. Com a mão no *ictus cordis* ou na carótida esquerda, ou realizando a ausculta cardíaca do paciente, note-se que devem haver duas inflexões durante cada ciclo cardíaco. Há um breve colapso durante a sístole, o descenso X, e um outro colapso visto na diástole, o descenso Y.

A ausência do descenso X pode sugerir que a pressão ventricular está sendo transmitida para o átrio direito durante a sístole, como na insuficiência tricúspide, na qual esse sinal tem 40% de sensibilidade. Nesses casos, podemos observar ondas A gigantes, que podem ser diferenciadas das ondas A do bloqueio atrioventricular, por ocorrerem em todos os batimentos cardíacos, enquanto as primeiras são intermitentes. Uma acentuada inflexão durante a diástole pode corresponder ao descenso Y, o qual pode ocorrer na pericardite constritiva e na doença restritiva do ventrículo direito.

Em situações de bloqueio atrioventricular total e também em casos de dissociação atrioventricular (quando por algum defeito no sistema de condução os átrios e os ventrículos não contraem sincronicamente), observamos a *onda* A importantemente aumentada, que corresponde à ausculta da primeira bulha em canhão. Essa onda ocorre quando há contração atrial, estando as valvas atrioventriculares fechadas, ocorrendo transmissão de pressão para as veias jugulares, acompanhada da sua distensão aguda. O paciente pode sentir esse fenômeno como batimentos no pescoço.

Estimativa da pressão venosa jugular – lembrando da continuidade do átrio direito com a veia jugular interna, podemos usar as veias jugulares para estimar a pressão venosa central. Para isso devemos elevar o tronco do paciente em relação ao plano horizontal, para observarmos a altura da coluna pulsátil na veia jugular interna. Se o paciente está sentado com o tronco formando ângulo de 90 graus com o plano horizontal e a pressão venosa central está normal, a coluna pulsátil encontra-se no interior do tórax e por isso não é visível.

À medida que diminuímos a angulação do decúbito do paciente, podemos observar que, progressivamente, a coluna pulsátil irá sendo visível nas veias jugulares, sendo que em indivíduos normais a coluna pulsátil é visível quando a inclinação do tronco em relação ao plano horizontal está em torno de 30 a 45 graus. Pacientes com aumento da pressão venosa central apresentam valores acima destes.

Se a pressão venosa está muito elevada, o nível superior das pulsações no pescoço só pode ser percebido com inclinação máxima, com o tórax elevado a 90 graus. Utilizando como ponto de referência o ângulo esternal ou de Louis (saliência formada pela junção do corpo com o manúbrio do esterno) e medindo a distância vertical do ângulo esternal até o nível superior das pulsações (Fig. 9.2), podemos ter uma estimativa da pressão venosa jugular. Normalmente, os valores dessa medida são inferiores a 4,5cm. Alguns autores adicionam 5cm a essa medida, que seria a distância do átrio direito até o ângulo esternal, para obter uma estimativa numérica da pressão venosa central.

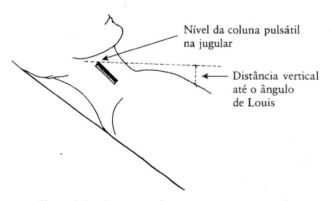

Figura 9.2 – Estimativa da pressão venosa na jugular.

Entretanto, esse método não é preciso, pois essa distância é variável, conforme a constituição e o porte do indivíduo. Um método mais confiável para se determinar a pressão venosa central por meio da jugular seria estimar a distância do topo da coluna pulsátil de sangue até o átrio direito. Para isso medimos a distância vertical do topo da coluna até um ponto no quarto espaço intercostal direito, com profundidade de aproximadamente 35 a 50% da distância do esterno ao leito. Considerando um erro de 4cm para mais ou para menos, com esse método temos a coincidência de 90% com a pressão venosa central. Assim, embora o método não seja perfeito, pode ser de grande valia para o diagnóstico.

A veia jugular externa, embora mais facilmente reconhecível que a interna, por ser mais superficial, é menos confiável para a estimativa da pressão venosa, pela existência de válvulas e pela sua conexão menos direta com a veia cava superior.

Sinal de Kussmaul – o indivíduo normal tem diminuição de sua pressão venosa central com a inspiração, acarretada por queda da pressão intratorácica. No paciente com sinal de Kussmaul, a inspiração acarreta, paradoxalmente, aumento da pressão venosa cervical.

Durante a inspiração, ocorre diminuição da pressão intratorácica, diminuindo assim a pressão nas veias jugulares e abaixando o nível da coluna de sangue dentro destas. De forma paradoxal, pode ocorrer que a turgência e o enchimento das veias jugulares aumentem durante a inspiração, que é o chamado *sinal de Kussmaul*.

Nesse caso, a inspiração gera uma pressão negativa intratorácica, que aumenta o retorno venoso. Mas, na pericardite constritiva e em outras doenças, há um impedimento ao enchimento do coração direito e, dessa forma, o sangue não consegue entrar no coração e eleva a pressão venosa. O sinal de Kussmaul é visto em doenças miocárdicas restritivas como a pericardite constritiva, e em situações como insuficiência cardíaca direita, síndrome da veia cava superior e infarto do ventrículo direito. Esse sinal não é observado, em geral, no tamponamento pericárdico.

Reflexo (ou refluxo) hepatojugular – quando há aumento da pressão venosa sistêmica, podemos acentuar a turgência jugular de um paciente fazendo pressão em seu abdome, que é o chamado *reflexo hepatojugular*. Nessa situação, ocorre diminuição da complacência venosa pela congestão sistêmica, tornando o sistema venoso inelástico e fazendo com que o aumento de pressão em região esplâncnica seja transmitido até as veias jugulares. Esse reflexo é visto na insuficiência cardíaca direita, sendo também visto no tamponamento cardíaco, insuficiência tricúspide (em que há sensibilidade de 66%) e síndrome de veia cava inferior.

Para realizarmos o reflexo hepatojugular, devemos exercer uma pressão sobre o abdome, na região umbilical ou no hipocôndrio direito, sendo que as veias jugulares devem ser observadas após 1 minuto de pressão, com o paciente respirando normalmente pela boca. Quando conjuntamente a pressão venosa está sendo estimada, consideramos a manobra positiva se ocorrer um aumento de 3cm. Devemos, ao realizar essa manobra, ter cuidado para não pressionarmos diretamente o fígado, pois na insuficiência cardíaca ele freqüentemente está edemaciado e por isso doloroso. Nessa situação, o paciente pode realizar a manobra de Valsalva ou interromper sua respiração normal pela dor, falseando os resultados.

INSPEÇÃO PRECORDIAL

Deformidades precordiais

Podem ser encontradas deformidades da região precordial que representam doença cardíaca. Em crianças e adolescentes, devido à calcificação incompleta e à maior flexibilidade da caixa torácica, o aumento do coração pode determinar abaulamento na parede torácica. Assim, cardiopatias congênitas que cursem com aumento de ventrículo direito podem determinar abaulamento localizado na região paraesternal esquerda. Raramente aneurismas de aorta podem determinar abaulamentos localizados na região ântero-superior do tórax, acima da terceira costela.

Na síndrome de Marfan, que pode cursar com importantes alterações cardiovasculares, observamos freqüentemente deformidades torácicas, como o *pectus carinatum* (também conhecido como peito de pombo) e o *pectus excavatum*, no qual se observa uma depressão da parte inferior do esterno. Essas deformidades não são causadas pelo aumento das câmaras cardíacas, sendo parte das manifestações esqueléticas da síndrome, que incluem face alongada, palato em ogiva, aracnodactilia, estatura elevada e extensibilidade excessiva das articulações.

Localização do *ictus cordis* – o primeiro elemento que procuramos na inspeção da região precordial é o *ictus cordis*, choque do ápice do coração na parede torácica, que representa a contração do ventrículo esquerdo. Esse fenômeno, também denominado choque de ponta ou impulso cardíaco apical, apresenta-se geralmente como um pequeno abaulamento rítmico, localizado normalmente no quarto ou no quinto espaço intercostal, na linha hemiclavicular esquerda. Na ausência de doenças pleuropulmonares ou deformidades torácicas, o *ictus* traz informações sobre a área cardíaca. Como veremos a seguir no item "Palpação do *ictus cordis*", desvios do *ictus* podem indicar aumento de câmaras cardíacas.

Evidentemente, a presença de mamas volumosas e/ou adiposidade importante podem impedir a visualização do *ictus cordis*.

PALPAÇÃO

A palpação precordial é realizada em geral com a eminência hipotenar e tenar da mão, com a finalidade de localizar frêmitos e suas irradiações ou bulhas palpáveis. É realizada na região paraesternal esquerda, com a mão do examinador em direção à base do coração e ao longo do quinto espaço intercostal, em direção à linha axilar anterior. Frêmitos são descritos como a sensação tátil de um sopro (frêmito seria, pois, o sopro percebido na palma da mão) e quando presentes identificam um sopro +++ ou ++++. Bulhas palpáveis são percebidas como eventos táteis breves, que precedem (B1) ou aparecem após o final (B2) da sístole.

Palpação do *ictus cordis* – a palpação é bem mais sensível para a localização do *ictus* do que a inspeção – a maioria dos *ictus* não-visíveis podem ser palpados. O diâmetro do *ictus* e sua localização são de grande importância para a detecção do aumento de câmaras cardíacas, sendo que um *ictus cordis* com diâmetro maior que 2cm provavelmente é anormal, indicando cardiomegalia. Um *ictus* desviado inferiormente (abaixo do quinto espaço intercostal) e/ou lateralmente (em relação à linha hemiclavicular) também sugere aumento de câmaras cardíacas. Para melhorar a sensibilidade da palpação, podemos fazê-la com o paciente em decúbito lateral esquerdo a 45 graus: nessa posição, um *ictus* maior que 3cm tem 92% de sensibilidade e valor preditivo negativo de 95% para a detecção de aumento ventricular esquerdo. Os pacientes com pericardite constritiva, insuficiência tricúspide ou cardiomiopatia restritiva podem ter retração do *ictus* durante a sístole.

Palpação do *ictus* do ventrículo direito – ocasionalmente, durante a palpação da borda esternal esquerda, podemos sentir um impulso sistólico, que geralmente se estende por vários espaços intercostais e indica hipertrofia e/ou dilatação do ventrículo direito.

Pulsos

A palpação do pulso arterial pode também revelar várias doenças. Aqui destacamos alguns pulsos característicos:

Pulso de amplitude aumentada – em doenças como insuficiência aórtica ou em situações de alto débito cardíaco como sepse, anemia ou tireotoxicose podemos sentir um pulso bastante amplo, de fácil palpação. É denominado *magnus celere*.

Pulso de amplitude diminuída – é notado em pacientes com insuficiência cardíaca, que leve a uma diminuição do débito cardíaco. Pode ser notado também na estenose aórtica, sendo denominado *parvus et tardus*.

Pulso *bisferiens* – pulso em que são palpados dois picos sistólicos por sístole, podendo ser mais bem percebido quando a palpação do pulso é realizada conjuntamente com a ausculta cardíaca. É presente em situações em que grande volume sistólico é ejetado na aorta, como na insuficiência aórtica grave.

Pulso alternante – pulso em que os batimentos são rítmicos, mas a intensidade do pulso varia entre batimentos, geralmente observado em pacientes com grave comprometimento da função ventricular esquerda. Ocorre devido a variações no enchimento e na contratilidade miocárdicas em situações de disfunção ventricular esquerda.

Pulso paradoxal – constitui um exagero da diminuição da pressão arterial sistólica durante a inspiração, e na palpação é percebido como uma diminuição do pulso à inspiração. Quando se avalia objetivamente esse fenômeno, ele é definido como uma redução superior a 10mm Hg na pressão sistólica durante a inspiração. É encontrado em condições como tamponamento cardíaco, pericardite constritiva, doenças das vias aéreas ou embolia pulmonar. Normalmente, o enchimento do ventrículo e átrio esquerdos diminui durante a inspiração, e em situações em que a complacência ventricular esteja diminuída o enchimento é ainda menor, diminuindo o débito cardíaco e assim tornando o pulso menos palpável e reduzindo a pressão arterial.

Pulso arrítmico – quando totalmente arrítmico e de intensidade variável pode significar fibrilação atrial (ritmo chamado de *delirium cordis*). A intensidade variável deve-se à variação no tempo diastólico e, assim, do enchimento ventricular esquerdo, entre batimentos.

PERCUSSÃO

A percussão cardíaca hoje é de pouco uso, por fornecer dados bastante imprecisos e de valor incerto. A percussão em geral só consegue penetrar 4cm no parênquima pulmonar, e assim a sobreposição de regiões do pulmão sobre o coração pode falsear a determinação das bordas cardíacas por esse método. Em grandes cardiomegalias, o erro diminui, podendo ser detectada mais facilmente a borda cardíaca, o que geralmente se acompanha do desvio do *ictus*. No caso de grandes aumentos do átrio esquerdo, a percussão da região paravertebral esquerda pode revelar maciçez no nível do quinto-sexto espaço intercostal.

Em grandes derrames pericárdicos, podemos observar maciçez no segundo e terceiro espaços intercostais, que desaparece com o paciente em posição ortostática (*sinal de Lewis*).

AUSCULTA

Um ambiente silencioso é essencial para a realização da ausculta cardíaca. Muitos sons cardíacos são de fraca intensidade, de forma que o ruído do ambiente pode dificultar a identificação de eventos importantes, como sopros e bulhas. Aconselha-se fechar a porta e as janelas da sala, desligar aparelhos emissores de sons e limitar o número de pessoas no recinto do exame. O paciente deve estar em repouso e com o tórax totalmente exposto.

Em estudo recente, a ausculta cardíaca teve acurácia diagnóstica de 70 a 97%, sendo maior para defeitos do septo ventricular e menor para doença combinada das valvas aórtica e mitral, insuficiência aórtica e gradientes intraventriculares.

Uma nota sobre o estetoscópio

O estetoscópio, inventado por Laennec em 1816, é constituído por três partes: a peça receptora, geralmente composta por campânula e diafragma, os tubos condutores e a peça auricular. De preferência, a peça receptora deve ter duas cabeças: o diafragma, para freqüências mais elevadas, e a campânula, para a detecção de sons mais graves. Ao usar a campânula, deve-se exercer uma leve pressão sobre o estetoscópio, apenas o suficiente para vedar as bordas da peça contra a pele. Uma pressão maior provoca tensão na pele sob a campânula,

transformando-a, assim, em um diafragma, e por conseqüência perdendo as baixas freqüências. Os tubos condutores devem ter comprimento entre 25 e 30cm e terminar em peças auriculares que tenham boa adaptação ao canal auditivo e que estejam voltadas para a frente. Por fim, devemos lembrar que a parte mais importante desse aparelho é aquela situada entre as olivas.

O ouvido humano possui melhor sensibilidade para sons de freqüência entre 500 e 4.000Hz, captando melhor as freqüências mais altas. Já que os sons de origem cardíaca variam entre 5 e 650Hz, a audição humana é pouco sensível para muitos sons de origem cardíaca. O menor intervalo distinguível pela ausculta é de 0,02s (ou 20 milissegundos).

Áreas de ausculta

Tradicionalmente, associam-se algumas regiões do precórdio com a ausculta preferencial de fenômenos. As áreas mitral e tricúspide são denominadas *focos apicais*, enquanto as regiões aórtica e pulmonar, *focos da base*.

Área aórtica – localizada no segundo espaço intercostal, à direita da borda esternal. Além desta, os sons aórticos são bem identificados no terceiro espaço intercostal, à esquerda do esterno, chamado de *área aórtica acessória*.

Área pulmonar – localizada no segundo espaço intercostal, à esquerda da borda esternal.

Área tricúspide – localizada no quinto espaço intercostal, à direita do esterno.

Área mitral – localizada medialmente ao ápice do coração, normalmente no quinto espaço intercostal, na linha hemiclavicular esquerda. A localização pode variar de forma importante entre pacientes, por exemplo, em longilíneos pode estar deslocada medialmente, próxima à área tricúspide; e, em pacientes com cardiomegalia, pode ser deslocada lateral e inferiormente, devendo ser localizada a ponta do coração para identificar essa área.

Deve-se salientar que de forma alguma essas áreas são específicas e identificam precisamente os sons cardíacos. Um som proveniente da valva aórtica pode ser irradiado para a área mitral, e um som proveniente da valva mitral pode ser, em um indivíduo longilíneo, mais bem auscultado na área tricúspide. Dessa forma, devemos identificar um sopro pelo seu formato, timbre, relação com as bulhas cardíacas e resposta às manobras, não o associando ao foco em que esse sopro é mais bem ouvido.

Também deve ser lembrado o fato de que não se deve auscultar o paciente apenas nas áreas tradicionais de ausculta, pois muitos sopros podem ser irradiados para áreas além do precórdio. Um exemplo são os sopros piantes mitrais, por ruptura de cordoalha, que podem ser irradiados para dorso e axila, e os sopros aórticos, que devem também ser auscultados no pescoço.

A presença de cardiopatias complexas e/ou grandes aumentos de câmaras cardíacas faz com que as áreas descritas deixem de corresponder às válvulas cardíacas que lhes emprestam o nome.

BULHAS

As bulhas cardíacas são vibrações geradas pela aceleração e desaceleração da coluna sangüínea e das estruturas cardiovasculares – ventrículos, aparelhos valvares e parede de grandes artérias (Fig. 9.3).

Identificação dos eventos sístole e diástole – quando iniciamos a ausculta cardíaca de um paciente, devemos determinar o período de sístole e o período de diástole para identificar a primeira e a segunda bulhas cardíacas. Em geral, o período sistólico (*pequeno silêncio*) é menor que o período diastólico (*grande silêncio*), tornando a identificação dos períodos intuitiva. Entretanto, em pacientes taquicárdicos, os períodos sistólico e diastólico podem ser bastante semelhantes. Nesses casos, podemos utilizar o pulso carotídeo, que se manifesta logo após o começo da sístole, ou o *ictus cordis*, que também é um marcador sistólico. A utilização do pulso radial pode levar a uma falsa identificação da sístole, pois ele ocorre mais tardiamente do que o pulso carotídeo.

Após caracterizar o período de sístole e o de diástole, podemos identificar os eventos sonoros que os delimitam. O período sistólico inicia-se com um som breve, que é a primeira bulha cardíaca (B1), e encerra-se com outro som de curta duração, a segunda bulha cardíaca (B2). As bulhas normalmente ocorrem de maneira rítmica, não sendo acompanhadas de outros sons, gerando um ruído que poderia ser descrito como "tum-tá".

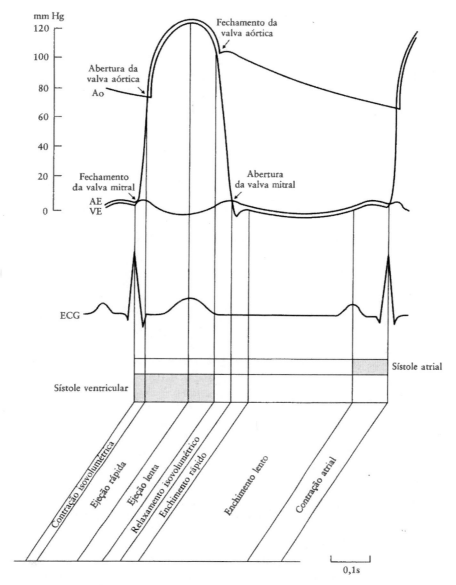

Figura 9.3 – Fases do ciclo cardíaco (adaptado de Serro-Azul, 1987).

De forma semelhante, nomeamos os sons cardíacos levando em consideração os períodos sistólico e diastólico em que ocorrem. Adiciona-se o prefixo *proto* se o evento ocorre no início; *meso*, se no meio; ou *tele*, se no fim de um período. Assim, um evento que ocorre no início da diástole pode ser descrito como *protodiastólico*, e um ruído que ocupa o meio e o fim do período sistólico pode ser nomeado *mesotelessistólico*.

Em algumas situações, podemos encontrar outros sons acompanhando as bulhas cardíacas: durante a sístole podemos encontrar ruídos breves, de alta freqüência, denominados estalidos ou cliques, gerando sons como "trum-tá" ou "tu-tu-tá", correspondentes a estalidos protossistólico ou mesossistólico, respectivamente.

Durante a diástole, podemos encontrar vários sons breves, que podem ser identificados conforme sua localização em relação à B2. Um desdobramento de B2 será auscultado como um som bem próximo a B2 ("tum-trá"), enquanto um estalido de abertura da mitral será um evento um pouco mais distante de B2 ("tum-tá-tá"). Uma terceira bulha (B3) será ouvida entre os períodos meso e telediastólico, ainda mais distante de B2 ("tum-tá- -tá", como o galope de um cavalo, por isso também chamado de *ritmo de galope*) e, por fim, a quarta bulha (B4), como um ruído tão distante de B2 que precede a B1 do ciclo cardíaco seguinte ("trum-tá"). Na pericardite constritiva podemos observar um som diastólico chamado de "knock" pericárdico, que ocorre na mesma localização de B3 (Fig. 9.4).

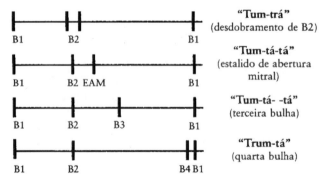

Figura 9.4 – Representação gráfica da localização dos sons diastólicos e sua representação sonora.

B1

Gênese – a primeira bulha cardíaca representa o fechamento das valvas atrioventriculares – tricúspide e mitral – no início da sístole. Supõe-se que os sons audíveis da primeira bulha seriam gerados não por coaptação dos folhetos valvares, mas sim pela vibração destes após seu fechamento, causado pela movimentação de sangue no interior dos ventrículos. A tensão e a aceleração das paredes ventriculares esquerdas durante a contração isovolumétrica, a brusca aceleração da coluna líquida e a vibração conjunta da via de saída do ventrículo esquerdo, da massa sangüínea e da parede da aorta também contribuem para a gênese de B1. Na sua ausculta, devemos observar sua intensidade, se esta varia entre ciclos cardíacos, ou se há algum som acompanhando B1.

Desdobramentos – um desdobramento de B1 pode representar um atraso no fechamento da valva tricúspide na presença de bloqueio de ramo direito, ou seja, um real desdobramento de B1.

No entanto, a maior parte dos casos de aparente desdobramento dessa bulha decorre de outros ruídos agregados como: a) presença de um estalido sistólico ejetivo (como o que está presente na dilatação ou regime hipertensivo da aorta ou da artéria pulmonar e estenoses congênitas das valvas seminulares); b) estalido mesossistólico do prolapso da valva mitral, com seu característico estalido, distinto do anterior por ser mais tardio, de localização mais inferior, tendo relacionamento temporal com B1 variável, enquanto o estalido sistólico ejetivo tem relação com B1 imutável; ou c) B4. Essas condições podem ser de difícil distinção na ausculta cardíaca, exigindo a observação de algumas características: geralmente, o estalido sistólico ejetivo é de freqüência mais elevada que B4, localizando-se nas áreas de ausculta da base, não se alterando com manobras auscultatórias, sendo mais bem auscultado com o diafragma. Por sua vez, o estalido mesossistólico do prolapso da valva mitral sistólico é mais intenso na área mitral, tendo relação temporal com B1 variável, conforme a realização de manobras, como por exemplo quando auscultamos estando o paciente em pé o estalido se aproxima de B1. Uma B4, por ser de baixa freqüência, será mais aparente quando se ausculta com a campânula.

Hiper e hipofonese – a intensidade de B1 é diretamente relacionada ao grau de separação dos folhetos valvares no início da sístole ventricular. Quanto maior for a distância entre os folhetos no início da sístole, mais brusca será a desaceleração da coluna de sangue nos folhetos e mais intensa será B1. De modo contrário, se os folhetos estiverem próximos quando da sístole ventricular, B1 será mais hipofonética. A intensidade de B1 é também dependente da contratilidade e do volume ventricular, ocorrendo hipofonese nas miocardiopatias, quando ocorre diminuição da contratilidade. Também encontramos hipofonese de B1 nos aumentos de volume do ventrículo esquerdo, pois, pela lei de Laplace, quanto maior o diâmetro da câmara, menor será o desenvolvimento de pressão com o encurtamento da fibra. Essa situação pode ser comprovada nas bradicardias e na insuficiência mitral, sendo que nesta última o aumento do volume ventricular e a coaptação inadequada dos folhetos diminuem a intensidade de B1.

Outras situações também podem gerar uma B1 hipofonética: no bloqueio atrioventricular de primeiro grau o intervalo PR é prolongado, assim, as valvas atrioventriculares permanecem abertas alguns milissegundos a mais, até que o estímulo chegue aos ventrículos e a contração destes feche completamente as valvas. Durante esse atraso, as cúspides aproximam-se pela diminuição do gradiente de pressão entre átrios e ventrículos, e quando ocorre a sístole ventricular estas estão bem próximas, gerando discreta desaceleração e, assim, provocando hipofonese de B1.

Na estenose mitral, observamos acentuado espessamento valvar, causando brusca desaceleração da coluna sangüínea contra uma valva espessada e pouco móvel, fazendo-a vibrar em uma freqüência mais elevada, e assim determinando uma B1 hiperfonética. O encurtamento da cordoalha tendínea e a retração dos músculos papilares observados nessa doença também contribuem para uma rápida diminuição da velocidade da coluna sangüínea, acentuando ainda mais a primeira bulha. Nessa situação, haverá outros achados auscultatórios, como o sopro diastólico em ruflar e o estalido de abertura de mitral. É interessante notar que em pacientes com estenose mitral em fase avançada, com estruturas valvares imóveis por fibrose e calcificação excessivas, há diminuição das vibrações quando do fechamento da valva, e B1 pode tornar-se hipofonética.

Outras condições podem determinar hiperfonese de B1 como: a) hiperestimulação adrenégica, por desaceleração mais brusca das cúspides valvares (como em um paciente ansioso ou após exercício ou na insuficiência cardíaca de alto débito); b) em síndromes de pré-excitação com intervalo PR curto, pois, nestas, a sístole ventricular inicia-se sem que o átrio tenha se esvaziado por completo, tornando o fechamento da valva mais brusco, e o prolapso da valva mitral. No caso deste último, a ausculta de B1 hiperfonética acompanhada de sopro sistólico regurgitativo em ápice é bastante sugestiva, na ausência de antecedentes de doença reumática, de prolapso da valva mitral com insuficiência.

Raramente, a primeira bulha pode variar de intensidade entre batimentos. Esse fenômeno ocorre no bloqueio atrioventricular de segundo grau do tipo I (no qual encontramos o fenômeno de Wenchenbach – progressivo alargamento do intervalo PR do eletrocardiograma que culmina em um estímulo atrial não conduzido e posterior normalização da condução). Nessa situação, de forma cíclica, B1 progressivamente se torna hipofonética, voltando ao normal após alguns batimentos. Em arritmias, como a fibrilação atrial ou o bloqueio AV total, B1 pode variar de intensidade, correspondendo a modificações transitórias no volume ventricular pelo maior ou menor enchimento diastólico dessa câmara (Fig. 9.5).

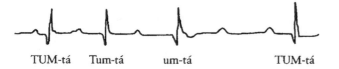

Figura 9.5 – Comportamento de B1 durante o bloqueio atrioventricular de segundo grau (fenômeno de Wenchenbach).

B2

Gênese – a segunda bulha representa, no ciclo cardíaco, o fechamento das valvas semilunares e é gerada pela desaceleração da coluna líquida sobre as valvas aórtica e pulmonar já fechadas, provocando assim vibrações da coluna líquida e das estruturas adjacentes, como aparelho valvar, paredes vasculares e via de saída dos ventrículos.

Desdobramento de B2 – desdobramento fisiológico – podemos considerar a segunda bulha como tendo dois componentes, o aórtico e o pulmonar, que estão muito próximos e assim são percebidos como um único som. Durante a inspiração, ocorre diminuição da pressão intratorácica, aumentando assim o retorno venoso para o coração direito e a capacitância da vasculatura pulmonar, o que incrementa o enchimento e o tempo de ejeção do ventrículo direito, resultando em atraso do componente pulmonar de B2. Também, pelo aumento da capacitância dos vasos pulmonares, há diminuição do enchimento ventricular esquerdo, reduzindo seu tempo de ejeção e fazendo com que o componente aórtico de B2 se antecipe, resultando em aumento da distância entre os dois componentes de B2. Desse modo, durante a inspiração, auscultamos os dois componentes de B2 de forma distinta: seria como se auscultássemos na expiração "tum-tá" e na inspiração "tum-trá" e, assim, podemos distinguir o componente aórtico, chamado de A2, do pulmonar, chamado de P2, que constituem B2. Devemos lembrar que o desdobramento será notado durante a inspiração, podendo desaparecer quando o paciente faz uma pausa inspiratória pelo aumento da pressão intratorácica (Fig. 9.6).

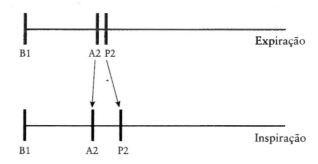

Figura 9.6 – Esquema do desdobramento fisiológico de B2.

Algumas doenças alteram a segunda bulha e seu desdobramento. Um desdobramento amplo de B2 pode ser causado por um bloqueio de ramo direito, situação na qual o ventrículo direito sofre um retardo da ativação e da sístole em relação ao ventrículo esquerdo, ocorrendo assim um atraso do componente pulmonar.

A presença de comunicação interatrial causa um tipo de desdobramento característico, com a segunda bulha apresentando-se amplamente desdobrada, que não se modifica com a inspiração (*B2 desdobrada fixa*).

Esse fenômeno é causado por um aumento do tempo de ejeção do ventrículo direito, causando fechamento tardio da valva pulmonar.

Em algumas situações, auscultamos uma B2 desdobrada na expiração, que se torna única durante a inspiração, fenômeno chamado de *desdobramento paradoxal de B2* e causado por qualquer doença que encurte o tempo de ejeção do ventrículo direito (como um ducto arterioso patente com "shunt" esquerdo-direito) ou mais comumente por uma doença que aumente o tempo de ejeção do ventrículo esquerdo, como bloqueio de ramo esquerdo, estenose aórtica ou doença isquêmica do coração. A presença do desdobramento paradoxal acompanhando um sopro sistólico ejetivo em área aórtica indica estenose aórtica hemodinamicamente significante.

B3

A terceira bulha (B3) é um som de baixa freqüência que ocorre entre a proto e a mesodiástole, gerada pela brusca desaceleração da coluna de sangue contra as paredes ventriculares no final da fase de enchimento rápido. Pode ser normal em crianças, adolescentes e adultos jovens. Quando patológica, B3 traduz diminuição da complacência ventricular.

Em idades mais avançadas, sua presença sugere sobrecarga volumétrica ao ventrículo esquerdo, pelo exagero de aceleração e desaceleração durante a fase de enchimento rápido, ou na disfunção ventricular, pela diminuição da complacência e distensibilidade das fibras miocárdicas, tornando anormal a fase de enchimento rápido. Esses fatores freqüentemente agem em conjunto para gerar a terceira bulha "patológica" e, nesses pacientes, geralmente significa grave comprometimento miocárdico e severas alterações hemodinâmicas. Desse modo, a ausculta de B3 é um marcador de gravidade em pacientes com insuficiência cardíaca.

Outras situações podem determinar o aparecimento de B3 pelos mecanismos fisiopatológicos anteriormente descritos: em quadros hipercinéticos (exercício, febre, hipertireoidismo) podemos observar B3 pelo hiperfluxo no coração, e em insuficiências atrioventriculares, comunicações interatriais e interventriculares.

B4

A quarta bulha é um fenômeno que se situa na telediástole e é gerada pela desaceleração da coluna sangüínea, que é impulsionada pelos átrios na fase de contração atrial contra a massa sangüínea existente no interior do ventrículo esquerdo, no final da diástole.

A quarta bulha é achado comum na doença isquêmica do coração e muito freqüente nos casos de ataques de angina ou infarto agudo do miocárdio, pois, nessas situações, observamos diminuição acentuada da complacência ventricular pela isquemia. Desse modo,

o sangue ejetado durante a contração atrial encontra um ventrículo pouco complacente e sofre rápida desaceleração, gerando B4.

Outras situações em que pode ser observada são hipertrofia ventricular esquerda importante, como na hipertensão ou na estenose aórtica. Essa bulha pode ser gerada também pelo lado direito do coração, em casos de hipertensão pulmonar ou estenose pulmonar, as quais geram hipertrofia ventricular direita.

SOPROS

Normalmente, o fluxo sangüíneo dentro do aparelho cardiovascular é laminar e não provoca som. Em algumas situações hemodinâmicas, o fluxo sangüíneo torna-se turbulento, gerando sons chamados de sopros. Os sopros são um dos sinais mais importantes de doença cardíaca estrutural, no exame clínico.

Ao auscultar um sopro, devemos caracterizá-lo, descrevendo suas características, tais como:

1. localização no ciclo cardíaco;
2. formato;
3. localização;
4. irradiação;
5. timbre e freqüência;
6. intensidade;
7. efeitos de manobras sobre o sopro.

Ao auscultar um sopro, primeiramente devemos caracterizá-lo como sistólico ou diastólico, usando, se necessário, a palpação do pulso carotídeo concomitante à ausculta. Após isso, o sopro deve ser analisado quanto à sua forma: temos quatro formas básicas de sopros, duas sistólicas, o regurgitativo e o ejetivo, e duas diastólicas, o ruflar e o aspirativo.

O sopro sistólico regurgitativo, proveniente da insuficiência das valvas atrioventriculares, é de intensidade constante, mais comumente suave e associado a hipofonese de B1. Já o sopro sistólico ejetivo, causado por turbulência na via de saída ou nos vasos da base durante a ejeção, é mais rude e tem o formato de "crescendo e decrescendo" ou de "diamante". Os sopros diastólicos são de mais fácil distinção, sendo o aspirativo causado por regurgitação das valvas semilunares durante a diástole, de alta freqüência e iniciando-se logo após B2, e o ruflar causado pela estenose das valvas atrioventriculares, de baixa freqüência, granuloso, iniciando-se, em geral, após o estalido de abertura da valva mitral, na protodiástole, podendo, eventualmente, apresentar aumento de sua intensidade na telediástole (reforço pré-sistólico), quando da contração atrial (Fig. 9.7).

Além desses tipos, existem os sopros sistodiastólicos, presentes durante a sístole e a diástole. Esses podem ser contínuos, mantêm seu timbre durante a sístole e a diástole, como sopro em maquinaria, da persistência do canal arterial ou em vaivém.

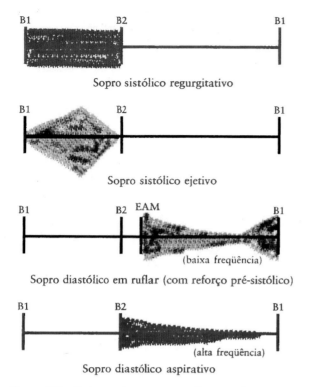

Figura 9.7 – Formato dos sopros cardíacos mais comuns.

A irradiação também traz informações sobre a origem do sopro. Os sopros mitrais geralmente se irradiam para a linha axilar e a axila e, em casos menos comuns, como na ruptura do folheto anterior da valva mitral, apresentam irradiação para a região subescapular esquerda. Sopros aórticos tendem a se irradiar para o pescoço e a região supraclavicular direita. Os sopros de estenose pulmonar geralmente têm pouca irradiação pela baixa pressão nas câmaras direitas, e a insuficiência tricúspide pode, ocasionalmente, irradiar-se ao longo de trajetos venosos, como no pescoço. Mais uma vez, devemos lembrar que a localização de um sopro nem sempre reflete sua origem.

Após mapearmos a irradiação, devemos atentar para a sua freqüência, se o sopro é agudo ou grave, e para o seu timbre: suave, rude, áspero ou musical. Há várias escalas para medir a intensidade de um sopro, desde as arbitrárias, até as mais padronizadas. Como exemplo, detalhamos aqui a escala de Levine:

Grau 1 – sopro muito tênue, vários ciclos cardíacos são necessários para ouvi-lo.

Grau 2 – sopro prontamente identificável à ausculta.

Grau 3 – sopro mais intenso, geralmente com irradiação bem detectável.

Grau 4 – sopro associado à um frêmito.

Grau 5 – sopro que pode ser auscultado apenas encostando-se a borda da membrana do estetoscópio.

Grau 6 – sopro auscultado apenas segurando-se a peça receptora do estetoscópio sobre o tórax do paciente, sem tocá-lo.

Na prática diária, também podemos distinguir a intensidade do sopro por meio de uma escala que a quantifica de uma a quatro cruzes:

Sopro +: intensidade muito pequena, auscultado com dificuldade em uma pequena área.

Sopro ++: intensidade maior, facilmente auscultado em área geralmente maior.

Sopro +++: bastante intenso, auscultado em área mais ampla.

Sopro ++++: intensidade máxima, comparativamente, com freqüência acompanhado de frêmito, sendo auscultado em áreas distantes do foco maior de ausculta.

Podemos utilizar manobras propedêuticas para exacerbar alguns sons cardíacos, facilitando sua identificação: fenômenos mitrais podem ser mais bem auscultados com a manobra de Pachon. A manobra é realizada pedindo-se ao paciente, posicionado em decúbito dorsal, que coloque sua mão esquerda sobre sua cabeça e, enquanto o examinador mantém o estetoscópio no foco mitral, realize o decúbito lateral esquerdo, aproximando, desse modo, o coração da parede torácica. No caso da estenose mitral, podemos associar essa manobra a exercícios, como solicitar ao paciente que se sente e deite repetidas vezes, a fim de aumentar o fluxo pelo orifício mitral, aumentando assim a vibração dos folhetos na diástole e intensificando o sopro.

Fenômenos em focos da base têm sua ausculta melhorada quando o paciente assume posição sentada, inclinando o tórax para a frente. Se o sopro for aórtico, este se intensificará na expiração, quando se diminui o diâmetro ântero-posterior do tórax, aproximando a aorta da parede torácica.

Para distinguirmos fenômenos direitos de esquerdos, devemos auscultar o paciente durante a inspiração – *manobra de Rivero-Carvalho*. Nesta, temos aumento do fluxo em câmaras direitas pelo incremento do retorno venoso e da capacitância da vasculatura pulmonar, provocando, assim, acentuação dos sopros provenientes do lado direito do coração. Esse sinal tem 100% de sensibilidade para um sopro de origem direita, com especificidade de 88% e valor preditivo positivo de 67%.

Sopros inocentes

Há sopros que não refletem doença cardíaca, sendo em geral chamados de *sopros inocentes* ou *fisiológicos*. A grande maioria desses sopros é sistólica, de grau 1 ou 2. São auscultados ao longo da borda esternal esquerda e são ejetivos, suaves e de timbre musical e provavelmente se originam da vibração dos folhetos pulmonares. Um sopro mesossistólico suave e ejetivo também pode ser detectado em situações de aumento do débito cardíaco, como gestação, anemia, febre e hipertireoidismo, por um aumento das vibrações normais durante a ejeção do ventrículo direito. Sopros fisiológicos também podem originar-se do tronco braquicefálico, os quais são mais bem auscultados na região supraclavicular.

Ocasionalmente, sopros funcionais podem ser contínuos, como o sopro venoso, que desaparece com a compressão da veia jugular, ou o sopro mamário, que é auscultado em gestantes pelo aumento do fluxo sangüíneo e desaparece com o aumento da pressão sobre o estetoscópio.

DOENÇAS ESPECÍFICAS

Insuficiência mitral

Caracteriza-se por um sopro sistólico regurgitativo, geralmente suave, audível na ponta do coração, habitualmente irradiado para a linha axilar anterior e média, ao longo do quinto espaço intercostal esquerdo. Os achados auscultatórios na insuficiência mitral podem variar de acordo com a etiologia. No prolapso de valva mitral, geralmente a B1 é normo ou até mesmo hiperfonética e acompanha-se de um estalido (clique) protomesossistólico, sendo que o sopro se origina geralmente após esse estalido e, portanto, é mesotelessistólico. Na insuficiência mitral reumática ou secundária à dilatação do ventrículo esquerdo, observamos uma B1 hipofonética, e o sopro é holossistólico, iniciando-se juntamente com B1. Por esse motivo, é freqüente a menção de que o sopro "encobre" a primeira bulha. Os achados auscultatórios da insuficiência mitral secundária à miocardiopatia dilatada e da insuficiência mitral reumática são bastante semelhantes, não permitindo a diferenciação etiológica.

No caso do prolapso de valva mitral associado a regurgitação, a posição ortostática aproxima o estalido sistólico, que geralmente precede o sopro, de B1, e assim aumenta a duração do sopro regurgitativo. Ocasionalmente, a regurgitação proveniente dessa doença pode produzir sons agudos e bastante intensos, especialmente no caso de ruptura de parte da cordoalha tendínea da valva. Esse sopro, bastante intenso, também é chamado *piante* ou *em pio de gaivota*, e pode irradiar para o dorso e a região interescapular, no caso de ruptura das cordas que dão apoio ao folheto posterior da valva. O sopro piante não é exclusivo da ruptura de cordoalha em valvas nativas, podendo ser auscultado em pacientes com valvas protéticas rotas, e são tão intensos que o próprio paciente pode relatar ter notado um som incomum vindo de seu tórax.

Uma estenose aórtica, especialmente se a valva aórtica estiver muito calcificada, pode gerar um sopro sistólico em ponta, semelhante ao da insuficiência mitral, o que é conhecido como *fenômeno de Gallavardin*. Assim, na área aórtica, o sopro pode ser rude e grosso, mas à medida que deslocamos o estetoscópio para a área mitral ele se torna mais puro, musical e agudo, imitando o da insuficiência mitral. O sopro rude origina-se do turbilhonamento do sangue pela estenose aórtica, e o sopro mais suave, da vibração das cúspides valvares calcificadas. Assim, uma mesma lesão valvar pode determinar dois sopros diferentes em tonalidade e timbre, e o conhecimento desse fenômeno contribui para não associá-los a diferentes lesões valvares.

Estenose aórtica

Observamos um sopro bastante característico, sistólico, rude e intenso, que tem o formato de crescendo e decrescendo, ou seja, ejetivo. Tem irradiação para o pescoço, em geral mais sobre a carótida direita, e para a região medioclavicular direita, acentuando-se com a flexão do tronco. Em casos graves de estenose aórtica, podemos observar, como mencionado anteriormente, o desdobramento paradoxal de B2.

Na estenose aórtica, podemos observar também diminuição no pulso carotídeo e radial, o qual se torna de baixa amplitude e de duração prolongada, por isso denominado *parvus et tardus*.

Um sopro sistólico ejetivo auscultado em área aórtica não necessariamente se origina de uma estenose aórtica. Na insuficiência aórtica, existe aumento do volume sistólico devido ao sangue regurgitado pela valva insuficiente. Desse modo, temos um maior enchimento do ventrículo esquerdo que, por esse motivo, fará uma contração de maior intensidade (lei de Frank-Starling). Esse maior volume sistólico, ao passar por uma valva de área normal, pode gerar turbulência, originando sopro semelhante ao da estenose aórtica. Esse fenômeno é conhecido como *estenose aórtica relativa*.

Outra doença que pode gerar um sopro semelhante é a *estenose subaórtica dinâmica da miocardiopatia hipertrófica*. Diferentemente da estenose aórtica, o sopro dessa entidade aumenta com manobras que diminuam o volume ventricular, pois, nessa situação, o septo espessado faz uma obstrução mais efetiva da via de saída do ventrículo esquerdo. Assim, acentuamos a ausculta com a posição ortostática e tornamos o sopro mais suave com manobras como a posição de cócoras e com inspiração profunda, que aumentam o volume ventricular.

Insuficiência aórtica

Essa doença gera um sopro diastólico agudo, suave, denominado *aspirativo*, geralmente mais bem auscultado no terceiro espaço intercostal à esquerda do esterno (área aórtica acessória) do que na área aórtica propriamente dita. Em pacientes com regurgitações leves, o sopro é protodiastólico e, com a piora da lesão, torna-se holodiastólico. Por ser de alta freqüência, pode ser de difícil detecção, sendo necessárias manobras como a flexão do tórax e a pausa expiratória para acentuá-lo. A pausa expiratória também pode ser necessária quando se procede a ausculta em decúbito dorsal, já que o timbre do sopro é semelhante ao do murmúrio vesicular normal.

A sensibilidade da ausculta para a detecção de insuficiência aórtica é de 73%, variando desde 32% para lesões leves até 95 a 100% para lesões graves.

A insuficiência aórtica determina um aumento no diferencial das pressões arteriais sistêmicas sistólica e diastólica: a sistólica eleva-se pelo maior volume sistólico, como já dito, e a diastólica diminui pela própria incompetência da valva, permitindo a regurgitação de sangue para o ventrículo esquerdo. Esse fenômeno gera muitos sinais periféricos, que podem auxiliar no diagnóstico da insuficiência aórtica em pacientes com auscultas pouco conclusivas.

Os pulsos, nessa doença, são caracteristicamente amplos, por isso denominados *magnus celere*. O pulso característico da insuficiência aórtica é denominado pulso em martelo d'água ou *pulso de Corrigan,* caracterizando-se por súbito e intenso aumento da pressão, seguido de rápido colapso. Outros sinais periféricos de insuficiência aórtica podem ser descritos:

Sinal de Durozeiz – colocando-se o diafragma do estetoscópio sobre a artéria femoral, gradualmente aumentamos a pressão sobre a peça receptora. Inicialmente, será ouvido um sopro sistólico (que é de ocorrência normal, gerado pela compressão da artéria) e com a progressão da compressão da artéria será, no caso de insuficiência aórtica, auscultado um sopro diastólico breve. Esse sinal pode ocorrer em outras doenças em que ocorram estados hiperdinâmicos, como tireotoxicose, febre, anemia grave ou fístulas arteriovenosas.

Sinal de Musset – impulsões da cabeça rítmicas com o pulso.

Sinal de Muller – pulso observado na úvula.

"Pistol shot" – é um som audível sobre a artéria femoral em 45% dos pacientes com insuficiência aórtica grave. Pode ser encontrado em outros estados de alto débito e também auscultado em outras artérias, como a pediosa.

Muitos outros sinais periféricos foram descritos, como o batimento da íris, ou pulsações visíveis dos vasos retinianos (*sinal de Becker*). Todos esses sinais são superponíveis e indicativos periféricos da presença de insuficiência aórtica importante.

Estenose mitral

Na estenose mitral, observamos uma das auscultas mais características de todas as valvopatias: há um sopro diastólico, de timbre grave, denominado sopro em ruflar, devido à semelhança com o som produzido por tambores. Caracteristicamente, o som não é constante durante a diástole: é mais intenso na protodiástole, diminui de intensidade na mesodiástole e volta a se intensificar na telediástole, ou período pré-sistólico. Esse comportamento do sopro reflete as fases fisiológicas do enchimento ventricular: fase de enchimento rápido, enchimento lento e sístole atrial, funcionando a valva mitral estenótica como um "apito interposto entre átrios e ventrículos" – quanto mais intenso o fluxo, maior o sopro.

Essa afecção é acompanhada de outros achados auscultatórios, como a hiperfonese de B1 (podendo ser palpável nos casos mais graves) e o estalido de abertura de mitral. O estalido de abertura de mitral ocorre na protodiástole – devido à fusão comissural, a valva mitral não se abre totalmente, interrompendo subitamente sua abertura na protodiástole e gerando, assim, um som. A ausência do estalido de abertura de mitral em um paciente pode significar valva mitral calcificada ou muito espessada. O sopro diastólico em ruflar inicia-se após o estalido de abertura da mitral e caracteristicamente diminui durante a diástole, para depois se intensificar logo antes de B1, o chamado *reforço pré-sistólico.* Na fibrilação atrial, que pode acompanhar doença mitral avançada, não observamos habitualmente o reforço pré-sistólico, pois este se origina, como já foi dito, da contração atrial.

Por determinar importante repercussão às câmaras direitas, a estenose mitral acompanha-se comumente de achados como hiperfonese de B2 em foco pulmonar, traduzindo hipertensão pulmonar, insuficiência tricúspide, pelo comprometimento do ventrículo direito, com conseqüente dilatação, ou até mesmo por insuficiência pulmonar (*sopro de Graham-Steele*), mostrando importante comprometimento de câmaras direitas.

Assim como nas outras doenças, o achado de sopro diastólico em ruflar não é diagnóstico de certeza de estenose mitral. Em pacientes com insuficiência aórtica importante, podemos auscultar um ruflar protodiastólico semelhante ao encontrado na estenose mitral (*sopro de Austin-Flint*). Esse fenômeno ocorre porque o fluxo regurgitante proveniente da valva aórtica incompetente impede a abertura completa do folheto anterior da mitral, mantendo-a semifechada e gerando turbilhonamento do sangue proveniente do átrio esquerdo. Esse fenômeno pode ser distinguível da estenose mitral real, pois nele não são encontrados a B1 hiperfonética ou o estalido de abertura de mitral.

Outra situação em que um sopro diastólico em ruflar pode ser auscultado na ausência de estenose mitral é a *estenose mitral funcional.* Na presença de insuficiência mitral ou comunicação interventricular com importante "shunt" esquerdo-direito podemos observar sopro diastólico mitral sem real estenose dessa valva.

Um aumento do volume de sangue proveniente do átrio esquerdo pode também gerar um sopro diastólico, especialmente quando os folhetos mitrais estão espessados, como acontece na doença reumática. Na fase ativa dessa doença, observamos hipofonese de B1, associada a sopro sistólico regurgitativo e sopro diastólico em ruflar sem reforço pré-sistólico (*sopro de Carey-Coombs*). A valvulite aguda leva a uma insuficiência mitral aguda, que determina aumento do volume em átrio esquerdo e aumento do fluxo sangüíneo na diástole atrial, que faz vibrar a valva espessada pelo processo inflamatório agudo. Pelos motivos anteriormente descritos, esse sopro é indicativo de valvulite reumática ativa. Diferenciamos esse sopro da dupla disfunção mitral estabelecida por não haver hiperfonese de B1, estalido de abertura da mitral ou reforço pré-sistólico no sopro diastólico, além do quadro clínico, que é bastante diferente nas duas doenças.

Insuficiência tricúspide

Provoca um sopro sistólico regurgitativo mais audível em borda esternal esquerda baixa, no quarto e quinto espaços intercostais, e geralmente não se irradia para a axila. É distinguível do sopro sistólico regurgitativo da insuficiência mitral por se acentuar na manobra de Rivero-Carvalho, ou seja, durante a inspiração profunda. Esse comportamento é comum a todos os sopros de origem direita. Nessas doenças podemos encontrar, freqüentemente, sinais periféricos de insuficiência cardíaca direita, como o reflexo hepatojugular presente e a estase jugular, com alteração nas ondas do pulso jugular.

BIBLIOGRAFIA

COSSIO P – *Biblioteca de Semiologia: Aparelho Circulatório*. 3ª ed., Rio de Janeiro, Guanabara Koogan, 1955.

SAPIRA JD – *The Art and Science of Bedside Diagnosis*. Baltimore, Williams and Wilkins, 1990.

SERRO-AZUL et al. – *Semiologia Cardiológica: Bases Fisiopatológicas*. Rio de Janeiro, Atheneu, 1987.

VIEIRA-ROMEIRO A – *Semiologia Médica*. Rio de Janeiro, Guanabara Koogan, 1956.

10. Exame do Abdome

Dahir Ramos de Andrade Jr.

O exame do abdome nos permite exercer todas as etapas do exame do paciente, a saber: inspeção, percussão, palpação e ausculta. Quando bem efetuado, pode fornecer ao examinador ampla variedade de informações sobre as estruturas abdominais, que auxiliará na detecção de possíveis anormalidades existentes. Apesar do grande número de exames de imagem hoje disponível (ultra-sonografia, tomografia computadorizada, ressonância magnética etc.), o médico não deve cair na tentação fácil de solicitá-los sem o respaldo de um bom exame abdominal, minucioso e criterioso. A prática da profissão médica nos ensina que há muitos equívocos nascidos de métodos de imagem, capazes de influenciar erradamente o médico que não examina seus pacientes de forma correta. Nesse cenário, o médico passa a ser refém dos exames complementares. Por esse motivo, mesmo neste novo século, justifica-se o estudo criterioso das bases do exame clínico do abdome, por mais que a tecnologia das imagens complementares seja aperfeiçoada no futuro.

Com finalidades didáticas, o abdome pode ser dividido em quatro quadrantes (superior direito, superior esquerdo, inferior direito e inferior esquerdo) por linhas imaginárias que atravessam a cicatriz umbilical no sentido longitudinal e transversal. Na prática médica, alguns termos se consagraram pelo uso, como andar superior do abdome (quadrante superior direito + quadrante superior esquerdo) e andar inferior do abdome (quadrante inferior direito + quadrante inferior esquerdo). Nós preferimos a divisão didática do abdome em nove setores (Fig. 10.1) assim agrupados (da direita para a esquerda): abdome superior = hipocôndrio direito, epigástrio e hipocôndrio esquerdo; abdome médio = flanco direito, região umbilical (ou mesogástrio) e flanco esquerdo; abdome inferior = fossa ilíaca direita, hipogástrio e fossa ilíaca esquerda. Essas regiões são determinadas por linhas imaginárias traçadas da seguinte maneira: a primeira linha delimita o extremo superior da cavidade abdominal, passando transversalmente pela junção xifoesternal. A segunda linha separa o abdome superior do médio, sendo desenhada horizontalmente unindo os pontos mais inferiores dos rebordos costais direito e esquerdo. A terceira

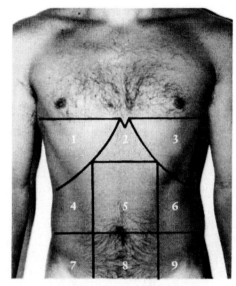

Figura 10.1 – Divisão didática do abdome em nove setores ou regiões. 1. Hipocôndrio direito. 2. Epigástrio. 3. Hipocôndrio esquerdo. 4. Flanco direito. 5. Mesogástrio. 6. Flanco esquerdo. 7. Fossa ilíaca direita. 8. Hipogástrio. 9. Fossa ilíaca esquerda.

linha horizontal é traçada mais abaixo, unindo as espinhas ilíacas ântero-superiores dos dois lados, separando o abdome médio do inferior. Longitudinalmente, paralelas à linha mediana, são traçadas duas linhas iniciadas no ponto de intersecção da linha hemiclavicular com os rebordos costais. A definição dos setores ou regiões do abdome tem a finalidade de localizar a anormalidade eventualmente encontrada, além de auxiliar na identificação da estrutura acometida por meio da área de projeção dos vários órgãos na parede abdominal. Dessa forma, as anormalidades do fígado e da vesícula biliar são percebidas no hipocôndrio direito. O estômago (principalmente a grande curvatura) é projetado no epigástrio. O baço é pesquisado no hipocôndrio esquerdo; o cólon transverso deve estar próximo à cicatriz umbilical abaixo do estômago; o cólon ascendente é encontrado no flanco direito; o cólon descendente, no flanco esquerdo; o ceco e o apêndice, na fossa ilíaca direita; a bexiga e o útero (quando aumentados de volume), no hipogástrio; e o sigmóide, na fossa ilíaca esquerda.

Para iniciar o exame do abdome devemos posicionar corretamente o paciente. A posição preferida para o exame é o decúbito dorsal, sem inclinação excessiva da cabeça, apoiada de preferência em travesseiro baixo. O paciente deve estar confortável e aquecido quando o ambiente estiver frio. A tensão emocional e o frio podem gerar contração dos músculos da parede abdominal, dificultando o exame. O examinador deve posicionar-se inicialmente do lado direito do paciente e procurar aquecer suas mãos quando estiverem frias. O médico pode posicionar-se do lado esquerdo para examinar algumas estruturas específicas do abdome, como descreveremos mais adiante.

INSPEÇÃO

O olhar atento do médico lançado sobre a parede abdominal pode identificar várias alterações de utilidade clínica. Inicialmente, a observação criteriosa da pele deve ser feita, analisando a presença de lesões, de estrias, a distribuição dos pêlos, as cicatrizes (cirúrgicas ou não), a circulação colateral venosa e o aspecto da cicatriz umbilical. As alterações da pele, comuns a doenças sistêmicas (icterícia, palidez, descamação), também podem estar presentes na pele do abdome, assim como os exantemas de doenças infecciosas como o sarampo, a escarlatina, a varicela, a rubéola, entre outros.

As estrias podem ter o aspecto vermelho-violáceo, quando recentes, e branco-nacarado, quando antigas. Surgem por distensão da derme em conseqüência do estiramento excessivo da parede abdominal. Podem ocorrer em várias situações, como por exemplo gravidez, tumores abdominais, ascites volumosas, doença de Cushing, apresentando predomínio significativo no sexo feminino. As cicatrizes cirúrgicas, pela sua forma e localização, podem corroborar informações fornecidas na anamnese, referentes a cirurgias já realizadas. Já a presença de circulação colateral venosa na parede abdominal pode refletir a existência de hipertensão portal ou obstrução da veia cava. A diferenciação entre esses dois tipos de circulação deve ser feita pela pesquisa da direção do fluxo venoso em relação à cicatriz umbilical. Nesse sentido, o examinador deve traçar uma linha transversal imaginária passando sobre a cicatriz umbilical, dividindo o abdome em duas metades. No padrão de circulação venosa do tipo portal (comum nos casos de hipertensão portal), o fluxo é de baixo para cima nas veias acima da cicatriz umbilical, e de cima para baixo nas veias abaixo da cicatriz umbilical. No padrão de circulação venosa colateral do tipo cava, o padrão é de baixo para cima nas duas metades do abdome. Neste último padrão, é freqüente o surgimento de circulação colateral nos flancos e na região dorsal do paciente. É interessante caracterizar, também, a presença de circulação venosa exuberante ao redor da cicatriz umbilical, assumindo aspecto de "cabeça de medusa". Essa formação sinaliza que houve recanalização da veia umbilical, o que pode levar à diminuição da

esplenomegalia nos casos de hipertensão portal, pelo escape do sangue portal por esse novo caminho. A pesquisa da direção do fluxo venoso deve ser feita com a pressão de dois dedos sobre a veia aparente, liberando alternadamente um e outro.

Raramente podemos verificar sinais na pele em casos graves de pancreatite aguda que se consagraram com os nomes de Grey-Turner ou sinal das manchas equimóticas em um dos flancos, que ocorre quando o exsudato pancreático se estende pela fáscia renal posterior e alcança os flancos; e o sinal de Cullen ou sinal da descoloração equimótica periumbilical, que percorre os seguintes caminhos: ligamento gastro-hepático – ligamento falciforme ou mesentérico – ligamento redondo – gordura periumbilical. Este último sinal também pode ocorrer na gravidez ectópica rota.

O aspecto da cicatriz umbilical merece especial atenção na inspeção do abdome, principalmente nos abdomes globosos. A protrusão da cicatriz é vista nas ascites, nos abdomes agudos obstrutivos, na presença de pneumoperitônio ou íleo paralítico. Nessas condições, há aumento da pressão intra-abdominal, forçando a protrusão da cicatriz umbilical. Ao contrário, um paciente obeso com aumento do volume abdominal terá a cicatriz umbilical retraída. Merece destaque, também, a pesquisa de nódulos do umbigo, que podem ser o único sinal de metástase de tumores intra-abdominais.

A forma e o volume do abdome deverão ser caracterizados na inspeção. Entre os principais formatos conhecidos podemos mencionar:

Plano – constitui o formato normal do abdome.

Globoso – abdome aumentado de forma uniforme, com predomínio do diâmetro ântero-posterior sobre o transversal. Esse formato está presente em muitas condições patológicas, como pneumoperitônio, obstrução intestinal, tumores de ovário, hepatoesplenomegalias volumosas, entre outros, e também é encontrado na gravidez.

Ventre de batráquio – ocorre predomínio do diâmetro transversal sobre o ântero-posterior, com abaulamento dos flancos. É o formato típico dos abdomes com ascite, principalmente de intensidade leve a moderada, sendo gerado pelo deslocamento do líquido ascítico para as porções pendentes do abdome por efeito da gravidade.

Pendular – aspecto peculiar do abdome que surge quando apenas a porção inferior da parede abdominal protrui com o aumento do volume abdominal. Pode ser visto nos casos de ascites volumosas em regressão, no período puerperal e nos edemas localizados da parede abdominal.

Avental – formato visto basicamente nos pacientes com grande obesidade. Recebe esse nome porque a parede abdominal cai sobre as coxas do paciente, principalmente quando este assume a posição ereta.

Escavado – aspecto observado nas pessoas muito emagrecidas. A parede abdominal é retraída, assumindo o formato escavado.

A parede abdominal pode movimentar-se em determinadas circunstâncias e tais movimentos podem ser percebidos na inspeção. Movimentos peristálticos podem estar presentes principalmente em situações patológicas. Raramente, podem ser visíveis em pessoas normais muito magras. Nos casos de obstrução ao trânsito intestinal, a distensão abdominal costuma preceder o surgimento das ondas peristálticas. O examinador deve ter atenção para o sentido das ondas peristálticas, procurando identificar o órgão de origem. Se as ondas peristálticas ocorrerem na região epigástrica, apresentando a direção de cima para baixo e da esquerda para a direita, o examinador deve pensar na obstrução do estômago na altura do piloro. Se as ondas ocorrerem de baixo para cima, na região direita do abdome, podemos considerar a hipótese de obstrução do cólon na altura do ângulo hepático (evento muito raro pelo padrão longitudinal de crescimento dos tumores do cólon direito). Se houver obstrução da metade do cólon transverso até o ângulo esplênico do cólon, as ondas ocorrerão no andar superior do abdome, da direita para a esquerda. Já a presença de ondas peristálticas no hemiabdome esquerdo, de cima para baixo, sugere processo obstrutivo no cólon descendente ou no sigmóide. As obstruções do intestino delgado raramente produzem ondas peristálticas visíveis. Estas, quando surgem eventualmente, têm localização variável, sendo mais aparentes na região periumbilical. A explicação desse fenômeno estaria centrada no diâmetro mais curto das alças do delgado que, mesmo em seu volume máximo, estão distantes do volume do estômago e dos cólons.

Além dos movimentos peristálticos, podemos perceber na inspeção abdominal os movimentos respiratórios e as pulsações. O abdome movimenta-se na inspiração e na expiração seguindo a pressão exercida pelo diafragma. Normalmente, a movimentação é muito sutil, mas sua ausência tem valor patológico. Os movimentos respiratórios desaparecem nos processos inflamatórios difusos do peritônio, ocasião em que o abdome assume o aspecto de "tábua", ou seja, apresenta consistência endurecida. As pulsações quase sempre refletem a movimentação da aorta e são mais visíveis em pessoas magras ou nos aneurismas da aorta. A pulsação de localização epigástrica pode ocorrer nas grandes hipertrofias do ventrículo direito, embora a aorta responda pelo surgimento de pulsações nesse local com maior freqüência.

Na etapa da inspeção do abdome, o examinador deve ainda verificar a presença eventual das seguintes alterações: tumorações na parede abdominal, diástase (afastamento) dos músculos retos, hérnias e abaulamentos localizados. Para caracterização das tumorações da parede abdominal, podemos solicitar ao paciente que flexione ligeiramente o tronco sobre o abdome, erguendo a cabeça. Com essa manobra simples, a parede abdominal enrijece, dificultando a palpação dos tumores intracavitários. Ao contrário, os tumores da parede continuarão palpáveis. Outro detalhe a ser analisado é o aspecto da pele próxima à uma massa palpável no abdome, que pode assumir aspecto de "casca de laranja" quando houver aderências entre a pele e o tumor maligno.

Convém lembrar que a diástase dos músculos retos também será mais evidente ao examinador se o paciente contrair a musculatura da parede abdominal, erguendo seu tronco. Abaulamentos localizados também poderão ser notados à inspeção do abdome. Nesse sentido, o útero, a bexiga e os ovários podem produzir abaulamento da região central do abdome quando muito aumentados. A distensão do estômago pode abaular a região epigástrica. A hepatomegalia e a esplenomegalia podem abaular respectivamente os hipocôndrios direito e esquerdo. Também, os rins, quando muito aumentados de volume, podem produzir abaulamentos localizados em suas áreas de projeção, principalmente na parte posterior (dorsal) e eventualmente na região anterior em pessoas magras.

Outro aspecto que merece atenção do examinador na inspeção abdominal é a presença de posições antálgicas, assumidas pelo paciente para minimizar a dor que certos processos inflamatórios abdominais produzem. Nas apendicites agudas e nas inflamações pélvicas na mulher, por exemplo, o(a) paciente, com freqüência, flexiona a coxa sobre a bacia para diminuir o desconforto. Nessa posição, há aumento do diâmetro ânteroposterior do abdome e, portanto, menor contato das estruturas adjacentes com a área inflamada. Nos casos de inflamação generalizada do peritônio, como verificado nas perfurações de vísceras ocas, é comum encontrarmos o paciente completamente imóvel, evitando movimentos espontâneos pelo receio de piorar a dor abdominal. Ao contrário, na pancreatite aguda encontramos com freqüência o paciente agitado, inquieto no leito, solicitando medicação analgésica pela sensação dolorosa intensa, mas que não piora com sua movimentação espontânea.

AUSCULTA

A ausculta do abdome deve ser feita logo após a inspeção, antes das etapas de percussão e palpação. Essa recomendação se justifica porque, quando percutimos e/ou palpamos o abdome, podemos aumentar os sons intestinais existentes, devido à excitação do peristaltismo das alças, de um modo geral. Apesar dessa norma do bom exame abdominal, esse componente de confusão é provavelmente muito discreto, não sendo suficiente para modificar demais os sons abdominais a ponto de confundir o examinador. A ausculta do abdome tem dois objetivos básicos: avaliar o estado da motilidade intestinal e pesquisar a presença de sopros vasculares na aorta e em seus ramos principais (artérias renais e ilíacas). Os sons intestinais normais, também chamados de ruídos hidroaéreos, são constituídos por estalidos e gorgolejos (sons de água) e podem ter freqüência entre 5 e 34 por minuto. A ausculta dos sons intestinais deve ser feita em um ou dois pontos de pesquisa, em ambos os hemiabdomes (esquerdo e direito), com duração de 1 minuto para cada região. A pesquisa em muitos pontos de ausculta é desnecessária pela ampla transmissão dos sons no interior da cavidade abdominal. Em condições patológicas, pode surgir o borborigmo. Esse som representa um gorgolejo alto e prolongado comum nos estados de aumento da motilidade intestinal, ou do conteúdo das alças intestinais. Os sons intestinais podem alterar-se nos estados de diarréia (aumento), obstrução intestinal (aumento e redução posterior), íleo paralítico (redução) e peritonite (variável). O som do tipo gargarejo representa a exacerbação dos sons encontrados nos borborigmos, caracterizado por ruídos hidroaéreos de grossas bolhas. Nas peritonites generalizadas ou localizadas, o íleo paralítico ocorre precocemente e há ausência dos ruídos hidroaéreos em toda a extensão do abdome. Nos quadros obstrutivos do abdome, observam-se duas fases dos sons intestinais. Inicialmente, os ruídos são intensos (borborigmos e gargarejos) audíveis até mesmo a distância. O aumento dos ruídos hidroaéreos, nessa condição, costuma coincidir com os paroxismos de dor. Esses ruídos vão rareando em freqüência à medida que se vai instalando a paralisia das vísceras, desaparecendo totalmente na fase correspondente a edema e/ou necrose da parede da víscera oca acometida. Convém destacar que as alças distendidas podem transmitir o som das pulsações arteriais dos grandes vasos com nitidez.

A pesquisa de sopros abdominais deve ser feita pelo examinador seguindo o trajeto da aorta e de seus ramos principais, começando pela linha média do epigástrio, de cima para baixo. Na altura da cicatriz umbilical, saem as duas artérias renais no sentido transversal. Cerca de 1cm abaixo da cicatriz umbilical, a aorta bifurca-se, gerando as duas artérias ilíacas (direita e esquerda). O examinador deve acompanhar também o trajeto das artérias ilíacas que vão para cada um dos membros inferiores. Os sopros abdominais são sons vasculares semelhantes ao sopro cardíaco, em que, em geral, o som sistólico predomina. A estenose da artéria renal pode apresentar os dois componentes, sistólico e diastólico. Convém lembrar que em pessoas magras e/ou com parede abdominal flácida podemos ouvir um sopro sistólico epigástrico no trajeto de aorta, sem que o vaso necessariamente apresente alterações patológicas. A presença de sopros abdominais traduz dois tipos possíveis de alterações dos vasos: estreitamento de sua luz (mais comum) ou presença de fístula arteriovenosa (mais rara).

Outros sons que podem ser ouvidos mais raramente na ausculta do abdome são os atritos. O atrito hepático, por exemplo, pode ocorrer sobre o gradeado costal direito acompanhando a inflamação fibrinosa da cápsula de Glisson e do peritônio adjacente, vistos principalmente nos processos inflamatórios do parênqui-

ma hepático. O atrito hepático é descrito acompanhando o tumor hepático, a peri-hepatite infecciosa (causada por *Chlamydia trachomatis* ou *Neisseria gonorrhoeae*) e após biopsia hepática recente. Apesar da sua raridade, a busca ativa do atrito hepático pode ser justificada em casos específicos. O som de atrito também pode ser auscultado sobre o gradeado costal esquerdo, constituindo o atrito esplênico. Igualmente raro, esse sinal poderá surgir nos processos inflamatórios agudos do peritônio adjacente ao baço, especialmente no infarto esplênico.

PERCUSSÃO

A percussão do abdome deve ser feita com a técnica habitual, dígito-digital, em que o examinador escolhe um dedo como plessímetro. Em geral, é escolhido o dedo indicador ou o dedo médio da mão com que o médico tem menos habilidade (mão esquerda para o destro e mão direita para o canhoto). Os outros dedos, não utilizados como plessímetro, devem afastar-se da parede abdominal. Com a outra mão, o examinador executa um golpe seco sobre o dedo plessímetro, de moderada intensidade, utilizando o dedo médio ou dedo indicador. Aconselhamos grupos de dois golpes por vez em cada ponto a ser examinado, para efeito de comparação. Em um exame normal do abdome em que não suspeitamos de alterações significativas, pelos dados já obtidos com a anamnese e a inspeção abdominal, a percussão pode restringir-se a alguns pontos nos quatro principais quadrantes do abdome (superior direito, superior esquerdo, inferior direito e inferior esquerdo), e na pesquisa do fígado e do baço. Os pontos de percussão poderão ser ampliados em uma determinada área na qual se suspeite de alterações patológicas. É relativamente comum observar os examinadores em treinamento percutirem extensamente o abdome, mesmo sem suspeitas patológicas, em inúmeros pontos dos quatro quadrantes, o que prolonga o exame desnecessariamente, cansando o aluno e o paciente. É comum também a percussão exagerada, com muitos golpes no mesmo ponto de exame, ou a execução da percussão com golpes fracos demais. Quanto mais apurada a técnica de percussão, mais informações corretas poderão ser obtidas.

A percussão abdominal será útil para identificar a presença de líquido ascítico, de massas sólidas, o aumento exagerado de ar nas alças intestinais ou fora delas, a determinação do tamanho do fígado (principalmente de sua borda superior) e das dimensões do baço. No abdome normal, o timpanismo predomina devido ao acúmulo de ar nas alças intestinais. Esse detalhe é particularmente útil ao examinador para valorizar qualquer ponto de macicez em sua percussão abdominal. Com a exceção do hipocôndrio direito (pela presença do fígado), nenhum ponto do abdome normal deve mostrar-se maciço à percussão. O som timpânico normalmente obtido na percussão abdominal indica a presença de ar dentro de vísceras ocas. Quando há aumento da quantidade de ar, teremos um aumento desse som, chamado de hipertimpanismo por alguns autores. Obtemos esse som à percussão na ectasia do estômago, no aumento do meteorismo (gases no interior de alças intestinais), na obstrução intestinal e no pneumoperitônio.

A percussão abdominal auxilia na definição dos limites do fígado e do baço. Para determinação da altura da macicez hepática, devemos efetuar a percussão no tórax anterior sobre a linha hemiclavicular direita, iniciando na altura do quarto espaço intercostal. O fígado, normalmente, passa a ser percutível a partir do quinto espaço intercostal direito na maioria das pessoas, atingindo uma altura variável de 6 a 12cm. Se a borda superior do fígado (identificada com facilidade por essa técnica) estiver abaixo do sexto espaço intercostal, podemos estar diante de uma ptose hepática ou atrofia do fígado. A ptose hepática pode ser encontrada, por exemplo, nos quadros de enfisema pulmonar, devido ao aumento da área ocupada pelo pulmão no tórax, deslocando o fígado para baixo de sua posição habitual. O examinador deve estar atento para a eventualidade de não encontrar a macicez hepática em nenhum ponto de percussão no hipocôndrio direito. Esse achado pode ocorrer na atrofia hepática grave, na interposição de alça intestinal (delgado ou cólon) entre a parede abdominal e o fígado, no pneumotórax à direita e no pneumoperitônio. Neste último caso, teremos o sinal de Jobert ou sinal do timpanismo pleno no hipocôndrio direito, definido como a presença de timpanismo em toda a região hepática (hipocôndrio direito), afastadas outras possibilidades de timpanismo parcial. Outro sinal pesquisado na percussão hepática é o sinal de Torres-Homem ou sinal da percussão dolorosa do hipocôndrio direito. Esse sinal é caracterizado pelo encontro de dor localizada em determinada região do hipocôndrio direito à percussão dígito-digital, de moderada a forte intensidade, indicando a presença de provável abscesso hepático. Alguns autores preferem obter esse sinal propedêutico com a punho-percussão e não com a percussão dígito-digital. As duas formas de pesquisa são válidas e produzem resultados semelhantes. É importante distinguir, nesse momento, a dor localizada em uma área do hipocôndrio direito da dor mais difusa na área hepática, referida espontaneamente pelo paciente, ou percebida pelo examinador no momento da palpação. Essa dor reflete com maior freqüência a distensão global do fígado e o estiramento da cápsula de Glisson (única estrutura hepática que apresenta receptores nervosos para dor). A presença de abscesso subfrênico à direita pode confundir o examinador com o sinal de Torres-Homem mencionado anteriormente. Os detalhes mais sugestivos do abscesso subfrênico são dor à punho-percussão obtida nas áreas posterior e lateral do hemitórax direito (preferencialmente), presença de elevação do diafragma com imobilização do hemidiafrag-

ma direito, derrame pleural à direita e colapso do lobo inferior do pulmão direito. Esses achados se devem à íntima inter-relação dos linfáticos pleurodiafragmático-peritoneais nessa região.

Enquanto a percussão hepática é útil para indicar a posição correta da borda superior do fígado e dos sinais propedêuticos mencionados anteriormente, ela é imprecisa para definir a borda inferior do órgão. Devemos dar preferência à palpação hepática para essa finalidade.

A percussão do abdome também pode ser útil para determinar a presença de esplenomegalia. O baço normal não produz macicez em sua área de projeção na parede abdominal, pela sua relação anatômica com os órgãos adjacentes. Dessa forma, o ângulo esplênico do cólon direito, o pulmão esquerdo e o estômago, estruturas próximas ao baço e contendo ar em seu interior, atrapalham a percepção da submacicez esplênica. Desse fato surge a afirmação de que "todo baço percutível está aumentado de volume". O encontro de macicez à percussão do espaço de Traube no hipocôndrio esquerdo (que normalmente é timpânico à percussão) deve chamar a atenção do examinador. Convém destacar que o chamado "espaço de Traube" é uma zona de percussão timpânica de formato semilunar, limitada à direita pelo lobo esquerdo do fígado, acima pelo diafragma e pulmão esquerdos, à esquerda pela linha axilar anterior e abaixo pelo rebordo costal esquerdo. De forma geral, esse espaço tem largura de 12cm e altura de 9cm, projetando-se sobre a 6ª, 7ª, 8ª e 9ª costelas. Além das esplenomegalias, podem ocupar o espaço de Traube o lobo esquerdo do fígado (hipertrofiado), as cardiomegalias e os derrames pleurais esquerdos. Quando o baço aumenta de volume por qualquer motivo, o faz seguindo seu maior eixo, na direção oblíqua, da esquerda para a direita e para baixo. Dessa forma, ocupa o espaço do hipocôndrio esquerdo que passa a apresentar submacicez à percussão. Nas grandes esplenomegalias, o baço pode invadir o epigástrio, o flanco esquerdo, a região periumbilical, e chegar até a fossa ilíaca esquerda.

A percussão do abdome é o principal recurso à disposição do examinador para a pesquisa de ascite (ver capítulo correspondente).

Os rins têm pouco acesso ao exame de percussão pela sua localização profunda no abdome. O sinal de Giordano ou sinal da percussão lombar dolorosa é o único que pode ser aplicado para a pesquisa de alteração patológica dos rins. Esse sinal é caracterizado pela percussão das regiões lombares do paciente com a borda ulnar da mão direita ou esquerda. Se o paciente apresentar dor com essa manobra (caracterizada pela inclinação anterior do tronco fugindo da percussão, ou pela queixa de dor), circunscrita à área renal (tendo como referência o ângulo formado entre a 12ª costela e o processo transverso das vértebras lombares superiores), haverá sugestão de processo inflamatório afetando a cápsula renal (única estrutura do rim com inervação dolorosa). O golpe não deve ser muito forte a ponto de causar dor por si e tampouco fraco demais. Apesar de sua utilidade, o sinal de Giordano pode produzir resultados falso-positivos em lombalgias musculares agudas.

PALPAÇÃO

A palpação adequada do abdome exige que o paciente esteja em decúbito dorsal, confortável, relaxado e em ambiente com temperatura adequada. Suas pernas devem estar em extensão, assim como os braços mantidos ao longo do corpo. Essas exigências preliminares são necessárias para que não ocorra contração involuntária da parede abdominal, o que dificultará a palpação, principalmente nos pacientes do sexo masculino. O examinador deve manter as mãos aquecidas e não apertar com força excessiva a parede abdominal, pois, dessa forma, provocará contração da musculatura do abdome. Além disso, é conveniente pedir ao paciente que respire profundamente enquanto é realizada a palpação, pois a expiração relaxa os músculos retos do abdome.

Entre os objetivos da palpação destacamos: 1. avaliar o grau de resistência da parede abdominal; 2. estabelecer as condições físicas das vísceras reconhecidas pela palpação; 3. explorar a sensibilidade dolorosa do abdome. Entre as estruturas que podem ser sentidas na palpação normal do abdome podemos citar: borda inferior do fígado, borda do baço (quando aumentado de volume), grande curvatura do estômago (epigástrio), sigmóide (quadrante inferior esquerdo), ceco e cólon ascendente (fossa ilíaca direita e flanco direito), partes do cólon transverso e descendente (linha próxima à cicatriz umbilical e flanco direito), aorta (linha mediana). Embora tecnicamente mais difícil, podemos perceber o pólo inferior do rim direito no quadrante superior direito, com a técnica que descreveremos mais adiante. A bexiga distendida (denominada "bexigoma") e o útero grávido podem ser percebidos acima da sínfise púbica, na região do hipogástrio. Diferentemente das estruturas mencionadas anteriormente, muitos órgãos do abdome não são reconhecíveis pela palpação normal. Entre esses estão o duodeno, todo o intestino delgado, o pâncreas, a vesícula biliar, e as vias biliares e o apêndice. O útero não-grávido, os ovários e as trompas podem ser identificados apenas na palpação conjunta abdominovaginal. As mãos do examinador devem ser dispostas de formas diferentes, de acordo com os órgãos e as estruturas a serem palpados: mãos sobrepostas para abdomes resistentes em geral ou distendidos (Fig. 10.2); mãos espalmadas com os dedos em garra para as bordas hepática e esplênica (Figs. 10.3 e 10.8); mãos oblíquas com dedos convergentes, para o estômago e cólon transverso (Figs. 10.10 e 10.13); mãos em arco, formado pela borda ulnar das duas mãos, para o ceco e sigmóide (Figs. 10.11 e 10.15).

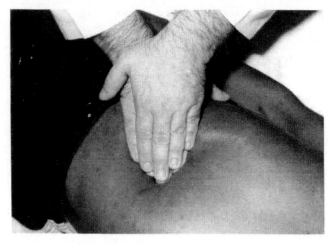

Figura 10.2 – Técnica de mãos sobrepostas aplicadas à palpação de abdomes resistentes.

A palpação pode ser subdividida em superficial e profunda. A palpação superficial, como o nome indica, é feita com pouca pressão das mãos e destina-se a testar a sensibilidade da parede abdominal, além da presença de resistência local. Considera-se que a palpação superficial dê ao examinador acesso a uma profundidade de até 2cm na parede abdominal. A presença eventual de hiperestesia cutânea em alguma região do abdome é atribuída ao reflexo viscerossensitivo, que projeta a localização tegumentar para o processo inflamatório visceral. A existência de rigidez da parede abdominal pela chamada "defesa muscular" é devida, por sua vez, ao reflexo visceromotor. A defesa muscular sinaliza ao examinador que o peritônio regional próximo ao órgão acometido está comprometido por inflamação. O reflexo visceromotor é considerado um reflexo de defesa, pois a contração da musculatura da parede abdominal impede que uma pressão externa de qualquer natureza seja exercida sobre a área inflamada, o que produziria intensa dor, além de poder traumatizar as estruturas envolvidas.

A palpação profunda fornece a possibilidade de explorar as estruturas intra-abdominais situadas a uma profundidade de até 10cm. É interessante registrar que pode haver sons provocados pela palpação do abdome com características específicas, a saber: os chamados "roncos" – são sons graves provocados apenas pela passagem de gases nas alças intestinais devido à pressão exercida pela palpação; o "borborigmo" – representa sons aéreos de tonalidade alta, formados pela passagem de líquido e gases; o "gargarejo" – é caracterizado pelo som de ruídos hidroaéreos de grossas bolhas. Esses sons, em situação normal, são isolados e episódicos.

Ainda na etapa de palpação, o examinador poderá realizar a pesquisa de hérnias. As hérnias mais comuns são as inguinais, as umbilicais e as epigástricas. Na pesquisa da hérnia inguinal, o examinador deve introduzir o dedo indicador direito no anel inguinal (que normalmente não comporta a introdução de uma polpa digital). Solicita, em seguida, ao paciente que faça a manobra de Valsalva ou manobra de expiração forçada contra a resistência (tentando assoprar com força contra a sua mão fechada, por exemplo). Nesse momento, o examinador perceberá o encontro da alça herniada com a ponta do seu dedo. Essa manobra não precisa ser utilizada quando a hérnia for evidente à simples inspeção. A mesma técnica pode ser utilizada para as outras hérnias. Também faz parte do exame palpatório inicial do abdome a percepção da presença da diástase dos músculos retos abdominais, ou seja, a separação dos músculos retos da esquerda e da direita, permitindo ao examinador insinuar um ou mais dedos entre eles. A diferença da diástase com as hérnias está na ausência de saco herniário ou anel na primeira.

É interessante assinalar que no hipogástrio não se palpa nenhum segmento do tubo digestivo. Estão localizados nessa área, basicamente, a bexiga e o útero, estruturas só palpadas com facilidade quando apresentam grande aumento de volume.

A seguir, descrevemos as técnicas utilizadas para a palpação de estruturas específicas do abdome.

FÍGADO – como referimos anteriormente, a palpação é o melhor recurso para a identificação da borda inferior do fígado. Entre as várias técnicas existentes, preferimos aquela realizada com os dedos das mãos do examinador dispostos em garra, alinhados com o rebordo costal direito (também conhecida como método de Mathieu ou método das mãos em garra) (Fig. 10.3). O examinador posiciona-se à direita, em pé e voltado para os pés do paciente. A seguir, pede ao paciente que inspire profundamente e expire em seguida. Ao final da expiração, o examinador pressiona seus dedos para baixo do rebordo costal direito e mantém a pressão, pedindo ao paciente que inspire novamente. Nesse momento, a borda hepática inferior pode ser sentida com facilidade, vindo de encontro aos dedos do examinador. Devemos evitar movimentar os dedos antes que a inspiração se complete. A distância da borda inferior do fígado deve ser referida quanto ao rebordo costal direito e em relação ao apêndice xifóide (utilizar dois pontos de referência pelo menos), empregando como medida o número de dedos interpostos ou a distância em centímetros. Preferimos a referência em centímetros por ser mais uniforme. É interessante lembrar que o fígado apresenta ampla mobilidade respiratória, graças à sua íntima conexão com o diafragma. A perda dessa mobilidade é rara e pode acontecer nas grandes hepatomegalias. Outra técnica que pode ser usada na palpação do fígado é a de Lemos-Torres ou técnica da mão estendida (Fig. 10.4). Nessa técnica, o médico fica posicionado do lado direito, voltado para a cabeça do paciente. A mão esquerda do examinador deve pressionar o ângulo lombocostal direito do paciente para cima, enquanto a mão direita palpa o fígado da seguinte forma: os dedos ficam paralelos ao abdome, apontando para o rebordo costal direito com ângulo de 90 graus. Novamente, a mão direita é pressionada contra o abdome ao final da expiração, aguardando a inspiração do paciente sem se movimentar, percebendo a borda inferior do fígado quando vier de encontro aos dedos do examinador. Embora existam outras formas de palpar o fígado, consideramos desnecessário que todas sejam aqui relatadas. Em nossa experiência, as duas técnicas descritas preenchem plenamente as finalidades da palpação hepática. Entretanto, se por qualquer motivo for difícil distinguir a borda inferior da fígado pela palpação convencional, podemos utilizar um método intermediário entre a ausculta e a percussão. Com esse método, que batizamos de "método do estetoscópio e da caneta", colocamos o estetoscópio sobre a área hepática na face lateral do hipocôndrio direito (Fig. 10.5). Em seguida, com o auxílio de uma caneta (ou qualquer outra estrutura romba que não machuque o paciente), passamos a traçar linhas paralelas ao rebordo costal,

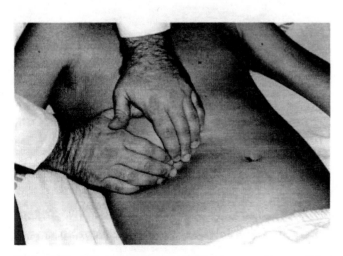

Figura 10.3 – Técnica de palpação do fígado com mãos paralelas e dedos em garra (método de Mathieu).

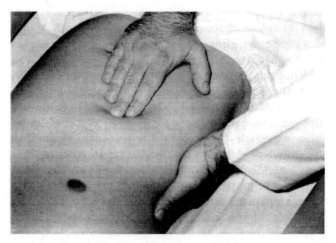

Figura 10.4 – Técnica de palpação do fígado pelo método da mão estendida (método de Lemos-Torres).

73

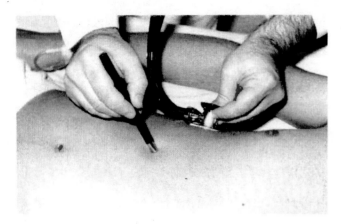

Figura 10.5 – Técnica para detecção da posição da borda inferior do fígado em casos duvidosos, utilizando o estetoscópio sobre a área hepática e uma estrutura de ponta romba "riscando" a parede abdominal.

começando a uma distância de cerca de 5cm. As linhas devem aproximar-se cada vez mais do rebordo costal direito. Quando ouvirmos no estetoscópio o som do "riscado" sobre a parede abdominal, este terá sido transmitido pelo fígado, e sua borda inferior estará localizada sob a ponta da estrutura romba utilizada. Essa técnica é útil ao examinador no esclarecimento dos casos da dúvida quanto à localização da borda inferior do fígado, principalmente nos obesos e em pacientes do sexo masculino com musculatura muito desenvolvida.

Quando palpamos a borda inferior do fígado por uma das técnicas descritas, notamos que ela apresenta espessura fina e consistência mole, com localização habitual até 2 a 3cm do rebordo costal direito (essa distância deve ser medida levando-se em conta a linha hemiclavicular) e cerca de 3cm do apêndice xifóide. A superfície hepática normal é lisa, sem nenhum tipo de relevo. Devemos perceber ainda, à palpação hepática, a consistência do fígado e a sua sensibilidade. Tanto a borda quanto a superfície hepática devem sempre ser referidas no exame clínico. A borda pode ser fina ou romba, dolorosa ou indolor, e a superfície, lisa ou nodular. Devemos evitar a expressão "borda lisa" pela boa norma de descrição do exame hepático. Nos fígados congestos, aumentados de volume, a borda passa a ser romba (arredondada). A superfície nodular é característica dos implantes neoplásicos (primários ou secundários) e assume característica semelhante a um "saco de batatas". Na cirrose hepática, a sensação palpatória dos nódulos é mais discreta e pode ser percebida como uma superfície "granulosa". A presença eventual de sensibilidade dolorosa à palpação hepática ocorre mais freqüentemente nos aumentos agudos de volume do fígado com estiramento resultante da cápsula de Glisson (única estrutura no fígado com inervação dolorosa). Deve ser diferenciada da sensibilidade dolorosa localizada vista no sinal de Torres-Homem (sinal da percussão dolorosa do hipocôndrio direito), descrito na etapa da percussão.

A manobra do "rechaço" pode ser utilizada pelo examinador para identificar a posição da borda inferior do fígado nos abdomes com ascite, ou com distensão abdominal de outra natureza. Por essa técnica, é feita uma depressão rápida da parede abdominal próxima ao rebordo costal direito, pelas mãos do examinador. Pode ser executada com a técnica de mãos em garra (com ambas as mãos) ou pelo método de Lemos-Torres (com a mão direita estendida). As mãos permanecem pressionando a parede, esperando-se perceber a borda inferior do fígado no contragolpe da pressão inicial exercida sobre a parede abdominal.

BAÇO – a palpação também é o melhor método para a percepção da borda inferior do baço, que se torna palpável apenas nas esplenomegalias. O baço normal não é palpável e apresenta mobilidade respiratória, assim como o fígado. A palpação da borda inferior do baço é feita basicamente por duas técnicas: 1. o paciente assume o decúbito dorsal, e o examinador posiciona-se do seu lado direito. A mão esquerda é colocada na altura do gradeado costal esquerdo, pressionando-o para cima. Ao mesmo tempo, a mão direita com os dedos estendidos é posicionada sobre a parede abdominal, apontando para o rebordo costal esquerdo (Fig. 10.6). Em seguida, o examinador pressiona sua mão direita ao final da expiração e solicita ao paciente que inspire profundamente, procurando sentir a borda inferior da baço ao final da inspiração; 2. o paciente assume a posição de Schuster ou posição do decúbito lateral direito com a perna flexionada (Fig. 10.7): deita-se sobre seu lado direito, esticando a perna direita e flexionando a coxa esquerda em um ângulo próximo a 90 graus em relação à bacia. A mão esquerda do paciente deve ficar posicionada em sua nuca. O examinador fica posicionado do lado esquerdo do paciente, voltado para os pés do paciente, procurando palpar o baço com os dedos das mãos dispostos em garra e colocados ao

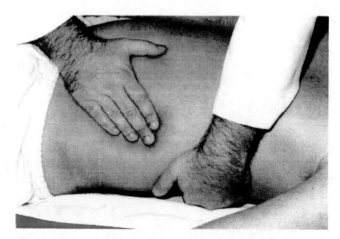

Figura 10.6 – Técnica de palpação do baço, posicionando a mão esquerda sobre o gradeado costal esquerdo e a mão direita paralela à parede abdominal com os dedos apontando para o rebordo costal esquerdo.

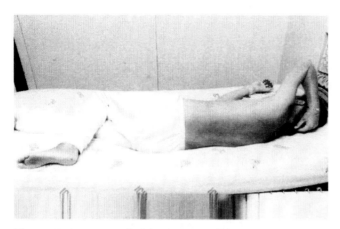

Figura 10.7 – Posição de Schuster para palpação do baço.

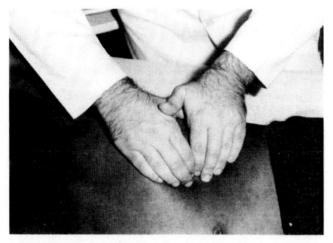

Figura 10.8 – Mãos paralelas e dedos em garra posicionados para palpação do baço, com paciente na posição de Schuster.

longo do rebordo costal esquerdo (Fig. 10.8). A palpação, nesse caso, deve também ser feita de forma harmônica com a respiração do paciente, pressionando os dedos sobre o rebordo costal esquerdo no final da expiração e procurando sentir a borda inferior do baço no final da inspiração seguinte. Com qualquer método utilizado, devemos evitar o erro comum de confundir a última costela com o baço. O examinador deve descrever a distância entre a borda inferior do baço e o rebordo costal esquerdo em centímetros (preferencialmente) ou dedos transversos, tomando-se como referência a linha hemiclavicular esquerda. Na maioria das vezes, o baço torna-se palpável apenas quando atinge o dobro de seu tamanho normal, daí a importância de detectarmos a presença de esplenomegalias menores pela percussão. Normalmente, a borda inferior do baço dista cerca de 5cm do rebordo costal esquerdo. Quando o baço é palpável, sua borda pode ser dura ou mole, fina/cortante ou romba, dolorosa ou indolor. Assim como acontece com o fígado, a inervação dolorosa do baço restringe-se à sua cápsula, que gera a sensação dolorosa quando é distendida. Por esse motivo, apenas as esplenomegalias agudas (infecciosas ou não) são dolorosas à palpação. As características da borda inferior do baço variam conforme a doença de base. Nas esplenomegalias infecciosas agudas, o baço não apresenta grande volume e sua borda é mole, cortante e dolorosa. Ao contrário, nas esplenomegalias crônicas, vistas em doenças como hipertensão portal e da veia esplênica, malária, esquistossomose, linfomas e metaplasia mielóide, entre outras, o baço pode atingir grande volume e sua borda é dura, romba e indolor. A propósito, o baço alcança seus maiores tamanhos ultrapassando a linha média do abdome e chegando à fossa ilíaca esquerda em doenças como malária crônica, leucemia mielóide crônica, leishmaniose visceral (calazar), esquistossomose (forma hepatoesplênica) e na metaplasia mielóide.

TUMORES ABDOMINAIS – a palpação constitui método valioso para identificar a presença de massas abdominais. Uma das primeiras técnicas que devem ser aplicadas pelo examinador será destinada a verificar se o tumor é da parede abdominal ou não. Para isso, devemos solicitar ao paciente que flexione o tronco contra o abdome, tensionando assim a parede abdominal. Com essa manobra, os tumores intracavitários ou retrocavitários terão sua palpação prejudicada, enquanto os tumores da parede permanecerão palpáveis. O examinador deve efetuar a palpação profunda nos quatro quadrantes principais do abdome (superiores direito/esquerdo, inferiores direito/esquerdo) e na região periumbilical. Caso seja identificada a presença de uma massa, deve-se deter no local para distinguir os vários elementos úteis ao diagnóstico, a saber: localização, forma, tamanho, superfície, sensibilidade, consistência, mobilidade (respiratória ou não) e pulsatilidade. A localização de uma massa segue as áreas conhecidas do abdome, já descritas anteriormente. A forma e o tamanho podem ser descritos comparativamente com estruturas de conhecimento geral, por exemplo, semelhante a um limão, uma laranja etc. A superfície poderá ser lisa (cistos) ou nodular (neoplasias). A sensibilidade será descrita como dolorosa ou indolor. A consistência pode enquadrar-se em um dos seguintes tipos: cística (bexigoma, cisto de ovário, abscesso etc.), borrachosa/elástica (víscera distendida por líquido ou ar), pastosa (fecalomas) ou pétrea (neoplasias). A mobilidade respiratória ocorre mais com as massas presentes no andar superior do abdome e de localização intraperitoneal. As massas fixas são na sua maior parte as retroperitoneais, e as intraperitoneais que desenvolvem aderências com estruturas adjacentes. O tumor de mesentério destaca-se pela grande mobilidade manual que apresenta em todos os sentidos pesquisados, fato devido ao grande meso encontrado no intestino delgado. Os tumores do peritônio visceral, por sua vez, apresentam-se como pequenas tumorações, duras, com 2 a 4cm de diâmetro em sua maioria, tendo como etiologia mais freqüente as metástases carcinomatosas. Os adenocarcinomas de pâncreas raramente são palpáveis, pela sua localização profunda no abdome e pelo volume que alcançam. Já os pseudocistos de pâncreas podem ser palpáveis se atingirem volume suficiente, sendo percebidos pelo examinador como estruturas de aspecto esferóide, elásticas, com pouca mobilidade respiratória, presentes quase sempre no epigástrio. Os tumores de ovário apresentam comportamento palpatório semelhante aos do pâncreas, ou seja, os adenocarcinomas têm pequeno volume e raramente são palpáveis. Ao contrário, os cistoadenomas aumentam rapidamente e assumem grandes tamanhos, podendo ocupar as fossas ilíacas e o hipogástrio, chegando até mesmo à cicatriz umbilical. Os tumores retrocavitários mais comuns são os renais, destacando-se o tumor de Wilms na criança e o hipernefroma no adulto. Os demais tumores dessa região são raros, e os mais freqüentes são os neuroblastomas em crianças e os simpaticoblastomas em adultos.

AORTA – a artéria aorta pode ser palpada em pessoas magras ou com a parede abdominal flácida. Palpa-se na linha mediana do abdome, supra-umbilical. Dilatações aneurismáticas também podem ser palpadas na mesma região e nas dilatações com indicação de tratamento cirúrgico (maiores do que 5,5cm) a sensibilidade da palpação é muito grande, principalmente em pacientes com circunferência da cintura inferior a 100cm (sensibilidade variando de 82 a 100%).

A existência de pulsações percebidas em uma massa palpável nem sempre indica a presença de aneurisma de aorta. As massas tumorais localizadas próximas à aorta (seguindo a linha mediana do abdome) podem transmitir pulsações da aorta normal. Para diferenciar as pulsações vindas de um aneurisma das transmitidas por uma massa justaposta à aorta, o examinador deve levar em conta que, nos aneurismas, as pulsações tendem a ser percebidas em todos os diâmetros da massa, com igual intensidade. Já em uma massa próxima à aorta, a amplitude das pulsações é mínima nas bordas do tumor, e maior nas partes em contato com o diâmetro ântero-posterior da aorta. Essa dúvida poderá ser esclarecida por métodos de imagem complementares ao exame clínico.

RIM – devemos lembrar que os rins são órgãos posteriores (retrocavitários) e a sua parte superior é protegida pelas costelas. O principal acesso ao exame clínico dos rins é marcado pelo ângulo entre a 12ª costela e o processo transverso das vértebras lombares a essa altura. Pela sua localização profunda, torna-se mais difícil a palpação dos rins pela face anterior do abdome. Mesmo assim, podemos palpar os órgãos aumentados de volume, especialmente em pessoas magras, com a parede abdominal flácida. Para a palpação do rim direito, o examinador, posicionado à direita, coloca sua mão esquerda paralela à 12ª costela por baixo do paciente, fazendo pressão para cima (tentando deslocar o rim

anteriormente). A mão direita fica posicionada no quadrante superior direito, lateral e paralela ao músculo reto abdominal. O examinador, então, pede ao paciente que inspire profundamente, e tenta palpar o pólo inferior do rim direito pressionando sua mão direita com força contra o abdome. O detalhe importante dessa técnica é que a mão direita do examinador só deve pressionar o abdome bem no final da inspiração, para não impedir que o rim se desloque para baixo. O rim esquerdo é mais difícil de ser palpado do que o rim direito. Mesmo assim, a palpação pode ser tentada em casos específicos, com procedimento semelhante ao utilizado para o rim direito. O examinador fica posicionado à esquerda, invertendo a posição das mãos descritas para a palpação do rim direito: a mão direita fica por baixo do paciente e a mão esquerda tenta a palpação do pólo inferior do rim na inspiração profunda. Outro método que pode ser utilizado para a palpação dos rins é a técnica de Israel ou técnica das mãos em contrapressão: o paciente assume o decúbito lateral oposto ao rim que se palpará. Para a palpação do rim direito, por exemplo, o paciente assume o decúbito lateral esquerdo, flexionando o membro inferior direito levemente sobre a bacia. Nessa posição, a mão esquerda do examinador pressiona o ângulo lombocostal aproximando o rim para a frente, enquanto a mão direita tenta palpar o pólo inferior do rim na descida inspiratória. Apesar dessas considerações, é difícil a palpação de ambos os rins sem que haja grande aumento do volume dos órgãos, como nos casos de rins policísticos, da hidronefrose e dos tumores renais.

VESÍCULA BILIAR – a vesícula biliar normal não é palpável, por ser de consistência mole e não apresentar tensão em suas paredes. A palpação só se torna possível com seu aumento por processo patológico. O paciente pode ser posicionado em decúbito dorsal ou em decúbito lateral esquerdo em ângulo de 45 graus, com as coxas em semiflexão. O examinador coloca-se do lado direito do paciente, voltado para os pés do paciente. As mãos são posicionadas sobre o rebordo costal direito, com os dedos dispostos em garra, e o examinador solicita ao paciente que inspire profundamente. A vesícula biliar é móvel com a respiração, acompanhando o fígado (órgão a que está aderida), e será percebida na intersecção entre a borda lateral do músculo reto abdominal e o rebordo costal direito (ponto vesicular).

A obstrução aguda da vesícula provocará sua distensão, na ausência de icterícia, constituindo inicialmente a hidropisia do órgão. Em período de horas a dias, sobrevém a fase de colecistite aguda, em que ocorre a infecção secundária. Nessa fase, que pode durar entre 48 e 72 horas, a vesícula torna-se grande e muito dolorosa, surgindo o conhecido sinal de Murphy ou sinal da inspiração interrompida. Para pesquisa desse sinal, o examinador posiciona um ou dois dedos (em geral o

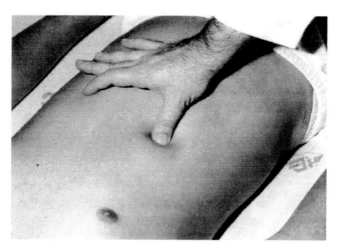

Figura 10.9 – Posição do polegar sobre o ponto vesicular para pesquisa do sinal de Murphy (sinal da inspiração interrompida).

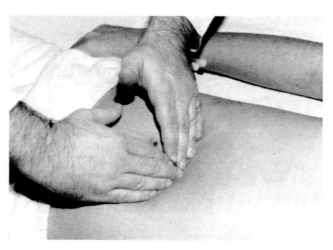

Figura 10.10 – Mãos em posição oblíqua com dedos convergentes, posicionadas no epigástrio para palpação do estômago.

polegar) no ponto vesicular (Fig. 10.9). Solicita a seguir ao paciente que inspire profundamente enquanto pressiona o ponto vesicular com o polegar. O sinal positivo é caracterizado pela abrupta interrupção da respiração pelo paciente, devido ao rápido aumento da dor referida no ponto vesicular provocada pelo encontro da vesícula (grande e dolorosa) contra o dedo que palpa. Apesar de esse sinal ser muito sugestivo de colecistite aguda, ele não é patognomônico. Esse sinal pode ser positivo em pacientes com distensão de alças intestinais, particularmente no ângulo entre o cólon ascendente e o transverso. Na colecistite aguda, a defesa muscular poderá ou não estar presente na área vesicular. Ocorrerá generalização da defesa muscular (abdome em tábua) com perfuração da vesícula biliar, pois a bile derramada na cavidade abdominal produz grave peritonite. Outro sinal propedêutico muito utilizado na pesquisa da vesícula biliar é o sinal de Courvoisier-Terrier ou sinal da vesícula palpável não dolorosa. Esse sinal é definido pelo encontro de vesícula grande e palpável, porém não dolorosa, em paciente ictérico. O encontro desse sinal positivo sugere a presença de neoplasia de cabeça de pâncreas obstruindo a via biliar, podendo também ser visto nos tumores da papila de Vater. É interessante notar que esse sinal não surge na colecistite crônica calculosa com migração de cálculos da vesícula para o colédoco, causando sua obstrução. A explicação para essa diferença está no fato de que a vesícula com cálculos apresenta inflamação crônica em sua parede com muitas áreas de fibrose, sendo incapaz de se distender de forma significativa com obstrução do colédoco. O mesmo não ocorre nas obstruções biliares por tumores de pâncreas ou da papila de Vater, acompanhados por vesícula normal sem cálculos.

ESTÔMAGO – a palpação do órgão normal é difícil e será facilitada em processos patológicos que provoquem sua distensão. Quando conseguimos palpar o estômago, percebemos em geral a grande curvatura do órgão, localizada acima da cicatriz umbilical. As mãos do examinador devem estar dispostas na posição oblíqua com convergência dos dedos (Fig. 10.10). A grande curvatura será detectada como um "degrau" à medida que as mãos do examinador se deslocam no epigástrio sobre a linha xifoumbilical, de cima para baixo, especialmente durante a expiração. A pequena curvatura do estômago não é acessível à palpação. O estômago também se desloca com os movimentos respiratórios. Na estenose pilórica ou duodenal, pode haver a chamada "distensão rígida" do estômago (contração hipertônica que desenha a forma do órgão). Nessa condição, perceberemos a grande curvatura com aumento permanente da sua consistência.

É importante lembrar que o cólon transverso passa muito próximo do estômago e pode causar confusão ao examinador. A diferença básica é que o cólon transverso é percebido como um "cilindro", enquanto o estômago proporciona mais a impressão do "degrau" descrito anteriormente. Em casos com suspeita de atonia do estômago e presença de estase gástrica importante, pode ser feita a pesquisa do sinal do "vascolejo": o examinador coloca as mãos nos dois flancos laterais e imprime movimentos bruscos de vaivém, provocando assim o som característico de ruídos hidroaéreos vindos da região epigástrica. Alguns autores descrevem também o sinal da "patinhação". Esse sinal é obtido com movimentos compressivos rápidos sobre a região epigástrica, utilizando a face ventral das mãos. Em condições patológicas com grave estase gástrica, ouvir-se-á o som de líquido sacolejando. Tanto o sinal do "vascolejo" quanto o da "patinhação" são de ocorrência muito rara e devem ser pesquisados apenas quando o quadro clínico for sugestivo de estase gástrica. Convém destacar que os tumores de estômago dificilmente são acessíveis à palpação, salvo quando atingem grande tamanho.

CECO/CÓLON ASCENDENTE – o ceco pode ser palpado na fossa ilíaca direita, seguindo uma linha imaginária que une a cicatriz umbilical e a espinha ilíaca ântero-superior direita, principalmente quando está distendido. O examinador deve preferir utilizar as mãos em posição oblíqua em forma de arco, utilizando a borda ulnar de ambas as mãos (Fig. 10.11), ficando posicionado à direita do paciente. Para a palpação do ceco, é conveniente solicitar ao paciente que flexione a coxa direita sobre a bacia, para que o músculo psoas fique contraído, facilitando a palpação. Esta deve ser feita de cima para baixo e de dentro para fora. O ceco normal tem consistência elástica e forma piriforme, com a base voltada para baixo. O cólon ascendente, por sua vez, pode ser sentido como um cordão cilíndrico, principalmente quando acometido por processos patológicos que causem sua distensão. Pode ser palpado com a borda ulnar da mão direita com os dedos levemente flexionados (Fig. 10.12), posicionados na altura do flanco direito. O examinador faz, então, movimentos de dentro para fora na direção transversal. O paciente pode facilitar a palpação inclinando ligeiramente o tronco para o lado esquerdo no caso do cólon ascendente, e para o lado direito no caso do descendente. É interessante destacar que o ângulo hepático do cólon não é acessível à palpação profunda. Tanto na palpação do ceco quanto na do cólon ascendente, sons do tipo "gargarejo" podem ser encontrados (ver item Ausculta, pág. 69).

CÓLON TRANSVERSO – sua palpação normal é dificultada por não possuir uma posição fixa em todos os pacientes. Pode estar localizado desde o epigástrio até a pequena bacia, porém mais freqüentemente está localizado na altura do mesogástrio, próximo à cicatriz umbilical. O diâmetro pode variar de 1,5 a 6cm, sendo percebido como um cordão cilíndrico de direção transversal, principalmente em pacientes magros e com parede abdominal flácida. As mãos do examinador ficam posicionadas de forma oblíqua entre si com os dedos convergentes (Fig. 10.13) e devem procurar o cólon transverso fazendo movimentos de cima para baixo. Na palpação do cólon transverso, podem ser obtidos sons do tipo "gargarejo" (ver o item Ausculta, pág. 69).

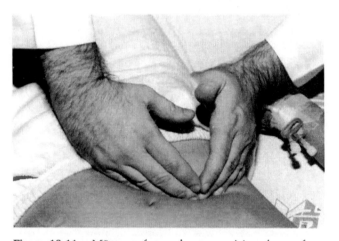

Figura 10.11 – Mãos em forma de arco posicionadas na fossa ilíaca direita para palpação do ceco.

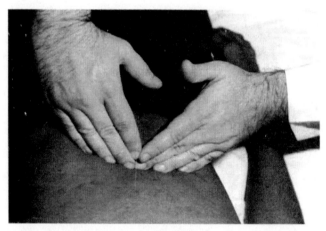

Figura 10.13 – Mãos em posição oblíqua com dedos convergentes, posicionadas no mesogástrio, para palpação do cólon transverso.

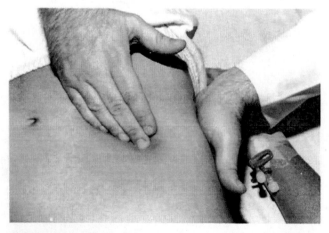

Figura 10.12 – Posição das mãos do examinador para palpação do cólon ascendente no flanco direito.

CÓLON DESCENDENTE/SIGMÓIDE – o cólon descendente é palpado com a mesma técnica descrita para o cólon ascendente, com o examinador posicionado do lado esquerdo do paciente. Devemos utilizar a borda ulnar da mão esquerda, com os dedos levemente flexionados (Fig. 10.14). O ângulo esplênico do cólon (situado atrás do baço) e o limite entre o cólon descendente e o sigmóide são inacessíveis à palpação, pela profundidade que atingem no abdome. O cólon descendente pode ser palpado com certa facilidade em pacientes com constipação (retenção de fezes de caráter funcional) e/ou obstipação (retenção de fezes de caráter patológico). Nessas condições, podemos perceber uma massa de consistência pastosa, ou até de consistência endurecida, com queixa referida de dor à palpação. O sigmóide é o segmento intestinal que melhor

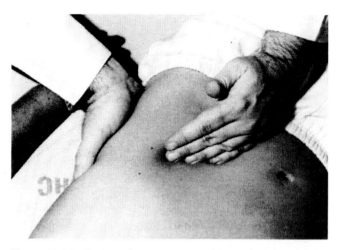

Figura 10.14 – Posição das mãos para palpação do cólon descendente no flanco esquerdo.

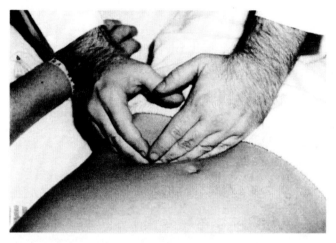

Figura 10.15 – Mãos em arco posicionadas na fossa ilíaca esquerda para palpação do sigmóide.

pode ser palpado (em 95% das pessoas). Para palparmos o sigmóide, solicitamos ao paciente que flexione a coxa esquerda sobre a bacia para induzir a contração do músculo psoas, facilitando a palpação. O examinador, com as mãos oblíquas convergentes em forma de arco (Fig. 10.15), palpa de cima para baixo e de dentro para fora na altura do quadrante inferior esquerdo, percebendo um cordão móvel de diâmetro muito variável, entre 1,5 e 2cm quando há espasmo acentuado. Os ruídos hidroaéreos, induzidos pela palpação, só costumam ser percebidos em casos de diarréia. Na doença diverticular complicada, o cólon sigmóide pode perfurar-se, produzindo peritonite grave com presença de defesa abdominal, principalmente no quadrante inferior esquerdo do abdome.

MÚSCULO PSOAS – está localizado entre a coluna lombar e o trocanter menor do fêmur. Na suspeita de inflamação desse músculo (em geral de causa infecciosa), o examinador deve tentar obter o chamado sinal do músculo psoas para em seguida tentar palpá-lo. Para a pesquisa do sinal referente ao psoas do lado direito, o examinador posiciona sua mão sobre o joelho direito do paciente, e pede a ele que eleve a coxa direita contra a sua resistência. Em seguida, ergue a coxa direita do paciente contra o quadril, provocando a contração do músculo psoas. Nesse momento, se houver inflamação do músculo, o paciente queixar-se-á de dor. Uma vez obtido o sinal do psoas, devemos tentar a palpação do músculo, com técnica utilizando as mãos sobrepostas, posicionadas a cerca de dois dedos acima da cicatriz umbilical. As mãos devem aplicar forte pressão, pois o músculo psoas tem localização profunda no abdome. Na seqüência, o examinador executa a palpação de cima para baixo em movimento de ziguezague, seguindo uma linha imaginária de direção oblíqua, com ângulo de 30 graus em relação à linha média do abdome. Nas psoítes, principalmente, pode ser percebida massa muscular endurecida, dolorosa, de cerca de 5cm de largura. É bom lembrar que as psoítes podem ser primárias, ou secundárias a inflamações em órgãos como o apêndice, o sigmóide, o ceco, os ovários e as trompas.

PERITONITES – várias vísceras ocas podem perfurar-se no abdome, produzindo a seguinte seqüência de eventos: pneumoperitônio, peritonite química regional e peritonite generalizada. As condições patológicas que mais freqüentemente levam à perfuração de vísceras ocas são: úlcera duodenal, úlcera gástrica, apendicite aguda, diverticulite e colecistite aguda. Com menos freqüência, pode haver perfuração de víscera oca nas seguintes entidades: enterite por *Salmonella typhi*, retocolite ulcerativa grave acompanhada por megacólon tóxico, neoplasias do tubo gastrintestinal e coledocolitíase. Quando a peritonite generalizada se instala, o paciente assume postura imóvel na maioria das vezes, respirando superficialmente (para evitar a dor abdominal provocada pelos movimentos do diafragma). O examinador percebe, à palpação, extrema rigidez da parede abdominal designada como abdome em "tábua". Como já referimos anteriormente, essa condição é produzida por reflexo visceromotor que induz a contração dos músculos da parede abdominal, do mesmo metâmero do peritônio acometido. Convém destacar que a contratura muscular é um sinal precoce que deve chamar a atenção do examinador, pois o encontro de abdome em "tábua" indica solução cirúrgica para o caso, na grande maioria das vezes.

Nas peritonites localizadas, por sua vez, o examinador encontra resistência da parede abdominal apenas em determinada região do abdome. Com freqüência, o sinal de Blumberg ou da descompressão brusca é positivo. Na pesquisa desse sinal, o examinador produz leve pressão na parede abdominal com uma das mãos e solta bruscamente. Há forte dor referida pelo paciente quando o examinador libera a pressão sobre a parede abdominal, de maior intensidade do que a dor obtida na fase de pressão. Esse sinal é muito útil, pois indica presença de inflamação do peritônio parietal no local em que é obtido. Outro fato interessante que acompanha a perfuração das vísceras ocas é o fenômeno da migração do epíploon em direção às vísceras, para tamponar a área perfurada, bem como das vísceras adjacentes. Essa aproximação de peritônio e vísceras à área inflamada, em conjunto com a contratura da musculatura parietal, gera, com freqüência, um aglomerado mal definido denominado "plastrão", que é percebido à palpação. O plastrão tende a regredir com o tratamento da doença de base, em período variável, que oscila de 15 a 30 dias. A peritonite pode ser localizada, com maior freqüência, nas seguintes condições: ileíte regional (doença de Crohn) em atividade, apendicite aguda não perfurada, salpingite aguda e diverticulite aguda. Há resistência local apenas nas áreas de projeção dessas estruturas na parede abdominal.

No reconhecimento do órgão-sede do processo inflamatório agudo do abdome, o examinador pode valer-se de alguns sinais úteis:

1. Na apendicite aguda pode haver hiperestesia cutânea em vários pontos do abdome, dependendo da localização do apêndice, a saber: fossa ilíaca direita, flanco direito ou hipocôndrio direito. Um dos pontos dolorosos mais comuns na apendicite aguda é o chamado ponto de Mac Burney, localizado no ponto de união entre o terço externo e o terço médio da linha que une a cicatriz umbilical à espinha ilíaca ântero-superior (Fig. 10.16). A defesa muscular em geral acompanha a área de hiperestesia, podendo tornar-se generalizada com a ruptura do apêndice. Podemos obter também o sinal de Rovsing ou sinal da compressão da fossa ilíaca esquerda, caracterizado pela compressão da fossa ilíaca esquerda realizada pelo examinador no sentido do cólon ascendente, com dor referida pelo paciente na fossa ilíaca direita (sede do apêndice). A obtenção desse sinal na apendicite aguda é explicada pelo deslocamento retrógrado dos gases colônicos, irritando a área inflamada. Apesar da sua utilidade, a ausência desse sinal não exclui o diagnóstico de apendicite aguda. O sinal do músculo psoas, descrito anteriormente, pode estar presente, dependendo da localização do apêndice inflamado. Outro sinal muscular que pode surgir na apendicite aguda complicada é o sinal do músculo obturador. Para pesquisa desse sinal, o examinador flexiona a coxa direita do paciente sobre o quadril, mantendo o joelho direito flexionado, e executa a rotação interna da coxa (em relação ao quadril). Essa manobra provocará dor intensa na região hipogástrica direita, caso o músculo obturador interno apresente inflamação, dependendo mais uma vez da posição do apêndice.

2. Os processos inflamatórios pélvicos próprios do sexo feminino, como a prenhez ectópica rota e a salpingite aguda perfurada, manifestam-se como hiperestesia cutânea e defesa muscular nas fossas ilíacas correspondentes (direita ou esquerda). Na salpingite aguda não-perfurada, o examinador pode perceber plastrão doloroso, de extensão bem maior que o produzido pelo apêndice inflamado.

3. Peritonites localizadas na região parietocólica direita (percebidas na fossa ilíaca direita e no flanco direito) podem ser causadas por apendicite aguda, diverticulite do cólon direito, câncer de ceco ou do cólon direito (mais raramente), anexites e doença de Crohn. Já as peritonites localizadas no recesso parietocólico esquerdo (fossa ilíaca esquerda e flanco esquerdo) podem ser devidas à diverticulite aguda do cólon descendente ou sigmóide, bem como às anexites do lado esquerdo.

4. Os abscessos permeando as alças do intestino delgado são de difícil diagnóstico, pela sua localização profunda no abdome. Torna-se muito difícil a delimitação desse tipo de processo pelos métodos semiológicos usuais.

5. Os processos obstrutivos do intestino delgado são mais precocemente acompanhados pela peritonite química/infecciosa do que as obstruções do estômago e dos cólons. O motivo dessa diferença está na grande densidade de veias, artérias, linfáticos e nervos no meso do intestino delgado, que são lesados rapidamente com o edema da alça obstruída.

6. Outras estruturas localizadas dentro do abdome podem perfurar-se mais raramente, como o útero, a tuba uterina, a bexiga e o ureter. A perfuração uterina pode ocorrer de forma acidental (em curetagens por exemplo), apresentando geralmente pouca repercussão local devido ao espasmo da musculatura uterina. Mesmo assim, pode ocorrer dor na região hipogástrica (espontânea e referida à palpação). A tuba uterina pode romper-se na prenhez ectópica rota, por exemplo, provocando dor de caráter lancinante e agudo na região hipogástrica, ou em uma das fossas ilíacas. Em geral, acompanha o quadro o abaulamento do fundo de saco de Douglas, cuja punção revela hemoperitônio. A bexiga e o ureter raramente se perfuram espontaneamente, gerando, nesses casos, dor na região hipogástrica, perineal e lombossacra.

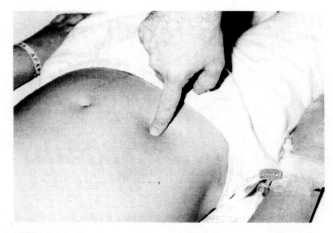

Figura 10.16 – Posição do ponto de MacBurney na apendicite aguda.

SINOPSE*

1. **Posicionar corretamente o paciente para o exame.**
2. **Posicionar-se do lado direito do paciente.**
3. **Inspecionar o abdome com atenção para**: alterações da pele, lesões, estrias, distribuição dos pêlos, cicatrizes, circulação colateral venosa, aspecto da cicatriz umbilical, exantemas, caracterização da forma do abdome (seis tipos), presença de ascite, movimentos da parede abdominal, hérnias, abaulamentos localizados, diástase dos retos, presença de posição antálgica.
4. **Auscultar o abdome**:
   - Para a ausculta dos ruídos hidroaéreos escolher um ou dois pontos nos quatro quadrantes do abdome (superior direito, superior esquerdo, inferior direito, inferior esquerdo) e ouvir por 15 segundos.
   - Para sopros vasculares, posicionar o estetoscópio em pontos seqüenciais sobre a linha mediana a partir do apêndice xifóide (aorta abdominal). Na altura da cicatriz umbilical, deslocar o estetoscópio transversalmente para a esquerda e para a direita (artérias renais). A cerca de 1cm abaixo da cicatriz umbilical realizar a ausculta na direção da raiz das coxas, para a direita e para a esquerda, seguindo as artérias ilíacas.
5. **Percussão do abdome**:
   - Percutir com técnica adequada um ou dois pontos em cada um dos quatro quadrantes do abdome. Estender a percussão localmente caso haja alguma alteração.
   - Na suspeita de ascite realizar a pesquisa de macicez móvel, semicírculos de Skoda e sinal do piparote.
   - Normalmente, com exceção do hipocôndrio direito, nenhum ponto do abdome deve mostrar-se maciço à percussão.
   - Efetuar a pesquisa do sinal de Giordano (sinal da percussão lombar dolorosa).
   - Identificar os limites do fígado e do baço (ver a seguir detalhes).
6. **Palpação do abdome**:
   - Fazer a palpação superficial em um ou dois pontos dos quatro principais quadrantes (testar sensibilidade e resistência até 2cm de profundidade).
   - A seguir, fazer a palpação profunda nos mesmos pontos (explorar estruturas em até 10cm de profundidade).
   - Lembrar que podem ser palpados: borda inferior do fígado e do baço (ver adiante), a grande curvatura do estômago (epigástrio), sigmóide (quadrante inferior esquerdo), ceco e cólon ascendente (fossa ilíaca direita e flanco direito), partes do transverso e descendente (linha que passa pela cicatriz umbilical e flanco direito), aorta (linha mediana), bexiga distendida e útero grávido (hipogástrio). Deter-se em palpar uma estrutura específica, com mais detalhes, apenas se a anamnese sugerir alguma alteração (ver técnicas específicas no texto).

- Atenção para a presença de defesa muscular, plastrão, sinal da descompressão brusca ou presença de massas.
- Se identificar uma massa verificar: localização, forma, tamanho, superfície, consistência, mobilidade (respiratória ou não) e pulsatilidade (ver o texto para detalhes).
- Pesquisar hérnias (inguinais, umbilical e epigástrica) e diástase dos retos.
- Fazer a palpação do músculo psoas apenas se a anamnese sugerir a inflamação dele.
- Se a anamnese sugerir alteração da vesícula, procurar palpá-la no ponto vesicular (intersecção entre a borda lateral do reto abdominal e o rebordo costal direito) com a técnica das mãos em garra (ver texto). Na suspeita de colecistite aguda, pesquisar o sinal de Murphy (sinal da inspiração interrompida).

7. **Fígado**:
   - Identificar o tamanho do fígado (hepatimetria): fazer a percussão a partir do quarto espaço intercostal seguindo a linha hemiclavicular direita e seguir até a borda inferior (esta é mais bem identificada pela palpação). Se não identificar a macicez hepática, atenção para as causas dessa alteração (ver texto).
   - Na etapa da percussão ter atenção para a presença de dor localizada em algum ponto da área hepática (sinal de Torres-Homem) sugestivo de abscesso hepático.
   - Identificar a borda inferior do fígado com a técnica das mãos em garra ou mão estendida (ver texto). Se houver dificuldade, utilizar o método do "estetoscópio e da caneta" para esse fim. A distância da borda inferior deve ser referida quanto ao rebordo costal e ao apêndice xifóide.
   - A borda pode ser fina ou romba, dolorosa ou indolor, e a superfície, lisa ou nodular.

8. **Baço**:
   - Fazer a percussão do hipocôndrio esquerdo no "espaço de Traube" (zona semilunar delimitada à direita pelo lobo esquerdo do fígado, à esquerda pela linha axilar anterior, acima pelo diafragma e pulmão, abaixo pelo rebordo costal esquerdo).
   - Se o baço não for percutível, não é necessário fazer a palpação.
   - Se o baço for percutível, efetuar a palpação da borda inferior com uma das seguintes técnicas: a) posição de Schuster ou paciente em decúbito lateral direito com a perna flexionada; b) paciente em decúbito dorsal e examinador com mão direita estendida (ver texto).
   - Descrever as características da borda esplênica quando for palpável: fina ou romba, dolorosa ou indolor, dura ou mole.

*Em cada item consulte o texto para maiores detalhes.

11. Exame de Cabeça e Pescoço

José Antonio Atta

O exame de cabeça e pescoço, assim como o de todas as outras regiões anatômicas, compreende os passos habituais do exame clínico (inspeção, palpação, percussão e ausculta) e inicia-se no primeiro contato com o paciente, quando observamos fácies, coloração, manchas e posturas durante a apresentação e a entrevista.

EXAME DA CABEÇA

A cabeça deve ser examinada com o paciente sentado à mesma altura do observador, para que se possa observar melhor a simetria e as proporções. Primeiramente, observar-se a presença de fácies característico, como por exemplo fácies hipocrático (pacientes em fase terminal, com olhos encovados, pele ressecada), fácies cushingóide (presença de acne, depósito característico de gordura formando a "moon face" – face em lua), fácies hipertireóideo (exoftalmia, olhar fixo), fácies lupóide (presença do eritema em "asa de borboleta").

A observação de alterações do formato de cabeça (macrocefalia, microcefalia e outras) é mais importante em crianças, pois raramente os pacientes chegam à idade adulta sem diagnóstico.

Ao palpar a cabeça, devemos procurar nódulos subcutâneos e deformidades ósseas. O couro cabeludo é rico em glândulas sebáceas e podemos encontrar cistos sebáceos nessa região.

OLHOS – primeiro, examinamos as sobrancelhas, observando alterações de pilificação (diminuição da pilificação na hanseníase). Podemos também encontrar edema e eritema nessa região (madarose), assim como em algumas doenças do colágeno (dermatopolimiosite). Depois, analisamos as pálpebras à procura de edema localizado, cistos, pregas anômalas ou manchas. O tecido colágeno das pálpebras é frouxo, com formação de edemas nas alterações de pressão oncótica (síndrome nefrótica e insuficiência hepática) ou nos estados hipervolêmicos (insuficiência renal, hiperhidratação).

As pálpebras são também local comum de lesões características de dermatite seborréica (eritema e descamação, habitualmente pruriginosos).

Os cílios podem apresentar alterações ao exame, principalmente em idosos, nos quais podem encontrar-se queda e diminuição da quantidade, assim como a triquíase (crescimento dos cílios para dentro, causando lesões de córnea).

Ao examinarmos os olhos, primeiramente devemos observar deformidades e assimetrias, como por exemplo microftalmia, proptose ou exoftalmia, todas podendo ser uni ou bilaterais. Oftalmometria pode ser realizada medindo a distância que vai do ângulo externo da pálpebra à projeção da córnea.

Ao examinarmos a conjuntiva e a esclerótica, devemos procurar vermelhidão, evidências de ulcerações e manchas. Em pacientes idosos, deve-se observar a transparência do cristalino.

O próximo passo é examinar a motilidade ocular intrínseca e extrínseca (pupilas, reflexo pupilar, 3º, 4º e 6º pares), cujas manobras estão explicadas no capítulo 13: "Exame do Sistema Nervoso".

O exame do fundo ocular deve ser realizado por meio de oftalmoscópio, em sala escurecida, se necessário, com dilatação pupilar. O exame fundoscópico será descrito em detalhes no capítulo específico. Devemos sempre procurar o pulso venoso (sinal com alta sensibilidade para descartar hipertensão intracraniana).

NARIZ – ao examinarmos o nariz, observamos formato, simetria das narinas, procuramos pregas nasais e deformidades, entre outras alterações. Prega nasal marcante pode indicar rinite alérgica. Algumas doenças podem apresentar alterações características do formato do nariz como sífilis terciária, na qual, por destruição dos ossos, há achatamento da parte superior do nariz, arrebitando a ponta ("nariz em sela"). Caso a destruição seja da cartilagem do septo nasal, ambas as narinas apresentam abertura comum e a ponta do nariz perde a sustentação, curvando-se para baixo ("nariz de papagaio").

Eventualmente, podemos encontrar aumento da pele e do tecido celular subcutâneo, com nariz volumoso, pele avermelhada ou violácea (vênulas dilatadas) e aparecimento de tubérculos pequenos. À essa alteração dá-se o nome de rinofima.

A presença de secreção deve ser anotada, levando-se em consideração as características (aquosa, mucóide, purulenta, sanguinolenta ou crostosa), a quantidade, a cor e se é uni ou bilateral. Descarga aquosa bilateral pode indicar alergia, enquanto descarga unilateral após traumatismo cranioencefálico pode indicar fratura da placa cribriforme. Secreção unilateral, purulenta, esverdeada indica provável corpo estranho nessa narina.

Verificamos se há obstrução de alguma das narinas pedindo ao paciente que tampe uma das narinas e respire pela outra. A respiração nasal não deve ser ruidosa.

Ao examinarmos a mucosa nasal com o espéculo, devemos procurar pólipos (indicativos de quadro alérgico) e observar a coloração (palidez ou vermelhidão), ou presença de desvios de septo ou de secreção (é normal uma película de secreção mucóide recobrir a mucosa).

Para o exame das fossas nasais, deve-se realizar a rinoscopia (ver capítulo 16: "Exame em Otorrinolaringologia", pág. 175), que pode ser direta ou indireta.

ORELHAS – devemos observar tamanho, cor, forma, simetria e posição em relação à cabeça do pavilhão auricular. São comuns as variações do normal, como o tubérculo de Darwin (nodulação na hélix) e as três diferentes formas de lóbulos (colado, agregado ou solto).

Desenhando uma linha imaginária entre o canto do olho e a protuberância occipital, o ponto mais alto do pavilhão auricular deve tocar essa linha ou estar acima dela. Na implantação baixa do pavilhão auricular, devemos suspeitar de alterações cromossômicas. O pavilhão auricular também deve ter uma posição quase verticalizada, com um ângulo máximo de 10 graus em relação a uma linha traçada perpendicularmente à primeira.

A observação da acuidade auditiva inicia-se durante a entrevista, quando o paciente responde às questões. A solicitação constante de repetição das perguntas efetuadas, ou se o paciente apresenta volume variável ou tom monótono de voz, deve nos alertar para possível perda da acuidade auditiva.

Testes mais aprimorados da acuidade auditiva e exame otológico serão explicados no capítulo específico.

SEIOS DA FACE – vão se desenvolvendo com o passar da idade, estando completamente formados aos 21 anos de idade. Temos os seios frontais, maxilares, etmoidais e esfenoidais.

Os seios frontais e maxilares podem ser palpados e percutidos e, em caso de sinusopatias, esse procedimento será doloroso. Outro procedimento passível de ser realizado é a transiluminação.

BOCA – o exame da boca inicia-se nos lábios, verificando-se simetria, coloração, lesões e inchaços. Devem ser simétricos tanto na posição estática quanto em movimento.

Com os dentes cerrados, o paciente deve sorrir para podermos testar o VII par craniano e observar a oclusão dentária. Em pessoas com oclusão normal, os molares superiores ficam diretamente sobre os molares inferiores e os incisivos superiores devem sobressair um pouco em relação aos inferiores. Caso isso não ocorra, o paciente apresenta alguma problema de oclusão dentária.

Com a boca aberta e sem próteses dentárias, devemos observar a mucosa oral, as gengivas e os dentes. A mucosa deve ser rósea, lisa e úmida. À altura do 2º molar superior, nota-se o ducto de Stensen (ducto da glândula parótida). Vermelhidão na região da abertura do ducto de Stensen indica parotidite.

A presença de cicatrizes claras pode indicar problemas com as próteses ou oclusionais. Úlceras aftosas são lesões circulares, claras, com halo eritematoso.

As gengivas devem ser uniformemente róseas, com margens bem demarcadas e juntas aos dentes. Em pacientes com gengivite, a gengiva encontra-se eritematosa e, em casos mais graves, pode ser observada retração da gengiva, com exposição das raízes dentárias.

Os dentes podem apresentar alterações de coloração (manchas claras em crianças tratadas com alguns antibióticos – tetraciclina), manchas escuras em fumantes e bebedores de café (na verdade não são os dentes que estão manchados, e sim a placa bacteriana que está pigmentada, indicando higienização deficiente dos dentes).

O número habitual de dentes em adultos é 32, 16 em cada arcada. De cada lado temos, a partir da região anterior, incisivo central, incisivo lateral, canino, 1º pré-molar, 2º pré-molar, 1º molar, 2º molar e 3º molar ("dente do siso", que aparece ao final da adolescência). Devemos observar se os dentes estão em bom estado, não apresentando cavitações e quebraduras. Devemos também indagar do paciente a freqüência com que faz consultas de rotina ao cirurgião-dentista, se escova os dentes regularmente e se tem o hábito de limpar os dentes com fio dental diariamente.

A língua deve ser examinada em ambas as faces (dorsal e ventral), bordas laterais, ponta e base, utilizando-se um afastador para auxiliar o exame, além de gazes para tracionar a língua e facilitar o exame. Deve apresentar coloração rósea uniforme, sem manchas. Além disso, a superfície deve ser rugosa e, no terço posterior da língua, encontra-se o "V" lingual (papilas gustativas).

Macroglossia é a língua grande e volumosa que pode ser encontrada no hipotireoidismo, acromegalia e mongolismo. Desvios podem ser vistos em doenças neurológicas e ser observados em repouso ou na movimentação da língua.

Denomina-se "língua saburrosa" quando a superfície se encontra recoberta por substância branca ou acinzentada. Aparece em quadros febris e em pessoas tabagistas, com pouco valor semiológico. Outras alterações das línguas de pouco ou nenhum significado clínico são a "língua escrotal", com sulcos profundos, lembrando o saco escrotal, a "língua geográfica", com a superfície apresentando "desenhos", lembrando mapas, a "língua cerebriforme", semelhante aos sulcos cerebrais, e a "língua romboidal", na qual vemos uma formação rombóide central na região posterior da língua.

A "língua careca", em que as papilas estão atrofiadas e as bordas avermelhadas, pode ser indicativa de anemia carencial (vitamina B_{12}). Na "língua pilosa", as papilas filiformes hipertrofiam-se e podem variar a coloração do branco ao negro. Pode ser secundária a doenças fúngicas, ação de medicamentos ou radiações.

Na face ventral, podemos encontrar varizes de fundo constitucional mais freqüentes em idosos.

GARGANTA – ao examinarmos a garganta (orofaringe), devemos utilizar um abaixador de língua (que deve ser colocado no terço médio da língua, na face dorsal, sem muita pressão). Caso seja colocado muito posteriormente ou com muita pressão, pode causar reflexo de vômito ou então a contração da língua, dificultando o exame. Além disso, devemos iluminar a região com uma fonte externa de luz, que pode ser até uma lanterna portátil nos exames realizados em consultórios.

A garganta inicia-se no pilar anterior (pilar amigdaliano), que é o prolongamento do palato mole, em direção à face lateral da língua. Atrás dos pilares anteriores encontram-se os pilares posteriores (prolongamento do palato até a parede lateral da orofaringe). Entre os pilares encontra-se a loja amigdaliana, na qual estão as amígdalas (ou tonsilas palatinas). Posteriormente, vemos a parede posterior da orofaringe e, na porção superior, observamos o palato mole e a úvula.

A orofaringe deve apresentar-se com coloração normal, e a presença de hiperemia nos faz pensar em processos infecciosos (virais ou bacterianos) ou em quadros irritativos alérgicos ou físico-químicos (rinofaringite alérgica, irritação por poluentes). Em crianças, valoriza-se o tamanho das amígdalas na avaliação de quadros infecciosos, o que não deve ser feito nos adultos, pela grande variação do tamanho passível de ser encontrada. Devemos observar possíveis assimetrias no tamanho, que aí sim podem significar alterações patológicas.

A presença de secreções ou exsudatos pode indicar quadros infecciosos, tanto bacterianos quanto virais. Em processos agudos, a secreção pode ser vista em placas ou até mesmo membranas recobrindo as amígdalas. Secreção branco-acinzentada, de aspecto membranoso, recobrindo as amígdalas e, eventualmente, avançando sobre os pilares e a úvula é indicativa de difteria, principalmente se for aderida à mucosa e apresentar sangramento à tentativa de remoção.

No interior das criptas ou vilosidades amigdalianas podemos encontrar secreção esbranquiçada, que é eliminada de tempos em tempos. Essa secreção pode assumir características de uma massa de odor fétido, sendo causa freqüente de halitose (*caseum*). Essa massa é composta de material de excreção das amígdalas junto com restos alimentares, saliva e germes habituais da garganta que sofrem um processo de sedimentação e fermentação. Pode também facilitar a manutenção de infecção crônica das amígdalas.

Na parede posterior da orofaringe, além de eventuais tumorações que podem ser observadas, devemos prestar atenção à presença de secreção escorrendo nessa região, proveniente dos seios da face. A isso se chama "sinal do orvalho", muito indicativo de sinusopatia infecciosa.

Alterações na mobilidade do palato, observadas ao solicitar ao paciente que pronuncie alguns sons durante o exame, indicam alterações de pares cranianos, assim como alterações da mobilidade de língua, e são mais bem detalhadas no capítulo 13: "Exame do Sistema Nervoso, na pág. 100.

EXAME DO PESCOÇO

O exame do pescoço deve ser realizado com o paciente sentado a uma altura compatível com a do examinador, para que a região possa ser examinada com facilidade e sem desconforto. Durante o exame dos outros órgãos, quando o paciente estiver deitado, poderemos mudar a posição da cabeceira (inclinar 45 graus) para observarmos se há presença de estase jugular.

No pescoço, examinamos as cadeias ganglionares, as veias jugulares, as artérias carótidas, as glândulas salivares, a glândula tireóide, a laringe, a traquéia e as estruturas ósseas e cartilaginosas. Além disso, também podemos observar massas anômalas.

Ao examinarmos o pescoço, devemos usar como pontos de referência a mandíbula, os músculos esternocleidomastóideos e trapézios, além das clavículas e do esterno.

Na porção anterior do pescoço encontramos, de cima para baixo, o osso hióide, logo abaixo da mandíbula, a cartilagem tireóide, a cartilagem cricóide, mais proeminente nos homens e chamada de "pomo-de-adão", os anéis cartilaginosos da traquéia e o istmo da glândula tireóide. Abaixo da glândula tireóide temos a fúrcula.

Na observação do pescoço, devemos procurar a simetria da região, além de verificarmos também alterações de pele. Na presença de abaulamentos visíveis, pesquisamos sinais flogísticos (tireoidites agudas e linfadenites bacterianas).

CADEIAS GANGLIONARES – no pescoço e no segmento cefálico, diversas cadeias ganglionares estão presentes e devem ser regularmente examinadas, principalmente em pacientes febris ou com queixas gerais, como emagrecimento e mal-estar.

Na região abaixo das mandíbulas, encontramos as cadeias submandibulares e os gânglios submentonianos. As cadeias submandibulares drenam o assoalho da boca, língua e garganta, aumentando nos processos inflamatórios/infecciosos dessas regiões. Palpamos as cadeias ganglionares colocando os dedos da mão sob a mandíbula e fazendo movimentos circulares, movendo a pele sobre os gânglios (essa é a maneira ideal de examinar gânglios em geral, permitindo sua melhor caracterização) e observando suas características. As cadeias submandibulares iniciam-se no ângulo da mandíbula e vão até a porção anterior, na qual se encontram os gânglios submentonianos. O exame dos gânglios submentonianos deve ser feito como o dos gânglios submandibulares. Cuidado para não confundir glândulas salivares submandibulares (maiores e menos duras) com gânglios.

Logo à frente dos pavilhões auriculares, surgem as cadeias pré-auriculares, que podem ser palpáveis em processos infecciosos da orelha externa, além da face próxima às orelhas.

Atrás dos pavilhões encontram-se as cadeias retroauriculares. Classicamente, existe aumento desses gânglios em doenças virais agudas do tipo mononucleose infecciosa ("mono-like"), principalmente na rubéola. Processos inflamatórios/infecciosos do couro cabeludo também podem causar aumento dessas cadeias.

Palpando a região nucal, lateralmente ao processo occipital, encontramos as cadeias occipitais, que também podem estar aumentadas nas doenças que acometem o couro cabeludo.

Os músculos esternocleidomastóideos delimitam as cadeias cervicais anteriores e posteriores. As cadeias anteriores localizam-se à frente dos músculos, iniciando-se no ângulo da mandíbula e descendo até as regiões supraclaviculares. As cadeias posteriores ficam atrás dos músculos esternocleidomastóideos. Existem também as cadeias cervicais profundas, localizadas sob os músculos esternocleidomastóideos, difíceis de ser palpadas.

Nas fossas supraclaviculares, encontram-se as cadeias supraclaviculares, drenando regiões linfáticas da cavidade torácica e abdominal. Dá-se o nome de gânglio de Virchow ao aumento de gânglio em cadeia supraclavicular esquerda, sugestivo de processos neoplásicos de cavidade abdominal, principalmente estômago.

GLÂNDULAS SALIVARES – as maiores são as glândulas parótidas, as submandibulares e as sublinguais. Além dessas, a cavidade oral tem várias glândulas menores distribuídas por toda a mucosa oral.

As glândulas parótidas localizam-se no ângulo da mandíbula e podem ser palpadas com as mãos em conjunto (uma das mãos enluvada é colocada dentro da boca do paciente, e com um ou dois dedos pressiona-se a região próxima ao ângulo da mandíbula contra a outra mão apoiada sobre a pele). O ducto de saída da glândula parótida fica na região do 1º molar superior, e é chamado de ducto de Stensen.

As glândulas submandibulares encontram-se abaixo da mandíbula, aproximadamente a meio caminho entre o ângulo da mandíbula e a porção anterior. São facilmente palpadas e podem ser confundidas com gânglios linfáticos. Desembocam nos ductos de Warthon, no assoalho da boca.

As glândulas sublinguais são menores que as anteriores e localizam-se sob a língua, apresentando vários ductos de drenagem.

VEIAS JUGULARES – com o paciente deitado ou então reclinado a 45 graus, fica mais fácil a observação das veias jugulares. Habitualmente, vemos de cada lado uma veia jugular externa e, raramente visível, uma veia jugular interna. A veia jugular externa inicia-se na mandíbula (próximo ao ângulo inferior) e dirige-se à parte média da clavícula cruzando o músculo esternocleidomastóideo e desembocando na veia subclávia. Apresenta habitualmente duas válvulas no seu trajeto. Já a veia jugular interna origina-se na base do crânio e situa-se abaixo do músculo esternocleidomastóideo, só sendo visualizada em situações nas quais a pressão venosa estiver aumentada. Faz um trajeto semelhante ao da carótida e, ao juntar-se à veia subclávia, forma a veia inominada que desemboca diretamente na veia cava superior.

O lado direito do pescoço presta-se mais ao exame do pulso venoso, pois as veias inominada e jugular interna estão alinhadas com o átrio direito. Já do lado esquerdo, há mais compressões extrínsecas (na região do esterno), podendo dar a falsa impressão de aumento da pressão do sistema venoso.

Para examinarmos as jugulares, nos colocamos na posição em que a silhueta da porção lateral do pescoço possa ser observada. Não devemos examinar essa região frontalmente. Caso a iluminação seja insuficiente, devemos colocar a fonte de luz de maneira que os raios incidam tangencialmente à pele da região a ser examinada.

Com o paciente posicionado confortavelmente, para que a musculatura cervical esteja relaxada, com a cabeceira da cama elevada a 45 graus, observamos a veia jugular. Com pressão venosa normal, vemos a pulsação jugular até aproximadamente 4,5cm acima do ângulo de Louis. (Grosseiramente, não deve ultrapassar o músculo esternocleidomastóideo.) Se ultrapassar, consideramos estase jugular, que pode indicar insuficiência cardíaca ou então aumento da pressão intratorácica ou ainda compressão das veias do pescoço ou mediastino (síndrome da veia cava superior).

Com o paciente sentado, a visualização da pulsação jugular a qualquer altura já caracteriza aumento da pressão jugular (estase).

A altura da pulsação jugular varia conforme o ciclo respiratório, reduzindo-se durante a inspiração (pela diminuição da pressão intratorácica). Se a inspiração causa aumento da altura da pulsação jugular, temos o enchimento inspiratório paradoxal, também chamado de sinal de Kussmaul, sugestivo de restrição diastólica do átrio direito e, ocasionalmente, visto na pericardite constritiva. Pode ser visto em outras alterações cardíacas, em que o aumento da pressão no átrio direito (com o aumento do retorno venoso na inspiração) supera a diminuição da pressão intratorácica inspiratória, causando elevação do pulso jugular. As doenças que alteram a complacência do ventrículo direito devem ser lembradas.

Em pacientes nos quais a estase jugular não for evidente, podemos realizar manobra específica, refluxo hepatojugular, ou teste da compressão abdominal.

Com o paciente confortavelmente reclinado a 45 graus, fazemos compressão abdominal sustentada por 30 segundos a 1 minuto. Normalmente, essa manobra mostrará a saliência das veias jugulares nitidamente, persistindo por alguns ciclos cardíacos e depois voltando ao normal. Esse aumento inicial se deve à compressão das estruturas esplâncnicas, aumentando momentaneamente o retorno venoso, que depois se normaliza. Em pacientes com insuficiência cardíaca, esse aumento persiste até o final da manobra e é devido provavelmente a três mecanismos. O primeiro é o aumento do tônus venoso pela estimulação simpática, diminuindo a capacidade de as veias do pescoço e dos membros superiores se dilatarem, não se acomodando ao aumento do volume causado pela compressão abdominal. Além disso, a congestão venosa aumenta a quantidade de sangue represado em região esplâncnica, aumentando o retorno de sangue na manobra de compressão. Por último, a diminuição da complacência do ventrículo direito causada pela compressão mecânica do abdome incrementa a pressão diastólica final do ventrículo direito e a pressão atrial e venosa.

É importante, durante a realização dessa manobra, não causar desconforto ao paciente, o que poderia obrigá-lo a fazer a manobra de Valsalva (ao comprimir excessivamente o abdome ou se a mão a comprimir estiver muito fria). Assim, é interessante usarmos toda a palma da mão na compressão, distribuindo a pressão por uma área maior, diminuindo assim o desconforto. Não devemos apertar próximo ao rebordo costal direito, pois o fígado congesto pode causar dor e o objetivo da manobra não é comprimir o fígado, e sim os órgãos abdominais e a veia cava inferior. Aliás, é por isso que o termo "teste da compressão abdominal" é preferido a refluxo hepatojugular. Ao exame das veias jugulares, podemos observar a presença de pulsação. O pulso venoso jugular é descrito em detalhes no capítulo 9: "Exame do Coração".

ARTÉRIAS CARÓTIDAS – ao observarmos o pescoço, eventualmente podemos ver a pulsação das carótidas. Para palparmos as carótidas, devemos, com o paciente sentado, posicioná-lo à nossa frente, colocamos os dedos da mão entre a traquéia e o músculo esternocleidomastóideo, aprofundando, deslocando o músculo lateralmente. A palpação pode ser feita com a mesma mão em ambos os lados, mas é mais confortável utilizar a mão direita para palpar a carótida esquerda do paciente e vice-versa. Devemos observar a intensidade e a simetria dos pulsos, além de possíveis frêmitos.

Após a palpação, devemos auscultar as carótidas, colocando o estetoscópio sobre cada uma das artérias. Podemos encontrar sopros irradiados (provenientes do coração, principalmente de focos aórtico e pulmonar) e sopros originados na própria carótida, indicativos de obstrução ao fluxo (estenose).

LARINGE E TRAQUÉIA – a laringe pode ser palpada logo abaixo da mandíbula e deve ser mobilizável, assim como a traquéia. Eventualmente, poderemos sentir crepitação ao movimentar lateralmente a laringe, pois os cornos laríngeos estendem-se próximos às vértebras atritando-se sobre elas. A traquéia pode ser mobilizada com movimentos laterais discretos. Eventualmente, essa mobilidade pode estar comprometida, principalmente em pacientes submetidos à radioterapia da região ou com infiltração neoplásica no local.

A traquéia é constituída de anéis cartilaginosos que, em indivíduos magros, são facilmente visíveis. A traquéia localiza-se centralmente no pescoço e pode estar deslocada em situações patológicas, como nos processos cicatriciais pulmonares (seqüelas de tuberculose pulmonar) em que se encontra na direção do pulmão acometido. Por outro lado, a presença de pneumotórax ou de grandes derrames pulmonares afasta a traquéia para o lado contralateral. O mesmo pode acontecer com alterações do mediastino.

Em pacientes com aneurisma de croça de aorta, podemos observar pulsações sistólicas laringotraqueais. Essas pulsações podem ser percebidas solicitando-se ao paciente que faça extensão da cabeça e pescoço, ao segurarmos a cartilagem cricóide entre o polegar e o indicador.

TIREÓIDE – a glândula tireóide tem a forma de um "H" e localiza-se centralmente no pescoço, logo abaixo da cartilagem cricóide. Habitualmente, palpamos apenas o istmo da tireóide, mas, principalmente em indivíduos magros, podemos palpar os lobos. A consistência da tireóide é fibroelástica.

A tireóide pode ser palpada com o examinador colocando-se anterior ou posteriormente em relação ao paciente. Ao examinar o paciente, colocando-se de frente para ele, poderá palpar a tireóide com os dedos polegares, apoiando os outros dedos no esternocleidomastóideo e no trapézio. Poderá utilizar também o segundo, terceiro e quarto dedos de uma das mãos. Caso prefira localizar-se posteriormente ao paciente, deve usar ambas as mãos, palpando-a com os dedos indicadores o mais próximo possível da linha mediana.

Qualquer que seja a técnica, a cabeça deve estar ligeiramente estendida para trás para facilitar a palpação. Evite esticar muito o pescoço do paciente, pois a pele fica retesada, dificultando o deslizar dos dedos e a delimitação da glândula.

Ao aumento da glândula tireóide dá-se o nome de bócio, que pode ser difuso (na doença de Graves, por exemplo) ou nodular, subdividindo-se em nódulo único (cistos e neoplasias) ou múltiplos (bócio multinodular).

Na doença de Graves e em outras formas de hipertireoidismo, o aumento da glândula acompanha-se de incremento importante da vasculatura, o que pode levar à presença de sopros contínuos sobre a glândula.

MASSAS ANÔMALAS – além das estruturas habituais do pescoço que podem estar aumentadas de tamanho, abaulamentos na região cervical podem ser devidos a outras estruturas que não gânglios ou glândulas.

Na linha mediana, entre a base da língua e a glândula tireóide, podemos encontrar restos embrionários do ducto tireoglosso.

Na porção lateral do pescoço, acima do músculo esternocleidomastóideo, resquícios dos arcos branquiais podem formar cistos, habitualmente vistos na infância, mas eventualmente só detectados na fase adulta.

Eventualmente, podemos encontrar nódulos tireoideanos fora da localização da glândula.

Cistos sebáceos e lipomas também podem ser encontrados nessa região.

BIBLIOGRAFIA

BATES B – *A Guide to Physical Examination and History*. 5th ed., Philadelphia, Lippincott.

LÓPEZ M, LAURENTZ JM – *As Bases do Diagnóstico Clínico*. 1ª ed., São Paulo, Atheneu, 1986.

SEIDEL HM et al. – *Mosby's Guide to Physical Examination*. 3rd ed., New York, Mosby, 1995.

12. Exame de Ossos e Articulações

Vilma Takayasu
Natalino H. Yoshinari

A principal queixa dos portadores de doenças que comprometem o sistema osteomuscular é a dor articular (artralgia) que pode estar presente de forma isolada ou acompanhada de elementos inflamatórios detectáveis como dor, calor, rubor e edema (artrite). Durante a história clínica, é fundamental tentar discriminar se a dor é causa de uma doença sistêmica ou reflete um comprometimento puramente local. Dessa forma, outras queixas concomitantes devem ser analisadas na tentativa de verificar se estão relacionadas entre si compondo uma única doença.

Algumas peculiaridades da dor articular auxiliam o raciocínio clínico e, portanto, devem ser detalhadas. É importante caracterizar a dor em relação a intensidade, irradiação, presença de rigidez matinal, quais e quantas articulações estão envolvidas, qual o padrão de envolvimento e quais os fatores de melhora e piora, além do resultado do tratamento já realizado.

O exame articular deve ser realizado de acordo com uma rotina padronizada e disciplinada para cada examinador. A seqüência realizada pode diferir entre os examinadores, porém, deve ser sempre a mesma para cada um deles. Essa rotina pode ser integrada com o exame geral. Durante a consulta, devem ser observadas a marcha, a postura do paciente e a habilidade com que desenvolve os movimentos corriqueiros, como despir-se ou levantar-se da cadeira ou da mesa de exames. Observa-se também a presença de alterações cutâneas que possam comprometer o funcionamento articular (queimaduras, cicatrizes, calcificações e outros).

Os sinais mais procurados ao exame clínico são: dor ou sensibilidade local, alteração de temperatura, edema, limitação dos movimentos, crepitação, deformidade e instabilidade (Fig. 12.1).

A elevação da temperatura da pele que reveste estruturas profundas inflamadas pode ser sentida com o dorso da mão e eventualmente ser acompanhada por eritema cutâneo. Deve-se diferenciar o edema verdadeiramente articular, causado por derrame ou proliferação sinovial, do edema proveniente de comprometimento não-articular ou periarticular. No primeiro caso, o aumento de volume, habitualmente, é localizado e apresenta limites bem definidos, como as bursites, já no segundo caso, ele se estende-se além das margens articulares normais, como no caso do edema de partes moles.

A amplitude dos movimentos ativos e passivos deve ser verificada em todas as articulações, sendo efetuada comparando-se com o lado contralateral (Fig. 12.2).

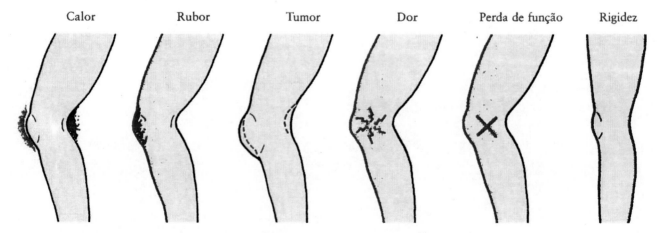

Figura 12.1 – Sinais de inflamação que devem ser procurados durante a realização do exame clínico. (Adaptado do Atlas of Clinical Rheumatology. Dieppe PA, Bacon PA, Bamji AN, Watt L, 1996. Gower Medical Publishing.)

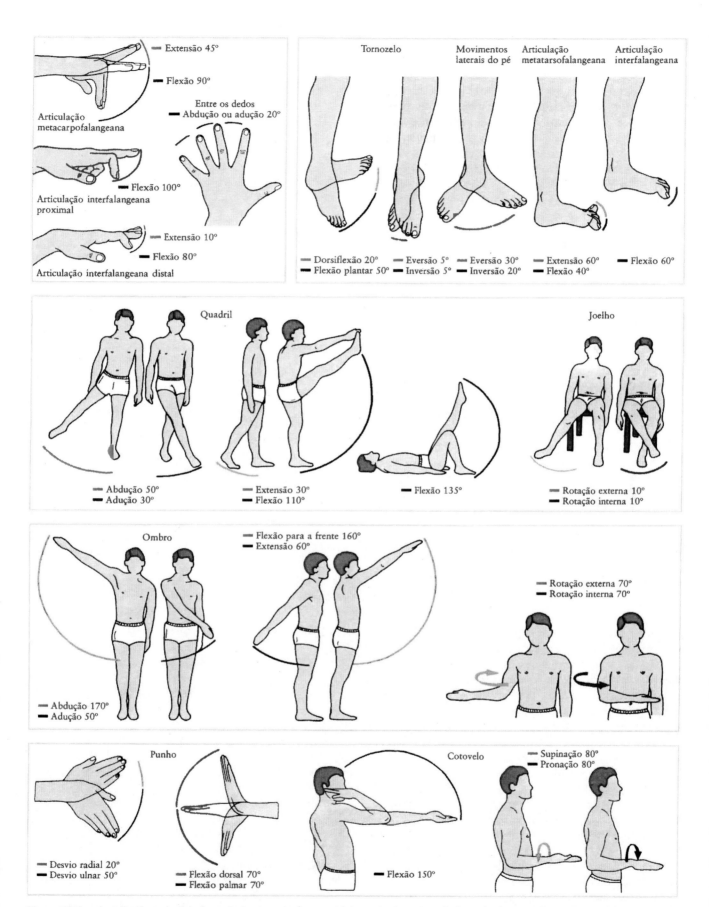

Figura 12.2 – Amplitude articular das principais articulações. (Adaptado do Atlas of Clinical Rheumatology. Dieppe PA, Bacon PA, Bamji AN, Watt L, 1996. Gower Medical Publishing.)

Durante a realização dos movimentos, deve-se avaliar a presença de dor e crepitação articular. A dor geralmente é secundária à distensão da cápsula articular e, na tentativa de diminuir a pressão intra-articular, o paciente geralmente adota uma flexão parcial que corresponde à posição de maior volume e menor pressão. A crepitação é uma sensação vibratória produzida pelo atritar de superfícies irregulares, percebida pela palpação e às vezes até mesmo pela audição, o que significa que a superfície articular, antes lisa e deslizante, tornou-se áspera pelo desgaste. Em alguns indivíduos, pode ser observada a presença de estalos, decorrentes do deslizamento de tendões e ligamentos sobre superfícies ósseas, não tendo significado patológico.

A limitação dos movimentos pode ser provocada por derrame, dor, contratura ou deformidade. A deformidade é resultante de aumento de volume ósseo, subluxação articular, contraturas e anquilose em posições anômalas, indicando a presença de processo patológico de longa duração ou agressivo.

O exame da musculatura permite a avaliação da força e revela atrofia, dor ou espasmo. O examinador deve buscar cuidadosamente algum acometimento não-articular, sobretudo quando as queixas articulares não são acompanhadas de achados objetivos atribuíveis à doença articular. A identificação da dor musculoesquelética de origem nos tecidos moles (dor não-articular) evitará avaliações adicionais injustificáveis e freqüentemente dispendiosas, pois muitas vezes são problemas autolimitados que necessitam de mínima avaliação e apenas tratamento sintomático e orientação.

ARTICULAÇÕES METACARPOFALANGEANAS (MCF), INTERFALANGEANAS PROXIMAIS (IFP) E DISTAIS (IFD)

Observe a configuração anatômica dos dedos e procure por edema, deformidades e presença de atrofia da musculatura tenar, hipotenar e da musculatura interóssea.

Todas estas articulações (MCF, IFP e IFD) são do tipo dobradiça. Determine a amplitude articular delas, solicitando ao paciente para cerrar o punho e então estender os dedos – movimentos de flexão e extensão digital (Fig. 12.3). Observe se os dedos trabalham de forma harmônica e uniforme. A seguir, avalie a mobilidade do polegar em relação à flexão (o polegar atinge a base do quinto quirodáctilo), à extensão (o polegar e o segundo quirodáctilo formam um ângulo de 50 graus) e à oponência (o paciente é capaz de tocar a extremidade distal de todos os dedos com o polegar).

Palpe as articulações tanto do lado medial como do lateral, assim como no sentido ântero-posterior, e procure a presença de pontos dolorosos, espessamento ou derrame sinovial. Quando ocorre derrame sinovial, surge um aumento articular simétrico apresentando aspecto de dedo em fuso, ao passo que, no derrame de origem extra-sinovial, o aumento é assimétrico e difuso.

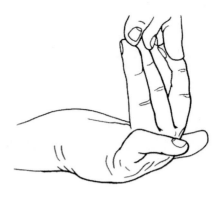

Figura 12.3 – Hipermobilidade da articulação gerando uma amplitude articular aumentada no movimento dos dedos. (Adaptado do Atlas of Clinical Rheumatology. Dieppe PA, Bacon PA, Bamji AN, Watt L, 1996. Gower Medical Publishing.)

Procure por algumas deformidades que poderão auxiliar no raciocínio clínico. A presença dos nódulos de Heberden e dos nódulos de Bouchard, que representam crescimentos ósseos nas articulações interfalangeanas distal e proximal, é característica de osteoartrose primária ou idiopática. Geralmente, esses nódulos se desenvolvem lenta e gradualmente, causando pouco ou nenhum desconforto, porém, podem tornar-se agudamente inflamados provocando dor e desconforto persistentes. A presença de dor à palpação na base do polegar (primeira articulação carpometacarpeana ou articulação trapeziometacarpeana) também é altamente sugestiva de osteoartrose (rizoartrose). De forma similar, existem outros achados decorrentes da artrite crônica que causam um desequilíbrio de força dos músculos e tendões levando a deformidades típicas da artrite reumatóide, como o dedo em pescoço de cisne (contratura em flexão da articulação MCF, hiperextensão da IFP e flexão da IFD), dedo em abotoeira ou em "boutonnière" (flexão da IFP associada com hiperextensão da IFD) e o desvio ulnar (Fig. 12.4).

PUNHOS

Diversos reparos anatômicos podem ser palpados durante o exame clínico, porém, apenas os mais relevantes serão abordados a seguir.

A tabaqueira anatômica pode ser visualizada quando o paciente estende o polegar lateralmente em oposição aos outros dedos; forma-se, assim, uma pequena depressão localizada distalmente ao processo estilóide do rádio na face dorsal que corresponde à tabaqueira. No assoalho da tabaqueira está o osso escafóide ou navicular, que é o osso do carpo mais suscetível à fratura. O desvio ulnar facilita sua palpação.

A dor focal na face radial do punho pode ser devida à tendinite estenosante de DeQuervain resultante da inflamação da bainha sinovial do túnel por onde passam o extensor curto do polegar e o abdutor longo do polegar. Apresenta dor de caráter insidioso, que pode ser

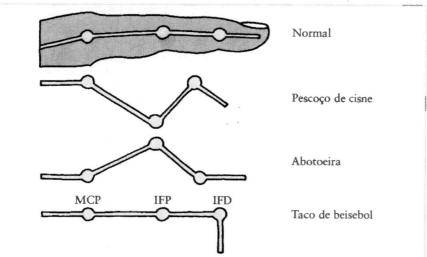
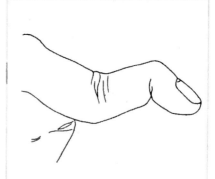

Diagrama das deformidades em dedos na artrite reumatóide. MCP = metacarpofalangeanas; IFP = interfalangeans proximais; IFD = interfalangeanas distais.

Deformidade em pescoço de cisne do dedo indicador mostrando flexão das metacarpofalangeanas (MCP), hiperextensão das interfalangeanas proximais (IFP) e flexão das interfalangeanas distais (IFD)

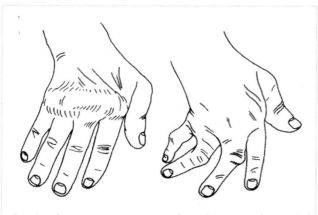
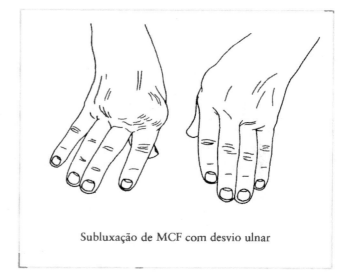

Desvio ulnar precoce e sinovite de MCP (esquerda); pode haver progressão lateral do desvio ulnar com subluxação dos tendões extensores – dedo direito (direita)

Subluxação de MCF com desvio ulnar

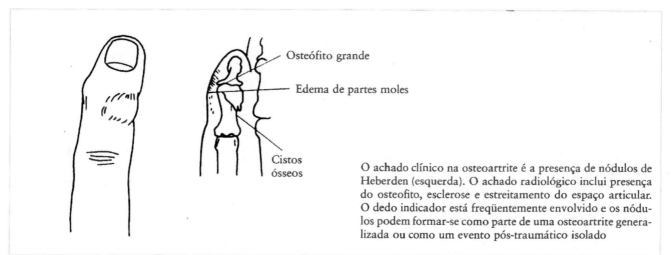

O achado clínico na osteoartrite é a presença de nódulos de Heberden (esquerda). O achado radiológico inclui presença do osteofito, esclerose e estreitamento do espaço articular. O dedo indicador está freqüentemente envolvido e os nódulos podem formar-se como parte de uma osteoartrite generalizada ou como um evento pós-traumático isolado

Figura 12.4 – Alterações em mãos. (Adaptado do Atlas of Clinical Rheumatology. Dieppe PA, Bacon PA, Bamji AN, Watt L, 1996. Gower Medical Publishing.)

aguda na região dorsal do polegar e no processo estilóide do rádio. Pode ocorrer dor irradiada para o braço e, com a cronicidade, o paciente refere dificuldade para segurar objetos que exigem a posição "em garra" do polegar. Na sua suspeita, utilize o teste de Finkelstein: solicite ao paciente para cerrar o punho, de modo que o polegar fique por baixo dos outros dedos. Estabilize o antebraço e desvie o punho em direção ulnar. O teste será positivo quando ocorrer dor aguda na área de projeção do túnel.

A síndrome do túnel do carpo é outro distúrbio comum do membro superior e pode estar associada a gestação, edema, traumatismo, osteoartrite, artrite inflamatória, doenças metabólicas (diabetes e hipotireoidismo) e distúrbios infiltrativos (amiloidose). O túnel do carpo conduz em seu interior o nervo mediano e os tendões flexores dos dedos desde o antebraço até as mãos. A compressão do nervo poderá restringir tanto as funções motoras quanto as sensitivas. Ocorrem parestesias no polegar, no segundo e terceiro dedos e na metade radial do quarto dedo. Atrofia da musculatura tenar está presente nos quadros mais avançados com redução da capacidade de oponência e abdução do polegar. O diagnóstico é sugerido pelo sinal de Tinel (percussão sobre a projeção do ligamento carpal volar reproduzindo a dor e a parestesia) e/ou sinal de Phalen (reprodução da sintomatologia mediante flexão máxima do punho e manutenção dessa flexão por no mínimo 1 minuto).

A aponeurose palmar deve ser examinada procurando-se áreas espessadas que se manifestam como nódulos pequenos, que, na maioria das vezes, encontram-se na face ulnar próximos aos dedos anular e mínimo. Esses pequenos nódulos podem causar deformidades em flexão dos dedos – contratura de Dupuytren (Fig. 12.5).

O edema da região do punho pode ser secundário ao envolvimento das bainhas dos tendões e/ou da articulação propriamente dita. Quando é a bainha dos tendões que está comprometida, o aumento do volume é mais localizado, comparado ao edema secundário à presença de derrame sinovial. Quando o processo inflamatório é crônico, como o observado na artrite reumatóide, ocorre alargamento simétrico de punhos com presença de espessamento sinovial palpável na superfície dorsal da articulação. Concomitante ao quadro inflamatório, observa-se também diminuição da amplitude de movimento articular.

A amplitude articular deve ser avaliada em todos os movimentos possíveis: flexão (70 graus) e extensão (70 graus), desvio radial (20 graus) e desvio ulnar (50 graus) e movimentos de supinação (80 graus) e pronação (80 graus).

COTOVELO

O cotovelo é composto de três articulações: úmero-ulnar, úmero-radial e radioulnar. A articulação úmero-ulnar exerce o papel principal e apresenta movimento em dobradiça. As outras duas respondem pela rotação do antebraço. Observe a presença de alterações cutâneas, nódulos subcutâneos, deformidades e aumento de volume localizado (bursite olecraneana – Fig. 12.6) ou difusa (derrame articular).

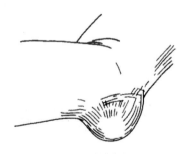

Figura 12.6 – Bursite olecraneana pode ser causada por traumatismo e freqüentemente se associa à artrite reumatóide. (Adaptado do Atlas of Clinical Rheumatology. Dieppe PA, Bacon PA, Bamji AN, Watt L, 1996. Gower Medical Publishing.)

O exame do cotovelo é realizado pinçando-se o olécrano do paciente entre o polegar e o segundo ou o terceiro dedo e testando-se sua mobilidade. Avalie a amplitude articular: flexão (150 graus), extensão (zero a 5 graus), supinação (80 graus) e pronação (80 graus). De forma simultânea, procure por limitação de movimentos, edema e crepitação. Palpe todas as estruturas ósseas e musculotendíneas tentando localizar pontos dolorosos, com ênfase nos epicôndilos lateral e medial.

A epicondilite lateral ou cotovelo de tenista apresenta-se com dor no local de inserção dos extensores comuns no epicôndilo lateral ou próximo a ele, po-

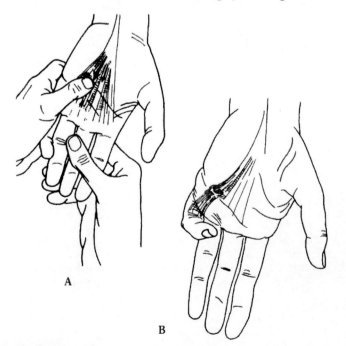

Figura 12.5 – A) Aponeurose palmar. B) Contratura de Dupuytren.

dendo irradiar-se para o antebraço e punho. É conseqüente ao uso freqüente e repetitivo dessa musculatura nos movimentos de extensão e supinação contra a resistência, acarretando pequenas lacerações na aponeurose dos extensores. Pode ser confirmada pelo teste do cotovelo de tenista: fixe o antebraço do paciente e peça a ele para cerrar e estender o punho. Nessa posição, aplique uma pressão sobre o dorso do punho do paciente tentando uma flexão. O teste será positivo se ocorrer dor súbita no nível da origem comum dos extensores do punho, no epicôndilo lateral.

A epicondilite medial ou cotovelo de golfista é conseqüente a movimentos forçados e repetitivos de flexão e pronação do punho, com lesão na origem do pronador redondo e dos flexores do antebraço. A dor pode ser reproduzida ao forçar a flexão do punho e a pronação com o cotovelo em extensão.

OMBRO

A cintura escapular é composta de quatro articulações: esternoclavicular, acromioclavicular, glenoumeral e escapulotorácica. A fossa glenóide é rasa e o úmero é ligado à escápula por tecidos moles: músculos, ligamentos e uma cápsula articular.

Na avaliação dos portadores de distúrbios localizados no ombro, procure por história de traumatismo, infecção, doenças inflamatórias, riscos ocupacionais, doenças cervicais, e também por alterações que se manifestam como dor referida nos ombros, como doenças torácicas (tumor de Pancoast, infarto do miocárdio) e doenças que comprometem o andar superior do abdome. Os sintomas percebidos no nível do ombro são conseqüentes à irritação do diafragma, com o qual o ombro partilha algumas inervações (C4, C5), como as do dermátomo que cobre o ápice do ombro.

Inicialmente, observe a harmonia do movimento do ombro durante a entrada do paciente e durante o ato de despir-se. Procure por aumento de volume (localizado ou difuso), deformidades, atrofias musculares e simetria.

Palpe as diversas estruturas anatômicas separadamente. Dor na articulação esternoclavicular pode ocorrer devido à luxação ou subluxação, ou seja, a clavícula desloca-se medial e superiormente, tornando-se nitidamente assimétrica. Pode ser secundária à infecção (tuberculose), tumor (raro) e radionecrose (geralmente após tumor de mama).

Palpe a articulação acromioclavicular, que pode estar dolorida e com crepitação secundária à osteoartose ou ao deslocamento.

A articulação glenoumeral deve ser palpada nas regiões anterior e lateral, imediatamente medial e inferiormente ao processo coracóide. Dor difusa, com ou sem derrame articular ou tecido sinovial palpável, é sugestiva de infecção, artrite reumatóide ou tendinite do supra-espinhoso.

O examinador deve aplicar uma pressão direta sobre a bolsa subacromial que se situa em uma posição lateral e imediatamente abaixo do acrômio. Durante a extensão passiva, tanto o manguito rotator como a bolsa subacromial sofrem rotação anterior migrando de sua posição inicial, permitindo assim sua palpação. Quando há bursite subacromial, ocorre dor à palpação sem uma localização tão precisa, como no caso da tendinite do supra-espinhoso isolada, e dor à compressão da cabeça do úmero contra o acrômio. O sinal do arco é positivo, ou seja, há presença de dor à abdução e elevação do braço entre 45 e 60 graus. A bursite subacromial ocorre de forma freqüente, e a dor é geralmente intensa, acarretando restrição dos movimentos.

O sulco bicipital localiza-se em um trajeto anterior à bolsa subacromial, sua palpação deve ser cautelosa, pois o tendão da porção longa do bíceps e sua bainha sinovial aí se localizam. Uma compressão direta do tendão pode revelar dor indicativa de tendinite bicipital, porém, se excessiva, causará dor independente da presença de inflamação local. Sua palpação é facilitada com a rotação externa do braço. Além de dor no ponto de inserção do tendão da cabeça longa do bíceps, a manobra de Yergason é positiva. Peça ao paciente para fletir o cotovelo e fazer uma supinação forçada do antebraço contra resistência. Em casos positivos, ocorre dor sobre o tendão do bíceps. Quando ocorre ruptura do tendão do bíceps, ocorre aumento de volume localizado na parte inferior do braço e fraqueza na flexão do cotovelo.

O manguito rotator é composto de quatro músculos, sendo que três se inserem na grande tuberosidade do úmero: supra-espinhoso, infra-espinhoso e redondo menor. O outro, o subescapular, não é palpável. Devido à localização ser imediatamente abaixo do acrômio, a bainha rotatória é palpável somente após a extensão passiva do ombro. Os músculos do manguito rotator não podem ser individualizados, mas podem ser palpados como uma unidade contígua às suas inserções na grande tuberosidade. Dentre esses músculos, o mais passível de ruptura é o supra-espinhoso. A tendinite do supra-espinhoso afeta geralmente pessoas com idade superior a 45 anos e tipicamente aparece ou piora com a realização de certas tarefas repetitivas, ou com a sustentação de peso, principalmente se realizada acima do nível dos ombros. Além da dor no local de inserção do tendão, ocorre o sinal do arco e também o sinal de compressão, ou seja, durante o movimento de flexão surge dor antes de o braço atingir 180 graus. A presença de laceração completa do manguito rotator, apesar de ser menos freqüente, apresenta-se de forma similar e pode ser distinguida por meio do teste da queda do braço: solicite ao paciente para abduzir o braço totalmente e, em seguida, peça-lhe para levar o braço vagarosamente ao lado do corpo. Quando há ruptura, o braço abduzido a 90 graus tenderá a cair de forma brusca para o lado do corpo, pois o paciente será incapaz de abaixar suave e vagarosamente o braço, independentemente de quantas tentativas forem feitas.

Pesquise os seis movimentos possíveis: abdução (170 graus), adução (50 graus), extensão (60 graus), flexão (160 graus), rotação interna (70 graus) e rotação externa (70 graus).

Normalmente, para três graus de abdução, dois ocorrem na articulação glenoumeral e um na escapulotorácica. Permaneça em pé atrás do paciente, fixe a escápula prendendo entre os dedos seu ângulo inferior. Com a mão livre, abduza o braço do paciente. A escápula não deverá se mover até que o braço esteja abduzido aproximadamente 20 graus (indicando uma livre movimentação glenoumeral). Nesse ponto, a escápula e o úmero movimentam-se em conjunto em uma proporção de 2:1, de modo a completar a abdução. Caso a articulação glenoumeral não se mova, o paciente é portador da síndrome do ombro congelado. Nessa situação, o paciente é capaz de encolher o ombro próximo a 40 graus de abdução utilizando somente a escapulotorácica (Fig. 12.7).

PÉ E TORNOZELO

O pé e o tornozelo são os locais para onde converge o peso do corpo durante a deambulação. Relacionada a essa característica pode ocorrer a presença de deformidades que acarretarão sintomas locais. Além disso, o pé pode apresentar alterações decorrentes de diversas doenças sistêmicas, como artrite reumatóide, gota, espondilite anquilosante e *diabetes mellitus.*

Durante a inspeção, procure a presença de deformidades relacionadas com alterações do arco longitudinal interno, como o pé chato (achatamento do arco longitudinal interno associado a uma deformidade valga do calcanhar) e o pé cavo (curvatura excessiva do arco interno causada por desvio vertical metatársico e/ou do calcâneo).

Simultaneamente, procure por calosidades plantares que representam áreas do pé que estão suportando peso de forma excessiva e por deformidades nos arte-

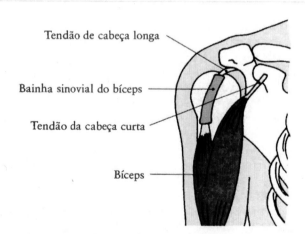
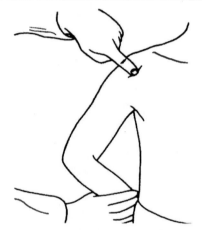

Tendinite bicipital. O desenho mostra a anatomia dos tendões e o local que fica inflamado sobre a cabeça do úmero (esquerda). O examinador está palpando o tendão e seu local de inserção para evidenciar dor (direita).

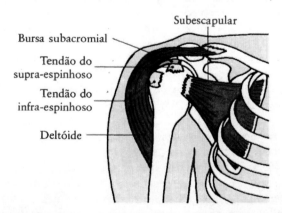
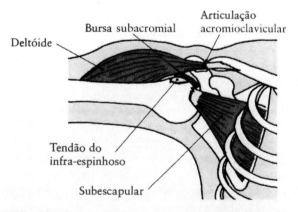

Manguito rotador. Os tendões do supra-espinhoso, infra-espinhoso e subescapular passam entre a porção mais alta da cabeça do úmero e a articulação acromioclavicular. A bursa subacromial também se localiza nessa região.

Abdução do braço causa compressão dos tendões e da bursa e aumenta a dor quando as estruturas estão inflamadas.

Figura 12.7 – Alterações em ombros. (Adaptado do Atlas of Clinical Rheumatology. Dieppe PA, Bacon PA, Bamji AN, Watt L, 1996. Gower Medical Publishing.)

lhos. A presença de dedos em garra (hiperextensão das metatarsofalangeanas e flexão das interfalangeanas distal e proximal) ocorre freqüentemente em associação com o pé cavo. Procure também por dedos em martelo (hiperextensão das metatarsofalangeanas e interfalageanas distais, além de flexão da interfalangeana proximal) que pode ocorrer em artrite reumatóide e hálux valgo. O hálux valgo corresponde a uma deformidade causada pelo desvio lateral do artelho. O primeiro metatarseano pode ser medialmente angulado. Nesses casos, uma excrescência óssea pode desenvolver-se na face medial da porção cefálica do primeiro metatarseano com posterior aumento de volume. Nesse local, conseqüente ao aumento de pressão e ao atrito com o sapato, pode ocorrer a formação de uma bolsa sinovial que se torna inflamada e dolorosa (joanete). Esse local também é sítio freqüente de gota, em que ocorre sinovite por depósito de ácido úrico na primeira metatarsofalangeana (podagra).

A dor calcânea posterior está, muitas vezes, relacionada a microtraumatismos induzidos pela conformação do calçado, que irrita os tecidos moles, como a parte distal do tendão de Aquiles e as bolsas serosas adjacentes que se tornam dolorosas à palpação. Além disso, os microtraumatismos devidos ao andar e ao ortostatismo prolongado – agravados por um distúrbio estático local (como pé cavo ou varo) – podem ocasionar dores calcâneas plantares originadas na aponeurose plantar e nas estruturas miotendíneas inseridas no pólo inferior do calcâneo.

O pé e o tornozelo apresentam estrutura complexa, em que diversas estruturas ósseas interagem com o conjunto musculotendíneo. Palpe cuidadosamente todas as estruturas existentes e procure por eventuais instabilidades.

Os movimentos básicos do pé e do tornozelo são realizados em diferentes níveis: movimentação do tornozelo: dorsiflexão (20 graus) e flexão plantar (50 graus); movimentação subtalar: inversão (5 graus), eversão (5 graus); movimentação mediotarsal: abdução (30 graus), adução (20 graus) e movimentação da primeira metatarsofalangeana: flexão (40 graus), extensão (60 graus). Esta última participa do componente de impulso da marcha e sua integridade é fundamental para a marcha normal. O impulso normal requer 35 a 40 graus de extensão. Caso ocorra redução acentuada ou articulação rígida (hálux rígido), o paciente lança mão de marcha defensiva, encurtando o componente de impulso, pisando com inclinação oblíqua do pé e evitando movimentação e compressão da primeira metatarsofalangeana. Nesses casos, o impulso é dado com os outros quatro dedos e a marcha torna-se dolorosa e artificial. Além disso, as alterações podem ser notadas pela deformidade dos sapatos (Fig. 12.8).

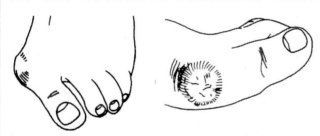

Hálux valgo com formação de joanete. A angulação da deformidade do hálux é vista nitidamente (esquerda) e o edema de partes moles sobre a proeminência óssea também é facilmente visualizado (direita).

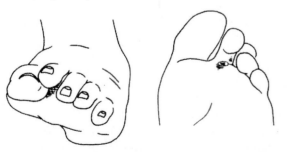

Subluxação de metatarsofalangeanas: o segundo artelho freqüentemente subluxa primeiro (esquerda) e forma-se um calo sobre a cabeça metatarsiana que passa a sustentar o peso (direita).

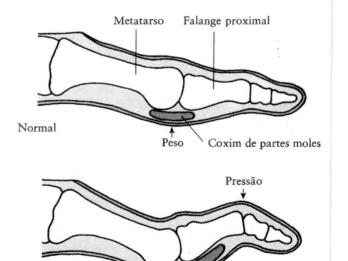

Diagrama das alterações que ocorrem nas MTF (metatarsofalangeanas) na doença reumatóide. O coxim que sustenta o peso do corpo migra para a frente e a falange proximal subluxa para cima e para a frente. Surge uma nova área de sustentação de peso sobre a cabeça do metatarso e a pressão dos sapatos incide sobre as IFP (interfalangeanas proximais).

Figura 12.8 – Alterações em pés. (Adaptado do Atlas of Clinical Rheumatology. Dieppe PA, Bacon PA, Bamji AN, Watt L, 1996. Gower Medical Publishing.)

JOELHO

O joelho compõe-se das articulações patelofemoral e tibiofemoral. É estabilizado pela cápsula articular e pelos ligamentos cruzados anterior e posterior, colaterais medial e lateral e pelo ligamento da patela. Avalie os movimentos do joelho em relação à amplitude: flexão (135 graus), extensão (0 grau) e rotação interna (10 graus) e rotação externa (10 graus). Durante a realização do exame de amplitude articular verifique a presença de crepitação e limitações.

O exame do paciente deve ser realizado com e sem carga. A inspeção em pé (com carga) pode revelar desvios de alinhamento, como joelho varo (voltado para dentro) ou *genu varum*, joelho valgo (voltado para fora) ou *genu valgum*, que não são evidentes com o paciente deitado. Observe também o trofismo muscular (atrofia ou hipertrofia muscular) e procure por eventual aumento de volume do joelho que pode ser localizado (bolsas) ou difuso (derrame intra-articular).

Existem várias bursas ao redor dessas articulações que eventualmente se tornam inflamadas e dolorosas. As bursites mais freqüentes são as encontradas sobre a rótula (bursite pré-patelar) ou sobre o tubérculo tibial (bursite infrapatelar). Eventualmente, ocorre inflamação das bursas do gastrocnêmio e do semimembranoso no nível da fossa poplítea (cisto de Baker ou cisto poplíteo) ou sobre a face medial do tubérculo tibial (bursite anserina ou da pata de ganso).

A bolsa sinovial anserina ou da pata de ganso situa-se entre os tendões da inserção comum dos músculos sartório, grácil e semitendíneo e a face súpero-medial da tíbia, imediatamente medial ao tubérculo tibial. A bolsa em si não é palpável, porém, quando inflamada (bursite anserina ou da pata de ganso), pode-se perceber algum derrame ou espessamento e dor durante a movimentação.

A membrana sinovial do joelho é volumosa e, portanto, vulnerável a sinovites de qualquer origem. Alguns testes podem detectar a presença de derrames articulares. Quando o derrame articular é volumoso, ele é facilmente demonstrado. Estenda a perna do paciente cuidadosamente e verifique se o quadríceps está relaxado. Em seguida, empurre a patela para o interior do sulco troclear e solte-a rapidamente. A grande quantidade de fluido no interior da articulação, sob a patela, é inicialmente forçada a ocupar as laterais da articulação e, em seguida, retorna à sua posição original, forçando a patela a rechaçar (sinal da tecla). Quando o derrame articular é pequeno, a dificuldade pode ser maior. Mantenha a perna estendida e force a passagem do líquido contido no espaço suprapatelar e na face lateral para a face medial do joelho. A pressão lateral à patela pode provocar o surgimento de um desvio observável no líquido sinovial na face medial (sinal do abaulamento).

O sulco troclear é recoberto por cartilagem articular e representa o trajeto por onde a patela se desliza. O teste de compressão da patela determina o estado das superfícies articulares da patela e do sulco troclear. O paciente deverá estar em decúbito dorsal com as pernas relaxadas e estendidas. Inicialmente, empurre a patela distalmente no interior do sulco troclear. Em seguida, peça ao paciente para contrair o quadríceps, enquanto, ao mesmo tempo, você palpa e impõe resistência à patela, que se moverá sob seus dedos. O movimento da patela deverá ser de deslizamento uniforme. Qualquer irregularidade de suas superfícies articulares causa crepitação durante a movimentação, que pode ser conseqüente à osteoartrose. Se o teste for positivo, o paciente em geral queixa de dor e desconforto. Clinicamente, os pacientes referem mais dor ao subir escadas e ao se levantar da cadeira. Essas queixas são compatíveis com essa condição, pois, durante essas atividades, a superfície irregular da patela é forçada de encontro ao sulco troclear.

O tendão infrapatelar começa na borda inferior da patela, sendo palpável até sua inserção no tubérculo tibial. O ponto de inserção freqüentemente se acha sensível em indivíduos jovens – síndrome de Osgood-Schlatter.

A lesão da cartilagem do menisco (medial ou lateral) apresenta-se como dor crônica ou intermitente no joelho associada a presença de bloqueio, estalido ou falha da articulação. A dor pode ser detectada durante a palpação direta da linha articular quando a ruptura é anterior. Quando a ruptura meniscal é posterior, deve-se realizar o teste de McMurray. Para a realização desse teste, primeiramente o joelho é fletido até 90 graus e, em seguida, a perna é estendida, enquanto, simultaneamente, o membro inferior sofre um torque medial ou lateral. Um estalido doloroso durante a rotação medial pode indicar laceração no menisco lateral, e dor durante a rotação lateral pode indicar laceração no menisco medial.

A integridade das estruturas ligamentares do joelho é fundamental para manter a estabilidade do joelho. A estabilidade dos ligamentos colaterais e dos cruzados deve ser testada. Para testar o ligamento colateral medial, estabeleça um esforço valgo sobre o joelho procurando por alguma lacuna que eventualmente possa estar presente. Se houver uma lacuna, o ligamento não está sustentando o joelho adequadamente. Quando o esforço valgo for retirado, pode-se perceber a colisão da tíbia com o fêmur ao se fecharem. A seguir, estabeleça um esforço tentando abrir a face lateral da articulação para testar o ligamento colateral lateral. Como no caso anterior, essa lacuna também poderá ser percebida na presença de instabilidade. Como o ligamento colateral medial é muito importante para a estabilidade do joelho, uma ruptura isolada desse ligamento é suficiente para levar à instabilidade, enquanto a mesma lesão no ligamento colateral lateral terá muito menos importância. A maioria das lesões ligamentares ocorridas em torno do joelho se dá na face medial da articulação.

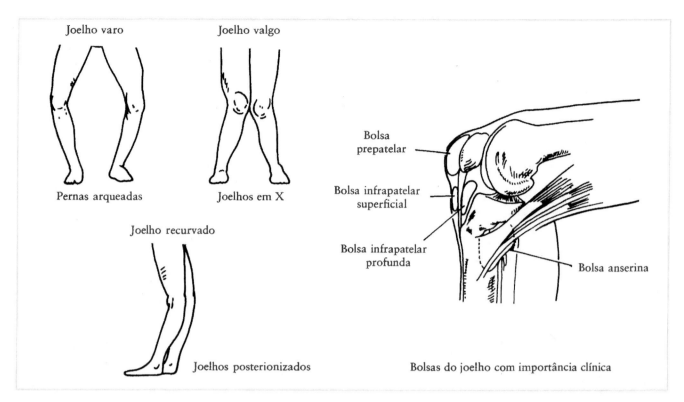

Figura 12.9 – Alterações em joelhos. (Adaptado do Atlas of Clinical Rheumatology. Dieppe PA, Bacon PA, Bamji AN, Watt L, 1996. Gower Medical Publishing.)

Os ligamentos cruzados anterior e posterior impedem o deslocamento anterior e posterior da tíbia e do fêmur. São intracapsulares e vão se inserir nas faces internas dos côndilos femorais. Quando ocorre lesão dessas estruturas, geralmente há história de traumatismo, edema e derrame articular hemorrágico. Para testar o ligamento cruzado anterior, mantenha o paciente em decúbito dorsal com flexão dos joelhos a 90 graus. A seguir, puxe a tíbia anteriormente; se ocorrer deslocamento anterior da tíbia em relação ao fêmur, o ligamento está roto. Um pequeno grau de deslocamento é normal quando observado em ambos os membros inferiores. Na mesma posição, empurre a tíbia para trás, se houver deslocamento posterior, o ligamento cruzado posterior está roto (Fig. 12.9).

QUADRIL E PELVE

A cintura pélvica compõe-se de três articulações: acetabulofemoral ou coxofemoral, sacroilíaca e sínfise púbica. As três funcionam concomitantemente de forma a prover mobilidade e equilíbrio ao corpo.

Observe a postura do paciente e se ambas as cristas ilíacas e as depressões correspondentes às espinhas ilíacas póstero-superiores encontram-se no mesmo plano horizontal. Caso não estejam, haverá uma obliqüidade pélvica (pelve inclinada) secundária a discrepâncias no comprimento dos membros inferiores.

A bolsa trocanteriana localiza-se profundamente na face lateral do quadril e normalmente não é palpável, mas quando inflamada e distendida, essa bolsa torna-se sensível à palpação, tornando possível a confirmação do diagnóstico de bursite trocantérica.

A dor na articulação do quadril tende a localizar-se anteriormente, sobre o ligamento inguinal, podendo irradiar-se medialmente até a virilha, ou ao longo da parte ântero-medial da coxa. A amplitude articular pode estar comprometida. Raramente, uma bursite do iliopsoas pode simular uma verdadeira dor da articulação do quadril. A bolsa situa-se embaixo do iliopsoas e ocasionalmente a contração do músculo sobre a bolsa inflamada causa dor na região inguinal. A dor piora com a hiperextensão do quadril, com muitos pacientes preferindo fletir e girar lateralmente o quadril para reduzir a dor causada por uma bolsa distendida.

Dor nas articulações sacroilíacas pode estar presente em artropatias soronegativas, como a espondilite anquilosante, e é secundária à presença de processo inflamatório. A sacroileíte pode ser demonstrada pela pressão direta ou por manobras que provocam a distensão das articulações. Coloque o paciente deitado de lado e aplique força contra o ilíaco, lateralmente. As manobras de avaliação das sacroilíacas são pouco sensíveis na diferenciação da origem das lombalgias.

Teste a amplitude dos movimentos do quadril: flexão (110 graus), extensão (30 graus), abdução (50 graus), adução (30 graus), rotação interna (35 graus) e rotação externa (45 graus).

COLUNA VERTEBRAL

É composta de sete vértebras cervicais, doze torácicas, cinco lombares e o sacro. Possui quatro curvaturas normais: duas convexidades anteriores ou lordose (cervical e lombar) e duas convexidades posteriores ou cifose (torácica e sacrococcígea). Procure por eventuais desvios que alterem a distribuição das forças de carga na coluna, como o desaparecimento das curvaturas fisiológicas, a acentuação da lordose ou cifose e os desvios laterais (escoliose). Além dessas alterações, procure por lesões cutâneas, assimetria da altura dos ombros, da altura das cristas ilíacas e de pregas cutâneas.

Analise os movimentos da coluna cervical, incluindo flexão (45 graus), extensão (50 a 60 graus), rotação (60 a 90 graus) e inclinação lateral (45 graus). Embora a coluna funcione como um conjunto, grande parte dos movimentos é concentrada em determinadas articulações. A articulação entre o occípito e C1 (articulação atlantooccipital) é responsável por aproximadamente 50% do movimento de flexão e de extensão da cabeça. Os 50% restantes distribuem-se quase uniformemente pelas outras vértebras. Em relação à rotação, quase 50% do movimento ocorre entre C1 (atlas) e C2 (axis), que apresentam configuração anatômica especializada, permitindo esse grande alcance de movimento. Já o movimento de lateralização é distribuído de C2 a C7. A restrição significativa de um movimento específico pode ser causada por bloqueio da articulação responsável pela maior parte do movimento.

Quando existe suspeita de doença radicular cervical, deve-se realizar a manobra de Spurling, na qual a cabeça é inclinada para o lado dos sintomas, e a seguir aplica-se uma pressão no topo da cabeça. Se ocorrer reprodução ou agravamento de uma cervicobraquialgia, diz-se que a manobra é positiva.

Palpe os processos espinhosos de C2 a C7 e as estruturas musculares adjacentes. O processo espinhoso mais saliente na base do pescoço corresponde à sétima vértebra cervical ou à primeira torácica.

Na região torácica, o processo espinhoso palpado corresponde ao corpo vertebral imediatamente acima. Esse fato é conseqüente à sua obliqüidade. Na região lombar, o processo espinhoso palpado corresponde ao corpo vertebral da mesma vértebra, pois não há obliqüidade. Outro reparo anatômico de utilidade clínica é a borda superior das cristas ilíacas que se projeta sobre a coluna ao nível da quarta vértebra lombar.

Teste os movimentos toracolombar ou de rotação do corpo (30 graus) que ocorrem ao nível da coluna torácica. Avalie também o movimento costovertebral medindo a diferença da circunferência torácica durante inspiração e expiração máximas. Essa medida deve ser realizada ao nível dos mamilos nos homens e logo acima desse nível nas mulheres. O valor normal dessa diferença é $\geq$ 5 ou 6cm. O movimento costovertebral está freqüentemente comprometido nas entesopatias, principalmente na espondilite anquilosante.

Os movimentos da coluna lombar são de flexão e extensão. Uma boa observação de mobilidade do segmento lombar é realizada pedindo-se ao paciente que se incline para a frente como se tentasse tocar o chão, mantendo os joelhos estendidos. Normalmente, ocorre apagamento e posterior reversão da lordose lombar. O teste de Schober também pode ser utilizado para medir a flexibilidade lombar. Faça uma marca cutânea ao nível das depressões sacrais (espinhas ilíacas pósterosuperiores) e marque 10cm acima e 5cm abaixo dessa marca. Solicite ao paciente para realizar flexão máxima e então anote essa distância. A diferença entre essas duas medidas deve ser maior ou igual a 5cm. Medidas inferiores refletem uma limitação da flexão conseqüente à entesopatia (espondilite anquilosante ou outras soronegativas) ou hiperostose ou espasmo muscular grave.

A manobra de Lasègue serve para testar a existência de pinçamento da raiz nervosa ao nível da coluna lombar. Nessa manobra, procede-se ao levantamento de uma das pernas com o joelho estendido, estando o paciente deitado. O alcance em que a perna pode ser elevada sem desconforto fica em torno de 80 graus em relação à mesa. A dor decorrente dessa manobra pode ser devida à ciatalgia ou à contratura dos músculos tendíneos da coxa. No ponto em que o paciente relatar dor, abaixe a perna dele lentamente e em seguida faça uma dorsiflexão do pé para reproduzir a ciatalgia. Se não ocorrer dor, a queixa é provavelmente decorrente da contratura da musculatura tendínea da coxa.

O exame clínico de portadores de alterações da coluna vertebral deve sempre englobar o exame neurológico: reflexos, função muscular e testes sensitivos, com o objetivo de determinar o nível da lesão (Fig. 12.10).

ARTICULAÇÃO TEMPOROMANDIBULAR (ATM)

A ATM pode ser palpada imediatamente à frente da orelha e pedindo ao paciente para abrir e fechar a boca. Também pode ser palpada colocando-se o dedo indicador no interior do conduto auditivo externo do paciente e pressionando-o anteriormente. A seguir, peça a ele para abrir e fechar a boca lentamente e procure por dor à movimentação, assimetria do movimento, crepitação ou deslocamento anterior da mandíbula. O comprometimento da ATM poder ser secundário a traumatismo, distúrbios de oclusão, artrite reumatóide, anomalias congênitas.

Quando a amplitude articular está normal, o paciente é capaz de colocar três dedos em posição vertical inseridos entre os incisivos (35 a 45mm). A ATM também permite a protrusão ou o deslocamento anterior da mandíbula e o paciente é capaz de fazer com que os dentes da arcada inferior fiquem à frente da arcada superior.

LESÃO DAS RAÍZES LOMBARES

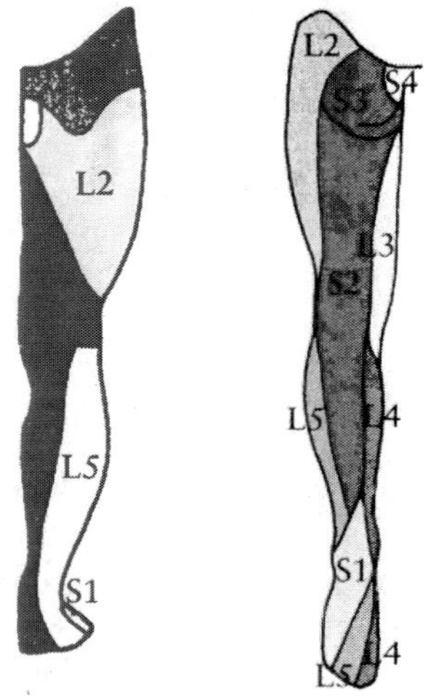

Distribuição do dermátomo Anterior	Posterior	Raiz	Fraqueza muscular/ movimento comprometido	Reflexos tendíneos diminuídos
		L2	Flexão do quadril/adução	Reflexo patelar
		L3	Adução do quadril/extensão do joelho	
		L4	Extensão do joelho/abdução inversão do pé/dorsiflexão	
		L5	Extensão do quadril/abdução Flexão do joelho/dorsiflexão do artelho	Reflexo aquileu
		S1	Flexão do joelho Pé/flexão plantar do artelho Eversão do pé	

Principais aspectos utilizados na identificação das raízes nervosas lombares. Não inclui toda a distribuição da raiz nervosa.

LESÃO DAS RAÍZES CERVICAIS

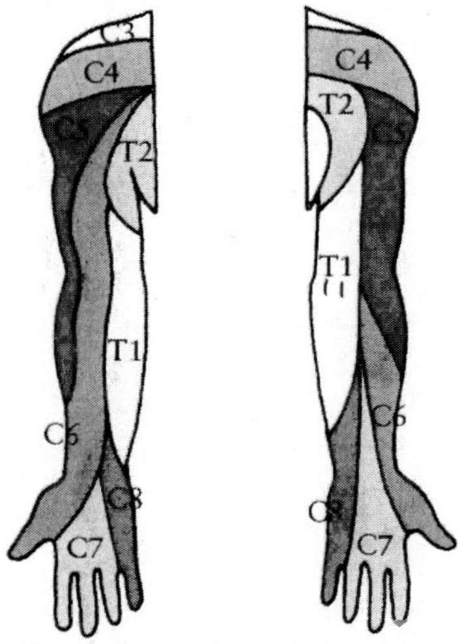

Distribuição do dermátomo Anterior	Posterior	Raiz	Fraqueza muscular/ movimento comprometido	Reflexos tendíneos diminuídos
		C5	Abdução do ombro/ flexão do cotovelo	Reflexo do bíceps
		C6	Extensão do punho/pronação	Reflexo do supinador
		C7	Cotovelo/extensão dos dedos	Reflexo do tríceps
		C8	Punho/flexão dos dedos	Reflexo dos dedos
		T1	Abdução dos dedos Adução do polegar/oposição	

Principais aspectos utilizados na identificação dos locais de lesão cervical. Não inclui toda a distribuição da raiz nervosa.

Figura 12.10 – Distribuição radicular dos nervos cervicais e lombares. (Adaptado do Atlas of Clinical Rheumatology. Dieppe PA, Bacon PA, Bamji AN, Watt L, 1996. Gower Medical Publishing.)

BIBLIOGRAFIA

HOPPENFELD S – *Propedêutica Ortopédica: Coluna e Extrenidades*. São Paulo, Atheneu, 1987.

ISSELBACHER KJ, BRAUNWALD E, WILSON JD et al. – *Harrison's – Principles of Internal Medicine*. 14th ed., New York, McGraw-Hill, 1994.

SKARE TL – *Reumatologia: Princípios e Prática*. Rio de Janeiro, Guanabara Koogan, 1999.

13. Exame do Sistema Nervoso

Eduardo Genaro Mutarelli

ANAMNESE

A anamnese é, sem dúvida, a parte mais importante da avaliação clínica. É o momento em que o médico inicia o relacionamento com seu paciente, conhece a pessoa, sua personalidade e suas reações. E é nesse momento em que se inicia a relação médico-paciente, na qual este irá conhecer o interesse do médico por seu problema.

Como demonstra a prática clínica, 80% dos diagnósticos são feitos durante a anamnese, ou seja, se, ao final dela, o médico não tiver uma hipótese diagnóstica, o exame clínico e os exames complementares poderão não ser de grande valia, mesmo porque a orientação para o pedido correto desses exames é feita a partir da anamnese.

Em neurologia, alguns diagnósticos só podem ser feitos durante a anamnese, como é o caso das perdas de consciência, por epilepsia, síncope ou lipotimia, e também de vários tipos de cefaléia, já que sua caracterização é feita quase exclusivamente pela história do paciente.

Na anamnese neurológica, além da identificação clássica: nome, idade, sexo, cor, profissão e procedência, é importante identificar também:

- grau de escolaridade, que tem importância na interpretação dos resultados, por exemplo, dos exames neuropsicológicos, como o miniexame do estado mental (ver Distúrbios de memória na pág. 144);
- mão de preferência, cujo conhecimento nos diz, por exemplo, durante o exame neurológico, que os flexores da mão esquerda de um indivíduo canhoto devem ser mais fortes do que os da mão direita e que a sensibilidade vibratória – palestesia – deve ser ligeiramente maior na mão de preferência. Também é importante porque o hemisfério dominante para a fala nos destros é, quase 100% das vezes, o hemisfério cerebral esquerdo.

É de fundamental importância perguntar sobre o início dos sintomas: há quanto tempo eles começaram, como foi a sua evolução ou ordem de aparecimento, quanto tempo demorou para o quadro se instalar completamente, se ainda está piorando, se a evolução se modificou com alguma medida, principalmente a terapêutica.

O conhecimento de todos esses dados leva a possíveis diagnósticos:

- diante de um paciente com déficit neurológico de instalação rápida (em poucos minutos), devemos pensar em quadro vascular, isquêmico ou hemorrágico;
- se a hemiparesia teve instalação em algumas horas, podemos pensar em esclerose múltipla, hematomas subdural e extradural, e em encefalites;
- se a instalação, no entanto, demorou alguns dias, pensamos, por exemplo, em abscesso toxoplasmótico ou até mesmo em encefalite viral;
- se a instalação demorou semanas para evoluir, investigamos as possibilidades de tumores ou hematoma subdural crônico;
- finalmente, lembramos que as doenças degenerativas, como por exemplo as de Parkinson e de Alzheimer, têm evolução lenta e gradativa durante meses (Quadros 13.1 e 13.2).

Quadro 13.1 – Déficit neurológico central e exemplos de doenças neurológicas.

Tempo de instalação	Doença sugerida
Minutos	Vascular (isquemia ou hemorragia)
Horas	Esclerose múltipla, hematoma subdural e extradural, encefalite
Dias	Encefalite, abscesso
Semanas	Tumores, hematoma subdural
Meses	Degenerativas

Quadro 13.2 – Déficit neurológico periférico e exemplos de doenças neurológicas.

Tempo de instalação	Doença sugerida
Minutos	Vasculite, traumatismo
Horas	Polirradiculoneurite, viral (paralisia facial periférica de Bell)
Dias	Polirradiculoneurite, porfiria, difteria, intoxicações
Semanas	Intoxicações, periarterite nodosa
Meses	Metabólicas, paraneoplásicas, carenciais
Anos	Degenerativas (doenças de Charcot-Marie, Déjerine-Sottas)

Quadro 13.3 – Tipo de evolução e exemplos de doenças neurológicas.

Tipo de evolução	Doença sugerida	Doença central
Monofásica	Paralisia facial periférica de Bell, polirradiculoneurite, intoxicação	Acidente vascular cerebral, traumatismos, anoxia, encefalites virais, encefalomielite pós-virose, episódio isquêmico transitório
Progressiva	Tumor (compressão ou síndrome paraneoplásica), esclerose lateral amiotrófica, carencial (complexo B), degenerativas (doenças de Charcot-Marie, Déjerine-Sottas)	Tumor (compressão ou síndrome paraneoplásica), degenerativas (doenças de Parkinson, Alzheimer), carencial (déficit de vitaminas B_{12}, B_1, ácido fólico)
Recorrente	Polirradiculoneurite, vasculite, porfiria, doença de Refsum, miastenia grave, paralisia periódica	Esclerose múltipla, vasculite, epilepsia, episódio isquêmico transitório

Ajuda-nos no diagnóstico saber como evolui a doença de nosso paciente, podendo essa evolução ser monofásica, progressiva ou recorrente (Quadro 13.3). A evolução monofásica caracteriza-se por apresentar piora inicial e evoluir ou com estabilização dessa piora, como ocorre, por exemplo, no acidente vascular cerebral, ou com melhora do quadro inicial, como ocorre na paralisia facial periférica de Bell. A evolução progressiva, por sua vez, é característica dos tumores e das doenças degenerativas.

Além dos exemplos citados, algumas alterações neurológicas são episódicas, recorrentes e, na maioria das vezes, não deixam nenhuma seqüela ou sinal de sua existência e, portanto, só serão diagnosticadas na anamnese (Quadro 13.4).

Quadro 13.4 – Alterações recorrentes do sistema nervoso e possíveis diagnósticos.

Enxaqueca
Narcolepsia
Catalepsia
Síncope
Episódio isquêmico transitório
Epilepsia
Ataques de pânico

ANTECEDENTES PESSOAIS

Algumas doenças neurológicas são mais freqüentes e de maior risco para os indivíduos que tenham antecedentes pessoais específicos. Os *hábitos pessoais* são importantes fatores de risco, ou até mesmo de prevenção de muitas doenças, dentre estas as que acometem o sistema nervoso.

Por exemplo, sabe-se que o consumo moderado de bebida alcoólica (no máximo uma dose por dia) beneficia o sistema cardiovascular, diminuindo a incidência e o risco para acidentes vasculares cerebrais. Entretanto, o *alcoolismo* pode levar ao comprometimento do sistema nervoso central, tanto diretamente – sendo essa forma uma das principais causas de neuropatia periférica – quanto indiretamente – lesão hepática levando a encefalopatia hepática, degeneração cerebelar e hipovitaminose (déficit de vitamina B_{12}, que pode levar à degeneração combinada subaguda da medula, ou mielose funicular) e, principalmente, déficit de tiamina, levan-

do à encefalopatia de Wernicke-Korsakoff. Esse quadro tem início relativamente insidioso e descompensação rápida. Inicia-se com distúrbio da motricidade ocular, com deficiência de nervos cranianos, nistagmo, estrabismo, seguindo-se, então, confusão mental, principalmente por perda da memória recente.

O alcoolismo também favorece o aparecimento de crises convulsivas, bem como de traumatismo craniano, hematomas subdurais, e, por diminuição da imunidade, o aparecimento de meningites, principalmente a pneumocócica. Como vemos, de maneira geral, o álcool é prejudicial a saúde.

O *tabagismo* favorece o desenvolvimento de isquemias cerebrais. Devemos lembrar também que esse é um fator de risco importante para doenças arteriais sistêmicas (arteriosclerose), e o antecedente pessoal de infarto do miocárdio sugere doença arterial sistêmica e, por isso, é fator de risco para acidente vascular cerebral e vice-versa.

O *uso de drogas* também constitui, obviamente, um fator de risco para doenças neurológicas. Os narcóticos atingem o sistema nervoso central, causando alucinações e sensações que, para o usuário, parecem agradáveis. Entretanto, por esse seu mecanismo primário, devemos esperar que o consumo dessas drogas afete o sistema nervoso levando a quadros de confusão, convulsão, agitação psicomotora e coma. Além disso, algumas drogas causam lesões específicas no sistema nervoso, como por exemplo a cocaína, que favorece a lesão arterial, o aumento da pressão arterial e, com isso, as hemorragias cerebrais muitas vezes fatais. Alguns alucinógenos como os ácidos podem provocar ligações irreversíveis com receptores do sistema nervoso, causando o que os usuários nomeiam de "flash back": mesmo após meses de abstinência, o indivíduo apresenta as mesmas alucinações e alterações comportamentais do dia do uso da droga, ou seja, a recorrência de quadros episódicos de confusão mental e alucinação leva, muitas vezes, à confusão com o diagnóstico diferencial das epilepsias.

Também constituem risco para doenças neurológicas várias doenças (sistêmicas ou localizadas em outros órgãos e sistemas) que podem levar secundariamente a comprometimento do sistema nervoso, a saber:

Doenças sistêmicas

• *Diabetes mellitus* – é uma doença que pode causar neuropatia periférica, principalmente as polineuropatias, mas também mononeuropatias, radiculopatias, neuropatias autonômicas e motoras puras. O diabetes também favorece o aparecimento de acidente vascular cerebral, principalmente o isquêmico, porém, por degeneração hialóide da parede dos vasos, pode favorecer a hemorragia.

• *Hipertensão arterial sistêmica (HAS)* – é um fator de risco para acidentes vasculares cerebrais, tanto hemorrágicos quanto isquêmicos. Em quadros demenciais, o antecedente de HAS sugere demência vascular por múltiplos infartos lacunares.

• *Doenças do tecido conectivo* – mais freqüentemente o lúpus eritematoso sistêmico. Essas doenças favorecem o aparecimento tanto das neuropatias periféricas quanto das alterações do sistema nervoso central e das meningites. Antecedentes de abortamentos e quadro agudo focal causado por isquemia sugerem a presença de anticoagulante lúpico, fator pró-trombótico. Também, o antecedente pessoal de artrite reumatóide, muitas vezes associada a quadros renais, em uma apresentação neurológica tanto de déficit focal quanto de crises convulsivas, sugere vasculite do sistema nervoso. É preciso estar atento nesses casos para a possibilidade de a alteração neurológica ser conseqüência do tratamento, como por exemplo as infecções oportunistas favorecidas pela imunossupressão.

Doenças das vias aéreas superiores – sinusites de repetição, na vigência de um quadro do sistema nervoso central, como meningite, sugerem doença de Wegener.

Doenças renais – o antecedente de rins policísticos pode estar associado a aneurismas congênitos cerebrais.

Doenças intestinais – a polipose intestinal pode estar associada ao aparecimento de glioblastoma multiforme, um tumor primário do sistema nervoso central.

Doenças infecciosas – portadores do HIV podem evoluir para a síndrome da imunodeficiência adquirida (AIDS), com o surgimento de infecções oportunistas; algumas vezes, o paciente é acometido por mais de uma infecção e tumores concomitantemente. As neuroinfecções mais comuns nos imunodeficientes são a toxoplasmose, criptococose, leucoencefalopatia multifocal progressiva, tuberculose, citomegalovirose e infecção por herpes vírus. O tumor mais comum é o linfoma primário do sistema nervoso. Nessa mesma linha, temos os pacientes transplantados e, por isso, imunossuprimidos, e podemos, ainda, adicionar a aspergilose a essa lista.

Neoplasias – devemos suspeitar de metástase cerebral, síndrome paraneoplásica ou ainda de carcinomatose meníngea em pacientes com antecedentes de neoplasias que passam a apresentar alterações focais, difusas ou mistas, respectivamente.

Também é de fundamental importância lembrarmonos de questionar o paciente sobre o uso de medicamentos, sendo que muitos deles podem causar, como reação adversa ou efeito colateral, alterações no sistema nervoso central e periférico. Seria estafante, e inadequado, listarmos todas as possíveis reações neurológicas a medicamentos. Porém, advertimos que tais alterações são comuns, causando toda sorte de comprometimentos do sistema nervoso. É importante que todo médico tenha um livro de farmacologia ou um bulário para ser consultado durante a avaliação clínica (um hábito recomendado, pois é impossível nos dias de hoje conhecermos todos os medicamentos e suas possíves reações).

ANTECEDENTES FAMILIARES

Os antecedentes familiares certamente chamam a atenção pela predisposição genética que os pacientes têm para determinadas doenças. Assim, tanto a enxaqueca quanto a epilepsia têm fatores poligênicos que favorecem o aparecimento em familiares.

Muitas doenças neurológicas têm caráter hereditário, como as heredodegenerativas e muitas das miopatias. Dessa maneira, é importante perguntar, mesmo que de maneira genérica, se algum dos familiares tem quadro semelhante ao atual do paciente.

O antecedente familiar de infarto do miocárdio ou de acidentes vasculares cerebrais é fator de risco para doença vascular arteriosclerótica em filhos de portadores de tais doenças.

FRAQUEZA MUSCULAR

O diagnóstico final da causa de fraqueza muscular faz-se passando por um algoritmo que se inicia na história. Alguns pacientes chegam à consulta com queixa de fraqueza por motivos variados que não a de uma fraqueza muscular propriamente dita – com depressão, déficit de memória, falta de atenção, entre outros. Outras vezes, a fraqueza é decorrente de uma postura antálgica.

A história também nos fornecerá o diagnóstico nosológico (Fig. 13.1): se a fraqueza do paciente teve instalação súbita (de repente ele ficou hemiparético), uma causa vascular – como acidente vascular cerebral – é mais provável. Por outro lado, se outro paciente com a mesma queixa de fraqueza mas com história de início há seis semanas, com instalação insidiosa, e que vem evoluindo com piora progressiva até o momento, o diagnóstico de tumor é mais plausível. Terminada a história passamos ao exame clínico que deve constatar ou não se o paciente tem realmente fraqueza ou déficit na movimentação.

Neste tópico nos interessará a *fraqueza muscular propriamente dita*; sendo importante, inicialmente, a definição de alguns termos usados para descrever os déficits:

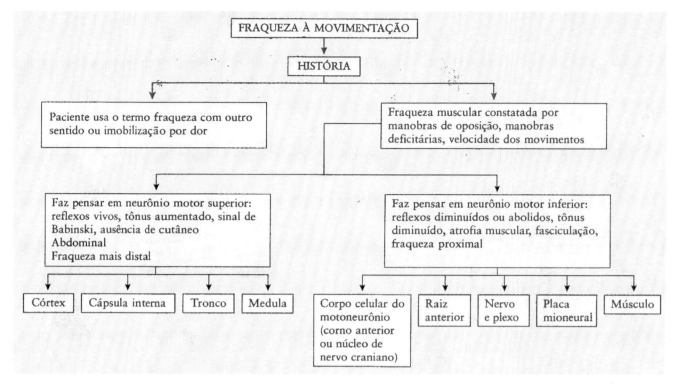

Figura 13.1 – Fluxo para o diagnóstico de fraqueza muscular.

Monoplegia (paresia) – quando os sintomas acometem apenas um membro.

Hemiplegia (paresia) – quando os sintomas acometem um hemicorpo.

Paraplegia (paresia) – quando membros simétricos são acometidos, podendo a paraplegia ser braquial ou crural.

Tetraplegia (paresia) – quando os quatro membros são acometidos em decorrência de uma única lesão.

Diplegia (paresia) – quando os dois hemicorpos são acometidos em virtude de duas lesões que justificam cada hemiplegia (paresia).

SEMIOTÉCNICA

O exame da motricidade baseia-se em três fatores:

1. Força muscular: dá-nos a idéia da extensão da clínica de déficit que o paciente apresenta e também algumas características importantes (tremores, fasciculações).
2. Tônus e trofismo muscular: dependem do perfeito estado do neurônio periférico.
3. Reflexos: podem estar aumentados ou diminuídos, dependendo do nível da lesão (central ou periférica, respectivamente).

O déficit de movimentação é constatado pelas provas de força muscular. Posteriormente, passamos a diferenciar se essa fraqueza é originária de lesão do neurônio motor superior (lesão piramidal) ou se é originada de lesão da unidade motora ou do neurônio motor inferior. Para tal, em primeiro lugar, devemos lembrar que todo movimento depende da integridade da unidade motora (Figs. 13.2 e 13.3), ou seja, tanto os movimentos voluntários quanto os involuntários e os reflexos dependem do bom funcionamento da unidade motora. Assim, se houver lesão do neurônio motor inferior (corpo celular ou axônio), da transmissão na placa mioneural ou do músculo, nenhum movimento voluntário, involuntário ou reflexo ocorrerá. Já nas lesões do neurônio motor superior (Fig. 13.2), a perda é só da movimentação voluntária, uma vez que, a unidade motora estando preservada, ela permitirá a movimentação involuntária e a reflexa. Ou seja, para diferenciarmos uma lesão no sistema nervoso central de uma do periférico baseamo-nos nas características de tônus e trofismo muscular, reflexos superficiais e profundos, além de outras características observadas nos exames de detecção de déficit de força muscular (Quadro 13.5).

FORÇA MUSCULAR

Para a constatação do déficit de força muscular são realizadas as manobras de oposição, deficitárias e de velocidade.

Nas *manobras de oposição*, testamos a força de determinados músculos opondo seu movimento. Assim, por exemplo, testamos o bíceps braquial ao segurarmos o antebraço do paciente impedindo sua flexão e supinação. No quadro 13.6 estão listados alguns músculos, suas ações e suas inervações, e no quadro 13.7, alguns nervos cranianos motores somáticos.

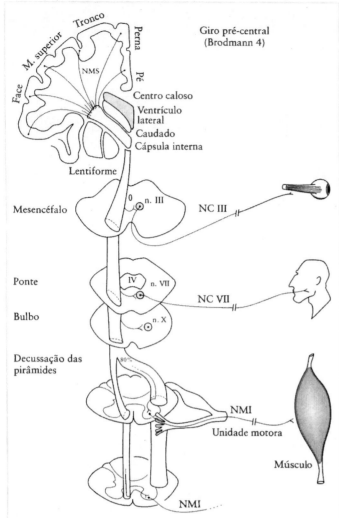 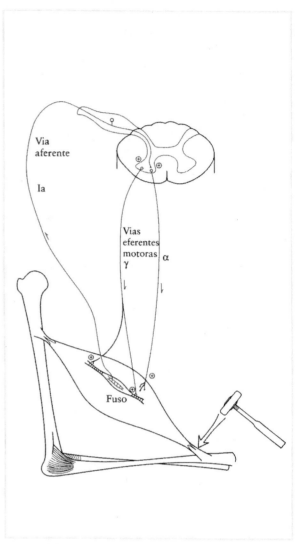

Figura 13.2 – Trato corticoespinhal e corticonuclear, também chamado de trato piramidal. Nasce no córtex no giro pré-central, desce pelo centro semi-oval, cápsula interna, mesencéfalo, ponte, e no bulbo cruza a linha média para ir alojar-se no funículo lateral da medula. Termina nos motoneurônios, tanto dos núcleos dos nervos cranianos quanto do corno anterior da medula espinhal. Note que também os núcleos dos nervos cranianos recebem fibras que cruzaram a linha média ao seu nível. A unidade motora é composta pelo corpo celular do motoneurônio, seu axônio, junção mioneural e músculo. NMI = neurônio motor inferior; n. = núcleo; NC = nervo craniano; NMS = neurônio motor superior.

Figura 13.3 – A unidade motora recebe influência direta no nível segmentar dos fusos musculares, compondo o circuito do arco reflexo. O motoneurônio gama inerva os músculos das extremidades dos fusos, com isso sensibilizando o fuso ao estiramento do músculo extrafusal.

Quadro 13.5 – Diagnóstico diferencial das síndromes motoras.

Síndrome	Neurônio motor superior	Neurônio motor inferior
Sintomas em comum	Fraqueza	Fraqueza
Tônus	Aumentado	Diminuído/normal
Reflexos	Vivos/aumentados (hiperativos)	Diminuídos (hipoativos)/abolidos
Trofismo muscular	Pouca atrofia/tardia	Atrofia leve a grave
Fasciculação	Ausente	Presente (lesões do corno anterior)
Distribuição da fraqueza	Em grupo, distal	Pode ser focal ou generalizada
Reflexo cutaneoabdominal	Ausente	Pode estar presente ou ausente nas lesões dos nervos abdominais
Reflexo cutaneoplantar	Em extensão (sinal de Babinski)	Em flexão ou abolido

Adaptado de Mutarelli, 2000.

Quadro 13.6 – Músculos, raízes e nervos periféricos.

Músculo	Raízes nervosas	Nervo	Ação do músculo
Deltóide	C5-C6	Axilar	Abdução do braço
Coracobraquial	C6-C7	Musculocutâneo	Flexão do braço
Bíceps braquial	C5-C6	Musculocutâneo	Flexão do antebraço
Braquial	C5-C6	Musculocutâneo	Flexão do antebraço
Extensor dos dedos	C6-C8	Radial	Extensão dos dedos da mão
Tríceps braquial	C6-C8 (T1)	Radial	Extensão do antebraço
Flexor superficial dos dedos	C7-T1	Mediano e ulnar	Flexão dos dedos da mão
Flexor profundo dos dedos	C7-T1	Mediano e ulnar	Flexão dos dedos da mão
Glúteo máximo	L5-S2	Nervo glúteo inferior	Extensão da coxa
Psoas	(L1) L2-L4	Nervo psoas maior	Flexão da coxa
Ilíaco	L2-L4	Femoral	Flexão da coxa
Quadríceps femoral	L2-L4	Femoral	Extensão da perna
Adutores da coxa	L2-L4	Obturatório	Adução da coxa
Grácil	L2-L4	Obturatório	Adução da coxa
Obturador externo	L2-L4	Obturatório	Rotação lateral da coxa
Obturador interno	L5-S3	Nervo obturador interno	Rotação lateral da coxa
Bíceps femoral			
Cabeça longa	L5-S1	Nervo tibial	Rotação lateral da coxa
Cabeça curta	L5-S2	Nervo fibular	Flexão da perna
Semitendíneo	L5-S2	Nervo tibial	Flexão da perna
Semimembranoso	L4-S1	Nervo tibial	Flexão da perna
Gastrocnêmio	L5-S2	Nervo tibial	Extensão do pé
Sóleo	L5-S2	Nervo tibial	Extensão do pé
Tibial posterior	L5-S1	Nervo tibial	Inversão do pé
Tibial anterior	L4-S1	Nervo fibular	Elevação do pé
Extensor dos dedos	L4-S1	Nervo fibular	Extensão dos dedos do pé

Adaptado de Mutarelli, 2000.

Quadro 13.7 – Alguns nervos cranianos motores somáticos.

Nervo	Motoneurônio	Músculos	Ações principais
Oculomotor (III)	Mesencéfalo	Elevador da pálpebra	Abertura palpebral
Facial (VII)	Ponte	Musculatura mímica facial	Mímica facial
		Orbicular do olho	Oclusão palpebral
		Orbicular da boca	Oclusão da boca
Acessório (XI)	C1-C3	Esternocleidomastóideo	Rotação da cabeça
	C2-C4	Porção superior do trapézio	Elevação dos ombros

Adaptado de Mutarelli, 2000.

O exame da força muscular deve ser feito de forma a testar os movimentos de todos os segmentos, e as manobras realizadas visam a graduar a força em cada um, sendo que esta classicamente é registrada em graus, variando de 0 a 5, de acordo com os resultados encontrados (Tabela 13.1).

Outra maneira de se constatar a fraqueza muscular é pelas *manobras deficitárias*, nas quais testamos a capacidade do músculo de manter a contração por um período de tempo prolongado. As manobras deficitárias clássicas são:

• MEMBROS SUPERIORES

Manobra dos braços estendidos (Fig. 13.4) – pede-se ao paciente para estender os braços e as mãos, mantendo os dedos abertos e permanecendo nessa posição por, pelo menos, 2 minutos.

Manobra de Raimiste (Fig. 13.5) – pede-se ao paciente, que se encontra deitado, para estender apenas o antebraço de ambos os membros, formando 90 graus com o plano horizontal, mantendo-os nessa posição por 2 minutos.

Tabela 13.1 – Graduação de força muscular.

Grau	Características	Porcentagem da força muscular em relação a um movimento normal (%)
0	Não existe contração muscular (sem movimento)	0
1	Existe contração perceptível sem haver, no entanto, movimento (há indício de movimento)	0-10
2	Músculo é capaz de se movimentar quando a gravidade é eliminada	11-25
3	Músculo é capaz de se movimentar contra a gravidade, porém não contra a resistência	26-50
4	Músculo é capaz de se movimentar contra algum grau de resistência	51-75
5	Músculo é capaz de se movimentar contra gravidade e resistência máxima sem sinais de fadiga (força muscular normal)	76-100

Adaptado de Mutarelli, 2000.

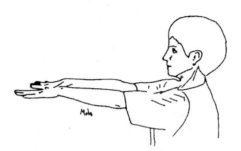

Figura 13.4 – Manobra deficitária de Mingazzini dos membros superiores, ou dos braços estendidos.

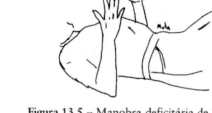

Figura 13.5 – Manobra deficitária de Raimiste.

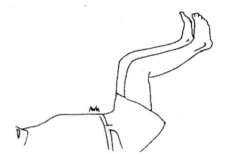

Figura 13.6 – Manobra deficitária de Mingazzini dos membros inferiores.

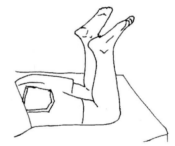

Figura 13.7 – Manobra deficitária de Barré.

• MEMBROS INFERIORES

Manobra de Mingazzini (Fig. 13.6) – consiste em pedir ao paciente que, em decúbito dorsal, flexione a coxa mantendo-a perpendicular ao tronco, estando a perna paralela a ele e os pés na vertical (o paciente deve manter essa posição por 2 minutos).

Manobra de Barré (Fig. 13.7) – em que o paciente, em decúbito ventral, deve flexionar a perna (formando 90 graus com o tronco) e manter os pés na horizontal também por 2 minutos.

As manobras deficitárias, além de mais sensíveis à detecção de paresias leves, permitem constatar se o déficit de força é global, distal (característico de lesões piramidais ou de nervos periféricos) ou proximal (indicativo de miopatia). Em déficits distais, primeiramente as mãos (nas manobras do membro superior) e os pés (nas manobras do membro inferior) é que sofrem queda, sendo seguidas pelas partes mais proximais; já nas miopatias há, primeiro, a queda dos segmentos proximais.

Por fim, podemos constatar déficit de motricidade pela *diminuição na velocidade dos movimentos*. Pedimos ao paciente que contraia alternadamente músculos antagonistas entre si: os movimentos mais utilizados são a contração dos músculos que fazem a flexão alternando com a extensão do indicador e/ou do pé.

TÔNUS E TROFISMO MUSCULAR

O exame do tônus muscular inclui inspeção, palpação, balanço e movimentação passivos.

Inspeção – deve-se atentar à atitude do paciente; aqueles com síndrome piramidal, por exemplo, têm hipertonia elástica, em que há aumento generalizado do tônus com predomínio dos extensores no membro inferior e flexores no membro superior, adotando uma postura típica denominada postura de Wernicke-Mann. Já pacientes com lesão periférica, caracteristicamente, têm hipotonia flácida no segmento acometido. Durante a inspeção, ainda podem ser observadas fasciculações em grupamentos musculares.

Palpação dos músculos – devido à grande variação individual (por exemplo, o tônus de um estivador comparado ao tônus de uma "socialite"), devemos valorizar as assimetrias na detecção de atrofias discretas, sendo sua avaliação subjetiva. Adquire importância em quadros de grande amiotrofia, como a que ocorre nas lesões dos nervos periféricos, por falta de oferta de substâncias tróficas.

Balanço passivo – é realizado com o examinador solicitando movimentos rápidos e sucessivos de alguns segmentos do corpo do paciente, como membros, mãos ou pés. Para examinar a mão do paciente, o examinador deve segurar o membro a ser avaliado pelo antebraço e fazer movimentos sucessivos e rápidos em todas as direções, solicitando, assim, a articulação do punho. Quando há hipotonia, a movimentação torna-se mais fácil e ampla, por outro lado, quando existe hipertonia, a movimentação descrita é menos pronunciada.

Movimentação passiva – é o exame mais importante na avaliação do tônus muscular, sendo feita pelo examinador, que desloca passivamente alguns segmentos do corpo do paciente sobre sua articulação, testando-se, assim, a resistência oferecida ao movimento. Um exemplo clássico é a realização de movimentos de flexão e extensão dos braços ou pernas sobre as articulações do cotovelo e joelho, respectivamente.

Esse tipo de avaliação permite a obtenção de dados importantes para a elucidação do diagnóstico de uma lesão neurológica.

Em lesões piramidais (hipertonia espástica), temos o clássico sinal do canivete (aumento inicial do tônus contra a realização do movimento seguido de liberação), já em lesões extrapiramidais (hipertonia plástica), ao movimentarmos uma articulação, temos a impressão de uma resistência de intensidade oscilante, o que caracteriza o chamado sinal da roda denteada.

Em lesões nervosas periféricas, cerebelares ou mesmo piramidais em fase aguda, existe hipotonia (flacidez), não havendo resistência à movimentação imposta pelo examinador e à articulação avaliada. Com o passar do tempo, a articulação passa a ter uma amplitude maior (a amplitude de abertura de uma articulação é limitada em parte pela musculatura que a movimenta).

REFLEXOS

A avaliação dos reflexos é dividida em exame dos reflexos profundos (miotáticos) e dos reflexos superficiais (exteroceptivos). A pesquisa dos reflexos deve ser feita com o paciente em posição confortável e relaxado, já que a resposta reflexa depende em grande parte do estado do tônus muscular naquele momento, sendo essencial sempre a comparação dos resultados obtidos entre os dois hemicorpos. Os reflexos independem do estado de consciência do paciente, por essa razão, são dados objetivos, podendo ser pesquisados mesmo com o paciente inconsciente.

Reflexos profundos

Os reflexos profundos são obtidos pela percussão do tendão ou aponeurose do músculo examinado, evitando-se sempre percutir seu ventre. Essa percussão causa um estiramento do músculo suficiente para ativar os fusos neuromusculares que mandam uma mensagem para a medula, a qual a integra e, por meio de motoneurônios, desencadeia a contração reflexa do músculo (ver Fig. 13.3). O estímulo mecânico sobre o tendão deve ser breve e não excessivamente forte, devendo o músculo estar em uma posição ótima para a contração.

De acordo com os resultados obtidos, pode-se graduar a intensidade dos reflexos, sendo estes classificados qualitativamente em: ausente, diminuído, normal, vivo ou exaltado (Quadro 13.8).

As alterações mais freqüentemente encontradas no exame são as hiper e hiporreflexias.

Hiper-reflexia – típica de lesão piramidal, que possui como achados associados:
- aumento da área reflexógena;
- clônus – consiste em uma série de contrações rítmicas e involuntárias induzidas por um estiramento súbito do músculo ou tendão. Os locais mais comuns de ocorrência são: patela, aquileu e mento. Pode ocorrer espontaneamente, como na extensão dorsal dos pés ao se pisar em algo, ou por meio de manobras especiais, nas quais o médico deve estirar subitamente o músculo e tentar mantê-lo assim;
- sinreflexia – reflexos anormalmente bilaterais: quando se estimula um músculo em um hemicorpo (por exemplo, o tríceps braquial direito), observamos a ocor-

Quadro 13.8 – Graduação dos reflexos.

Descritiva (qualitativa)	Quantitativa	Descrição
Ausente	0	Mesmo com manobras facilitadoras não é possível obter o reflexo
Diminuído	+	O reflexo é conseguido com alguma dificuldade ou o movimento da articulação é de pequena intensidade
Normal	++	O reflexo é obtido com facilidade e intensidade normais
Vivo	+++	O reflexo é obtido com facilidade aumentada, sendo amplo e brusco
Exaltado	++++	O reflexo é obtido em uma área maior do que a que se consegue habitualmente (aumento da área reflexógena), sendo policinético (com uma percussão ocorrem várias contrações), amplo e brusco

Adaptado de Mutarelli, 2000.

rência do reflexo esperado também no hemicorpo contralateral (no caso, extensão do braço esquerdo);
• reflexos policinéticos.

Hiporreflexia – relacionada à lesão periférica.

Rotineiramente, não se avaliam todos os reflexos, mas sim aqueles de maior importância clínica, que serão aqui apresentados. Ao avaliarmos um reflexo, devemos conhecer quais os nervos (periféricos ou cranianos), o nível de integração (centro reflexógeno) e os músculos que estamos testando, para assim fazermos um diagnóstico localizatório mais preciso (Quadro 13.9).

Reflexo estilorradial – obtido com o antebraço do paciente fletido, estando sua mão em semipronação e segura pelo examinador, que percute o processo estilóide do rádio. Isso provoca a contração do músculo braquiorradial, responsável pela pronação do antebraço (Fig. 13.8). Quando há hiper-reflexia com a mesma percussão, podem-se obter flexão do punho e supinação do antebraço por contração concomitante dos músculos flexor dos dedos e bíceps braquial, respectivamente. Esse reflexo é mediado pelo nervo radial, sendo integrado em C5-C6.

Reflexo bicipital – obtém-se com o antebraço do paciente semifletido e supinado, apoiando-o sobre o braço do examinador que percute o tendão distal do músculo bíceps braquial na face medial do cotovelo interpondo o polegar da sua mão contralateral (Fig. 13.9). A resposta normal observada é a flexão e a supinação do antebraço. No entanto, quando existe hiper-reflexia, há aumento da área reflexógena, podendo-se obter o reflexo com a percussão da clavícula homolateral. Esse reflexo é mediado pelo nervo musculocutâneo, sendo integrado ao nível de C5-C6.

Reflexo tricipital – obtido percutindo-se o tendão do tríceps logo acima da sua inserção no olécrano da ulna, estando o membro do paciente apoiado de modo que o antebraço fique relaxado (Fig. 13.10). O resultado nor-

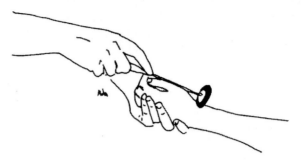

Figura 13.8 – Reflexo estilorradial: nervo radial, raiz e centro reflexógeno C5-C6.

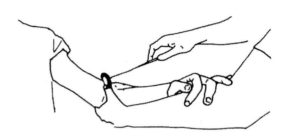

Figura 13.9 – Reflexo bicipital: nervo musculocutâneo, raiz e centro reflexógeno C5-C6.

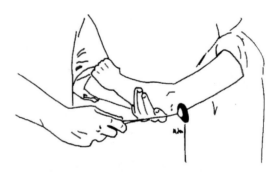

Figura 13.10 – Reflexo tricipital: nervo radial, raiz e centro reflexógeno C7-C8.

Quadro 13.9 – Reflexos miotáticos (profundos, excluindo reflexo da face).

Reflexos	Inervação	Nível de integração (centro reflexógeno)	Músculos
Estilorradial	Nervo radial	C5-C6	Braquiorradial
Bicipital	Nervo musculocutâneo	C5-C6	Bíceps braquial
Tricipital	Nervo radial	C7-C8	Tríceps braquial
Flexores dos dedos	Nervo mediano e ulnar	C8-T1	Flexor superficial dos dedos
Costoabdominal	Nervos intercostais Nervo ilioinguinal Nervo íleo-hipogástrico	T5-T12 L1 L1	—
Adutores da coxa	Nervo obturador	L2-L4	Adutor longo Adutor curto
Patelar	Nervo femoral	L2-L4	Quadríceps femoral
Aquileu	Nervo tibial	L5-S2	Gastrocnêmio Sóleo

Adaptado de Mutarelli, 2000.

mal esperado nesse reflexo é a extensão do braço. O suprimento nervoso para esse reflexo é feito pelo nervo radial, sendo integrado nos segmentos C7-C8.

Reflexos dos flexores dos dedos – é pesquisado percutindo-se a superfície palmar das falanges, a superfície dorsal da falange distal (sinal de Wartenberg), ou o tendão dos flexores dos dedos na superfície anterior do antebraço, sendo observada normalmente a flexão dos dedos do paciente (Fig. 13.11). O suprimento nervoso para esse reflexo são os nervos mediano e ulnar, sendo integrado nos segmentos C8-T1.

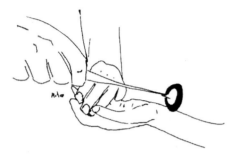

Figura 13.11 – Reflexos flexores dos dedos: nervos mediano e ulnar, raiz e centro reflexógeno C8-T1.

Reflexo costoabdominal – é pesquisado percutindo-se, com a interposição do dedo indicador, o rebordo costal. Como resposta habitual espera-se a contração dos músculos da parede abdominal elevando a cicatriz umbilical (Fig. 13.12). Tipicamente, esse reflexo é discreto nas pessoas normais, tendo maior importância quando se dissocia do reflexo cutaneoabdominal. Se o reflexo costoabdominal estiver presente na ausência do superficial, há sugestão de lesão piramidal. Esse reflexo depende dos nervos intercostais de T5 a T12, nervo ilio-inguinal (L1) e ílio-hipogástrico (L1).

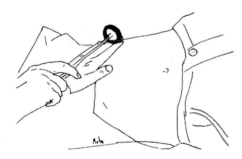

Figura 13.12 – Reflexo costoabdominal: nervos intercostais, raiz e centro reflexógeno T5-T12.

Reflexo dos adutores da coxa – é pesquisado com o paciente sentado, percutindo-se, com a interposição do dedo indicador, o tendão dos adutores na inserção próxima ao côndilo medial do fêmur (Fig. 13.13). Às vezes, é mais fácil observar a resposta com o paciente em decúbito dorsal e com os membros inferiores ligeiramente fletidos e abduzidos. A resposta reflexa normal

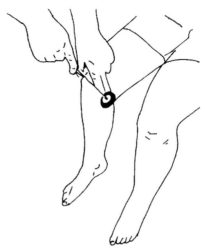

Figura 13.13 – Reflexos adutores da coxa: nervo obturador, raiz e centro reflexógeno L2-L4.

é a adução do membro. Quando existe hiper-reflexia, pode-se observar uma resposta bilateral ou obter o reflexo percutindo-se outros pontos, como a tíbia ou os processos espinhosos das vértebras sacrais e lombares. Esse reflexo é mediado pelo nervo obturador interno, sendo integrado nos segmentos medulares de L2 a L4.

Reflexo patelar – é pesquisado, preferencialmente, com o paciente sentado, mas pode ser obtido, também, com o paciente deitado e a perna em semiflexão, apoiando-se o joelho sobre a mão do examinador (Fig. 13.14). Percute-se então o tendão do quadríceps femoral, observando-se a extensão da perna (pode-se colocar a mão sobre o músculo para avaliar melhor sua contração). Quando existe hiper-reflexia, esse reflexo pode ser conseguido percutindo-se a tíbia; a pesquisa do reflexo patelar pode desencadear uma resposta bilateral ou clônus. Esse reflexo é mediado pelo nervo femoral e integrado nos segmentos L2-L4.

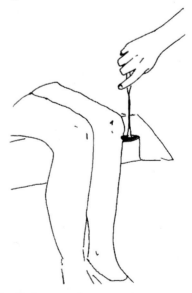

Figura 13.14 – Reflexo patelar: nervo femoral, raiz e centro reflexógeno L2-L4.

Reflexo aquileu – pode ser pesquisado com o paciente em decúbito dorsal, perna semifletida e em rotação externa, mantendo o pé do paciente em moderada inversão e flexão dorsal, quando se percute o tendão de Aquiles (tendão calcâneo) acima de sua inserção na superfície posterior do calcâneo. Por praticidade, pode-se manter o paciente sentado após a pesquisa do reflexo patelar e do reflexo adutor da coxa (Fig. 13.15A). A resposta reflexa normalmente obtida é a contração dos músculos da panturrilha (gastrocnêmios, sóleo e plantar) com consequente flexão plantar do pé. Quando a obtenção do reflexo se encontra dificultada ou de avaliação duvidosa, pode-se pesquisá-lo pedindo ao paciente que fique ajoelhado sobre uma cadeira, deixando os pés pendentes para fora dela, aí então percute-se o tendão calcâneo no mesmo ponto descrito (Fig. 13.15B). Quando há hiper-reflexia, pode-se obter esse reflexo percutindo outros pontos como tíbia, maléolos ou mesmo a face plantar do pé. Esse reflexo depende do nervo tibial, sendo integrado na medula nos segmentos de L5 a S2.

Reflexos da face

Os reflexos da face também são profundos, sendo dependentes primordialmente de dois pares de nervos cranianos, o V (nervo trigêmeo) e o VII (nervo facial). Por essa razão, além da simples avaliação desses reflexos, deve-se atentar também para outros sinais e sintomas que clinicamente indicam lesão desses nervos – alteração da sensibilidade da face (NC V) e alteração de gustação (NC VII) – ver Distúrbios sensitivos na pág. 118.

Existem três reflexos principais que devem ser pesquisados na face: o orbicular das pálpebras (ou glabelar), o orbicular dos lábios e o mentoniano (Quadro 13.10).

Reflexo orbicular das pálpebras – obtido percutindo-se a fronte ou glabela do paciente, o que causa a contração do músculo orbicular do olho e a consequente oclusão palpebral, sendo a resposta habitualmente bilateral (Fig. 13.16). A porção aferente desse reflexo depende do ramo oftálmico do trigêmeo, enquanto os impulsos eferentes são carreados pelo nervo facial (ramo zigomático). O centro integrador (centro reflexógeno) desse reflexo é a ponte.

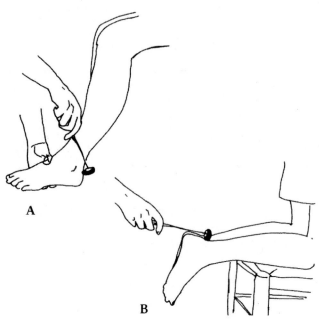

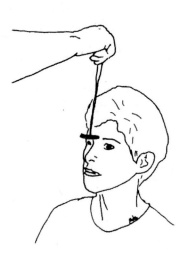

Figura 13.15 – Reflexo aquileu: nervo tibial, raiz e centro reflexógeno L5-S2. A) Com o paciente sentado. B) Com o paciente ajoelhado sobre a cadeira.

Figura 13.16 – Reflexo glabelar (orbicular ocular): aferência do nervo facial, eferência do nervo facial, centro reflexógeno da ponte. Percute-se a glabela com o paciente olhando para baixo.

Quadro 13.10 – Reflexos da face.

Reflexo	Inervação	Nível de integração (centro reflexógeno)
Orbicular ocular (glabelar)	Aferência: nervo facial Eferência: nervo facial	Ponte
Orbicular labial	Aferência: nervo facial Eferência: nervo trigêmeo	Ponte
Mentoniano	Aferência: nervo trigêmeo (nervo mandibular – núcleo do trato mesencefálico do V) Eferência: nervo trigêmeo (nervo mandibular – núcleo motor do V)	Ponte

Adaptado de Mutarelli, 2000.

A intensidade da resposta desse reflexo é muito variável de indivíduo para indivíduo, estando diminuído ou ausente em lesões faciais periféricas e preservado ou exaltado em lesões acima do núcleo motor do VII nervo ou lesões extrapiramidais, como na síndrome de Parkinson.

Reflexo orbicular dos lábios – obtido pela percussão acima do lábio superior na linha média (Fig. 13.17). A resposta observada é a contração do músculo orbicular dos lábios com conseqüente elevação e protrusão dos lábios. Esse reflexo também é chamado de perioral ou bucal, sendo mediado pelo V nervo (porção sensitiva) e pelo VII nervo (porção motora). O centro integrador do reflexo é a ponte. Sua presença é discreta em indivíduos normais, estando hiperativo em lesões piramidais acima do núcleo do VII nervo e em algumas doenças que acometem o sistema extrapiramidal, neste caso, o reflexo pode ser conseguido com a percussão do lábio inferior ou mento (juntamente com o reflexo mandibular).

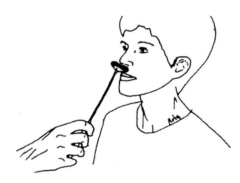

Figura 13.17 – Reflexo orbicular dos lábios: aferência do nervo facial, eferência do nervo trigêmeo, centro reflexógeno da ponte.

Reflexo mandibular (mentoniano) – pesquisa-se esse reflexo percutindo-se o mento, com a interposição do dedo indicador e estando o paciente com a boca entreaberta (Fig. 13.18). A resposta observada é o fechamento da boca por contração dos músculos mastigadores (incita o reflexo de mastigação), tendo especial importância o músculo masseter.

As vias tanto aferentes como eferentes desse reflexo fazem-se pelo V nervo, e os impulsos aferentes são carreados pela porção sensitiva do ramo mandibular do trigêmeo ascendendo até o núcleo motor do nervo trigêmeo (o corpo celular desse neurônio localiza-se no núcleo do trato mesencefálico do trigêmeo), na metade superior da ponte, de onde partem neurônios motores responsáveis pela contração muscular.

A resposta a esse reflexo pode ser mínima ou até mesmo ausente em pessoas normais, estando patologicamente ausente em lesões periféricas do trigêmeo e hiperativo em lesões piramidais acima do núcleo motor do trigêmeo, podendo haver desencadeamento de clônus pela pesquisa do reflexo.

Reflexos superficiais

Os reflexos superficiais são pesquisados pela estimulação de regiões cutâneas ou mucosas, provocando a contração da musculatura subjacente à região estimulada. Esses reflexos são polissinápticos (diferentemente dos miotáticos, que são monossinápticos), tendo, em geral, uma resposta mais lenta do que os reflexos profundos (maior período de latência) e maior facilidade para entrar em fadiga (estimulações repetidas esgotam o reflexo). Tipicamente, encontram-se diminuídos ou abolidos na síndrome piramidal.

Reflexo cutaneoabdominal – distinguimos os reflexos cutaneoabdominal superior (supra-umbilical), médio (umbilical) e inferior (infra-umbilical) dependendo da região abdominal estimulada. Com o paciente em decúbito dorsal, estimula-se por meio de uma espátula, sempre no sentido látero-medial, a região abdominal a ser avaliada, notando-se como resposta o desvio da cicatriz umbilical e da linha alba para o lado estimulado (Fig. 13.19). Esse reflexo depende dos nervos torácicos, sendo integrado em T6 a T9 no caso do superior, T9 a T11 no caso do médio e T11 e T12 no caso do inferior.

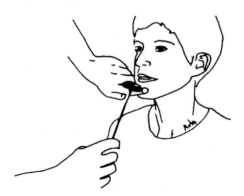

Figura 13.18 – Reflexo mentoniano: aferência do nervo trigêmeo (nervo mandibular – núcleo do trato mesencefálico do V), eferência do nervo trigêmeo (nervo mandibular – núcleo motor do V), centro reflexógeno da ponte.

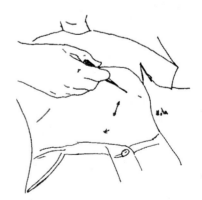

Figura 13.19 – Reflexo cutaneoabdominal.

Reflexo cutaneoplantar – a pesquisa desse reflexo é feita com o paciente em decúbito dorsal, estimulando-se com uma espátula a região medial da planta do pé no sentido póstero-anterior, observando-se flexão do hálux e dos artelhos (Fig. 13.20). Esse padrão é o normal para adultos e crianças que já tiveram a completa mielinização do trato corticoespinhal (em geral, ao redor dos 18 meses de vida). Em lesões piramidais, existe uma alteração patológica desse reflexo, havendo como resposta a extensão do hálux e a abertura em leque dos artelhos, caracterizando o chamado sinal de Babinski, que é mais bem obtido quando se estimula a face medial da planta do pé (o reflexo normal é obtido mais facilmente na parte lateral) (Fig. 13.20). Esse reflexo depende do nervo tibial, sendo integrado nos segmentos medulares de L4 a S1 ou S2.

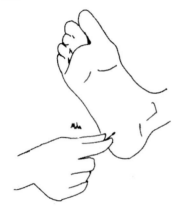

Figura 13.20 – Reflexo cutaneoplantar.

DIAGNÓSTICO LOCALIZATÓRIO

Com os dados obtidos no exame clínico, é possível realizar um diagnóstico topográfico da lesão. Para facilitar o entendimento de cada uma das síndromes, separamos aqui o estudo das paralisias faciais do estudo das observadas em tronco e membros, lembrando que essa divisão, na prática, muitas vezes é impossível.

PARALISIAS FACIAIS

O nervo facial (VII) é responsável pela inervação da musculatura da face, também chamada de musculatura da mímica. Esse nervo se origina na ponte, segue contornando o núcleo do abducente (VI) – "joelho interno do facial" – e a seguir penetra no osso temporal (pelo meato acústico interno) junto com o nervo vestibulococlear (VIII), saindo posteriormente pelo forame estilomastóideo, para assim alcançar os músculos mímicos após percorrer a glândula parótida.

O núcleo do nervo facial é composto por quatro subnúcleos, mas, didaticamente, para compreendermos a diferença entre paralisia facial central e periférica, podemos dividi-lo em duas porções:

Porção rostral: que inerva a metade superior da face e recebe aferências predominantes da substância reticular a sua volta e pequena inervação diretamente do córtex motor contralateral. Depende principalmente da formação reticular para a movimentação voluntária e, portanto, a lesão do trato corticonuclear causa pouca sintomatologia na porção superior da face (Fig. 13.21).

Região caudal: responsável pela inervação da metade inferior da face, recebe predominantemente aferências diretas do córtex motor contralateral. Essa porção depende do trato corticonuclear para os movimentos voluntários, a lesão deste provoca diminuição dos movimentos voluntários da porção inferior da face.

Assim, a explicação mais plausível para a manutenção da motricidade do quadrante superior da face em lesões centrais deve-se à preservação da formação reticular em contraposição à lesão do trato corticonuclear.

Podemos individualizar dois tipos distintos de lesão facial: uma do neurônio motor superior ou supranuclear e outra do neurônio motor inferior – nuclear ou infranuclear. Essas lesões se apresentam como paralisias com importância e características clínicas diferentes, individualizando dois tipos distintos de síndrome: as paralisias faciais periféricas e as paralisias faciais centrais.

Paralisia facial periférica – lesões do nervo facial em qualquer parte do seu percurso, desde sua saída do núcleo facial na ponte até a musculatura, resultam em paralisia da musculatura mímica da face da metade lesada (tanto da parte inferior como da superior da face) – paralisias homolaterais à lesão. Nesses distúrbios observamos:

- perda do tônus da musculatura homolateral à lesão, com desvio da comissura dos lábios para o lado normal (com musculatura de tônus preservado);
- acometimento do músculo orbicular do olho homolateral, responsável pelo fechamento palpebral, com perda do antagonismo ao músculo elevador da pálpebra (inervado pelo III nervo) e conseqüente manutenção do olho aberto;
- impossibilidade de enrugar a testa do lado lesado;
- dificuldade de assobiar ou mostrar os dentes, sendo patente nesses atos o desvio da rima bucal.

Associado ao quadro motor, há déficit de sensibilidade de gustação (ver Sensibilidade gustativa na pág. 130) pelo componente de fibras sensitivas (chamado de nervo intermédio) do VII par craniano e comprometimento da ação parassimpática nas glândulas salivares e lacrimais. Assim, um sinal clínico indicativo de lesão proximal do nervo facial é o déficit de sensibilidade nos dois terços anteriores da língua, juntamente com uma diminuição das secreções lacrimais e salivares, enquanto lesões mais distais preservam tais funções.

Como será visto posteriormente, o quadro de paralisia facial pode estar associado à síndrome do neurônio motor superior nos membros do lado contralateral em lesões do tronco cerebral (hemiparesia alterna).

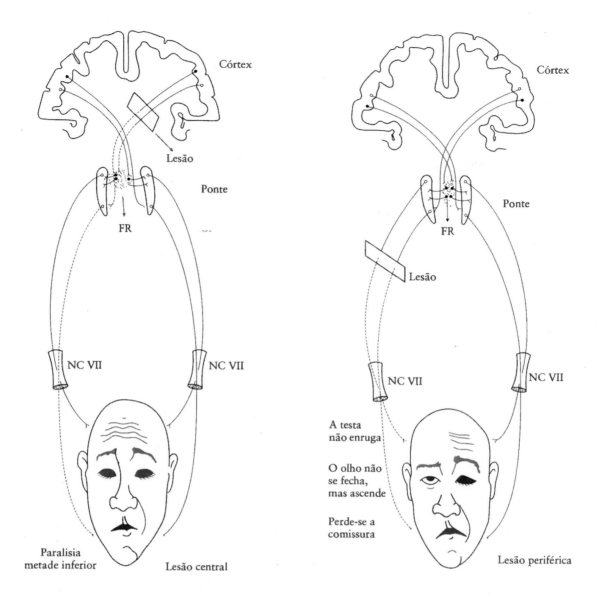

Figura 13.21 – A paralisia facial pode ser central ou periférica. Note que o motoneurônio do VII nervo craniano, localizado na ponte, recebe aferência do trato corticonuclear contralateral para a porção caudal do núcleo, e a porção rostral recebe aferência predominante da formação reticular pontina. Dessa maneira, a lesão periférica causa paralisia da face toda, enquanto a paralisia acima do núcleo, ou paralisia central, acomete principalmente a porção inferior do rosto, uma vez que a inervação da porção rostral do núcleo proveniente da formação reticular está preservada. FR = formação reticular; NC = nervo craniano.

Paralisia facial central – causada por lesões supranucleares (trato corticonuclear). Nesse tipo de paralisia observa-se:

- Motricidade contralateral da metade inferior da face, em geral, mais afetada, pois, como vimos, a parte caudal do núcleo facial responsável pela motricidade da metade inferior da face recebe predominantemente aferências corticais contralaterais.
- Musculatura mímica da metade superior da face, em geral, menos afetada, em virtude de sua inervação depender, principalmente, da formação reticular pontina e muito pouco do trato corticonuclear.

Na paralisia facial central estão preservadas as outras funções periféricas do facial, como a gustação dos dois terços anteriores da língua e as secreções glandulares. Como a metade inferior da face é mais acometida, o principal achado clínico é o desvio da rima bucal para o lado normal, estando preservados o reflexo corneano e o movimento de fechamento do olho. Em pacientes com paralisia central por lesões corticais ou do centro semi-oval, é possível notar expressões faciais que demonstram sentimentos como o sorriso, por preservação dos tratos responsáveis pela motricidade automática da face, algo impossível de se observar na paralisia periférica, por ser a lesão da via final comum.

Passaremos agora ao estudo das paralisias que afetam não só a face, mas também o tronco e os membros. Inicialmente, classifica-se o quadro apresentado de acordo com uma das duas grandes síndromes de déficit motor: a do neurônio motor superior e a do neurônio motor inferior.

Lesão do neurônio motor superior

O diagnóstico diferencial nas lesões do neurônio motor superior está descrito no quadro 13.11.

Córtex cerebral – lesões corticais freqüentemente levam a um quadro de fraqueza desproporcional, com predomínio braquiofacial ou crural. Isso ocorre pelo fato de, na origem do trato piramidal, as funções motoras dos vários segmentos do corpo estarem espalhadas, o que torna difícil uma lesão pequena ou moderada acometer igualmente a motricidade de todo um hemicorpo. Outros sintomas associados ao déficit motor são:

- alteração sensitiva vaga, em virtude da possibilidade de lesão associada pela proximidade entre as áreas motoras e sensitivas no córtex cerebral (giros pré e pós-central, respectivamente). Caracteristicamente, observa-se nesses casos a agrafoestesia – perda da capacidade de reconhecer símbolos "escritos" na mão por meio do tato (ver Distúrbios sensitivos na pág. 118);
- se a lesão cortical for do lado esquerdo, dominante para a linguagem na maioria dos indivíduos, é comum ocorrer um quadro de afasia associado, assim como sintomas de depressão psíquica;
- se a lesão for do lado direito, que, como veremos mais adiante, é o hemisfério primordialmente responsável pela manutenção da atenção, poderemos ter um distúrbio de atenção à esquerda conhecido como hemissomatoagnosia, em que o paciente ignora seu lado esquerdo (ver Distúrbios de memória e sintomas correlatos da cognição, pág. 144).

Cápsula interna – em lesões dessa região, temos freqüentemente um quadro hemiplégico contralateral, já que as fibras motoras descendentes ainda não cruzaram o plano mediano.

Geralmente, a apresentação clínica é de um quadro proporcional, sendo a face raramente poupada (hemiplegia completa). Isso se deve ao fato de a cápsula interna ser o local onde as fibras motoras e sensitivas referentes a todas as partes do corpo estão em uma topografia mais próxima e, assim, mais suscetíveis a uma lesão conjunta.

A cápsula interna é um local comum de lesão cerebral, sendo sede de grande parte dos acidentes vasculares cerebrais. É irrigada pelas artérias estriadas, ramos da artéria cerebral média, as quais são sedes freqüentes de ruptura de microaneurismas em hipertensos de longa data.

Além desse quadro de fraqueza, pode estar associada uma hemi-hipoestesia contralateral à lesão quando o tálamo também é acometido.

Tronco cerebral – lesões do tronco cerebral freqüentemente cursam com um quadro de hemiparesia alterna, assim chamada porque o indivíduo se apresenta com fraqueza dos membros de um lado e do nervo craniano do outro, por exemplo, uma lesão na ponte. O acometimento dos membros é contralateral à lesão, enquanto o do nervo craniano responsável pela inervação motora da face, nervo facial (VII), é homolateral à lesão.

Quadro 13.11 – Diagnóstico diferencial nas lesões do neurônio motor superior.

Córtex cerebral	Cápsula interna	Tronco cerebral	Medula espinhal
Fraqueza desproporcional (predomínio braquiofacial ou crural)	Fraqueza completa e proporcional, sem predomínio evidente, raramente poupa a face	Hemiparesia alterna, acometimento de membros contralaterais e nervos cranianos homolaterais à lesão	Hemiparesia/plegia braquiocrural incompleta (sem acometimento de nervos cranianos)
Alteração sensitiva vaga/ grafoestesia alterada	Hemi-hipoestesia contralateral ao tálamo acometido	Sensibilidade pode estar preservada	Perda de sensibilidade dolorosa contralateral ao déficit motor
Afasia em lesões do hemisfério esquerdo (geralmente dominante para linguagem). Pode-se acompanhar de depressão psíquica	—	Oftalmoplegia internuclear** , quando presente indica lesão no tronco cerebral (principalmente em lesões pontinas)	—
Anosognosia* e distúrbios de atenção à esquerda em lesões do hemisfério direito	—	Comum síndrome de Horner positiva (distúrbio autônomo)	—

* Falta de percepção da doença.
** Ver Lesões pontinas na pág. 137.
Adaptado de Mutarelli, 2000.

A sensibilidade normalmente não se encontra alterada, pois nesse nível os feixes nervosos sensitivo e motor têm topografias bem distintas.

É comum na lesão do tronco cerebral encontrar a chamada síndrome de Claude-Bernard-Horner, sempre ipsilateral à lesão. Essa síndrome se deve ao comprometimento do gânglio estrelado (cadeia simpática cervical) e se caracteriza por semiptose palpebral, miose (ver Alterações visuais – motricidade ocular intrínseca, pág. 138), diminuição no diâmetro da pupila, pseudoenoftalmo, vermelhidão do olho por vasodilatação e ausência de sudorese (anidrose) do lado lesado.

Medula espinhal – acometimento nesse nível do sistema nervoso central (SNC) cursa com hemiplegia homolateral à lesão, já que as fibras descendentes motoras cruzaram o plano mediano ao nível das pirâmides bulbares.

O trato corticoespinhal, ao descer pela medula, tem uma somatotopia bem definida. Isso é importante, por exemplo, para diferenciarmos um tumor intramedular de um extramedular: no tumor intramedular tem-se inicialmente acometimento motor do membro superior na lesão cervical, que, com a evolução do quadro e o crescimento da massa tumoral, atinge o membro inferior; no tumor extramedular tem-se a dor como um sintoma precoce (pois existe primeiro compressão das raízes nervosas), posteriormente aparecem os sintomas motores, que se iniciam nos membros inferiores, "subindo" progressivamente pelos dermátomos do corpo com a evolução do quadro (Fig. 13.22).

Geralmente, associada à perda motora, existe uma perda da sensibilidade dolorosa contralateral à lesão, pois o trato corticoespinhal, quando lesado, pode ser acompanhado da lesão do trato espinotalâmico lateral, responsável pela condução dos estímulos álgicos vindos da periferia, já que ambos ocupam topografias próximas no funículo lateral da medula.

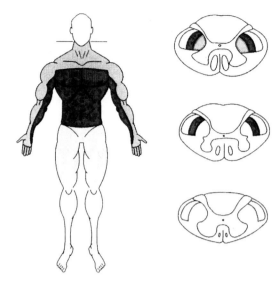

Figura 13.22 – O trato corticoespinhal guarda somatotopia bem definida. Na medula, as fibras mais laterais vão aos motoneurônios lombossacrais e as fibras mais mediais vão aos motoneurônios cervicais. À medida que saem para inervar os motoneurônios correspondentes, os motoneurônios vão deixando livres as fibras para os segmentos mais baixos. Note que uma lesão que cresce de dentro para fora acomete primeiro os níveis superiores para depois acometer os inferiores; entretanto a lesão que cresce de fora para dentro acomete primeiro níveis inferiores para depois acometer o seu próprio nível, apresentando, com isso, um falso nível de lesão.

Lesão do neurônio motor inferior

No quadro 13.12 está apresentado o diagnóstico diferencial nas lesões do neurônio motor inferior.

Corno anterior da medula – o exemplo clássico desse tipo de lesão é a poliomielite causada por um vírus neurotrópico que ataca as colunas de motoneurônios do corno anterior, acometendo desigualmente os diversos grupamentos musculares. Por essa razão, a fraqueza nesse tipo de lesão tem distribuição predominantemente focal e assimétrica. Em infecções mais leves, há acome-

Quadro 13.12 – Diagnóstico diferencial nas lesões do neurônio motor inferior.

Diagnóstico	Fraqueza	Tônus	Atrofia	Fasciculação	Reflexo	Distúrbio de sensibilidade
Células do corno anterior	Focal, geralmente assimétrica	Flácido	Presente (acentuada e precoce)	Presente	Diminuído ou ausente	Ausente
Raiz anterior	Focal	Flácido	Presente	Ausente	Diminuído ou ausente	Ausente
Plexo/nervo	Focal, geralmente distal	Flácido	Presente (moderada)	Ausente	Diminuído ou ausente (em desproporção à fraqueza)	Presente
Junção neuromuscular	Difusa	Normal	Ausente	Ausente	Normal	Ausente
Músculo	Difusa, proximal nos membros	Flácido	Tardia (acentua-se com o tempo)	Ausente	Diminuído, raramente ausente	Ausente

timento de músculos com funções semelhantes e sinérgicas, já em infecções mais graves todo o membro (ou mais de um membro) pode estar acometido.

Existe uma somatotopia bem definida dos motoneurônios no corno anterior: na sua parte anterior, estão os neurônios relacionados com a inervação dos músculos extensores, enquanto na posterior estão os relacionados com a musculatura flexora; na parte lateral, estão os motoneurônios responsáveis pela motricidade da musculatura distal (ou apendicular) e, na parte medial, os relacionados à musculatura proximal (ou axial).

O achado mais indicativo de lesão do corno anterior da medula é a fasciculação, presente nesse tipo de doença, podendo acompanhar-se de cãibras. Outras características observadas nesse tipo de lesão são: ausência de alteração da sensibilidade, reflexos miotáticos diminuídos ou ausentes (já que não existe mais a alça eferente do arco reflexo) e hipotonia flácida dos músculos da região acometida. Com o passar do tempo, a atrofia muscular é proeminente.

Raiz anterior da medula (raiz ventral) – lesões desse segmento da unidade motora causam um quadro muito semelhante ao encontrado na lesão do corno anterior. Encontra-se uma fraqueza focal, com hipo ou arreflexia e hipotonia (flacidez), na maioria das vezes sem alterações da sensibilidade. A atrofia também está presente; no entanto, não se encontra fasciculação.

A etiologia mais característica de lesão da raiz anterior são as hérnias de disco, que podem ser de dois tipos: 1. hérnias laterais que têm o material protruso dos discos intervertebrais passando lateralmente pela medula e comprimindo a raiz anterior, o que causa dor radicular como um sintoma precoce; 2. hérnias mediais nas quais, em geral, o sintoma de dor radicular aparece mais tardiamente. Os dois tipos de hérnia causam, inicialmente, dor local por compressão do ligamento vertebral.

Quando suspeita, a dor radicular pode ser pesquisada no exame da coluna vertebral comprimindo-se as apófises das respectivas vértebras. Como característica, essa dor piora com o movimento e melhora com o decúbito, em virtude de essa posição diminuir a pressão exercida sobre a coluna.

O acometimento de uma raiz apenas pode provocar fraqueza, mas dificilmente causa paralisia, pois cada músculo é inervado por um nervo, e este, geralmente, é formado por várias raízes (por exemplo, nervo femoral – L2, L3 e L4).

Outra síndrome que também acomete as raízes nervosas, porém menos comum, é a polirradiculoneurite, uma doença sistêmica auto-imune, em que existem auto-anticorpos contra a bainha de mielina e que causa, por conseqüência, um quadro de fraqueza global, juntamente com arreflexia e ausência ou discreto déficit sensiti-

vo. Apesar de a raiz ventral possuir predominantemente fibras motoras, alguns pacientes podem também se queixar de alterações sensitivas vagas, principalmente parestesias. Freqüentemente, o quadro inicia-se nos membros inferiores para depois acometer segmentos mais rostrais.

Plexo ou nervo – neuropatia periférica é o termo genérico que engloba os distúrbios dos nervos periféricos, existindo uma gama muito grande de doenças que causam esse quadro, sendo essencial, assim, que se investigue sua etiologia.

Essas lesões, geralmente, cursam com um quadro de fraqueza restrito aos músculos supridos pelo nervo lesado, além de hipotonia, hipo ou arreflexia e, com a evolução do quadro, atrofia proeminente. Geralmente, não se observa fasciculação.

O dado mais importante no diagnóstico de uma neuropatia é a alteração de sensibilidade, pois os nervos são, em sua maioria, mistos, ou seja, formados de fibras motoras e sensitivas. Assim, em termos práticos, a presença de uma neuropatia periférica é sugerida por fraqueza localizada na região de um nervo periférico, associada a déficit sensitivo do mesmo segmento, sendo que os primeiros sinais de neuropatia (ou plexopatia) podem consistir em formigamentos, queimações e disestesias em faixa (ver Distúrbios sensitivos na pág. 118).

É necessário conhecer, ao menos, as áreas de inervação dos principais nervos periféricos para avaliar corretamente seu acometimento por meio da semiologia. Apesar da enorme gama de causas de neuropatia, podem ser individualizados alguns padrões comuns de acometimento, apresentados a seguir:

• Quando apenas um nervo é lesado, temos uma mononeuropatia (traumatismo direto e compressão são causas comuns); um acometimento em faixa na região de um nervo é típico de mononeuropatia. Nesse caso, todos os músculos dependentes daquele nervo devem ser testados.

• Quando uma doença acomete os nervos periféricos de modo multifocal e aleatório, temos a chamada mononeuropatia múltipla, condição causada por um número relativamente limitado de afecções. Essa condição é bastante sugerida se, ao exame, encontrarmos vários segmentos assimétricos do corpo acometidos por fraqueza e déficit.

• As polineuropatias são definidas como processos patológicos gradativos, simétricos e de predomínio distal dos nervos periféricos, dando o clássico padrão anestésico em "bota e luva" (característico da neuropatia diabética e das carências vitamínicas, como a do alcoolismo). Ao encontrarmos, no exame clínico, simetria no déficit de força e sensibilidade, há grande sugestão de polineuropatia, que tem como característica, ainda, um enfraquecimento mais pronunciado no membro inferior em relação ao membro superior, no segmento distal em comparação com o proximal e nos músculos extensores e adutores em relação aos flexores e abdutores (assim, não é raro encontrar queda do pé e marcha escarvante compondo o quadro de polineuropatia).

Um quadro neuropático pode ser devido a uma lesão tóxica, metabólica ou traumática, incluindo-se nesta: facadas, tiros ou quedas (quedas de moto são causas freqüentes de lesão do plexo braquial). Dessa forma, na avaliação de um paciente com neuropatia, deve-se investigar o contato prévio com substâncias que possam causar intoxicação e a presença de outros membros da família com o mesmo problema (existem muitos tipos de neuropatias genéticas). Como começaram os sintomas também é um dado importante, as doenças progressivas tendem a ser de causa genética, enquanto as agudas, de causa metabólica ou tóxica.

Junção neuromuscular – as doenças que acometem esse segmento da unidade motora são geralmente sistêmicas, havendo, por conseqüência, fraqueza de distribuição difusa. O exemplo clássico é a *miastenia gravis*, uma doença auto-imune, em que são produzidos auto-anticorpos contra os receptores de acetilcolina da placa motora, principalmente no terminal pós-sináptico.

Clinicamente, as doenças da junção neuromuscular são caracterizadas por fadiga insidiosa e fraqueza flutuante dos músculos esqueléticos, que pioram com a repetição de movimentos e melhoram após repouso ou uso de drogas anticolinesterásicas. Observam-se oscilações diurnas no desempenho motor, piorando ao final do dia.

Apesar da distribuição difusa da fraqueza, existem músculos preferencialmente acometidos, como o elevador da pálpebra, os oculares, os faciais e os envolvidos na deglutição. Dessa forma, diplopia, ptose e disfagia são sintomas comuns que podem fazer parte da apresentação clínica da *miastenia gravis* (um fenômeno interessante que ajuda o diagnóstico é a melhora da ptose palpebral, colocando-se gelo sobre a pálpebra).

O tônus muscular apresenta-se mantido, já que costuma haver canais suficientes para manter essa condição. Os reflexos estão preservados na maioria dos distúrbios neuromusculares, em particular na *miastenia gravis*, não existindo fasciculação ou alteração de sensibilidade evidente ao exame desses pacientes.

Músculos – o termo *miopatia* descreve todos os estados patológicos que acometem primariamente as fibras estriadas esqueléticas. A maioria das doenças que acometem os músculos (assim como a junção neuromuscular) são sistêmicas e, freqüentemente, causam quadro de fraqueza global.

Os aspectos clínicos sugestivos de miopatia são: distribuição proximal da fraqueza; hipotonia (flacidez); preservação do volume muscular (só existe atrofia tar-

diamente, em virtude do próprio processo que acomete o músculo); relativa preservação dos reflexos (podem estar um pouco diminuídos).

Além disso, a exemplo da maioria das lesões do neurônio motor inferior, também não são encontradas alterações sensitivas ou fasciculação.

O fenômeno miotônico, caracterizado pela dificuldade em relaxar o músculo que foi contraído e com piora no frio, está presente em poucas miopatias (por exemplo, miopatia de Steinert, de Thomsen e paramiotonia), o que induz o diagnóstico.

Dores musculares contínuas e de intensidade moderada podem sugerir doença muscular inflamatória, polimiosite ou dermatomiosite, apesar de também ocorrerem em doenças osteoarticulares e neurológicas (caracteristicamente, nas miopatias, a dor piora com a palpação do músculo).

Uma dor desencadeada por exercícios é sugestiva de defeito metabólico de utilização dos substratos energéticos, como defeitos de armazenamento do glicogênio ou lipídico.

As principais causas de miopatias são sistêmicas e podem ser divididas em metabólicas, endócrinas, inflamatórias e congênitas (incluindo aí algumas distrofias musculares progressivas). Dentre as doenças de causa genética mais importantes estão a distrofia de Duchenne, com caráter recessivo ligado ao X, em que há substituição de tecido muscular por adiposo, e a distrofia de Becker, também recessiva ligada ao X, com quadro clínico semelhante ao anterior, porém de evolução mais benigna.

Outra doença de importância é a polimiosite, afecção de caráter inflamatório auto-imune, que cursa com déficit motor associado a atrofia e mialgia, principalmente à palpação, comprometendo especialmente a região proximal da musculatura dos membros. Podem ocorrer, também associadas ao quadro, lesões cutâneas, condição esta chamada de dermatomiosite.

Para finalizarmos esta discussão, vamos tratar de uma última doença, a esclerose lateral amiotrófica (ELA). A ELA é uma doença degenerativa, de caráter progressivo, que acomete tanto o neurônio motor inferior (NMI) quanto o neurônio motor superior (NMS), ocorrendo, portanto, um quadro clínico misto de síndrome piramidal e síndrome do neurônio motor inferior.

Nessa doença, podem estar associadas atrofia de motoneurônios medulares, dos nervos cranianos, e síndrome piramidal; dessa forma, coexistem paresia, atrofia, fasciculação, hiper-reflexia e sinal do canivete. Geralmente, a síndrome inicia-se com lesão do neurônio motor superior, predominando uma hiper-reflexia que diminui com o avanço da doença e acometimento progressivo dos motoneurônios. São freqüentes, ainda, indícios de síndromes dos nervos cranianos, como disartria, disfagia e paralisias faciais em fases diversas de evolução da doença.

DISTÚRBIOS SENSITIVOS

Neste item discutiremos a avaliação da sensibilidade consciente, pois esta é acessível ao exame neurológico. Como sensibilidade consciente agrupamos três vias sensitivas: a via da dor e temperatura, a via do tato epicrítico e sensibilidade vibratória e a via do tato protopático.

Antes, no entanto, de iniciarmos o estudo das vias sensoriais, é importante apresentarmos alguns termos de uso comum em neurologia:

Anestesia – perda de qualquer tipo de sensibilidade, especialmente a tátil, de causa patológica ou induzida artificialmente.

Hiper/hipoestesia – aumento ou diminuição (respectivamente) da sensibilidade a um estímulo.

Analgesia – abolição da sensibilidade à dor.

Hiper/hipoalgesia – aumento/diminuição da sensibilidade à dor.

Parestesia – qualquer sensação espontânea, como dor, formigamento, alfinetada, queimação, decorrente de doença ou disfunção do sistema nervoso central ou periférico.

Disestesia – sensação anormal, geralmente desagradável, causada por estímulos inócuos.

Alodínea – dor (geralmente intensa) causada por estímulo não-doloroso.

Hiperpatia – sensibilidade anormalmente elevada a estímulos dolorosos. Pode apresentar-se excessiva e/ou permanente.

Grafoestesia – reconhecimento de símbolos pelo tato (por exemplo, letras "escritas" na mão).

Estereognosia – capacidade de reconhecimento da forma e natureza de um objeto pelo tato.

ANATOMIA DAS VIAS SENSITIVAS

As vias sensitivas possuem características anatômicas que possibilitam a localização de uma lesão causadora de síndrome sensitiva apenas realizando-se atento exame neurológico. Para isso, é essencial que se conheçam os componentes e os trajetos das diferentes vias. Sendo assim, mostra-se de suma importância uma revisão da anatomia das vias sensitivas, enfatizando-se que o estudo aprofundado dessas possibilitará ao médico maior precisão da topografia da lesão.

Organização geral

As vias sensoriais são constituídas de quatro elementos principais:

• Os *receptores*, específicos para cada via, que fazem o papel de transdutores, ou seja, transformam os estímulos (dolorosos, térmicos, mecânicos) em impulsos elétricos.

• O *primeiro neurônio* da via, que se situa no gânglio sensitivo, espinal ou de nervo craniano, recebe os estímulos periféricos dos receptores, distribuindo-se em arranjos bem delimitados em regiões. Através do prolongamento central penetra na medula pela raiz dorsal, realizando a primeira sinapse ipsilateral no sistema nervoso central. Uma vez que um nervo é constituído de mais de uma raiz, estas não guardam a mesma distribuição deles ao penetrarem na medula, havendo, portanto, intersecções entre as projeções das regiões de dois nervos diferentes na medula.

• O *segundo neurônio* das diversas vias é o que cruza a linha média e dirige-se cranialmente. O nível desse cruzamento difere nas duas vias sensitivas – tátil e térmico-dolorosa – como veremos adiante.

• O *terceiro neurônio* situa-se no tálamo e projeta suas fibras para regiões específicas do córtex cerebral (córtex somatossensorial). A conexão com áreas específicas do córtex permite a distinção entre as diferentes formas de sensibilidade (discriminação sensorial).

As diferenças observadas entre as vias sensitivas em relação ao nível de cruzamento da linha média pelas fibras do segundo neurônio e a organização e posição na medula espinhal dos tratos constituídos pelas fibras desses neurônios fornecem a base do raciocínio localizatório da lesão que origina o déficit avaliado.

Vias da dor e temperatura

Existem duas vias principais por onde trafegam os impulsos sensoriais da dor e da temperatura: a via neoespinotalâmica (filogeneticamente mais recente) e a via paleoespinotalâmica (mais antiga).

A *via neoespinotalâmica* possui a estrutura apresentada anteriormente (receptor, primeiro, segundo e terceiro neurônios), sendo que o segundo neurônio da via cruza a linha média no mesmo nível de entrada do primeiro neurônio, passando à frente do canal central da medula, constituindo o trato espinotalâmico lateral contralateralmente (Fig. 13.23). Assim, as fibras que penetram por raízes mais caudais (sacrais) se localizam mais lateralmente no trato e, à medida que este ascende, as fibras que se unem vão tendo disposição mais interna – sempre contralaterais à sua inervação (lombar, torácica e cervical) (Fig. 13.24).

A *via paleoespinotalâmica* está relacionada com o componente emocional da dor, sendo que as fibras do terceiro neurônio dessa via se projetam para áreas do córtex límbico, a qual não tem distribuição somatotópica e não contribui para a clínica de localização das lesões.

Vias da propriocepção consciente, tato epicrítico e sensação vibratória (sensibilidade profunda)

A principal característica dessa via é que o primeiro neurônio, ao entrar na medula espinhal pela raiz posterior, ascende formando os fascículos grácil (situado medialmente, conduz fibras provenientes das raízes sacrais, lombares e torácicas inferiores) e cuneiforme (lateralmente, conduz fibras das raízes cervicais e toráci-

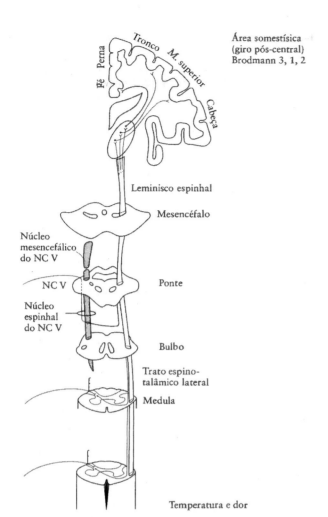

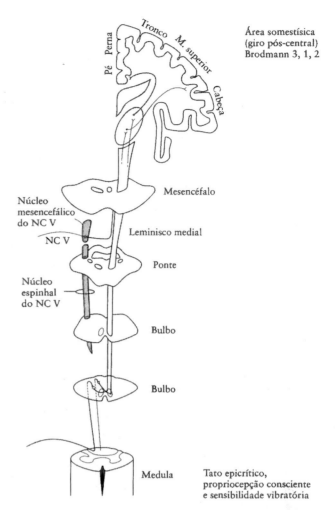

Figura 13.23 – Vias aferentes de temperatura e dor. Note que é na medula que se dá o cruzamento da linha média. Já as fibras trigeminais, após entrarem na ponte e realizarem um trajeto descendente, cruzam a linha média no bulbo. O núcleo (NC V) evidenciado é o somático principal (há outros núcleos somestésicos e motores que não aparecem na figura).

Figura 13.25 – Vias aferentes da propriocepção consciente e tato protopático. Os neurônios que cruzam a linha média na altura do bulbo são chamados de fibras arqueadas internas.

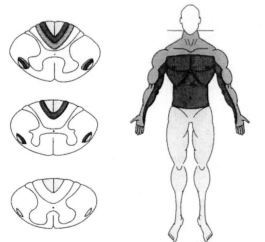

Figura 13.24 – Relações somatotópicas das vias aferentes. Note que tanto no trato espinotalâmico lateral quanto nos fascículos grácil e cuneiforme mantêm-se as mesmas posições em relação ao centro da medula. As fibras mais internas são oriundas da região cervical, enquanto as mais externas, da região lombossacra.

cas altas). Essas fibras fazem sinapse no segundo neurônio, localizado nos núcleos grácil e cuneiforme no bulbo, e só a esse nível cruzam a linha média através das fibras arqueadas internas (Fig. 13.25). Posteriormente, ascendem contralateralmente, formando o lemnisco medial até o tálamo (terceiro neurônio).

Inervação sensitiva da face

A inervação sensitiva da face é realizada pelo V nervo craniano (trigêmeo), responsável tanto pela inervação térmico-dolorosa quanto pela tátil-vibratória. O trajeto das fibras é semelhante, variando apenas os núcleos para os quais elas se projetam (ver Fig. 13.23):

a) as fibras térmico-dolorosas projetam-se para o núcleo do trato espinhal do trigêmeo, no bulbo;

b) as fibras táteis têm suas projeções no núcleo sensitivo principal do trigêmeo, localizado na ponte;

c) as fibras vibratórias e cinético-posturais projetam-se no núcleo mesencefálico do trigêmeo.

A partir de seus respectivos núcleos, as vias de sensibilidade cruzam a linha média e dirigem-se ao córtex cerebral.

SEMIOLOGIA

O mapeamento completo da sensibilidade superficial e profunda do paciente, quando associado aos conhecimentos neuroanatômicos relacionados anteriormente, possibilita a realização de um diagnóstico topográfico bastante eficiente. Já o diagnóstico nosológico baseia-se no topográfico associado à história clínica (a forma de instalação da doença – como visto no item Anamnese).

Inicialmente, é necessário conhecer o modelo com o qual deverão ser comparados os achados do exame clínico – o mapa de sensibilidade segmentar (Fig. 13.26) –, bem como as distribuições supra-segmentares. Esse mapa será confrontado com o mapa de sensibilidade resultante do exame clínico do paciente para serem caracterizadas as alterações encontradas. Assim, à medida que se vai pesquisando as formas de sensibilidade, é interessante que se desenhem, em cima de um modelo em branco, as áreas de hipoestesia apresentadas pelo paciente, de maneira a compararmos depois com mapas de sensibilidade, já conhecidos dos dermátomos, nervos periféricos e nervos cranianos, facilitando assim a interpretação visual dos dados obtidos.

TÉCNICA DO EXAME DE SENSIBILIDADE

A pesquisa da sensibilidade superficial faz-se de maneira comparativa: comparam-se um hemicorpo com o outro e o segmento proximal com o distal de um membro. Durante a pesquisa, deve-se pedir ao paciente que feche os olhos. Caso haja alguma dúvida quanto à caracterização do déficit pelo paciente, podemos pedir a ele que atribua uma nota – de zero a dez – para cada área em relação à sensibilidade, facilitando a comparação. Uma vez reconhecida uma área de hipoestesia, é interessante pesquisarmos do centro dessa área até a sua periferia. Dessa maneira, delimitaremos com maior segurança e facilidade a área hipoestésica.

Sensibilidade dolorosa – deve ser realizada com alfinete ou com agulha de costura (agulhas descartáveis não devem ser utilizadas, pois foram feitas para perfurar!). Deve-se ter cuidado para evitar contaminação (HIV, hepatite B), descartando-se o material logo após o término da utilização.

Sensibilidade térmica – quando necessária, deve ser realizada com dois tubos de ensaio, um contendo água quente e outro água fria. Deve-se tomar cuidado para evitar extremos de temperatura (máximo de 45°C e mínimo de 15°C), para não serem estimuladas terminações nociceptivas (dolorosas). Lembrar que o corpo humano consegue distinguir diferenças de temperatura de até 2°C.

Tato – deve ser utilizado algodão seco, gaze ou pincel. Tecnicamente, não se devem utilizar os dedos para a avaliação, pois estes realizam pressão na pele e estimulam outras terminações nervosas.

Sensibilidade vibratória (palestesia) – é avaliada com o auxílio de um diapasão (de 64 a 128Hz) colocado nas eminências ósseas (Fig. 13.27), devendo o examinador comparar o limiar de percepção do paciente com o seu próprio e com os dermátomos simétricos do hemicorpo contralateral do próprio paciente.

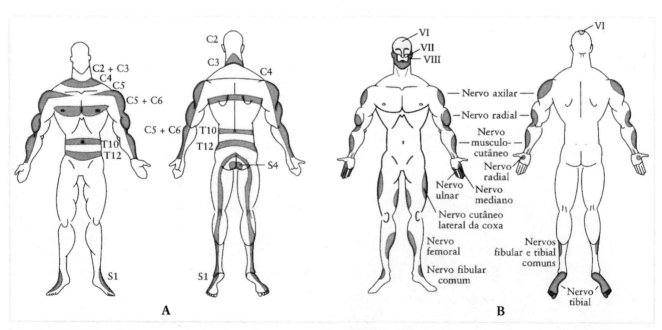

Figura 13.26 – **A)** Dermátomos de maior utilização na prática clínica, por suas relações óbvias com reparos anatômicos. **B)** Distribuição cutânea de alguns nervos periféricos. V (trigêmeo) I, II e III ramos.

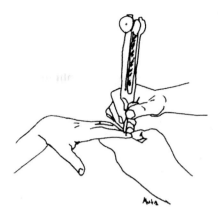

Figura 13.27 – Pesquisa da sensibilidade vibratória (palestesia) utilizando um diapasão.

Artrestesia – aqui, avalia-se o reconhecimento da posição articular. É realizado pedindo ao paciente que informe a posição final de um segmento de seu corpo deslocado pelo examinador. Por exemplo, pode-se mover o hálux do paciente para cima e para baixo, pedindo-lhe para informar a posição. Esse deslocamento deve ser realizado com o examinador segurando o segmento pela sua borda lateral, a fim de evitar que o paciente reconheça a pressão exercida para cima ou para baixo.

Grafoestesia – como dito no início do capítulo, é a capacidade de se reconhecer pelo tato um símbolo "desenhado" na pele. Pode-se examinar pedindo ao paciente que feche os olhos e, com um lápis ou mesmo com a agulha utilizada no exame de sensibilidade, desenha-se uma letra qualquer na palma da sua mão, pedindo-lhe que a identifique.

Estereognosia – é pesquisada a capacidade do paciente de reconhecer objetos pelo tato. Pede-se ao paciente que feche os olhos e lhe é fornecido um objeto simples (caneta, chave, copo de plástico) para que ele pegue com as mãos e o reconheça.

RACIOCÍNIO CLÍNICO: LOCALIZAÇÃO DOS DISTÚRBIOS SENSORIAIS

A partir do conhecimento da anatomia das vias sensoriais, podemos perceber que lesões em diferentes níveis do SNC têm implicações e quadros clínicos distintos, causando síndromes sensoriais diferentes. Também, observa-se que, para cada tipo de déficit apresentado, podemos estimar a localização da lesão raciocinando em termos do nível da via a ser afetado para que ocorram tais sintomas, tendo-se como parâmetros as características anatômicas estudadas.

O início do raciocínio clínico em neurologia deve ser feito no sentido de se caracterizar se uma lesão é periférica ou central: nas primeiras, observar a localização (lesão de raiz dorsal, nervo – mononeuropatia ou polineuropatia – ou terminações nervosas) e tipos de fibras acometidas (mielínicas, amielínicas ou mistas); nas últimas, a localização anatômica – medula, tronco cerebral, tálamo, córtex.

Nas lesões periféricas, o quadro de déficit sensorial respeita a região da raiz ou nervo periférico lesado e existe, geralmente, uma pananestesia (alteração de todos os tipos de sensibilidade), pois todas as modalidades sensoriais percorrem juntas as raízes e nervos periféricos. Para tanto, é importante conhecermos a distribuição periférica dos nervos e raízes (ver Fig. 13.26). Existem exceções a essa regra, como por exemplo na hanseníase, em que, predominantemente, as fibras finas (amielínicas) são acometidas, causando um déficit de sensibilidade térmica e dolorosa, com preservação da tátil. Já nas lesões centrais isso só ocorre nas localidades acima do mesencéfalo, pois, como vimos, as vias ascendentes dos diferentes tipos de sensibilidade têm topografias distintas desde a medula até o mesencéfalo.

Lesões periféricas

Há, basicamente, três níveis das vias sensitivas periféricas que podem ser acometidas levando a alterações de sensibilidade: as lesões de ramúsculo (terminação nervosa), de nervos periféricos (mononeuropatia, mononeuropatia múltipla e polineuropatia) e de raiz posterior (radiculopatia).

Lesões ramusculares – caracterizam-se pela perda da sensibilidade térmica e dolorosa em "ilhas" da superfície da pele, em áreas onde a exposição ao frio é maior. É a lesão tipicamente observada na hanseníase.

Mononeuropatia – dependendo dos tipos de fibras que compõem o nervo afetado, haverá comprometimento de diferentes modalidades de sensibilidade, bem como da motricidade, da área inervada por tais fibras. Um exemplo de etiologia para tais lesões é o traumatismo (secção do nervo). A mononeuropatia pode ser simples (quando afeta apenas um nervo) ou múltipla (quando mais de um nervo é acometido de forma assimétrica).

Polineuropatia periférica – tem diagnóstico diferencial com as mononeuropatias múltiplas e diferem destas por apresentar acometimento simétrico de fibras nervosas sensitivas distais. Como sua etiologia é, geralmente, de distúrbios metabólicos, a polineuropatia apresenta-se como comprometimento de fibras mais distantes do corpo celular – as primeiras a sofrerem devido a distúrbios do metabolismo neuronal (Fig. 13.28) – e possui história natural característica, com déficits iniciais em regiões apendiculares distais (lesões em bota ou luva). Além disso, o acometimento pode predominar em um tipo específico de fibras: polineuropatia de fibras finas (tátil, motora) ou de fibras grossas (dor, temperatura e fibras autonômicas).

Radiculopatia – caracteristicamente, a lesão da raiz dorsal leva a um quadro de hiperalgesia no dermátomo correspondente, em detrimento ao déficit de sensibilidade. Devido às projeções para níveis superiores e inferiores do primeiro neurônio das vias sensitivas quando penetram na medula pela raiz dorsal e pela distribuição das terminações nervosas na superfície, há super-

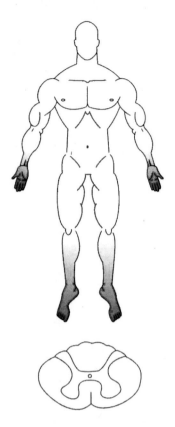

Figura 13.28 – Distribuição clássica da polineuropatia "em bota e luva". Note que a medula está íntegra.

nível inferior ao bulbo (onde as fibras dessa via cruzam a linha média). Caso a lesão se encontre acima do bulbo, o déficit será contralateral à lesão;
- os déficits de sensibilidade facial dependem do nível do tronco cerebral afetado – pelas diferentes localizações dos núcleos dos nervos cranianos. Assim, lesões no bulbo afetam apenas a sensibilidade térmico-dolorosa ipsilateral; lesões de ponte afetam essa sensibilidade e também a sensibilidade tátil ipsilateral; já as lesões de mesencéfalo causam déficit de dor, temperatura, tato e sensibilidade vibratória.

Medula espinhal – ao penetrarem na medula e organizarem os tratos ascendentes, as fibras nervosas da via da dor e temperatura guardam relação de posição característica em cada trato. Fibras provenientes de raízes caudais (sacrais, lombares) organizam-se mais externamente, e as provenientes de raízes superiores (torácicas e cervicais) localizam-se internamente. Por esse motivo, pode-se deduzir que lesões intramedulares acometem inicialmente as fibras mais internas (de cervicais a sacrais, dependendo do nível da lesão) e lesões extramedulares causam comprometimento progressivo a partir das fibras mais externas (de sacrais a cervicais). Como exemplo de lesões medulares, podemos citar:

Secção completa de medula – comprometimento de todas as formas de sensibilidade do nível da lesão para baixo (Fig. 13.29).

posição da inervação nos dermátomos. Assim, a lesão de uma raiz sensitiva causará um déficit sensitivo em um dermátomo que está sendo suprido pelas fibras que inervam os dermátomos adjacentes (inferior e superior). Isso causa um bloqueio na via de inibição da dor, gerando a hiperalgesia no dermátomo afetado. Também, por esse motivo, para haver uma perda total de sensibilidade em um dermátomo "inteiro", deverá haver lesão não apenas na raiz correspondente, mas também nas raízes superior e inferior a ela (regra das três raízes).

Lesões centrais

Por sistema nervoso central (SNC) entende-se a medula espinhal, o tronco cerebral e o diencéfalo. Uma lesão em qualquer desses níveis é considerada lesão central e apresentará sinais e sintomas dependentes de sua localização, devido às diferentes vias possuírem localizações anatômicas específicas ao longo de seus trajetos. Como característica básica das lesões centrais, podemos fazer a seguinte generalização:
- os déficits de sensibilidade dolorosa e térmica são sempre contralaterais à lesão central em níveis inferiores a esta e bilaterais no nível da lesão. Isso se deve ao fato de as fibras do segundo neurônio cruzarem a linha média no nível de entrada do primeiro neurônio;
- os déficits de sensibilidade tátil e vibratória serão ipsilaterais, abaixo e no nível da lesão, se ela ocorrer em

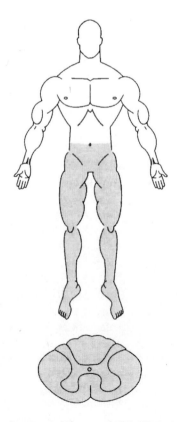

Figura 13.29 – Secção medular ao nível de T10. A área sombreada na medula corresponde ao local da lesão.

Hemissecção da medula (síndrome de Brown-Séquard) – compromete as fibras ascendentes do lado afetado (da dor – já cruzadas – e do tato – ipsilateral), as que penetram pela raiz ipsilateral e as que cruzam a linha média no nível (dor). Desse modo, o quadro apresentado será de déficit sensitivo térmico-doloroso contralateral e déficit sensitivo tátil-vibratório ipsilateral abaixo do nível da lesão, além de quadro associado de paresia ipsilateral por lesão do trato piramidal (Fig. 13.30).

Lesões dos tratos grácil e cuneiforme (cordões posteriores) – ocorre bloqueio da via do tato e sensibilidade vibratória. O déficit localiza-se ipsilateral abaixo do nível da lesão. Como a disposição das fibras de origem caudal é mais interna, quanto mais profunda a secção, maior o comprometimento de fibras inferiores (sacrais). Neurossífilis ("tabes dorsalis") e déficit de vitamina B_{12} (degeneração combinada da medula) são exemplos típicos de etiologia desse tipo de lesão.

Siringomielia – é um comprometimento da parte central da medula, geralmente associado à dilatação do canal medular, podendo ser única ou múltipla (em "rosário"). Compromete inicialmente as fibras mais próximas do centro da medula, ou seja, as fibras da via da dor e temperatura que penetram e cruzam a linha média no nível da lesão. Clinicamente, observa-se um padrão de comprometimento da sensibilidade dolorosa-térmica característica em uma faixa da superfície corpórea, correspondendo aos dermátomos das fibras afetadas (anestesia "suspensa" ou "em xale") (Fig. 13.31). Com a progressão da lesão, são acometidas as fibras de localização periférica, de acordo com a organização desses tratos ascendentes: na via da dor, o comprometimento inicial das fibras internas gera um quadro de déficit rostral (cervicotorácico) que tende a descender.

Tronco cerebral – por ser a sede de vários núcleos de nervos cranianos, dos núcleos grácil e cuneiforme e das fibras arqueadas internas (cruzamento do segundo neurônio da via do tato e vibração), as lesões de tronco cerebral podem ter apresentação clínica muito variada, conforme pequenas alterações dos níveis em que esse tronco é comprometido. Enfatiza-se aqui que o conhecimento da anatomia dessa região do SNC é de suma importância para a localização precisa da lesão diante do quadro clínico apresentado.

De modo geral, podemos afirmar que lesões acima do bulbo (onde se encontram as fibras arqueadas internas) causam déficit sensitivo térmico-álgico e tátil-vibratório no hemicorpo contralateral à lesão. Em níveis inferiores do bulbo (abaixo das fibras arqueadas), o padrão clínico tende a manter-se similar ao de lesões de medula.

Nesse nível, torna-se importante caracterizarmos o padrão de déficit sensitivo facial, dado por comprometimento dos núcleos do nervo trigêmeo (nervo do trato espinhal – dor; nervo mesencefálico – tato epicrítico e propriocepção consciente). As lesões do tronco cere-

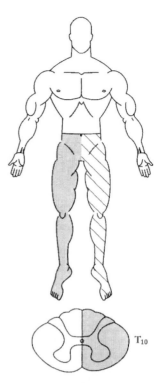

Figura 13.30 – Hemissecção medular esquerda (síndrome de Brown-Séquard), também ao nível de T10. Perda da sensibilidade dolorosa à direita com perda da proprioestesia e síndrome piramidal à esquerda.

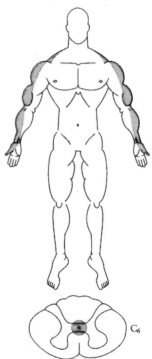

Figura 13.31 – Síndrome siringomiélica que compromete a medula no nível de C6. Essa síndrome é caracterizada pelo acometimento das áreas em torno do canal central da medula (observação: você irá freqüentemente se defrontar com ilustrações que mostram uma siringomielia vasta, comprometendo frações generosas da medula, como em quadros avançados. Acreditamos, no entanto, que com este tipo de exemplo estaremos contribuindo para o diagnóstico precoce).

bral geralmente afetam a via sensitiva facial, levando a um quadro de hipoestesia na região do nervo trigêmeo homolateral à lesão.

Assim, temos que as lesões de tronco cerebral causam, geralmente, um quadro clínico típico caracterizado por hipoestesia alterna (homolateral na região facial e contralateral em tronco e membros).

Tálamo – é a região para onde convergem as vias sensitivas. Por isso, no tálamo, todas as vias se encontram muito "próximas" e lesões nesse nível tendem a comprometer toda a sensibilidade do hemicorpo contralateral. Parte da sensibilidade dolorosa parece preservada devido ao trato paleoespinotalâmico que possui fibras que convergem para a formação reticular e não passa pelo tálamo. A lesão talâmica pode levar a crises de hiperalgesia, espontâneas ou desencadeadas por estimulação não-nociceptiva (tato superficial) no hemicorpo anestesiado. Tal fenômeno é chamado de *dor talâmica* ou *algesia dolente* e está relacionado à liberação de sistemas paralelos envolvidos na transmissão da dor.

Córtex – devido à representação cortical somatotópica da sensibilidade, a clínica apresentada varia de acordo com o ponto afetado pela lesão. Assim, a complexidade do quadro clínico deve-se ao tamanho e à área cortical afetada. De forma geral, nas lesões de giro pós-central (área cortical sensitiva primária), inicialmente há comprometimento de toda a sensibilidade na região de representação cortical lesada (contralateral à lesão), mostrando-se assimétrica, com predomínio em determinado segmento – facial, braquial ou crural. Posteriormente, restabelece-se parcialmente a sensibilidade térmico-dolorosa, mas mantêm-se deficitárias as sensibilidades discriminativas.

Quando houver comprometimento de áreas corticais de associação, pode desenvolver-se a chamada *agnosia tátil*, caracterizada pela incapacidade de reconhecimento de objetos pelo tato.

Além do quadro sensitivo, obviamente dependendo da localização e extensão da lesão, o paciente pode apresentar associados déficits motores (síndrome piramidal, bexiga neurogênica), assim como síndromes relacionadas aos pares cranianos. Esses assuntos serão abordados em capítulos específicos e estão citados resumidamente como distúrbios associados no quadro 13.13.

INCOORDENAÇÃO, DESEQUILÍBRIO E TONTURA

Neste item, dividiremos o estudo do equilíbrio a partir dos quatro tipos de ataxia:

Ataxia cerebelar – observada na síndrome cerebelar.
Ataxia sensitiva – relacionada ao déficit de aferência sensitiva de posição e movimento.
Ataxia vestibular – devida a disfunções do sistema vestibular em manter o equilíbrio.
Ataxia frontal – alterações no planejamento motor realizado no córtex frontal.

ATAXIA CEREBELAR

A coordenação dos movimentos é feita a partir do cerebelo, que recebe uma série de informações motoras e sensitivas e compara os vários sinais dessas informações para saber se aquilo que foi ordenado está sendo feito. Curiosamente, a despeito de receber uma série de informações motoras e sensitivas, a lesão cerebelar não causa paralisia, paresia ou qualquer déficit sensitivo.

Anatomia cerebelar

Como sensor de sinais, podemos dividir o cerebelo em três porções principais:

Cerebrocerebelar – relaciona-se com o córtex cerebral (aferências e eferências). Coordena o planejamento do ato motor, ou seja, a partir de informações da posição de determinada parte do corpo, o córtex pré-motor planeja o movimento. Esse planejamento é enviado ao cerebelo para que ele corrija possíveis imperfeições (Fig. 13.32).

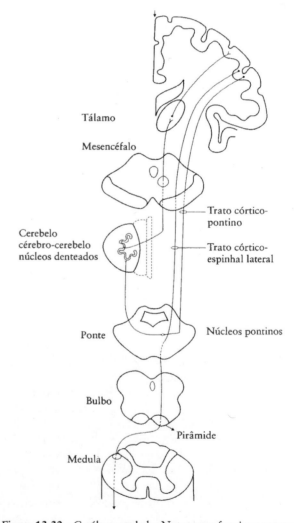

Figura 13.32 – Cerébro-cerebelo. Note como funciona como ajustador do movimento: recebe informações do córtex motor (via núcleos pontinos) projetando-se para os córtex motor e pré-motor. Novamente, atua de maneira ipsilateral; ver como as decussações são importantes.

Quadro 13.13 – Síndromes sensitivas.

Topografia da lesão	Distúrbios da sensibilidade	Outros distúrbios
Ramuscular Hanseníase	Perda da sensibilidade térmica e dolorosa em "ilhas" nas áreas mais expostas ao frio	Diasautonomia – perda da sudorese e piloereção – nas mesmas "ilhas" e lesões de pele típicas
Polineuropatia periférica	Hipoestesia simétrica, de predomínio distal, "em bota e luva". Pode afetar determinadas formas de sensibilidade mais do que outras	Pode acarretar fraqueza e hiporreflexia também distal e causar disautonomia, com hipotensão postural, por exemplo
Mononeuropatia	Acomete todas as formas de sensibilidade na distribuição do nervo afetado. Por exemplo, lesão do nervo ulnar causa perda da sensibilidade do dedo mínimo e do anular	Se o nervo for sensitivomotor, pode levar à fraqueza na região do nervo. Por exemplo, lesão do nervo radial causa fraqueza dos músculos extensores da mão e dedos
Radiculopatia	Provoca mais dor, com distribuição em região do dermátomo correspondente, do que déficit sensitivo	Algumas raízes carreiam a eferência de reflexos profundos e podem levar à diminuição do reflexo
Secção completa da medula	Perda de todas as formas de sensibilidade do nível da lesão para baixo	Síndrome piramidal do local da lesão para baixo
Síndrome de Brown-Séquard Hemissecção da medula	Perda da sensibilidade tátil epicrítica e da proprioestesia homolateral à lesão, com perda da sensibilidade térmica e dolorosa contralateral à lesão	Síndrome piramidal homolateral e do local da lesão para baixo
Síndrome cordonal posterior Lesão dos tratos grácil e cuneiforme	Perda da sensibilidade tátil epicrítica e da proprioestesia – artrestesia e palestesia – do local da lesão para baixo	—
Siringomielia	Perda suspensa da sensibilidade térmica e dolorosa, poupando as outras formas e respeitando o dermátomo correspondente	A evolução da doença pode lesar o corno anterior da medula, causando fraqueza, atrofia e fasciculação dos músculos correspondentes
Tronco cerebral	Hemi-hipoestesia dos membros e tronco contralateral à lesão e hipoestesia na região do nervo trigêmeo homolateral à lesão	Pode causar também do mesmo lado da lesão, síndrome de Horner, acometimento de outros nervos cranianos, ataxia cerebelar e oftalmoplegia internuclear uni ou bilateral
Tálamo	Hemi-hipoestesia contralateral à lesão, em geral sem predomínio, isto é, o déficit é proporcional em todo o hemicorpo	Às vezes, é acompanhada de hemiparesia contralateral à lesão, por acometimento do trato piramidal na cápsula interna
Córtex cerebral, giro pós-central	Hemi-hipoestesia contralateral à lesão, com predomínio em determinado segmento – braquiofacial ou crural	Agrafoestesia, aestereognosia, hemiatenção, anosognosia, depressão psíquica, afasia de Wernicke

Adaptado de Mutarelli, 2000.

Espinocerebelar – recebe informações sensitivas provenientes principalmente da periferia, ou seja, da posição das articulações, e informações a respeito do movimento ordenado. Essa porção do cerebelo corrige possíveis imperfeições no movimento que está acontecendo (Figs. 13.33 e 13.34).

Vestibulocerebelar – coordena ajustes relacionados ao labirinto, ou melhor dizendo, as ações musculares antigravitacionais (Fig. 13.35).

O cérebro-cerebelo está representado no córtex cerebelar na sua porção hemisférica mais lateral e também pelo núcleo denteado. O espinocerebelo está representado pelos vermes e pela porção intermédia dos hemisférios cerebelares, bem como do núcleo emboliforme, fastigial e globoso. Já o vestibulocerebelo está representado pelo lóbulo floculonodular e pelos próprios núcleos vestibulares que, nessa situação, funcionam como núcleos cerebelares.

Assim, lesões dessas estruturas causam incoordenações diversas, ou seja:

- lesão cerebelar do lóbulo floculonodular causa a incapacidade de o indivíduo manter equilíbrio tanto estático quanto dinâmico;
- lesões vermianas causam incoordenação da musculatura axial do movimento que está ocorrendo, e as lesões intermédias causam incoordenação do movimento apendicular, ou seja, da musculatura mais distal que está ocorrendo;
- lesões mais laterais nos hemisférios levam à incoordenação no planejamento do movimento, muitas vezes causando retardo do início do movimento e perda do tempo adequado para a movimentação.

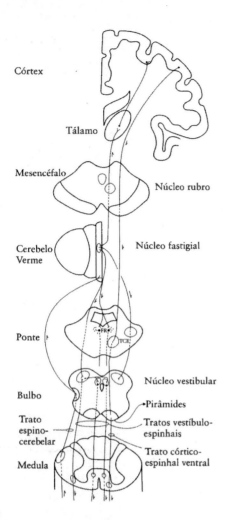

Figura 13.33 – Espinocerebelo, parte vermiana. O verme recebe aferências da musculatura axial (pescoço, tronco e, ainda, sistema vestibular e olhos), projetando-se para o tronco cerebral e córtex. O núcleo envolvido é o fastigial.

É importante que se ressalte que todas as lesões cerebelares unilaterais causam incoordenação do mesmo lado da lesão, ou seja, homolateral, pois o cerebelo exerce o controle do lado homolateral.

Clínica da ataxia cerebelar

Clinicamente, as lesões cerebelares causam incoordenação caracterizada por dismetria, decomposição do movimento, tremor, disdiadococinesia, perda do equilíbrio e hipotonia.

A *dismetria*, como diz o nome, é a perda da medida do movimento, ou seja, o indivíduo ultrapassa ou não chega ao alvo predeterminado.

A *decomposição do movimento* é caracterizada por perda da harmonia do movimento, fazendo com que o paciente movimente de maneira fracionada as diversas articulações.

A *disdiadococinesia* é caracterizada pela incapacidade de o indivíduo coordenar movimentos de músculos antagonistas alternadamente.

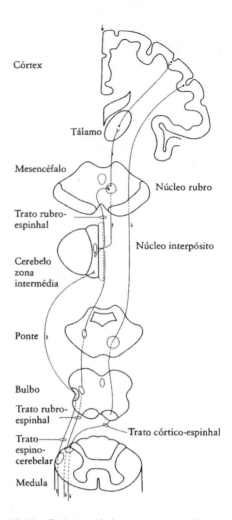

Figura 13.34 – Espinocerebelo, zona intermédia. As zonas intermédias estão envolvidas com a musculatura apendicular: membros. Controlam as vias descendentes dorsolaterais, do mesmo lado. É importante que se notem as diversas decussações envolvidas. O núcleo em questão é o interpósito formado pelos núcleos globoso e emboliforme.

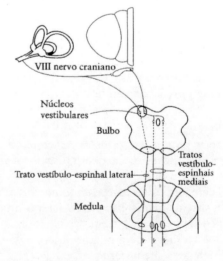

Figura 13.35 – Vestibulocerebelo. Note como recebe aferências do labirinto vestibular e emite eferências diretas para os núcleos vestibulares.

A *perda do equilíbrio* é caracterizada pela incapacidade de o indivíduo manter-se em pé, causando, com isso, a dança dos tendões, observada na inspeção estática, bem como no equilíbrio dinâmico, a marcha chamada de ebriosa (por sua semelhança aos pacientes alcoolizados, uma vez que o cerebelo é extremamente sensível ao álcool).

Temos ainda na síndrome cerebelar a *fala escandida*, uma vez que a fala também fica incoordenada. Para que fique mais clara a identificação da fala escandida, prefiro pedir ao paciente que repita um "a" prolongado, de maneira que a falta de coordenação entre a musculatura expiratória e as cordas vocais faz com que o indivíduo apresente momentos explosivos e outros monótonos, com volume e tons variáveis.

Distinguimos a ataxia cerebelar da ataxia sensitiva e vestibular, pois, nestas duas últimas, o que falta ao cerebelo são as informações que, nessas circunstâncias, estão sendo supridas pela visão. Assim, tanto a ataxia vestibular quanto a sensitiva pioram com os olhos fechados (sinal de Romberg), além de outras características que veremos a seguir. Já a ataxia cerebelar propriamente dita pouco ou nada se altera ao ocluirmos os olhos do paciente (Quadro 13.14).

ATAXIA SENSITIVA

É a ataxia decorrente de anormalidades do sistema sensitivo proprioceptivo. Nesse caso, o SNC e o cerebelo não recebem informações dos fusos neuromusculares, órgãos neurotendíneos e terminações articulares, perdendo o controle cinético-postural. Como características desse tipo de ataxia, temos:

Sinal de Romberg – como o sistema sensitivo proprioceptivo é suprido pela visão para o paciente manter-se em equilíbrio estático, ao pedirmos a ele que feche os olhos, estando em posição ereta e com os pés juntos, há queda imediata sem sentido preferencial.

Fechamento dos olhos – também compromete outras provas: dismetria em índex-nariz e calcanhar-joelho, marcha impossibilitada.

Marcha talonante – o paciente marcha irregularmente, com bases alargadas e batendo firmemente os calcanhares: essa manobra parece aumentar a aferência sensitiva de outras vias, possibilitando ao paciente localizar os membros com maior segurança, já que a propriocepção está alterada. Entretanto, alguns autores consideram a marcha talonante simplesmente uma dismetria.

Ausência de nistagmo – importante diferencial dessa ataxia para outras formas (vestibular e cerebelar).

Comprometimento das vias sensitivas de tato epicrítico e sensibilidade vibratória (ver item correspondende no final da pág. 118).

O quadro de ataxia sensitiva pode originar-se de lesões centrais ou periféricas. Nas lesões *periféricas* (neuropatia diabética), observa-se comprometimento das fibras sensitivas (mielinizadas), gerando quadro de hiporreflexia. No caso das lesões *centrais* – tratos grácil e cuneiforme ("tabes dorsalis", deficiência de vitamina B_{12}) – os reflexos apresentam-se normais ou até mesmo aumentados.

ATAXIA VESTIBULAR

O comprometimento do equilíbrio pode se dar ainda por lesões da via do sistema vestibular. Nesse tipo de ataxia, há predomínio das alterações de equilíbrio, já que a coordenação motora e os movimentos apendiculares dos membros independem dessa via e estão praticamente normais.

O labirinto possui receptores sensíveis à aceleração linear, angular ou rotacional da cabeça (sáculo, utrículo e canais semicirculares, respectivamente) que mandam impulsos através do VIII nervo para o SNC. Esses impulsos são transmitidos para os núcleos vestibulares e cerebelo (principalmente vestibulocerebelo), os quais servem para controlar a manutenção da postura e os ajustes visuais (ver Fig. 13.35). Assim, sua principal função é ajustar os movimentos para mantermos a postura e o olhar quando focamos um objeto, permitindo que fixemos um ponto enquanto nossa cabeça se movimenta.

Quadro 13.14 – Diagnóstico diferencial das ataxias.

Ataxia	Sensitiva	Vestibular	Cerebelar
Sinal de Romberg	Presente	"Pseudo-Romberg" ou Romberg vestibular	Não ocorre
Sensibilidade profunda	Comprometida	Normal	Comprometida
Coordenação com os olhos abertos	Piora	Piora	Inalterado
Nistagmo	Ausente	Presente (geralmente com os componentes horizontal e vertical)	Pode estar presente
Marcha	Talonante	Marcha em estrela e marcha de Fukuda	Ebriosa
Tendência para lateralização da queda	Ausente	Presente	Ausente
Outros	Hiporreflexia, arreflexia	Vertigem, déficits auditivos	Hipotonia, reflexos pendulares

Adaptado de Mutarelli, 2000.

O quadro de ataxia vestibular apresenta como sinais e sintomas característicos:

"Pseudo-Romberg" – o exame do equilíbrio estático revela uma tendência à queda com o fechamento dos olhos para um sentido preferencial após um período de latência (diferentemente da ataxia sensitiva, na qual a queda é imediata e para qualquer lado). O sentido preferencial da queda se dá para o lado do labirinto lesado (decorrente do fato de que o SNC interpreta a falta de informações como deslocamento para o lado oposto e tenta corrigir, levando ao desequilíbrio para o lado lesado).

Marcha – alargamento da base de sustentação do paciente com tendência de desvio para o lado lesado. Alguns sinais característicos são:

- *marcha em estrela de Babinski-Weill* – se pedirmos ao paciente para andar em linha reta de frente e depois de costas, ele descreverá uma "estrela", não conseguindo manter a linha;
- *marcha de Fukuda* – com o paciente parado em um ponto ("marcha no lugar"), ele tende a desviar-se sempre para o lado lesado.

Nistagmo – caracteriza-se por possuir dois componentes: um lento, para o lado da lesão (devido à lesão vestibular), e um rápido (por correção consciente). Lesões vestibulares centrais também podem ocasionar nistagmo, porém este pode ser bilateral, vertical ou rotatório e, às vezes, não apresenta um componente rápido e outro lento facilmente distinguíveis.

Outros sintomas possíveis de serem encontrados em associação com a ataxia vestibular são: vertigem, sensação de rotação, náuseas e vômitos, hipoacusia (por comprometimento do componente auditivo do VIII par craniano em lesões periféricas).

Há diferenças no quadro clínico apresentado por lesões do sistema central ou periférico:

Lesões periféricas – as ataxias vestibulares devidas a lesões periféricas (por exemplo, do VIII nervo) apresentam-se com todos os sintomas característicos vistos anteriormente, incluindo o nistagmo.

Dentro dos grupos de ataxias vestibulares periféricas, um diagnóstico importante por sua freqüência é o de vertigem posicional benigna. Esse distúrbio se caracteriza por episódios breves de vertigem (geralmente de duração aproximada de 30 segundos) em mudanças de posição – tipicamente, o paciente queixa-se de vertigem ao deitar-se, levantar-se ou virar-se na cama. A etiologia da vertigem posicional benigna é, na maioria das vezes, idiopática, mas pode estar associada a seqüela de traumatismos cefálicos, labirintites virais ou ainda obstrução da vascularização da orelha interna. Seu diagnóstico é baseado na observação de nistagmo ao teste da mudança posicional rápida, no qual o paciente, sentado em uma maca, é colocado rapidamente na posição deitada pelo examinador (que ao mesmo tempo roda sua cabeça para a direita ou para a esquerda).

Lesões centrais (por exemplo, lesão dos núcleos vestibulares) – teremos um quadro parcelar, ou seja, menos pronunciado e desprovido de alguns sintomas. Isso ocorre pelo fato de que existem vários núcleos vestibulares no tronco cerebral, o que distribui suas funções, bem como recebe informações de outros sistemas (por exemplo, proprioceptivo) (Quadro 13.15).

Assim, em lesões centrais, a sensação vertiginosa pode ser menos evidente e raramente encontramos hipoacusias. Da mesma forma, a parte auditiva do VIII nervo distribui-se no SNC, sendo raro o acometimento perceptível da função em uma lesão central pouco extensa.

ATAXIA FRONTAL

Ocorre devido ao comprometimento do planejamento do ato motor realizado no *córtex frontal*. Essa região do cérebro pode ser acometida por lesões diversas, como tumores, infartos ou hidrocefalia.

Nesse tipo de ataxia, observa-se comprometimento maior do equilíbrio dinâmico em relação ao estático. Assim, algumas características dessa ataxia são a dificuldade em iniciar o movimento de marcha, o alargamento de bases, a marcha a pequenos passos (passos curtos e hesitantes, com os pés arrastando-se no chão), o desequilíbrio quando há mudança de direção e a necessidade de auxílio de um apoio para facilitar a marcha. No exame de membros, observa-se ainda a preservação motora (dificuldade em parar um movimento iniciado).

NERVOS CRANIANOS E SENSIBILIDADES ESPECIAIS – OLFAÇÃO E GUSTAÇÃO

Neste item será abordada a sensibilidade especial – olfação e gustação. Outras formas de sensibilidade (visão e sensibilidade geral – tato, dor, vibração e propriocepção) são temas de outros itens deste capítulo (respectivamente, Alterações visuais e Distúrbios sensitivos).

Assim, para iniciarmos o estudo dessas funções, devemos conhecer os 12 pares de nervos cranianos e suas funções. Aqui esses nervos serão apenas citados, sendo suas disfunções (quadro clínico e semiologia) discutidas nos itens respectivamente relacionados às suas funções.

NERVOS CRANIANOS

NC I – olfatório: é o nervo responsável pela olfação.

NC II – óptico: é o nervo responsável pela visão. Suas funções, alterações e exame serão descritos à parte, juntamente com a motricidade ocular intrínseca e extrínseca – ver Alterações visuais.

NC III – oculomotor: possui função basicamente na motricidade ocular extrínseca e intrínseca (ver Alterações visuais).

NC IV – troclear: também envolvido na motricidade ocular extrínseca.

Quadro 13.15 – Síndromes vestibulares periférica e central: diferenciação.

Sintomas	Síndrome vestibular periférica	Síndrome vestibular central
Características globais da síndrome	Síndrome completa e harmônica, isto é, todos os sintomas vestibulares presentes com a mesma intensidade	Síndrome freqüentemente parcelar, incompleta e desarmônica
Intensidade dos sinais e sintomas	Vertigem pronunciada e nistagmo patente, sinais sistêmicos como náuseas	Usualmente vertigem suave, nistagmo menos intenso, raramente náuseas
Vertigem	Geralmente intensa em surtos	Menos evidente, menos típica
Latência (tempo para o início da vertigem ou nistagmo)	Comumente de 0 a 40 segundos (média 7,8)	Sem latência
Duração	Comumente menos de 1 minuto	Sintomas são persistentes
Nistagmo	Horizontal, horizonto-rotatório, direção fixa do nistagmo	Geralmente rotatório ou vertical ou múltiplo, direção variável
Nistagmo de posição	Possível, provavelmente por comprometimento dos otólitos	Muito mais freqüente, geralmente de etiologia tumoral
Desvio dos membros superiores	Sempre ou quase sempre no plano horizontal	Às vezes, no plano vertical
Equilíbrio estático	Lateral, lento (exceto durante crises), a direção da queda é influenciada pela posição da cabeça	Lateral, ântero-pulsão, retropulsão ou retrolátero-pulsão, não infuenciado pela posição da cabeça
Adaptação, diminuição dos sinais com repetição de manobras desencadeantes	Sim	Não
Evolução	Habitualmente em surtos ou uma única vez	Crônica

Adaptado de Baloh e Honrubi, 1990.

NC V – trigêmeo: é responsável pela sensibilidade da face (ver Distúrbios sensitivos) e pela musculatura da mastigação (ver Alteração na deglutição, fala, linguagem e compreensão) (Fig. 13.26).

NC VI – abducente: como os NC III e NC IV, está relacionado à motricidade ocular extrínseca.

NC VII – facial: possui três funções básicas: motricidade mímica facial (ver Fraqueza muscular); inervação parassimpática das glândulas salivares e lacrimais; sensibilidade gustativa dos dois terços anteriores da língua – que será abordada a seguir.

NC VIII – vestibulococlear: possui duas funções: parte coclear, relacionada à audição (ver Alteração na deglutição, fala, linguagem e compreensão); parte vestibular, relacionada ao equilíbrio (ver Ataxias).

NC IX – glossofaríngeo: envolvido na inervação motora do palato, faringe e cordas vocais (ver Distúrbios da fala) e com sensibilidade gustativa do terço posterior da língua.

NC X – vago: também envolvido com a inervação motora do palato, da faringe e, principalmente, das cordas vocais (ver Distúrbios da fala).

NC XI – acessório: responsável pela inervação dos músculos trapézio (elevação do ombro) e esternocleidomastóideo (rotação da cabeça). Sua pesquisa se baseia fundamentalmente em pedir ao paciente que realize tais movimentos e na palpação da musculatura (ver Fraqueza muscular).

NC XII – hipoglosso: é um dos nervos responsáveis pela motricidade da língua, inervando o músculo genioglosso – ação de colocar a língua para fora da boca e movê-la para o lado oposto –, assim, na lesão desse nervo, a língua encontra-se desviada para o lado lesado (hipotonia do músculo ipsilateral, prevalecendo o tônus contralateral). Distúrbios decorrentes de lesões nesse nervo serão abordadas no item Alteração na deglutição, fala, linguagem e compreensão.

SENSIBILIDADE OLFATÓRIA

Geralmente, a queixa dos pacientes com déficit de sensibilidade olfatória é falta de paladar: dizem que não conseguem sentir o "sabor" da comida. É importante lembrar que a sensibilidade gustativa distingue quatro sabores (doce, salgado, azedo e amargo, como veremos mais adiante), sendo que o "gosto" dos alimentos se dá pela integração desses sabores com o aroma. A real queixa desses pacientes é a perda da capacidade de sentir o "cheiro", o que distingue o sabor dessa capacidade como um todo.

Anatomia

Os receptores olfatórios são os cílios olfatórios – prolongamentos periféricos das células olfatórias (primeiro neurônio da via) localizadas na região superior das fossas nasais. As células olfatórias são neurônios bipolares, cujos prolongamentos centrais atravessam a placa crivosa do osso etmóide e realizam sinapse com os segundos neurônios da via no bulbo olfatório.

Do bulbo olfatório, os prolongamentos centrais dos neurônios seguem pelo trato olfatório e realizam sinapses diretamente em áreas corticais – úncus e giro para-hipocampal (relacionados ao sistema límbico).

Nota-se que a via olfatória é, em todo seu trajeto, homolateral, não havendo cruzamento de fibras.

Semiologia

A pesquisa da sensibilidade olfatória é realizada com substâncias aromáticas. Deve-se evitar substâncias irritantes à mucosa nasal (como vinagre), porque essa mucosa é inervada pelo trigêmio (NC V), que supre sua sensibilidade geral (tato, dor).

Deve-se pesquisar cada narina, obstruindo a outra com algodão, por exemplo, e utilizar vários tipos de aromas.

Os principais achados são:

- *hiposmia* – diminuição da olfação;
- *anosmia* – ausência de sensibilidade olfatória;
- *cacosmia* – queixa de sensação de "cheiro ruim" (como pneu queimado, por exemplo).

Distúrbios olfatórios

A perda de olfação unilateral é geralmente causada por pólipos nasais ou tumores de goteira olfatória (meningeoma de goteira). Caracteristicamente, as perdas unilaterais não causam perda do paladar.

A principal causa de perda de olfação temporária é a gripe: devido ao aumento de secreção, a ativação dos receptores olfatórios nasais fica comprometida.

Já as perdas definitivas de olfação devem-se, na maioria das vezes, a lesões traumáticas do trato olfatório: no mecanismo de choque traumático craniano, o crânio permanece estático e o encéfalo move-se por inércia, lesando o nervo olfatório.

SENSIBILIDADE GUSTATIVA

Anatomia da inervação gustativa da língua

A língua é inervada por três nervos:

1. o nervo hipoglosso (NC XII) que se relaciona à motricidade;
2. o nervo glossofaríngeo (NC IX) que se relaciona à sensibilidade geral e gustativa no terço posterior da língua;
3. o nervo lingual, que possui dois componentes:
   a) o nervo trigêmeo (NC V), do qual é um ramo que possui função de sensibilidade geral nos dois terços anteriores da língua;
   b) o nervo facial (NC VII), carregando fibras desse nervo responsáveis pela gustação nos dois terços anteriores da língua.

A gustação ainda pode ser percebida na epiglote, que é inervada pelo nervo vago.

As lesões desses nervos foram abordadas anteriormente.

Semiologia

Para se pesquisar a gustação, podemos utilizar soluções com os quatro "sabores fundamentais": cada uma dessas soluções é embebida em algodão envolvendo uma espátula e aplicada em vários pontos da língua.

- *Doce* – utiliza-se solução de açúcar.
- *Salgado* – utiliza-se solução de sal.
- *Ácido* – pode-se utilizar o vinagre.
- *Amargo* – solução de quinina pode ser utilizada.

Devemos lembrar que, antes da pesquisa com cada uma das soluções, o paciente deve lavar a boca com água, e a língua deve ser exteriorizada e enxuta, de preferência, com uma gaze.

ALTERAÇÕES VISUAIS E SINTOMAS CORRELATOS

Não cabe aqui discutirmos causas oftalmológicas para alterações visuais, pois estamos tratando do exame neurológico. Assim, um paciente com queixa de alteração visual deve ser examinado com e sem óculos e, para a avaliação da acuidade visual, é importante o uso da correção com lentes.

ALTERAÇÕES VISUAIS

Vias ópticas

Retina – na retina estão localizados os receptores (cones e bastonetes) e os três primeiros neurônios da via óptica (células fotossensíveis, bipolares e ganglionares). Os axônios das células ganglionares dirigem-se à papila óptica e organizam-se no nervo óptico (no ponto da papila óptica não há receptores e forma-se o chamado ponto cego).

Podemos dividir a retina clinicamente em quatro quadrantes: nasais superior e inferior e temporais superior e inferior. Devido às funções de diafragma da íris e lente do cristalino, a formação da imagem na retina se dá de forma invertida: os raios provenientes da região temporal superior impressionam a retina nasal inferior e vice-versa (Fig. 13.36). A região central, de maior concentração de receptores e responsável pela visão nítida, é chamada mácula.

A nomeação do campo visual se dá a partir do que é visto pelo paciente: um objeto localizado à direita e acima do indivíduo está em seu campo temporal superior do olho direito e nasal superior do olho esquerdo.

Nervo óptico – ao sair do globo ocular, o nervo óptico é mielinizado e percorre um trajeto adjacente ao giro reto do lobo frontal, em direção ao quiasma óptico.

Quiasma óptico – nesse ponto, há decussação parcial das fibras ópticas: as fibras da retina nasal cruzam para o lado contralateral e as da retina temporal continuam do mesmo lado. Há, assim, formação dos tratos ópticos.

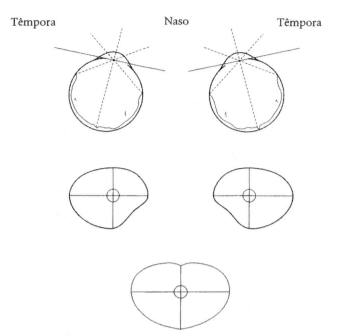
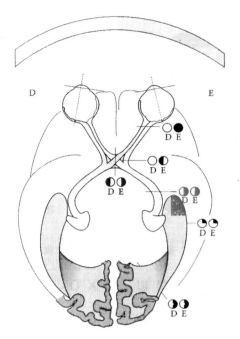

Figura 13.36 – Retina e campos visuais. Repare como os raios de luz retilíneos estimulam a retina em um ponto diametralmente oposto à sua emissão, ou seja, a retina nasal recebe a imagem do campo temporal e vice-versa.

Figura 13.37 – Vias ópticas da captação à percepção (corte horizontal em vista inferior). Ao lado de cada trecho do trajeto encontra-se um esquema representando o déficit visual correspondente à sua lesão.

Observa-se portanto que, devido à decussação das fibras da retina nasal, cada trato óptico carrega consigo as fibras do campo visual contralateral, ou seja, o trato óptico esquerdo é responsável pela visão do campo direito, e vice-versa.

Trato óptico – dirige-se aos corpos geniculados ipsilaterais, nos quais realiza sinapse com o quarto neurônio da via.

Radiação óptica – dos corpos geniculados, os axônios projetam-se ao córtex occipital, formando a radiação óptica (alça de Meyer).

Córtex primário – no córtex, há somatotopia bem definida da via óptica, havendo grande correspondência entre a retina e o córtex visual primário. A parte de maior representação neste é a região da mácula, na qual a visão é mais nítida e precisa, tendo localização mais central e posterior no sulco caucarino.

O trajeto das vias ópticas está esquematizado na figura 13.37.

Semiotécnica

Para constatarmos alteração visual, devemos nos atentar à avaliação da acuidade visual, da campimetria e do fundo de olho.

Acuidade visual – pode ser avaliada de duas maneiras: a primeira, mais adequada e menos imprecisa por excluir alterações de acomodação, é utilizando-se a *tabela de Snellen* (na qual se encontram números e letras que o paciente deve identificá-los à distância de 6 metros). Entretanto, essa não é uma maneira prática à "beira do leito", assim recomendamos o *teste de Jaeger* (Fig. 13.38). O cartão desse teste deve ser colocado a aproximadamente 36cm de distância do paciente. Deve-se cobrir um olho de cada vez para aferirmos a acuidade de cada olho. Lembre-se de que o exame neurológico deve ser realizado com o paciente usando óculos de correção se necessário.

Campo visual – podemos avaliá-lo em consultório ou à beira do leito comparando nosso campo visual com o do paciente (campimetria de confrontação – Fig. 13.39). O paciente olha para um dos olhos do examinador, cobrindo um de seus olhos, estando examinador e paciente no mesmo nível. Com uma mira colocada a 60cm do paciente, o examinador explora todo o campo visual do paciente, comparando-o com o seu próprio. Constatado o escotoma (falta de visão em determinada área do campo visual) e confrontada possível falha com os conhecimentos neuroanatômicos, podemos identificar se a lesão se localiza na retina, no nervo óptico, no quiasma óptico ou em estruturas retroquiasmáticas (no trato óptico, na radiação óptica ou no lobo occipital).

Fundoscopia – por meio do oftalmoscópio avaliamos a retina, os vasos retinianos e a papila. Assim, podemos constatar, por exemplo, que a causa de um escotoma é devido a uma lesão retiniana ou até mesmo a algum sangramento. Também podemos averiguar alterações vasculares – muitas vezes secundárias a doenças sistêmicas (diabetes e hipertensão) – como hemorragias e exsudatos.

É extremamente importante do ponto de vista neurológico avaliarmos a papila do nervo óptico, que nos dá uma informação secundária a respeito da presença ou não de hipertensão intracraniana. Dessa maneira, é importante conhecermos tanto um fundo de olho com papila nítida (Fig. 13.40) como um com papiledema (Fig. 13.41) que indica hipertensão intracraniana (papila mais elevada e de contornos menos nítidos, com alterações dos vasos das proximidades e presença de micro-hemorragias).

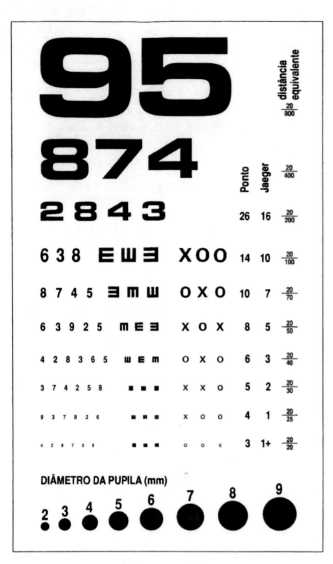

Figura 13.38 – Representação de cartão contendo o teste de Jaeger (tamanho natural). O cartão deve ser colocado a 36cm de distância do olho a ser examinado. Examina-se um olho de cada vez.

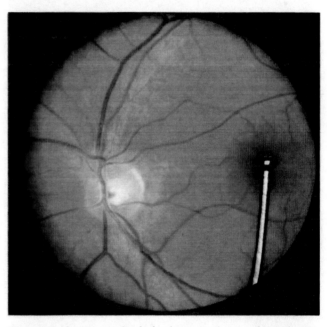

Figura 13.40 – Fotografia de fundoscopia com papila nítida. Repare como são nítidos os limites entre a papila e a retina (gentilmente cedida pelo Prof. Dr. R. Abucham).

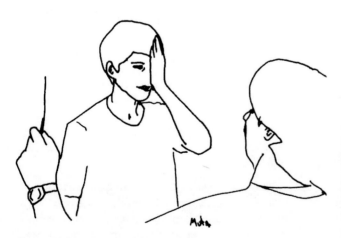

Figura 13.39 – Campimetria de confrontação. Respeite sempre a distância mínima de 60cm entre a mira e o examinando.

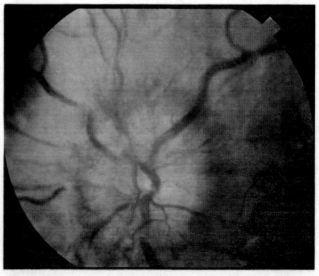

Figura 13.41 – Fotografia de fundoscopia com papiledema. A papila foi ampliada três vezes em relação à figura 13.40, para que se note o borramento dos limites da papila, bem como a discreta hemorragia (gentilmente cedida pelo Prof. Dr. R. Abucham).

Lesões das vias ópticas

Lesões retinianas – levam a escotomas que podem cruzar a linha média, ou seja, a alteração visual pode ser tanto à direita como à esquerda da visão mais central. Por exemplo, a obstrução de uma das artérias retinianas leva a um defeito de campo, que é chamado de altitudinal, uma vez que esse defeito é acima ou abaixo do campo visual.

Lesões do nervo óptico completas – causam cegueira monocular. Já as neurites retrobulbares comumente observadas na esclerose múltipla causam perda da visão central, muitas vezes unindo essa falha ao ponto cego (lesão centrocecal).

Lesões quiasmáticas – causam as hemianopsias bitemporais, ou seja, o paciente passa a não enxergar os campos temporais (como se ele estivesse usando "tapa-olhos" de cavalo). Classicamente, esse tipo de alteração visual está relacionado a tumores da hipófise pela íntima relação da sela túrcica com o quiasma óptico.

Lesões retroquiasmáticas – causam hemianopsias homônimas contralaterais às lesões. Por exemplo, lesões retroquiasmática à esquerda causam perda do campo visual direito. Assim, ao ocluirmos o olho direito desse paciente, ele enxerga tudo que está à sua esquerda e nada à sua direita. Da mesma maneira, ocluindo-se o olho esquerdo, ele não enxerga nada à sua direita, mas enxerga nitidamente o que está à sua esquerda.

Em geral, as lesões do trato óptico causam hemianopsias completas, uma vez que ele forma um feixe compacto. Diferentemente, na radiação óptica, as fibras estão dispersas até chegarem ao lobo occipital e, com isso, mais comumente, lesões nesse trajeto causam quadrantoanopsias.

As lesões do córtex visual também causam hemianopsia contralateral, porém podem poupar a visão mais central por esta ter uma grande representação cortical (ver Fig. 13.37).

MOTRICIDADE OCULAR EXTRÍNSECA – DIPLOPIAS

As diplopias podem ser causadas por lesões neurológicas e não-neurológicas (Quadro 13.16). De maneira simplista, podemos distinguir as causas neurológicas das não-neurológicas pelo fato de que nestas a diplopia pode ocorrer em um olho só: é a chamada diplopia monocular. Ao exame, o paciente queixa-se de visão dupla mesmo quando um olho é ocluído. Como as causas neurológicas de diplopia geralmente se relacionam a desvio de um dos olhos (ou ambos) pela alteração de motilidade, obviamente se a diplopia persistir ao ocluirmos um olho ela não é causada por déficit da motricidade ocular.

Anatomia e fisiologia

As causas neurológicas para as diplopias são quase sempre relacionadas à alteração da motricidade ocular.

Quadro 13.16 – Causas de diplopia.

Causas neurológicas	Causas não-neurológicas
Paralisia do III, IV ou VI nervos por: Traumatismo Hipertensão intracraniana Inflamação Compressão: hérnia ou direta Difteria Isquemia e trombose venosa **Paresia dos músculos** *Miastenia gravis* Miopatias Traumatismo Botulismo **Lesão do córtex de associação** (diplopia monocular bilateral)	Astigmatismo Hipermetropia ou miopia Irregularidade retiniana Cristalino: deslocamento ou catarata Compressão do olho por tumor ou pseudotumor e doença de Graves Psicogênica

Adaptado de Mutarelli, 2000.

Raramente lesões do córtex de associação causam diplopia monocular bilateral. Assim, é importante que saibamos a função de cada músculo e que nervo inerva cada músculo da motricidade ocular (Quadro 13.17).

Quadro 13.17 – Nervos e músculos responsáveis pela motricidade ocular extrínseca.

Músculo	Função	Nervo
Reto medial	Abdução	III
Reto superior	Elevação e inciclodução	III
Reto inferior	Abaixamento e exciclodução	III
Oblíquo inferior	Elevação e exciclodução	III
Oblíquo superior	Abaixamento e inciclodução	IV*
Reto lateral	Abdução	VI

* É o único nervo craniano que inerva o músculo contralateral ao núcleo.

Adaptado de Mutarelli, 2000.

Os movimentos oculares dependem da ação conjunta de seis músculos chamados *músculos extrínsecos oculares*:

- os movimentos horizontais dependem dos músculos reto medial (adução do olho) e reto lateral (abdução do olho), ambos de origem no anel de Zinn e inserção medial e lateral, respectivamente, no globo ocular (Fig. 13.42);
- os movimentos verticais são mais complexos. De regra geral, podemos observar que os músculos oblíquos (superior e inferior) são os responsáveis pela movimentação vertical do olho aduzido (abaixamento e elevação, respectivamente), e os músculos reto inferior e reto superior realizam respectivamente o abaixamento e a elevação do olho abduzido. Isso se dá pela particularidade de inserção e ação de cada músculo (Fig. 13.42):
  - os músculos reto superior e reto inferior têm origem no anel de Zinn e inserção superior e inferior, respectivamente, no globo ocular;

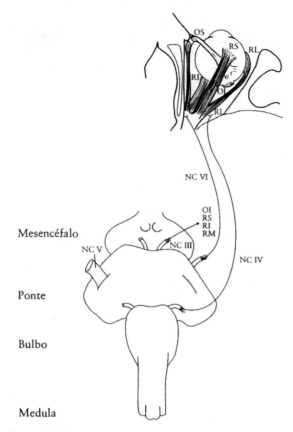

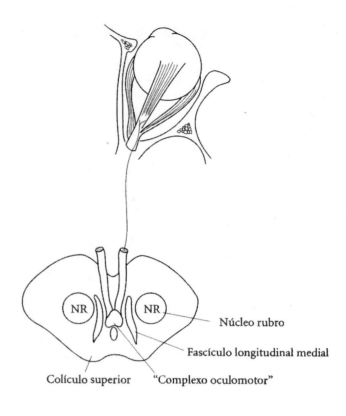

Figura 13.42 – Anatomia dos músculos da movimentação ocular extrínseca. Repare nas inserções peculiares dos músculos oblíquos no globo ocular que produzem movimentação inversa à realizada pelos músculos retos. RS = músculo reto superior; RM = músculo reto medial; RI = músculo reto inferior; OI = músculo oblíquo inferior; OS = músculo oblíquo superior.

Figura 13.43 – Vias do III nervo craniano desde o núcleo até os músculos.

– o músculo oblíquo superior origina-se também no anel de Zinn, mas sofre um desvio na tróclea antes de se inserir na parte superior póstero-lateral do globo ocular. Assim, a tróclea funciona como uma polia para o músculo que, quando contrai, abaixa e roda lateralmente o olho;
– o músculo oblíquo inferior origina-se na cavidade orbitária ântero-medial, inserindo-se na parte infero-lateral do globo ocular. Sua contração roda lateralmente o olho e, quando esse está aduzido, eleva-o.

A *inervação* da musculatura extrínseca é dependente de três pares de nervos cranianos:
- O nervo oculomotor (NC III) é o principal nervo responsável pela motricidade, pois inerva os músculos retos medial, superior, inferior e o oblíquo inferior. Assim, o NC III é responsável pelos movimentos de adução e elevação e pelos movimentos verticais em abdução. O NC III também é responsável pela inervação do músculo elevador da pálpebra e possui um componente parassimpático de inervação da pupila (por esse motivo, lesões desse nervo terão como característica, além da diplopia, a ptose palpebral e a midríase).
O núcleo do NC III localiza-se no mesencéfalo e é bastante complexo, podendo ser dividido funcionalmente em duas porções: o núcleo de Edinger-Westphal (dos neurônios do sistema nervoso autônomo parassimpático) e "subnúcleos" menores, relacionados à função somática (Fig. 13.43).
- O nervo troclear (NC IV) inerva exclusivamente o músculo oblíquo superior. Assim, sua lesão causa déficit na movimentação desse músculo – impossibilidade de abaixamento do olho em adução e déficit de rotação lateral e abaixamento em outras posições. O núcleo do NC IV também se encontra no mesencéfalo.
- O nervo abducente (NC VI) é responsável pela inervação do músculo reto lateral. Assim, sua lesão causa incapacidade de abdução do olho. O núcleo desse par craniano localiza-se na base da ponte.

Olhar conjugado

Os movimentos oculares são sempre conjugados e dependem da interligação entre os núcleos dos nervos cranianos relacionados com a movimentação ocular naquela direção.

Podemos simplificar o controle do movimento horizontal conjugado observando que o controle básico é feito pelo núcleo do nervo abducente ipsilateral ao lado para o qual quer se olhar. Esse núcleo, por meio do NC VI, gera a contração do reto lateral ipsilateral, causan-

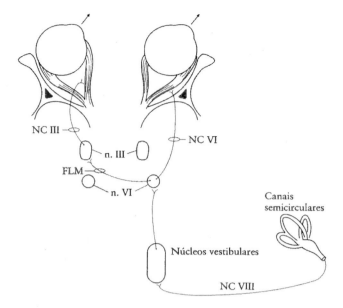

Figura 13.44 – Coordenação reflexa do olhar conjugado horizontal. NC = nervo craniano; n. = núcleo; FLM = fascículo longitudinal medial.

do a abdução do olho. Ao mesmo tempo, comunica-se por meio do fascículo longitudinal medial com o núcleo do nervo oculomotor contralateral, que ordena a contração do reto medial, causando adução do olho contralateral (Fig. 13.44).

O movimento de convergência é coordenado por um grupamento de neurônios chamado específicos da vergência, localizados no mesencéfalo, que possuem ação sobre os núcleos dos oculomotores bilaterais.

Semiotécnica

Ao se fazer o exame da motricidade ocular, devem-se testar todos os músculos. Para isso, o examinador deve avaliar os movimentos em todas as direções, observando também os movimentos conjugados entre os olhos em cada direção, bem como qualquer desvio do olho da posição normal. Também, deve atentar para a presença de nistagmo – movimento involuntário dos olhos que possui um componente rápido e um lento (ver Ataxias na pág. 124).

O exame da motricidade ocular é feito solicitando ao paciente que, inicialmente, olhe para o "infinito": nessa posição, os músculos encontram-se relaxados e, se houver fraqueza importante de algum músculo, seu oponente predominará, levando ao estrabismo. Em seguida, o examinador deve movimentar uma caneta ou mesmo a ponta do dedo testando as sete direções do olhar, observando a movimentação de cada músculo individualmente. O modo como se examina varia de acordo com o examinador, mas pode-se usar como regra geral fazer a figura de um "H", como apresentado no esquema a seguir:

```
    1         4
    2    7    5
    3         6
```

É importante que o objeto usado para guiar o olhar do paciente esteja a uma distância de dois metros, caso contrário, estaremos examinando a convergência em vez da movimentação conjugada lateral. Caso o paciente movimente a cabeça inconscientemente durante o exame, devemos segurá-la na posição adequada:

- com os olhos no "Equador", olhar horizontalmente para cada um dos lados (números 2 e 5 do esquema);
- com os olhos desviados para os lados, olhar para baixo (números 3 e 6 do esquema) e para cima (números 1 e 4 do esquema);
- olhar para o centro (número 7 do esquema), para observarmos a convergência. Para tanto, deve-se solicitar ao paciente que foque com os dois olhos a ponta de um lápis ou o dedo do examinador, enquanto este o desloca em linha reta em direção à ponta do nariz do paciente. Normalmente, com a convergência, o paciente consegue acompanhar um objeto a aproximadamente 5 a 8cm da ponta do nariz.

Nem sempre é fácil identificar o músculo ocular parético, principalmente se a fraqueza for discreta. Quando o indivíduo apresenta estrabismo, facilita a identificação do músculo responsável pelo déficit. Nesse grau de dificuldade, devemos ser metódicos a fim de não errarmos a localização da lesão.

1º passo – identificar a posição do olhar em que ocorre a maior distância entre as imagens diplópicas, nesse passo identificamos o par de músculos acometido. Os três passos seguintes tentarão identificar qual dos dois músculos é o parético. Passamos então a cobrir alternadamente um olho de cada vez.

2º passo – a segunda imagem, a virtual, não é tão nítida quanto à imagem real, pois, por não haver uma movimentação adequada da musculatura do lado lesado, a imagem do objeto não cai na fóvea, área de visão mais nítida da retina.

3º passo – a imagem do olho comprometido caracteristicamente é a mais excêntrica, e a imagem real é a mais central (Fig. 13.45).

4º passo – ao cobrirmos um olho de cada vez, o olho lesado, como característica, desvia na direção da lesão a fim de compensar seu déficit e colocar a imagem na fóvea. Enquanto o olho são permanece imóvel.

Diagnóstico diferencial dos distúrbios da movimentação ocular extrínseca

Quando um paciente queixa-se de visão dupla, é importante que primeiramente se faça diagnóstico desta como sendo ou não de etiologia neurológica, nos casos de causa não-neurológica, a diplopia pode ser monocular, isto é, visão dupla com um olho só (Quadro 13.16).

Quando existe lesão de uma dessas estruturas, a queixa mais comum do paciente é a diplopia. Acompanhando esse sintoma ao exame da motricidade ocular, pode-se constatar a presença de um desvio do olho de sua posição conjugada normal, o que é chamado de

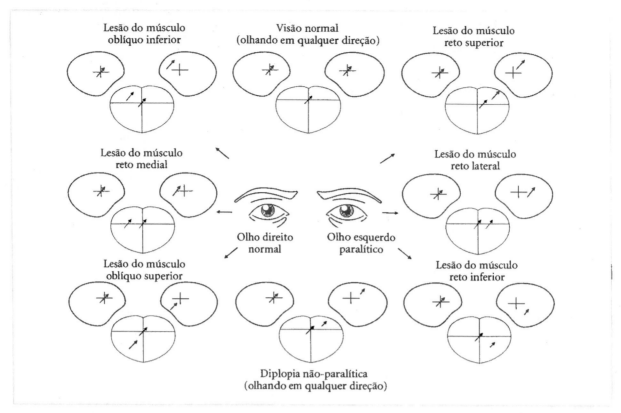

Figura 13.45 – Representação dos campos visuais (laterais e comum) da lesão de cada um dos músculos da movimentação ocular extrínseca. Nesta figura, a lesão representada é sempre da movimentação do olho esquerdo. Por exemplo, o déficit do músculo reto lateral esquerdo causa diplopia quando o paciente olha à esquerda. Acima e abaixo do par de olhos representado no centro da figura, temos, respectivamente, visão com motricidade normal e estrabismo fixo. O estrabismo fixo decorre de alterações oftalmológicas e não da movimentação ocular.

estrabismo. Este pode ser classificado em divergente (exotropia) ou convergente (esotropia). Outra classificação é quanto a sua apresentação e persistência, podendo ser dividido em estrabismo não-paralítico, ou estrabismo comitante, quando o desvio é constante em todas as direções do olhar (por exemplo, nas lesões não-neurológicas) ou estrabismo paralítico, ou não-comitante, quando o desvio da posição normal varia de acordo com a direção do olhar, sendo causado, na maioria das vezes, por paralisia de um ou mais nervos ou músculos extra-oculares.

Lesões do músculo reto medial – além de diplopia, também causam um desvio lateral do olho do lado lesado (estrabismo divergente), já que a ação do músculo reto lateral não é contrabalançada pela do reto medial. Quando, ao exame, solicitamos ao paciente que olhe fixamente para um ponto à sua frente, já existe manifestação da esotropia, que é máxima quando o fazemos focalizar um ponto contralateral ao lado lesado, exigindo assim a abdução do olho comprometido (Fig. 13.45).

Lesões do músculo reto lateral – causam desvio do olho medialmente (adução) e conseqüentemente um estrabismo convergente, que se manifesta já em posição neutra, sendo máximo quando solicitamos ao paciente que olhe para um ponto do lado lesado, o que exige a contração do músculo lesado (Fig. 13.45).

Lesões do músculo reto superior – causam a perda da capacidade de elevação do olho quando este está abduzido. Ao exame, há um desvio máximo da posição normal quando o olho lesado se dirige para cima e ao mesmo tempo para fora (Fig. 13.45). Além disso, também há perda da capacidade de rotação interna do olho (inciclodução).

Lesões do músculo reto inferior – expressam-se pela perda da capacidade de abaixamento do olho, quando este se encontra abduzido, o que é constatado clinicamente quando pedimos ao paciente para focalizar o dedo, ou um lápis, mostrado em seu campo visual abaixo do lado lesado, o que obriga o olho acometido a ser abduzido e abaixado (Fig. 13.45).

Lesões do músculo oblíquo inferior – há perda da capacidade de elevação do olho quando este está aduzido. Por isso, encontra-se um desvio máximo quando o paciente tenta focalizar um objeto no campo superior do lado oposto ao olho lesado, o que obriga o olho acometido a ser aduzido e levantado (Fig. 13.45). Além disso, há perda da capacidade de rotação lateral (exciclodução) do olho lesado.

Lesões do músculo oblíquo superior – por sua vez, causam perda da capacidade de abaixar o olho quando este está aduzido, havendo um desvio mais pronunciado da posição normal do olho quando, ao exame, pede-se ao paciente para focalizar um objeto no campo inferior contralateral ao olho lesado, o que testa sua adução e seu abaixamento (Fig. 13.45).

Déficits da motricidade ocular levam o paciente a tentar compensá-los com a postura da cabeça, desviando-a para o lado do músculo parético.

Lesões dos nervos motores oculares – por inervar a maioria dos músculos extrínsecos oculares, lesões do *nervo oculomotor* causam um quadro clínico de maior complexidade, com desvio lateral do olho lesado (estrabismo divergente) e a maioria dos movimentos oculares perdidos:

- a elevação do olho é impossibilitada porque seus dois elevadores (reto superior e oblíquo inferior) dependem da inervação do III nervo;
- o abaixamento do olho também não é possível pelo fato de o reto inferior ser inervado pelo oculomotor e o oblíquo superior só abaixar o olho quando este está abduzido, algo que não é possível, já que o reto medial também está acometido;
- inciclodução (dependente do oblíquo superior) e abdução (dependente do reto lateral) são os únicos movimentos preservados.

Como referido, além dessas características, há ptose palpebral e midríase.

Lesão centrais (Fig. 13.46):

• *Lesões do mesencéfalo* – ao nível do colículo superior podem acometer o núcleo do oculomotor, causando quadro semelhante ao da lesão do nervo. Lesões do núcleo do III nervo, mesmo que parciais, levam à ptose palpebral bilateral, com preservação da motricidade ocular extrínseca do lado não-lesado; este achado faz o diagnóstico de lesão nuclear em contraposição ao de lesão do nervo.

Se a lesão for mais extensa, pode acometer bilateralmente os núcleos desse nervo, o que é expresso por uma dificuldade de convergência ocular.

Lesões ao nível do colículo inferior podem acometer o núcleo do nervo troclear (IV nervo), causando sintomatologia semelhante à encontrada na lesão do nervo.

• *Lesões pontinas* – podem acometer o núcleo do nervo abducente (VI nervo) causando estrabismo convergente. Lesões pontinas podem atingir o fascículo longitudinal medial e cursar com uma condição denominada *oftalmoplegia internuclear*, em que há perda do paralelismo do olhar conjugado horizontal, com conseqüente diplopia. Devido à sua proximidade com o núcleo do VII nervo, e por este contornar o núcleo do VI nervo antes de emergir do sulco bulbopontino, várias lesões, tais como acidentes vasculares dessa região, podem dar origem a um quadro misto de diplopia e paralisia facial.

• *Lesões do trato corticonuclear* – ocorrem desvios conjugados do olhar. Assim, em lesões frontais, ocorre déficit do olhar conjugado para o lado contralateral à lesão, quando a lesão é mais intensa; além do déficit, ocorre desvio do olhar para o lado da lesão, a chamada *síndrome de Foville superior* – o paciente olha para a lesão. Já lesões mais baixas na via corticonuclear na ponte causam déficit do olhar conjugado para o lado lesado ou desvio do olhar para o lado oposto, *síndrome de Foville inferior*.

MOTRICIDADE OCULAR INTRÍNSECA – O EXAME PUPILAR

O olho funciona como um sistema de câmera fotográfica: a retina é o filme em que é registrada a imagem, o cristalino funciona como a lente, focando a imagem, e a pupila é comparável ao seu diafragma (na verdade, o olho é que serviu de "modelo" para a criação da máquina). Havendo mais luz no ambiente, podemos fechar o diafragma e, com isso, melhorar a profundidade do foco. Já com menos luz no ambiente, é necessária a dilatação pupilar. A pupila é controlada por dois sistemas: um que a contrai e com isso diminui seu diâmetro (miose), e outro que a dilata (midríase).

O sistema relacionado com a contração pupilar está ligado à luz ambiente, ou seja, quanto maior a quantidade de luz, menor o diâmetro da pupila. A constrição pupilar é controlada pelo sistema parassimpático.

Já a dilatação da pupila é controlada pelo sistema simpático e está relacionada ao sistema de luta ou fuga: em um momento de "defesa" (em que o indivíduo ativa seu sistema simpático) ocorre a dilatação pupilar, uma vez que o mais importante é ter uma visão ampla tanto

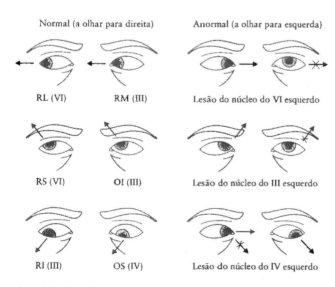

Figura 13.46 – Representação dos olhos movimentando-se normalmente à direita e com déficit à esquerda. RM = reto medial; RL = reto lateral; RS = reto superior; RI = reto inferior; OS = oblíquo superior; OI = oblíquo inferior.

para fugir como para lutar. Uma visão fina, para detalhes, não tem importância nesse momento, porém é fundamental que tenhamos uma visão do conjunto, uma visão panorâmica.

É do equilíbrio entre o simpático e o parassimpático que se mantém o diâmetro das pupilas, sendo que as duas pupilas têm, em geral, o mesmo tamanho, e por isso são chamadas de isocóricas.

Em determinadas situações e em algumas doenças, ocorre uma diferença entre uma pupila e outra, ou seja, a anisocoria. Dessa maneira, diante de um paciente anisocórico, devemos pesquisar as várias possibilidades para essa alteração. Por isso, é importante o conhecimento neuroanatômico das vias que controlam a pupila.

Anatomia e funcionamento pupilar

O *sistema parassimpático* de controle da pupila tem a entrada da luz no olho como estímulo inicial. A luz estimula a retina, originando um impulso nervoso que é transmitido pelo nervo óptico, trato óptico, até o núcleo de Edinger-Westphal no tegmento mesencefálico (Fig. 13.47).

Há nesse nível uma série de conexões entre um lado e outro dos núcleos de Edinger-Westphal, e de cada núcleo parte o neurônio pré-ganglionar parassimpático (através do III nervo craniano homolateral). Esse segue até o gânglio ciliar em que faz sinapse com o neurônio pós-ganglionar e daí com o músculo esfíncter da pupila (Fig. 13.47).

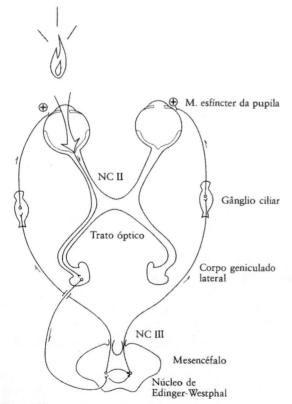

Figura 13.47 – Vias parassimpáticas relacionadas com a pupila. Ocorre o mesmo no olho direito (não mostrado na figura).

É importante observar que, a partir do núcleo de Edinger-Westphal, não ocorre nem cruzamento da linha média nem conexões contralaterais. Portanto, em lesões a partir desse ponto, a midríase é homolateral à lesão. Porém, pela série de sinapses que ocorreram antes do núcleo, lesões até esse ponto não causam anisocoria, mas podem afetar o reflexo fotomotor.

O *sistema simpático* inicia-se no diencéfalo, do qual o primeiro neurônio da via desce através do tronco cerebral e da medula cervical até a medula torácica alta. Nesse nível, faz sinapse com um segundo neurônio, no corno intermédio lateral da coluna torácica. Do corno intermédio lateral saem fibras pela raiz anterior e daí ao ramo branco até a cadeia simpática, indo ao gânglio cervical superior (ou gânglio estrelado). No gânglio estrelado, essas fibras fazem conexão com o neurônio pós-ganglionar que segue pela parede da carótida (plexo carotídeo) e vai até o músculo dilatador da pupila.

Em todo esse trajeto, não ocorre cruzamento da linha média nem conexões com o sistema contralateral, dessa maneira, lesões unilaterais, em qualquer ponto da via, causam miose homolateral à lesão.

Semiotécnica

Na avaliação da anisocoria, é de grande importância que se examinem as pupilas do paciente, verificando tanto em ambiente claro quanto em ambiente escuro: o tamanho, o formato e a simetria.

As pupilas são consideradas de tamanho normal, em ambiente iluminado, quando tiverem entre 3 e 5mm de diâmetro. Pupilas com diâmetro acima de 5mm são ditas midriáticas, e as menores de 3mm, mióticas. Desigualdades entre os diâmetros das pupilas de ambos os olhos (anisocoria) podem ser um sinal indicativo de acometimento nervoso, porém em 20% das pessoas pode ocorrer a anisocoria fisiológica.

Ao exame das pupilas, é importante pesquisar sua reação à luz, o que é feito testando-se o *reflexo fotomotor*. Esse reflexo é de grande importância clínica, tendo como via aferente o nervo óptico (II nervo) e como via eferente o nervo oculomotor (III nervo) (Fig. 13.47). Logo, lesões desses nervos, bem como da retina, podem causar alteração do reflexo à luz.

Caracteristicamente, nesse reflexo, quando um estímulo luminoso incide sobre a retina de um olho, há contração pupilar dos dois olhos. Assim, além do reflexo fotomotor direto, quando se observa a reação pupilar do olho iluminado, deve-se atentar também para a presença do reflexo consensual – constrição pupilar do olho ao estímulo luminoso contralateral –, o qual normalmente ocorre por conexões contralaterais no braço aferente da via descrita acima.

Para pesquisa do reflexo fotomotor, deve-se, idealmente, escurecer a sala de atendimento, solicitando ao paciente que olhe fixamente para a frente, enquanto o examinador ilumina obliquamente uma pupila de cada vez, utilizando uma luz forte.

Caso a pesquisa do reflexo fotomotor não seja suficiente ou esteja comprometida, pode-se lançar mão de um outro teste, chamado *reação à aproximação de objetos* ou *reflexo de acomodação*, avaliando-se sempre um olho de cada vez, o que aumenta sua sensibilidade. Nesse teste, o examinador coloca um objeto (como um lápis) a 10cm do olho do paciente e pede a ele para focar alternadamente esse objeto e um outro qualquer, distante a mais de 2 metros, colocado atrás do primeiro. Como reação normal, percebe-se contração pupilar quando o paciente tenta focar o objeto mais próximo, desviando o olho do objeto distante. Essa reação, assim como o reflexo pupilar, também é mediada pelos nervos óptico (via aferente) e oculomotor (via eferente).

Lesões neurológicas que causam alterações pupilares

A anisocoria pode ter causas locais como glaucoma agudo, traumatismo, inflamação, infecção ou degeneração. Caracterizaremos aqui apenas as causas neurológicas de anisocoria: lesão das vias simpática e/ou parassimpática.

Nas *lesões do sistema simpático*, a anisocoria torna-se mais evidente em ambientes mais escuros. Nesse caso, quando cessa a estimulação luminosa da retina, a pupila miótica dilata-se de maneira retardada ou lenta, embora o reflexo fotomotor esteja preservado.

Na síndrome de Horner, por exemplo, temos, do lado da lesão do sistema simpático, miose fotorreagente, semiptose palpebral, rubor da hemiface e anidrose.

Nas lesões mais periféricas pode ocorrer miose isoladamente, o que a diferencia da anisocoria fisiológica por esta última apresentar pronta dilatação das pupilas ao cessar a estimulação luminosa.

A lesão do II nervo craniano leva à perda do reflexo fotomotor direto, mas preserva o reflexo fotomotor consensual e não causa anisocoria, também conhecida como fenômeno ou pupila de Marcus Gunn.

A *lesão parassimpática* é caracterizada por alteração no reflexo fotomotor.

A lesão do III nervo craniano leva à anisocoria com midríase do lado lesado, além de perda do reflexo fotomotor direto e da acomodação pupilar do lado lesado, com preservação do reflexo consensual do lado contralateral. Esse tipo de alteração pode estar indicando um sinal precoce da grave herniação do úncus que comprime o III nervo contra o tentório.

A pupila de Argyll-Robertson é caracterizada por ausência do reflexo fotomotor e preservação da constrição pupilar durante a acomodação, lembrando, classicamente, as lesões sifilíticas.

A pupila tônica de Adie é causada por lesão do gânglio ciliar e caracterizada por reflexo fotomotor fraco e segmentar, isto é, só algumas partes da pupila se contraem. Durante a acomodação, a constrição é lenta e intensa e o relaxamento, ao olhar para longe, é bastante lento, daí o termo *pupila tônica*.

ALTERAÇÃO NA DEGLUTIÇÃO, FALA, LINGUAGEM E COMPREENSÃO

A fala é um processo intelectual tanto na sua fase de compreensão quanto na de expressão. Para que essas funções ocorram adequadamente, a porção periférica desse processo, ou seja, a audição do lado da compreensão e a articulação das palavras do lado da expressão, deve estar intacta, bem como as funções motoras mais básicas (como a coordenação pelo cerebelo, o automatismo pelo sistema extrapiramidal e o início desse processo pelo sistema piramidal – no caso o corticonuclear propriamente dito).

Abordaremos primeiro as disfunções de audição e produção da fala (disfonias e disartrias) para em seguida nos atermos às disfunções intelectuais da fala (afasias).

A deglutição é uma função motora intimamente relacionada à produção mecânica da fala, utilizando-se ambas das mesmas estruturas anatômicas para suas funções. Assim, a deglutição será abordada em conjunto com as disartrias.

AUDIÇÃO

A interpretação e a compreensão da linguagem falada passam, obrigatoriamente, pela integridade do sistema auditivo. Muitas vezes, indivíduos com hipoacusia (diminuição da audição) ou anacusia (ausência de audição) são considerados confusos ou não-participativos pelas pessoas a sua volta. Por essa razão, o conhecimento das causas de hipoacusia é de fundamental importância no diagnóstico diferencial das dificuldades de interpretação.

Anatomia

O som, provindo do meio externo, passa à orelha por meio da membrana timpânica e dos ossículos – martelo, bigorna e estribo – nos quais é amplificado e propagado mecanicamente até a cóclea.

Na cóclea, as ondas sonoras estimulam as células ciliadas do órgão de Corti, que são os receptores da audição, transformando o impulso sonoro em nervoso.

O VIII nervo craniano ou vestibulococlear é um nervo exclusivamente sensitivo, composto de duas partes: a coclear, responsável pela audição, e a vestibular, responsável pelo equilíbrio e estudada no item Ataxias.

Penetra no crânio pelo meato auditivo interno, dirigindo-se ao tronco cerebral (sulco bulbopontino). Imediatamente após sua entrada no tronco cerebral, as fibras nervosas dividem-se e vão fazer sinapse com uma série de estruturas internas na ponte (núcleo coclear dorsal, núcleo coclear ventral e núcleo olivar superior homolateral e contralateral) e, dessas, partirão fibras que realizam posteriormente uma série de sinapses (anteriores, posteriores, homolaterais e contralaterais) até, finalmente, chegar ao córtex cerebral no giro temporal transverso anterior (área auditiva primária) (Fig. 13.48).

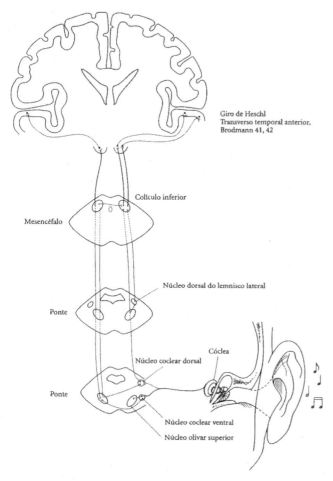

Figura 13.48 – Anatomia das vias auditivas. Repare as várias conexões anteriores, posteriores, homolaterais e contralaterais, o que torna a surdez por lesão central um evento quase impossível.

Como se vê, dificilmente ocorre anacusia, perda completa da audição, em uma lesão do sistema nervoso central, devido a essa quantidade enorme de sinapses centrais. Já lesões periféricas podem levar tanto à hipoacusia quanto à anacusia, além de se apresentar com sintomas labirínticos associados (por lesão da porção vestibular do VIII nervo craniano).

Semiologia

No exame das vias auditivas, utiliza-se um diapasão de 1.024 ou 512Hz (sendo que esses são percebidos apenas pela audição, e não também pela sensibilidade vibratória, como ocorre com diapasões de 64 e 128Hz), comparando-se: a) uma orelha com a outra; b) a menor audição do paciente com a do examinador.

Sabemos que o diapasão emite som de volume progressivamente mais baixo. Dessa maneira, podemos utilizar uma regra simples para detectarmos perdas auditivas de significado clínico (maiores do que 10 decibéis): quando o paciente já não escuta mais o diapasão, rapidamente o levamos à nossa orelha e, se conseguimos ouvir o som progressivamente menor até cessar por mais de 10 segundos, podemos computar uma perda de pelo menos 10dB ao paciente naquele ouvido.

Identificado a orelha hipoacúsica, devemos lançar mão de duas manobras para verificar se a perda auditiva é de origem neurossensorial ou de condução:

- no **teste de Rinne** coloca-se o diapasão ao lado da orelha externa e, posteriormente, a base do diapasão contra a mastóide, perguntando ao paciente se o segundo procedimento melhora a audição (caso de bloqueio de condução) (Fig. 13.49);

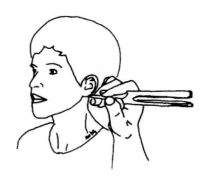

Figura 13.49 – Exame da audição pela condução óssea, prova de Rinne.

- no **teste de Weber** coloca-se a base do diapasão em uma proeminência óssea da linha média craniana (testa ou queixo) e analisa-se a lateralização do som, perguntando ao paciente em qual dos ouvidos ele percebe o som.

Para identificarmos alterações de audição decorrentes de lesão das vias auditivas no sistema nervoso central, é necessário o uso do potencial evocado auditivo (conhecido pela sigla em inglês BERA – "brainstern evoked reponse audiometry"), uma vez que as manobras clínicas não têm acesso a essas alterações.

Lesões do sistema auditivo

Existe, como visto, uma certa "predileção" para que o som de uma das orelhas vá ao giro temporal transverso contralateral. Por isso, seria de se esperar que lesões corticais causassem hipoacusia contralateral. No entanto, é raro o surgimento de hipoacusia unilateral por lesões corticais e seu aparecimento sugere a presença de lesão periférica.

A hipoacusia periférica pode ser de dois tipos: hipoacusia de condução e hipoacusia neurossensorial:

Hipoacusia de condução – o som não é conduzido até o sistema neurossensorial na cóclea, podendo ser causada, por exemplo, por perfuração do tímpano, rolha de cera na orelha ou otosclerose. Nesse tipo de hipoacusia, a percepção do som melhora quando colocamos o diapasão contra a mastóide do paciente (Rinne positivo) e, na prova de Weber, a orelha lesada escuta melhor do que a orelha sã.

Hipoacusia neurossensorial – o som chega até a cóclea, porém não é percebido por esta ou não é transmitido pelo nervo acústico, podendo ser causada, por exemplo, por traumatismos do nervo, neurinoma do acústico ou meningiomas no ângulo pontocerebelar. Na lesão neurossensorial, quando colocamos o diapasão contra a mastóide, a percepção do som não melhora (Rinne negativo), e na prova de Weber a orelha sã escuta melhor do que a orelha lesada ou ambas as orelhas não percebem o som em caso de lesão bilateral.

ALTERAÇÕES NA MECÂNICA DE PRODUÇÃO DA FALA

Disfonias

Para que a fala ocorra é preciso, inicialmente, que o som seja emitido – é a fase de fonação, exercida pela vibração das cordas vocais na expiração do ar. As cordas vocais são inervadas pelo nervo vago (por meio do ramo laríngeo recorrente).

Assim, nesse momento do exame, pedimos ao paciente que emita uma vogal de maneira prolongada (eu dou preferência a que o paciente diga a vogal "A"). Além disso, pedimos também ao paciente que tussa ou emita o som "A" de maneira explosiva e brusca. Dessa forma, estamos averiguando o bom funcionamento das cordas vocais, uma vez que a paresia e a paralisia unilateral da corda vocal causam dois tons ao mesmo tempo (já que uma das cordas estará tencionada adequadamente e a outra corda não), nesse caso, o paciente emitirá o som em taquara rachada. Além disso, ele será incapaz de emitir o som da letra "A" de maneira explosiva e terá muita dificuldade para tossir.

Alterações nessa fase da fala são chamadas de *disfonias* quando a fonação está parcialmente prejudicada e de *afonias* quando o paciente não consegue emitir nenhum som.

As principais causas de disfonia e afonia são na realidade de origem otorrinolaringológica, como as faringites ou mesmo traumatismos da corda vocal (quando no dia anterior, por exemplo, o indivíduo usou de maneira inadequada as cordas vocais com muitos gritos).

Disartrias

A função de articular a fala é exercida pelo aparelho fonatório que se utiliza das mesmas estruturas do aparelho para a mastigação e a deglutição. Nesse sentido, alterações na fala como disartrias e anartrias estão associadas intimamente com alterações na deglutição (disfagias) e, dessa maneira, serão vistas em conjunto. Para avaliarmos as funções de articulação das palavras seguiremos a ordem numérica dos nervos cranianos que possuem função na mecânica de produção da fala, de maneira a guardar mais facilmente as possíveis alterações:

1. **Nervo trigêmeo (NC V)** – é responsável pela abertura e fechamento da mandíbula. Na lesão desse nervo, o indivíduo mantém a boca entreaberta por paralisia da musculatura do masseter e da musculatura que abre a mandíbula, como, por exemplo, o digástrico, de maneira que a fala fica bastante prejudicada.

A lesão do trigêmeo, na realidade, causa alterações mais importantes na mastigação, uma vez que ele é responsável pelo mecanismo de oclusão (masseter) e abertura (digástrico) da mandíbula.

Pela origem e inserção dos músculos inervados pelo trigêmeo que abrem a mandíbula, eles exercem uma força que move a mandíbula para baixo e para o lado contralateral (principalmente o músculo pterigóideo externo). Assim, uma lesão unilateral causa o desvio da mandíbula para o lado lesionado quando aberta, por falta de oposição de contração da musculatura desse lado.

Lembramos também que o ramo mandibular do trigêmeo também é responsável pela inervação da sensibilidade da porção inferior da face (incluindo o lábio inferior até o ângulo da mandíbula). Dessa maneira, a lesão unilateral será acompanhada também de hipoestesia dessa área.

2. **Nervo facial (NC VII)** – é responsável pela mímica facial. Entretanto, ele também é muito importante tanto na fala como na mastigação e deglutição:
- na fala, ele é responsável pelos sons labiais, de maneira que, ao examinarmos o paciente, pediremos a ele que emita sons labiais (de preferência a sílaba "pá", seqüencialmente);
- na deglutição, o nervo facial é importante na contenção dos alimentos dentro da boca, ocluindo os lábios, bem como empurrando os alimentos entre os dentes, impedindo, assim, que o alimento se acumule na bochecha.

3. **Nervos glossofaríngeo e vago (NC IX; NC X)** – são responsáveis pela sensibilidade e motricidade do palato. O palato é responsável pelos "sons palatais" (dos quais um bem característico é a sílaba "cá").

Além disso, ele impede os sons nasais ao bloquear a passagem do ar para as narinas, impedindo com isso o ressoar nos seios paranasais. Assim, caso ocorra a lesão do palato, o indivíduo passa a ter a fala analasada. É possível aferir essa falha pedindo ao indivíduo para repetir frases ou palavras em que não ocorram sons nasais (por exemplo, as frases "três cês", ou "três dês"). Caso o examinador ainda assim fique em dúvida a respeito desse tipo de lesão, é possível colocar um espelho por baixo da narina e, se o indivíduo tiver uma falha, o espelho acaba por embaçar.

O palato é importante também na fase da deglutição para impedir que o alimento suba para a cavidade nasal.

4. A última articulação de sons na fala é feita pela língua (Fig. 13.50) que é inervada pelo **hipoglosso (NC XII)**, nesse momento então pesquisamos os sons linguais (por exemplo o som "tá").

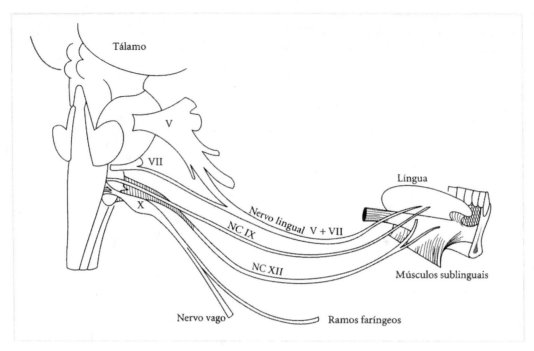

Figura 13.50 – Anatomia da inervação da língua. NC = nervo craniano.

A língua também é de fundamental importância na deglutição, uma vez que ela empurra os alimentos contra o palato duro e em seguida contra o mole, levando o alimento para a faringe – na qual ocorre a fase mais "automatizada" da deglutição.

É importante lembrarmos nesse momento que tanto a fonação como a articulação dos sons são moduladas pelo cerebelo, pelo sistema extrapiramidal e até mesmo pelo sistema piramidal.

Um indivíduo com ataxia cerebelar apresenta-se com incoordenação da fala (a chamada "fala ebriosa", que recebe esse nome, porque sendo o cerebelo extremamente sensível ao álcool, simula-se assim uma lesão cerebelar pelo álcool). Nesse caso, pode-se pedir ao paciente para emitir um "a" prolongadamente (na presença de uma ataxia cerebelar, esse "a" terá muitas variações arrítmicas, ora mais forte e mais rápido, ora em volume e tons mais baixos).

No caso das lesões extrapiramidais, devemos lembrar que a fala do paciente parkinsoniano será monótona, sem intonação. O tom e o volume ficam progressivamente mais baixos e, com o evoluir da doença, é possível perceber a dificuldade importante desses pacientes em articular o som (que é feito cada vez em volume e tom mais baixos). Nas coréias, atetoses e balismos, esses movimentos involuntários vão permear e influenciar a emissão do som.

Nas distonias e mesmo nas síndromes pseudobulbares por lesão piramidal bilateral ocorre hipertonia da musculatura, inclusive a da fala, de maneira que o indivíduo tem extrema dificuldade em emitir os sons, apresentando a fala bastante presa.

ALTERAÇÕES INTELECTUAIS DA FALA – AFASIAS

Passamos agora a analisar as alterações da porção intelectual da fala (compreensão, organização, nomeação) – as afasias.

A primeira diferenciação entre as disartrias e as afasias é que nas disartrias não ocorre nenhum erro de sintaxe, e sim alterações mecânicas de articulação do som. Já nas afasias, ocorrem erros de sintaxe e mesmo a expressão ou a compreensão ficam bastante prejudicadas.

Por exemplo, quando ouvimos uma pessoa popularmente chamada de "fanha" (por lesão, como uma fenda palatina, levando à fala com sons anasalados): se compreendermos o que está sendo dito (mesmo que a pessoa tenha dificuldade de se expressar), perceberemos claramente que a sintaxe está preservada. Ou seja, esse indivíduo "conecta" suas idéias usando todos os elementos verbais, como sujeito, verbo, predicado, pronome etc. Já o paciente com afasia terá dificuldade em manipular esses diversos elementos, o que fundamentalmente diferencia a afasia da disartria.

Anatomia

Para se entender as possíveis alterações que levam à afasia, devemos nos recordar das regiões corticais envolvidas com o processo de entendimento, organização e expressão da linguagem (Fig. 13.51):

Área de Broca – localizada no giro frontal inferior, é responsável pela organização da expressão, programando as atividades motoras relacionadas à fala, em associação com o córtex motor primário.

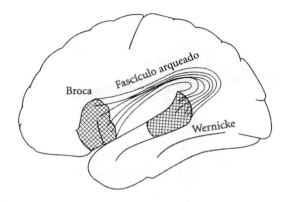

Figura 13.51 – Anatomia das funções cognitivas para linguagem.

Área de Wernicke – localizada na região do giro temporal superior. Relaciona-se com a decodificação e a compreensão da linguagem.

Fascículo arqueado – feixe nervoso que realiza a ligação entre as áreas de Broca e de Wernicke.

Semiologia

Dividimos o exame em avaliação básica e complementar da linguagem.

Avaliação básica – na qual avaliamos expressão e compreensão da linguagem falada.

• Fala espontânea – na qual observamos aspectos como fluência (número de palavras por minuto) e conteúdo (significado, coerência).

• Compreensão – a compreensão oral deve ser avaliada com perguntas feitas ao paciente de graus de complexidade crescentes (iniciando-se, por exemplo, com "qual é o seu nome", indo até "onde se encontra no momento").

• Nomeação – capacidade do paciente em nomear objetos (caneta, relógio). Há uma dificuldade de evocação do nome, sendo que o paciente sabe quais os atributos e para que serve o objeto.

• Repetição – avalia-se a capacidade do paciente em repetir fonemas, palavras ou estruturas (em ordem crescente de complexidade).

Avaliação complementar – são avaliadas compreensão e expressão a partir da linguagem escrita (por isso a necessidade de conhecer-se o grau de escolaridade do paciente).

• Leitura em voz alta – avalia-se a capacidade do paciente em "transformar" a escrita em fala.

• Leitura em voz baixa – compreensão da escrita. O paciente deve realizar uma ordem escrita (por exemplo, "feche os olhos").

• Escrita espontânea – avalia a fluência da escrita.

• Escrever ditado – em que avaliamos a capacidade de conversão da linguagem falada para a escrita.

• Cópia – o paciente deve copiar uma seqüência de palavras, ou uma frase. Avaliamos a compreensão e a expressão da linguagem escrita.

Diagnóstico

A partir dos dados obtidos na avaliação, podemos classificar o tipo de afasia apresentado pelo paciente e realizar um diagnóstico topográfico da lesão cortical que ele apresenta, conhecendo-se as características dos seis tipos básicos de afasia:

Afasia de Broca – lesões ocorridas na área de Broca, em que o paciente apresenta um comprometimento da expressão: fala espontânea não-fluente, telegráfica (com poucas palavras, porém carregadas de significado), disártrica, com nomeação, repetição e escrita comprometidas. Caracteristicamente, a compreensão está preservada: o paciente percebe que está falando errado. Como sinais associados podemos ter hemiparesia direita (pela proximidade com o trato piramidal).

Afasia de Wernicke – é chamada afasia de compreensão, por ser esse o principal fator comprometido. A fala espontânea, a nomeação e a escrita mostram-se preservadas (podendo ter apenas pequenos comprometimentos, como parafasias – troca de fonemas ou palavras). Caracteristicamente, a fala é prolixa (com muito "rodeio", bem organizada, mas com pouco significado) e a compreensão (tanto oral quanto escrita) e a repetição também estão comprometidas. Essa afasia é decorrente de lesões na área de Wernicke e pode estar associada à hemianopsia direita, por proximidade da radiação óptica.

Afasia de condução – ocorre em lesões do fascículo arqueado. Nesse caso, observa-se um comprometimento de repetição, cópia, ditado e leitura em voz alta. Ou seja, a compreensão e a expressão estão preservadas, mas há comprometimento da comunicação de um com outro (repetir, ler em voz alta, copiar). Pode associar-se a um quadro de hemiparesia.

Afasias transcorticais – ocorrem quando há lesões de áreas circunvizinhas à fissura silviana: apesar de as áreas diretamente relacionadas à linguagem estarem preservadas, há comprometimento da comunicação desta com as outras áreas corticais. O quadro clínico depende, portanto, das regiões afetadas (comunicação com córtex sensitivo, motor ou completo), mas, de modo geral, observa-se preservação da repetição – inclusive com ecolalias (repetição do que lhe é dito) – com comprometimento variável das outras funções. Geralmente, esse tipo de lesão está relacionado com redução do fluxo sangüíneo.

Afasia nominativa – é um quadro mais leve, decorrente de lesões de pequena extensão na região anterior da fissura silviana. O paciente mostra-se com comprometimento da nomeação de objetos, com preservação das outras funções de linguagem.

Afasia global – ocorre em lesões extensas do córtex, afetando ambas as áreas de Broca e de Wernicke. Clinicamente, há quase uma impossibilidade de comunicação pela linguagem do paciente, pois tanto a compreensão quanto a expressão estão afetadas.

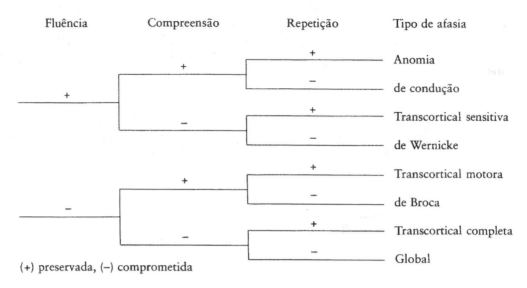

Figura 13.52 – Algoritmo para o diagnóstico de afasia (Saver, 1997).

Conhecendo-se, então, os possíveis quadros clínicos, é possível entender o algoritmo de diagnóstico diferencial entre os tipos de afasia apresentado na figura 13.52.

DISTÚRBIOS DE MEMÓRIA E SINTOMAS CORRELATOS DA COGNIÇÃO

Podemos generalizar o funcionamento cerebral como obedecendo a uma hierarquia anatomofuncional: do simples ao complexo, da recepção ao conhecimento, da elaboração ao movimento, com especificidade decrescente a partir da periferia (mais simples) até o meio interno (mais abstrato e complexo). Dessa forma, dividimos o cérebro a partir de áreas corticais, baseando-se nas funções exercidas em cada uma delas:

Córtex primário (unimodal) – é a região responsável pela decodificação das informações vindas das aferências periféricas (visão, audição, olfato, gustação, tato) e pela ordem para a movimentação dos grupos musculares. Cada via possui uma projeção específica no córtex primário.

Córtex secundário (heteromodais) – recebe as informações processadas no córtex primário, sendo responsável pela interpretação dessas informações.

Córtex terciário (supramodais) – não guarda nenhuma especificidade modal. Integra-se em conceitos abstratos relacionados à memória, ao aprendizado e às emoções, a partir das aferências das áreas corticais secundárias.

Percebe-se assim que funções complexas do sistema nervoso, como memória, planejamento motor e outras, são realizadas em níveis corticais menos "específicos", nos quais há maior integração entre as diferentes áreas sensitivas e motoras.

Aqui trataremos das funções cognitivas das diversas áreas associativas para podermos identificar e localizar seus distúrbios. É importante ressaltar que as diferentes funções intelectuais são exercidas por ação integrada de diversas áreas corticais e subcorticais. Esse alerta se faz necessário na medida em que, por motivos didáticos, neste capítulo os distúrbios dessas funções são apresentados como sendo devidos às áreas corticais mais envolvidas em cada um deles.

Inicialmente, serão abordadas as diferentes funções cognitivas e seus distúrbios: atenção, linguagem, agnosias (distúrbios de reconhecimento), apraxias (distúrbios de planejamento motor) e memória. Finalmente, será apresentada a técnica semiológica das disfunções intelectuais e o miniexame do estado mental, utilizado na prática neurológica para avaliar basicamente (como triagem) o estado mental do paciente.

FUNÇÕES INTELECTUAIS

Atenção

A atenção é uma função básica para a avaliação do estado mental. A manutenção da atenção é uma função complexa dependente de várias áreas corticais e subcorticais que trabalham com o intuito de filtrar e selecionar as informações, dando ao indivíduo a capacidade de focar sua atenção nas informações que lhe interessam no momento (atenção seletiva).

As estruturas responsáveis pela manutenção da atenção localizadas no tronco cerebral e tálamo organizam-se no chamado sistema ativador reticular ascendente (SARA), constituído basicamente da formação reticular mesencefálica e dos núcleos intralaminares do tálamo. Além de manterem a atenção, essas estruturas também são responsáveis pelo estado de vigília. Assim, lesões nesses níveis podem causar desde déficits de atenção até, em casos mais graves, coma.

No córtex, há pelo menos outras duas regiões relacionadas à manutenção da atenção:

Área pré-frontal – responsável pelo planejamento motor e comportamental do indivíduo. Lesões nessa área levam a um quadro de distração e dificuldade de concentração e fixação voluntária da atenção.

Região temporoparietal – localizada na "intersecção" entre as áreas secundárias auditiva, visual e somestésica, relaciona-se à percepção espacial do indivíduo, do corpo em relação ao espaço exterior (área do esquema corpóreo). Assim como a linguagem, essa função da atenção também é lateralizada, sendo o hemisfério direito o principal responsável por sua manutenção: apesar das regiões parietal e frontal do hemisfério esquerdo estarem ligadas à manutenção da atenção corpórea contralateral, o hemisfério direito tem a função de exploração e percepção de ambos os lados.

Dessa forma, as lesões no hemisfério cerebral esquerdo causam déficits parciais de atenção, sendo supridas pelo hemisfério direito. Já as lesões à direita levam à chamada síndrome da heminegligência – o paciente não reconhece o lado esquerdo, incluindo o do próprio corpo.

Os déficits de atenção são os responsáveis por algumas queixas comuns de "memória fraca": o paciente queixa-se de que perde óculos, chave do carro, carteira, ou se esquece onde está o carro no estacionamento – todos devido à falta de atenção quando da realização do ato. É importante distinguir esse déficit dos distúrbios de memória propriamente ditos (ver posteriormente).

Há ainda dois distúrbios típicos do déficit de atenção:

Estado confusional agudo – caracteriza-se por perda aguda da capacidade de atenção: o indivíduo passa a ser facilmente distraído por estímulos externos. Há alguns casos tão importantes que levam o indivíduo a um distúrbio de percepção, muitas vezes chegando a ter alucinações.

Hiperatividade – é um estado crônico de falta de atenção. As "crianças hiperativas" não conseguem focar sua atenção em determinada atividade, distraindo-se constantemente e passando de uma atividade a outra sem realizá-las até o fim, em um ritmo frenético.

Linguagem

É de extrema importância a diferenciação, nos distúrbios de linguagem, das afasias (já tratadas anteriormente) dos distúrbios confusionais. A grande indicação de que se trata da primeira é a observação de parafrasias, a substituição de fonemas, sílabas ou palavras, e até mesmo, às vezes, alguns neologismos (expressões inexistentes na língua).

Agnosia

A identificação de um objeto passa basicamente por duas etapas: a fase de sensação (relacionada ao córtex primário), na qual são reconhecidas as caracterísicas físicas do objeto, como forma, cor, textura, volume, e a fase gnósica (função do córtex secundário), na qual as características do objeto são comparadas com o conceito que o indivíduo tem dele em sua memória, e assim realiza-se o reconhecimento.

A agnosia é, então, definida como distúrbio de reconhecimento, sendo dependente de áreas secundárias do córtex cerebral. É causada por lesões nessas áreas, em que se perde a capacidade de reconhecimento de objetos por uma via sensitiva, estando as áreas primárias intactas e funcionantes (quando o paciente perde a capacidade de reconhecimento por mais de uma via sensitiva, não se trata de déficit gnósico, mas sim mnésico). Das lesões de áreas corticais secundárias, três são bem conhecidas: visual, auditiva e somestésica.

Agnosia visual – é a capacidade de reconhecer pela visão. Dentre todas as agnosias, a mais comum é a prosopagnosia: o paciente perde a capacidade de reconhecer rostos familiares, podendo fazê-lo pela voz ou pela descrição. Essa forma de agnosia ocorre em lesões occipitotemporais à direita ou bilaterais.

Agnosia auditiva – podemos reconhecer três tipos: as vozes familiares, o som ambiente (não reconhece o telefone tocando, o som de carros) e a amusia (incapacidade de reconhecer sons musicais). É causada por lesões do córtex auditivo secundário (temporoparietal) à direita.

Agnosia somestésica (tátil) – incapacidade de reconhecer objetos pelo tato, estereognosia (por exemplo, uma chave). Relaciona-se a lesões parietais direitas e/ou esquerdas.

Apraxia

É a incapacidade de realizar determinado ato motor previamente aprendido, sem que exista déficit motor primário ou cerebelar. Decorre de lesões em córtex secundário adjacente a áreas motoras primárias (áreas pré-motora, motora suplementar e de Broca), responsáveis pelo planejamento do ato motor.

Há vários tipos de apraxias descritos na literatura (relacionadas a andar, comer, falar e outros atos motores). Descreveremos aqui quatro formas:

Ideomotora – é a incapacidade de o indivíduo executar uma ordem motora. Falta a esse paciente a idéia do ato motor: ele é incapaz de imitar o movimento de uma chave de fenda quando pedido, mas pode, em um ato automático, apertar um parafuso utilizando-a.

Ideatória – diferentemente da ideomotora, o paciente não tem nem a idéia nem o conceito do movimento (mesmo com a chave de fenda na mão, ele não consegue utilizá-la), mas não perde o conceito de para que serve tal objeto.

Cinética dos membros – dificuldade de manipulação de pequenos objetos com os dedos.

Bucolinguofacial – incapacidade de movimento da mandíbula, língua e lábios sob comando voluntário, mas mantém essa capacidade no ato de mastigar, por exemplo.

Memória

A memória é a capacidade de manter experiências passadas e evocá-las conforme o desejo ou a necessidade em situações futuras.

Dos eventos que atingem o SNC, apenas alguns são percebidos e, desses, poucos são memorizados. Nota-se, assim, a necessidade da atenção como fator básico para a memória, pois possibilitará que os estímulos tenham um significado maior e, portanto, maior a probabilidade de serem "guardados" na memória.

A *fixação de informações* se dá basicamente em dois níveis de armazenamento: a memória recente depende do sistema límbico (principalmente hipocampo e amígdalas), em que há retenção e consolidação das novas informações e seu armazenamento temporário; posteriormente, há consolidação definitiva dessas informações, quando o sistema límbico as encaminha para áreas corticais de associação (terciárias).

Já para a *evocação de um fato*, há necessidade de motivação e estímulo (psíquico ou sensorial – um "cheiro", por exemplo).

Devido às inúmeras projeções do sistema límbico no córtex terciário e às diferentes inter-relações entre este e as diversas áreas corticais, é de se esperar que a memória seja uma função complexa e por isso não muito localizada em determinadas áreas no cérebro. Sendo assim, para facilitar sua avaliação e possibilitar o raciocínio diagnóstico localizatório da lesão, podemos classificar a memória em várias modalidades – temporal (imediata, recente e remota) ou funcional (operacional, implícita e consciente – episódica e semântica):

Memória imediata – é a capacidade de reter informações por segundos ou minutos e depende do nível de atenção do indivíduo (por exemplo, guardarmos um número de telefone para discarmos em seguida).

Memória recente – é aquela que é armazenada por mais tempo: horas ou dias (como lembrar o nome de um perfume que se está interessado em comprar). Essa, juntamente com a memória imediata, está relacionada ao sistema límbico.

Memória remota – mantém-se por vários anos, sendo bastante resistentes a lesões do SNC, e geralmente possui um componente emocional para o indivíduo (como os nomes dos pais). Essa memória depende de áreas de associação occipitotemporais e conexões com *striatum*, córtex pré-frontal inferior e conexões amígdalo-hipocampais.

Memória operacional – mantém as informações que serão utilizadas simultaneamente à execução de uma tarefa, como na resolução de um problema, e está relacionada ao córtex pré-frontal lateral. Por exemplo, ao trocar a marcha de um carro: no início, a memória operacional nos auxilia a lembrar de retirar o pé do acelerador e pisar na embreagem, trocar a marcha, tirar o pé da embreagem e acelerar. Mais tarde, essa ação passa a automatizar-se.

Memória implícita – é a memória adquirida inconscientemente, por exemplo, em atos motores: ao andar de bicicleta, ou ao montar um quebra-cabeça várias vezes, o indivíduo o fará cada vez com mais facilidade, mesmo sem perceber. Vários estudos mostram que essa memória se mantém em alguns indivíduos incapazes de reter novas informações (amnésia anterógrada). Nesse tipo de memória, há fundamental importância do cerebelo no aprendizado de atos motores.

Memória consciente – divide-se em episódica e semântica:

• *Memória episódica* – é a memória autobiográfica de eventos vividos de maneira singular pelo indivíduo. É muito dependente do hipocampo.

• *Memória semântica* – memória para fatos e atributos do ponto central, como conceitos de coisas e objetos (cadeira, lápis). Possui uma representação cortical mais difusa, sendo por isso mais resistente a lesões.

Semiologia – para o diagnóstico de distúrbios de memória no paciente, é importante inicialmente uma história clínica detalhada, na qual deve-se investigar: a época de início de sintomas, a relação desse início com algum fato e a forma de início dos sintomas (abrupto, progressivo ou lento) com o que se relacionam as possíveis causas (Quadro 13.18); as situações em que o déficit se manifesta: se é dirigida (provável causa psíquica) ou se é uma perda de memória para qualquer fato (associada a causa orgânica).

Posteriormente, devem-se utilizar alguns testes de memória que avaliem o mais "separadamente" possível cada modalidade. O miniexame do estado mental, que veremos posteriormente, possui itens que avaliam as diversas funções intelectuais e modalidades de memória (Quadro 13.18).

Quadro 13.18 – Principais causas de perda de memória divididas pelo tempo do déficit.

Horas a dias	Traumatismo Ablação cirúrgica Condições tóxicas (por exemplo, alcoolismo) Anóxia/isquemia Amnésia global transitória Eletroconvulsoterapia Amnésia funcional Encefalite herpética
Semanas a meses	Neoplasias Hematoma subdural Meningite fúngica Distúrbios do sono (por exemplo, apnéia do sono) Encefalite límbica Esquecimento senil benigno Síndrome paraneoplásica Doença de Creutzfeldt-Jakob
Anos	Demência vascular Demência frontal Doenças degenerativas (por exemplo, de Alzheimer, Parkinson, Pick)

Amnésias

Amnésia anterógrada – os pacientes com esse tipo de déficit não conseguem reter novas informações conscientes *após* a lesão cerebral, qualquer que seja seu conteúdo emocional. No entanto, sua memória imediata, dependente principalmente da atenção, geralmente se encontra preservada. Dessa forma, podemos apresentar diversos fatos ao paciente, que, em poucos minutos, os esquecerá da mesma maneira.

Esse quadro pode ocorrer por lesão, principalmente do sistema límbico, em especial do hipocampo e amígdalas. As causas podem ser variadas – traumatismo encefálico, encefalite herpética, doença de Alzheimer, síndrome de Korsakoff.

Amnésia retrógrada – o mais característico nas amnésias retrógradas é que os pacientes não se recordam de fatos ocorridos em um período *anterior* ao processo patológico desencadeante. Apesar disso, a memória mais antiga (como a da infância, por exemplo) pode estar preservada.

O processo de memorização não se resume à fixação (facilitação sináptica de um circuito previamente estimulado), e os fatos devem ser também consolidados depois disso, para que se tornem memória definitiva para o indivíduo. Tal processo de consolidação é dinâmico, ocorrendo concomitantemente ao esquecimento.

Como visto anteriormente, a memória de longa duração mais afetada por lesões é a consciente episódica, sendo que a semântica e a memória implícita são mais "resistentes" por terem representação cortical mais difusa.

Como exemplo de lesões que causam amnésia podemos citar:

Lesões parietais do lado esquerdo (geralmente dominante para a linguagem) – podem causar dificuldades na nomeação dos objetos, apesar de o paciente afetado ter clara idéia de sua utilidade e atributos. O paciente apresenta quadro semelhante ao das afasias nominativas, com dificuldade de nomeação de objetos. Já *lesões bilaterais*, ou primordialmente *direitas* da encruzilhada do córtex occipitotemporal, podem causar distúrbios de reconhecimento de faces familiares (prosopagnosia).

Esquecimento senil benigno – acomete adultos que perdem a memória sem evidência de demência progressiva (apesar de se saber que pelo menos 50% desses indivíduos evoluirão para doença de Alzheimer). A deterioração da memória aumenta naturalmente com a idade, em geral, pessoas de 70 ou 80 anos têm níveis 50% menores do que os mais jovens em testes de aprendizado e memória.

Doenças degenerativas – tais como as doenças de Pick, de Huntington e de Parkinson. No entanto, é a doença de Alzheimer que tipicamente se manifesta primeiro com amnésia que afeta não somente a memória anterógrada, mas também, gradualmente, as estruturas do conhecimento e a memória semântica. A perda de memória na demência não é pura como nos outros tipos de amnésia, mas ocorre em um contexto maior de declínio cognitivo.

Amnésias funcionais – podem ser normais quando relacionadas a fatos da infância ou a eventos durante o sono, ou patológicas, quando associadas a quadros dissociativos ou de personalidade múltipla. Nesse tipo de amnésia, há grande perda da memória autobiográfica (por exemplo, o paciente não sabe referir seu próprio nome). Em geral, a amnésia retrógrada é desproporcional em relação à anterógrada.

Amnésia global transitória – caracteristicamente tem início súbito e tipicamente se resolve em apenas um dia. Há grande déficit da memória anterógrada, com cefaléia acompanhando 15% desses casos. Sua etiologia é muito controversa: na maioria das vezes, não se identifica a etiologia e, raramente, pode relacionar-se com quadros de epilepsia e doença oclusiva cerebrovascular vertebrobasilar.

MINIEXAME DO ESTADO MENTAL

Vimos como as funções intelectuais dependem da interação entre várias áreas do SNC e como essas funções são realizadas em níveis de organização complexos e interativos. Dessa forma, para que possamos, na semiologia neurológica, "atingir" o nível terciário de processamento cerebral, devemos realizar exames que "selecionem" eficientemente as funções cognitivas do paciente, de forma que não haja confusão se o que observamos é um problema de nível primário, secundário ou terciário.

Por exemplo, ao pedirmos ao paciente que realize determinada ação, devemos fazê-lo não apenas com uma ordem falada (cujo entendimento estaria comprometido em uma lesão periférica, por exemplo de VIII par craniano, ou ainda em uma afasia), mas também repetindo a ordem de forma escrita. Assim, utilizamos mais de uma via para atingir o nível terciário de integração cerebral e nos prevenimos caso haja comprometimento em nível modal.

O miniexame do estado mental (MEEM) foi concebido como escala de demência. Porém, os clínicos o tem usado como teste neuropsicológico ou de funções nervosas superiores apesar de ele não servir a esse propósito; na melhor das hipóteses, o MEEM serve como triagem. Se suspeitamos de déficit cognitivo de um indivíduo, ele pode até indicar o caminho para identificarmos uma lesão, porém um indivíduo com lesão focal, por exemplo, pode ter o escore dentro dos limites normais e, mesmo assim, ter uma lesão cerebral importante.

Então, se o paciente não apresentar um comprometimento generalizado e, em determinado item do MEEM, ele não tiver um bom desempenho, deve-se investigar melhor, aprofundando um pouco mais o exame daquela área ou modalidade.

Orientação

A avaliação dessa função cognitiva é feita por meio de perguntas dirigidas ao paciente referentes à data e ao local do exame. Esse exame avalia a memória recente, a atenção e a orientação temporoespacial. Os distúrbios da orientação espacial também se relacionam com lesão de uma série de estruturas no córtex somatossensorial e de associação visual superior e inferior, com especial contribuição da região occipitotemporal direita – relacionam-se, portanto, aos mecanismos de gnosia, ou seja, em desordens da memória visuoespacial.

Dessa forma, a orientação não é localizada em determinada região do cérebro, mas sim é efeito da integração dessas áreas.

Retenção de dados

Nesse teste, o examinador deve dizer o nome de três objetos (vaso, carro e janela), de forma clara e pausada, certificando-se de que o paciente entendeu o que foi dito. Em seguida, deve pedir ao paciente para repetir as três palavras. A pontuação é dada pela primeira tentativa de repetição, e, caso o paciente não seja capaz de realizar a tarefa corretamente, deve-se continuar tentando, até que ele consiga. O examinador não deve esquecer de anotar quantas vezes o paciente precisou tentar antes de conseguir.

Esse teste avalia a memória imediata (de duração de 30 segundos e capacidade máxima de 10 itens), além da atenção (de fundamental importância para esse tipo de memória).

Atenção e cálculo

A avaliação da atenção e cálculo é feita solicitando-se ao paciente que subtraia 7 de 100 sucessivamente e, após cinco resultados, pode-se interromper o teste. Caso o paciente não seja capaz de realizar a tarefa corretamente, pede-se para soletrar a palavra "mundo" de trás para a frente.

Atribui-se um ponto para cada acerto, devendo-se considerar para a pontuação o teste que o paciente teve o melhor desempenho.

Durante essa prova, avaliamos a capacidade de cálculo, a atenção e as memórias imediata e operacional (pré-requisito necessário para a realização de cálculos matemáticos).

Memória

A avaliação da memória é feita ao pedirmos ao paciente que repita as três palavras que havíamos lhe dito anteriormente. Com isso, testamos a memória recente, que dura de minutos a semanas ou meses. A memória recente é dependente do hipocampo, trato mamilotalâmico e tálamo dorsomedial.

Linguagem

Avaliaremos aqui várias propriedades da linguagem: fala espontânea, compreensão oral, repetição, nomeação, leitura e escrita.

Nomeação – de início, mostra-se um relógio e uma caneta ao paciente (ou qualquer objeto de uso comum), perguntando a ele o que são. Com isso, avalia-se a capacidade não só de nomeação, mas também de compreensão e entendimento do paciente. Deve-se atentar se se trata de déficit de nomeação por afasia nominativa ou, na verdade, de agnosia visual. No primeiro caso, o paciente sabe o significado dos objetos e para que servem, o que se distingue da agnosia. A agnosia visual para objetos ocorre por lesão occipitotemporal esquerda ou por lesões bilaterais.

Repetição – essa função é testada pedindo-se ao paciente para repetir uma frase dita pelo examinador, tendo o paciente apenas uma chance; caso erre, não se deve atribuir pontos à prova. A repetição depende primordialmente de integridade das áreas de Wernicke, de Broca e de sua interligação (fascículo arqueado). Lesões em qualquer uma dessas estruturas causam alterações da capacidade de repetição, enquanto lesões de outras áreas corticais não cursam com alteração da repetição, já que não é necessário entendimento para a repetição de palavras ou fonemas. Além disso, esse teste também permite avaliar a discriminação auditiva, a memória imediata e a atenção, já que para repetirmos um fonema ou palavra todas essas funções devem estar preservadas.

Obedecer à ordem oral – deve-se dar um pedaço de papel ao paciente e falar pausadamente cada passo que ele deve seguir, atribuindo-se 1 ponto para cada ordem executada corretamente. Com essa prova, avaliamos principalmente a compreensão oral do paciente, devendo-se sempre excluir a hipoacusia. Também testamos a memória imediata, de certa maneira, a memória operacional e a praxia (coordenação e motricidade), sendo de extrema importância certificarmo-nos de que ele é capaz de entender o que pedimos, do contrário, a prova não terá validade.

Leitura, ordem escrita – a leitura é testada dando-se ao paciente uma folha de papel que contém uma ordem a ser seguida: "Feche os olhos". Com isso, avaliamos a capacidade de leitura do paciente, além de sua capacidade de compreensão e memória. Como no item anterior, é de extrema importância que se certifique de que ele sabe ler, do contrário essa prova deixa de ser realizada.

Escrita – é avaliada solicitando ao paciente que escreva uma frase com sujeito e predicado, que faça sentido (não é necessário estar gramaticalmente correta). Nessa prova, avaliamos a capacidade de escrita do paciente, dependente da área motora relacionada com a linguagem (área de Broca).

Cópia de desenho

Nessa prova, o examinador deve desenhar em uma folha de papel em branco dois pentágonos em intersecção, e o paciente deve reproduzir exatamente o desenho, sendo que todos os 10 ângulos devem estar presentes. Com isso, avaliamos não só a orientação visuoespacial, mas também a programação motora e a praxia construtiva dependentes primordialmente do hemisfério cerebral direito, em particular o lobo parietal direito.

Finalmente, algumas "dicas" de como deve ser aplicado o miniexame do estado mental:

- o paciente deve estar à vontade, na medida do possível, ele não pode se sentir em julgamento;
- pergunte a data e, a seguir, os itens da data omitidos pelo paciente. Da mesma maneira, pergunte "onde estamos?", completando com os dados omitidos pelo paciente;
- pergunte "posso testar sua memória?". Em seguida, peça ao paciente que repita as três palavras, anote um ponto para cada palavra correta e o escore; caso ele não consiga repetir alguma palavra, repita-as, por até seis vezes, até que ele seja capaz. Caso isso não ocorra, isto é, se o paciente for incapaz de repeti-las, a prova da memória, ou de recordar, não terá significado;
- nos cálculos, considere os resultados corretos, mesmo que o paciente erre uma conta intermediária, mas, se ao subtrair 7 do resultado errado der uma resposta correta, só considere a errada e dê um ponto para cada resposta correta. Se o paciente não for bem nessa prova, valerá, então, o escore obtido ao soletrar a palavra "mundo" de trás para a frente;
- só dê um ponto se o paciente fechar os olhos na ordem escrita;
- a frase escrita deve ser espontânea, portanto, não pode ser ditada. Deve ser uma frase, não valem palavras soltas;
- na cópia do desenho, é importante a presença de 10 lados e, portanto, de 10 ângulos, e que as figuras se intersectem.

Notas de corte

É preciso ter em mente que idade, nível socioeconômico e baixa escolaridade influenciam diretamente o resultado do teste. Dessa forma, hoje são utilizados diferentes níveis de corte, dependendo do nível de instrução do paciente. Na tabela 13.2, são sugeridas notas de corte conforme a escolaridade.

Tabela 13.2 – Notas de corte do MEEM, segundo o nível escolar.

Escolaridade formal	Nota de corte sugerida como normal
Analfabetos	14-16
Pelo menos 4 anos	18-21
De 4 a 7 anos	20-21
Primeiro grau completo (8 anos)	21
Segundo grau completo (11 anos)	22-23
Universitário completo	25-26

Adaptada de Mutarelli, 2000.

DISTÚRBIOS DO MOVIMENTO

Incluímos neste tópico os distúrbios caracterizados por movimentos involuntários, alteração no tônus muscular, reflexos posturais anormais e interferência nos movimentos voluntários. Esses distúrbios são causados por disfunção dos chamados gânglios da base, que são um grupo de núcleos do encéfalo e do tronco cerebral que atua paralelamente à via motora piramidal, auxiliando no controle da precisão dos movimentos. Alterações cerebelares podem causar fenomenologia semelhante, porém caracteristicamente causam ataxia (incoordenação), e já foram abordadas.

Tanto do ponto de vista semiológico como fisiopatológico, podemos dividir os distúrbios dos movimentos em hipo ou hipercinético.

ANATOMIA E ORGANIZAÇÃO FUNCIONAL DOS GÂNGLIOS DA BASE

Os gânglios da base consistem de cinco grandes núcleos subcorticais (Fig. 13.53):

Striatum – é constituído pelos núcleos caudado e putâmen. É a via de entrada do sistema extrapiramidal, pois nele chegam todos os impulsos aferentes do córtex cerebral (motor, sensorial e de associação), tálamo e porção compacta da substância negra (via nigroestriatal).

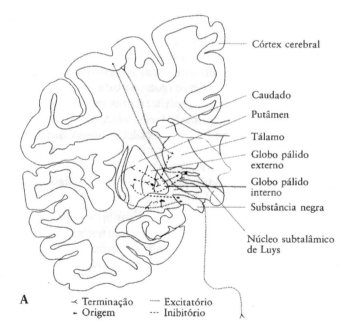

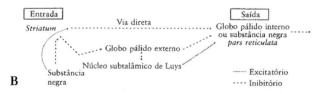

Figura 13.53 – Anatomia e funcionamento dos gânglios da base. A) Anatomia e comunicações entre os gânglios da base. B) Esquema das aferências das vias direta e indireta entre o *striatum* e o globo pálido interno e substância negra *pars reticulata*.

Globo pálido (ou *pallidum*) – situa-se medialmente ao putâmen e lateralmente à cápsula interna. Pode ser dividido em dois segmentos: interno (medial) e externo (lateral).

Substância negra – situada no mesencéfalo, também apresenta duas zonas distintas: uma zona ventral, *pars reticulata*, e uma dorsal, *pars compacta*, que contêm neurônios dopaminérgicos.

A substância negra *pars reticulata* e a porção interna do globo pálido são consideradas uma estrutura única, constituindo a via de saída principal dos gânglios da base, projetando-se sobre o tálamo.

Núcleo subtalâmico de Luys – fica abaixo do tálamo, na sua junção com o mesencéfalo.

A circuitaria formada pelo córtex, o tálamo e os gânglios da base funciona como um "modulador" da via motora: podemos simplificadamente considerar o *striatum* como entrada do sistema extrapiramidal (representada pelo putâmen na figura 13.53A) e o globo pálido interno como a via de saída. O putâmen recebe estímulos excitatórios provenientes do córtex cerebral (pré-motor e motor), e estímulos excitatórios e inibitórios da substância negra. Por sua via direta inibe o globo pálido interno e por sua via indireta libera (por dois neurônios inibitórios em seqüência) tanto o globo pálido interno quanto o núcleo subtalâmico de Luys. Este último recebe estímulo excitatório originário do córtex e, por sua vez, excita o globo pálido interno. A integração e o somatório desses sinais saem do globo pálido interno como estímulo inibitório para o tálamo que, por sua vez, excita o córtex (pré-motor e motor).

Portanto, podemos simplificadamente concluir que a via de saída dos gânglios da base exerce papel inibitório sobre o córtex motor, e a regulação dessa inibição cabe ao balanço entre as duas vias de comunicação – o *striatum* (via de entrada) e o complexo globo pálido interno/substância negra *pars reticulata* (via de saída) (Fig. 13.53B):

Via direta (*striatum*–complexo de saída) – inibe a via de saída e, portanto, hiperexcita o córtex motor. Sua prevalência leva a síndromes hipercinéticas.

Via indireta (*striatum*–globo pálido externo – e núcleo subtalâmico de Luys–complexo de saída) – excitatória da via de saída e, conseqüentemente, inibidora do córtex. Sua prevalência leva a síndromes hipocinéticas.

O exemplo clássico de síndrome hipocinética é o parkinsonismo, enquanto as síndromes hipercinéticas são variadas.

DEFINIÇÕES

A despeito da máxima "um olhar vale mais que mil palavras", apresentamos a seguir as definições dos principais tipos de movimentos involuntários:

Tremores (do latim *tremere*) – movimentos involuntários rítmicos, oscilantes, de qualquer parte do corpo, causados por contrações alternadas de grupos musculares e seus antagonistas. Essas oscilações ocorrem em torno de um plano, podendo ser regulares ou irregulares em freqüência e amplitude. O movimento pode estar presente em repouso (tremor de repouso ou estático), aparente apenas na movimentação (tremor cinético ou de ação) ou em determinada postura (tremor postural).

Distonia (do grego *dys* + *tonos*, tônus anormal) – contrações musculares sustentadas, causando abalos lentos, tremores, movimentos de torção e posturas anormais. Ocorre contração simultânea de músculos agonistas e antagonistas.

Coréia (do grego *choreia*, dança) – movimentos involuntários de início abrupto, explosivo, geralmente de curta duração, repetindo-se com intensidade e topografia variáveis, assumindo caráter migratório e errático.

Atetose – movimentos involuntários mais lentos, sinuosos, freqüentemente contínuos, lembrando uma contorção, que envolvem, predominantemente, as extremidades distais, com um componente rotatório em torno do eixo longo do membro afetado, em geral acompanhados de hiperextensão e flexão dos dedos.

Balismo – movimentos involuntários amplos, de início e fim abruptos, envolvendo freqüentemente os segmentos proximais dos membros, podendo também acometer o tronco e o segmento cefálico. Levam a deslocamentos bruscos, violentos, colocando em ação grandes massas musculares, assemelhando-se a chutes ou arremessos. Em geral, o balismo ocorre apenas em um lado do corpo, sendo chamado de hemibalismo. Também, com freqüência, associa-se a movimentos coréicos na extremidade distal do membro afetado, denominando-se assim hemicoréia/hemibalismo.

Mioclonias (ou mioclono) – contrações espontâneas involuntárias e súbitas, breves, com abalos lembrando pequenos solavancos, como choques ou sustos, originadas no SNC e envolvendo face, tronco ou extremidades. A maioria é causada por contrações musculares abruptas (mioclonia positiva), porém, eventualmente, podem ser resultantes de cessação súbita de descargas musculares (mioclonia negativa ou asterixis).

Tiques – movimentos estereotipados breves, repetitivos, usualmente rápidos e sem propósito e que envolvem múltiplos grupos musculares. São suprimíveis, ainda que em parte, pela vontade e precedidos por urgência premonitória. Podem ser motores ou vocais, simples ou complexos.

SEMIOLOGIA

O diagnóstico das disfunções dos gânglios da base inicia-se com a diferenciação entre as síndromes hipercinéticas e as hipocinéticas. Para esse diagnóstico diferencial, devemos atentar para a observação de quatro características motoras:

- Movimentos voluntários.
- Tônus muscular.
- Movimentos involuntários.
- Posturas e reflexos posturais.

Posteriormente, em cada síndrome é realizado o diagnóstico diferencial etiológico, baseado nas características específicas de história e apresentação clínica de cada doença.

SÍNDROME HIPOCINÉTICA

Também chamada de síndrome parkinsoniana ou parkinsonismo. O diagnóstico sindrômico de parkinsonismo é realizado observando-se as seguintes alterações nas categorias citadas na semiologia:

Oligocinesia – pobreza e lentidão da iniciação e execução de movimentos voluntários, associados à dificuldade na mudança de um padrão motor para outro, na ausência de paralisia, variando em gravidade desde discreta (hipocinesia) até completa imobilidade (acinesia).

Hipertonia muscular – caracterizada por aumento uniforme e constante na resistência ao movimento passivo, pelo deslocamento de uma articulação com o paciente relaxado, conhecida como hipertonia plástica ou rigidez cérea.

A rigidez parkinsoniana aparece devido a um processo de liberação das atividades miotáticas e difere semiologicamente da hipertonia piramidal (elástica ou espasticidade) por duas características:

a) topografia – distribuição mais global, não predominando nos músculos de maior uso voluntário nem nos antigravitários, sendo mais acentuada nos músculos preferentemente automáticos e nos proximais, além de musculatura flexora;

b) qualidade da manifestação hipertônica, mantendo-se praticamente igual do princípio ao fim da realização do movimento passivo, não dependendo nem da velocidade nem da direção. Por isso, é chamada de hipertonia plástica ou cérea.

Clinicamente, além dessas duas características, podemos encontrar o "fenômeno ou sinal da roda denteada": à medida que o examinador movimenta o segmento corpóreo (por exemplo, o braço), a resistência "quebra-se" periodicamente, dando ao examinador a impressão de estar movendo uma engrenagem.

Tremor de repouso – caracteristicamente, apresenta uma freqüência entre 4 e 10Hz e consiste em movimentos de extensão e flexão do índex em contato com o polegar, dando a impressão de "contar dinheiro". Pode ainda envolver braço, pernas e segmento cefálico (em geral, em afirmação) em combinações variáveis de contrações rítmicas de agonistas e antagonistas. O tremor piora com estresse emocional e quando o paciente se sente observado e melhora com a ação, desaparecendo com o sono.

Postura fletida e instabilidade postural – são freqüentemente observadas, sendo causa de quedas e queixas de tontura, devido ao fato de o paciente sentir-se desequilibrado.

A presença de dois desses quatro sinais é suficiente para o diagnóstico de parkinsonismo. A intensidade desses sintomas nos pacientes pode variar, sendo possível distinguir, basicamente, dois grandes grupos de apresentação clínica: os de predominância do tremor (forma tremulante) e aqueles de predominância da acinesia e da rigidez (forma rígido-acinética).

DIAGNÓSTICO DIFERENCIAL DAS SÍNDROMES HIPOCINÉTICAS

De acordo com a etiologia da síndrome parkinsoniana, há quatro categorias de parkinsonismo (Quadro 13.19):

Quadro 13.19 – Categorias de parkinsonismo.

Primário ou idiopático (doença de Parkinson)
Secundário (adquirido ou sintomático)
Parkinson plus
Heredodegenerativo

Adaptado de Haddad, 2000.

Doença de Parkinson (parkinsonismo primário ou idiopático) – é responsável por praticamente 80% de todas as síndromes parkinsonianas.

Etiologicamente, a doença de Parkinson é causada por perda neuronal e despigmentação da porção compacta da substância negra, bem como presença de inclusões intraneuronais (corpos de Lewy).

As apresentações da doença de Parkinson são bastante variadas, podendo ser classificadas com base nas características sintomáticas (prevalecendo sintoma de tremor – *tremulante* – ou de acinesia – *rígido-acinética*) ou de idade de aparecimento (Parkinson juvenil ou clássico – acima de 50 anos de idade).

Apesar do diagnóstico definitivo da doença de Parkinson basear-se na demonstração da degeneração da via nigroestriatal, é possível atingir uma acurácia satisfatória no diagnóstico clínico baseando-se na história e nas características da doença:

- início assimétrico, levando alguns anos para atingir o outro dimídio;
- tremor de repouso (mais comum na doença de Parkinson que nas outras formas de parkinsonismo);
- hipomimia facial e gestual;
- disfagia, sialorréia, alterações de fala (que se torna mais monótona);
- distúrbios de marcha (festinação).

Na prática clínica, tal diferencial também pode ser feito por meio de prova terapêutica: sabendo-se que as únicas medicações atualmente disponíveis para o tratamento das diversas síndromes parkinsonianas são aquelas usadas para a doença de Parkinson especificamente, a resposta terapêutica satisfatória e continuada demonstrará tratar-se realmente de doença de Parkinson, visto que as demais síndromes ou não respondem bem ao tratamento sintomático habitual, ou só respondem por um breve período após a instituição da terapêutica.

O quadro 13.20 enumera os sinais e os sintomas atípicos na doença de Parkinson. Embora a presença de um ou mais desses sintomas não exclua o diagnóstico de doença de Parkinson, diante deles devemos aumentar o grau de suspeição e acompanhar evolutivamente o quadro.

Quadro 13.20 – Sinais e sintomas atípicos na doença de Parkinson.

Perda de sensibilidade
Quedas precoces
Doença simétrica
Melhora espontânea
Progressão muito rápida
"Parkinsonismo da metade inferior"
Síncope por hipotensão postural
Sinais piramidais ou cerebelares
Alteração precoce da fala e/ou estridor laríngeo
Labilidade emocional
Palilalia
Demência precoce
Crise oculógira
"Apraxia da abertura dos olhos"

Parkinsonismo secundário – também chamado de sintomático ou adquirido, decorre de lesões no SNC causadas secundariamente por doenças infecciosas (pós-encefalítica, vírus lento), drogas (antipsicóticos, antieméticos, alfametildopa, lítio, flunarizina, cinarizina), toxinas (MPTP, CO, Mn, Hg, metanol, etanol, óxido de etileno), doenças vasculares, traumatismos (encefalopatia do pugilista) ou outras condições (anormalidades de paratireóide, hipotireoidismo, tumores, hidrocefalia de pressão normal).

Suas características clínicas são semelhantes às da doença de Parkinson, sendo o diagnóstico diferencial feito pela história clínica.

Parkinsonismo heredodegenerativo – refere-se a um grupo de doenças neurodegenerativas familiares: degeneração olivopontocerebelar, calcificação dos gânglios da base, parkinsonismo com neuropatia periférica, doença de Huntington (variante rígida de Westphal), doença de Wilson, doença de Hallervorden-Spatz, que podem apresentar-se como síndromes parkinsonianas. Representam apenas 0,5% de todas as síndromes parkinsonianas.

Parkinson plus ou parkinsonismo plus – designa um grupo de doenças neurodegenerativas em regiões anatomicamente diferentes da doença de Parkinson, mas que também cursam com síndrome parkinsoniana, muitas vezes associada a outras síndromes neurológicas, como disautonomias, alterações de motricidade ocular extrínseca ou ainda síndrome cerebelar.

As síndromes de Parkinson plus recentemente têm recebido a denominação de atrofia de múltiplos sistemas e, etiologicamente, podem ter como causas: paralisia supranuclear progressiva, síndrome de Shy-Drager, degeneração nigroestriatal, atrofia olivopontocerebelar, complexo Parkinson-demência-esclerose lateral amiotrófica, degeneração gangliônica corticobasal, ou ainda doença difusa dos corpos de Lewy (autossômica dominante).

A evolução clínica das síndromes de Parkinson plus é bem mais rápida e, usualmente, fatal, diferentemente da observada na doença de Parkinson.

Além do diagnóstico entre as várias categorias de parkinsonismo, devemos ressaltar a importância crítica do diagnóstico diferencial com condições não-parkinsonianas, como os tremores (essenciais e sintomáticos – vistos mais adiante), os distúrbios psiquiátricos (depressão, catatonia), as artropatias ortopédicas ou reumáticas (espondilite anquilosante) e as doenças sistêmicas, como o hipotireoidismo.

Dessas, a que mais freqüentemente exige diagnóstico diferencial com a doença de Parkinson é o tremor essencial, que se diferencia por ser mais rápido do que o tremor parkinsoniano e, ao contrário deste, tende a aparecer ou a acentuar-se com os movimentos voluntários e a desaparecer com o repouso, além de não se apresentar associadamente aos outros sintomas da síndrome parkinsoniana.

SÍNDROME HIPERCINÉTICA

Caracteristicamente, nessa síndrome se observa uma hipercinesia, principalmente de movimentos involuntários, fato que, isolado, é suficiente para o diagnóstico da síndrome hipercinética, a despeito de também poderem ser encontrados os achados de alteração de tônus muscular, movimentos voluntários e postura.

Os *movimentos involuntários* caracteristicamente: a) desaparecem durante o sono (exceto alguns movimentos involuntários típicos do sono, como certos tipos de mioclonias); b) tendem a piorar com emoção, estresse ou quando o paciente se sente observado (por exemplo, em público ou durante a consulta médica); c) não são possíveis de ser controlados voluntariamente. Ao contrário, esse esforço pode levar a uma acentuação do quadro. Os tiques, sob esse ponto de vista, são considerados como movimentos semi-involuntários, pois podem ser suprimidos pela vontade do paciente, ainda que em parte.

Os *movimentos voluntários*, teoricamente, não sofreriam tanta alteração, mas acabam parasitados pela hipercinesia involuntária, tornando toda a movimentação do paciente um tanto bizarra. Em alguns casos, como ocorre freqüentemente nas síndromes coréicas, o paciente incorpora o movimento coreiforme em uma gesticulação exagerada, como se tentasse disfarçar a natureza involuntária do movimento, caracterizando o chamado maneirismo, ou paracinesia.

Alterações de tônus são eventualmente observadas, como graus variáveis de hipotonia nas síndromes coréicas, ou tônus aumentado nas síndromes distônicas.

Alterações posturais são observadas especialmente em pacientes com síndromes distônicas (posturas fixas).

Diagnóstico diferencial das síndromes hipercinéticas

Podemos classificar as causas de síndrome hipercinética em cinco grupos básicos: tremores, coréia, distonias, tiques e mioclonias. Cada uma dessas entidades será discutida individualmente, caracterizando suas principais etiologias e apresentações clínicas.

Convém aqui ressaltar que cada tipo de síndrome hipercinética pode resultar de diversas etiologias, sendo necessário para o diagnóstico final levarmos em consideração vários fatores como idade do paciente, forma de instalação e progressão do quadro, história familiar, associação ou não com outras síndromes neurológicas ou afecções sistêmicas.

Tremor – nessa síndrome podemos observar alguns tipos mais importantes:

• O *tremor fisiológico* está presente em todos os indivíduos e ocorre quando as mãos estão hiperestendidas, não sendo, entretanto, sempre perceptível. Em algumas situações (ansiedade e estresse, febre, tireotoxicose, uso de drogas, dieta rica em cafeína), esse tremor pode se acentuar, sendo então chamado de tremor fisiológico exacerbado.

• O *tremor essencial* é preferencialmente cinético e nenhum outro achado semiológico está presente no exame neurológico. É um tremor fino e rápido, de início insidioso, tendendo a tornar-se bilateral, porém conservando sempre certa assimetria (costuma predominar no lado dominante do indivíduo). Ocorre em qualquer idade, mas é mais freqüente após os 40 anos. Piora com as emoções, a fadiga e com o avançar da idade, melhorando consideravelmente com ingestão de bebidas alcoólicas, benzodiazepínicos e drogas beta-bloqueadoras.

.• O *tremor ortostático* é considerado uma variante do tremor essencial, em que o tremor predomina nos membros inferiores e só ocorre quando o paciente se levanta, com uma freqüência muito alta (entre 16 e 18Hz).

• O *tremor cerebelar* é bastante lento, em geral grosseiro e de grande amplitude, induzido pela ação e associado a sinais cerebelares (disartria e nistagmo).

• O *tremor distônico* aparece quando determinada parte do corpo assume uma postura (mas pode ocorrer em repouso) e corresponde ao componente fásico de um movimento distônico, enquanto o paciente ainda é apto a voltar a uma posição normal com o segmento afetado (antes de a postura distônica se tornar fixa).

No diagnóstico de um tremor, além das características que permitem um diferencial entre os vários tipos existentes, é importante a investigação de causas metabólicas (distúrbios como hipertireoidismo, hipoglicemia) ou por drogas (muitos medicamentos – antagonistas dopaminérgicos, vasodilatadores, agonistas beta-adrenérgicos, antidepressivos – podem causar tremores que simulam vários dos tipos descritos).

Os principais tipos de tremores e suas características quanto à freqüência e à posição preferencial estão representados no quadro 13.21.

Quadro 13.21 – Tipos de tremores e suas características.

Tipo de tremor	Freqüência	Ativado por
Fisiológico	Alta (> 7Hz)	*Postura/ação*
Fisiológico exacerbado	Alta (> 7Hz)	*Postura/ação*
Essencial	Média/alta (4-10Hz)	Repouso/postura/ação
Ortostático	Muito alta (12-18Hz)	*Postura/ação*
Distônico	Média/alta (4-7Hz)	Repouso/postura/ação
Cerebelar	Baixa (< 4Hz)	Postura/ação
Parkinsoniano	Média (4-6Hz)	Repouso/postura/ação

Observação: em itálico as posições mais características de ocorrência dos tremores.

Adaptado de Haddad, 2000.

Síndrome coréica – a coréia é definida como um quadro de movimentos involuntários de início abrupto, irregulares, explosivos, breves e de caráter migratório – passam de uma parte do corpo a outra randomicamente. De modo geral, podemos diferenciar as síndromes coréicas em dois grupos:

1. *Crônicas progressivas* – são as de caráter neurodegenerativo, geralmente familiares, das quais a mais comum, no adulto, é a doença de Huntington.

Clinicamente, na doença de Huntington, os movimentos são caracteristicamente mais lentos e fluentes, com comprometimento principal de membros inferiores, levando a alterações de postura e marcha.

Essa doença possui um componente genético importante, com padrão de herança autossômica dominante de alta penetrância. O diagnóstico da doença de Huntington baseia-se em exames de neuroimagem, assim como testes genéticos.

2. *Agudas* – apresentam etiologia infecciosa ou metabólica e, em geral, não possuem história familiar positiva.

Nesse grupo, destaca-se a coréia reumática (Sydenham), que é a causa mais freqüente na infância. Nessa doença, os movimentos são caracteristicamente mais abruptos e vigorosos.

O *hemibalismo/hemicoréia* é uma situação clínica causada, em geral, por lesão vascular isquêmica do núcleo subtalâmico do Luys. O quadro tem instalação abrupta em pacientes com perfil para doença cerebrovascular. Nos pacientes mais jovens, com quadros de hemibalismo/hemicoréias, devemos sempre considerar a presença de vasculites e granulomas toxoplasmóticos (num contexto de AIDS).

O termo *coreoatetose* é utilizado para designar situações em que há associação de atetose e distonia aos movimentos coréicos (comuns em crianças, freqüentemente por agressões anóxicas ao SNC).

O diagnóstico diferencial das síndromes coréicas inclui diversas afecções que podem ser agrupadas conforme demonstrado no quadro 13.22.

Quadro 13.22 – Etiologias e diagnóstico diferencial das coréias.

Neurodegenerativas: doença de Huntington; neuroacantocitose, doença de Wilson, atrofia olivopontocerebelar, atrofia dentato-rubro-pálido-luysiana

Drogas/metabólicas/tóxicas: anticonvulsivantes, antiparkinsonianos, antagonistas de dopamina, anfetaminas; hipertireoidismo, gravidez; CO

Coréias secundárias: doença vascular, lúpus eritematoso sistêmico, policitemia, Sydenham, paraneoplásica

Discinesias paroxísticas

Adaptado de Haddad, 2000.

Síndrome distônica – as distonias podem ser definidas como contrações musculares sustentadas com abalos lentos, torções e posturas anormais causadas por contrações simultâneas de grupamentos musculares antagonistas. Após os tremores e as síndromes parkinsonianas, as distonias são os movimentos involuntários mais encontrados em clínicas de distúrbios do movimento. Há várias maneiras de classificar as distonias:

a) **Quanto à idade de início do quadro distônico** – as distonias de início na infância, em geral, começam pelo acometimento do pé, são usualmente progressivas e freqüentemente se tornam generalizadas. Além disso, esses quadros são hereditários. Como exemplo desse tipo de distonia podemos citar a distonia de torção (distonia *musculorum deformans*). Já as distonias de início na vida adulta, usualmente, não são progressivas e raramente se tornam generalizadas.

b) **Quanto à distribuição do movimento distônico** – podemos classificar a distonia em:

• *Focal* – quando só uma parte do corpo é afetada. São as mais comuns no adulto e, entre elas, incluímos o blefaroespasmo (espasmo das pálpebras), a distonia cervical (torcicolo espasmódico), a distonia espasmódica laríngea e as distonias oromandibulares e linguais (por exemplo, a síndrome de Meige, comum no idoso). Os membros também podem ser afetados.

• *Segmentar* – quando partes adjacentes são afetadas. O envolvimento de um hemicorpo sugere lesão nos gânglios basais contralaterais.

• *Multifocal* – quando há mais de uma área afetada em regiões não-adjacentes.

• *Generalizada* – quando membros bilateralmente e tronco são acometidos. Geralmente, associam-se a causas secundárias.

c) **Quanto à etiologia** – as distonias podem ser idiopáticas primárias (como no caso das distonias hereditárias da infância) ou idiopáticas secundárias (como as distonias que ocorrem em doenças heredodegenerativas, como nas doenças de Huntington, de Hallervorden-Spatz e outras). As distonias também podem ser sintomáticas (como no caso das induzidas por drogas, alterações metabólicas, traumatismos e infecções). Há distonias que são desencadeadas por tarefas específicas, como, por exemplo, o ato de escrever, sendo esse tipo conhecido como cãibra do escrivão.

Tiques – a característica mais importante dos tiques, que os distinguem das outras formas de movimentos, é que eles são suprimíveis, ainda que em parte, pela vontade e precedidos por urgência premonitória (em que o indivíduo tem, precedendo o ato, uma sensação de necessidade de realizá-lo).

Os tiques podem ser divididos em simples ou complexos, também em motores (piscar, franzir a testa), vocais (desde simples sons como fungar ou pigarrear, até a emissão de palavras) ou mistos, podendo-se assim classificá-los em síndromes de tiques:

• a *desordem transitória* dos tiques ocorre, em geral, na infância ou adolescência, sendo que os tiques são motores. Por definição, os tiques estão presentes por mais de um mês e menos de um ano, de modo flutuante em sua intensidade;

• a *doença crônica dos tiques* ocorre tanto na infância quanto na vida adulta, sendo que os tiques motores envolvem menos de três grupos musculares. Geralmente, os tiques são fixos, não flutuando em intensidade, como no caso anterior. Sua duração é sempre superior a um ano;

• a *síndrome de Gilles de La Tourette* inicia-se entre os 2 e os 15 anos de idade, com tiques motores e vocais (caracteristicamente, há coprolalia – palavras obscenas; também podem ocorrer copropraxias – gestos obscenos). Há flutuação na intensidade dos tiques e a duração é sempre superior a um ano;

• tiques também podem ocorrer *associadamente em doenças neurológicas* (doença de Huntington, doença de Parkinson) e psiquiátricas (distúrbio obsessivo-compulsivo), piorando com o uso de neurolépticos.

Mioclonias – são abalos musculares involuntários súbitos e breves. Embora o movimento seja indicativo de uma doença afetando o SNC, sua presença tem valor localizatório muito pequeno. Em última análise, as mioclonias podem apenas indicar que está ocorrendo algum tipo de sofrimento cerebral inespecífico.

Entre as várias causas de mioclonias, podemos citar: doença degenerativa do SNC, anoxia cerebral, mioclonia hereditária benigna e quadros metabólicos.

Existem várias classificações para as mioclonias. Aqui, optou-se pela baseada na localização anatômica da origem da mioclonia (Quadro 13.23).

Quadro 13.23 – Classificação fisiopatológica das mioclonias.

Cortical: mioclonia cortical espontânea; mioclonia cortical reflexa; epilepsia parcial contínua
Subcortical: mioclonia essencial; mioclonia periódica; mioclonia distônica; mioclonia reticular reflexa, síndromes "startle" (como um susto)
Espinal

Adaptado de Haddad, 2000.

As *mioclonias focais* geralmente se associam a distúrbios em regiões isoladas no córtex. O envolvimento segmentar associa-se a lesões de medula e tronco cerebral. Já as *mioclonias multifocais* ou *generalizadas* devem-se a comprometimentos mais difusos do sistema nervoso central.

Entre as três categorias expostas no quadro 13.23, as *mioclonias corticais* são as mais comumente encontradas e as que mais freqüentemente incapacitam o paciente, pois têm tratamento difícil. Ocorre em alguns quadros de epilepsias generalizadas – as chamadas "epilepsias mioclônicas progressivas", associadas a ataxias (síndrome de Ramsay-Hunt) e em outras causas como demências (doença de Creutzfeldt-Jacob).

As *mioclonias subcorticais* podem estar presentes em grande número de alterações metabólicas, endocrinológicas e tóxicas, tanto por drogas quanto por quadros infecciosos, sendo movimentos involuntários comuns nas chamadas encefalopatias toxicometabólicas difusas.

O diagnóstico das mioclonias corticais baseia-se em registros de eletroencefalograma, e o das mioclonias subcorticais é realizado basicamente por exclusão.

As informações contidas neste capítulo são em grande parte provenientes do livro "Propedêutica Neurológica: do Sintoma ao Diagnóstico", de minha autoria e que contou com a inestimável colaboração da Dra. Mônica Santoro Haddad, e dos Acadêmicos Fabrício Ferreira Coelho e Frederico Fomm. Agradeço também o Acadêmico Paulo Marcos Moretti na confecção deste capítulo.

BIBLIOGRAFIA

ARONSON AE – *Dysarthrias in Neurologic Diagnosis and their Psychiatric Imposters*. In American Academy Neurology Annual Meeting, Washington, DC, May 1-7, 1994. Course 332, p. 332.

BALOH RW, HONRUBI V – *Clinical Neurophysilogy of the Vestibular System*. 2nd ed., Philadelphia, FA Davis, 1990.

BERTOLUCCI PHF, BRUCKI SMD, CAMPACCI SR, JULIANO Y – O mini-exame do estado mental em uma população geral: impacto da escolaridade. *Arq Neuro-Psiquiat (São Paulo)*, 52:1, 1994.

DeJONG RN – *The Neurologic Examination: Incorporating the Fundamentals of Neuroanatomy and Neurophysiology*. 4th ed. Cambridge, Harper & Row, 1979.

DUUS P – *Topical Diagnosis in Neurology*. 2nd ed., New York, Thieme, 1989.

ERHART EA – *Neuroanatomia*. 4ª ed., São Paulo, Atheneu, 1968, p. 420.

FOLSTEIN MF, FOLSTEIN SE, MCHUGH PR – Mini-mental state: a pratical method for grading the cognitive state for the clinician. *J Psychiatr Res*, 12:189, 1975.

GHEZ C – The Cerebelum. In: Kandel ER, Schwartz JH, Jessell TM. *Principles of Neuroscience*. 3rd ed., New York, Elsevier, 1991.

GLINCHER PW – Eye Movements. In: Zigmond MJ, Bloom FE, Landis SC, Roberts JL, Squire LR. *Fundamental Neuroscience*. San Diego, Academic Press, 1999.

GRAFF-RADFORD NR – Approach to the patient with dementia. In: Biller J. *Practical Neurology*. Philadelphia, Lippincott-Raven, 1997, p. 15.

HADDAD MS – Distúrbios do movimento. In: Mutarelli EG. *Propedêutica Neurológica – do Sintoma ao Diagnóstico*. 1ª ed., São Paulo, Sarvier, 2000.

JAIN KK – *Drug-induced Neurological Disorders*. Seattle, Hogrefe & Huber Publishers, 1996, p. 389.

JANKOVIC J, TOLOSA E – *Parkinson's Disease and Movement Disorders*. 3rd ed., New York, Lippincott, Williams & Wilkins, 1998.

JENNY AB, SAPER CB – Organization of the facial nucleus and cortical projection in the monkey: a reconsideration of the upper motor neuron facial palsy. *Neurology*, 37:930, 1987.

KNOPMAN DS, KNOEFEL J, KAYE JA, ELBLE Jr. RJ, BENNETT DA, ODENHEIMER GL – Geriatric neurology. (Part A). *Continuum*, 2(5):3, 1996.

LANG AE – Movement disorders: symptoms. In: Bradley WG, Daroff RB, Fenichel GM, Marsden CD. *Neurology in Clinical Practice*. 3rd ed., Woburn, Butterworth-Heinemann, 2000.

LANG AE, LEES AJ – Tremor: basic mechanisms and clinical aspects. *Movement Disorders*. 13(Suppl. 3), 1998.

LURIA AR – *Fundamentos de Neuropsicologia*. (Trad. de The Working Brain). São Paulo, EDUSP, 1981.

MACHADO, ABM – *Neuroanatomia Funcional*. Rio de Janeiro, Atheneu, 1981.

MESULAM MM – *Principles of Behavioral and Cognitive Neurology*. 2nd ed., Oxford, New York, 2000.

MUTARELLI EG – *Propedêutica Neurológica – do Sintoma ao Diagnóstico*. 1ª ed., São Paulo, Sarvier, 2000.

SAVER JL – Approach to the patient with apahsia. In: Biller J. *Practical Neurology*. Philadelphia, Lippincott–Raven, 1997, p. 21.

SHANNON K, ADLER C – *Approach to Common Movement Disorders*. Toronto, American Academy of Neurology Annual Course, 1999.

SHARPE JA, MORROW MJ, NEWMAN NJ, WALL M – Neuro-Ophtalmology. *Continuum*. Advastar Comunications. Cleveland, vol. 1, nº 3, 1995.

TEIVE H, MENESES M – *Doença de Parkinson – Aspectos Clínicos e Cirúrgicos*. Rio de Janeiro, Guanabara Koogan, 1996.

VALENSTEIN E, MISHKIN M, CERMAK LS – *Neurobehavioral Disorders: Amnesia*. Washington, DC, American Academy of Neurology, Seminar 173, 1993, p. 173.

SINOPSE DO EXAME NEUROLÓGICO

Modificado do roteiro de EXAME NEUROLÓGICO
Departamento de Neurologia da Faculdade de Medicina da Universidade de São Paulo

ANAMNESE

HISTÓRIA – início, ordem de aparecimento dos sintomas, surtos, agressões, medidas terapêuticas.

INTERROGATÓRIO ESPECIAL – desmaios, convulsões, tonturas, vertigens, cefaléia, dores, desordens sensitivas, parestesias, distúrbios esfincterianos, alteração do sono.

ANTECEDENTES – condições de nascimento, desenvolvimento neuropsicomotor, doenças anteriores, passado venéreo, traumatismo, hábitos alimentares e vícios, doenças hereditárias, drogas.

EXAME PSÍQUICO – estado de consciência. Memória, atenção, afetividade, humor, miniexame do estado mental, escala de Glasgow.

LINGUAGEM – compreensão e expressão (diafasias e afasias).

PRAXIA – face e membros.

ATITUDE – da cabeça e dos membros, decúbito, fácies.

EQUILÍBRIO – Romberg, astasia, abasia.

MOTRICIDADE

a) Voluntária

Movimentos dos membros, tronco, cabeça, face. Força muscular. Velocidade dos movimentos.
Manobras deficitárias: Mingazzini, Barré, braços estendidos, Raimiste.
Coordenação dos movimentos (olhos abertos e fechados): índex-nariz, índex-índex, calcanhar-joelho, tocar mão do médico com o pé. Dismetria.
Dissinergias (manobras de Babinski): sentar-se no leito, inclinação do tronco, prova da cadeira.
Diadococinesia.

b) Passiva

Tônus muscular (inspeção, palpação, movimentação e balanço passivos): hiper e hipotonia.

c) Automática

Marcha, fala, mímica, deglutição, mastigação, respiração.

d) Involuntária

Espontânea: hipercinesias (coréia, atetose, distonia, balismos, mioclonias), tiques, espasmos, cãibras, convulsões.
Reflexa:
1. Reflexos (profundos e superficiais), tônicos (cervicais, de postura).
2. Clono e trepidações epileptóides.
3. Automatismos (beliscamento do dorso do pé, flexão forçada dos artelhos, percussões repetidas).
4. Sincinesias: globais, de imitação, de coordenação.

SENSIBILIDADE

a) Subjetiva

Dores, sede, irradiação, medo do aparecimento, natureza, intensidade, duração, freqüência.
Parestesias, distúrbios cinestésicos, sensibilidade visceral.

b) Objetiva

1. Superficial (tátil, dolorosa, térmica).
2. Profunda consciente (cineticopostural, palestésica, dolorosa).
3. Estereognosia, grafoestesia, esquema corpóreo, barognosia, topognosia.

SINAIS MENINGORRADICULARES

Rigidez de nuca   Lasègue   Kernig   Brudzinski

PERTURBAÇÕES TRÓFICAS

a) Pele e anexos: mal perfurante, escaras, pigmentação.
b) Musculares: atrofias, fasciculações, hipertrofias, pseudo-hipertrofias, retrações.
d) Ósseas.
e) Articulações: osteoartroses, deformações, retrações, anciloses.

DISTÚRBIOS NEUROVEGETATIVOS

a) Esfincteres.
b) Distúrbios vasomotores e secretores: dermografismo, eritemas, cianose, distermias, edemas, hiper e anidroses.
c) Potência sexual *coeundi*, libido.
d) Enoftalmo, síndrome de Horner.

NERVOS CRANIANOS

I – Olfativo: hiper, hipo e anosmia, parosmia.

II – Óptico: acuidade, campo visual (hemianopsias), fundoscopia, motricidade extrínseca ocular, diplopias, desvio conjugado, crises oculógiras.

III – Oculomotor: oblíquo inferior e retos medial, superior e inferior. Pupilas: diâmetro, conformação; reflexos à luz, acomodação, elevador das pálpebras.

IV – Troclear: oblíquo superior.

V – Trigêmeo: músculos mastigadores, sensibilidade da face e mucosas, reflexo corneano.

VI – Abducente: reto lateral.

VII – Facial: motilidade da face orbicular dos olhos, gustação dos dois terços anteriores da língua, secreção lacrimal e salivar.

VIII – Auditivo/vestibular: hiper, hipoacusia, zoadas, vertigens, nistagmo.

IX – Glossofaríngeo: deglutição, sinal da cortina, sensibilidade faríngea, reflexos faríngeos.

X – Vago: motricidade e sensibilidade do véu, faringe, laringe, fonação, deglutição, respiração, circulação.

XI – Espinal (ou acessório): motricidade e troficidade do trapézio e esternocleidomastóideo.

XII – Hipoglosso: motricidade da língua, atrofia, fasciculação.

MINIEXAME DO ESTADO MENTAL

Escolaridade (em anos): .... Data:...../......./........

ORIENTAÇÃO (10 pontos, 1 ponto cada)

1. Dia da semana ....
2. Dia do mês ....
3. Mês ....
4. Ano ....
5. Hora aproximada ....
6. Local onde se encontra ....

7. Endereço (como chegou ao local de exame) ....
....
8. Andar/setor ....
9. Cidade ....
10. Estado ....

RETENÇÃO OU REGISTRO DE DADOS (3 pontos, 1 ponto cada)

carro, vaso, janela .... (anotar número de tentativas)

ATENÇÃO E CÁLCULO (5 pontos)

(100 – 7, subtraindo 7 dos resultados, 5 subtrações) sucessivos ou soletrar "mundo" invertido ....

MEMÓRIA (3 pontos)

Recordar os objetos do item retenção de dados ....

LINGUAGEM (9 pontos)

Nomear uma caneta e um relógio (2 pontos) ....
Repetir: "Nem aqui, nem ali, nem lá." (1 ponto) ....
Obedecer à ordem: "Pegue o papel com sua mão direita, dobre-o ao meio e coloque-o no chão." (3 pontos) ....
Ler e obedecer: "Feche os olhos." (1 ponto) ....
Escrever uma frase (1 ponto) ....
Copiar o desenho (1 ponto) ....

TOTAL: ....

ESCALA DE COMA DE GLASGOW

ABERTURA OCULAR [ ]:
  espontânea (4)
  ao comando (3)
  à dor (2)
  não abre (1)

MELHOR RESPOSTA VERBAL [ ]:
  orientado (5)
  frases (4)
  palavras (3)
  sons (2)
  não emite som (1)

MELHOR RESPOSTA MOTORA [ ]:
  obedece ordens (6)
  localiza dor (5)
  reage com flexão (4)
  reage com flexão patológica (3)
  reage com extensão (2)
  não reage (1)

TOTAL DE 3 A 15, sempre usar a melhor resposta e do melhor lado.

14. Exame Psiquiátrico

Gilberto D'Elia

Aproximadamente 50% dos pacientes que procuram o médico generalista apresentam alguma sintomatologia psíquica, embora essa não seja sua principal queixa clínica. Na maioria das vezes, essa sintomatologia não é detectada pelo médico clínico, acarretando um grave problema de subdiagnóstico de quadros psiquiátricos, principalmente em relação aos de natureza ansiosa e depressiva. Portanto, é importantíssimo que o médico, de qualquer especialidade, esteja atento às manifestações psíquicas, normais ou não, apresentadas pelos seus pacientes.

Neste capítulo, enfocaremos os principais sinais e sintomas psíquicos encontrados na prática clínica, assim como sua relevância diagnóstica.

FUNÇÕES PSÍQUICAS

Com finalidade exclusivamente didática, podemos dividir o funcionamento psíquico em seis áreas, ou *funções psíquicas*. É importante ressaltar que essa divisão é estritamente didática, não havendo nenhuma correlação anatômica ou fisiopatológica entre as funções psíquicas aqui relacionadas. Para facilitar e organizar a avaliação do estado mental, dividimos o psiquismo em: consciência, cognição (dividida em atenção, memória e orientação), pensamento, afetividade, sensopercepção e psicomotricidade.

CONSCIÊNCIA

Embora a avaliação da consciência não reflita detalhadamente os processos mentais, é condição prévia para o restante do exame psiquiátrico. Pacientes com flutuação do nível de consciência terão comprometimento de todas as outras funções psíquicas e, dessa forma, a avaliação do estado mental prejudicada. Alterações do nível de consciência sugerem a presença de fatores orgânicos (metabólicos, lesões de sistema nervoso central – SNC – e outras) que exigem rápida intervenção clínica, uma vez que representam uma grave agressão ao SNC.

A *vigília* pode ser descrita como o estado normal de consciência, caracterizado por relativa clareza dos processos psíquicos, em que o paciente consegue identificar o ambiente e se localizar no tempo e no espaço. Equivale a estar acordado.

A *sonolência* representa um estado de diminuição do alerta da consciência, decorrente de cansaço, privação de sono e/ou ação de medicamentos sedativos. Nesse estado, ainda é possível uma razoável compreensão da realidade, embora seja necessário um esforço adicional para manter a atenção no ambiente externo. Esse estado é relativamente reversível após estimulação (falando alto com o paciente, utilizando estimulantes como cafeína), embora essa estimulação tenha efeito limitado.

Já a *obnubilação* (ou torpor) representa um grave estado de depressão (e turvação) da consciência, no qual os processos psíquicos estão desorganizados e a compreensão da realidade comprometida. Como foi dito anteriormente, representa um rebaixamento intenso do nível de consciência, decorrente da ação de fatores orgânicos (metabólicos, lesionais) no SNC.

ATENÇÃO

A atenção pode ser descrita como o foco de interesse da consciência em determinado momento. Decorre do interesse nos estímulos externos, além da clareza da consciência e da capacidade de concentração. Sua avaliação pode ser feita a partir de perguntas simples como: "Qual é seu nome?", "Que dia é hoje?". O fato de o paciente responder de forma coerente (inferindo ter entendido a pergunta) demonstra que ele é capaz de manter o foco da atenção no estímulo externo. Prejuízos da atenção podem ser evidenciados pela dificuldade do paciente em acompanhar as perguntas, ou mesmo por respostas incoerentes. Testes padronizados podem ser utilizados, solicitando-se ao paciente que repita algarismos em determinada seqüência, ou mesmo os meses do ano.

MEMÓRIA

Da mesma forma que a atenção, a memória é uma função psíquica associada a desempenho intelectual, sendo avaliada a partir do resgate de informações cotidianas. Pode ser classificada em *fixação* (ou recente), que é a capacidade em reter informações; e de evocação (ou remota), que está relacionada ao resgate de informações previamente registradas. Perguntas simples sobre o caminho feito até o consultório, datas biográficas importantes, descrição de eventos vitais relevantes podem indicar prejuízos de memória.

ORIENTAÇÃO

A integridade das funções cognitivas pode ser confirmada pela adequada orientação do paciente, a partir da sua localização no tempo e no espaço. O paciente deve ser solicitado a informar dia, mês e ano, assim como sua localização atual. Freqüentemente, alterações de orientação são subestimadas, pois o paciente parece estar orientado quando na verdade não está.

Para a avaliação do estado mental, pode-se utilizar o miniexame do estado mental, questionário padronizado na avaliação das alterações cognitivas detalhado no capítulo "Exame do Sistema Nervoso".

PENSAMENTO

A avaliação do pensamento traz informações acerca da maneira de pensar e das idéias e crenças do indivíduo. Sua análise leva em conta a forma e o conteúdo do pensamento, a partir da sua fala (ou discurso).

A velocidade dos processos psíquicos é o aspecto formal mais importante, sendo os estados de aceleração característicos de ansiedade ou euforia, assim como a lentificação caracteriza quadros depressivos. Utiliza-se a fala habitual como padrão-ouro, isto é, a avaliação da velocidade do pensamento é subjetiva e leva em consideração nossa capacidade de compreensão acerca do que está sendo falado.

A direção do pensamento é a capacidade do paciente de manter o discurso em determinado assunto, sem se desviar ou "perder o fio da meada". Os prejuízos na direção do pensamento tornam-se mais evidentes em respostas longas e mais complexas, evidenciando estados de ansiedade, aceleração do pensamento ou déficits cognitivos.

O conteúdo do pensamento reflete o teor predominante das idéias e crenças do paciente. Pode ser depressivo, em que predominam idéias de menos-valia, pessimismo, doença, culpa ou morte. Em estados ansiosos, o pensamento é caracterizado por preocupações e medos de diferentes naturezas (doença, problemas futuros, mal-estar físico e outros). São também freqüentes as idéias obsessivas, de conteúdo desagradável, caráter intruso e repetitivo, que causam desconforto e o paciente tenta afastar da consciência. Quadros eufóricos são acompanhados de idéias de grandeza (riqueza, poder) e otimismo.

Característica importante do pensamento depressivo é a *idéia suicida*. Em quadros depressivos, o médico deve perguntar ativamente sobre a motivação ou planejamento em provocar a própria morte. Perguntas como: "Já pensou em morrer?", "Acha que não está valendo a pena viver?", "Já pensou em provocar a própria morte?". A presença de ideação suicida é uma das principais indicações de internação psiquiátrica.

Em algumas situações, as idéias predominantes podem adquirir um caráter de certeza inabalável, refratária a qualquer argumentação e não compartilhada pelas pessoas pertencentes à própria cultura do paciente. Nesse caso, podemos caracterizar a existência de um delírio, desde que essas idéias não representem uma crença cultural ou religiosa ("crença na existência de Deus", por exemplo).

A *crítica* do paciente representa a capacidade em perceber contradições ou corrigir seu próprio comportamento. Ao questionarmos sobre seu estado mental, podemos avaliar o quanto o paciente percebe as alterações mentais que apresenta.

AFETIVIDADE

A afetividade engloba as experiências emocionais e sentimentais do paciente, que podem ser analisadas a partir do humor e das suas respostas emocionais.

O humor descreve o estado afetivo predominante, como "pano de fundo" das experiências emocionais. O humor depressivo é caracterizado pela predominância de sentimentos de pessimismo, desesperança, sensações de culpa e arrependimento, que interferem com os vários aspectos da vida do indivíduo. Uma variante da depressão é o humor ansioso, no qual as sensações de tristeza são acompanhadas de sentimentos de preocupação, alerta e antecipação de situações futuras.

Inversamente, o humor eufórico representa um estado de expansão do ego, com experiências de alegria, otimismo, sensações de bem-estar e confiança exagerados.

A irritabilidade também pode ser descrita como um estado alterado de humor, caracterizado por irritação exagerada diante de pequenos estímulos ("pavio curto").

SENSOPERCEPÇÃO

A sensopercepção pode ser descrita como apreensão e compreensão da realidade, a partir dos órgãos dos sentidos. Por meio das cinco modalidades sensoriais (visão, audição, tato, olfato e gustação) percebemos os estímulos ambientais e, dessa forma, reconhecemos o mundo à nossa volta. Pode-se afirmar que a todo objeto à nossa volta corresponde uma percepção sensorial que, em situações especiais, pode estar alterada.

Uma das formas de alteração da percepção do mundo é a *ilusão*, na qual um estímulo externo é erroneamente interpretado, devido às interferências do meio ou ao estado mental do indivíduo. Por exemplo, um paciente pode "enxergar" uma cobra venenosa em um equipamento de soro, reagindo de forma assustada, devido a um rebaixamento do nível de consciência.

Outra forma de distorção da sensopercepção é a *alucinação*, na qual o paciente percebe (por meio da visão, audição, tato, olfato ou gustação) estímulos sem que exista nenhum estímulo correspondente a essa percepção. Por exemplo, um paciente pode descrever que é constantemente xingado, mesmo quando está sozinho, sem ninguém por perto.

Nos estados alucinatórios, o paciente pode ter crítica da estranheza do fenômeno, ou de fato acreditar na existência do estímulo.

Quadro 14.1 – Principais síndromes psiquiátricas e suas características clínicas.

Síndrome psiquiátrica	Características clínicas
Síndrome mental orgânica	Rebaixamento do nível de consciência, prejuízos cognitivos (atenção, memória, orientação, inteligência)
Síndrome depressiva	Humor depressivo, pensamento de conteúdo depressivo (doença, morte, menos-valia, culpa, pessimismo), lentificação psicomotora. Pode haver delírios e alucinações congruentes com o humor
Síndrome ansiosa	Humor ansioso, pensamento de conteúdo ansioso (preocupação, hipocondria, queixas somáticas) e inquietação psicomotora
Síndrome maniforme	Humor expansivo, pensamento de conteúdo expansivo (grandeza, riqueza, poder, otimismo), aceleração psicomotora. Pode haver delírios e alucinações congruentes com o humor
Síndrome delirante-alucinatória	Delírios e/ou alucinações predominantes, sem polarização evidente do humor ou prejuízo do nível de consciência
Síndrome de dependência a substâncias psicoativas	Alterações comportamentais de matiz depressiva, ansiosa, maniforme ou delirante-alucinatória nos períodos de intoxicação ou abstinência, dependendo do tipo de substância utilizada

PSICOMOTRICIDADE

A psicomotricidade representa a expressão motora dos processos psíquicos descritos anteriormente. Pode, dessa forma, fornecer informações importantes sobre o estado mental do indivíduo.

Desde o início do exame, o profissional de saúde deve observar o comportamento do paciente, avaliando-o durante toda a consulta. A avaliação do comportamento deve incluir a velocidade dos movimentos, assim como comportamentos repetitivos ou inadequados à situação da entrevista.

Estados de inquietação são evidenciados por aceleração dos movimentos, esfregar constante das mãos, dificuldade em ficar na mesma posição e por vezes agressividade. Inversamente, a inibição psicomotora evidencia lentidão de movimentos ou tendência a realizar poucos movimentos.

O controle sobre o comportamento refere-se à *impulsividade*, isto é, pressão para realizar comportamentos que o paciente não deseja ou que provocam desconforto. Por exemplo, conferir várias vezes se uma porta está fechada. Alguns quadros psiquiátricos, como transtornos somatoformes, alimentares e disfunções sexuais, apresentam poucas alterações formais ao exame psiquiátrico, a menos que estejam associados às síndromes descritas anteriormente. Dessa forma, seu diagnóstico depende basicamente dos dados de anamnese clínica e menos do exame do estado mental.

O comportamento alimentar deve incluir investigação acerca do nível de apetite e da freqüência e quantidade de alimentos ingerida. As *compulsões* alimentares são caracterizadas pela urgência em comer, acompanhada da ingestão de grande quantidade de alimentos (até mais de 3.000 calorias) em poucos minutos, muitas vezes com misturas incomuns de alimentos.

Também no comportamento sexual podemos perceber flutuações do *desejo sexual*, assim como da obtenção de prazer e satisfação sexuais. A investigação da vida sexual deve incluir aspectos como *desejo*, *prazer* e *desempenho*, freqüentemente confundidos.

O desejo sexual representa a vontade, o interesse em procurar e manter atividade sexual. Freqüentemente diminuído nos estados ansiosos e depressivos, encontra-se inversamente aumentado em estados expansivos.

O prazer representa o grau de satisfação, a capacidade em atingir o orgasmo e sua intensidade; o que o diferencia do desempenho, representado pela intensidade e duração da ereção (no homem) ou lubrificação vaginal (na mulher).

CONCLUSÃO

A avaliação global do estado mental fornece informações valiosas acerca do quadro *sindrômico* apresentado pelo paciente, isto é, o tipo de distúrbio a que se refere esse quadro. O quadro 14.1 sumariza as principais síndromes psiquiátricas e suas características clínicas.

A avaliação do estado mental é o ponto de partida do diagnóstico psiquiátrico e deve ser complementada com os dados de anamnese subjetiva (fornecidos pelo paciente) e objetiva (fornecidos por outro informante). Dessa forma, fazem parte da anamnese psiquiátrica: identificação, história da doença atual, antecedentes pessoais e hábitos, antecedentes familiares, interrogatório sobre os diversos aparelhos, assim como dados de exame clínico geral e neurológico.

BIBLIOGRAFIA

BARKER LR, SCHMIDT Jr CW – Evaluation of psychosocial problems. In: Barker LR, Burton JR, Zielve PD. *Principles of Ambulatory Medicine*. 5th ed., Baltimore, Williams & Wilkins, 1999, p. 125.

De PAULO Jr JR – Affective disorders. In: Barker LR, Burton JR, Zielve PD. *Principles of Ambulatory Medicine*. 5th ed., Baltimore, Williams & Wilkins, 1999, p. 167.

ROCA RP – Anxiety. In: Barker LR, Burton JR, Zielve PD. *Principles of Ambulatory Medicine*. 5th ed., Baltimore, Williams & Wilkins, 1999, p. 148.

15. Exame Oftálmico

Newton Kara-José
Liane Touma

O exame oftalmológico é parte importante de uma avaliação clínica. Ele pode trazer informações que ajudarão o médico no diagnóstico e no acompanhamento do paciente.

Como todo exame clínico, o oftalmológico compreende a anamnese e o exame dos olhos. Para tanto, é necessário que o médico esteja inicialmente familiarizado com a anatomia ocular.

ANATOMIA

O sistema visual é constituído pelo globo ocular, pelo nervo óptico, pelas vias ópticas e pelo córtex occipital.

O globo ocular possui aproximadamente 23 a 24mm de diâmetro axial e pesa em torno de 7,5g. As estruturas que compõem o globo ocular (Fig. 15.1), da mais externa para a mais interna, são:

Conjuntiva – é uma membrana fina e vascular que recobre a esclera na porção anterior do olho (conjuntiva bulbar), rebate-se inferior e superiormente, formando os fundos de saco (ou fórnices), e recobre as pálpebras na sua face interna. O encontro da conjuntiva com a córnea forma uma área de transição que recebe o nome de limbo. Conjuntivite é um termo genérico para qualquer inflamação da conjuntiva, independente de sua causa etiológica.

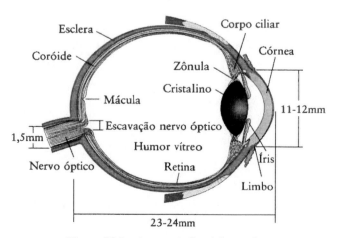

Figura 15.1 – Anatomia do globo ocular.

Córnea – é também uma membrana fina e transparente, muito resistente, situada na parte anterior do globo ocular. Tem aproximadamente 12mm de diâmetro e 0,56mm de espessura central. Sua espessura aumenta na periferia. Possui cinco camadas (epitélio, membrana de Bowman, estroma, membrana de Descemet, endotélio) e vasos sanguíneos apenas na periferia. Sua nutrição é feita por meio do filme lacrimal e do humor aquoso que preenche a câmara anterior e está em contato com o endotélio corneano. Tem a função de uma lente convergente de aproximadamente 43 dioptrias.

Esclera – é uma estrutura branca, opaca e avascular, na qual estão inseridos os músculos extra-oculares, responsáveis pela movimentação do olho. Sua extensão vai desde a córnea até o nervo óptico, tendo aproximadamente 1mm de espessura na parte anterior visível e afilando-se na parte posterior.

Íris – é um disco colorido, vascularizado, visível atrás da córnea, com um buraco central denominado pupila. Pode ser azul, verde, castanha ou apresentar uma combinação dessas três cores. A pupila dos dois olhos deve ser regular e simétrica. A íris, o corpo ciliar e a coróide formam o trato uveal (úvea).

Cristalino – é uma lente transparente, biconvexa, de formação protéica, fixada no corpo ciliar pela zônula. Possui três partes: cápsula (anterior e posterior), córtex e núcleo. A diminuição da transparência de qualquer uma de suas três camadas é chamada de catarata.

Câmara anterior – está compreendida entre a córnea e a íris.

Câmara posterior – está compreendida entre a íris e o cristalino.

Humor aquoso – é um fluido fino e transparente que preenche as câmaras anterior e posterior. Nutre a córnea e o cristalino. É produzido pelos processos ciliares do corpo ciliar e drenado pelo ângulo formado entre a córnea e a inserção da íris, o qual possui um ducto (canal de Schlemm) que deságua em um sistema de veias episclerais. Quando as vias de drenagem do humor aquoso funcionam de maneira insuficiente, ocorre aumento da pressão intra-ocular e glaucoma.

Corpo ciliar – é uma região rica em fibras musculares, responsável pela produção do humor aquoso e tem participação ativa na acomodação do cristalino.

Humor vítreo – é uma substância gelatinosa e transparente que preenche o globo ocular entre o cristalino e a retina. Tem baixo metabolismo e não tem a capacidade de se regenerar.

Coróide – está situada entre a esclera e a retina. É uma camada altamente vascularizada e tem a função de nutrir a retina.

Retina – é uma camada sensível à luz, composta por dez camadas. A camada mais interna (mais próxima do vítreo) é a de fibras nervosas, as quais se juntam formando o nervo óptico. Os fotorreceptores responsáveis pela visão são os cones e os bastonetes. A área da retina responsável pela visão de detalhes é a mácula, na qual ocorre maior concentração de cones. A retina possui uma veia e uma artéria que a nutrem, junto com a coróide. Esses vasos entram e saem do olho junto com o nervo óptico. O ponto cego é uma pequena área da retina, sem cones ou bastonetes, na qual as fibras nervosas se juntam e formam o nervo óptico (Fig. 15.2).

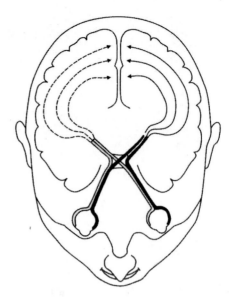

Figura 15.3 – Quiasma óptico – representação das vias ópticas (com permissão de Oliveira e Kara-José, auxiliar de oftalmologia).

Figura 15.2 – *Teste* – fique a aproximadamente 15cm da página e fixe a área escura da esquerda com o olho direito. Feche o olho esquerdo. Afaste do olho a página, mantendo a fixação na imagem da esquerda, até a imagem da direita desaparecer do seu campo de visão. Quando isso acontecer, significa que a imagem da direita caiu no ponto cego do seu campo visual (com permissão de Oliveira e Kara-José, auxiliar de oftalmologia).

Nervo óptico – cada nervo óptico caminha através da órbita, em direção ao cérebro. Na região da hipófise, as fibras nasais de cada nervo óptico cruzam para o lado oposto, formando o quiasma óptico. A partir desse ponto, cada lado da via óptica contém fibras nervosas de ambos os olhos (Fig. 15.3).

Radiação óptica – caminha para o córtex occipital, onde as imagens vindas de cada olho são fundidas em uma só imagem. Quando esse processo não se realiza, ocorre diplopia.

As sobrancelhas são constituídas por pêlos, dispostos em forma de arco, e têm a função de proteção contra o sol e o suor que vem da fronte. Daí serem muito mais ralas nos habitantes de países de clima temperado, e mais densas nos de países tropicais, nos quais têm tendência a ser contínuas.

Os cílios são pêlos localizados nas bordas palpebrais superior e inferior. Normalmente, nascem voltados para fora dos olhos. Quando alguns cílios nascem virados para dentro, recebem o nome de triquíase.

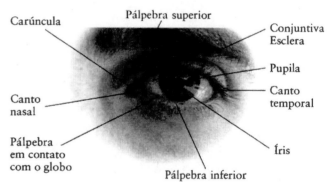

Figura 15.4 – Anatomia dos anexos oculares e de sua relação com o globo ocular.

As pálpebras são porções de pele, cartilagem e músculo, que cobrem a parte externa do olho. Têm a função de proteção ocular e de distribuição de lágrima, que ocorre com o piscar. O piscar acontece involuntariamente a cada 5 segundos. O piscar reflexo ocorre por qualquer irritação ocular ou por aproximação de qualquer objeto (defesa). O músculo orbicular é responsável pelo fechamento palpebral, e o músculo elevador da pálpebra superior, pela abertura palpebral. Quando abertas, as pálpebras delimitam a fenda palpebral, que varia em torno de 10-11mm. A pálpebra superior situa-se a 1-2mm abaixo do limbo superior, e a pálpebra inferior, na borda do limbo inferior (Fig. 15.4).

As pálpebras possuem algumas glândulas: de Meibomius (secretam óleo para a lágrima), de Zeis (secreção sebácea), de Moll (sudoríparas). A conjuntiva bulbar também possui algumas glândulas lacrimais acessórias e células caliciformes (mucosas).

A glândula lacrimal principal está situada externamente ao globo ocular, na região temporal, próxima à

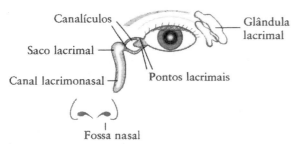

Figura 15.5 – Aparelho lacrimal (com permissão de Oliveira e Kara-José, auxiliar de oftalmologia).

cauda da sobrancelha (Fig. 15.5). A lágrima, produzida por essas glândulas, após lubrificar os olhos e colaborar na oxigenação e nutrição da córnea, escoa pelos pontos lacrimais situados no canto interno (ou nasal) das pálpebras, passando pelos canalículos, saco lacrimal, até atingir o ducto nasolacrimal e desaguar no meato inferior da cavidade nasal.

A lágrima é constituída por três camadas: lipídica (mais externa), aquosa (do meio, e proporcionalmente a maior), mucosa (mais interna, em contato com a superfície ocular) (Quadro 15.1).

Quadro 15.1 – As camadas do filme lacrimal e as glândulas secretoras.

Filme lacrimal	
Camada lipídica	Glândula de Meibomius
Camada aquosa	Glândula lacrimal principal Glândulas lacrimais acessórias
Camada mucosa	Células caliciformes

Os músculos extra-oculares são os responsáveis pela movimentação ocular extrínseca. São seis músculos para cada olho, trabalhando juntos para colocarem os olhos em posição correta e sincrônica. Os músculos reto medial e reto lateral são responsáveis pela movimentação horizontal. Os músculos reto superior, reto inferior, oblíquo superior e oblíquo inferior são responsáveis pela movimentação vertical (Fig. 15.6).

O fenômeno de Bell é um dos mecanismos de proteção do globo ocular. Quando fechamos os olhos, a maioria de nós eleva e vira o olho para fora, isso significa fenômeno Bell positivo (+). Quando, ao fechar os olhos, eles descem, diz-se Bell negativo (–). Algumas pessoas não apresentam esse movimento reflexo, então se diz Bell ausente.

ANAMNESE

A história do paciente é de extrema importância para o diagnóstico da doença, já que traz informações necessárias para o diagnóstico diferencial e para o direcionamento dos exames a serem realizados.

Além da identificação do paciente – idade, sexo, raça, local de nascimento e procedência – e de sua profissão, deve-se questionar sobre o tempo de aparecimento da queixa, se o início foi apenas em um olho ou em ambos, ou se começou em um e passou para o outro. Se há algum outro fator associado, se piora ou melhora com algum deles ou com alguma medicação. Se há algum fator que precipite seu aparecimento ou que anteceda o quadro. Se está usando algum medicamento.

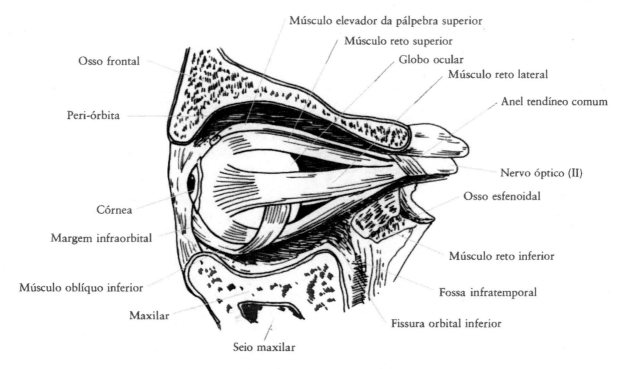

Figura 15.6 – Anatomia da órbita.

Vale perguntar ativamente sobre algumas das queixas mais comuns, como, por exemplo, hiperemia ocular, prurido, lacrimejamento, dor, ardor, sensação de corpo estranho (ou areia), presença de secreção, embaçamento ou baixa de acuidade visual.

Deve-se perguntar, também, quanto ao passado oftalmológico do paciente, isto é, último exame oftalmológico, última refração realizada, se usa ou já usou alguma medicação ocular, se já sofreu algum traumatismo ocular, se já foi submetido a alguma cirurgia oftalmológica, se tinha algum problema quando mais novo.

Os outros passos da anamnese seguem seu caminho habitual. Pergunta-se sobre antecedentes pessoais, por exemplo, doenças sistêmicas (hipertensão arterial sistêmica, *diabetes mellitus*, problemas cardíacos, respiratórios, reumatológicos, vasculares etc.), cirurgias prévias, medicações em uso, alergias e outros pontos mais.

É importante também indagar sobre os antecedentes familiares, tanto sistêmicos quanto oftalmológicos, já que algumas doenças oculares têm um padrão de transmissão familiar.

Após a história, parte-se para o exame oftalmológico propriamente dito, tomando-se alguns cuidados quanto à ordem que será realizado, pois algumas técnicas de exame podem interferir nos resultados de outros exames.

Sugestão de seqüência de exame
- Medida da acuidade visual:
  – para longe/para perto;
  – sem e com correção (óculos).
- Reflexo pupilar.
- Motilidade ocular extrínseca.
- Exame ocular externo.
- Biomicroscopia (geralmente realizada por um oftalmologista, pois necessita de equipamento especializado).
- Fundo de olho.

MEDIDA DA ACUIDADE VISUAL

A acuidade visual é a medida do limiar de discriminação de dois pontos separados espacialmente, corresponde à avaliação da função da fóvea. Ela depende da região da retina estimulada pelo raio de luz, da intensidade de iluminação, do tempo de exposição do estímulo, do movimento do objeto ou dos olhos e da idade do paciente.

As técnicas utilizadas para a medida da acuidade visual podem variar conforme a idade do paciente, o grau de instrução e a capacidade de comunicação (entendimento e expressão). Deve-se lembrar que a medida da acuidade visual é feita com os óculos para longe quando o paciente necessita usá-los.

Para crianças, aos 3 meses de idade, já se pode inferir a acuidade visual ao se observar se ela fixa e segue objetos, se tem interesse em pegar objetos, se tem reflexo vermelho na pupila, se não reage à oclusão do olho,

sempre avaliando e comparando a reação da criança após a oclusão de cada olho separadamente. A fixação pode ser testada com uma lanterna ou um foco de luz e deve ser central e firme, isto é, o reflexo luminoso deve cair na área central da pupila e não deve haver movimento do olho, por exemplo, nistagmo.

Podem-se utilizar outros testes para a avaliação quantitativa da acuidade visual nas crianças que ainda não informam, como o nistagmo optocinético, o olhar preferencial e o teste de potencial evocado.

OLHAR PREFERENCIAL – essa técnica se baseia no fato de a criança ser atraída por estímulo padronizado e não por uma superfície homogênea. Se, por exemplo, forem mostrados à criança um tipo de estímulo padronizado (como listras pretas e brancas) e um fundo homogêneo, ela preferirá olhar para o estímulo padronizado, desde que dentro do seu limiar de acuidade visual. Durante o teste, um observador se esconde atrás da tela apresentada, que contém, de um lado, a superfície homogênea, e do outro, as listras pretas e brancas alternadas. O observador marca a direção dos movimentos da cabeça da criança em resposta ao aparecimento dos estímulos listrados.

TESTE ELETROFISIOLÓGICO – no teste de potencial visual evocado, analisa-se o impulso elétrico do córtex visual provocado por um estímulo visual.

TÉCNICA DO NISTAGMO OPTOCINÉTICO – as primeiras tentativas de quantificação da acuidade visual resumem-se na presença ou não de nistagmo, quando a criança é estimulada com listras, de tamanho variável, passadas na frente dos olhos. A presença de nistagmo indica que a criança enxerga as listras, ou seja, tem um grau de visão. A menor largura da listra que provoca movimento dos olhos é a medida da acuidade visual.

Aos 3 anos de idade, geralmente, a criança já pode informar a visão com o uso de tabelas com figuras conhecidas, como cachorro, bola, menino, mão. Aos 4 anos, pode-se usar uma tabela com a letra E em várias posições, orientando a criança a falar ou mostrar com a mão para que lado as pernas da letra E estão viradas. Quando alfabetizada, pode-se usar tabelas com letras variadas. As tabelas devem ser posicionadas a 6 metros do paciente.

Para o adulto, pode-se utilizar a tabela com letras variadas ou com a letra E, sendo esta última reservada para os adultos não-alfabetizados.

Quando o paciente não consegue ver o maior optótipo dessas tabelas, posicionadas corretamente a 6 metros, devem-se mostrar os dedos da mão e observar se ele consegue contá-los e a que distância, por exemplo, conta dedos a 5m, a 1m, a 70cm. Se não conseguir contar dedos, devem-se movimentar as mãos à frente do paciente e pergunta-se o que vê, por exemplo, movimentos de mão a 60cm, a 20cm. Caso não consiga ver, deve-se testar se há percepção de luz ou não (sem percepção de luz).

Num olho sem doenças ou erros de refração, os raios de luz provenientes do objeto incidem sobre a mácula (região da retina especializada para visão de detalhes), estimulando os cones e os bastonetes, que convertem esses estímulos luminosos em estímulos nervosos, que são levados até o córtex occipital por meio do nervo óptico e suas conexões. Cada olho recebe e transmite uma imagem, e posteriormente há a fusão dessas duas imagens em uma só no córtex occipital. Todas essas etapas são importantes para o bom desenvolvimento da visão, desde o nascimento.

Durante o desenvolvimento da criança, desde o nascimento, quando há alguma doença ocular ou algum vício de refração que impeça os raios de luz do objeto de chegarem adequadamente até a retina e posteriormente até o córtex, não ocorre a maturação adequada do sistema visual. A criança, então, apresenta ao exame baixa de acuidade visual.

AMBLIOPIA ("OLHO PREGUIÇOSO") – quando essa baixa de acuidade visual em um ou ambos os olhos está presente sem lesão orgânica aparente e com fundo de olho normal, chama-se de ambliopia. As maiores causas de ambliopia são estrabismo, anisometropia (diferença de grau entre os dois olhos), altas ametropias (erros de refração) não corrigidas precocemente e deprivação visual por falta de estímulo. Quase sempre, a ambliopia é prevenível e/ou tratável.

ERROS DE REFRAÇÃO

Os chamados erros de refração compreendem a miopia, a hipermetropia e o astigmatismo.

MIOPIA – a imagem forma-se antes da retina. A miopia pode ser axial (olho com diâmetro ântero-posterior aumentado) ou refracional (poder dióptrico da córnea e/ou do cristalino aumentado).

O míope não dispõe de mecanismo de acomodação e, por isso, precisa chegar perto dos objetos para ver melhor.

A miopia, geralmente, não é hereditária. Existe, porém, uma predisposição racial. A prevalência na população adulta é de, aproximadamente, 50% nos orientais (japoneses e chineses), 15% nos indo-europeus e 4% nos negros. Entre os indo-europeus, outros 15% são emétropes (ausência de erros de refração – com o indivíduo olhando para o "infinito", a imagem forma-se na retina), e 70%, hipermétropes.

O míope vê bem de perto e apresenta dificuldade para ver de longe, franzindo a testa e apertando as pálpebras (diminuindo a fenda palpebral), para obter melhor acuidade visual. Normalmente, a criança míope mostra mais interesse em atividades com objetos próximos (leitura, trabalhos manuais, jogos de peças, quebra-cabeças), evitando brincadeira que exija visão a distância. Costuma ser introvertida e, em alguns casos, até mesmo tímida.

O adulto míope, quando se torna presbita (perda gradual do poder de acomodação do cristalino), costuma tirar os óculos e chegar mais perto do livro para ler.

A correção óptica para os míopes é feita com lentes divergentes.

As principais complicações associadas com altas miopias são o descolamento de retina, o estrabismo divergente e as alterações maculares.

HIPERMETROPIA – a imagem forma-se atrás da retina. A hipermetropia também pode ser axial (diâmetro ântero-posterior diminuído) ou refracional (poder dióptrico da córnea e/ou diminuição do cristalino).

Geralmente, o recém-nascido é hipermétrope, pois não tem o globo ocular totalmente desenvolvido, e essa hipermetropia tende a regredir dos 7 aos 20 anos de idade.

A criança hipermétrope tem grande capacidade de acomodação, e esse esforço acomodativo constante pode desencadear sintomas de astenopia (cansaço visual), tais como cefaléia, ardor, desconforto visual, sensação de peso ocular, lacrimejamento e hiperemia conjuntival, principalmente durante a leitura de perto. Caso a capacidade de acomodação não seja suficiente para compensar o alto grau de hipermetropia, a acuidade visual para perto pode ficar comprometida. Em geral, a criança hipermétrope é extrovertida, preferindo brincadeiras que exijam visão de longe (pega-pega, pula-corda, esconde-esconde etc.) ao invés de atividades de perto (leitura etc.).

O adulto hipermétrope, quando se torna presbita, passa a necessitar de uma correção para longe e outra ainda mais forte para perto.

A correção óptica para os hipermétropes é feita com lentes convergentes.

As complicações mais comumente associadas aos altos hipermétropes são a ambliopia, o estrabismo convergente e, após os 50 anos de idade, o glaucoma agudo.

ASTIGMATISMO – ocorre quando a córnea não é esférica, isto é, as distâncias entre os eixos são diferentes (a córnea, em vez de redonda, seria ovalada).

Isso impede de formar uma única e clara imagem na retina, obtendo-se uma deformação da imagem (as linhas verticais podem ser vistas com clareza, o que não ocorre com as horizontais, ou vice-versa).

Os casos de astigmatismos não-corrigidos podem apresentar, como sintomas de astenopia, baixa acuidade visual e desconforto aos esforços visuais de perto e de longe, cefaléia, ardor e hiperemia conjuntival.

Os astigmatismos que ultrapassam a faixa considerada fisiológica podem desencadear ambliopia na criança.

O astigmatismo, normalmente, muda pouco com a idade, e é raro ultrapassar 4 dioptrias (graus). Existem evidências de que o ato de coçar muito os olhos pode levar ao aumento do astigmatismo.

Há também o astigmatismo chamado de residual, decorrente de irregularidades no cristalino, na retina ou na superfície posterior da córnea.

A correção óptica é feita com lentes cilíndricas, que traz os dois pontos de foco para um só ponto na retina. A adaptação aos óculos pelos astigmatas pode levar alguns dias, sendo comuns queixas de tontura, distorção das linhas e chão flutuando.

ACOMODAÇÃO – é o fenômeno causado pela contração do músculo ciliar em direção ao cristalino, relaxando a tensão exercida pela zônula sobre este e tornando-o, conseqüentemente, mais arredondado e mais convergente. Quando o músculo ciliar relaxa, aumenta a tensão sobre a zônula e o cristalino, e este fica mais achatado e menos convergente. O cristalino torna-se mais arredondado quando fixa objetos próximos (acomodação) e mais achatado quando fixa objetos a distância.

PRESBIOPIA (VISTA CANSADA) – quando ocorre diminuição da elasticidade do cristalino, tornando-se mais rígido e não conseguindo mudar sua forma (a partir de 40 anos de idade), gradativamente deixamos de focar para perto. É a diminuição do poder de acomodação.

Os erros de refração estão geralmente relacionados a algumas queixas comuns na prática oftalmológica, como a cefaléia.

CEFALÉIA DE ORIGEM OFTALMOLÓGICA – aparece geralmente ao final do dia, após esforço visual; na maior parte das vezes é frontal, no globo ocular ou na região occipital; melhora com o uso dos óculos ou após descanso; e é mais rara aparecer nos finais de semana ou nas férias. Pode estar associada a qualquer um dos erros de refração, mas é mais freqüente a associação com hipermetropia e com astigmatismo. Pode também estar relacionada com insuficiência de convergência e estrabismos latentes.

EXAME DAS PÁLPEBRAS E DAS VIAS LACRIMAIS

O exame das pálpebras é basicamente feito por meio da inspeção e da palpação. Em primeiro lugar, devem-se observar o posicionamento e a simetria dos olhos na face. A seguir, observam-se os supercílios, as pálpebras e os cílios quanto a posição, alinhamento, disposição e coloração dos pêlos, presença ou não de tumorações, edema, hiperemia, ulcerações, secreção. A palpação de uma lesão, quando presente, é também importante para avaliar sua consistência e se há aderência a planos profundos (Fig. 15.7).

O carcinoma basocelular ou o espinocelular são lesões malignas de pele que podem estar presentes tanto nas pálpebras quanto na face. São lesões geralmente planas, ulceradas, com bordas perláceas e ligeiramente elevadas. Lesões benignas, como a neurofibromatose, também podem ser identificadas como nódulos pedunculados ou subcutâneos em qualquer parte da face, inclusive nas pálpebras.

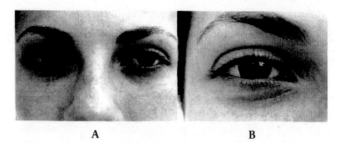

Figura 15.7 – A) Exame ocular das estruturas relacionadas às pálpebras. Note o alinhamento dos supercílios e dos olhos. B) Note o posicionamento dos cílios em relação à superfície ocular. Note o posicionamento das pálpebras em relação à córnea.

O hordéolo, também conhecido como terçol, aparece nas bordas palpebrais como tumorações nodulares, hiperemiadas, edemaciadas, com dor à palpação. O calázio, ao contrário, não apresenta edema, hiperemia ou dor e caracteriza-se por ser um nódulo de consistência fibrosa.

Distiquíase é uma fileira anômala de cílios que surgem na borda palpebral, enquanto triquíase é o nome dado aos cílios que crescem voltados para o globo ocular. Quando há cílios brancos no meio de outros normais, chama-se poliose. Áreas com ausência de pêlos (madarose) podem estar associadas a blefarite ou a hanseníase.

A pálpebra superior (PS) deve cobrir 1-2mm do limbo superior, e a inferior (PI), posicionar-se no limbo inferior. Quando a PS ou a PI estiverem abaixo desse limite, chama-se ptose de PS ou de PI, que pode ser uni ou bilateral. Quando a borda palpebral estiver afastada da superfície ocular, chama-se ectrópio, e quando estiver voltada para dentro, entrópio.

Na doença de Graves, pode-se notar que a fenda palpebral está mais aberta do que o normal, podendo ou não estar associada a exoftalmia. Pode aparecer inicialmente em um olho e acometer posteriormente o olho contralateral.

Lagoftalmo é o nome dado ao fechamento incompleto da fenda palpebral, evidenciado quando se pede ao paciente para fechar os olhos, sem forçar. Pode ser resultado de paresia do nervo facial, que inerva o músculo orbicular dos olhos, ou decorrente de retração da pálpebra superior que impeça seu fechamento adequado. Pode ocorrer fisiologicamente em 17% dos indivíduos, manifestando-se, principalmente, durante o sono.

O exame das vias lacrimais compreende a verificação do posicionamento dos pontos lacrimais, situados no canto nasal da borda palpebral inferior e da superior. Ao exame externo, são pouco visíveis, por estarem voltados para o globo ocular. Já nos casos de ectrópio de ponto lacrimal, são visíveis ao exame externo.

Para a verificação da permeabilidade da via lacrimal, pode-se pressionar a região dos pontos lacrimais e observar se há saída de secreção.

Deve-se observar se há presença de tumoração na região de saco lacrimal e as características associadas: edema, hiperemia, consistência, saída de secreção pelos pontos lacrimais à expressão, dor à palpação.

Quando existir tumoração com inflamação local e saída de secreção à expressão, deve-se suspeitar de dacriocistite aguda. Na dacriocistite crônica, há saída de secreção à expressão, mas não há sinais locais de inflamação.

Mucocele de saco lacrimal é uma lesão congênita e aparece como uma tumoração sem inflamação, de consistência cística, de paredes finas e pouco azuladas, sem saída de secreção à expressão, sendo geralmente vistas nas crianças (Quadro 15.2).

Quadro 15.2 – Diagnóstico diferencial do lacrimejamento no recém-nascido.

Glaucoma congênito
Obstrução congênita do ducto nasolacrimal
Conjuntivite neonatal
Atresia de ponto lacrimal ou do canalículo lacrimal

EXAME DA CONJUNTIVA E DA CÓRNEA

O exame macroscópico da conjuntiva e da córnea pode ser realizado em ambiente bem iluminado ou com o auxílio de uma lanterna (Figs. 15.8, 15.9 e 15.10).

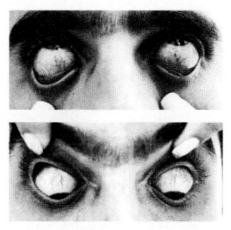

Figura 15.8 – Exame macroscópico da conjuntiva. Note a presença de vasos sangüíneos ingurgitados na conjuntiva bulbar.

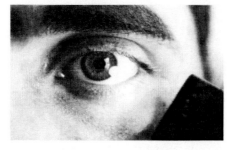

Figura 15.9 – Exame com lanterna permite ver com detalhes a córnea (brilho, reflexo de luz, transparência) e a íris (cor, desenho e reação da pupila à luz).

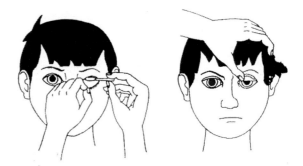

Figura 15.10 – Técnica de eversão da pálpebra superior e exposição da conjuntiva tarsal superior, localização freqüente de corpo estranho. Segurar a pálpebra superior pelos cílios e rodá-la com auxílio de um cotonete (com permissão de Kara-José, PRONAP – SBP).

Observam-se, na conjuntiva bulbar e na tarsal, disposição dos vasos sangüíneos, presença de alguma lesão elevada, hiperemia, edema, secreção.

Na conjuntivite aguda, bacteriana ou viral, a hiperemia é difusa, principalmente nos fundos de saco, acompanhada de quemose (edema conjuntival) e secreção mucosa e clara na viral e purulenta na bacteriana.

A conjuntiva pode apresentar lesões neoplásicas benignas, como o papiloma, e malignas, como o carcinoma espinocelular e o basocelular. O papiloma é, geralmente, uma lesão elevada, séssil ou pedunculada, com vasos sangüíneos tortuosos e espiralados dispostos de forma concêntrica. O carcinoma apresenta características semelhantes ao papiloma, mas geralmente seus vasos sangüíneos não seguem um padrão de disposição concêntrica.

O pterígio é uma lesão pouco elevada e hiperemiada, que atinge a córnea e a conjuntiva na região da fenda palpebral.

A hemorragia subconjuntival (hiposfagma) aparece súbita e espontaneamente como uma mancha vermelha, intensa, e que geralmente causa temor, mas é uma lesão benigna. Pode estar associada à hipertensão arterial, à dificuldade da circulação de retorno venoso (tosse, traumatismo torácico, espirro etc.), ou ser de aparecimento espontâneo.

O exame da córnea restringe-se à observação da transparência, do brilho e da integridade. Alguns graus mais intensos de edema de córnea podem ser identificados macroscopicamente. Vemos a córnea opaca e pouco esbranquiçada nesses casos. Cicatrizes corneanas também aparecem como opacidades brancas na córnea.

A úlcera de córnea é uma lesão esbranquiçada, acompanhada de hiperemia conjuntival periceratica (ao redor da córnea), dor e fotofobia. Pode estar associada a traumatismo ocular, conjuntivite ou uso de lente de contato.

Em um traumatismo ocular, inicia-se o exame pela medida de acuidade visual. Essa conduta tem, inclusive, implicações legais. Deve-se investigar a suspeita de perfuração do globo. Ao examinar o paciente com suspeita de perfuração ocular, não se deve apertar os olhos dele. Deve-se verificar a integridade, o formato do olho e a posição e o formato da pupila. Procura-se por lesões de córnea e conjuntiva. Uma perfuração corneana pode apresentar saída do conteúdo intra-ocular pelo corte, como, por exemplo, a íris, e simular cisco ou coágulo grudados sobre o globo ocular. Portanto, em casos de traumatismo ocular com suspeita de perfuração, não se deve remover nenhum tipo de corpo estranho antes da avaliação feita pelo oftalmologista.

A queimadura química ocular, causada por álcalis ou por ácidos, é condição grave, que necessita de atendimento imediato. Os álcalis produzem queimadura mais grave e mais profunda que os ácidos. Os álcalis saponificam as proteínas oculares e vão penetrando na profundidade da estrutura ocular. Os ácidos não penetram tanto em profundidade, pois têm sua ação interrompida ao entrar em contato com as proteínas oculares (efeito tampão).

Nos casos de queimadura, deve-se imediatamente irrigar os olhos por 20 a 30 minutos com soro fisiológico ou, na sua falta, com água de torneira. A seguir, deve-se limpar os fundos de saco inferior e superior com auxílio de um cotonete. Só após isso é que o paciente deve ser encaminhado ao oftalmologista.

EXAME DA CÂMARA ANTERIOR E DO CRISTALINO

O exame da câmara anterior e do cristalino é difícil de ser realizado sem o auxílio da lâmpada de fenda. Pode, porém, ser realizado grosseiramente com o auxílio de um foco de luz (ver Fig. 15.9).

O hifema (hemorragia na câmara anterior), quando pequeno, posiciona-se inferiormente, e quando abundante, pode preencher totalmente a câmara anterior. Está associado a traumatismo ocular contuso e a algumas outras doenças oculares, como o glaucoma neovascular.

O hipópio (pus na câmara anterior) está geralmente associado a úlceras de córnea e a algumas uveítes.

UVEÍTE – as uveítes podem ser anteriores, quando acometem apenas a câmara anterior; intermediárias, quando acometem o corpo ciliar, e posteriores, quando acometem a coróide e a retina. O exame ocular das uveítes anteriores mostra hiperemia conjuntival pericerática, reação inflamatória na câmara anterior, miose, e o paciente geralmente se queixa de desconforto ocular, fotofobia e baixa de acuidade visual. Os outros tipos de uveíte apresentam as mesmas características, com inflamação de vítreo anterior nas uveítes intermediárias, e com foco de inflamação de coróide e retina (coriorretinite) nas uveítes posteriores (evidenciados no exame de fundo de olho).

CATARATA (OPACIFICAÇÃO DO CRISTALINO) – é somente visível macroscopicamente na área pupilar (branca ou opalescente), quando já está em estágio mais avançado. É importante sua identificação precoce nas crianças e nos recém-nascidos, pois o prognóstico visual depende da retirada da catarata e da correta correção óptica, permitindo, assim, o adequado desenvolvimento visual. A catarata congênita está geralmente associada a doenças gestacionais, como a rubéola e a toxoplasmose, ou a fatores hereditários (Quadro 15.3).

Quadro 15.3 – Diagnóstico diferencial de leucocoria na infância (pupila branca).

Catarata congênita
Retinopatia da prematuridade (estágio avançado)
Retinoblastoma
Processos infecciosos (toxocaríase e cisticercose intra-ocular)
Persistência de vítreo primário hiperplástico
Doença de Coats

As principais etiologias de catarata no adulto e na criança estão descritas no quadro 15.4.

Quadro 15.4 – Tipos de catarata.

Catarata congênita
Infecciosas (rubéola, citomegalovírus, toxoplasmose, lues)
Hereditária
Alterações enzimáticas
Alterações cromossômicas
Catarata do adulto
Catarata senil
Metabólicas (diabetes, alterações no metabolismo do cálcio)
Drogas (corticosteróides, clorpromazina)
Radiação
Doenças nutricionais
Alterações oculares (uveíte, traumatismo ocular, esfoliação e pseudo-esfoliação, glaucoma, neoplasia intra-ocular)

A catarata senil aparece geralmente após os 50 anos de idade e a maioria dos indivíduos com mais de 70 anos tem, pelo menos, algum grau de opacificação. Tem evolução irregular e a cirurgia está indicada quando a catarata atrapalha as atividades de vida diária do indivíduo (Quadro 15.5).

Quadro 15.5 – Tipos principais de catarata senil e sintomas mais freqüentes.

Catarata	Sintomas
Nuclear	Lento borramento visual
	Desvio da refração para miopia (os hipermétropes passam a necessitar menor correção positiva, e os míopes, maior correção negativa)
Subcapsular	Visão boa em ambientes com pouca luminosidade
	Visão ruim em ambientes iluminados e sob o sol
	Faróis dos carros com aspecto raiado
Cortical	Lento borramento visual
	Ofuscamento visual

Quadro 15.6 – Diagnóstico diferencial de olho vermelho.

	Conjuntivite aguda	Hiposfagma	Úlcera de córnea	Uveíte anterior	Glaucoma agudo
Acuidade visual	Pode estar diminuída	Normal	Diminuída	Geralmente diminuída (turva)	Diminuída (muito)
Uni ou bilateral	Geralmente bilateral	Unilateral	Unilateral	Unilateral	Unilateral
Dor	Pode estar presente Sensação de areia	Ausente	Presente Intensa	Presente Leve a intensa	Presente Muito intensa
Secreção	Presente	Ausente	Presente Pouca	Ausente	Ausente
Hiperemia	Difusa Maior nos fundos de saco	Localizada	Pericerática	Pericerática	Difusa Predominância pericerática
Pupila	Normal Reativa à luz	Normal Reativa à luz	Normal Reativa à luz	Miose Pouco reativa à luz	Médio-midríase fixa

GLAUCOMA CRÔNICO – é uma doença crônica, caracterizada por lesão do nervo óptico e perda de campo visual progressivas, levando à alteração da acuidade visual central apenas nos casos mais avançados. Geralmente, está associado a aumento da pressão intra-ocular (PIO), havendo, porém, casos de doença em pacientes com PIO normal. O paciente pode ter sintomatologia vaga: peso nos olhos, desconforto ocular, hiperemia pericerática (Quadro 15.6). O diagnóstico é feito pela medida da PIO, exame do campo visual e avaliação estrutural do disco óptico (papila do nervo óptico).

A PIO é medida por meio de tonômetros (valores normais da PIO geralmente abaixo de 20mm Hg) ou pode ser grosseiramente avaliada pela tensão oculodigital: pede-se ao paciente para fechar os olhos, usando ambos os dedos indicadores, pressão e contrapressão são feitas sobre o globo ocular, avaliando-se a resistência encontrada. A interpretação desse exame exige examinador experiente.

No exame do disco óptico, nota-se aumento progressivo da escavação fisiológica que, em geral, corresponde a aproximadamente 20% da superfície da papila.

GLAUCOMA AGUDO – representa cerca de 5% dos glaucomas. O paciente queixa-se de dor ocular forte, com irradiação para a região temporal, náuseas e vômitos, baixa de acuidade visual, halos coloridos na visão e hiperemia conjuntival unilaterais. Ao exame, observa-se hiperemia conjuntival pericerática, pupila em médio-midríase fixa (arreativa à luz), edema de córnea e tensão oculodigital aumentada. Se não tratado adequadamente, o paciente pode perder totalmente a visão em poucos dias (Quadro 15.7).

EXAME DO FUNDO DE OLHO

A oftalmoscopia direta é um exame que pode ser realizado em praticamente qualquer situação, exceto quando opacidades de meio impeçam a visualização do fun-

Quadro 15.7 – Diagnóstico diferencial de dor ocular.

Sinais inflamatórios nas pálpebras	Hordéolo (terçol) Blefarite/meibomite
Dor à movimentação ocular	Neurite óptica (inflamação do nervo óptico) Corpo estranho tarsal e/ou de córnea Lesão corneana Esclerite Miosite
Dor que irradia para o olho	Sinusite Herpes zoster
Dor no olho	Ceratite (inflamação/infecção corneana) Úlcera/lesão ou corpo estranho de córnea Glaucoma agudo Uveíte anterior

do de olho. O oftalmoscópio direto é um aparelho portátil, de fácil manuseio, e pode ser utilizado para a fundoscopia mesmo sem dilatação das pupilas.

O examinador deve segurar o oftalmoscópio com sua mão direita e olhar através dele com seu olho direito, quando for examinar o olho direito do paciente, e vice-versa. Deve pedir ao paciente para fixar seu olhar em algum ponto distante, de modo a relaxar a acomodação do cristalino e a miose.

A oftalmoscopia permite o exame do disco do nervo óptico (também conhecido como papila), da retina e dos vasos retinianos que se encontram na região do pólo posterior do globo ocular e da mácula. Não permite, porém, o exame da periferia da retina.

Ao se realizar a fundoscopia, devem-se avaliar as características do disco do nervo óptico quanto a limites, nitidez desses limites, coloração, presença ou não de hemorragias ou exsudatos e edema. Deve-se avaliar, também, a transparência do vítreo.

O vítreo pode ter algumas áreas de condensação que aparecem espontaneamente com a idade ou quando ele descola da retina. Quando isso acontece, o paciente percebe alguns pontos escuros na visão que flutuam e balançam com o movimento dos olhos. Daí receberem o nome de "moscas volantes". Pode queixar-se de ter visto "flashes" ou raios luminosos antes do aparecimento desses pontos, o que acontece quando o vítreo se descola da retina. Como esses sintomas são semelhantes aos do descolamento de retina, é necessária a realização do exame de fundo de olho para sua diferenciação (Fig. 15.11).

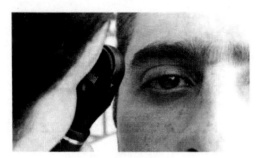

Figura 15.11 – Exame de oftalmoscopia direta. Note que o médico utiliza seu olho direito para examinar o olho direito do paciente, o qual está com o olhar concentrado em algum ponto distante, e não direcionado para o aparelho.

Quando há presença de edema de papila, nota-se que o disco óptico se encontra com seus limites imprecisos e borrados (pouco nítidos), com elevação em relação ao plano da retina, esbranquiçado ou muito alaranjado (isto é, isquêmico ou com inflamação, respectivamente), podendo ter ou não presença de hemorragias e/ou exsudatos. Papiledema é o nome dado especificamente ao edema de papila causado pelo aumento de pressão intracraniana.

O exame do restante da retina pode mostrar sinais de retinopatia diabética, com exsudatos duros, microaneurismas, micro-hemorragias e exsudatos moles, dispersos no pólo posterior ou concentrados em algumas regiões.

A retinopatia hipertensiva apresenta arterioloconstrição, desde leve e moderada até grave (aspecto de fios de cobre ou fios de prata), tortuosidade vascular, ingurgitamento venoso, cruzamentos arteriovenosos patológicos (compressão da veia pela artéria) e hemorragias em chama de vela. Na hipertensão maligna, o exame de fundo de olho pode mostrar edema de papila, com inúmeras áreas de hemorragias e exsudatos algodonosos em todo o pólo posterior.

Na oclusão de artéria central da retina, esta se mostra pálida e com afilamento acentuado das artérias.

Na oclusão de veia central da retina, encontra-se, ao exame, ingurgitamento e tortuosidade venosos acentuados, com inúmeras hemorragias e exsudatos algodonosos.

Na uveíte posterior, pode ser identificado no fundo de olho um foco de coriorretinite como sendo uma área de retina esbranquiçada, com limites bastante imprecisos e reação inflamatória no vítreo (opacidades flutuando no vítreo) próxima à região do foco. Uma das causas mais freqüentes de uveíte posterior é a toxoplasmose.

O descolamento de retina pode ser identificado como uma parte da retina flutuando no vítreo, isto é, fora de sua posição normal e em descontinuidade com o restante da retina no pólo posterior. Pode ou não estar associado a traumatismo ocular prévio, mas, em geral, ocorre espontaneamente, e o paciente conta na história a sensação de ter visto previamente "flashes" de luz ou raios luminosos.

EXAME NEUROFTALMOLÓGICO

Nervos cranianos relacionados ao globo ocular:

II nervo craniano (nervo óptico) – tem a função de levar as informações da retina até o cérebro. As fibras nasais de cada nervo mudam de posição para o lado contralateral, formando o quiasma óptico.

III nervo craniano (oculomotor) – inerva o músculo elevador da pálpebra superior (responsável pela abertura palpebral), os músculos reto medial, reto superior, reto inferior e oblíquo inferior, e a pupila (inervação parassimpática).

IV nervo craniano (troclear) – inerva o músculo oblíquo superior.

V nervo craniano (trigêmeo) – é o responsável pela sensibilidade ocular, especialmente sua primeira divisão (VI).

VI nervo craniano (abducente) – é o responsável pela inervação do músculo reto lateral.

VII nervo craniano (facial) – inerva o músculo orbicular da pálpebra e o músculo frontal, além dos outros músculos da mímica facial.

A pupila recebe uma inervação mista, apresentando fibras do sistema simpático e do parassimpático. O sistema simpático, ou adrenérgico, inerva o músculo dilatador da pupila, sendo o responsável pela midríase (dilatação pupilar). O sistema parassimpático, ou colinérgico, inerva o esfíncter da pupila, sendo o responsável pela miose (contração pupilar). Os estímulos luminosos são captados pela retina e enviados por meio das fibras dos nervos ópticos. Ao chegarem no mesencéfalo, essas fibras nervosas fazem conexão com os núcleos de Edinger-Westphal ipsi e contralaterais. Esses núcleos emitem fibras nervosas eferentes parassimpáticas, que inervam o esfíncter pupilar. Portanto, em condições normais, estímulos luminosos vindos de um só olho estimulam o reflexo pupilar de ambos os olhos.

Outro reflexo pupilar é o da acomodação. Quando há acomodação do cristalino, a pupila se contrai e ocorre a convergência dos olhos. Diz-se, então, que ocorreu o reflexo de acomodação: miose–convergência.

Um exame neuroftalmológico inicia-se pela medida da acuidade visual, seguida pela avaliação dos reflexos pupilares à luz e à acomodação, pelo exame da movimentação ocular extrínseca e pelo exame de fundo de olho.

O exame da pupila exige um ambiente com iluminação adequada. Muita luz desencadeia o reflexo de miose, e pouca luz atrapalha a observação.

O exame começa pela observação do tamanho e da simetria pupilares de ambos os olhos. A seguir, avalia-se a resposta à luz. Coloca-se uma fonte de luz à frente de um dos olhos e observam-se a resposta direta (no mesmo olho) e a consensual (no olho contralateral). Repete-se, então, no olho contralateral. Normalmente, ambos os olhos apresentam respostas simétricas, tanto no reflexo direto quanto no consensual. Realiza-se, então, estimulação alternante, ora colocando a luz num olho, ora no outro (Fig. 15.12). Normalmente, ambas as pupilas se contraem na mesma intensidade assim que a luz atinge o olho. Quando há alguma alteração (por exemplo, um defeito aferente relativo), ao colocar o estímulo luminoso no olho são, ambas as pupilas se contraem. Ao transferir o estímulo para o olho contralateral (afetado), a pupila se dilata. Esse achado, também chamado de pupila Cortez ou de Marcus Gunn, está associado a lesões incompletas de nervo óptico e a doenças retinianas graves. Pode também estar presente em neurite óptica e neuropatias ópticas isquêmicas (por exemplo, esclerose múltipla e arterite temporal).

A síndrome de Horner caracteriza-se por apresentar miose no lado acometido, com reflexos à luz e aproximação normais, discreta ptose e diminuição da sudorese. É geralmente unilateral e pode ter como causa aneurismas de carótida e de aorta, lesões no pescoço (linfonodos cervicais malignos, traumatismos ou cirurgias), doença vascular ou desmielinizante do tronco encefálico e enxaqueca, mas pode ser congênita ou idiopática.

PERDA SÚBITA DA VISÃO – geralmente assusta o paciente, que vai rapidamente à procura de atendimento. Essa queixa pode acompanhar um traumatismo recente, indicar a presença de uma doença sistêmica ou ser uma lesão comprometendo diretamente o olho e a visão (Quadro 15.8).

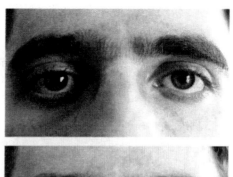
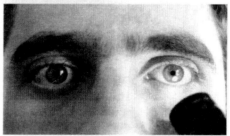

Figura 15.12 – O paciente fixa o olhar em um ponto distante, enquanto o examinador observa as pupilas (tamanho, simetria) na luz ambiente. A seguir, o examinador estimula o reflexo luminoso e observa a resposta pupilar bilateral. Repete o exame no outro olho.

CAMPO VISUAL DE CONFRONTAÇÃO – sempre que houver suspeita de alteração neuroftalmológica, deve-se realizar o exame de campo visual de confrontação. Cada olho determina um campo de visão, sendo que a retina temporal define o campo visual nasal daquele olho, e a retina nasal, o campo visual temporal do mesmo olho. Isso é igual para cada olho. O exame de confrontação deve ser feito com o paciente e o examinador sentados na mesma altura, um de frente para o outro, a

Quadro 15.8 – Causas de perda súbita da visão.

Causas orgânicas	unilaterais	Doenças vasculares	Oclusão de ramo venoso
			Oclusão de veia central da retina
			Oclusão de artéria central da retina
			Oclusão de ramo arterial da retina
			Amaurose fugaz (cegueira ocular transitória)
		Doenças do nervo óptico	Neuropatia óptica isquêmica anterior
			Neurite retrobulbar
		Outras doenças	Traumatismo ocular ou craniano
			Glaucoma agudo
			Descolamento de retina
			Hemorragia vítrea
			Doença macular relacionada à idade
	bilaterais		Cegueira cortical
			Descolamento de retina exsudativo
Causas funcionais			Histeria e simulação

uma distância de aproximadamente 1 metro. Pede-se ao paciente para ocluir o olho esquerdo com a mão esquerda e fixar o olhar (olho direito) no olho esquerdo do examinador. O examinador oclui o seu olho direito com a mão direita. O examinador orienta o paciente a manter o olhar fixo, enquanto mostra um objeto vindo da periferia para o centro do campo visual, a uma distância intermediária entre ambos. Pede ao paciente para avisar quando começar a ver o objeto. Repete a apresentação desse objeto nos quatro quadrantes do campo visual. Repete o exame com o outro olho (o paciente oclui o olho direito com a mão direita, e o examinador, o olho esquerdo com a mão esquerda).

Amaurose unilateral pode ser causada por lesão do nervo óptico, antes do cruzamento das fibras no quiasma. Hemianopsias bitemporais trazem a suspeita de lesão de quiasma óptico (as fibras da retina nasal cruzam para o lado oposto, formando o quiasma óptico). Hemianopsia à direita (ausência de campo temporal do olho direito e de campo nasal do olho esquerdo) faz suspeitar de lesão do nervo óptico retroquiasmático à direita, e vice-versa.

EXAME DA MOVIMENTAÇÃO OCULAR EXTRÍNSECA

O exame da movimentação ocular, além de avaliar os casos de estrabismo ("olho torto"), traz informações necessárias para identificação e avaliação de lesões orbitárias e intracranianas.

Pede-se ao paciente para olhar para a frente, em posição primária do olhar (PPO) e, a seguir, nas diversas posições do olhar (com os olhos abertos). Observa-se a movimentação dos olhos e compara-se com o mesmo movimento para o lado oposto (Fig. 15.13). Por exemplo, pede-se ao paciente que olhe:

- para a direita;
- para a esquerda;
- para cima e para a direita;
- para cima e para a esquerda;
- para baixo e para a direita;
- para baixo e para a esquerda.

Anota-se a diferença entre os olhos quando houver alguma.

O estrabismo é uma alteração da movimentação ocular, com aparecimento característico na infância, podendo também ser congênito. Quando um adulto apresenta estrabismo agudo, sem ter antecedentes de estrabismo na infância, sempre devem ser investigadas lesões intracranianas e/ou orbitárias.

O estrabismo da criança pode ser dividido em esotropia, quando os olhos estão desviados para dentro, e exotropia, quando estão desviados para fora. O maior risco do estrabismo não tratado para a criança é o desenvolvimento de ambliopia (baixa de acuidade visual em um ou em ambos os olhos, sem lesão orgânica aparente e com fundo de olho normal). Quando for diagnosticado estrabismo, o paciente deve ser logo encaminhado para avaliação oftalmológica.

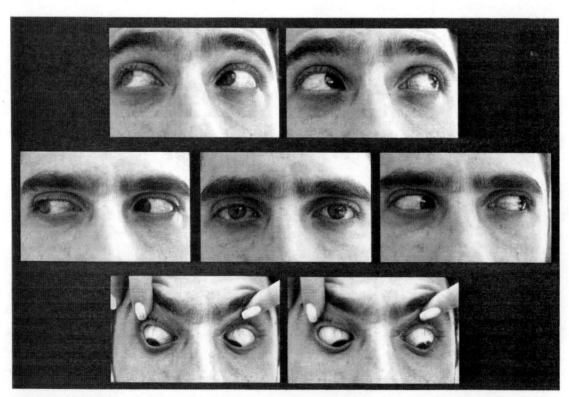

Figura 15.13 – Exame da movimentação ocular. Observa-se a posição dos olhos em posição primária do olhar (olhando para a frente) e depois nas outras posições correspondentes às áreas de ação dos músculos extra-oculares.

EXAME DA ÓRBITA

O exame da órbita começa com observação da posição dos olhos na face, notando-se se há presença de diferença de altura no alinhamento horizontal ou algum sinal de proptose ou enoftalmia. Pede-se ao paciente para elevar o queixo, jogando a cabeça um pouco para trás, e olhar para o teto, de modo que a altura dos olhos em relação ao rebordo orbitário possa ser avaliada.

Quando houver proptose, um dos olhos estará mais saltado para fora da cavidade orbitária que o outro. Quando houver enoftalmia, um dos olhos estará mais para dentro da cavidade orbitária que o outro. O termo exoftalmia é geralmente utilizado para a proptose que ocorre na doença de Graves.

Devem-se palpar os ossos que compõem o rebordo orbitário, sentindo seu relevo e se há dor à palpação ou algum ponto de mobilidade óssea. Deve-se observar e palpar a pele que recobre essa região, pois pode apresentar sinais (por exemplo, enfisema subcutâneo e hematoma) importantes para o diagnóstico de alguma doença.

Outro ponto importante é a avaliação de possíveis restrições à movimentação dos olhos.

A fratura de órbita está associada a traumatismo contuso do globo ocular. O paciente apresenta inchaço acentuado das pálpebras, acompanhado de hematoma, que o impede de abrir o olho. Ao exame, nota-se a presença de edema bipalpebral (pálpebras superior e inferior), de hematomas palpebral e periorbitário, de enfisema subcutâneo e de enoftalmia. Em alguns casos, pode-se notar restrição do olhar para cima, o que faz suspeitar de encarceramento muscular na fratura orbitária. O local mais freqüente de fratura é a parede inferior da órbita (fratura "blow-out") e, em segundo lugar, a parede medial. Deve-se realizar exame oftalmológico completo, já que os traumatismos contusos também podem ocasionar outras lesões no globo ocular (ruptura de globo ocular, uveíte traumática, catarata traumática, descolamento de retina etc.).

A doença de Graves pode ter como primeiro sintoma a exoftalmia. Outros sinais oculares encontrados são: restrição ao olhar para cima (quando já apresentar importante infiltrado inflamatório nos músculos reto inferiores), aumento da tensão orbitária, devido a infiltrado inflamatório nos tecidos orbitários (não só nos músculos, mas também na gordura orbitária), e retardo da descida da pálpebra (quando o paciente olha para baixo e a pálpebra demora a descer).

Outra doença que acomete a órbita e tem grande importância clínica é a celulite orbitária. O paciente apresenta febre e inchaço progressivo das pálpebras, com grande hiperemia e calor local. Pode apresentar dor à movimentação dos olhos e à palpação do edema palpebral. Geralmente, são crianças e jovens, com história de sinusite ou de traumatismo facial prévio.

A órbita pode sediar tumores como glioma de nervo óptico (apresenta sinais de compressão de nervo óptico, com baixa de acuidade visual, edema de papila ou atrofia do nervo óptico, perda de campo visual, proptose), rabdomiossarcoma (neoplasia maligna, mais comum em crianças, acomete músculo extra-ocular, apresenta proptose, desvio dos olhos e, às vezes, baixa de acuidade visual) e linfoma (localizado ou associado a acometimento em outras regiões).

MANIFESTAÇÕES OCULARES DE DOENÇAS SISTÊMICAS E IATROGENIAS MEDICAMENTOSAS

Várias doenças sistêmicas apresentam manifestações oculares que podem ser até mesmo a primeira manifestação da afecção:

- **Hipertensão arterial sistêmica**: retinopatia hipertensiva; oclusões vasculares (artéria, veia, central ou de ramo); neuropatia óptica isquêmica anterior.
- *Diabetes mellitus*: catarata; retinopatia diabética; glaucoma neovascular (evolução de retinopatia diabética não tratada); descolamento de retina tracional (evolução de retinopatia diabética não tratada).
- **Anemia falciforme**: oclusões vasculares periféricas.
- **Hipertireoidismo**: exoftalmia.
- **Hipotireoidismo**: mixedema palpebral.
- **Artrite reumatóide**: esclerite; uveíte anterior; úlceras de córnea.
- **Outras doenças reumatológicas** (por exemplo, lúpus eritematoso sistêmico e espondiloartropatias): uveíte anterior; vasculites de retina.
- **Síndrome de Stevens-Johnson**: conjuntivite cicatricial.
- **Esclerose múltipla**: neurite óptica; estrabismo agudo.
- **Paralisia de nervo facial**: lagoftalmo; ceratite de exposição; úlcera.
- **Sepse**: endoftalmite.
- **Infecção pelo vírus da imunodeficiência humana (HIV)**: predispõe a infecção por outros microrganismos como sarcoma de Kaposi nas pálpebras e na conjuntiva, retinite por citomegalovírus e por herpes simples, uveítes posteriores por tuberculose, toxoplasmose, sífilis, herpes simples.
- **Tumores cerebrais**: papiledema; amaurose fugaz; perda de campo visual.

Muitas medicações de uso sistêmico ou de uso tópico também podem causar doenças oculares:

- **Cloroquina**: maculopatia; córnea verticilata.
- **Quinina e quinacrina**: visão borrada; constrição de campo visual.
- **Amiodarona**: córnea verticilata.
- **Etambutol**: neurite óptica.
- **Sildenafil (Viagra)**: visão azulada.
- **Digitálicos**: visão borrada; xantopsia (visão amarelada).
- **Diuréticos**: olho seco.
- **Tranqüilizantes e sedativos**: olho seco.
- **Fenotiazinas**: depósito de pigmento no endotélio corneano e no cristalino; retinopatia pigmentar; olho seco.

- **Fenobarbital e fenitoína:** nistagmo, fraqueza de acomodação e de convergência.
- **Antidepressivos tricíclicos e inibidores da monoaminoxidase:** exacerbar glaucoma crônico; desencadear crise de glaucoma agudo.
- **Salicilatos:** reações de hipersensibilidade.
- **Anticoncepcionais orais:** oclusões vasculares.
- **Corticosteróides (tópico ou sistêmico):** catarata; glaucoma.
- **Anestésicos tópicos (colírios):** úlcera de córnea; perfuração corneana.
- **Conservantes de colírios:** alergia por contato.

Portanto, torna-se importante, na história do paciente, perguntar ativamente sobre algumas doenças e uso de medicações e colírios, já que podem estar associados a doenças oculares.

URGÊNCIAS EM OFTALMOLOGIA

Sinais e sintomas de urgências verdadeiras (merecedoras de exame imediato, feito por oftalmologista):
- perda súbita ou borramento da visão (uni ou bilateral); "flash" de luz ou mancha no campo visual; distorção de imagem; visão dupla (diplopia); alteração na cor dos objetos (diminuição da tonalidade); olho muito vermelho; dor ocular intensa; forte sensação de corpo estranho; secreção ocular abundante, principalmente em recém-nascidos; todo tipo de traumatismo e queimaduras oculares.

Sinais e sintomas de urgências relativas:
- borramento ou diminuição da visão de forma progressiva; flutuação da visão; coceira nos olhos ou nas pálpebras; sensação de queimação ocular; sensação leve de corpo estranho; lacrimejamento ou secura; olho discreta ou moderadamente vermelho há semanas; mancha vermelha na conjuntiva; edema palpebral; dor à movimentação ocular; blefaroespasmo (contrações repetidas e fortes das pálpebras, com ou sem tremor sustentado); secreção ocular; proptose; ptose palpebral; anisocoria (pupilas de tamanhos diferentes); cefaléia; halos coloridos ao redor da luz; moscas volantes; cegueira noturna.

Vale a pena lembrar que quanto mais agudo mais importante é o sinal ou o sintoma.

Emergências oculares (devem ser tratadas em segundos):
- oclusão de artéria retiniana; queimaduras químicas.

Doenças oculares muito urgentes (devem ser tratadas em horas):
- perfuração; endoftalmite; laceração palpebral; conjuntivite do recém-nascido; glaucoma agudo; proptose súbita.

Doenças oculares urgentes (devem ser tratadas em dias ou semanas):
- celulite orbitária; corpo estranho intra-ocular; neurite óptica; lesão da órbita; descolamento da retina; tumor; úlcera de córnea; exoftalmo agudo; hifema; estrabismo com ambliopia.

Diante de alguma dessas doenças, o médico deve encaminhar o paciente a atendimento oftalmológico o mais rápido possível, de modo que o tratamento adequado possa ser instituído.

EVITANDO CONTAMINAÇÃO OCULAR NO CONSULTÓRIO

Ao examinar olho vermelho ou com secreção, sempre usar luvas, tomar cuidado especial com o material que entrou em contato com o paciente e/ou com qualquer secreção, desinfetar os locais em que o paciente teve contato e lavar as mãos antes e após os exames.

Cuidados com os colírios:
- mantê-los fechados;
- a tampa nunca deve ser apoiada sobre a mesa ou outra superfície com o lado de abertura virado para baixo, pois entrará em contato com o colírio quando tampado. Ela deve ser apoiada pela face que não entrará em contato com o colírio;
- não encostar o frasco do colírio no olho ao usá-lo.

BIBLIOGRAFIA

BATES B – *Propedêutica Médica*. Rio de Janeiro, Guanabara Koogan, 1990.

BONANOMI MTBC – Perda súbita da visão. *Rev Sinopse Oftal*, 2/00. Moreira Jr., 2000.

GRAZIANO RM, SAMPAIO MW, ALVES MR, OLIVEIRA RCS, KARA-JOSÉ N – Problemas oftalmológicos mais freqüentes em pediatria. PRONAP – Programa Nacional de Educação Continuada em Pediatria, número extra – 2. SBP, Rio de Janeiro, 2000.

MARCONDES AM – Anamnese em neuro-oftalmologia – principais sintomas e o que é importante salientar na história. *Rev Sinopse Oftal*, 2/00, 2000.

MARCONDES AM, ABE EL, CALISEO CT – Diagnóstico diferencial de cefaléia. *Rev Sinopse Oftal*, 4/00, 2000.

MONTEIRO MLR – Órbito-celulite: sinais e sintomas/diagnóstico/exames complementares. *Rev Sinopse Oftal*, 4/00, 2000.

OLIVEIRA RCS, KARA-JOSÉ N – *Auxiliar de Oftalmologia*. São Paulo, Roca, 2000.

OLIVEIRA RCS, KARA-JOSÉ N, ARIETA CEL – Manual da boa visão do escolar. Solucionando dúvidas sobre o olho e a visão. Ibis, São Paulo, 2001.

VAUGHAN D, ASBURY T – *Oftalmologia Geral*. 3ª ed., São Paulo, Atheneu, 1990.

16. Exame em Otorrinolaringologia

Gilberto Morio Takahashi
Lucia Della Libera Giardini
Rogério de Leão Bensadon
Rosa Maria Assunção Sousa Braz

A avaliação dos órgãos dos sentidos ligados ao campo da otorrinolaringologia requer, como em outras especialidades, uma anamnese relativa a eles, um exame clínico, e pode também necessitar de exames subsidiários para o estabelecimento do diagnóstico de cada paciente. Este capítulo será dividido em órgãos, facilitando a compreensão de cada sistema.

ORELHA

A orelha é um órgão sensorial que se encontra abrigado na intimidade do osso temporal. Esse órgão é constituído de três porções diferentes, orelha externa, orelha média e orelha interna, que apresentam características funcionais e estruturais diferentes (Fig. 16.1).

ORELHA EXTERNA – constituída pelo pavilhão da orelha e pelo conduto auditivo externo, que se situa entre a articulação da mandíbula (anteriormente) e a mastóide (posteriormente). O pavilhão auditivo externo representa-se como uma placa irregular de cartilagem revestida por pele. O conduto auditivo externo apresenta comprimento de aproximadamente 25mm (havendo diferença entre a sua medida anterior e a posterior resultante da inclinação da membrana timpânica que se encontra em posição oblíqua). Em seu trajeto, observa-se uma sinuosidade que se manifesta desde sua abertura externa até a membrana timpânica.

O terço lateral (externo) do conduto auditivo é cartilaginoso, enquanto seus dois terços mediais (internos) são ósseos. A pele que forra o meato acústico externo é

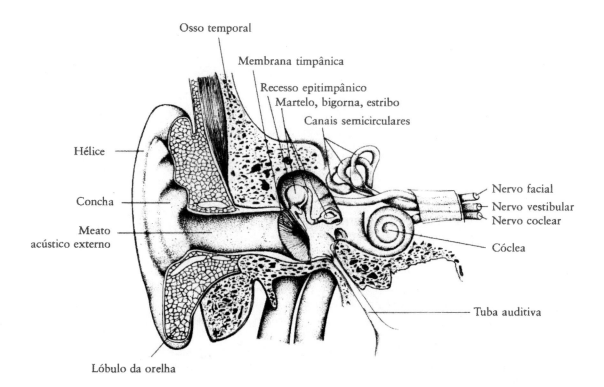

Figura 16.1 – Esquema da orelha com suas divisões: orelha externa, orelha média e orelha interna, incluindo pavilhão auditivo e conduto auditivo externo com as porções cartilaginosa (terço externo) e óssea (terço interno).

a mesma que reveste o pavilhão auditivo. Glândulas ceruminosas, sebáceas e pêlos são encontrados em seu terço externo. A porção final do conduto auditivo externo é marcada pela presença da membrana timpânica que delimita sua fronteira com a orelha média.

ORELHA MÉDIA – consiste em uma pequena cavidade cheia de ar na porção petrosa do osso temporal denominada cavidade ou caixa do tímpano. O limite externo dessa cavidade é a membrana timpânica, semitransparente e de formato elíptico (Fig. 16.2). Seu posicionamento é oblíquo e seu aspecto côncavo se deve à tração exercida pelo manúbrio (cabo) do martelo, ao qual se encontra fixada na sua porção interna. O ponto central da membrana timpânica que corresponde ao final do manúbrio delimita seu ponto de maior tração. Essa região é conhecida como umbigo da membrana timpânica. Dessa região parte um reflexo de luz que se dirige anteriormente. Esse reflexo ocupa seu quadrante ântero-inferior, sendo conhecido como triângulo luminoso. Do ponto superior do cabo do martelo partem as pregas malear anterior e posterior que delimitam a fronteira entre a parte tensa e a parte flácida da membrana timpânica.

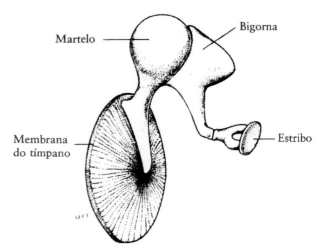

Figura 16.3 – Esquema da cadeia ossicular com os ossículos: martelo, bigorna e estribo.

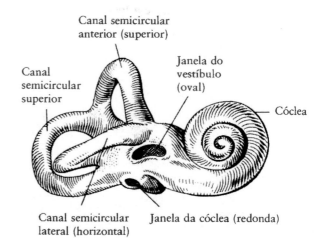

Figura 16.4 – Esquema da orelha interna mostrando os canais semicirculares e a cóclea.

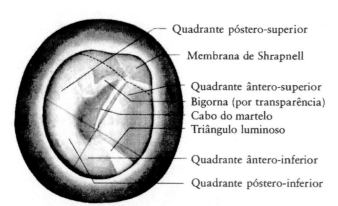

Figura 16.2 – Esquema da membrana timpânica, como visualizado na otoscopia, mostrando componentes e quadrantes.

A orelha média comunica-se com a nasofaringe por meio da tuba auditiva. Em direção oposta, liga-se ao antro mastóideo e às células do processo mastóideo do osso temporal.

Na intimidade da cavidade timpânica encontra-se a cadeia ossicular constituída pelo martelo, bigorna e estribo (Fig. 16.3).

ORELHA INTERNA – contém as partes vitais dos órgãos da audição e do equilíbrio. É constituída por um conjunto de canais e cavidades no interior da porção petrosa do osso temporal, denominado de labirinto ósseo, dentro do qual um sistema de ductos e vesículas forma o labirinto membranoso. O labirinto membranoso é responsável por dois aparelhos receptores diferentes: o vestíbulo e os canais semicirculares formando o sistema vestibular; e a cóclea, o sistema auditivo (Fig. 16.4).

FISIOLOGIA DA AUDIÇÃO

A onda sonora penetra através do conduto auditivo externo onde é transmitida até sua porção final, movimentando a membrana timpânica. Nesse momento, há a primeira transformação da onda sonora. A cadeia ossicular, com a vibração da membrana timpânica, também é estimulada e, por meio de sua modulação, serve de transdutor da onda sonora aos líquidos labirínticos, adaptando as impedâncias desses dois meios (aéreo-líquido). Nessa passagem pelo efeito de superfícies, a área da membrana timpânica em relação à área da janela oval aliada ao efeito de alavanca da cadeia ossicular resulta em amplificação da pressão sonora da onda que chega na membrana timpânica em relação à janela oval da ordem de 1:22.

A função principal da cóclea é a análise mecânica das freqüências, possível pela sua hidrodinâmica. Com a movimentação do estribo na janela oval temos o desencadeamento de movimento dos líquidos labirínticos e conseqüente movimentação da membrana basilar. Esse movimento leva ao aparecimento de uma onda que se dirige até o helicotrema (ponto da cóclea mais distante da janela oval). Para cada freqüência, temos uma área específica da membrana basilar que sofre maior alteração. Nessa região, temos despolarização das células com conseqüente percepção auditiva dessa freqüência. Para os agudos, esse ponto é próximo à janela oval, enquanto para os graves localiza-se próximo ao helicotrema. A partir desse ponto, temos a sensibilização dos neurônios eferentes que constituem as vias centrais da audição.

ANAMNESE OTOLÓGICA

Durante a anamnese otológica, deve-se questionar o paciente quanto à função auditiva, indagando-lhe sobre as características de sua audição. Em casos nos quais houver diminuição da capacidade auditiva, devem-se caracterizar a maneira de instalação do processo (súbito ou progressivo), a duração e a localização do comprometimento (unilateral ou bilateral). Deve-se interrogar, também, a possível saída de secreções pelo conduto auditivo externo, que podem ser purulentas ou serosas (otorréia) ou sanguinolentas (otorragia).

Outro sintoma, também importante junto às queixas auditivas, é a presença de dor. A otalgia, quando presente, pode estar relacionada aos processos infecciosos das orelhas externa e média. Quando os sintomas auditivos são acompanhados por tonturas, em sua maioria, estão relacionados à orelha interna (sistema cocleovestibular, nervo auditivo e suas conexões centrais). O uso de medicamentos (ácido acetilsalicílico, aminoglicosídeos, quinino, furosemida, ácido etacrínico, cisplatina, carboplatina e outros) pode levar a alterações da orelha interna, da mesma forma que a exposição a sons intensos também pode alterar seu funcionamento normal.

O zumbido é o som percebido pelo paciente, sem a presença de estímulo sonoro externo. Há uma interpretação individual quanto a esse sintoma. Pode acometer uma ou as duas orelhas. Sempre deve ser adequadamente pesquisado, pois pode estar associado a doenças sistêmicas. Habitualmente, apresenta-se mais em pacientes idosos associado a perda auditiva em conseqüência de degeneração do sistema cocleovestibular.

INSPEÇÃO

A avaliação auditiva começa pela inspeção do pavilhão auditivo observando-se a presença de áreas de hiperemia, edema, úlceras, deformidades e cicatrizes.

Na presença de otalgia, a palpação fornecerá dados complementares à formulação da hipótese diagnóstica. Nos processos de otite externa aguda, temos dor à palpação do trágus e mobilização do pavilhão auditivo.

OTOSCOPIA

Inicialmente, solicita-se ao paciente para inclinar a cabeça na direção oposta da orelha a ser examinada. Por meio da tração do pavilhão auditivo no sentido póste-ro-superior (para cima e para trás), tem-se a retificação da porção cartilaginosa do conduto auditivo externo. Dessa forma, o otoscópio pode ser introduzido fácil e lentamente, tentando-se adaptar o maior espéculo auricular possível ao conduto. A orientação do otoscópio anterior e inferiormente facilita o reconhecimento da membrana timpânica.

No primeiro tempo da otoscopia, deve-se ater aos aspectos do conduto auditivo externo: a presença de hiperemia e edema pode estar relacionada a processos inflamatórios. Freqüentemente, observa-se a presença de cerume, que varia de coloração entre o amarelado até o preto, podendo também ser viscoso ou endurecido. A presença de cerume pode comprometer a visão da membrana timpânica parcial ou completamente. Ainda no conduto auditivo externo, pode-se observar a presença de secreção decorrente dos processos infecciosos da orelha externa ou da orelha média, bem como as otorragias, representadas pela saída de sangue pelo conduto auditivo externo que, na grande maioria das vezes, está relacionada aos processos traumáticos de conduto auditivo externo e orelha média e às fraturas de base de crânio que envolvem o osso temporal.

Em um segundo tempo, deve-se avaliar a membrana timpânica detendo-se em aspectos como: transparência, coloração, posicionamento e possíveis alterações, como placas de esclerose ou perfurações.

DOENÇAS

ORELHA EXTERNA – por ser constituída pelo pavilhão auditivo e conduto auditivo externo, que são recobertos por tecido epidérmico, está sujeita às manifestações dermatológicas presentes em doenças sistêmicas, bem como aos distúrbios dermatológicos específicos.

As alterações mais freqüentes nessa localização são as otites externas inespecíficas. O aspecto otoscópico estará relacionado ao estágio da doença. O primeiro estágio da otite externa é o pré-inflamatório caracterizado por prurido, apresentando discreta hiperemia da pele do conduto auditivo externo. Quando o paciente procede à manipulação do conduto, pode haver ruptura da superfície epitelial com entrada de bactérias, levando ao estágio inflamatório agudo. Este se caracteriza por aumento gradativo da dor e do prurido auricular. Nesse momento, o canal torna-se edemaciado e apresenta secreção exsudativa. Pode ocorrer cronificação do processo, com espessamento da pele do conduto auditivo externo.

A presença de cerume é um achado freqüente à otoscopia. Este resulta do acúmulo de secreção das glândulas sebáceas e ceruminosas associado à descamação de pele do conduto auditivo externo. Alguns pacientes podem apresentar zumbidos e tonturas leves em decorrência do cerume. Com freqüência menor que o cerume e principalmente no grupo pediátrico, pode-se observar a presença de corpos estranhos.

ORELHA MÉDIA – as doenças que acometem a orelha média em grande parte estão relacionadas ao sistema de ventilação e drenagem que se dá por meio da tuba auditiva. Quando se observam alterações nesse mecanismo, inicia-se uma série de alterações que podem culminar no aparecimento de processos infecciosos. A deficiência da abertura tubária leva a uma disfunção tubária.

Essa obstrução leva a alterações do ouvido médio, que serão correspondentes ao tempo de duração desses processos. Nos processos agudos observamos edema das células de revestimento da orelha média, transudato plasmático, aumento da rigidez da cadeia ossicular e retração da membrana timpânica. Nos processos de longa duração, temos metaplasia do revestimento mucoso da orelha média acompanhada de aumento de secreção das células caliciformes com mistura de muco ao transudato (seromucotímpano). A presença dessa secreção e da metaplasia da mucosa leva a uma piora da aeração da orelha média, iniciando-se assim um círculo vicioso.

Dentre as alterações da orelha média, temos a otite média aguda (OMA) como a mais freqüente. A OMA é caracterizada por processo inflamatório agudo da mucosa da orelha média. Sua incidência varia de acordo com idade, raça, estações climáticas e condições socioeconômicas. Apresenta prevalência maior no grupo pediátrico, incidindo mais nas crianças brancas. É duas vezes mais freqüente no inverno do que no verão.

Os sintomas mais comuns são otalgia (dor de ouvido), hipoacusia (diminuição da capacidade auditiva) e acúfenos (zumbidos), que podem apresentar-se isolados ou associados. As infecções respiratórias freqüentemente antecedem ou associam-se às otites. A presença de febre é variável. Sintomas como tonturas e desequilíbrio podem, eventualmente, estar associados.

O diagnóstico dessa entidade clínica é otoscópico. Pode aparecer aumento da vascularização da membrana timpânica, área de hiperemia, abaulamento ou mesmo opacificação intensa da membrana timpânica. Alguns pacientes, após episódios recidivantes, evoluem para a cronificação. Normalmente, nessa evolução, os episódios recidivantes determinam necrose de porções da membrana timpânica que persistem e não cicatrizam posteriormente, caracterizando-se por perfurações da membrana. Outras complicações da OMA são: deficiência auditiva persistente por lesão tóxica da orelha interna por substâncias liberadas pelas bactérias, mastoidite aguda caracterizada pela destruição do trabeculado ósseo da mastóide, que também pode se exteriorizar sob a forma de abscesso, paralisia facial periférica pela agressão infecciosa do nervo em possíveis porções deiscentes em seu trajeto no osso temporal e, por fim, complicações intracranianas pela proximidade anatômica, como meningite, abscessos cerebrais ou cerebelares e tromboflebite do seio cavernoso.

A otite média crônica caracteriza-se por processo inflamatório crônico da orelha média. Alguns autores preconizam sua classificação clínica como sintomatologia otológica persistente por um período mínimo de três meses. O diagnóstico é firmado por história de otorréia persistente, hipoacusia de condução e presença de perfuração timpânica à otoscopia.

Alterações da cadeia ossicular da orelha média também podem ocorrer, sendo a mais comum a fixação otosclerótica do estribo, no qual não se observam alterações à otoscopia estando, porém, presente deficiência auditiva do tipo condutiva.

HIPOACUSIA DE CONDUÇÃO E PERDA AUDITIVA NEUROSSENSORIAL

– os casos de diminuição da capacidade auditiva podem ser divididos em dois grupos. Na hipoacusia de condução, temos o comprometimento funcional do conduto auditivo externo ou da orelha média. Dessa forma, há interrupção nos componentes com função de transporte e transdução da onda sonora do meio aéreo para o líquido (orelha interna). No caso da perda auditiva neurossensorial, a via inicial de transporte da onda sonora está preservada, porém seu reconhecimento pelas células ciliadas está alterado ou, então, observa-se acometimento das vias auditivas centrais. Quando um paciente apresenta distúrbio de ambas as vias, determinamos que há um distúrbio auditivo misto.

A diferenciação entre os diferentes acometimentos das vias auditivas é determinada por meio da audiometria. Esse exame é realizado em ambiente acusticamente tratado e são avaliadas a via aérea e a via óssea da audição. Na via aérea, o estímulo auditivo é fornecido por meio de um fone. A via óssea é realizada por meio de um estimulador ósseo, transpondo assim o conduto auditivo, a membrana timpânica e a cadeia ossicular. Quando a via óssea está preservada e a via aérea alterada, dizemos que se trata de uma hipoacusia de condução; quando há alterações da via aérea e da via óssea de maneira igual, dizemos que se trata de uma perda auditiva neurossensorial. No caso dos distúrbios mistos, temos alteração das duas vias, porém com piora mais expressiva da via aérea.

A grande maioria dos pacientes com hipoacusia de condução manifesta alterações na avaliação otoscópica (com exceção de pacientes que apresentam alterações exclusivas da cadeia ossicular), enquanto os pacientes com perda auditiva neurossensorial apresentam otoscopia normal.

NARIZ

ANATOMIA E FISIOLOGIA DO NARIZ E SEIOS PARANASAIS

Externamente, a pirâmide nasal é formada por esqueleto ósseo e cartilaginoso. O nariz, diferentemente do que muitos pensam, não é uma simples estrutura para passagem do ar que se direciona aos pulmões. O nariz é um órgão dinâmico, de grande importância na preparação do ar que se inspira. Apresenta dois orifícios externos de entrada, que são as narinas, e dois orifícios posteriores, dando passagem para a faringe, que são as coanas. Possui em sua região mais externa o vestíbulo, que é revestido de pele. Caminhando-se posteriormente, encontramos a transição do revestimento para mucosa, que é recoberta por epitélio respiratório. Medialmente, encontramos o septo nasal, e lateralmente, uma parede de anatomia mais complexa, que é formada pelos ossos turbinados ou cornetos, que são em número de três: inferior, médio e superior. Essas estruturas proporcionam aumento da área interna da cavidade nasal, o que ajuda nas funções de aquecimento e umidificação do ar inspirado. Abaixo de cada corneto, existe o meato correspondente (Fig. 16.5).

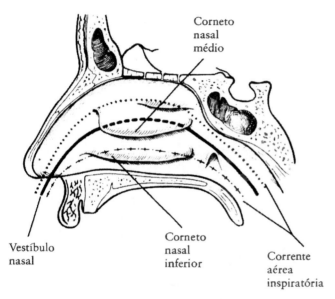

Figura 16.5 – Esquema da cavidade nasal.

O conjunto dos seios paranasais é formado por dois seios maxilares, dois seios esfenoidais, geralmente dois seios frontais e as células etmoidais anteriores e posteriores, assim chamadas por não constituírem uma cavidade única, mas sim um agrupado de pequenas células aeradas muito próximas.

Os seios paranasais são cavidades pneumatizadas, que provavelmente têm a função de reduzir o peso do crânio. Possuem um revestimento de mucosa, recoberta por epitélio pseudo-estratificado colunar ciliado. Estudos recentes têm demonstrado que esses cílios possuem batimentos rítmicos, que impelem o muco produzido em seu interior para a região de drenagem natural, que é o óstio do seio. Esses batimentos são muito importantes para a manutenção do "clearence" (remoção) do muco e podem ser parcial ou totalmente inibidos por fatores como infecções bacterianas crônicas, irritação alérgica, cirurgias locais, anestesia geral, tabagismo e poluentes atmosféricos.

TÉCNICAS DE EXAME

Na presença de deformidades externas da pirâmide nasal, como as laterorrinias (desvio da pirâmide para fora da linha média, ou seja, para o lado direito ou esquerdo), estas devem ser descritas no exame clínico. O interior do nariz é observado por meio da ajuda do espéculo nasal ou, na ausência deste, pode ser empregado o espéculo do próprio otoscópio. Ao examinar a cavidade nasal, não se deve esquecer que ela é inclinada para baixo, por isso sempre introduza o espéculo respeitando essa inclinação natural tentando não tocar na região anterior do septo, que é área de fácil sangramento. Esse exame se chama *rinoscopia anterior* e, por meio dele, objetivamos analisar as seguintes estruturas:

Vestíbulo nasal – cumpre lembrar que é revestido de pele, possui pêlos e glândulas sebáceas, sendo por isso facilmente acometido pelas alterações dessas estruturas.

Mucosa nasal – coloração, presença de edemas, tumorações.

Cornetos – são três, mas, à rinoscopia anterior, geralmente aparecem o inferior e o médio, ficando o superior fora do alcance.

Meatos – são as regiões entre os cornetos e têm papel muito importante, pois é nesses espaços que vêm desembocar os ductos de drenagem dos seios paranasais, sendo, portanto, locais em que podem ser evidenciadas doenças como as sinusites infecciosas e as poliposes. Os meatos recebem sua denominação de acordo com o corneto que os recobre. Portanto, abaixo do corneto inferior está o meato inferior, no qual desemboca o ducto nasolacrimal, aquele que faz com que muita gente tenha coriza quando chora. Já no meato médio, temos a desembocadura dos ductos da maior parte dos seios, e são os que mais freqüentemente se envolvem nas doenças da região. Aí desembocam os seios maxilares, os frontais e as células etmoidais anteriores. É principalmente nesse meato que podemos encontrar sinais de alterações dos seios paranasais, como é o caso das sinusites infecciosas. Se tivermos um paciente com quadro de cefaléia em peso, obstrução nasal, história de rinorréia purulenta e/ou cacosmia, e no momento da rinoscopia anterior evidenciar-se saída de secreção purulenta do meato médio, fecha-se o diagnóstico de sinusite infecciosa, sem que para isso seja necessário qualquer outro exame. Finalmente no meato superior, que igualmente ao corneto superior é de difícil visualização à rinoscopia anterior, terminam os ductos dos seios esfenoidais e das células etmoidais posteriores. São seios mais dificilmente acometidos, porém é importante salientar a gravidade das doenças dessa região devido à íntima relação com a base do cérebro, o que os torna importante fontes de complicações.

Septo nasal – na busca de possíveis desvios, perfurações ou de pontos de origem das epistaxes, é importante frisar que a grande maioria dos indivíduos apresenta desvios septais, mas sem nenhuma repercussão clínica, portanto, não necessitando de tratamento. Mais adiante falaremos de um sintoma comum, que é a epistaxe. Muitas vezes, não se pode caracterizar a epistaxe como doença, e sim como um sinal ou sintoma que evidencia a existência de outras alterações.

Após a utilização, os espéculos devem ser lavados normalmente com água e sabão. Caso tenha havido manipulação de sangue ou nos casos em que o paciente apresente doenças infecciosas, é aconselhável assepsia do instrumental.

Para análise das estruturas mais posteriores da cavidade nasal, pode-se utilizar a *rinoscopia posterior*, que na verdade é um exame indireto, no qual se utiliza um pequeno espelho, que é introduzido pela boca, por detrás do palato mole. Pode-se, com esse exame, observar a região das coanas, por vezes a cauda do corneto inferior e a região da rinofaringe, que não faz mais parte da cavidade nasal, mas sim da faringe. Não é um exame de fácil execução, nem mesmo para o especialista, devido aos reflexos que ocasiona, além das dificuldades de visualização. Cada vez mais tem sido substituído pelos exames endoscópicos da região que, por serem de execução mais fácil e por fornecerem muito mais informações, têm trazido importante desenvolvimento no conhecimento de regiões antes inatingíveis.

O exame dos seios paranasais inicia-se pela cavidade nasal, como vimos. Além disso, é também muito comentada a manobra de palpação dos seios paranasais, buscando o sinal de hipersensibilidade da região. Essa manobra pode ser realizada, mas normalmente não traz nenhum dado mais específico que a história clínica não possa revelar. É importante localizar-se com exatidão a região, o tipo e os fatores de melhora e piora da dor, que podem trazer por si só muitas evidências da sua origem. A sinusopatia, podendo ser infecciosa ou meramente congestiva, como nos casos das doenças alérgicas, ocasiona dor em peso, não necessariamente em cima do seio acometido, mas, mais freqüentemente, na região da face, que piora quando se inclina a cabeça para baixo. É certo que essa é uma descrição geral e que muitas exceções ocorrerão, mas, com esses dados, na maioria dos casos, estaremos no caminho certo. Há também a manobra de transiluminação dos seios paranasais. Pode revelar opacificação dos seios paranasais, à medida que a passagem da luz é interrompida. Deve-se escurecer a sala de exame, e com uma fonte de luz forte e estreita, colocada junto à região inferior de cada sobrancelha e voltada para cima, observa-se a existência de luminosidade na região do seio frontal, o que significa que há ar dentro dele. Já para o seios maxilares, pede-se ao paciente que abra a boca, e a fonte de luz é colocada próxima ao rebordo do assoalho da órbita e direcionada para baixo. Quando o seio maxilar está livre, olhando-se o palato duro do paciente vê-se a transmissão da luz. Não é também uma manobra que traga maiores informações, além de apresentar baixa especificidade.

DOENÇAS COMUNS

VESTIBULITES/FURÚNCULO NASAL – os furúnculos são doença comum na região e inspiram grande cuidado, pois a pirâmide nasal possui drenagem venosa que vai ter no seio cavernoso, o que pode ocasionar complicações muito graves para uma doença que, à primeira vista, pode parecer muito simples. A pirâmide nasal pode apresentar-se com todos os sinais flogísticos, mas o mais acentuado costuma ser a dor, que piora muito com a manipulação, que também por isso deve ser evitada. É aconselhado tratamento com antibiótico via sistêmica nesses casos.

A vestibulite é uma infecção superficial da pele do vestíbulo nasal que geralmente se instala devido à manipulação da cavidade pelo próprio paciente, ou nos casos de infecções de vias aéreas inferiores (IVAS), nas quais há grande passagem das secreções por essa região. Não inspira tanta preocupação quanto os furúnculos, e a principal medida deve ser a interrupção da manipulação e higiene do vestíbulo.

RINITE ALÉRGICA – manifestação das mais comuns, atinge até cerca de 15% da população de uma cidade grande como São Paulo. Como queixas mais comuns estão a obstrução nasal, a rinorréia aquosa, o prurido nasal, as crises esternutatórias (crises de espirros), que pioram quando da presença de pó ou poeira, odores, fumaça, principalmente de cigarro e mofo. Ao exame da cavidade nasal, os cornetos apresentam-se edemaciados e pálidos, por vezes chegando a ocluir a fossa nasal. Há também a presença de muco claro. O edema da mucosa, principalmente quando há acometimento do óstio dos seios, pode ocasionar cefaléia, mesmo sem infecção da região.

Nos pacientes com rinite alérgica, pode ocorrer degeneração da mucosa, principalmente junto ao meato médio, originando tumores benignos denominados pólipos nasais. Apresentam-se, ao exame, como estruturas gelatinosas, de coloração translúcida, bastante móveis e amolecidos à palpação.

EPISTAXE – as causas do sangramento nasal são várias, e as mais freqüentes são o traumatismo local, até mesmo ocasionado pelo próprio paciente, as infecções da região, como as sinusites, os corpos estranhos, as discrasias sangüíneas e os tumores nasais. O sangramento mais corriqueiro é o da região anterior do septo (área de Kisselbach), que pode ser controlado inicialmente com a compressão bidigital da pirâmide nasal. É também importante orientar o paciente que não levante a cabeça, o que simplesmente faz com que ele deglута o sangue proveniente do nariz, o que mais tarde o fará vomitar, pois o sangue é altamente irritante para a mucosa gástrica. As epistaxes são muito comuns, principalmente na infância, e na maioria dos casos uma pequena compressão na região controlará o sangramento.

Já os casos de sangramento de origem das regiões posteriores do nariz são de controle mais difícil e alertam quanto à possibilidade de tumores nasais.

SINUSITE INFECCIOSA – normalmente, os seios secretam cerca de 1 litro de muco por dia, podendo chegar a 2 litros em regiões na qual a densidade de poluentes no ar é muito alta. Isso pode ser a causa da queixa de secreção posterior que muitos pacientes apresentam. Quando ocorre, por algum motivo, o bloqueio dessa drenagem, geralmente por obliteração do óstio de drenagem do seio, a secreção acumula-se e torna-se um meio de cultura para bactérias. Quando se instala o quadro infeccioso (sinusite), essa secreção pode começar a drenar e ser eliminada por meio do nariz, escorrendo pela faringe, originando sintomas como dor de garganta, tosse, principalmente noturna, disfonia e disfagia. A sinusite aguda geralmente é precedida de uma infecção viral do trato respiratório superior, ou um quadro alérgico agudizado, que promove obstrução nasal. Com isso, ocorre o bloqueio da drenagem já citado, estase e proliferação bacteriana. O edema da região do óstio e a distensão da mucosa promovem o aparecimento de cefaléia, que geralmente é em peso, piorando quando se inclina a cabeça para baixo. A secreção, quando ocorre drenagem, pode ser anterior (pelo nariz) ou posterior (pela faringe), e na maior parte dos casos é purulenta e fétida, o que ocasiona a cacosmia (percepção de odores fétidos) tanto objetiva quanto subjetiva. Os sintomas gerais como febre, mal-estar e dores pelo corpo podem estar presentes. O seio mais freqüentemente acometido no adulto é o maxilar.

Já o quadro da sinusite crônica, apesar da grande freqüência com que é diagnosticado, é muito menos comum. A cefaléia pode estar presente nos momentos de agudização, mas não entre as crises. O mais freqüente são as queixas de rinorréia posterior, halitose e cacosmia. Geralmente se instala em pacientes com quadros de rinopatia alérgica, devido ao constante edema e conseqüente estase na região. Pode ocorrer também nos pacientes que apresentam polipose nasal, principalmente na região dos meatos.

CAVIDADE ORAL

A cavidade oral delimita-se pelos lábios, mucosa jugal, arcos palatinos, leitos (ou lojas) amigdalianos, língua, assoalho da boca e palatos duro e mole (Fig. 16.6).

A cavidade oral pode ainda ser dividida em duas regiões, o vestíbulo e a cavidade interna da boca. O vestíbulo limita-se pela mucosa dos lábios, mucosa jugal e arcadas dentárias. A cavidade interna da boca é a região compreendida pelo fechamento dos dentes.

A região superior da cavidade interna da boca é formada pelo palato duro nos dois terços anteriores e palato mole no terço posterior. Na parte posterior do

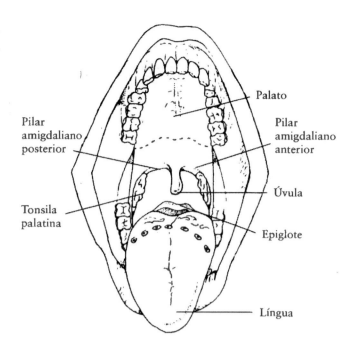

Figura 16.6 – Cavidade oral e estruturas componentes, enfocando a orofaringe.

palato mole encontram-se a úvula e os arcos palatinos que se dirigem à base da língua, estes últimos delimitando as lojas amigdalianas.

A língua é um órgão muscular formado pelos músculos genioglosso, palatoglosso e estiloglosso. Apresenta seu dorso recoberto por uma mucosa rica em papilas gustativas filiformes, fungiformes, foliáceas e circunvaladas. O terço posterior forma a base da língua, atrás do V lingual, e acumula tecido linfóide denominado amígdala lingual.

FARINGE

A faringe é dividida em rinofaringe, orofaringe e hipofaringe. Constitui-se de um tubo muscular recoberto internamente de mucosa, sendo comum às vias aérea e digestiva.

A rinofaringe é a região compreendida entre as coanas e o palato mole. A rinofaringe contém as seguintes estruturas: porção de tecido linfóide denominado vegetações adenóides – o óstio da tuba auditiva –, protegido por estrutura cartilaginosa chamada tórus tubário, que, por sua vez, delimita uma depressão chamada de fosseta de Rosenmüller, ao redor do tórus tubáreo, na qual se localiza um tecido linfóide chamado de amígdala tubária.

A orofaringe localiza-se entre o palato mole e a superfície superior da epiglote, apresentando acúmulos difusos de tecido linfóide em toda sua extensão e um par de amígdalas palatinas inseridas em pilares anteriores e posteriores, estes constituídos pelos músculos palatoglosso e palatofaríngeo, respectivamente.

A hipofaringe é a continuação da orofaringe até a borda inferior da cartilagem cricóide e, a partir desta, o esôfago apresenta-se anteriormente à face posterior da laringe e lateralmente aos seios piriformes.

GLÂNDULAS SALIVARES

As glândulas salivares podem ser divididas em dois grupos: as glândulas salivares maiores, que se apresentam em pares (as parótidas, as submandibulares e as sublinguais), e as glândulas salivares menores.

As glândulas salivares menores são pequenas, a maioria do tipo mucosa, distribuindo-se em toda a cavidade oral, no pólo superior das amígdalas e nos pilares amigdalianos.

As glândulas parótidas localizam-se na região parotídea, área superior e lateral do pescoço, sob o crânio e atrás da mandíbula. Devem ser examinadas com palpação bimanual para avaliar sua consistência e volume. Apresenta um ducto secretor (de Stensen), o qual desemboca na cavidade oral ao nível do primeiro molar superior.

As glândulas submandibulares localizam-se na loja submandibular, interiormente à mandíbula, e apresentam o ducto de Wharton, que desemboca próximo à linha média do assoalho da boca.

As glândulas sublinguais localizam-se nas lojas sublinguais, são as menores dentre as glândulas salivares maiores, possuem vários ductos de drenagem, sendo o maior o ducto de Rivinus, que desemboca no assoalho da boca.

EXAME CLÍNICO DA CAVIDADE ORAL, FARINGE E GLÂNDULAS SALIVARES

O exame da cavidade oral, faringe e glândulas salivares decorre após uma anamnese visando a identificar possíveis alterações relacionadas a essas áreas, bem como doenças sistêmicas que repercutem a esse nível.

O material necessário para um exame clínico ideal da cavidade oral e orofaringe inclui uma boa fonte luminosa, podendo ser uma lanterna, um espelho frontal e outra fonte luminosa ou um fotóforo. Necessitamos de um abaixador de língua, luvas para a palpação de estruturas da cavidade oral e glândulas salivares. Em situações mais específicas, podemos utilizar aparelhagens como o endoscópio, tanto o rígido como o flexível de fibra óptica.

Ao examinarmos a cavidade oral, devemos verificar: lábios, sua coloração, presença de lesões, como úlceras, fissuras e nódulos. A mucosa oral, jugal, do assoalho da boca deve ser verificada para a constatação de eutrofia ou alterações de pigmentação, lesões ulceradas ou lesões brancas. Devemos também verificar a dentição, as inflamações de gengiva e as possíveis cáries dentárias. A língua deve ser examinada não só no seu

aspecto, mas também na sua motilidade e assimetrias. Devem também ser examinados os respectivos locais de desembocadura dos ductos salivares, juntamente com a palpação das glândulas salivares.

DOENÇAS MAIS COMUNS

Afecções do anel linfático de Waldeyer

O anel linfático de Waldeyer é constituído por um conjunto de tecidos linfóides localizados na faringe, como: amígdalas palatinas, faríngeas e lingual.

As anginas são os processos inflamatórios dessa região descritos a seguir:

Anginas inespecíficas – angina eritematosa, angina difteróide, angina gangrenosa, adenoidite aguda, amigdalite lingual.

Anginas específicas – angina diftérica, angina fusoespiralar.

Angina das doenças infecciosas – sarampo, escarlatina, febre tifóide, angina da febre reumática, herpangina.

Afecções da cavidade oral

Congênitas – freio lingual curto, micrognatismo, síndrome de Pierre Robin, tireóide lingual.

Lesões da mucosa oral – gengivite descamativa, hiperqueratose benigna, leucoplasias, líquen plano, gengivoestomatite herpética, herpes labial, pênfigo, estomatite aftóide recidivante.

Afecções das glândulas salivares

Doenças inflamatórias – virais, parotidite epidêmica (caxumba); bacterianas; micóticas; crônicas, doença de Mikulicz, síndrome de Sjögren.

Doenças neoplásicas – adenoma pleomórfico, cistoadenoma papilífero linfomatoso, hemangiomas, higromas e linfomas.

PESCOÇO

O pescoço é dividido medialmente pela linha média do corpo e cada lado por sua vez é dividido, para fins descritivos, em dois triângulos pelo músculo esternocleidomastóideo. O triângulo anterior é limitado acima pela mandíbula, na porção lateral, pelo músculo esternocleidomastóideo e medialmente pela linha média do corpo. O triângulo posterior estende-se do músculo esternocleidomastóideo ao músculo trapézio, ficando limitado inferiormente pela clavícula.

Acompanhando a linha média do pescoço no sentido súpero-inferior identificaremos respectivamente as seguintes estruturas: 1. osso hióide móvel logo abaixo da mandíbula; 2. cartilagem tireóide; 3. cartilagem cricóide; 4. anéis traqueais; 5. istmo da tireóide. As faces laterais da tireóide curvam-se posteriormente em torno da traquéia e do esôfago.

DRENAGEM LINFÁTICA
DA CABEÇA E PESCOÇO

Os grandes vasos do pescoço situam-se em profundidade ao músculo esternocleidomastóideo: artéria carótida e veia jugular interna. A veia jugular externa passa diagonalmente sobre a superfície do músculo esternocleidomastóideo.

Os linfonodos da região cervical podem ser classificados da seguinte forma:

1. pré-auriculares – anteriormente à orelha externa;
2. auriculares posteriores – posteriormente à orelha externa, encontram-se à superfície do processo mastóideo;
3. occipitais – região da base do crânio posteriormente;
4. amigdalianos – no ângulo da mandíbula;
5. submandibulares – situados entre o ângulo e a ponta da mandíbula;
6. submentonianos – na linha média por trás da ponta da mandíbula;
7. cervicais superficiais – superficiais ao esternocleidomastóideo;
8. cadeia cervical posterior – ao longo da borda anterior do músculo trapézio;
9. cadeia cervical profunda – sob o músculo esternocleidomastóideo e, com freqüência, inacessível ao exame clínico;
10. supraclaviculares – profundos no ângulo formado pela clavícula e o músculo esternocleidomastóideo.

Os gânglios submandibulares situam-se à superfície da glândula submandibular, da qual devem ser diferenciados. Os gânglios são normalmente arredondados ou ovóides e lisos. A glândula, por sua vez, é maior e tem a superfície lobulada e irregular.

Os linfonodos amigdalianos, submandibulares e submentonianos drenam partes da boca e da garganta, assim como os tecidos mais superficiais do rosto. Dessa forma, sempre que for observada uma lesão maligna ou inflamatória, investigar os linfonodos regionais e vice-versa.

EXAME CLÍNICO

Verificar se há assimetria, massas ou cicatrizes. Observar se há aumento das glândulas parótidas, submandibular ou linfonodos.

Linfonodos – utilizando os dedos indicador e médio, mover a pele sobre os tecidos subjacentes em cada área em vez de mover seus dedos sobre a pele. O paciente deve relaxar e fletir o pescoço para a frente. Para uma melhor avaliação, o paciente deve estar sentado e o examinador em pé atrás do paciente. Devemos palpar os gânglios na mesma seqüência apresentada anteriormente, ou seja, pré-auriculares, auriculares posteriores, amigdalianos, submandibulares, submentonianos, cervicais superficiais, cadeia cervical posterior, cadeia cervical profunda e supra-auriculares.

Na cadeia cervical profunda, devido à sua localização, devemos dobrar os dedos e o polegar (em forma de gancho) em torno de cada lado do músculo esternocleidomastóideo para atingir-se a cadeia de gânglios.

Devemos observar tamanho, forma, delimitação, mobilidade, consistência e existência de hipersensibilidade. Gânglios pequenos, móveis e indolores são, com freqüência, palpados em pessoas normais.

Linfonodos dolorosos sugerem inflamação, enquanto linfonodos duros ou fixos sugerem processos malignos.

O achado de gânglios linfáticos aumentados de tamanho ou dolorosos, se inexplicado, exige um novo exame das regiões que drenam para eles e uma avaliação cuidadosa dos gânglios linfáticos do resto do corpo, a fim de diferenciarmos a linfodenopatia regional da generalizada.

A hipertrofia do gânglio supraclavicular, sobretudo à esquerda, sugere possível metástase de um processo maligno torácico ou abdominal.

TRAQUÉIA

A traquéia localiza-se na linha média e durante sua palpação devemos observar a existência ou não de desvios: colocar um dedo de um lado da traquéia e ver o espaço existente entre esta e o músculo esternocleidomastóideo. Comparar com o outro lado. Os espaços devem ser simétricos.

O desvio da traquéia pode significar a presença de massas no pescoço ou mediastino, além de grandes pneumotórax e atelectasias, quando outras alterações do exame clínico estarão presentes.

TIREÓIDE

A melhor maneira de se palpar a glândula tireóide é o examinador posicionar-se atrás do paciente e, dessa forma, colocar os dedos de ambas as mãos sobre o pescoço do paciente, de modo que os indicadores fiquem logo abaixo da cartilagem cricóide. O pescoço do paciente deve ser levemente estendido, enquanto o paciente engole, e o esternotireóideo deve elevar-se sob os dedos do examinador. A rotação para baixo e para os lados dos dedos permite a palpação dos lobos laterais, inclusive nas bordas inferiores. O paciente deve deglutir durante ambas as manobras, enquanto a palpação é repetida.

Na hipertrofia difusa da tireóide, também conhecida como bócio, a glândula está difusamente aumentada de tamanho. Entre as causas estão a doença de Graves, a tireoidite de Hashimoto e o bócio endêmico.

No bócio multinodular, a tireóide está hipertrofiada com dois ou mais nódulos identificáveis. Os nódulos múltiplos sugerem um processo metabólico, em vez de neoplásico.

O nódulo único pode ser clinicamente um cisto ou um tumor benigno, porém sinais como endurecimento, crescimento rápido, aderência aos tecidos circundantes e linfadenopatia cervical aumentam a probabilidade de processo maligno.

LARINGE

Inspeção – inicia-se já na anamnese. Enquanto o paciente fala, o examinador já procura ouvir o timbre da voz e sons dispnéicos. Observar os movimentos das saliências e reentrâncias da laringe, formados à custa das cartilagens tireóideas e cricóideas.

Depois de observar bem a região laríngea, inicia-se a inspeção das regiões vizinhas, procurando localizar tiragens nas regiões supra e infraclaviculares ou além. A tiragem nessas regiões permite diferenciar as dispnéias produzidas pelas estenoses laringotraqueobrônquicas das dispnéias de outras causas.

Palpação – durante a palpação, a existência de desvios, abaulamentos e pontos dolorosos auxilia no diagnóstico de um câncer avançado, de uma pericondrite, de um hematoma ou abscesso laríngeo.

A mobilização da laringe lateralmente, de encontro ao esqueleto vertebral, dá-nos a sensação táctil de crepitação. Esta é devida à mobilização dos grandes cornos tireóideos de encontro ao plano vertebral. Essa sensação de crepitação laríngea desaparece nos casos de infiltração cancerosa e edema das cartilagens tireóideas.

Exame endoscópico – o exame endoscópico da laringe é constituído pela laringoscopia indireta, laringoscopia direta e endoscopia de laringe.

BIBLIOGRAFIA

BAROODY F, NACLERIO RM – *A Review of Anatomy and Phisiology of the Nose*. 1st ed., American Academy of Otolaryngology – Head and Neck Surgery Foundation, Inc, VA, 1990.

COSTA SS, CRUZ OLM, OLIVEIRA JAA – *Otorrinolaringologia – Princípios e Prática*. Porto Alegre, Artes Médicas, 1994.

CUMMINGS CW, FREDRICKSON JM, HARKER LA, KRAUSE CJ, SCHULLER DE – *Otolaryngology – Head and Neck Surgery*. St. Louis, Mosby, 1986.

DAVIDSON TM – *Otorrinolaringologia – Cirurgia da Cabeça e Pescoço*. São Paulo, Roca, 1986.

HUNGRIA H – *Otorrinolaringologia*. 5ª ed., Rio de Janeiro, Guanabara Koogan, 1988.

MOORE HC – *Sinusitis, in Common Problems of the Head and Neck Region*. Philadelphia, WB Saundres, 1991.

RODGERS GK, TABOR E, ROOD SR, JOHNSON JT – *Complications of Acute and Chronic Sinus Disease*. 2nd ed., American Academy of Otolaryngology – Head and Neck Surgery Foundation, Inc, VA, 1990.

RUBIN J, ROOD SR, MYERS EN, JOHNSON JT – *The Management of Epistaxis*. 2nd ed., American Academy of Otolaryngology – Head and Neck Surgery Foundation, Inc, VA, 1990.

17. Exame de Pele e Anexos

Evandro A. Rivitti

A semiologia cutânea compreende os métodos padronizados para o exame da pele. Todos os médicos devem estar familiarizados com esses métodos, pois o exame da pele faz parte da observação clínica de qualquer doente.

A pele é o mais extenso órgão humano, correspondendo a 15% do peso corpóreo e constitui um manto de revestimento, indispensável à vida, que isola os componentes orgânicos do meio exterior.

A pele constitui-se em complexa estrutura de tecidos de origem ectodérmica e mesodérmica dispostos e inter-relacionados de maneira harmônica para o desempenho de suas múltiplas funções: proteção mecânica, proteção química (por meio da secreção sebácea que tem atividade antimicrobiana), proteção contra as radiações ultravioleta por meio da produção e distribuição da melanina, termorregulação, percepção sensorial e isolamento do meio interno, impedindo a perda de água e eletrólitos, contribuindo para a homeostase. Além disso, a pele metaboliza substâncias e, particularmente, por meio do estímulo das radiações ultravioleta, sintetiza vitamina D.

Além da pele propriamente dita, o sistema tegumentar compreende os fâneros, as unhas e os pêlos, que também podem ser alvo de enfermidades.

Os distúrbios patológicos cutâneos podem envolver exclusivamente a pele, sem produzir nenhuma alteração sistêmica, provocando doenças de caráter exclusivamente dermatológico. Por outro lado, as alterações cutâneas podem ser conseqüência ou causa de modificações patológicas internas e sua detecção e correta interpretação são de importância não somente para o dermatologista, mas também para os médicos generalistas e mesmo para médicos de outras especialidades.

Quando as alterações dermatológicas incidem apenas na pele, sem nenhuma repercussão sistêmica, podem levar o doente à consulta pelas seguintes razões:

• A modificação cutânea produz aspecto desfigurado que compromete a auto-imagem com repercussões na esfera psíquica e no comportamento social. Pode-se tomar como exemplo dessa situação o hemangioma plano da face, chamado *nevus flameus*, que não produz nenhuma alteração funcional, mas apenas altera o aspecto do doente.

• A alteração cutânea produz sintomas desconfortáveis. São exemplos dessa condição as dermatoses exclusivamente cutâneas muito pruriginosas como o líquen simples crônico. Nessa condição, não há nenhuma repercussão sistêmica da dermatose, mas o prurido muito intenso pode ser extremamente incômodo, inclusive interferindo no sono do doente, podendo até afetar seu rendimento profissional.

Além dessas afecções, de caráter exclusivamente dermatológico, sem nenhuma causa ou conseqüência interna, existem dermatoses que podem levar a conseqüências sistêmicas e dermatoses causadas por problemas de origem interna que interessam à medicina geral:

• Existem doenças inicialmente cutâneas que evolutivamente produzem alterações sistêmicas. Exemplo clássico dessas dermatoses são as eritrodermias caracterizadas por eritema e descamação universais persistentes. A descamação intensa e crônica representa perda protéica importante. Além disso, a grande vasodilatação periférica pode ser compensada por vasoconstrição esplâncnica, com diminuição da absorção intestinal. A diminuição da absorção intestinal, associada à perda protéica, pode determinar hipoalbuminemia. Por outro lado, nas eritrodermias, a vasodilatação cutânea generalizada pode determinar aumento da volemia, que pode produzir insuficiência cardíaca nos doentes com função cardíaca no limite de compensação.

• Existem ainda manifestações cutâneas que são conseqüentes e indicadoras de alterações internas. É o caso das dermatoses paraneoplásicas que denunciam a presença de cânceres viscerais que podem anteceder, suceder ou acompanhar o aparecimento dessas neoplasias. Dentre essas dermatoses, um exemplo significativo é a *acantose nigricans* maligna que se associa a adenocarcinomas, principalmente abdominais, particularmente carcinoma gástrico. Aparentemente, fatores de crescimento tecidual produzidos pelo tumor levam ao aparecimento das lesões cutâneas caracterizadas por lesões papilomatosas, vegetantes, hiperpigmentadas nas axilas, pescoço, dobras antecubitais, inguinocrurais, regiões umbilical, genital, perianal e, eventualmente, mucosa oral.

Além de a possibilidade das manifestações patológicas cutâneas traduzir alterações sistêmicas, sua enorme freqüência torna obrigatório o conhecimento da metodologia semiológica dermatológica a todo médico. Qualquer que seja a especialidade que irá exercer, todo médico se defrontará com problemas dermatológicos que necessitarão de sua interpretação e orientação. O médico clínico poderá diagnosticar uma neoplasia visceral a partir de manifestações cutâneas, desde que preparado para reconhecê-las. O cirurgião poderá defrontar-se com dermatites eczematosas de contato pela utilização de anti-sépticos no campo operatório. O psiquiatra poderá ser surpreendido por um exantema medicamentoso decorrente de drogas que usa na terapêutica diária das neuroses e psicoses.

Torna-se, portanto, evidente que a metodologia dermatológica é de interesse de todos os médicos, especialistas ou não.

A observação dermatológica é semelhante à observação clínica, com a diferença principal de que, na observação dermatológica, o exame objetivo precede a anamnese. Essa inversão decorre da extrema objetividade do exame dermatológico, que permite a visualização direta das lesões. Várias razões justificam essa inversão:

• a precisão diagnóstica será maior quando o exame visual for realizado sem idéias pré-concebidas;
• a objetividade do exame dermatológico permite a elaboração de hipóteses diagnósticas que orientarão a anamnese, simplificando-a, e permitindo maior precisão na busca de informações junto ao doente;
• algumas lesões dermatológicas são absolutamente características, sendo o diagnóstico independente de qualquer dado anamnésico. É evidente que, mesmo nesses casos, deverá ser feita anamnese cuidadosa, pois muitos dados são necessários não somente para o diagnóstico, mas também para a orientação geral e mesmo para a terapêutica do paciente.

Portanto, a observação dermatológica compreende todos os itens da observação clínica, apenas tendo de diferente a precedência do exame dermatológico objetivo sobre a anamnese:

• identificação;
• exame dermatológico;
• história da doença atual;
• antecedentes pessoais, hábitos e antecedentes familiares;
• interrogatório geral e especial;
• exame clínico geral e especial.

IDENTIFICAÇÃO

Compreende a identificação do paciente, idade, sexo, raça, procedência atual e remota e profissão.

IDADE – é bastante importante. As dermatoses presentes nos recém-nascidos e em crianças muito novas freqüentemente são congênitas e por vezes hereditárias. Como exemplos de lesões de aparecimento ao nasci-

mento podem ser citados os nevos e os angiomas, e como exemplos de doenças hereditárias de exteriorização precoce, as ictioses e as epidermólises bolhosas.

Em crianças maiores, são comuns o estrófulo, determinado por hipersensibilidade a picadas de inseto, e a dermatite atópica, que se inicia a partir dos 2 meses de idade. São ainda freqüentes as infecções bacterianas como o impetigo e as infecções fúngicas, particularmente as micoses superficiais, as infecções virais, como o molusco contagioso, e as infecções parasitárias, como a *larva migrans.*

Na adolescência, tem amplo predomínio a acne, as infecções, particularmente fúngicas, pela maior exposição na prática de esportes e, nos jovens, começam a ocorrer, pela maior exposição, as doenças sexualmente transmissíveis.

Nos adultos, todos os tipos de afecções dermatológicas podem ocorrer, sendo bastante freqüentes as dermatofitoses, os eczemas em geral e os tumores cutâneos.

Nos idosos, são comuns o prurido e o eczema asteatósico, por maior sequidão da pele, por diminuição do funcionamento das glândulas sebáceas. São comuns o dano actínico, pela exposição solar crônica, e os tumores cutâneos.

SEXO – quanto ao sexo, existem afecções predominantes no sexo masculino e afecções mais freqüentes no sexo feminino. Algumas genodermatoses ligadas ao cromossomo X ocorrem de modo praticamente exclusivo no sexo masculino, como a ictiose ligada ao sexo e a disqueratose congênita. Outras genodermatoses ocorrem exclusivamente no sexo feminino, como a hipoplasia dérmica focal. Além disso, existem afecções adquiridas que predominam no sexo masculino, como os tumores cutâneos em geral e a poliarterite nodosa. Outras, como o lúpus eritematoso sistêmico e as urticárias crônicas, predominam nas mulheres.

RAÇA – algumas afecções ocorrem muito mais freqüentemente em caucasóides, como as doenças relacionadas à exposição solar, fotossensibilidades, dano actínico crônico, carcinomas baso e espinocelulares, enquanto outras afecções são mais freqüentes em negróides, como os quelóides e a dermatose papulosa nigra.

PROFISSÃO – algumas profissões obrigam o indivíduo a uma maior exposição a agentes agressores de qualquer natureza, físicos, químicos ou biológicos. Assim, os lavradores são muito mais expostos às radiações solares, desenvolvendo, com freqüência, dermatoses relacionadas à exposição crônica aos raios ultravioleta, queratoses actínicas, carcinomas baso e espinocelulares. Também são mais freqüentemente atingidos por agentes infecciosos cujos reservatórios são o solo ou vegetais, como a paracoccidioidomicose e a cromomicose. Os indivíduos que trabalham em indústrias em contato com substâncias químicas têm maior probabilidade de desenvolver dermatites eczematosas de contato alérgicas ou por irritação primária.

PROCEDÊNCIA – o conhecimento da procedência do doente pode contribuir para o diagnóstico. Por exemplo, a lobomicose e a leishmaniose difusa anérgica ocorrem somente na Amazônia. A história negativa de permanência nessa região exclui esses diagnósticos.

EXAME DERMATOLÓGICO

O exame dermatológico compreende o exame acurado da pele, mucosas, unhas, cabelos e pêlos e também os linfonodos. O exame dermatológico deve envolver, preferentemente, toda a pele e não somente a lesão objeto da queixa do doente. Essa proposição se justifica pela possibilidade de existirem lesões relacionadas à doença do paciente, mas por ele não relacionadas ou valorizadas como parte da enfermidade. Além disso, o exame dermatológico geral pode detectar lesões não observadas pelo doente, não relacionadas à enfermidade, mas que podem ser extremamente importantes, como, por exemplo, uma lesão de melanoma maligno totalmente despercebida pelo doente.

O exame dermatológico deve ser feito por meio de inspeção, palpação, dígito ou vitropressão e compressão.

INSPEÇÃO – visa à identificação das lesões apresentadas pelo doente. A inspeção deve ser feita em ambiente com boa iluminação, com luz solar ou fluorescente que deve emanar de trás do examinador. Deve-se, inicialmente, inspecionar a pele do doente a uma distância entre 1 e 2 metros para se obter uma visão geral da erupção e, após, deve-se examinar minuciosamente as lesões a curta distância, para se observarem as peculiaridades das lesões. Se necessário, as lesões podem ser examinadas com lupa para melhor observação.

PALPAÇÃO – permite a verificação da consistência das lesões por meio do pinçamento digital, possibilitando a análise da espessura e a consistência das lesões da pele. As lesões podem ser classificadas em amolecidas ou endurecidas, as quais são subdivididas em infiltradas, lenhosas ou pétreas, de acordo com o grau de endurecimento. O pinçamento digital das lesões também detecta a impregueabilidade da pele quando esclerótica. A palpação informa ainda sobre o volume e as dimensões das lesões sólidas da pele.

DIGITOPRESSÃO OU VITROPRESSÃO – pressionando-se com os dedos ou com uma lâmina de vidro (diascopia por vitropressão) a lesão cutânea, expulsa-se o sangue por esvaziamento dos vasos da área pressionada. Essa manobra permite a distinção entre o eritema, o qual desaparece quando da pressão, e as púrpuras, nas quais, como houve extravasamento de hemácias, não há desaparecimento da coloração avermelhada, pois as hemácias extravasadas permanecem no tecido comprimido. Essa manobra também revela a coloração amarelada, comparável à geléia de maçã, de certos infiltrados celulares, como os granulomas das lesões de tuberculose cutânea e outras doenças granulomatosas. A dígito ou vitropressão também permite a identificação de lesões de nevo anêmico, que são pequenas áreas hipocrômicas da pele por hipogenesia ou agenesia dos vasos cutâneos. Nesse caso, a vitropressão em torno da lesão, ao expulsar o sangue dos vasos existentes na periferia da lesão, iguala a área periférica comprimida à área da lesão onde não há circulação sangüínea.

COMPRESSÃO – permite confirmar a presença de edema pela depressão que provoca. A compressão linear da pele com objeto rombo permite verificar a presença de dermografismo, que é uma resposta exagerada da pele caracterizada pelo aparecimento de eritema e edema persistentes ao longo da área linearmente pressionada. Trata-se da tríplice reação de Lewis, com disposição linear caracterizada por eritema inicial por vasodilatação, eritema reflexo por dilatação arteriolar axônica e edema conseqüente a extravasamento de líquido pela vasodilatação intensa.

A inspeção, a palpação, a dígito ou vitropressão e a compressão objetivam, fundamentalmente, identificar as chamadas lesões elementares que constituem a expressão morfológica das dermatoses. Para que as lesões dermatológicas sejam identificadas, torna-se necessário seu conhecimento por meio de sua conceituação.

A pele, como qualquer órgão, é passível de ser atingida por fenômenos patológicos produzidos pelas mais variadas causas, endógenas ou exógenas, físicas, químicas ou biológicas. A ação desses agentes agressores pode produzir, na pele, todas as alterações anatomopatológicas básicas, isto é, degenerações, alterações metabólicas, proliferações, malformações, disfunções e inflamações. Esses processos ocorrem isolada ou combinadamente e irão determinar alterações microscópicas nas estruturas cutâneas, as quais macroscopicamente se traduzirão por alterações visíveis que constituem as lesões elementares. A capacidade de resposta da pele é limitada, e, desse modo, vários tipos de agressão cutânea expressam-se pelo mesmo tipo de lesão. Da mesma forma, um mesmo agente agressor, em função de variáveis próprias, como por exemplo a virulência de um agente microbiano, ou em função de características do hospedeiro, poderá produzir diferentes respostas da pele.

TIPO DE LESÃO ELEMENTAR CUTÂNEA

As lesões elementares podem ser classificadas em seis grupos bem definidos:

1. alterações da cor;
2. elevações edematosas;
3. formações sólidas;
4. coleções líquidas;
5. alterações da espessura;
6. perdas e reparações teciduais.

ALTERAÇÕES DA COR

Constituem as manchas ou máculas, que são alterações circunscritas da cor da pele sem nenhuma alteração da espessura ou textura e, portanto, sem relevo ou depressão.

Para melhor compreensão das manchas, é importante a análise dos elementos que determinam a cor da pele normal. A cor da pele depende de quatro biocromos, dois localizados na epiderme e dois localizados na derme. Na epiderme, encontram-se a melanina de cor marrom e os carotenóides de cor amarela que se acumulam principalmente na camada córnea e que representam determinante menor da cor normal da pele. Na derme, encontram-se a oxiemoglobina de cor vermelho-brilhante, localizada nos capilares e arteríolas da derme papilar, e a hemoglobina reduzida de cor vermelho-azulada, localizada no plexo venoso subpapilar.

Da combinação e quantidades relativas dessas quatro substâncias, resulta a cor normal da pele. Variações nessa combinação resultarão em alterações da cor normal da pele: as manchas ou máculas. Por essa razão, as manchas podem ser classificadas em vasculossangüíneas, dependentes de variações da quantidade de oxiemoglobina e hemoglobina reduzida, e pigmentares, ligadas a alterações do conteúdo melânico da pele e, eventualmente, de outros pigmentos.

1. Manchas vasculossangüíneas

Eritema – é mancha vermelha decorrente de vasodilatação e, portanto, desaparece à digito ou vitropressão. De acordo com a cor, localização, extensão e evolução, podem ser reconhecidos vários tipos de manchas eritematosas:

Exantema – define a presença de manchas eritematosas disseminadas na pele de evolução aguda. Existem dois tipos de exantema:

a) Exantema morbiliforme ou rubeoliforme – é o exantema no qual, entre as manchas eritematosas disseminadas pela pele, existem, entremeadas, áreas de pele normal.

b) Exantema escarlatiniforme – quando as manchas eritematosas confluem e a pele apresenta-se difusa e uniformemente eritematosa, não se observando áreas de pele normal entremeadas.

Enantema – corresponde ao exantema nas mucosas, isto é, observam-se manchas eritematosas nas mucosas.

Cianose – é o eritema arroxeado, por congestão passiva ou venosa com diminuição de temperatura. Ocorre por aumento da hemoglobina reduzida.

Rubor – é o eritema vermelho-vivo por vasocongestão ativa ou arterial com aumento de temperatura. Decorre de aumento da oxiemoglobina.

Eritema figurado – mancha eritematosa, de bordas bem definidas, às vezes ligeiramente elevadas, de forma e tamanhos variáveis.

Eritrodermia – compreende a presença de eritema generalizado crônico e persistente que se acompanha de descamação.

Mancha angiomatosa – mancha de cor vermelha permanente, decorrente não de vasodilatação, mas de aumento do número de capilares em determinada área. Por não ser decorrente de vasodilatação exige, para seu esmaecimento, forte dígito ou vitropressão.

Mancha anêmica – mancha branca, permanente, por agenesia vascular em determinada área da pele. A vitropressão, compreendendo a mancha e a área circunjacente, iguala essa área à mancha, mostrando que, quando se esvaziam os vasos da área normal periférica à mancha, tornando-a desprovida de sangue, essa área se iguala à mancha anêmica, na qual não existem vasos.

Púrpura – é mancha vermelha por extravasamento de hemácias na derme, que, portanto, não desaparece à vitro ou digitopressão. Decorre, portanto, da presença de hemoglobina na derme e das modificações progressivas desse pigmento e assume, inicialmente, coloração arroxeada, depois, verde-amarelada. De acordo com suas características, as púrpuras classificam-se em:

Petéquias – as lesões purpúricas com até 1cm de tamanho.

Equimoses – as púrpuras maiores que 1cm.

Víbices – as púrpuras lineares. As lesões atróficas lineares da pele também são designadas víbices e, geralmente, compreendem a fase evolutiva tardia das lesões purpúricas lineares. Essas lesões resultam da ruptura das fibras elásticas e colágenas da derme, a qual, na sua fase inicial, acompanha-se de hemorragia linear que, posteriormente, é absorvida, permanecendo apenas a atrofia linear.

2. Manchas pigmentares – também designadas manchas discrômicas, resultam de diminuição ou aumento da melanina ou do depósito de outras substâncias na derme. Existem vários tipos de manchas pigmentares:

Manchas leucodérmicas – manchas brancas decorrentes de diminuição ou ausência de melanina. Podem ser:

- *Manchas acrômicas* – manchas brancas de cor branco-marfim por ausência total de melanina.
- *Manchas hipocrômicas* – manchas brancas resultantes de diminuição e não de ausência do pigmento melânico.

Manchas hiperpigmentares ou hipercrômicas – manchas em que há intensificação da cor da pele por aumento de melanina ou outros pigmentos. As manchas decorrentes de aumento da melanina também se denominam manchas melanodérmicas e, dependendo do aumento da melanina e da sua localização na pele, podem ter várias tonalidades, castanho-clara, castanho-escura, azulada ou negra. As lesões decorrentes de aumento da melanina na epiderme tendem a apresentar coloração castanha e as lesões decorrentes da presença de melanina na derme tendem a colorações mais azuladas.

A presença de outros pigmentos, que não a melanina, também determina manchas pigmentares. É o caso da hemossiderina, que produz manchas acastanhadas, da bilirrubina, que produz coloração amarelada da pele (icterícia), do caroteno, que produz coloração amarelada, especialmente das regiões palmoplantares (carotenodermia).

Drogas utilizadas por via sistêmica, como sais de ouro, quinacrina, amiodarona, bismuto, minociclina, podem, por mecanismos vários, produzir manchas pigmentares na pele.

A introdução de pigmentos na pele ocorre nas tatuagens, que podem ser deliberadamente produzidas, cuja coloração dependerá dos pigmentos introduzidos. Existem ainda tatuagens acidentais, quando são introduzidos pigmentos na pele sem a intenção de colori-la, como, por exemplo, pólvora, resultando em manchas azuladas.

A aplicação de substâncias topicamente pode produzir manchas na pele. É a chamada pigmentação externa. Os alcatrões, nitrato de prata, anilina, permanganato produzem manchas escuras. Existem substâncias, como a hidroxiacetona, que oxidam a melanina, produzindo um escurecimento da pele. São os chamados bronzeadores sem sol. A propriedade de impregnação externa da pele por corantes é utilizada nos vários tipos de cosméticos: bases, pós, delineadores etc.

Elevações edematosas

São elevações circunscritas da pele provocadas por edema da derme ou hipoderme. Compreendem as urticas e o edema angioneurótico:

Urtica – elevação da pele, de cor vermelha ou branca-rósea, de tamanho e formas variáveis, de duração efêmera e muito pruriginosa. A urtica decorre de acentuada vasodilatação (cor vermelha) que propicia o extravasamento de líquido, surgindo edema que comprime os vasos dilatados, que diminui a vasodilatação (cor branco-rosada) e é absorvido em horas (lesão efêmera). A vasodilatação é decorrente de mediadores, principalmente histamina, que irritam as terminações nervosas livres da pele (prurido).

Edema angioneurótico (*edema de Quincke*) – área de edema circunscrito que causa tumefação intensa. Envolve o mesmo processo que gera as urticas, mas, nesse caso, os fenômenos de vasodilatação e edema ocorrem na derme profunda ou hipoderme, enquanto na urtica os fenômenos ocorrem na derme superior e média. O angioedema atinge especialmente as áreas de tecidos frouxos, face, particularmente região orbitária, lábios e regiões genitais. Pode ocorrer nas vias aéreas superiores, existindo nessa localização risco de asfixia.

Formações sólidas

São as lesões elementares em que há alteração do relevo cutâneo, surgindo elevações de conteúdo sólido.

As formações sólidas podem ser conseqüentes a alterações epidérmicas, dérmicas ou hipodérmicas. As formações sólidas de origem epidérmica podem decorrer do aumento de determinadas camadas ou de toda a epiderme. As formações sólidas de origem dérmica podem ser conseqüentes a aumentos dos constituintes dérmicos ou da presença, na derme, de infiltrados celulares inflamatórios ou neoplásicos ou ainda do depósito de substâncias na derme. Podem ainda decorrer de aumento dos constituintes da hipoderme ou da presença de infiltrados inflamatórios ou neoplásicos na hipoderme.

Consideram-se os seguintes tipos de lesões elementares de caráter sólido:

Pápula – lesão sólida, elevada, circunscrita, de tamanho inferior a 1cm. Decorre de alterações epidérmicas, dérmicas ou dermoepidérmicas.

Placa papulosa – lesão elevada, de altura inferior a 1cm, em plataforma, que se estende, em superfície, por vários centímetros. Pode ser lesão única ou resultar da confluência de múltiplas pápulas.

Nódulo – lesão sólida, circunscrita, saliente ou não, de 1 a 3cm de diâmetro. É conseqüente a alterações dérmicas e/ou hipodérmicas.

Nodosidade ou *tumor* – lesão sólida, circunscrita, elevada ou não, de mais de 3cm de diâmetro. É conseqüente a alterações dérmicas e/ou hipodérmicas.

Goma – nódulo ou nodosidade que sofre liquefação na porção central, podendo ulcerar e eliminar material necrótico.

Vegetação – lesão sólida, exofítica, pedunculada ou com aspecto de couve-flor, facilmente sangrante, conseqüente à papilomatose (aumento das papilas dérmicas) e à acantose (aumento da camada malpighiana da epiderme).

Verrucosidade – lesão sólida, elevada, de superfície dura, inelástica e de cor amarelada, conseqüente à hiperqueratose (aumento da camada córnea da epiderme).

Coleções líquidas

São as lesões elementares que se caracterizam por apresentar conteúdo líquido, que pode ser sangue, serosidade ou pus. Existem várias lesões elementares de conteúdo líquido:

Vesícula – elevação circunscrita com conteúdo líquido de até 1cm de tamanho. O conteúdo pode ser líquido claro (serosidade), turvo (purulento) ou hemorrágico (sangue).

Bolha ou *flictena* – lesão elementar de conteúdo líquido, circunscrita, maior que 1cm. Da mesma forma que as vesículas, pode ter conteúdo seroso, purulento ou sanguinolento.

Pústula – lesão elementar contendo pus, com até 1cm de tamanho.

Abscesso – formação circunscrita, de tamanho variável, superior a 1cm, contém pus. Acompanha-se de calor, rubor, dor, e, evolutivamente, apresenta flutuação central por liquefação do conteúdo purulento.

Hematoma – formação circunscrita, de dimensões variáveis, decorrente do acúmulo de sangue na pele e tecidos subjacentes. Inicialmente, tem cor avermelhada e, evolutivamente, torna-se arroxeado e, posteriormente, verde-amarelado.

Alterações da espessura

Decorrem de aumento dos constituintes normais da epiderme ou derme e também da presença de edema ou infiltrados celulares, inflamatórios ou neoplásicos, na derme. Também existem alterações da espessura por diminuição do número e volume dos constituintes normais da pele.

Queratose – aumento da espessura da pele, que se torna dura, inelástica, de superfície áspera e cor amarelada. É conseqüente a aumento da espessura da camada córnea da epiderme.

Liquenificação – espessamento da pele, com acentuação dos sulcos e da cor normal da pele, configurando um aspecto quadriculado da superfície cutânea. Decorre de aumento da espessura da camada malpighiana da epiderme, isto é, acantose.

Edema – aumento da espessura da pele, depressível, decorrente da presença de plasma na derme ou hipoderme.

Infiltração – aumento da espessura e consistência da pele, com limites imprecisos, tornando menos evidentes os sulcos normais. A vitropressão confere coloração café-com-leite. Resulta de infiltrado celular inflamatório ou neoplásico na derme, às vezes acompanhado de vasodilatação e edema.

Esclerose – alteração de espessura da pele, que se torna coriácea e impregueável quando é pinçada com os dedos. Pode acompanhar-se de hipo ou hipercromia e decorre da presença de fibrose com aumento do colágeno dérmico.

Atrofia – diminuição da espessura da pele, que se torna adelgaçada e pregueável. É conseqüente à redução do número e volume dos constituintes normais da pele. Como assinalado anteriormente, as atrofias lineares denominam-se víbices, da mesma forma que as lesões purpúricas lineares.

Perdas e reparações teciduais

São as lesões elementares decorrentes da eliminação ou destruição patológica de tecidos cutâneos, bem como alterações resultantes da reparação desses tecidos.

Escamas – massas furfuráceas (pulverulentas) ou micáceas (laminares) que se desprendem da superfície cutânea em decorrência de alterações da queratinização.

Erosões ou *exulcerações* – soluções de continuidade superficiais da pele, compreendendo exclusivamente a epiderme. Nessas condições, quando houver reparo, este será completo, isto é, haverá *restitutio ad integrum* da pele.

Escoriações – erosões lineares de origem traumática, geralmente resultantes de coçagem freqüente nas condições pruriginosas da pele.

Ulceração – solução de continuidade mais profunda da pele por perda circunscrita de epiderme e derme, podendo atingir a hipoderme e até os tecidos mais profundos. Nessa condição, se houver evolutivamente reparo, não haverá *restitutio ad integrum*, mas surgirá lesão cicatricial residual.

Úlcera – ulceração crônica.

Fissura ou *ragádia* – solução de continuidade abrangendo epiderme e derme, mas de caráter linear, localizada no contorno dos orifícios naturais ou em pregas e dobras.

Crosta – concreções resultantes do dessecamento de secreções que se formam em áreas de perdas teciduais. Podem ser serosas, purulentas ou hemorrágicas, segundo sejam conseqüentes a dessecamento de serosidade, pus ou sangue.

Escara – área de cor lívida ou preta, de limites precisos, decorrente de necrose tecidual. Também é chamada de escara a úlcera resultante da eliminação do material necrótico.

Cicatriz – lesão resultante da reparação de processos destrutivos sofridos pela pele. Pode ser saliente, deprimida, móvel, retrátil ou aderente e não apresenta sulcos, poros ou pêlos. Pode ser:

- *Cicatriz atrófica* – cicatriz fina e pregueável.
- *Cicatriz cribiforme* – cicatriz perfurada por pequenos orifícios.
- *Cicatriz hipertrófica* – cicatriz exagerada, restrita à área da lesão prévia, que se mostra elevada, fibrosa.

Por meio dessa classificação sistemática das lesões elementares cutâneas, é possível o reconhecimento preciso do tipo de lesão elementar presente. Obviamente, em geral, não ocorre apenas um tipo de lesão cutânea isoladamente, mas sim uma combinação de vários tipos de lesões, isto é, podemos ter múltiplas combinações de lesões, por exemplo, lesões eritematodescamativas, lesões eritematoinfiltradas, lesões eritematopapulosas, lesões vesicobolhosas, e assim por diante. De posse do conhecimento do tipo de lesões presentes, podem-se, portanto, formular diagnósticos sindrômicos: dermatose eritematodescamativa, dermatose eritematopapulosa, dermatose vesicobolhosa, dermatose ulcerosa etc. e, a partir do conjunto de dados do paciente, procura-se, de acordo com o quadro sindrômico, qual o diagnóstico preciso para o doente. Por exemplo, entre as dermatoses eritematodescamativas devem ser analisadas as possibilidades de dermatite seborréica, psoríase, pitiríase rósea, parapsoríase, eritrodermia, pitiríase rubra pilar.

Além do reconhecimento preciso das lesões elementares, são úteis outros dados do exame objetivo:

CONFIGURAÇÃO DAS LESÕES

As lesões elementares podem apresentar configurações especiais que auxiliam também no diagnóstico:

Lesões anulares – lesões que têm a configuração em anel, isto é, atividade periférica e involução central. Esse tipo de lesão ocorre, por exemplo, nas dermatofitoses corpóreas, no granuloma anular, no líquen plano anular, na sarcoidose.

Lesões em arco – nesse caso, as lesões formam arcos de círculo, às vezes com lesões policíclicas. Esse tipo de lesão ocorre, por exemplo, na sífilis cutânea tardia e no eritema anular centrífugo.

Lesões circinadas – lesões em círculo. Ocorrem, por exemplo, nas dermatofitoses.

Lesões corimbiformes – lesões caracterizadas por uma lesão central circundada por lesões satélites. Ocorrem na sífilis tardia e na paracoccidioidomicose.

Lesões discóides – lesões em forma de disco. Ocorrem, por exemplo, nas lesões da face do lúpus eritematoso cutâneo.

Lesões figuradas – lesões com bordas nítidas elevadas. Ocorrem nos eritemas persistentes, no granuloma anular e, às vezes, na psoríase.

Lesões geográficas – lesões de contorno irregular semelhantes ao contorno dos mapas geográficos. Ocorrem nas dermatofitoses, por exemplo.

Lesões gotadas – lesões semelhantes a gotas disseminadas na pele. Ocorrem em casos de psoríase, constituindo uma forma particular – a psoríase gutata.

Lesões em íris – lesões em alvo em que se observa uma parte central violácea, circundada por um halo eritematoso concêntrico. Esse tipo de lesão é característico dos eritemas polimorfos.

Lesões lineares – lesões que se dispõem linearmente. Essa disposição lesional ocorre freqüentemente em algumas dermatoses em que se reproduz a doença ao longo de áreas de escoriação. Esse sinal é chamado fenômeno isomórfico ou fenômeno de Koebner e ocorre, por exemplo, na psoríase, no líquen plano e na verruga plana.

Lesões zosteriformes – lesões que se dispõem em faixa ao longo de um metâmero, a exemplo do que ocorre caracteristicamente no herpes zoster.

Lesões numulares – lesões em forma de moeda. O exemplo característico de ocorrência dessas lesões é o eczema numular.

Lesões serpiginosas – lesões que se dispõem em trajeto linear, sinuoso. O exemplo característico é a *larva migrans* ou bicho geográfico.

MODO DE DISTRIBUIÇÃO DAS LESÕES

Sob esse aspecto, as lesões podem classificar-se em:

Lesões localizadas – quando a erupção ocorre em uma ou algumas regiões corpóreas.

Lesões disseminadas – quando a erupção se compõe de lesões individuadas, atingindo várias regiões cutâneas.

Lesões generalizadas – quando a erupção é difusa e uniforme e atinge várias regiões cutâneas.

Erupção universal – quando há comprometimento total da pele, inclusive couro cabeludo.

O padrão de distribuição das lesões também pode ser útil para o diagnóstico. As lesões podem ser simétricas, como, por exemplo, na dermatite herpetiforme ou no vitiligo vulgar. Podem ainda se localizar nas áreas fotoexpostas, indicando tratar-se de doença por ou com fotossensibilidade, como, por exemplo, no lúpus eritematoso, na urticária solar, na erupção polimorfa à luz.

Existem algumas manobras que fazem parte da semiologia das dermatoses representadas pela pesquisa de alguns sinais diagnósticos para determinadas afecções:

Sinal de Auspitz ou *do orvalho sangrante* – pesquisa-se por meio da curetagem metódica e progressiva das lesões cutâneas. Está presente na psoríase, na qual, por meio da curetagem, obtém-se, inicialmente, despreendimento das escamas como um pó fino comparável ao material obtido pela raspagem de uma vela (sinal da vela). Prosseguindo-se na curetagem, chega-se ao aparecimento de uma superfície lisa que, curetada, leva ao aparecimento de pontos hemorrágicos (orvalho sangrante).

Sinal de Darier – pesquisa-se friccionando a lesão. Está presente nas mastocitoses, nas quais há maior acúmulo de mastócitos, e o atrito degranula os mastócitos produzindo urticação da lesão.

Sinal de Nikolsky – utilizado nas doenças bolhosas, sendo feita a pesquisa por meio de pressão friccional na pele vizinha às bolhas ou comprimindo-se perpendicularmente a superfície da bolha. Quando presente, a fricção determinará descolamento da epiderme e a pressão perpendicular da bolha determinará progressão da bolha que avança pelas suas bordas sobre a pele normal. A positividade do sinal de Nikolsky ocorre quando há acantólise, isto é, dissociação das células epidérmicas, fenômeno próprio dos pênfigos.

Sinal de Sampaio – pesquisado em alopecias. Arrancando-se alguns fios de cabelo da área alopécica, observa-se a presença de bainha gelatinosa aderida ao bulbo. Esse fenômeno está presente no lúpus eritematoso e na pseudopelada de Brocq e indica atividade da doença.

Sinal de Zileri – descamação que se obtém estirando-se a pele na pitiríase versicolor.

Tem ainda grande importância na elaboração do diagnóstico a topografia das lesões. Por exemplo, a topografia das lesões de escabiose é característica: espaços interdigitais das mãos, punhos, pregas axilares anteriores e posteriores, mamas na mulher, abdome inferior, nádegas e genitais no homem. Deve-se, portanto, conhecer a preferência topográfica das dermatoses, pois esse conhecimento pode auxiliar no diagnóstico. Podem-se sintetizar as localizações mais freqüentes das dermatoses comuns, considerando-se as várias regiões corpóreas:

• *Couro cabeludo* – sede freqüente das seguintes dermatoses: dermatite seborréica, psoríase, dermatite de contato, líquen simples crônico, lúpus eritematoso fixo, tinhas, pediculose, alopecia areata, alopecia sifilítica, esclerodermia em placas, cisto pilar, melanose e queratose solar.

• *Mãos e antebraços* – áreas freqüentemente afetadas pelas seguintes dermatoses: dermatites de contato, eczema atópico, disidrose, psoríase, fotodermatites, granuloma anular, líquen plano, eritema polimorfo, dermatomicoses, candidose intertriginosa, escabiose, sífilis, esporotricose, esclerodermia, verrugas, granuloma piogênico, melanose e queratose solar, carcinoma espinocelular, queratoacantoma, cisto mixomatoso digital, queratodermias palmoplantares, tumor glômico e melanoma.

• *Pés* – mais freqüentemente acometidos por lesões de dermatite de contato, eczema atópico, psoríase, líquen simples crônico, granuloma anular, eritromelalgia, gota, dermatofitoses, *larva migrans*, verrugas plantares, nevos pigmentares, melanoma, queratodermias palmoplantares.

• *Regiões inguinal, genital e anoperineal em mulheres* – essas áreas são mais freqüentemente sede das seguintes dermatoses: dermatites de contato, psoríase, candidose, tínea inguinal, herpes simples, hidrosadenite, sífilis, condilomas acuminados, fitiríase pubiana, leucoplasia, líquen escleroso e atrófico.

• *Regiões inguinal, genital e anoperineal em homens* – essas áreas são comumente acometidas por dermatites de contato, balanites em geral, dermatite seborréica, psoríase, líquen plano, erupção medicamentosa fixa, eritema polimorfo, escabiose, *tinea cruris*, herpes simples, fitiríase, sífilis, condiloma acuminado, líquen escleroso e atrófico, lúpias, carcinoma espinocelular, angioqueratomas de escroto, *hirsuta corona penis*.

• *Dobras* – sede freqüente de processos inflamatórios, os intertrigos simples ou infectados por bactérias ou leveduras.

HISTÓRIA DA DOENÇA ATUAL

A anamnese deve incluir uma descrição exata do início da dermatose, as características evolutivas quanto às modificações sofridas pelas lesões iniciais e quanto ao modo de disseminação das lesões. São importantes os fatores de piora, por exemplo, nas dermatoses produzidas ou agravadas pela luz, como o lúpus eritematoso ou a urticária solar, em que há evidente agravamento com exposição solar. As influências do clima também podem ser importantes no diagnóstico – por exemplo, a dermatite asteatósica agrava-se no inverno, a miliária surge e exacerba-se no verão em condições de tempera-

turas altas indutoras de sudorese. É ainda importante, na anamnese, a verificação da influência do contato com substâncias ambientais oriundas de plantas, animais, agentes químicos ou físicos.

O contato com vegetais pode produzir dermatites de contato agudas. O contato com animais pode ser a circunstância favorecedora de uma dermatofitose. O contato com substâncias químicas pode produzir eczemas por irritação primária ou por sensibilização. O contato com agentes físicos pode explicar certas dermatoses, como, por exemplo, a urticária ao frio decorrente da exposição a temperaturas baixas. A influência de condições fisiológicas como gravidez e mesmo menstruação é importante. Existem dermatoses exclusivas do período gestacional como o *herpes gestationis*, dermatose bolhosa que ocorre apenas durante a gravidez. É ainda extremamente importante na anamnese um minucioso interrogatório em relação aos medicamentos utilizados pelo paciente, pois um grande número de quadros cutâneos são conseqüentes à administração de medicamentos. Todas as vias devem ser interrogadas: oral, parenteral, intramuscular ou intravenosa, retal e tópica. É bastante importante o conhecimento das drogas de uso tópico, pois são causa freqüente de dermatites de contato que agravam e modificam a erupção cutânea primária. O papel de alimentos na gênese das dermatoses é supervalorizado, mas, eventualmente, estes podem estar implicados em dermatoses, como em urticárias agudas provocadas por frutos do mar, nozes e frutas frescas. Bebidas alcoólicas podem agravar quadros de rosácea, porfirias e psoríase.

Com relação aos sintomas, o mais importante em dermatologia é o prurido, cuja presença ou ausência, evolução contínua ou por surtos, intensidade, ocorrência diurna ou noturna são elementos de importância para o diagnóstico. Existem dermatoses que não se acompanham de prurido como norma geral. É o caso da sífilis e da psoríase. Outras vezes, o prurido é extremamente intenso, como nas urticárias e no líquen simples crônico. Em algumas dermatoses, o prurido é essencialmente noturno, como na escabiose.

Outro sintoma eventual é o ardor observado em algumas dermatoses inflamatórias, como na vasculite urticariforme. Com relação à dor, pode ser bastante intensa no herpes zoster. Dor localizada e paroxística ocorre em tumores, como os leiomiomas e o glômus. Dores musculares podem surgir em doenças sistêmicas com envolvimento cutâneo, como a dermatomiosite.

Na anamnese, é ainda bastante importante a exploração das condições psicológicas do paciente, pois os fatores emocionais podem ser precipitantes, agravantes ou perpetuadores de dermatoses. Existem condições cutâneas que são produzidas por causas emocionais como, por exemplo, as escoriações neuróticas, nas quais, sem causa cutânea concreta, o paciente produz continuamente escoriações pela coçagem contínua. Outras vezes, o quadro cutâneo é decorrente de psicoses, como, por exemplo, no delírio de parasitose, em que o indivíduo se escoria continuamente e interpreta patologicamente pequenos fragmentos de pele que arranca da superfície do tegumento como parasitas. Existem condições cutâneas em que o doente produz as lesões por aplicação de substâncias químicas, por injeções cutâneas e por meio de outras manobras. A dermatose resultante é, em geral, de morfologia bizarra, de difícil interpretação e denomina-se dermatite artefata ou factícia. Nesse caso, o indivíduo pode estar se auto-infligindo lesões conscientemente para obter vantagens, como, por exemplo, afastamentos do trabalho. Pode ainda estar produzindo lesões, para a obtenção de atenção dos familiares, em si mesmo de modo neurótico ou em decorrência de condições psicóticas. Nesses doentes, impõe-se, para a condução do caso, tratamento psiquiátrico especializado.

ANTECEDENTES PESSOAIS, HÁBITOS E ANTECEDENTES FAMILIARES

Nos antecedentes pessoais, são importantes a história pregressa de doenças cutâneas e a de doenças gerais. Exemplificando: a presença de nódulo dérmico ou subcutâneo em doente com história pregressa de neoplasia maligna obriga a hipótese de metástase cutânea. História de atopia, asma, rinite alérgica torna mais provável que a dermatite apresentada pelo paciente seja dermatite atópica. O uso habitual de medicamentos e a ocorrência de reações no passado em vigência de medicações aumentam a probabilidade de erupção cutânea medicamentosa. Cirurgias pregressas são importantes, pois, além de possível correlação da doença que motivou a cirurgia com a dermatose atual, pode mostrar o tipo de cicatrização do paciente para consideração em cirurgias futuras. Quanto aos hábitos, são importantes o tabagismo e a ingestão de bebidas alcoólicas. A presença de "spiders" em indivíduo com história de alcoolismo aumenta à probabilidade de estes se relacionarem à insuficiência hepática.

Quanto aos antecedentes familiares, é bastante importante a ocorrência de lesões semelhantes em outros membros da família. Esse fato pode ocorrer em doenças infecciosas por contaminação familiar, como, por exemplo, na escabiose. Também ocorre nas doenças genéticas, nas quais freqüentemente se detecta consangüinidade dos pais. Além disso, algumas doenças cuja hereditariedade não está perfeitamente definida ocorrem, por vezes, com maior freqüência em algumas famílias, como o vitiligo e a psoríase.

INTERROGATÓRIO GERAL E ESPECIAL

Obedece à orientação geral da observação clínica, devendo ser registradas as informações do doente quanto a seu estado geral, emagrecimento, presença de febre, doenças em tratamento e as condições dos diferentes sistemas e aparelhos.

EXAME CLÍNICO GERAL E ESPECIAL

Segue as normas gerais da observação clínica. São ainda manobras semiológicas complementares à observação de lesões discrômicas e de lesões micóticas superficiais à luz ultravioleta (lâmpada de Wood); a pesquisa da sensibilidade e provas destinadas à verificação de alterações da inervação periférica, utilizadas nos casos suspeitos de hanseníase: prova da histamina, prova da pilocarpina.

OBSERVAÇÃO DE LESÕES À LUZ DE WOOD

A lâmpada de Wood tem um arco de mercúrio que emite radiações ultravioleta. O vidro é de silicato de bário com óxido de níquel, permitindo apenas a passagem de radiações de 340 a 450 nanômetros. O exame deve ser feito no escuro para que se visualize a fluorescência das lesões. É empregada nas micoses, particularmente nas tíneas do couro cabeludo, nas quais os dermatófitos do gênero *Microsporum* evidenciam fluorescência esverdeada, enquanto os dermatófitos do gênero *Trichophyton* não fluorescem, à exceção do *Trichophyton schoenlinii*, que emite fluorescência verde-palha. Na pitiríase versicolor, a fluorescência emitida é róseo-dourada.

O exame pela lâmpada de Wood também é muito útil no exame de lesões discrômicas para a distinção entre lesões acrômicas próprias do vitiligo e albinismo e lesões hipocrômicas presentes em inúmeras outras condições dermatológicas. Na acromia, ausência total de melanina, como no vitiligo e albinismo, à luz de Wood a lesão mostra-se branco-azulada pela fluorescência da derme. Quanto as lesões são hipocrômicas, a lâmpada de Wood mostra uma coloração branco-pálida, não tão branca como a observada na acromia. O exame pela lâmpada de Wood também permite melhor individualização de lesões hipocrômicas da hanseníase, às vezes de difícil visualização. Outra indicação do exame pela lâmpada de Wood é a busca das lesões hipocrômicas em forma de folha, no nascimento ou logo após, em casos suspeitos de esclerose tuberosa. Outra condição discrômica que pode ser submetida ao exame pela lâmpada de Wood é o melasma, no qual se torna possível avaliar a localização da melanina. Quando a melanina se localiza epidermicamente à luz de Wood, a mancha torna-se mais escura, e quando o pigmento se localiza mais profundamente na derme ou na epiderme e derme, a mancha torna-se menos visível.

No eritrasma, infecção bacteriana produzida pelo *Corynebacterium minutissimum*, pela produção de porfirina, surge, à lâmpada de Wood, fluorescência coral. Essa manobra é utilíssima na distinção entre eritrasma e tínea crural, uma vez que, morfologicamente, as lesões são semelhantes e a região crural é localização freqüente de ambas. Nas porfirias, pode-se detectar fluorescência róseo-alaranjada nas fezes e urina. Na porfiria eritropoiética, os dentes podem apresentar fluorescência róseo-alaranjada, a qual é observada nas hemácias na protoporfiria eritropoiética.

PESQUISA DA SENSIBILIDADE

É de importância no diagnóstico da hanseníase, que é a única enfermidade que cursa com lesões cutâneas hipoestésicas ou anestésicas. Na pesquisa da sensibilidade dolorosa, utiliza-se a alternância do toque com a ponta e o cabo de uma agulha de injeção. Para pesquisa da sensibilidade térmica, usam-se dois tubos, um com água quente e outro com água na temperatura ambiente, e verifica-se a capacidade do paciente em distinguir o toque sobre a pele com cada um dos tubos. Pode-se simplificar a pesquisa da sensibilidade térmica utilizando-se um chumaço de algodão seco e outro embebido em éter, que confere à pele uma sensação de frio, procurando-se verificar a capacidade do doente em distinguir o frio do não-frio. Para a sensibilidade tátil, procura-se verificar a capacidade do doente em perceber o toque suave da pele com algodão. Todos os testes de sensibilidade devem ser feitos na área lesada e em pele normal.

PROVA DA HISTAMINA

Utiliza-se solução de cloridrato de histamina a 1:1.000. Colocam-se algumas gotas da solução sobre a área suspeita e sobre a área normal da pele. Em seguida, por meio da solução, realiza-se puntura superficial da pele, evitando-se sangramento, e remove-se o excesso de solução. Na pele normal, ocorre a tríplice resposta de Lewis, pontos eritematosos no local da puntura por vasodilatação provocada pela ação da histamina sobre os vasos. O eritema surge após 20 a 40 segundos. Após 60 a 120 segundos, surge o chamado eritema reflexo, que resulta de vasodilatação por reflexo nervoso axonal. Essa fase da reação depende da integridade dos filetes nervosos, estando presente na pele normal e não ocorrendo quando há lesão dos filetes nervosos. Por esse motivo, não ocorre nas lesões de hanseníase. Após 2 a 3 minutos, surge, no local da puntura, pápula edematosa, urtica que perdura por 5 a 10 minutos e decorre da transudação de plasma por meio dos vasos dilatados e, portanto, não depende da inervação, ocorrendo tanto na pele normal como na pele com lesões de hanseníase.

A prova da histamina é mais bem indicada em lesões acrômicas ou hipocrômicas de hanseníase para que se possa visualizar adequadamente a reação.

PROVA DA PILOCARPINA

Também se destina a avaliar a integridade das terminações nervosas cutâneas. Consiste na injeção intradérmica de 0,1 a 0,2ml de solução a 1% de cloridrato de pilocarpina. Após 2 minutos, surge, na pele normal, sudorese, fenômeno que não ocorre nas lesões de hanseníase pela lesão nervosa. Para melhor se evidenciar a prova, inicialmente, pinta-se a área testada com solução iodada e polvilha-se amido. Com a sudorese, dissolve-se a solução iodada pincelada na pele e sua reação com o amido evidenciará coloração violeta.

De posse de todos os dados fornecidos pelo exame dermatológico, pela anamnese, pelos antecedentes pessoais e familiares e pela utilização das manobras semiológicas complementares serão elaborados a hipótese diagnóstica principal, os diagnósticos diferenciais e os diagnósticos secundários e, então, se necessários, serão realizados os exames complementares para confirmação da hipótese formulada.

Além dos exames gerais, é muito utilizado em dermatologia o exame histopatológico de material colhido por biópsia das lesões. A lesão a ser biopsiada deve ser clinicamente característica. Não deve ser por demais recente ou muito antiga em fase de regressão. Também não deve ser realizada em lesões modificadas por traumatismos, infecções ou emprego de medicamentos tópicos. Quando a afecção envolve o subcutâneo, a biópsia deve ser profunda, evitando-se a utilização de "punchs" e utilizando-se bisturi. O exame histopatológico é freqüentemente imprescindível ao diagnóstico.

Atualmente, o exame histopatológico apresenta-se bastante enriquecido por meio da utilização das técnicas de imuno-histoquímica, que permitem a identificação precisa de subtipos celulares por meio de seus antígenos específicos, bem como a identificação de antígenos microbianos nos tecidos aumentando a acurácia diagnóstica.

Eventualmente, o estudo histopatológico é complementado pela microscopia eletrônica, que pode ser de valia no diagnóstico de condições como: neoplasias, histiocitoses, epidermólises bolhosas, doenças de depósito e eventualmente doenças infecciosas virais.

Também, são de grande utilização em dermatologia os exames micológicos diretos de fácil execução e que rapidamente permitem diagnóstico de certeza. Eventualmente, empregam-se as culturas para a identificação das espécies fúngicas envolvidas na infecção. O exame direto de escamas cutâneas clarificadas pela potassa é utilizado não somente para diagnóstico micológico, mas também para a demonstração do *Sarcoptes scabiei*, agente causal da escabiose. Dos exames bacteriológicos, utilizam-se extensamente os exames bacterioscópicos, o exame em campo escuro para visualização do *Treponema palidum* e as culturas bacterianas. Também se utilizam a coloração pelo Leishmann ou Giemsa para a demonstração de leishmanias em lesões suspeitas recentes.

O exame citológico de material colhido do líquido e fundo de bolhas permite identificar as características células gigantes virais presentes no herpes simples, herpes zoster e varicela. O exame citológico também pode demonstrar células acantolíticas próprias dos pênfigos.

São ainda importantes no diagnóstico dos eczemas de contato por sensibilização os testes de contato nos quais se colocam em contato com a pele as várias substâncias mais freqüentemente produtoras de dermatites de contato em concentrações adequadas, não-irritantes. A presença de sensibilização será demonstrada por reação eritematopapulovesiculosa na área de contato com a substância. Muitas vezes, por meio desses testes é que se detectam os agentes causais das dermatites de contato alérgicas.

Também são bastante empregadas em dermatologia as técnicas de imunofluorescência direta e indireta para diagnóstico das doenças auto-imunes. A imunofluorescência direta permite a demonstração do depósito de anticorpos e complemento nas estruturas cutâneas, enquanto a imunofluorescência indireta detecta anticorpos circulantes. As várias afecções auto-imunes apresentam padrões de fluorescência e localização particular dos anticorpos fixados na pele em função da localização do auto-antígeno contra os quais reagem. Os padrões mais freqüentemente detectados são:

• Fluorescência intercelular epitelial, isto é, padrão em rede de pesca na epiderme – é observada nos pênfigos em geral como conseqüência da reação dos auto-anticorpos (IgG, predominantemente IgG$_4$) contra as desmogleínas 1 e 3, que são moléculas do tipo caderinas, de caráter transmembrânico presentes nos desmossomos e, portanto, atuando na adesão entre as células epidérmicas.

• Fluorescência linear ao longo da membrana basal na junção dermoepidérmica – é observada no penfigóide bolhoso em que há reação de anticorpos da classe IgG com antígenos intracelulares e transmembrânicos localizados na lâmina lúcida – como há fixação do complemento, a fluorescência mostra não somente depósitos de IgG, mas principalmente de complemento na zona da membrana basal. No herpes gestacional e no penfigóide cicatricial, também se observam depósitos de IgG e complemento ao longo da membrana basal. Na epidermólise bolhosa adquirida observam-se, à imunofluorescência, depósitos de IgG, complemento e, com menor freqüência, depósitos de IgA e IgM. Na dermatose por IgA linear, observa-se exclusivamente depósito de IgA ao longo da membrana basal.

• No lúpus eritematoso, a imunofluorescência direta revela depósito de imunoglobulinas, IgG, IgM, IgA e complemento na zona da membrana basal. No lúpus eritematoso bolhoso, a imunoglobulina predominantemente depositada na zona da membrana basal é a IgA, mas depósitos de IgM e IgG, além de complemento, também podem ocorrer. A imunofluorescência indireta no lúpus permitirá a identificação dos anticorpos antinucleares por meio de seus múltiplos padrões. Nas vasculites, a imunofluorescência revela depósitos de imunoglobulinas e complemento nas paredes vasculares de lesões recentes. Na púrpura de Henoch-Schönlein, o depósito predominante é de IgA. Nas vasculites leucocitoclásticas, detecta-se predominantemente IgM e C3. Nas crioglobulinemias, detecta-se predominantemente IgG e C3 nas paredes vasculares. Nas vasculites necrotizantes, predominam IgG e C3, e nas colagenoses, IgG, IgM e C3.

• No líquen plano, a imunofluorescência direta demonstra corpos citóides fluorescentes com IgM e menos freqüentemente IgM e IgA. Também pode haver depósito granuloso de IgM na zona da membrana basal.

• Nas porfirias, a imunofluorescência mostra depósitos de IgG, IgM (alguns casos), C3 e IgA (raramente) na parede dos vasos da derme papilar.

BIBLIOGRAFIA

ARCHER CB – Functions of the skin. In: Champion RH, Burton JL, Burns DA, Breathnach SM, Rook, Wilkinson, Ebling. *Textbook of Dermatology*. 6th ed., Blackwell Science Ltd., 1998, p. 113.

ARNDT KA, VICK H – Rates of cutaneous reactions to drugs. *JAMA*, 285:918, 1976.

BIGBY MS et al. – Drug induced cutaneous reactions: a report from Boston collaborative Drug Surveillance Program. *JAMA*, 256:3358, 1986.

BROWN J, WINKELMANN RK – Acanthosis nigricans: a study of 90 cases. *Medicine*, 47:33, 1968.

CHAMPION RH, BURTON JL – Diagnosis of skin diseases. In: Champion RH, Burton JL, Burns DA, Breathnach SM, Rook, Wilkinson, Ebling. *Textbook of Dermatology*. 6th ed., Blackwell Science Ltd., 1998, p. 123.

COCKERER CJ – How are the abnormalities of the skin described? In: Arndt KA, Leboit PE, Robinson JK, Wintroub BU. *Cutaneous Medicine and Surgery. An Integrated Program in Dermatology*. WB Saunders, 1996, p. 84.

FITZPATRICK TB, BERNHARD JD, CROPLEY T – The structure of skin lesions and fundamentals of diagnosis skin. In: Freedberg IM, Eisen AZ, Wolff K, Austen KF, Goldsmith LL, Katz SI, Fitzpatrick TB. *Dermatology in General Medicine*. 5th ed., New York, McGraw Hill, 1999, p. 13.

HAAKE A, HOLBROOK K – The structure and development of skin. In: Freedberg IM, Eisen AZ, Wolff K, Austen KF, Goldsmith LL, Katz SI, Fitzpatrick TB. *Dermatology in General Medicine*. 5th ed., New York, McGraw-Hill, 1999, p. 70.

LOOKINGBILL DP, MARKS Jr JG – Principles of clinical diagnosis. In: Moschella S, Hurley HJ. *Dermatology*. 3rd ed., WB Saunders, 1992, p. 165.

SAMPAIO SAP, RIVITTI EA – Exames por imunofluorescência, immunoblotting e imunoprecipitação. In: *Dermatologia*. Porto Alegre, Artes Médicas, 2000, p. 89.

SAMPAIO SAP, RIVITTI EA – Glossário dermatológico. In: *Dermatologia*. Porto Alegre, Artes Médicas, p. 71.

SAMPAIO SAP, RIVITTI EA – Pele normal. In: *Dermatologia*. Porto Alegre, Artes Médicas, 2000, p. 3.

SAMPAIO SAP, RIVITTI EA – Semiologia e métodos complementares. In: *Dermatologia*. Artes Médicas, 2000, p. 69.

SAMPAIO SAP, RIVITTI EA – Técnicas semióticas. In: *Dermatologia*. Porto Alegre, Artes Médicas, 2000, p. 79.

SCHWARTZ RA – Acanthosis nigricans. *J Am Acad Dermatol*, 31:1, 1994.

STORS FJ et al. – Prevalence and relevance of allergic reactions in patients patch tested in North America 1984-1985. *J Am Acad Dermatol*, 20:1038, 1985.

WILLIAMS HC – Epidemiology of skin disease. In: Champion RH, Burton JL, Burns DA, Breathnach SM, Rook, Wilkinson, Ebling. *Textbook of Dermatology*. 6th ed., Blackwell Science Ltd., 1998, p. 139.

18. Exame do Sistema Arterial e Venoso

Fábio Santana Machado

A avaliação do sistema arterial é parte fundamental do exame clínico e pode trazer informações importantes para o examinador, como ritmo cardíaco, freqüência cardíaca e estado funcional de determinadas regiões. O exame cuidadoso é importante e não deve restringir-se à detecção apenas da freqüência cardíaca, pois achados do exame clínico apresentam valor diagnóstico para algumas doenças. Entretanto, a avaliação do sistema venoso não é menos importante, principalmente na detecção de varizes e no diagnóstico da trombose venosa profunda.

ANATOMIA E FISIOLOGIA
SISTEMA ARTERIAL

ANATOMIA – os pulsos arteriais são acessíveis nos membros superiores, membros inferiores e na região cervical.

Nos membros superiores encontramos a artéria braquial medialmente ao tendão do bíceps, acima do cotovelo. A artéria radial localiza-se lateralmente na face anterior do membro superior ao nível do punho. A artéria ulnar localiza-se também na face anterior do membro superior à altura do punho, porém medialmente à artéria radial. Na maioria dos pacientes, as artérias radial e ulnar mantêm-se em comunicação por meio de uma arcada vascular localizada na região palmar.

Nos membros inferiores, encontramos a artéria femoral localizada entre a espinha ilíaca ântero-superior e a sínfise púbica, logo abaixo do ligamento inguinal. A artéria poplítea está localizada no cavado poplíteo (atrás do joelho). A artéria pediosa localiza-se no dorso do pé, e a artéria tibial posterior, logo atrás do maléolo medial. No pé, também encontramos uma arcada intercomunicante na maioria das pessoas.

FISIOLOGIA – apesar de as características histológicas serem semelhantes, as artérias são diferentes entre si, apresentando ondas de pulsos de diferentes amplitudes. A onda de pulso é formada pelos seguintes componentes:

S – é o pico sistólico e corresponde à despolarização ventricular e à abertura das válvulas semilunares.

D – é o nó dicrótico que corresponde à queda da pressão ventricular e ao fechamento das válvulas semilunares. O nó dicrótico separa a sístole da diástole. O nível mais baixo da onda representa a pressão diastólica final. Essas alterações de amplitude estão diretamente relacionadas a distância do coração, força da gravidade e calibre das artérias. Portanto, tanto situações fisiológicas como de doença podem levar a alterações de amplitude, porém só condições patológicas podem alterar as características das ondas de pulso, como veremos adiante. Devemos lembrar que, durante a avaliação do pulso, o pico sistólico é detectado, mas os demais componentes não. Em situações patológicas, outros componentes podem ser detectados.

SISTEMA VENOSO

ANATOMIA E FISIOLOGIA – nos membros inferiores, 90% do sangue venoso é transportando pelas veias profundas. Essas veias estão protegidas pelos tecidos circundantes, e a presença da atividade muscular e o bom funcionamento das válvulas (que só estão presentes no sistema venoso profundo) são fundamentais para o bom funcionamento das veias nos membros inferiores. Entretanto, a visualização do sistema superficial (veias safenas) pode nos ajudar em várias circunstâncias, como, por exemplo, acesso venoso rápido e detecção de processos inflamatórios (flebites). A veia safena interna começa no dorso do pé, passa pelo maléolo medial e segue a face medial da coxa, até alcançar o sistema venoso profundo. A veia safena externa origina-se na parte lateral do pé e segue pela face posterior da coxa até alcançar o sistema profundo.

Nos membros superiores, o sistema superficial é o responsável pela drenagem venosa. Pelas características desse sistema, as válvulas e a contração muscular não são tão importantes para a drenagem venosa, como ocorre nos membros inferiores.

AVALIAÇÃO DO SISTEMA ARTERIAL PERIFÉRICO

INSPEÇÃO GERAL – quando estamos analisando o sistema vascular, devemos ter em mente que o membro inferior ou superior deve ser avaliado como um todo, por isso devemos observar tamanho, simetria, cor, textura da pele, leitos ungueais, padrão venoso e presença de edemas.

TÉCNICA DE AVALIAÇÃO DO PULSO ARTERIAL – quando estamos avaliando os pulsos, devemos ter em mente que um método sistematizado de avaliação permite um exame mais acurado, por isso seria importante iniciar o exame do sistema arterial periférico pelas artérias carótidas, braquiais, radiais, femorais, poplíteas, tibial posterior e dorsal do pé. Entretanto, em situações de emergência (choque, perda de consciência e/ou parada cardiorrespiratória), devemos avaliar rapidamente o pulso carotídeo com intuito de verificar se há batimentos cardíacos eficientes e conseqüentemente perfusão cerebral.

Quando avaliamos os pulsos arteriais, realizamos inspeção, palpação e ausculta. Desses três passos da semiologia do sistema vascular arterial, a palpação é o mais importante. Durante a palpação, a quantificação da amplitude de pulso é fundamental para uma avaliação do estado funcional do sistema arterial naquele local. Contudo, para aumentar a reprodutibilidade interobservador do exame, é fundamental a utilização de uma escala de aferição (Quadro 18.1) que padronize a aferição da amplitude dos pulsos.

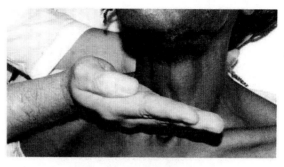

Figura 18.1 – Palpação dos frêmitos carotídeos com a borda cubital.

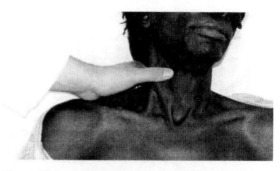

Figura 18.2 – Palpação do pulso carotídeo direito.

Quadro 18.1 – Escala de aferição da amplitude de pulso.

Classificação	Descrição
Grau 0	Ausência de pulso
Grau I	Pulso de amplitude reduzida
Grau II	Pulso de amplitude normal
Grau III	Pulso de amplitude moderadamente aumentada
Grau IV	Pulso de amplitude muito aumentada

Artéria carótida – de todas as artérias acessíveis, a carótida é a mais próxima da aorta. Por esse fato, o pulso carotídeo é o mais apropriado para estimarmos o volume sistólico e a pressão arterial.

O paciente deve estar sentado no início do exame. Devemos realizar a inspeção, palpação e ausculta, como em todas as artérias. Durante a inspeção, observamos a amplitude das pulsações, a eventual ocorrência de assimetria e se há ou não massas pulsáteis. Pela palpação, tentamos detectar a presença de frêmitos ou não, para isso usamos a borda ulnar de uma das mãos e em seguida pesquisamos o frêmito em todo trajeto da artéria carótida, tanto à direita quanto à esquerda (Fig. 18.1). Em seguida, devemos palpar com o polegar o pulso carotídeo à direita e depois à esquerda, nunca simultaneamente, pois podemos precipitar uma diminuição do fluxo sangüíneo cerebral ou causar eventualmente hipotensão e bradicardia por uma manobra vasovagal (Figs. 18.2 e 18.3). O examinador fica à direita do paciente e, com o seu polegar esquerdo, palpa a carótida direita e, com o polegar direito, a carótida esquerda. O melhor local de palpação é a borda anterior do esternocleidomastóideo ao nível da laringe, mas em geral prefere-se a palpação no terço inferior do pescoço.

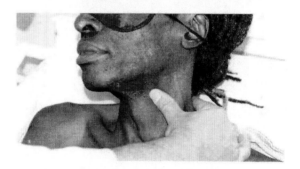

Figura 18.3 – Palpação do pulso carotídeo esquerdo.

A palpação da fúrcula esternal deve ser feita com a face palmar do indicador, estando o paciente com a cabeça fletida. Esse exame tem por objetivo identificar crescimentos da aorta e frêmitos (Fig. 18.4). Após a palpação da fúrcula, devemos palpar a borda superior das clavículas, com o intuito de pesquisar frêmitos e sopros provenientes das artérias subclávias.

A semiologia das artérias do pescoço termina com a ausculta. O examinador posiciona o diafragma do estetoscópio sobre a fúrcula esternal, as faces laterais do pescoço e as fossas supraclaviculares (Fig. 18.5). Esse exame tem por objetivo a pesquisa de sopros transmitidos do tórax ou mesmo oriundos do próprio pescoço.

Artéria braquial – o braço do paciente deve ser posicionado paralelamente ao tronco, com a palma da mão para cima, o antebraço levemente fletido e o cotovelo apoiado sobre a mão esquerda do examinador. O examinador localizará a fossa antecubital, na qual está a artéria braquial, e em seguida fará uma suave e pro-

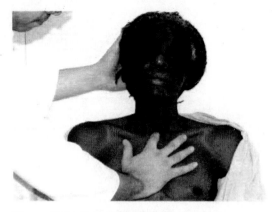

Figura 18.4 – Palpação da fúrcula esternal.

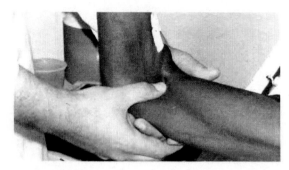

Figura 18.6 – Palpação da artéria braquial.

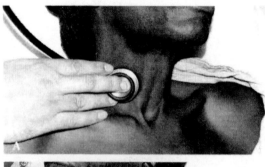

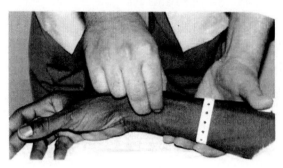

Figura 18.7 – Palpação da artéria radial.

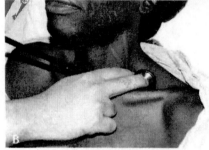

Figura 18.5 – A) Ausculta da face lateral do pescoço (identificação de sopros carotídeos). B) Ausculta da fossa supraclavicular (ausculta de sopros transmitidos do tórax).

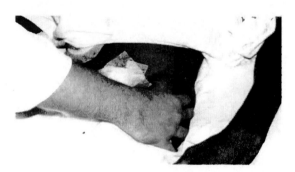

Figura 18.8 – Palpação da artéria femoral.

gressiva compressão até que a amplitude observada no pulso seja máxima (Fig. 18.6). Em geral, a artéria braquial não é visualizada, pois se encontra oculta pelo bíceps. Contudo, quando se torna rígida e tortuosa por processos degenerativos como aterosclerose, pode-se visualizá-la facilmente.

Artéria radial – é a artéria preferida para a avaliação da freqüência e do ritmo cardíaco. Para isso, o examinador aplica a polpa do dedo indicador sobre a face palmar do punho direito próximo ao processo estilóide do rádio, fazendo uma compressão suficiente para perceber o pulso com nitidez. A face palmar do paciente deve estar voltada para cima e apoiada na mesa de exame, e o punho deve estar levemente fletido (Fig. 18.7).

Artéria femoral – é uma boa artéria para a avaliação da amplitude e do contorno da onda de pulso, bem como a presença de sopros. O melhor local de palpação localiza-se no ponto médio entre a espinha ilíaca ântero-superior e o púbis e situa-se logo abaixo do ligamento inguinal. A palpação é feita com o paciente em decúbito dorsal e com o examinador à sua direita. A artéria femoral direita é palpada com o polegar esquerdo, e a artéria femoral esquerda, com o polegar direito (Fig. 18.8).

Artéria poplítea – a inspeção da fossa poplítea com o paciente em posição prona pode mostrar um aneurisma de artéria. Não conseguimos palpar a artéria poplítea, mas percebemos o pulso em uma área de transmissão na fossa poplítea. Para a palpação, o paciente deve estar em decúbito dorsal, o joelho discretamente fletido e a perna apoiada sobre um travesseiro. O examinador, utilizando a face palmar dos seus dedos de ambas as mãos, começa a comprimir a fossa poplítea, até que a amplitude máxima de pulso seja percebida (Fig. 18.9).

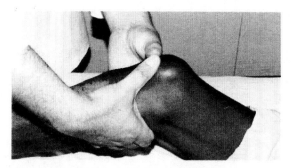

Figura 18.9 – Palpação da artéria poplítea.

Artéria tibial posterior e dorsal do pé – para a palpação dessas artérias, utilizamos a face palmar do dedo indicador. A artéria dorsal do pé está localizada entre os tendões do primeiro e segundo pododáctilos; entretanto, pode haver variações anatômicas (Fig. 18.10). A artéria tibial posterior é mais bem palpada atrás do maléolo medial (Fig. 18.11).

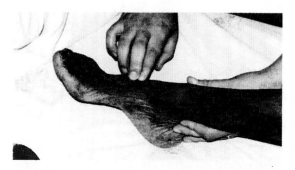

Figura 18.10 – Palpação da artéria pediosa.

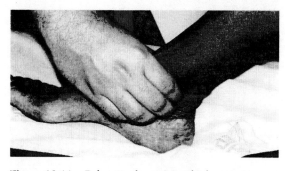

Figura 18.11 – Palpação da artéria tibial posterior.

Outros pulsos arteriais – nos pacientes magros, podemos palpar a aorta abdominal, bem como encontrar sopros abdominais que podem ser da aorta ou das artérias renais.

IMPORTÂNCIA DIAGNÓSTICA DO EXAME DO SISTEMA ARTERIAL

O exame isolado dos pulsos arteriais, em geral, não faz diagnóstico, mas, em conjunto com outros dados da história e do exame clínico, pode auxiliar o médico a raciocinar melhor.

Freqüência cardíaca

Em pacientes com instabilidade hemodinâmica ou alteração do nível de consciência, o exame dos pulsos arteriais é parte inicial do exame clínico junto com a avaliação do nível de consciência. Durante o exame de pulso, podemos detectar alterações na freqüência e no ritmo que podem sugerir a presença de arritmia.

Ritmo cardíaco – o ritmo deve ser observado no exame clínico. Pode-se notar se o pulso é regular ou irregular. Entretanto, o eletrocardiograma (ECG) é o método de escolha para avaliar o ritmo cardíaco. Quando o ritmo é esporadicamente irregular, podemos pensar em arritmia sinusal ou batimentos ectópicos supraventriculares ou ventriculares. No caso do ritmo totalmente irregular, devemos pensar em "flutter" atrial com bloqueio variável ou fibrilação atrial.

Características patológicas dos pulsos – a onda de pulso normal apresenta um contorno arredondado. Quando olhamos o traçado de uma onda arterial, observamos que a onda de pulso apresenta um nó dicrótico. Esse nó separa a sístole da diástole, entretanto não é palpável. Portanto, toda a percepção do pulso arterial refere-se à sístole ventricular e algumas particularidades devem ser observadas.

Pulso fraco e pequeno – nesse tipo de pulso, notamos que a pressão de pulso está diminuída e o pico sistólico prolongado. O examinador sente o pulso fraco e pequeno. As causas principais dessa condição são: 1. insuficiência cardíaca; 2. estenose aórtica; 3. hipovolemia; 4. estados de choque, dentre outras. Em algumas situações, o examinador pode perceber duas ondas de pulso de pequena amplitude, o que caracteriza o pulso dicrótico.

Pulso forte – nesse tipo de pulso, o examinador percebe uma onda de pulso aumentada associada a um pico sistólico rápido. As condições mais freqüentemente associadas a essa condição são: 1. febre; 2. anemia; 3. hipertireoidismo; 4. insuficiência aórtica; 5. fístulas arteriovenosas, dentre outras. Em resumo, todas as condições que aumentam o volume sistólico podem alterar o pulso arterial.

Pulso bisferiens – nesse tipo de pulso, o examinador percebe um aumento da pressão de pulso arterial associado com duas ondas de pico sistólico. As condições mais freqüentemente associadas com esse tipo de pulso são: 1. insuficiência aórtica pura; 2. associação de insuficiência grave e estenose aórtica discreta; 3. cardiomiopatia hipertrófica (menos comum).

Pulso alternante – nesse tipo de pulso, o examinador nota que a amplitude das ondas de pulso varia a cada batimento. Em geral, o examinador percebe uma onda de pulso forte e uma onda de pulso fraca. Quando a diferença entre a onda forte e a fraca é muito discreta, podemos percebê-la por meio do esfigmomanômetro. O pulso alternante é característico da insuficiência cardíaca grave.

Pulso bigeminal – esse tipo de pulso pode ser confundido com o anterior. Nessa situação, batimentos ectópicos ventriculares alternam-se com os batimentos normais, porém produzem uma onda de pulso com amplitude menor. O ECG pode esclarecer essa dúvida.

Pulso paradoxal – durante a inspiração, o retorno venoso diminui. Essa diminuição do retorno venoso pode contribuir para uma queda acentuada do volume sistólico, levando ao desaparecimento da onda de pulso detectável pelo examinador. Muitas vezes, o pulso não é detectável e, por isso, devemos utilizar uma técnica para sensibilizar sua detecção. Essa técnica consiste em insuflar o esfigmomanômetro até 20-30mm Hg acima da pressão que faz desaparecer a onda de pulso e medir na inspiração e expiração. Caso o pulso paradoxal esteja presente, a pressão sistólica diminuirá mais que 10mm Hg durante a inspiração. As causas mais freqüentes de pulso paradoxal são: 1. tamponamento pericárdico; 2. pericardite constritiva; 3. asma; 4. gravidez; 5. doença pulmonar obstrutiva.

Pulso anacrótico – esse tipo de pulso é encontrado na estenose aórtica grave e raramente percebido ao exame clínico. O examinador nota um pulso fraco com duplo pico sistólico e de elevação lenta. Distingue-se do pulso *bisferiens* pela sua pequena amplitude.

AVALIAÇÃO DO SISTEMA VENOSO PERIFÉRICO

INSPEÇÃO – é fundamental para a sensibilização do exame do sistema venoso manter o paciente em posição ortostática, isso permite o enchimento de veias varicosas e conseqüentemente seu diagnóstico.

PALPAÇÃO – o paciente deve permanecer em posição ortostática durante esse exame. O examinador deve comprimir a veia na sua parte superior por 20 segundos e em seguida realiza-se a palpação na parte inferior da mesma veia, mantendo-se a compressão superior. Caso as válvulas estejam competentes, o examinador não deve perceber nenhum impulso durante a palpação da extremidade inferior dessa veia, caso contrário, estará diante de uma insuficiência valvular.

CARACTERÍSTICAS CLÍNICAS MAIS FREQÜENTEMENTE ASSOCIADAS A DISFUNÇÕES DO SISTEMA VENOSO E ARTERIAL

INSUFICIÊNCIA VENOSA – em geral, o paciente não se queixa de dor, os pulsos em geral são normais, mas difíceis de palpar pelo edema. A pele é normal inicialmente, mas com a cronificação do quadro pode apresentar pigmentação escura, petéquias e espessamento. As úlceras varicosas são, em geral, localizadas na face medial do maléolo.

INSUFICIÊNCIA ARTERIAL – a característica clínica marcante da insuficiência arterial é a claudicação intermitente. Nessa situação, o paciente relata que quando começa a andar encontra-se bem, mas após alguns metros começa a sentir dor, que, em geral, é mais freqüente na panturrilha, mas pode assumir qualquer localização no membro inferior. Outra característica importante é o desaparecimento da dor com o repouso. Esse quadro de claudicação pode progredir para dor intensa em repouso. Os pulsos estão diminuídos ou ausentes; a pele é pálida, especialmente quando se eleva os membros, mas pode ser cianótica em posição de declive. Pele fina com alterações tróficas é outra característica. As úlceras são dolorosas e ocorrem mais freqüentemente em áreas de traumatismo, como os artelhos.

TROMBOSE VENOSA PROFUNDA – a trombose venosa é uma condição clínica freqüente na prática médica. Qualquer parte do sistema venoso pode trombosar, mas o local mais freqüente desse evento são as veias profundas dos membros inferiores. Essa condição clínica apresenta duas importantes fases. A primeira fase (ocorre de 1 a 14 dias após a instalação da trombose), na qual o trombo venoso formado pode desgarrar da parede da veia (êmbolo) e migrar para outras regiões do corpo. Na maioria das vezes, o pulmão é o local final para a instalação do êmbolo. Essa situação é muito perigosa, pois pode produzir desde quadros com sintomas leves (dispnéia aos esforços), até quadros mais graves (dor torácica, dispnéia de repouso, choque e óbito). A segunda fase ocorre após 14 dias. Nessa fase, o deslocamento do trombo é menos freqüente, pois ele já está organizado na parede da veia e por isso as chances de embolia são bem menores. Essa fase é caracterizada clinicamente pela insuficiência venosa crônica e suas manifestações clínicas.

Na maioria das vezes, a trombose venosa é assintomática e por isso a suspeita clínica deve ser baseada em dados epidemiológicos. Hoje em dia, sabemos que condições como neoplasias, insuficiência cardíaca, cirurgias de joelho e quadril, dentre outras, são de alto risco para o desenvolvimento de trombose no sistema venoso dos membros inferiores. Portanto, em pacientes de risco e que apresentem dispnéia e/ou cianose súbitas acompanhadas ou não de dor tóracica, a suspeita de embolia pulmonar e trombose venosa profunda devem ser consideradas. Nos pacientes que não apresentam queixas respiratórias, a trombose venosa pode ser suspeitada pela presença de edema assimétrico em membro inferior associada ou não a dor (infreqüente) e aumento de temperatura. Devemos lembrar que a presença de edema para o diagnóstico de trombose venosa profunda tem baixa sensibilidade, por isso os dados epidemiológicos e a alta suspeição clínica são fundamentais para o diagnóstico da trombose venosa profunda.

BIBLIOGRAFIA

MARX HJ – Clinical examination of the arterial pulse. *Progress Card Disease*, 10:207, 1967.

SPITTELL JA – Clinical vascular disease. *Cardiovasc Clin*, 13(2), 1983.

19. Avaliação Clínica do Idoso

Valéria Maria Natale

"A velhice não é um fato estático: é o término e o prolongamento de um processo. Em que consiste esse processo? Em outras palavras, o que é envelhecer? Esta idéia se acha ligada à de transformação. Mas a vida do embrião, do recém-nascido, da criança, constitui uma incessante transformação. Seremos levados a concluir, como o fizeram alguns, que nossa existência é uma morte lenta? Certamente não. Semelhante paradoxo desconhece a verdade essencial da vida: ela é um sistema instável no qual se perde e se reconquista o equilíbrio a cada instante: a inércia é que é sinônimo da morte. A lei da vida é mudar." (Simone de Beauvoir, em "A Velhice")

O envelhecimento representa uma parte normal do ciclo da vida e não uma doença. E, assim, como a criança não é uma versão jovem do adulto, o idoso não é simplesmente um adulto velho. A arte de avaliar o indivíduo idoso, distinguindo-se a senescência da senilidade, tratando aquilo que é patológico e prevenindo problemas de saúde próprios da velhice, representa um fascinante desafio para o médico, que, na maioria das vezes, é recompensado por proporcionar uma melhor qualidade de vida para seu paciente.

O conhecimento das alterações fisiológicas relacionadas ao envelhecimento é fundamental para a compreensão das doenças no idoso. Porém, os idosos não formam um grupo homogêneo, apresentam variações nas suas características fisiológicas e psicossociais, assim como no número e na gravidade de doenças que adquirem. Com o passar dos anos, ocorre redução progressiva da função de vários órgãos, relacionada à idade, principalmente na função dos rins, pulmões e sistema imune. A associação desse declínio fisiológico com doenças muitas vezes adquiridas pelo idoso vai torná-lo mais vulnerável a agressões agudas, tais como cirurgias, traumatismos, infecções ou administração de medicamentos.

1. Define-se como senescência: redução das reservas funcionais em conjunto com alterações do mecanismo de controle da atividade das células, tecidos e sistemas, que ocorrem com o envelhecimento normal.

2. Define-se como senilidade: envelhecimento, porém, com a implicação de que involução, degeneração ou algum grau de alteração patológica estão ocorrendo em um ou mais órgãos ou sistemas.

Embora, como foi dito, envelhecimento não seja doença e sim um processo normal, algumas alterações fisiológicas relacionadas à idade podem acarretar conseqüências ou seqüelas clínicas. Dois exemplos clássi-cos disso são a menopausa, que torna a mulher mais suscetível a fraturas devido à osteoporose, e a perda de visão associada à catarata, que representa uma alteração das proteínas do cristalino decorrente do processo de envelhecimento.

Ao lado das alterações fisiológicas do envelhecimento, o idoso é mais suscetível a doenças infecciosas, doenças inflamatórias e neoplasias, que muitas vezes acarretam a necessidade de hospitalização e cuidados médicos prolongados. De fato, durante certas épocas do ano, doenças infecciosas tais como influenza e pneumonia representam uma causa importante de óbito nesses indivíduos. Essas mortes poderiam ser prevenidas se intervenções terapêuticas para restaurar a função imune e programas de vacinação fossem instituídos.

Os idosos, de maneira geral, apresentam quatro problemas básicos, que podem ocorrer isoladamente ou um facilitando a presença do outro; são eles: *doença, incapacitação, pobreza* e *isolamento social*. Chamamos de *incapacitação* ao declínio de várias funções que vão acarretar uma pior qualidade de vida. Para que se possa oferecer uma boa saúde para o idoso, é necessário que se possa prevenir ou minorar doenças e incapacitações, de forma a torná-lo independente ou auxiliá-lo na manutenção de sua independência.

EPIDEMIOLOGIA

Diversos grupos têm estudado o aumento da expectativa de vida, tanto em países desenvolvidos quanto em países em desenvolvimento. Dentre esses, o estudo de alguns autores sugere que em 2025 os países desenvolvidos terão 20 a 30% de sua população com 60 anos de idade ou mais, enquanto países em desenvolvimento terão de 10 a 20% nessa faixa etária, sendo que, para o Brasil, a estimativa é de 13,8%, mais do que o dobro do que foi observado em 1985, que era de 6,6%.

O aumento dramático do número de cidadãos idosos é uma certeza que implica a necessidade de um aumento do número dos serviços de saúde e sociais. O objetivo principal desses serviços é o de reduzir a incapacitação e aumentar a independência do idoso. Caso isso não ocorra, teremos idosos menos saudáveis, menos independentes, menos satisfeitos e menos produtivos do que poderíamos ter.

ANAMNESE

O axioma clínico de que os diagnósticos médicos são feitos, com maior freqüência, durante a tomada da anamnese não se aplica integralmente aos pacientes idosos, uma vez que esses indivíduos muitas vezes apresentam manifestações atípicas de sua doença, sofrem de múltiplas doenças, subestimam sintomas (acreditando que sejam características próprias da idade) ou doenças prévias, têm distúrbios de memória ou dos órgãos dos sentidos, o que dificulta ou impede a realização de uma perfeita comunicação. Diante dessa observação, torna-se vital adequar as técnicas de anamnese ao indivíduo idoso, para que sejam vencidos esses obstáculos e que se obtenha uma produtividade máxima dos dados colhidos.

O formato da história que deve ser aplicado ao indivíduo idoso segue o mesmo padrão da história realizada com o indivíduo jovem, ou seja, queixa principal, história da doença atual, antecedentes pessoais e familiares, hábitos e vícios e interrogatório sobre os diversos sistemas (Quadro 19.1).

Quadro 19.1 – Anamnese do paciente idoso.

> Queixa principal
> História da doença atual
> Interrogatório sobre os diversos aparelhos
> Avaliação funcional
> Antecedentes pessoais e familiares
> Hábitos e vícios
> Avaliação socioeconômica

Uma vez que o idoso apresenta declínio de uma série de funções, assim como está sujeito a uma série de incapacitações e maior incidência de determinadas doenças (Quadro 19.2), devemos nos lembrar que um clima amistoso aliado a um ambiente físico adequado propiciarão uma maior produtividade da consulta. O médico que vai cuidar do paciente geronte deverá transmitir tranqüilidade e confiança, assim como lembrar-se de que os distúrbios auditivos são muito freqüentes nos idosos, devendo, portanto, falar de forma clara e audível. A sala de exames e o acesso a ela devem ser iluminados, amplos, de fácil locomoção e com o mínimo de som externo.

A anamnese do paciente idoso deve ser feita com ele e não com seus filhos ou acompanhantes, e a presença destes só se faz necessária se o paciente assim o desejar ou quando ele é afásico ou tem distúrbio de memória. Mesmo assim, os dados são obtidos inicialmente do paciente, e seu acompanhante irá completar

Quadro 19.2 – Incapacitações e doenças comuns no indivíduo idoso.

Incapacitações	Doenças
Dificuldades na movimentação	Catarata
Quedas	Osteoartrite
Fraturas	Osteoporose
Hipoacusia	Demência
Deficiência visual	Depressão
Deficiência auditiva	Acidente vascular cerebral
Incontinência urinária	Doença de Parkinson
Úlceras de decúbito	Carcinoma da próstata
Infecções	Câncer ginecológico
	Leucemia linfocítica crônica
	Mieloma múltiplo
	Doença óssea de Paget
	Arterite de células gigantes
	Polimialgia reumática
	Doença iatrogênica

as informações que faltarem. Para o paciente afásico, podemos formular perguntas cujas respostas são do tipo sim ou não, o que facilitará a comunicação. Já os idosos com distúrbio de audição, o entendimento poderá ser auxiliado por meio da escrita.

Pelo já exposto, fica evidente que a consulta do indivíduo idoso é longa, porém não devemos ter pressa em obter todos os dados de uma só vez, poderemos inquirir os mais urgentes e em uma segunda entrevista completarmos a coleta de todos. Também é interessante chamar a atenção para o horário da consulta, em geral o meio da manhã e o início da tarde são os melhores para o atendimento do paciente geronte, que sempre prefere esses horários.

Queixa principal

Muitas vezes, o idoso não apresenta uma queixa única ou uma queixa principal, pode ter ido à consulta médica com a finalidade de realizar uma avaliação de rotina ("check up") ou para receber orientação ou tratamento de seus sintomas ou doenças. Suas queixas podem ser múltiplas, inter-relacionadas, inespecíficas ou incaracterísticas. Assim como em pediatria, em que temos a reação global e inespecífica da criança doente – a criança pode ter diarréia como manifestação inespecífica de uma otite –, na faixa geriátrica o idoso poderá apresentar declínios funcionais (Quadro 19.3) em vez de manifestações específicas de sua doença, por exemplo, em vez de apresentar disúria como sintoma de sua cistite, começará a apresentar confusão mental.

Quadro 19.3 – Manifestações inespecíficas do idoso doente.

> Como o idoso poderá se apresentar
> quando estiver doente: acamado
> anorético
> confuso
> deprimido
> emagrecido
> com incontinência urinária
> sujeito a quedas

História da doença atual

A técnica para obtenção da história da doença atual não difere muito da realizada no adulto jovem, porém existem alguns aspectos que devem ser ressaltados, e isso está exposto nos parágrafos anteriores e completado nos próximos itens.

Interrogatório sobre os diversos aparelhos

O interrogatório sobre os diversos aparelhos segue o mesmo padrão que o do indivíduo jovem, porém existem algumas queixas que são mais freqüentes no idoso e muitas vezes não são enfaticamente questionadas ao jovem. A seguir, apresentamos as queixas comuns do indivíduo idoso, sendo que algumas estão relacionadas a doenças mais incidentes nessa faixa etária e outras apenas decorrem das alterações próprias do envelhecimento (Quadro 19.4).

Quadro 19.4 – Queixas mais freqüentes dos pacientes idosos.

Deficiência visual (presbiopia/catarata)
Presbiacusia
Zumbidos
Tontura
Quedas
Distúrbios do sono/insônia
Deficiência da memória
Demência
Depressão
Ansiedade
Dor articular/osteoartrose
Fraturas/osteoporose
Lesões de pele
Obstipação
Boca seca
Impotência/disfunção sexual
Incontinência urinária

A *deficiência visual* é freqüente no idoso, e cerca de 50% das causas de cegueira que ocorrem nos indivíduos com mais de 65 anos de idade poderiam ser evitadas se o diagnóstico precoce fosse realizado. As queixas mais comuns nesse grupo etário são: alterações do fluxo lacrimal (aumento ou diminuição), dificuldade de acomodação visual e para enxergar de perto, visão dupla, cefaléia, dores oculares, perdas de campos visuais, fotofobia, perda da visão, visão borrada. As doenças que levam a esses distúrbios visuais podem ser primariamente oftalmológicas, tais como a catarata do idoso e o glaucoma, ou decorrentes ou associadas a doenças sistêmicas, tais como o *diabetes mellitus* e a hipertensão arterial, dentre outras. A *presbiopia* fisiológica torna-se perceptível entre o 40º e 50º anos de vida e é, provavelmente, devida ao crescimento contínuo das fibras do cristalino, juntamente com o aumento da espessura e redução da sua elasticidade; o indivíduo a reconhece quando já não consegue mais acomodar a visão suficientemente, não mais podendo ler impressos em tipos miúdos a uma distância bem próxima. A *cata-*

rata, turvação do cristalino, é causa comum de perda da visão e pode ser inicialmente referida como turvações ou sombras constantes que seguem lentamente os movimentos oculares.

Os *distúrbios auditivos* nos idosos são regra e não exceção. Acredita-se que um terço da população com mais de 65 anos de idade sofra de distúrbios auditivos que perturbam a comunicação, os quais podem, assim, trazer conseqüências de ordem social, física e psicológica. Um estudo americano mostrou que a deficiência auditiva está presente em cerca de 24% dos indivíduos entre 65 e 74 anos de idade e em torno de 40% naqueles com mais de 75 anos. A *presbiacusia*, uma perda progressiva da audição para sons de alta freqüência, é a causa mais comum de déficit auditivo na população geriátrica. Esse tipo de perda auditiva diminui a capacidade de interpretar a fala, o que pode levar a uma menor capacidade de comunicação e a um maior risco de depressão e de isolamento social. A perda de audição pode ser decorrente de dois distúrbios básicos, o neurossensitivo e o de condução, ou ainda pela associação de ambos. A perda auditiva neurossensitiva é causada por doenças da cóclea, sendo a principal causa de presbiacusia. Perda de audição de origem condutiva resulta do distúrbio da transmissão do som no ouvido interno. As causas mais comuns são a impactação de cerume e a otoesclerose. A deficiência auditiva poderá ocorrer por outras causas, que não a própria senescência, desde uma simples rolha de cerume, como acabamos de mencionar, até uma complicação de doenças orgânicas, como o diabetes e a hipertensão arterial sistêmica, e causas outras secundárias à poliglobulia ou ao uso de medicamentos ototóxicos, como por exemplo os antibióticos aminoglicosídeos, alguns diuréticos, salicilatos e outros. Diante disso, fica evidente a importância de uma avaliação auditiva em todo indivíduo idoso, que pode ser feita por meio de questionários que investigam a presença de déficit auditivo ou por outras técnicas; porém, o exame fundamental para o diagnóstico é a audiometria. Uma outra queixa comum é a sensação de *zumbidos*, muitas vezes associada à hipoacusia, sendo então, na maioria dos casos, decorrente da senescência, e infelizmente muito resistente à terapêutica. A queixa de *tontura*, principalmente de quadros vertiginosos relacionados ao envelhecimento do sistema vestibular, é comum no idoso, e é muito importante sua perfeita caracterização, o que irá permitir um tratamento adequado e diferenciá-la de outras causas menos freqüentes, porém não menos importantes. O desequilíbrio é causa de quedas, e o impacto psicológico desse sintoma é profundo no idoso.

De acordo com Tineti, define-se como *queda* quando um indivíduo inadvertidamente vir "a repousar no solo ou em algum outro nível inferior, não em conseqüência de um evento intrínseco importante (um acidente vascular cerebral ou uma outra causa qualquer de síncope) ou de um risco impossível de ser dominado

203

que ocasionaria uma queda na maioria das pessoas jovens e sadias". As *quedas* representam uma grande fonte de morbidade e mortalidade para os pacientes geriátricos. A morbidade das quedas inclui fraturas, traumatismos dos tecidos moles, ansiedade quanto a outras quedas e perda de confiança. No idoso, praticamente 50% das causas de queda se devem a acidentes relacionados ao ambiente e/ou a distúrbios de equilíbrio, marcha ou fraqueza decorrentes do processo de envelhecimento, sendo que, muitas vezes, essas causas estão associadas ou são agravadas por deficiência visual, uso de drogas (principalmente as que causam sonolência ou hipotensão postural) ou confusão mental. Além disso, parece que em condições de repouso a estabilidade postural declina com a idade. Portanto, ao se fazer a história de um paciente idoso que apresentou uma queda, é importante saber se ele tropeçou no tapete da sala, facilitado pelo fato de o tapete estar solto, sua visão estar deficiente e apresentar distúrbios de marcha (causa extrínseca) ou se ele teve uma taquiarritmia com baixo débito cardíaco (causa intrínseca).

Insônia é uma queixa muito freqüente no idoso. Estudos demonstram que um em cada três indivíduos com mais de 65 anos de idade apresenta um sono insatisfatório e isso é mais comum nas mulheres do que nos homens. O mecanismo biológico básico que controla o *sono* no cérebro do indivíduo idoso necessita ainda ser elucidado, porém o sono não é simplesmente uma fase quiescente de nossa existência, mas sim um complexo sistema de processos comportamentais e fisiológicos. O envelhecimento pode trazer alterações fisiológicas dos mecanismos que controlam o sono, porém, o idoso pode, também, apresentar problemas de ordem social e psicológica (pobreza, ansiedade) ou física (noctúria, uso de diuréticos, prostatismo) que irão impedir um sono reparador. A duração do sono diminui fisiologicamente com o aumento da idade. Um dos poucos fatores que fazem parte das alterações do comportamento do sono em dependência da idade é o aumento da duração das fases de vigília que interrompem o sono noturno; portanto, o idoso, uma vez acordado, demora mais tempo para dormir novamente. A duração dessas fases de vigília é um critério decisivo para o fato de o paciente lembrar-se ou não delas na manhã seguinte. Períodos curtos de vigília não são lembrados e quanto mais longos forem, mais queixas suscitarão. Além disso, foi relatado que o ritmo do sono-vigília característico para a idade adulta, no idoso, altera-se em favor de um comportamento de sono policíclico, de fases curtas.

As pessoas idosas estão em alto risco de deterioração mental e até recentemente o declínio cognitivo era considerado característico do envelhecimento. Atualmente, aceita-se como próprio do idoso normal uma discreta *deficiência da memória* para fatos recentes, porém, todo indivíduo com sinais evidentes de *demência* deve ser extensamente investigado. Além disso, o

idoso também está sujeito a doenças psiquiátricas, sendo que *depressão* e *ansiedade* são muito prevalentes entre eles. Outro aspecto que deve ser observado é o mau uso e abuso de drogas psicoativas nesse grupo de pacientes.

As *lesões de pele*, tanto as neoplásicas, melanoma ou não-melanoma, quanto as benignas, são muito comuns no idoso. As lesões benignas como a queratose solar, a xerose e a dermatite seborréica são muito freqüentes. Outra alteração comum é a presença de prurido, que pode ser decorrente da xerose, porém deve ser diferenciado daquele causado por doenças sistêmicas, tais como insuficiência renal crônica, *diabetes mellitus*, cirrose hepática, dentre outras, ou ainda de infecções cutâneas, tais como a escabiose.

Diversos autores observaram que indivíduos de idade mais avançada tendem a andar mais lentamente, ter uma passada de menor tamanho e um menor balanço dos braços em comparação a indivíduos mais jovens. E essas alterações podem ser agravadas se o indivíduo apresentar doenças ósseas e/ou articulares. Em relação às articulações, a *osteoartrose* é uma doença degenerativa altamente prevalente nessa faixa etária e de elevada morbidade, tanto pela dor quanto pela deformidade que pode causar. Quanto às doenças ósseas, as duas mais freqüentes nos Estados Unidos e parte da Europa são a osteoporose e a doença óssea de Paget. Não temos dados sobre a prevalência dessas duas doenças em nosso meio, porém é muito provável que a *osteoporose* seja muito comum, principalmente nas mulheres pós-menopausa. A principal complicação dessas doenças é a ocorrência de *fraturas*, sendo que na doença óssea de Paget, que é um distúrbio da remodelação óssea de provável etiologia viral, além das fraturas, podemos ter deformidades ósseas que poderão causar a compressão de vasos e nervos e suas conseqüentes complicações.

O distúrbio gastrintestinal mais freqüente nos idosos é a *obstipação*. Porém, existem poucas evidências apoiando a crença de que obstipação seja conseqüência de envelhecimento. Com o declínio da atividade física, alterações na dieta por causa da dentição precária ou regimes médicos, bem como o aumento no uso de drogas, é de se esperar que ocorram alterações no hábito intestinal do idoso. Portanto, na avaliação de um paciente com mudança do hábito intestinal, é fundamental que se faça um inquérito completo quanto às condições associadas a essa alteração. Quando um paciente se queixa de diminuição do número de evacuações, a possibilidade de câncer de cólon torna-se uma preocupação imediata. Porém, ao contrário do conceito popular, a obstipação ocorre em menos de um terço dos casos de câncer de cólon e é menos comum que a diarréia. As principais causas de obstipação no idoso são: depressão, demência, medo de defecação dolorosa, imobilização, hipotireoidismo, medicamentos (opiáceos, anticolinérgicos, anti-histamínicos, antiácidos). Outras causas são obstrução intestinal extrínseca, obstrução do lúmen intestinal por pólipo ou tumor, megacólon, doença diverticular do cólon e doenças neurológicas. Além da obstipação, outra queixa dos idosos é a *xerostomia* (boca seca), por muitos anos a diminuição do fluxo salivar, a boca seca e suas doenças associadas foram consideradas estereótipos da velhice. Atualmente, acredita-se que a diminuição do fluxo salivar se deva a doenças ou distúrbios induzidos por drogas nas glândulas salivares, e não conseqüência do envelhecimento normal.

Ainda nos dias de hoje os médicos apresentam dificuldades para indagar sobre a *sexualidade do idoso*. Pior do que isso, muitos médicos e também muitos indivíduos leigos e jovens acreditam que o idoso seja um ser assexuado. A sexualidade é um instinto básico, portanto, também presente no indivíduo de idade mais avançada. O comportamento sexual é diferente nas diversas faixas etárias, assim como o é individualmente, e isso decorre da diversidade das condições biológicas, por um lado, e sofre, também, influências sociais, sociológicas e socioculturais, por outro. É papel do médico indagar sobre as dificuldades da vida sexual do idoso, diferenciar aquilo que é orgânico do que é psicológico e promover a orientação necessária, seja apenas esclarecendo dúvidas e ajudando na quebra de tabus e preconceitos, seja encaminhando para tratamento especializado, físico ou psicológico.

Ocorre diminuição da *função sexual* com o avançar da idade e isso decorre tanto de causas sociais quanto orgânicas. Doenças físicas representam a causa mais comum de impotência masculina. A impotência é definida como a incapacidade de obter uma ereção adequada para a relação sexual em pelo menos 75% das tentativas. A *impotência* erétil é a principal disfunção urológica que pode ocorrer no homem adulto de qualquer idade, porém, a incidência de impotência secundária a doenças sistêmicas aumenta com o avançar da idade. Aproximadamente metade da impotência em homens com mais de 50 anos é causada por problemas vasculares. E muitas vezes a impotência vascular está associada à doença vascular em outros órgãos. Outra causa, porém ainda não bem definida, de impotência em idosos é o hipogonadismo, que pode ocorrer em até um quarto dos homens. Além disso, doenças neurológicas (tanto centrais quanto periféricas) e medicações (tais como alfa-metildopa, beta-bloqueadores, espironolactona, cimetidina, antidepressivos, entre outras) são causa importante de impotência. Tem sido dada mais atenção ao estudo da impotência masculina do que aos distúrbios da função sexual da mulher idosa, sendo que as queixas mais freqüentes neste grupo são falta de parceiros, falta de libido, anosgarmia, secura da vagina e dispareunia.

Apesar de ser um grande problema social, psicológico e econômico, a *incontinência urinária*, ou perda do controle da urina, é freqüentemente ignorada pelos médicos. Ela tem uma grande prevalência na faixa etá-

ria idosa e, embora algumas pessoas idosas considerem ser "normal" na velhice e muitas escondam a perda de urina, ela é acompanhada de morbidade significativa, devido ao estigma social negativo, depressão, infecção do trato urinário, e nos indivíduos acamados associa-se freqüentemente às escaras de decúbito. Apesar de poucos estudos, parece haver importantes alterações nas funções da bexiga e da uretra com o processo de envelhecimento. Mesmo os idosos normais têm maior freqüência de sintomas urinários, tais como urgência, freqüência e jato lento. Porém, há uma série de causas patológicas e reversíveis de incontinência urinária no idoso, tais como confusão mental, infecções, vaginite atrófica, relaxamento pélvico pós-menopausa, causas psicológicas, fármacos ou fezes impactadas. A correção desses processos permitirá o desaparecimento da incontinência.

Avaliação funcional – ao realizarmos a história de um idoso, ao lado da análise das queixas e da análise da função dos diversos aparelhos, é importante que possamos avaliar a capacidade de executar as tarefas básicas do dia-a-dia, tanto as pessoais, como o ato de tomar banho, quanto as tarefas nas quais há necessidade de locomoção externa e relação interpessoal. No quadro 19.5 estão colocadas essas tarefas para facilitar a análise da capacidade funcional do idoso. A importância dessa avaliação reside no fato de que, cientes das incapacitações do idoso, poderemos auxiliá-lo a tornar-se o mais independente física e emocionalmente possível.

Quadro 19.5 – Avaliação da capacidade funcional do idoso.

Tarefas pessoais	Tarefas externas
Vestir	Fazer pagamentos
Tomar banho	Usar transporte público
Cuidados com a estética	Dirigir automóvel
Cozinhar	Fazer compras para casa
Comer/cortar os alimentos	Administrar o dinheiro
Limpeza da casa	
Lavagem de roupa	
Tomar remédios	
Usar o telefone	
Subir escadas	

Antecedentes pessoais e familiares

Os antecedentes pessoais deverão ser questionados com ênfase em cirurgias prévias, distúrbios psiquiátricos, doenças clínicas e internações hospitalares.

Quanto aos antecedentes familiares, faz-se necessária uma avaliação, principalmente quanto a antecedentes familiares de demência, neoplasia e doenças cardiovasculares, entre outros.

Hábitos e vícios

O *uso de medicamentos* pelo paciente poderá ser indagado durante a história, ou em conjunto com os hábitos e vícios. Uma vez que o idoso freqüentemente faz uso de um ou mais medicamentos e é mais sujeito a efeitos adversos, assim como a efeito de interações entre as diferentes drogas que possa estar fazendo uso, é fundamental que se faça um interrogatório cuidadoso sobre qual droga ele esteja fazendo uso regular, mesmo que sob a forma tópica de colírios ou enemas, com especial ênfase naquelas que possam deprimir o sistema nervoso central, tais como hipnóticos, antialérgicos e antitussígenos. Assim como é importante que se obtenha informação de reações alérgicas a drogas, contrastes intravenosos, anestésicos, transfusões sangüíneas ou alimentos.

Deve-se anotar o número de *cigarros* que o paciente fuma ou fumou por dia e por quanto tempo teve ou tem o vício, uma vez que este poderá estar intrinsecamente ligado a doenças atuais ou pregressas.

O *etilismo* não é raro entre os idosos e muitas vezes se inicia na velhice como uma forma de compensação das perdas ou mascarando um quadro depressivo ou ansioso. Porém, com freqüência, o idoso e seus acompanhantes têm vergonha desse vício e procuram escondê-lo ou minimizá-lo; portanto, quando houver suspeita da omissão desse dado, com muito tato e delicadeza deve-se investigar o fato.

Nessa fase da entrevista podemos, também, fazer um *inquérito alimentar* e, nesse momento, observar uma série de erros ou carências. É obrigação do entrevistador avaliar se os erros alimentares decorrem de maus hábitos adquiridos ainda na juventude; de falta de dentes, dentes em mau estado de conservação ou ainda próteses mal ajustadas; do desânimo de preparar uma refeição, no idoso que mora só; ou, como é muito comum em nosso meio, por um problema socioeconômico, em que a aposentadoria não é suficiente para adquirir remédios e alimentos.

Os bons hábitos, tais como a prática de *exercício físico* e de *lazer*, também devem ser indagados, tanto no sentido de se avaliar os benefícios físicos e psicológicos desses hábitos quanto para orientação no sentido de corrigir possíveis erros ou para constatar sua inexistência. É necessário que se verifique a data da última *imunização* contra pneumococo, influenza e tétano. No quadro 19.6 temos um resumo dos principais pontos do questionário quanto aos hábitos e aos vícios.

Quadro 19.6 – Hábitos e vícios.

Medicamentos
Inquérito alimentar
Exercício físico
Lazer
Imunizações
Consulta ao cirurgião-dentista
Consulta ao oftalmologista
Tabagismo
Etilismo

Avaliação socioeconômica

Cabe ao médico, também, uma breve análise socioeconômica de seu paciente idoso. O conhecimento do ambiente social e das condições econômicas do paciente e,

eventualmente, de seus familiares nos permitirá uma melhor adequação do tratamento à sua realidade, desde a simples avaliação, se esse paciente estará apto a adquirir alimentos e medicamentos adequados, até a análise da possibilidade da utilização de próteses ou tratamentos dispendiosos. Além disso, é muito importante que se tenha noção dos dados culturais e crenças do paciente e de seu ambiente.

Antes de examinarmos o paciente, já durante a realização da anamnese, podemos suspeitar de que o idoso está sendo *vítima de maus-tratos*. Apesar de essa idéia ser ultrajante, esse fato é relativamente freqüente, ocorrendo em todas as classes sociais, e isso pode incluir desde a agressão física, passando pela privação de alimentos e medicamentos, até a tortura psicológica. Dados que podem sugerir o abuso ou negligência contra o idoso são a presença de queimaduras, fraturas; doenças venéreas ou infecções sexuais inexplicadas; dados laboratoriais sugestivos de super ou subdosagem de medicação; má higiene corpórea, paciente muito emagrecido, com úlceras de decúbito; falta de óculos, de próteses auditivas ou dentárias. Além destes, o próprio comportamento do paciente diante de seu acompanhante, demonstrando medo de responder a perguntas que poderiam denunciar o mau-trato.

EXAME CLÍNICO

Ao examinarmos um paciente idoso, três premissas básicas devem ser cumpridas: a) evitar desconforto; b) respeitar eventuais pudores; e c) distinguir o que é próprio do envelhecimento daquilo que é patológico.

Portanto, em primeiro lugar, devemos nos preocupar com o ambiente da sala de exames, desde a temperatura, que deve ser agradável, até a mesa de exames, que não deve ser muito alta e precisa ter uma escada que facilite ao idoso o acesso a ela. O paciente ficará muito mais à vontade durante o exame clínico se, ao realizarmos a história, tivermos estabelecido um clima de confiança e cordialidade. Além disso, devemos padronizar uma rotina de exame clínico de forma a não obrigar a mudanças de decúbito desnecessárias, ou seja, examinar tudo o que for necessário com o paciente em pé, depois sentado e, finalmente, em decúbito dorsal.

O exame pode ser iniciado com a aferição do *peso e altura*, sempre com o paciente com o mesmo padrão de vestimenta, em geral com roupas íntimas, de preferência com um avental leve sobre elas e sem sapatos. A avaliação da *altura* tem a finalidade básica de ser utilizada para cálculo do índice de massa corpórea. A análise do *peso* é um parâmetro que deve ser realizado a cada consulta, pois é essencial para um controle do "status" nutricional e hídrico do paciente. Ainda com o paciente em pé, podemos observar sua *marcha* e eventuais distúrbios de *equilíbrio*, em seguida, os sinais vitais, e ainda avaliar sua pressão arterial.

Sinais vitais – a *pressão arterial (PA)* deve ser avaliada com o paciente em decúbito dorsal horizontal, após repouso de pelo menos 10 minutos, e também em posição ortostática, estando pelo menos 3 minutos nessa posição, para avaliarmos se apresenta hipotensão postural, que não é incomum no idoso, podendo ser decorrente de distúrbio autonômico ou do uso de medicações hipotensoras, dentre outras causas. Quando o paciente apresentar hipotensão postural e a elevação da freqüência cardíaca for menor do que 10 batimentos/minuto, podemos suspeitar de um distúrbio dos reflexos barorreceptores. Hipertensão, definida como pressão sistólica igual ou maior que 140mm Hg e/ou pressão diastólica igual ou maior que 90mm Hg, ocorre em cerca de 40% ou mais dos indivíduos entre 65 e 94 anos. Se encontrarmos um idoso com a pressão arterial elevada, porém sem nenhuma evidência de lesão em órgão-alvo, poderemos suspeitar de pseudo-hipertensão decorrente da falta de elasticidade das artérias acometidas por aterosclerose. Perante essa dúvida, a manobra de Osler poderá auxiliar na diferenciação (ver capítulo 6: "Exame Geral Quantitativo", pág. 30). A presença de uma medida de pressão arterial diferente de um membro em relação ao outro pode sugerir "seqüestro", como o que ocorre na síndrome do roubo da subclávia. A *temperatura* deve ser avaliada com termômetros para baixas temperaturas, uma vez que o idoso é vulnerável à hipotermia acidental (acidente vascular cerebral, infecções, hipotireoidismo, iatrogenia). Uma vez que os idosos muitas vezes apresentam infecção sem febre, ou até mesmo com hipotermia, a presença de febre nesses indivíduos é um forte indício de infecção. Os diversos tipos de alteração do *ritmo respiratório* podem ser encontrados com maior freqüência no idoso, e a respiração de Cheyne-Stockes pode estar presente, principalmente à noite, pela própria senescência ou associada a insuficiência cardíaca ou acidente vascular cerebral.

Pele e anexos – com o passar dos anos, a pele fica submetida a determinadas alterações, que são mais evidentes no rosto e na face dorsal das mãos. Essas alterações decorrem do próprio processo de envelhecimento, assim como de influências ambientais (principalmente dos raios solares) e de afecções em outros locais. A pele do idoso é seca, enrugada, de tonalidade um tanto amarelada, com hiperqueratose, com áreas hipo ou hiperpigmentadas. Podem surgir nódulos puntiformes, de coloração vermelha, no tronco e na face, que não têm significado patológico, somente estético, e recebem a denominação de *nevo rubi*. A *púrpura senil*, mais comumente encontrada em membros superiores, decorre de rompimento de capilares, também não tem significado patológico, porém deve ser diferenciada da púrpura plaquetopênica, que sempre indica presença de doença. A *dermatite seborréica* e a *queratose actínica* (esta ocorre nas áreas expostas ao sol) são achados comuns. A perda do turgor e da elasticidade da pele dificultarão a análise do estado de *hidratação* nesses pacientes, porém, esse parâmetro poderá ser analisado, dentre outras maneiras, por meio do turgor da pele da região frontal da face e da região pré-esternal. Os pacientes acamados ou que utilizam cadeiras de rodas podem desenvolver *escaras* em região glútea, sacral, trocantérica e nos calcanhares. Com o envelhecimento, ocorre *embranquecimento* e *perda progressiva dos pêlos* em ordem inversa de seu aparecimento. Porém, devemos chamar a atenção para o fato de que a diminuição de pêlos em membros inferiores é sinal sugestivo de insuficiência vascular. Os *cabelos* ficam mais quebradiços, o que também ocorre com as *unhas*, sendo que estas engrossam, tornam-se duras e encurvadas (onicogrifose).

Cabeça – as *artérias temporais* deverão ser palpadas para avaliar endurecimento ou diminuição de pulso, principalmente em pacientes com cefaléia temporal, febre e distúrbio visual, quando a suspeita de arterite temporal fica evidente. O exame dos *olhos* pode revelar, à inspeção, presença de um anel opaco, acinzentado, ao redor da íris, o *arco senil*, que aparece muitas vezes após os 50 anos e não tem significado patológico. O exame fundoscópico pode ser dificultado pela presença de catarata, porém esse exame é fundamental na avaliação tanto de doenças sistêmicas, tais como *diabetes mellitus* e hipertensão arterial, quanto de doenças oculares, como o glaucoma e a degeneração macular senil. É importante a avaliação oftalmológica, pois a deficiência visual no idoso, seja por presbiopia, seja por catarata ou glaucoma, é muito freqüente e, se não corrigida, proporciona incapacitações decorrentes de quedas ou do isolamento social. A *presbiacusia* é outra conseqüência do envelhecimento que pode trazer seqüelas físicas e psicológicas, devendo ser analisada por meio de uma audiometria, que é um exame bastante sensível e poderá indicar a necessidade da utilização de uma prótese auditiva. A avaliação da *cavidade oral* deverá ser realizada sem a presença da prótese dentária para aqueles que a possuem; a região sublingual deve ser também observada, uma vez que é um local comum de neoplasias, e lesões suspeitas devem ser biopsiadas. A xerostomia é uma queixa freqüente nesses pacientes. Nesse momento do exame, podemos lembrar ao paciente a importância da visita ao cirurgião-dentista.

Pescoço – no exame do pescoço, devemos examinar as cadeias ganglionares, investigando a presença de alterações patológicas dos *gânglios*; a *tireóide*, pesquisando a existência de aumento ou nódulos; a *mobilidade da região cervical*, principalmente em pacientes com queixa de tonturas; o *pulso jugular* e os *pulsos carotídeos*, sendo que a presença de sopros carotídeos é um forte indício de doença aterosclerótica generalizada.

Tórax – a técnica semiológica para avaliação cardiopulmonar é igual para jovens e idosos, porém, muitas vezes, o idoso não tem condições de colaborar com todas as manobras. Em relação à ausculta cardíaca, é muito freqüente o achado de um *sopro sistólico em área aórtica* nos indivíduos com idade superior a 70 anos, o qual geralmente se deve a uma válvula aórtica esclerosada com repercussão hemodinâmica insignificante. Esse sopro geralmente é suave e raramente se irradia para as carótidas. Sopro diastólico no idoso é sempre patológico. A presença de uma quarta bulha é comum nos idosos, porém a existência de uma terceira bulha denuncia insuficiência ventricular. O idoso, muitas vezes, apresenta mudanças da sua conformação torácica. Muitos idosos desenvolvem um certo grau de cifose, em grande parte devido a alterações degenerativas da coluna torácica, isto, em associação a osteoporose das costelas e calcificação das cartilagens costais, acaba por levar a *aumento do diâmetro ântero-posterior do tórax* e aspecto de um barril. A resultante perda da elasticidade da parede torácica diminui a expansibilidade do tórax. *Crepitações grosseiras* audíveis nas bases podem ser encontradas sem significar doença e geralmente desaparecem quando o idoso realiza algumas inspirações profundas.

Face dorsal do tórax e região lombar – a inspeção dessa região poderá revelar a presença de cifose ou de escoliose. Já à palpação, a presença de um processo espinhoso amolecido ou doloroso pode indicar fratura por compressão ou eventualmente neoplasia.

Mamas – durante o exame clínico das mamas, poderá ser observada a retração dos mamilos, decorrente do envelhecimento, que pode ser revertida por meio de uma pressão delicada ao seu redor, isso já poderá não ocorrer se ela for decorrente de crescimento neoplásico. Nas pacientes com mamas muito grandes e pendentes, devemos observar a pele sob elas, pois pode estar macerada pela perspiração e facilitar a instalação de uma infecção fúngica.

Abdome – a seqüência do exame clínico do idoso é a mesma do jovem. O achado de massa abdominal em idoso obstipado pode apenas ser decorrente de bolo fecal, porém pode significar uma massa tumoral, portanto a primeira medida nesse caso é tratar o paciente com laxantes e reexaminar; se a massa persistir, deverá ser investigada por meio de exames complementares. Tortuosidade ou aneurisma da aorta abdominal podem ser sentidos por uma massa pulsátil no abdome. Um aneurisma pode ter pulsação ântero-posterior e lateral, e isso pode servir para distinguir de uma massa sobre a aorta, a qual, simplesmente, transmite a pulsação para a mão do examinador. A ausculta, quando o aneurisma for maior do que 3cm, poderá revelar a presença de sopro. Orifícios herniários deverão também ser examinados.

Toque retal – a palpação digital do reto tem sido utilizada na pesquisa de possíveis neoplasias e também para a avaliação da próstata. Porém, a sensibilidade desse exame na investigação da neoplasia de reto é baixa. Para a investigação de neoplasia de cólon, está indicada a realização de pesquisa de sangue oculto nas fezes uma vez por ano, seguida de colonoscopia nos casos positivos. Quanto ao exame da próstata, o toque digital somente detecta nódulos na sua face posterior, ficando a região anterior e média sem avaliação por esse método. Devemos lembrar que, para os idosos, a realização do toque retal em decúbito lateral é menos desconfortável.

Exame ginecológico – o exame ginecológico associado à coleta de secreção vaginal e cervical para a realização do Papanicolaou é fundamental na prevenção e diagnóstico precoce do câncer ginecológico. Porém, devemos lembrar que, por pudor ou falta de informação, muitas pacientes idosas não aceitam ser examinadas. Para as pacientes que têm osteoartrose grave, principalmente em quadril, o exame deverá ser realizado em decúbito lateral. O exame ginecológico da idosa poderá revelar um útero atrófico e pequeno e ovários não-palpáveis. A presença de cistocele, retocele, prolapso uterino e vaginite atrófica, que podem ocorrer associados ao envelhecimento e, muitas vezes, também a partos mal assistidos, poderá facilitar a presença de retenção urinária e infecção urinária recorrente. Também deverá ser avaliada a presença de incontinência urinária, que poderá facilmente ser investigada pela cobertura do orifício uretral com um absorvente e a paciente deverá tossir três vezes, se houver incontinência será detectada a presença de urina no absorvente.

Avaliação das extremidades – o exame das extremidades deverá constar da avaliação das articulações, dos ossos e da circulação periférica. Nas *articulações*, ao lado de outros achados, podemos observar a presença de nódulos de Heberden, que se apresentam nas articulações interfalangianas distais e, muitas vezes, sugerem a presença de uma artropatia degenerativa. Ao examinarmos as extremidades, podemos encontrar *deformidades ósseas* que poderiam denunciar a presença de doença óssea neoplásica (primária ou metastática) ou não, como a doença óssea de Paget, que representa um distúrbio da remodelação óssea muito comum em idosos, principalmente da raça branca e de ascendência anglo-saxônica. A força muscular também sofre alteração com o envelhecimento, tendendo a declinar. Por exemplo, a força do punho fechado apresenta queda de aproximadamente 50% entre as idades de 25 e 80 anos. O volume muscular também cai com a idade. Para a análise da *circulação arterial*, além da palpação e da ausculta dos pulsos periféricos, a presença de uma pele pálida ou cianótica, com baixa temperatura ou eventualmente já com a existência de gangrena, pode denunciar a existência de insuficiência arterial. Em casos mais discretos, podemos realizar o teste da isquemia plantar. Com o paciente em decúbito dorsal horizontal, devemos elevar seus membros inferiores acima do nível horizontal e observar a presença de palidez nos pés. A presença de *insuficiência venosa* poderá ser denunciada pela presença de edema bilateral, ou em casos avançados observaremos, além do edema, cordões varicosos, hiperpigmentação levando à dermatite ocre e, muitas vezes, úlceras de estase nos maléolos mediais.

Exame neurológico – o exame neurológico do idoso poderá seguir a mesma padronização do realizado no jovem, ou seja, estado mental, nervos cranianos, função e coordenação motoras, função sensorial e reflexos. Alterações do sistema nervoso associadas ao envelhecimento podem incluir diminuição da sensibilidade vibratória (principalmente nas extremidades inferiores) e da liberação de alguns reflexos primitivos ("snout", glabela e palmomentoniano). O *tônus motor*, muitas vezes, apresenta-se aumentado. Outro achado muito comum é o *tremor*, que pode ser devido a doença de Parkinson, disfunção cerebelar, hipertireoidismo ou apenas representar um "tremor essencial". Um exame neurológico completo deve ser aplicado sempre que o paciente tiver história de quedas, episódios isquêmicos transitórios ou distúrbio cognitivo. Pacientes com história de quedas devem ter sua *marcha* e *balanço* avaliados. Com o envelhecimento normal, a mulher apresenta uma marcha com base estreita e mais oscilante, e o homem, com base larga e os passos mais curtos. O balanço dos braços diminui em ambos os sexos. Doenças freqüentes em idosos, tais como osteoartrose de quadris e joelhos, doença de Parkinson e doença cerebrovascular, predispõem esses pacientes a uma marcha mais instável. E padrões anormais de marcha proporcionam pistas diagnósticas para doenças subjacentes. Um bom exemplo disso é a marcha parkinsoniana, com seus passos curtos, pés arrastando-se, presença da festinação (dificuldade para iniciar a marcha: o paciente "ensaia" os passos, sem sair do lugar), tronco inclinado para a frente, diminuição ou ausência do balanço dos braços e tendência para a queda.

Aqui será importante focalizar mais detalhadamente o estado mental, uma vez que distúrbios cognitivos podem ser a queixa principal do paciente. Um exame do *estado mental* deve avaliar a *atenção*, a *memória recente*, a função cortical (*habilidades visuoespaciais e de linguagem*) e o *comportamento de estabelecimento de objetivos*. Dos testes padronizados disponíveis, o miniexame do estado mental (MEEM) proporciona mais informações em maior número de domínios.

O MEEM é um instrumento para triagem de problemas de atenção, memória recente e função cortical. Sua escala varia de 0 a 30, com o 30 representando o melhor escore possível. Porém, o escore total tem pouco valor intrínseco e apenas as áreas específicas de deficiência podem proporcionar indicações quanto ao prognóstico. Por exemplo, um paciente com escore total de 29 pode estar em uma fase inicial de doença de Alzheimer, uma vez que um ponto que perdeu no escore foi o

correspondente à memória, e o déficit de memória é um sinal precoce dessa doença. Os 10 primeiros pontos do MEEM estão baseados em questões sobre orientação, e elas não têm valor diagnóstico específico. O teste dos 7 seriados, que avalia as capacidades de atenção e de cálculo, é uma tarefa difícil que pode estar alterada devido a problemas não só nas capacidades de atenção e de cálculo, como também de memória, motivação, compreensão, capacidade de visualizar números e a um baixo nível de escolaridade. Ele é útil quando o paciente acerta. Um teste simples da atenção é o "limite de números" para a frente, que é minimamente afetado por outras disfunções cognitivas ou pelo nível educacional. O paciente deve ser capaz de repetir imediatamente pelo menos cinco números. A incapacidade de repetir cinco números sugere desatenção significativa, que interfere em praticamente todas as outras tarefas da função cognitiva. Esses distúrbios da atenção indicam geralmente um estado confusional sutil causado por toxicidade medicamentosa ou alterações metabólicas. O componente da memória recente ("fixação") do MEEM é fundamental em qualquer análise de demência. Quando há distúrbio da memória recente (o indivíduo não consegue repetir três palavras que lhe foram ditas há poucos minutos), tem-se de suspeitar de distúrbio de memória, que pode ser causado, principalmente, por doença de Alzheimer, alcoolismo ou acidente vascular cerebral. Os distúrbios corticais são avaliados por tarefas visuoespaciais e de linguagem.

A seção de designação de nomes do MEEM é pouco sensível para a caracterização de problemas de linguagem em fases iniciais. Para manter a validade do teste, ele deve ser administrado conforme se apresenta, mas deve ser suplementado solicitando-se ao paciente que designe pelo nome objetos mais difíceis, tais como as partes de um relógio (pulseira, ponteiros, fecho ou fivela).

A função visuoespacial é avaliada pela cópia da figura do MEEM e geralmente identifica distúrbios moderados dessa função. Embora seja relegada a uma pequena parte do teste (1 ponto), ela tem implicações funcionais potencialmente dramáticas, sendo a única tarefa que avalia especificamente a função do lado direito do cérebro. O padrão clássico para a doença de Alzheimer é de déficits na linguagem e na função visuoespacial, em combinação com problemas de memória para eventos recentes. Acidentes vasculares cerebrais e tumores podem ser suspeitados quando as anormalidades são muito assimétricas.

O único domínio cognitivo negligenciado pelo MEEM é aquele do "controle executivo" ou "intenção", que se refere à perseverança, ao comportamento de estabelecimento de objetivos e à flexibilidade, como a capacidade de passar de uma tarefa para outra. A independência funcional baseia-se em um controle executivo, intacto, o qual pode estar gravemente alterado apesar de um desempenho normal em outros domínios da função cognitiva. Para medir-se a capacidade de estabelecimento de objetivos, o paciente é solicitado a designar itens que ele pode encontrar em um supermercado. A capacidade de citar itens por 1 minuto sem desistir dá informações sobre a capacidade de automotivação. Para avaliar a capacidade de passar de uma tarefa para outra, o paciente pode ser solicitado a copiar uma figura que tem formas que se alternam (como uma série de emes e enes). Os distúrbios intencionais indicam geralmente lesões da substância branca frontal ou subcortical. As causas mais comuns são infartos múltiplos, depressão, doença de Parkinson e hidrocefalia com pressão normal.

CASOS CLÍNICOS

CASO 1. Paciente de 78 anos de idade, sexo feminino, foi levada ao hospital devido à fratura em antebraço esquerdo. Sua acompanhante, uma sobrinha que morava com ela, informou que a paciente é muito teimosa e que insistia em subir numa escadinha para "arrumar coisas no armário" e que havia caído sobre o braço, porém a paciente apresentava múltiplos e difusos hematomas. Como a fratura tinha conduta cirúrgica, a paciente foi internada e sua acompanhante foi embora. Durante a entrevista inicial, o ortopedista que atendeu a paciente ficou chocado com as maneiras brutas da sobrinha com a tia, e também com a magreza e as más condições de higiene que a paciente apresentava, além disso, ficou admirado com a expressão de alívio dela ao ver que iria ser internada.

Perguntas: que tipo de situação deve estar ocorrendo com a paciente em sua casa? Cite os dados presentes no texto que corroboram com essa sua hipótese e cite outros que poderiam auxiliar na confirmação de sua hipótese.

Discussão: a paciente deve estar sendo vítima de maus-tratos. Os dados que sugerem isso e estão presentes no texto são: maus modos da sobrinha para com a paciente, magreza, más condições de higiene e hematomas em outros locais, não só relacionados à área de fratura. Outros dados que poderiam estar presentes: ausência de óculos ou próteses que a paciente necessitasse, queimaduras, dados laboratoriais sugerindo excesso ou subdosagem de medicação.

CASO 2. Paciente de 80 anos de idade, sexo masculino, de família muito humilde, foi levado ao médico porque estava emagrecendo. Sua filha informava que nos últimos 10 anos o paciente estava perdendo progressivamente a visão, começando a ficar apático desde então, e no último ano estava anorético, tendo emagrecido 10kg nesse período, além de estar ficando "esclerosado", pois não se lembrava direito dos netos. Ao ser indagado, o paciente mostrou estar muito lúcido, orientado, porém muito deprimido com a perda da visão, informando que não reconhecia os netos porque estes estavam crescendo e mudando de voz e ele não enxergava o rosto deles; quanto à inapetência, era muito difícil comer devido à falta de dentes, e ele acabava perdendo a fome. Seu exame clínico era normal. O paciente foi encaminhado para o oftalmologista, que constatou catarata bilateral, e foi operado com sucesso. Posteriormente, foi ao cirurgião-dentista e fez adaptação de prótese dentária superior e inferior. Dois meses após, retornou ao médico com 10kg a mais e um enorme sorriso, dizendo: "Doutor, saí das trevas, agora sou um novo homem". A filha informou que o paciente retomara o gosto de trabalhar com madeira e estava construindo um berço para a sua primeira bisneta.

Discussão: neste caso, temos um exemplo típico da repercussão de um problema social acentuando a incapacitação causada por uma doença comum do idoso, a catarata. Além disso, a falta de dentes impedia uma boa alimentação. Resolvidos os dois problemas, o paciente ganhou peso, readquiriu sua independência e recuperou-se da depressão. Aqui podemos analisar a inter-relação de doenças trazendo outros problemas de saúde para o idoso, tanto de ordem física quanto psicológica, e que, na maioria das vezes, estão intrinsecamente associados ao quadro socioeconômico do paciente.

CASO 3. Paciente de 73 anos de idade, sexo feminino, foi ao médico com queixa de dor em joelho esquerdo. O médico constatou crepitação na articulação e diagnosticou osteoartrose. Disse para a paciente que aquilo era da idade e a mandou para casa sem medicação. A paciente saiu do consultório muito brava porque seu outro joelho tinha a mesma idade e não doía. Procurou outro médico que fez uma história detalhada e um exame clínico minucioso e explicou para a paciente que realmente ela tinha osteoartrose no joelho e que aquilo era comum no idoso, porém, que ela também tinha outro problema comum do idoso, que era a doença óssea de Paget, e essa doença estava causando deformidade da tíbia e agravando a osteoartrose. A paciente foi orientada, tratada e teve o controle da dor.

Discussão: muitas vezes, sinais e sintomas do idoso são confundidos com alterações próprias do envelhecimento e deixam de ser corretamente diagnosticados e tratados. Nesse caso, podemos observar a associação de duas doenças freqüentes no idoso, sendo que a osteoartrose é a mais comum das duas. Porém, um médico habituado a avaliar idosos pode notar a associação desses dois problemas e tratá-los com medicação específica. O primeiro médico teve uma atitude bastante negativa, pois se, até o momento, não existe tratamento para impedir o aparecimento e talvez mesmo a progressão da osteoartrose, sem dúvida existem diversos recursos terapêuticos para promover a analgesia da dor que a paciente apresentava. E quanto à doença óssea de Paget, existe medicação específica para evitar a progressão da doença quando ela se apresenta na fase ativa.

BIBLIOGRAFIA

BRAEKUS A, LAAKE K, ENGEDAL K – The mini-mental state examination: identifying the most efficient variables for detecting cognitive impairment in the elderly. *JAGS*, **40**:1139, 1992.

FIELDS SD – History-taking in the elderly: obtaining useful information. *Geriatrics*, **46**:26.

FOLSTEIN M, FOLSTEIN S, McHUGH P – Mini-mental state: a practical method for grading the cognitive state of patients for the clinician. *J Psychiatr Res*, **12**:189, 1975.

LIPSITZ LA – Orthostatic hypotension in the elderly. *N Engl J Med*, **321**:952, 1989.

MESSERLI FH, VENTURA HO, AMODEO C – Osler's maneuver and pseudohypertension. *N Engl J Med*, **312**:1548, 1985.

MORLEY JE, KAISER FE – Função sexual com o avanço da idade. *Clínicas Médicas da América do Norte*, **6**:1625.

PARIS BEC et al. – Elder abuse and neglect: how to recognize warning signs and intervene. *Geriatrics*, **50**:47.

ROWE JW – Health care of the elderly. *N Engl J Med*, **312**:827, 1985.

THURLBECK WM – Growth development and aging of the lung. **In**: *Scientific Foundations of Respiratory Medicine*. London, Heinemann, 1981, p. 91.

TINETI ME, SPEECHLEY M, GINTER SF – Risk factors for falls among elderly persons living in the community. *N Engl J Med*, **319**:1701, 1988.

SINOPSE		
RASTREAMENTO RÁPIDO PARA AVALIAR AS RESTRIÇÕES FÍSICAS MAIS FREQÜENTES DO IDOSO		
Problema	**Método de avaliação – perguntas (P) e testes (T)**	**Interpretação**
Visão	**P**: Dificuldades para dirigir automóvel? Para pegar o ônibus? Para ler? **T**: Tabela de Snellen	Incapacidade observada quando não conseguir ler mais do que 20/40 no teste de Snellen (ver capítulo Semiologia em Promoção da Saúde)
Audição	**P**: Dificuldade para manter conversação por não escutar o que está sendo dito? **T**: Audiometria tonal	Incapacidade será observada quando não conseguir ouvir freqüências de 1.000 ou 2.000Hz em um ou ambos os ouvidos
Mobilidade das pernas	**T**: Cronometrar o tempo que o paciente leva para: levantar da cadeira, dar 20 passos rápidos, girar o corpo, voltar para a cadeira e sentar	Teste mostrará incapacidade se o paciente gastar mais de 15 segundos para realizar essa tarefa
Incontinência urinária	**P**: Alguma vez você perdeu urina e ficou molhado? Se a resposta for afirmativa, pergunte: Você já perdeu urina em pelo menos 6 dias diferentes?	Paciente revelará distúrbio se tiver respondido afirmativamente às duas questões
Nutrição e perda de peso	**P**: Você perdeu mais de 5kg nos últimos 6 meses sem estar fazendo dieta de emagrecimento?	Resposta afirmativa ou presença de peso muito baixo para a altura indicam problema com a saúde
Memória	**T**: Teste de memória de 3 palavras	Teste revelará incapacidade se o paciente não conseguir lembrar as 3 palavras após 1 minuto
Depressão	**P**: Você tem se sentido triste ou deprimido?	A resposta afirmativa sugere presença de depressão
Restrição física	**P**: Você é capaz de andar rápido ou andar de bicicleta? **P**: Você é capaz de lavar janelas, paredes ou o chão de sua casa? **P**: Você é capaz de sair para fazer compras para sua casa? **P**: Você é capaz de ir a lugares distantes de sua casa? **P**: Você é capaz de tomar banho sozinho? **P**: Você consegue se calçar, vestir, abotoar suas roupas sem ajuda?	O indivíduo apresentará algum grau de incapacidade física se uma ou mais questões tiverem resposta afirmativa

20. Exame de Vias Urinárias e Genitais Masculinos

Fabiano André Simões

A urologia é, por conceito, o segmento da clínica cirúrgica que visa ao estudo e ao tratamento das afecções do trato urogenital masculino e urinário feminino. As doenças dos genitais femininos dizem respeito à ginecologia, enquanto as que acometem os néfrons são de interesse da nefrologia. A urologia trata de ampla gama de doenças, desde malformações até tumores. O urologista tem, portanto, a oportunidade de fazer avaliação, diagnóstico e oferecer tratamento, clínico ou cirúrgico, para todas as afecções do sistema geniturinário.

O avanço científico e o acesso praticamente universal ao conhecimento têm permitido um melhor entendimento das doenças urológicas. Ao mesmo tempo, métodos diagnósticos e terapêuticos cada vez mais eficazes e menos agressivos aos pacientes foram introduzidos. Estes são, no entanto, onerosos, devendo ser utilizados de maneira judiciosa. Uma anamnese completa e um exame clínico minucioso permitem direcionar a investigação para estabelecer um diagnóstico preciso e com o mínimo de exames subsidiários, ou seja, menor custo.

ANAMNESE

A obtenção da história do paciente é a base da avaliação urológica. Ela permite, na maior parte dos casos, estabelecer hipóteses diagnósticas que orientam na direção dos exames a serem requisitados. Na sua quase totalidade, as afecções urológicas apresentam-se ao médico por um conjunto de queixas, na forma de sinaïs e sintomas, conhecido como "grandes síndromes". Estas podem ser agrupadas em: 1. distúrbios miccionais; 2. alterações das características da urina; 3. febre; 4. dor; 5. tumor; 6. genitopatias; e 7. hipertensão.

DISTÚRBIOS MICCIONAIS

São vários e necessitam de exata caracterização para a equalização de discussões e troca de informações entre a comunidade médica, pois muitos deles possuem terminologia e significado clínico explícitos.

Disúria – emissão de urina com diferentes graus de desconforto. Na prática, traduz micção acompanhada de dor que, em geral, não é localizada pelo paciente sobre a bexiga, mas referida no meato uretral. Esse sintoma é habitualmente causado por inflamação, secundária a infecções urinárias e processos obstrutivos e/ou inflamatórios da bexiga e uretra. Quando a dor se acentua no final da micção é dita estrangúria e geralmente sua origem é vesical, enquanto aquela que ocorre ao iniciar a micção pode indicar acometimento uretral.

Polaciúria – aumento da freqüência das micções, ou seja, micções com intervalos menores que o habitual, sendo um dos sintomas urológicos mais comuns. A polaciúria está freqüentemente associada à eliminação de volumes urinários menores que o habitual, pois um adulto normal urina cinco ou seis vezes por dia, com volume aproximado de 300mL em cada micção. Isso normalmente decorre de processos inflamatórios e/ou infecciosos do trato urinário médio e inferior, ou seja, bexiga e uretra, levando à irritação e à conseqüente diminuição da capacidade vesical funcional. Também pode ocorrer em decorrência de obstrução do trato urinário inferior, grande volume pós-miccional, bexigas com padrão neurogênico ou ansiedade. Considera-se que apenas aos 12 anos de idade a criança terá padrão miccional semelhante ao indivíduo adulto.

Poliúria – aumento do volume urinário, ou seja, da diurese. Pode ser devida a mobilização de edemas, ausência do hormônio antidiurético como no *diabetes insipidus*, diurese osmótica do *diabetes mellitus* ou até após desobstrução aguda das vias urinárias excretoras. Pode também estar presente em fases iniciais da insuficiência renal e em pacientes com ingestão hídrica excessiva.

Oligúria – diminuição da diurese. Pode ser decorrente de falta de ingestão de líquidos ou formação de edemas devido a processos inflamatórios, como na glomerulonefrite difusa aguda, nos estados hipovolêmicos e em intoxicações endógenas ou exógenas.

Anúria – total ausência de urina. Embora o termo seja também aplicado para caracterizar casos nos quais existe impossibilidade de a urina filtrada atingir a bexiga, nessas eventualidades deve ser denominada anúria obstrutiva, evitando-se interpretações equivocadas com a anúria verdadeira, que decorre de sofrimento renal ou pré-renal. A anúria obstrutiva pressupõe um problema pós-renal, como por exemplo litíase ureteral obstrutiva bilateral, fibrose retroperitoneal ou compressão ureteral extrínseca por tumor pélvico. Nesses casos, a remoção da causa ou o estabelecimento de derivação do fluxo urinário, a montante do obstáculo, devem ser empregados.

Urgência – desejo forte, súbito e irrefreável de urinar, também conhecido como imperiosidade. Pode ser decorrente de processos inflamatórios e/ou infecciosos, que aumentam a sensibilidade vesical, quadros neurogênicos da bexiga e problemas emocionais, sem nenhuma doença urológica concomitante. Referida, pelo leigo, como "urina solta", pode ser confundida com incontinência urinária, especialmente na criança, mas deve-se atentar para o diferencial em casos de urgência, quando geralmente existe um intervalo seco entre as micções normais.

Esforço – condição em que se usam recursos auxiliares para urinar. Como a micção é ato realizado de forma confortável e sem esforço, a presença deste reflete sempre uma dificuldade no esvaziamento vesical, seja de natureza neurogênica, inflamatória, infecciosa ou, mais comumente, obstrutiva. Clinicamente, o esforço miccional freqüentemente se acompanha de apnéia inspiratória, estase jugular, contratura da parede muscular abdominal e eliminação de flatos.

Alteração do jato – diminuição da sua força e/ou calibre, geralmente se acompanha de esforço miccional e tem significado clínico semelhante.

Retenção urinária – incapacidade de eliminar a urina acumulada na bexiga. Devido à ampla gama de causas, informações sobre a idade e a forma de instalação são fundamentais no direcionamento propedêutico. Na infância, deve-se suspeitar de problemas neurológicos, ureteroceles em meninas e válvulas de uretra posterior em meninos. Em indivíduos adultos do sexo masculino, a maior suspeita recai sobre problemas uretroprostáticos, enquanto no feminino, deve-se levantar hipóteses sobre doenças neurológicas e inflamatórias/infecciosas. Nunca deixe de questionar o uso de drogas (usadas em descongestionantes nasais, antigripais ou mesmo dilatadores de pupila). A retenção urinária, de qualquer natureza, geralmente se acompanha de grande desconforto para o paciente. O globo vesical pode ser palpável e, em pessoas magras, visível. Nessa situação, o alívio deve ser imediato, seja por cateterismo uretral, seja por punção suprapúbica. Se tiver caráter recidivante, pode haver necessidade de cateterismo vesical intermitente. Se crônica, pode ser menos sintomática, embora possa comprometer o trato urinário superior, sendo, portanto, mais grave.

Incontinência – por definição, é a perda involuntária de urina. Pode ser contínua ou intermitente, com ou sem micções preservadas e relacionadas ou não ao esforço abdominal. Reflete, em grande parte dos casos, incompetência esfincteriana, mas também pode ser observada na retenção urinária, com superdistensão vesical e conseqüente transbordamento, caso em que deve

ser adjetivada de incontinência paradoxal. Pode ainda ser decorrente de fístulas por trabalho de parto prolongado, cirurgias abdominais e/ou pélvicas, tumores, irradiação pélvica ou ectopias ureterais extravesicais no sexo feminino, casos em que ocorrerão perdas urinárias contínuas com micções preservadas.

Noctúria – micção noturna. Também conhecida como nictúria, reflete sempre uma diminuição da autonomia miccional ou aumento do volume urinário noturno. Normalmente, um adulto não deve acordar mais que duas vezes por noite para urinar. O exemplo clássico de noctúria é aquele do paciente com hiperplasia prostática sintomática, com resíduo pós-miccional significativo, o que diminui a capacidade funcional da bexiga. Se existir noctúria sem polaciúria diurna, deve-se suspeitar de insuficiência cardíaca congestiva com edema periférico, que será mobilizado quando o paciente se deitar.

Pneumatúria – emissão de gases pelo trato urinário, não necessária, mas principalmente ao urinar. Pode aparecer em quadros infecciosos, mais freqüentemente em pacientes diabéticos e/ou em comunicações anormais entre os tratos digestivo e urinário, fístulas êntero-urinárias de natureza inflamatória (diverticulites, enterites) ou neoplásica.

Paraurese – incapacidade de urinar diante de pessoas ou em ambientes estranhos, refletindo quase sempre alguma forma de instabilidade emocional.

Enurese – micção involuntária, inconsciente e não deve ser confundida com a incontinência, que, por definição, é perda e não micção. Fisiológica até os 3-4 anos de idade, passa a ser considerada patológica a partir dessa faixa etária. Sendo um ato inconsciente, pressupõe-se que ocorra durante o sono, razão pela qual pode ser classificada em diurna ou noturna, dependendo do período no qual se apresenta com maior freqüência. Além disso, pode ser primária, quando sempre existiu, ou secundária, quando se instalou após um período de controle das micções, característica que faz suspeitar de problema emocional. A enurese pressupõe, por conceito, a ausência de doença do trato urinário, estando relacionada apenas com fatores neuropsicogênicos. Apresenta caráter hereditário e é atribuída a um atraso no processo de mielinização das fibras nervosas envolvidas no arco reflexo da micção. Apesar de representar trauma psicológico relevante, tem evolução favorável, pois são raros os casos de adultos enuréticos.

ALTERAÇÕES DAS CARACTERÍSTICAS DA URINA

Ao ser eliminado, o filtrado urinário tem aspecto límpido, cor amarelo-citrino e odor característico (*sui generis*). Diversas condições – ambientais, fisiológicas ou patológicas –, podem modificar essas propriedades.

Turbidez – a urina normal, quando exposta ao meio ambiente, pode tornar-se turva, o que se deve à ação de organismos desdobradores de uréia que promovem a precipitação de cristais, razão pela qual deve ser analisada logo após sua emissão.

A turbidez pode ser devida à presença de cristais de fosfato amoníaco-magnesiano, fosfatúria, que se dissolvem com a acidificação, seja por adequação dietética, seja por drogas acidificantes. A urina turva que não clareia após adição de ácido acético freqüentemente contém leucócitos em suspensão (leucocitúria). Na presença de filtrado urinário denso, com aspecto leitoso, é lícito suspeitar-se da presença de linfa (quilúria), que pode ser de origem parasitária, como na filariose, ou devida a comunicações entre o sistema linfático e o urinário, em qualquer nível. Em razão de ser rico em proteínas, o quadro da quilúria pode assumir características espoliantes.

Coloração – diversos alimentos (beterraba, anilinas), drogas (ampicilina, rifampicina, anti-sépticos urinários, fenolftaleína) e produtos do metabolismo normal (pigmentos biliares) podem alterar a cor da urina. Quando muito concentrada, apenas apresenta coloração acastanhada, o que pode induzir a erros de interpretação, particularmente em relação à presença de pigmentos biliares (colúria), nos quais há tendência à coloração castanho-esverdeada. A presença de sangue (hematúria) confere à urina um aspecto turvo e a cor desde avermelhada até cor de Coca-Cola são características que dependem, fundamentalmente, da origem e da intensidade do sangramento: quando de maior intensidade, confere coloração mais vermelha à urina, fato que geralmente é identificado pelo paciente, razão pela qual são chamadas hematúrias macroscópicas. Caso sejam detectadas apenas por exame laboratorial, são ditas microscópicas. As hematúrias de origem renal predominam na infância, enquanto as de causa urológica, no adulto, caso da glomerulonefrite difusa aguda e de cálculos ou tumores, respectivamente. Devem ser classificadas como iniciais, finais ou totais, conforme se apresentem no início, no fim ou durante toda a micção, o que se reveste de particular importância clínica, pois permite suspeitar do nível do sangramento. As iniciais e finais geralmente refletem acometimento uretrotrigonal, ao passo que as totais refletem padecimento supravesical. Em casos de hematúria muito intensa, pode haver coágulos e, nesse caso, sua forma pode sugerir a origem do sangramento. Os filiformes acompanhados de dor lombar apontam para origem renal, ou seja, os coágulos foram moldados nos ureteres, enquanto os grosseiros que não se acompanham de dor lombar sugerem origem vesical. Acima dos 50 anos de idade, o achado macroscópico ou laboratorial de hematúria acompanha-se de doença urológica em aproximadamente 25% dos pacientes, com neoplasias em grande parte destes. Nessa faixa etária, portanto, a presença de sangue na urina impõe investigação urológica exaustiva.

Em apreciável número de hematúrias, geralmente microscópicas, não se consegue esclarecer sua etiologia, denominadas essenciais. A propedêutica imagenológica e endoscópica avançou muito e esses casos têm diminuído consistentemente.

A hematúria não deve ser confundida com uretrorragia, definida como perda de sangue pelo meato uretral fora das micções, o que denota, sempre, doença uretral infra-esfincteriana.

Espuma – em excesso, leva à suspeita da presença de proteínas (proteinúria), decorrentes do aumento da ingestão de proteínas, ou de perdas por doenças nefrológicas.

FEBRE

Pode ocorrer com qualquer processo infeccioso, localizado em qualquer parte do sistema geniturinário, sendo mais freqüente em pacientes com pielonefrite, prostatite e epididimite. É queixa muito comum na prática urológica, tendo algumas características peculiares. Habitualmente é intensa, de aparecimento súbito, acompanhada de calafrios e tremores, razão pela qual a pielonefrite aguda já foi conhecida como "malária renal". Na infância geralmente reflete o envolvimento do trato urinário superior, circunstância que deve merecer especial atenção, seja pelo risco imediato de bacteriemia e choque, seja pelo risco tardio, com desenvolvimento de cicatrizes renais. Quando acompanhada de alterações do hábito miccional, polaciúria, imperiosidade e disúria, a febre geralmente indica participação do trato urinário médio e/ou inferior no processo infeccioso.

Em qualquer quadro febril sem origem determinada ou naquele em que se suspeite de infecção urinária, sempre haverá tempo para coleta de urina para exame antes de se iniciar o tratamento. Mesmo que o quadro clínico exija tratamento imediato com introdução empírica de antibacterianos, a urocultura com teste de sensibilidade tem seu valor, pois permite *a posteriori* a adequação da droga. Deve-se lembrar que a técnica de coleta deve ser rigorosa para evitar interpretação equivocada dos resultados, cuidado especialmente importante em casos de meninos com prepúcio excedente e em meninas com secreção vaginal.

Quando associada com obstrução do trato urinário, a febre com calafrios reflete bacteriemia, que pode evoluir para quadro séptico, situação em que se discutirá o imediato alívio da obstrução para se evitar essa evolução tormentosa.

DOR

A dor proveniente do trato geniturinário costuma ser bastante intensa e está normalmente associada com inflamação ou obstrução. Sempre que possível deverá ser caracterizada com relação ao tipo, contínua ou intermitente, localização, irradiação, intensidade, fatores desencadeantes de melhora ou piora.

De maneira geral, a dor decorrente de inflamação é contínua, ao passo que a decorrente de obstrução tem caráter em cólica.

Quanto à localização, aquela proveniente do rim normalmente se localiza no ângulo costovertebral ipsilateral, ou seja, lateralmente ao músculo sacro-espinhal e abaixo da 12ª costela. Essa dor é atribuída à distensão súbita da cápsula renal, podendo irradiar-se no trajeto do ureter, região umbilical e até para os genitais. Por estímulo reflexo ao plexo celíaco, é possível que se apresente com sintomas gastrintestinais, como náuseas ou vômitos.

A dor originada no ureter apresenta-se habitualmente de maneira súbita, geralmente secundária à obstrução. É atribuída à distensão aguda e ao aumento da sua peristalse. O nível de obstrução pode ser suspeitado pela localização da dor. A obstrução do terço médio do ureter, à direita, pode ser referida no quadrante inferior do abdome, no ponto de McBurney, e sugerir apendicite, enquanto à esquerda, lembra diverticulite. A obstrução do terço distal produz habitualmente sintomas de irritabilidade vesical, ou seja, polaciúria, urgência e desconforto suprapúbico, sendo que nos homens pode irradiar no trajeto da uretra até a glande, e nas mulheres, para os grandes lábios. Deve-se lembrar que tumores ureterais são pouco sintomáticos do ponto de vista doloroso.

A dor de origem vesical normalmente decorre de inflamação ou hiperdistensão, como por exemplo na retenção urinária aguda. Nos quadros inflamatórios existe desconforto suprapúbico intermitente, que varia de acordo com o grau de repleção vesical, podendo haver reforço da dor ao final da micção (estrangúria).

Aquela que se origina na próstata habitualmente decorre de inflamação, edema e distensão da sua cápsula e localiza-se normalmente no períneo, podendo ser referida na área sacral, inguinal ou genital. Está freqüentemente associada a sintomas miccionais, predominantemente irritativos, mas pode levar à retenção urinária.

A dor testicular na puberdade costuma ser de aparecimento súbito, acompanhada ou não de aumento de volume do escroto, podendo ser devida a processos infecciosos ou à torção do funículo espermático. Impõe-se o diagnóstico diferencial, o que, com freqüência, é difícil pela falta de colaboração dos pacientes. Em casos de torção, há limitação de tempo para atuação e, se a dúvida persistir após exame clínico e propedêutica com ecodoppler, a exploração cirúrgica pode ser considerada a conduta mais conservadora, pois preservará o testículo. É menos grave operar uma orquiepididimite que não intervir em uma torção.

Dor no pênis flácido é usualmente secundária à inflamação da bexiga e/ou uretra, e pode ser referida com maior intensidade no meato uretral. A parafimose, anel prepucial que ocorre após a exteriorização da glande, provoca ingurgitamento venoso e edema, o que dificulta ou impossibilita sua relocação na bolsa prepucial. Dor no pênis em ereção está geralmente relacionada com processos inflamatórios dos corpos cavernosos, como por exemplo na doença de Peyronie ou priapismo.

TUMOR

Referência esporádica na prática diária, reveste-se sempre de grande importância clínica, independente da localização abdominal ou genital.

Nos adultos, os tumores do trato urogenital mais freqüentes são os cistos e os adenocarcinomas renais (hipernefromas) e as hidronefroses. A palpação da região lombar, do hipogástrio e o exame digital da próstata, toque retal, têm particular importância na avaliação de tumores urológicos, cujo diagnóstico deve ser rápido e preciso. Globo vesical palpável em adulto quase sempre reflete retenção urinária, pois raramente os tumores se apresentam dessa maneira. O aumento de volume da bolsa testicular em adultos pode ser decorrente de hidrocele, varicocele, orquiepididimite e tumores. Diferentemente da infância, as orquites são mais raras em adultos que as epididimites. Os tumores testiculares são habitualmente indolores, de crescimento insidioso e poupam o epidídimo durante seu crescimento.

GENITOPATIAS

Um grande número de pacientes (ou seus responsáveis) procura o urologista por problemas venéreos ou anomalias genitais. Essas malformações atingem ambos os sexos, sendo mais freqüentes nos meninos e, nestes, as mais comuns são a fimose e as hipospadias. Por fimose entende-se um anel prepucial, que dificulta ou impede a exposição da glande. Hipospadias são ectopias ventrais do meato uretral externo que, em graus crescentes de gravidade, podem ser penianas, escrotais ou perineais. Quanto mais graves e se acompanhadas de bifidez escrotal e vícios de migração testicular bilateral, conferem aos genitais um aspecto ambíguo, sugerindo estado intersexual.

As ectopias dorsais do meato uretral fazem parte de um complexo de malformações conhecido como anomalias extróficas, nas quais as epispadias e as extrofias representam os graus mínimo e máximo, respectivamente.

No adulto, o aparecimento de lesões genitais deve sempre levantar a suspeita de serem venéreas, ou seja, doenças de transmissão sexual. Um esclarecimento correto quanto aos hábitos do paciente e de suas parceiras, tempo de aparecimento da lesão após o contato suspeito e tempo de evolução são informações fundamentais, mas o exame clínico da lesão é imprescindível para o diagnóstico.

HIPERTENSÃO

Em uma população de hipertensos, apenas um pequeno contingente é de interesse especial do urologista: os portadores de hipertensão renovascular e de feocromocitoma. Em virtude do uso de drogas potentes e eficazes no tratamento da hipertensão arterial, a indicação de cirurgia é raríssima.

Nos casos de feocromocitoma, a hipertensão pode aparecer sob a forma de crises ou picos, freqüentemente acompanhados de cefaléia, sudorese e lividez cutânea. Esses tumores podem estar localizados na glândula adrenal ou fora dela. A dosagem plasmática e/ou urinária de catecolaminas, ou de seus metabólitos, confirma o diagnóstico. Sua localização é feita por meio de exames de imagens.

EXAME CLÍNICO

As informações obtidas na anamnese devem ser confirmadas e complementadas pelo exame do paciente, que deve ser realizado de maneira completa e minuciosa nos pacientes com doença urológica. Juntamente com a anamnese, permanece como chave na avaliação do paciente, devendo ser exercitadas em toda sua plenitude e em todos seus tempos a inspeção, palpação, percussão e ausculta. As três primeiras são básicas na prática urológica, enquanto a ausculta se limita praticamente à avaliação da pressão arterial, ritmo cardíaco e presença de sopros abdominais. Existe tendência atual, tão difundida quanto perversa, de se atribuir aos exames complementares a responsabilidade quase que exclusiva na realização do diagnóstico de qualquer doença. O exame clínico, entretanto, direciona o diagnóstico, permitindo ao urologista selecionar os métodos diagnósticos mais apropriados para determinado caso.

AVALIAÇÃO GERAL

Fornece uma impressão inicial e deve atentar para alterações cutâneas (como icterícia ou palidez) e estado nutricional, pois a caquexia é sinal freqüente de doença neoplásica maligna. Por outro lado, a obesidade pode ser indicativa de doença endócrina, como síndrome de Cushing. A ginecomastia em homens pode ser indício de hepatopatia, alcoolismo ou uso prévio de hormônios femininos para tratar neoplasia de próstata. Edemas dos membros inferiores podem estar presentes em quadros de insuficiência cardíaca, obstrução linfática pélvica ou retroperitoneal. O edema bipalpebral sugere glomerulopatia, e o universal, hipoproteinemia, por exemplo, em decorrência de síndrome nefrótica. Circulação colateral ou adenomegalias podem também estar presentes em processos neoplásicos de vias urinárias.

Alguns distúrbios miccionais referidos durante a anamnese podem ser confirmados, tais como disúria, retenção, incontinência, pneumatúria, esforço miccional e alterações de força e calibre do jato. Essa verificação pode ser feita durante a consulta ou, mais comumente, durante o que se convencionou chamar de micção assistida, ou seja, sob observação do médico assistente, praticamente impossível em pacientes do sexo feminino e naqueles com paraurese.

No que se refere às alterações organolépticas de urina, pode-se avaliar turbidez, coloração, odor e presença de espuma. Com relação à hematúria, deve-se caracterizá-la quanto a sua intensidade, caráter (inicial, total ou terminal), sendo possível distingui-la da uretrorragia. A presença de coágulos, particularidades de sua forma e tamanho, pode sugerir a origem do sangramento. Os filiformes sugerem que tenham sido moldados no ureter e os coágulos grosseiros, sem dor lombar, que se moldaram na bexiga.

A seguir, descreveremos o exame clínico habitual e os principais achados anormais dos diversos órgãos do sistema geniturinário.

RINS

Os rins têm o tamanho aproximado de um punho fechado, localizam-se no retroperitônio, em um espaço que se convencionou denominar "loja renal". Nos adultos habitualmente não são palpados com facilidade, por estarem protegidos pelo gradeado costal e plano muscular em suas faces anterior e posterior. Pela presença do fígado, o rim direito está posicionado um pouco mais inferior que o esquerdo, que em condições normais é praticamente impalpável. Em pacientes magros de qualquer sexo, a palpação do pólo inferior do rim direito normal pode ser realizada durante a inspiração profunda.

A melhor maneira de realizar a palpação renal é com o paciente em decúbito dorsal, mas a posição ortostática facilita a palpação daqueles com mobilidade exagerada, nefroptose. O rim é elevado com uma mão colocada no ângulo costovertebral, realizando-se a palpação com a outra, que deve estar localizada junto ao rebordo costal. Em lactentes, os rins podem ser facilmente palpados entre o polegar colocado anteriormente e os demais dedos colocados posteriormente no ângulo costovertebral.

Outras manobras úteis no exame da loja renal são a percussão e a ausculta. A punho-percussão do ângulo costovertebral (manobra de Giordano) deve ser realizada de maneira sutil e costuma ser positiva em pacientes com distensão da cápsula renal, por obstrução ou infecção. Não se deve subestimar a dor que uma percussão mais intempestiva pode promover nessas condições. A ausculta da loja renal e dos hipocôndrios pode revelar a presença de sopro sistólico, eventualmente presente em estenose de artéria renal ou aneurisma.

Todo paciente com queixa de dor lombar deve ser examinado em busca de sinais de irritação de raízes nervosas, os quais, ao contrário da dor de origem renal, provocam hipersensibilidade da pele por elas inervada. A dor do tipo osteomuscular predispõe à posição antálgica, que restringe movimentos e melhora ou piora com mudança de posição.

URETERES

Habitualmente não são palpados, mas podem sê-lo quando muito dilatados e na presença de disgenesia da musculatura abdominal, como por exemplo na síndrome de "prune belly".

BEXIGA

No adulto, não pode ser avaliada por palpação ou percussão, a menos que contenha urina em quantidade maior que 200mL. A bexiga pode ser visível e palpável em crianças ou pacientes magros, como tumoração abdominal mediana, geralmente infra-umbilical.

A percussão é mais sensível que a palpação para o diagnóstico da bexiga hiperdistendida e deve-se iniciar logo acima da sínfise púbica, progredindo cranialmente até que se altere a característica do som. Em pacientes magros pode-se elevar a coluna lombossacra com uma mão, enquanto se palpa o hipogástrio com a outra.

A bexiga pode ser palpada entre a parede abdominal anterior e a vagina (na mulher) e o reto (no homem), preferencialmente sob ânestesia; além de fornecer informações sobre a extensão de tumores vesicais, a palpação bimanual permite avaliar a mobilidade da bexiga, característica que não pode ser avaliada diretamente por nenhum outro exame, mesmo aqueles de imagem.

GENITAIS

Pelas diferenças entre os sexos, essa parte do exame clínico será descrita separadamente para pacientes masculinos e femininos.

GENITAIS MASCULINOS

Pênis

Deve ser examinado em toda sua extensão, pois a maioria dos tumores de pênis desenvolve-se na glande e no prepúcio de pacientes não-circuncisados. O prepúcio que impede a exteriorização da glande caracteriza a fimose, que precisa ser tratada, pois impede que se faça uma higiene local adequada. Não deve ser confundida com prepúcio redundante, no qual não há impedimento à exteriorização da glande.

O calibre e a posição do meato uretral devem ser avaliados e, quando o primeiro for menor que o adequado para a idade, configura-se a situação conhecida como estenose de meato, particularmente freqüente em pacientes submetidos a prostectomia em tenra idade. A localização anômala do meato uretral externo é chamada de ectopia. Quando na face ventral é denominada hipospadia, e na dorsal, epispadia.

As hipospadias podem ser penianas (glandares, distais, médias e proximais), penoescrotais, escrotais e perineais. Trata-se de doença relativamente comum, ocorrendo em um a cada 300 nascidos vivos do sexo masculino. Têm grande importância clínica pois, dependendo do grau, podem interferir na ereção, micção e ejaculação, mas não interferem na continência urinária. As hipospadias são sinais de masculinização incompleta e, quanto maior o grau, menos masculinizado é o paciente. Nas perineais, com freqüência são encontrados derivados müllerianos que, em função do tamanho, devem ser removidos na correção cirúrgica da malformação uretral. As ectopias ventrais do meato uretral estão freqüentemente acompanhadas de outras alterações. Destacam-se pela freqüência: ausência de prepúcio ventral, excesso de prepúcio dorsal ("capuchão"), presença de corda fibrosa ventral ("chordee"), escroto bífido, sínfise e transposição penoescrotais, estas três últimas em graus mais avançados da ectopia. Aquele tecido inelástico tem grande importância clínica, pois confere ventroflexão ao pênis quando em ereção e pode dificultar ou impossibilitar o ato sexual e a fecundação, dependendo do grau da flexão e da posição do meato uretral. Por esse motivo, mais do que pela micção, as hipospadias devem ser cirurgicamente corrigidas.

As epispadias, ectopias dorsais do meato uretral externo, fazem parte de um conjunto de malformações ditas extróficas, que têm em comum a diástase pubiana. Dependendo do grau, podem ser continentes ou incontinentes e em função da localização classificadas em anteriores (balânicas e penianas distais), médias e posteriores (penopubianas e cervicais), estas últimas freqüentemente acompanhadas de incontinência. Diferentemente das hipospadias, as epispadias conferem ao pênis, quando ereto, uma dorsoflexão e o prepúcio é redundante na face ventral.

A agenesia peniana é devida à não-formação do tubérculo genital, malformação rara e grave que pode coexistir com trato urinário superior e médio normais e uretra posterior abrindo-se, de forma continente, no períneo ou no reto. Se o tubérculo genital não tiver desenvolvimento adequado, o pênis será pequeno, micropênis, que também pode ser decorrente de defeito de síntese hormonal. Não deve ser confundido com uma queixa comum no consultório urológico, em que um panículo adiposo pronunciado no nível do monte de vênus torna a haste peniana relativamente mais curta ("síndrome adiposogenital").

A pele de toda a região genital deve ser examinada, procurando-se lesões compatíveis com doenças venéreas. O meato uretral deve ser entreaberto entre o polegar e o indicador para inspeção (meatoscopia), buscando possíveis lesões neoplásicas ou inflamatórias em fossa navicular. A haste peniana deve ser palpada em toda sua extensão, na tentativa de identificar placas endurecidas na túnica albugínea, que caracterizam a doença de Peyronie, doença que freqüentemente alarma o paciente, pois costuma relacioná-la com neoplasia. Cabe ao médico tranqüilizá-lo, reafirmando que se trata de doença benigna, que freqüentemente estabiliza ou regride sem nenhum tratamento. A uretra também deve ser palpada em busca de cálculos ou tumores uretrais, facilmente identificados quando localizados em uretra peniana.

Bolsa testicular e conteúdo

A bolsa testicular é flácida, contém os testículos e os elementos do funículo espermático. Sua parede é formada por várias túnicas, inclusive musculares, provenientes da migração dessas gônadas do retroperitônio. Tem forma oval, consistência firme, porém não endurecida. Nos adultos, mede aproximadamente 6cm de comprimento por 4cm de largura, sendo a direita habitualmente mais anteriorizada que a esquerda. A pele da bolsa testicular e do escroto contém folículos pilosos e glândulas sebáceas, sendo, portanto, local freqüente de infecções e de cistos sebáceos, os quais podem ser de grande volume e, assim, confundidos pelo paciente com tumores testiculares.

As malformações da bolsa testicular decorrem de defeitos na organogênese das eminências labioescrotais e do conduto peritoniovaginal. Essas estruturas formam os grandes lábios na menina, e no menino fundem-se na linha mediana, deixando como vestígio a rafe mediana do escroto. A falta dessa fusão acarreta a bifidez escrotal, que deve ser entendida como indício de feminização, geralmente presente nas hipospadias escrotais e perineais. Se a face inferior do corpo do pênis está congenitamente aderida à face anterior do escroto, caracteriza-se a sínfise penoescrotal.

Os testículos são recobertos por dois folhetos serosos, o visceral e o parietal, entre os quais existe um espaço virtual. O acúmulo de líquido seroso nessa cavidade caracteriza a hidrocele. Se em vez de líquido seroso tivermos coleção sangüínea, está caracterizada a hematocele; se pus, a piocele; e se esperma, a espermatocele.

Os testículos devem ser palpados com cuidado entre as polpas digitais de ambas as mãos. Normalmente têm consistência firme, algo elástica, e superfície lisa. Quando demasiadamente pequenos, sugerem hipogonadismo ou doença de Klinefelter. Qualquer área testicular endurecida deve ser considerada como tumor maligno até prova do contrário, enquanto as massas no epidídimo são quase sempre benignas.

Situação grave que deve ser de conhecimento de todo médico generalista, a torção do funículo espermático (erroneamente dita "torção de testículo") acarreta interrupção do fluxo sangüíneo testicular que, por sua vez, promove infarto isquêmico da gônada. Mais freqüentemente incide dos 12 aos 20 anos de idade, geralmente ocorre durante a noite e o quadro clínico típico é de dor súbita e intensa, com aumento do volume do testículo e/ou da bolsa testicular, a qual pode irradiar-se para a região inguinal ou fossa ilíaca, mimetizando apendicite quando acomete o lado direito. Ao exame, às vezes, é difícil diferenciar a torção da epididimite, o que se deve ao edema local, mas, na dúvida, a conduta deve ser cirúrgica. É menos grave operar uma orquiepididimite que não operar uma torção.

O cordão espermático deve ser examinado inicialmente com o paciente em posição ortostática. O plexo venoso pampiniforme dilatado e tortuoso caracteriza a varicocele, mais bem evidenciada com manobra de Valsalva. O epidídimo normal é palpado na face posterior de cada testículo e a desconexão epidídimo-testicular adquire fundamental importância em uma consulta sobre infertilidade conjugal.

Durante o exame dos genitais masculinos, deve-se pesquisar a presença de hérnias por meio da inserção do dedo indicador pela parede do escroto, no anel inguinal externo, manobra que deve ser feita com o paciente em posição ortostática, preferencialmente.

A ausência dos testículos é denominada anorquia e exige terapêutica de reposição hormonal exógena. Podem ser únicos, monorquia, situação em que a localização da gônada é freqüentemente impossível pelos métodos diagnósticos habituais, sendo necessário indicar cirurgia por inguinotomia convencional ou por laparoscopia.

A malformação testicular mais freqüente é o vício de migração. Quando a gônada não está na bolsa, mas em um ponto qualquer do seu trajeto habitual de descida, a anomalia é dita criptorquidia, enquanto os ectópicos seriam aqueles localizados fora do eixo normal. Apesar de essa conceituação ser semanticamente incorreta, pois todo testículo que não está na bolsa é ectópico (*ec* = fora, *topos* = lugar), são termos difundidos e, portanto, serão adotados neste capítulo. Em função da localização, as gônadas criptorquídicas podem ser abdominais, pélvicas, caniliculares ou escrotais altas, enquanto as ectópicas inguinais podem ser superficiais, crurais, penianas e cruzadas. Pela não cooperação do paciente, em especial nas crianças de tenra idade, localizá-las precisamente pode ser difícil. Existe condição diversa quando o testículo habita a bolsa de forma intermitente, sendo dito retrátil (ou migratório). Se, no momento do exame, está fora dela, pode ser erroneamente rotulado como criptorquídico.

Exame retal e prostático

O exame digital da próstata (toque retal) deve ser realizado em todo paciente com queixas urológicas, independente de sua idade. Deve ser feito ao final do exame clínico com o paciente em pé, fletido sobre a mesa de exame ou em decúbito dorsal. O exame começa com a inspeção anal, quando podem ser detectadas doenças orificiais, como hemorróidas ou fissuras. O examinador deve lubrificar adequadamente o dedo indicador, a essa altura já calçado em luva de látex. Introduzindo-o lentamente, estima-se então o grau de contração do esfíncter, após o que se alcança a face posterior da próstata, avaliando suas características. Normalmente a glândula é do tamanho de uma noz, com consistência elástica semelhante àquela da eminência tenar quando o polegar contata com o dedo mínimo. Toda a superfície prostática deve ser examinada, buscando nódulos ou áreas endurecidas, assimetria na consistência dos lobos, aumento da sensibilidade ou perda da mobilidade, bem como apagamento dos limites laterais da glândula, alterações sugestivas de carcinoma. Metade dos nódulos detectados ao exame clínico são malignos à biópsia.

Processos inflamatórios da próstata podem ocorrer em qualquer idade, sendo mais freqüentes durante a vida sexual ativa, normalmente dos 20 aos 40 anos de idade. Na prostatite aguda pode haver febre, queda do estado geral, desconforto perineal e retal, sintomas miccionais irritativos ou mesmo retenção urinária. Na presença desse quadro pode-se realizar o exame digital da glândula, porém com muito cuidado e sem "massageá-la". Pode estar com a consistência diminuída, quente e eventualmente com áreas de flutuação que podem corresponder a abscesso, condição que impõe tratamento mais agressivo.

Outra alteração diagnosticada ao exame clínico é a hiperplasia prostática, situação em que a glândula permanece com consistência elástica, porém com aumento em seu volume de diferentes graus. Trata-se de condição freqüentemente diagnosticada após os 50 anos de idade, não sendo, por si só, motivo para aprofundar investigação urológica.

GENITAIS FEMININOS

Os genitais femininos devem ser examinados como parte fundamental do exame clínico geral e, no caso de ser o médico do sexo masculino, é prudente que seja acompanhado de enfermeira ou outro profissional da área de saúde. A paciente deve despir-se com privacidade e ser coberta antes do início do exame, que deve ser realizado em posição ginecológica. Faz-se a inspeção da genitália externa e do intróito vaginal, prestando-se especial atenção a alterações tróficas, lesões ulcerosas ou verrucosas e presença de secreções uretrais ou vaginais. Solicita-se à paciente que realize a manobra de Valsalva, esforço expiratório contido, que visa à identificação de cistocele (prolapso da bexiga na parede vaginal anterior) ou retocele (prolapso do reto na posterior). Por meio da tosse provocada, pode-se avaliar o grau de continência urinária. Posteriormente palpa-se a uretra, buscando-se divertículos ou áreas de endurecimento que possam sugerir neoplasia. Se houver suspeita de tumor, deve-se realizar a palpação bimanual por meio da colocação de dois dedos na vagina e da outra mão na parede abdominal anterior, a fim de avaliar a mobilidade uretrovesical.

Em meninas, deve-se dar atenção para a posição do meato uretral, pois só assim serão identificadas hipospadias, que podem predispor a eventuais perdas urinárias. A ectopia ureteral extravesical no sexo feminino pode cursar com perdas urinárias contínuas e micções preservadas, fato que por si só pode sugerir o diagnóstico, mas que deve ser confirmado por métodos de imagem ou endoscópicos.

PROPEDÊUTICA COMPLEMENTAR

Diversos métodos podem ser empregados para esclarecer as hipóteses diagnósticas formuladas durante a anamnese e o exame clínico. Didaticamente serão divididos em três grandes grupos: exames laboratoriais clínicos, de imagem e instrumentais.

PROPEDÊUTICA LABORATORIAL CLÍNICA

Muitos materiais podem ser analisados na prática urológica, porém, os mais freqüentes são a urina, o sangue e o esperma.

Urina

O exame chamado "tipo I" é o mais simples e barato, devendo ser realizado em todos os pacientes com queixas urológicas. A avaliação com fita reagente, ainda mais fácil e rápida, não é completa, pois não inclui muitos aspectos bioquímicos e microscópicos do sedimento. A coleta do material a ser examinado deve ser feita de maneira muito judiciosa, de acordo com sexo, idade e tipo de queixa do paciente.

No adulto masculino não-circuncisado, o prepúcio deve ser retraído, a glande limpa com solução anti-séptica e mantida nessa posição durante a micção, evitando-se com isso a contaminação com organismos da flora cutânea. A urina a ser coletada varia de acordo com a queixa. Se a suspeita clínica é de uretrite, deve-se coletar o jato inicial ("primeiro jato"), a fim de se avaliar alterações uretrais. Mais freqüentemente, a amostra é obtida após desprezar o jato inicial ("urina de jato médio"), evitando-se contato do pênis com o recipiente. Quando o diagnóstico presuntivo é de infecção crônica, pode-se realizar a coleta de quatro amostras (ou teste de Stamey). São elas: 1. VB1 – os 5-10mL inicialmente urinados; 2. VB2 – urina de jato médio; 3. EPS – secreções obtidas após massagem prostática por via retal; e 4. VB3 – os primeiros 2-3mL urinados após a massagem prostática. Esse teste é válido como tentativa de localização do processo infeccioso, uma vez que VB1 representa a flora uretral; VB2, a vesical; e EPS/VB3, a prostática.

No adulto feminino, a obtenção de material livre de contaminação é mais difícil. A paciente deve limpar a vulva, afastar os lábios genitais e, após anti-sepsia do meato uretral, coletar urina de jato médio, como descrito para o adulto masculino. Na suspeita de falta de habilidade por parte da paciente ou dificuldade em se obter material adequado, a amostra pode ser obtida por meio de cateterismo vesical, o que pode estar indicado na presença de secreções vaginais abundantes. O exame, idealmente, deve ser realizado no máximo 1 hora após a coleta, pois a urina exposta às condições ambientais por períodos maiores sofre alteração de seu pH e pode ser contaminada por bactérias. No entanto, diante da impossibilidade de análise imediata, o material deve ser refrigerado a 5°C. Por meio desse exame são avaliadas suas propriedades físico-químicas (densidade, pH, pigmentos biliares, glicose, corpos cetônicos), análise do sedimento (células de descamação, eritrócitos, leucócitos, filamentos, cilindros, cristais, bactérias), bacterioscopia e, posteriormente, bacteriologia.

Não é pretensão dos autores descrever todas as possíveis alterações dos parâmetros avaliados pela urinálise, entretanto, serão comentados os aspectos mais relevantes de cada um deles.

Densidade – varia entre 1.001 e 1.035mOsm/litro e reflete basicamente o estado de hidratação do paciente: menor que 1.008mOsm/litro significa urina diluída; maior que 1.020mOsm/litro, concentrada. Esses valores podem estar alterados na insuficiência renal ou pela quantidade de soluto na urina. Condições que cursam com baixa densidade incluem uso de diuréticos, menor capacidade de concentração renal e *diabetes insipidus*. Inversamente, desidratação em decorrência de febre, vômitos, diarréia ou sudorese, secreção inadequada de hormônio antidiurético e *diabetes mellitus* podem aumentá-la.

pH – normalmente, entre 5,5 e 6,5; pode variar entre 4,5 e 8. Valores inferiores a 5,5 caracterizam urina ácida; superiores a 6,5, alcalina; de maneira geral, acompanha o pH sérico, mas pode alterar-se isoladamente diante de infecções do trato urinário. Um pH maior que 7,5 sugere infecção por bactérias desdobradoras da uréia, como *Proteus*, que promovem precipitação de cristais de fosfato amoníaco-magnesiano, o que pode predispor à formação de cálculos de estruvita, coraliformes ou não. Por outro lado, o pH é ácido em pacientes com litíase por ácido úrico e cistina, casos em que a alcalinização da urina é um importante passo terapêutico.

Glicose e corpos cetônicos – a pesquisa desses elementos na urina é útil no rastreamento de *diabetes mellitus* já que, em situações normais, quase toda a glicose filtrada é reabsorvida nos túbulos proximais. Se a capacidade de reabsorção é menor que a quantidade filtrada, existe a glicosúria, que só estará presente na eventualidade de glicemia maior que 180mg/dL. A excreção urinária de corpos cetônicos ocorre habitualmente na cetoacidose diabética, gestação, longos períodos de jejum ou na perda rápida de peso corpóreo.

Pigmentos biliares – o filtrado urinário normal contém pequena quantidade de urobilinogênio, porém não apresenta bilirrubina que, portanto, não aparece na urina, exceto em condições nas quais haja doença hepática de conjugação ou obstrução de ductos biliares. A bilirrubina não-conjugada é insolúvel em água e, portanto, não excretada pelos rins, mesmo em condições patológicas.

Células de descamação – habitualmente observadas no sedimento urinário, especialmente em mulheres, são provenientes da porção distal da uretra e trígono (células escamosas) e do restante do trato urinário (transicionais). As tubulares renais raramente são encontradas, porém têm maior significado clínico pois sempre refletem acometimento parenquimatoso.

Eritrócitos – a morfologia dessas células pode ser determinada distinguindo-se as circulares das dismórficas. Esse dado tem fundamental importância clínica, uma vez que dismorfismo eritrocitário sugere doença glomerular, enquanto as outras, tubulointersticiais e das vias excretoras, geralmente cursam com glóbulos circulares, sem presença de dismorfismo.

Leucócitos – podem estar presentes na urina normal, em quantidade inferior a 1 ou 2 por campo em homens e 5 em mulheres. Quando em maior número, geralmente refletem infecção ou inflamação do trato urinário. Têm grande significado clínico quando degenerados e agrupados, denunciando a presença de pus (piúria). O achado de leucócitos íntegros pode significar tão somente irritabilidade da mucosa e não obrigatoriamente infecção.

Filamentos – o filamento mais freqüentemente encontrado, em geral em indivíduos diabéticos ou por contaminação de monilíase vaginal, é a *Candida albicans*. Quando presentes no primeiro jato dos adultos masculinos, sugerem uretrite.

Cilindros – são de várias naturezas e quando contêm mucoproteínas são ditos hialinos e podem não ter significado clínico, sendo encontrados na urina após esforço físico ou exposição ao calor. Os hemáticos fazem diagnóstico de sangramento glomerular, provavelmente por glomerulonefrite, enquanto os leucocitários são observados na glomerulonefrite aguda, pielonefrite aguda e nefrite tubulointersticial aguda. Alguns cilindros podem conter outros elementos celulares, indicando lesão renal inespecífica.

Cristais – a cristalúria reveste-se de particular interesse em pacientes com litíase urinária, auxiliando no diagnóstico do material que forma os cálculos.

Bacterioscopia e bacteriologia – bactérias não são encontradas na urina normal; sua presença em material colhido sob técnica asséptica e analisado imediatamente é indicativa de infecção. A urocultura com concentrações maiores que 100.000 unidades formadoras de colônia (UFC) por mililitro confirma o diagnóstico.

Sangue

Além dos exames "inespecíficos" (hemograma, glicemia, uricemia), podem ser feitas avaliações da função renal, de marcadores tumorais, hormônios ou metabólitos de catecolaminas.

A função renal pode ser estimada por meio da quantificação da uréia e creatinina, bem como por determinação do "clearance" de creatinina e gasometria sangüínea e das medidas dos níveis de bicarbonato e pH sangüíneos.

Tem grande importância clínica o antígeno prostático específico (PSA) em casos de neoplasias malignas da próstata e a quantificação da fração beta da gonadotrofina coriônica humana e da alfa-fetoproteína nos tumores do testículo.

Por fim, a análise hormonal é importante em casos de disfunção erétil e infertilidade, e em alguns tumores produtores de catecolaminas (feocromocitomas).

Esperma

Sua análise se reveste de importante significado em casos de infertilidade conjugal e eventualmente em doenças venéreas, mas para sua obtenção alguns cuidados devem ser observados. Deve-se manter abstinência sexual por 48-72 horas antes da coleta por masturbação e o espécime deve ser avaliado dentro de 1 hora, principalmente pelas alterações de motilidade que aparecem após esse prazo. Diversos parâmetros podem ser analisados:

Concentração de espermatozóides – estudos mostraram que valores inferiores a 20 milhões/mL tornam difícil a fecundação por métodos naturais. Obviamente o número absoluto de espermatozóides depende do volume do ejaculado, que só afeta a taxa de fecundação se for inferior a 1,5mL, o que pode ocorrer em condições como ejaculação retrógrada, obstrução de ductos ejaculadores, deficiência androgênica ou anomalias de vesículas seminais.

Motilidade – é fator importante na estimativa da qualidade do sêmen, embora não possa ser preditivo por si só da capacidade de fecundação. Pode ser avaliada de dois modos: a porcentagem de espermatozóides móveis e a qualidade dos seus movimentos. Um valor aceito como normal seria pelo menos 50-60% de células móveis, com progressão rápida e linear.

Morfologia – para ser classificado como normal, o espermatozóide deve apresentar a cabeça oval (ou acrossomo), uma peça intermediária e a cauda. Existe controvérsia quanto à porcentagem de gametas morfologicamente normais que constituem um ejaculado normal, mas historicamente esse número é 60%. Entretanto, existe tendência atual a diminuir esse valor, especialmente em indivíduos com menores concentrações.

Na suspeita de doenças venéreas, pode-se solicitar a cultura de esperma na tentativa, muitas vezes frustrante, de se identificar o agente etiológico. Deve-se sempre ter em mente que a coleta do material sob técnica estéril é bastante difícil, pela manipulação necessária à sua obtenção. Portanto, na presença de germes típicos da flora cutânea em baixas concentrações e de mais de uma bactéria, deve ser considerada a hipótese de contaminação, dispensando tratamento antimicrobiano.

PROPEDÊUTICA DE IMAGEM

Essa forma de diagnóstico experimentou mudanças enormes nas últimas duas décadas, com a introdução e popularização de técnicas digitais. Os procedimentos urológicos beneficiaram-se desses avanços pela possibilidade de exames mais precisos, os quais possibilitaram intervenções mais complexas. Como exemplo, sabemos que a ultra-sonografia, a tomografia computadorizada (TC) e a ressonância magnética (RM) permitem melhor resolução que as técnicas convencionais de radiografia, o que representou avanço significativo na propedêutica urológica.

O desenvolvimento desses métodos alterou esquemas de investigação consagrados, produzindo novos algoritmos. A seleção dos exames, assim como a ordem de sua realização, dependerá da hipótese diagnóstica, dos diagnósticos diferenciais e eventualmente do tratamento ao qual o paciente será submetido.

Exames radiográficos convencionais

Radiografia simples – constitui o exame inicial de qualquer avaliação do trato urinário e deve incluir rins, projeções ureterais e vesical. Fornece informações quanto às sombras renais, avaliando o tamanho, a forma e a posição desses órgãos que, no adulto, têm em média 12-14cm em seu maior eixo, sendo habitualmente pouco maior à esquerda. Em crianças com idade superior a 2 anos, o comprimento do rim normal equivale aproximadamente à distância entre a borda superior da primeira e a inferior da quarta vértebra lombar. Esse exame permite, ainda, a identificação de imagens cálcicas em topografia de vias urinárias, que correspondem a cálculos na maioria dos casos. Podem ser, entretanto, decorrentes de fecalitos ou calcificações de cistos, tumores, linfonodos e vasos.

As sombras dos músculos psoas são normalmente bem definidas e seu apagamento pode refletir a existência de abscessos perinéfricos, grandes tumores renais, processos inflamatórios de retroperitônio, pancreatite aguda ou psoíte.

O padrão gasoso de distribuição deve ser avaliado, podendo estar alterado em condições inflamatórias retro ou intraperitoneais, bem como em quadros obstrutivos intestinais.

A radiografia simples do abdome também se presta à avaliação da parte óssea, pois malformações de coluna ou pelve, espinhas bífidas, agenesias sacrais ou diástase pubiana, como na extrofia vesical, são facilmente identificadas. As lesões metastáticas ósseas e posições antálgicas da coluna, especialmente em casos de dor lombar, também são importantes informações fornecidas por esse exame de realização simples e extremamente barato.

Urografia excretora – conhecida também como pielografia venosa, é da maior importância no exercício da urologia e em especial da uropediatria. Entretanto, a imaturidade do parênquima renal e a presença de grande quantidade de gases intestinais fazem com que tenha utilização limitada em recém-nascidos. Quando realizada em condições ideais, fornece informações sobre a função renal, a morfologia do trato urinário e esclarece também alguns aspectos funcionais das vias excretoras. O exame inicia-se sempre com a realização da radiografia simples do abdome, procedendo-se, após, a injeção do meio de contraste por via intravenosa, normalmente "em bolo". Em condições normais, essa substância é prontamente excretada pelo rim, quase que exclusivamente por meio de filtração glomerular. A seqüência radiográfica é variável conforme os objetivos do exame, porém, de maneira geral, são feitos registros nos seguintes tempos após a injeção: 5, 10, 20 e 35 minutos. Ao final do procedimento, se a bexiga apresentar concentração suficiente do meio de contraste, complementa-se o estudo com cistouretrografia, que fornece informações sobre a morfologia uretral e o resíduo pós-miccional.

Eventualmente são realizadas radiografias oblíquas para melhor definição de lesões ureterais duvidosas. Radiografias tardias podem ser obtidas ("urografia com retardo") em casos de insuficiência renal incipiente ou obstrução do trato urinário.

Outra variante técnica do exame é conhecida como "urografia minutada", na qual são realizados diversos registros radiográficos nos primeiros minutos após a injeção, "em bolo", do meio de contraste. O objetivo é identificar retardo de função, o que pode sugerir estenose da artéria renal, sendo empregada, portanto, quando há suspeita clínica de hipertensão renovascular. Esses sinais incluem: diminuição considerável do tamanho ou excreção retardada do meio de contraste pelo rim afetado. Esse estudo pode ser complementado pela administração de diurético, dita prova de "wash-out", na qual se pretende avaliar a capacidade renal de clarear o meio de contraste.

Quando não há excreção do meio de contraste pelo rim, diz-se que há exclusão funcional do órgão, condição que deve ser diferenciada da "exclusão" por agenesia, ou seja, por inexistência.

Existe temor do efeito nefrotóxico do contraste nos pacientes com função renal instável; entretanto, mesmo com esse risco, ocasionalmente a urografia excretora convencional é necessária. Nesse caso, pode haver necessidade de se aumentar a dose do meio de contraste, tentando melhor visualização do trato urinário. Pode haver elevação temporária dos níveis de uréia e creatinina. Como regra geral, quanto maior o nível da creatinina pior será a qualidade do exame.

Uretrocistografia – sob essa nomenclatura encontram-se agrupados diferentes exames, que podem ser realizados de maneira simultânea e apresentam indicações próprias: uretrografia retrógrada, cistografia e cistouretrografia miccional. Indicada para estudo da morfologia vesicouretral, do esvaziamento vesical e na infância principalmente para os diagnósticos de refluxo vesicoureteral e válvula de uretra posterior.

A uretrografia retrógrada é o método de escolha para a visualização da uretra anterior em pacientes do sexo masculino. Presta-se, portanto, à avaliação de estenoses ou divertículos, bem como para o estudo de lesões decorrentes de traumatismo. Na presença de uretrorragia pós-traumática, deve ser o primeiro exame realizado, evitando-se tentativas de cateterismo vesical que podem ampliar a lesão. Durante sua realização, a uretra posterior pode ser mal visualizada ou mesmo não ser demonstrada, dependendo da pressão de infusão e da resistência oferecida pelo esfíncter estriado externo. Devem-se evitar pressão ou volume de infusão exagerados, para que não ocorra extravasamento do meio de contraste para os corpos cavernosos e veias penianas, razão pela qual não deve ser realizada em situações de uretrite aguda, sob o risco de sepse. Em pacientes do sexo feminino, seu emprego se justifica no diagnóstico de divertículos uretrais não-demonstráveis

por outros métodos de imagem. Nesse caso, uma sonda especial com dois balões deve ser usada, em que um dos balões oclui o colo vesical, o outro, o meato uretral, enquanto um orifício lateral entre os dois permite a infusão do meio de contraste.

A uretrocistografia é bastante útil em casos de traumatismo com suspeita de ruptura vesical (intra ou extraperitoneal), divertículos ou tumores vesicais e em hérnias inguinais com protrusão da bexiga. É imprescindível também para o estudo de fístulas urinárias, especialmente após procedimentos cirúrgicos ou obstétricos. Pode ainda demonstrar refluxo vesicoureteral já na fase de enchimento vesical, razão pela qual é dito passivo, para distingui-lo do ativo.

A cistouretrografia miccional é obtida com o registro das imagens da bexiga e uretra durante a micção, e o acompanhamento do exame por fluoroscopia aumenta sua sensibilidade, sendo o melhor método para avaliar a uretra feminina e a uretra posterior em homens. Portanto, está bem indicada em casos de divertículos, estenoses uretrais e também no diagnóstico das válvulas de uretra posterior em pacientes pediátricos masculinos. Outra indicação habitual, especialmente na infância, é para a identificação e quantificação do grau de refluxo vesicoureteral que, se inexistente na fase de enchimento vesical, é dito ativo. A uretrocistografia está indicada para esclarecer queixas miccionais relacionadas às bexigas de padrão neurogênico. Em qualquer situação, o exame deve ser realizado em diversas incidências: ântero-posterior e oblíquas, a fim de detectar alterações em todas as paredes vesicais.

Ureteropielografia retrógrada – trata-se da contrastação do trato urinário após cateterização endoscópica dos orifícios ureterais e tem por objetivo o estudo das vias excretoras, mesmo na ausência de qualquer função renal, ou seja, é um exame predominantemente morfológico. As indicações mais comuns para esse exame são para esclarecer exclusão renal de causa obstrutiva e, mais recentemente, para o planejamento de diversos procedimentos urológicos, sejam eles realizados por via percutânea ou por via endoscópica. Também é realizado como complemento da cistoscopia em pacientes com queixa de hematúria ou portadores de tumores uroteliais recorrentes. Não requer obrigatoriamente anestesia regional, mas é procedimento invasivo e desconfortável, devendo ser evitado em casos de infecção urinária vigente, sob risco de sepse. Pode ser de realização difícil ou mesmo impossível em pacientes com próstata de grandes volumes ou naqueles em que haja alteração da anatomia do trígono vesical, por processos inflamatórios, neoplásicos ou pós-cirúrgicos. Pode ser realizado por via anterógrada, pieloureterografia, que é feita por acesso percutâneo lombar.

Angiografias – todo o sistema vascular (arterial, venoso ou linfático) pode ser avaliado radiologicamente. Atualmente também tem sido avaliado de maneira não-invasiva pela tomografia ou, melhor ainda, pela ressonância magnética. Entretanto, em situações nas quais se necessita de detalhes anatômicos mais precisos, pode-se recorrer aos exames realizados por meio da infusão do meio de contraste diretamente nos vasos de interesse. Estes tendem ao desaparecimento, com melhor qualidade das imagens obtidas pelos métodos não-invasivos.

Ultra-sonografia

Aplicada à urologia, pode ser considerada como extensão do exame clínico, já que apresenta inúmeras indicações e efeitos colaterais irrelevantes. Por sua simplicidade, custo acessível e pequeno risco de radiações ionizantes, é o exame de maior utilidade na prática urológica. Sua maior desvantagem é ser operador-dependente, ou seja, o urologista fica praticamente à mercê do ultra-sonografista. Traz informações imediatas com grande precisão se realizada por médico qualificado e aparelhagem adequada. Além disso, por ser amplamente disponível, está sendo cada vez mais usada no acompanhamento clínico de pacientes e no controle de evolução após procedimentos cirúrgicos.

Para estruturas distantes da superfície corpórea, como os rins, as adrenais e o retroperitônio, devem ser empregados transdutores de baixa freqüência, que oferecem maior penetração tecidual. Para o estudo de estruturas mais superficiais, como o escroto e a bexiga, os de alta freqüência são idealmente utilizados.

Rins – não é necessário preparo específico para o exame, devendo-se entretanto evitar alimentação recente, pois o estômago cheio pode atrapalhar a visualização do rim esquerdo. O exame ultra-sonográfico pode documentar a presença, posição e tamanho dos órgãos; fornecer informações a respeito da espessura e ecogenicidade do parênquima; detectar lesões focais como tumores ou cistos; e verificar a existência de dilatação pielocalicinal, cálculos e tumores. Também é útil no diagnóstico e na quantificação de coleções perirrenais, bem como para guiar procedimentos percutâneos ou cirúrgicos. A ultra-sonografia pode ser empregada também para o estudo da vascularização das estruturas, sendo então dita ultra-sonografia com Doppler.

Se o rim não for identificado em sua posição habitual, pode inexistir (agenesia), ser ectópico ou muito hipotrófico. Os ectópicos são encontrados, em geral, em posição pélvica ipsilateral, mas podem estar localizados do outro lado, caracterizando a ectopia renal cruzada.

Cistos renais são bem avaliados pela ultra-sonografia e sua aparência típica é de uma estrutura anecóica, de limites bem definidos, com parede bem fina e reforço acústico, além da sua parede distal. Não há fluxo sangüíneo em seu interior e devem ser diferenciados das massas císticas que se apresentam como lesões hipoecóicas de paredes mais espessas e com septos em

seu interior. A precisão do exame no diagnóstico de cistos renais simples, obedecendo-se esses critérios, chega a 95%.

Esse método não é tão preciso para investigar o tumor renal sólido, dos quais o mais freqüente é o carcinoma. Portanto, o estadiamento tumoral não deve ser realizado exclusivamente pela ultra-sonografia, por não ter boa sensibilidade para a detecção de linfadenomegalias, invasão capsular, extensão para órgãos próximos e metástases a distância.

As hidronefroses apresentam-se como coleções piélicas fluidas, anecóicas, quando a urina é estéril, ou hipoecóicas, quando infectada ou com coágulos. Essas dilatações não refletem, obrigatoriamente, obstrução. Pode haver dilatação bilateral fisiológica em pacientes com repleção vesical, em grávidas ou naqueles com abundante diurese (*diabetes insipidus* ou diurese após desobstrução do trato urinário). Também pode haver dilatação secundária ao refluxo vesicoureteral e hidronefrose residual após alívio de obstrução crônica. A ultra-sonografia não pode distinguir, por si só, a hidronefrose obstrutiva da não-obstrutiva. Um grande bacinete extra-renal bem como cistos parapiélicos também podem ser confundidos com hidronefrose. A localização da obstrução é com freqüência impossível ou imprecisa, pela interposição gasosa no trajeto dos ureteres ou pela pequena repleção vesical. Em casos de estenose de junção ureteropiélica, encontra-se hidronefrose sem dilatação ureteral.

Durante a ultra-sonografia renal podem ser detectados cálculos de maneira incidental. Esses se apresentam, ao exame, como estruturas hiperecogênicas, com sombra acústica posterior, que se movem junto com o rim durante a respiração. Pode existir dificuldade no diagnóstico, especialmente em pacientes idosos, nos quais existem, com freqüência, calcificações vasculares e cicatrizes inflamatórias calcificadas nos parênquimas renais.

Doenças que acometem de maneira difusa os rins, como glomerulonefrite, nefrite intersticial, alguns tipos de necrose tubular aguda e vasculites, podem manifestar-se por aumento bilateral da ecogenicidade do parênquima. O mesmo pode ocorrer em casos de pielonefrite crônica, enquanto a infecção aguda cursa habitualmente com diminuição nessa ecogenicidade. O exame é bastante útil, ainda, na orientação de procedimentos diagnósticos e terapêuticos nos rins ou ao redor deles, podendo orientar biópsias, drenagem de coleções intra ou perirrenais, aspiração de cistos e nefrostomias percutâneas.

O exame ultra-sonográfico é a primeira escolha no estudo dos rins em pacientes que não podem receber material contrastado por via intravascular, quer por história de alergia, quer por insuficiência renal.

Ureter e retroperitônio – as junções pieloureteral e ureterovesical normalmente são bem avaliadas pela ultra-sonografia, mas o ureter médio habitualmente não pode ser visualizado, exceto se muito dilatado em pacientes magros. O retroperitônio também não é adequadamente estudado, pois a interposição de alças intestinais dificulta ou impossibilita a transmissão das ondas sonoras. A identificação de ureter dilatado usualmente reflete uropatia obstrutiva, mas não necessariamente o grau de obstrução. Algumas obstruções totais podem cursar com calibre normal nas primeiras 24-48 horas, ao passo que outras parciais podem apresentar-se com grandes dilatações.

As glândulas adrenais localizadas no retroperitônio apresentam tamanhos que variam entre 2 e 7cm no eixo longitudinal e 1,5 e 4cm no transversal, razão pela qual é difícil diferenciar entre achado normal e hiperplasia. Podem ser sede de tumores primários, bem como abrigar diversos tipos de metástases. Um preparo intestinal leve pode ser útil e a compressão do transdutor sobre as alças intestinais pode afastá-las da área de interesse. As demais estruturas do retroperitônio são de difícil avaliação pela ultra-sonografia.

Bexiga – por sua posição pélvica, logo abaixo da parede abdominal, e por sua capacidade de distensão, pode ser relativamente bem estudada por acesso suprapúbico. São possíveis estimativas do volume residual pósmiccional, bem como a avaliação de cálculos, divertículos e tumores. O método também é útil na orientação de procedimentos percutâneos, como a colocação de agulhas ou cateteres na bexiga. Por estar localizada atrás da sínfise púbica, sua parede anterior pode ser de difícil acesso, o que explica o fato de tumores nessa localização eventualmente não serem vistos pela ultrasonografia. A bexiga normalmente tem paredes lisas e finas, mas se estiverem espessadas e trabeculadas, fazem suspeitar de obstrução infravesical, principalmente em homens com idade superior a 50 anos ou naqueles com disfunções neurogênicas.

Próstata e vesículas seminais – orgãos de indicação mais comuns do emprego da ultra-sonografia que objetiva o diagnóstico de lesões neoplásicas. Após muita discussão sobre as características sonográficas do carcinoma da próstata, admite-se atualmente que a principal indicação do exame é o de guiar, por via transretal, biópsias da glândula para o diagnóstico e, mais raramente, o estadiamento do câncer. Embora possam ser estudadas por via suprapúbica, a próstata e as vesículas seminais são mais bem avaliadas por via transretal. A próstata normal tem de 10 a 25cm^3 e na hiperplasia benigna o padrão ultra-sonográfico clássico é o de parênquima heterogêneo, freqüentemente com formação de nódulos de hiperplasia, em contraste com a glândula normal que tem aspecto homogêneo e discretamente mais ecogênico na zona periférica. O câncer tem ampla gama de apresentações, sendo a mais comum a de uma lesão nodular hipoecóica. Deve-se salientar que até 30% dos tumores são isoecogênicos e, assim, não visíveis como estruturas nodulares. Não se trata, portanto, de método adequado para o rastreamento populacional para tumor de próstata. Irregularidades e abaulamento da sua cápsula são habitualmente reflexos de extensão extraprostática.

As vesículas seminais são duas e estão localizadas sobre a base da próstata, atrás do trígono vesical. São usualmente simétricas, embora algum grau de assimetria possa ser identificado em até 30% dos homens. Seu estudo tem duas justificativas clínicas: no estadiamento local de neoplasias prostáticas e na investigação da infertilidade conjugal. Nesta, o método pode avaliar a possibilidade de obstrução dos segmentos mais distais do sistema de transporte do líquido seminal, bem como a existência das vesículas seminais.

Bolsa testicular e conteúdo – pela sua excelente definição anatômica, maior que todos os outros métodos de imagem à exceção da ressonância magnética em algumas situações, as indicações da ultra-sonografia estendem-se a todos os processos benignos e malignos da bolsa e dos testículos. Incluem-se aqui processos dolorosos (torção de funículo espermático, epididimite, orquite, abscesso, traumatismo, hérnia encarcerada), aumentos de volume (tumores, hérnias, hidrocele, varicocele, epididimite crônica) e investigação de tumor primário no caso de metástases para linfonodos retroperitoneais. Em casos de torção aguda de funículo, existe aumento de volume do testículo acometido, diminuição de sua ecogenicidade e a ultra-sonografia com Doppler é de grande importância para avaliar a presença de fluxo sangüíneo intratesticular. A realização do exame, especialmente em crianças pequenas, pode ser difícil pela dor local à manipulação, mas pode ser feita sob sedação. A epididimite aguda mostra-se habitualmente como aumento de volume do epidídimo, com áreas heterogêneas de hipo e hiperecogenicidade, enquanto a crônica pode mostrar-se com áreas de calcificação nessa estrutura. Em casos de traumatismo na região, pode-se encontrar acúmulo de líquido (hidrocele reacional ou hematocele) ou mesmo padrão heterogêneo do testículo, decorrente de hematoma no seu interior.

Os tumores testiculares podem apresentar-se com destruição da estrutura ecogênica habitual, formação de nódulos e calcificações locais. A varicocele é diagnosticada ao exame ultra-sonográfico como dilatação paratesticular anecóica, que se estende em direção ao canal inguinal e intensifica-se com manobra de Valsalva. Diante de uma varicocele deve-se complementar o estudo por meio da avaliação dos rins e retroperitônio, para afastar a possibilidade de processos neoplásicos retroperitoneais, especialmente à direita.

De maneira geral, a avaliação ultra-sonográfica não está indicada em casos de criptorquidia, uma vez que apresenta baixa sensibilidade, especialmente para testículos intra-abdominais. Pode-se, entretanto, realizar o exame na suspeita de gônadas localizadas em posição canalicular.

Pênis – a ultra-sonografia pode auxiliar no diagnóstico de doença de Peyronie, na qual as placas podem ser identificadas na túnica albugínea dos corpos cavernosos. Também é útil na identificação de hematomas locais no caso de traumatismo peniano, descontinuidade da túnica albugínea como na fratura de pênis e na avaliação da extensão local de carcinoma peniano. Outra indicação do método, em pacientes com disfunção erétil, é o estudo das artérias e veias penianas com dúplex, antes e após teste de ereção fármaco-induzida.

Tomografia computadorizada (TC)

Suas possibilidades diagnósticas são bem superiores àquelas das radiografias convencionais, uma vez que as imagens obtidas pela diferença de atenuação entre os tecidos permitem definição de melhor qualidade. Além disso, a injeção intravenosa do meio de contraste permite melhor avaliação anatômica, informando também sobre a função dos rins e das vias urinárias. Pré-requisito para a utilização do meio de contraste é a normalidade da função renal.

Um exame completo inclui, habitualmente, uma série sem contraste, útil na identificação de cálculos. Logo após a obtenção dessa seqüência de imagens, administra-se o meio de contraste, uma macromolécula capaz de absorver parte do feixe de raios X emitido pelo tomógrafo. São substâncias excretadas pelos rins, que, nos primeiros minutos após sua injeção por via intravenosa, são observadas em alta concentração no sistema vascular, com intensa diferenciação entre o córtex e a medular renal, fase dita nefrográfica glomerular. A seguir, existe homogenização do parênquima, fase nefrográfica tubular, e em poucos minutos o contraste estará presente nas vias excretoras e bexiga.

A realização do exame por tomógrafos helicoidais, particularmente útil na identificação de cálculos, possibilitou o estudo de todos os níveis do trato urinário nas diferentes fases, aumentando ainda mais as indicações do método, as quais serão descritas separadamente.

Cistos renais – quando existe dúvida quanto à natureza dos cistos à ultra-sonografia, pode-se realizar a tomografia. Os simples devem ser homogêneos e de conteúdo aquoso, a não ser que complicados por infecção ou hemorragia. Seu diagnóstico pode ser feito com precisão maior que 98%, portanto, maior que a do exame ultra-sonográfico.

Neoplasias renais benignas – incluem adenomas, angiomiolipomas e oncocitomas, sendo que os primeiros geralmente têm diâmetro menor que 2,5cm, são homogêneos e concentram o meio de contraste em pequena quantidade. Apesar dessas características bem definidas, a TC, bem como nenhum outro método não-invasivo, não consegue diferenciá-los dos pequenos carcinomas. Os angiomiolipomas são tumores com componentes vascular, muscular e gorduroso, mais bem diagnosticados com esse método de imagem em que se apresentam como lesões bem delimitadas e com densidade de gordura (–20 a –80 unidades Hounsfield). Os oncocitomas não possuem características radiológicas próprias, sendo o diagnóstico essencialmente histopatológico.

Neoplasias renais malignas – normalmente já diagnosticadas pela ultra-sonografia, que tem uso mais disseminado, devem ser confirmadas pela tomografia com injeção intravenosa de contraste, condição em que apresenta precisão de até 95% na confirmação diagnóstica. A TC oferece excelente detalhamento anatômico e os achados clássicos são: massa com atenuação semelhante ao parênquima, que apresenta realce pelo meio de contraste; margens irregulares; deformação do contorno do rim (efeito de massa) e calcificações. É possível estimar, com bastante precisão, o volume tumoral, seu estadiamento locorregional e, para tanto, devem-se procurar invasão de veias renal e/ou cava inferior, gordura perirrenal, acometimento adrenal e linfadenomegalia. Nesta última situação, linfonodos maiores que 1,5cm, na região paraórtica, são considerados suspeitos.

Tumores uroteliais também podem ser evidenciados usualmente por meio de falhas de enchimento no sistema pielocalicinal e, não raro, como massa infiltrativa e mal definida ao redor dos cálices.

Neoplasias de bexiga – por apresentar excelente resolução de imagem, a tomografia é bastante útil para o estadiamento local, pois pode sugerir infiltração da parede muscular ou da gordura perivesical. É útil, também, na identificação de linfadenomegalia pélvica, com precisão de 70 a 90%.

Habitualmente, os tumores vesicais mostram-se, à TC, como espessamento da parede vesical, bastante visível quando o meio de contraste está presente em sua luz. Falhas de enchimento também podem ser identificadas.

Neoplasias de próstata – a TC não encontra utilidade no diagnóstico dessa doença, pois apresenta sensibilidade menor quando comparada com a ultra-sonografia transretal e a ressonância magnética. Também é pouco sensível no estadiamento local do câncer, não tendo, no presente momento, nenhuma indicação, a não ser na detecção de linfonodos pélvicos aumentados, que podem indicar doença disseminada.

Neoplasias testiculares – a TC não se presta no estadiamento local dos tumores de testículo, objetivo alcançado de maneira mais simples e barata pela ultra-sonografia sendo, no entanto, muito útil na avaliação de linfonodos retroperitoneais, principal sítio de metástases. Nesse particular, a tomografia parece ser superior à ultra-sonografia e apresentar sensibilidade semelhante à da ressonância magnética. Linfonodos maiores que 1cm são considerados anormais e as metástases podem apresentar-se desde nódulos dessa dimensão até grandes massas no retroperitônio. A sensibilidade média do método na detecção de linfonodos é de 81%.

Neoplasias adrenais – a tomografia computadorizada é atualmente o método mais sensível na avaliação morfológica das glândulas adrenais e pode mostrar tumores com menos de 1cm, sensibilidade que aumenta com o uso de contraste intravenoso. Na suspeita de feocromocitoma, deve-se evitar o uso de contraste iodado pela possibilidade de complicações relacionadas à liberação de catecolaminas: taquiarritmias ventriculares e crise hipertensiva. A TC também é excelente exame no estadiamento local, já que o aspecto preservado da gordura periadrenal praticamente descarta invasão local.

Doenças infecciosas – a TC não está habitualmente indicada em infecção urinária não complicada, mas em casos de abscessos renais é importante para estabelecer o tamanho e a localização das lesões, bem como sua extensão para o espaço perirrenal. É aconselhável sua realização na pielonefrite xantogranulomatosa, pois identificam-se órgãos adjacentes acometidos, ajudando no planejamento cirúrgico.

Traumatismo – trata-se de excelente indicação para a TC, que identifica diversos tipos de lesão: contusão, laceração e fratura do parênquima renal; hematomas intra-renal, subcapsular e perinefrético; e lesão do sistema pielocalicinal. Lesões no pedículo vascular são diagnosticadas pela ausência de perfusão renal, mostrada pela não-captação do meio de contraste. Na suspeita de trombose da artéria renal, o diagnóstico precoce possibilita a revascularização do órgão e sua conseqüente preservação. A identificação do tipo e do tamanho da lesão possibilita conduta clínica para pacientes que anteriormente seriam submetidos à cirurgia. Além disso, órgãos vizinhos como o fígado e o baço também podem ser estudados pela TC.

Ressonância magnética (RM)

Nesse método são usados pulsos de radiofreqüência não-ionizantes, que estimulam os prótons de hidrogênio dos tecidos, e os sinais gerados por essa estimulação são convertidos em imagens digitais. Contra-indicações do exame: pacientes com marcapasso, clipes intracranianos, implantes cocleares e implantes metálicos em locais vitais do corpo. A qualidade da imagem obtida pode ser melhorada usando-se gadolíneo, um contraste não-iodado. O exame é particularmente útil em indivíduos que não podem ser submetidos à TC por alergia ao iodo. Cistos renais que não puderam ser adequadamente avaliados pela ultra-sonografia e pela tomografia computadorizada podem ser estudados pela ressonância magnética (RM). Aparecem como lesões com sinal de baixa intensidade em T1 e de alta em T2.

A RM tem utilidade no estadiamento das neoplasias renais, fornecendo informações sobre a extensão para órgãos vizinhos, a gordura perinéfrica, e na identificação de linfonodos regionais. Além disso, e talvez como característica mais importante do exame, tem capacidade de avaliar a propagação e a invasão do tumor para a veia renal e/ou cava inferior, provavelmente com sensibilidade maior que qualquer outro método de imagem.

Pode ser empregada no estadiamento de neoplasias vesicais e prostáticas com maior precisão quando comparada à tomografia. A manifestação típica do carcinoma de próstata é a de uma lesão com baixo sinal em T2, em contraste com a glândula periférica, habitualmente homogênea e com sinal alto. Usando-se colimador retal, a qualidade das imagens melhora, porém ainda não há estudos comparando os dois métodos em termos de sensibilidade e especificidade.

Em casos específicos de infertilidade conjugal, a RM pode ser utilizada na investigação de afecções congênitas ou adquiridas das vesículas seminais e ductos deferentes.

A RM tem sido utilizada no estudo das glândulas adrenais, nas quais o diagnóstico de cistos ou mielolipomas é bastante preciso. Os feocromocitomas aparecem normalmente como nódulos grandes, de baixa densidade, com necrose central, que ficam mais evidentes após a administração do meio de contraste. Os carcinomas apresentam-se como lesões grandes, heterogêneas, com necrose central e limites mal definidos. Por esse método é difícil distinguir os adenomas dos carcinomas da adrenal, distinção que é habitualmente histopatológica.

Medicina nuclear

Uma das primeiras aplicações clínicas dos exames radioisotópicos foi para avaliar a função renal. Após a administração do fármaco, o paciente é colocado em uma câmara que capta, externamente, a atividade radioativa no órgão de interesse. Esses dados são transmitidos a um computador, que os expressa na forma de gráficos.

As principais indicações dos exames radioisotópicos são: avaliação do fluxo sangüíneo renal, hipertensão renovascular, detecção de pielonefrite, diagnóstico e quantificação de uropatia obstrutiva, determinação da função renal diferencial e estudo de anomalias renais, congênitas ou adquiridas. O método é particularmente útil em uropediatria, pois permite o diagnóstico e o acompanhamento de diversas afecções com um mínimo de radiação ionizante, motivo de grande preocupação na infância. Existem, entretanto, diversos fatores de erro na interpretação dos resultados obtidos com esses exames. Como um exemplo, a função renal diferencial não pode ser determinada com precisão em grandes dilatações do trato urinário ou quando há grande prejuízo à função renal, condições habituais da maioria dos processos obstrutivos. Outros fatores interferentes são o estado de hidratação do paciente, a presença ou não de sonda vesical e a posição correta do colimador para a leitura dos resultados.

Os exames radioisotópicos podem ser utilizados em vários órgãos do trato urogenital, descritos a seguir:

Cintilografia renal dinâmica – tem por objetivo avaliar a função dos rins e o trânsito da urina no sistema urinário. Os fármacos normalmente utilizados são o ácido dietilenodiaminopentacético (DTPA) e a mercaptoacetiltriglicina (MAG_3), ambos marcados com tecnécio (^{99m}Tc). O DTPA é eliminado do sangue exclusivamente por filtração glomerular, enquanto o MAG_3 é eliminado pelo túbulo proximal. A análise das imagens obtidas de maneira seqüencial fornece a capacidade de captação e excreção renais. A primeira é avaliada nos primeiros 3 minutos e é proporcional à função glomerular ou tubular, dependendo do agente utilizado. A eliminação é imediata e o fármaco é totalmente clareado dos rins e sistemas coletores normais em 30 minutos. Em forma gráfica, portanto, o renograma normal apresenta curva de rápida ascensão, que reflete a chegada do marcador ao rim. Após o acúmulo do material, que ocorre de 3 a 6 minutos, inicia-se queda na curva, representando a excreção do fármaco.

A presença do marcador em sistema coletor dilatado, que não responde a manobras fisiológicas de esvaziamento (micção ou mudança de decúbito), pode caracterizar natureza obstrutiva dessa dilatação. Na dúvida, a administração de diurético no momento de concentração máxima ($T_{máx}$) pode ser útil, pois na ausência de obstrução a eliminação do fármaco ocorre de maneira rápida. Se o tempo entre a administração do diurético ($T_{máx}$) e a eliminação de 50% do fármaco (T_{meio}) for maior que 20 minutos, praticamente está confirmada a natureza obstrutiva da dilatação. Lembrar, no entanto, que grandes dilatações e rins com pouca função são causas de erro na interpretação do exame.

Cintilografia renal estática – é o estudo das imagens obtidas 4 horas após a injeção de um fármaco que impregna o córtex renal. Habitualmente o radiofármaco empregado é o ácido dimercaptossuccínico (DMSA) com tecnécio, que se fixa no túbulo proximal e apresenta mínima eliminação urinária. Ou seja, em condições normais, o marcador não é captado na medular e no sistema coletor. A principal indicação desse exame é para o diagnóstico de cicatriz decorrente de processos infecciosos e de pielonefrite aguda.

Ainda na uropediatria, a utilização de exames baseados em princípios semelhantes pode ser útil na pesquisa do refluxo vesicoureteral e no acompanhamento dessa afecção nos pacientes selecionados para tratamento clínico. A administração do marcador pode ser feita diretamente na bexiga (cistografia direta) ou por via intravenosa (indireta), lendo-se a atividade radioisotópica no trajeto das vias urinárias. Como uma grande parte das crianças evolui para cura espontânea, pode-se avaliar a regressão da doença intervindo caso a evolução não seja a esperada. O método pode eventualmente ser usado no período pós-operatório das plásticas anti-refluxo, para informar sobre o resultado da cirurgia.

Cintilografia escrotal – pode ser utilizada no diagnóstico diferencial entre torção de funículo espermático e epididimite, caso a ultra-sonografia com Doppler não seja disponível ou conclusiva. Para tanto, estuda-se a presença do fluxo sangüíneo testicular por meio de imagens seqüenciais, a cada 2 segundos após a administração do marcador, durante 1 minuto. No caso da torção, evidencia-se área de hipoperfusão, em contraste com hiperperfusão decorrente do aumento do fluxo sangüíneo, característica do processo inflamatório da epididimite.

PROPEDÊUTICA INSTRUMENTAL

De forma simplificada, é representada pelo cateterismo e pela endoscopia, utilizados freqüentemente de modo simultâneo e que serão aqui divididos com finalidade puramente didática. O conhecimento da anatomia do trato urinário e a disponibilidade de material adequado são etapas fundamentais para o êxito do procedimento, que pode ter objetivos diagnósticos e/ou terapêuticos.

Cateterismo – neste tópico serão abordadas as dilatações uretrais e a realização do exame urodinâmico. Diversos tipos de cateteres podem ser empregados e sua escolha depende fundamentalmente da finalidade do procedimento. Para diagnóstico de infecção urinária no sexo feminino pode-se realizar o cateterismo uretral para obtenção de urina com menor risco de contaminação. Não é procedimento realizado de rotina em adultos, nos quais normalmente não é difícil a obtenção de amostra adequada mesmo sem o uso de sonda. Na ausência de aparelho de ultra-sonografia, que realiza a mesma tarefa de maneira mais simples e menos invasiva, a sondagem vesical já foi usada para quantificar resíduo pósmiccional. O cateterismo pode ser empregado na instilação de anti-sépticos, introdução de meios de contraste e principalmente na realização de exame urodinâmico, o que será descrito adiante.

Com finalidades terapêuticas, a indicação mais freqüente é o alívio de obstrução infravesical decorrente de hiperplasia prostática, estenose de uretra, coágulos intravesicais e processos inflamatórios uretrais e/ou prostáticos. O cateterismo pode ter utilidade também no perioperatório de diversos procedimentos, urológicos ou não, franqueando o fluxo e possibilitando a monitorização do débito urinário. Em pacientes com distúrbios vesicais neurogênicos que apresentam esvaziamento vesical incompleto, o uso de sondas de longa permanência deve ser evitado. Nesses pacientes, é preferível a prática do autocateterismo ou, se efetiva, a micção em dispositivos de coleta tipo Uripen®. Esses métodos diminuem a incidência de infecções ou cálculos, habitualmente presentes com o uso de cateteres por longos períodos.

Diversos tipos de cateteres podem ser empregados. Em nosso meio, os mais comuns são: 1. uretral (de Robinson), feitos de látex ou borracha e habitualmente de uso único; 2. cateteres auto-estáticos, como Pezzer e Malecot; 3. Foley, o mais freqüentemente usado para cateterismo uretral prolongado e que possui um balão em sua extremidade que, inflado, mantém sua correta posição; e 4. de Owens (ou Foley de três vias), utilizado quando se necessita de irrigação e drenagem simultâneas da bexiga, como em pacientes sob risco de formação de coágulos intravesicais que possam causar retenção (pós-operatório de cirurgia urológica, por exemplo).

O cateterismo deve ser estéril, utilizando-se em pacientes de sexo masculino solução lubrificante, como geléia de lidocaína, 5 a 10 minutos antes da manipulação. Se o paciente não apresentar redução patológica do calibre uretral (estenose de uretra, seqüela de cirurgia transuretral prévia), o ponto de máxima resistência é na musculatura estriada, normalmente vencido com inspiração profunda por parte do paciente, o que relaxa o esfíncter. Em casos de cateterização por tempo mais prolongado, deve-se dar preferência para materiais biocompatíveis. De maneira geral, cateteres de silicone são mais bem tolerados ao longo do tempo, quando comparados aos de látex e poliuretano. Deve-se empregar aquele de menor calibre que cumpra o objetivo da sua utilização, pois permite drenagem das secreções uretrais ao seu redor.

Dilatação uretral – no homem, é utilizada no preparo para procedimentos endoscópicos ou como tratamento de estenose de uretra ou contratura de colo vesical. A dilatação recorrente pode, entretanto, promover traumatismo uretral e desencadear processo inflamatório, agravando a afecção de base. Estenoses da uretra feminina são raras e, nestas, a dilatação só é eventualmente necessária antes da introdução de equipamento endoscópico calibroso. Nesse caso, podem ser empregadas várias sondas e cateteres, a saber: metálicos (Beniqué), cateteres uretrais de calibre progressivo e expansão com balão. Quando se dilata a uretra como preparação para procedimento endoscópico, o calibre da dilatação deve ultrapassar em 1Fr (0,33mm) o calibre do equipamento a ser utilizado.

Exame urodinâmico – permite a caracterização de diversos parâmetros do trato urinário, seja ele superior, médio ou inferior.

No superior, o estudo da dinâmica pielouretral (ou teste de Whitaker) é realizado por meio do cateterismo vesical associado ao cateterismo piélico, habitualmente pela nefrostomia percutânea. Por ser exame invasivo, teve seu lugar ocupado, no cotidiano do urologista, pela urografia excretora e pelo renograma com diurético. Esses exames têm por objetivo a caracterização da natureza da dilatação do trato urinário, se obstrutiva ou não. Todos apresentam possibilidades de erro e nenhum método é totalmente confiável, não sendo, portanto, excludentes entre si.

Já no trato urinário médio e inferior tem ganho força por oferecer informações detalhadas e objetivas de diversos parâmetros vesicais e uretrais: capacidade e complacência vesicais, presença ou não de contrações detrusoras involuntárias, pressões de armazenamento e de micção, bem como resíduo pós-miccional, pressões de perdas (em casos de incontinência urinária) e quantificação do fluxo urinário. Por meio da análise desses dados, pode-se estimar a capacidade de armazenamento da bexiga, sua eficácia durante o esvaziamento, a ação do esfíncter estriado externo e a ação de mecanismos obstrutivos (por exemplo, hiperplasia prostática) durante a micção. O estudo urodinâmico tem algumas indicações bem estabelecidas: bexiga neurogênica (determinando o padrão miccional e, por meio da pressão de armazenamento, prevendo a possível deterioração do trato superior), incontinência urinária, pós-cirurgia ou de esforço (estimando as pressões de perdas e, então, possibilitando a escolha do melhor método de tratamento), disfunções miccionais em neuropatias centrais ou periféricas (acidente vascular cerebral, mal de Parkinson, *diabetes mellitus*) e na dúvida sobre o real papel da hiperplasia prostática no quadro clínico.

Endoscopia – praticamente todo o trato urinário é acessível, atualmente, à inspeção endoscópica. O desenvolvimento de instrumentos menos calibrosos e de mecanismos mais eficientes de geração de luz e imagem tem proporcionado constante evolução nesse ramo da propedêutica urológica. Esses exames podem ser empregados com finalidade diagnóstica ou terapêutica, freqüentemente de maneira concomitante. De maneira didática, os procedimentos aqui descritos são divididos por segmento do trato urinário abordado, devendo-se ter em mente que a realização de um deles pode ser o passo necessário para a complementação de outro.

Uretrocistoscopia – possibilita a visualização direta de toda a uretra e bexiga. Seu emprego principal é na investigação de doenças do trato urinário inferior. Entretanto, é freqüentemente útil no acesso ao trato urinário superior. Uma das indicações mais comuns do exame é a avaliação de hematúria, macro ou microscópica. Por meio do uso combinado de técnicas endoscópicas e radiológicas pode-se, habitualmente, determinar o local exato do sangramento. Outras utilizações do método incluem avaliação de sintomas miccionais (obstrutivos e/ou irritativos), decorrentes de processos inflamatórios, neoplásicos ou congênitos. Também é empregada no tratamento de inúmeras condições: tumores ou cálculos vesicais, hiperplasia prostática, válvulas de uretra posterior, estenoses e lesões venéreas de uretra, retirada de cálculos uretrais, entre outros.

Para tanto, podem ser empregados instrumentos rígidos ou flexíveis. Nos rígidos, a principal vantagem é a possibilidade de utilização de maior número de pinças, o que torna factível grande gama de procedimentos. Também oferece, por meio de maior canal de trabalho, maior fluxo de água, melhorando a visibilidade. Por outro lado, os aparelhos flexíveis podem ser utilizados com o paciente em decúbito dorsal, sendo mais confortáveis. Possibilitam, ainda, a inspeção de praticamente toda a bexiga pela flexão da extremidade do aparelho.

Ureteropieloscopia – é a técnica que permite a inspeção endoscópica dos ureteres e, se necessário, da pelve renal. Apenas foi possível após o desenvolvimento de instrumentos de calibre bastante reduzido e com grande capacidade de condução de luz e imagens. Costumeiramente realizada por via retrógrada, pode ter finalidade diagnóstica (localização de pontos de sangramento, identificação e biópsia de tumores uroteliais, coleta de material do trato urinário superior, avaliação de fístulas ureterais) ou terapêutica (remoção de cálculos, passagem de cateteres ureterais, remoção de corpos estranhos, cauterização de hemangiomas). A ureteropieloscopia representou significativo avanço no tratamento de diversas afecções, por representar morbidade sensivelmente menor em relação aos procedimentos similares realizados por via aberta. Como exemplo, o tratamento de cálculos por ureteroscopia pode ser realizado em esquema ambulatorial, ao passo que a ureterolitotomia clássica requer internação, em média, por 3-4 dias.

Nefroscopia – o espaço que separa o meato uretral externo do sistema coletor renal, especialmente em homens, dificulta o desenvolvimento de instrumentos que conduzam adequadamente, por toda essa distância, a luz e as imagens geradas. Por esse motivo não existem, até o momento, materiais que tornem possível a inspeção renal por via retrógrada com boa qualidade de imagem. Depreende-se então que a nefroscopia é realizada habitualmente de maneira anterógrada, por meio de acesso percutâneo.

Após a contrastação do sistema pielocalicinal, realizam-se punção percutânea e dilatação do trajeto, permitindo a passagem de nefroscópio. Este pode ser rígido ou flexível e aqui as vantagens dos instrumentos são grosseiramente semelhantes às descritas para os cistoscópios. A nefroscopia por via percutânea revolucionou o tratamento da litíase renal, permitindo a remoção de grandes massas calculosas com agressão cirúrgica extremamente menor quando comparada ao procedimento clássico, por via aberta. A nefrolitotripsia percutânea é atualmente o método de eleição no tratamento de cálculos renais ou ureterais altos não-responsivos ou sem indicação para litotripsia extracorpórea.

Laparoscopia – após sua introdução no campo urológico em 1992, tem sido alvo de crescente interesse e estudo. Suas indicações, a princípio limitadas, estão aumentando à medida que se ganha maior experiência com o método. A cirurgia laparoscópica pode ser empregada no diagnóstico e no tratamento de diversas afecções urológicas, congênitas ou adquiridas, benignas ou malignas, crônicas ou agudas. Sua menor morbimortalidade, quando comparada à cirurgia convencional, justifica sua utilização e estudo.

Suas indicações atualmente incluem:

• Doenças benignas – biópsias renais (especialmente em casos de insuficiência renal de origem desconhecida), nefrectomias (estenose de junção ureteropiélica, rins contraídos, litíase renal ou ureteral com exclusão renal, hipertensão arterial após transplante renal), marsupialização de cistos renais e linfoceles, nefropexia (em casos de ptose renal sintomática), correção de varicocele, ureteropieloplastia (para estenose de junção ureteropiélica com função renal preservada ou parcialmente prejudicada), retirada de divertículos vesicais e ampliações vesicais (em bexigas de pequena capacidade e baixa complacência). O método laparoscópico também pode ser empregado no tratamento de incontinência urinária de esforço (colpossuspensão) e do prolapso genital.

• Doenças malignas – linfadenectomia pélvica (para estadiamento de neoplasias de próstata, vesicais e ginecológicas), nefrectomia radical ou parcial para tumores malignos, cistectomia radical, linfadenectomia retroperitoneal (no estadiamento das neoplasias testiculares) e prostatectomia radical. O procedimento laparoscópico mais empregado para doenças malignas é a adrenalectomia, uni ou bilateral. Várias séries na literatura têm mostrado as inúmeras vantagens desse método sobre a cirurgia convencional.

Uropediatria – nessa faixa etária, a laparoscopia tem se mostrado útil no estudo de estados intersexuais, na pesquisa de testículos criptorquídicos (em que é método de primeira escolha), em cirurgias renais e de junção ureteropiélica e também na correção do refluxo vesicoureteral.

Pelo emprego razoavelmente recente da laparoscopia, ainda é necessário aguardar séries com maior seguimento para comprovar sua eficácia, particularmente para doenças malignas. Apesar de significar alternativa atraente no tratamento de diversas afecções, não devemos esquecer que tem curva de aprendizado longa e requer experiência do cirurgião com o método. O treinamento em serviços de residência em urologia promete a formação de uma geração habituada com a técnica e que pode contribuir sobremaneira para seu crescente emprego e difusão.

BIBLIOGRAFIA

De CAMPOS FREIRE JG, De QUEIROZ e SILVA FA, ARAP S – Bases for the clinical interpretation and surgical indications of vesico-ureteral reflux. *Rev Paul Med*, 83:XVII, 1974, editorial.

MITRE AI, ARAP S – Infecções do trato urinário (uretrites, prostatites, epididimites, orquites). **In:** Veronesi R, Focaccia R (eds.). *Tratado de Infectologia*. São Paulo, Atheneu, 1997.

WROCLAWSKI ER, LUCON AM, GLINA S et al. – The impalpable testis: use of laparoscopy in the diagnosis and therapeutic planning. *Rev Hosp Clin Fac Med São Paulo*, 40(6):263-5, 1985.

21. Exame dos Genitais Femininos

Maurício S. Abrão
Sérgio Podgaec

A propedêutica em ginecologia assume características peculiares. A identificação adequada de critérios éticos e da visualização do organismo feminino como um todo são essenciais para a obtenção de um diagnóstico preciso.

Para tal, abordaremos a anamnese e o exame clínico separadamente, visando enfatizar os passos propedêuticos importantes.

IMPORTÂNCIA DE UMA ANAMNESE ADEQUADA

O ponto de partida para o diagnóstico adequado em ginecologia é uma boa anamnese. Esse passo não só oferece detalhes importantes a serem verificados no exame clínico, como também permite que a paciente estabeleça, com uma relação médico-paciente adequada, condições para que o próprio exame clínico seja feito corretamente.

A identificação é a primeira etapa desse processo. Aqui, obtemos informações como o nome completo, idade, raça, profissão, religião e estado civil. Esses dados são essenciais para todo o raciocínio clínico. Há doenças, como o mioma de útero, que incidem mais em mulheres da raça negra; há outras, como o carcinoma de endométrio, que aparecem mais em pacientes de níveis socioeconômico e cultural mais elevados.

A etapa seguinte é a observação da queixa e duração que motivou a realização da consulta. Cabe aqui notar que muitas vezes a paciente encontra-se acanhada e inibida, tendo dificuldade em colocar objetivamente a real causa da consulta. Compete ao médico saber ouvir e criteriosamente passar confiança e tranqüilidade. Para tal, é fundamental que o profissional, antes de escrever ou digitar o relato da paciente, escute as queixas com atenção para encontrar o real motivo da consulta.

A seguir, vem a história da moléstia atual (HMA), etapa que consideramos ser a mais importante da anamnese. Mais uma vez, salientamos aqui a importância dos critérios éticos e humanos acima citados, além da necessidade de avaliar a mulher como um todo e não

apenas o órgão supostamente afetado. Assim, deve-se organizar essa etapa atentando para o eixo hipotálamo-hipófise-ovariano, iniciando por detalhes como situações de estresse, que sabidamente determinam a liberação de adrenalina e conseqüentemente o estímulo hipotalâmico para a produção do fator de liberação das gonadotrofinas hipofisárias (GnRH). Após essa abordagem, o médico deve observar questões relacionadas a ovários, tuba e peritônio, corpo e colo uterino, vagina e vulva. O raciocínio organizado e global não só permite a identificação do órgão afetado, como também ajuda a encontrar os fatores causais, conduzindo a um tratamento da conseqüência estabelecida, assim como das causas determinantes.

Exemplificamos essa questão com uma situação de sangramento genital em paciente com 30 anos de idade. São diversas as possíveis causas dessa queixa. A não observação do organismo como um todo e a desorganização no raciocínio fatalmente levarão ao insucesso na condução do caso. Assim, devemos lembrar de fatores, como alterações do cotidiano, que possam levar à produção inadequada de neurotransmissores como a adrenalina; de questões relacionadas à hipófise como o aumento na produção de prolactina, gerando irregularidades menstruais, secreção pelas mamas ou, em situações de maior gravidade, alterações visuais. Além disso, alterações do tipo hipo ou hipertireoidismo devem ser lembradas, assim como alterações benignas ou até malignas dos ovários, endometriose, moléstia inflamatória pélvica, miomas do útero, adenomiose, alterações endometriais, neoplasias do colo do útero ou até alterações vaginais. Como se percebe, a observação de critérios objetivos na realização da anamnese é imprescindível.

Além disso, toda informação importante para a obtenção de hipóteses diagnósticas adequadas, mesmo que presentes nos antecedentes, deve constar na HMA, como por exemplo a caracterização dos ciclos menstruais no exemplo citado. Esse dado, apesar de constar nos antecedentes menstruais, deve ser prioritariamente inserido na HMA permitindo que, ao final desta, o raciocínio clínico seja feito.

A seguir, efetua-se o questionamento sobre os antecedentes, que em ginecologia são cinco:

1. Antecedentes pessoais – de forma semelhante à anamnese em clínica médica, permite a observação de doenças e cirurgias pregressas.

2. Antecedentes familiares – também evidenciam problemas familiares, com ênfase em ginecologia a questões hereditárias como mioma do útero e câncer da mama.

3. Antecedentes menstruais – identificam-se aqui a idade da primeira menstruação (menarca) e a caracterização dos ciclos menstruais, observando-se duração, intervalo e quantidade; a presença ou não de cólicas menstruais, quantificadas em ausente, leve (não precisa de medicação), moderada (melhora com medicação), grave (não melhora com medicação, mas não incapacita a realização de suas atividades) e incapacitante. Ainda deve ser observada a ocorrência ou não de tensão pré-menstrual.

4. Antecedentes obstétricos – número de gestações, partos e abortamentos; tipo de partos e se os abortamentos foram espontâneos ou não; idade do primeiro e último filho.

5. Antecedentes sexuais – idade da primeira relação sexual (coitarca), freqüência de relações sexuais, disparenunia (dor na relação sexual) de penetração e/ou de profundidade, sinusiorragia (sangramento na relação sexual), libido e orgasmo.

Por fim, procede-se ao interrogatório sobre os diferentes aparelhos, com atenção aos vários sistemas do organismo.

EXAME GINECOLÓGICO

O exame ginecológico tem uma seqüência lógica estabelecida em que se desenvolvem passos fundamentais para a avaliação global do aparelho genital da mulher. Faz parte dessa rotina: exame das mamas, do abdome, dos órgãos genitais externos e dos órgãos genitais internos.

Habitualmente, durante esse exame, a paciente apresenta-se inibida e embaraçada, o que é compreensível, pois estamos avaliando uma região do corpo relacionada à sua intimidade e sexualidade. Para tornar esse ato menos desconfortável, é importante solicitar à paciente que esvazie a bexiga antes do exame e adotar algumas atitudes simples:

- posicionar a paciente de modo adequado e confortável, seguindo os passos do exame, inicialmente sentada, a seguir deitada em decúbito dorsal horizontal e por fim em posição ginecológica, com o auxílio das perneiras presentes na mesa ginecológica, disponibilizando avental próprio para o exame e cobrindo a paciente para não deixá-la exposta;
- explicar cada passo a ser realizado para não surpreender a paciente com movimentos bruscos, como na introdução do espéculo ou na realização do toque vaginal;
- aguardar o consentimento da paciente para a continuidade do exame se eventualmente apresentar desconforto;
- examinar em ambiente adequado, iluminado e arejado;
- utilizar material adequado, principalmente espéculos de tamanho próprio para a paciente, iluminação de boa qualidade e luva na mão que realizará avaliação da genitália interna;
- manter, preferencialmente, enfermeira, atendente ou mesmo familiar da paciente acompanhando a avaliação para diminuir o constrangimento e evitar especulações quanto à correção do exame.

EXAME DAS MAMAS

O exame das mamas deve ser dividido em inspeção estática, dinâmica, palpação e avaliação da descarga papilar.

INSPEÇÃO ESTÁTICA – essa etapa do exame se inicia com a paciente sentada com os braços pendentes. Devemos observar volume, simetria, forma, pele, aréolas e papilas. É comum a ocorrência de diferenças pequenas no volume e na simetria das mamas, devendo-se considerar apenas desproporções significativas. Alterações na pele podem ser observadas em processos inflamatórios com vermelhidão local ou mesmo drenagem purulenta e em processos neoplásicos avançados que levam a edema característico, devido à infiltração linfática, denominado "peau d'orange". Depressões ou retrações, especialmente da região areolar, podem significar presença de tumores malignos. No entanto, inversão das papilas relatadas pelas pacientes como quadros de longa duração não são relevantes. Lesões eczematosas papilares podem ser sinal de doença de Paget. Ulcerações da pele também podem ocorrer em casos de neoplasias malignas avançadas.

Devem ser observadas as linhas axilares e as regiões inframamárias no sentido de se diagnosticar mamas supranumerárias, que podem consistir apenas de pequeno mamilo ou mesmo conter tecido glandular.

INSPEÇÃO DINÂMICA – para auxiliar na observação de possíveis retrações que podem não ser percebidas na etapa anterior do exame, solicita-se à paciente para elevar os braços sobre a cabeça, ou posicionar as mãos atrás da cabeça unindo e separando os cotovelos ou comprimir as mãos contra os quadris no sentido de mobilizar os planos profundos dessa região. Tais manobras propiciam a identificação de possíveis retrações, como as determinadas por tumores que acometem o ligamento de Cooper da mama, que se insere no músculo peitoral maior.

PALPAÇÃO – para se realizar a palpação das mamas, solicita-se à paciente para deitar-se e permanecer em decúbito dorsal horizontal. As mamas devem ser examinadas de modo sistemático, com as pontas dos dedos espalmadas contra o gradeado costal, incluindo-se obrigatoriamente as regiões axilares e supraclaviculares, que podem apresentar nódulos linfáticos palpáveis significativos de propagação metastática de câncer de mama. O examinador deve analisar a consistência e a sensibilidade do tecido mamário e a presença de nódulos ou formações tumorais. O sentido da palpação deve ser sempre o mesmo.

Em casos de alterações funcionais benignas da mama, anteriormente denominadas displasia mamária, o tecido mamário pode tornar-se globalmente endurecido ou repleto de pequenas nodulações. Além disso, alterações localizadas da consistência da mama, como espessamentos, podem refletir áreas suspeitas de malignidade. Portadoras de tensão pré-menstrual podem apresentar sensibilidade exacerbada ao exame, dependendo da época de seu ciclo menstrual em que está sendo examinada.

Os nódulos palpáveis devem ser especificados quanto a sua localização (em geral, a mama divide-se em quatro quadrantes: súpero-externo, súpero-interno, ínfero-externo e ínfero-interno), tamanho em centímetros, formato, consistência, mobilidade e delimitação em relação aos planos profundos. Nódulo regular, arredondado, móvel, superficial e não-aderido aos planos profundos da mama levam à hipótese diagnóstica de fibroadenoma, e nódulo irregular, endurecido, aderido à pele ou a planos musculares leva à suspeita de câncer.

AVALIAÇÃO DA DESCARGA PAPILAR – a expressão das papilas deve ser realizada de modo delicado para verificar eventuais derrames papilares que podem ou não ser relatados pela paciente. Secreção leitosa, quando a paciente não está amamentando, é sinal de galactorréia, devendo ser pesquisado distúrbio hormonal ocasionalmente provocado por uso de medicações como benzodiazepínicos, cimetidina e anticoncepcionais. Deve-se observar aqui a presença de secreção uniductal, multiductal, unilateral ou bilateral. Secreção sanguinolenta pode significar a presença de papiloma intraductal, devendo ser realizado diagnóstico diferencial com carcinoma ductal. Secreção cristalina, do tipo "água de rocha", pode significar neoplasia maligna, especialmente se ocorrer de forma unilateral.

EXAME DO ABDOME

INSPEÇÃO – é feita inicialmente uma observação geral do abdome, obedecendo-se à sua divisão em hipocôndrio direito e esquerdo, epigástrio, flancos direito e esquerdo, mesogástrio, fossas ilíacas direita e esquerda, e hipogástrio.

À inspeção realizada na avaliação ginecológica, observa-se a região hipogástrica e as fossas ilíacas, mantendo-se a paciente em decúbito dorsal horizontal e avaliando-se forma, volume, simetria e presença de cicatrizes cirúrgicas. Grandes tumores uterinos, como

miomas ou neoplasias ovarianas, podem alterar o volume abdominal, assim como gestantes após o primeiro trimestre também apresentam aumento do volume abdominal. Tumores malignos de ovário em seus estádios avançados podem cursar com ascite, condição que pode ser percebida à inspeção abdominal. Em pacientes obesas, há dificuldade nessa avaliação.

PALPAÇÃO – a palpação deve ser realizada com as pontas dos dedos de modo delicado e sistemático. À palpação superficial do abdome, avaliam-se a sensibilidade e o tônus abdominal, o tecido adiposo e a presença de nódulos na pele, como endometriomas ou granulomas de corpo estranho em cicatrizes cirúrgicas.

À palpação profunda, observa-se a presença de massas que devem ser descritas detalhadamente segundo seu tamanho, localização, mobilidade e associação com dor e possíveis quadros de irritação peritoneal, perceptíveis à manobra de descompressão brusca. Essa situação pode ocorrer em casos de sangramento intra-abdominal por ruptura de cistos ovarianos ou prenhez ectópica, torção de cistos anexiais ou mesmo miomas pediculados em sofrimento. Para pesquisar a descompressão brusca, deve-se comprimir os dedos lentamente no ponto suspeito do abdome e retirá-los com rapidez, o que provoca sensação dolorosa nos casos de irritação peritoneal.

De modo auxiliar, o examinador pode realizar a ausculta da região abdominal, com o intuito de observar a presença de sons hidroaéreos, que denotam atividade peristáltica do intestino. Nos casos citados anteriormente, os sons habitualmente ficam abolidos.

As manobras próprias para pesquisa de ascite podem ser executadas correlacionando essa situação com neoplasia ovariana, como relatado anteriormente.

ÓRGÃOS GENITAIS EXTERNOS

INSPEÇÃO ESTÁTICA – para a inspeção dos órgãos genitais externos, solicita-se à paciente que se coloque em posição ginecológica, ajustando confortavelmente seus calcanhares ou a dobra poplítea (de acordo com a mesa ginecológica a ser utilizada) na posição correta, mantendo-se as coxas fletidas sobre o abdome e as pernas abduzidas fletidas sobre as coxas, e iluminando-se a região a ser examinada. O examinador inicia a inspeção pela distribuição dos pêlos pubianos (monte de vênus), que podem ser sede de pediculose ou outras alterações e a seguir observa o clitóris, o meato uretral, os grandes e os pequenos lábios e o períneo. O clitóris deve ser analisado em seu formato e tamanho, que pode estar alterado em estados intersexuais, e o meato uretral pode apresentar ectrópio e carúncula.

Afastando-se os pequenos lábios, observa-se o hímen, que pode apresentar-se íntegro ou roto ou ainda excepcionalmente imperfurado. Nessa etapa, observam-se também possíveis alterações nas glândulas de Bartholin, as quais podem ser sede de abscessos, e nas glândulas parauretrais ou de Skene. Nos casos de abscessos da glândula de Bartholin, os grandes lábios tornam-se assimétricos devido ao processo inflamatório instalado na região. Após a resolução da infecção, a assimetria pode permanecer devido ao cisto de Bartholin, que pode resultar desse quadro.

Os pequenos lábios podem também ser assimétricos ou mesmo hipertróficos, o que pode ser constitucional. Algumas pacientes sentem-se desconfortáveis com essa condição, que pode ser corrigida cirurgicamente.

As paredes vaginais podem apresentar-se fora da posição correta, tanto anterior como posteriormente. Na inspeção estática da genitália, o examinador pode observar procedência da parede vaginal anterior que pode resultar da descida da bexiga de sua posição correta (cistocele), geralmente resultado de múltiplos partos ocorridos por via vaginal. Da mesma forma, pode ocorrer procedência da parede vaginal posterior, resultante da saída da posição correta do reto (retocele), também em pacientes multíparas. Nessa avaliação observa-se a integridade do períneo, que pode apresentar-se sem alterações anatômicas ou com rupturas incompletas (somente mucosa e/ou plano muscular) ou completas (esfíncter anal).

Toda a pele e a mucosa da genitália externa devem ser cuidadosamente analisadas, pois essa região pode ser sede de diversos tipos de doenças sexualmente transmissíveis como sífilis, herpes genital e lesões causadas pelo papilomavírus humano (HPV), incluindo o condiloma acuminado, além de distrofias vulvares e processos neoplásicos malignos.

INSPEÇÃO DINÂMICA – é realizada solicitando-se à paciente que faça uma manobra de esforço, como a manobra de Valsalva, no sentido de ressaltar possíveis quadros de perda urinária por meio do meato uretral e acentuar as procedências das paredes vaginais descritas anteriormente.

PALPAÇÃO – durante a palpação dos genitais externos, o examinador pode perceber pequenos cistos das glândulas de Bartholin ou de Skene, além de avaliar de modo objetivo a integridade da musculatura do assoalho pélvico.

ÓRGÃOS GENITAIS INTERNOS

O exame dos órgãos genitais internos deve ser feito seqüencialmente por meio do exame especular, do toque vaginal e, eventualmente, pelo toque retal.

EXAME ESPECULAR – deve ser realizado antes do toque vaginal, por proporcionar a visibilização da genitália interna antes do toque, além do que o uso de lubrificantes pode atrapalhar a avaliação do conteúdo vaginal e a coleta de secreções para exame. Mesmo pacientes virgens podem ser submetidas a esse exame quando utilizado o espéculo apropriado para esses ca-

sos, denominado colpovirgoscópio. Como descrito no início deste capítulo, o tamanho do espéculo deve ser adequado para a paciente, podendo utilizar-se espéculos de plástico descartável ou espéculos permanentes.

Entreabre-se o intróito vaginal com dois dedos e introduz-se o espéculo fechado lentamente a 45 graus ou, se a apresentação for adequada, a 90 graus, exercendo-se leve pressão contra a parede posterior da vagina até atingir o fundo vaginal. Direciona-se o aparelho até atingir o ponto correto para, a seguir, abri-lo até observarem-se o colo uterino, as paredes vaginais e o conteúdo vaginal. Muitas vezes a introdução a 90 graus com a apresentação adequada dos pequenos lábios leva a um menor incômodo para as pacientes do que o gerado pela rotação do espéculo após a introdução a 45 graus.

De acordo com o tipo de secreção vaginal ou cervical observado, o examinador pode suspeitar de infecções por germes como *Candida albicans*, *Trichomonas vaginalis*, *Gardnerella vaginalis* e *Chlamydia trachomatis*.

O colo uterino é sede, ainda hoje, da maior parte das neoplasias malignas ginecológicas e, portanto, deve ser minuciosamente avaliado durante o exame especular, ressaltando-se pequenas lesões, ectopias, cistos de retenção ou pólipos. Nesse momento, o examinador pode realizar exame complementar simples: a coleta de esfregaço cervicovaginal para análise da citologia oncótica pelo método de Papanicolaou, que se mantém como bom teste de rastreamento para o carcinoma de colo uterino. Adicionalmente, em casos selecionados, apreende-se o colo uterino com pinça de Pozzi ou Museaux, tracionando-o para observar possíveis graus de descenso uterino.

Ao final do exame, o espéculo é retirado lentamente, permitindo ao examinador reobservar as paredes vaginais de forma detalhada.

TOQUE VAGINAL – essa etapa do exame deve ser realizada apenas em pacientes que já iniciaram atividade sexual com penetração vaginal. O toque vaginal é realizado com a mão envolvida em luva lubrificada, introduzindo-se os dedos indicador e médio gradualmente até atingir o colo uterino. Nessa etapa inicial, avaliam-se as paredes vaginais e a posição, formato, permeabilidade, mobilidade e consistência do colo uterino, que deve ser semelhante à da cartilagem nasal em pacientes não-grávidas e semelhante à do lábio nas gestantes. Colo uterino irregular e friável pode significar presença de carcinoma. Adicionalmente, o examinador deve atingir os fórnices vaginais no intuito de notar abaulamentos ou hipersensibilidade que podem ocorrer devido à presença de coleções purulentas ou sangue, assim como avaliar os ligamentos uterossacros, posteriores ao útero, que podem apresentar espessamentos ou nódulos sugestivos de endometriose.

A seguir, realiza-se por meio do toque bimanual a avaliação do corpo uterino, observando-se seu tamanho, consistência e regularidade, e das regiões anexiais, o que somente tem êxito completo em pacientes colaborativas e com parede abdominal de espessura normal. Pacientes tensas contraem excessivamente a musculatura, não permitindo a identificação dos órgãos interessados no exame; mulheres obesas têm essa avaliação claramente dificultada.

Inicialmente, o examinador eleva o colo uterino e palpa o fundo uterino com sua outra mão colocada acima da sínfise púbica, detalhando tamanho, forma, posição e mobilidade do órgão que pode revelar alterações como tumores sugestivos de miomas, aumento do volume sugestivo de gestação e dor à mobilização que pode significar doença inflamatória pélvica. O próximo passo envolve a avaliação das regiões anexiais, pelas quais o examinador toca o fundo de saco lateral de ambos os lados, concomitante à pressão da mão abdominal lateralmente ao útero, tentando palpar os ovários ou possíveis tumorações que podem ocorrer nessa área, como tumores benignos e malignos de ovário, prenhez ectópica, hidrossalpinges volumosos ou espessamentos tubários associados à dor na doença inflamatória pélvica. De modo geral, os ovários podem ser palpados em pacientes magras, revelando-se dolorosos, mas as trompas somente são sentidas em condições adversas.

TOQUE RETAL – é realizado em pacientes virgens para permitir a avaliação dos órgãos genitais internos, assim como em casos nos quais o toque vaginal não é possível de ser realizado, como o de paciente com estenoses vaginais congênitas ou pós-radioterapia. Além disso, é etapa obrigatória a ser realizada nos casos de câncer de colo uterino para avaliação de comprometimento dos paramétrios, definindo-se o estadiamento do tumor, além dos casos de câncer do ovário, quando se observam, por meio desse toque, possíveis comprometimentos nodulares do fundo de saco posterior.

TÉRMINO DO EXAME

Tão importante quanto obedecer critérios éticos para a propedêutica clínica em ginecologia, é efetuarmos orientação adequada ao fim do exame. Esse passo é fundamental para a obtenção da melhor resposta terapêutica, pois geralmente a paciente apresenta-se repleta de dúvidas e receios nesse momento. Assim, o médico deve desenvolver capacidade não só de compor o raciocínio médico em questão, mas também para conseguir, de forma humana e racional, transmitir ao final do exame informações pertinentes e sempre que possível palavras otimistas para a paciente.

BIBLIOGRAFIA

BASTOS AC – Propedêutica. In: Bastos AC. *Ginecologia*. São Paulo, Atheneu, 1998, p. 57.

BATES B – Genitália feminina. In: Bates B. *Propedêutica Médica*. Rio de Janeiro, Guanabara Koogan, 1990, p. 353.

JONES HW, JONES GS – Anamnesis, clinical exam and gynecological surgeries. In: Novak ER. *Textbook of Gynecology*. Baltimore, Williams & Wilkins, 1986, p. 114.

22. Semiologia da Promoção à Saúde

Mário Ferreira Jr.

Na década de 1970, os responsáveis pelas políticas públicas de saúde no Canadá redirecionaram seus esforços e investimentos com base na análise de inúmeros estudos epidemiológicos que revelaram que os principais determinantes de *doenças* em geral são: a) as condições do meio ambiente onde se vive e trabalha; b) os hábitos e estilo de vida pessoal; c) a predisposição genética; d) o acesso à assistência médica. A partir de então, difundiu-se um conceito moderno de *promoção da saúde* como forma eficaz de prevenir doenças e acidentes, acessível ao grande público.

Se medirmos o nível de *saúde* de um indivíduo por meio de uma escala móvel de bem-estar na qual se integram, no tempo e no espaço, fatores físicos, psíquicos, sociais e ambientais, podemos definir a *promoção da saúde* como sendo qualquer conjunto de medidas de ordem política, econômica, jurídica, organizacional, administrativa, educacional, médico-sanitária, individual ou coletiva, que tenha por finalidade melhorar o nível do bem-estar.

Conforme essa perspectiva, o médico vem sendo progressivamente solicitado a explorar itens de *promoção da saúde* durante exames periódicos (popularmente conhecidos por "check up"), que consistem na visita espontânea ou estimulada ao ambulatório ou consultório com a finalidade de obter uma fotografia do estado atual da saúde, detectar a presença de fatores de risco para problemas futuros e, eventualmente, diagnosticar precocemente certas doenças.

Por se tratar de uma situação especial, em que o paciente em geral refere pouco ou nenhum sintoma na prática clínica preventiva e de *promoção da saúde*, deve-se estar atento, portanto, não somente às eventuais queixas atuais, mas também a tudo o que possa colocar em risco sua integridade física e mental, no momento e no futuro. Ou seja, deve-se associar o raciocínio baseado em *fatores de risco* ao raciocínio clínico baseado em *queixas*.

Dos procedimentos semiológicos que o médico deve lançar mão durante a consulta para uma abordagem enfocando a prevenção, o principal é a anamnese. O exame clínico, nesse caso, tem valor relativamente limitado, como se verá mais adiante, embora seja de grande relevância para o estreitamento da relação médico-paciente.

Uma outra característica peculiar da consulta clínica de *promoção da saúde* é que, ao mesmo tempo em que vão sendo investigadas as queixas e os possíveis fatores de risco, o médico vai automaticamente introduzindo os respectivos aconselhamentos. Por exemplo, diante de uma resposta positiva para a pergunta: *O senhor fuma?*, deve-se acrescentar: *Pretende parar de fumar?*, e imediatamente, conforme a resposta, estimular e viabilizar a cessação desse hábito com informações pertinentes ou técnicas motivacionais adequadas.

Em resumo: a consulta médica voltada à *promoção da saúde* deve conter: a) anamnese detalhada, principalmente sobre fatores de risco para doenças ou acidentes; b) exame clínico básico adequado a cada caso; c) um conjunto de aconselhamentos que permita transmitir informações preventivas, ao mesmo tempo em que se mobilizem esforços no sentido de mudar hábitos e comportamentos prejudiciais.

ANAMNESE COM ENFOQUE PREVENTIVO

Além da identificação do paciente, a anamnese completa, já descrita em outro capítulo deste livro, deve conter: a) queixa e duração dos sintomas; b) história pregressa da doença atual; c) interrogatório sobre os diversos aparelhos (ISDA); d) antecedentes mórbidos pessoais e familiares; e) hábitos. De modo geral, nas situações tradicionais, o que define a abordagem do médico são as queixas, pois a partir destas são feitas as perguntas mais importantes e executadas as manobras de exame clínico mais pertinentes.

Entretanto, reiterando o que foi dito antes, o paciente que procura o médico para um exame preventivo de rotina em geral não apresenta sintomas. Isso exige que a anamnese adquira um caráter ativo: o profissional, sabedor de antemão dos principais fatores de risco à saúde, tenta detectar aqueles que são de interesse para o paciente que está sendo examinado.

Nesse momento, o médico deve estar preparado a lançar mão de técnicas adequadas, na sua relação com o paciente, que maximizem a qualidade das informações obtidas, pois muitos dos assuntos abordados podem gerar constrangimentos (por exemplo, atividade sexual, uso de álcool ou droga). De modo geral, recomenda-se: a) inspirar confiança, garantindo o total sigilo das informações obtidas; b) evitar inferência ou juízo de valor sobre os itens abordados; c) dar espaço para que o paciente fale e ouvi-lo atentamente; d) ter paciência e respeitar seu silêncio; e) adequar a linguagem a cada paciente, sem vulgarizá-la; f) individualizar o atendimento; g) ser objetivo quanto aos itens a serem abordados; e h) manter uma lista com os principais "problemas" em local de destaque no prontuário.

Levando tudo isso em consideração, a anamnese com enfoque preventivo de um indivíduo adulto deve incluir:

1. Identificação com ênfase especial a idade, sexo, procedência, ocupação, local de trabalho e moradia.

2. Investigação cuidadosa da atividade de trabalho, tentando identificar contatos com substâncias químicas (geradoras de dermatoses ou intoxicações sistêmicas), agentes físicos (ruído, frio, calor etc.), microrganismos (como no caso dos profissionais de saúde) ou situações que exijam esforço físico ou mental excessivo.

3. Pesquisa de hábitos, comportamentos e estilo de vida: nesse caso, espera-se que a investigação seja a mais detalhada possível e leve à definição das principais prioridades para os aconselhamentos introduzidos já durante a própria anamnese, cujo conteúdo está descrito mais adiante neste capítulo. Para os mais freqüentes fatores de risco à saúde, a seguir indicados, pode-se perguntar, dentre outros, sobre:

Alimentação – a quantidade e a qualidade da dieta habitual, especificando o tipo de alimento e o modo de cozimento preferido, o número e o horário das refeições diárias, local onde se alimenta (em casa, restaurante etc.) e as facilidades e dificuldades nesse campo.

Atividade física – as tarefas diárias que envolvem exercícios; seu tipo, freqüência, duração e intensidade; os horários em que são feitos; as facilidades e dificuldades para a prática regular.

Exposição a raios ultravioleta – a exposição desprotegida ao sol, sua freqüência e horários habituais.

Tabagismo – se fuma ou já fumou, o tipo de produto (cigarro, cachimbo, charuto, fumo de corda), a quantidade diária e a duração desse hábito (por exemplo, fuma "tantos" cigarros por dia há "tantos" anos). Perguntar se já tentou abandonar e qual foi o resultado da tentativa.

Uso de álcool, drogas e medicamentos – a quantidade e a freqüência de consumo de substâncias causadoras de dependência e possíveis conseqüências já ocorridas (por exemplo, acidentes, coma). Alguns questionários padronizados podem ajudar a rastrear o abuso de bebidas alcoólicas e, eventualmente, também de drogas psicotrópicas, dado que nem sempre o paciente se sente à vontade para falar. No caso de drogas, identificar a via preferencial de intoxicação (oral, inalatória, injetável).

Estresse – se nas tarefas diárias ou nas relações interpessoais (em família, no trabalho etc.) consegue identificar fatores causadores de ansiedade ou depressão (estressores) e as formas que encontra para enfrentá-los.

Atividade sexual – a prática de "sexo seguro" por meio do uso de preservativos de borracha ou outros dispositivos para prevenção da gravidez e doenças sexualmente transmissíveis (DST). A investigação sobre os hábitos sexuais deve ser aberta e direta, envolvendo também os parceiros, e por essa razão deve ser cuidadosa, evitando pré-julgamentos ou juízos de valor.

Risco de acidentes – o uso de capacetes, cintos de segurança e cuidados no volante; se há proteção nas janelas e vãos de escada em casa (no caso de haver crianças); se o piso ou o calçado usado é antiderrapante (principalmente no caso de idosos). Finalmente, identificar se o abuso do álcool já foi causa de acidente no passado.

Violência – a guarda ou o fácil acesso de armas de fogo em casa; se freqüenta ambientes onde o uso de armas ou comportamento violento é comum.

Higiene bucal – freqüência e duração das escovações dentárias, uso de pasta e fio dental; periodicidade de visitas ao cirurgião-dentista.

4. Informações sobre antecedentes mórbidos individuais, doenças crônicas em tratamento ou acompanhamento médico. De modo geral, as doenças de maior interesse, visando à promoção da saúde, são a hipertensão arterial, a hipercolesterolemia, o diabetes, a doença coronária e os cânceres, pois estão entre as principais causas de morbidade e mortalidade precoces, embora sejam passíveis de controle e tratamento eficazes. Entre os idosos (pessoas com idade superior a 60 anos), recomenda-se também o rastreamento clínico de problemas visuais ou auditivos, a partir do relato do próprio paciente ou dos familiares.

5. Inquérito sobre os antecedentes mórbidos familiares, assim como os individuais, exigindo ênfase em diabetes do tipo II, hipertensão arterial, hipercolesterolemia familiar, doença coronária precoce entre parentes de primeiro grau (homens com idade inferior a 45 anos e mulheres com idade inferior a 55 anos) e cânceres, principalmente de mama e colo retal.

6. Perguntas sobre a realização de exames subsidiários feitos de rotina e sua periodicidade devem incluir, no mínimo: colesterol total (para homens com idade superior a 35 anos e mulheres com idade superior a 45 anos); glicemia de jejum (para pessoas com idade superior a 45 anos); teste de Papanicolaou (para mulheres com até 69 anos que tenham o colo do útero e mantenham vida sexual ativa); mamografia (para mulheres com idade entre 50 e 69 anos); pesquisa de sangue oculto nas fezes (para pessoas com idade superior a 50 anos). Outros exames podem ser feitos, caso exista doença pregressa ou antecedente familiar que os justifiquem.

7. Histórico vacinal, lembrando que as principais vacinas disponíveis e indicadas para adultos são: hepatite B (indicada para todos os não-vacinados ou imunizados); dupla do adulto ou tétano/difteria (a cada 10 anos, desde que tenha sido aplicado o esquema inicial completo ou a vacina tríplice na infância); influenza (para idosos com idade superior a 60 anos); pneumococo (para idosos com idade superior a 60 anos).

Como se pode notar, não se incluiu nessa relação o inquérito sobre os diversos aparelhos (ISDA). Isso decorre da pouca utilidade dessa abordagem com enfoque preventivo em indivíduos assintomáticos, associada à necessidade de aproveitar o tempo de consulta com procedimentos e orientações que tenham impacto mais positivo sobre a saúde do paciente, como por exemplo um aconselhamento nutricional ou de prevenção de acidentes. Isso não impede que perguntas sobre outros aparelhos sejam feitas, sempre que se suspeite de um diagnóstico a partir de queixas presentes ou sinais visíveis no exame clínico. Por outro lado, existem instrumentos complementares da anamnese que podem ajudar a detectar situações relativamente obscuras. Nos quadros 22.1 e 22.2 apresentamos questionários que demonstraram efetividade suficientemente boa na confirmação ou não da suspeita de problemas com bebida alcoólica, capazes de predispor ao risco de doenças ou, principalmente, acidentes e violência.

Quadro 22.1 – Questionário CAGE – rastreamento de abuso de bebida alcoólica.

Perguntas
- Já passou alguma vez pela sua cabeça que você precisa parar de beber?
- As pessoas têm aborrecido ou criticado você por beber?
- Alguma vez você se sentiu aborrecido ou culpado pelo tanto que está bebendo?
- Alguma vez você teve que tomar alguma bebida logo pela manhã para acalmar os nervos ou espantar a ressaca?

Comentários
- A interpretação é feita caso a caso.
- Apesar de apresentar boa sensibilidade e especificidade, o CAGE não serve para rastrear o uso simples de álcool, mas apenas casos de abuso importante e alcoolismo em franco desenvolvimento, com sinais de dependência.

Quadro 22.2 – Questionário AUDIT – rastreamento de abuso de bebida alcoólica. AUDIT – Alcohol Use Disorders Identification Test, (OMS).

Questão	Escore				
	0	1	2	3	4
Com que freqüência você toma bebida alcoólica?	Nunca ou menos de 1 vez por mês	1 vez por mês	2 a 4 vezes por semana	2 a 3 vezes por semana	4 ou mais vezes
Quantos copos costuma beber num típico dia em que você está bebendo?	Nenhum	1 ou 2	3 ou 4	5 ou 6	7 a 9*
Com que freqüência você toma 6 ou mais copos de bebida em uma única ocasião?	Nunca	Não chega a ser mensal	Mensal	Semanal	Diária ou quase
Com que freqüência, durante o último ano, você se achou incapaz de parar de beber uma vez que tinha começado?	Nunca	Não chega a ser mensal	Mensal	Semanal	Diária ou quase
Com que freqüência, durante o último ano, você falhou em suas atividades normais esperadas por causa da bebida?	Nunca	Não chega a ser mensal	Mensal	Semanal	Diária ou quase
Com que freqüência, durante o último ano, você precisou de uma primeira bebida logo pela manhã para se manter ativo após ter bebido muito no dia anterior?	Nunca	Não chega a ser mensal	Mensal	Semanal	Diária ou quase
Com que freqüência, durante o último ano, você se sentiu culpado ou com remorso após ter bebido?	Nunca	Não chega a ser mensal	Mensal	Semanal	Diária ou quase
Com que freqüência, durante o último ano, você foi incapaz de lembrar o que aconteceu na noite anterior por ter bebido?	Nunca	Não chega a ser mensal	Mensal	Semanal	Diária ou quase
Você ou outra pessoa já sofreu algum tipo de acidente como resultado de ter bebido?	Nunca	Sim, mas não durante o último ano (2 pontos)		Sim, durante o último ano (4 pontos)	
Algum parente, médico ou outro profissional de saúde já se interessou pelo fato de você beber ou já sugeriu que parasse?	Nunca	Sim, mas não durante o último ano (2 pontos)		Sim, durante o último ano (4 pontos)	

* 5 pontos se a resposta for "10 ou mais copos em um dia típico".

Comentário: no caso da soma dos escores ser maior que 8 (do total de 41 pontos possíveis), é sugestiva a existência de alcoolismo e indica a necessidade do aprofundamento da investigação clínica. No caso da soma dos escores ser maior que 10, diminui a probabilidade de se classificar erradamente os casos sugestivos de alcoolismo.

EXAME CLÍNICO E MANOBRAS ESPECÍFICAS

O exame clínico é um complemento importante da anamnese, principalmente quando se busca identificar as causas de determinadas queixas e o diagnóstico de determinada doença. Além disso, o "toque" do médico costuma ser um fator importante para o fortalecimento da relação médico-paciente, fazendo com que este último se sinta bem atendido, confiante e seja mais receptivo às orientações e aos tratamentos.

Embora não exista evidência segura na literatura médica que justifique a realização de exame clínico completo em pessoas assintomáticas submetidas a um exame periódico de rotina, sua prática pode ser recomendada, na medida do possível, se seus achados forem objeto de ponderação criteriosa por parte do médico examinador quanto aos seus possíveis desdobramentos (solicitação de exames complementares, tratamentos clínicos ou cirúrgicos) e ao real benefício desses para a saúde do paciente (redução de morbimortalidade).

Todas essas ressalvas são feitas em função dos mesmos argumentos citados anteriormente para o interrogatório sobre os diversos aparelhos. Certas manobras de exame clínico (por exemplo, palpação de pulsos periféricos, exame neurológico completo) são de pouca utilidade em uma pessoa assintomática e o tempo que tomam da consulta pode desviar a atenção de outras intervenções mais efetivas para a saúde (por exemplo, aconselhamentos).

É óbvio que se examinarmos alguém exaustivamente (mesmo que não existam sintomas) é possível que alguma alteração seja encontrada; entretanto, as perguntas que devemos fazer são: *O que essa alteração representa para a saúde atual desta pessoa? e quanto ela se beneficiaria de outros exames diagnósticos ou de intervenções terapêuticas decorrentes desse achado do exame clínico?*

De todas as manobras de exame clínico existentes, aquelas que apresentam evidência de benefício no sentido de mudar a evolução natural de doenças, com impacto positivo na vida das pessoas, e que, portanto, deveriam obrigatoriamente fazer parte da rotina adotada são as seguintes:
1. Medida da pressão arterial (PA) – indicada na primeira consulta e, se normal, a cada 1 a 2 anos.
2. Medida de peso e altura para o cálculo do índice de massa corpórea – IMC = P/A^2 (em kg/m^2) – indicada na primeira consulta e periodicamente.
3. Medida da circunferência abdominal – indicada na primeira consulta e periodicamente.
4. Teste com tabela de Snellen – indicado periodicamente em idosos com mais de 65 anos de idade (Fig. 22.1).

Além dessas manobras citadas, outras podem ser incluídas no exame clínico, apesar da falta de evidência segura de efetividade, das quais podem ser destacados: a) o exame de pele, procurando lesões malignas ou pré-malignas; b) a palpação mamária, cuja sensibilidade na detecção do câncer aumenta quando em conjunto com a mamografia.

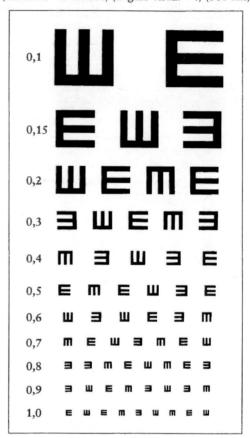

Figura 22.1 – Modelo da tabela de Snellen, reduzida, para a detecção de diminuição da acuidade visual.

ACONSELHAMENTOS

Aconselhamento, entendido como o uso de técnicas apropriadas que estimulem a aderência à prática preventiva e de promoção da saúde, é parte integrante e fundamental de uma consulta médica com enfoque preventivo. A simples verificação de resultados anormais em testes de rastreamento nem sempre acarreta as mudanças necessárias de hábitos e comportamentos. A equipe de saúde deve estar capacitada, portanto, a aconselhar pacientes em relação aos principais fatores de risco e a trabalhar, em conjunto com eles, a melhor maneira de atenuá-los ou eliminá-los.

De modo geral, a busca da aderência para os itens cujas recomendações básicas estão descritas mais adiante depende de uma abordagem disciplinada por parte dos profissionais de saúde, cujos pontos mais importantes são:
1. Definir os fatores de risco prioritários e as intervenções mais adequadas a cada um, em parceria com o paciente.
2. Manter um nível ideal de comunicação com a pessoa, levando em conta, por exemplo, diferenças de linguagem.

3. Informar a real necessidade da prevenção ou de promoção da saúde, abordando inclusive crenças e aspectos culturais.
4. Esclarecer adequadamente sobre vantagens e desvantagens das medidas e dos procedimentos recomendados.
5. Obter o comprometimento da pessoa com o processo de mudança que se pretende iniciar ou dar continuidade e começar a agir o mais cedo possível.
6. Planejar programas a curto, médio e longo prazo, conforme escala de prioridades definida ao longo das consultas médicas.
7. Estabelecer metas conjuntas realistas e viáveis na prática, reforçando, positivamente, mesmo os pequenos ganhos.
8. Propor planos de trabalho factíveis, de evolução progressiva (passo a passo), que sejam flexíveis para o caso de necessitar modificação.
9. Implantar um sistema de monitoração do progresso e de antecipação de retrocessos eventuais (em geral, retrocessos fazem parte do processo de mudança) que garanta a continuidade do programa.

Os princípios básicos dos aconselhamentos indicados para os principais fatores de risco de doenças e acidentes encontrados na prática clínica são descritos a seguir. Como mencionado, esses devem ser feitos ao longo da consulta, intercalados na anamnese dirigida, o que tende a tornar a consulta mais dinâmica e efetiva.

Atividade física

• O aconselhamento para a atividade física regular é recomendado para todos, visando reduzir riscos de doença coronária, hipertensão, obesidade e diabetes.
• Deve-se determinar o nível de atividade física ideal para cada pessoa, as principais barreiras encontradas para sua realização e fornecer as informações adequadas sobre seus benefícios.
• Deve-se ajudar cada um a encontrar o tipo de exercício que mais se adapte ao seu perfil e à sua rotina diária, com vistas à melhora da saúde e aderência à prática.
• Pessoas sedentárias devem ser incentivadas a incorporar atividade física autodirigida, moderada e regular na vida diária (por exemplo, subir escadas, caminhar ou pedalar, varrer, cortar grama); a meta de curto prazo é estabelecer um nível de atividade ligeiramente superior aos níveis de base.
• Como meta de longo prazo (em vários meses), a prática de exercícios físicos aeróbicos regulares (caminhar rápido, correr, pedalar, nadar) com duração de 30 minutos por sessão, a maioria dos dias da semana, é a ideal.
• Concomitantemente, deve-se desenvolver e manter a força muscular e a flexibilidade das articulações.
• Como regra geral, exercícios vigorosos devem ser desencorajados.

Alimentação

• Dieta e exercício devem ser dimensionados de modo a manter o peso desejado por meio do equilíbrio entre a ingestão calórica e o dispêndio energético.
• Todos os indivíduos devem limitar a ingestão de gordura (especialmente saturada) e colesterol, manter o balanço calórico na sua dieta, dando preferência a frutas, verduras, legumes e grãos contendo fibras. A pirâmide de alimentos (Fig. 22.2) pode ser a referência para a orientação dietética normal.

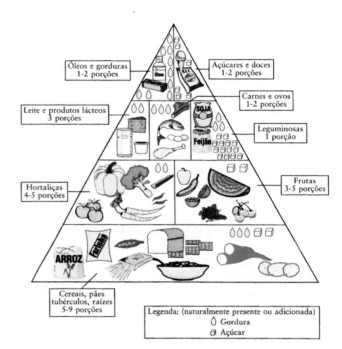

Figura 22.2 – Pirâmide alimentar modificada, conforme Philippi et al., 1996.

• É recomendada a redução da gordura total ingerida a menos de 30% do total de calorias e o colesterol a menos de 300mg/dia. Gordura saturada deve ser reduzida a menos de 10% do total de calorias. Deve-se enfatizar o consumo variado de peixes, aves sem pele, carnes magras e derivados de leite desnatado. Dar prioridade a produtos à base de grãos, cereais e legumes, verduras e frutas.
• Mulheres devem ser encorajadas a consumir quantidades de cálcio adequadas para a idade (até 25 anos, 1.220 a 1.550mg/dia; de 25 a 50 anos, 1.000mg/dia; pós-menopausa, 1.000 a 1.500mg/dia).
• A equipe de atenção primária à saúde deve estar preparada a obter uma história alimentar completa, identificar as barreiras a serem superadas para a mudança de hábito alimentar e oferecer orientação suficiente para a implantação de um plano nutricional, incluindo seleção e preparação de alimentos. Caso isso não ocorra, deve-se recorrer a especialistas qualificados (nutricionistas).

Higiene bucal

• Todos devem ser orientados a adotar hábitos diários de higiene bucal (escovação com pasta fluorada e uso de fio dental), ingerir dieta não-cariogênica (pobre em sacarose, em três refeições regulares espaçadas de várias horas, evitando alimentos ou bebidas freqüentes nos intervalos), evitar o tabaco e bebidas alcoólicas e visitar cirurgiões-dentistas regularmente (a cada seis meses).

• Os pais devem ser encorajados a supervisionar a escovação dos filhos e a quantidade de pasta utilizada, ou a limpar externamente os dentes ou mesmo as gengivas de crianças muito pequenas. Permitir o uso de mamadeiras na cama é desaconselhado.

Tabagismo

• É recomendado o aconselhamento visando à cessação do uso de todas as formas de tabaco para pessoas de qualquer faixa etária.

• Grávidas e pais fumantes devem ser informados quanto aos possíveis efeitos deletérios do tabagismo sobre a saúde fetal e das crianças.

• A prescrição de adesivos ou gomas de nicotina é recomendada como tratamento adjuvante para pacientes selecionados.

• As estratégias que podem aumentar a aderência dos pacientes são:

Conselhos diretos e sugestões – informar os benefícios de parar de fumar, ressaltando a capacidade do paciente para tanto; motivar o paciente resistente à idéia, se necessário com várias visitas; marcar, em conjunto, o "dia de parar", preparando o paciente para os sintomas de abstinência; assegurar àqueles que já pararam e voltaram que isso é a regra e não a exceção.

Reforços e lembretes – são necessárias as visitas de apoio ou acompanhamento por telefone, principalmente durante as duas primeiras semanas de abstinência; usar sistemas de registros e de bilhetes adesivos nos prontuários que garantam que as mensagens antitabaco sejam passadas a cada visita ou a distância.

Material de autopromoção da saúde – colocar à disposição material escrito ou "kits" com dispositivos de informação que podem motivar e ajudar a maioria dos usuários de tabaco a parar por si próprios.

Programas comunitários – a equipe de saúde deve estar preparada para encaminhar o paciente para serviços que ofereçam programas coletivos, mas cuja eficácia já esteja comprovada.

Terapia medicamentosa – a prescrição de nicotina (goma de mascar ou adesivos) só se justifica após a interrupção do uso do produto com tabaco (por exemplo, cigarro). Por outro lado, o uso de cloridrato de bupropiona pode ser iniciado, sendo o paciente orientado para parar de fumar durante a segunda semana de tratamento.

• Mensagens contra o início do uso de tabaco devem ser passadas aos pais ou responsáveis por crianças e adolescentes e a adultos jovens.

Abuso de álcool e drogas

• Pessoas com sinais de abuso ou uso perigoso de álcool ou drogas devem ser orientadas e aconselhadas. O aconselhamento deve incluir: discussão do papel do álcool como causa de acidentes, problemas médicos e psíquicos; conselho direto para reduzir o consumo; planos e consultas para acompanhamento regular.

• Pessoas que referem uso potencialmente perigoso de drogas devem ser informadas a respeito dos riscos e aconselhadas a parar.

• Pacientes com evidência de dependência alcoólica ou de outras drogas devem ser encaminhados para tratamento com especialistas ou para programas comunitários, sempre que possível.

Prática sexual

Prevenção de doenças sexualmente transmissíveis (DST)

• Todos devem ser informados sobre os fatores de risco de DST e aconselhados sobre medidas efetivas para reduzi-los. O aconselhamento deve ser individualizado. A abordagem deve ser baseada nos hábitos sexuais e no uso de drogas.

• A história deve incluir questões sobre o número e a natureza dos parceiros sexuais, antecedentes de DST, uso de preservativos ou outro tipo de prevenção e práticas particularmente de alto risco, como relações anais.

• O aconselhamento para a prevenção de DST é no sentido da manutenção de relações monogâmicas restritas com parceiro não-portador de DST, uso regular de preservativos de borracha e o cuidado no contato sexual com parceiros casuais ou indivíduos de alto risco (por exemplo, profissionais do sexo, pessoas com múltiplos parceiros).

• Pessoas que mantêm contato com parceiros de alto risco, casuais ou sabidamente portadores de DST, devem ser aconselhadas a evitar o sexo anal e a usar preservativos em todos os tipos de relações.

• Mulheres devem ser informadas de alternativas de prevenção de DST quando os parceiros masculinos se negam a usar preservativos, como o uso do preservativo feminino e diafragmas com espermicidas, embora a eficácia destes seja menos comprovada do que o preservativo masculino.

• Durante o aconselhamento, deve-se enfatizar que o uso de álcool e drogas pode levar ao comportamento sexual de alto risco. Usuários de drogas devem ser encaminhados para centros especializados e orientados a evitar o compartilhamento de seringas e agulhas.

• Usuários de drogas devem ser informados quanto à necessidade de fazer sorologia para o vírus da AIDS (HIV), o uso regular de preservativos com parceiros casuais ou fixos e os cuidados na preparação com o equipamento de injeção de drogas.

Prevenção de gravidez não-desejada

• Aconselhamento sobre planejamento familiar é recomendado para mulheres e homens em situação de risco para gravidez não-desejada, e deve ser baseado em história cuidadosa que inclua: atividade sexual (hábitos, preocupações, medos), uso atual ou no passado de contraceptivos (orientação de alternativas), nível de preocupação com a gravidez, antecedente de gravidez não-desejada e risco de DST.

• Instruções claras devem ser dadas a respeito de métodos anticoncepcionais. Hormônios (pílula, injetável), diafragma com espermicida e dispositivo intra-uterino (DIU), bem como os preservativos de borracha deveriam ser recomendados como os métodos mais efetivos de prevenção da gravidez em pessoas sexualmente ativas. A satisfação e a aderência ao método escolhido devem ser monitoradas.

• Equipe de saúde, pais e adolescentes devem ser encorajados a manter discussão aberta a respeito do desenvolvimento sexual e métodos efetivos de prevenção da gravidez não-desejada. As atitudes em relação ao assunto devem ser exploradas entre os jovens que ainda não mantêm atividade sexual, como forma de antecipar suas futuras necessidades. Adolescentes devem ser consultados sem a presença dos pais.

Exposição a raios ultravioleta

• As pessoas devem ser aconselhadas a evitar a exposição direta a raios ultravioleta, como forma de prevenção do câncer de pele.

• Recomenda-se:

a) evitar a exposição direta à luz solar, pelo menos entre 10 e 16 horas;

b) usar roupas leves e chapéus quando da exposição à luz solar;

c) permanecer à sombra, em locais protegidos;

d) no caso de se expor diretamente, aplicar protetor solar no corpo com freqüência, ao longo do período de exposição.

Acidentes e violência

Veículos movidos a motor

• O profissional de saúde deve aconselhar regularmente seus clientes quanto ao uso de cintos de segurança para motoristas e passageiros, mesmo que o veículo disponha de "air bag".

• Bebês e crianças pequenas devem ser transportadas em assentos de segurança compatíveis com a idade e o tamanho, sempre no banco traseiro, de preferência no centro. Crianças ou outros passageiros não devem ser transportados nas áreas de carga de caminhões e utilitários, a menos que sejam dotados de assentos e cintos de segurança.

• Motociclistas devem ser aconselhados a usar capacetes de segurança.

• Aconselhar quanto aos riscos de conduzir veículos sob a ação de álcool e drogas ou mesmo de ser transportado por alguém que esteja sob os efeitos dessas substâncias.

• Adolescentes e adultos jovens, em particular, devem ser estimulados a evitar o uso de álcool ou outras drogas antes de conduzir veículos, procurando alternativas para atividades sociais como festas, bailes etc. (por exemplo, transporte público, sorteio de condutor abstinente).

• Apesar da falta de evidências visando à prevenção de acidentes com pedestres, principalmente crianças e escolares, pode-se orientar o uso de roupas coloridas e brilhantes e cuidados especiais (supervisão, acompanhamento) durante deslocamentos em vias públicas.

Atividades domésticas e recreativas

• É recomendado o aconselhamento de pais sobre medidas que reduzam o risco de acidentes não-intencionais provocados por incêndios domiciliares, queimaduras por água quente, afogamento, ciclismo, armas de fogo e quedas.

• Usuários de álcool ou drogas devem ser identificados e aconselhados a evitar ciclismo, natação, esportes aquáticos, manipulação de arma de fogo e de fumar na cama, principalmente se estiver sob o efeito dessas drogas.

• Adolescentes e adultos (inclusive idosos) devem receber orientação para prevenir acidentes domésticos ou em atividades recreativas. Deve-se estar atento à possibilidade de crianças e idosos estarem sendo vítimas de negligência ou maus-tratos em casa.

• Pais, avós e outros responsáveis por crianças em casa devem ser orientados a guardar medicamentos, substâncias tóxicas e fósforos em locais seguros. Devem ser aconselhados, também, a manter uma garrafa de xarope de ipeca e o número telefônico de uma central de atendimento toxicológico à mão.

• Ciclistas, condutores de motos de baixa potência e pais devem ser aconselhados a respeito da importância do uso de capacetes e a evitar a circulação em local de trânsito intenso de veículos movidos a motor.

• As famílias e os responsáveis por condomínios devem ser aconselhados a proteger piscinas com cercas, janelas e balcões com grades ou redes, escadas com portões removíveis em edifícios ou locais de alto risco de quedas.

• A guarda de armas de fogo em casa deve ser fortemente desestimulada. Caso contrário, a arma deve ser guardada descarregada e em local inacessível.

• O aconselhamento de idosos ou seus responsáveis sobre medidas que reduzam o risco de quedas, incluindo a prática de exercício físico, prevenção de fatores de risco (por exemplo, pisos ou calçados derrapantes, irregularidades e desníveis no chão) e monitoração e ajuste de medicação (por exemplo, drogas psicoativas, antihipertensivos), é recomendado.

Violência juvenil

• Em situações de alta prevalência de violência, os médicos devem perguntar aos jovens a respeito de comportamento violento, uso de álcool e drogas, e a disponibilidade de revólveres e outras armas de fogo.

• Os indivíduos identificados como de alto risco de violência devem ser informados a respeito da associação de ferimentos com o fácil acesso a armas e intoxicação por álcool e drogas.

IMUNIZAÇÕES

Além do rastreamento de doenças e o aconselhamento em relação a hábitos e comportamentos de risco para a saúde, cabe à equipe responsável pelo atendimento de promoção da saúde recomendar a profilaxia de determinadas doenças por meio da indicação de vacinas.

A vacinação de adultos jovens e idosos é uma prática relativamente nova em nosso meio, embora venha crescendo de forma vertiginosa à custa da maior disponibilidade e melhor qualidade das vacinas. Em geral, algumas situações devem ser observadas:

a) indicação universal, de acordo com a faixa etária;
b) indicação restrita a determinados grupos de risco;
c) disponibilidade da vacina na rede pública.

A lista mínima de vacinas indicadas para adultos está descrita a seguir.

Dupla do adulto (dT) – reforço a cada 10 anos para indivíduos já imunizados contra tétano e difteria ou esquema completo (3 doses) para os não-imunizados.

Hepatite B – 3 doses, em qualquer idade, nos indivíduos não-imunizados.

MMR – dose única, em qualquer idade, nos indivíduos não-imunizados contra sarampo, caxumba ou rubéola.

Pneumocócica – dose única, indicada para pessoas com idade superior a 60 anos ou portadores de doença cardíaca ou respiratória crônica, *diabetes mellitus* insulino-dependente e asplenia anatômica ou funcional.

Influenza – dose anual, indicada para pessoas com idade superior a 60 anos ou portadores de doenças crônicas, doenças metabólicas (inclusive *diabetes mellitus*), hemoglobinopatias, imunossupressão ou disfunção renal, além de seus contactantes.

BIBLIOGRAFIA

CANADIAN TASK FORCE ON PREVENTIVE HEALTH CARE – Internet: www.ctfphc.org.

U.S. PREVENTIVE SERVICES TASK FORCE – *Guide to Clinical Preventive Services*. 2nd ed., Baltimore, Williams & Wilkins, 1996.

U.S. PUBLIC HEALTH SERVICE – *The Clinician's Handbook of Preventive Services*. 2nd ed., McLean, International Medical Publishing, 1998.

WOOLF SH, JONAS S, LAWRENCE RS – *Health Promotion and Disease Prevention in Clinical Practice*. Baltimore, Williams & Wilkins, 1996.

23. Semiologia Baseada em Evidências

Herlon Saraiva Martins
Rodrigo Díaz Olmos

Neste capítulo vamos tentar ajudar o leitor a usar fontes atualizadas de informação, úteis tanto para os estudantes de medicina, como ao longo de toda a vida profissional do médico. Hoje, há uma fonte quase inesgotável de informações e encontrá-las pode tornar-se difícil se o estudante de medicina ou o médico não tiverem as ferramentas básicas para sua busca. Portanto, tentaremos abordar desde o dia-a-dia de um estudante ou de um médico no ambulatório ou enfermaria com um caso clínico, a formulação de um problema, a busca de informações de qualidade e, sobretudo, como aplicar os dados pesquisados na resolução de um problema. Ao final, esperamos que saibam como procurar informações, como "quantificar" o exame do paciente na mesma perspectiva de um exame diagnóstico e, principalmente, da importância do exame clínico como ferramenta indispensável à prática clínica.

ANALISANDO A HISTÓRIA E O EXAME DO PACIENTE NA MESMA PERSPECTIVA DE UM EXAME DIAGNÓSTICO

A prática médica quase sempre se inicia com uma história e um exame do paciente completos. Passamos anos e anos na faculdade aprendendo como examinar, como interpretar, como formular uma hipótese diagnóstica. A tendência da medicina "moderna" é supervalorizar os exames complementares como sendo mais sensíveis e mais específicos que a prática clínica, colocando a semiologia como algo obsoleto, antigo, dando mais ênfase aos exames diagnósticos. Isso fica bem evidente nas grandes revistas médicas internacionais e nos congressos, em que há intensa propaganda dos novos métodos diagnósticos. Há um grande investimento em tecnologias. Vários centros médicos do Brasil e do mundo têm criado centros de "check-up", oferecendo exames modernos e caros como forma de promover a saúde sem nenhuma comprovação científica. Entretanto, raramente encontramos citações em grandes revistas acerca do valor da história e do exame do paciente, o que faz com que se crie, muitas vezes inconscientemente, uma idéia de que devemos sempre pedir exames diagnósticos para realmente comprovarmos se a doença está presente ou não.

Estamos entrando neste novo milênio buscando revalorizar pontos muito importantes da prática médica, principalmente a semiologia, utilizando estudos de testes diagnósticos (incluindo aqui a anamnese e o exame do paciente) para validar tais intervenções, da mesma forma que utilizamos estudos de terapêutica para validar novas intervenções terapêuticas, ou seja, utilizando os princípios da medicina baseada em evidências. Isso se faz necessário, pois reforçando o valor do exame clínico, estaremos mais seguros do valor dos achados semiológicos, evitando gastos desnecessários e, sobretudo, dando maior segurança à nossa prática e tornando-a mais custo-efetiva.

COMO USAR OS BANCOS DE DADOS NA BUSCA DA RESOLUÇÃO DE UM PROBLEMA

O uso dos computadores e da internet propiciou aos médicos uma fonte quase infinita e bastante prática de acesso às informações. Algumas orientações são importantes na busca dessas informações. De uma maneira geral, buscamos informações em pelo menos dois níveis:

Respostas a questões genéricas – assim, por exemplo, quando um profissional quer estudar o tratamento da hipertensão arterial sistêmica, o tratamento do infarto agudo do miocárdio, as complicações crônicas do *diabetes mellitus* ou como examinar um abdome.

Respostas a questões mais específicas, como por exemplo:

- Você acompanha um diabético que está usando anti-hipertensivo e repetidamente mantém pressão arterial (PA) de 144 x 94mm Hg. Será que vale a pena reduzir ainda mais sua PA? Qual será o nível ótimo de controle pressórico nesse paciente diabético?
- Um paciente chega a um pronto-socorro com infarto agudo do miocárdio anterior extenso e você quer saber se é melhor ministrar estreptoquinase ou ativador do plasminogênio tecidual.
- Ou você tem uma dúvida de semiologia: qual a sensibilidade e a especificidade da palpação abdominal para o diagnóstico de aneurisma de aorta?

PROCURANDO RESPOSTAS
A QUESTÕES GENÉRICAS

Quando estamos em fase de aprendizado de determinado assunto, é mais fácil buscar respostas em livros-texto. Assim, podemos pesquisar no *Harrison's Principles of Internal Medicine, Cecil Textbook of Medicine,* entre outros. Entretanto, normalmente há um retardo de dois a três anos entre a formulação de um livro e sua publicação. Ainda mais grave, há um retardo considerável entre a produção de novos conhecimentos e sua assimilação pelos livros. Por isso, cada vez mais crescem três novas modalidades de busca para respostas a questões genéricas, descritas a seguir:

1. Uma forma que cresce consideravelmente são os livros-texto *on line*, i.e., livros tradicionais que são atualizados 3 ou 4 vezes por ano, em vez de a cada 3 ou 4 anos. Assim, há o *Harrison's on line* no *site*: *www.harrisonsonline.com* — o leitor pode ter acesso a informações genéricas de forma bem ampla e atualizada. Um grave problema que os livros *on line* ainda não conseguiram resolver é a sua escrita narrativa, muitas vezes expressando a opinião pessoal do autor, em detrimento de uma abordagem baseada em evidências, em que o autor deveria fazer uma revisão sistemática da literatura abordando os tópicos mais relevantes. Essa é uma limitação que precisaria ser revista.

Existe, também o livro *Scientific American Medicine,* que é atualizado mensalmente, no *site* *www.samed.com*.

Além desse livro há um *site* ainda em fase de instalação, mas já disponível gratuitamente no endereço *www.emedicine.com*, talvez, em um futuro próximo, a maior fonte de livros gratuitos, atualizados 3 ou 4 vezes por ano.

2. Uma outra forma de abordar assuntos genéricos, cada vez mais útil, é a busca dos *guidelines* (em português a melhor tradução seria "diretrizes", mas alguns chamam de "consensos"). Assim, assuntos como doença pulmonar obstrutiva crônica, infarto agudo do miocárdio, câncer de cólon, tuberculose e muitos outros são pesquisados na literatura em *sites* gratuitos, de organizações médicas ou agências governamentais. Nessa forma também há desvantagens, tais como:

- muitos *guidelines* não são feitos seguindo os princípios da medicina baseada em evidências;
- algumas vezes eles incorporam a postura de uma associação de especialistas, em detrimento de uma preocupação com gastos ou com o custo-efetividade das suas recomendações;
- pode ocorrer pressão de grandes grupos econômicos nas recomendações propostas por alguns *guidelines*;
- muitas vezes a escolha dos indivíduos que irão confeccionar os *guidelines* é viciada, não havendo critérios rígidos e predeterminados para tal escolha.

Existem alguns *sites* gratuitos com *guidelines* completos ou com recomendações de grandes sociedades, tais como:

www.guidelines.gov (*guidelines* americanos)
www.cma.ca/cpgs (*guidelines* canadenses)
www.acc.org/clinical/guidelines/index.html (*guidelines* do *American College of Cardiology*)

Dois outros *sites* importantes, talvez os mais importantes no gênero, em que o leitor pode buscar consensos em prevenção de saúde e rastreamento de doenças *(screening)* são:

www.ahrq.gov/clinic (*US Preventive*)
www.ctfphc.org (*Canadian Task Force*)

3. Outra forma de estudar assuntos mais amplos que cresce muito hoje em dia é entrar em *sites* de grandes revistas de clínica médica. Nessas revistas existem tópicos muito interessantes, incluindo assuntos de revisão, algumas vezes com cursos completos liberados semanalmente. Entretanto, a mesma ressalva feita para os *guidelines* deve ser feita em relação a tais artigos de revisão, muitas vezes realizados com pouco rigor científico, sendo mais uma narrativa da experiência pessoal do autor. Espera-se, no futuro próximo, que essas grandes revistas publiquem seus artigos de revisão em uma perspectiva rigorosa baseada em evidências, sempre com uma revisão sistemática da literatura.

Os *sites* mais importantes de artigos de revisão são:
www.nejm.com (*New England Journal of Medicine*), semanal e remunerado.

www.acponline.org (*Annals of Internal Medicine*), quinzenal e gratuito.

www.bmj.com (*British Medical Journal*), semanal (um dos mais completos *sites* de medicina interna) e gratuito.

www.jama.com (*Journal of The American Medical Association*), semanal e gratuito.

www.archinternmed.com (*Archives of Internal Medicine*), quinzenal e gratuito.

www.aafp.org/afp (*American Family Physician*), quinzenal e gratuito.

PROCURANDO RESPOSTAS
A QUESTÕES ESPECÍFICAS

Há duas formas de buscar informação específica:

Primeira forma – bancos de dados com informação "pré-filtrada"

www.acponline.org/catalog/eletronic/best_evidence.htm (*Best Evidence*)

www.acponline.org (*ACP Journal Club e Evidence Based Medicine*)

www.uptodate.com (*Up To Date*)

www.updateusa.com/cochrane.htm (*Cochrane library*)

Nessa forma, instituições renomadas fazem periodicamente uma atualização do que vai sendo publicado. Isso quer dizer que somente os artigos com maior rigor científico é que são incorporados por critérios predeterminados. Muitos desses *sites*, entretanto, exigem pagamento anual.

O *Up To Date* incorpora quase todas as áreas, sendo atualizado a cada 4 meses. Em cada tópico um ou mais autores revisam a literatura, dando uma excelente referência bibliográfica.

O *ACP Journal Club* é uma revista publicada a cada 2 meses pelo *American College of Physicians* e *British Medical Journal Group*. Ela sintetiza os principais artigos publicados nas melhores revistas do mundo. Em cada artigo revisado há um resumo do trabalho junto com o comentário de um especialista no assunto, explicando a relevância do artigo.

A *Cochrane Collaboration* é uma organização internacional que prepara, mantém e dissemina revisões sistemáticas, seguindo rigorosos princípios da Medicina Baseada em Evidências. A *Cochrane* foca principalmente revisões sistemáticas de estudos controlados, sendo atualizada a cada 3 meses.

Como se pode notar, esses grandes grupos só incorporam estudos com maior rigor científico e estatístico, daí o nome "informação pré-filtrada".

Recomendamos que o estudante de medicina ou o médico busque suas respostas nesses *sites*. Isso porque essas grandes instituições estão periodicamente atualizando suas revisões e quase sempre incorporando artigos com maior rigor científico e estatístico. Além do mais, a busca pode ser mais simples e rápida do que no MEDLINE.

Segunda forma
– bancos de dados "gerais"

www.ncbi.nlm.nih.gov/pubmed (Pub Med), gratuito

http://igm.nlm.nih.gov (Internet Grateful Med), gratuito

www.bireme.br (Biblioteca da Bireme em São Paulo), gratuito

www.mdconsult.com (EUA), é necessário pagar mensalidade

www.medmatrix.org/info/medlinetable.asp (outras fontes), gratuito

Esse é o chamado MEDLINE, uma impressionante bibliografia mantida pelo *US National Library of Medicine*, com um banco de dados formado por mais de 9 milhões de citações de estudos, os mais variados possíveis. Tem amplo uso devido ao acesso gratuito, ampla cobertura, cobrindo praticamente todas as áreas da medicina. Entretanto, devido ao seu tamanho, existe uma certa complexidade que poderá tornar a busca de informações ineficaz se o leitor não se familiarizar com os procedimentos. Por exemplo, entramos com as palavras: *diabetes mellitus* ou *hypertension*, o que resultou, nada mais nada menos, em 139.223 e 175.063 referências, respectivamente. Cruzando *hypertension*, *diabetes* e *mortality*, obtivemos 1.838 referências. Isso enfatiza que o MEDLINE idealmente deve ser usado para questões específicas e não para assuntos muito amplos.

Um *site* que nos parece muito útil é o mantido pela Bireme (Biblioteca Regional de Medicina) em São Paulo. Nesse *site* estão, além do MEDLINE, uma fonte de dados de bibliotecas da América Latina (Lilacs) e publicações nacionais. Ele é especialmente útil para buscar referências da América do Sul e Brasil, já que o MEDLINE é constituído majoritariamente por periódicos norte-americanos e europeus. Se o usuário preferir, pode cadastrar-se pagando uma taxa única. Com isso, fica credenciado à biblioteca, podendo pedir artigos via internet, recebendo-os em casa.

MDCONSULT – este é um *site* de origem norte-americana, extremamente informativo. O estudante pode fazer o cadastro gratuito por 7 dias. Após esse período, pode então ficar sócio, pagando mensalidade. Além de ter o MEDLINE, AIDSLINE, possui mais de 30 livros-texto, mais de 45 revistas internacionais com artigos na íntegra, um banco completo de informações sobre drogas, mais de 600 *guidelines* citando, ainda, o que está sendo divulgado semanalmente nas principais revistas de clínica médica.

Outras fontes de dados (maioria de acesso gratuito)

www.diabetes.org/diabetesreviews — *site* exclusivo para *diabetes mellitus*

http://journal.diabetes.org — mantido pela American Diabetes Association

www.cdcnpin.org — mantido pelo CDC, EUA

www.hivatis.org — exclusivo para AIDS

www.mayohealth.org — mantido pela Mayo Clinic

www.nih.gov/health — mantido por NIH, EUA

www.postgradmed.com/journals.htm — *site* de clínica geral, principalmente de artigos de revisão

COMO USAR OS BANCOS DE DADOS E A MEDICINA BASEADA EM EVIDÊNCIAS NO ESTUDO DA SEMIOLOGIA

Há uma necessidade de investimento, mesmo nos países ditos "desenvolvidos", em estudos de sensibilidade, especificidade e valores preditivos da história clínica e do exame do paciente. A literatura está repleta de estudos com testes diagnósticos, muitos deles inúteis, caros, adicionando pouca utilidade à prática clínica. Mesmo com essas dificuldades, têm crescido nos últimos cinco anos a preocupação com o valor da história e do exame clínico, sem dúvida alguma, em muitas situações, são mais baratos e úteis que a maioria dos testes diagnósticos.

Vamos dar um exemplo de como utilizar a semiologia clínica em um contexto de medicina baseada em evidências. Como devemos iniciar a busca de respostas para nossas dúvidas?

A FORMULAÇÃO DO PROBLEMA

Um estudante de medicina está em um ambulatório de clínica geral, atendendo um paciente do sexo masculino, 62 anos de idade, que procurou atendimento médico preocupado por não ter conseguido vaga na campanha promovida pelo hospital para rastreamento (*screening*) para aneurisma de aorta abdominal (AAA), utilizando ultra-sonografia abdominal. O paciente refere que seu vizinho fez o *screening* sendo detectado um AAA infra-renal de 5,5cm de diâmetro e que será operado em breve. O paciente mostra-se muito aflito devido à possibilidade de também ter AAA. Ele conhece outras pessoas que já morreram dessa doença.

O paciente não tem doenças conhecidas, não é hipertenso nem tabagista. Ao exame clínico, apresenta pressão arterial de 120 x 70mm Hg, índice de massa corpórea de 23kg/m^2 e circunferência abdominal de 72cm. O estudante examina detalhadamente o abdome e não encontra nenhuma massa pulsátil.

O paciente, ao final da consulta, pergunta se ele pode morrer de um aneurisma roto. O estudante responde que acha improvável, mas decide investigar a fundo, especialmente se há necessidade de realizar uma ultra-sonografia para diagnosticar AAA e, sobretudo, qual a acurácia do seu exame clínico para tal. Decide então marcar retorno em uma semana.

O estudante procede, então, a uma busca na literatura de qual o valor do exame clínico para o diagnóstico do AAA. Já que o acesso à informação préfiltrada é caro, como o *Up To Date*, *Cochrane*, *ACP Journal Club*, podemos orientar a procura direta no MEDLINE. Entretanto, se o leitor tiver acesso a essas fontes, sugerimos sempre que inicie sua busca por elas, devido às propriedades citadas anteriormente. Para o estudante de medicina, o MEDLINE é amplamente disponível.

Um passo de extrema importância antes de efetuar a busca é predeterminar o que será procurado e quais termos serão usados. Não existe uma regra simples. O estudante (ou o médico) desenvolve as habilidades à medida que utiliza o sistema. Sugerimos sempre que se busque inicialmente ajuda com pessoas mais experientes. Essa ajuda nos parece muito útil pois, além de facilitar a busca, torna o pesquisador cada vez mais hábil na sua procura. Assim, se usar um único termo, terá centenas ou até muitos milhares de referências, tornando a busca cansativa e improdutiva, ou inviável. O leitor paulatinamente vai afunilando a procura, cruzando dois, três ou mesmo quatro palavras, a fim de que possa encontrar artigos mais pertinentes à sua dúvida. Em alguns de seus *sites*, o MEDLINE tem formas de seleção dos artigos, podendo restringir ainda mais a busca.

Assim, podem ser selecionados apenas artigos de estudos randomizados ou apenas artigos de diagnóstico ou apenas artigos de revisão, entre outros. Outra forma é selecionar a data de publicação dos artigos. O MEDLINE tem referências desde 1966. Assim, o leitor pode, por exemplo, selecionar só artigos de 1990 em diante. Sugerimos que o leitor faça sempre uma seleção dos termos que irá procurar. Para perguntas ligadas à semiologica clínica, sugerimos fazer a busca com alguns termos selecionados:

1. *physical examination;*
2. *medical history taking;*
3. *sensitivity and especificity;*
4. *diagnostic tests;*
5. *routine;*
6. *screening;*
7. *observer variation;*
8. *decision support techniques;*
9. *Bayes theorem.*

A partir desses termos, especialmente os quatro primeiros, o leitor poderá então cruzar com o tópico de interesse. Assim, por exemplo:

a) Aneurisma: *aortic aneurysm.*
b) Sinais de hipovolemia (valor do exame clínico) – *dehydratation, hypotension, skin turgor, acute blood loss, orthostatic vital signs*, entre outros.
c) Precisão do exame clínico para diagnóstico de regurgitação aórtica: *aortic regurgitation, diastolic murmur, auscultation, cardiac physical examination*, entre outros.
d) Precisão do exame clínico no diagnóstico de meningite: *meningitis, adult meningitis, bacterial, viral*, entre outros.

Portanto, a partir do sintoma ou sinal, o leitor poderá efetuar sua busca. Após selecionar as referências, o leitor deve primeiro ler o resumo *(abstract)* para saber se o artigo tem uma pergunta bem formulada e se endereça a questão que está buscando resposta. No caso da propedêutica, o princípio fundamental é buscar se há relato do valor diagnóstico de alguma modalidade da história ou exame clínico no diagnóstico de determinada doença. É extremamente importante que o leitor não tire conclusões baseado em *abstracts*. O resumo é útil apenas na seleção dos artigos mais importantes. Para tirar conclusões apropriadas, o leitor deve ler o artigo e observar o rigor metodológico de sua realização.

A busca de uma resposta quase sempre se inicia com a formulação de uma pergunta ou a definição de um problema. No caso citado anteriormente, o estudante de medicina quer saber qual a sensibilidade, especificidade, valor preditivo positivo e valor preditivo negativo do exame clínico abdominal para o diagnóstico de AAA. Ele nem mesmo sabe se é possível encontrar tal resposta, pois talvez tenha aprendido que sensibilidade e especificidade se aplicam a testes diagnósticos. Mesmo assim, decide investigar e acaba encontrando três artigos que chamam a sua atenção:

- *The Rational Clinical Examination – Does This Patient Have Abdominal Aortic Aneurysm?* JAMA: January 6: 1999: 281-77
- *The UK Small Aneurysm Trial Participants.* Lancet: 1998: Nov 21: 352(9141):1649-1655
- *The Accuracy of Physical Examination to Detect Abdominal Aortic Aneurysm.* Arch Intern Med: March 27: 2000: 160:833

Então, resolve tirar uma cópia na biblioteca.

Primeiro artigo – *Does this patient have abdominal aortic aneurysm?* JAMA: 1999: 281-77

Esse foi um estudo, seguindo os princípios da medicina baseada em evidências, em que os autores, por meio de uma revisão sistemática, buscaram avaliar a acurácia da palpação abdominal como rastreamento de AAA, comparado com ultra-sonografia abdominal. Nessa revisão, 15 principais estudos foram encontrados. Dois estudos encontraram uma maior acurácia da palpação em indivíduos com idade superior a 60 anos, do sexo masculino. Sem se aprofundar nos estudos, o que o leitor pode observar é uma grande variação na sensibilidade e especificidade dos estudos, variando de 15 a 91%. O que claramente se nota é:

- se o estudo inclui indivíduos mais idosos, a acurácia da palpação vai aumentando;
- da mesma forma, quanto maior o diâmetro do aneurisma, maior a acurácia do exame clínico.

Avaliando esses 15 principais estudos, pode-se concluir (análise do conjunto de dados):

- A sensibilidade aumenta proporcionalmente ao tamanho do aneurisma. Assim, a sensibilidade para aneurisma variou:

Diâmetro da aorta em cm	Sensibilidade (%)
3,0-3,9	29
4,0-4,9	50
Maior que 5	76

Podemos, também, calcular a razão de verossimilhança (RV) (*likelihood ratio*) usando como ponto de corte:

- Aneurisma com diâmetro maior que 3cm – RV positiva de 12.
- Aneurisma com diâmetro maior que 4cm – RV positiva de 15,6.

Segundo artigo – *Mortality results for randomised controlled trial of early elective surgery of ultrasonographic surveillance for small abdominal aortic aneurysms.* Lancet: 1998: 352:9141

Esse foi um estudo randomizado, prospectivo, com 1.090 pacientes de 60 a 76 anos de idade, com AAA infra-renal de 4 a 5,5cm de diâmetro. Um grupo foi submetido à cirurgia logo após o diagnóstico (563 pacientes) e o outro grupo foi acompanhado com ultra-sonografia periódica (527 pacientes). Nesse segundo grupo procedia-se à cirurgia se o diâmetro da aorta ultrapassasse 5,5cm. O desfecho primário foi mortalidade. Os grupos foram bem balanceados, sendo um estudo de forte valor científico e estatístico.

Após uma média de 4,6 anos, os principais resultados foram:

- A mortalidade nos primeiros 30 dias foi significativamente maior no grupo de cirurgia precoce, levando a um desequilíbrio de mortalidade nos 2 primeiros anos.
- A mortalidade não diferiu de forma significativa entre os dois grupos em 2, 4 e 6 anos após o início do estudo.
- Esse estudo mostra que é viável fazer seguimento ou vigilância para aneurismas com diâmetro entre 4,0 e 5,5cm.
- Esse foi um dos melhores estudos prospectivos e randomizados que avaliou o diâmetro do AAA e o risco de ruptura.

Avaliando esse estudo e vários outros, conclui-se que o risco de ruptura de um aneurisma é proporcional ao seu diâmetro, especialmente se acima de 5,5cm.

Terceiro estudo – *The accuracy of physical examination to detect abdominal aortic aneurysm*: Arch Intern Med: 2000: 160:833

Esse foi um estudo conduzido no Veterans Affairs Medical Center – Minneapolis, de agosto de 1997 a junho de 1998. Duzentos indivíduos foram estudados: 99 com AAA conhecido maior que 3cm de diâmetro e 101 indivíduos sabidamente sem AAA.

Os pacientes então foram orientados a não referir se tinham ou não o diagnóstico de aneurisma. Todos os pacientes foram examinados por dois pesquisadores que não sabiam o diagnóstico deles. Ao final do exame, outros pesquisadores perguntavam a cada paciente se ele havia revelado o diagnóstico.

Globalmente, 400 exames abdominais foram efetuados em 200 indivíduos, com média de idade de 73 anos (51 a 88 anos), sendo apenas quatro mulheres.

Resultados globais

Sensibilidade (IC)	Especificidade (IC)	Razão de chances + (IC)	Razão de chances – (IC)
68% (60-76%)	75% (68-82%)	2,7 (2,0-3,6)	0,43 (0,33-0,56)

Resultados em função do diâmetro da aorta

Diâmetro da aorta em cm	Sensibilidade (%)
3,0-3,9	61
4,0-4,9	69
Maior que 5	82

Resultados em função da circunferência abdominal

Circunferência abdominal	Sensibilidade (%)
Menor que 100cm	91
Maior que 100cm	53

Nesse estudo, a detecção do AAA por palpação abdominal em indivíduos com aneurisma maior que 5cm e circunferência abdominal menor que 100cm obteve uma sensibilidade de 100%.

RESOLUÇÃO DO CASO CLÍNICO

Como podemos notar, cada vez mais tentamos colocar os sinais e os sintomas em uma perspectiva baseada em evidências. Sem dúvida alguma, a literatura ainda é muito escassa, com vários pesquisadores apelando às grandes instituições para promover estudos para avaliação da acurácia de determinados achados da história e exame clínico, colocando-os na mesma perspectiva que os testes diagnósticos. Esses estudos provavelmente irão preencher alguns objetivos:

1. Voltar a centralizar o médico e seu exame clínico como ferramentas essenciais à prática médica, colocando os exames no seu devido lugar – como complementares e não como a forma mais importante de exercer a medicina. Todos nós, médicos, sabemos o quanto é importante escutar os pacientes, entender seus problemas, examiná-lo detalhadamente e ter tempo suficiente para dar qualidade ao atendimento. A remuneração inadequada, a necessidade de vários empregos, noites e noites mal dormidas, tudo isso faz com que paulatinamente a medicina moderna coloque a semiologia como ferramenta obsoleta, fazendo dos exames complementares o ponto mais forte do diagnóstico. A nosso ver, isso é uma deturpação da prática médica, alimentada pelos grandes grupos econômicos que produzem a tecnologia. Temos a plena convicção de que uma anamnese bem feita e um exame clínico detalhado e atencioso ainda são as ferramentas mais importantes para o diagnóstico.

2. Tornar o médico mais seguro, dando-lhe uma noção quantitativa sobre a probabilidade do diagnóstico, ora fortificando ainda mais uma(s) hipótese(s), ora enfraquecendo-a(s), enfim, quantificando a probabilidade das hipóteses diagnósticas de acordo com achados específicos da anamnese e do exame clínico.

3. Permitir uma redução nos gastos, pois, com a valorização do exame clínico, o médico torna-se mais seguro para afastar ou confirmar um diagnóstico, evitando exames desnecessários por conta da sua insegurança.

4. Colocar a semiologia na perspectiva da medicina baseada em evidências.

Quanto ao caso clínico citado: homem de 62 anos, relativamente magro, no qual não se encontrou AAA pela palpação abdominal, intuitivamente o estudante poderia pedir uma ultra-sonografia para afastar o diagnóstico de aneurisma, mas, pensando à luz dos achados de sua busca, ele pode concluir:

a) Os estudos mostram que, quando o AAA tem diâmetro menor que 4cm, a possibilidade de romper-se é muito pequena. Geralmente o risco de ruptura é significativo quando o diâmetro do aneurisma excede 5,5cm.

b) Estudo com mais de 1.000 pacientes mostrou que, mesmo em aneurismas com 4 a 5,5cm de diâmetro, o risco de ruptura só se torna maior quando o diâmetro excede 5,5cm.

c) Tanto a revisão sistemática do *JAMA* como o estudo do *Archives of Internal Medicine* nos mostram que a palpação abdominal tem excelente sensibilidade e especificidade para o diagnóstico de AAA com diâmetro maior que 4cm, especialmente maiores que 5cm, que nestes casos são aneurismas clinicamente significativos e necessitam de cirurgia.

Portanto, quando o paciente retorna à consulta, o estudante expõe os estudos e mostra que a probabilidade de ele ter um aneurisma clinicamente significativo é muito baixa, e não lhe parece lógico pedir uma ultra-sonografia abdominal. O estudante o tranqüiliza, pede-lhe para consultar o clínico geral periodicamente e dá noções de higiene, alimentação, exercício, enfim, aproveita o momento para promover a saúde, o que nos parece muito mais importante para esse paciente. O estudante fica feliz com as informações adquiridas dos artigos e aprende a "quantificar" o valor do seu exame clínico.

SÉRIES DE ARTIGOS DO *JAMA* – *THE RATIONAL CLINICAL EXAMINATION*

A revista da *American Medical Association* (*JAMA*) é disponível *on line* gratuitamente no *site www.jama.com*.

Iniciado em 1992, por Sackett (artigo cujo título é: *The science of the art of the clinical examination*), no momento com dezenas de artigos publicados, a série *The Rational Clinical Examination* tenta avaliar a sensibilidade, a especificidade, o valor preditivo do exame clínico, colocando a semiologia em uma perspectiva baseada em evidências. Essa série já abordou vários tópicos, tais como diagnóstico de meningite no adulto, valor do exame clínico para diagnóstico de hipovolemia, para predizer doença obstrutiva de vias aéreas, para diagnóstico de pneumonia comunitária, aneurisma de aorta, gravidez precoce, valor do exame cardiológico para diagnóstico de regurgitação aórtica, de sopros diastólicos, valor do exame clínico para diagnóstico de pressão venosa aumentada, enfim, há uma série expressiva de artigos, com os mesmos princípios delineados anteriormente.

Esses princípios são da mais alta importância e sempre que possível deve-se tentar usar a semiologia em uma perspectiva da medicina baseada em evidências. É necessário um maior empenho dos grandes centros médicos, das grandes instituições, para um maior investimento nessa área que, com certeza, tornará a medicina mais justa, acessível e custo-efetiva.

BIBLIOGRAFIA

ATTIA J – Does this adult patient have acute meningitis? *JAMA*, 282:July 14, 1999.

CECIL – *Textbook of Medicine*. 21th ed., 2000.

CHOUDHRY NK – Does this patient have aortic regurgitation? *JAMA*, 281:June 16, 1999.

COOK DJ – Does this patient have abnormal central venous pressure? *JAMA*, 275:Feb 28, 1996.

ETCHELLS E – Does this patient have an abnormal systolic murmur? *JAMA*, 277:Feb 19, 1997.

EVIDENCE BASED MEDICINE WORKING GROUP – How to use na article about a diagnostic test – are the results of the study valid? *JAMA*, 271:Feb 2, 1994.

EVIDENCE BASED MEDICINE WORKING GROUP – How to use na article about a diagnostic test – what are the results and will they help me in caring for my patients? *JAMA*, 271:March 2, 1994.

EVIDENCE BASED MEDICINE WORKING GROUP – Using electronic health information resources in evidence based practice. JAMA, 283:1875, 2000.

FINK HA – The accuracy of physical examination to detect abdominal aortic. *Aneurysm*, 160:833, 2000.

FLETCHER RH, FLETCHER SW – *Clinical Epidemiology: The Essencials*. 1996.

GREENHALGH T – How to read a paper: the medline database. *BMJ*, 315:180, 1997.

HARRISON'S – *Principles of Internal Medicine*. 14th ed., 1998.

HOLLEMAN DR – Does the clinical examination predict airflow limitation? *JAMA*, 273:Jan 25, 1995.

LEDERLE FA – Does this patient have abdominal aortic aneurysm? *JAMA*, 281:77, 1999.

McGEE S – Is this patient hypovolemic? *JAMA*, 281:March 17, 1999.

METLAY JP – Does this patient have community acquired pneumonia? *JAMA*, 278:Nov 5, 1997.

POWELL JT – The UK small aneurysm trial participants. *Lancet*, 352:914, 1998.

SACKETT DL – The science of the art of the clinical examination. *JAMA*, 267:2650, 1992.

SIMEL DL – The clinical examination. *JAMA*, 277:564, 1997.

PARTE II

Sintomas Gerais

24. Febre

Fábio Franco

Febre é um aumento da temperatura corpórea acima de um padrão considerado normal – entre 36°C e 37,4°C (esta faixa compreende 95% da população sadia, medida na cavidade oral). Esse padrão de normalidade começou a ser estudado em 1851 por Wunderlich, que tomou literalmente milhões de medidas da temperatura (medidas na axila) em 25.000 pacientes. Esse autor observou, pela primeira vez, que a febre não é uma doença e sim um sinal presente em doenças diversas. Seus estudos e suas observações levaram à introdução da Termometria Clínica na Universidade de Berlim. A temperatura também pode ser medida por via retal (que é aproximadamente 0,6°C inferior à temperatura do interior dos órgãos), transesofágica e central (por meio de cateter intravascular). O pico da temperatura corpórea ocorre por volta das 18 horas, o nadir entre 4 e 6 horas da manhã e as variações diárias entre os valores mínimos e máximos são de 0,5 a 1°C. As mulheres apresentam temperaturas mais baixas nas duas semanas antes da ovulação e um aumento em torno de 0,6°C quando da ovulação. Alterações fisiológicas da temperatura podem ocorrer no período pós-prandial, durante a gravidez, como conseqüência de fatores endócrinos. A temperatura também apresenta uma importante variação com a idade.

A febre é um importante marcador de doença, conhecido como tal desde a Antiguidade (há descrições da correlação entre febre e malária ou febre tifóide datadas em 370 a.C.). A importância da mensuração da febre reside no fato de que, na grande maioria dos casos, sua presença se correlaciona com algum processo mórbido, infeccioso ou não. Além disso, a temperatura corpórea é de fácil mensuração e baixo custo, útil na monitorização da evolução e tratamento das doenças infecciosas, por isso um dos *sinais* mais úteis para o clínico. Devemos ter em mente, porém, que indivíduos idosos, desnutridos ou imunocomprometidos podem não apresentar febre, mesmo na vigência de infecções graves.

FISIOLOGIA

Nos mamíferos, a temperatura corpórea, ao longo de um dia, tende a se manter, em uma variação de aproximadamente 0,6°C, ao redor dos 37°C, a despeito de

Quadro 24.1 – Mecanismos de produção e perda de calor.

Produção de calor	Perda de calor
Síntese de ATP	Respiração
Manutenção da integridade funcional	Sudorese
Atividade muscular involuntária	Vasodilatação cutânea

amplas variações ao longo do dia – é a faixa de *homeotermia* (Quadro 24.1). Essa estabilidade é mantida graças a um ajuste fino entre perda e produção de calor, modulada por um mecanismo de retroalimentação que envolve o centro termorregulador do hipotálamo. A produção de calor depende:

- da síntese do ATP – essa reação produz aproximadamente metade do calor do corpo;
- do trabalho interno envolvido na manutenção da integridade funcional e estrutural do corpo;
- da contração da musculatura quando se realiza trabalho físico ou quando há calafrios.

A perda de calor depende:

- da *respiração* – troca de ar a 37°C por ar à temperatura ambiente;
- da *variação do fluxo sangüíneo cutâneo* – a pele é a interface entre o corpo e o meio ambiente. Se ocorrer vasodilatação cutânea, maior será a perda de calor. Ao contrário, no frio ocorre vasoconstrição, preservando-se calor;
- da *sudorese* – a evaporação da água é um fenômeno físico que rouba calor.

O balanço entre perda e ganho de calor é regulado pelo hipotálamo, que recebe "informações" sobre a temperatura corpórea vindas de *sensores térmicos periféricos e locais*. A partir dessas informações, o hipotálamo, por meio de vias eferentes, vai modular o *tônus vasomotor periférico*, a *produção de suor* e a *atividade muscular* e, por meio de vias corticais, induzir *mudanças de comportamento* (busca de ambiente mais aquecido, por exemplo). Esses mecanismos visam manter a temperatura em torno de 37°C ("set point").

A temperatura corpórea, portanto, é controlada pelo hipotálamo (Fig. 24.1). Os neurônios da região anterior e posterior do hipotálamo recebem sinais dos ner-

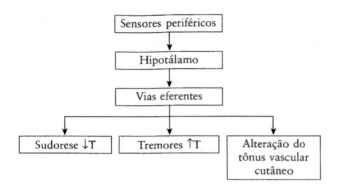

Figura 24.1 – Mecanismo de termorregulação via hipotálamo.

vos periféricos, refletindo as condições de frio, calor e do sangue que banha a região. Além disso, neurônios na região anterior do hipotálamo, irrigados por uma rede vascular altamente permeável com reduzida função de barreira hematoencefálica (*organum vasculosum laminae terminalis*), liberam metabólitos do ácido araquidônico quando expostos aos pirogênios endógenos circulantes. Esses metabólitos, principalmente a PGE_2, difundem para a região anterior do hipotálamo, onde provavelmente ativam um segundo mensageiro, como o AMP-cíclico, que aumenta o "set point" termorregulador. A elevação do "set point" aciona um sinal para os nervos periféricos eferentes, principalmente aqueles com fibras simpáticas inervando os vasos sanguíneos, determinando retenção de calor e vasoconstrição. O próximo passo é o desencadeamento de "calafrios", aumentando a atividade muscular e a produção de calor.

FISIOPATOLOGIA

O mecanismo de gênese da febre é a alteração do "set point" hipotalâmico para um nível mais elevado – podemos fazer uma analogia com o termostato de uma geladeira, que mantém constante a temperatura interna, embora nos seja possível fixar em qual temperatura isso ocorrerá.

A mudança no "set point" ocorre por ação de um grupo de substâncias genericamente chamadas de *pirogênios endógenos*, compreendendo, entre outras: a interleucina (IL)-1 alfa e beta, IL-6, interferons e fator de necrose tumoral (TNF). Agem pelo aumento da prostaglandina E_2 e de outros mediadores do hipotálamo, aumentando o "set point" (Fig. 24.2). O pirogênio endógeno, além de causar febre, desencadeia o que chamamos de *resposta de fase aguda*, com profundas modificações metabólicas, produzindo sintomas tais como mialgias, artralgias, sonolência, anorexia, alterações na síntese de proteínas plasmáticas e nos níveis de insulina e catecolaminas, alterações no balanço nitrogenado, redução na concentração de ferro e zinco, leucocitose e anemia. Postula-se que essas alterações podem ter efeitos antiinflamatórios, moduladores da inflamação, melhorando a quimiotaxia e a opsonização. Vários aspectos da resposta de fase aguda são, porém, ainda muito pouco compreendidos. Alguns antitérmicos agem bloqueando a síntese de PGE_2 no hipotálamo.

O estímulo para a produção do pirogênio endógeno é a ação de diversas moléculas, chamadas genericamente de *pirogênios exógenos*, que são em geral microrganismos ou frações destes, além de imunocomplexos e uma grande variedade de outras substâncias. Agem principalmente nos macrófagos e neutrófilos que por sua vez liberam os *pirogênios endógenos*. O exemplo clássico de pirogênio endógeno é a chamada *endotoxina*, um lipopolissacarídeo da parede dos bacilos gram-negativos, capaz de produzir febre e outras profundas alterações no metabolismo, mesmo em doses de alguns nanogramas.

Qual seria afinal a função da febre?

A febre parece ter surgido durante o processo evolutivo da vida no planeta Terra e está presente em peixes, anfíbios e répteis. A febre poderia ter um papel na destruição de bactérias incapazes de sobreviver em um meio ambiente mais quente, mas também traz muitos problemas ao organismo, descritos a seguir.

ASPECTOS CLÍNICOS

Em 1917, tratava-se a neurossífilis provocando artificialmente a malária (doença febril) no paciente. Essa curiosa modalidade terapêutica rendeu o prêmio Nobel de medicina a seu autor. Há experimentos que mos-

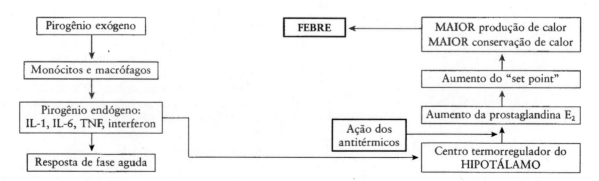

Figura 24.2 – Alteração do "set point" hipotalâmico na febre.

tram *in vitro* uma melhor resposta imunológica de linfócitos T e B, bem como maior produção de imunoglobulinas quando essas células são submetidas a temperaturas mais elevadas, mas não há estudos demonstrando seu benefício no prognóstico das doenças. Em algumas circunstâncias, porém, a febre pode acarretar prejuízos, como por exemplo quando ocorre:

• aumento importante do consumo de oxigênio, aumento do trabalho cardíaco (precipitando insuficiência cardíaca em pacientes com doenças cardíacas prévias) ou confusão mental em pacientes idosos com importante comprometimento de circulação encefálica, em função do aumento das demandas metabólicas;

• indução de crises convulsivas em crianças ou portadores de doenças neurológicas, alterações fetais durante a gravidez;

• mal-estar físico (não é ocasionado diretamente pela febre e sim pelas outras ações sistêmicas dos pirogênios endógenos);

• redução da acuidade mental, podendo levar ao delírio.

Embora costumemos pensar em infecção quando diante de um caso de febre, devemos considerar que há inúmeras outras causas. Alguns exemplos:

Infecções – vírus, bactérias, fungos, helmintos, protozoários.

Neoplasias – renais, pulmonares, linfomas, leucemias, metástases hepáticas e em outros órgãos.

Doenças do colágeno – lúpus eritematoso sistêmico, artrite reumatóide, vasculites.

Doenças vasculares com oclusão aguda e necrose tecidual – infarto do miocárdio, acidente vascular cerebral.

Traumatismos com destruição tecidual.

Doenças metabólicas – gota.

Alguns indivíduos podem apresentar temperaturas corpóreas de até 38°C, sem que isso represente qualquer processo patológico – é a chamada hipertermia habitual. Seu mecanismo não é bem conhecido.

FEBRE *VERSUS* HIPERTERMIA

Devemos diferenciar os casos de febre daqueles em que ocorre *hipertermia*: nestes, não há a participação do pirogênio endógeno. Por exemplo:

Choque térmico – pode ocorrer como conseqüência a esforço físico intenso em ambiente quente e úmido, em que fica prejudicada a dissipação do calor e a temperatura corpórea atinge valores muito elevados, podendo acarretar lesões graves em vários órgãos.

Ação de alguns anestésicos (por exemplo, halotano) *e outras substâncias* (por exemplo, pentaclorofenol) que agem desregulando a fosforilação oxidativa, levando à grande produção de calor. Algumas outras drogas, como os neurolépticos, também podem causar alterações da temperatura com conseqüências graves.

Lesões que acometem localmente o centro termorregulador hipotalâmico – acidentes vasculares, tumores.

PADRÕES CLÁSSICOS

Os padrões clássicos de febre ficaram amplamente alterados após o advento dos analgésicos e antibióticos que bloqueiam a evolução natural da doença. A maior parte das doenças febris acentua o padrão de comportamento da temperatura: diminuição pela manhã e elevação à noite. É comum pacientes referirem aumento freqüente da temperatura à noite. Nesse horário, como a temperatura corpórea está mais elevada, é mais fácil perceber a febre.

Algumas doenças, entretanto, podem alterar o padrão normal da temperatura: tuberculose disseminada e febre tifóide (diminuição pela manhã e aumento no início da noite). Na febre tifóide, brucelose e leptospirose também se descreve a dissociação entre pulso e temperatura: bradicardia relativa na vigência de febre.

A febre ainda pode receber as classificações de:

Persistente – quando a temperatura se mantém constante, sem grandes variações.

Intermitente – acentuação do padrão característico da curva de temperatura normal (aumento da temperatura no início da noite).

Remitente – quando há queda diária da temperatura mas não aos níveis normais.

Alternada – como acontece na malária terçã ou quartã, com episódios de febre no primeiro e no terceiro dia (terçã) ou no primeiro e no quarto dia (quartã). Na doença de Hodgkin, também foi descrito o aparecimento de febre com duração de 3 a 10 dias, alternados com períodos sem febre.

Entretanto, é importante enfatizar novamente que, com o advento de novos tratamentos e de alguns antitérmicos, torna-se impossível observar esses ciclos em função da medicação. Outro aspecto a ser considerado é que se a febre produz importante mal-estar deve ser tratada. Com os novos métodos diagnósticos e o avanço da medicina, não se torna mais necessário observar em detalhes a curva febril, causando sofrimento ao doente. Para saber se a malária é terçã ou quartã, basta fazer a ponta de dedo e identificar o tipo de *Plasmodium* (*vivax* ou *falciparum*).

AVALIAÇÃO DO PACIENTE FEBRIL

A febre não é um diagnóstico e sim uma *síndrome* que pode abranger desde um resfriado até uma grave meningite bacteriana, a qual exige atuação terapêutica imediata. A abordagem do paciente febril exige avaliação sistemática e detalhada dos sinais e dos sintomas presentes. A seguir, destacamos *alguns exemplos* de dados da *anamnese* que podem ajudar no amplo diagnóstico diferencial do paciente febril:

Viagens recentes – malária, febre tifóide.

Uso de drogas ou álcool – hepatite B, endocardite bacteriana, AIDS, hepatite alcoólica, pancreatite.

Contato com animais – leptospirose, brucelose, toxoplasmose.

Uso prévio de medicamentos – reações de hipersensibilidade, hepatite medicamentosa.

Contato recente com indivíduos doentes – sarampo, varicela, tuberculose pulmonar.

Alterações do hábito intestinal – neoplasias do tubo digestivo, infecções alimentares (salmonelose, shiguelose).

Transfusões sangüíneas prévias – AIDS, sífilis, hepatites B e C, doença de Chagas aguda.

Antecedentes psiquiátricos – febre factícia (produzida artificialmente pelo paciente) por meio da manipulação do termômetro ou infecção auto-induzida.

Sexo – colagenoses: mais freqüentes em mulheres.

O exame clínico deverá ser minucioso e repetido a intervalos regulares – podem surgir novos sinais à evolução da doença. A seguir, alguns exemplos de alterações que podem ajudar o diagnóstico diferencial no paciente febril:

Anemia – leucemias, linfomas, neoplasias de tubo digestivo.

Alopécia – sífilis secundária.

Esplenomegalia – malária, endocardite, linfomas, leucemias, leishmaniose visceral.

Hepatomegalia – hepatites virais agudas ou crônicas, abscesso hepático, neoplasias primárias ou metástases hepáticas.

Icterícia – obstrução de vias biliares com infecção (colangite), hemólise (destruição de hemácias) por várias causas, hepatites (por vírus, auto-imune, por drogas).

Artrites – colagenoses, infecções articulares (bacteriana, tuberculosa).

Sopro cardíaco – endocardite, febre reumática aguda.

Derrame pleural – tuberculose pleural, empiema.

Adenomegalias – linfoma, tuberculose, toxoplasmose, mononucleose, AIDS.

Manchas retinianas ao fundo de olho – endocardite bacteriana.

Manchas necróticas ou hemorrágicas em extremidades – vasculites.

Exantemas – sarampo, rubéola, doença meningocócica.

No quadro 24.2 estão descritos alguns exemplos de doenças comuns que causam febre, com sinais, sintomas e possíveis diagnósticos.

Há subgrupos de pacientes que, por suas condições prévias, apresentam risco aumentado para certas doenças – a seguir alguns exemplos.

Uso de drogas imunossupressoras, presença de linfoma ou leucemia, esplenectomia prévia – há prejuízo do sistema imunológico (imunidade celular, humoral ou opsonização), com maior vulnerabilidade à infecção.

Infecção pelo vírus HIV – diminuição no número de linfócitos e profunda desregulação imunológica, com maior vulnerabilidade aos chamados patógenos oportunistas (aqueles que não são patogênicos em indivíduos previamente hígidos, mas que causam infecções em pacientes com comprometimento imunológico).

Quadro 24.2 – Sintomas e sinais associados à febre e possíveis diagnósticos.

Sintoma	Sinal	Diagnóstico possível
Secreção nasal	Dor à percussão dos seios paranasais	Sinusite
Dor de ouvido	Hiperemia da membrana timpânica	Otite
Dor de garganta	Hiperemia e pus em orofaringe	Gripe, resfriado, faringite bacteriana
Tosse e dispnéia	Ruídos adventícios pulmonares	Pneumonia
Dor pleurítica	Atrito pleural, egofonia	Tuberculose pleural, empiema
Dor torácica súbita e dispnéia	Hemoptise, cianose	Embolia pulmonar
Dor abdominal	Dor à palpação abdominal	Abscesso peritoneal, peritonite, apendicite, colecistite aguda
Náuseas e vômitos	Icterícia, hepatomegalia	Hepatite, abscesso hepático, colangite
Hematúria, polaciúria ou disúria	Punho-percussão lombar dolorosa (sinal de Giordano)	Pielonefrite (infecção urinária)
Disúria	Dor à palpação da próstata	Prostatite
Artralgia	Artrite	Artrite séptica, lúpus eritematoso sistêmico
Dor lombar	Dor à percussão de corpo vertebral	Osteomielite de coluna vertebral
	"Rash" cutâneo	Varicela, sarampo, rubéola
Cefaléia intensa	Irritação meníngea	Meningite
	Convulsões	Convulsão febril da infância, encefalite, meningite

Valvas cardíacas com lesões prévias (por exemplo, febre reumática) – maior risco de endocardite bacteriana (infecção da valva).

Idosos – maior vulnerabilidade a infecções; apresentações atípicas das doenças.

Alcoolismo – maior vulnerabilidade a pneumonias bacterianas e outras infecções (ação imunossupressora do álcool, desnutrição), bem como maior risco de, após perda de consciência, aspirar conteúdo de orofaringe com posterior formação de abscessos pulmonares.

Diabetes mellitus – alterações imunológicas e lesões vasculares decorrentes da doença: maior propensão a infecções urinárias, pneumonias e de tecidos isquêmicos ou necróticos.

Muitos pacientes podem apresentar febre como única manifestação clínica. Na maioria desses casos, há cura espontânea, tratando-se geralmente de infecções por vírus. Nos pacientes com febre aguda indiferenciada, é importante fazer o diagnóstico precoce de uma doença mais grave que apresenta tratamento específico e evitar testes diagnósticos caros e desnecessários. Também, sempre que possível, deve-se evitar a terapêutica às cegas, sem se saber exatamente o diagnóstico. Isso pode ser conseguido avaliando-se seqüencialmente o doente associado ao uso criterioso de métodos diagnósticos. O acompanhamento seriado é a melhor ferramenta diagnóstica do médico para esses casos. Em cada nova consulta, o médico deve reavaliar a história e o exame clínico.

Os pacientes com febre prolongada são classificados como tendo "febre de origem indeterminada" (FOI), cuja definição é: *temperatura superior a 38,3°C por mais de três semanas, sem diagnóstico após uma semana de investigação intensa.* Trata-se de uma situação clínica de difícil abordagem, abrangendo múltiplas possibilidades diagnósticas, inclusive doenças graves (Tabela 24.1)

São relatadas mais de 200 causas de FOI, porém, as mais comuns são: abscessos intra-abdominais, infecção do trato urinário, febre por drogas, doenças inflamatórias do tubo digestivo e embolia pulmonar. A investigação desses pacientes é um desafio, já que muitas vezes se trata de manifestações atípicas de doenças comuns; outras vezes, de doenças raras e pouco conhecidas; ocasionalmente faltam as manifestações clínicas típicas nos locais acometidos.

Como se pode ver na tabela 24.1, há um número razoável de casos que ficam sem diagnóstico mesmo após intensa investigação – felizmente a maioria dos casos sem diagnóstico tem bom prognóstico.

A classificação original de febre de origem indeterminada foi criada por Petersdorf e Beeson em 1961 e durou por mais de 30 anos. Entretanto, recentemente foi atualizada por Durack e Street, que propuseram o seguinte esquema:

Febre de origem indeterminada clássica – seguindo os critérios clássicos de definição. A única modificação no critério é a substituição da necessidade de uma semana de intensa investigação por três consultas ambulatoriais ou três dias de internação sem que se tenha descoberto a origem do quadro febril.

Febre de origem indeterminada hospitalar – caracteriza-se por febre acima de 38,3°C em várias ocasiões em paciente internado recebendo tratamento agudo, mas que não apresentava quadro febril antes da internação. São necessários pelo menos três dias de febre presente no paciente internado para definir o quadro. Diagnósticos comuns nesses casos são: infecções em cateteres intravenosos, tromboembolismo pulmonar recorrente, infecções virais pós-transfusão e febre secundária a drogas. A pesquisa de possíveis focos deve incluir seios da face em pacientes entubados, infecções em próteses, diarréia por toxina do *Clostridium difficile* e reações a drogas. Em muitos casos, torna-se necessária uma investigação mais especializada.

Febre de origem indeterminada do neutropênico – é definida como febre acima de 38,3°C em várias ocasiões em paciente neutropênico com menos de 500 neutrófilos por mm³. As causas mais freqüentes são infecções bacterianas, fúngicas (*Candida* ou *Aspergillus*) e virais (*Herpes simplex* ou citomegalovírus) ou comprometendo cateteres, incluindo tromboflebites sépticas e infecções perianais.

Febre de origem indeterminada no paciente HIV – definida como febre acima de 38,3°C em várias ocasiões por um período superior a quatro semanas em pacientes em ambulatórios ou superior a três dias em pacientes internados. São causas possíveis: infecção pelo HIV, *Mycobacterium avium* intracelular, toxoplasmose, citomegalovírus, *Pneumocystis carinii*, salmonelose, criptococose, histoplasmose e linfoma não-Hodgkin.

Tabela 24.1 – Etiologias de casos de FOI em várias casuísticas, por categorias.

Referências	Datas (ano)	Nº de casos	Infecções	Colagenoses	Neoplasias	Miscelânea	Sem diagnóstico
Beeson	1952-1957	100	36	13	19	25	7
Van Omen	1959-1960	60	21	13	6	20	40
Deal	1970	34	35	15	20	9	20
Uwaydah	1967-1970	49	43	14	27	6	10
Howard	1969-1976	100	37	19	31	8	5
Larson	1970-1980	105	30	16	31	10	12
Knockaert	1980-1989	199	22,5	21,5	7	26,5	22,5

Na figura 24.3 estão apresentadas as possíveis evoluções de um paciente febril.

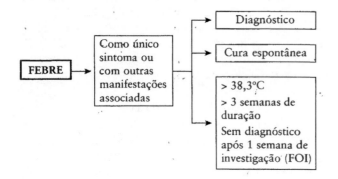

Figura 24.3 – Evoluções possíveis da febre.

CASOS CLÍNICOS

CASO 1. Paciente de 78 anos vem apresentando história de febre há três dias, com temperaturas de 39,5°C. Ao exame clínico, apresenta-se em regular estado geral, corado, cianótico, com batimentos de asa de nariz, dispnéico, consciente porém desorientado temporoespacialmente. A ausculta pulmonar é de roncos difusos e estertores finos nos terços médio e inferior do hemitórax direito. O restante do exame clínico não mostra nenhuma alteração, a não ser taquicardia e taquipnéia.

Discussão: o paciente apresenta febre acompanhada por quadro respiratório agudo. O exame clínico pulmonar sugere a presença de pneumonia. Trata-se de caso grave, já que o paciente é idoso e apresenta francos sinais de insuficiência respiratória (taquipnéia, cianose, batimentos de asa de nariz). A provável causa da febre neste caso é a presença de pneumonia causada por bactéria gram-positiva, possivelmente pneumococos. A bactéria ou seus restos celulares agem como pirogênio exógeno, interagindo com monócitos e macrófagos, que liberarão os pirogênios endógenos (interleucinas, fator de necrose tumoral e interferons) que, atuando no hipotálamo, levarão ao aumento do "set point" da termorregulação, ocasionando aumento da temperatura.

CASO 2. Paciente de 35 anos, do sexo feminino, viajou durante 20 dias pela Amazônia e chegou ao ambulatório com história de febre há cinco dias de até 40°C acompanhada de prostração importante e piora progressiva. Ao exame clínico apresenta-se febril, consciente, descorada 2+/4+, ictérica 1+/4+, acianótica, orientada. Temperatura de 39,7°C e freqüência cardíaca de 100bpm. Restante do exame clínico sem alterações.

Discussão: trata-se de provável malária. É uma doença febril aguda causada pelo protozoário do gênero *Plasmodium* transmitido ao hospedeiro por meio da picada de mosquitos anofelinos, dando início ao ciclo biológico que culmina com a invasão de grande número de hemácias, que se rompe causando hemólise aguda (o que explica o descoramento e a icterícia). É uma doença grave, principalmente para indivíduos que não vivem na zona endêmica. Os antecedentes pessoais e epidemiológicos são fundamentais para o diagnóstico do caso.

BIBLIOGRAFIA

BENNET JE, PLUM – *Cecil's Textboook of Medicine*. 21th ed., Philadelphia, Saunders, 1999.

BLUMENTHAL I – Fever-concepts old and new. *JRSM*, 90(7):391, 1997.

BRUSCH JL, WEINSTEIN L – Fever of unknown origin. *Med Clin North Am*, 72(5):1247, 1988.

GALANAKIS E, ANDRONIKOU S, LAPATSANIS PD – Fever of unknown origin. *Lancet*, 350(9088):1401, 1997.

KNOCKAERT DC, VANNESTE LJ, VANNESTE SB, BOBBAERS HJ – Fever of unknown origin in the 1980s. An update of the diagnostic spectrum. *Arch Intern Med*, 152(1):51, 1992.

MACKOWIAK P – Concepts of fever. *Arch Intern Med*, 158(17):1870, 1998.

MANDELL GL, DOLIN R, BENNET JE – *Principles and Pratice of Infectious Diseases*. 4th ed., New York, Churchill Livingstone, 1995.

25. Cansaço e Astenia

Carlos Eduardo Marcello
Isabela M. Benseñor

Cansaço, fadiga e astenia são sinônimos e representam o mesmo sintoma. Esse sintoma traduz a sensação de debilidade física, de lassidão, de cansar-se sem nada ter feito, ou de estar cansado antes de realizar qualquer ação. Os pacientes relatam falta de energia que prejudica suas atividades no trabalho, nos estudos, na vida social e nas atividades pessoais. Freqüentemente, o indivíduo informa que acorda pela manhã cansado, como se não tivesse tido um sono reparador.

EPIDEMIOLOGIA

O sintoma "cansaço" é muito comum. Cerca de um quarto da população refere que apresentou cansaço por um período de duas ou mais semanas em algum período de sua vida. No consultório de um clínico geral, pelo menos 20% dos pacientes procuram atendimento médico, tendo "cansaço" como principal queixa. Dados em população americana em geral mostram que 23,6% dos entrevistados se queixaram de fadiga (10º sintoma mais freqüente) no mínimo com duração de duas semanas e de moderada intensidade. Em 3% dos casos, a fadiga era conseqüência da utilização de algum tipo de medicação; em 40% dos casos, conseqüência de traumatismo ou alguma outra doença; e em 57% dos casos, era de causa psicológica ou desconhecida.

FISIOPATOLOGIA

O "cansaço" certamente tem sua origem em disfunções do sistema nervoso central, do sistema nervoso periférico, da placa motora e dos músculos. Essas disfunções derivam de um acometimento direto desses sistemas ou pelo efeito de distúrbios hormonais, metabólicos, de neurotransmissão, ou de substâncias estranhas (medicamentos e toxinas) que prejudicam a função dessas estruturas que, de outro modo, parecem estar intactas. Na maioria dos casos, desconhece-se o mecanismo específico de como é produzido o cansaço.

É freqüente o médico se deparar com um paciente com queixas vagas que incluem cansaço, sem que haja nenhum mecanismo fisiopatológico específico que possa explicar a causa da queixa. Dessa forma, a queixa crônica de cansaço vai inserir-se entre as muitas síndromes funcionais, atualmente muito freqüentes na prática clínica, que incluem o intestino irritável (gastroenterologia), a fibromialgia (reumatologia), a cefaléia crônica diária (neurologia), entre outras, com predomínio dos sintomas, porém sem a presença de sinais específicos da doença. Conforme será discutido em capítulo adiante, muitos desses diagnósticos são feitos por critérios de entidades que freqüentemente se sobrepõem e surge a dúvida: "serão todas essas síndromes funcionais causadas pela mesma alteração fisiopatológica, com manifestações clínicas um pouco diferentes, o que faz com que sejam classificadas como entidades diferentes". A ausência de sinais específicos da doença faz com que os próprios médicos sejam extremamente céticos ao diagnóstico dessas síndromes e o próprio paciente apresenta grande relutância em aceitar o diagnóstico por puro preconceito (não há exames padrão-ouro que comprovem o diagnóstico). Nos anos 80, surge o diagnóstico da síndrome da fadiga crônica com critérios diagnósticos fixados pelo Centro de Controle de Doenças (CDC) americano. Surge, então, um debate público e médico sobre ser esse um diagnóstico real e legítimo. De onde vem a doença: do corpo ou da mente do paciente? A epidemiologia dessa doença reflete fenômenos biológicos ou sociais como um comportamento alterado diante da doença?

Atualmente, grandes cientistas dividem-se em aceitar ou não o diagnóstico. Alguns colocam a síndrome da fadiga crônica como desafio diagnóstico nos séculos XX e XXI como a neurastenia (exaustão nervosa) o foi no século XIX, com critérios definidos a seguir.

O sintoma cansaço é parte dos critérios diagnósticos da depressão e da ansiedade, responsáveis por 50% dos diagnósticos. A co-morbidade desses diagnósticos psiquiátricos com as síndromes funcionais é grande, sendo impossível especificar o que vem antes e o que vem depois. Uma pequena parte dos casos (2 a 5%) será atribuída a doenças orgânicas como anemia, hipotireoidismo ou neoplasias não-diagnosticadas. Outra pequena parte dos casos preencherá os critérios da síndrome da fadiga crônica (mais 2 a 5%). Em grande número de casos, não haverá explicação causal alguma para a causa da fadiga.

Estudos americanos mostram que a semana de trabalho do americano tem aumentado em duração nos últimos 30 anos, o que poderia explicar uma parte dos casos. Estudo englobando profissionais de várias áreas mostra que profissionais da área da saúde relatam níveis muito maiores de fadiga que indivíduos da população em geral. Os níveis mais elevados de fadiga são relatados por médicos (especialmente do sexo feminino) e por outras profissões ligadas à saúde. O cansaço desencadeado por esforços foi mais freqüentemente referido por indivíduos idosos e profissionais da enfermagem. Tanto para a fadiga espontânea, quanto para a fadiga desencadeada pelo esforço, o estresse psicológico parece ser um desencadeante fundamental. Portanto, a fadiga seria uma combinação de baixos níveis de saúde mental associada a grandes demandas de trabalho.

Por último, há evidências de que indivíduos com queixas crônicas de fadiga, comparadas a indivíduos da população em geral e a grupos de indivíduos com doenças específicas (hipertensão, diabetes tipo II, infarto agudo do miocárdio, esclerose múltipla e depressão) utilizando-se como instrumento de avaliação um questionário sobre qualidade de vida (SF-36), mostram desempenho significativamente pior em relação aos pacientes com hipertensão, diabetes, infarto e esclerose múltipla em todos os campos avaliados. Quando comparados aos pacientes com depressão, eles também têm um desempenho pior, à exceção dos campos que medem saúde mental e piora do desempenho por alterações emocionais, em que o deprimido tem pior desempenho.

ABORDAGEM CLÍNICA

Pacientes que procuram atenção médica por causa de cansaço devem ser interrogados quanto à duração do sintoma e do grau de acometimento do seu desempenho nas atividades do dia-a-dia: no trabalho, nos estudos, nas atividades sociais, nos esportes, no lazer e passatempos. Outros dados devem ser especificamente inquiridos como apetite, oscilações de peso, presença de febre, presença de cefaléia, qualidade do sono, quantidade de esforço mental ou físico em suas atividades diárias, problemas no trabalho, na família, na vida sentimental, choro fácil, uso de medicamentos, drogas ou álcool. Todo e qualquer sintoma cardiorrespiratório, gastrintestinal, geniturinário ou musculoesquelético deve ser valorizado e adequadamente caracterizado porque nele pode estar a pista para o diagnóstico definitivo.

O exame clínico deve perscrutar a atitude do paciente (inquieto, ansioso, triste, deprimido, choroso), a existência de palidez cutânea, febre, sudorese palmar, aparência emagrecida, excesso de peso, freqüência do pulso, aumento do tamanho de linfonodos, alterações da tireóide, alterações da ausculta cardíaca e pulmonar, alteração do exame do fígado e baço, presença de massas abdominais e alterações do tegumento.

Um parêntese especial deve ser feito para sempre se procurar diferenciar cansaço ou fadiga de paresia ou diminuição de força muscular. Essa diferenciação não é sempre tão óbvia como pode parecer à primeira vista. Pequenas reduções da força motora podem ser muito difíceis de se medir, de tal modo que, por vezes, o que poderia parecer astenia na realidade pode demonstrar-se uma deficiência do sistema muscular em realizar trabalho, decorrente de doenças musculares ou neurológicas específicas, ainda em uma fase inicial. O indivíduo com paresia nega cansaço antes da ação, mas geralmente durante ou após ela. Freqüentemente, desempenha-se melhor após o repouso ou o sono, e os sintomas pioram no decorrer do dia. Doenças que causam paresia também podem causar astenia. A diferenciação entre ambas nem sempre é possível, mas é preciso ter em mente que o conceito de paresia é diferente do conceito de astenia.

As paresias podem ser secundárias a processos do sistema nervoso central, acometendo as vias motoras, sendo devidas a processos que afetam os nervos periféricos, processos patológicos da placa motora e doenças dos próprios músculos estriados. A polirradiculoneurite, por exemplo, é uma doença que acomete particularmente os neurônios motores periféricos localizados no corno anterior da medula espinhal distal. O paciente, no início da doença, pode relatar "cansaço" nas pernas à deambulação. Investigando melhor esse tipo de queixa, podemos observar que o paciente, de fato, apresenta fraqueza muscular nos membros inferiores e não o sintoma "cansaço", que traduz uma sensação mais difusa e não-localizada. Por outro lado, é importante lembrar que a esclerose múltipla, que é uma doença que acomete a substância branca do sistema nervoso central, também causa paresias por acometimento de vias motoras, mas, caracteristicamente, muitas vezes é causa de uma sensação de extremo cansaço que pode acometer alguns pacientes.

DIAGNÓSTICO DIFERENCIAL

A figura 25.1 cria uma orientação simples sobre como dirigir a investigação do sintoma cansaço diante das várias opções possíveis utilizando como base história e exame clínico.

Depressão

É a principal causa de cansaço dos pacientes que procuram atendimento médico. Cerca de 15% da população apresenta um episódio depressivo maior em algum momento de suas vidas. Aproximadamente 7% dos pacientes ambulatoriais satisfazem os critérios diagnósticos para essa doença. O diagnóstico baseia-se na presença de sintomas como tristeza, indiferença, apatia, irritabilidade, alterações de sono, apetite e peso, além de outros sintomas (ver capítulo específico). É útil inquirir se o paciente já se tratou de episódios depressi-

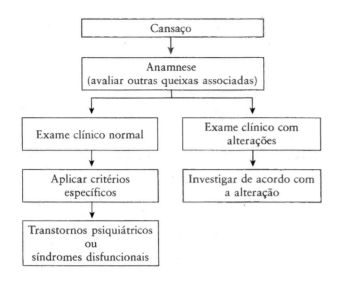

Figura 25.1 – Esquema simplificado para investigação do sintoma cansaço.

vos anteriormente – esse dado aumenta a probabilidade de que o cansaço atual seja decorrente de um novo episódio depressivo. Quando se suspeita de depressão, o passo inicial é determinar se se trata de uma depressão unipolar ou bipolar. Esta última é uma forma de depressão em que o paciente alterna quadros depressivos com quadros de mania (agitação psicomotora, extroversão social excessiva, diminuição da necessidade de dormir, impulsividade, pensamentos grandiosos, julgamentos inadequados). Quando se suspeita de depressão, é também muito importante verificar se ela não pode pertencer aos 10% de pacientes com depressão decorrente de doenças clínicas ou por abuso de drogas. Vinte a trinta por cento dos pacientes com doenças cardíacas graves apresentam episódios depressivos. Cerca de 25% dos pacientes com câncer apresentam depressão, sendo que essa cifra se eleva para 50% nos casos de câncer de pâncreas e de orofaringe. Depressão é muito comum em portadores de doenças neurológicas: doenças cerebrovasculares, doença de Parkinson, esclerose múltipla e lesão cerebral traumática. Praticamente todas as classes de medicamentos podem causar depressão: medicamentos anti-hipertensivos, hipolipemiantes, antiarrítmicos, corticosteróides, antimicrobianos, analgésicos, antiparkinsonianos e anticonvulsivantes.

É bastante comum que a depressão venha acompanhada de outros distúrbios psiquiátricos, como ansiedade. Em alguns pacientes, o que chama a atenção é o quadro depressivo com componentes de ansiedade. Em outros, a ansiedade pode dominar o quadro, porém com componentes depressivos. O chamado estresse da vida moderna, que muitas vezes se compõe de excesso de trabalho, atividades nem sempre estimulantes, falta de possibilidade de levar a cabo projetos pessoais, falta de tempo de conviver com a família e de um lazer prazeroso, pode conduzir a um quadro de ansiedade com tintura depressiva que deságua eventualmente no sintoma cansaço.

Neurastenia

É definida como queixas persistentes e angustiadas de fadiga aumentada após esforço mental ou de fraqueza e exaustão corpórea após esforço físico mínimo, devendo estar presentes ao menos dois dos seguintes sintomas: sensação de dor muscular, tontura, cefaléia tensional, perturbação de sono, incapacidade de relaxar, irritabilidade e dispepsia. Sintomas autonômicos ou depressivos porventura presentes não preenchem critérios para esses distúrbios específicos.

Outros transtornos psiquiátricos vão entrar no diagnóstico diferencial do cansaço, como o transtorno de personalidade dependente, ou transtornos somatoformes, todos com critérios específicos com certo grau de superposição. Desenvolve-se, em alguns casos, um comportamento de chamar a atenção, que também pode conter queixas adicionais inespecíficas que não são de base orgânica: muitas vezes o paciente fica angustiado pela dor/incapacidade, ficando preocupado (às vezes, justificadamente) com a possibilidade de incapacitação ou dor prolongada/progressiva. Outros fatores envolvidos podem incluir insatisfação com o resultado do tratamento ou da investigação e desapontamento com a atenção pessoal recebida nos serviços médicos, incluindo a internação. Não está excluída a motivação financeira (compensação após acidentes ou lesões), mas mesmo após litígio bem-sucedido a síndrome não necessariamente se resolve com rapidez.

Doenças orgânicas freqüentemente associadas ao cansaço

As mais comuns são as anemias e o hipotireoidismo. O anêmico freqüentemente se queixa de cansaço, palpitações, mal-estar geral e outros sintomas indefinidos. É freqüente no adolescente manifestar-se como uma dificuldade de fazer exercícios, muitas vezes manifestada pela dificuldade de acompanhar a aula de educação física na escola (freqüente em meninas que começaram a menstruar com ciclos bastante irregulares). Os distúrbios alimentares freqüentes nessa fase também podem facilitar o aparecimento do quadro (consultar capítulo específico).

O hipotireoidismo é muito mais freqüente em mulheres do que em homens e, nestas, na faixa etária acima dos 50 anos. Os sintomas mais freqüentes são cansaço, lentificação, sonolência excessiva, ganho de peso progressivo. Os sinais da doença incluem pele seca, cabelos quebradiços, macroglossia, lentificação do comportamento e dos reflexos, hiperbetacarotenemia, infiltração em face e generalizada (mixedema) e voz rouca. Com alguma experiência, o reconhecimento de padrão rapidamente se desenvolve para o diagnóstico de hipotireóideo e, muitas vezes, é difícil raciocinar porque se pensou no diagnóstico específico.

Cansaço pode ainda ser a manifestação de qualquer doença sistêmica infecciosa ou não, e só o aparecimento concomitante ou evolutivamente de outros sintomas pode levar ao diagnóstico definitivo. Muitas vezes, portanto, é preciso esperar a evolução da doença para um diagnóstico definitivo.

Cansaço inexplicado em homens e mulheres pode ser sintoma associado com a chamada "pressão baixa". Há uma relação inversamente proporcional entre escores de qualidade de vida avaliados em questionários específicos e medidas da pressão arterial sistólica (a relação não é tão clara para a pressão diastólica). Ou seja, quanto mais baixos os níveis pressóricos, menores os índices de qualidade de vida após controle para variáveis de confusão como idade, peso, presença de doenças sistêmicas e uso de medicamentos. Entretanto, a associação de níveis de pressão baixos e sintomas físicos desaparece quando se controla pelo questionário de saúde geral. Conclui-se, então, que existe uma associação entre pressão baixa e fadiga e outros sintomas como tonturas, que refletem maior morbidade psiquiátrica nesses pacientes, explicando essas queixas. Os sintomas psiquiátricos não preencheriam critérios para transtornos específicos, como depressão ou ansiedade sendo quadros leves. Entretanto, muitos desses estudos não analisam o possível efeito que o diagnóstico prévio de pressão baixa pode desempenhar sobre o próprio paciente. É freqüente em ambulatórios gerais e especialmente em serviços de urgência o aparecimento de pacientes, principalmente do sexo feminino, dizendo que têm pressão baixa. Embora a morbidade do indivíduo com pressão baixa seja maior (em termos de sintomas como tonturas, cansaço, mal-estar geral), ter pressão baixa tem um valor preditivo negativo para o aparecimento de doenças cardiovasculares (ou seja, indivíduos com pressão baixa têm menos doença cardiovascular e, portanto, apresentam um risco menor de mortalidade por essas doenças). Portanto, embora a morbidade seja maior, a mortalidade é menor, o que às vezes é de difícil entendimento para o paciente que quer uma solução para suas queixas e freqüentemente as associa com quadros graves (desmaio), na maior parte dos casos sem nenhuma correlação com a gravidade da doença. Podemos fazer uma comparação com a hipertensão arterial, que é totalmente assintomática. Entretanto, pacientes hipertensos que não sabem que são hipertensos e não têm queixas, ao descobrirem que são hipertensos, passam a referir queixas antes inexistentes, como cefaléia ou epistaxe. Talvez, o mesmo aconteça para a pressão baixa.

Outros diagnósticos devem ser lembrados, principalmente em faixas etárias específicas. Muitas doenças nos idosos podem manifestar-se inespecificamente por sintomas gerais, como cansaço, astenia ou mal-estar. A insuficiência cardíaca no paciente idoso pode manifestar-se com essas queixas, principalmente quando é pre-dominantemente diastólica. Doenças pulmonares crônicas também podem manifestar-se inespecificamente como cansaço.

Síndrome da fadiga crônica e outras doenças funcionais

A síndrome da fadiga crônica será discutida no capítulo de dores em partes moles. Como já discutido anteriormente neste capítulo, na síndrome da fadiga crônica a anedonia e o humor deprimido estão ausentes. Entretanto, outros sintomas como febre recorrente, dor de garganta e alterações do sono, além da própria fadiga, estão presentes na maior parte dos casos.

Freqüentemente, a instalação dos sintomas foi abrupta após quadro infeccioso gripal ou de mononucleose, ou de qualquer outra virose.

Cansaço no adolescente

Nos adolescentes, o cansaço é a terceira queixa mais comum nos ambulatórios de clínica médica. Freqüentemente, o cansaço no adolescente associa-se ao estilo de vida, incluindo estresse pelo desempenho acadêmico, participação em competições esportivas, dietas irregulares e alterações do sono. Muitos adolescentes precisam de 8 a 9 horas diárias de sono, não só nos finais de semana, e orientar uma boa higiene do sono pode ser a medida terapêutica inicial em muitos desses casos. Devem ser evitados exercícios antes do sono, assim como a ingestão excessiva de drogas como cafeína, nicotina e álcool, principalmente à noite. Os horários de sono devem ser constantes, evitando-se sonecas durante o dia.

CONCLUSÃO

Este capítulo mostra as limitações que o médico encontra para o diagnóstico de vários sintomas e doenças em que o diagnóstico e muitas vezes os critérios diagnósticos se sobrepõem, existindo freqüente co-morbidade entre sintomas e doenças.

BIBLIOGRAFIA

HARDY GE, SHAPIRO DA, BORRILL CS – Fatigue in the workforce of National Health Service Trusts: levels of symptomatology and links with minor psychiatric disorder, demographic, occupational and work role factors. *J Psych Res*, 43:83, 1997.

KOMAROFF AL – Chronic fatigue syndrome: an update. *Annu Rev Med*, 49:1, 1998.

KOMAROFF AL, FAGIOLI LR, DOOLITTLE TH et al. – Health status in patients with chronic fatigue syndrome and in general population and disease comparisons groups. *Am J Med*, 101:281, 1996.

KULIG J – Advances in medical management of asthma, headaches, and fatigue. *Med Clin North Am*, 84:829, 2000.

MARMOT M, STANSFELD S, PILGRIM JA – Low blood pressure, low mood? *BMJ*, 304:75, 1992.

SYMPTOMS IN THE COMMUNITY – Prevalence, classification, and psychiatric comorbidity. *Arch Intern Med*, 153:2474, 1993.

26. Cianose

Edison Ferreira de Paiva

Cianose é um sinal, ou um sintoma, caracterizado pela coloração azulada da pele, leitos ungueais e membranas mucosas. Resulta de um aumento na quantidade de hemoglobina reduzida ou de pigmentos hemoglobínicos anormais nas áreas de perfusão sangüínea.

FISIOPATOLOGIA

O transporte de oxigênio (O_2) para os tecidos é feito quase que totalmente por meio da hemoglobina, com apenas uma pequena porção dissolvida no sangue. O oxigênio ligado à hemoglobina forma a oxi-hemoglobina (oxi-Hb), um pigmento que tem cor vermelho-brilhante. Ao passar pelo leito capilar, ocorre retirada de O_2 pelos tecidos, formando-se uma certa quantidade de hemoglobina reduzida (desoxi-Hb), que apresenta coloração azulada. Em condições normais, tal quantidade não é suficiente para causar alteração na cor da pele.

A concentração normal de hemoglobina no sangue varia de 12 a 15g/dL, sendo necessárias pelo menos 5g de desoxi-Hb/dL no leito capilar para que se possa notar a presença de cianose. É o sangue nos capilares, e possivelmente nas arteríolas e vênulas, o responsável pelo aparecimento da cianose. As artérias e as veias estão longe da pele e não podem, portanto, influenciar na sua cor.

São quatro os mecanismos fisiopatológicos responsáveis pelo aparecimento de cianose, gerando quatro tipos de cianose:

Central – queda no conteúdo de O_2 arterial, fazendo com que o sangue já chegue à região capilar com mais de 5g de Hb reduzida, ou com valores próximos a este. É a causa mais comum de cianose e pode ser devida à diminuição da pressão parcial de O_2 no ar inspirado, às doenças que diminuam a ventilação ou a oxigenação pulmonar, ou às doenças cardíacas com desvio de sangue, não-oxigenado, do lado direito para o lado esquerdo do coração, sem passar pelo pulmão ("shunt" direito-esquerdo).

Periférica – é secundária a um aumento na extração de O_2 nos tecidos periféricos, causando maior insaturação do sangue capilar. Pode ser generalizada ou localizada. É generalizada nos casos de hipotensão grave, na qual, devido à baixa perfusão tecidual, ocorre aumento na extração de O_2 na tentativa de compensar a baixa oferta, aumentando assim a quantidade de desoxi-Hb. É localizada na obstrução arterial, na trombose venosa e na exposição ao ar ou água fria. Na obstrução arterial, o mecanismo é semelhante ao da hipotensão, enquanto na obstrução venosa a maior extração de oxigênio é devida à estase sangüínea e à menor velocidade de fluxo. Na exposição a ambientes frios, ocorre vasoconstrição de extremidades, diminuição da chegada de sangue à pele e maior extração de O_2 localmente. A insuficiência cardíaca direita é causa de cianose periférica devido à congestão venosa e à lentificação do fluxo.

Mista – associação dos mecanismos descritos anteriormente; geralmente doenças com prejuízo da função pulmonar associadas a algum grau de hipotensão arterial. Um exemplo típico é a insuficiência cardíaca esquerda grave, acompanhada de congestão pulmonar e hipotensão. A congestão causa prejuízo na oxigenação arterial, levando a um componente de cianose central, e a hipotensão leva à diminuição da oferta de oxigênio aos tecidos, lentificação no fluxo e aumento da extração periférica de O_2, explicando o componente periférico. Outros exemplos são embolia pulmonar ou pneumonia grave, associados à hipotensão.

Hemoglobina anormal – a cianose é devida à presença de uma hemoglobina anômala, particularmente a meta-hemoglobina, que confere cor marrom ao sangue, sendo confundida com a desoxi-Hb em quantidades aumentadas.

Meta-hemoglobinemia

O ferro na desoxi-hemoglobina está no estado ferroso (Fe^{2+}) e, ao se ligar ao oxigênio, forma-se a oxi-hemoglobina, que é na realidade uma superoxo-ferri-hemoglobina – Hb ($Fe^{3+}O_2^-$), isto é, há transferência de um elétron do ferro para o oxigênio. Quando a hemoglobina libera o oxigênio, ocorre restauração do estado ferroso do ferro. Entretanto, durante o processo de desoxigenação, cerca de 3% do oxigênio é liberado como superóxido (O_2^-), deixando o ferro em seu estado férrico (Fig. 26.1). Essa reação é referida como auto-oxidação da hemoglobina. O ferro férrico é incapaz de se ligar à hemoglobina; assim, meta-hemoglobina não carrega oxigênio.

$$Hb\ (Fe^{3+}O_2^-) \longrightarrow Hb\ (Fe^{2+}) + O_2 \quad (97\%)$$

$$Hb\ (Fe^{3+}O_2^-) \longrightarrow Hb\ (Fe^{3+}) + O_2^- \quad (3\%)\ (meta\text{-}hemoglobina)$$

Figura 26.1 – Desoxigenação da hemoglobina e formação de meta-hemoglobina.

Nosso organismo possui alguns mecanismos de defesa contra a formação dessa meta-hemoglobina (meta-Hb), sendo o mais importante o do NADH-citocromo b_5 redutase. Essa enzima catalisa a transferência de elétrons do NADH para o citocromo b_5, e então para meta-Hb, como demonstrado na figura 26.2.

$$NADH + cito\ b_5\ oxidado\ (Fe^{3+}) \longrightarrow NAD + \\ cito\ b_5\ reduzido\ (Fe^{2+})$$

$$cito\ b_5\ reduzido\ (Fe^{2+}) + meta\text{-}Hb\ (Fe^{3+}) \longrightarrow cito\ b_5 \\ oxidado\ (Fe^{3+}) + Hb\ (Fe^{2+})$$

Figura 26.2 – Mecanismo de ação da citocromo b_5 redutase.

Outro sistema de redução da meta-hemoglobina é o do NADPH, que contribui para apenas 5% da redução realizada habitualmente. Neste, a NADPH-redutase reduz flavina na presença de NADPH, e a flavina reduzida diminui a meta-hemoglobina. Esse sistema é útil no tratamento da meta-hemoglobinemia, pois é ativado quando se administra azul-de-metileno ao paciente.

Meta-hemoglobinemia de importância clínica surge por um de três mecanismos:

1. mutação da cadeia globínica, levando à formação da chamada hemoglobina M;

2. deficiências nas vias de redução;

3. meta-hemoglobinemia tóxica, na qual mesmo células normais são expostas a substâncias tóxicas que oxidam o ferro da hemoglobina.

Cianose é detectada quando os níveis de meta-hemoglobina atingem 1,5g/dL (cerca de 10% do nível normal de Hb). Entretanto, sintomas de intoxicação, decorrentes da hipoxemia, só se desenvolvem quando um nível de 25 a 40% é alcançado (3,5 a 6g/dL). Crianças são mais suscetíveis a meta-hemoglobinemia por possuírem um sistema NADH-citocromo b_5 ainda pouco desenvolvido.

ABORDAGEM CLÍNICA

Baseando-se nos mecanismos fisiopatológicos, pode-se notar que a presença de cianose pode significar desde uma doença pulmonar, ou cardíaca, grave, com impor-

tante comprometimento da oxigenação arterial, até simplesmente uma vasoconstrição fisiológica em resposta a um ambiente frio.

Também é importante entender que quanto maior o nível de hemoglobina, maior a probabilidade de aparecer cianose; assim, pacientes com acentuada policitemia, como portadores de doença pulmonar crônica, tornam-se cianóticos com níveis maiores de tensão de oxigênio do que pacientes com valores normais de hemoglobina. Por outro lado, cianose pode estar ausente em pacientes com anemia grave, a despeito de marcada dessaturação arterial. Em outras palavras, um indivíduo com 20g de Hb e 75% de saturação desenvolve cianose, enquanto um paciente anêmico com 7g de Hb e queda na saturação de mais de 60% não apresenta cianose.

É fundamental a diferenciação entre a cianose de causa central da periférica, já que o raciocínio para se chegar ao diagnóstico difere totalmente em ambas as situações. Além da diferenciação pelo exame da cianose em si, utilizam-se dados de história e do restante do exame clínico no diagnóstico diferencial. A presença de tosse, expectoração e dispnéia aponta para uma doença pulmonar, sugerindo que a cianose seja central. O achado de sopro cardíaco em criança que apresenta cianose quando chora praticamente faz o diagnóstico de doença cardíaca congênita com "shunt" direito-esquerdo. Já a presença de dor em membro inferior à deambulação, associada ao encontro de cianose apenas nesse membro, sugere doença arterial obstrutiva como causa, sendo, portanto, uma cianose periférica.

Quando a cianose é restrita a uma extremidade, deve-se suspeitar de obstrução arterial ou venosa. Cianose central devida a doença cardíaca congênita com "shunt" direito-esquerdo, ou a doença pulmonar, piora com o esforço, enquanto cianose periférica devida a doença cardíaca direita piora pouco, ou não piora, após esforço.

A cianose central é generalizada, desaparece quando o paciente inala oxigênio (exceto os portadores de cardiopatia congênita com "shunt"), acompanha-se de pele quente e não desaparece quando se mergulha a extremidade em água quente.

A cianose periférica não é tão generalizada, localiza-se, preferentemente, nas extremidades, não desaparece com a inalação de oxigênio, acompanha-se de extremidades frias e melhora quando se mergulha a extremidade em água quente durante 5 a 10 minutos.

A elevação do membro cianótico por cerca de 1 minuto, seguida de seu abaixamento, ajuda no diferencial entre causa central e periférica. Na central, a cianose desaparece, surgindo em seu lugar palidez da extremidade; com a volta do membro à sua posição primitiva, reaparece imediatamente a cianose. Na periférica, a onda sangüínea subseqüente é de cor avermelhada, levando certo tempo para o reaparecimento da cianose.

264

DIAGNÓSTICO DIFERENCIAL

As causas são diversas e podem refletir um problema em quase todos os sistemas orgânicos: cardiovascular, pulmonar, hematológico ou neurológico (Quadro 26.1). Sob condições hipobáricas, um indivíduo normal pode apresentar cianose, assim como alguém inalando uma mistura de gás não-fisiológica. Hipoventilação secundária à doença pulmonar, neurológica ou obstrutiva pode causar redução no conteúdo alveolar de oxigênio.

As causas mais freqüentes de hipóxia, originando cianose central, são as cardíacas e pulmonares. É essencial a diferenciação entre ambas, pois elas apresentam diferentes implicações terapêuticas.

As doenças cardíacas cianóticas manifestam-se ao nascimento, ou durante as primeiras semanas de vida. Além da cianose, sintomas como dificuldade em se alimentar, pequeno ganho de peso, taquipnéia e sudorese podem estar presentes. As lesões cardíacas mais freqüentemente responsáveis são tetralogia de Fallot, estenose pulmonar com ou sem defeito septal ventricular, transposição dos grandes vasos da base, atresia de tricúspide e doença de Ebstein.

Sob condições normais, o sangue sistêmico, que é desoxigenado, retorna ao lado direito do coração, sendo então lançado à circulação pulmonar, na qual é oxigenado antes de chegar ao lado esquerdo do coração.

O resultado é um sangue totalmente arterializado. Nas lesões mencionadas, há dessaturação arterial conseqüente à mistura com sangue venoso sistêmico, desoxigenado, que não passou pelos pulmões ("shunt" direito-esquerdo). O grau de cianose depende diretamente da quantidade de sangue desviado da circulação pulmonar.

A tetralogia de Fallot é a doença cardíaca congênita cianótica mais comum em pacientes que sobrevivem aos primeiros meses de vida. Ela é composta de um defeito septal ventricular, estenose pulmonar, hipertrofia de ventrículo direito e cavalgamento do septo pela aorta. O grau de cianose depende da gravidade da estenose pulmonar. A história típica é de aparecimento ou piora da cianose durante o choro ou esforço. Na ausculta, pode-se identificar um sopro sistólico em área pulmonar.

Transposição dos grandes vasos é a causa mais comum de cianose em recém-nascidos, sendo, geralmente, diagnosticada durante as primeiras horas de vida. A forma mais comum dessa doença resulta em duas circulações separadas, com o sangue oxigenado voltando aos pulmões e o não-oxigenado à circulação sistêmica.

A doença de Ebstein é rara, caracterizada por implantação baixa da valva tricúspide, que resulta em insuficiência tricúspide, diminuição do esvaziamento do átrio direito e "shunt" direito-esquerdo no átrio.

Quadro 26.1 – Causas de cianose de acordo com o mecanismo fisiopatológico.

CENTRAL	PERIFÉRICA
Baixa tensão de O_2 no ar inspirado • Grandes altitudes	Vasoconstrição por exposição ao ar ou água fria

Alteração na ventilação pulmonar
• Tumor
• Corpo estranho
• Bronquite crônica
• Enfisema
• Asma
• Atelectasia
• Pneumotórax
• Derrame pleural
• Paralisia de membros respiratórios
  – drogas depressoras
  – miastenia
  – poliomielite
• Depressão do centro respiratório
  – drogas depressoras
  – doenças do sistema nervoso central
	Fenômeno de Raynaud
	  • Doenças do tecido conjuntivo
	  • Compressão neurovascular cervicobraquial
	  • Intoxicação por metais pesados
	  • Ergotismo
	
	Obstrução arterial
	  • Arteriosclerose
	  • Tromboangeíte obliterante
	
	Trombose venosa
	
	Hipotensão grave

Alteração na oxigenação pulmonar • Pneumonia • Fibrose • Congestão	**MISTA**

	Insuficiência cardíaca congestiva
	Hipotensão + lesão pulmonar
	  • Sepse
	  • Embolia pulmonar

"Shunt" sangüíneo direito-esquerdo	**ALTERAÇÃO DA HEMOGLOBINA**

• Tetralogia de Fallot
• Estenose pulmonar
• Atresia de tricúspide
• Transposição dos grandes vasos da base
• Doença de Ebstein
	Meta-hemoglobinemia congênita
	  • Deficiência de meta-hemoglobina redutase
	  • Hemoglobina M
	
	Meta-hemoglobinemia adquirida
	  • Intoxicação exógena

Pneumonia, secundária aos mais variados microrganismos, é a causa mais comum de alterações pulmonares responsáveis por cianose central. Nesses casos, o processo inflamatório leva a extravasamento de líquido e acúmulo de células inflamatórias dentro dos alvéolos, dificultando as trocas gasosas.

São inúmeros os medicamentos e grupos de drogas responsáveis por meta-hemoglobinemia (Quadro 26.2), entretanto, dois grupos de drogas merecem atenção especial: os anestésicos locais (benzocaína) e as sulfonas, em particular a dapsona, que é utilizada no tratamento da hanseníase ou, em associação com trimetoprima, para tratamento da infecção pelo *Pneumocistis carinii*, extremamente comum em pacientes com síndrome da imunodeficiência adquirida.

Quadro 26.2 – Causas de meta-hemoglobinemia de origem tóxica.

Drogas	Grupos químicos
Acetoaminofen	Corantes anilínicos
Nitrito de amila	Cloratos
Benzocaína	Nitrofurans
Dapsona	Nitratos
Nitroglicerina	Nitritos
Nitroprussiato	Sulfonas
Fenazopiridina	Naftalina
Sulfanilamida	
Procaína	

O fenômeno de Raynaud é uma das causas de cianose periférica. É secundário a vasoespasmo e caracteriza-se pelo aparecimento seqüencial de palidez, cianose e rubor (nem sempre todas as fases estão presentes). Acomete principalmente a ponta dos dedos da mão, é desencadeado pelo contato com ar ou água fria e é comum nas doenças do tecido conjuntivo.

SEMIOTÉCNICA

A pesquisa de cianose deve ser realizada, de preferência, utilizando-se luz natural e examinando os locais onde a camada córnea da pele é mais fina: mucosas oral e conjuntival, lábios, língua, pontas dos dedos, lobo da orelha e leito ungueal, sendo fácil seu reconhecimento nos indivíduos de pele clara e difícil naqueles pertencentes à raça negra.

Na descrição do exame clínico, é útil a graduação da intensidade da cianose, embora tal dado seja subjetivo e somente com a experiência o examinador terá condições de fazê-lo adequadamente. O método mais simples, e menos sujeito a variações pessoais, é a divisão em cianose leve, moderada e intensa ou presente e ausente.

Cianose generalizada, acometendo inclusive os lábios e as mucosas bucal e da língua, é característica de cianose central. Na cianose periférica, dependendo da causa, o leito ungueal, as pontas dos dedos e o lobo da

orelha estão acometidos, poupando, no entanto, as mucosas. Nos casos de obstrução arterial ou venosa, a cianose é ainda mais localizada, estando geralmente limitada a um dos membros.

EXAMES LABORATORIAIS

De maneira geral, os exames subsidiários são dispensáveis no diagnóstico da cianose, tanto na diferenciação entre central e periférica como na identificação da causa. No entanto, em casos nos quais a história e o exame clínico não nos fornecem dados suficientes, ou no estudo mais detalhado da doença que levou à cianose, é necessária a realização dos exames.

A análise da gasometria arterial, particularmente da pressão parcial de oxigênio (PaO_2) e da saturação de hemoglobina (Sat Hb) é decisiva na diferenciação entre cianose central e periférica. Nas de origem central, ocorre queda da PaO_2 e da saturação, enquanto nas periféricas esses valores são normais. Nas meta-hemoglobinemias, apesar da hipóxia tecidual, a função pulmonar é normal e, portanto, não há alteração na PaO_2. A Sat Hb é também normal, já que esta é uma variável calculada a partir da PaO_2. A dosagem de meta-hemoglobina faz o diagnóstico de certeza nessa situação.

A radiografia de tórax está entre os exames de maior utilidade nos pacientes cianóticos. Pode-se confirmar o diagnóstico e avaliar a intensidade de distúrbios como pneumonia, derrame pleural, atelectasia ou pneumotórax. Associada ao eletrocardiograma, auxilia na detecção de cardiopatia, podendo revelar cardiomegalia e sinais de congestão pulmonar. O ecocardiograma, no entanto, é o melhor exame para avaliar tamanho das câmaras cardíacas, função ventricular, cardiopatias congênitas e alterações valvares.

BIBLIOGRAFIA

BENZ Jr EJ – Hemoglobinopaties with altered solubility or oxygen affinity. In: Bennett JC, Plum F. *Cecil Textbook of Medicine*. Philadelphia, WB Saunders, 1996, p. 875.

BRAUNWALD E – Examination of the patient – cyanosis. In: *Heart Disease: A Textbook of Cardiovascular Medicine*. Philadelphia, WB Saunders, 1992, p. 7.

DIMAIO A, SINGH J – The infant with cyanosis in the emergency room. *Pediatr Emerg Med*, 39:987, 1992.

MAITRE B, SIMILOWSKI T, DERENNE JP – Physical examination of the adult patient with respiratory diseases: inspection and palpation. *Eur Resp J*, 8:1584, 1995.

MANSOURI A, LURIE A – Concise review: metahemoglobinemia. *Am J Hematol*, 42:7, 1993.

MARCONDES MM, SUSTOVICH D, RAMOS O – *Clínica Médica (Propedêutica e Fisiopatologia)*. Rio de Janeiro, Guanabara Koogan, 1979, p. 11.

MARTIN L, KHALIL H – How much reduced hemoglobin is necessary to generate central cyanosis? *Chest*, 97:182, 1990.

27. Hipóxia e Policitemia

Rodolfo Milani Jr.

Existe considerável inconsistência na literatura a respeito dos termos que denotam distúrbios de oxigenação. Os termos *hipóxia, hipoxemia, hipóxia tecidual* e *disóxia* são algumas vezes usados como sinônimos.

Hipóxia refere-se à redução da pressão parcial de oxigênio (PO_2) em determinado ambiente.

Hipóxia tecidual refere-se à redução da PO_2 tecidual.

Hipóxia e hipóxia tecidual serão, neste capítulo, utilizados como sinônimos.

Hipoxemia refere-se à diminuição da pressão parcial de oxigênio no sangue arterial (PaO_2) (alguns autores referem-se à hipoxemia arterial como redução do conteúdo de oxigênio no sangue arterial, que é função da hemoglobina, da PaO_2 e da saturação arterial de oxigênio – SaO_2. Para esses autores, a diminuição da pressão parcial de oxigênio no sangue arterial é denominada hipóxia arterial).

Disóxia é um termo proposto recentemente para descrever uma situação de deficiência de oxigênio que causa disfunção tecidual. Entretanto, está implícito no termo hipóxia tecidual a presença de disfunção tecidual, já que a identificação desse fenômeno se faz, clinicamente, baseada na detecção de insuficiência ou disfunção orgânica. Por essa razão, a utilização do termo disóxia não parece ter vantagens.

FISIOLOGIA E FISIOPATOLOGIA

O oxigênio é um elemento essencial para a manutenção da vida; a deprivação desse elemento leva rapidamente à morte. Com o aumento do tamanho e complexidade dos organismos vivos verificou-se, obrigatoriamente, separação física entre as células e os gases atmosféricos. Dessa maneira, o processo de difusão do oxigênio através da superfície corpórea mostrou-se inadequado. O desenvolvimento desses organismos enfrentou, portanto, o desafio de reduzir a distância entre a atmosfera e as células. Os sistemas cardiovascular e pulmonar desempenham essa tarefa. No homem em repouso, a difusão das moléculas de oxigênio dá-se por meio de 45 a 80µ, que é a soma das distâncias da superfície alveolar ao capilar pulmonar de um lado e dos capilares sistêmicos ao ponto médio do tecido em relação aos capilares adjacentes (Fig. 27.1).

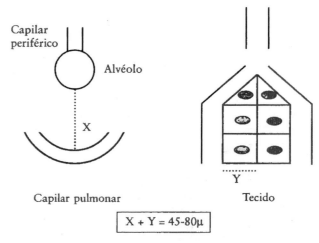

Figura 27.1 – Representação esquemática das distâncias de difusão do O_2.

Além disso, quantidade suficiente de oxigênio deve ser extraída na superfície de difusão proximal (pulmão) e estar disponível na superfície de difusão distal (capilares sistêmicos) para permitir consumo celular. A hemoglobina é uma molécula especializada no transporte de oxigênio e utilizada pela maioria das espécies complexas de vertebrados.

É importante notar que a difusão de oxigênio faz-se através de um gradiente de concentração entre a pressão parcial de oxigênio do gás atmosférico (159mm Hg, sob pressão barométrica normal) e o local de utilização do oxigênio – a mitocôndria –, cuja pressão parcial de oxigênio é incerta (possivelmente entre 1 e 40mm Hg, com valor médio ao redor de 15 a 20mm Hg). Embora impraticável clinicamente, a medida da PO_2 tecidual ou mitocondrial seria obviamente definitiva para o diagnóstico de hipóxia tecidual. Hipóxia tecidual pode ser aferida na célula pelo achado de diminuição do ATP ou aumento do NADH. Essas técnicas são indisponíveis clinicamente.

Hipóxia tecidual pode ser verificada pela presença de metabolismo anaeróbio. Uma recente Conferência de Consenso definiu hipóxia tecidual como uma condição de utilização anormal de oxigênio cuja conseqüência seria a anaerobiose. A elevação do lactato plasmático é, muitas vezes, uma evidência de anaerobiose. O lactato plasmático é um bom indicador prognóstico em pacientes críticos sob risco de hipóxia tecidual.

Clinicamente, é possível estimar-se oxigenação tecidual a partir da quantidade total de oxigênio disponível para os tecidos por unidade de tempo ($\dot{D}O_2$). A $\dot{D}O_2$ é obtida a partir do produto entre o débito cardíaco e o conteúdo arterial de oxigênio (DC × CaO_2). O conteúdo arterial de oxigênio é função direta da PaO_2, da saturação arterial de oxigênio (porcentagem da hemoglobina ligada a oxigênio no sangue arterial – SaO_2) e da concentração da hemoglobina. Então, a redução do débito cardíaco, da PaO_2 e da concentração da hemoglobina pode acarretar diminuição da oferta tecidual de oxigênio e, como conseqüência, hipóxia tecidual. Entretanto, $\dot{D}O_2$ normal ou adequada não garante a inexistência de hipóxia. Em situações nas quais existe aumento da necessidade de oxigênio (sepse, por exemplo) ou bloqueio na utilização de oxigênio pela célula (intoxicação por cianeto, por exemplo), a hipóxia tecidual pode ser verificada com $\dot{D}O_2$ normal ou até aumentada.

A medida do consumo de oxigênio por unidade de tempo é utilizada para avaliar a adequação da oxigenação tecidual. O consumo de oxigênio ($\dot{V}O_2$) é obtido a partir do produto do débito cardíaco pela diferença do conteúdo de oxigênio entre o sangue arterial e o venoso (DC × [$CaO_2 - CvO_2$]). Hipóxia tecidual pode ocorrer, entretanto, em situações de $\dot{V}O_2$ normal ou até elevado.

Além de medidas globais da oferta e do consumo de oxigênio, a avaliação da hipóxia tecidual tem sido realizada, clinicamente, por meio da utilização da tonometria gástrica, que permite medidas da $PaCO_2$ na mucosa gástrica. A elevação do $PaCO_2$ pode indicar redução do fluxo sangüíneo e ser um indicador válido de hipóxia tecidual.

CLASSIFICAÇÃO

Distúrbios em qualquer dos componentes dos sistemas cardiovascular e pulmonar podem resultar em hipóxia tecidual. A classificação das causas de hipóxia pode ser útil, pois a abordagem terapêutica de cada uma delas é diferente (Quadro 27.1). Três categorias básicas podem ser apontadas:

1. Hipóxia pré-pulmonar – oxigênio em quantidade insuficiente está disponível na superfície de difusão proximal, isto é, nos alvéolos pulmonares. Condições que causam hipóxia pré-pulmonar incluem diminuição da PO_2 no ar inspirado, como ocorre com a redução da pressão barométrica nas grandes altitudes. Causas clinicamente mais comuns, entretanto, são aquelas relacionadas a obstrução de vias aéreas (edema de glote, corpo estranho em vias aéreas superiores, asma), fraqueza muscular acometendo musculatura respiratória (*miastenia gravis*, uso de bloqueadores neuromusculares) ou disfunção do sistema nervoso central que afete o centro respiratório (traumatismo cranioencefálico, uso de opióides ou anestésicos). Hipoxemia e, algumas vezes, hipercarbia (aumento da pressão parcial de gás carbônico) ocorrem nesse tipo de hipóxia.

2. Hipóxia pulmonar – função pulmonar alterada ocorre nessa forma de hipóxia. Doenças pulmonares freqüentemente associadas à hipóxia incluem pneumonias

Quadro 27.1 – Classificação das hipóxias.

Tipo de hipóxia	Condições/doenças	Mecanismos
Pré-pulmonar	Grandes altitudes	Redução da pressão barométrica
	Doenças obstrutivas pulmonares (asma, edema de glote)	Obstrução mecânica de vias aéreas de grande ou pequeno calibre
	Miastenia gravis	Fraqueza dos músculos respiratórios
	Doenças do sistema nervoso central	Lesão do centro respiratório
	Uso de opióides, anestésicos	Redução da responsividade do centro respiratório ao CO_2
Pulmonar	Pneumonia, síndrome do desconforto respiratório agudo, asma	Distúrbios de ventilação-perfusão "Shunt" intrapulmonar (menos comum)
	Fibrose pulmonar	Lesão na superfície de difusão proximal (membrana alveolocapilar)
Pós-pulmonar	Choque hipovolêmico, cardiogênico	Redução do débito cardíaco
	Sepse, choque séptico	Má distribuição do débito cardíaco
	Anemia, intoxicação por monóxido de carbono	Redução do conteúdo arterial de oxigênio
	Intoxicação por cianeto	Bloqueio da geração celular de energia
	Exercícios físicos extenuantes	Aumento da demanda muscular por oxigênio
Não-classificável	Cardiopatias congênitas cianóticas	"Shunt" extrapulmonar direito-esquerdo

extensas, síndrome do desconforto respiratório agudo, asma, fibrose pulmonar e edema pulmonar. Hipoxemia e hipocarbia ocorrem nessas condições. Hipoxemia é causada por distúrbios entre ventilação e perfusão pulmonar ou menos comumente por "shunt" intrapulmonar (locais onde a ventilação alveolar inexiste) e alterações da superfície de difusão proximal que dificultem difusão de oxigênio. "Shunts" extrapulmonares são originados por doenças cardíacas congênitas. Sangue não-saturado por oxigênio originário de cavidades cardíacas direitas pode ser introduzido em cavidades cardíacas esquerdas causando hipoxemia.

3. Hipóxia pós-pulmonar – essa categoria engloba condições heterogêneas. Caracteristicamente, não existe hipoxemia (PaO_2 é normal). A redução do débito cardíaco (hipoperfusão) que ocorre em vários tipos de choque (hipovolêmico, cardiogênico) causa hipóxia tecidual; nessa situação, verifica-se diminuição da pressão parcial venosa de oxigênio. Hipoperfusão regional pode causar hipóxia tecidual localizada. Causas de hipóxia localizada incluem doença arterial obstrutiva, como ocorre no infarto agudo do miocárdio e no acidente vascular cerebral isquêmico.

Má distribuição do débito cardíaco é responsável, ao menos, por parte da hipóxia tecidual verificada nos estados de sepse e choque séptico.

Redução do conteúdo arterial de oxigênio pode ocorrer por alterações quantitativas (anemia) ou qualitativas (intoxicação por monóxido de carbono) da hemoglobina ocasionando hipóxia tecidual.

Intoxicação por cianeto é responsável pela chamada hipóxia histotóxica. Nessa condição, paralisia do sistema da citocromoxidase com disfunção da cadeia transportadora de elétrons e conseqüente bloqueio da produção celular de energia causa hipóxia celular, a despeito da abundância de oxigênio.

Exercícios físicos extenuantes podem acarretar hipóxia, especialmente dos músculos envolvidos na atividade física. Quando a capacidade dos mecanismos responsáveis pelo aumento da demanda de oxigênio (que naturalmente ocorre durante atividade física) são esgotados, verifica-se, então, hipóxia.

EFEITOS CLÍNICOS

As manifestações da hipóxia dependem, em parte, da causa da hipóxia. Em geral, os efeitos da hipóxia estão relacionados à disfunção celular dos órgãos e sistemas acometidos. É importante lembrar que a hipóxia leva à disfunção e, por fim, à morte celular.

SISTEMA NERVOSO CENTRAL
Os centros superiores são especialmente intolerantes à hipóxia. Hipóxia aguda causa manifestações semelhantes à ingestão aguda de etanol. Podem ocorrer diminuição da capacidade intelectual, incoordenação motora,

confusão mental, estupor e coma. Morte pode ocorrer com PaO_2 inferior a 30 ou 40mm Hg. Na hipóxia crônica, ocorrem cansaço, sonolência, apatia. A redução da PaO_2 leva à diminuição da resistência vascular cerebral com tendência à redução da hipóxia tecidual cerebral. A diminuição da $PaCO_2$, ao contrário, leva a aumento da resistência vascular cerebral.

SISTEMA CARDIOVASCULAR
A diminuição da resistência vascular sistêmica pode ocorrer nos tecidos submetidos à hipóxia e à diminuição da PaO_2. O aumento do débito cardíaco ocorre em decorrência da vasodilatação periférica e da elevação da freqüência cardíaca conseqüente à estimulação direta do sistema nervoso central e aumento de catecolaminas.

SISTEMA RESPIRATÓRIO
O aumento da freqüência e o do volume corrente ocorrem durante hipoxemia em conseqüência à estimulação de quimiorreceptores localizados nos corpos carotídeos e aórticos. O centro respiratório localizado no tronco cerebral também é estimulado por hipoxemia. Dispnéia não é invariável em indivíduos hipoxêmicos. Vasoconstrição pulmonar ocorre em situações de diminuição da PaO_2; tal mecanismo é útil para impedir que regiões pulmonares mal ventiladas sejam perfundidas, levando a "shunt" intrapulmonar. O aumento da resistência vascular pulmonar leva, no entanto, à sobrecarga ventricular direita e, eventualmente, ao *cor pulmonale*.

EFEITOS RENAIS, HEPÁTICOS E DIGESTIVOS
Insuficiência renal ocorre, comumente, durante estados de hipóxia tecidual. Oligúria, inicialmente com baixas concentrações de sódio na urina, freqüentemente domina o quadro. Necrose tubular pode ocorrer com aumento das concentrações de sódio na urina e volume urinário variável.

Necrose centrolobular ocorre nos estados de hipóxia tecidual hepática. Alterações laboratoriais comuns incluem hiperbilirrubinemia, elevações não-específicas de enzimas como aspartato aminotransferase e desidrogenase láctica e prolongamento dos tempos de coagulação.

Erosão e sangramento gastroduodenais ocorrem comumente durante estados de hipóxia tecidual, assim como estados de hipomotilidade gastrintestinal. Alteração da barreira intestinal mucosa pode permitir a passagem de toxinas e produtos bacterianos da luz em direção ao sangue portal, fenômeno conhecido como translocação bacteriana.

EFEITOS CELULARES E METABÓLICOS
Hipóxia tecidual leva a bloqueio do metabolismo aeróbio; em conseqüência, produção celular de energia dá-se por meio da glicólise anaeróbia, de menor eficiência. Diminuição do ATP e aumento recíproco do ADP

e AMP levam à ativação da fosfofrutoquinase, que é a enzima reguladora da glicólise. A seguir, ocorrem acúmulo de piruvato, lactato, aumento da relação NADH/NAD e, conseqüentemente, acidose metabólica. Dosagem do lactato sangüíneo é útil, clinicamente, na detecção da hipóxia tecidual; entretanto, pode coexistir hipóxia tecidual sem aumento significativo do lactato sangüíneo. Restauração da perfusão e oxigenação tecidual após um período de hipóxia tecidual subletal podem, paradoxalmente, levar a um estado de lesão celular agravada em conseqüência da geração de espécies reativas do oxigênio, conhecida como síndrome da isquemia-reperfusão.

Pacientes com hipoxemia crônica desenvolvem elevação da concentração de hemoglobina. Esse fenômeno se deve a aumento da eritropoetina, cuja produção é regulada pela relação entre a oferta e a demanda tecidual de oxigênio.

Hipóxia tecidual e relação com sobrevida e complicações no paciente grave

Hipóxia tecidual ocorre, com freqüência, no paciente com perda sangüínea maciça, sepse ou síndrome séptica, politraumatismo grave, insuficiência respiratória aguda e pancreatite aguda grave. Diminuição do débito cardíaco ou distúrbios distributivos podem ocorrer nessas condições. Intensidade e duração da hipóxia tecidual parecem determinar o desenvolvimento de complicações, como a disfunção orgânica múltipla e, eventualmente, a morte do paciente. Hipóxia tecidual deve explicar, pelo menos parcialmente, a disfunção orgânica observada em situações como sepse e síndrome da resposta inflamatória sistêmica. Nesse contexto, é notável que os pacientes que sobrevivem apresentam débito cardíaco e oferta de oxigênio mais elevados do que os não-sobreviventes e, mais importante, acima dos valores normais. Entretanto, até o momento, não existem evidências que suportem a elevação rotineira do débito cardíaco e da oferta de oxigênio, até valores supranormais, por meio de intervenção farmacológica, com o intuito de aumentar a sobrevida em pacientes críticos.

BIBLIOGRAFIA

MILLER MJ – Tissue oxygenation in clinical medicine: an historical review. *Anesth Analg*, 61:527, 1982.

BRAUNWALD E – Hypoxia, polycythemia, and cyanosis. In: Isselbacher KJ, Braunwald E, Wilson JD, Martin JB, Fauci AS, Kasper DL (eds.). *Principles of Internal Medicine*. 13th ed., New York, McGraw-Hill, Inc, 1994, p. 178.

McCORD J – Oxygen-derived free radicals in post-ischemic tissue injury. *N Engl J Med*, 312:159, 1985.

JOHNSON TS, ROCK PB – Acute mountain sickness. *N Engl J Med*, 319:841, 1988.

HSIA CCW – Mechanisms of disease: respiratory function of hemoglobin. *N Engl J Med*, 338:239, 1998.

GATTINONI L, BRAZZI L, PELOSI P et al. – A trial of goal-oriented hemodynamic therapy in critically ill patients. *N Engl J Med*, 333:1025, 1995.

BIHARI D, SMITHIES M, GIMSON A, TINKER J – The effects of vasodilation with prostacyclin on oxygen delivery and uptake in critically ill patients. *N Engl J Med*, 317:397, 1987.

Consensus Conference. Tissue Hypoxia – How to detect, how to correct, how to prevent. *Am J Respir Crit Care Med*, 154:1573, 1996.

SIGGAARD-ANDERSEN O, ULRICH A, GOTHGEN IH – Classes of tissue hypoxia. *Acta Anaesthesiol Scand*, 39(Suppl. 107):137, 1995.

WANDRUP JH – Quantifying pulmonary oxygen transfer deficits in critically ill patients. *Acta Anaesthesiol Scand*, 39(Suppl. 107):37, 1995.

SCHLICHTIG R – O_2 uptake, critical O_2 delivery, and tissue wellnes. In: Pinsky MR, Dhainaut J-FA (eds.). *Pathophysiologic Foundations of Critical Care*. Baltimore, Williams & Wilkins, 1993.

NATHAN AT, SINGER M – The oxygen trail: tissue oxygenation. *Br Med Bull*, 55:96, 1999.

MYTHEN M, CLUTTON-BROCK T – The oxygen trail: measurement. *Br Med Bull*, 55:109, 1999.

28. Edema

Arlene de Maria Perez
Isabela M. Benseñor

O edema tem sido um problema médico desde o começo dos tempos. Seu tratamento que foi centrado durante anos em dieta seca, aumentar as secreções (diaforéticos e purgativos) ou remover mecanicamente fluidos corpóreos (sangrias, colocação de sanguessugas ou escarificações cutâneas) era arriscado e frustrante, com muitas superstições e rituais dominando seu manejo. Sua fisiopatologia era pouco entendida. O papel do coração começou a se destacar por volta do final do século XVII e início do século XVIII. No século XIX, começou-se a diferenciar os papéis cardíaco e renal. O papel do sal começou a ser percebido no final do século XIX.

Registros babilônicos descrevem sintomas de sobrecarga de volume a suas atribuições diabólicas. Na Medicina Grega, foram encontrados registros de Askelepius, que fez acordo com um paciente que procurava a cura para o edema cortando sua cabeça, virando-o para baixo (para drenar o excesso de fluido) e então pondo a cabeça de volta (improvável que outras tentativas como esta tenham sido feitas).

Um dos milagres de Cristo que não chamou tanto a atenção foi a cura de um paciente edemaciado, retratada em alguns afrescos e mosaicos que enfeitam igrejas dos séculos XIII e XIV.

No século XIX, algumas drogas (digitais, mercúrio e sais de potássio) com propriedades diuréticas são mencionadas pela primeira vez. O mercúrio, que a princípio foi usado como catártico e anti-séptico, teve sua ação diurética reconhecida por Paracelsus (1493-1541). A introdução de agentes mercuriais orgânicos em 1919 para tratamento da sífilis trouxe realce para a sua ação diurética e o desenvolvimento de formas menos tóxicas tornou-se a principal atividade de indústria farmacêutica.

A manipulação dietética (uso de dieta seca e plantas com propriedades diuréticas) foi um componente importante desde o início dos tempos. Foram feitas alusões ao uso do leite no tratamento do edema por Hipócrates, porém a relação entre sal e leite não foi apreciada. O uso de dietas lácteas continuou por muito tempo, antes que o mecanismo de sua eficácia fosse associado ao baixo teor de sal. Algumas observações de que com a liberação do sal ocorria agravamento dos sintomas congestivos foram feitas no final do século XIX, porém passaram despercebidas até 1940, quando Henry A. Schroeder demonstrou que 23 pacientes edemaciados perderam peso com limitação da ingestão de sal a 1g/dia.

Em 1937, observou-se que um novo antibiótico (sulfanilamida) tinha propriedades diuréticas e assim novos derivados foram sendo utilizados, permitindo melhor entendimento de fisiologia renal e facilitando a busca por diuréticos mais potentes.

DEFINIÇÃO

Edema é o aumento excessivo de fluido no espaço intersticial, sendo o resultado, em última análise, de um balanço positivo de sódio. Clinicamente, traduz-se por aumento do peso corpóreo, edema dos tecidos periféricos nos membros superiores e inferiores e região sacral (no paciente deitado) e de coleções líquidas confinadas (por exemplo, ascite na cirrose hepática, derrame pleural na síndrome nefrótica e na insuficiência cardíaca congestiva). Pode ser localizado ou generalizado. O edema localizado é restrito a um território vascular (decorrente da obstrução do fluxo venoso e linfático) e o generalizado ocorre quando o fluido deixa o espaço vascular, o que ocorre em todos os leitos vasculares devido a uma causa sistêmica.

Para que ocorra edema, é necessária uma alteração no equilíbrio das forças que regulam as trocas líquidas, permitindo o acúmulo de líquidos no espaço intersticial. Quatro fatores isolados ou em conjunto podem ser responsáveis pela formação do edema:

- diminuição da pressão de enchimento arterial;
- alterações da força de Starling;
- alterações das relações de volume/capacitância;
- alterações na avidez renal primária por sódio.

Essas causas serão discutidas ao longo do capítulo para cada um dos diferentes tipos de edema.

O movimento de fluido em nível capilar entre os espaços intravasculares e intersticial é determinado pelo balanço das forças de Starling entre os dois compartimentos:

$$Jv = Kf [(Pc - Pi) - (\Pi c - \Pi i)]$$

onde:

Jv = Fluxo do fluido ao longo capilar
Kf = Coeficiente de ultrafiltração
Pc = Pressão capilar hidrostática
Pi = Pressão intersticial hidrostática
Πc = Pressão capilar oncótica
Πi = Pressão intersticial oncótica

No lado arterial do capilar, o gradiente da pressão hidrostática Pc – Pi (ΔP) excede o gradiente da pressão osmótica Πc – Πi ($\Delta\Pi$), resultando em filtração do fluido para o espaço intersticial. Devido a uma queda na pressão capilar hidrostática e a um aumento da pressão capilar osmótica, o balanço das forças de Starling no lado venoso do capilar favorece a reabsorção de fluido de volta para o capilar. Em alguns tecidos, a pressão hidrostática excede a pressão osmótica ao longo do capilar com a filtração ocorrendo ao longo do comprimento total do capilar. O ultrafiltrado retorna para a circulação via fluxo linfático e os volumes intersticial e intravascular permanecem estáveis e não ocorre edema.

A ausência de mecanismos compensatórios fará com que pequenas alterações na ΔP, $\Delta\Pi$ ou Kf levem a um aumento da transudação de fluidos e edema clinicamente detectável. Existem mecanismos de defesa que limitam a filtração capilar. Em circunstâncias normais, a pressão intersticial hidrostática varia de –6mm Hg a 0mm Hg e, devido à natureza não-complacente desse compartimento, pequenos aumentos no volume intersticial resultam em grandes aumentos na pressão intersticial. Esse aumento na Pi hidrostática age opondo-se à posterior transudação de fluido e acaba sendo uma defesa contra a formação de edema. Um segundo fator que protege contra a formação de edema é o aumento do fluxo linfático. Um terceiro fator é a redução da pressão oncótica intersticial. A pressão oncótica do plasma é de aproximadamente 24mm Hg, e a pressão intersticial é de aproximadamente 12mm Hg, criando um gradiente transcapilar de 12mm Hg. Como o fluido transcapilar consiste de um ultrafiltrado sem proteínas, a concentração protéica intersticial tende a ficar diluída. Um fator final seria a mudança de permeabilidade em condições de hipoalbuminemia (por exemplo, a permeabilidade intrínseca do capilar a proteínas tende a diminuir) (Quadro 28.1).

EDEMA RENAL

O edema de origem renal pode ser causado por duas síndromes diferentes, com etiopatogenia e fisiopatologia completamente distintas.

Quadro 28.1 – Causas de edema.

Causas freqüentes	Causas raras
Cirrose	Fístulas arteriovenosas
Síndrome nefrótica	Hipotireoidismo
Síndrome nefrítica	*Diabetes mellitus*
Gestação	Associado a microangiopatias
Idiopático	Associado a tratamento com insulina
Pré-menstrual	Entrada em ambiente tropical
Nutricional	Síndrome do vazamento capilar
	Edema angioneurótico hereditário
	Uso de drogas (estrógeno, diuréticos, vasodilatadores, lítio)

SÍNDROME NEFRÓTICA

A síndrome nefrótica tem sido definida como proteinúria maior que 3 a 3,5g/dia acompanhada por hipoalbuminemia, edema e hiperlipidemia. O desenvolvimento de edema é um dos aspectos principais da síndrome nefrótica. Seu mecanismo de formação não é inteiramente compreendido. A visão clássica explicava o edema na síndrome nefrótica como um processo de "falta de pressão de enchimento". De acordo com essa teoria, a perda protéica, resultando em hipoalbuminemia com conseqüente diminuição da pressão oncótica, levaria à saída de água do espaço intravascular para espaço intersticial. A redução do volume intravascular ativaria os mecanismos para retenção de sal e água na tentativa de restabelecer o volume plasmático, o que acarretaria mais diluição das proteínas plasmáticas, com resultante formação de edema. Para confirmação dessa teoria, deveriam ser satisfeitos três requisitos:

- o volume sangüíneo e o plasmático deveriam estar reduzidos durante o acúmulo do edema;
- a medida das substâncias efetoras neuro-humorais deveria refletir essa ativação devido à contração do volume sangüíneo arterial;
- manobras que restabelecessem o volume plasmático normal deveriam ter uma resposta natriurética.

Porém, alguns estudos mostraram que isso não ocorre na maioria dos pacientes com síndrome nefrótica, os quais parecem apresentar um defeito primário na excreção de sal, levando secundariamente a um volume plasmático expandido com eventual formação de edemas. Existem evidências para a retenção primária de sódio na síndrome nefrótica:

- o volume sangüíneo está freqüentemente normal ou aumentado;
- a pressão sangüínea está freqüentemente aumentada;
- a atividade da renina e da aldosterona não está uniformemente aumentada;
- a natriurese durante a recuperação precede o aumento das proteínas plasmáticas;
- a excreção de Na é modesta em resposta à infusão de albumina;
- experimentalmente, rins de animais com síndrome nefrótica perfundidos *in vitro* retêm sódio.

Em alguns pacientes, tanto a retenção primária de sal como os mecanismos "de diminuição da pressão de enchimento" na formação do edema podem coexistir. Por exemplo, nos estágios mais precoces de uma doença glomerular, a retenção de sal pelo rim pode ser de origem primária. A coexistência dos dois mecanismos pode ser responsável pela falta de uniformidade na hemodinâmica, bem como nos padrões hormonais e neurocirculatórios dos pacientes com síndrome nefrótica.

A redução da pressão oncótica que ocorre na síndrome nefrótica altera as forças de Starling, favorecendo a saída do fluido através do capilar. Apesar disso, o fluido não tende a se acumular no interstício devido à ativação dos mecanismos de defesa (já citados) que se opõem a essas forças. Entretanto, quando ocorre retenção primária de sal, esse mecanismo-tampão se esgota e o edema fica clinicamente aparente.

Em pacientes com hipoproteinemia sem retenção de sal, os fatores que previnem o edema são suficientes para impedir o seu aparecimento. Assim, na síndrome nefrótica, o edema resulta da retenção primária de sal acoplada à diminuição dos mecanismos de defesa pela diminuição da pressão osmótica.

Resumindo, a formação do edema na maioria dos pacientes com síndrome nefrótica pode ser mais bem explicada baseada em um mecanismo de "aumento da pressão de enchimento". A manutenção do volume plasmático normal na presença de hipoalbuminemia é o resultado de fatores que previnem o edema, agindo contra a filtração de fluido por meio da membrana capilar, e que propiciam o retorno do fluido para o intravascular. A variável mais importante para o aparecimento do edema seria o grau de retenção de sal. A variabilidade na retenção do sal explica a pobre correlação entre a presença ou ausência de edema e a concentração sérica de albumina. Em pacientes com grave hipoalbuminemia e nenhum edema, a retenção de sal é provavelmente mínima e os fatores que previnem o edema são suficientes. Em contraste, em pacientes com albumina sérica quase normal, uma maior retenção de sal esgota os fatores protetores.

O defeito na excreção renal de sal não está precisamente localizado mas parece residir no néfron distal e o mecanismo não é conhecido.

QUADRO CLÍNICO

O edema nefrótico concentra-se freqüentemente na face, uma vez que o paciente nefrótico tolera bem o decúbito dorsal horizontal (não tem congestão pulmonar). O tecido ao redor das pálpebras é extremamente elástico, permitindo o acúmulo de grande quantidade de líquido. O edema nefrótico na face atinge seu ponto máximo pela manhã (após o decúbito dorsal horizontal noturno) e melhora durante o dia com a ação da gravidade. O inverso ocorre com o edema de membros inferiores que vai se acentuando com o passar das horas

em função da ação da gravidade. Quando o edema é generalizado, pode ocorrer ascite e derrame pleural. No paciente acamado, o edema pode concentrar-se na região sacral. É um edema facilmente depressível.

Como investigar um edema nefrótico?

Para se caracterizar uma síndrome nefrótica é preciso ter uma proteinúria de 24 horas maior do que 3,5g/litro por 1,73m^2 de superfície corpórea, e a albumina sérica deve estar abaixo de 3g/dL. Outros exames complementares podem ser necessários para esclarecimento da etiologia. Classicamente, na síndrome nefrótica ocorre hiperlipidemia por aumento da produção da síntese hepática de lipoproteínas. A perda de outras proteínas na urina, como a proteína ligadora da tireoglobulina, pode levar a alterações dos hormônios tireoideanos. A perda da proteína ligadora do colecalciferol provoca deficiência de vitamina D e hiperparatireoidismo que pode levar à hipocalcemia e hipocalciúria. A perda de transferrina leva à anemia microcítica por deficiência de ferro resistente ao tratamento. O paciente com síndrome nefrótica apresenta uma tendência aumentada para fenômenos trombóticos em conseqüência da alteração sérica dos vários fatores que participam do processo de coagulação.

SÍNDROME NEFRÍTICA

As síndromes nefríticas são definidas como a presença de edema, hipertensão e hematúria. A principal teoria para explicar o edema é a redução do fluxo glomerular, sendo o edema inversamente proporcional à diminuição do fluxo. Como conseqüência da diminuição do fluxo ocorrerá uma diminuição acentuada da carga filtrada de sódio. Como pouco sódio é filtrado, a reabsorção tubular proximal reabsorve grande parte do filtrado, chegando muito pouco sódio ao néfron distal. O sódio que chega ao néfron distal é quase totalmente reabsorvido. Questiona-se se a reabsorção de sódio no néfron distal estaria aumentada. A conseqüência final é a retenção de sódio e água e clinicamente o aparecimento de edema e hipertensão.

Aceita-se que mecanismos imunológicos (anticorpos antimembrana basal glomerular ou anticorpos contra outros antígenos depositados na membrana basal glomerular) iniciem um processo inflamatório glomerular (glomerulonefrites) que ocasiona a formação de fendas ("gaps") na parede capilar, permitindo a passagem de hemácias e proteínas. Quando a inflamação é suficientemente grave, ocorreria diminuição do fluxo glomerular. As reduções variam desde mínimas, sem alterações da creatinina sérica, até quadros de oligúria e anúria, necessitando de diálise. A oligúria e a anúria são conseqüências não somente da lesão pelos anticorpos, como também de tromboses intracapilares glomerulares, obstruções tubulares por cilindros e compressão do glomérulo por células epiteliais formando crescentes.

273

O edema reflete a expansão do fluido extracelular devido à retenção de água e sódio. A hipertensão é dependente de volume, embora os níveis de renina possam não estar adequadamente suprimidos para a expansão volêmica.

Caracteriza-se por ser um quadro de início abrupto e intensidade variável, de hematúria micro ou macroscópica, edema, congestão circulatória e hipertensão.

Várias causas conhecidas de glomerulonefrite incluem agentes infecciosos, como estreptococos provenientes de infecções dermatológicas ou respiratórias e endocardite bacteriana. Outras causas são depósito de imunocomplexos nas doenças auto-imunes como o lúpus ou efeito de anticorpos diretos contra a membrana basal glomerular como na síndrome de Goodpasture.

QUADRO CLÍNICO

Caracteriza-se pela presença de edema, com hipertensão e hematúria de variadas gravidades, de acordo com o grau de redução do ritmo de filtração glomerular.

O edema nefrítico tende a aparecer em áreas de baixa pressão, como a região periorbitária, e depois se estende para o corpo, podendo causar ascite e derrame pleural. A hipertensão arterial pode acompanhar-se de encefalopatias, principalmente em crianças, e acompanha-se de débito cardíaco aumentado, conseqüente à hipervolemia. A hematúria geralmente é macroscópica, mas também pode ser microscópica. Pode-se acompanhar de cilindros hemáticos. As hemácias na urina estão distorcidas e fragmentadas (dismorfismo eritrocitário indicando hematúria de origem glomerular). A proteinúria está presente com grande freqüência, porém abaixo de 3g/dL.

Como investigar uma síndrome nefrítica?

A apresentação clínica mais freqüente da síndrome nefrítica é a glomerulonefrite pós-estreptocócica, causada por cepas nefritogênicas do estreptococo. O diagnóstico pode ser feito com o isolamento das cepas nefritogênicas na orofaringe do paciente ou com a dosagem de antiestreptolisina O (ASLO), um marcador das infecções pelo estreptococo. O componente C3 do complemento geralmente está diminuído na fase aguda da doença. As provas de fase ativa (velocidade de hemossedimentação e proteína C reativa) ficam elevadas. Podem ocorrer anemia e hipoalbuminemia (nunca chegando aos níveis nefróticos) por diluição secundária à retenção de volume.

EDEMA CARDÍACO

A causa fundamental desse edema é a queda do débito cardíaco levando a uma diminuição na pressão de enchimento da circulação arterial ("underfilling"), o que resulta em uma seqüência de eventos para manter a integridade circulatória. Na insuficiência cardíaca avançada, o volume do fluido extracelular, o volume plasmático e o volume sangüíneo estão todos expandidos

porque o rim, como órgão efetor de regulação dos líquidos corpóreos, falha na excreção da quantidade total de sódio e água ingeridos.

O sistema renina-angiotensina-aldosterona (SRAA), o sistema nervoso simpático, a liberação não-osmótica de vasopressina e as endotelinas (fatores vasoconstritores liberados pelo endotélio) são ativados para aumentar a resistência vascular. Cada uma dessas substâncias aumenta a retenção de sódio e água por meio de seus efeitos hemodinâmicos renais e também por um efeito tubular direto. Simultaneamente, substâncias vasodilatadoras e natriuréticas, como peptídio natriurético, óxido nítrico e prostaglandinas, são ativadas para contrarregular esses vasoconstritores.

Na fase inicial da insuficiência cardíaca, esses eventos contribuem para a adaptação cardiorrenal, melhorando o desempenho miocárdico e preservando a homeostase corpórea. Entretanto, com a progressão da falência cardíaca, existe diminuição do desempenho ventricular com aumento da retenção de sódio e água, levando a um círculo vicioso.

Os mecanismos aferentes responsáveis pela homeostase da volemia corpórea são classificados em dois tipos: receptores de baixa pressão localizados no tórax (átrios, ventrículo direito e capilares pulmonares) e receptores de alta pressão (ventrículos, seio carotídeo, arco aórtico e aparelho justaglomerular).

Os primeiros (baixa pressão) reagem à expansão do volume ou ao aumento da pressão transmural, suprimindo a liberação de vasopressina, diminuindo a atividade simpática e liberando peptídios natriuréticos.

Os receptores de alta pressão reagem à redução da pressão arterial, estimulando reflexos que ativam o sistema nervoso simpático, a liberação não-osmótica de vasopressina e o SRAA. No contexto do estado edematoso, há evidências de que os barorreceptores de alta pressão suprimam os de baixa pressão. Na insuficiência cardíaca congestiva há retenção de sódio e água apesar de altas concentrações de peptídios natriuréticos. A circulação arterial é um pequeno compartimento do fluido corpóreo (menos de 2% do total de água corpórea), responsável pela perfusão dos órgãos e tecidos vitais. Devido à divisão do volume sangüíneo (85% no lado venoso e capilares, e 15% no lado arterial), a congestão do lado venoso pode expandir o volume sangüíneo total à medida que uma diminuição absoluta do volume sangüíneo arterial absoluto (diminuição do débito cardíaco na insuficiência cardíaca congestiva de baixo débito) ou relativo (vasodilatação arterial na insuficiência cardíaca de alto débito) leva à retenção de sódio e água. Assim, o débito cardíaco e a resistência arterial periférica seriam os determinantes primários da "diminuição/aumento da pressão de enchimento" da circulação arterial. A retenção renal de sódio e água ocorre na ausência de disfunção intrínseca renal, podendo ser iniciada por diminuição do débito cardíaco ou vasodilatação periférica.

Clinicamente, é um edema gravitacional por excelência, devido à pressão venosa elevada nas extremidades e, portanto, acentua-se no decorrer do dia (edema vespertino).

QUADRO CLÍNICO

O edema cardíaco é predominantemente gravitacional. Devido à congestão pulmonar, o paciente com edema cardíaco geralmente não tolera o decúbito dorsal horizontal e freqüentemente dorme com a cabeça elevada ou sentado. Devido a essa característica, o edema cardíaco poupa a face. Novamente no paciente acamado haverá grande concentração de edema na região sacral. Presença de ascite e derrames pleurais também é comum nos grandes edemas de origem cardíaca. O edema cardíaco é facilmente depressível.

Como investigar um edema de origem cardíaca?

A suspeita de edema de origem cardíaca é feita pela história e pelo exame clínico do doente. Alguns exames complementares podem ajudar na avaliação do quadro, como radiografia de tórax, eletrocardiograma e ecocardiograma, discutidos no capítulo "Insuficiência Cardíaca".

EDEMA HEPÁTICO

Alterações na excreção de sódio e água são freqüentemente encontradas na cirrose. A patogênese da retenção renal de sódio e água não é relacionada a uma anormalidade intrínseca do rim, mas a mecanismos reguladores extra-renais. De fato, quando pacientes cirróticos são transplantados com fígados normais, a retenção de sódio e água desaparece. Tradicionalmente, acreditava-se que a formação da ascite e do edema no cirrótico começava com um desbalanço crítico nas forças de Starling (hipertensão portal e diminuição da albumina), nos sinusóides hepáticos e capilares esplâncnicos, causando aumento na quantidade de linfa formada, sobrepujando a capacidade do ducto torácico de retornar a linfa para a circulação, com conseqüente acúmulo no espaço peritoneal e diminuição do volume plasmático. À medida que a ascite se desenvolve, ocorre redistribuição do volume plasmático, porém, mesmo com o volume plasmático total aumentado, a situação mimetiza uma redução no volume sangüíneo efetivo, dando o sinal para o aumento da reabsorção de sódio e água. Embora um desbalanço nas forças de Starling na microcirculação hepatoesplâncnica tenha sua contribuição, a teoria da vasodilatação proposta a seguir parece ser o fator determinante para a retenção de sódio e água.

Assim, surgiu a hipótese da vasodilatação arterial periférica para explicar algumas respostas neuro-humorais que ocorrem no cirrótico. Essa hipótese propõe que uma vasodilatação primária arterial (principalmente da circulação esplâncnica) leva a uma relativa "falta de enchimento" ("underfilling") da circulação arterial e a uma circulação hiperdinâmica, com os barorreceptores estimulando a resposta compensatória neuro-humoral, que inclui ativação do SRAA, do sistema nervoso simpático e também uma liberação não-osmótica de vasopressina.

A patogênese da vasodilatação arterial periférica dos cirróticos não está completamente elucidada, mas existem evidências para um papel importante do óxido nítrico (NO), vasodilatador produzido em excesso pela vasculatura dos cirróticos. Experiências realizadas com a diminuição da produção de NO mostraram melhora da resposta vascular e diminuição da retenção de sódio e água em cirróticos (em modelos animais e em pacientes).

A diminuição do volume plasmático efetivo resulta na ativação do SRAA e, como conseqüência, a secreção de aldosterona aumenta, resultando em aumento na reabsorção de sódio nos segmentos distais do néfron.

A vasopressina ou hormônio antidiurético ocupa papel central na regulação do metabolismo da água. Ela é liberada na circulação pela neuro-hipófise e, sob circunstâncias normais, o fator que mais influencia sua secreção é a osmolaridade plasmática. Sua secreção também é regulada por uma via separada anatomicamente, que é responsiva a estímulos não-osmóticos: mudança na circulação sistêmica detectada por barorreceptores no átrio, ventrículo, arco aórtico e seio carotídeo. Na presença de hipotensão, o nível de vasopressina pode ser suprimido por diminuição na osmolaridade, mas isso ocorre em conseqüência de uma osmolaridade mais baixa do que em condições normais. Quando liberada, ela exerce sua principal ação, antidiurese, no ducto coletor renal. Nos pacientes com cirrose avançada, a gravidade do defeito na diluição urinária chega ao ponto de o paciente reter a maior parte da água ingerida, chegando a desenvolver hiponatremia dilucional e hiposmolaridade com valores de vasopressina altos e, em muitos casos, não ocorrendo a supressão da sua secreção comparada àqueles que conseguem excretar água após sobrecarga hídrica.

As prostaglandinas (PG) renais exercem um papel muito importante na relação entre as forças vasoconstritoras e vasodilatadoras na hemodinâmica renal (particularmente quando forças vasoconstritoras estão aumentadas como na cirrose com aumento da atividade do sistema simpático e produção de vasoconstritores como angiotensina II). A síntese de vasodilatadores endógenos (PGI_2 e PGE_2) é muito importante para contrabalançar os efeitos vasoconstritores da angiotensina II, norepinefrina, vasopressina e aumento do tônus simpático renal. Tem sido demonstrado que a inibição da síntese de prostaglandinas aumenta o efeito antidiurético da vasopressina e também que a diminuição da PGE_2 tem um papel na dificuldade de excreção de água no cirrótico.

Resumindo, a vasodilatação primária arterial periférica é o principal evento para a retenção de sódio e água na cirrose. O aumento da produção de NO pelas células endoteliais seria o fator principal na patogênese da vasodilatação. Dificuldade na excreção de água e hiponatremia dilucional acompanham as alterações hemodinâmicas e são decorrentes de hipersecreção não-osmótica de vasopressina. A existência de hipertensão portal torna a região esplâncnica mais vulnerável na presença de hiponatremia, daí a ocorrência de transudação líquida para a cavidade peritoneal formando ascite com maior freqüência nos pacientes cirróticos, uma das características clínicas desse edema.

Associada a esses fatores descritos, existe a diminuição da concentração de albumina no soro, freqüentemente observada nos pacientes com insuficiência hepática.

QUADRO CLÍNICO

Devido à presença da hipertensão portal, ocorre grande acúmulo de líquido na região esplâncnica com formação de grande quantidade de ascite, principalmente quando há associação com hipoalbuminemia.

Como investigar um edema de origem hepática?

O edema secundário a alterações hepáticas pode ser diagnosticado por meio de anamnese, antecedentes pessoais, exame clínico, e confirmado pelos testes específicos como dosagem das enzimas hepáticas, tempos de coagulação e outros fatores que reflitam a função hepática. Todos esses fatores estão descritos nos capítulos "Insuficiência hepática" e "Ascite".

EDEMA DE CAUSA ENDÓCRINA (MIXEDEMA)

Esse edema não se enquadra na definição clássica de edema (que é o aumento da quantidade de líquido intersticial nos tecidos e não o acúmulo de outras substâncias como mucopolissacárides), porém, como muitos desses pacientes com hipotireoidismo chegam com queixas de "inchaço" pelo corpo, vamos incluí-los neste capítulo sobre edemas.

Descrito pela primeira vez em 1877 como caquexia paquidérmica, pode-se apresentar como edema generalizado em 55% dos pacientes. Entretanto, pode ser um processo mais circunscrito com edema de pálpebras, face, dorso das mãos, língua e eventualmente efusões pleurais e pericárdicas.

No hipotireoidismo ocorre depósito de mucopolissacárides no subcutâneo, submucosa e espaços subendoteliais. O material consiste de mucoproteínas que ligam água (e talvez sódio). Essa disposição acarreta perda da função de barreira dos capilares com conseqüente saída de proteínas plasmáticas, levando à formação de edema e distúrbios circulatórios. Essas alteração também se aplicam aos vasos linfáticos, prejudicando a drenagem dos fluidos e proteínas. O mixedema é, em grande parte, um linfedema. Alterações na musculatura cardíaca também podem levar a uma miocardiopa-

tia, superajuntando, assim, outras causas para o edema (diminuição do débito cardíaco, diminuição do fluxo renal e conseqüente queda do ritmo de filtração glomerular). Muito de sua fisiopatologia ainda está em discussão. Algumas observações mostram expansão de água corpórea total mesmo quando o volume plasmático ainda é normal. Outros acreditam em uma secreção inapropriada de hormônio antidiurético (SIADH), dificultando, assim, o "clearance" de água livre. Entretanto, não há consenso.

Faremos breve consideração sobre o mixedema localizado que ocorre na doença de Graves (sintoma incomum ocorrendo em menos 5% dos casos). Ele é restrito à área pré-tibial e ao dorso dos pés. Consiste de placas violáceas e endurações confluentes. Sua fisiopatologia é desconhecida. Propõe-se que haja expressão de receptores para o hormônio tireotrófico na pele e em filtroblastos retrorbitários como parte da patogênese.

QUADRO CLÍNICO
DO MIXEDEMA NO HIPOTIREOIDISMO

Clinicamente, encontramos sintomas de fraqueza, pele seca e grossa, letargia, fala arrastada, sensibilidade ao frio, diminuição da sudorese, pele fria, língua grossa, edema de face e pálpebras, diminuição da memória, constipação, aumento de peso com diminuição do apetite, queda de cabelo, rouquidão, cansaço e sangramento menstrual irregular. Ao exame clínico, encontraremos presença de obesidade, apatia, edema duro, não-depressível, feições tumefeitas, pele seca e amarelada, hipotermia, bradicardia e lentidão nos reflexos tendíneos profundos.

O mixedema do hipertireoidismo é localizado, atingindo somente a região pré-tibial e o dorso dos pés.

Como investigar um edema por hipotireoidismo?

Na verdade, o diagnóstico de mixedema é feito ao se pensar em hipotireoidismo em pacientes com o quadro clínico acima descrito. O paciente com mixedema, muitas vezes, parece infiltrado, e a consistência do edema também é diferente (edema duro). O diagnóstico de hipotireoidismo é feito por meio da dosagem do hormônio tireotrófico (TSH) e da tiroxina livre. Valores elevados de TSH e diminuídos de tiroxina livre fecham o diagnóstico.

LINFEDEMA

Caracteriza-se pelo acúmulo de líquido intersticial devido a uma malformação ou disfunção do sistema linfático. Pode ser primário ou secundário. O linfedema primário é decorrente de alterações congênitas da drenagem linfática, podendo não estar presente desde o nascimento, manifestando-se em idades posteriores. Pode ser classificado, portanto, em precoce ou tardio. O edema precoce apresenta predominância no sexo feminino, sendo freqüentemente bilateral. Nos casos de história familiar, recebe o nome de síndrome de Milroy. Os edemas tardios são também mais freqüentes no sexo feminino após os 6 anos de idade e geralmente são unilaterais, com evolução lenta e paulatina. Nos casos de história familiar, recebe o nome de síndrome de Muge.

Existe também uma associação entre linfedema primário e síndromes genéticas, como de Noonan, Turner e outras.

Os linfedemas secundários são conseqüência de traumatismos, retirada cirúrgica de linfonodos, fibrose secundária à irradiação, neoplasias e processos infecciosos como filariose, linfangite e celulites de repetição.

Tipicamente, começam gradualmente. O membro envolvido aumenta sem outras manifestações. No início, o edema é macio e depressível, com melhora noturna. Com o passar do tempo, a pele torna-se grossa, perde as pregas e o edema torna-se mais resistente, caracterizando um edema duro, não-depressível.

QUADRO CLÍNICO

As extremidades inferiores são envolvidas com maior freqüência. Em aproximadamente metade dos pacientes, o edema é unilateral. Eventualmente, pode ocorrer linfangite ou celulite. Caracteristicamente, é um edema duro de difícil compressão. O diagnóstico, muitas vezes, é feito por métodos invasivos, incluindo linfografia.

EDEMA ALÉRGICO

Recebe o nome de angioedema, edema angioneurótico ou edema de Quincke. O edema é resultado da liberação de histamina e outros mediadores de mastócitos por mecanismos imunológicos e não-imunológicos que provocam reações inflamatórias e aumento da permeabilidade capilar na hipoderme, subcutâneo e mucosas. As manifestações aparecem, atingem um pico em minutos ou horas e desaparecem em horas ou dias.

As causas mais comuns são alimentares, medicamentosas, infecciosas e associadas à picada de insetos ou contato com produtos sensibilizantes. As causas alimentares mais comuns são ingestão de leite, ovos, cereais, trigo, peixe, frutos do mar, tomate, laranja, banana, nozes e chocolate, corantes artificiais como a tartrazina, aromatizantes e conservantes. As causas medicamentosas são várias e entre as mais freqüentes encontramos a sensibilidade às penicilinas e derivados, salicilatos e contrastes iodados. As causas infecciosas mais comuns são infecções virais (mononucleose e hepatite), bacterianas (sinusites, otites, infecções dentárias), fúngicas (dermatofitoses e leveduroses), parasitárias (ascaridíase e estrongiloidíase). Também pode estar associado a neoplasias, colagenoses (artrite reumatóide, lúpus, polimiosite, esclerodermia). Cabe também citar o angioedema hereditário, que resulta de uma alteração autossômica dominante do inibidor de C1-esterase (C1-INH), resultando em episódio transitório de au-

mento de permeabilidade capilar e em episódios de edema envolvendo várias partes do corpo, geralmente após um evento traumático (extração dentária) ou exercício extenuante. Geralmente, começa a se manifestar na infância, sendo raro após a terceira década de vida. O nível sérico de C4 é baixo mesmo quando o paciente está assintomático e freqüentemente indetectável durante a crise. Quando o C4 é baixo, devemos dosar o inibidor de C1-esterase que, quando baixo ou ausente, confirma o diagnóstico. Em alguns casos, o nível do inibidor pode estar normal ou elevado, mas o inibidor é não-funcionante.

PERGUNTAS-CHAVE NA INVESTIGAÇÃO DOS VÁRIOS TIPOS DE EDEMA

1. Onde o edema se localiza? A simples localização do edema já sugere a provável causa. Lembrar sempre que edema cardíaco poupa face e é gravitário. Edema renal concentra-se na face e também é gravitário. Edema hepático concentra-se no abdome na forma de ascite. O angioedema é localizado e freqüentemente ocorre na face (região peribucal).

2. Qual a consistência do edema? O edema cardíaco e o renal são depressíveis (sinal de Godet positivo). O edema hepático pode ser depressível também. O mixedema, o angioedema e o edema linfáticos são duros (não-depressíveis).

3. Quais os fatores associados? O edema cardíaco acompanha-se de falta de ar (dispnéia), cansaço e, ao exame clínico, observa-se estase jugular, estertoração fina em pulmões, alterações do ritmo cardíaco, hepatomegalia e edema de membros inferiores. O edema renal é mais periorbital. Na síndrome nefrítica, acompanha-se de hipertensão, hematúria e proteinúria. O edema nefrótico acompanha-se de urina espumosa e acentua-se muito na região periorbital. O mixedema acompanha-se de sintomas de hipotireoidismo como lentificação, pele seca, cabelos quebradiços, voz rouca, pele de cor amarelada, diminuição dos reflexos.

Embora para esclarecer precisamente a causa do edema sejam necessários testes diagnósticos, a causa sindrômica do quadro pode ser caracterizada somente a partir da história e do exame clínico: se se trata de um edema de origem cardíaca, renal, hepática ou endócrina.

CASOS CLÍNICOS

CASO 1. Paciente de 36 anos de idade, sexo masculino, procedente do interior de Minas Gerais, refere que há um ano vem apresentando cansaço progressivo (atualmente mesmo a pequenos esforços), ortopnéia (não consegue dormir com menos de três travesseiros) e edema progressivo de membros inferiores e febre vespertina. Tem epidemiologia positiva para doença de Chagas. Nega hipertensão arterial sistêmica, *diabetes mellitus* ou outras doenças. Refere ter quatro irmãs com problema semelhante.

Ao exame clínico apresenta-se descorado 1+/4+, taquipnéico, taquicárdico, cianótico 1+/4+, anictérico, com estase jugular a 45°C, estertores finos em bases pulmonares e fígado a 3cm do rebordo costal direito. Presença de edema em membros inferiores 3+/4+. A pressão arterial é de 90 x 70mm Hg.

Discussão: trata-se de paciente com edema de origem cardíaca. Pela história, percebemos que o paciente está desenvolvendo quadro de insuficiência cardíaca direita (congestão pulmonar) e esquerda (congestão sistêmica). A falta de ar, principalmente no decúbito, é característica desse tipo de edema.

CASO 2. Paciente de 12 anos de idade, sexo masculino, refere diminuição do volume urinário com urina avermelhada há quatro dias. Refere também cansaço progressivo e edema palpebral ao acordar. Há um dia refere piora da falta de ar e anúria. Teve episódio de infecção de vias aéreas superiores há 10 dias.

Ao exame clínico apresenta-se em regular estado geral, corado, taquipnéico, anictérico. A ausculta cardíaca é normal e a ausculta pulmonar mostra estertores finos em ambas as bases. Presença de edema em membros inferiores 2+/4+. A pressão arterial é de 160 x 112mm Hg.

Discussão: trata-se de edema de origem renal pela história de hematúria, oligúria e edema palpebral. A progressão da doença levou a quadro de anúria com retenção de volume e hipertensão arterial. A presença de hematúria, oligúria e hipertensão de instalação aguda sugere quadro de síndrome nefrítica provavelmente pós-estreptocócica.

CASO 3. Paciente de 30 anos de idade, sexo feminino, refere edema palpebral há seis meses acompanhado de edema de membros inferiores. Nega ortopnéia ou dispnéia paroxística noturna. Refere urina espumosa desde o início do quadro. Ao exame clínico, apresenta-se em bom estado geral, corada, hidratada, eupnéica, anictérica. O restante do exame clínico é absolutamente normal, à exceção do edema de membros inferiores.

Discussão: trata-se de edema de origem renal sugerido pela presença de urina espumosa, edema palpebral e ausência de falta de ar. Ao contrário do caso anterior, a evolução do quadro foi insidiosa. A urina espumosa sugere proteinúria, que deve ser quantificada juntamente com a albumina sérica para a caracterização da síndrome nefrótica.

CASO 4. Paciente de 45 anos de idade, sexo feminino, procura ambulatório com queixa de fadiga progressiva e perda de memória. Refere ainda ganho de peso associado a diminuição do apetite, rouquidão, sonolência e obstipação intestinal.

Ao exame clínico, observa-se presença de pele seca e quebradiça, lentificação dos reflexos e presença de edema duro e pouco depressível em membros inferiores.

Discussão: o quadro clínico sugere hipotireoidismo, sendo o edema formado pelo depósito de mucopolissacárides, caracterizando o mixedema. O diagnóstico diferencial do edema isolado seria com o edema linfático, mas este muitas vezes é congênito e aparece mais cedo. Juntando-se os sintomas e os sinais do exame clínico, é fácil suspeitar de hipotireoidismo e deve-se dosar o hormônio tireotrófico para a confirmação do diagnóstico.

CASO 5. Paciente de 56 anos de idade, sexo masculino, refere aumento de volume abdominal e edema de membros inferiores há três meses. Nega hipertensão, diabetes, mas refere ser etilista (uma garrafa de pinga por dia) nos últimos 40 anos.

Ao exame clínico, apresenta-se corado, anictérico, com presença de ginecomastia e "spiders". Fígado palpável a 1cm do rebordo costal direito de consistência endurecida e baço palpável a 3cm do rebordo costal esquerdo. Presença de ascite volumosa.

Discussão: o quadro clínico e antecedentes sugerem diagnóstico de cirrose hepática, provavelmente alcoólica, com sinais de insuficiência hepática (ginecomastia e "spiders"). A presença de ascite é sinal de hipertensão portal, sendo freqüente nesses pacientes.

BIBLIOGRAFIA

GLASSLOCK RJ, BRENNER BM – Major glomerulopathies. In: Isselbacher KJ, Braunwald E et al. *Harrison's Principles of Internal Medicine*. New York, McGraw-Hill, 1994, p. 1295.

MARTIN P-Y, SCHRIER RW – Pathogenesis and treatment. *Kidney*, 51(Suppl 59):S43, 1997.

MARTIN P-Y, SCHRIER RW – Sodium and water retention in heart failure: pathogenesis of water retention in cirrhosis. *Kidney*, 51(Suppl 59):S57, 1997.

PALMER BF, ALPERN RJ – Pathogenesis of edema formation in nephrotic syndrome. *Kidney*, 51(Suppl. 59):S21, 1997.

WARTOFSKY L – Diseases of the thyroid. In: Isselbacher KJ, Braunwald E et al. *Harrison's Principles of Internal Medicine*. New York, McGraw-Hill, 1994, p. 1930.

29. Tontura e Vertigem

Fernando P.F. de Campos
Maria Cecilia Gusukuma
Isabela M. Benseñor

Tontura e vertigem são condições muito freqüentes na prática médica, cujo significado clínico varia amplamente. Na grande maioria das vezes, não estão associadas a problema clínico grave, já tendo sido experimentadas por quase todos nós pelo menos uma vez na vida.

Sendo quase sempre de evolução autolimitada, observa-se, muitas vezes, que sintomatologia exuberante pode estar associada a doença benigna e sintomatologia frustra pode relacionar-se a doença mais grave.

O diagnóstico preciso, muitas vezes, é alcançado com a história clínica e com detalhes do exame neurológico e cardiovascular.

Apesar de tontura e vertigem constituírem sintomas relacionados a alterações do equilíbrio, são queixas distintas associadas a situações patológicas diferentes.

Tontura é um sintoma comum que o paciente geralmente refere quando ele se sente inseguro na sua movimentação ou posição em relação ao meio ambiente externo. Pode ser uma queixa inespecífica associada a cansaço, depressão, ou outros sintomas subjetivos, e também refletir alteração em qualquer órgão ou sistema.

Quando o paciente procura o médico com queixa de tontura, é importante tentar caracterizar algumas situações:

Vertigem – quando o paciente tem a sensação de que tudo está rodando ao redor dele ou que ele próprio está rodando. É uma alucinação de movimento e apresenta causas bastante específicas. Pode fazer parte do quadro clínico de tontura que um paciente apresenta. Uma pergunta que ajuda a definir se o paciente tem vertigem é: O senhor tem a sensação de que tudo está rodando ou que o senhor mesmo está rodando?

Síncope ou quase-síncope, desmaio ou sensação de desmaio – na síncope, o paciente simplesmente perde a consciência e cai. A duração do período de inconsciência é curto, e a recuperação, rápida. É freqüente o aparecimento de lesões em conseqüência da queda. Na quase-síncope, o paciente ainda consegue se proteger, apoiando-se em alguma coisa, sem necessariamente cair, ou, apesar de ter a sensação de que vai cair, acaba não caindo. Uma pergunta que pode ajudar a definir se o paciente teve um quadro sincopal ou quase-sincopal é: O que o senhor sentiu é como a sensação de ter ficado agachado por um longo período e levantado rapidamente?

Desequilíbrio – quando o paciente se sente desequilibrado a pergunta que pode ajudar na definição do quadro é: O senhor tem a sensação de que não está pisando em terreno firme?

Na avaliação do paciente com queixa de tontura ou vertigem, o melhor é deixar que ele exprima e descreva os sintomas com suas próprias palavras. Posteriormente, para melhor caracterizar o acometimento, pode-se perguntar sobre alteração da audição, comprometimento de outros pares cranianos ou qualquer outra alteração neurológica que permita diferenciar quadros centrais de periféricos.

VERTIGEM

Abordagem sistemática no que se refere à história e ao exame clínico deve ser empregada em pacientes com esse tipo de queixa, principalmente vertigem.

Apesar de havér na maior parte das vezes limitação ou mesmo sobreposição de informações no que se refere ao diferencial entre causas centrais e periféricas para vertigem, o seguimento posterior do paciente muitas vezes esclarece algum dado que ficou pouco elucidado na primeira abordagem.

Quanto à história clínica é importante perguntar:
O início do quadro foi insidioso ou abrupto? É a primeira crise ou são crises recorrentes? Qual a intensidade do sintoma? leve, moderada ou grave? O sintoma é constante ou intermitente? Qual a duração do sintoma e sua freqüência de aparecimento? Os sintomas são desencadeados por mudanças da posição da cabeça? Quais os fatores desencadeantes dos sintomas e quais os fatores agravantes (ansiedade, esforço) ou de alívio (alguma posição específica ou evitar uma posição específica)? Os sintomas acompanham-se de náuseas e vômitos? Há tendência de queda para algum lado? Os

sintomas acompanham-se de hipoacusia ou zumbido? Há antecedentes prévios de otite, resfriados ou traumatismo craniano no passado? Está utilizando alguma medicação no momento? Há alterações visuais concomitantes (amaurose, borramento da visão, diplopia, escotomas)? Há fraqueza de membros associada ao quadro ou quaisquer outros sintomas que sugiram alterações neurológicas como formigamentos, alterações da fala, ou cefaléia?

O exame clínico desses pacientes deve incluir um exame otológico simples, verificar o funcionamento grosseiro do sistema auditivo, observação de nistagmo espontâneo, nistagmo posicional e manobra de Barany, verificação do reflexo vestibulocular e um exame neurológico rápido focalizando os V e VII pares cranianos, alterações de marcha, teste para avaliação das funções cerebelares e de motricidade.

FISIOLOGIA E FISIOPATOLOGIA

Muitos mecanismos estão envolvidos na manutenção da postura e percepção da posição do corpo em relação ao meio ambiente.

Impulsos aferentes contínuos dos olhos (retina e musculatura ocular), do labirinto, dos músculos, das articulações (principalmente da nuca, que relaciona a cabeça com o corpo) fornecem informações sobre a posição de diferentes partes do corpo. Em resposta a essa aferência, movimentos adaptativos são elaborados para que o equilíbrio se mantenha.

Esses órgãos sensoriais estão conectados ao cerebelo e núcleos no tronco cerebral, particularmente núcleo oculomotor, vestibular e fascículo longitudinal medial.

Qualquer doença que modifique o funcionamento dessas estruturas irá alterar o equilíbrio espacial do corpo.

O sistema vestibular funciona por meio dos reflexos vestibuloespinhal e vestibulocular. O reflexo vestibuloespinhal, por meio de aferência vestibular sobre a posição da cabeça em relação ao solo, promove ajustes para que o corpo se mantenha na posição correta e desejada.

O reflexo vestibulocular, utilizando informações sobre a movimentação da cabeça (rotação), promove movimentação compensatória dos olhos no sentido contrário ao da cabeça. Esse reflexo permite que os olhos possam ficar fixos com a movimentação da cabeça.

Esses arcos reflexos utilizam o ramo vestibular do VIII par e o núcleo vestibular do tronco cerebral. Se ocorrer falência ou alteração no fornecimento de informações do labirinto ou do centro processador (SNC), então surgirá sensação subjetiva anormal (vertigem) e resposta motora alterada (nistagmo e perda de equilíbrio).

Neste capítulo, vamos discutir em detalhes somente a avaliação do nistagmo e a manobra de Barany, já que todos os outros passos do exame clínico serão descritos em capítulos específicos.

NISTAGMO

O nistagmo representa a oscilação rítmica dos olhos. O nistagmo é composto por um movimento lento para um lado seguido de outro rápido para o lado oposto, utilizando-se o sentido do movimento rápido para denominá-lo, isto é, quando o movimento rápido é para a esquerda chama-se de nistagmo para a esquerda.

Podemos observar o nistagmo em diferentes planos: horizontal, vertical e rotatório. O *nistagmo espontâneo* pode ser observado com o paciente em pé olhando para a frente e desaparece quando o paciente fixa o olhar. Isso favorece o diagnóstico de doença vestibular periférica, enquanto o aumento do nistagmo, nessas condições, ou simplesmente sua persistência favorecem o diagnóstico de doença central. O quadro 29.1 mostra as principais características do nistagmo central e periférico.

Quadro 29.1 – Características do nistagmo de origem periférica e central.

Características	Periférica	Central
Direção	Horizontal-rotatória	Qualquer direção
Componente rápido	Contrário ao lado lesado	Para o lado lesado
Efeito de fixar o olhar	Suprime o nistagmo	Não suprime o nistagmo
Anatomia da lesão	Labirinto ou nervo vestibular	Tronco cerebral ou cerebelo

Quando a queixa de tontura ou vertigem se relaciona com a movimentação da cabeça ou ao se deitar, deve-se pesquisar o *nistagmo de posição*, o qual pode ser pesquisado pela manobra de Barany, pedindo-se ao paciente que relate toda e qualquer sintomatologia associada à manobra – por exemplo, náuseas ou vertigem (Fig. 29.1).

Para iniciar a manobra, o paciente é colocado sentado de olhos abertos, com a cabeça virada em uma determinada direção (geralmente a que desencadeia o quadro), a seguir, com a ajuda do examinador, é rapidamente colocado na posição deitada com a cabeça livre de apoio suspensa pela mão do examinador, podendo ficar até 45 graus de inclinação abaixo do nível do leito, mantendo a cabeça virada para o lado em que se iniciou a prova. Essa posição deve ser mantida por 20 segundos. Se o nistagmo aparecer, o examinador deve atentar para os seguintes detalhes: a) tempo que levou para iniciar (relativo ao início da prova); b) direção da movimentação ocular (horizontal, vertical, rotatória ou mista); c) sintomas associados; d) adaptação, isto é, se desaparece com a manutenção da prova; e) esgotável, isto é, não é reprodutível com a repetição da prova. A mesma prova é feita então com a cabeça virada para o outro lado e deve-se prestar atenção se ocorre mudança na direção e na amplitude dos movimentos oculares (Quadro 29.2).

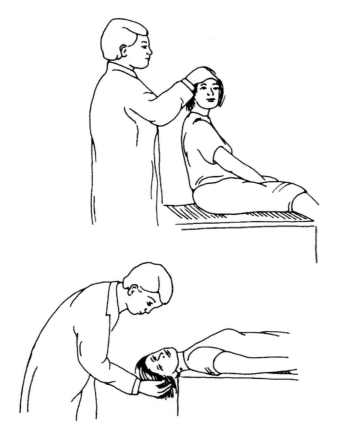

Figura 29.1 – Como realizar a manobra de Barany para o diagnóstico da vertigem posicional benigna e do nistagmo. (Adaptado de Bass e Lewis, 1995.)

Quadro 29.2 – Características do nistagmo de posição de origem periférica e central.

Características	Periférica	Central
Tempo de início	3-20 segundos	Imediato
Duração	< 1 minuto	> 1 minuto
Fatigabilidade	Marcada	Não apresenta
Vertigem	Freqüente	Mínima ou ausente
Direção do nistagmo	Fixa, independente da posição da cabeça	Muda com alteração posicional da cabeça
Anatomia da lesão	Labirinto ou nervo vestibular	Tronco ou cerebelo

Reflexo vestibulocular – pode ser verificado observando-se se a acuidade visual do paciente persiste ao se mudar a cabeça de posição (por exemplo, se o paciente consegue ler a primeira linha do teste de Snellen mesmo com a oscilação contínua da cabeça).

CAUSAS MAIS FREQÜENTES DE VERTIGEM

É importante diferenciar os quadros centrais dos periféricos, e a anamnese permite essa distinção em grande número de casos. As lesões periféricas com freqüência estão associadas a náuseas e vômitos. Em compensação, lesões centrais, mais freqüentemente, associam-se a alterações do equilíbrio.

O local da lesão nas vertigens também pode ser identificado pela sintomatologia associada: lesões do labirinto ou do VIII par (lesões periféricas) freqüentemente se acompanham de alterações auditivas, como diminuição da acuidade, sensação de pressão dentro do ouvido ou dor. As lesões do canal auditivo interno também podem causar diminuição da acuidade auditiva, mas podem associar-se à fraqueza muscular ipsilateral e, no caso das lesões do ângulo pontinocerebelar, à fraqueza e parestesias ipsilaterais faciais e à ataxia de membros ipsilateral.

A vertigem também pode aparecer como parte da aura na convulsão de lobo temporal e nas enxaquecas vertebrobasilares.

PERIFÉRICAS – as vertigens periféricas podem ser de três tipos: prolongada espontânea, recorrente e postural (benigna ou central).

Vertigem espontânea prolongada – uma série de alterações podem causar quadro sintomático de vertigem prolongada espontânea (Quadro 29.3).

Vertigem recorrente – as crises recorrentes de vertigem ocorrem quando há alteração súbita, temporária e reversível da atividade neural de repouso do labirinto ou das suas conexões centrais, com subseqüente recuperação das funções normais. As crises duram minutos ou horas. A duração da crise é um ponto fundamental para se fazer o diagnóstico, permitindo o diagnóstico diferencial com os episódios isquêmicos transitórios que em geral duram minutos. O achado de sinais neurológicos focais indica investigação tomográfica imediata. Exames mais específicos como audiogramas e eletronistagmografia podem ajudar a diferenciar quadros periféricos de lesões centrais. As causas mais freqüentes de crises recorrentes de vertigem são a doença de Ménière, as doenças auto-imunes do ouvido interno, as fístulas perilinfa, a enxaqueca e a insuficiência vertebrobasilar.

A doença de Ménière caracteriza-se clinicamente por diminuição da audição periódica, acompanhada de zumbido, vertigem e sensação de pressão no ouvido. A combinação de alternância da função auditiva associada com presença de vertigem é fundamental para o diagnóstico. O paciente com doença de Ménière pode referir um episódio de doença viral ou bacteriana anos antes do quadro, que pode ser a causa da lesão inicial. O achado fisiopatológico principal na doença de Ménière é o aumento na quantidade da endolinfa, associado a uma distensão do sistema endolinfático. Essas alterações seriam flutuantes, causando um quadro clínico também flutuante.

A doença auto-imune do ouvido interno pode aparecer isoladamente ou em associação com doença auto-imune sistêmica. No começo, o quadro clínico é indistinguível da doença de Ménière, mas os sintomas pro-

Quadro 29.3 – Principais causas de vertigem prolongada espontânea.

	História clínica (além de vertigem, náuseas e vômitos)	Exame clínico (além de nistagmo e alterações do equilíbrio)	Conduta além do tratamento sintomático
Otomastoidite	Infecções prévias de ouvido, presença de secreção, dor e diminuição da acuidade	Otite média, esclerose do tímpano, colesteatose, granuloma	Antibiótico, cirurgia ou treinamento vestibular
Neurite vestibular (neuronite vestibular)	Episódio de infecção de vias aéreas superiores prévio ao quadro, início subagudo com perda auditiva	—	Corticosteróides e treinamento vestibular
Concussão de labirinto	Traumatismo craniano	Perda auditiva, presença de sangue no conduto auditivo	Treinamento vestibular
Infarto medular lateral	Fatores de risco para doenças cardiovasculares, início agudo, parestesias ou fraqueza facial, diplopia, disfagia	Síndrome de Horner ipsilateral, diminuição da força muscular, perda da coordenação, diminuição de reflexos, fraqueza contralateral em membros	Controle dos fatores de risco para doença cardiovascular
Infarto cerebelar	Doença cardiovascular, fatores de risco para essas doenças, início agudo, importantes alterações do equilíbrio, perda da coordenação dos membros	Ataxia de tronco ou ataxia de membros ou ambas	Controle da fonte de êmbolos, de fatores de risco, treinamento da marcha e do equilíbrio

Adaptado de Baloh, 1998.

gridem rapidamente e acometem o outro ouvido. Não há testes laboratoriais específicos para o diagnóstico da síndrome.

A fístula perilinfa é conseqüência da ruptura das membranas do labirinto, geralmente na janela oval ou redonda.

A enxaqueca é causa freqüente de vertigem, principalmente em adolescentes do sexo feminino próximo à época da menstruação. A vertigem pode aparecer antes do aparecimento da enxaqueca nessas pacientes. Na enxaqueca basilar, outras alterações do exame neurológico como diplopia, disartria, perda visual ou ataxia podem estar presentes.

A insuficiência vertebrobasilar, na forma de episódios isquêmicos transitórios, pode manifestar-se inicialmente como um quadro de vertigem e deve ser suspeitada em pacientes com múltiplos fatores de risco para doença cerebrovascular. O quadro 29.4 mostra as principais causas de vertigem recorrente.

Vertigem postural – é uma excitação transitória do sistema vestibular desencadeada por mudança de posição. É em conseqüência a alterações dos receptores sensitivos do labirinto ou a alterações das suas conexões nos núcleos vestibulares e no cerebelo. Presença de restos celulares dentro dos canais semicirculares podem desencadear quadros de vertigem postural.

Uma história clínica detalhada permite a diferenciação entre um episódio de vertigem posicional e episódios espontâneos de vertigem. A vertigem posicional geralmente é benigna.

Vertigem postural benigna (VPB) – é o tipo mais freqüente de vertigem em adultos, predominando a partir da sexta e sétima décadas, mas pode ocorrer em qual-

quer idade. Os sintomas são relatados quando o paciente se deita e gira a cabeça ou quando já se encontra deitado e muda de posição no leito. Os episódios de vertigem são rápidos (geralmente com duração inferior a 1 minuto) e sempre desencadeados por movimentos da cabeça. Tipicamente, nesse caso, não há queixa de zumbido ou hipoacusia. O exame clínico revela a presença de nistagmo espontâneo ou desencadeado pela manobra de Barany, com características periféricas com ausência de outras alterações otoneurológicas. Geralmente, tem curso autolimitado, porém, excepcionalmente, pode durar até semanas ou meses.

A VPB é mais comum em mulheres do que em homens e geralmente é em conseqüência do movimento livre de cristais de carbonato de cálcio que se formam no canal posterior. Os movimentos da cabeça para trás e para o lado no plano do canal posterior provocam a movimentação dos cristais para longe da ampola do canal semicircular. O movimento dos cristais dentro do canal estreito desencadeia o quadro clínico da VPB. A duração da vertigem é curta (em torno de 30 segundos). A latência para o aparecimento do nistagmo é em conseqüência da inércia dos cristais para iniciar o movimento.

Embora este livro não tenha por objetivo discutir tratamento, a figura 29.2 mostra a manobra de Siment, que tem como objetivo a movimentação dos cristais dentro do canal semicircular, fazendo com que eles saiam do canal.

Vertigem postural central – várias lesões centrais podem causar esse tipo de vertigem. Entretanto, o paciente com esse tipo de quadro apresenta outras alterações neurológicas. As doenças que mais freqüente-

Quadro 29.4 – Principais causas de vertigem recorrente.

	História clínica (além de vertigem, náuseas e vômitos)	Exame clínico (entre as crises)	Tratamento além do sintomático
Doença de Ménière	Alterações flutuantes da acuidade auditiva, sensação de ouvido sob alta pressão, zumbidos, quedas	Deficiência da acuidade auditiva para sons de baixa freqüência (unilateral em grande parte dos casos)	Dieta pobre em sal, diuréticos, cirurgia
Doenças auto-imunes do ouvido	Alterações flutuantes ou lentamente progressivas da acuidade auditiva associadas a sintomas sistêmicos de doença auto-imune	Perda da acuidade auditiva (na maior parte das vezes bilateral), ceratite intersticial, artrites, "rash" cutâneo	Corticosteróides em altas doses
Fístula perilinfa	Perda auditiva, zumbidos após traumatismos, barotraumatismos, tosse, espirros	Sinal da fístula positiva (nistagmo induzido por alterações na pressão do canal auditivo externo)	Repouso
Enxaqueca	Cefaléia com aura visual, dor unilateral latejante, que piora com a movimentação da cabeça, com foto e fonofobia	Sem alterações	Drogas profiláticas
Insuficiência vertebrobasilar	Perda visual, diplopia, ataxia, disartria, parestesias, fraqueza	Sem alterações na grande maioria dos casos	Drogas antiagregantes plaquetárias

Adaptado de Baloh, 1998.

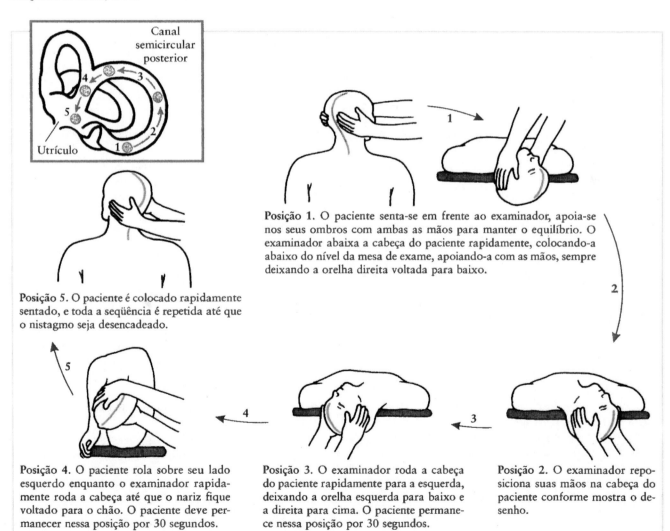

Figura 29.2 – Manobra de Siment para reversão dos quadros de VPB. (Adaptado de Baloh, 1998.)

mente causam esse tipo de sintomatologia são malformações, esclerose múltipla e tumores do tronco cerebral ou do cerebelo. O nistagmo geralmente é vertical e não se esgota.

É interessante, também, conceituar cinetose, a qual não é uma doença, mas uma condição que aparece em pessoas normais quando expostas a situações análogas a estar no mar agitado. Entretanto, pode ocorrer também em viagens aéreas ou de carro, principalmente em estradas com muitas curvas. Os sintomas clínicos mais freqüentes são mal-estar, tonturas, náuseas, hiperventilação, cefaléia. É muito freqüente em crianças. Normalmente, a vertigem não faz parte do quadro.

SÍNCOPE E QUASE-SÍNCOPE

Síncope é uma perda súbita de consciência de curta duração (segundos a minutos) acompanhada de perda do tônus motor.

A quase-síncope é uma sensação iminente de perda de consciência que acaba não acontecendo. Pode ser o pródromo de uma síncope real.

A perda de consciência na síncope implica que algumas estruturas do tronco cerebral deixaram de ser irrigadas.

O diagnóstico diferencial das síncopes inclui cinco grandes grupos de causas: hipotensão arterial, doença cardíaca, alterações metabólicas, doenças neurológicas e distúrbios psiquiátricos. Dados de freqüência das várias causas indicam que 20 a 50% das síncopes são por hipotensões; 10 a 25%, por doenças cardíacas; e menos de 5%, devidas a alterações metabólicas, a mesma porcentagem para doenças neurológicas; e aproximadamente em 30% dos casos a causa é psiquiátrica.

Das causas de hipotensão, a mais freqüente é a síncope vasovagal, geralmente secundária a um episódio de estresse. Hiperventilação é uma das causas mais freqüentes de tontura associada com outros sintomas ansiosos, como palpitações, tremores, formigamentos. Distúrbios psiquiátricos como o transtorno do pânico e os outros transtornos ansiosos e depressivos podem ser causa freqüente de quadros sincopais.

O quadro 29.5 mostra as causas mais freqüentes de síncope ou quase-síncope.

Para o estabelecimento da causa do episódio sincopal, a história é fundamental, tanto da pessoa como de quem presenciou o episódio. Devem ser feitas perguntas sobre o estresse a que o paciente estava submetido antes do episódio (sugere síncope vasovagal ou distúrbios psiquiátricos), se foi associado ao exercício (estenose aórtica, cardiomiopatia hipertrófica, arritmias e hipertensão pulmonar) ou aos esforços (micção, tosse, evacuação, geralmente desencadeando a síncope pela diminuição do retorno venoso secundária à manobra de Valsalva).

Episódios sincopais são mais freqüentes em pacientes na posição em pé. É extremamente importante per-

guntar sobre o uso de medicações que podem estar associadas ao quadro e estar causando hipotensão postural.

O exame clínico desses pacientes pode sugerir a causa da síncope, o qual deve incluir a medida da pressão arterial (após 5 minutos de repouso em decúbito dorsal horizontal e após 2 minutos em pé) e um exame clínico completo. Um breve exame neurológico pode auxiliar na definição da etiologia do quadro.

INVESTIGAÇÃO DIAGNÓSTICA

Inclui um eletrocardiograma e exames mais sofisticados, como a monitorização com o Holter para verificação de arritmias por um período maior de tempo. As outras opções de testes diagnósticos serão discutidas no capítulo "Palpitação".

ALGUMAS CAUSAS FREQÜENTES DE SÍNCOPE

Síncope vasovagal – é extremamente comum, mesmo entre pessoas jovens (desmaio). Está associada a situações de estresse como fadiga, ansiedade ou dor. O mecanismo fisiopatológico é a liberação de catecolaminas aumentando a intensidade das contrações cardíacas, acarretando conseqüentemente aumento da atividade parassimpática e diminuição do tônus simpático com bradicardia e/ou hipotensão. Acontece, com maior freqüência, em pacientes em pé, e a recuperação da consciência é imediata após a queda. Antes da queda ocorre palidez, taquicardia e sudorese de extremidades.

Hipotensão postural do idoso – indivíduos idosos podem apresentar hipotensão postural em até 10% dos casos. Isso costuma ocorrer após as refeições, mesmo em pacientes sentados. É importante, nesses casos, verificar a associação com drogas que podem causar hipotensão.

Síndrome da hipersensibilidade do seio carotídeo – é uma situação relativamente comum em indivíduos idosos do sexo masculino que apresentam insuficiência coronariana e/ou hipertensão. Pode ser exacerbada por golas ou colarinhos apertados, colares, mudanças de posição da cabeça. É causa pouco freqüente e também pouco discutida de síncope e em conseqüência da estimulação de barorreceptores do seio carotídeo, levando a um aumento da atividade vagal, com bradicardia e/ou relaxamento do tônus simpático com hipotensão.

QUADROS DE DESEQUILÍBRIO

Algumas causas de tonturas persistentes são de difícil classificação como quadros sincopais ou vertiginosos. Em muitos desses casos, há alteração primária do equilíbrio, que pode ser em conseqüência de alterações cerebelares, deficiências sensoriais múltiplas (visuais, auditivas, proprioceptivas), dores em articulações de sustentação, fraqueza muscular decorrente de seqüelas motoras (acidente vascular cerebral ou imobilização prolongada).

Quadro 29.5 – Causas mais freqüentes de episódios sincopais ou de quase-síncopes por grandes grupos de alterações.

HIPOTENSÃO	DOENÇA CARDÍACA

Síncope vasovagal ou neurocardiogênica
Drogas vasodilatadoras
  Inibidores da enzima de conversão
  Bloqueadores de canal de cálcio
  Nitratos
  Drogas anti-hipertensivas vasodilatadoras
Drogas que alteram a função autonômica
  Anti-hipertensivos com ação simpatolítica
  Neurolépticos
  Tricíclicos e inibidores da monoaminoxidase
  Levodopa
  Colinérgicos
	Arritmias (bloqueios cardíacos, bradi ou taquiarritmias)
	Síndromes obstrutivas
	  Estenose aórtica
	  Estenose subaórtica hipertrófica idiopática
	  Dissecção de aorta
	  Mixoma atrial
	Infarto agudo do miocárdio
	Prolapso de válvula mitral
	Doença cardíaca congênita cianótica
	Tamponamento cardíaco

Neuropatia autonômica
  Neuropatia periférica
  Pós-simpatectomia
  "Tabes dorsalis" e "pseudotabes" diabética
  Doença de Parkinson
	ALTERAÇÕES METABÓLICAS

Diminuição do volume sangüíneo
  Hemorragia
  Deficiência de água e sal
  Jejum
  Insuficiência adrenal
  Hipoalbuminemia
	Hiponatremia, hipocalemia ou hipocalcemia
	Hipo ou hiperglicemia
	Hipocapnia (hiperventilação)
	Hipóxia
	  Anemia
	  Obstrução de vias aéreas
	  Monóxido de carbono
	  Mudança para maiores altitudes
	Hiperviscosidade
	Abuso de drogas (sedativos e álcool)

Estase venosa
  Imobilização prolongada em pé
  Varizes importantes de membros inferiores
  Gravidez no terceiro trimestre
  Pós-exercício
	DOENÇAS NEUROLÓGICAS

Mobilização após repouso no leito
Ortostase da idade
Manobra de Valsalva
  Tosse
  Micção
  Evacuação com esforço
Comprometimento do fluxo cerebral por osteoartrose cervical ou síndrome do roubo da subclávia
Hipersensibilidade do seio carotídeo
Embolia pulmonar
	Epilepsia
	Hemorragia subaracnóidea
	Embolia ou trombose cerebral
	Enxaqueca
	Aumento agudo da pressão intracraniana
	  Tumor
	  Traumatismo
	  Obstrução ventricular
	  Encefalopatia hipertensiva
	Compressão de tronco cerebral
	  Fraturas cervicais ou do processo odontóide
	  Metástases
	  Cistos ou anomalias da fossa posterior
	Platibasia

	DISTÚRBIOS PSIQUIÁTRICOS
	Transtorno do pânico Depressão maior Transtornos somatoformes Transtorno da ansiedade generalizado

Adaptado de Lee, Killip e Plum, 1971.

BIBLIOGRAFIA

BALOH RW – Vertigo. *Lancet,* **352**:1841, 1998.

BASS EB, LEWIS RF – Dizziness, vertigo, motion sickness, near syncope, syncope and disequilibrium. **In:** Barker LR, Burton & Zieve PDZ. *Principles of Ambulatory Medicine.* Baltimore, Williams & Wilkins, 1995, p. 1198.

FURMAN JM, CASS SP – Benign paroxysmal vertigo. *N Engl J Med,* **341**:1590, 1999.

KAPOOR WN – Evaluation and management of the patient with syncope. *JAMA,* **268**:2553, 1992.

LEE JE, KILLIP T, PLUM F – Episodic unconsciouness. **In:** Baron JA (ed.). *Diagnostic Approaches to Presenting Syndromes.* Baltimore, Williams & Wilkins, 1971.

30. Emagrecimento

Jorge Mattar Jr.

A maioria dos indivíduos adultos mantém seu peso corpóreo dentro de uma estreita faixa, variando de 0,5 a 1kg por ano, em torno de 1 milhão de quilocalorias anuais. Esse equilíbrio é mantido graças à capacidade de regulação da ingestão alimentar que se dá por meio dos mecanismos de apetite e saciedade. Por meio de uma maior ou menor ingestão de alimentos, e portanto de energia, o organismo mantém a igualdade, durante determinado período, entre aquisição e gasto energético. Isso pode ser representado pela equação do balanço energético: consumo energético = aquisição de energia (ingestão de alimentos).

O consumo energético diário pode ser dividido em três componentes: taxa metabólica em repouso (TMR), efeito térmico dos alimentos (ETA) e taxa de atividade física (TAF).

A taxa metabólica em repouso é a energia consumida estando o indivíduo em repouso e em jejum. Essa parcela do gasto energético corresponde à energia necessária para manter a temperatura corpórea dentro dos limites normais e os sistemas integrados do organismo, quando em repouso. Ela corresponde a cerca de 60 a 70% do total do gasto energético em indivíduos sedentários.

O efeito térmico dos alimentos corresponde ao acréscimo que se observa na TMR após uma refeição, o qual é resultante da energia gerada pelo metabolismo dos alimentos. O ETA equivale a apenas 5 a 15% do gasto calórico diário, porém, constitui-se na principal forma de termogênese.

O terceiro componente do consumo energético refere-se àquele relacionado à atividade física, correspondendo a cerca de 20 a 30% do total em indivíduos sedentários, podendo, porém, variar de acordo com o estilo de vida e trabalho e com a prática de exercícios físicos.

Esquematicamente podemos assim representar o consumo energético diário:

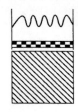

TAF – 20-30%
ETA – 5-15%
TMR – 60-70%

O outro braço da equação refere-se à aquisição de energia que se dá por meio da ingestão de alimentos, sendo controlada pelo apetite, este entendido como o impulso para o consumo de alimentos, e pela saciedade, esta entendida como o estado resultante de eventos pós-consumo alimentar, a qual suprime o apetite e garante sua inibição por determinado período.

A alternância entre apetite e saciedade parece ser resultado de eventos psicológicos e comportamentais (sensação de fome e sensações hedônicas relacionadas ao comer que resultam em refeições e lanches), de eventos fisiológicos e metabólicos que se seguem à ingestão dos alimentos, como liberação de peptídios (colecistoquinina, peptídios intestinais, enterostatina), liberação de hormônios (insulina pelo pâncreas e leptina pelo tecido adiposo) e impulsos aferentes vagais e também da interação desses eventos no hipotálamo (centroventromedial e centroventrolateral) por meio da ação de vários neurotransmissores e neuromoduladores.

Sendo o peso corpóreo mantido pela equivalência desses mecanismos (consumo e aquisição de energia), o emagrecimento pode então ser entendido como resultado de um desequilíbrio energético por aumento do consumo, diminuição da aquisição ou ambos.

Costuma-se definir como emagrecimento na prática médica a perda de pelo menos 5% do peso corpóreo nos últimos seis meses ou mais de 10% no último ano.

Perdas de peso de até 5 a 10% são geralmente bem toleradas, sem conseqüências maiores para os diversos sistemas e aparelhos; perdas maiores, porém, implicam inúmeras alterações devido à desnutrição calórico-protéica resultante, como, por exemplo, débito cardíaco diminuído, menor função pulmonar em conseqüência da perda de massa e força muscular, atrofia da mucosa e perda das vilosidades intestinais, diminuição da massa hepática com depleção de glicogênio, gordura e proteína, alteração da capacidade de concentração renal, diminuição da imunidade celular e humonal, diminuição de hormônios gonadais, bem como de hormônios tireoideanos. Quanto a estes últimos, há uma menor conversão periférica de T_4 em T_3, com aumento da conversão para T_3 reverso, forma pouco ativa do hormônio tireoideano, que leva a uma diminuição da taxa metabólica de repouso na tentativa de poupar energia.

O conhecimento dessas alterações torna compreensível a observação de que pacientes, principalmente idosos, com baixo peso corpóreo ou com perda de peso involuntária significativa apresentam maior morbidade e mortalidade. Da mesma forma, verificou-se que os portadores de neoplasias evoluem clinicamente de uma maneira pior e respondem menos à quimioterapia quando apresentam perda de peso importante. Essa pior resposta à terapêutica é explicada pela menor atividade do tumor em razão da menor taxa metabólica desses pacientes (como vimos anteriormente), o que torna as células tumorais menos vulneráveis à ação das drogas antineoplásicas. Também entre os portadores de AIDS constata-se pior prognóstico e maior mortalidade naqueles com maior perda de peso e, portanto, maior grau de desnutrição calórico-protéica.

A maior parte dos pacientes que apresentam alguma perda de peso não se constitui em problema diagnóstico, uma vez que o emagrecimento, nessas situações, faz parte de um contexto maior de sinais e sintomas que facilmente direciona a investigação de forma lógica e coerente com o raciocínio clínico. Eventualmente, porém, deparamo-nos com um paciente cuja queixa principal, e às vezes única, é o emagrecimento. Trata-se de situação em que toda a perspicácia, experiência e conhecimento do médico são postos à prova, pois as possibilidades diagnósticas são inúmeras, como veremos adiante. Acrescente-se a ansiedade do paciente, geralmente temeroso de que o emagrecimento possa ser conseqüência de uma doença grave, e teremos o quadro ainda mais intrincado. Daí a importância de se conhecerem as causas de emagrecimento mais comuns e de se terem claras estratégias de investigação que sejam eficientes sem serem onerosas.

As causas de emagrecimento são inúmeras e para entendê-las de forma mais ordenada podemos recorrer novamente à fórmula do balanço energético. Isso significa dizer que qualquer que seja a causa haverá sempre uma menor aquisição ou um maior consumo energético. Por isso, a maioria dos autores relaciona o emagrecimento a uma menor ingestão calórica ou ao aumento no metabolismo energético ou à perda de calorias na urina ou fezes.

Repensando essa classificação e ampliando um pouco a forma de compreender as causas de emagrecimento podemos, de forma lógica e seqüencial, dividi-las em quatro grupos:

1. menor ingestão calórica;
2. ingestão normal com deficiência de absorção;
3. ingestão e absorção normais com aumento de metabolismo energético;
4. ingestão, absorção e metabolismo energético normais com perda de calorias na urina ou fezes.

É importante ressaltar que, freqüentemente, coexiste, no mesmo paciente, mais de uma causa, embora sempre haja a preponderância de um dos mecanismos.

As situações referentes aos itens 2, 3 e 4 são minoria na prática médica e geralmente não acarretam dificuldades de ordem diagnóstica. Assim é que os pacientes que apresentam ingestão alimentar normal porém com deficiência de absorção (item 2) apresentam, quase sempre, concomitantemente à queixa de perda de peso, relato de diarréia. Poucas são as exceções em que, mesmo sendo portador de síndrome de má absorção, o paciente não apresentará aumento do número de evacuações, nem fezes francamente diarréicas; nesses casos, porém, o paciente, se inquirido adequadamente, relatará alteração no aspecto das fezes que, em razão do elevado conteúdo de gorduras não-absorvidas, tornam-se mais amolecidas e mais volumosas, além de propiciarem a observação de gotas de gordura no vaso sanitário.

Da mesma forma, os pacientes com ingestão e absorção normais, porém com metabolismo energético alterado (item 3), apresentarão sintomas nítidos de hipertireoidismo (nervosismo, insônia, palpitação, tremor, sudorese, aumento do número de evacuações, intolerância ao calor etc.) ou de feocromocitoma (doença menos freqüente, caracterizada pelo aumento da síntese e secreção de catecolaminas, acarretando crises de cefaléia, palidez cutânea, palpitação e tremor). São situações em que, em razão do aumento dos níveis séricos desses hormônios, há elevação da TMR. O emagrecimento dá-se, fundamentalmente, devido a esse aumento da TMR, já que a ingestão costuma se manter normal ou pode até mesmo aumentar. Exceção à regra são os casos de hipertireoidismo apatético, geralmente em idosos, em que o paciente, como o próprio nome indica, torna-se menos ativo e costuma apresentar anorexia ao invés de hiperfagia.

Outras situações existem em que o consumo energético se eleva, mas, sendo a anorexia a causa principal do emagrecimento, há uma soma desses fatores. São portadores de doenças febris, infecções graves, doenças inflamatórias, neoplasias, traumatismos, queimaduras ou pacientes submetidos a cirurgia ou ainda em uso de certos medicamentos. Também, devemos lembrar que a agitação psicomotora de doentes mentais e o tremor, como na doença de Parkinson, resultam em considerável gasto energético, colaborando para eventual perda de peso nesses pacientes.

Quanto aos pacientes com ingestão, absorção e metabolismo energético normais, com perda de calorias nas fezes ou urina, podemos citar aqueles com glicosúria (*diabetes mellitus*, glicosúria renal) ou com proteinúria maciça (síndrome nefrótica), lembrando que o diagnóstico, em função dos sinais e sintomas que acompanham o emagrecimento, não é difícil. Situação mais rara é aquela do paciente que perde proteína pelas fezes (creatorréia) e apresenta, geralmente, perda de peso e hipoalbuminemia. São as chamadas enteropatias perdedoras de proteínas, bem caracterizadas por meio de exame com radioisótopos: administra-se albumina marcada por via intravenosa e recupera-se parte considerável dela nas fezes. Cabe aqui ressaltar que, se analisarmos de forma mais detalhada as alterações metabólicas do diabético, também poderíamos classificá-lo conforme o item 3, já que existe menor metabolização da glicose que propicia a hiperglicemia e a conseqüente glicosúria; em outras palavras, há alteração fundamental no metabolistmo que acarreta a perda de energia (glicose) pela urina.

A menor ingestão calórica (item 1), principal causa de emagrecimento, está relacionada, na maioria dos pacientes, à anorexia causada por doenças orgânicas ou psiquiátricas, bem como a náuseas, vômitos, disfagia, dor, obstrução intestinal, má dentição e alcoolismo. Um número não desprezível de pacientes, principalmente idosos, apresenta uma menor ingestão alimentar em razão de fatores familiares, sociais e econômicos que se somam a dificuldades e limitações próprias dessa faixa etária, fazendo que a investigação desse grupo mereça uma atenção especial. Vários estudos chamam a atenção para o fato de que o paciente idoso apresenta, habitualmente, uma diminuição das sensibilidades olfatória e gustativa que ocorre com o avanço da idade, o que levaria a uma menor atração pelos alimentos; outras causas possíveis de distorção da sensibilidade gustativa seria uma eventual higiene inadequada de próteses dentárias ou o uso contínuo de determinados medicamentos; estes últimos podem interferir não só no paladar, mas também no apetite. Próteses mal ajustadas fazem com que haja dificuldade para mastigar e deglutir. Limitações de ordem econômica, familiar, física ou psíquica como conseqüência de doenças comuns nessa faixa etária também costumam colaborar para uma maior dificuldade de acesso aos alimentos e o seu manuseio, acarretando, portanto, uma menor ingestão calórica. Entre as limitações físicas e psíquicas podemos citar seqüelas de acidente vascular cerebral (que também podem causar disfagia), deficiência visual, tremor (como na doença de Parkinson), depressão e até mesmo quadro demencial. Este último, com o avançar do tempo, acaba por acarretar distúrbios do apetite até chegar ao não reconhecimento da necessidade de comer; são situações difíceis, que demandam muito cuidado para com o paciente, uma vez que este, freqüentemente, se nega a abrir a boca ou cospe o alimento em vez de ingeri-lo.

Robbins, um autor de língua inglesa, elaborou uma regra mnemônica para as causas mais freqüentes de emagrecimento entre pacientes idosos; é a regra dos nove "des": "dentição, disgeusia (alteração do gosto), disfagia, diarréia, doença, depressão, demência, disfunção e drogas". O autor usou o termo disfunção ("dysfunction") referindo-se a fatores socioeconômicos, como falta de recursos financeiros e de locomoção, que impedem o acesso ao alimento. Em razão de, freqüentemente, não se chegar a uma conclusão quanto à causa de emagrecimento em idosos, Wise e Craig propuseram um décimo "de": "don't know" (não sabemos).

Em alguns estudos, a causa mais comum de emagrecimento, devido à menor ingestão, é a neoplasia, mais freqüentemente do aparelho digestivo e também de pulmão, rins, ovários e próstata, ou linfoma e leucemia. Em outros estudos, as causas mais comuns de emagrecimento são doenças orgânicas que não-neoplasias como, por exemplo, infecções (tuberculose, endocardite infecciosa, infecções fúngicas, AIDS etc.), insuficiência cardíaca (geralmente classe funcional III ou IV), doença pulmonar crônica avançada, insuficiência renal, colagenoses (artrite reumatóide, lúpus eritematoso sistêmico, esclerodermia etc.), doenças endócrinas e metabólicas e doenças neurológicas.

Na insuficiência cardíaca, além da inapetência que costuma ocorrer nos estágios mais avançados, devemos lembrar que esses pacientes são submetidos a dieta com pouco sal, o que pode tornar o alimento menos atraente.

Na doença respiratória avançada, o paciente pode sentir dispnéia sempre que se alimenta, o que acaba fazendo com que ele limite a ingestão; ao mesmo tempo, apresenta maior demanda energética em razão do uso da musculatura respiratória acessória, o que aumenta a deficiência calórica.

Nas fases ativas das doenças do tecido conjuntivo, como artrite reumatóide e lúpus eritematoso sistêmico, pode haver, além da anorexia, mal-estar e náuseas, que diminuem ainda mais a ingestão alimentar. Na esclerodermia, pode haver também disfagia.

Entre as doenças endócrinas que acarretam emagrecimento devido à menor ingestão, vale lembrar, além do hipertireoidismo já citado (casos de hipertireoidismo apatético), o hipotireoidismo, a insuficiência adrenal primária ou secundária e o hiperparatireoidismo. Embora o hipotireoidismo freqüentemente seja associado a possível ganho de peso, na realidade esse, quando ocorre, é de pequena monta, sendo que, eventualmente, pode ocorrer anorexia com perda de peso, principalmente em idosos.

Entre as doenças neurológicas que freqüentemente podem acarretar emagrecimento, podemos citar a demência, a doença de Parkinson e a seqüela de acidente vascular cerebral. No caso da demência, já citada anteriormente, a perda de peso pode ser a primeira manifestação percebida da doença; nesses pacientes, além da menor ingestão alimentar, pode ocorrer também aumento da necessidade calórica devido à agitação psicomotora. Da mesma forma, nos pacientes com doença de Parkinson, além de menor ingestão por dificuldades de deglutição, pode haver aumento do gasto energético em razão do tremor contínuo. Nos pacientes acometidos de acidente vascular cerebral, o emagrecimento pode ser conseqüência de menor ingestão devido à disfagia e, às vezes, à anorexia em conseqüência de depressão.

Outro grupo, numericamente expressivo, de pacientes com emagrecimento devido à menor ingestão alimentar é aquele formado por pacientes com doenças psiquiátricas, sendo as mais comuns a depressão, os distúrbios de ansiedade, a esquizofrenia e a anorexia nervosa. Esses pacientes, na maioria das vezes, apresentam vários sintomas, além do emagrecimento, que facilitam a suspeita diagnóstica quanto à doença mental. Em alguns casos, porém, o emagrecimento pode ser a única alteração notada, o que exige do clínico uma alta dose de perspicácia para não enveredar por uma investigação exaustiva, desnecessária e infrutífera.

Entre outras causas de emagrecimento por transtornos mentais, podemos citar o alcoolismo, que pode ou não estar associado à depressão; nesses casos, o diagnóstico é geralmente difícil, sendo comum haver apenas queixas de anorexia e perda de peso.

Alguns pacientes idosos diminuem a ingestão alimentar de forma deliberada com o intuito de recuperar a atenção das outras pessoas que julgam ter perdido.

Outros pacientes, como os portadores de anorexia nervosa, desenvolvem atitudes bizarras em relação aos alimentos e à alimentação, mas, na realidade, não são inapetentes, sendo, portanto, completamente inadequado o termo "anorexia nervosa". Na maioria dos casos são adolescentes, do sexo feminino, que apresentam distúrbios da auto-imagem e, por isso, sentem-se obesos mesmo quando bastante emagrecidos.

Wise e Craig revisaram a literatura médica e encontraram apenas cinco grandes estudos sobre as causas de emagrecimento no período entre 1981 e 1996. Em apenas um desses estudos as causas psíquicas eram maioria. Nos outros quatro estudos, a maioria das causas de emagrecimento era doença orgânica, sendo que, em apenas um, havia preponderância de neoplasias. Chama a atenção em todos os cinco estudos o número relativamente elevado de causas não-determinadas de emagrecimento, variando de 10 a 26% do total de pacientes. Na tabela 30.1 reproduzimos os dados desses estudos.

Tabela 30.1 – Resumo dos estudos avaliando causas de emagrecimento.

Estudo	Causa (% de pacientes)*			
	Câncer	Orgânica não-neoplásica	Psiquiátrica	Desconhecida
Marton et al.	20	50	9	26
Rabinovitz et al.	36	30	10	23
Thompson and Morris	16	40	20	24
Leduc et al.	1	28	60	11
Huerta e Viniegra	10	38	42	10

* As porcentagens podem exceder 100% devido a causas concomitantes.

A investigação clínica do paciente que apresenta emagrecimento deve ser precedida, sempre que possível, por uma confirmação da perda de peso, uma vez que, em alguns casos, tal queixa não se confirma.

A avaliação deve começar por uma história que leve em conta não só os sintomas que o paciente apresenta, mas também valorizar os antecedentes médicos e cirúrgicos, os hábitos, o uso crônico de medicamentos que podem interferir no apetite, a história psicossocial (principalmente em pacientes idosos) e um interrogatório exaustivo sobre os diversos aparelhos.

O exame clínico deve ser minucioso. A palpação das cadeias ganglionares deve ser feita de forma detalhada; da mesma forma, o exame pulmonar, cardíaco e do abdome deve ser feito com muita atenção, pois qualquer alteração pode ser a pista para se chegar ao diagnóstico. Assim, a procura de visceromegalia ou massa no abdome deve ser exaustiva. A palpação da mama e o exame da genitália, do reto e da próstata devem ser feitos sistematicamente nesses pacientes.

Quando a história e o exame clínico feitos de forma adequada não fornecerem pistas que orientem a investigação da possível causa do emagrecimento, alguns exames devem sempre ser solicitados, como hemograma completo, velocidade de hemossedimentação, glicemia, testes de função renal, dosagem de enzimas hepáticas, eletrólitos, incluindo cálcio e fósforo, eletroforese de proteínas, dosagem de hormônio tireoestimulante (TSH), sorologia para HIV, exame de urina, radiografia do tórax e ultra-sonografia do abdome.

Se os resultados desses exames forem normais, a atitude médica recomendável é seguir as orientações da Sociedade Americana de Câncer quanto a rastreamento de neoplasias segundo a faixa etária. Embora essas recomendações tenham sido desenvolvidas para rastreamento em pessoas assintomáticas, elas são custo-efetivas e poderiam servir de base para uma pesquisa da possível causa do emagrecimento. Esses exames são: pesquisa de sangue oculto nas fezes e retossignoidoscopia (ou colonoscopia), além da mamografia e Papanicolaou para mulheres, e PSA (antígeno prostático específico) para homens, lembrando que essa dosagem ainda é motivo de controvérsia. A dosagem de outros marcadores tumorais, como antígeno carcinoembriônico (CEA), alfa-fetoproteína e CA-125, raramente auxilia nessas situações; são dosagens que se prestam mais ao seguimento de pacientes com neoplasias já diagnosticadas e em tratamento. A dosagem do PSA é controversa, não sendo obrigatória.

Se, também, esses exames resultarem normais, é preferível que se observe o paciente durante certo período a fazer uma investigação maior e às cegas; essa conduta é plenamente justificável porque, muito raramente, uma doença orgânica é encontrada em um paciente com emagrecimento, mas que apresenta exame clínico e os exames anteriormente citados normais. Nesse momento da investigação é mais produtivo uma análise detalhada da alimentação, bem como reavaliação psicossocial e até mesmo psiquiátrica.

O aprofundamento da investigação à custa de recursos, como tomografia computadorizada, ressonância magnética, cintilografias ou exames sorológicos, eleva exageradamente os custos, sem benefícios que os justifiquem na imensa maioria desses casos.

Nos casos em que não foi possível fazer, inicialmente, o diagnóstico da causa do emagrecimento, é mais útil o seguimento clínico cuidadoso, e, com freqüência, durante o acompanhamento desses pacientes, surgem novos sintomas ou sinais que levam ao correto diagnóstico.

BIBLIOGRAFIA

GARFINKEL PE, GARNER DM, KAPLAN AS et al. – Differential diagnosis of emotional disorders that cause weight loss. *Can Med Assoc J*, 129:939, 1983.

MUERS MF, GREEN JH – Weight loss in chronic obstructive pulmonary disease. *Eur Respir J*, 6:729, 1993.

REIFE CM – Involuntary weight loss. *Med Clin North Am*, 79:299, 1995.

ROBBINS LJ – Evaluation of weight loss in the elderly. *Geriatrics*, 44:31, 1989.

WILLIAMS B, WATERS D, PARKER K – Evaluation and treatment of weight loss in adults with HIV disease. *Am Fam Physiciam*, 60:843-54, 857, 1999.

WISE GR, CRAIG D – Evaluation of involuntary weight loss. Where do you start? *Postgrad Med*, 95:143-6, 149, 1994.

31. Obesidade

Regeane T. Cronfli

A sobrevivência da espécie humana até os nossos dias esteve condicionada à sua capacidade de armazenar energia sob a forma de gordura. Se nos reportarmos ao que acontecia na pré-história, quando a dificuldade de obtenção de alimentos, a maior exposição ao frio e a necessidade de movimentação constante para encontrar condições ambientais que permitissem a sobrevivência em situações incomparavelmente menos confortáveis que as atuais, poderemos compreender que tais condições exigiam, de nossos antepassados, grande capacidade de estocar energia e de obter proteção térmica. Para que isso acontecesse, havia em seus organismos um conjunto de mecanismos – como genes e processos enzimáticos que promoviam a adipogênese – facilitadores da obtenção dessa reserva energética e dessa proteção térmica. Como resultado final, ocorria a produção constante de gordura, que também era rapidamente metabolizada para prover as grandes queimas calóricas diárias.

Essa capacidade de armazenar gordura foi essencial para nossos antepassados, que viviam em condições bem diferentes das nossas. Na vigência dos padrões de vida atuais – com oferta excessiva de alimentos, principalmente de alimentos ricos em gorduras, aliada aos confortos crescentes da vida moderna, que tendem a nos tornar mais e mais inativos –, ela se tornou um problema, pois pode nos conduzir à obesidade. Por isso, há quem afirme que a obesidade é uma condição que resulta do conflito entre genes antigos e vida moderna.

DEFINIÇÃO E DIAGNÓSTICO

A definição estrita do que é obesidade e a avaliação de sua grandeza são, talvez, os itens mais teóricos, difíceis e imprecisos no estudo dessa alteração e talvez os menos importantes.

Em teoria, é fácil definir o que é obesidade: um aumento das reservas lipídicas, armazenadas sob a forma de triglicérides no tecido adiposo. Em outras palavras, há obesidade caso o tecido adiposo represente uma fração do peso corpóreo acima do normal.

Contudo, em razão de o peso corpóreo e a quantidade de gordura estarem continuamente se redistribuindo ao longo da vida, o limite preciso entre normalidade e obesidade vem sendo objeto de debate há anos. Além disso, há que se levar em conta o fato de o percentual de tecido adiposo normal em um homem ser diferente do percentual normal em uma mulher. Sabe-se que o tecido adiposo compõe cerca de 10 a 12% da massa corpórea de uma criança normal no momento de seu nascimento. No início da idade adulta, aproximadamente 15 a 18% da massa corpórea dos homens magros é composta por gordura, enquanto para as mulheres esse percentual se eleva para 20 a 25%. Além disso, a porcentagem de gordura presente na massa corpórea geralmente aumenta com a idade, embora isso possa não ser necessário ou desejável. A tabela 31.1 exemplifica a variação do percentual de gordura corpórea em homens e mulheres, de acordo com a idade.

Tabela 31.1 – Variação percentual de gordura corpórea em homens e mulheres de acordo com a idade.

	Relação aproximada entre massa corpórea e tecido adiposo por idade		
	25 anos	40 anos	55 anos
Homens			
Peso (kg)	70	70	70
Tecido adiposo	10,5 (15%)	15,4 (22%)	17,5 (25%)
Mulheres			
Peso (kg)	60	60	60
Tecido adiposo	15 (25%)	19,2 (32%)	23 (38%)

No alto, temos um homem ideal, com 70kg, estudado aos 25, 40 e 55 anos de idade. Abaixo, temos uma mulher ideal, magra, também estudada aos 25, 40 e 55 anos de idade. Note-se que nem o homem nem a mulher estudados ganharam peso com a idade (o que, em si, já é um fato extraordinário em nossos dias). O que podemos ver, pelos dados da tabela 31.1, é que a quantidade de gordura corpórea no homem, inicialmente de 10,5kg ou 15% do peso corpóreo, aumentou com a idade para 22% e 25% (quase duplicou). Ocorre que, embora o percentual normal de gordura em um homem jovem seja em torno de 15 a 18% do peso, se ele permanecer fisicamente não ativo, a massa corpórea magra tende a diminuir e a gordura tende a aumentar. Mesmo sem alterar o peso corpóreo, a massa gordurosa quase duplica. Na mulher ocorre o mesmo fenômeno, apenas relembrando que seu percentual normal de gordura corpórea é maior (em torno de 20 a 25% do peso corpóreo, quando jovem).

Além das diferenças na quantidade de gordura corpórea inerentes ao sexo e à idade, há que se considerar o padrão de distribuição do tecido adiposo por todo o corpo, uma vez que esse padrão pode influenciar nas conseqüências metabólicas da adiposidade excessiva, podendo ser, portanto, um fator mais importante do que a massa total do tecido adiposo.

Uma pessoa com gordura localizada predominantemente na região abdominal encontra-se sob maior risco de apresentar hipertensão arterial, cardiopatia e *diabetes mellitus*, do que outra com maior quantidade de tecido adiposo localizada principalmente na região glútea.

Nos dias de hoje, não há dúvida de que a obesidade é causadora de aumento significativo da morbidade e da mortalidade, porém os limites para que isso aconteça são ainda imprecisos. Pequenos aumentos ou diminuições no peso podem representar grandes pioras ou melhoras no estado geral de um paciente, no seu grau de controle metabólico ou de seus níveis pressóricos, sem que com essas pequenas oscilações de peso ele ultrapasse os limites que mudariam sua classificação, segundo os padrões vigentes, de não-obeso para obeso ou vice-versa.

Há, ainda, os casos de pessoas que não se sentem satisfeitas com seu corpo por terem incorrido em ganho ponderal que as conduziu a um padrão de peso fora de seu padrão habitual. Mesmo que não esteja caracterizada uma quantidade exagerada de tecido adiposo em termos objetivos, deve-se admitir que essas pessoas estejam fora do seu padrão normal e, portanto, devam ser tratadas no sentido de restaurar sua normalidade.

Por tudo mencionado, creio que o leitor pode compreender porque considerei a definição de obesidade como o item mais teórico, impreciso e menos importante no estudo da obesidade. Contudo, temos de definir alguns padrões que distingam o normal do patológico se pretendemos estabelecer um diagnóstico. Nesse sentido é que se formularam algumas definições quantitativas de obesidade, ainda que nem sempre elas possam corresponder a um diagnóstico individual indiscutível de obesidade, sendo muito mais úteis como critérios para se definir a obesidade do ponto de vista populacional.

Entre as definições mais aceitas de obesidade, citam-se as seguintes:

1. Quantidade de gordura corpórea acima de 25% do peso corpóreo total para os homens e acima de 30% para as mulheres

Vários são os métodos que podem ser empregados para a determinação da quantidade de gordura corpórea, sendo os mais consagrados a determinação do peso subaquático, a contagem de potássio 40, a quantificação da água corpórea, o método Tobec e a análise de ativação nêutrica. São métodos para uso essencialmente laboratorial devido à dificuldade e ao alto custo de sua aplicação.

2. Peso relativo superior a 120% do desejável

O conceito de peso relativo foi introduzido a partir da constatação, pelas companhias de seguros, de que a obesidade estava associada a maiores riscos de mortalidade. Baseia-se na divisão do peso do paciente por um peso padronizado relacionado à sua estatura. Os pesos padronizados utilizados com maior freqüência são aqueles publicados pela Metropolitan Life Insurance Company, baseados no peso associado à menor mortalidade em determinada altura e constituição corpórea. Os estudos dos seguros de vida sugerem que a morbimortalidade começa a aumentar significativamente com pesos 20% acima do desejável. Essa experiência tem sido corroborada por várias outras pesquisas epidemiológicas, incluindo-se os estudos de Framingham, da Sociedade Americana de Câncer, e o famoso estudo das enfermeiras (Nurses' Health Study). Contudo, a conveniência da aplicação do parâmetro peso relativo tem sido questionada. O problema é que não se sabe exatamente quanto um paciente obeso deve aproximar-se do peso-padrão ou aceitável, a fim de possibilitar uma redução satisfatória do risco. Um segundo problema é que são necessárias várias tabelas de pesos relativos, não havendo um padrão único para todos os pacientes.

3. Índice de massa corpórea (IMC) superior a 25kg/m²

Esse índice, também conhecido como índice de Quetelet, é o resultado do cálculo da equação em que se divide o peso de um determinado indivíduo em quilogramas pelo quadrado da sua altura em metros (ou seja, $IMC = P/A^2$). Segundo as pesquisas, esse índice se relaciona diretamente com a gordura corpórea, embora seja muito independente da estatura. Alguns autores sugerem que o valor 2 para exponencial não é o melhor valor a ser utilizado, especialmente para as crianças e, possivelmente, também para as mulheres. Contudo, para a maioria dos objetivos clínicos, esse é o valor mais prático, e as pesquisas indicam que as correlações com a gordura corpórea são adequadas. Assim, utilizavam-se valores padronizados idênticos para todos os adultos de ambos os sexos e, de acordo com esse parâmetro, definia-se obesidade como um valor de IMC superior a 30kg/m². Alguns autores, considerando as conclusões das pesquisas epidemiológicas anteriormente citadas, que atribuem um aumento na mortalidade para excessos de peso superiores a 20% do peso desejável, passaram a definir obesidade como um valor de IMC superior a 27kg/m², uma vez que um peso relativo a 120% do desejável corresponde aproximadamente a um IMC dessa ordem. Entretanto, devido a vários estudos mais recentes apontarem para o fato de que um IMC apenas superior a 25kg/m² (portanto, na faixa antigamente considerada como de sobrepeso e não de obesidade) já se faz acompanhar de uma elevação da morbidade e da mortalidade para várias doenças metabólicas e cardiovasculares, levou a Organização Mundial de Saúde (OMS) a considerar o valor de 25 como o marco divisório entre saúde e obesidade (classificação adotada neste livro).

4. Medidas da espessura das pregas cutâneas superiores aos valores normais de tabelas para sexo e idade

A determinação da espessura das pregas cutâneas, obtida por meio de instrumentos especiais (paquímetros construídos para tais fins), pode nos dar uma boa idéia da quantidade de gordura do organismo, uma vez que o valor obtido é, na sua maior parte, reflexo da espessura do tecido adiposo subcutâneo. Por meio de equações de regressão em que se utilizam uma ou mais pregas cutâneas ou a soma de várias delas, pode-se calcular a porcentagem de gordura corpórea. As pregas cutâneas também têm sido utilizadas para determinar a distribuição da gordura, o que também tem importância na morbidade e na mortalidade de uma população. Em pesquisa realizada com americanos e mexicanos, comprovou-se que a relação de circunferências entre a cintura e o quadril (RCQ, discutida adiante) e a relação entre as pregas cutâneas subescapular e tricipital estavam associadas a elevados índices de *diabetes mellitus*, níveis reduzidos de HDL-colesterol e níveis aumentados de triglicérides.

Entre as limitações do método de medida da espessura das pregas cutâneas na avaliação da obesidade, cita-se a dificuldade de uma boa reprodutiblidade (ou seja, várias medições seguidas podem fornecer vários resultados diferentes), sobretudo quando não realizadas por antropometristas experientes ou por um mesmo indivíduo, além do fato de que o método pressupõe uma espessura cutânea constante nas diversas regiões do corpo, o que não foi constatado em estudos realizados em necropsias. Contudo, os dados citados sugerem que essa medida possa ser um indicador valioso para os padrões de distribuição da gordura e dos riscos para a saúde a ela associados.

5. Medidas de circunferências corpóreas superiores aos valores normais de tabelas para sexo e idade

A determinação das circunferências corpóreas por meio de uma fita métrica possui as mesmas vantagens de simplicidade, facilidade e aceitabilidade da medida da espessura das pregas cutâneas, porém parece possuir a vantagem de ser mais precisa e menos sujeita a erros entre examinadores do que esta.

A utilização das medidas de circunferências de vários locais pode ser útil na determinação da gordura corpórea total, porém sua maior utilidade reside na avaliação da distribuição localizada da gordura corpórea. Estudos demonstraram que homens e mulheres com valores elevados da relação das circunferências de cintura e quadril apresentavam maior risco de morte, síncope e miocardiopatia isquêmica, de intolerância à glicose, bem como de níveis mais elevados de pressão arterial e de lípides séricos. Portanto, também é possível caracterizar pacientes obesos com base na relação entre as circunferências do abdome ou cintura e região glútea ou quadris. Uma dessas relações é a RCQ, obtida dividindo-se a medida da cintura pela do quadril. Valores acima de 0,8 para mulheres e 0,9 para homens são associados a maior risco de doenças; a outra pode ser denominada relação abdominoglútea ou RAG (também conhecida por relação andróide-ginecóide). Os pacientes com RAG de valor elevado (por exemplo, acima de 1 para homens e de 0,85 para mulheres) são classificados como obesos abdominais, andróides ou de padrão masculino, enquanto os pacientes com RAG de valor baixo (inferior a 0,85 em homens e a 0,75 em mulheres) são considerados obesos glúteos, ginecóides ou de padrão feminino (Fig. 31.1).

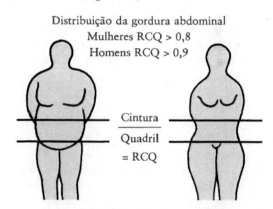

Figura 31.1 – Relação cintura-quadril.

A avaliação da distribuição da gordura por esse método tem sua limitação baseada no fato de que a medida das circunferências do abdome não discrimina o que é gordura intra-abdominal ou visceral (que é a "gordura patológica") da gordura subcutânea do abdome.

Atualmente tem sido proposta a medida da circunferência da cintura como melhor indicador de risco que a RCQ. Segundo Després *et al.*, um valor superior a 0,9m para mulheres e 1m para homens indica acúmulo de gordura visceral que corresponde a uma superfície de pelo menos 130cm² (medida por tomografia computadorizada), valor que é associado a anormalidades metabólicas de risco (síndrome da gordura visceral).

Tabela 31.2 – Estimativa de risco segundo o IMC e a distribuição de gordura (circunferência da cintura em centímetros).

IMC	< 80 (H) ou < 70 (M)	81-100 (H) ou 71-90 (M)	> 100 (H) ou > 90 (M)
20-25	Muto baixo	Baixo	Moderado
25-30	Baixo	Moderado	Elevado
30-35	Moderado	Elevado	Muio elevado
35-40	Elevado	Muito elevado	Muito elevado
> 40	Elevado	Muito elevado	Muito elevado

H = homens; M = mulheres.

O valor de RCQ considerado de risco modifica-se de acordo com o sexo e a idade, exigindo portanto correções, fato que não ocorre com a medida da circunferência da cintura, que se modifica apenas com a idade. Além disso, por se tratar de uma relação, qualquer modificação na circunferência do quadril pode modificar a RCQ, mesmo que não se produzam alterações na gordura intra-abdominal, dando lugar a falsas interpretações. Essas observações enfatizam as vantagens de utilização do perímetro da cintura sobre a RCQ. Como observação contrária, temos que a medida isolada da circunferência da cintura ignora qualquer tipo de relação com o tamanho corpóreo do indivíduo.

Na tabela 31.2 estão citadas as medidas da circunferência da cintura como indicadoras de risco metabólico consideradas pela OMS.

OUTROS MÉTODOS ÚTEIS NA AVALIAÇÃO DA OBESIDADE

Impedância bioelétrica – esse método de avaliação da gordura corpórea consiste na medida da impedância ou resistência do corpo à passagem de uma corrente elétrica através de eletrodos, como os usados para a realização de um eletrocardiograma, colocados sobre a mão e o pé do paciente. Para essa determinação, feita por meio de um aparelho portátil que utiliza correntes de baixíssima magnitude (< 1 miliAmpère), necessita-se de apenas alguns segundos e não exige que o paciente tenha de tirar suas roupas. A impedância bioelétrica baseia-se no princípio de que a resistência é inversamente proporcional à água corpórea total através da qual a corrente percorre. As medidas de impedância têm sido correlacionadas satisfatoriamente com a água corpórea total medida por outros métodos. Esse parece ser o primeiro método simples, reprodutível e portátil para determinar a composição corpórea fora do laboratório.

Densitometria – outro método de avaliação da composição corpórea é a densitometria ou absorviometria fotônica dual corpórea. O cálcio orgânico, assim como os tecidos com e sem gordura, podem ser quantificados, fornecendo a possibilidade de estender e aperfeiçoar o número de compartimentos diversos que podem ser descritos.

Outras técnicas novas – a tomografia computadorizada e a ressonância magnética podem diferenciar os tecidos com dos sem gordura do corpo. Já que essas técnicas visuais produzem dados de áreas localizadas do corpo, elas são mais úteis na quantificação da distribuição regional da gordura do que na determinação da composição corpórea total. Mais especificamente, são de particular utilidade na avaliação da gordura visceral abdominal.

ASPECTOS EPIDEMIOLÓGICOS

Embora se saiba que a obesidade não é um fenômeno recente – sabe-se da existência de indivíduos obesos já na época paleolítica, há mais de 25.000 anos –, sua prevalência nunca tinha atingido proporções tão epidêmicas como as atuais. A prevalência da obesidade vem aumentando em praticamente todos os países em que há acesso fácil a alimentos. Esses aumentos aparentemente guardam relação com as modificações ocorridas em nossa dieta contemporânea, que apresenta uma tendência crescente ao aumento da proporção de gordura, bem como maior ingestão calórica total. Contudo, além do fator dieta, há o papel desempenhado pela urbanização como fator modificador das condições ambientais predisponentes ao desenvolvimento da obesidade.

Na Europa, os dados mais recentes (1988-1995) evidenciam que 10 a 20% dos homens e 10 a 25% das mulheres apresentam IMC $\geq$ 30kg/m².

Nos Estados Unidos, censo recente revelou que 55% da população tem IMC $\geq$ 25kg/m².

E qual é a situação brasileira?

Não é só nos países desenvolvidos que a prevalência da obesidade vem aumentando. Nos chamados países emergentes como o Brasil, o fenômeno do aumento do número de indivíduos obesos é alarmante.

Segundo dados baseados em estudos epidemiológicos realizados em 1974 e 1989, houve marcante tendência de aumento na prevalência da obesidade no Brasil no período estudado. A prevalência encontrada de obesidade em 1989 foi de 32,8%, com as mulheres mostrando maior prevalência de sobrepeso/obesidade que os homens. Entretanto, durante o período estudado, houve um aumento de 56,3% na prevalência de IMC > 25 e de 92% na prevalência de IMC > 30 entre os homens, ao passo que para as mulheres os aumentos foram menos pronunciados: 39,7% para o IMC > 25 e 69,6% para o IMC > 30.

Os dados encontrados apontam para uma grande diferença na prevalência da obesidade de acordo com sexo, região, urbanização e renda, sugerindo a importância dos fatores ambientais no desenvolvimento da obesidade. Embora o padrão encontrado no Brasil, com uma tendência das mulheres à obesidade cerca de 2,5 vezes maior que a dos homens, difira do padrão observado nos países desenvolvidos, parece que o padrão brasileiro está mudando e tornando-se semelhante aos desses outros países, com maior aumento da prevalência da obesidade nos homens do que nas mulheres.

É fácil entender por que o padrão de doenças da população brasileira se deslocou das doenças associadas à desnutrição (tuberculose, doenças parasitárias e avitaminoses) para as doenças metabólicas e vasculares, claramente imbricadas entre si.

A verdade é que o aumento na prevalência da obesidade constitui-se atualmente em motivo de grande preocupação para as entidades governamentais em todo o mundo, quer pelas conhecidas conseqüências à saúde do indivíduo (aumento dos riscos de desenvolver *diabetes mellitus* tipo 2, hipertensão arterial, dislipidemia, infarto do miocárdio, acidente vascular cerebral, entre outras doenças), quer pelo impacto socioeconômico que representa na vida de um país, uma vez que todos os relatórios sobre os custos econômicos da obesidade concordam que, somando-se seus custos diretos e indiretos, ela acarreta de 2 a 7% dos gastos com a saúde na maioria das sociedades.

ETIOPATOGENIA

A obesidade é o resultado da manutenção de um balanço positivo entre a oferta e o gasto calórico e pode ser conseqüente tanto a um aumento da lipogênese quanto a uma diminuição da lipólise.

Oferta calórica – os mecanismos de regulação da ingestão alimentar ainda permanecem pouco compreendidos. Conhecemos duas áreas no hipotálamo que exercem influência na ingestão alimentar: um "centro da fome" localizado no núcleo hipotalâmico ventrolateral e um "centro da saciedade" localizado no núcleo hipotalâmico ventromedial. O "centro da fome" envia estímulos positivos ao córtex cerebral, o que estimula a ingestão alimentar, e o "centro da saciedade" modula esse processo por meio do envio de impulsos inibitórios ao "centro da fome", o que faz com que essa ingestão seja desestimulada.

Há vários processos por meio dos quais esses centros podem ser influenciados. Por exemplo, o "centro da saciedade" pode ser ativado por aumentos da glicemia e/ou da insulinemia que se seguem a uma refeição, uma vez que possui receptores de insulina, sendo, portanto, insulino-sensível. Substâncias químicas liberadas pelos estímulos gástricos ou pelo processamento alimentar no trato gastrintestinal parecem poder atuar como um fator de inibição da ingestão alimentar. Muitas dessas substâncias são neurotransmissores de peptídios e muitos peptídios administrados perifericamente causam alterações do consumo alimentar. Há evidências para um papel endógeno da colecistoquinase (CCK), glucagon pancreático, bombesina e somatostatina. Pesquisas recentes têm confirmado o papel da CCK como hormônio mediador do término da refeição (saciação) e possivelmente da fase inicial da saciedade. Além disso, no decorrer da última década, acumularam-se evidências consideráveis do papel dos sistemas serotoninérgicos no controle do apetite/saciedade.

Há ainda a teoria do chamado mecanismo lipostático ou ponderostático, que admite a existência de substâncias que funcionam como sinais periféricos do apetite/saciedade e acredita-se que circulem no sangue, refletindo o estado de depleção ou repleção de reservas de energia que modulam diretamente os mecanismos cerebrais. Tais substâncias podem incluir a sacietina, adiposina, fator de necrose tumoral (TNFα ou caquetina – assim chamado por acreditar que seja a responsável pela anorexia induzida pelo câncer).

No final de 1995 identificou-se um hormônio protéico codificado pelo gene ob (gene ligado à obesidade em camundongos), denominado ob-proteína ou leptina (do grego *leptos*, que significa delgado), e sabe-se que está centralmente envolvida na regulação do tecido adiposo. A ob-proteína ou leptina é secretada pela célula adiposa em resposta ao aumento da massa gordurosa e age sobre a região ventromedial do hipotálamo, diminuindo a biossíntese e a secreção do neuropeptídio Y (NPY), reconhecido como o mais potente estimulador do apetite. Foram descobertos, também em seres humanos, receptores hipotalâmicos de alta afinidade para a leptina. A expressão do gene ob, o RNAm-ob nos adipócitos e a concentração sérica de leptina são significativamente maiores em pessoas obesas quando comparadas aos níveis encontrados em pessoas com peso normal, sendo maiores nas mulheres obesas do que nos homens obesos e maiores nas mulheres de peso normal do que em homens de peso normal, exibindo uma correlação fortemente positiva com a porcentagem de gordura corpórea, IMC e concentrações basais (de jejum) de insulina. Porém, quando mulheres e homens com porcentagens equivalentes de gordura corpórea foram comparados, não houve diferença entre os sexos. Da mesma forma, quando estatisticamente se controlou o parâmetro "porcentagem de gordura corpórea", os demais parâmetros como IMC, insulinemia de jejum e idade não mostraram efeito independente sobre a concentração sérica de leptina, nem sobre o conteúdo de RNAm-ob dos adipócitos do tecido subcutâneo. Esses resultados sugerem que os adipócitos humanos produzem leptina quando a massa adiposa aumenta e que no indivíduo obeso existe resistência à ação da leptina, de modo que o aumento da massa de tecido adiposo é mantido.

Apesar dessas e de outras tantas hipóteses formuladas na tentativa de explicar o comportamento alimentar, sabe-se que os impulsos dos centros hipotalâmicos para o córtex cerebral são somente um dos estímulos existentes e que fatores de natureza genética, psicológica e social também influenciam a ingestão alimentar. Muitos indivíduos obesos apresentam respostas exageradas a estímulos externos, tais como hora do dia, apelo social e aroma ou paladar da comida, quando comparados a indivíduos de peso normal.

Entretanto, embora a ingestão alimentar excessiva seja a causa mais comum de obesidade, outros fatores podem ter participação nesse processo:

Fatores genéticos – a participação de fatores genéticos é fortemente corroborada por estudos que demonstram haver uma concordância de peso e de IMC entre gêmeos univitelinos, quando comparados a gêmeos bivitelinos, bem como, com esses índices, entre filhos e seus pais verdadeiros *versus* a comparação desses índices no caso de pais adotivos. Além disso, há estudos que demonstram que a probabilidade de ocorrência de obesidade em filhos de pai e mãe obesos encontra-se em torno de 80%; quando apenas um dos pais é obeso, essa probabilidade cai aproximadamente à metade (40%) e, quando nenhum dos pais é obeso, é de apenas 10%. Evidentemente nesses números pode haver a participação de hábitos alimentares errôneos e comuns a uma mesma família; contudo, há estudos de calorimetria que parecem sugerir fortemente a existência de características familiares na termogênese (demonstrando termogênese diminuída em famílias de obesos).

Além disso, deve ser ressaltado o fato de que não só há um forte componente genético para a adiposidade, como também para a distribuição regional de gordura. Dessa maneira, o genótipo de um indivíduo exerce o papel de como ocorrerá sua adaptação a um excesso de oferta energética.

Gasto energético – a variabilidade dos requisitos de energia está relacionada à variabilidade da energia dispendida com os três principais componentes dos gastos diários, ou seja, taxa metabólica basal (ou metabolismo basal), termogênese e atividade física.

A *taxa metabólica basal* (TMB) é a energia gasta por um indivíduo dormindo no leito, em estado de jejum e sob condições ambientais confortáveis. Em outras palavras, a TMB seria a "queima calórica" de um indivíduo apenas para manter suas funções vitais e temperatura corpórea. Na maioria dos adultos sedentários, a TMB contribui para aproximadamente 50 a 70% dos gastos energéticos diários.

O simples ato de acordar determina uma elevação no gasto energético do indivíduo, provavelmente em decorrência de um aumento da atividade simpática – em particular da noradrenalina – no músculo, que o leva a um estado metabólico denominado "metabolis-mo de repouso". Nele, o gasto calórico é de cerca de 3kcal/kg de massa "magra" (basicamente músculos) maior que o metabolismo basal. O metabolismo basal e o de repouso dependem da quantidade de massa "magra", do sexo (é menor no sexo feminino), da idade (a TMB diminui com o avançar da idade) e da genética (responsável por uma variação de até 15%).

A *termogênese* pode ser definida como um aumento no metabolismo de repouso em resposta a um estímulo, que pode ser a ingestão alimentar, o exercício físico, a variação da temperatura externa (o frio aumenta a termogênese), além de sofrer influências de determinados estados psíquicos e drogas. O efeito térmico do alimento ou termogênese dieta-induzida constitui a principal forma de termogênese e contribui para aproximadamente 5 a 15% dos gastos energéticos diários. Ela pode ser dividida em dois componentes: o obrigatório e o facultativo. O primeiro ocorre em conseqüência ao trabalho dispendido pelo organismo na salivação, mastigação, deglutição, digestão e absorção dos nutrientes. O componente facultativo representa o gasto calórico adicional induzido pela composição da dieta.

Finalmente temos a *atividade física*, o componente mais variável do gasto energético diário. Ela também pode ser dividida em dois componentes. O primeiro, chamado atividade física espontânea, corresponde à atividade que responde pelos movimentos involuntários e corriqueiros do cotidiano ("fidgeting"), bem como pela manutenção do tônus muscular. O segundo, a atividade física programada, abrange andar, correr, pular, a realização de ginástica e a prática de esportes em geral. A atividade física pode contribuir para a queima de uma quantidade significativa de calorias em pessoas muito ativas. Contudo, indivíduos adultos sedentários costumam ter uma atividade física que responde por somente 20 a 30% do seu gasto energético total.

Baseados no fato de que alguns indivíduos obesos apresentam tendência a manter peso, mesmo com ofertas calóricas inferiores às de indivíduos com peso corpóreo normal, vários estudos têm sido realizados com o intuito de conhecer melhor a termogênese no indivíduo obeso. Em decorrência disso, temos hoje conhecimento de que a taxa metabólica basal de um indivíduo obeso não é menor do que a de um indivíduo magro, podendo ser na maioria dos casos mais elevada que a destes; o obeso gasta mais calorias do que o não-obeso durante a atividade física; porém, os indivíduos obesos tendem a ser menos ativos, o que pode ser um importante fator contributivo na manutenção do excesso de peso, pois a atividade física claramente modula o balanço calórico global; o gasto energético de um obeso após a ingestão alimentar costuma ser igual ao de um não-obeso, a não ser nos casos em que há resistência à insulina, quando então ocorre diminuição do gasto calórico pós-ingestão; indivíduos obesos submetidos à superalimentação por tempo prolongado não apresentam diminuição na eficiência do aproveitamento energético, como costumam apresentar indivíduos magros. Uma possibilidade para tal fato é de os obesos terem perdido um mecanismo de proteção, ou seja, a dissipação de calor que as pessoas magras possuem quando se submetem a uma alimentação excessiva.

Há certas peculiaridades no metabolismo do obeso que podem ajudar a induzir a obesidade ou sua manutenção, como sugerem alguns estudos. Por exemplo, verificou-se que indivíduos obesos têm a tendência de armazenar carboidratos sob a forma de glicogênio hepático, enquanto pessoas magras costumam converter o carboidrato ingerido em tecido adiposo (gordura). Considerando-se que a transformação de glicose em gordura dissipa 20% da energia ingerida, o indivíduo não-obeso tem nítida vantagem sobre o obeso. Outros estudos interessantes são os que revelam que as células dos obesos contêm menos unidades bombeadoras de sódio do que as células de pessoas de peso normal. Admite-se que o conjunto de células do corpo humano gasta cerca de 40 a 50% do seu consumo de energia apenas no trabalho de trocar o sódio intracelular pelo potássio. Com menor número de unidades sódio-propulsoras, o obeso gastaria menos energia e seria candidato a acumular mais energia sob a forma de gordura.

A hiperinsulinemia encontrada em alguns obesos também poderia ser responsável pela indução e manutenção da obesidade por meio da determinação de uma lipogênese mais eficiente; contudo, não se sabe se ela seria causa ou conseqüência da obesidade, uma vez que o aumento da adiposidade leva à resistência à insulina que, por sua vez, geraria hiperinsulinemia.

Há inúmeros pontos obscuros na etiopatogenia da obesidade. Entretanto, parece-nos lógico admitir que a obesidade possa ter origem multifatorial e que freqüentemente seja o resultado da concomitância de mais de um desses fatores.

AVALIAÇÃO CLÍNICA

Conforme já referido, a determinação exata da quantidade de gordura corpórea exige o emprego de técnicas sofisticadas, segundo métodos bem estabelecidos, em geral indisponíveis na prática clínica diária. Lukaski realizou uma revisão comparativa desses métodos avaliando inclusive seus custos comparativos, resumida na tabela 31.3.

Em função desses dados, entende-se porque os métodos de maior precisão são em geral utilizados apenas em circunstâncias experimentais, sendo praticamente inexequíveis na prática clínica diária. Devido a isso, a determinação exata do peso e da altura do paciente, bem como a medida das circunferências, particularmente a da cintura, são consideradas, até o momento, os dados de maior valor na avaliação rotineira do paciente obeso.

O grau de "peso excessivo" pode ser expresso de várias formas, porém a mais útil é o já citado IMC.

Tabela 31.3 – Custos comparativos dos vários métodos para medir a presença de gorduras corpóreas.

	Custo	Facilidade de aplicação	Precisão	Gordura regional
Peso e estatura	$	Fácil	Grande	Não
Pregas cutâneas	$	Fácil	Pequena	Sim
Circunferências	$	Fácil	Moderada	Sim
Densidade	$$/$$$	Moderada/difícil	Grande	Não
Água	$$	Moderada	Grande	Não
Potássio	$$$	Difícil	Grande	Não
Condutividade	$$$	Moderada	Grande	Não
Impedância bioelétrica	$$	Fácil	Grande	Não
Gás lipossolúvel	$$	Difícil	Grande	Sim
Tomografia computadorizada	$$$$	Difícil	Grande	Sim
Ultra-sonografia	$$$	Moderada	Moderada	Sim
Ativação nêutrica	$$$$	Difícil	Grande	Não
Ressonância magnética	$$$$	Difícil	Grande	Sim

$ = pequeno custo; $$ = custo moderado; $$$ = custo elevado; $$$$ = custo elevadíssimo.

Esse valor pode ser obtido a partir do nomograma apresentado na figura 31.2.

A tabela com a classificação da OMS sobre IMC pode ser vista no capítulo "Exame Clínico Quantitativo".

Distribuição regional da gordura

A distribuição localizada da gordura pode ser avaliada pela determinação das pregas cutâneas do tronco e extremidades ou pela avaliação da circunferência do corpo na região abdominal (cintura) e região glútea (quadris). As circunferências do abdome e da cintura são determinadas com auxílio de uma fita métrica flexível colocada em plano horizontal no nível da linha natural da cintura e dos quadris. A circunferência da cintura ou abdome é a menor circunferência abaixo do gradil costal e acima do umbigo; a circunferência dos quadris ou glútea é a medida tomada na circunferência do quadril na altura do trocanter do fêmur (Fig. 31.3).

Há muito tempo se observa que as pessoas são diferentes quanto à localização da gordura depositada. Em particular, os homens tendem a acumular mais gordura abdominal, o que lhes confere o padrão andróide ou masculiniforme de distribuição da gordura. Por outro lado, as mulheres tendem a acumular mais gordura na região glútea e, assim, possuem maiores circunferências de quadris, o que constitui o padrão de distribuição de gordura ginecóide ou feminiliforme. A preponderância relativa de um padrão em relação ao outro pode ser expressa pela relação abdominoglútea (RAG ou relação andróide-ginecóide), que é a circunferência abdominal (cintura) dividida pela circunferência glútea (quadril).

297

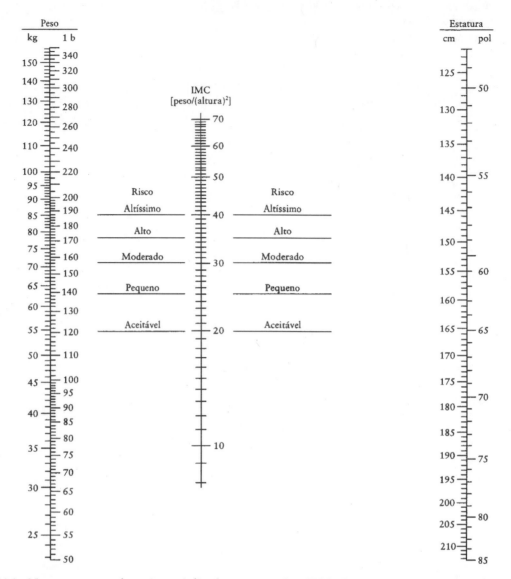

Figura 31.2 – Nomograma para determinar o índice de massa corpórea (IMC). Para usar esse nomograma coloque uma régua ou folha de papel entre o peso corpóreo em kg ou lb (sem roupas), localizado à esquerda, e a estrutura em cm ou polegadas (sem sapatos), localizada à direita. O IMC é deduzido na escala do meio e possui unidades métricas (adaptado de Bray, 1978).

As principais complicações da obesidade, incluindo-se doenças cardiovasculares, *diabetes mellitus*, hipertensão arterial e hiperlipidemia, estão associadas ao maior acúmulo de gordura abdominal.

Embora esse padrão de distribuição seja mais comum nos homens, ambos os sexos demonstram maior risco de cardiopatias em presença de maior quantidade de gordura abdominal. Os homens podem ser considerados sob maior risco caso a RAG seja superior a 0,9; no caso das mulheres, esse risco aumenta para valores de RAG superiores a 0,8.

Com o desenvolvimento das técnicas de imagem como a tomografia computadorizada e a ressonância magnética, tornou-se possível distinguir a gordura localizada na cavidade abdominal, chamada gordura visceral, da gordura subcutânea. Diversos estudos demonstraram claramente que a gordura visceral, ao contrário da gordura subcutânea, é o principal fator de risco para as doenças metabólicas e cardiovasculares (Fig. 31.4).

Fatores etiológicos

A história familiar de obesidade e a da distribuição da gordura devem ser consideradas como indicações de possíveis fatores genéticos.

As doenças endócrinas também precisam ser excluídas como eventuais fatores causais da obesidade, embora se saiba que menos de 1% dos pacientes obesos têm alguma disfunção endócrina significante (apesar da

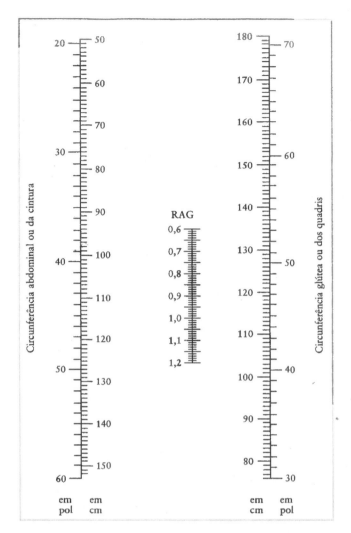

Figura 31.3 – Nomograma para determinar a relação abdominoglútea (cintura-quadril). Coloque um régua entre a coluna para a circunferência da cintura e a coluna para a circunferência do quadril e leia o ponto em que a régua cruza a linha da RAG. A circunferência da cintura ou abdome é a menor circunferência abaixo do gradil costal e acima do umbigo; a circunferência dos quadris ou glútea é a medida tomada na maior circunferência na extensão posterior das nádegas (adaptado de Bray, 1987).

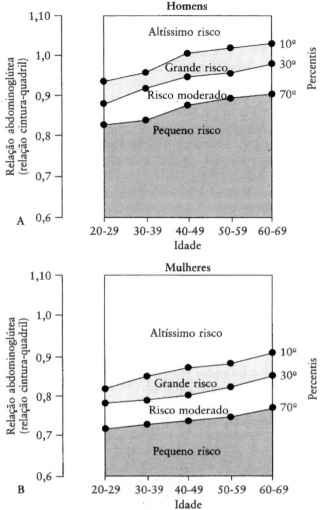

Figura 31.4 – Percentis para a distribuição da gordura. Os percentis para a relação entre as circunferências abdominal e glútea (relação cintura-quadril) são representados para os homens (A) e mulheres (B) por grupos etários. O risco relativo desses percentis é indicado com base nas informações disponíveis. Canadian Standardized Tests of Fitness [15 a 16 anos de idade], adaptado de Manual de Instruções (Minister of State, Fitness and Amateur Sports, FAZ 7378).

obesidade ter sido freqüentemente descrita como uma "doença endócrina"). Entre as possíveis disfunções endócrinas relacionadas à obesidade incluem-se doenças hipotalâmicas, hipofisárias, tireoideanas, adrenais, ovarianas e possivelmente pancreáticas.

Doenças hipotalâmicas – a obesidade hipotalâmica é uma síndrome rara nos seres humanos, podendo ser causada por traumatismos, doenças neoplásicas e inflamatórias que envolvem o núcleo hipotalâmico ventromedial, o que determina o aparecimento de hiperfagia. Muitos dos pacientes desenvolvem esse sintoma após a cirurgia dos tumores na região do hipotálamo. Os tumores hipotalâmicos mais freqüentemente associados ao desenvolvimento de obesidade são os craniofaringeomas.

Doenças hipofisárias – a deficiência do hormônio de crescimento, tanto devida à insuficiência hipofisária quanto em conseqüência de hipofisectomia, está associada ao aumento da gordura corpórea, reversível pela reposição desse hormônio.

Doença adrenal – a síndrome de Cushing é a doença endócrina mais freqüentemente associada à obesidade. Essa síndrome inclui ganho ponderal, hipertensão arterial, intolerância à glicose, hirsutismo, amenorréia, pletora e arredondamento da face. Ela pode resultar da hiperplasia das glândulas supra-renais, caso sejam excessivamente estimuladas pelo ACTH hipofisário, de um tumor secretor de ACTH ou de injeções desse hormônio. O excesso de cortisol pode também ser produzido por um adenoma ou um carcinoma da glândula supra-renal, bem como ocorrer excesso de corticóides conseqüentes à administração exógena excessiva destes. O padrão de ganho ponderal na síndrome de Cushing é característico: a gordura tem distribuição centrípeta, acumulando-se no tronco, na fossa supra-clavicular e sobre a região cervical posterior dorsal, sendo os membros preservados. Já que a síndrome de Cushing é uma forma grave e curável de obesidade, seu diagnóstico diferencial requer atenção cuidadosa.

Doença tireoideana – o hipotireoidismo grave pode levar a um certo acúmulo de gordura, pela diminuição das necessidades calóricas, mas a maior parte do excesso de peso que ele causa resulta, na realidade, de edema, que pode ser facilmente reabsorvido pela instituição terapêutica de reposição de hormônio tireoideano.

Doenças ovarianas – a síndrome dos ovários policísticos pode ser uma combinação de obesidade hipotalâmica, hipofisária, ovariana e possivelmente adrenal. Consiste na associação de oligo ou amenorréia, hirsutismo e ganho ponderal moderado que ocorrem geralmente em mulheres jovens, logo após a menarca. Muitas vezes essas mulheres são inférteis.

Doenças pancreáticas – a hiperinsulinemia secundária a um insulinoma (tumor das células beta pancreáticas) pode ocasionalmente levar à obesidade, provavelmente devido a uma maior oferta calórica secundária à ocorrência de hipoglicemias recorrentes. Contudo, a maioria dos pacientes com insulinoma e hipoglicemia não é obesa.

Ainda na avaliação dos fatores etiológicos no desenvolvimento da obesidade, devem ser considerados os seguintes itens:

História dietética – aqui têm que ser levados em conta a existência ou não de hiperfagia, o número (freqüência) das refeições e sua composição. A hiperfagia pode ser importante no início da obesidade infantil. Tem sido constatado que os lactentes que adquirem quantidades excessivas de peso durante os primeiros seis meses de vida, demonstram probabilidade significativamente maior de tornarem-se obesos nas fases subseqüentes da infância. Outra observação clínica de importância é a de que os indivíduos obesos freqüentemente fazem menos refeições mas comem quantidades maiores de comida a cada refeição do que as pessoas de peso normal.

Nível de atividade física – sabe-se que a inatividade física desempenha importante papel no desenvolvimento da obesidade, fato fácil de ser comprovado na sociedade afluente moderna, com seus altos índices de automação. Em pesquisa clínica, o início da obesidade esteve associado à inatividade física em 67,5% dos pacientes.

Uso de medicamentos – vários são os medicamentos cujo uso continuado pode acarretar aumento do peso corpóreo. Os antidepressivos tricíclicos (especialmente a amitriptilina), os glicocorticóides, os fenotiazínicos, a cipro-heptadina, a medroxiprogesterona e o lítio são os mais conhecidos.

História de tabagismo – existem muitas evidências indicando ganho ponderal, aumento da ingestão alimentar e aumento do apetite após a interrupção do tabagismo, que poderiam ser devidos tanto a uma melhora do olfato e do paladar após a cessação do hábito de fumar quanto à desinibição do apetite, antes inibido pela nicotina ou ainda pela suspensão de um efeito termogênico da própria nicotina.

Causas psicológicas – não é raro observarmos o desenvolvimento de obesidade associado a qualquer evento que determine a ocorrência de ansiedade em seu portador. Acontecimentos que determinam grandes mudanças na vida de um indivíduo (por exemplo, o advir da puberdade, os exames vestibulares, a chegada de um bebê, a formatura) podem estar acompanhados por períodos de hiperfagia nos indivíduos mais suscetíveis, sendo esta a desencadeadora da obesidade. É também conhecida a distorção de valores praticada pelo obeso no tangente à comida: parece-lhe que nada é mais importante e necessário do que o ato de comer e, freqüentemente ao tentar suprimir alguns dos excessos em sua alimentação, o obeso fica deprimido ou com a irreal sensação de estar se sentindo fraco (é como se esses indivíduos sentissem e se relacionassem com a vida e com o mundo "pela boca"). Contudo, apesar de existirem esse e outros comportamentos semelhantes nos obesos, não parece existir uma "personalidade obesa"; nesses indivíduos, ao que tudo indica, existe uma resposta desajustada à depressão e à ansiedade.

Manifestações clínicas e complicações

A obesidade é fator determinante de um aumento expressivo nas taxas de morbidade e de mortalidade de uma população, o que demonstra que o prejuízo que ela determina a um indivíduo que lhe é portador vai muito além do prejuízo estético que ele vivencia. Convém, contudo, relembrar que as complicações advindas da obesidade apresentam mais nítida correlação com a distribuição regional da gordura do que com o grau de adiposidade. Assim, nota-se nítida correlação da ocorrência de vários problemas (tais como intolerância à glicose, alteração no metabolismo dos lípides e hipertensão arterial) com a existência de uma obesidade do tipo abdominal. Essas complicações parecem estar relacionadas mais especificamente a um predomínio da gordura intra-abdominal (ou visceral). As alterações mais comumente associadas à obesidade são:

Hipertensão arterial – a prevalência de hipertensão é aproximadamente três vezes maior nos obesos que nos não-obesos. Há vários fatores inter-relacionando obesidade e hipertensão arterial e, destes, a hiperinsulinemia é dos mais bem conhecidos. Contudo, embora o aumento da reabsorção tubular de sódio seja o principal mecanismo por meio do qual a hiperinsulinemia contribui para o desenvolvimento da hipertensão arterial, sabe-se que a perda ponderal no indivíduo obeso leva à redução de seus níveis pressóricos, independentemente da oferta de sódio.

Diabetes mellitus – em indivíduos com propensão genética favorável a essa doença, a obesidade desempenha papel de fator desencadeante do diabetes manifesto. Também, aqui, a obesidade determina um aumento de cerca de três vezes na prevalência da doença em relação aos não-obesos, bem como a perda de peso restaura os níveis glicêmicos para a faixa normal, uma vez que o tecido adiposo é fator de resistência à insulina (Fig. 31.5).

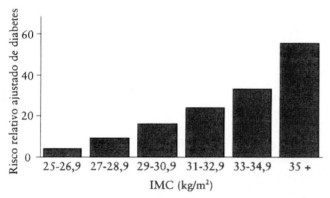

Figura 31.5 – Risco relativo de diabetes de acordo com o IMC (adaptado de Colditz et al., 1990).

Doença cardiovascular – na vigência de obesidade, vários fatores como o aumento da volemia, da pressão de enchimento e do volume diastólico final provocam elevação do débito cardíaco, o que pode levar à hipertrofia e à posterior dilatação do ventrículo esquerdo. A concomitância de hipertensão também pode contribuir para a hipertrofia do ventrículo esquerdo. Dessa maneira, os pacientes obesos estão sujeitos a um risco aumentado de insuficiência cardíaca congestiva e de morte súbita. A obesidade leva a um aumento do risco de doenças cardíacas, independente de outros fatores de risco, tais como tabagismo, hiperlipidemia e *diabetes mellitus*.

Dislipidemia – a alteração lipídica mais freqüente no obeso é uma baixa concentração de HDL-colesterol, talvez relacionada à baixa atividade física. A hipertrigliceridemia é mais prevalente em indivíduos obesos, possivelmente porque a resistência à insulina e a hiperinsulinemia, que ocorrem com a obesidade, levem a uma produção hepática aumentada de lipoproteínas de muito baixa densidade.

Problemas respiratórios – as disfunções respiratórias são comuns em indivíduos obesos, particularmente em obesos mórbidos. Há pelo menos três condições sabidamente associadas à insuficiência respiratória do indivíduo obeso: restrição mecânica da respiração decorrente do aumento da espessura da parede torácica em função de um tecido adiposo abundante; diminuição da capacidade do centro respiratório de responder à hipoxemia e à hipercapnia (determinando a síndrome de Pickwick); apnéia noturna, na qual ocorre ou um comprometimento central dos movimentos respiratórios ou uma dificuldade na entrada do fluxo de ar para os pulmões. Embora a síndrome de Pickwick e a apnéia noturna não estejam diretamente ligadas à intensidade da obesidade, não há dúvida de que a perda de peso atenua essas condições.

Doenças do aparelho digestivo – há substancial aumento na prevalência de cálculos biliares nos indivíduos obesos, provavelmente em decorrência de supersaturação da bile por excreção aumentada de colesterol. Os cálculos biliares predispõem à colecistite e à necessidade de colecistectomia, mais um risco para o paciente obeso, que costuma apresentar risco aumentado para complicações e mortalidade decorrentes de tal cirurgia.

Distúrbios da circulação venosa – portadores de obesidade de grau mais elevado freqüentemente possuem veias varicosas e estase venosa. Como decorrência, ocorre edema, alterações tróficas da pele e propensão aumentada à tromboflebite e ao tromboembolismo. O tromboembolismo pulmonar é muito mais freqüente nos obesos do que nos portadores de peso corpóreo normal.

Câncer – embora a etiologia do câncer permaneça não esclarecida, ocorre nítida associação de certos tipos com a obesidade. Mulheres obesas possuem incidência aumentada de câncer da vesícula biliar, talvez decorrente da também aumentada incidência de calculose biliar. Além disso, o câncer de endométrio é de duas a três vezes mais freqüente em mulheres obesas do que nas de peso normal. Também mais freqüente é o câncer de mama na mulher obesa menopausada. Homens obesos possuem mortalidade mais elevada por câncer do cólon, do reto e da próstata, por razões ainda desconhecidas.

Osteoartrose – à medida que a obesidade aumenta, as articulações ficam submetidas a uma maior sobrecarga mecânica, o que leva à ocorrência de sintomas articulares, particularmente nas extremidades inferiores e na região lombar.

Avaliação laboratorial do indivíduo obeso

Em razão do que já foi apresentado, é necessária a pesquisa sistemática de *diabetes mellitus* e de dislipidemia por meio da realização de glicemia de jejum e da dosagem do colesterol total e suas frações (HDL, LDL e VLDL), além dos triglicérides.

A depender do contexto clínico, outros exames complementares poderão vir a ser necessários (por exemplo, a realização de um eletrocardiograma ou mesmo de um ecocardiograma, no caso da coexistência de hipertensão arterial e/ou dislipidemia em que se julgue necessário avaliar a extensão do comprometimento cardíaco, a realização de radiografias ósseas, nos casos de osteoartrose etc.).

Principais perguntas a serem feitas ao paciente na investigação da queixa obesidade

– Você sempre teve excesso de peso? Se não, há quanto tempo começou a ganhar peso?

– Houve algum evento a partir do qual começou a engordar?

– Diga aproximadamente quantos quilos aumentou e em quanto tempo? Seu peso já se estabilizou?

– Você só come quando sente fome ou também come porque "está na hora de comer"? Costuma comer por hábito, por gula ou "para passar o tempo"?

– Atualmente, você acha que está sentindo fome excessiva?

– Você tem horários mais ou menos estabelecidos para fazer as refeições?

– Você faz as refeições em locais onde pode selecionar a qualidade e a quantidade do que come?

– Quantas refeições você faz por dia?

– O que você costuma comer no café da manhã? No almoço? No jantar?

– Você costuma tomar líquidos durante as refeições? De que tipo? Quanto?

– Você já notou se come mais quando está em situações em que se sente ansioso(a) ou deprimido(a)?

– Você apresenta episódios em que sente que "tem de comer" mesmo que já tenha se alimentado?

– Você tem o hábito de comer ("beliscar") entre as refeições? Se sim, qual o tipo de alimentos que você procura nessas situações?

– Você costuma "assaltar a geladeira" à noite?

– Você tem problemas digestivos? Seu hábito intestinal é normal?

– Descreva sua atividade física diária.

– Você faz uso regular de alguma medicação? Qual(is)?

– Você fuma? Se sim, quanto e há quanto tempo?

– Você costuma tomar bebidas alcoólicas? Se sim, quais, quanto e com que freqüência?

– Há mais pessoas com excesso de peso na sua família?

– Diabéticos?

– Hipertensos? Dislipidêmicos? Pessoas com doença coronariana iniciada antes dos 50 anos de idade?

No caso de mulheres:

– Você menstrua regularmente?

– Você já deu a luz a alguma criança? Se sim, teve antecedentes de diabetes gestacional ou algum filho seu nasceu com mais de 4kg?

CASOS CLÍNICOS

CASO 1. Paciente de 38 anos de idade, sexo feminino, 1,65m, procura atendimento médico em função de ter apresentado ganho ponderal de 13kg no período de quatro meses, após ter parado de fumar (seu peso original era de 65kg e o atual, 78kg). Refere sempre ter sido saudável e nega qualquer queixa física atual, além do ganho ponderal já referido. Não tem antecedentes de diabetes, dislipidemia, coronariopatia ou de hipertensão na família. Não faz uso contínuo de nenhuma medicação. Refere ter notado aumento da ingestão alimentar, porém refere comer somente às refeições. Seu exame clínico não apresenta anormalidades, senão o excesso de peso corpóreo. Sua adiposidade tem distribuição ginecóide. Os exames laboratoriais de rotina (dosagens de glicemia, lípides séricos e uricemia) nela realizados revelaram-se normais.

Discussão: o caso acima descrito é um caso clássico. O ganho de peso associado à interrupção do tabagismo é freqüente e pode ocorrer em ambos os sexos e em qualquer faixa etária. Se o ex-fumante não tiver atividade física regular (o que é quase uma regra para os fumantes, uma vez que o tabagismo costuma acompanhar-se de restrições à capacidade respiratória, que dificultam a realização de exercícios), a velocidade de incremento ponderal costuma ser ainda maior. Isso se deve não só ao menor dispêndio calórico, como também pelo fato de que o exercício físico costuma ser um bom meio de dissipar a ansiedade, tão freqüente naqueles que interromperam recentemente o hábito de fumar, e na maioria das vezes também desempenha um papel importante na hiperfagia pós-tabagismo (além das já comentadas melhorias no olfato e no paladar e da cessação do efeito inibidor do apetite causada pela interrupção do uso da nicotina). O caso em discussão tem como aspectos positivos o fato de a paciente não possuir antecedentes mórbidos ou familiares de importância, de não apresentar anormalidades metabólicas aos exames laboratoriais de rotina, bem como o de apresentar-se normal ao exame clínico, afora o excesso ponderal. Além disso, a distribuição ginecóide do tecido adiposo causa mais prejuízo estético do que à saúde dos pacientes, principalmente no grau em que aqui aparece. Ressalte-se o fato de que, segundo os critérios mais generalizadamente aceitos, essa paciente apresenta excesso ponderal de exatos 20% com IMC = 28,6. Bem, creio que não há nenhuma dúvida sobre o fato de que ela deva ser orientada a submeter-se a uma dieta hipocalórica, de preferência acompanhada da realização de exercícios físicos, a fim de que estes possam ajudá-la a superar o decréscimo na termogênese causado pela interrupção do uso crônico da nicotina.

CASO 2. Paciente de 48 anos de idade, sexo masculino, 1,70m, pesando 116kg, procura atendimento médico em função do fato de estar apresentando sensação diária e continuamente de cansaço físico intenso, além de também apresentar dispnéia aos esforços. Refere ter tido peso corpóreo normal até o casamento, há 18 anos, tendo passado a apresentar ganho ponderal progressivo desde então. Atualmente é sedentário, embora até casar-se tivesse praticado esportes regularmente. Refere ser ansioso e freqüentemente come sem que esteja com fome. Sua esposa relata que o paciente ronca muito alto e, às vezes, a assusta, pois lhe parece que ele "pára de respirar" por breves períodos durante o sono. O paciente refere que seu pai teve um infarto agudo do miocárdio aos 50 anos e o irmão de seu pai teve morte súbita aos 46 anos de idade. Sua avó materna era diabética. Ao exame clínico, temos um paciente com obesidade predominantemente abdominal e com pressão arterial de 170/120mm Hg. Seus exames laboratoriais revelam glicemia de jejum nos limites superiores da normalidade; colesterol total elevado à custa principalmente de marcada elevação na fração LDL, estando a fração HDL abaixo do desejável e a fração VLDL apenas discretamente elevada; triglicérides discretamente elevados. Possui depuração de creatinina normal, seu eletrocardiograma revela discreta sobrecarga do ventrículo esquerdo, e seu ecocardiograma, hipertrofia da parede do ventrículo esquerdo de discreta/moderada intensidade, sem aparente comprometimento hemodinâmico.

Discussão: o caso em questão apresenta vários aspectos que merecem atenção. Em primeiro lugar, uma história de desenvolvimento de obesidade bastante comum nos dias de hoje: um ganho ponderal gradativo, porém sempre de caráter evolutivo, conseqüente a modificações nos hábitos de vida do paciente, que acaba por ser capaz de gerar uma obesidade de importante monta ao longo dos anos. O paciente vem adaptando-se ao seu peso corpóreo, até que determinado limite é ultrapassado e ele passa a apresentar restrições à sua atividade habitual, em função das quais procura o médico. Nota-se também nessa história, um hábito comum ao obeso: o de comer mesmo sem sentir fome, freqüentemente "porque está na hora de comer" ou porque tem companhia para fazê-lo (comer é, para muitos obesos, um "programa"). Chama especial atenção nessa história o relato da esposa, bastante sugestivo de que o paciente apresenta apnéia obstrutiva do sono. Mas, além desse fato, há outras sugestões de que a obesidade está tendo e pode ter conseqüências ainda mais sérias para o paciente em questão. Nota-se que o paciente tem antecedentes familiares altamente sugestivos de doença ateromatosa coronariana (pai teve infarto do miocárdio e tio teve morte súbita, ambos em idade não avançada), além de ter uma avó diabética, por parte de mãe. Além disso, ele mesmo está apresentando hipertensão arterial, já com alguma repercussão cardíaca, bem como já apresenta elevação glicêmica e lipídica, além de estar com peso corpóreo nos níveis de obesidade mórbida, com agravante de sua adiposidade ter distribuição abdominal (ou andróide). Acredito que não haja nenhuma dúvida de que deva ser instituído um programa dietético para esse paciente, programa esse que deve ser hipocalórico (visando à perda ponderal), hipossódico (visando ao melhor controle dos níveis pressóricos) e pobre em gorduras saturadas (visando à melhora dos níveis do colesterol total e da fração LDL). Para facilitar a perda ponderal e também para se obter uma melhora nos níveis de HDL-colesterol, a prática de exercícios físicos deve ser estimulada. Contudo, há que se ter o bom senso de orientar o paciente a aumentar muito gradualmente sua atividade física, uma vez que se encontra completamente descondicionado fisicamente e tem níveis pressóricos bastante elevados, mesmo em repouso. O mais prudente seria que ele perdesse um pouco do excesso ponderal antes de aumentar o grau de sua atividade física, uma vez que, perdendo peso, certamente ocorrerá redução nos seus níveis pressóricos. E por falar em níveis pressóricos, creio que seria aconselhável instituir-se terapêutica anti-hipertensiva para esse paciente, uma vez que sua pressão arterial se encontra bastante elevada.

CASO 3. Paciente de 56 anos de idade, sexo feminino, 1,62m e peso de 83kg, procura atendimento médico com queixas de estar apresentando sede excessiva, aumento do volume urinário durante todo o dia e perda de cerca de 4kg nos últimos 20 dias, apesar de estar se alimentando em maior quantidade do que antes desse período. Refere que seu pai era diabético, tendo falecido em decorrência de complicações dessa doença e que sua mãe também é diabética, assim como sua irmã mais velha. Refere ter sido sempre "gordinha", tendo aumentado seu grau de obesidade mais recentemente, após a menopausa, ocorrida há seis anos. Nega antecedentes mórbidos de importância. Sua alimentação, segundo descreve, sofreu considerável mudança nos últimos três anos, quando após ter ocorrido o falecimento de seu marido passou a alimentar-se praticamente à base de "lanches" (café-com-leite e pão com manteiga, principalmente), por não gostar de cozinhar somente para si própria. Em função de osteoartrose de joelhos, caminha muito pouco devido à dor que surge em conseqüência. Ao exame clínico, temos uma paciente apresentando obesidade de distribuição universal, com níveis pressóricos de 140/90mm Hg, acentuada deformidade de joelhos (genu valgo) e varizes de membros inferiores. A avaliação laboratorial da paciente revela acentuada elevação da glicemia de jejum, níveis normais de colesterol total, níveis de HDL-colesterol abaixo do desejado, níveis de LDL-colesterol nos limites superiores da normalidade, níveis de VLDL-colesterol e de triglicérides discretamente elevados.

Discussão: trata-se de um caso de obesidade de grau moderado, ao qual a paciente foi se adaptando ao longo dos anos, muito embora seu corpo já lhe desse indícios de que o peso que vinha mantendo era excessivo, como pode ser depreendido pelas deformidades ósseas em joelhos e pela existência de varizes de membros inferiores. Esse é um fato bastante comum em obesos de longa data: eles estão tão acostumados, teórica e fisicamente, ao fato de serem obesos, que é como se não lhes fosse possível ter um peso diferente do que têm. Bastante comum também é a maneira pela qual essa paciente acentuou seu ganho ponderal nos últimos anos: após um evento marcante (no caso, a menopausa), ela começa a acelerar o ganho ponderal, fato que é coincidente com alterações no seu hábito alimentar e no seu grau de atividade física. Ao revermos os antecedentes familiares da paciente, chama-nos a atenção o forte componente hereditário para o *diabetes mellitus*. Com base somente na história, já poderíamos prever que a obesidade poderia ser especialmente predisponente ao desencadear de um diabetes no caso dessa paciente, com pai e mãe diabéticos. E foi o que lhe ocorreu, desencadeando-lhe o cortejo sintomático tão característico do *diabetes mellitus* descompensado: polidipsia, poliúria, polifagia e perda de peso, motivos de sua procura por auxílio médico. Os resultados dos exames laboratoriais confirmam esse diagnóstico e o tratamento a ser proposto fundamenta-se na instituição de dieta hipocalórica, com redução dos carboidratos, sobretudo os de mais rápida absorção (mono e dissacárides), para corrigir, além da hiperglicemia e hipertrigliceridemia, o motivo desencadeante de ambas: a obesidade.

BIBLIOGRAFIA

BJÖRNTORP P – Morphological classifications of obesity: what they tell us, what they don't. *Int J Obes*, 8:525, 1984.

BRAY GA – Obesity. **In**: Greenspan FS, Baxter JD, eds. *Basic & Clinical Endocrinology*. Connecticut, Appleton & Lange, 1994.

DESPRÉS J-P, NADEAU A, TREMBLAY A et al. – Role of deep abdominal fat in the association between regional adipose tissue distribution and glucose tolerance in obese women. *Diabetes*, 38:304, 1989.

GRAY DS, BRAY GA – Evaluation of the obese patient. **In**: Burrows GD, Beaumont PJV, Casper R, eds. *Handbook of Eating Disorders*. Part 2. Amsterdam, Elsevier, 1988, p. 47.

National Institutes of Health Consensus Development Panel on the Health Implications of Obesity – Health implications of obesity. *Ann Intern Med*, 103:147, 1985.

ROLMER-JEANRENAUD F, JEANRENAUD B – Obesity, leptin and brain. *N Engl J Med*, 334(5):324, 1996.

SICHIERI R, COITINHO DC, LEÃO MM et al. – High temporal, geographic, and income variation in body mass index among adults in Brazil. *Am J Publ Health*, 84(5):793-798, 1994.

PARTE III

Sintomas e Sinais Específicos

32. Anemia

Luciano F. Drager
Dulce Pereira de Brito
Isabela M. Benseñor

O transporte do oxigênio necessário para o metabolismo tecidual basal é realizado basicamente pelos eritrócitos. Para isso, é essencial uma certa concentração de hemoglobina, que é a proteína diretamente relacionada ao transporte de oxigênio para os tecidos. A vida média dos eritrócitos – cerca de 120 dias – requer uma constante substituição dessas células por um complexo processo regularizador denominado eritropoiese.

A eritropoiese começa com a produção de eritropoetina pelas células peritubulares intersticiais do rim. Pequenas quantidades de eritropoetina são produzidas diariamente para a manutenção da eritropoiese basal. Quando os níveis de hemoglobina caem abaixo de 10 a 12g/dL, novas células eritrocitárias são recrutadas da medula e os níveis de eritropoetina aumentam logaritmicamente de acordo com a gravidade dessa queda. Isso estimula a proliferação dos precursores eritrocitários da medula a aumentar a produção de eritrócitos.

Essa capacidade funcional dos eritrócitos requer função renal normal, bem como uma medula óssea normofuncionante e um adequado suprimento de nutrientes, especialmente ferro. Um defeito em qualquer um desses processos de eritropoiese ou uma falha desse mecanismo em compensar perda de eritrócitos (como,

por exemplo, no sangramento e em casos de hemólise) resultarão na anemia.

Do ponto de vista laboratorial, a anemia pode ser conceituada em adultos como um hematócrito menor que 41%, correspondendo a níveis de hemoglobina menores que 13,5g/dL para homens e hematócrito menor que 37% (com concentração de hemoglobina abaixo de 12g/dL) para mulheres (Tabela 32.1).

Tabela 32.1 – Valores de referências dos índices hematimétricos mais comuns e suas variações de acordo com o sexo (adaptado de Lindenbaum, 1996).

Valores hematimétricos	Homens	Mulheres
Hematócrito (%)	40-52	36-48
Hematócrito (g/dL)	13,5-17,7	12,0-16,0
Hemácias (x 10^6/µL)	4,5-6,0	4,0-5,4
VCM (fL)	80-100	80-100
HCM (pg)	27-32	27-32
CHCM (g/dL)	32-37	32-37

Esses valores obviamente não são fixos, havendo pequenas variações de valores entre os diversos autores e de acordo com as diversas faixas etárias, raça e mesmo em condições especiais como a gravidez (Tabela 32.2).

Tabela 32.2 – Valores médios do hemograma de acordo com a idade (adaptado de Failace, 1995).

Idade	Eritrócitos (milhões/µL)	Hemoglobina (g/dL)	Hematócrito (%)	VCM (fL)
Sangue do cordão umbilical	5,1 ± 1,0	16,8 ± 3,5	54 ± 10	106 ± 5
1ª dia	5,6 ± 1,0	18,8 ± 3,5	58 ± 10	103 ± 6
3ª dia	5,5 ± 1,0	17,5 ± 3,5	56 ± 10	102 ± 6
15 dias	5,2 ± 0,8	17,0 ± 3,0	52 ± 8	100 ± 6
3 meses	4,5 ± 0,5	11,5 ± 1,5	37 ± 4	82 ± 6
6 meses	4,6 ± 0,5	11,3 ± 1,5	35 ± 4	76 ± 6
1-2 anos	4,6 ± 0,5	11,8 ± 1,2	36 ± 4	78 ± 6
5 anos	4,6 ± 0,5	12,3 ± 1,2	37 ± 4	80 ± 6
10 anos	4,6 ± 0,5	13,0 ± 1,5	39 ± 4	85 ± 7
Adultos (masculino)	5,3 ± 0,8	15,3 ± 2,5	46 ± 7	89 ± 9
Adultos (feminino)	4,7 ± 0,7	13,6 ± 2,5	41 ± 6	89 ± 9
> 70 anos	4,6 ± 0,7	13,5 ± 2,5	41 ± 6	89 ± 9

1. Adultos caucasianos: 5% abaixo em negros.
2. Na gravidez: a partir do 3ª mês surge a pseudoanemia (hemodiluição).

Do ponto de vista clínico, há alguns fatores importantes a se considerar. Em primeiro lugar, a presença de anemia deve ser entendida como a manifestação de uma doença subjacente e não um diagnóstico final. A terminologia diagnóstica correta para um paciente com anemia requer a inclusão da patogênese desta (por exemplo, anemia causada pela deficiência de ferro e por sangramento de varizes de esôfago etc.). A razão para se buscar um diagnóstico preciso é simples: o tratamento correto requer a compreensão da causa da doença. Não é incomum vermos médicos prescreverem sulfato ferroso ao achado laboratorial de anemia sem nenhum tipo de investigação. Trata-se de uma conduta incorreta. Por outro lado, uma abordagem inadequada da anemia pode levar ao uso indevido de exames laboratoriais com encarecimento dos custos da avaliação e presença de diagnósticos incorretos, com prejuízo do tratamento.

Por último, há de se considerar a dificuldade em se detectar e mesmo quantificar clinicamente a anemia. Os métodos do exame clínico empregados (análise da conjuntiva, palmas, unhas e mucosas) têm baixa sensibilidade e são sujeitos a uma grande variação interobservador e também a características próprias de cada paciente (Quadro 32.1). Estudo que avaliou a capacidade dos médicos de reconhecerem anemia por meio do exame da conjuntiva, tendo como padrão-ouro os níveis de hemoglobina, mostrou sensibilidade de apenas 18,6% e especificidade de 95,8%.

Quadro 32.1 – Fatores que interferem na avaliação correta da anemia (adaptado de Nardone et al., 1990).

Resultados falso-positivos
Pele fina
Pigmentação diminuída (albinismo)
Vasoconstrição (emoção, frio, calor, síncope, choque)
Edema
Resultados falso-negativos
Pele espessada
Pigmentação da pele (corticotrofina, bilirrubina, ferro, cianose, melanina, uremia)
Vasodilatação face (emoção, calor, frio, exercício, sol, vento, álcool)
Vasodilatação conjuntiva (inflamação, alergia, infecção, irritantes)
Hipercarbia
Doenças hepáticas

Os médicos detectam anemia com maior freqüência quanto mais reduzidos forem os valores da hemoglobina e do hematócrito. Sendo assim, devemos deter nossa atenção na avaliação da anemia de maneira global, procurando obter dados da anamnese muitas vezes inespecíficos (cansaço, incapacidade de fazer atividades físicas) e do exame clínico, confrontando esses dados com os achados laboratoriais, sempre tentando obter um diagnóstico causal.

O objetivo do presente capítulo é discutir uma abordagem lógica e ordenada da anemia, poupando tempo e gastos com exames laboratoriais desnecessários e permitindo uma conduta terapêutica racional.

SINAIS E SINTOMAS

O quadro clínico da anemia é bastante variável, oscilando desde o paciente assintomático até sinais e sintomas de choque hipovolêmico, quando a causa neste último caso for por um sangramento excessivo. Em virtude das conseqüências da anemia induzindo hipoxemia tecidual e na baixa viscosidade sangüínea, os pacientes podem apresentar palidez, anorexia, náuseas, irritabilidade, cefaléia, tonturas, lipotimias, escotomas, insônia, fatigabilidade, dispnéia de esforço, taquicardia, palpitações, angina, insuficiência cardíaca congestiva e sopro cardíaco (este último por hipercinese circulatória). Os sintomas encontrados em um paciente com anemia dependem de alguns fatores, tais como redução na capacidade de transporte de oxigênio pelo sangue aos tecidos, grau de alteração da volemia, presença de fatores associados à doença de base que resultam no desenvolvimento da anemia e a integridade dos mecanismos compensatórios dos sistemas cardiovascular e respiratório. É importante ressaltar que a intensidade desses sinais e sintomas dependerão de quão rápido ela surge, sua gravidade e a idade do paciente. Uma anemia leve é facilmente compensada pela habilidade inata da curva de dissociação da hemoglobina para manter a liberação tecidual de oxigênio quando os níveis de hemoglobina caem. Contudo, os desvios na curva para a direita reduzirão progressivamente a capacidade de os eritrócitos responderem à situação de aumento da demanda, resultando no surgimento de manifestações clínicas.

ANAMNESE

Como toda investigação clínica, uma detalhada história é essencial para o diagnóstico e conduta na anemia. Deve ser interrogado sobre tempo do início dos sintomas, data do diagnóstico, doenças prévias, história familiar, história de transfusões, hábitos nutricionais, hábito intestinal e diurese, história ocupacional, ingestão de álcool ou outras drogas, presença de qualquer indício de sangramento. O fator racial é outro ponto importante a ser considerado, já que muitos dos déficits metabólicos celulares têm relação com grupos étnicos específicos.

Muitas vezes a caracterização do início da anemia pode ser imprecisa e duvidosa. É útil investigar nesses casos exames laboratoriais prévios e se o paciente já fez uso de sulfato ferroso, ácido fólico ou vitamina B_{12}.

O clínico deve interrogar sobre a história familiar do paciente, com especial atenção à anemia, enfocando a presença de icterícia, história de esplenectomias na família, sangramentos e presença de anormalidades associadas a hemoglobinopatias já diagnosticadas.

A história nutricional constitui ponto fundamental da investigação, porém está também sujeita à imprecisão devido à omissão dos pacientes em referirem transgressões de dieta, "regimes" ou mesmo exporem dificuldades financeiras para a aquisição de alimentos. O interrogatório sobre dieta deve ser específico, refeição por refeição, procurando avaliar ingestão de proteínas, carboidratos, vitaminas e sais minerais. Mudanças de peso também podem ser úteis em avaliar o estado nutricional do paciente. Indivíduos com anemia ferropriva freqüentemente relatam boca seca, disfagia e anseio pela ingestão de gelo (pica ou picofagia). Não se sabe qual o motivo para esses desejos.

Visibilização de sangue nas fezes pode levantar hipóteses diagnósticas de doença inflamatória intestinal (especialmente se acompanhada de dor abdominal e diarréia), neoplasia de cólon, reto ou mesmo doença hemorroidária. Por último, questionar sobre a presença ou história de parasitoses, já que é uma doença bastante prevalente em nosso meio.

Alterações da cor da urina (hematúria) sugerem doenças do trato urinário, como nefrolitíase, tumores, bem como doenças hematológicas.

A história ocupacional pode estar diretamente relacionada à anemia, uma vez que muitos agentes utilizados no trabalho ou mesmo em casa, tais como solventes orgânicos (benzeno), inseticidas e tintas, podem causar alterações hematológicas como anemia hemolítica, aplasia de medula, granulocitopenia e trombocitopenia.

É notório o papel do álcool em levar à desnutrição e à anemia, principalmente quando o uso é crônico. O álcool tem um efeito tóxico direto sobre a eritropoiese. Após dias a semanas de grande ingestão de álcool, já se observam alterações na produção de eritrócitos. O achado mais comum é o aumento do eritrócito (detectado laboratorialmente pelo volume corpuscular médio), freqüentemente sem anemia. É a chamada macrocitose do alcoolismo. Normalmente não há carência de ferro no alcoolismo, salvo se houver alguma perda hemorrágica por gastrite ou varizes esofágicas, por exemplo. A ingestão crônica de aspirina e outros antiinflamatórios pode causar perda crônica de ferro por meio de discretos sangramentos, imperceptíveis ao paciente.

Particularmente em mulheres, deve-se interrogar as características do ciclo menstrual (duração e quantidade de sangue a cada ciclo, alterações menstruais), o número de gestações prévias e o intervalo entre cada uma, bem como história de abortos, já que todos esses casos têm significante perda de ferro. A perda menstrual média de sangue é de aproximadamente 50mL/dia ou 0,7mg/dia de ferro. Contudo, há casos em que essa perda pode ser cinco vezes superior à média.

EXAME CLÍNICO

Os achados no exame clínico de um portador de anemia são tanto mais prevalentes quanto mais rápida for sua instalação. Com a perda aguda de sangue, sinais de hipovolemia e hipóxia tecidual são os indicadores mais confiáveis de gravidade de anemia. Com a perda de mais de 30% da volemia, pacientes são incapazes de compensar com os mecanismos usuais de venoespasmo. Nesses casos pode ocorrer hipotensão postural e taquicardia. Se essa perda excede 40% (> 2.000mL), sinais de choque hipovolêmico podem aparecer.

Quando a anemia se desenvolve mais gradualmente, há tempo para que mecanismos compensatórios sejam efetivos para garantir a homeostasia.

Conforme discutido anteriormente, palidez cutânea e das mucosas, apesar de imprecisa e sujeita a variações interobservador, é o sinal mais evidente de anemia. A palidez associada à anemia pode ser detectada mais constantemente na membrana mucosa da boca e orofaringe, conjuntiva, lábios e leito ungueal. Nas mãos, a pele pode conservar sua coloração normal mesmo quando as concentrações de hemoglobina são tão baixas quanto 7g/dL. Por outro lado, palidez decorrente de vasoconstrição ou mesmo cianose podem prejudicar a interpretação mesmo com níveis normais de hemoglobina. Para a análise da palidez em mãos, recomenda-se que elas devam estar aquecidas e colocadas no mesmo nível do coração.

Outras alterações tegumentares incluem perda do tônus e da elasticidade da pele, perda de brilho e afinamento de cabelo, unhas brilhantes e quebradiças (particularmente na anemia por deficiência de ferro), úlceras crônicas de membros inferiores (especialmente em pacientes com anemia falciforme). A presença de hematomas, equimoses e petéquias despertam a atenção do médico para uma investigação mais detalhada de possível envolvimento medular ou hepático.

Manifestações cardiovasculares – um dos sinais cardiovasculares mais comuns na presença de anemia é o sopro. Caracteristicamente são sistólicos, de intensidade moderada e mais bem auscultados no foco pulmonar ou ápice. Ocorrem por aumento da velocidade do fluxo sangüíneo, pela redução da viscosidade e turbulência do sangue decorrente da anemia. São ditos sopros funcionais, pois não envolvem lesão estrutural do coração. Ritmos de galope, como a presença de B_3 e B_4, algumas vezes estão presentes. Seguindo o mesmo raciocínio fisiopatológico, podem ocorrer sopros nas regiões das artérias carótidas, crânio e até mesmo sopros venosos, particularmente auscultados na região do bulbo da veia jugular interna.

Alterações eletrocardiográficas na anemia envolvem depressão da junção ST, surgimento de ondas U e inversão de onda T. Mudanças na duração do intervalo QT e anormalidades na condução atrioventricular foram observadas. Em casos de anemia grave, pode-se notar fibrilação atrial. É questionável se os achados eletrocardiográficos na anemia podem ser explicados por si só ou por associação com doenças cardiovasculares. Portanto, é prudente investigar alterações cardíacas estruturais na maioria das variações eletrocardiográficas em presença de anemia.

Manifestações neurológicas – dependendo da intensidade da anemia, podem ocorrer manifestações de hipóxia cerebral. Em casos de anemia grave, podem ocorrer cefaléias, vertigem, síncope, sonolência e dificuldade de concentração, todos sintomas reversíveis com a correção do quadro.

Parestesias são comuns na anemia perniciosa e podem estar associadas com outros sinais e sintomas de neuropatia periférica.

Manifestações orais e gastrintestinais – podem decorrer da presença de alguma doença que justifique a anemia, como na úlcera péptica e no câncer gástrico. Outras são características de algumas anemias. Glossite e atrofia das papilas da língua ocorrem na anemia perniciosa e menos comumente na anemia por deficiência de ferro. Lesões dolorosas, ulcerativas e necróticas na boca e faringe ocorrem na aplasia de medula e na leucemia aguda. A associação de anemia hipocrômica, disfagia (por formação de uma membrana esofageana), estomatite angular e atrofia papilar é denominada síndrome de Plummer-Vinson, sendo que seu tratamento envolve a reposição de ferro e a dilatação ou rompimento dessa membrana para alívio da disfagia.

Sinais geniturinários – hematúria microscópica pode ocorrer no traço falciforme e isostenúria está presente tanto na anemia falciforme quanto no traço. Proteinúria não é incomum na anemia. Contudo, na presença de alterações do trato urinário, devem-se investigar lesões intrínsecas desse sistema.

EXAMES LABORATORIAIS

Existe uma série de exames que podem ser pedidos para a avaliação da anemia, dependendo dos achados da anamnese e exame clínico. Obviamente, durante a investigação, achados laboratoriais podem levar o médico a solicitar exames mais específicos para se realizar um diagnóstico causal.

Entre os exames mais requisitados para a anemia estão hemograma completo, contagem de reticulócitos e perfil de ferro, que inclui a dosagem do ferro sérico, capacidade total de ligação do ferro (CTLF) e ferritina sérica.

Hemograma – esse exame, realizado por contadores automáticos, permite a dosagem da concentração de hemoglobina, eritrócitos, dosagem do número de plaquetas e dos leucócitos. Também permite o cálculo do hematócrito, volume corpuscular médio (VCM), hemoglobina corpuscular média (HCM), concentração hemoglobínica corpuscular média (CHCM) e amplitude de distribuição dos eritrócitos (RDW – do inglês, "red blood cell distribution width").

Esses parâmetros são úteis para a abordagem inicial da anemia, pois permitem orientar o diagnóstico conforme a característica do eritrócito (macrocítico, microcítico, hipocrômico etc.). Como veremos adiante, o VCM detectará o aumento (macrocitose) ou a diminuição (microcitose) no volume do eritrócito, sendo calculado pela divisão do hematócrito pelo número de hemácias, enquanto o HCM mostra a quantidade média de hemoglobina nos eritrócitos. Em ampla faixa é paralelo ao VCM, isto é, eritrócitos grandes têm muita hemoglobina e eritrócitos pequenos pouca hemoglobina.

O CHCM é a concentração da hemoglobina dentro de cada eritrócito, sendo obtida pela divisão do HCM pelo VCM. Aumentos do CHCM podem ser encontrados na esferocitose e no coma hiperosmolar, por desidratação dos eritrócitos. CHCM < 31% pode ser encontrado na carência de ferro.

O RDW é expresso como uma curva de freqüência (histograma) para maior compreensão, com volume em fentolitros na abscissa e o número de células na ordenada. Em pacientes normais, essa curva é aproximadamente gaussiana e estreita, sendo a média o VCM. O histograma pode estar deslocado para a esquerda ou direita, significando micro e macrocitose, respectivamente. Quando tem base mais ampla que a usual, significa que há uma grande variação de volume dos eritrócitos em torno da média. Nesses casos, o RDW é alto (> 14%), sendo essa heterogeneidade de eritrócitos denominada anisocitose. Pode ser encontrado na carência de ferro, anemia sideroblástica, talassemia maior, policitemia vera, entre outras. Valores normais (RDW entre 11 e 14%) ou mesmo mais baixos indicam população eritróide homogênea.

Reticulócitos – assim como o hemograma, a contagem dos reticulócitos é essencial para a classificação de qualquer anemia. São células eritrocitárias jovens, recém-saídas da medula óssea, contendo resíduos de ácido ribonucléico (RNA) remanescentes do período eritropoiético. Como o catabolismo do RNA nos eritrócitos circulantes dura de 20 a 30 horas, sua presença serve como um marcador do primeiro dia da célula no sangue periférico.

A contagem normal de reticulócitos é em torno de 0,5 a 1,5%, refletindo a taxa normal de substituição eritrocitária.

O aumento dos reticulócitos expressa hiperatividade da eritrocitopoiese e é uma resposta normal à anemia e à hipoxemia. Quando há súbita anemia, como na hemólise, a reticulocitose começa a ser notada no quarto dia, sendo máxima do 8º ao 12º dia. Contudo, para que os reticulócitos reflitam adequadamente a taxa de eritropoiese, eles precisam ser corrigidos para valores absolutos ou pelo cálculo do índice reticulocitário.

O primeiro é calculado pela seguinte fórmula:

Reticulócitos absolutos % =

% reticulócitos × (Ht paciente/45%) (Ht normal)

O índice reticulocitário envolve a divisão da contagem absoluta de reticulócitos pela sua duração no sangue periférico, que é dependente da intensidade da anemia, uma vez que os reticulócitos, sob a ação da eritropoetina, podem ser lançados em diferentes estágios de maturação, resultando em maior duração quanto mais grave for a anemia (Tabela 32.3).

Tabela 32.3 – Correlação entre nível de anemia e duração média dos reticulócitos (adaptado de Failace, 1995).

Hematócrito	Duração média do reticulócito
> 40%	1 dia
30-40%	1,5 dia
20-30%	2 dias
< 20%	2,5 dias

Por exemplo, em um paciente com hematócrito de 31% e reticulócitos de 10%:

Reticulócitos absolutos = 10 × (31/45) = 6,8%

Índice reticulocitário = 6,8%/1,5 dia = 4,5

Um índice reticulocitário acima de 2 é previsto quando houver resposta adequada da medula à anemia. Em anemias hemolíticas e após hemorragias, o índice costuma estar entre 3 e 6.

Perfil de ferro – como abordado anteriormente, engloba a dosagem de ferro sérico (valor normal de 50 a 150µg/dL), a dosagem da capacidade total de ligação do ferro (valor normal de 250 a 380µg/dL), a ferritina sérica (que é usada para avaliar os estoques de ferro e cujo valor normal é de 25 a 300µg/L para homens, 10 a 125µg/L para mulheres e 10 a 140µg/L para crianças).

Esses marcadores são importantes no diagnóstico diferencial do tipo de anemia. Para diferenciarmos, por exemplo, anemia da deficiência de ferro da anemia de doença crônica (ambas são anemias microcíticas, ou seja, o VCM que mede o volume do eritrócito está diminuído), o perfil de ferro é de extrema valia. Na anemia por deficiência de ferro, temos diminuição do ferro sérico e da ferritina (estoque baixo de ferro) e elevação da proteína transportadora (siderofilina), também chamada capacidade de ligação do ferro com queda da sua saturação. Por outro lado, na anemia da doença crônica, temos um ferro sérico baixo, diminuição da capacidade de ligação ao ferro com saturação normal ou aumentada e ferritina normal ou aumentada (refletindo normalidade dos estoques). Na anemia ferropriva, falta ferro em decorrência de ingestão diminuída ou de perda aumentada com estoques baixos de ferro no organismo. Na anemia da doença crônica não há carência de ferro (ferritina normal ou aumentada) e sim dificuldade na mobilização do ferro dos estoques pela doença crônica.

Análise da medula óssea – uma amostra da medula óssea pode ser obtida por meio de aspirado (mielograma geralmente obtido na região esternal) ou biópsia de medula (geralmente realizada na crista ilíaca). É de grande valor nos casos de anemias hipoproliferativas ou nos distúrbios de maturação dos eritrócitos, como o encontro de precursores dos eritrócitos no sangue periférico. A medula óssea pode ser utilizada na pesquisa de vírus, bactérias, parasitas, células neoplásicas, que podem estar invadindo a medula e inibindo a hematopoiese normal. O mielograma presta-se mais para observar a morfologia celular (por exemplo, presença de células cancerosas no caso de um câncer com metástases), enquanto a biópsia de crista presta-se mais para o diagnóstico de celularidade das três séries (eritrocitária, leucocitária e plaquetária).

Outros exames – a investigação da anemia pode envolver outros exames como eletroforese de hemoglobina (permite diferenciar a porcentagem de cada tipo de hemoglobina no sangue e assim fazer diagnósticos dos tipos de talassemia, hemoglobinopatia C etc.), índice de segmentação de neutrófilos (que se encontra aumentado na anemia megaloblástica geralmente causada por deficiência de folato e vitamina B_{12}), haptoglobina sérica (diminuída na anemia hemolítica), desidrogenase láctica – DHL (aumentada na anemia hemolítica), prova de falcização de hemácias (útil para o diagnóstico de anemia falciforme), função renal (pacientes com insuficiência renal crônica têm anemia por déficit de eritropoetina), bilirrubinas (a fração indireta está aumentada nos casos de anemia hemolítica) e exame protoparasitológico de fezes.

Entre exames radiológicos, a radiografia de tórax (presença de alargamento do mediastino, massas), a endoscopia digestiva alta, a anoscopia, a retossigmoidoscopia, a colonoscopia (investigação de doenças do trato gastrintestinal), a ultra-sonografia de abdome (para investigação de colelitíase nos pacientes com anemia falciforme por acúmulo de bilirrubina) e a cintilografia (para a detecção de sangramentos ocultos) também podem ser úteis, dependendo dos dados obtidos pela história e exame clínico, bem como achados dos exames iniciais. A pesquisa de sangue oculto nas fezes deve ser solicitada com o intuito de rastreamento de câncer de cólon em pessoas com idade superior a 50 anos, permitindo o diagnóstico precoce. Na clara presença de sangramento intestinal, não há utilidade desse exame, pois independente do resultado deve ser realizada investigação específica.

ABORDAGEM INICIAL

De posse de todos os dados obtidos, o próximo passo é o de se fazer o diagnóstico etiológico das anemias. Para que possamos direcionar nosso raciocínio, devemos inicialmente classificar as anemias. Existem várias classificações baseadas em critérios diferentes. Uma delas se baseia na fisiopatologia das anemias. Dessa forma, podemos ter anemias em conseqüência de:

Diminuição de produção de eritrócitos

- Diminuição da síntese de hemoglobina: deficiência de ferro, talassemias, anemia de doença crônica.
- Diminuição na síntese de DNA (na falta de folato ou vitamina B_{12}, as células duplicam-se mas não se dividem, dando leucócitos grandes com núcleo hipersegmentado): anemia megaloblástica.
- Diminuição dos precursores medulares: aplasia de medula, leucemia mieloproliferativa.
- Infiltração da medula óssea: carcinoma, linfoma.
- Aplasia pura de eritrócitos.

Aumento da destruição dos eritrócitos

- Sangramento.
- Hemólise (intrínseca): esferocitose hereditária, eliptocitose, anemia falciforme, deficiência de G6PD, deficiência de piruvato-cinase etc.
- Hemólise (extrínseca): imune, púrpura trombocitopênica trombótica, síndrome hemolítico-urêmica, prótese valvar mecânica.
- Infecção por clostrídio.
- Hiperesplenismo.

Apesar de muito útil para a compreensão dos mecanismos de cada anemia, essa classificação não é prática para a orientação do diagnóstico. Para isso, uma outra classificação, também bastante simples, permite um correto seqüenciamento dos passos a serem seguidos para o diagnóstico. Ela se baseia na utilização do tamanho do eritrócito do paciente anêmico. Portanto, ao avaliarmos o hemograma de um paciente anêmico, devemos estar especialmente atentos para o valor do volume corpuscular médio (VCM). Assim, as anemias são inicialmente classificadas em microcíticas, macrocíticas e normocíticas, de acordo com seu volume:

1. Anemia microcítica (VCM baixo) – é causada pela deficiência de ferro, talassemia, anemia de doença crônica.
2. Anemia macrocítica (VCM alto):
   - Anemia megaloblástica – deficiência de vitamina B_{12} e deficiência de ácido fólico.
   - Causas não-megaloblásticas – mielodisplasia, quimioterapia, doenças hepáticas, reticulocitose, mixedema.
3. Anemia normocítica (VCM normal) – aplasia de medula, infiltração medular, neoplasias, processos inflamatórios, defeitos metabólicos, doenças renais, hipotireoidismo, insuficiência adrenal, cirrose, infecção pelo HIV, insuficiência cardíaca congestiva, infecções pulmonares etc.

Na verdade, essas duas classificações se complementam, porém é mais prático e interessante iniciarmos a investigação pela análise do VCM.

Partindo dessas pressuposições, diante de um paciente com suspeita clínica de anemia, pediremos os exames laboratoriais iniciais para a investigação: hemograma completo e esfregaço sangüíneo (que é a análise das células do sangue pelo técnico mostrando alterações de forma e tamanho). Com esses poucos exames, seremos capazes de diagnosticar a maior parte dos casos combinados à história e ao exame clínico. Uma vez confirmada a anemia (pela quantidade de hemoglobina), verificaremos o VCM. Se baixo, trata-se de uma anemia microcítica.

ANEMIA MICROCÍTICA

Anemia por deficiência de ferro (ferropriva)

A anemia por deficiência de ferro é a mais comum. Pode ser causada por dieta deficiente em ferro, gestação, lactação, diminuição da absorção de ferro (gastrectomias, doença celíaca, parasitoses), perdas gastrintestinais e ginecológicas, seqüestro pulmonar de ferro (hemossiderose) e hemoglobinúria.

Caracteristicamente, apresenta-se como uma anemia microcítica e hipocrômica (VCM e HCM baixos). Em estágios precoces, o VCM pode ser normal, já que o primeiro estágio na anemia ferropriva consiste na depleção dos estoques de ferro, sem alteração no tamanho celular. O perfil de ferro desses pacientes, caracteristicamente, é de uma ferritina sérica baixa (um dos primeiros exames a se alterar), capacidade total de ligação do ferro elevada e ferro sérico baixo. Desses, a ferritina sérica é uma das mais sensíveis para o diagnóstico da anemia ferropriva, chegando a 91% de acerto. Com a progressão da doença, podem surgir alterações no esfregaço como anisocitose (variação no tamanho dos eritrócitos), seguidas por poiquilocitose (variação na forma dessas células). O RDW será alto devido à anisocitose. As plaquetas podem estar normais, mas em casos mais graves, aumentadas. A contagem absoluta de reticulócitos tende a estar normal ou discretamente aumentada, mas raramente diminuída.

Apesar de não estar nos exames iniciais, a análise da medula óssea mostra uma hiperplasia de grau leve a moderado, com celularidade aumentada, cariorrexe, múltiplos núcleos e fragmentação nuclear dos eritrócitos.

Anemia de doença crônica

Esse tipo de anemia tem inúmeras causas, algumas delas já relatadas anteriormente. Apresenta algumas características laboratoriais peculiares que a diferenciam da anemia ferropriva. Assim, temos ferro sérico baixo, baixa capacidade total de ligação do ferro e ferritina sérica normal ou aumentada. Raramente o hematócrito está abaixo de 25%, exceto nos casos de insuficiência renal. A contagem de reticulócitos não ajuda no diagnóstico, podendo estar diminuída ou aumentada. O aspirado da medula óssea mostra redução de sideroblastos (5 a 20%) em relação ao número total de normoblastos (normal de 30 a 50%). A quantidade de hemossiderina dentro dos macrófagos está aumentada.

Talassemias

São um grupo de anemias hereditárias caracterizadas pela redução na síntese das cadeias de hemoglobina (alfa e beta), devido à deleção ou mutação nos genes das globinas. É considerada a doença genética mais comum no mundo e ocorre com maior freqüência na região do Mediterrâneo e sudoeste da Ásia.

As hemácias de adultos normais são constituídas em quase sua totalidade pela hemoglobina A (98%). Essa hemoglobina é formada por duas cadeias alfa e duas cadeias beta, configurando um tetrâmero. Outras hemoglobinas incluem a hemoglobina A_2 (duas cadeias alfa e duas delta) e a hemoglobina F (duas cadeias alfa e duas gama).

As talassemias podem ser divididas em alfa (α) ou beta (β), conforme a redução na síntese ocorra nas cadeias alfa ou beta, respectivamente. Na alfa-talassemia podemos ter quatro situações clínicas: portador assintomático, traço talassêmico, doença da hemoglobina H e hidropisia fetal. Essas condições ocorrem em pessoas que têm 1, 2, 3 ou 4 genes da alfa-globina afetados pela mutação, respectivamente.

Na beta-talassemia ocorrem numerosos e heterogêneos defeitos moleculares, os quais resultam na ausência de cadeias beta e são designados como β^0. Nesses casos não há hemoglobina A e a cadeia alfa combina-se com as cadeias delta e gama. Por outro lado, quando há redução na síntese de cadeias beta, a doença é denominada talassemia β^+. Nessa situação, é formada uma pequena quantidade de hemoglobina A, com maior prevalência de hemoglobina A_2 e F.

A primeira suspeita da presença de talassemia advém da história familiar.

Do ponto de vista laboratorial, suspeita-se da presença de talassemia quando o grau de microcitose (VCM entre 55 e 75) é desproporcional à intensidade da anemia. Quando isso ocorre, deve-se pedir uma eletroforese de hemoglobina para se confirmar o diagnóstico. Esse exame permite separar cada tipo de hemoglobina pelo seu peso molecular, possibilitando a caracterização do tipo de talassemia.

Comparado com a anemia ferropriva, as talassemias têm menor VCM, contagem de eritrócitos mais próximo da normalidade e esfregaço sangüíneo mais alterado em casos de anemias mais discretas. Nas talassemias, o perfil de ferro é normal.

ANEMIA MACROCÍTICA

Anemia megaloblástica

As causas de anemia megaloblástica incluem deficiência de vitamina B_{12} e ácido fólico.

A vitamina B_{12} está presente em quase todas os alimentos de origem animal e após sua ingestão liga-se ao fator intrínseco, produzido pelas células parietais do estômago. O complexo vitamina B_{12}-fator intrínseco é absorvido no íleo terminal, sendo transportado no plasma até o fígado, no qual é armazenado por proteínas denominadas transcobalaminas, sendo a principal a transcobalamina II. Esse estoque é suficiente para não gerar deficiência de vitamina B_{12} por cerca de três anos, uma vez que haja alguma alteração na ingestão de alimentos de origem animal ou dificuldade de absorção. Entre as causas de deficiência de vitamina B_{12}, incluem-se aquelas que levam a diminuição na produção do fator intrínseco (gastrite atrófica e gastrectomias), redução na absorção ileal de vitamina B_{12} (ressecção cirúrgica e doença de Crohn), competição pela vitamina B_{12} pelas bactérias intestinais (síndrome da alça cega), insuficiência pancreática, deficiência de transcobalamina II e de vitamina B_{12} na dieta (rara e ocorrendo em vegetarianos).

Já o ácido fólico está presente na maioria dos vegetais e frutas e o estoque de folato corpóreo é suficiente para fornecer o suprimento por dois a três meses. A causa mais comum de deficiência é a ingestão inadequada, como ocorre em alcoólatras, pacientes anoréticos e idosos. Outras causas incluem medicamentos que interferem em sua absorção como fenitoína, sulfametozaxol-trimetoprima, sulfassalazina; gravidez; e anemia hemolítica, entre outras.

Laboratorialmente, o reconhecimento das anemias megaloblásticas incluem VCM elevado (entre 100 e 140fL), esfregaço sangüíneo anormal incluindo anisocitose, poiquilocitose e macrovalócitos. A contagem de reticulócitos está diminuída e o índice de segmentação de neutrófilos mostra contagem média de segmentação acima de quatro lobos ou o achado de neutrófilos com seis lobos (hipersegmentação). A análise da medula óssea mostra marcada hiperplasia da série eritróide, com células anormalmente aumentadas e maturação assíncrona entre o núcleo e o citoplasma. Na série mielocítica, observam-se metamielócitos gigantes.

Outras anormalidades laboratoriais incluem elevação da DHL e aumento discreto nas bilirrubinas em decorrência da eritropoiese ineficaz intramedular (as células defeituosas pela carência de folato ou vitamina B_{12} são destruídas na própria medula).

A diferenciação entre anemia megaloblástica por deficiência de vitamina B_{12} e ácido fólico é feita pela dosagem das respectivas vitaminas no plasma. O teste de Shilling pode ser usado na anemia megaloblástica por deficiência de vitamina B_{12} quando há suspeita de diminuição de absorção dessa vitamina no trato digestivo.

Outras causas de anemias macrocíticas

As anemias macrocíticas não necessariamente são causadas por deficiência de folato ou vitamina B_{12}. A abordagem diagnóstica é a mesma da anemia megaloblástica. As causas mais freqüentes incluem anemias hemolí-

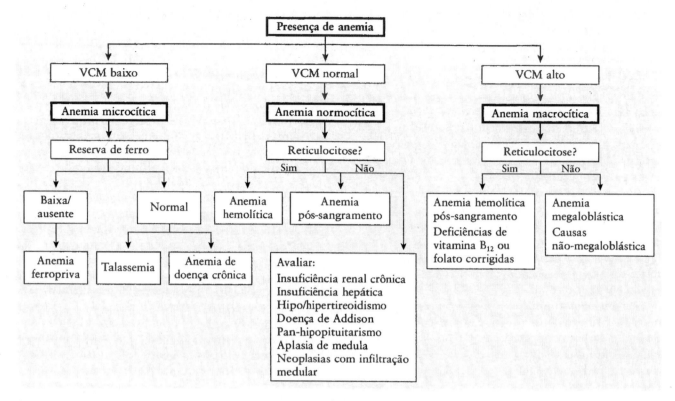

Figura 32.1 – Como investigar uma anemia.

tica, pós-sangramento e pós-esplenectomia, insuficiência hepática, icterícia obstrutiva, aplasia de medula, alcoolismo, hipotireoidismo e doença pulmonar obstrutiva crônica.

Em resumo, a figura 32.1 procura sintetizar o que foi mostrado até agora, servindo de guia para o raciocínio diagnóstico. Devemos estar atentos, no entanto, para o fato de que a classificação das anemias em microcítica, macrocítica e normocítica não é estanque e há freqüentes associações (por exemplo, carência de ferro e folato no alcoólatra). Nesse caso, é importante lembrar que carência de ferro dará hemácias com VCM diminuído, e carência de folato, hemácias com VCM aumentado. Se o hemograma foi realizado de forma automática, o contador dá uma média final dos VCM de todas as hemácias. Se convivem hemácias com VCM diminuído e aumentado, dependendo da proporção relativa das carências, o valor médio do VCM pode estar próximo do normal. Nesse caso, o esfregaço do sangue, que é a análise da morfologia das hemácias pelo técnico, pode dar a pista, porque haverá presença de microcitose e macrocitose (anisocitose).

ANEMIA NORMOCÍTICA

A presença de VCM normal caracteriza anemia normocítica e esse achado pode estar presente em inúmeras doenças, como mencionado anteriormente. Nesse tipo de anemia, a história clínica guiará a abordagem diagnóstica. A contagem de reticulócitos pode auxiliar na determinação da etiologia da anemia normocítica.

O achado de reticulocitose sugere uma resposta adequada da medula óssea à anemia. Nesses casos, podemos pensar em anemia hemolítica e anemia pós-sangramento, apesar de a resposta à esta última condição ser limitada pela reserva de ferro. A história, o exame clínico e os sinais de destruição eritrocitária excessiva, tais como aumento de DHL, transaminase glutâmico-oxalacética (TGO), redução de haptoglobina, hiperbilirrubinemia e excreção excessiva de urobilinogênio, fornecem a informação necessária para a diferenciação das duas condições.

Por outro lado, quando a resposta eritrocitária à anemia é insuficiente, isto é, presença de reticulócitos normais ou diminuídos, deve-se pensar em uma condição que esteja direta ou indiretamente afetando a medula óssea. Os efeitos indiretos devem ser investigados a fim de se evitar um mielograma ou biópsia de medula desnecessários. Entre as causas que indiretamente afetam a medula, podemos citar a deficiência de eritropoetina que ocorre na insuficiência renal crônica, por exemplo.

Outras causas que afetam indiretamente a medula incluem hipotireoidismo, hipertireoidismo, doença de Addison, pan-hipopituitarismo, insuficiência hepática etc.

Pela sua importância epidemiológica devemos destacar, entre as anemias hemolíticas, a anemia falciforme, uma doença autossômica recessiva na qual a substituição de valina por glutamina na cadeia beta-globina produz uma hemoglobina defeituosa denominada S. Na sua forma deoxi, essa hemoglobina forma polímeros que danificam a membrana do eritrócito, processo esse denominado falcização. A taxa de falcização é influenciada por inúmeros fatores, tais como concentração de hemoglobina S dentro do eritrócito, acidose, hipoxemia e infecção. A hemólise ocorre por destruição das hemácias alteradas nos leitos capilares. O diagnóstico é baseado na história familiar, quadro clínico, exames laboratoriais sugestivos de hemólise, teste de falcização de hemácias e eletroforese de hemoglobina.

A suspeita de doença intrínseca da medula óssea deve ocorrer quando a anemia estiver associada com leucopenia ou plaquetopenia, ou quando anormalidades morfológicas sugestivas de infiltração da medula estiverem presentes no esfregaço sangüíneo (hemácias em lágrima, eritrócitos nucleados, poquilócitos, leucócitos imaturos, plaquetas grandes e bizarras e fragmentos de megacariócito). Nesses casos, é aconselhável a realização da aspiração e/ou biópsia da medula óssea na maioria dos casos.

CONCLUSÃO

Obviamente, não pretendíamos abordar de forma completa todos os tipos de anemia neste capítulo. Procuramos, sim, guiar o raciocínio baseado na anamnese e no exame clínico e, a partir daí, solicitar um número limitado de exames que permitirão o diagnóstico causal da anemia na grande maioria dos casos. Casos mais raros certamente necessitarão de exames mais específicos ou mesmo da consulta ao especialista. Entretanto, saber investigar uma anemia faz parte da rotina de todas as especialidades médicas.

A avaliação clínica da anemia continua apresentando uma limitação semiológica. Os trabalhos até o momento mostram que os médicos de forma geral não são capazes de quantificar ou mesmo identificar a anemia, principalmente nos casos leves.

CASOS CLÍNICOS

CASO 1. Mulher de 43 anos de idade com diagnóstico de mioma procura o clínico com queixas inespecíficas de fraqueza e tonturas. Ao exame clínico encontra-se moderadamente descorada sem outras alterações. O hemograma mostra hemoglobina de 8,5g/dL e VCM de 72fL. O esfregaço do sangue periférico mostra microcitose.

Discussão: trata-se de anemia microcítica provavelmente ferropriva. O próximo passo é fazer o perfil de ferro e confirmar o diagnóstico. Uma vez feito o diagnóstico, é importante descobrir a causa verificando ingestão alimentar e perdas sangüíneas. Em mulheres de meia-idade com miomas, freqüentemente a causa é ginecológica. Entretanto, em um paciente com dispepsia e descorado, deve-se investigar sangramento pelo estômago e restante do trato gastrintestinal.

Se a paciente apresentasse história de ser filha de italiano ou outros povos mediterrâneos, o diagnóstico de talassemia poderia ser um diferencial importante.

CASO 2. Alcoólatra de 45 anos de idade foi encontrado caído perto do hospital, sendo encaminhado ao pronto-socorro. Está consciente, porém lentificado. O hemograma mostra hemoglobina de 6,4g/dL com VCM de 84fL (normal). O esfregaço do sangue periférico mostra presença de hemácias microcíticas e macrocíticas.

Discussão: embora o VCM seja normal, pode-se tratar de anemia mista decorrente da carência conjunta de folato e ferro que freqüentemente pode estar associada nesse caso. Não dá para afastar que o componente megaloblástico seja causado por deficiência de vitamina B_{12}. Em vários lugares o médico não terá disponível a dosagem de folato e vitamina B_{12}. A melhor conduta nesses casos é fazer um teste terapêutico específico com cada um dos dois.

CASO 3. Homem de 54 anos de idade, gastrectomizado há 15 anos, procurou o ambulatório com queixa de cansaço e falta de ar progressiva. Ao exame clínico está descorado, com estase jugular, estertores finos em bases pulmonares, fígado a 4cm do rebordo costal direito e edema de membros inferiores. O hemograma revela hemoglobina de 5g/dL com VCM de 104fL.

Discussão: a gastrectomia pode ser uma causa importante de deficiência de vitamina B_{12} pela retirada da porção do estômago que produz o fator intrínseco. Antigamente as gastrectomias eram bem mais comuns, mas diminuíram bastante depois do advento dos bloqueadores H_2 e dos inibidores da bomba. Nos gastrectomizados, a reposição constante de vitamina B_{12} deve ser orientada para que não se desencadeie sua deficiência. Esta aparece depois de vários anos de feita a cirurgia. Outra causa de anemia megaloblástica por deficiência de vitamina B_{12} é a gastrite atrófica, cujo diagnóstico é feito pela biópsia da mucosa do estômago (não basta fazer a endoscopia porque o diagnóstico é anatomopatológico).

Também deve ser feito o diagnóstico de insuficiência cardíaca (ICC). Qual a causa da insuficiência cardíaca nesse paciente? Nas anemias, quando a hemoglobina fica abaixo de 7g/dL, começam a surgir reprecussões cardíacas que se manifestam por ICC de alto débito causada pela diminuição da viscosidade do sangue, que é determinada majoritariamente pela hemoglobina.

Há pacientes que suportam níveis extremamente baixos de hemoglobina com sinais de ICC compensada. Alguns pacientes, na vigência de doença associada, como por exemplo uma infecção, podem descompensar da ICC e até apresentar quadros de edema agudo de pulmão.

CASO 4. Adolescente de 16 anos de idade procurou o pronto-socorro por amarelamento nos olhos há dois dias. Está um pouco descorada e ictérica. Refere ter apresentado episódio gripal com uso de grande quantidade de analgésicos antes do início do quadro. O hemograma revela hemoglobina de 9g/dL e VCM de 92fL. Há aumento dos reticulócitos no esfregaço do sangue periférico. As bilirrubinas estão aumentadas à custa das frações indireta e direta.

Discussão: trata-se provavelmente de anemia hemolítica secundária a drogas. Uma boa pista é a presença de bilirrubina aumentada à custa da fração indireta. Entretanto, se o fígado da paciente é bom, essa bilirrubina é rapidamente metabolizada e a direta também pode estar aumentada.

BIBLIOGRAFIA

BEUTLER E, LICHTMAN MA, COLLER BS, KIPPS TJ. WILLIAMS WJ – *Hematology*. 5th ed., New York, McGraw-Hill, 1995.

ELLIS LB, FAULKNER JM – The heart in anemia. *N Engl J Med*, 220:943, 1939.

FAILACE R – *Hemograma. Manual de Interpretação.* 3ª ed., Porto Alegre, Artes Médicas, 1995.

HILLMAN RS – Anemia. In: Fauci AS, Braunwald E, Isselbacher KJ, Wilson JD, Martin JB, Kasper DL, Hauser SL, Longo DL. *Harrison's principles of Internal Medicine*. 14th ed., USA, McGraw-Hill, 1998.

LEE GR, BITHELL TC, FOERSTER J, ATHENS JW, LUKENS JN – *Wintrobe's Clinical Hematology*. 9th ed., Philadelphia, London, Lea & Febiger, 1993.

LINDENBAUM J – An approach to the anemias. In: Bennett JC, Plum F, Gill GN, Kokko JP, Mandell GL, Okner RK, Smith TWS. *Cecil Textbook of Medicine*. 20th ed., Philadelphia, WB Saunders, 1996, p. 823.

NARDONE DA, ROTH KM, MAZUR DJ, MCAFEE JH – Usefulness of physical examination in detecting the presence or absence of anemia. *Arch Intern Med*, 150:201, 1990.

ROCKEY DC, CELLO JP – Evaluation of the gastrintestinal tract in patients with iron-deficiency anemia. *N Engl J Med*, 329:1691, 1993.

VARAT MA et al. – Cardiovascular effects of anemia. *Am Heart J*, 83:415, 1972.

WURAPA FK, BULSARA MK, BOATIN BA – Evaluation of conjunctival pallor in the diagnosis of anaemia. *J Trop Med Hyg*, 89:33, 1986.

33. Adenomegalia

Ana Paula C. Amarante

Os linfonodos (gânglios linfáticos) constituem boa parte do sistema imune e podem ter seu tamanho aumentado (linfoadenomegalias) em um grande espectro de doenças.

Na prática médica, quadros clínicos acompanhados de adenomegalias são freqüentemente encontrados. As causas são diversas e sua gravidade varia desde doenças mais simples até mais graves. Para que o tratamento adequado seja ministrado, faz-se necessário o diagnóstico acurado.

FISIOPATOLOGIA

Estrutura e função do linfonodo

Os linfonodos são estruturas encapsuladas, formadas por coleções densas de linfócitos, células dendríticas, macrófagos e plasmócitos, conectados à circulação por vasos linfáticos aferentes e eferentes. A cápsula do linfonodo é perfurada por canais linfáticos que drenam a linfa de tecidos regionais. Os linfonodos esvaziam a linfa em vasos linfáticos eferentes que drenam para grandes canais linfáticos, como o ducto torácico.

Os linfonodos estão presentes em várias regiões do organismo, sendo divididos em superficiais, situados em regiões cervicais, submandibulares, axilares, inguinais e epitrocleares, e profundos, como os mediastinais e abdominais.

Nos linfonodos os fibroblastos são o tipo de célula predominante nas trabéculas e cápsulas (compõem o estroma). Os folículos linfóides primários do córtex e os folículos secundários com centro germinativo são áreas de células B. Os folículos primários são agregados de células B que se ligam a IgM, IgD e CD_4 para as mudanças antigênicas iniciais. Os folículos linfóides secundários são resultado da estimulação antigênica. Entre os folículos primários e secundários (zona interfolicular), encontram-se áreas de células T (paracortical). A maioria das células T (80%) dos linfonodos são células CD_4 (auxiliadoras), enquanto uma minoria (20%) são CD_8 (supressoras/citotóxicas). A função do linfonodo é estabelecer o contato do antígeno com macrófagos, células T e B, propiciando a interação entre elas. O antígeno é apresentado às células T (por meio das células apresentadoras de antígenos); o contato entre CD_4 e CD_8, bem como fatores solúveis derivados de células T (interleucinas), induzem e regulam a resposta imune. Após a ativação por antígenos e conseqüente expansão clonal, células sensibilizadas T, B e células plasmáticas secretoras de anticorpos deixam o gânglio via eferente, caindo na circulação sangüínea por meio do ducto torácico.

O aumento no tamanho dos linfonodos (adenomegalia) pode ser devido a:

- aumento do número de linfócitos e macrófagos durante respostas a antígenos;
- infiltrações por células inflamatórias (linfadenites);
- proliferação maligna *in situ* dos linfócitos e macrófagos;
- infiltração por células malignas metastáticas;
- infiltração dos linfonodos por macrófagos repletos de metabólitos nas doenças lipídicas.

O quadro 33.1 mostra os principais grupos de linfonodos.

ABORDAGEM CLÍNICA

Em muitos casos que cursam com adenomegalia, outros sintomas e sinais obtidos na história e exame clínico nos dão o caminho a ser seguido na investigação.

É importante saber que, em condições normais, pequenos linfonodos podem ser palpados nas regiões inguinais, em geral medindo 0,5 a 2cm no seu maior diâmetro.

Em outras cadeias também podemos encontrá-los de forma persistente, geralmente devido a infecções passadas (por exemplo, na região submandibular ou cervical anterior).

O aumento dos gânglios requer investigação quando é de aparecimento recente, de etiologia desconhecida e, na maioria das vezes, quando são maiores do que 1cm de diâmetro. Muitos fatores são importantes na avaliação do aumento dos gânglios: idade, características físicas dos linfonodos, localização e quadro clínico associado à linfadenopatia.

Quadro 33.1 – Grupos de linfonodos e regiões de drenagem.

Localização dos grupos ganglionares	Drenagem
Cervicais	Estruturas da cabeça e pescoço
Submandibulares e submentonianos	Boca e glândulas salivares
Supraclaviculares	Cabeça, estruturas do pescoço, órgãos intratorácicos e intra-abdominais
Suboccipitais	Cabeça e estruturas do pescoço
Pré e pós-auriculares	Regiões oculares e auriculares
Axilares laterais e centrais	Extremidades superiores, paredes torácicas, mama e estruturas intratorácicas
Epitrocleares	Braços e mãos
Inguinais	Drenam extremidades inferiores e genitália
Linfáticos de tórax e abdome	Regiões hilares, mediastinal, abdominal, retroperitoneal e pélvica

IDADE

A linfadenopatia é de origem benigna em 80% dos casos quando acomete indivíduos jovens, com idade inferior a 30 anos, sendo que esse índice cai para 40% nos indivíduos com idade superior a 50 anos.

CARACTERÍSTICAS FÍSICAS

Gânglios de consistência firme, elástica, muitas vezes unidos entre si e não-dolorosos nos fazem pensar em linfoma, ao passo que no carcinoma metastático são usualmente de consistência endurecida, fixos a tecidos profundos. Nas infecções agudas, os gânglios são discretamente dolorosos, com aumento assimétrico e em várias cadeias simultaneamente; em geral não são muito grandes, podendo haver exceções.

LOCALIZAÇÃO

A localização é muito importante para ajudar no raciocínio clínico. Exemplos:

- gânglios cervicais posteriores: sugerem rubéola e toxoplasmose;
- gânglios auriculares anteriores: sugerem infecções da conjuntiva e olhos;
- gânglios cervicais supurativos: linfadenite por micobactéria (escrófula);
- gânglios supraclaviculares: sempre são sinais de doença e freqüentemente metástases de tumores intratorácicos, gastrintestinais ou linfomas;
- o chamado gânglio de Virchow é a presença de linfonodo em região supraclavicular esquerda com metástase de tumor de trato gastrintestinal;
- gânglios epitrocleares bilaterais: são vistos na sarcoidose, tularemia, sífilis secundária e hanseníase;
- gânglios axilares unilaterais: são vistos em tumores de mama, linfomas, infecções de extremidades superiores, doença da arranhadura do gato e brucelose;
- gânglios inguinais bilaterais: podem ser vistos em algumas doenças sexualmente transmissíveis;
- gânglios hilares ou mediastinais: alguns sintomas nos fazem suspeitar de aumento desses gânglios como tosse ou sibilos, devidos à compressão das vias aéreas;

rouquidão, por compressão do nervo laringeorrecorrente; disfagia, devido à compressão esofágica e edema do pescoço; face ou braço devido à compressão da veia cava superior ou da veia subclávia. Quando aumentados, sugerem doença neoplásica ou granulomatosa.

QUADRO CLÍNICO ASSOCIADO

O quadro clínico é muito importante na avaliação das linfadenopatias. Por exemplo, a síndrome da mononucleose (síndrome "mono-like"). Um indivíduo jovem apresenta-se com febre e aumento recente de gânglios em diversas cadeias. Um dos diagnósticos possíveis é a síndrome da mononucleose, na qual diferentes agentes etiológicos causam quadro clínico semelhante ao da mononucleose (febre, anorexia, mialgias, angina, odinofagia, linfadenopatia, "rash" cutâneo, hepatoesplenomegalia). O hemograma mostra, caracteristicamente, leucopenia com linfocitose (presença de linfócitos atípicos). O quadro 33.2 mostra as principais doenças que fazem parte da síndrome da mononucleose.

Linfadenite piogênica – a linfadenite aguda supurativa, linfadenite piogênica, é mais comum em crianças, e as etiologias mais freqüentes são o *Staphylococcus aureus* e o estreptococo do grupo A. Os locais mais acometidos são as regiões submandibulares, cervicais anteriores e posteriores, inguinais e axilares (em ordem de freqüência). O exame mostra uma região avermelhada e edemaciada com 3cm ou mais de diâmetro. O nódulo pode ser firme ou flutuante e acompanhar-se de febre.

Linfadenite não-piogênica – fazem parte dos casos de linfadenite regional não-piogência específica:
Escrófula (linfadenite cervical tuberculosa) – mais comum em regiões onde a tuberculose é endêmica, adquirida por meio da infecção linfo-hematogência quando da contaminação pulmonar primária. Pode ocorrer em crianças, adultos jovens e é comum na população infectada pelo HIV. Diferentemente da população não-infectada, o paciente HIV apresenta mais freqüentemente febre, reação intradérmica de Mantoux negativa e

Quadro 33.2 – Principais doenças pertencentes à síndrome da mononucleose.

Doença	Transmissão	Período de incubação	Quadro clínico
Mononucleose infecciosa (vírus Epstein-Barr)	Provavelmente por meio da saliva	30 a 60 dias	Doença aguda, dor de garganta, cefaléia, mialgia, tosse, artralgia. Ao exame clínico: linfadenopatia, faringite, esplenomegalia e "rash" cutâneo
Citomegalovírus	Manipulação de secreção Transfusões Perinatal Provavelmente contato sexual	Contágio pessoa-pessoa não conhecido 3 a 12 semanas após transfusão	Semelhante ao da mononucleose, faringite é rara, pode haver hepatite
Rubéola (vírus da rubéola)	Por meio de secreções respiratórias	12 a 23 dias	Pródromo de 3 a 4 dias com febre, indisposição e tosse, seguida de "rash" maculopapular com distribuição cefalocaudal
Toxoplasma (*Toxoplasma gondii*)	Alimentos contendo cisto (carne crua) Vertical	4 a 21 dias	Maioria assintomática, 20% dos casos com febre, mialgia, suores noturnos, dor de garganta. Ao exame clínico: "rash" maculopapular, hepatoesplenomegalia
AIDS – grupo I Infecção aguda por vírus HIV	Sexual Transfusional Usuários de drogas (material contaminado)	1 a 6 semanas	Febre, indisposição, mialgia, anorexia, náuseas, diarréia e faringite. Ao exame clínico: exantema em tronco maculopapular, linfadenopatia, hepatoesplenomegalia, sinais de meningite
Sífilis secundária (*Treponema pallidum*)	Vertical Sexual Transfusional	2 a 8 semanas após o cancro	Febre, cefaléia e artralgias. Ao exame clínico: "rash" variado, em geral maculopapular
Hepatite B (vírus da hepatite B)	Vertical Transfusional Exposição percutânea ou de mucosa com sangue contaminado Sexual	45 a 160 dias	Icterícia, anorexia, artralgias, vômitos. Ao exame clínico: hepatomegalia, "rash" macular, icterícia

pesquisa de bacilos álcool-ácido-resistentes positiva no material aspirado. Em geral, a escrófula é de desenvolvimento insidioso e vários gânglios de uma mesma cadeia podem estar acometidos. Pode ocorrer drenagem espontânea (fistulização).

Doença da arranhadura do gato ("cat scratch disease") – existe antecedente de arranhadura por gato e a linfadenite regional aparece 7 a 14 dias após o contato. É causada por bactéria gram-negativa (*Bartonella henselae*).

Bubões inguinais de origem venérea – adenopatia unilateral ou bilateral, principalmente em homens adultos, é sugestiva de doença sexualmente transmissível. Na sífilis secundária, a linfadenopatia generalizada precede a erupção cutânea. No linfogranuloma venéreo a lesão genital é assintomática e o "bubão inguinal" ocorre 10 a 30 dias após a exposição sexual. A evolução do quadro pode levar à supuração com múltiplos trajetos fistulosos.

Doenças auto-imunes – caracterizadas por ativação do sistema imune (lúpus eritematoso sistêmico, artrite reumatóide, reação a drogas) podem estar associadas à linfadenopatia.

Doenças do metabolismo – pacientes com doença de depósito (Gaucher e Niemann-Pick) podem apresentar aumento ganglionar devido à presença de macrófagos repletos de lípides.

Doenças hematológicas – tomaremos como exemplo os linfomas, grupo heterogêneo de neoplasias de células B e T que usualmente se origina em linfonodos, mas pode-se iniciar em qualquer órgão do organismo.

Sua prevalência corresponde a 4% do total de neoplasias. Há variações raciais na distribuição da doença, histologia e subtipos imunológicos através do mundo. Com relação aos aspectos clínicos, é importante saber se pode haver a presença de sudorese noturna, febre e perda de peso maior do que 10% nos últimos seis meses, o que torna o prognóstico da doença desfavorável.

Ao exame clínico é importante avaliar todas as cadeias ganglionares periféricas. As cadeias acometidas mostram gânglios de tamanho aumentado, em geral sem sinais inflamatórios, com consistência firme ("borrachosa"). A orofaringe deverá ser examinada para avaliação do tecido linfóide local (anel de Waldeyer). A pele pode estar envolvida com presença de infiltrados eritematosos, descamativos e pruriginosos.

A investigação diagnóstica é feita pela biópsia do gânglio comprometido. A punção aspirativa não é adequada para o diagnóstico. Estudos complementares do material permitem avaliação imunológica e citogenética do tumor. A biópsia de medula óssea é importante para estadiamento da doença. Também podem ser utilizados para estadiamento tomografia computadorizada e ressonância magnética de tórax e abdome.

O quadro 33.3 mostra as principais doenças associadas ao aumento de linfonodos.

Quadro 33.3 – Doenças associadas com aumento dos linfonodos.

Doenças infecciosas
- Hemófilos e doença da arranhadura do gato
- Fúngicas: paracoccidioidomicose, histoplasmose
- Infecções por clamídia: linfogranuloma venéreo, tracoma
- Infecções por micobactérias: tuberculose e moléstia de Hansen
- Infecções parasitárias: tripanossomíase e toxoplasmose
- Espiroquetas: sífilis e leptospirose
- Virais: hepatites virais, mononucleose infecciosa, citomegalovírus, AIDS, rubéola

Doença imunológicas
- Artrite reumatóide
- Lúpus eritematoso sistêmico
- Dermatomiosite
- Doença do soro
- Reação à droga: fenitoína, hidralazina, alopurinol
- Linfadenopatia angioimunoblástica

Doenças neoplásicas
- Hematológicas: linfoma de Hodgkin, leucemia de células mielóides e linfóides T e B, linfomas, histiocitose
- Tumores metastáticos para linfonodos: melanomas, sarcoma de Kaposi, neuroblastoma, seminoma, tumores de pulmão, mama, próstata, rim, cabeça e pescoço e trato gastrintestinal

Doenças endócrinas
- Hipertireoidismo

Doenças de depósito
- Doença de Gaucher e Niemann-Pick

Doenças de causa desconhecida
- Hiperplasia linfóide folicular gigante
- Linfadenite dermopática
- Sarcoidose
- Amiloidose
- Granulomatose eosinofílica

EXAME CLÍNICO

Ao examinarmos o paciente, devemos pesquisar os gânglios por meio da palpação dos linfonodos superficiais, os quais podemos dividir em três grandes grupos:

1. grupo ganglionar da cabeça e pescoço;
2. grupo ganglionar das axilas;
3. grupo ganglionar das regiões inguinais.

Os gânglios das regiões inguinais podem estar aumentados sem doença específica, variando de 0,5 a 2cm de diâmetro, unidos a uma fáscia densa, atrás do ligamento inguinal.

Em crianças, múltiplos pequenos gânglios podem ser palpados (0,5 a 1cm de diâmetro) na região cervical.

SEMIOTÉCNICA

Consiste da inspeção e palpação de todas as cadeias ganglionares superficiais.

INSPEÇÃO

Observar aumento dos linfonodos, presença ou não de assimetria e/ou hiperemia da pele.

PALPAÇÃO

Deve ser feita com as polpas digitais. Na palpação dos gânglios da cabeça e pescoço, o paciente deverá fletir ligeiramente o pescoço, a fim de manter a musculatura relaxada. Podem-se palpar as cadeias cervicais, bilateralmente, ao mesmo tempo.

A seguir, palpam-se as fossas supraclaviculares pesquisando gânglios, os quais nesses locais sempre indicam doenças.

A palpação das regiões axilares é feita com o médico em pé de frente ao doente sentado na mesa de exame. O paciente pode apoiar o membro superior no ombro do médico e este com a mão esquerda na região axilar direita do paciente (a região axilar esquerda do paciente será palpada com a mão direita do médico), tentará encontrar gânglios nessa região. Em vez de o paciente apoiar o braço no ombro do médico, o médico pode ativamente, com o braço direito (ao palpar a região axilar direita do paciente com o braço esquerdo), sustentar o braço do paciente.

As características dos linfonodos a serem pesquisadas são:

- localização: cervicais, submandibulares, submentonianos, axilares, supraclaviculares, epitrocleares, inguinais e outros;
- tamanho ganglionar: este deverá ser descrito em centímetros, por exemplo, gânglio cervical posterior direito com 3cm de diâmetro no seu maior diâmetro;
- consistência: dura ou amolecida, com ou sem flutuação;
- sensibilidade: presença ou ausência de dor;
- mobilidade: móvel ou aderente a planos profundos;
- alterações da pele: presença ou não de sinais flogísticos (edema, calor, rubor e dor) com ou sem fistulização.

INVESTIGAÇÃO DIAGNÓSTICA

A investigação diagnóstica dependerá do quadro clínico associado à linfadenomegalia. Pacientes que se apresentem com quadro febril agudo, associado à micropoliadenopatia generalizada, serão submetidos às provas sorológicas para investigação da síndrome da mononucleose.

Pacientes com grandes adenomegalias de uma ou mais cadeias ganglionares, associadas à febre, perda de peso e anorexia, serão submetidos à biópsia ganglionar para investigação de tuberculose, linfomas e outras neoplasias.

Em muitas situações clínicas, a pesquisa de adenomegalias profundas faz-se necessária. Isso acontece no estadiamento de linfomas. Para esse estadiamento, são utilizados métodos radiológicos como radiografia de tórax (pode mostrar aumento ganglionar mediastinal) e de abdome, ultra-sonografia e tomografias de tórax e abdome.

De forma geral, quando a causa de aumento ganglionar não é estabelecida com clareza e os gânglios aumentados têm características patológicas, ou mesmo quando o médico tem dúvidas a esse respeito, o procedimento a ser adotado é a avaliação citológica ou histológica. Dependendo da localização e das características do gânglio, o procedimento inicial será punção do gânglio para avaliação citológica ou a retirada do gânglio para serem feitos cortes histológicos.

CASOS CLÍNICOS

CASO 1. Homem de 25 anos de idade, está há cinco dias com quadro de febre de 38°C, indisposição, mialgias e cefaléia. Ao exame clínico, apresentava micropoliadenopatia generalizada (gânglios com 1,5cm de diâmetro em todas as cadeias superficiais) e sem outras alterações.

Discussão: a hipótese mais provável será síndrome da mononucleose englobando causas virais (rubéola, mononucleose, citomegalovírus, AIDS e hepatites), bacterianas (sífilis secundária), protozooses (toxoplasmose) com manifestações clínicas semelhantes, dificultando o diagnóstico específico. Este será feito por meio das sorologias específicas.

CASO 2. Homem de 30 anos de idade apresenta, há dois meses, história de indisposição e emagrecimento. Há um mês apresenta febre e sudorese noturna. Ao exame clínico apresenta vários gânglios em região cervical esquerda de 3 a 3,5cm de diâmetro, discretamente coalescidos, indolores à palpação, de consistência elástica, localizados abaixo do esternocleidomastóideo (cadeia cervical profunda), com discreto empastamento do músculo. Não há outras alterações ao exame clínico.

Discussão: trata-se de doença de evolução insidiosa com manifestações de comprometimento sistêmico, embora acometa somente uma cadeia ganglionar. As hipóteses mais prováveis são tuberculose e linfoma, sendo necessária investigação do quadro com biópsia para esclarecimento diagnóstico.

CASO 3. Mulher de 55 anos de idade, observou nódulo axilar direito. Nega emagrecimento, febre, anorexia ou fraqueza. Não faz exame ginecológico de rotina há vários anos. Ao exame clínico apresenta dois gânglios axilares à direita, endurecidos, aderidos a planos profundos e indolores à palpação. O exame da mama mostrou nódulo em mama direita de 3cm de diâmetro, consistência endurecida, indolor à palpação.

Discussão: a hipótese mais provável é de uma neoplasia de mama com infiltração metastática de linfonodos axilares à direita.

CASO 4. Homem de 28 anos de idade, há cinco dias com febre, indisposição e artralgias. Ao exame clínico apresenta erupção maculopapular acometendo todo o corpo, inclusive palma das mãos e planta dos pés e micropoliadenopatia generalizada. Refere antecedente de lesão peniana ulcerada há dois meses que resolveu espontaneamente.

Discussão: trata-se provavelmente de sífilis secundária pelo quadro clínico e antecedentes epidemiológicos.

BIBLIOGRAFIA

ATHENS JW – Diagnostic approach to nonmalignant and neoplastic disorders of the phagocytic and immune systems. In: Lee RL. *Clinical Hemathology – Winthrobe's*. Malvern, PA, Lea & Febiger, 1999, p. 1555.

HAYNES BF – Enlargment of lymph nodes and spleen. In: Isselbacher KJ, Braunwald E et al. *Harrison's Principles of Internal Medicine*. New York, McGraw-Hill, 1994, p. 323.

34. Palpitação

Jacob Jehuda Faintuch

Este sintoma, bastante freqüente, é definido como uma sensação desagradável de batimento cardíaco ou simplesmente a percepção do batimento cardíaco. Pode ser causado por alteração do ritmo ou aumento da contratilidade cardíacos (por exemplo, nos casos de regurgitação valvar ou hipercinesia, como no hipertireoidismo).

A incidência e a etiologia das palpitações variam de acordo com a amostragem estudada e alteraram-se no decurso das últimas décadas. Os avanços da medicina, incluindo antibióticos, diuréticos e anti-hipertensivos, a cirurgia cardíaca, a terapia trombolítica e, por outro lado, o aparecimento da AIDS alteraram o espectro etiológico das palpitações. Entretanto, cabe enfatizar que a ansiedade ocupa posição expressiva em todas as casuísticas, independente do tipo de população estudada.

O batimento cardíaco não é normalmente perceptível no indivíduo normal não-ansioso. A importância da palpitação, enquanto sintoma, reside na dramaticidade da apresentação e na associação imediata do paciente a uma possível alteração cardíaca que implique risco acentuado. É importante ressaltar que, embora nem sempre o sintoma expresse gravidade clínica, por causa da sensação desagradável, é queixa freqüente nos ambulatórios de atendimento primário.

FISIOPATOLOGIA

Todas as formas de taquicardia (aumento da freqüência cardíaca), as extra-sístoles (batimento ectópico cardíaco for de ritmo normal), as pausas compensatórias (geralmente após extra-sístoles) ou o início súbito de bradicardia (diminuição da freqüência cardíaca) podem causar palpitação.

No caso das pausas compensatórias, o paciente percebe o batimento pós-extra-sistólico às vezes mais claramente do que a extra-sístole propriamente dita; como, geralmente, depois da extra-sístole, principalmente nas ventriculares, ocorre uma pausa compensatória após o batimento ectópico, fica para o paciente a sensação de que o coração parou de bater, freqüentemente mais desagradável do que a própria extra-sístole. O

primeiro batimento pós-extra-sistólico freqüentemente incorpora um volume sistólico maior do que o batimento extra-sistólico, causando a sensação de que o coração bateu com mais força.

Há indivíduos mais sensíveis que, apenas por discreta elevação na freqüência cardíaca, sofrem desconforto acentuado. A percepção do batimento cardíaco é mais evidente à noite e durante momentos introspectivos e menos observada durante as atividades de rotina. Pacientes com cardiopatia orgânica e distúrbios crônicos do ritmo (por exemplo, na fibrilação atrial crônica), freqüência ou volume sistólico, tendem a se acomodar a essas anormalidades e são freqüentemente menos sensíveis a esses eventos do que indivíduos normais. Taquicardia persistente e/ou fibrilação atrial podem não se acompanhar por sensação contínua de palpitação. Em contraste, alteração súbita e breve na freqüência ou no ritmo cardíaco pode causar considerável desconforto subjetivo. O sintoma palpitação é particularmente proeminente quando a causa precipitante para o aumento da freqüência, da contratilidade ou da arritmia cardíacas é recente, transitória ou episódica. Entretanto, em indivíduos emocionalmente bem ajustados, a palpitação torna-se progressivamente menos incômoda à medida que vai tornando-se mais crônica.

As arritmias paroxísticas manifestam-se por palpitações de início e fim abruptos; quando intensas, costumam acompanhar-se de sensação anginosa, tonturas, dispnéia, náuseas e vômitos reflexos. A mais freqüente dessas arritmias é a taquicardia paroxística supraventricular, habitualmente não relacionada a real comprometimento orgânico; às vezes, é desencadeada por fatores emocionais, esforço físico, movimentos bruscos ou deglutição; costuma cessar espontaneamente ou por estimulação vagal, às vezes, realizada inadvertidamente pelo próprio paciente, ao tossir, provocar reflexo de vômito ou realizar esforço para defecação. Bem mais temível é a taquicardia ventricular, que costuma estar relacionada a alterações cardíacas graves, como o infarto do miocárdio, a doença de Chagas e a intoxicação digitálica, com o perigo de evoluir para fibrilação ventricular e parada cardíaca.

Quando a palpitação é regular, geralmente é causada por aumento do volume sistólico. Condições patológicas, como a insuficiência aórtica ou uma variedade de estados circulatórios hipercinéticos (como anemia, presença de fístulas arteriovenosas ou tireotoxicose), podem causar batimentos cardíacos com volume sistólico aumentado, causando palpitações.

É importante enfatizar que muitas arritmias perigosas, como a taquicardia ventricular, não necessariamente causam palpitações, enquanto arritmias mais benignas, como a taquicardia sinusal, podem causá-las. Logo, o sintoma palpitação não tem necessariamente conotação de gravidade.

Um fator importante que prejudica o esclarecimento da causa específica da palpitação, principalmente no idoso, é a coexistência de múltiplas doenças no mesmo indivíduo. Nessa faixa etária, observa-se que as condições que mais freqüentemente, isolada ou associadamente, favorecem o aparecimento de palpitação são: insuficiências cardíaca e renal, *angina pectoris*, anemia, doença pulmonar obstrutiva crônica, *diabetes mellitus* e uso de drogas com propriedades arritmogênicas.

ABORDAGEM CLÍNICA

A descrição da palpitação, isoladamente, não permite o diagnóstico da doença responsável pelo sintoma; o diagnóstico é realizado por meio dos outros sintomas associados, exame clínico e procedimentos laboratoriais. É importante destacar que a maioria dos pacientes associa o sintoma à doença cardíaca grave, acentuando o componente ansioso. As palpitações que não se acompanham de sintomas sugestivos de baixo débito cardíaco (tontura, hipotensão, sensação de desmaio, síncopes) têm bom prognóstico.

Além da anamnese rotineira, alguns tópicos devem ter esclarecidos em detalhes. O alcoolismo é freqüente no Brasil, sendo causa importante de palpitações, devendo ser pesquisado com técnica apropriada, incluindo questionários específicos para a caracterização de dependência. O tabagismo é fator de risco para doença isquêmica do coração e também se associa à presença de arritmias. A doença de Chagas também é causa de palpitações pelas arritmias freqüentes, mas sua prevalência vem caindo em nosso país. Antecedentes familiares de cardiopatias congênitas, síncope, arritmias e morte súbita são informações importantes a serem adquiridas na anamnese. Embora qualquer cardiopatia possa causar palpitação, algumas merecem destaque (Quadro 34.1).

Os indivíduos longilíneos, especialmente os de braços longos, podem ser portadores de formas heterozigotas (leves) da síndrome de Marfan, com valvopatia mitral ou alteração de anel aórtico e freqüentes palpitações.

Palpitação e ansiedade – ansiedade é um dos distúrbios mais freqüentes na prática clínica, existindo grande co-

Quadro 34.1 – Principais alterações cardíacas associadas a palpitações no Brasil.

Cardiopatia reumática, principalmente estenose mitral
Cardiopatia hipertensiva
Insuficiência coronariana
Pós-operatório de cirurgia cardíaca
Miocardiopatias
Calcificação do anel mitral do idoso
Doença do nó sinusal

Adaptado de Moreira e Reyes, 1994.

morbidade entre sintomas ansiosos, palpitações e outros distúrbios psiquiátricos. Um tipo especial de distúrbio ansioso agudo, o distúrbio do pânico, caracteriza-se por sensação de morte iminente acompanhado de alguns sintomas de liberação adrenérgica, como palpitações, sudorese fria de extremidades, hiperventilação, tonturas, "sensação de bolo na garganta" e formigamento em mãos e face. A ansiedade pode ser causa e/ou conseqüência da palpitação. A própria ansiedade causa aumento da atividade do sistema nervoso autônomo, aumentando, conseqüentemente, a freqüência cardíaca e a força contrátil, gerando um círculo vicioso.

Um estado ansioso pode estar envolvido na etiopatogenia da palpitação, mesmo quando o paciente apresenta evidências objetivas inquestionáveis de cardiopatia orgânica.

Palpitações e exercícios – no início do exercício de intensidade moderada há bloqueio progressivo da atividade vagal e aumento do tônus simpático do coração, com elevação das catecolaminas circulantes. Há aumento do automatismo do tecido do nó sinusal. Nessas condições, uma arritmia preexistente poderá ser suprimida pela simples elevação da freqüência sinusal. Esse fenômeno é conhecido como "over-drive supression".

Entretanto, o aumento da atividade simpática também favorece o afluxo dos íons cálcio para o interior da célula, o que pode gerar pós-potenciais de ação supraliminares. Nessa situação, podem aparecer arritmias. Esse mecanismo é conhecido como atividade deflagrada.

As modificações desencadeadas pelo esforço persistem após a cessação do exercício ativo. As arritmias graves, observadas nos laboratórios de ergometria, são mais freqüentes no período de recuperação. Entre os mecanismos evocados para explicar a gênese das arritmias cardíacas após um exercício estão a queda da freqüência cardíaca, eliminando a "over-drive supression", e a venodilatação periférica, reduzindo o retorno venoso para o coração. A queda do débito cardíaco prejudica o enchimento das coronárias e favorece o aparecimento de arritmias. As arritmias induzidas por esforço, seja durante ou imediatamente após o exercício, podem manifestar-se por sintomas que podem variar desde uma simples palpitação transitória até uma síncope.

Prolapso de valva mitral – trata-se da síndrome arritmogênica mais prevalente na população em geral; a pre-

323

sença e a complexidade das arritmias ventriculares na síndrome do prolapso de valva mitral (PVM) correlacionam-se com a existência de regurgitação mitral e com sua maior repercussão hemodinâmica. O PVM pode associar-se com síndrome do QT longo, síndrome de Marfan, antecedentes de síncope e antecedentes familiares de morte súbita. Entretanto, a maior parte dos casos não evolui com arritmias importantes, sendo causa freqüente de morbidade em serviços por queixas como palpitações, sem nenhuma gravidade.

Cardiopatia isquêmica – o esforço físico é o principal fator para o desencadeamento de manifestações isquêmicas, e uma delas pode ser a palpitação. A doença cardiovascular, incluindo a isquemia coronariana, é a principal causa de mortalidade no País, podendo expressar-se na forma de palpitações. Estas podem ocorrer associadas à precordialgia ou isoladamente, refletindo, nesse caso, disfunções transitórias do ventrículo esquerdo, comuns em pacientes multiarteriais, idosos, diabéticos e portadores de outras neuropatias.

Doença de Chagas – caracteriza-se por ser de longa evolução, acometendo predominantemente o coração, o trato digestivo e o sistema nervoso. A fase crônica da cardiopatia chagásica é a mais importante por ser a mais prevalente e pelo elevado índice de morbidade e letalidade. É mais freqüente em homens, entre a terceira e a quinta décadas de vida. É apanágio da cardiopatia chagásica crônica a grande variedade de distúrbios do ritmo cardíaco, presente em aproximadamente 50% dos pacientes. As extra-sístoles constituem achado eletrocardiográfico comum, principalmente as ventriculares polimorfas, podendo ocorrer também taqui e bradiarritmias. Comumente, as arritmias provocam palpitação, tonturas e síncope por baixo débito cardíaco e cerebral.

Miocardiopatia hipertrófica – manifesta-se como hipertrofia septal assimétrica em 95% dos casos. As principais manifestações dessa miocardiopatia são palpitações, angina de esforço, síncope e morte súbita.

São causas mais raras de palpitação a displasia ventricular direita arritmogênica, a síndrome do QT longo e a síndrome de Wolff-Parkinson-White (WPW). São doenças de baixíssima prevalência. Na displasia ventricular direita, o miocárdio do ventrículo direito é substituído parcialmente por tecido gorduroso e fibroso, resultando em câmara de parede fina, dilatada e hipocontrátil. Os portadores dessa cardiopatia podem apresentar taquicardia ventricular espontânea, síncope e morte súbita. A síndrome do QT longo pode ter várias etiologias que se manifestam como uma taquicardia ventricular com variação gradativa na amplitude e na polaridade dos sucessivos complexos QRS em torno da linha de base, chamada "torsades pointes". Entre os

sintomas, destacam-se palpitações, tontura, síncope, podendo a taquicardia evoluir para fibrilação ventricular. Pode associar-se ao uso de determinados remédios como os inibidores da citocromo P-450 (antifúngicos imidazólicos, antibióticos macrolídeos e sulfametoxazol-trimetoprima), antidepressivos tricíclicos, antiarrítmicos e cisaprida. A síndrome do QT longo adquirida é geralmente secundária a distúrbios eletrolíticos ou ação de drogas (que é a causa mais comum), podendo ocorrer em qualquer indivíduo. Na síndrome do QT longo congênita, a taquicardia ventricular surge geralmente após estímulo adrenérgico, físico ou emocional. Na síndrome de WPW, há uma via de condução atrioventricular anômala, manifestando-se clinicamente por presença de taquiarritmias paroxísticas. Está associada a outras doenças como PVM, doença de Ebstein, miocardiopatia hipertrófica, comunicação interatrial, comunicação interventricular e valva aórtica bicúspide.

Condições e fatores predisponentes em indivíduos sem cardiopatia aparente

Numerosas doenças podem estar relacionadas à ocorrência de palpitações (Quadro 34.2). A associação entre o consumo de bebidas alcoólicas e palpitação é bem conhecida. Trinta e cinco por cento dos casos de fibrilação atrial aguda em pacientes atendidos em hospitais públicos norte-americanos estão relacionados à intoxicação por álcool. Em 25% dos casos, a arritmia faz parte de um quadro de abstinência. Também é descrita a "holiday heart syndrome", caracterizada pelo aparecimento de arritmias associadas à ingestão alcoólica excessiva nos finais de semana.

Quadro 34.2 – Condições e fatores que podem causar palpitações.

Distúrbios hidroeletrolíticos
Desidratação
Hipopotassemia
Hipomagnesemia
Hipóxia
Infecções
Infecções respiratórias agudas
Gastroenterocolites agudas
Sepse
Medicamentos
Descongestionantes
Broncodilatadores
Álcool
Uso abusivo
Síndrome de abstinência
Alterações do balanço autonômico
Predominância do tônus vagal:
repouso
após as refeições
Predominância do tônus simpático:
estresse emocional
exercícios físicos
Tireotoxicose
Feocromocitoma

Adaptado de Moreira e Reyes, 1994.

A *tireotoxicose* é uma condição que deve ser sempre suspeitada. A causa mais freqüente de tireotoxicose é a doença de Graves, que ocorre mais comumente em mulheres; essa condição ocorre quando tecidos são expostos a quantidades excessivas de hormônio tireoideano e pode causar palpitação, pressão de pulso aumentada e freqüentemente pressão sistólica aumentada. O batimento cardíaco é forte, com precórdio hiperativo; na ausculta, a primeira bulha é hiperfonética, ocorrendo freqüentemente terceira bulha e sopro sistólico; a palpitação pode decorrer de taquicardia sinusal ou de fibrilação atrial.

Grávidas podem queixar-se de palpitações por aumento da percepção dos batimentos cardíacos, principalmente quando há alto grau de ansiedade e estresse emocional. Os distúrbios do ritmo cardíaco são observados com freqüência durante a gestação, podendo ocorrer tanto em corações normais como em gestantes com cardiopatia prévia, especialmente a insuficiência cardíaca. As alterações do funcionamento cardíaco na gravidez associadas a alterações hormonais e influências do sistema nervoso autônomo contribuem para o aumento da incidência da percepção dos batimentos cardíacos.

Procedimentos laboratoriais

O eletrocardiograma (ECG) é o principal exame complementar pela sua obtenção simples, praticidade, baixo custo e boa sensibilidade para detectar, quantificar e acompanhar a maioria das arritmias. Freqüentemente, as alterações eletrocardiográficas precedem o aparecimento de sintomas e anormalidades ao exame clínico e, à radiografia do tórax, antecedem o aparecimento de sinais e sintomas.

O vetocardiograma pode confirmar a presença de vias anômalas na síndrome de WPW e definir melhor zonas inativas, hipertrofias e distúrbios de condução.

A eletrocardiografia ambulatorial pelo sistema Holter permite o diagnóstico de arritmias transitórias. É sabido que uma das principais limitações do ECG convencional é seu curto tempo de observação. Com o método Holter, aumenta-se em muito a capacidade de detecção de alterações intermitentes, sendo a duração de 24 horas aquela que apresenta a melhor relação custo/benefício. É bastante importante a associação da presença de arritmias com queixas apresentadas pelo paciente.

Métodos mais sofisticados podem ser necessários em casos específicos, incluindo os gravadores de longa duração e o ECG de alta resolução, que permitem a detecção de potenciais tardios (sinais de baixa voltagem e alta freqüência), os quais podem ser preditivos de arritmias ventriculares potencialmente malignas. O ecodopplercardiograma transtorácico é capaz de demonstrar quase todas as cardiopatias ou síndromes arritmogênicas.

As alterações funcionais do sistema nervoso autônomo, que podem causar palpitação e síncope, podem ser avaliadas pelo teste de inclinação passiva ou "head-up tilt testing". No "tilt test", são avaliadas alterações de pulso, pressão arterial, eletrocardiograma e nível de consciência à medida que se varia a inclinação da mesa de teste. Está indicado para diagnóstico da síncope vasovagal. O teste é considerado positivo quando reproduz espontaneamente os sintomas, geralmente hipotensão grave e/ou bradicardia. A classificação das respostas ao teste de inclinação é: cardioinibitória (aproximadamente dois terços dos casos) e vasodepressora (cuja prevalência aumenta com a idade). Entretanto, o teste é pouco específico em adultos jovens, levando a resultados falso-negativos.

A cardioestimulação transesofágica é utilizada principalmente para avaliar as arritmias supraventriculares, seu mecanismo e os resultados da terapêutica. Na síndrome de WPW, analisa a instabilidade atrial, o período refratário e o desencadeamento de fibrilação atrial.

O estudo eletrofisiológico é um método de investigação invasivo, que avalia a função do nó sinusal, a condução pelo nó atrioventricular, a condução pelo sistema His-Purkinje e o mecanismo das taquicardias. Ele é útil para esclarecimento diagnóstico em pacientes com palpitações extremamente sintomáticas não esclarecidas pela investigação não-invasiva.

Em muitos indivíduos, não se consegue definir a causa exata da palpitação.

BIBLIOGRAFIA

BATES B – *A Guide to Physical Examination and History Taking.* 5th ed., Philadelphia, JB Lippincott, 1991, p. 44.

BRITO FS, BRITO Jr FS – Arritmias e exercício. *Rev Soc Cardiol Estado de São Paulo,* 6:77, 1996.

FAINTUCH JJ, LEITÃO FB – Coração e iatrogenia. **In:** Serro-Azul LGCC, Pileggi FJC, Moffa PJ. *Propedêutica Cardiológica.* 2ª ed., Rio de Janeiro, Guanabara Koogan, 1988, p. 516.

FAINTUCH JJ, SERRO-AZUL LGCC – Causas raras de comprometimento cardíaco. **In:** Serro-Azul LGCC, Pileggi FJC, Moffa PJ. *Propedêutica Cardiológica.* 2ª ed., Rio de Janeiro, Guanabara Koogan, 1988, p. 518.

GARZON SAC, LORGA AM, NICOLAU JC – Eletrocardiografia na cardiopatia chagásica.
Rev Soc Cardiol Estado de São Paulo, 2:133, 1994.

GOLDMAN L, BRAUNWALD E – Chest discomfort and palpitation. **In:** Isselbacher KJ, Braunwald E, Wilson JD, Martim JB, Faucci AS. *Harrison's Principles of Internal Medicine.* 13th ed., New York, McGraw Hill, 1994, p. 60.

MOREIRA DAR, REYES CAS – Bases eletrofisiológicas da fibrilação atrial. *Rev Soc Cardiol Estado de São Paulo,* 3:207, 1994.

SMITH TW – Approach to the patient with cardiovascular disease. **In:** Bennett JC, Plum F (eds.). *Cecil Textbook of Medicine.* 20th ed., Philadelphia, WB Saunders, 1996, p. 166.

35. Icterícia

Mariluz dos Reis

A icterícia é um sinal referente à coloração amarelada da pele, escleras, mucosas e tecidos profundos. É causada pelo aumento sérico da bilirrubina, que é um pigmento derivado sobretudo da degradação da hemoglobina. A icterícia pode resultar de um excesso da liberação dos precursores da bilirrubina na circulação, da diminuição da captação, metabolismo ou clareamento hepático da bilirrubina ou de obstrução no trato biliar extra-hepático.

SÍNTESE E TRANSFORMAÇÃO DA BILIRRUBINA

A bilirrubina é formada a partir de porfirinas que contêm ferro, principalmente a hemoglobina. O restante da bilirrubina deriva do metabolismo de proteínas que contém heme, tais como o citocromo hepático e a mioglobina.

A hemoglobina é uma molécula que se liga de modo frouxo e reversível ao oxigênio e carreia cerca de 97% do oxigênio dos pulmões para os tecidos, sendo transportada pelos eritrócitos. As etapas básicas da formação da hemoglobina estão descritas no quadro 35.1.

Quadro 35.1 – Formação da hemoglobina.

2-Succinil-CoA + 2 glicina = pirrol
4-Pirrol = protoporfirina IX
Protoporfirina IX + ferro = heme
Heme + polipeptídio (globina) = cadeia de hemoglobina α ou β
2 cadeias alfa + 2 cadeias beta = hemoglobina A

Os eritrócitos têm uma sobrevida média de 120 dias, apresentando-se, ao final desse período, com diminuição progressiva da flexibilidade da membrana celular. Os sinusóides esplênicos com largura de 3μm tornam-se, portanto, um obstáculo à passagem dos eritrócitos que apresentam diâmetro de 8μm.

A membrana dos eritrócitos mais frágil sofre ruptura e a hemoglobina contida dentro dos eritrócitos é, então, fagocitada pelo sistema retículo-endotelial, principalmente nos macrófagos do fígado (célula de Kupffer), do baço e da medula óssea.

Cerca de 80% da hemoglobina é derivada da destruição de hemácias senescentes e uma pequena porção resulta da destruição medular de hemácias maduras, porém, malformadas (eritropoiese ineficaz).

A hemoglobina é desdobrada a seguir em globina e heme (Fig. 35.1). O anel heme é quebrado, liberando o ferro livre e os núcleos pirrólicos (porção porfirina). O ferro é transportado pela transferrina, e a porção porfirina é o substrato para a formação da bilirrubina.

O anel porfirínico é aberto com a oxidação de uma ponte de carbono e formam-se o monóxido de carbono e um pigmento verde denominado biliverdina. Nos macrófagos, o sistema de transformação microssomal reduz a biliverdina em bilirrubina livre, que é gradualmente liberada para a veia esplênica e carreada para o fígado.

A bilirrubina livre combina-se imediatamente com a albumina plasmática, porém, mantém-se a denominação bilirrubina livre para diferenciá-la da bilirrubina conjugada, que será formada posteriormente.

Em poucas horas, a bilirrubina livre desliga-se da albumina, penetra nos hepatócitos e ocorre o processo de conjugação pela ação da enzima UDP-glucoronil-transferase.

Cerca de 80% da bilirrubina conjuga-se com o ácido glicurônico, formando o glicuronídeo de bilirrubina, 10% conjuga-se com o sulfato e o restante com outras substâncias.

A bilirrubina conjugada é, a seguir, excretada para os canalículos biliares pelos hepatócitos, por processo ativo, fazendo parte da composição da bile. Pelas vias biliares, ela alcança o intestino.

No intestino, parte da bilirrubina conjugada é excretada nas fezes e parte convertida pela ação bacteriana em urobilinogênio, que é altamente solúvel.

Parte do urobilinogênio é absorvido para o sangue pela mucosa intestinal. A maior parte é novamente excretada pelo fígado para o intestino e 5% excretado pelos rins.

Na urina, o urobilinogênio exposto ao ar é oxidado à urobilina e, nas fezes, forma-se a estercobilina.

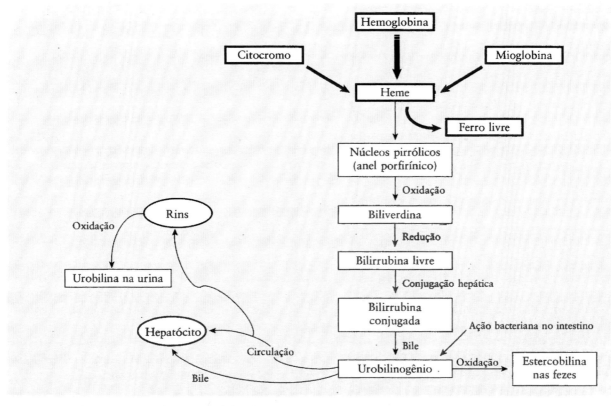

Figura 35.1 – Formação e metabolismo da bilirrubina.

A ligação da bilirrubina livre com a albumina plasmática e sua conjugação com o ácido glicurônico no fígado têm grande significado fisiológico, pois permitem transformar a bilirrubina lipossolúvel em hidrossolúvel, impedindo, desse modo, a penetração da bilirrubina não-conjugada nas membranas celulares durante a passagem pelo sangue ou ao longo das vias excretoras hepáticas e facilitando, assim, a eliminação da bilirrubina conjugada pela bile. Pequena quantidade de bilirrubina livre pode ser encontrada na bile humana, solubilizada com sais biliares.

A bilirrubina livre difunde-se pela maioria das membranas biológicas, tais como a barreira hematoencefálica, e quando em excesso se deposita nos neurônios, provocando dano ao sistema nervoso central, condição chamada de kernicterus. A exposição da bilirrubina não-conjugada à luz causa a formação de fotoisômeros polares e lumirrubina que são excretados pelo fígado sem conjugação.

DETECÇÃO DA ICTERÍCIA

O exame clínico para a detecção da icterícia deve ser realizado na presença de luz natural.

Deve-se pesquisá-la na pele, nas conjuntivas bulbares, nas conjuntivas palpebrais, nas palmas das mãos, nos lábios, no palato duro e debaixo da língua (freio lingual). A esclera é rica em elastina, que tem alta afinidade pela bilirrubina e, portanto, é um local de avaliação mais sensível do que a avaliação generalizada da icterícia.

Quando a icterícia é muito intensa e crônica (por exemplo, na cirrose), a pele pode ter um tom esverdeado devido à oxidação de bilirrubina em biliverdina.

A descrição do exame clínico pode ser feita apenas relatando a presença de icterícia se considerarmos que, independente da intensidade de impregnação tecidual de bilirrubina, deverá ser feita a investigação diagnóstica. Porém, a importância da quantificação clínica é que ela permite o seguimento da progressão ou resolução da icterícia, no decorrer do tempo, principalmente quando feita pelo mesmo examinador. A quantificação pode ser feita com a ajuda de cruzes (uma a quatro cruzes), sendo que, quanto mais intensa a coloração amarelada, maior o número de cruzes.

A coloração amarelada da icterícia deve ser diferenciada da coloração da pele em doenças tais como mixedema do hipotireoidismo e insuficiência renal crônica, e diferenciada também de situações com ingestão aumentada de alimentos ricos em beta-caroteno, tais como vegetais de folhas verde-escuras (espinafre, couve), cenoura, abóbora, frutas amarelas (manga, mamão).

Na insuficiência renal crônica, a coloração amarelo-palha não acomete mucosas e é mais evidente nas áreas expostas, apesar de poder ser generalizada. Nesse caso, essa coloração decorre da retenção de cromogênios urinários ou outros pigmentos amarelos, superpostos à anemia. No caso do aumento do caroteno, a coloração amarelada é evidente nas regiões plantar, palmar e face e não acomete escleras, conjuntivas ou outras mucosas.

A icterícia é clinicamente observada quando a concentração extracelular de bilirrubina conjugada e/ou não-conjugada (livre) aumenta para três vezes o valor normal, isto é, níveis séricos de 2mg/dL ou maiores que estes, se a elevação sérica ocorrer rapidamente.

A concentração plasmática normal de bilirrubina total é, em média, de 0,3 a 1mg/dL de plasma, sendo que mais do que 90% dela se encontra ligada à albumina, na forma não-conjugada.

A coloração amarelada pode persistir por dias, mesmo após o nível sérico ter caído abaixo de 2mg/dL; esse fato pode ser explicado pela bilirrubina permanecer ligada às proteínas do tecido conjuntivo da pele e da conjuntiva bulbar por mais tempo que à albumina sérica.

O escurecimento da urina devido à urobilina deve ser diferenciado das outras causas que podem levar à mudança da cor da urina, tais como urina cor laranja (rifampicina, sulfasalazina) e urina vermelha (hemoglobinúria, mioglobinúria, porfiria, uso de fenazopiridina).

Alguns estudos foram realizados com a finalidade de avaliar a capacidade de o médico detectar a presença de icterícia ao exame clínico. Em estudo recentemente publicado, no qual participaram médicos, residentes e alunos de medicina na observação de icterícia, observou-se sensibilidade e especificidade de aproximadamente 70% na detecção da presença e ausência desse sinal, sendo que a acurácia diminuiu com valores laboratoriais localizados nos limites extremos.

Outro estudo, avaliando 18 sinais clínicos presentes em 50 pacientes etilistas, analisou a concordância do exame clínico de seis médicos. Houve concordância razoável para icterícia (r = 0,65) e os melhores resultados foram observados pelos médicos com mais anos de prática clínica.

Contrariamente, em outro estudo, 62 observadores, incluindo médicos com níveis diferentes de treinamento, internos, alunos do 3º e 4º anos de medicina e estudantes de enfermagem, examinaram seis pacientes quanto a presença ou ausência de icterícia observada na esclera, sendo que 58 e 68% dos examinadores detectaram a presença de icterícia nos pacientes com bilirrubina sérica de 2,5mg/dL e 3,1mg/dL, respectivamente. O nível de treinamento pareceu influenciar a especificidade, isto é, seis dos oito exames clínicos falso-positivos (bilirrubina de 0,7mg/dL) foram atribuídos aos estudantes. O nível de treinamento pareceu não influenciar a sensibilidade, pois três dos onze exames clínicos falso-negativos foram atribuídos aos estudantes.

Esses dados, também discutidos no capítulo "Exame Geral Qualitativo", expressam a dificuldade na quantificação de alguns sinais do exame clínico geral de forma homogênea e reprodutível intra e interobservador.

CARACTERÍSTICAS CLÍNICAS

Diversas queixas podem estar presentes em um paciente com icterícia. A presença ou a ausência de determinado sintoma ou dado de anamnese podem sugerir um diagnóstico, como exemplificado a seguir e, conseqüentemente, orientar a pesquisa laboratorial:

Anorexia, mal-estar e astenia – são as principais queixas associadas à lesão hepatocelular, tais como hepatite viral, por drogas e alcoólica, hepatite crônica e cirrose. A fisiopatologia da anorexia, náuseas e vômitos não é conhecida, porém, sabe-se que ocorre um alívio da anorexia e do mal-estar quando é iniciada a recuperação hepática funcional. A astenia pode persistir por semanas ou meses, variando de dia para dia, e associar-se a um processo depressivo.

Aumento do volume abdominal – exige a diferenciação de ascite, massa abdominal e distensão gasosa, sendo que a última pode ocorrer devido à obstrução gastrintestinal ou biliar, doença pancreática, peritonite e pielonefrite.

Sinais de insuficiência hepática, tais como atrofia de pêlos e órgãos genitais, equimoses, aranhas vasculares ("spiders"), eritema palmar, ginecomastia, edema, ascite – cirrose hepática.

Icterícia transitória e cólica abdominal – cálculo no trato biliar.

Icterícia recorrente – carcinoma da ampola de Vater.

Dor no ombro direito ou subescapular – doença do trato biliar ou diafragmática.

Antecedente pessoal de cálculo biliar ou manipulação cirúrgica do trato biliar e febre – colangite.

Febre e calafrios – colangite, abscesso bacteriano ou amebiano.

Dor leve ou desconforto no quadrante superior direito e febre – colangite bacteriana, abscesso bacteriano, hepatite alcoólica. Quando dor mais intensa – abscesso amebiano.

Dor no quadrante superior direito e febre, sem calafrios – hepatite alcoólica.

Dor lombar contínua associada à depressão – adenocarcinoma de pâncreas.

Dor intensa no quadrante superior direito ou epigástrica com ou sem protrusão abdominal – descartar hepatomegalia decorrente de esteatose hepática, metástases ou congestão passiva intensa levando à distensão da cápsula hepática.

Febre sem dor – hepatite por droga.

Febre que desaparece com a chegada da icterícia, sem dor – hepatite viral.

Febre e "rash" (erupções de pele) – hepatite por droga ou viral. Se associados a artralgias – hepatite tipo B.

Febre, astenia e artralgia, principalmente em mulheres – hepatite auto-imune.

Artralgia, dor óssea – infartos ósseos (anemia falciforme).

Artralgia, "rash" e eosinofilia periférica – colestase induzida por drogas.

Mulher, obesidade e multiparidade – cálculo da vesícula biliar.

Anemia – questionar sobre hemólise (aumento de desidrogenase láctica, redução de haptoglobina, aumento de bilirrubina indireta, teste de Coombs positivo).

Uso ou exposição profissional a drogas hepatotóxicas que possam levar à colestase (Quadro 35.2).

Quadro 35.2 – Drogas relacionadas à colestase.

Hepatite colestática aguda
Azatioprina
Captopril
Clorpromazina
Clordiazepóxido
Ciclosporina
Eritromicina
Sais de ouro
Colestase aguda
Contraceptivos orais
Estrógeno
Andrógenos
Anabolizantes
Hepatite granulomatosa
Alopurinol
Carbamazepina
Hidralazina
Penicilina
Quinidina
Sulfonamidas
Causas mistas de hepatite
Amitriptilina
Carbamazepina
Cimetidina
Ranitidina
Dapsona
Imipramina
Quinidina
Sulfonamidas
Sulindac
Colestase crônica, similar à cirrose biliar primária
Clorpromazina
Colangite esclerosante
5-fluorouracil

Adaptado de Pasha e Lindor, 1996.

Uso ou exposição profissional a drogas que possam desencadear hemólise.

Prurido – em geral, piora ao ir para a cama e não melhora com loções ou banhos: obstrução do trato biliar, hepatite colestática, viral, alcoólica e por drogas. É sintoma precoce da cirrose biliar primária e pode preceder a icterícia colestática da gravidez.

Colúria – pode ser notada dias antes da icterícia, refletindo aumento da bilirrubina conjugada na circulação e posterior excreção renal.

Acolia fecal (cor de massa de vidraceiro) – a intensidade do descoloramento das fezes depende do grau da obstrução mecânica e colestase. Pode ocorrer por tempo limitado na hepatite viral.

Uso de drogas injetáveis, transfusões, contato sexual sem uso de preservativos – dados epidemiológicos para hepatites virais B, C e D.

Consumo de frutos do mar, viagens, consumo de água de locais sem saneamento básico – epidemiologia para hepatites A e E.

Profissão – limpadores de fossas e esgotos (hepatite A), exposição a produtos químicos.

Diabetes, artralgia, astenia, palpitações, hiperpigmentação, preferencialmente homem – hemocromatose.

Manifestações neurológicas (tremor, distonia) associadas a lesão hepática – doença de Wilson.

DPOC e icterícia – deficiência de alfa-1-antitripsina. Ocorre diminuição da sua secreção pelo hepatócito com acúmulo no retículo endoplasmático.

Jejum e icterícia – síndrome de Gilbert e de Crigler-Najjar tipo II (em crianças).

História familiar.

CAUSAS DE ICTERÍCIA E SUA INVESTIGAÇÃO

Alguns autores, entre eles Feldman, preferem classificar as causas de icterícia em três grupos, que diferem entre si pela presença ou ausência de alteração do metabolismo das bilirrubinas, doença hepática ou obstrução dos ductos biliares. Achamos essa classificação adequada e optamos pelo seu uso neste texto (Quadro 35.3).

Podem-se, no entanto, dividir as causas de icterícia em aquelas com aumento preferencial de bilirrubina não-conjugada ou conjugada. Outra classificação é a utilizada por Sherlock e Dooley (1997), que dividem as causas de icterícia em pré-hepáticas (hemólise), hepáticas (síndrome de Gilbert, hepatite por vírus, álcool) e colestáticas (drogas, colelitíase).

Após obter as pistas diagnósticas fornecidas pela anamnese e pelo exame clínico, o primeiro passo é diferenciar se o aumento da bilirrubina é preferencialmente à custa de bilirrubina conjugada (direta) ou não-conjugada (indireta), seguido da constatação da existência ou não de lesão hepatocelular com comprometimento da função hepática ou de colestase (Fig. 35.2).

Níveis séricos de bilirrubina

O aumento dos níveis de bilirrubina pode resultar de um excesso de bilirrubina conjugada e/ou não-conjugada.

Para quantificar a bilirrubina conjugada, utiliza-se a reação de Van den Bergh, que, quando realizada em solução aquosa, dá uma reação direta positiva. Quando a reação é realizada em solução de metanol, reagem tanto a bilirrubina conjugada quanto a não-conjugada,

Quadro 35.3 – Classificação das causas de icterícia.

I – ALTERAÇÃO DO METABOLISMO DAS BILIRRUBINAS COM FUNÇÃO HEPÁTICA PRESERVADA

A) Aumento de bilirrubina não-conjugada
1. Aumento da produção – hemólise, eritropoiese ineficaz, transfusão de sangue, reabsorção de hematoma
2. Diminuição da captação hepatocelular – drogas (rifampicina), síndrome de Gilbert (?)
3. Diminuição da conjugação – síndrome de Gilbert, síndrome de Crigler-Najjar, icterícia fisiológica do recém-nascido

B) Hiperbilirrubinemia conjugada ou mista
1. Síndrome de Dubin-Johnson
4. Síndrome de Rotor

II – DOENÇAS HEPÁTICAS

A) Disfunção hepatocelular aguda ou crônica
1. Lesão hepatocelular aguda ou subaguda – hepatite viral, substâncias hepatotóxicas (acetaminofen, álcool), drogas (isoniazida, metildopa), isquemia (hipotensão, oclusão vascular), doenças metabólicas (doença de Wilson, síndrome de Reye), pré-eclâmpsia, esteatose hepática aguda da gravidez
2. Doença hepatocelular crônica – hepatites virais, substâncias hepatotóxicas (álcool, cloreto de vinila, vitamina A), hepatite auto-imune, doenças metabólicas (doença de Wilson, hemocromatose, deficiência de alfa-1-antitripsina)

B) Doenças hepáticas com colestase importante
1. Doenças infiltrativas difusas – doenças granulomatosas difusas (infecções por micobactérias, sarcoidose, linfoma, drogas, granulomatose de Wegener), amiloidose, neoplasias
2. Inflamação dos ductos biliares intra-hepáticos e/ou trato portal – cirrose biliar primária, doença de enxerto x hospedeiro, drogas (clorpromazina, eritromicina)
3. Diversas situações – colestase intra-hepática recorrente benigna, drogas, estrógeno, esteróides anabólicos, nutrição parenteral total, infecções bacterianas, apresentação incomum da hepatite viral ou da hepatite alcoólica, quadros relacionadas a gravidez, colestase pós-operatória

III – OBSTRUÇÃO DOS DUCTOS BILIARES

A) Coledocolitíase
1. Cálculos de colesterol
2. Cálculos de pigmentos

B) Doenças dos ductos biliares
1. Inflamações e infecções – colangite esclerosante primária, colangiopatia relacionada a AIDS, quimioterapia arterial hepática, estreitamentos pós-cirúrgicos
2. Neoplasias

C) Compressão extrínseca da árvore biliar
1. Neoplasias – carcinoma de pâncreas, linfadenopatia portal metastática, hepatoma
2. Pancreatite
3. Aumento vascular – aneurisma

Fonte: Feldman, 1998.

refletindo, portanto, o valor de bilirrubinas totais. O cálculo da bilirrubina não-conjugada é feito subtraindo-se o valor obtido de bilirrubina direta daquele obtido de bilirrubina total, daí a bilirrubina não-conjugada ser denominada indireta. Essas reações refletem aproximadamente os valores reais de bilirrubina e sabe-se que o valor obtido pela reação direta pode superestimar a real quantidade de bilirrubina conjugada.

Bilirrubina não-conjugada – o aumento de bilirrubina não-conjugada pode ocorrer devido à destruição de eritrócitos anômalos, na própria medula óssea, antes de serem liberados para o sangue, como por exemplo na anemia por deficiência de vitamina B_{12}.

A hemólise também pode ocorrer associada a alteração genética da membrana dos eritrócitos (esferocitose), deficiência enzimática (G6PD), hemoglobinopatias (anemia falciforme) e causas auto-imunes.

A hemólise auto-imune pode estar associada aos seguintes processos: infecções (vírus, mononucleose infecciosa, pneumonia por *Mycoplasma pneumoniae*, tuberculose), neoplasias (linfoma, carcinoma, tumores ovarianos, timoma), síndrome de imunodeficiência, lúpus eritematoso sistêmico, artrite reumatóide, retocolite ulcerativa, hepatite crônica ativa, doenças tireoideanas, além da hemólise por drogas, principalmente em pacientes com deficiência de glicose-6-fosfato-desidrogenase.

Na icterícia fisiológica do recém-nascido, pode ocorrer elevação da bilirrubina não-conjugada devido ao retardo da expressão da uridina difosfato-desidrogenase (UDP-glucoroniltransferase), que se normaliza no período neonatal.

A habilidade de conjugação do recém-nascido pode estar transitoriamente diminuída, em média um mês, devido a um fator do leite materno (beta-glicuronidase) ou a medicamentos ingeridos pela mãe no pré-parto.

Das doenças familiares que causam hiperbilirrubinemia não-conjugada, a causa mais comum é a síndrome de Gilbert, que afeta 5 a 10% da população, sendo observada na segunda e terceira décadas de vida, com níveis pouco elevados de bilirrubina e de comportamento benigno. Nessa síndrome, ocorre provavelmente elevação do limiar de captação de bilirrubina pelo hepatócito, embora, em algumas situações, a capacidade de conjugação do hepatócito esteja prejudicada. Observou-se diminuição da atividade da UDP-glucoroniltransferase.

Na síndrome de Crigler-Najjar tipo I, a capacidade de conjugação pode estar completa e permanentemente perdida, devido à deficiência enzimática da UDP-glucoroniltransferase. É rara e geralmente os recém-nascidos desenvolvem kernicterus e morrem. Na síndrome de Crigler-Najjar tipo II, a deficiência enzimática é parcial e a capacidade de conjugação pode ser induzida por drogas que hipertrofiam o sistema de biotransformação microssomal, como, por exemplo, o fenobarbital.

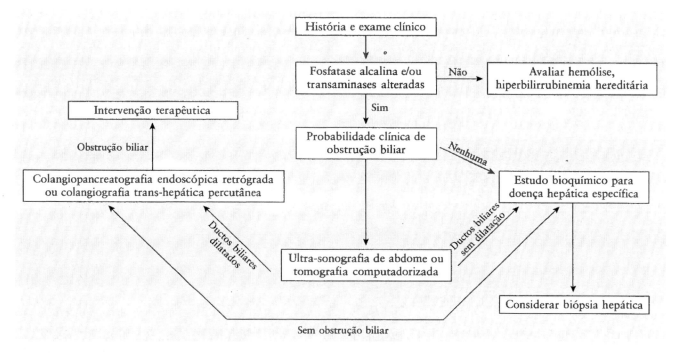

Figura 35.2 – Fluxograma de avaliação diagnóstica da icterícia (adaptado de Feldman, 1998).

Bilirrubina conjugada – a maioria das doenças hepáticas e do sistema biliar tem hiperbilirrubinemia conjugada em algum momento do seu curso.

Em todas as doenças hepáticas, com raras exceções, a colestase pertence ao quadro de icterícia. O termo colestase foi aplicado inicialmente para a estase da bile nos ductos biliares decorrente da obstrução do trato biliar extra-hepático. Atualmente, é um termo histológico para determinar a presença de hepatócitos e células de Kupffer corados com pigmentos de bile e presença de rolhas de bile nos canalículos biliares dilatados.

A colestase resulta da diminuição do fluxo de bile desde sua produção, isto é, do hepatócito (defeito secretório) ou ao longo de sua passagem pela árvore biliar (defeito obstrutivo).

Diversos mecanismos foram propostos para explicar a parada do fluxo biliar e da secreção da bile pelo hepatócito. Embora o aumento da pressão intraluminal seja um fator importante na colestase obstrutiva, razões para a diminuição do transporte do hepatócito para o canalículo parecem ser múltiplas.

O principal sintoma da colestase é o prurido, e um sinal importante é a urina escura, comumente descrita como urina com cor de Coca-Cola.

A bile é um líquido com componentes orgânico e inorgânico (iônico e não-iônico) que é excretado por diferentes mecanismos. A secreção excessiva do colesterol em relação aos sais biliares torna a bile litogênica, predispondo à obstrução do fluxo biliar por cálculos e pode levar à colestase.

Além da calculose, as doenças obstrutivas incluem a compressão extrínseca vascular ou tumoral da árvore biliar, como, por exemplo, no carcinoma de cabeça de pâncreas, linfonodos e aneurisma; doenças intrínsecas neoplásicas; infecciosas e inflamatórias, tais como a colangite esclerosante que é doença inflamatória dos ductos biliares e caracteriza-se por estreitamentos segmentares e focais. Quadro similar pode ocorrer em pacientes com imunodeficiência adquirida.

O aumento da bilirrubina direta também ocorre se o hepatócito for lesado por algum agente, não podendo mover a bilirrubina por meio do citoplasma, para sua secreção. Isso pode ocorrer precocemente na hepatite viral e só posteriormente na colestase. A hiperbilirrubinemia conjugada não-colestática na fase aguda da lesão hepatocelular não está associada ao prurido ou com o aumento da atividade da fosfatase alcalina. Ocorre, nessa fase, aumento das transaminases séricas e de reagentes de fase inflamatória, tais como a ferritina.

Várias doenças infiltrativas hepáticas estão associadas à colestase, com preservação relativa da função hepática. Doenças granulomatosas incluem infecções como tuberculose, *Mycobacterium avium intracellulare*, principalmente em pacientes com imunodeficiência, hanseníase, brucelose, sífilis, doenças fúngicas, doenças parasitárias e mononucleose. Drogas incluem quinidina, alopurinol e sulfonamidas e, entre as doenças sistêmicas, temos sarcoidose, linfoma e granulomatose de Wegener.

Na cirrose biliar primária, ocorre regurgitação da bile para a circulação sangüínea devido ao dano nos ductos biliares intra-hepáticos e só posteriormente destruição desses ductos com fibrose portal e conseqüentemente colestase obstrutiva. É uma doença que ocorre preferencialmente em mulheres e está associada a fadiga, prurido, hiperpigmentação, hipercolesterolemia, xantelasma, xantomas, e o diagnóstico é sugerido sorologicamente e pela biópsia hepática.

São raros os casos de hiperbilirrubinemia conjugada ou mista decorrente de defeitos isolados na excreção da bile, como encontrado em duas doenças hereditárias, a síndrome de Rotor e a de Dubin-Johnson, que apresentam função hepática preservada.

A síndrome de Dubin-Johnson é uma doença familiar que está associada à diminuição da secreção canalicular de ânions orgânicos devido à ausência da expressão canalicular de um transportador específico. Ocorre acúmulo de pigmento escuro (melanina-lipofuccina) nos hepatócitos centrolobulares. O defeito não é total, pois a bilirrubina pode ser excretada na forma conjugada e o nível sérico não ultrapassa 7mg/dL.

Na síndrome de Rotor, também familiar, rara, não ocorre pigmentação hepática e a fisiopatologia é desconhecida.

Bilirrubinúria

Indica a presença de bilirrubina conjugada no soro e é observada clinicamente pela coloração amarelada da espuma da urina. Em situações com aumento da destruição dos eritrócitos (hemólise), ocorre aumento da bilirrubina livre no sangue. A bilirrubina livre, porém, ligada à albumina não é filtrada pelos rins e, portanto, não pode ser detectada na urina. Na obstrução dos ductos biliares e na colestase, a bilirrubina conjugada não consegue alcançar o intestino e, devido à ruptura dos canalículos biliares repletos e obstruídos, ocorre extravasamento da bilirrubina conjugada para a linfa que deixa o fígado e acaba sendo filtrada e excretada pelos rins.

Urobilinogênio urinário

Na obstrução biliar total, não se detecta urobilinogênio sérico e urinário, pois a bilirrubina conjugada não chega ao intestino e, conseqüentemente, não se forma urobilinogênio.

Avaliação de hemólise

Se o aumento de bilirrubina for preferencialmente da fração não-conjugada, devemos excluir a presença de hemólise, que deve iniciar por uma cuidadosa investigação de quadros familiares, episódios similares prévios, uso de medicamentos, presença de anemia, esplenomegalia. Segue a realização de exames indicativos de hemólise: haptoglobina plasmática diminuída, pois liga-se à hemoglobina e é removida pelo hepatócito; presença de hemoglobinúria; presença de hemossiderina na urina, formada pela transformação, nas células tubulares renais, da hemoglobina filtrada; e desidrogenase láctica aumentada, enzima liberada dos eritrócitos após sua destruição. Excluída a hemólise, as outras causas de elevação de bilirrubina não-conjugada devem ser lembradas, como descrito anteriormente.

Enzimas canaliculares

A obstrução canalicular intra ou extra-hepática eleva as enzimas canaliculares. A fosfatase alcalina é uma enzima presente na membrana plasmática do hepatócito (porção canalicular) e na porção luminal das membranas celulares dos ductos biliares e, portanto, aumenta em processos obstrutivos biliares e colestase intra-hepática. Deve-se lembrar que outros tecidos produzem fosfatase alcalina, como, por exemplo, o tecido ósseo e, portanto, outro marcador hepático de obstrução, como a gama-glutamiltranspeptidase (γ-GT), pode ser usado para confirmar a origem hepática da fosfatase alcalina.

Enzimas hepatocelulares

A presença de lesão hepatocelular pode ser analisada pelo aumento das transaminases celulares (aspartato-aminotransferase – AST ou TGO – e alanina-aminotransferase – ALT ou TGP), que são isoenzimas encontradas no citoplasma e nas mitocôndrias das células parenquimatosas do fígado e de outros tecidos. A ALT é predominante do citoplasma do hepatócito.

Um aumento de AST menor que 10 vezes o limite superior da normalidade e que excede a ALT representa uma pista para doença hepática de origem alcoólica. Já nas hepatites virais ocorrem elevações de transaminases acima de 500UI, sendo que a elevação da ALT excede a da AST. A passagem de cálculos biliares pode, ocasionalmente, associar-se ao aumento transitório de transaminases (10-20 vezes).

Aumento preferencial das transaminases em relação às enzimas canaliculares sugere lesão hepatocelular.

Função hepática

Em paralelo à avaliação das bilirrubinas e de lesão hepatocelular, deve-se avaliar a presença de disfunção hepática. A queda da produção de albumina e de fatores de coagulação podem caracterizar o grau de comprometimento funcional hepático.

O tempo de protrombina é a medida da atividade plasmática dos fatores de coagulação I, II, V, VII e X, todos sintetizados no fígado. O prolongamento do tempo de protrombina pode ocorrer como resultado da redução da síntese hepática dos fatores descritos, mas pode ser resultado da deficiência de vitamina K (vitamina lipossolúvel) que, para sua absorção adequada, requer circulação entero-hepática intacta. A administração parenteral da vitamina K normalizará o tempo de protrombina em pacientes com icterícia obstrutiva, mas não nos pacientes com disfunção hepática.

Exames de imagem

Os exames de imagem são importantes para confirmar e localizar a obstrução do trato biliar. Na tabela 35.1 estão citadas a sensibilidade e a especificidade dos exames de imagem baseados em estudos descritos na literatura médica.

Tabela 35.1 – Características dos exames de imagem.

Exame	Morbidade (%)	Mortalidade (%)	Especificidade (%)	Sensibilidade (%)
Ultra-sonografia de abdome	–	–	82-95	55-91
Tomografia computadorizada de abdome	–	–	93-100	63-96
Colangiopancreatografia retrógrada endoscópica	3	0,2	89-100	89-98
Colangiografia trans-hepática percutânea	3	0,2	89-100	98-100

Fonte: Feldman, 1998.

Ultra-sonografia de abdome – fornece informações sobre o calibre da árvore biliar extra-hepática tanto quanto informações sobre massas intra e extra-hepáticas.

A ultra-sonografia pode dar informações sobre a presença de massas maiores que 1cm de diâmetro e de cálculos em ductos biliares, embora alguns cálculos em ductos comuns possam não ser vistos adequadamente.

Na cirrose e na colangite esclerosante primária, pode não ocorrer a dilatação dos ductos intra-hepáticos.

Tomografia computadorizada de abdome – método não-invasivo que distingue a árvore biliar da vasculatura portal com o uso de contraste. Detecta lesões de até 5mm e não é dependente do operador do aparelho, como é o caso da ultra-sonografia. Porém, somente os cálculos calcificados podem ser vistos. Nos pacientes obesos e com distensão gasosa, a tomografia computadorizada fornece melhores informações que a ultra-sonografia.

Colangiografia por ressonância magnética – é um refinamento da técnica de ressonância magnética que permite uma observação rápida e clara da árvore biliar, sem necessidade de contraste intravenoso. A acurácia para detectar a obstrução do trato biliar, observada em alguns casos, foi próxima daquela da colangiopancreatografia retrógrada endoscópica. Por ser um exame caro, questiona-se se deva ser realizado como investigação inicial ou previamente à colangiopancreatografia retrógrada endoscópica ou colangiografia trans-hepática percutânea, quando a ultra-sonografia ou a tomografia computadorizada tenham sido inconclusivas.

Colangiopancreatografia retrógrada endoscópica – permite a visualização direta da árvore biliar e dos ductos pancreáticos. É possível fazer imagens radiográficas, biópsia, coleta de material por escovado para posterior análise citológica. Podem-se realizar manobras terapêuticas na tentativa de desobstrução, tais como dilatação, esfincterotomia e extração de cálculos. Essas manobras e biópsia são limitadas às lesões distais à bifurcação dos ductos biliares hepáticos direito e esquerdo. As complicações estão em torno de 3%, tais como aspiração, sangramento, colangite, perfuração e pancreatite.

Colangiografia trans-hepática percutânea – esse exame permite a realização de procedimentos terapêuticos, como na colangiopancreatografia retrógrada endoscópica. É o melhor acesso para obstruções proximais ao ducto hepático comum ou em situações nas quais existe anatomia alterada que impede a realização da colangiopancreatografia retrógrada endoscópica. Se não houver dilatação dos ductos biliares intra-hepáticos, pode existir até 25% de falha na canulação da árvore biliar.

Outros exames de imagem – a cintilografia da árvore biliar é útil no diagnóstico de colecistite, mas não é sensível o suficiente para justificar seu uso na avaliação da icterícia. Além disso, quando o nível sérico de bilirrubina excede 7-10mg/dL, a captação hepática de derivados marcados do ácido iminodiacético (HIDA) é limitada.

Exames laboratoriais específicos

Nos pacientes com função hepática alterada e sem processo obstrutivo evidente, é importante investigar, laboratorialmente, as possíveis causas de acometimento hepático. Podem-se destacar: sorologia para as hepatites virais; nível sérico de ferro, ferritina e transferrina no diagnóstico de hemocromatose; ceruloplasmina na doença de Wilson; anticorpo antimitocondrial na cirrose biliar primária; anticorpos antimúsculo liso e fator antinúcleo na hepatite auto-imune; alfa-1-antitripsina na detecção de sua deficiência.

Biópsia hepática

Permite informações quanto à arquitetura hepática e à análise de estoques de cobre ou ferro, importantes no diagnóstico da doença de Wilson e da hemocromatose, respectivamente. É útil em situações de icterícia prolongada e de origem desconhecida. Pode complicar em 0,5% dos casos, principalmente com sangramentos e perfurações.

CASOS CLÍNICOS

CASO 1. Paciente do sexo masculino, 24 anos de idade, queixa-se de náuseas, astenia, mialgia, febre baixa e artralgia há uma semana. Há três dias observou que a urina estava escura e que seus olhos estavam com as escleras amareladas. Nega uso de qualquer medicamento no último mês, assim como de preservativos. Ao exame clínico apresenta-se ictérico, corado e com dolorimento no hipocôndrio direito, não apresenta esplenomegalia ou gânglios palpáveis.

Discussão: a presença de icterícia associada aos sintomas extra-hepáticos e a ausência de uso de medicamentos sugerem um processo infeccioso, provavelmente hepatite viral. O fato de o paciente não usar preservativo eleva a probabilidade de hepatite B ou C. Deve-se iniciar a pesquisa laboratorial pela pesquisa de bilirrubinas direta e indireta, sendo que na hepatite viral devemos encontrar um aumento preferencial de bilirrubina porque há acometimento do pólo excretor hepático. A urina escura é sugestiva de aumento de bilirrubina conjugada. Segue-se a avaliação das enzimas hepáticas, nas quais devemos encontrar aumento preferencial das transaminases, principalmente da TGP (cerca de 10 vezes o valor normal), em relação às canaliculares. Os exames sorológicos para hepatite B e C possibilitam o diagnóstico etiológico.

CASO 2. Paciente do sexo masculino, 18 anos de idade, refere que há três dias se encontra com as escleras amareladas, relacionando o fato com o consumo prévio porém em pequena quantidade de bebida alcoólica. Nega consumo freqüente de álcool e refere quadro similar há seis meses, de curta duração, associado a um processo de amigdalite bacteriana. Nega qualquer sintoma e não apresenta nenhuma alteração ao exame clínico, exceto a presença de icterícia.

Discussão: a ausência de sintomas e sinais, exceto a icterícia, em paciente jovem com icterícia recorrente e transitória sugere a hipótese de síndrome de Gilbert, que acomete cerca de 7% da população. Laboratorialmente, observamos a presença de hiperbilirrubinemia não-conjugada, ausência de hemólise e ausência de lesão hepática.

CASO 3. Jovem de 15 anos de idade, sexo feminino, negra, procura pronto-socorro com intensa dor na perna direita. Queixa-se de febre, astenia e artralgia no joelho direito. Refere quadros semelhantes prévios, porém em outras regiões do esqueleto. Tem irmã com quadro similar, também recidivante. Ao exame clínico observa-se baixo peso, anemia moderada, icterícia e dor intensa à palpação de tíbia direita. Não apresenta edema articular, hepato ou esplenomegalia.

Discussão: a presença de anemia e de icterícia sugere um processo hemolítico, provavelmente familiar. A associação com artralgia e dor óssea propõe fortemente o diagnóstico de anemia falciforme, na qual a dor óssea pode ser causada por infartos ósseos ou osteomielite e a artralgia ser decorrente de infartos ósseos periarticulares. Sempre, deve-se pesquisar processo infeccioso que possa ter intensificado a falcização das hemácias e conseqüente hemólise. O aumento de bilirrubinas deve ser à custa de bilirrubina não-conjugada com outros exames, confirmando a presença de hemólise, tais como queda de haptoglobina, aumento de desidrogenase láctica (DHL). O diagnóstico da doença hemolítica deve ser feito pela eletroforese de hemoglobinas, que detectará a presença de hemoglobina S.

CASO 4. Mulher de 45 anos de idade, queixa-se de dor abdominal intensa, tipo cólica, localizada no hipocôndrio direito há dois dias, associada a febre, náuseas, icterícia, fezes esbranquiçadas e urina escura. Queixa-se de intolerância aos alimentos gordurosos há dois anos muitas vezes associada a náuseas e cólicas no andar superior do abdome. Ao exame clínico observa-se paciente obesa, ictérica e corada. Abdome tenso, muito doloroso à palpação de hipocôndrio direito, com diminuição de sons hidroaéreos e descompressão brusca presente.

Discussão: trata-se de uma mulher obesa, com antecedentes de náuseas e cólicas associadas aos alimentos gordurosos que sugerem um processo crônico, provavelmente na vesícula biliar. O quadro agudo dos últimos dois dias é um processo obstrutivo do trato biliar, pois apresenta acolia fecal. A presença de colúria sugere aumento de bilirrubina direta que poderá ser confirmada pela dosagem sérica. O exame ultra-sonográfico ou tomográfico poderá fornecer dados sobre a vesícula biliar, presença de cálculos e a localização da obstrução. A hipótese de colecistopatia crônica e a presença de irritação peritoneal indicam a ressecção da vesícula biliar acompanhada de estudo intra-operatório da árvore biliar com retirada do cálculo.

BIBLIOGRAFIA

ESPINOZA P, DUCOT B, PELLETIER G, ATTALI P, BUFFET C, DAVID B, LABAYLE D, ETIENNE JP – Interobserver agreement in the physical diagnosis of alcoholic liver disease. *Dig Dis Sci*, 32:244, 1987.

FELDMAN M – *Sleisenger and Fordtran Gastrointestinal Disease*. 6th ed., Philadelphia, WB Saunders, 1998, p. 228.

GUYTON AC, HALL JE – O fígado como órgão. Tratado de Fisiologia Médica. 9ª ed., edição em português. RJ, Brasil, Guanabara Koogan. (1996 edição americana), 1997, p. 799.

HUNG OL, KWON NS, COLE AE, DACPANO GR, WU T, CHIANG WK, GOLDFRANK LR – Evaluation of the physician's ability to recognize the presence or absence of anemia, fever, and jaundice. *Acad Emerg Med*, 7:146, 2000.

LIDOFSKY S, SCHARSCHMIDT BF – Jaundice. In: Feldman M, Sleisenger MH, Fordtran JS. *Gastrointestinal and Liver Disease*. 6th ed., Philadelphia, WB Saunders, 1998, p. 220.

PASHA TM, LINDOR KD – Diagnosis and therapy of cholestatic liver disease – management of chronic liver disease. *Med Clin North Am*, 80:995, 1996.

RUIZ MA, SAAB S, RICKMAN LS – The clinical detection of scleral icterus: observations of multiple examiners. *Mil Med*, 162:560, 1997.

SCHAFFNER F – Jaundice. In: Haubrich WS, Schaffner F, Berk JE. *Gastroenterology*. 5th ed., Philadelphia, WB Saunders, 1995, p. 129.

36. Dispepsia

Fernando Marcuz Silva

A dispepsia é uma síndrome muito freqüente e, por ser bastante diversificada tanto em sua conceituação como em suas manifestações clínicas, exige do profissional de saúde uma abordagem crítica de acordo com uma perspectiva de economia de recursos, para não causar prejuízos à qualidade do atendimento nem ônus excessivo ao paciente ou ao sistema de saúde.

Embora a endoscopia digestiva alta, exame padrão de investigação da dispepsia, esteja atualmente bem mais acessível no Brasil, seu custo e sua disponibilidade não permitem ainda sua indicação inicial no diagnóstico diferencial de todo quadro de dispepsia.

A necessidade de seguimento, presente na maioria dos casos de dispepsia, permite ao clínico uma abordagem inicial menos invasiva e mais adequada ao nosso meio. Mesmo quando a dispepsia não está associada à doença orgânica, sua benignidade não deve ser relegada, pois os custos com absenteísmo, medicamentos e exames subsidiários gerados por esses casos são significantes para a sociedade.

CONCEITO

Existem diversos conceitos para dispepsia na literatura médica, o que dificulta o estudo dessa síndrome. Recentemente, foi proposta uma uniformização que estabelece três diferentes definições:

Dispepsia (*sensu lato*) – qualquer sintoma relacionado ao trato digestivo alto (equivalente à má digestão). Pode ser: dor epigástrica, dor retroesternal, pirose, empachamento, saciedade precoce, eructação, náuseas e vômitos, entre outros.

Dispepsia orgânica – qualquer sintoma relacionado ao aparelho digestivo alto, secundário a doenças orgânicas específicas. Pode ser: doença de refluxo gastroesofágico, úlcera péptica, gastropatia medicamentosa, pancreatite, colelitíase, neoplasia, entre muitas.

Dispepsia não-ulcerosa ou dispepsia funcional – situação em que os sintomas do aparelho digestivo alto, com duração de mais de quatro semanas e não relacionados à atividade física, não se devem a doenças orgânicas localizadas ou sistêmicas.

A rigor, o diagnóstico de dispepsia funcional exigiria exames subsidiários, porque, mesmo quando bem caracterizada e aplicando-se anamnese padronizada para tal fim, apresenta uma margem de erro de 20 a 50% em seu diagnóstico. No entanto, valorizando-se as características mais típicas do processo péptico, excluindo-se as doenças não-digestivas e as digestivas não-pépticas de mais fácil caracterização, é possível para a maioria dos casos propor um seguimento em que uma prova terapêutica e a observação seqüencial cuidadosa permitirão um manuseio adequado da síndrome.

Interessante observar que as gastrites (não considerando aqui as gastropatias específicas) estão incluídas no conceito de dispepsia funcional, principalmente porque seu diagnóstico, a rigor, é histológico e a correlação de dispepsia com gastrite é difícil de ser estabelecida (a maioria das gastrites é assintomática). É possível que no futuro isso possa ser mudado em função da descoberta que a maioria das gastrites crônicas inespecíficas se devam à infecção da mucosa gástrica pela bactéria *Helicobacter pylori*.

Para a dispepsia funcional, a caracterização de uma duração maior que quatro semanas e de não estar relacionada à prática de exercícios físicos é parte fundamental do conceito, principalmente por excluir muitos diagnósticos não-pépticos e não-digestivos de abordagem mais complexa.

EPIDEMIOLOGIA

Dispepsia é um diagnóstico muito freqüente em todo o mundo e, a despeito das diferentes populações estudadas, sua prevalência é relativamente uniforme, variando de 30 a 40% na comunidade. Somente cerca de 25% dos pacientes com dispepsia procuram os serviços médicos por causa dessa queixa. Dos dispépticos, 50 a 60% têm dispepsia funcional; 15 a 20%, úlcera péptica; 20 a 25%, doença de refluxo gastroesofágico; e 0,5 a 2%, neoplasia gástrica, quando submetidos à endoscopia digestiva alta (Tabelas 36.1 e 36.2).

Tabela 36.1 – Prevalência de dispepsia na comunidade e nos serviços primários e de referência.

Comunidade	30-40%
No serviço de saúde geral	8-10%
Em serviços de referência	25-30%

Tabela 36.2 – Diagnóstico de dispepsia em pacientes submetidos à endoscopia digestiva alta.

Funcional	50-60%
Úlcera péptica	20-25%
Doença de refluxo	20-25%
Neoplasia	0,5-2%

De maneira geral, a abordagem da dispepsia deve levar em conta pelo menos três dados epidemiológicos principais:

Idade – as várias doenças associadas à dispepsia têm suas prevalências maiores em faixas etárias distintas, o que auxilia no diagnóstico diferencial, mudando o fluxo da investigação. As incidências de úlcera péptica e neoplasia elevam-se com o aumento da faixa etária, o que não se observa em casos de dispepsia funcional nem de doença do refluxo. Há prevalência discretamente maior de dispepsia funcional no sexo feminino em relação ao masculino, na faixa etária superior a 45 anos. Em pacientes com idade superior a 50 anos, aumenta a incidência de neoplasia gástrica, o que pode exigir uma investigação diagnóstica mais rápida, principalmente quando presentes *sinais de alarme* (ver Quadro clínico), porque a terapêutica precoce (mormente cirúrgica) da doença pode melhorar seu prognóstico. Nessa faixa etária, diversas doenças não-digestivas de caráter degenerativo (diabetes, insuficiência coronariana) podem constar do diagnóstico diferencial.

Fatores de risco – em geral, tem muito significado a identificação de populações de maior risco para determinada doença, tanto para uma investigação mais criteriosa, quanto para a economia de recursos. Na dispepsia, isso se torna mais verdade pela diversidade de doenças a que ela se associa. O alcoolismo é fator de risco para a pancreatite crônica e a cirrose. O tabagismo é fator de risco para neoplasia esofágica, gástrica e pancreática e também para doença de refluxo. A obesidade, para doença de refluxo e colecistopatia. A procedência (Japão, Chile) e a ingestão abusiva de sal e conservas também são fatores de risco para o câncer gástrico. O uso de medicamentos deve ser cuidadosamente investigado, pois é comum a ocorrência de úlcera péptica na vigência do uso de antiinflamatórios, que aumenta cada vez mais nas sociedades modernas com conhecida patogenicidade para a mucosa digestiva. Alguns autores recomendam a investigação inicial com endoscopia digestiva alta na dispepsia associada ao uso de antiinflamatórios, dada a potencial gravidade associada a esses agentes. Há alguns anos, a identificação da bactéria *Helicobacter pylori* tem possibilitado a seleção de pacientes com gastrite crônica e úlcera péptica.

Antecedentes mórbidos e familiares – direta ou indiretamente, diversas doenças se associam à dispepsia. O *diabetes mellitus* de longa evolução acompanha-se de vários distúrbios da motilidade gastrintestinal. A osteoartrose e as cefaléias crônicas, pelo uso abusivo de antiinflamatórios, são situações comumente associadas à dispepsia. A úlcera péptica, a pancreatite crônica, a colelitíase e até mesmo a dispepsia funcional têm o caráter de recidivar em crises e, assim, novas crises sugerem recidiva da mesma doença. É possível reconhecer também o caráter familiar de algumas doenças dispépticas, como a úlcera péptica e o câncer gástrico.

QUADRO CLÍNICO

Do ponto de vista sindrômico, os dados de história e o exame do paciente permitem em até 50% das vezes identificar as principais doenças que se caracterizam por dispepsia, especialmente a úlcera péptica, a doença de refluxo e a dispepsia funcional. Assim, na caracterização da dispepsia, é mais importante que o clínico ativamente procure identificar sinais ou sintomas que possam indicar gravidade da doença orgânica, *sinais de alarme*, do que definir uma hipótese específica de dispepsia. A presença de sinais de alarme implica investigação diagnóstica incisiva e imediata. Portanto, na presença de emagrecimento, sangramento, anorexia, icterícia, anemia e outros, há necessidade de investigação diagnóstica imediata, iniciada, geralmente, com endoscopia digestiva alta.

A subclassificação da dispepsia funcional (que representa a maioria dos quadros de dispepsia) compreende três quadros clínicos principais (a identificação desses grupos não necessariamente facilita o diagnóstico nem a abordagem terapêutica):

Dispepsia funcional tipo ulcerosa – quadro predominante de dor ou equivalente doloroso, muitas vezes com periodicidade, podendo melhorar com ingestão de alcalinos, porém sem presença de úlcera. A dor é localizada no epigástrio, podendo ter irradiação e não sendo geralmente de grande intensidade. Podem ter valor preditivo (diferencial com úlcera péptica): ausência de sintomas noturnos, piora com a alimentação, ausência de vômitos e de perda de peso. A faixa etária acometida costuma ser mais baixa que a de úlcera péptica e a da colelitíase.

Dispepsia tipo dismotilidade – predominam os sintomas sugestivos de alteração de motilidade como distensão abdominal, empachamento, saciedade precoce, náuseas (principalmente matinal), meteorismo, sendo a dor menos importante, muitas vezes referida somente como desconforto ou peso abdominal. A identificação de sintomas digestivos baixos associados (tenesmo, relação com a evacuação e outros) deve mudar a hipótese para doença funcional baixa (síndrome do intestino irritável).

Dispepsia tipo inespecífico – os sintomas são vagos e indefinidos, embora guardem relação com a alimentação.

O cuidado nesses casos é de não incluir doenças do trato digestivo baixo, normalmente com sintomas relacionados à evacuação e localizados no andar inferior do abdome e de não traduzir sempre como pépticas as expressões de linguagem regional do paciente, com diferentes significados. Por exemplo, "gastura", que tem como sinônimo mais comum aflição e não queimação gástrica. Nesse grupo de pacientes, é ainda importante excluir as dispepsias orgânicas, principalmente as não-digestivas, porque, em fases iniciais ou em abordagens superficiais, pode-se não atentar a sintomas ou dados epidemiológicos indicativos de outras doenças não-pépticas.

A dispepsia tipo refluxo não mais tem sido considerada uma subclassificação possível de dispepsia funcional, porque os sintomas de pirose retroesternal, associada à regurgitação e à azia, fazem o diagnóstico clínico de doença de refluxo gastroesofágico e assim não deve ser abordada como dispepsia, já que se constituiria por definição em uma dispepsia orgânica e sua abordagem estaria condicionada a uma fisiopatologia específica. É importante notar que mais de 50% dos casos de doença de refluxo gastroesofágico são normais à endoscopia digestiva alta, exame considerado como padrão-ouro para investigar dispepsia, o que poderia levar a um falso diagnóstico de doença funcional.

Para fins de trabalhos científicos, alguns autores preconizam atualmente que o paciente que referir como principal sintoma dispéptico a pirose retroesternal já deva ser diagnosticado como portador de doença de refluxo gastroesofágico, tendo em vista a alta especificidade desse sintoma para essa doença quando se investigam os indivíduos com exames mais sofisticados para esse fim (pHmetria de 24 horas, cintilografia ou manometria esofágica).

Embora grande parte dos pacientes (cerca de 50%) com doença de refluxo apresente sintomas leves ou intermitentes, uma parcela significativa deles apresenta sintomas intensos, freqüentes e contínuos que exigem supressão ácida potente para seu controle. Tem sido uma grande preocupação nos últimos anos o entendimento de que o refluxo ácido determina agressão ao esôfago que propiciará uma reação da mucosa que poderá levar ao surgimento do esôfago de Barret (síndrome na qual a mucosa do esôfago distal apresenta metaplasia gástrica) e até mesmo do carcinoma do esôfago. A doença de refluxo gastroesofágico transcende a dispepsia e pode apresentar complicações não-digestivas, como pneumopatias e afecções de vias respiratórias altas.

Os quadros de doença de refluxo com dispepsia mais sugestivos, além da tríade clássica – pirose retroesternal, regurgitação e azia –, apresentam nítida relação de piora ou desencadeamento dos sintomas com decúbito baixo ou horizontal, situações de aumento da pressão abdominal e de condições que diminuem os mecanismos de contenção do refluxo: tabagismo, uso de bebidas alcoólicas, ingestão de alimentos gordurosos e de medicamentos que diminuem a pressão do esfíncter inferior do esôfago. É fácil obter de alguns pacientes as evidências do surgimento ou agravamento dos sintomas: quando um fumante após um jantar com alimentos mais gordurosos, às vezes associados à bebida alcoólica, vai dormir sem esperar o esvaziamento gástrico. A identificação de hérnia de hiato possibilita a suspeita de doença de refluxo, porém o volume da hérnia não guarda necessariamente relação com a gravidade da esofagite e grande parte dos pacientes com esofagite grave não apresenta hérnia hiatal. Uma situação comum de risco para o refluxo gastroesofágico é a presença de sonda nasogástrica. Tanto pacientes em pós-operatório como portadores de doenças de grande incapacitação (coma, pacientes em respiração mecânica e outras) podem fazer uso até por tempo prolongado de sonda nasogástrica, além de muitas vezes estarem também mantidos em decúbito horizontal e apresentarem diminuição do peristaltismo intestinal, aumentando a pressão intra-abdominal e facilitando o refluxo.

A dispepsia ulcerosa relacionada à úlcera péptica, embora possa, em alguns pacientes, mostrar algumas evidências que sugiram seu diagnóstico, não apresenta, na maioria das vezes, um quadro clínico que possa diferenciá-la do quadro clínico da dispepsia funcional. É por isso que muitos autores preconizam que diante de uma dispepsia não diagnosticada é melhor abordá-la com endoscopia inicial, porque, além de trazer maior segurança ao médico e ao paciente, pode ser mais custo-efetiva do que a realização de provas terapêuticas, em especial se a úlcera se deve à infecção pelo *Helicobacter pylori*, quando então poderá ser erradicada. Muitas das características sintomáticas da úlcera péptica, quando da disseminação do exame endoscópico, mostraram-se inconsistentes como sendo de valor preditivo significativo. De qualquer maneira, ainda se pode considerar que a úlcera péptica tende a apresentar periodicidade (recidivas sintomáticas alternadas com períodos de acalmia), ritmo (relação do sintoma com a alimentação, que pode ser de melhora na úlcera duodenal e de piora na úlcera gástrica) e intensidade dolorosa mais evidentes do que a dispepsia funcional. O despertar noturno também pode sugerir mais úlcera que doença funcional. O tabagismo condiciona recidivas mais freqüentes e maior resistência ao tratamento medicamentoso das úlceras. Pode ser valorizada para a maioria dos ulcerosos a característica de que quanto mais potente a supressão ácida, mais rápida será a melhora dos sintomas. No entanto, é conhecido o fato de que de 10 a 30% dos ulcerosos podem melhorar sem tratamento medicamentoso e de que o efeito placebo tem grande importância na cicatrização de muitas úlceras. A maioria dos autores atualmente condiciona o achado de uso de antiinflamatórios em paciente dispéptico ao equivalente a um sinal de alarme e o direciona à investigação endoscópica, independente de outros sintomas.

O perfil psicológico, antes muito valorizado na abordagem da dispepsia, hoje perdeu muito significado, porém diversos trabalhos apresentam evidências de pacientes com maior morbidade psicológica e com mais eventos estressantes apresentando quadros de dispepsia funcional, quando comparados aos ulcerosos. Logicamente, os sinais de alarme estarão mais presentes em ulcerosos, e não na doença funcional, porém grande parte dos ulcerosos, mesmo com doença em evolução há muitos anos, não apresenta esses sinais e para muitos pacientes a restrição dietética irracional é a maior causa de emagrecimento que uma evidente complicação da úlcera (por exemplo, subestenose bulbar). O café e os condimentos provavelmente não devam ter maior significado para a ativação ulcerosa, porém podem piorar os sintomas, não ajudando no diagnóstico de diferencial com a dispepsia funcional. Os diversos preconceitos alimentares atrapalham sua identificação como fatores modificadores significantes dos sintomas dispépticos.

FISIOPATOLOGIA

Na dispepsia funcional, diversos fatores são aventados para explicar os sintomas, que, relembrando, são muito variados e, na ausência de uma lesão orgânica de monta, dificultam ainda mais os estudos fisiopatológicos.

Hipersecreção gástrica – à semelhança da fisiopatologia da úlcera péptica, principalmente nos pacientes com sintomatologia similar, a hipersecreção de ácido e a maior ativação da pepsina poderiam ser causa da dispepsia. Entretanto, diversos trabalhos mostraram que não há correlação entre hipersecreção ácida e dispepsia, e, diferentemente da úlcera péptica, a maioria dos dispépticos funcionais não melhora com a supressão ácida.

Dismotilidade – grande número de dispépticos refere sintomas sugestivos de alterações de motilidade do aparelho digestivo alto, principalmente dificuldade de esvaziamento gástrico. Diversos trabalhos mostram retardo do esvaziamento gástrico e hipocontratilidade antropilórica nesses pacientes. Outros demonstram também reflexo duodenogástrico e discinesias biliares nesses pacientes. Porém, muitos pacientes normais apresentam reflexo duodenogástrico, e não mostram concomitância de distúrbios de motilidade sempre que apresentam sintomatologia dispéptica. É possível, também, que os mecanismos de dismotilidade possam ser ainda mais complexos e mediados ou regulados por secreções hormonais e/ou alterações nervosas (neurotransmissores) originadas do sistema nervoso central ou sistema nervoso entérico, com participação de mecanismos psicológicos. É verdade que grande parte dos dispépticos funcionais apresenta melhora com medicamentos pró-cinéticos, sugerindo que esses mecanismos sejam importantes nessa síndrome.

Infecção pelo *Helicobacter pylori* – desde que essa bactéria foi reconhecida como importante fator determinante de processos pépticos, principalmente porque a ela sempre se associa uma gastrite (histológica), muitos trabalhos estão sendo feitos na tentativa de estabelecer o papel dessa infecção na determinação da dispepsia. Ainda não há concordância sobre as vantagens da erradicação da bactéria na dispepsia funcional e não está determinado qual sua participação na fisiopatologia dos processos pépticos. A dificuldade e o custo de sua erradicação devem ser levados em conta nos países em desenvolvimento. No entanto, o Consenso Europeu para tratamento da úlcera péptica admite como proposta de abordagem da dispepsia a erradicação do *Helicobacter pylori* nos dispépticos com a bactéria detectada (por processos não-invasivos). Nos pacientes jovens e sem sinais de alarme, a erradicação seria indicada antes de realizar endoscopia digestiva, curando-se 15 a 30% de ulcerosos, somados a um percentual de dispépticos funcionais (em torno de 20%). No Brasil, isso é impossível porque não temos métodos não-invasivos disponíveis para a detecção da bactéria, o custo e a complexidade do tratamento são altos e as cepas da bactéria apresentam alta taxa de resistência antimicrobiana. A maioria dos pacientes infectados pelo *Helicobacter pylori* são assintomáticos e mesmo nos países subdesenvolvidos, onde a infecção é altamente prevalente, não se observa freqüência maior de dispepsia.

Alterações psicológicas – diversos trabalhos mostram um perfil psicológico próprio para a dispepsia funcional, que difere do paciente normal e do ulceroso. Estudos retrospectivos tendem a associar maior número de eventos e de maior intensidade de estresse aos dispépticos funcionais do que aos ulcerosos, relacionando-os a maiores níveis de ansiedade, depressão e outras psicopatias. A dificuldade reside em caracterizar esse perfil psicológico como fator causal da dispepsia, colocando-se sempre a questão de se tratar de resposta alterada a um fator habitual em contraponto à resposta habitual a um fator alterado.

Irritantes da mucosa gastrintestinal – o tabagismo, o alcoolismo, a cafeína e os condimentos têm relação com a dispepsia. Existem trabalhos mostrando que o tabagismo propicia resistência à cicatrização de úlceras e sua maior recidiva e que as alterações do fluxo sangüíneo mucoso seriam responsáveis por isso, o que poderia ser transposto similarmente para a dispepsia funcional. Outros trabalhos mostram que o uso de pimenta e condimentos relacionados equivale em ação aos antiinflamatórios, ao lesar a mucosa gastrintestinal. Porém, poucos trabalhos procuram documentar relação causal isolada entre álcool, fumo, cafeína e dispepsia. Quanto aos medicamentos, principalmente os antiinflamatórios, por definição, a dispepsia a eles associada é considerada orgânica, e o conhecimento das ações dessas substâncias na mucosa gastrintestinal proporcionou recentemente grandes avanços para seu tratamento e prevenção.

A fisiopatologia da úlcera péptica atualmente tende a ser mais específica e pressupõe raros casos de hipercloridria (síndrome de Zollinger-Ellison e mastocitose) e uma maioria de casos associados ao uso de antiinflamatórios ou à infecção pelo *Helicobacter pylori*.

A fisiopatologia da doença de refluxo gastroesofágico está associada a alterações de fatores funcionais e mecânicos da transição esofagogástrica que dificultam o refluxo, o conteúdo ácido do refluido e o poder tamponante e de clareamento ácido do esôfago (Quadro 36.1).

Quadro 36.1 – Distúrbios associados à dispepsia.

Digestivos
Úlcera péptica
Refluxo gastroesofágico
Doença biliar
Gastrite e duodenite
Pancreatite
Neoplasia
Disabsorção
Doenças de infiltração
Não-digestivos
Diabetes mellitus
Tireoidopatias
Hiperparatireoidismo
Alterações eletrolíticas
Isquemia coronariana
Colagenoses
Medicamentos
Antiinflamatórios
Antibióticos orais
Digital
Teofilina

Adaptado de Misiewicz, 1993.

ABORDAGEM PRÁTICA

Os recursos de diagnóstico por exames subsidiários na rede pública são escassos, e o acesso dos pacientes aos centros médicos especializados é difícil. Os custos da medicina atual são cada vez maiores, principalmente pela sofisticação dos exames auxiliares e pelos medicamentos necessários; assim, faz parte da prática médica no Brasil procurar, de acordo com a boa qualidade de atendimento, otimizar os recursos disponíveis.

A dispepsia apresenta características muito diversas e pouco específicas no seu quadro clínico. Na maioria das vezes, o exame clínico pouco ajuda no diagnóstico diferencial. A história clínica, mesmo quando bem obtida e seguida por interrogatório específico, pode não permitir o diagnóstico correto em grande parte das vezes. A prevalência de dispepsia funcional é elevada na população, portanto, uma adequada abordagem da dispepsia pode ser feita com a utilização de um fluxograma (Fig. 36.1).

Na consulta inicial, realizar história e interrogatório minucioso, calcado em dados epidemiológicos adequados, procurando sempre identificar os *sinais ou sintomas de alarme* (sinais ou sintomas que denotam gravidade em doença orgânica). São eles: emagrecimento, anorexia, sangramento, icterícia, palidez, presença de visceromegalias, dentre outros.

Para *pacientes com menos de 45 anos de idade* (abaixo dessa faixa etária a neoplasia é rara), desde que não apresentem sinais de alarme, propõem-se uma prova terapêutica medicamentosa e um seguimento ambulatorial que propicie suporte psicológico adequado, estimulando-se medidas comportamentais de restrição ao uso de tabaco, álcool e irritantes gástricos, de adequada mastigação, alimentação regular e medidas anti-refluxo gastroesofágico, suspendendo-se eventuais medicamentos antiinflamatórios em uso.

Nessa prova terapêutica, pode-se privilegiar o uso de antiácido em dose baixa, associado a pró-cinético como tratamento adequado para dispepsia funcional e grande parte das outras causas de dispepsia. Se em duas semanas o paciente apresentar melhora da sintomatologia, mantém-se o tratamento até, no máximo, oito

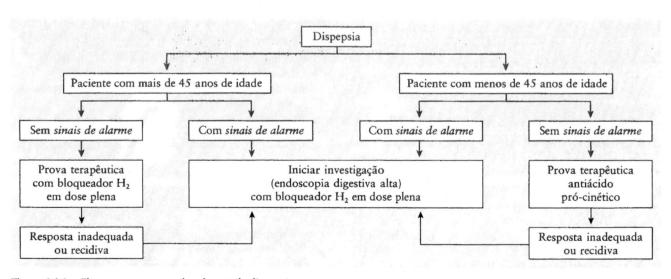

Figura 36.1 – Fluxograma para a abordagem de dispepsia.

semanas. Caso o paciente não apresente melhora em duas semanas ou, então, se com a suspensão da terapêutica medicamentosa os sintomas recidivarem, inicia-se a investigação armada, propiciando ao paciente uma supressão ácida adequada com uso de bloqueadores H_2 ou inibidores de bomba de prótons em dose plena.

Essa investigação deve ser iniciada com endoscopia digestiva alta (eventualmente exame radiológico contrastado se houver necessidade de avaliar motilidade e permeabilidade do esôfago, estômago e duodeno) e, eventualmente, com exames protoparasitológico de fezes seriados, hemograma, bioquímica, pesquisa de sangue oculto nas fezes e ultra-sonografia de abdome como exames de primeira instância.

Para os pacientes com menos de 45 anos de idade, mas que apresentem sinais de alarme, inicia-se a investigação armada nos mesmos moldes anteriores, promovendo também a mesma supressão ácida e solicitando eventualmente outros exames que se façam necessários para diagnósticos mais específicos.

Para *pacientes com mais de 45 anos de idade* sem sinais de alarme, pode-se também propor prova terapêutica, porém o tratamento medicamentoso deve privilegiar dose plena de bloqueador H_2 ou de inibidor de bomba de prótons visando identificar com mais clareza as situações de resposta inadequada ou de benefício da supressão ácida mais rapidamente, em uma população que é mais suscetível à dispepsia orgânica (úlceras, lesões agudas de mucosa, esofagite). No caso de resposta inadequada à prova terapêutica, inicia-se a investigação armada.

Para pacientes com mais de 45 anos de idade e com sinais de alarme, o procedimento é semelhante ao dos com menos de 45 anos de idade e com sinais de alarme.

DIAGNÓSTICO DIFERENCIAL

Os distúrbios orgânicos que mais se associam à dispepsia são a úlcera péptica e a doença de refluxo gastroesofágico. Embora de fisiopatologias diferentes, ambos se beneficiam de uma supressão ácida adequada. Resistência ao tratamento, complicações e situações particulares acontecem em um pequeno número de pacientes que merecem tratamento específico ou investigação mais especializada.

A doença de refluxo é uma síndrome muito freqüente (mais que a própria úlcera péptica e pode até em 20% dos casos se associar à úlcera péptica) e seu estudo vem ganhando destaque crescente, em função de provável aumento de sua prevalência e de algumas de suas complicações: o esôfago de Barret e o câncer de esôfago. Para o refluxo gastroesofágico, o exame de endoscopia digestiva alta pode ser considerado inadequado como padrão-ouro de diagnóstico, já que até 50% das endoscopias podem apresentar-se normais. Assim, a presença da tríade sintomática de regurgitação,

pirose retroesternal e azia – pode fazer o diagnóstico de doença de refluxo, mesmo com endoscopia normal. Além disso, a doença de refluxo pode proporcionar sinais e sintomas não-digestivos mas de grande magnitude, por exemplo, para o sistema respiratório, como causa ou mecanismo de piora de asma, doença pulmonar obstrutiva crônica, pneumonias recidivantes, fibrose pulmonar, faringites crônicas e outras. A pirose retroesternal prolongada que se associa a situações de facilitação de refluxo, como obesidade, tabagismo, uso de álcool, decúbito baixo, aumento da pressão abdominal, consumo de gordurosos e farináceos, sugere muito a presença da esofagite de refluxo. Para esses quadros, a prova terapêutica com supressores ácidos exige maior potência e maior duração. A recidiva é a regra quando da suspensão dos medicamentos, tanto que muitos autores sugerem uma terapêutica crônica de manutenção e, em alguns casos, cirurgia.

A úlcera péptica é uma doença que, antes da popularização do exame radiológico contrastado e da endoscopia digestiva, acreditava-se poder ser diagnosticada pelos sintomas de dispepsia, conhecida então como doença de Cruveilheir. No entanto, hoje, mesmo com a aplicação de rigorosos questionários, os sintomas dispépticos dos ulcerosos podem sobrepor-se em até 50% dos casos aos da dispepsia funcional (também chamada de doença ulcerosa sem úlcera). A periodicidade da atividade sintomática da úlcera pode estar presente em até 60% dos pacientes funcionais. O ritmo da dor a três tempos – dói, come, passa (mais sugestivo de localização duodenal ou pré-pilórica) – ou a quatro tempos – passa, come, dói, passa (mais sugestiva de localização gástrica) – não se caracteriza em grande parte dos pacientes ulcerosos. O despertar noturno, "clocking", não é apanágio de úlcera. A intolerância alimentar, principalmente a gordurosos e irritantes, pode ser referida com grande freqüência na doença funcional e na úlcera e doença de refluxo. A melhora dos sintomas com alcalinos pode ser observada na úlcera, na doença de refluxo e em parte dos pacientes funcionais. Atualmente, para os casos de úlcera não relacionada ao uso de antiinflamatórios, a erradicação do *Helicobacter pylori* é considerada o tratamento definitivo, enquanto a supressão ácida é considerada um tratamento sintomático.

CASOS CLÍNICOS

CASO 1. Paciente de 16 anos de idade, sexo feminino, referindo dor epigástrica em peso há um mês, que piora com a alimentação, sem "clocking", acompanhada de náuseas e vômitos mais intensos pela manhã, sem intolerância alimentar específica. Nega emagrecimento, uso de antiinflamatórios, álcool e tabaco. Nega passado mórbido. Refere irregularidade menstrual. É muito emotiva e reconhece que fica muito nervosa nesse período.

Discussão: em princípio, o quadro sugere dispepsia funcional em paciente ansiosa. Porém, um detalhe exige atenção: a irregularidade menstrual. Apesar da faixa etária, uma paciente que tenha vida sexual ativa, sem uso de métodos contraceptivos, nuligesta, pode estar grávida sem ter consciência do fato. A irregularidade menstrual pode dificultar a identificação de amenorréia. Assim, nesse caso, antes de se aventar a hipótese de dispepsia, deve-se afastar a de gravidez.

CASO 2. Paciente de 32 anos de idade, sexo masculino, com epigastralgia há três meses, que melhora com a alimentação, "clocking" freqüente, tabagista de 20 cigarros por dia, sem perda de peso, uso de álcool ou antiinflamatórios. Refere melhora da dor desde que sua avó, que diz ser ulcerosa, ensinou-o a usar magnésia bissurada. Nega ser ansioso, porém refere estar mais preocupado, desde que ficou desempregado há seis meses e vem mantendo-se com pequenos expedientes.

Discussão: o quadro é sugestivo de dispepsia tipo ulcerosa. Pode-se valorizar o "clocking" como de grande valor preditivo positivo para úlcera péptica. É possível que haja um componente familiar. Não há informação sobre antecedentes pépticos prévios. O paciente não apresenta "sinais de alarme". O diagnóstico diferencial de dispepsia funcional tipo ulcerosa e úlcera péptica pode apresentar erro em até 50% quando considerados somente os dados clínicos. Pode-se propor uma prova terapêutica e se a resposta for inadequada ou houver recidiva dos sintomas com a suspensão do tratamento, fazer então a investigação.

CASO 3. Paciente de 78 anos de idade, sempre teve saúde. Após quadro gripal prolongado, em que foi medicado com antiinflamatórios e antibióticos, vem apresentando mal-estar epigástrico, com sensação de digestão mais demorada, náuseas episódicas e mesmo pequena quantidade de alimentos o fazem sentir empanzinado. Após a convalescença do quadro gripal, acha que recuperou o apetite e vem ganhando peso. Nega alcoolismo, ex-tabagista, nega outros quadros mórbidos.

Discussão: quadro de dispepsia tipo dismotilidade, em paciente idoso, aparentemente desencadeado com o uso de medicamentos. Apesar da idade, o paciente não apresenta "sinais de alarme". Pode-se propor prova terapêutica. Se na evolução não apresentar evolução satisfatória ou se na suspensão da medicação houver recidiva dos sintomas, fazer a investigação. É fundamental a orientação para evitar o uso de antiinflamatórios.

CASO 4. Paciente de 65 anos de idade, natural do Chile, no Brasil há 10 anos. Ex-fumante, tratando hipertensão arterial sistêmica há 10 anos com diurético e beta-bloqueador. Nega diabetes. Vem apresentando há três meses epigastralgia leve, que melhora discretamente com a alimentação, sem náuseas ou vômitos, porém com anorexia, chegando a apresentar aversão à carne e refere perda de peso de 3kg no período. Nega sangramento digestivo, refere discreta obstipação intestinal desde o início do quadro. Nega antecedentes pépticos.

Discussão: esse paciente apresenta um quadro de dispepsia no qual há sinal de alarme: a perda de peso, tem naturalidade chilena (país onde a incidência de neoplasia gástrica é alta), é idoso e não tem antecedentes pépticos prévios. É hipertenso, o que pode sugerir a possibilidade de sempre ter feito uma dieta rica em sódio. Embora o índice de neoplasia em dispepsia seja baixo (em torno de 2% dos casos) e a obstipação que apresenta possa se dever à diminuição da ingestão alimentar, é premente a investigação do paciente para afastar neoplasia, situação na qual o diagnóstico precoce pode mudar significativamente o prognóstico.

CASO 5. Homem de 35 anos de idade, alcoolista e tabagista inveterado, conta história de dor epigástrica em crises de forte intensidade, acompanhadas de náuseas e vômitos há um ano. Os episódios duram mais ou menos uma semana e melhoram com a ingestão de antiácidos e a suspensão do álcool. Já esteve internado em observação em pronto-socorros por duas vezes. Nega "clocking" e refere piora da dor com a alimentação. Nas crises, apresenta perda de peso, que reputa à dificuldade em se alimentar. Nos intervalos, passa bem e não tem intolerância alimentar. Os períodos de acalmia são de meses.

Discussão: a faixa etária e a ausência de um sinal claro de alarme possibilita a abordagem por prova terapêutica. Porém, deve-se atentar para o antecedente de alcoolismo, para as crises de dor intensa, possivelmente desencadeadas com o álcool, de melhora relativamente rápida, sem tratamento de grande eficácia. Deve-se pensar, então, na pancreatite crônica, entidade na qual também existe maior ocorrência de úlcera péptica.

CASO 6. Homem de 52 anos de idade, tabagista, hipertenso não controlado, com antecedentes de diabetes na família, taxista, que ingere várias doses de destilado por dia, refere há três meses dor epigástrica em queimação, irradiada para o tórax, com duração de 15 minutos, aparentemente desencadeada com refeições pesadas e esforço físico. Tem usado "remédios para o fígado" sem melhora.

Discussão: esse paciente, apesar de ter dor epigástrica, tem sintomas que são desencadeados pelo esforço e de curta duração, sugestivos de angina de peito. Tem fatores de risco para doença arterial coronariana e talvez a sintomatologia anginóide não seja mais típica, porque o paciente é sedentário. O paciente deve ser abordado com a hipótese de insuficiência coronariana e não com a de dispepsia. É muito comum pacientes referirem "sofrer do fígado" quando apresentam sintomas dispépticos, principalmente ao abusar de alimentos gordurosos e álcool.

CASO 7. Paciente de 54 anos, sexo feminino, refere, há seis meses, episódios de dor epigástrica de forte intensidade, irradiada para o ombro, acompanhada de vômitos, que não melhora com uso de antiácidos ou alimentação, episódios de dor noturna, normalmente com duração de um ou dois dias, sem perda de peso ou sangramento digestivo. Nega uso de antiinflamatórios, tabaco e álcool. Nega antecedentes mórbidos que não obesidade.

Discussão: esse quadro dispéptico não apresenta "sinais de alarme". O fato de não melhorar com antiácido, ter dor irradiada de forte intensidade para o ombro, acompanhada de vômitos, nessa faixa etária e no sexo feminino, pode ter valor preditivo para colecistopatia. A proposta é de prova terapêutica e seguimento. Com resposta insatisfatória ou na recidiva, investigar.

BIBLIOGRAFIA

BETTARELLO A – Quadros sindrômicos das doenças do aparelho digestivo. **In**: Moraes Filho JPP. *Manual de Gastroenterologia*. 1ª ed., São Paulo, Roca, 1993, p. 9.

LAM SK, HUI WM, CHING CK – Peptic ulcer disease: epidemiology, pathogenesis and ethiology. **In**: Haubrich WS, Schaffner F, Berk JE. *Bockus Gastroenterology*. 5th ed., Philadelphia, WB Saunders Company, 1995, p. 700.

MISIEWICZ JJ – Dyspepsia. **In**: Sleisenger MH, Fordtran JS. *Gastrointestinal Disease*. 5th ed., Philadelphia, WB Saunders Company, 1993, p. 572.

PASSOS MCF et al. – Dispepsia funcional. **In**: Dani R. *Gastroenterologia Clínica*. 3ª ed., Rio de Janeiro, Guanabara Koogan, 1993, p. 553.

TALLEY NJ et al. – Discriminant value of dyspeptic symptoms: a study of the clinical presentation of 221 patients with dyspepsia of unknown cause, peptic ulceration, and cholelithiasis. *Gut*, 28:40, 1987.

TALLEY NJ et al. – Prognosis of chronic unexplained dyspepsia. *Gastroenterology*, 92:1060, 1987.

37. Diarréia

Ethel Zimberg Chehter

A diarréia ocupa um importante espaço no universo médico. Ela não configura uma enfermidade definida, sendo manifestação de várias doenças. A diarréia pode ser definida como aumento da quantidade de água ou diminuição da consistência das fezes. Caracteriza-se por modificação da consistência e do número de evacuações e expressa o aumento da quantidade de água das fezes e esporadicamente do seu peso.

Existem cinco mecanismos básicos na gênese da diarréia: osmótico, secretor, motor, exsudativo e eventualmente mecanismos mistos.

DIARRÉIA OSMÓTICA

A diarréia osmótica é causada pela presença de grande quantidade de solutos pouco absorvíveis e osmoticamente ativos na luz intestinal. Essas substâncias osmóticas são ingeridas, sendo geralmente hidratos de carbono ou laxativos. As diarréias osmóticas são desencadeadas pela presença de moléculas hidrossolúveis não-absorvíveis, permanecendo na luz intestinal e retirando água para equilibrar a pressão osmótica intraluminal. O fluxo de água fecal através da mucosa intestinal é diretamente proporcional à quantidade de solutos osmoticamente ativos presentes na luz intestinal.

Existem três características básicas da diarréia osmótica: ela regride ou cessa com jejum ou suspensão do agente osmótico, a análise fecal apresenta um "gap" osmótico (diferença entre a osmolaridade das fezes e a do plasma) inferior a 290mOsm/kg e o pH, de forma geral, é baixo (menor que 5,3).

As principais causas de diarréia osmótica estão apresentadas no quadro 37.1.

Apesar de inúmeras causas possíveis, as diarréias osmóticas são mais freqüentes em crianças de tenra idade, com alimentação inadequada. Ocorrem eventualmente em adultos que utilizam fórmulas para emagrecimento ou laxantes.

DIARRÉIA SECRETORA

Esse termo se refere à diarréia causada por transporte anormal de íons pelas células do epitélio intestinal. É determinada por secreção ativa de íons e água ou mais raramente por absorção iônica ou de água diminuída.

Quadro 37.1 – Principais causas de diarréia osmótica.

Má absorção de carboidratos
Má absorção congênita
• Glicose-galactose
• Frutose
Deficiência de dissacaridases
• Adquirida
• Congênita
Síndrome de má absorção
Ingestão excessiva de hidratos de carbono pouco absorvíveis
• Lactulose
• Sorbitol/manitol (alimentos dietéticos)
• Frutose
• Fibras (aveia, farelo, frutas)
Diarréia induzida por sais de magnésio
Antiácidos
Suplementos nutricionais
Laxativos
Laxativos à base de sódio não-absorvível
Citrato de sódio
Fosfato de sódio
Sulfato de sódio

Adaptado de Fine, 1998.

Existem quatro mecanismos que determinam a diarréia secretora:

1. Defeitos congênitos de absorção iônica: cloridrorréia congênita, deficiência de troca sódio/hidrogênio, causando aumento da excreção fecal de sódio e conseqüentemente alcalose metabólica.

2. Ressecção intestinal.

3. Doença difusa de mucosa, na qual células epiteliais são destruídas ou reduzidas em número e função.

4. Mediadores anormais, resultando em modificações intracelulares de AMP-cíclico, do GMP-cíclico, cálcio e/ou proteinoquinases que resultam na diminuição da absorção de cloreto de sódio neutro ou no aumento da secreção de cloretos. Assim, esses mediadores incluem hormônios entéricos endógenos ou neuropeptídios, produtos da inflamação celular, enterotoxinas bacterianas, laxativos, ácidos graxos e ácidos biliares.

A diarréia secretora tem duas características importantes: a osmolalidade fecal tem "gap" osmótico pequeno e não melhora com jejum, embora possa haver redução dos episódios diarréicos. De forma geral, a alimentação não aumenta o volume da diarréia secretora, porque a absorção dos nutrientes é normal e isso estimula a absorção de sódio e água pela mucosa jejunal. Entretanto, em algumas doenças difusas da mucosa do intestino delgado (doença celíaca), a alimentação pode aumentar o volume da diarréia por má absorção de certos nutrientes.

As principais causas da diarréia secretora encontram-se no quadro 37.2.

Quadro 37.2 – Principais doenças ou síndromes associadas à diarréia secretora.

Infecciosas
Virais
Vibrio cholerae
Vibrio parahaemolyticus
Vibrio vulnificus
Rotavírus
Cocksackie
Adenovírus
Echo
Norwalk-símile
Bacterianas
Escherichia coli toxigênica
Staphylococcus aureus (toxina)
Clostridium perfringens
Pseudomonas aeruginosa
Shigella disenteriae
Aerobacter
Citrobacter
Klebsiella sp.
Salmonella sp.
Bacillus cereus
Laxativos
Derivados antracênicos (cáscara sagrada, sena, aloe e ruibarbo)
Dioctilsulfossuccinato de sódio
Ácido ricinoléico
Bisacodyl
Fenoftaleína
Oxifenasetina
Ressecção intestinal
Doença inflamatória intestinal
Má absorção de sais biliares
Má absorção de ácidos graxos
Doenças associadas a atrofia do vilo intestinal (doença celíaca, "sprue" refratário, linfoma de delgado)
Tumores
Adenoma viloso de reto
Síndrome de Zollinger-Ellison
Síndrome da cólera pancreática (VIPoma)
Síndrome carcinóide maligna
Carcinoma medular de tireóide
Glucagonoma
Hipertireoidismo
Doenças do colágeno (lúpus eritematoso sistêmico, esclerodermia, doença mista do colágeno)
Síndrome da cólera pancreática
Defeitos congênitos de absorção

Adaptado de Fine, 1998.

As toxinas elaboradas por vibrião colérico e para-hemolítico, *Escherichia coli* toxigênica, *Staphylococcus aureus* (toxina), *Clostridium perfringens*, *Pseudomonas aeruginosa*, *Shigella disenteriae*, *Aerobacter*, *Citrobacter*, *Klebsiella* sp., *Salmonella* sp., *Bacillus cereus*, aceleram a secreção intestinal de água e eletrólitos por meio da estimulação do sistema adenilciclase/AMP-cíclico. A toxina é absorvida pela borda em escova tanto das criptas quanto dos vilos intestinais e desencadeia a estimulação da secreção.

A diarréia do "viajante" ou "turista" é causada principalmente pelas toxinas termoestável e termolábil da *Escherichia coli*, embora outros agentes infecciosos como *Salmonella* sp., *Shigella* sp. e alguns vírus possam ser os agentes.

Grande número de evacuações líquidas e volumosas, acompanhadas por hipopotassemia e acloridria, caracterizam a síndrome de Verner-Morison ou "cólera pancreática" causada por hipersecreção de prostaglandinas ou hormônios gastrintestinais, tais como polipeptídio vasoativo intestinal (VIP), serotonina ou bombesina.

O uso ou abuso de laxativos é causa comum de diarréia secretora. Pode ser acompanhado por queixas digestivas vagas, além da ausência de febre, eliminação de muco, pus e sangue nas fezes.

DIARRÉIA MOTORA

Embora seja considerada causa potencial de diarréia, a comprovação do distúrbio motor é muito difícil, tanto do ponto de vista clínico como experimental. As medidas do tempo de trânsito intestinal são inconclusivas, sendo que a própria diarréia pode diminuir o tempo de trânsito intestinal secundariamente.

Entretanto, a maioria dos médicos aceita a noção de que a motilidade anormal é a causa de diarréia não-osmótica em pacientes com absorção intestinal normal e então essa anormalidade motora pode gerar uma diarréia leve ou moderada (peso fecal menor que 800g/dia) que pode persistir por 48 horas de jejum.

O aumento da motilidade resulta em diarréia por propelir o bolo fluido rapidamente através do intestino, diminuindo seu tempo de contato com as células epiteliais absortivas. Esse processo também é denominado pressa intestinal. As causas mais freqüentes de diarréia por alteração da motilidade são: síndrome carcinóide maligna, carcinoma medular da tireóide, pós-cirúrgicas (pós-vagotomia, gastrectomia, colecistectomia, ressecção ileal/válvula ileocecal), neuropatia diabética, hipertireoidismo e má absorção de ácidos biliares.

A alteração motora também é considerada como possível causa da síndrome do intestino irritável.

Por outro lado, a lentificação do trânsito intestinal pode ocasionar diarréia por promover o supercrescimento bacteriano no intestino delgado, que causa a diarréia por desconjugação dos sais biliares, tornando-os inativos.

As causas mais freqüentes de diarréia por trânsito lento são: suboclusão (delgado e cólon), doença difusa do tecido conjuntivo (esclerodermia, dermatomiosite e polimiosite), divertículos duodenais, lesões do sistema nervoso autônomo (*diabetes mellitus*) e algumas drogas como opiáceos, loperamida, difenoxilato e anticolinérgicos.

DIARRÉIA EXSUDATIVA

A ruptura da integridade da mucosa intestinal, como exsudato de inflamação e/ou ulceração, pode ocasionar eliminação de muco, sangue e proteínas no lúmen intestinal. Em pacientes afetados, como por exemplo na disenteria bacilar ou colite ulcerativa, as evacuações podem constituir-se apenas de muco, pus ou sangue. O aumento da água e eletrólitos fecais resulta mais da diminuição da absorção desses elementos pelo intestino inflamado que da secreção de água e eletrólitos.

Das principais causas de diarréia exsudativa destacamos as infeccções bacterianas (*Shigella* sp., *Salmonella* sp., *Escherichia coli* invasiva/êntero-hemorrágica, *Clostridium difficile*, *Yersinia*, *Clostridium perfringens* e tuberculose entérica); infecções virais; protozoários (*Entamoeba histolytica*); helmintos (*Strongyloides stercoralis*, *Ascaris lumbricoides*, anciióstomo, *Schistosoma mansoni*, *Taenia solium/saginata*, *Hymenolepsis nana*), assim como doenças inflamatórias intestinais, colite isquêmica e neoplasias de cólon e reto.

AVALIAÇÃO DA DIARRÉIA

Como a diarréia pode ser causada por inúmeras doenças, a história clínica é extremamente útil na definição da causa.

A diarréia pode ser classificada por vários critérios, como os de eletrólitos fecais ou mecanismos patogênicos e também o critério temporal. O critério temporal classifica a diarréia de acordo com seu início e duração; assim, diarréia de duas a três semanas é considerada aguda, enquanto, se perdurar por quatro ou mais semanas, é geralmente considerada crônica. Esse é um critério bastante objetivo e prático que nos orienta para o diagnóstico da diarréia. Nos quadros 37.3 e 37.4 encontram-se as principais causas de diarréia aguda e crônica, respectivamente.

DIAGNÓSTICO

ANAMNESE

A anamnese é fundamental para o diagnóstico da diarréia. Além de fornecer dados importantes sobre a evolução, se aguda ou crônica, também evidencia dados que nos conduzem ao diagnóstico e conseqüentemente ao tratamento do paciente.

A avaliação minuciosa da diarréia pode também localizar o processo. Assim, diarréia de grande volume, com pequeno número de evacuações, eventualmente

Quadro 37.3 – Causas de diarréia aguda (menos de 2 a 3 semanas de duração).

Infecções (incluindo diarréia do "viajante")
Bacterianas: *Campylobacter* sp.; *Clostridium difficile*; *Escherichia coli* (enterotoxigênica, enteroinvasiva, êntero-hemorrágica, O157:H7); *Salmonella enteriditis*; *Shigella* sp.
Parasitas/protozoários: *Entamoeba histolytica*; *Giardia lamblia*; *Crytosporidium*; *Cyclospora*
Viral: adenovírus; Norwalk-vírus; rotavírus
Fungos
Contaminação alimentar: *Bacillus cereus*; *Clostridium perfringens*; *Salmonella* sp.; *Staphylococcus aureus*; *Vibrio* sp.; *Shigella* sp.; *Campylobacter jejuni*; *Escherichia coli*; *Yersinia*; *Listeria*
Medicamentos
Ingestão de agentes não-absorvíveis
Isquemia intestinal
Impactação fecal
Inflamação pélvica

Adaptado de Fine, 1998.

Quadro 37.4 – Causas de diarréia crônica (mais de 4 semanas de duração).

Sem diagnóstico prévio
Síndrome do intestino irritável
Doença inflamatória intestinal
Infeccções crônicas bacterianas/micobacterianas
Infecções parasitárias e fúngicas
Enterite actínica
Síndrome de má absorção
Medicamentos
Álcool
Linfoma intestinal
Câncer de cólon
Adenoma viloso
Doença diverticular/diverticulite
Cirurgias prévias
Causas endócrinas
Hiper e hipotireoidismo
Hipoparatireoidismo
Doença de Addison
Diabetes mellitus
Feocromocitoma
Ganglioneuroma
Impactação fecal
Intoxicação por metais pesados
Idiopática
Investigação inconclusiva
Uso de laxativos
Incontinência fecal
Colite microscópica
Síndrome de má absorção não reconhecida
Síndrome da cólera pancreática
Tumores neuroendócrinos
Mastocitose sistêmica
Amiloidose
Má absorção de sais biliares idiopática
Alergia alimentar

Adaptado de Fine, 1998.

com dor periumbilical, na qual por vezes as fezes apresentam gotículas de gordura e aspecto que sugere má absorção (odor fétido, restos alimentares), com ausência de pus e muco, acompanhada de emagrecimento, anemia e deficiência vitamínica, sugere um processo do intestino delgado, ou seja, diarréia alta. Por outro lado, as diarréias baixas (intestino grosso, reto) apresentam fezes de pequeno volume, com grande número de evacuações, apresentando urgência à defecação, com dor abdominal do tipo cólica, além do tenesmo. As fezes podem estar acompanhadas de muco, pus ou sangue.

Além da diarréia, alguns sintomas podem nos auxiliar no diagnóstico. A presença de febre na vigência da diarréia sugere que a causa pode ser uma infecção entérica, síndrome da imunodeficiência adquirida (AIDS), doença inflamatória intestinal, tuberculose e mais raramente tireotoxicose.

Caso o paciente com diarréia apresente emagrecimento importante, todas as causas de síndrome de má absorção devem ser aventadas, não esquecendo das doenças inflamatórias intestinais e das neoplasias.

Na eventualidade do surgimento do "flushing" (vermelhidão da pele), tireotoxicose, síndrome carcinóide, feocromocitoma, síndrome da "cólera pancreática" e mastocitose sistêmica devem ser considerados.

Dessa forma, diante do paciente com diarréia, é necessário caracterizar detalhadamente o quadro:

1. Quanto ao início e duração (agudo ou crônico).
2. Número de evacuações.
3. Quantidade de fezes.
4. Aspecto geral das fezes: consistência, coloração, presença de gordura/restos alimentares, odor, presença de muco, pus ou sangue.
5. Dor abdominal.
6. Febre.
7. Emagrecimento.
8. Sintomas constitucionais.
9. Doenças associadas.
10. Uso de medicamentos/laxativos/drogas.
11. Investigação dos hábitos alimentares/ingestão de alimentos suspeitos.
12. Viagens.
13. Antecedentes familiares.
14. Investigação social.

EXAME DO PACIENTE

Na avaliação geral da diarréia, o exame clínico é importante na medida em que revela o grau de comprometimento e a gravidade da diarréia. Dessa forma, o aspecto geral do paciente, assim como a observação de anemia, grau de hidratação, presença de febre, dados vitais, perfusão periférica e peso devem ser atentamente avaliados. A palpação abdominal pode revelar dor, sinais de irritação peritoneal, alteração dos sons hidroaéreos, massas ou visceromegalias. A inspeção do orifício anal seguido de toque retal pode revelar úlceras, fístulas, além de evidenciar tumores retais.

Em pacientes com diarréia aguda, especialmente de causas infecciosas, avaliar a gravidade da doença é fundamental. Dessa forma, sinais de hipovolemia, toxemia, distensão abdominal, aumento ou diminuição dos sons hidroaéreos traduzem quadro grave.

Já na diarréia crônica, o exame clínico revela menos que a história ou os testes diagnósticos.

Alguns dados do exame clínico podem sugerir a etiologia da doença:

- Úlceras em cavidade oral → doença inflamatória intestinal/doença celíaca.
- Artrite → colite ulcerativa/doença de Crohn/doenças infecciosas/doenças do colágeno.
- Linfadenopatia → linfomas/doença de Whipple/AIDS.
- Hiperpigmentação facial → doença de Addison/mastocitose sistêmica.
- Dermatite herpetiforme → doença celíaca.
- Pioderma gangrenoso → doença inflamatória intestinal.
- Rubor facial → síndrome carcinóide.

EXAMES COMPLEMENTARES

Tanto na diarréia aguda como na crônica, a observação direta das fezes pode fornecer dados muito importantes para o diagnóstico. Dessa forma, fezes muito fluidas podem corresponder à diarréia secretora ou mesmo osmótica; fezes gordurosas ou com presença de gotículas de gordura, com odor desagradável e esbranquiçadas, são sugestivas de esteatorréia, lembrando todos os casos de síndrome de má absorção; fezes volumosas, claras e com resíduos são sugestivas de doença intestinal difusa, como por exemplo má absorção glúten-induzida; fezes descoradas costumam indicar má absorção, doenças hepáticas ou da vias biliares; fezes pastosas com presença de muco podem corresponder à síndrome do intestino irritável; fezes com pus e/ou sangue estão relacionadas com doença inflamatória dos cólons, infecções, amebíase ou tumores.

Exames complementares na diarréia aguda

Na maioria dos casos, a diarréia aguda é leve a moderada e autolimitada. Dessa forma, até 90% dos casos de diarréia aguda não necessitam de exames complementares.

Entretanto, em circunstâncias especiais, esses exames serão solicitados, especialmente na vigência de sinais e sintomas de infecção grave como febre alta, hipotensão, diarréia sanguinolenta ou dor abdominal intensa. Os principais exames complementares solicitados na diarréia aguda estão listados no quadro 37.5.

Exames complementares na diarréia crônica

Existem várias formas de conduzir os exames complementares no sentido de realizar o diagnóstico com uma abordagem objetiva, seguindo um plano adequado para investigação.

Quadro 37.5 – Exames complementares na diarréia aguda.

Fezes
Pesquisa de leucócitos
Parasitas/ovos
Cultura
Pesquisa da toxina do *Clostridium difficile*
Sangue
Hemograma completo
Eletrólitos
Uréia/creatinina
Hemocultura
Retossigmoidoscopia
Radiografia simples de abdome

Adaptado de Fine, 1998.

Nos Estados Unidos, a abordagem inicial da diarréia implica a coleta de fezes por 48 a 72 horas após três dias de dieta-padrão. Essa coleta pode ser feita tanto em hospitais como em domicílio, visto as facilidades de reservatórios adequados e de fácil manuseio, além de locais apropriados para o acondicionamento.

É então realizada uma medida objetiva do volume e aspecto das fezes. São feitas mensurações de peso, osmolalidade, eletrólitos, pH, gordura qualitativa, sangue oculto e, se necessário, algumas dosagens específicas tais como quimiotripsina, elastase ou pesquisa de laxativos.

Com base na anamnese detalhada, pode-se traçar um plano para obter o diagnóstico da diarréia crônica.

Caso a suspeita repouse na hipótese de diarréia baixa, alguns exames serão realizados:

1. Protoparasitológico: para pesquisa de ovos leves e pesados, assim como presença de larvas.
2. Coprocultura.
3. Retossigmoidoscopia/biópsia.
4. Enema opaco.
5. Colonoscopia.

Caso a hipótese seja de diarréia alta, o caminho a seguir é diferente.

Inicialmente, precisamos definir se existe má absorção. O exame laboratorial inicial é a pesquisa de gordura fecal pelo teste qualitativo de Sudan III e, se positivo, a realização da pesquisa da gordura fecal quantitativa pelo teste de Van de Kamer.

Caso se caracterize a síndrome de má absorção, faremos testes para a localização da doença. Segue-se então a realização do teste da D-xilose, uma pentose absorvida pelo intestino delgado, por difusão passiva, sem a participação de enzimas digestivas, sendo excretada pelos rins. Dessa forma, baixa xilosemia implica alteração da superfície absortiva intestinal. Caso esse exame resulte alterado, implica o comprometimento da superfície do intestino delgado, de modo que um estudo de sua forma por meio do exame radiológico é muito importante, seguindo-se da biópsia de delgado.

Se o teste da D-xilose apresentar-se normal, existe então indicação para avaliar as vias biliares e o pâncreas.

Os métodos sugeridos são: ultra-sonografia, tomografia computadorizada, ressonância magnética e endoscópicos, como colangiopancreatografia retrógrada e ultra-sonografia endoscópica.

Algumas causas de síndrome de má absorção merecem destaque: deficiências de dissacaridases (lactase); doença celíaca (glúten-induzida); doença de Whipple (organismo bacilar *Tropheryma whippelii*); parasitoses intestinais (giardíase, estrongiloidíase e ancilostomíase); criptosporídio, isosporídio e microsporídio em pacientes com AIDS.

DIARRÉIA NA INFECÇÃO PELO HIV

A diarréia é um sintoma bastante comum em pacientes infectados pelo HIV ou com AIDS. Nos Estados Unidos, cerca de 50% deles apresentam diarréia em alguma fase do desenvolvimento da doença. Já nos países em desenvolvimento, a diarréia atinge aproximadamente 90% dos pacientes com HIV.

A patogênese da diarréia na infecção pelo HIV é complexa e multifatorial. Dentre as causas de diarréia na infecção pelo HIV destacamos:

1. Protozoários
   Criptosporídio
   Microsporídio
   Cyclospora
   Entamoeba histolytica, *Giardia lamblia* e
   Blastocystis hominis
2. Vírus
   Citomegalovírus
   Adenovírus
   Herpesvírus
3. Fungos
   Histoplasma capsulatum
   Candida
4. Bactérias
   Micobacterium avium complex
   Micobacterium tuberculosis
   Salmonella, Shigella, Campylobacter
5. Medicamentos inibidores de protease, antibióticos.

Dessa forma, as causas de diarréia nos pacientes com infecção pelo HIV são bastante amplas e há necessidade de investigação cuidadosa.

CASOS CLÍNICOS

CASO 1. Paciente de 30 anos de idade, sexo masculino, há dois dias vem apresentando diarréia sete a oito vezes ao dia, acompanhada de cólica abdominal, sem febre. Refere ainda ter ido a uma festa familiar no final de semana que precedeu o início da diarréia. O exame clínico está dentro dos limites da normalidade.

Discussão: é um caso de diarréia aguda por provável ingestão de alimento contaminado com agente ou sua toxina. Essa diarréia é autolimitada e de forma geral evolui sem intervenção médica.

CASO 2. Paciente de 44 anos de idade, sexo masculino, residente na cidade de São Paulo, queixa-se de diarréia há cinco meses. Conta que há seis meses começou a apresentar cinco a seis evacuações ao dia, esbranquiçadas, com odor fétido, que bóiam no vaso. Acompanha o quadro um emagrecimento de 20kg nesse período. É etilista, com média de 150g de etanol puro/dia há 20 anos. Ao exame clínico, o paciente estava emagrecido, com cabelos finos e quebradiços e algumas equimoses em membros superiores.

Discussão: esse é um caso de síndrome de má absorção, tanto pelo aspecto das fezes quanto pelo comprometimento do estado geral e os sinais de desnutrição protéica e déficit vitamínico. Como o paciente é um etilista de longa data, a causa provável seria insuficiência pancreática.

CASO 3. Paciente de 25 anos de idade, sexo feminino, natural e procedente de São Paulo, queixa-se de diarréia há um ano. Apresenta diarréia líquida, 20 a 30 episódios por dia, pequeno volume, com muco, pus e sangue, tenesmo e febre não medida. Ao exame clínico está em regular estado geral e descorada.

Discussão: é um caso de diarréia do tipo baixa, pois apresenta vários episódios, pouca quantidade de fezes, com muco, pus e sangue, além de tenesmo. O quadro pode ser compatível com doença inflamatória intestinal.

BIBLIOGRAFIA

FINE KD – Diarrhea. In: Sleisenger MH, Feldman M, Scharschmidt BF. *Gastrintestinal and Liver Disease*. Philadelphia, WB Saunders Company, 1998, p. 128.

DANTAS W, DANTAS-CORREA EB – Diarréias agudas. In: Mincis M. *Gastroenterologia e Hepatologia*. São Paulo, Lemos Editorial, 1997, p. 359.

KLEINER M, MINCIS M – Diarréias crônicas. In: Mincis M. *Gastroenterologia e Hepatologia*. São Paulo, Lemos Editorial, 1997, p. 369.

SANCHES LN, MINCIS R, MINCIS M et al. – Síndrome de má absorção. In: Mincis M. *Gastroenterologia e Hepatologia*. São Paulo, Lemos Editorial, 1997, p. 379.

CAMPOS JVM – Diarréias. In: Dani R, Castro LP. *Gastroenterologia Clínica*. Rio de Janeiro, Guanabara Koogan, 1993, p. 788.

LEW EA. POLES MA, DIETERICH DT – Diarrheal diseases associated with HIV infection. *Gastroenterol Clin North Am*, 26:259, 1997.

38. Constipação Intestinal

Ethel Zimberg Chehter

A era moderna trouxe incontáveis facilidades ao ser humano. No entanto, essa modernidade também acarretou mudanças de hábitos de vida. Do ponto de vista dietético, o homem passou a consumir alimentos industrializados e, conseqüentemente, menor quantidade de fibras, proteínas e hidratos de carbono naturais. Outros hábitos também surgiram, tais como sedentarismo e estresse crônico. Essas mudanças dos hábitos de vida propiciaram o surgimento de algumas síndromes, entre elas a constipação intestinal.

Atualmente, a constipação afeta um grande número de pessoas no mundo ocidental, sendo essa uma das causas mais freqüentes de consulta ao clínico geral.

Quando o paciente refere ser "constipado", esse termo reflete sempre uma sensação incômoda ou alguma anormalidade relacionada ao hábito intestinal. No entanto, para o leigo, o termo constipação é bastante amplo. Envolve sintomas relacionados à *defecação*, tais como diminuição do número de evacuações, sensação de evacuação incompleta, fezes ressecadas, ausência de urgência para evacuação; sintomas relacionados ao *abdome* como distensão, desconforto, dor ou sintomas *gerais* tais como cefaléia, náuseas, vômitos e mal-estar.

CLASSIFICAÇÃO CLÍNICA

A constipação pode ser definida por dois ou mais dos seguintes critérios, presentes por mais de três meses:

- Dificuldade nas evacuações mais de 25% do tempo.
- Fezes endurecidas mais de 25% do tempo.
- Evacuação incompleta mais de 25% do tempo.
- Duas ou menos evacuações por semana.

A constipação pode ser decorrente de causas orgânicas ou funcionais, sendo que a maioria dos casos reflete a alteração funcional mais do que a anatômica.

EPIDEMIOLOGIA

Devido à dificuldade de se caracterizar o hábito intestinal normal, a avaliação da incidência fica comprometida. Nos Estados Unidos, estima-se que 4 milhões de pessoas sejam constipadas.

Estudos de prevalência revelam elevada incidência de sintomas colônicos em sociedades do mundo ocidental e estão representados na tabela 38.1.

Esses estudos revelam que a dor abdominal que melhora após a evacuação, fezes endurecidas, sensação

Tabela 38.1 – Prevalência dos principais sintomas colônicos em quatro países.

Dado	UK	UK	USA	USA	USA	Austrália		NZ
Amostra (n)	301	1896	789	690	328	202		285
Idade (anos)	17-91	25-69	–	30-64	> 65	> 30		16-64
Melhora dor após evacuação (%)	–	13	8	22	–	25	–	–
Dificuldade na evacuação (%)		10	4	17	18	31	5	8
Fezes endurecidas (%)	9	–	–	23	30		–	–
Esvaziamento incompleto (%)	10	10	–	24	26		12	8
Distensão abdominal (%)	9	11	–	24	20		6	13
Evacuação								
< 3 semana (%)	–	–		4	4	–	4	–
< 2 semana (%)	–	–	1	–	1	–	–	–
< 1 semana (%)	–	–	–	–	–	2	–	–
Laxativo (%)	6	–	3	7	7	17		2

UK = Reino Unido; USA = Estados Unidos; NZ = Nova Zelândia.
Adaptado de Lennard-Jones, 1998.

de esvaziamento incompleto e distensão abdominal são referidos por 5-30% da população estudada. Ritmo intestinal com menos de três evacuações por semana é referido por 4% da população e uma a duas evacuações semanais são relatadas por 1 a 2%.

Levantamento epidemiológico na Inglaterra revelou que 29% da população estudada usava continuamente laxativos e, no entanto, somente 15% desta foi considerada constipada.

Em nosso meio, estudo realizado por Kingma *et al.*, em Belo Horizonte, revelou, na revisão de 1.000 prontuários de clínica gastroenterológica, que dos 500 pacientes do sexo masculino 7,4% apresentavam constipação e, destes, em 46% era a queixa principal, enquanto das 500 pacientes do sexo feminino 21% eram constipadas e, destas, 44% era a queixa principal.

Devemos também considerar que a prevalência depende da idade, do sexo e da raça. Classicamente a constipação intestinal é mais freqüente em mulheres, tendo início na idade escolar quando da introdução de novos hábitos ou na adolescência, para acentuar-se progressivamente da idade fértil à terceira idade.

Quanto à raça, não há predisposição específica, mas guarda relação estrita com hábitos alimentares, poder aquisitivo e grau de desenvolvimento social. Observa-se baixa prevalência de constipação em populações rurais africanas alimentadas com dieta rica em fibras, ao contrário da grande prevalência nas populações das grandes cidades ocidentais, caracterizada por dieta pobre em resíduos.

ETIOLOGIA

As principais causas de constipação intestinal estão listadas no quadro 38.1.

Em constipações funcionais, a anamnese cuidadosa revela, em cerca de 90% dos casos, dieta pobre em fibras. Podemos também observar que esses indivíduos podem encontrar-se na terceira idade ou ser senis. Existe retardo em todo trânsito intestinal, com hipocinesia colônica, acometendo também pacientes restritos ao leito.

Hábitos de vida

Baixo conteúdo de fibras vegetais – as fibras alimentares possuem capacidade hidrofílica, atuando na retenção de água e no aumento de peso do bolo fecal na proporção de 15 gramas de fezes para cada grama de fibra ingerida, aumentando, dessa forma, o volume e promovendo o amolecimento das fezes no lúmen colônico. O bolo fecal obtido oferece estímulo mecânico ao peristaltismo intestinal, aumentando a progressão fecal e promovendo o aumento da freqüência das evacuações, assim como dos sais biliares e gorduras.

É necessário 1g/10kg de peso/dia de fibras vegetais na dieta. Sabe-se que, em jejum, um indivíduo elimina 22 gramas de fezes por dia; no entanto, o nativo rural africano evacua 400-500 gramas de fezes por dia, com três evacuações diárias, sendo que o adulto ocidental não elimina mais que 150 gramas de fezes por dia.

Quadro 38.1 – Causas gerais, gastroenterológicas, sistêmicas e psicológicas da constipação.

Hábitos de vida
- Falta de ingestão alimentar
- Consumo inadequado de fibras vegetais
- Sedentarismo
- Negligência do reflexo de evacuação
- Outros

Fatores externos
- Drogas (opiáceos, anticolinérgicos, antidepressivos, anticonvulsivantes)
- Uso abusivo de laxativos

Relacionadas ao trato gastrintestinal
- Doenças do cólon
  - Aganglionose (doença de Hirschsprung e doença de Chagas)
  - Obstrução
  - Estenoses
  - Doença diverticular
  - Neuropatia/miopatia
  - Megacólon/megarreto
- Doenças anorretais
  - Malformações
  - Retocele
  - Prolapso retal
  - Hipertonia esfíncteriana
  - Relaxamento do assoalho pélvico
  - Neoplasias

Endócrinas e metabólicas
- Hipotireoidismo
- *Diabetes mellitus*
- Hipercalcemia

Neurológicas
- Doença de Parkinson
- Esclerose múltipla
- Lesões medulares
- Lesão de nervos parassimpáticos
- Neuropatia autonômica

Psíquicas
- Depressão
- Distúrbios da alimentação
  - Anorexia nervosa
  - Bulimia
- Distúrbios obsessivos
- Negação da ação intestinal
- Síndrome do intestino irritável

Adaptado de Lennard-Jones, 1998.

Sedentarismo – a contratilidade colônica é maior quando o indivíduo está em movimento do que em repouso. O sedentarismo também promove o enfraquecimento muscular, desencadeando fraqueza da musculatura abdominal, pélvica e diafragmática, alterando a dinâmica da evacuação.

Negligência do reflexo da evacuação – a restrição voluntária da evacuação ocupa destaque na gênese da constipação intestinal. Há tempos ficou demonstrado que, quando se ignora repetidamente o reflexo da evacuação após a chegada das fezes no cólon e reto, isso resulta na alteração dos mecanismos sensitivos, de modo que a chegada de mais fezes ou de ondas propulsoras é incapaz de determinar uma adequada sensação de evacuar ou de iniciar a defecação.

Outros – na constipação intestinal, outros fatores relacionados com os hábitos de vida podem estar associados, tais como viagens, hospitalizações, pouca disponibilidade de sanitários e condições desfavoráveis de trabalho.

Fatores externos

Drogas – todos os pacientes constipados devem ser argüidos sobre o uso de medicamentos ou drogas que podem desencadear ou piorar o quadro de constipação. Os mais comuns são os analgésicos, em particular os opiáceos; os anticolinérgicos, destacando-se antiespasmódicos, antidepressivos tricíclicos, derivados da fenotiazida, neurolépticos e drogas antimuscarínicas utilizadas na doença de Parkinson. Dentre os antiácidos, destacam-se aqueles à base de cálcio/alumínio.

Outro ponto de extrema importância é o uso abusivo de laxativos. Os riscos e os inconvenientes do uso crônico de laxativos, lavagens e supositórios resultam, com freqüência, em constipações graves. Assim, após anos de uso de laxativos, as evacuações espontâneas e satisfatórias poderão não ocorrer por conta de um círculo vicioso. Com o ato defecatório, o bolo fecal das porções terminais do cólon esquerdo promove o deslocamento progressivo das fezes. No entanto, com o uso de laxativo, existe esvaziamento total dos cólons e então serão necessários dois a três dias para acumular fezes em quantidade suficiente para nova evacuação. Além disso, se o cólon é completamente esvaziado, ocorrerá concomitante prejuízo do tônus e peristaltismo colônico. Sendo assim, o paciente não evacuará diariamente e, dessa forma, nova dose de laxativo será utilizada, gerando um círculo vicioso, com aumento progressivo da dose.

O uso continuado dos laxativos pode levar ao cólon catártico, no qual existe acentuada hipotonia da musculatura intestinal, responsável por constipação grave e de difícil tratamento.

Doenças dos cólons

Doença de Hirschsprung – caracteriza-se pela redução ou ausência dos plexos mioentéricos e submucoso em segmento intestinal, com bloqueio de intercomunicação intersegmentar. O segmento aganglionico não tem localização preferencial. A doença de Hirschsprung é responsável por 20 a 25% dos casos de obstrução intestinal neonatal e a forma localizada no cólon e no reto pode apresentar-se na infância. Porém alguns casos podem manifestar-se na segunda ou quarta décadas de vida.

Doença de Chagas – em nosso meio, é causa freqüente de constipação, evoluindo para fecaloma e, eventualmente, volvo. O despovoamento neuronal no nível do plexo mioentérico, principalmente no plexo do Auerbach, acarreta alteração da fisiologia motora do cólon, sendo responsável pela ausência de onda peristáltica propulsiva no nível do segmento comprometido.

Outras – as doenças colônicas que promovem um estreitamento anatômico ou mecânico podem produzir constipação, que se comporta de forma refratária, grave e de caráter progressivo. As causas podem ser hérnias, volvos, endometriose, neoplasias benignas e malignas, lesões por doenças inflamatórias intestinais inespecíficas (doença de Crohn, colite ulcerativa) ou específicas (tuberculose), fecalomas, invaginações e doença diverticular dos cólons. Das doenças anorretais, sabemos que as condições dolorosas, tais como abscessos, fissuras, entre outras, podem desencadear o espasmo esfíncteriano.

Causas endócrinas e metabólicas

Hipotireoidismo – a constipação freqüentemente acompanha o hipotireoidismo. As alterações motoras e possivelmente a infiltração do intestino por tecido mixedematoso são as causas da constipação.

Diabetes mellitus – pacientes diabéticos assintomáticos com evidências de neuropatia autonômica mostram trânsito intestinal mais lento que diabéticos sem neuropatia. Estudos de atividade motora e mioelétrica demonstraram que existem pacientes com constipação moderada e lentificação do trânsito colônico após refeição, enquanto pacientes com constipação grave apresentam atividade colônica normal pós-prandial. A resposta normal à neostigmina sugere que o defeito parece ser mais neural que muscular.

Hipercalcemia – a hipercalcemia pode desencadear a constipação por alteração da eletrofisiologia do músculo colônico.

Doenças neurológicas

Doença de Parkinson – a disfunção do trato gastrintestinal, incluindo a constipação, é bem estabelecida na doença de Parkinson. Inatividade física, fragilidade da musculatura abdominal e efeitos colaterais dos medicamentos antiparkinsonianos são fatores relacionados à constipação desses pacientes. A depleção dos neurônios dopaminérgicos no sistema nervoso central é o defeito básico nessa doença.

Esclerose múltipla – estudo de 280 pacientes com esclerose múltipla demonstrou que esses pacientes têm maior índice de constipação que os controles, sendo que os sintomas têm correlação com a duração da enfermidade e precedem o quadro em 45% dos pacientes. Em pacientes com doença avançada, estudos motores e eletrofisiológicos mostraram ausência do estímulo colônico pós-prandial.

Lesões da coluna lombossacral – de forma geral, as lesões da coluna lombossacral acarretam constipação grave por falta de interligação de todos os estímulos.

Transtornos emocionais – a constipação pode ser sintoma de uma doença psiquiátrica ou efeito colateral dos medicamentos utilizados no seu tratamento.

Depressão – para alguns pacientes, a constipação pode ser uma manifestação somática de um distúrbio afetivo. Em pacientes com depressão, 27% referiram que a constipação surgiu ou piorou com o diagnóstico da doença.

Transtornos alimentares – pacientes com anorexia nervosa ou bulimia freqüentemente se queixam de constipação. A lentificação do trânsito intestinal já foi demonstrada.

Negação do reflexo da evacuação – alguns pacientes negam o ato de defecação. Em algumas pessoas, o ato de defecar está relacionado a reflexos condicionados tais como ler jornal, ir ao vaso após as refeições, geralmente pela manhã. Na maioria das pessoas, o "sinal" ocorre logo após a primeira refeição do dia e é indicado pelo reflexo gastroileocólico. Se o impulso de defecção for desprezado repetida e conscientemente, poderá inconscientemente ser bloqueado.

Síndrome do intestino irritável – calcula-se que 30-50% das consultas em gastroenterologia são motivadas por pacientes com intestino irritável. Incide na faixa etária da terceira década e geralmente no sexo feminino. Caracteriza-se por crises de constipação e/ou diarréia, podendo estar acompanhada por dor abdominal. Pode também estar relacionada a algum tipo de estresse psicológico. Caracteriza-se por ausência de lesão orgânica de qualquer espécie.

FISIOPATOLOGIA

Didaticamente, a fisiopatologia da constipação pode ser dividida em fatores gerais, anatomia e função colônica, função do mecanismo defecatório, fatores psicológicos e ambientais e combinação desses fatores.

Fatores gerais, psicológicos/ambientais e emocionais já foram mencionados anteriormente neste capítulo.

ANATOMIA E FUNÇÃO COLÔNICA

Conteúdo luminal – o cólon contém basicamente resíduos alimentares, água e eletrólitos, bactérias e gás. O aumento do consumo de couve, repolho ou de fibra da maçã pode retardar o trânsito colônico. Uma revisão de 20 estudos mostrou que o farelo de trigo diminui o trânsito colônico tanto em pacientes com intestino irritável como na constipação. O farelo de trigo também aumenta o bolo fecal e isso estimula a atividade propulsiva motora.

Absorção de água e sódio – o cólon absorve avidamente sódio e água. Qualquer fator que aumente a absorção de água faz o bolo fecal menor e endurecido. Teoricamente, qualquer condição que aumente a absorção de água pelo cólon poderia causar constipação.

Diâmetro e comprimento do cólon – um diâmetro ou comprimento aumentados leva à lentificação do trânsito colônico. Os pacientes constipados podem ser divididos em dois grupos: o primeiro, com medidas colônicas dentro dos limites da normalidade e trânsito lento, e o segundo, com aumento das medidas do cólon e reto.

Função motora do cólon – a musculatura do cólon tem três funções: permitir a passagem do conteúdo luminal para a absorção de água, o armazenamento entre as defecações e a propulsão do conteúdo intestinal para o ânus.

A freqüência e a duração das ondas de alta pressão estão reduzidas em pacientes constipados.

Função defecatória – a defecação normal resulta, resumidamente, da contração e do relaxamento do músculo liso e estriado em um complexo mecanismo de sincronia. A constipação pode estar relacionada à ausência ou diminuição das ondas de contração, à falência do relaxamento do esfíncter anal, à falha da pressão intra-abdominal ou à diminuição da sensibilidade retal.

ANAMNESE EM CONSTIPAÇÃO

A constipação intestinal deve ser avaliada por, pelo menos, cinco parâmetros: número de evacuações, consistência, tamanho, peso das fezes, tempo de trânsito e fatores associados.

Número de evacuações – a maioria dos indivíduos de países ocidentais evacua, em média, uma vez por dia a três vezes por semana, sendo essa freqüência considerada normal desde que assintomática.

Consistência – as fezes normais são semi-sólidas, pastosas e de forma cilíndrica. Já nos pacientes constipados, as fezes são endurecidas, perdem sua forma, geralmente ficando fragmentadas, configurando o aspecto de cíbalos.

Peso – nos indivíduos de países ocidentais, as fezes pesam entre 100 e 200g/dia. São considerados constipados aqueles com fezes de menos de 100g/dia.

Gerais – a cor das fezes é normalmente acastanhada, tornando-se mais escuras e ressecadas na obstipação.

Na constipação intestinal, é importante observar atentamente os dados de identificação:

Idade – a constipação é mais freqüente em idosos, pois eles tem menor atividade física, maior fragilidade da musculatura abdominal e pélvica, ingerem menor quantidade e qualidade de alimento (dificuldade na mastigação, alimentação e digestão).

Sexo – as mulheres são três vezes mais constipadas que os homens.

Procedência – é muito importante na investigação da doença de Chagas e nas parasitoses.

Hábitos de vida são muito importantes, tais como prática de exercícios, profissão (sai cedo de casa, sem obedecer desejo evacuatório), mudanças dos hábitos.

A investigação detalhada do dia gástrico é muito importante, especialmente em relação ao consumo de fibras alimentares.

Dos antecedentes, a investigação cuidadosa do uso de medicamentos é necessária, assim como antecedentes familiares de constipação e outras doenças, tais como neoplasias colônicas.

O tempo de instalação da constipação é importante. Se crônica desde a infância, de longa data ou de instalação aguda. Na constipação crônica, o diagnóstico de doença funcional impõe-se. Ao contrário, na doença de instalação aguda, a lesão orgânica é mais provável.

A investigação detalhada dos sintomas associados à constipação, como antecedentes obstétricos e urinários, também deve ser realizada.

É importante procurar compreender o paciente como um todo e poder diagnosticar suas angústias e aflições.

SINTOMATOLOGIA

O quadro clínico dos portadores de constipação intestinal pode ser:

Constipação simples – o paciente procura o médico por constipação simples. É relativamente assintomático e assim permanece por longos períodos até o eventual aparecimento de disfunção anorretal ou sistêmica. Na constipação simples é necessário precisar certas características como modo de início, ritmo de eliminação das fezes e suas características, desconforto associado, assim como alteração do estado geral. Pesquisar sempre lesões anorretais.

Disfunções de origem colônica – os pacientes constipados podem ter como queixa principal os sintomas associados. Procuram o auxílio médico por dor abdominal, geralmente em cólica, de intensidade variável, desconforto, dolorimento abdominal difuso, flatulência e borborigmos. Por vezes apresentam quadro de pseudodiarréia, podendo acompanhar o quadro de fadiga e mal-estar geral.

Sintomas dispépticos – os pacientes podem ter como queixa principal dor epigástrica, imprecisa, sem ritmicidade ou periodicidade e sem relação com a alimentação. Podem apresentar também sensação de peso epigástrico pós-prandial, pirose, refluxo gastroesofágico, azia e eructação. Esse quadro dispéptico pode sugerir doença péptica ou vesicular; no entanto, a sintomatologia melhora após o tratamento da constipação.

Anormalidades anorretais – pacientes constipados podem apresentar anormalidades anorretais tais como evacuações fracionadas, incompletas, em dois tempos, com necessidade de manobras digitais, esforço excessivo, decorrentes de alterações anatomofuncionais da ampola retal, canal anal ou musculatura esfincteriana.

Sintomas associados – alguns sintomas gerais podem estar relacionados à constipação: cefaléia, irritabilidade, anorexia, astenia física e mental, baixo desenvolvimento pondoestatural em crianças e eventualmente halitose.

DIAGNÓSTICO

O diagnóstico de constipação fica freqüentemente mascarado pelas queixas digestivas, sendo muitas vezes difícil chegar ao diagnóstico correto. Clinicamente, o parâmetro mais confiável é o número de evacuações por semana, que deve ser observado em quatro a seis semanas. Entretanto, existem pacientes que, apesar de evacuarem três vezes por semana, queixam-se de fezes endurecidas, ressecadas, em pequena quantidade, com grande esforço à defecação ou ainda com evacuação insatisfatória. A constipação é, muitas vezes, apenas um sintoma de várias afecções.

EXAME CLÍNICO

A constipação intestinal pode cursar com dor abdominal, localizada mais freqüentemente nos quadrantes inferiores do abdome. Pode ser conseqüência da distensão gasosa ou determinada por contrações prolongadas ou curtas da musculatura colônica ou adquirir caráter espástico e fugaz por curtos espaços de tempo. Em outros casos, a dor localiza-se nos hipocôndrios, de intensidade branda e constante. Essa dor não tem relação com a alimentação e melhora após a evacuação. Outras vezes ocorre sensação de aperto precordial, decorrente do acúmulo de gases, especialmente no ângulo esplênico, mimetizando quadro de insuficiência coronariana. Por vezes a dor irradia-se para os flancos, assemelhando-se a doenças do trato urinário. Eventualmente, localiza-se em fossa ilíaca direita, sendo responsável por algumas "apendicectomias".

Algumas vezes o abdome encontra-se distendido, acompanhado por meteorismo, flatulência e borborigmos. A palpação abdominal pode revelar tônus da musculatura, fecalomas e massas. O exame perianal, assim como o toque retal, são fundamentais nos casos de constipação intestinal.

DIAGNÓSTICO DIFERENCIAL

No diagnóstico diferencial das constipações, a diferenciação entre doenças colônicas funcionais e orgânicas impõe-se, assim como a identificação dos sintomas associados à constipação. Além da anamnese e do exame clínico detalhados, alguns sintomas e sinais devem ser observados. Os sinais e sintomas de alarme, tais como anemia, perda acentuada de peso e queda do estado geral, devem ser identificados.

CASOS CLÍNICOS

CASO 1. Paciente de 52 anos de idade, sexo feminino, natural e procedente da cidade de São Paulo, queixa-se de dor epigástrica incaracterística, de fraca intensidade, sem relação com a alimentação, há 10 anos. Distensão abdominal acompanha o quadro. Ritmo intestinal: uma evacuação a cada três dias, que melhora com uso de laxantes. Exame clínico sem anormalidades.

Discussão: trata-se de um caso clássico de constipação intestinal – paciente do sexo feminino, na quinta década de vida, com dor incaracterística que se acompanha de distensão abdominal e ritmo intestinal lento.

CASO 2. Paciente de 65 anos de idade, sexo masculino, natural de Araraquara, Estado de São Paulo, e procedente de São Paulo. Procurou serviço médico com queixa de constipação intestinal há seis meses. Refere que anteriormente tinha ritmo intestinal normal, quando há seis meses começou a apresentar uma evacuação a cada quatro dias, com fezes endurecidas, em cíbalos, que alternava com períodos de diarréia aquosa, sem muco, pus ou sangue. Revela ainda emagrecimento de 10kg nesse período, associado a uma fraqueza generalizada. O exame clínico mostra um paciente emagrecido e descorado.

Discussão: nesse caso nos deparamos com quadro de constipação de instalação recente, com sintomas de alarme e que pode corresponder a neoplasia colônica. Nesse caso, o estudo da morfologia dos cólons por meio de exames de imagem, tais como enema opaco ou endoscópico como a colonoscopia, é de grande valia na elucidação diagnóstica.

CASO 3. Paciente de 23 anos de idade, sexo feminino, natural do Estado do Paraná e em São Paulo há seis meses, trabalha como balconista durante o dia e estuda no período noturno. Ela foi ao posto de saúde com queixa de distensão abdominal há seis meses. Refere que há seis meses, desde que chegou a São Paulo, todo tipo de alimento "fazia mal", apresentando distensão abdominal. Refere também que houve mudança no hábito intestinal, anteriormente normal e atualmente com uma evacuação a cada três dias, com fezes endurecidas e "quebradas".

Discussão: paciente jovem, com alteração recente do ritmo intestinal por provável mudança de hábito de vida. A migração de Estado, assim como um ritmo de vida alterado, também se refletem no ritmo intestinal.

CASO 4. Paciente de 45 anos de idade, sexo masculino, natural do Estado de Minas Gerais, lavrador, em São Paulo há dois anos, trabalhando como faxineiro. Há três anos começou a apresentar ritmo intestinal com uma evacuação por semana e há cinco meses a evacuação se realiza uma vez a cada 15 dias, tendo sido necessário ir ao pronto-socorro para realização de "lavagem".

Discussão: nesse caso de constipação grave, devemos considerar causa orgânica e, em especial, obstruções ou estenoses, como doença de Chagas.

BIBLIOGRAFIA

FREITAS JA, MINCIS M. – Constipação intestinal. In: Mincis M. *Gastroenterologia e Hepatologia*. São Paulo, Lemos Editorial, 1997, p. 397.

KINGMA JJ, ALVES-FILHO V, SILVA N et al. – Constipação, fibra alimentar e fecaloma. In: Dani R, Castro LP. *Gastroenterologia Clínica*. Rio de Janeiro, Guanabara Koogan, 1993, p. 894.

LENNARD-JONES JE – Constipation. In: Sleisenger MH, Feldman M, Scharschmidt BF. *Gastrintestinal and Liver Disease*. Philadelphia, WB Saunders Company, 1998, p.174.

39. Hepatomegalia e Esplenomegalia

Dahir Ramos de Andrade Jr.

HEPATOMEGALIA

Segundo estimativas realizadas, o fígado de um homem adulto com 70kg possui cerca de 250 bilhões de hepatócitos que respondem por 80% do volume do órgão. Esses números tornam claro que qualquer incremento do volume individual dos hepatócitos resultará em aumento do fígado como um todo. Os hepatócitos são as maiores células do fígado (com diâmetro de 20 a 30μm) e somam 65% do total do órgão. Em segundo lugar, estão as células de Kupffer, que perfazem 15% do total. Os restantes 20% são distribuídos entre as demais células: endoteliais, dos canais biliares, de Ito, fibroblastos e outras. O conhecimento da composição celular do fígado é útil para a compreensão das várias causas de hepatomegalia e do papel desempenhado pelos hepatócitos (devido ao seu volume) na maior parte delas.

A hepatimetria normal detectada pelo exame clínico atinge 10 a 12cm no homem (peso médio de 1.800g) e 8 a 11cm na mulher (peso médio de 1.400g), com percussão realizada na linha hemiclavicular a partir do quinto espaço intercostal. A hepatomegalia pode ser classificada como leve (13 a 16cm), moderada (16 a 19cm) ou maciça (acima de 19cm).

É interessante observar que o fígado normal mantém uma massa que é determinada pelas necessidades do hospedeiro. Dessa forma, quando o órgão é seccionado em uma hepatectomia parcial, a regeneração completa com recomposição do tamanho original ocorre em cerca de seis semanas. Por outro lado, os transplantes de fígado trouxeram um outro aprendizado interessante: se o tamanho do enxerto não for adequado ao receptor, o fígado cresce (aumentando o número de células por mitose) ou encolhe (destruindo células pela morte programada ou apoptose), até atingir o tamanho conveniente às necessidades do novo hospedeiro. Nas hepatectomias cirúrgicas, vários fatores seriam liberados localmente para induzir a multiplicação celular. O fator de crescimento do hepatócito (HGF), fator de crescimento epitelial (EGF), fator de crescimento transformante α (TGFα) e o fator de necrose tumoral α (TNFα) estão entre eles. O TNFα atuaria estimulando as células de Kupffer a produzir interleucina-6 (IL-6), importante mediador da regeneração celular. Além desses fatores, parece ser importante o papel exercido pela insulina e pelo glucagon na regeneração hepática. Em pesquisa experimental utilizando cultura primária de hepatócitos de rato, comprovou-se o papel fundamental da insulina, do glucagon e do fator de crescimento epidermal na multiplicação dos hepatócitos *in vitro*. Outras linhas de pesquisa sugerem que fatores derivados do intestino, como a circulação de endotoxinas bacterianas e a taxa de fluxo sangüíneo sinusoidal, influenciam na regeneração hepática.

O fígado pode aumentar de volume por múltiplas causas, incluindo alterações no comportamento de suas células (principalmente os hepatócitos), infiltração por células vindas do sangue e acúmulo do próprio sangue em um órgão ricamente vascularizado. Os hepatócitos podem acumular gordura, glicogênio e metais pesados (ferro e cobre). Além disso, podem induzir seu sistema enzimático de metabolização quando expostos a alguma droga em doses excessivas (com hipertrofia celular resultante). A maioria dos quadros infecciosos acometendo o fígado induz o chamado "desvio inflamatório", levando as células do sangue para o parênquima hepático e para o espaço porta. Nessa relação, estão incluídas as hepatites por vírus hepatotrópicos (principalmente B e C), as bactérias invasivas intestinais, a leptospirose e a malária. O acúmulo de sangue no fígado pode ser visto nas doenças que levam ao aumento da pressão venosa a jusante do órgão (insuficiência cardíaca biventricular, *cor pulmonale*, pericardite constritiva e síndrome de Budd-Chiari). Contribuem para isso a grande distensibilidade do sinusóide hepático, variando de 223 a 477μm de comprimento e 30 a 180μm de largura.

Quando o fígado aumenta de volume, pode fazê-lo difusamente (de forma regular ou irregular) ou com um lobo predominante (esquerdo ou direito). Tumores do estômago, pseudocisto de pâncreas, tumores do cólon (principalmente cólon transverso e transição ascendente/transverso) e mais raramente tumores do rim direito podem simular hepatomegalia e confundir o examinador. A vesícula biliar distendida e a presença de massas fecais no cólon transverso também podem ser confundidas com hepatomegalia, assim como um omento espessado (peritonite tuberculosa crônica). Entre os fatores de confusão para hepatomegalia podemos incluir o "lóbulo de Riedel", uma variação anatômica do fígado em que o lobo direito assume forma alargada e comprida, projetando-se sobre o flanco direito. Esse lobo pode atingir a fossa ilíaca direita.

CAUSAS

Há muitas causas de hepatomegalia levando ao aumento do volume hepático, podendo ser classificadas conforme o quadro 39.1.

CONGESTÃO VENOSA (ACÚMULO DE SANGUE)

Insuficiência cardíaca congestiva – o aumento da pressão venosa transmitido a partir do coração transfere-se a todo o lóbulo hepático, causando estase venosa e queda da saturação de oxigênio. Os hepatócitos da zona III do ácino, localizados próximo à veia centrolobular, sofrem em primeiro lugar por ser os últimos a receber oxigênio a partir do espaço porta. Na histologia do fígado, é comum o encontro do centro lobular congesto, contrastando com a palidez da zona periportal. A superfície de corte do órgão assume aspecto que já foi comparado com "noz-moscada". Com oscilações rápidas da função cardíaca pode ocorrer necrose de hepatócitos, que se inicia a partir da veia centrolobular. A hepatomegalia pode variar de moderada a maciça, com borda romba, firme e dolorosa. A borda hepática, nessas situações, é palpada entre 2 e 8cm abaixo do rebordo costal direito (RCD). A presença de refluxo hepatojugular é útil para distinguir a congestão hepática gerada no coração das causas intra-hepáticas e da síndrome de Budd-Chiari (obstrução ao fluxo venoso de saída do fígado). Nessa manobra, o examinador pressiona o fígado, com ambas as mãos dispostas em garra, e observa o ingurgitamento das veias jugulares. Na insuficiência tricúspide avançada pode haver um verdadeiro pulso hepático, ou seja, um movimento expansivo do fígado que acompanha a sístole cardíaca devido à pressão transmitida ao fígado pela válvula insuficiente.

A hepatomegalia associada à insuficiência cardíaca pode acompanhar-se de ascite. A causa da ascite é o porejamento do fluido linfático hepático na cavidade abdominal a partir da cápsula do fígado. Com o aumento da pressão venosa sinusoidal, ocorre extravasamento do fluido intra-sinusoidal para o espaço de Disse, já que o endotélio do sinusóide hepático é fenestrado. O líquido intersticial acumula-se, sendo retirado pelos linfáticos do fígado que são pouco desenvolvidos (extraem cerca de 1.000 a 1.200mL de linfa por dia). Se a taxa de linfa formada exceder essa quantidade, haverá porejamento do fluido excedente para a cavidade abdominal. O líquido ascítico formado por esse meca-

Quadro 39.1 – Causas de aumento do volume do fígado.

Congestão venosa (acúmulo de sangue)
Insuficiência cardíaca congestiva
Insuficiência cardíaca direita predominante
(*cor pulmonale*)
Pericardite constritiva
Obstrução do fluxo venoso de saída do fígado
(síndrome de Budd-Chiari, doença venoclusiva)
Obstrução do colédoco/vias biliares – acúmulo de bile
Cálculos biliares
Pancreatite
Neoplasia (pâncreas, papila de Vater, colangiocarcinoma)
Compressão extrínseca (adenomegalias – tuberculose e linfomas)
Colangite esclerosante
Cirrose biliar primária
Outras doenças das vias biliares
Acúmulo de células inflamatórias (desvio inflamatório)
Causas infecciosas: hepatites virais; abscesso hepático; leptospirose; tuberculose; brucelose; sífilis; actinomicose; equinococose (cisto hidático); esquistossomose; malária; infecção por *Yersinia*
Causas não-infecciosas: hepatite auto-imune; sarcoidose
Acúmulo de substâncias nos hepatócitos/fígado
Esteatose
Amiloidose
Hemocromatose (ferro)
Doença de Wilson (cobre)
Defeitos metabólicos (*diabetes mellitus*, glicogenoses, doença de Gaucher – cerebrosídeos, doença de Niemann-Pick – esfingomielina)
Hematopoiese extramedular (metaplasia mielóide)
Ação de substâncias tóxicas
Álcool
Hepatite por droga
Neoplasias
Adenocarcinoma hepático (hepatoma)
Linfomas
Leucemias
Tumores metastáticos (estômago, cólon, pâncreas etc.)
Outras
Cirrose hepática
Histiocitose da célula de Langerhans (histiocitose X)
Fígado policístico
Acromegalia
Fibrose hepática congênita

nismo apresenta alta taxa de proteína. É interessante salientar que uma minoria dos pacientes com hepatomegalia de origem cardíaca apresenta esplenomegalia devido ao aumento da pressão venosa portal.

Insuficiência cardíaca direita e pericardite constritiva – a hepatomegalia associada com as cardiopatias é vista principalmente nas insuficiências cardíacas das câmaras direitas. Estão nessa categoria o *cor pulmonale* (insuficiência cardíaca direita por hipertensão pulmonar crônica), a pericardite constritiva (afetando as câmaras de menor pressão interna) e a fibrose endomiocárdica. As insuficiências cardíacas congestivas biventriculares, ou com predomínio de câmaras esquerdas, acompanham-se de hepatomegalia quando ocorre insuficiência tricúspide associada, devido à dilatação do anel valvar.

Obstrução do fluxo de saída do fígado

Síndrome de Budd-Chiari – o mecanismo de formação da hepatomegalia é semelhante ao mencionado na insuficiência cardíaca, porém a intensidade do fenômeno é muito mais intensa. A obstrução ao fluxo venoso de saída do fígado que caracteriza a síndrome (secundária à trombose das supra-hepáticas ou pela formação de uma membrana intraluminal na veia cava) produz rápido aumento da pressão venosa intra-hepática. Esse fato provoca grande aumento do órgão, acompanhado de dor local. O fígado pode atingir seus maiores tamanhos, chegando a 10cm ou mais do RCD. Não há refluxo hepatojugular. A ascite formada por porejamento a partir da superfície hepática ocorre mais rapidamente e de forma mais acentuada que na insuficiência cardíaca. Na síndrome de Budd-Chiari, as varizes esofagogástricas, a esplenomegalia e a circulação colateral aparecem em cerca de 40 a 60% dos casos.

Quando o quadro de síndrome de Budd-Chiari se cronifica, é comum ocorrer diminuição do tamanho do fígado devido à necrose hepática extensa. A realização de um método de imagem complementar pode mostrar hipertrofia do lobo caudado em um terço dos casos, apesar da atrofia dos demais lobos do fígado. Esse fenômeno se deve à drenagem venosa peculiar que pode existir no lobo caudado, com fluxo venoso direto para a veia cava, sem passar pelas veias supra-hepáticas. Dessa maneira, o lobo caudado recebe fluxo preferencial da veia porta (pela menor pressão interna) e se hipertrofia.

Doença venoclusiva – nessa doença, ocorre lesão tóxica do endotélio das vênulas terminais e dos hepatócitos perivenulares, com obliteração das vênulas hepáticas terminais. Esse fato leva a manifestações semelhantes às da síndrome de Budd-Chiari, com hepatomegalia de moderada a maciça, dolorimento hepático e ascite. A doença venoclusiva associa-se a várias substâncias (alcalóides da pirrolidizina, 6-tioguanina, dacarbazina, mitomicina, carmustina, bussulfam e ciclofosfamida, entre outras).

OBSTRUÇÃO DO COLÉDOCO/VIAS BILIARES (ACÚMULO DE BILE)

Obstruções extra-hepáticas – a obstrução das vias biliares extra-hepáticas causa hepatomegalia ao provocar dilatação dos ductos biliares intra-hepáticos. Observa-se que o aumento da pressão dentro da via biliar induz à proliferação de ductos biliares no espaço porta, por mecanismo pouco conhecido. À palpação, o fígado apresenta borda romba e firme e a superfície é regular, semelhante à da congestão. O órgão visto na laparoscopia assume a coloração verde. A presença de icterícia é elemento importante em todo esse grupo de doenças. A hepatomegalia em todas as causas desse grupo é moderada. Na coledocolitíase pode estar presente a conhecida "tríade de Charcot": icterícia, febre alta e dor no quadrante superior direito. A colangite esclerosante pode afetar tanto a via biliar extra quanto a intra-hepática e acompanha-se de hepatomegalia em 55% dos casos e de icterícia em 45%.

Obstruções intra-hepáticas – uma das doenças mais importantes desse grupo é a cirrose biliar primária (CBP), doença inflamatória que provoca destruição dos ductos biliares de um certo diâmetro (entre 70 e 80μm). Ocorre hepatomegalia leve a moderada em 25% dos casos. O fígado tende a apresentar bordas finas, com consistência firme e superfície regular.

As demais causas de colestase intra-hepática produzem hepatomegalia em padrão semelhante ao da CBP. São doenças raras, como a colangite esclerosante primária.

Outras doenças – a doença de Caroli caracteriza-se por dilatações císticas dos ductos biliares intra-hepáticos segmentares, alternando-se com áreas preservadas.

ACÚMULO DE CÉLULAS INFLAMATÓRIAS (DESVIO INFLAMATÓRIO)

Causas infecciosas

Hepatites virais – as hepatites virais agudas levam à hepatomegalia de grau leve a moderado, dolorosa à palpação (pelo crescimento rápido) e acompanhada de icterícia. É quase impossível para o clínico a distinção entre os vários tipos de hepatite viral somente a partir do tipo de hepatomegalia observada na fase aguda, pois a semelhança entre as doenças é grande. O aumento do fígado nos quadros virais agudos deve-se ao edema difuso dos hepatócitos por todo o lóbulo, podendo progredir para necrose focal. Além disso, as células de Kupffer aumentam e tornam-se mais numerosas nos sinusóides, acompanhadas de grande número de linfócitos e monócitos na área portal. Contribuem para esse quadro a colestase em graus variáveis, mais concentrada na área centrolobular. As hepatites virais que se cronificam, principalmente as dos tipos B e C, terão hepatomegalias diferentes, dependendo do quadro histológico predominante. As hepatites persistentes apresentam infiltrado inflamatório linfomononuclear restrito ao espaço porta, cursando com discreto aumento do volume do fígado. Já as hepatites crônicas ativas apresentam infiltrado inflamatório mais exuberante, com necrose em saca-bocado ("piecemeal"). A hepatomegalia é de grau leve a moderado.

Outros vírus podem causar doença hepática e hepatomegalia leve a moderada (vírus da hepatite E, Epstein-Barr, vírus da febre amarela, citomegalovírus e herpesvírus). Em pacientes com AIDS, o citomegalovírus (CMV) pode causar hepatomegalias maciças, com colestase progressiva.

Abscessos hepáticos – as causas mais freqüentes são os abscessos amebianos (mais freqüentes no lobo direito) e os piogênicos. A hepatomegalia (leve a moderada) nos abscessos é muito dolorosa, com o sinal de Torres-Homem (sinal da percussão dolorosa localizada) positivo.

Leptospirose – o quadro clínico é variável e o acometimento hepático mais exuberante ocorre na forma ictero-hemorrágica da doença, também conhecida como doença de Weil. O fígado tem aumento moderado em 70% dos casos nessa forma da doença, associado com colestase intensa. Clinicamente, é clássico o aparecimento da icterícia rubínica, na qual pele e mucosas assumem coloração alaranjada pela associação das cores amarela (excesso de bilirrubina circulante) e vermelha (vasodilatação cutânea). A causa da hepatomegalia é a colestase intensa.

Infecções com granulomas hepáticos – as causas mais freqüentes são tuberculose, brucelose, sífilis, hanseníase, febre Q, larva migrans visceral e infecções fúngicas disseminadas. Em geral, a hepatomegalia, nesses casos, apresenta grau leve a moderado. Na tuberculose sistêmica, a hepatomegalia é observada em cerca de 80% dos casos; na hanseníase lepromatosa, em 60% e, na hanseníase tuberculóide, em 20% dos casos.

Equinococose (cisto hidático) – incomum no Brasil, por ausência dos hospedeiros naturais.

Esquistossomose – é doença freqüentemente acompanhada por hepatomegalia. O fígado tem consistência firme, borda fina e predomínio do lobo esquerdo sobre o direito. Na fase aguda, a hepatomegalia deve-se ao infiltrado celular e ao edema. Na fase crônica, a fibrose dos espaços porta leva à hipertensão portal muito acentuada, em geral acompanhada de esplenomegalia importante e circulação colateral venosa. Na forma crônica grave, a lesão hepática resulta da agressão pelo grande número de ovos e vermes. Na histologia hepática ocorre fibrose periportal, com vários graus de obstrução dos ramos intra-hepáticos da veia porta.

Malária – o fígado aumenta de volume pela hiperplasia e hipertrofia das células de Kupffer, nas quais se observam parasitas, restos de hemácias e pigmento malárico. As formas clínicas cursam com hepatomegalia em aproximadamente metade dos casos. O fígado é firme, doloroso à palpação e regride com o tratamento.

Infecção por *Yersinia* – a bactéria é invasiva e a hepatomegalia associada com a forma septicêmica da doença, com aparecimento de abscessos multifocais.

Outras infecções – outras bactérias intestinais invasivas merecem destaque, como a *Salmonella* sp. Em pesquisa experimental, pode-se constatar que a *Salmonella typhimurium* é capaz de invadir hepatócitos de rato em cultura primária *in vitro*, induzindo à liberação de TNFα pela célula hepática e sua morte por apoptose. Na febre tifóide, a hepatomegalia está presente em até 52% dos casos. A salmonelose de curso prolongado é outra entidade acompanhada por hepatomegalia. Nessa doença, há associação da salmonelose com a esquistossomose e o fígado apresenta características semelhantes às da esquistossomose. No calazar, a hepatomegalia

(fígado de bordas lisas e superfície regular) é leve a moderada, acompanhada de esplenomegalia. Na paracoccidioidomicose é comum o encontro de hepatomegalia de grau moderado, nas formas agudas da doença. O fígado tem consistência firme e é doloroso à palpação.

Causas não-infecciosas

Hepatite auto-imune – é doença hepática diagnosticada pela presença de auto-anticorpos séricos contra componentes hepáticos. A hepatomegalia é de grau leve a moderado e dolorosa em 40% dos casos. A esplenomegalia associada está presente em torno de 50% dos casos.

Sarcoidose – o fígado apresenta-se semelhante ao da tuberculose hepática.

ACÚMULO DE SUBSTÂNCIAS NOS HEPATÓCITOS/FÍGADO

Esteatose – o hepatócito é capaz de produzir gordura e exportá-la para todo o organismo. A esteatose hepática (acúmulo de lípides no fígado) ocorre quando o fígado acumula lípides acima de 5% do peso hepático. Entre os lípides acumulados, predominam os triglicérides, seguidos pelos fosfolípides. O acúmulo de lípides pode ocorrer na forma macrovesicular (grandes depósitos de lípides no centro da célula, deslocando o núcleo para a periferia) ou microvesicular (pequenas gotas de gordura depositadas ao redor do núcleo). Em condições de doença, quando a célula é atacada por drogas (álcool), por mediadores inflamatórios ou agentes infecciosos (vírus hepatotrópicos), pode haver dificuldade na exportação da gordura pelo hepatócito, levando à hepatomegalia. O órgão tende a apresentar consistência firme, tamanho muito variável (aumento de grau leve a maciço), borda romba, sendo indolor à palpação na maioria dos casos. Macroscopicamente, o órgão assume cor amarelo-pálida. A esteatose hepática está presente na obesidade, desnutrição, *diabetes mellitus*, retocolite ulcerativa, cirurgias de desvio jejunoileal, alcoolismo, hepatites virais crônicas e na doença de Wilson.

Obesidade – a esteatose hepática está presente em torno de 80 a 90% dos grandes obesos, acompanhando-se de hepatomegalia em 90% dos casos. Uma explicação é que a grande massa de tecido adiposo dos obesos leva à maior liberação de ácidos graxos para o sangue, bem como ao aumento da resistência periférica à ação da insulina.

Desnutrição – em crianças com kwashiorkor, observa-se a esteatose hepática acompanhada por leve fibrose periportal. O mais provável mecanismo implicado na esteatose pela desnutrição protéica (que caracteriza a doença) é a menor síntese de lipoproteínas pelos hepatócitos (pela falta da porção protéica da molécula). Essa condição bioquímica faz com que os hepatócitos encontrem dificuldades em exportar a gordura.

Amiloidose – essa doença está entre as causas de hepatomegalia maciça. É causada pelo acúmulo de amilóide. O fígado é palpável em torno de 25% dos pacientes na época do diagnóstico, apresentando consistência endurecida, borda romba e superfície lisa. A esplenomegalia aparece em cerca de 5% dos pacientes. Na visão laparoscópica, o fígado assume cor pálida ou de cera.

Hemocromatose – nessa doença ocorre acúmulo excessivo de ferro em vários órgãos. Hepatomegalia está presente em mais de 95% dos pacientes sintomáticos, sendo de grau moderado a maciço, com aumento de todo o órgão de forma homogênea. O fígado apresenta consistência firme e cor de ferrugem (vermelho-marrom) à laparoscopia.

Doença de Wilson – defeito genético no qual os hepatócitos são incapazes de eliminar o cobre absorvido pela dieta através da via biliar. Isso leva ao acúmulo de cobre no interior dos hepatócitos, de forma difusa por todo o órgão, levando a aumentos homogêneos do fígado. A hepatomegalia tende a ser de grau leve a moderado.

Defeitos metabólicos – a doença de Niemann-Pick e a de Gaucher são duas esfingolipidoses. Na primeira, ocorre acúmulo de esfingomielina nas células de Kupffer, e na segunda, há retenção de cerebrosídeos nessas células, assim como nos lóbulos e no trato portal. Na apresentação clínica, é freqüente a hepatomegalia associada à icterícia e à hipertensão portal.

O acúmulo de glicogênio pode ocorrer no *diabetes mellitus* e em doenças com retenção patológica de glicogênio (glicogenoses), nas quais há deficiência de várias enzimas relacionadas à formação e à degradação do glicogênio. No *diabetes mellitus*, o glicogênio acumula-se no núcleo, e nas glicogenoses, no núcleo e no citoplasma (aumento maior).

No *diabetes mellitus*, a hepatomegalia tende a ocorrer no tipo I com níveis elevados de glicemia quando se inicia a terapêutica com insulina, por aumento da entrada de glicose no hepatócito, posteriormente transformada em glicogênio, levando à hepatomegalia homogênea em geral de grau leve. Essa condição é reversível com o tratamento. A esteatose hepática é outra causa de hepatomegalia no *diabetes mellitus*, ocorrendo mais no tipo II (21 a 78%). As causas incluem maior liberação de ácidos graxos do tecido adiposo e piora da função mitocondrial na oxidação dos ácidos graxos no diabetes tipo II. No *diabetes mellitus*, as hepatomegalias não são acompanhadas de alterações funcionais, com poucos sintomas na maioria dos pacientes.

Outra doença que merece ser mencionada nesse grupo é a deficiência de alfa-1-antitripsina. A lesão hepática ocorre por efeito tóxico direto da molécula mutante de alfa-1-antitripsina.

Hematopoiese extramedular (metaplasia mielóide) – a infiltração hepática é muito comum na metaplasia mielóide. Em todos os casos, os pacientes apresentam grande esplenomegalia associada.

AÇÃO DE SUBSTÂNCIAS TÓXICAS

Álcool – a lesão hepática pelo álcool caracteriza-se por três manifestações principais:

Esteatose – nessa fase, os hepatócitos são repletos de gordura que desloca o núcleo para a periferia da célula. O acúmulo pode ser tão intenso a ponto de romper as membranas dos hepatócitos, levando à formação de cistos de gordura. A causa da esteatose hepática induzida pelo álcool é bem conhecida. O álcool promove o aumento de NADH no interior dos hepatócitos, com conseqüente inibição da mitocôndria, do ciclo do ácido cítrico e da oxidação de ácidos graxos e de aminoácidos. No citoplasma, o aumento de NADH leva à maior produção de substâncias que favorecem a produção de triglicérides. O hepatócito não consegue aumentar a exportação de VLDL-colesterol e ocorre acúmulo de gordura.

Hepatite alcoólica – os hepatócitos mostram-se edemaciados ("ballooning") com presença freqüente dos corpúsculos de Mallory. O álcool altera a composição de fosfolípides da membrana, promove a geração de radicais livres de oxigênio e a peroxidação lipídica, causando lesão na hepatite alcoólica. Hepatomegalia está presente em 95% dos casos, com dolorimento local em 50-70%, icterícia em 55% e febre em 50%.

Em todas as fases da lesão hepática pelo álcool, o tamanho do fígado é variável, podendo chegar ao grau maciço. Apenas na hepatite alcoólica a hepatomegalia é dolorosa.

Hepatite por droga – há uma lista grande de drogas capazes de produzir lesão hepática, sendo que a grande maioria produz hepatomegalia de grau leve na apresentação clínica.

NEOPLASIAS

Carcinoma hepatocelular (hepatoma) – vários fatores estão relacionados com maior incidência dessa neoplasia, a saber: infecção crônica pelo vírus B, vírus delta ou C, cirrose de várias origens (viral, alcoólica, hemocromatose, deficiência de alfa-1-antitripsina, doença de Wilson, cirrose biliar primária, hepatite auto-imune) e uso de drogas (estrógenos, andrógenos, aflatoxina). O tumor pode ser único, acometendo preferencialmente o lobo direito do fígado ou padrão nodular, no qual vários pequenos tumores se espalham pelo órgão. O fígado apresenta consistência endurecida e superfície nodular. O fígado é doloroso à palpação. Pode surgir atrito hepático devido à peri-hepatite que se forma em torno dos tumores mais superficiais.

Linfomas/leucemias – tanto os linfomas Hodgkin quanto os não-Hodgkin podem infiltrar o fígado, levando à hepatomegalia. Nas leucemias agudas, a infiltração hepática é menos comum, podendo ocorrer nas formas avançadas da doença.

Tumores metastáticos – o fígado é sítio freqüente de metástases de tumores, principalmente primários do trato gastrintestinal (reto, cólon, pâncreas e estômago). Os tumores urogenitais, neuroendócrinos, do pulmão e da mama também causam metástases hepáticas. A dupla vascularização do órgão facilita a implantação e o crescimento de metástases. A hepatomegalia é freqüentemente de aspecto irregular e pode ser de grau maciço.

OUTRAS CAUSAS

Cirrose hepática – é definida como uma lesão difusa do parênquima hepático, caracterizada por fibrose e alteração da arquitetura do órgão com formação de nódulos. Na cirrose hepática, há uma grande variação no tamanho do fígado, que pode mostrar-se normal, aumentado ou diminuído. O fígado cirrótico pode ser irregular, possuindo a borda fina e firme. A borda hepática será arredondada na cirrose, quando houver associação com inflamação, edema ou esteatose. Na cirrose macronodular (cirrose com nódulos maiores do que 3mm de diâmetro) pode ser percebida irregularidade da superfície hepática, ao contrário da cirrose micronodular (nódulos menores do que 3mm de diâmetro). Na cirrose alcoólica, o aumento do fígado é a regra, com freqüente presença de esteatose associada, principalmente se o paciente continua ingerindo álcool. Nessa fase da cirrose alcoólica, o fígado pode pesar entre 3 e 4kg. Na doença mais avançada, o órgão tende a contrair com peso médio em torno de 1.200g. Na cirrose pós-hepatopatias virais crônicas, o fígado contrai-se, exibindo superfície nodular.

Histiocitoses – correspondem a um conjunto de doenças raras caracterizadas pela proliferação de histiócitos normais ou malignos. Podem manifestar-se com linfadenomegalia generalizada, hepatomegalia e esplenomegalia.

Fígado policístico – a hepatomegalia pode chegar a ser de grau maciço, dependendo do tamanho dos cistos, e o fígado apresenta consistência firme. É comum o encontro de rins policísticos no mesmo paciente.

Acromegalia – nesses casos, a hepatomegalia apresenta grau leve a moderado, acompanhando outras visceromegalias que caracterizam a doença. O excesso de hormônio de crescimento (GH) circulante estimula a multiplicação dos hepatócitos, tanto *in vitro* como *in vivo*.

Fibrose hepática congênita – doença autossômica recessiva, caracterizada pelo aparecimento progressivo de cistos microscópicos e fibrose nos espaços porta. A etiologia é desconhecida.

ESPLENOMEGALIA

O baço exerce funções para o sistema circulatório de maneira equivalente aos linfonodos para o sistema linfático. Esse órgão representa o grande filtro do sangue para todos os elementos estranhos e eritrócitos danificados, além de exercer importantes funções na resposta imune. É o maior depósito do organismo humano para células fagocíticas-mononucleares (polpa verme-

lha) e de linfócitos (polpa branca). Normalmente o baço pesa cerca de 150 a 250g, medindo 12cm de comprimento, 7cm de largura e 3cm de espessura.

Para exercer suas funções de filtro especializado do sangue, o baço possui uma anatomia perfeita: sua polpa vermelha é atravessada por numerosos sinusóides vasculares de paredes finas e endotélio descontínuo, separados pelos cordões esplênicos (cordões de Billroth). As células do sangue passam com facilidade entre os cordões que funcionam como uma grande esponja, atravessando a seguir um labirinto de macrófagos de permeio. Dessa forma, estabele-se um filtro físico e funcional, no qual o sangue flui lentamente. Além disso, a drenagem venosa do baço liga-se ao sistema porta e não diretamente à veia cava. Esse fato não é por acaso: o sistema porta apresenta pressão mais baixa em relação ao sistema cava, forçando o sangue a circular mais lentamente no baço, o que condiz com sua função de filtro.

A polpa branca do baço tem importante ação na resposta imune, com participação de linfócitos T, B e macrófagos.

Com a compreensão da anatomia e das funções do baço, pode-se entender as causas de esplenomegalia com mais facilidade. O aumento do órgão dependerá da exacerbação de uma de suas funções, facilitadas pela sua anatomia peculiar.

Quando o baço aumenta, principalmente nas causas congestivas, pode haver "seqüestro" das células sangüíneas, levando a uma diminuição de uma, duas ou três séries sangüíneas (série vermelha, série branca e série plaquetária), o que pode até indicar cirurgia (esplenectomia) para alguns pacientes.

FUNÇÕES DO BAÇO

Filtro especializado do sangue – facilitado pelo grande número de células fagocíticas presentes nos cordões esplênicos, cerca de 0,4% de todos os eritrócitos são destruídos diariamente no baço (50% do total diário). Nesse processo, a hemoglobina é dissociada e o ferro é estocado como ferritina ou hemossiderina. Os macrófagos do baço são muito eficientes em fagocitar eritrócitos e leucócitos velhos ou danificados, eritrócitos cobertos por anticorpos, eritrócitos anormais vistos em várias doenças (esferocitose, anemia falciforme, talassemia), bactérias, restos celulares e macromoléculas alteradas. Os fagócitos do baço são capazes também de "escavar" os eritrócitos retirando inclusões como os corpúsculos de Howell-Jolly (restos nucleares), de Heinz (hemoglobina desnaturada) e até mesmo parasitas intra-eritrocíticos (*Plasmodium* sp., *Bartonella* sp.). No caso do seqüestro esplênico de eritrócitos sensibilizados com anticorpos, é interessante notar que os fagócitos esplênicos são eficientes em retirar células com anticorpos fixados de qualquer tipo, sejam ou não fixadores de complemento (diferentemente das células de Kupffer hepáticas, ávidas apenas por anticorpos que fixam o complemento).

Órgão do sistema imune – a anatomia privilegiada do baço permite o contato do sangue com linfócitos efetores (T e B), presentes na polpa branca do órgão. O baço contribui tanto para a resposta humoral quanto para a resposta celular. Os macrófagos do órgão promovem a retirada de bactérias do sangue, estando ou não cobertas por anticorpos. São também funções imunes importantes do baço o clareamento de antígenos, a síntese de anticorpos da classe IgM e a síntese de opsoninas, como a tuftsina e a properdina.

Fonte de células – o baço produz linfócitos e macrófagos de forma contínua e ocasionalmente células hematopoiéticas. A hematopoiese esplênica cessa na vida fetal, mas pode voltar a ocorrer nas aplasias medulares, sendo confinada à polpa vermelha do órgão.

Reservatório de sangue – favorecido pela sua anatomia, o baço também pode estocar sangue. O baço normal contém até 40ml de sangue e 30% de todas as plaquetas. Nas esplenomegalias, há grande aumento do volume de sangue que permanece no baço, havendo importante retenção de eritrócitos, leucócitos e cerca de 90% das plaquetas.

Além das causas de esplenomegalia relacionadas às exacerbações das funções básicas do órgão, o baço pode aumentar-se por infiltração de células neoplásicas ou macrófagos carregados de macromoléculas.

As esplenomegalias podem ser classificadas de acordo com seu tamanho em leves (até 4cm do rebordo costal esquerdo – RCE), moderadas (de 4 a 8cm do RCE) e maciças (além de 8cm do RCE).

CAUSAS

O quadro 39.2 mostra as principais causas de esplenomegalia.

CONGESTÃO VENOSA
(ACÚMULO DE SANGUE)

A chamada esplenomegalia congestiva é causada pela congestão venosa crônica, conseqüência da hipertensão venosa portal e/ou da veia esplênica. Tomando o fígado como referência, as maiores esplenomegalias desse grupo são observadas nas causas pré-sinusoidais hepáticas de hipertensão portal, como a esquistossomose e as tromboses da veia porta e esplênica. As causas sinusoidais (como a cirrose) e pós-sinusoidais (síndrome de Budd-Chiari e insuficiência cardíaca direita) produzirão menor aumento de volume do baço, devido ao porejamento da linfa hepática a partir da cápsula do fígado para o interior da cavidade abdominal, com formação de ascite. Convém lembrar que o sinusóide hepático é completamente fenestrado, não sendo interposta nenhuma resistência à passagem de líquido do sinusóide para o interstício hepático. Dessa forma, quando surge qualquer resistência diante do sinusóide, haverá aumento da pressão intra-sinusoidal e formação de grande quantidade de linfa hepática. Se a taxa de formação de linfa hepática exceder a capacidade de escoamento

Quadro 39.2 – Principais causas de aumento do tamanho do baço.

Congestão venosa (acúmulo de sangue)
Insuficiência cardíaca (direita > esquerda)
Obstrução da veia supra-hepática (síndrome de Budd-Chiari)
Cirrose hepática
Esquistossomose
Trombose da veia porta/veia esplênica
Exacerbação da função de filtro especializado
Remoção de eritrócitos com defeito
Esferocitose
Eliptocitose
Anemia falciforme
Talassemia major
Hemoglobinopatias (HbC, outras)
Hemoglobinúria paroxística noturna
Remoção de células revestidas por anticorpo
Anemia hemolítica auto-imune
Trombocitopenia imune
Neutropenia imune
Hiperplasia imune
Resposta à infecção: endocardite bacteriana subaguda; sepse bacteriana; abscesso esplênico; febre tifóide; tuberculose; malária; mononucleose infecciosa; citomegalovírus; hepatite viral; leishmaniose visceral (calazar); AIDS; lues congênita; histoplasmose; doença de Chagas; toxoplasmose
Doenças inflamatórias: artrite reumatóide (síndrome de Felty); lúpus eritematoso sistêmico; sarcoidose; doença do soro
Infiltração celular
Neoplasias: linfomas (Hodgkin e não-Hodgkin); leucemia linfocítica crônica; leucemia mielóide crônica; leucemia Hairy-Cell (tricoleucemia); histiocitose de célula de Langerhans; metástases esplênicas; hamartomas; hemangiomas; angiossarcomas; mieloma múltiplo
Não-neoplásica: cistos (falsos e verdadeiros); hematopoiese extramedular; policitemia Vera; amiloidose; doença de Gaucher; doença de Niemann-Pick; hiperlipemia; mucopolissacaridoses
Outras
Esplenomegalia idiopática
Hipertireoidismo (doença de Graves)
Anemia ferropriva
Anemia perniciosa
Linfadenopatia angioimunoblástica
Hemofilia
Infarto esplênico

(1.000 a 1.200mL/dia), haverá porejamento do excesso para o abdome, formando ascite. A formação de ascite, característica marcante das causas sinusoidais e pós-sinusoidais de hipertensão portal, levará à perda de pressão no sistema, com conseqüente menor aumento do volume do baço. Nesses casos, a esplenomegalia será de grau leve a moderado, com aumento do baço em torno de duas vezes do normal, atingindo peso ao redor de 500 gramas. Outro fator que influencia o tamanho do baço congestivo é a recanalização da veia umbilical sob hipertensão portal. Se houver recanalização dessa veia, com formação de veias dilatadas periumbilicais (com aspecto de "cabeça de medusa"), parte da pressão do sistema também se perderá por essa via e o tamanho do baço será menor.

A esplenomegalia congestiva de causa pré-sinusoidal atinge os maiores tamanhos com peso do órgão entre 1 e 5kg, de consistência firme. Hemorragias focais (principalmente periarteriolares) podem ocorrer, dando origem aos característicos nódulos de Gandy-Gamna (focos de fibrose com sais de ferro e cálcio). Na fase crônica da esquistossomose, a fibrose dos espaços porta leva à hipertensão portal muito acentuada, conseqüente à agressão inflamatória desencadeada pelos ovos do verme que chegam ao fígado.

A trombose da veia porta pode ocorrer por inflamação ou infecção das paredes da veia (denominada pileflebite), conseqüente a infecções abdominais mal resolvidas como apendicite aguda e diverticulites. Êmbolos tumorais e estados pró-trombóticos também podem levar à trombose dessa veia. Com referência às causas de trombose da veia esplênica, é importante destacar as doenças pancreáticas, visto que a veia se posiciona posteriormente ao pâncreas. A trombose da veia esplênica pode ser vista na pancreatite aguda e crônica, no câncer pancreático, no pseudocisto de pâncreas ou após traumatismo.

EXACERBAÇÃO DA FUNÇÃO DE FILTRO ESPECIALIZADO

Remoção de eritrócitos com defeito (esferocitose, eliptocitose, anemia falciforme, hemoglobina C) – em todas as causas desse grupo, ocorre esplenomegalia pelo aumento do número de fagócitos envolvidos na remoção de eritrócitos com defeito. Cerca de 80% dos pacientes apresentam esplenomegalia de grau moderado, embora não se verifique correlação entre o tamanho do baço e a gravidade da doença. Os defeitos de membrana mais comuns são a esferocitose e a eliptocitose.

Na anemia falciforme, ocorre mutação com a formação de uma molécula de hemoglobina alterada (HbS) que, sob certas condições (queda do pH do meio, redução de oxigênio ou elevação da temperatura), pode polimerizar-se, tornando o citoplasma do eritrócito rígido e suscetível à destruição no baço e na microcirculação. O tamanho do baço varia conforme a idade do paciente. Na infância, é mais comum a esplenomegalia de grau leve. Na adolescência e na idade adulta, o baço diminui de tamanho em conseqüência de infartos esplênicos sucessivos que surgem nas crises de falcização.

As talassemias constituem um grupo heterogêneo de doenças hereditárias, em que há produção reduzida de uma ou mais cadeias polipeptídicas da hemoglobina. Na *talassemia major* ocorre seqüestro de eritrócitos anormais pelo baço, levando à esplenomegalia de grau moderado a maciço e consistência firme. Focos de eritropoiese extramedular e hiperatividade do sistema mononuclear fagocitário podem ser observados.

Outra hemoglobinopatia possível é a hemoglobina C. A diminuição da deformabilidade do eritrócito com HbC favorece a hemólise leve crônica com esplenomegalia em dois terços dos casos.

Na hemoglobinúria paroxística noturna (HPN), há um defeito intrínseco dos eritrócitos, permitindo hemólise pelo complemento ativado em baixas concentrações. Na HPN, há esplenomegalia de grau moderado pela exacerbação da função de filtração sangüínea do baço e/ou trombose da veia porta ou da veia esplênica.

Remoção de células revestidas por anticorpo – os macrófagos do baço removem eritrócitos revestidos por anticorpos decorrentes de transfusões incompatíveis ou auto-imunes. Em todo esse grupo de doenças, a esplenomegalia é de grau moderado, sendo encontrada em cerca de dois terços dos casos.

HIPERPLASIA IMUNE

Resposta às infecções – o baço aumenta em resposta a qualquer infecção acompanhada por bacteriemia, destacando-se a endocardite infecciosa. A esplenomegalia é conseqüência da congestão aguda, hiperplasia das células mononucleares-fagocitárias e hiperplasia linfóide. É de grau leve a moderado (até 500g) e consistência mole à palpação. A extensão da esplenomegalia é o resultado da gravidade e duração da infecção.

Nas doenças virais, a freqüência de aparecimento e o tamanho atingido pelo baço variam amplamente. A esplenomegalia estará presente em 60 a 70% dos casos de mononucleose infecciosa, a 2 ou 3cm abaixo do RCE. As infecções por citomegalovírus cursam com esplenomegalia freqüente em crianças (80 a 90%), mas não em adultos. Nas hepatites virais, a esplenomegalia é de grau leve, diminuindo com a evolução da doença. A infecção primária pelo vírus HIV pode levar à esplenomegalia de grau leve a moderado.

O abscesso esplênico é causa rara de esplenomegalia, ocorrendo em infecções metastáticas ou em pacientes imunossuprimidos. São fatores predisponentes os infartos prévios do baço (secundários à anemia falciforme e leucemias), o traumatismo e algumas infecções (malária e febre tifóide). A esplenomegalia está presente em 30% dos casos.

A febre tifóide cursa com esplenomegalia de grau leve a moderado na fase septicêmica da doença, de consistência mole.

Na tuberculose, a invasão do baço ocorre na forma miliar, quando o bacilo ganha acesso aos linfáticos e ao sangue. A esplenomegalia associada à tuberculose é de grau leve a moderado, raramente maciço.

Na lues terciária, o baço pode ser palpável com aumento de leve a moderado.

A malária por *P. falciparum*, principalmente nas formas crônicas, pode produzir aumentos maciços do baço. Na malária aguda, observa-se esplenomegalia de grau moderado e consistência amolecida. Nesse aspecto, chega a haver risco de ruptura esplênica nas infecções causadas por *P. vivax*. Nas formas crônicas da doença, é comum o encontro de grandes esplenomegalias, chegando ao grau maciço. As infecções por *P. vi-*

vax produzem esplenomegalia em cerca de 58% dos casos, taxa próxima àquela produzida por *P. falciparum* (53%).

No calazar, o baço é um dos alvos principais da doença, podendo chegar a aumentos de grau maciço, dependendo do tempo de evolução. O baço é de consistência firme e não-dolorosa. A hiper-reatividade do sistema mononuclear-fagocitário e a congestão dos sinusóides são responsáveis pelo aumento do volume do baço.

Na toxoplasmose, 20% dos pacientes apresentam esplenomegalia de grau leve a moderado. O aumento do número de células inflamatórias no baço parece ser a causa.

A doença de Chagas produz aumentos de grau leve do baço, restritos à forma aguda que se segue à penetração do agente no homem.

Doenças inflamatórias – o baço, nesse grupo de doenças, reage como um componente do sistema imune, podendo chegar a um peso em torno de 1kg, de consistência firme. Embora o aumento do baço nas doenças inflamatórias possa ocorrer em qualquer idade, ele será menos significativo no idoso devido à atrofia do tecido linfóide. Cerca de 20% dos casos de lúpus eritematoso sistêmico (LES) e 5 a 10% dos casos de artrite reumatóide (AR) acompanham-se de esplenomegalia. A esplenomegalia é comum na síndrome de Felty, caracterizada por esplenomegalia, leucopenia e artrite reumatóide crônica. A esplenomegalia é de grau leve a moderado (250g-2kg).

O baço pode ser moderadamente aumentado em cerca de 5 a 10% dos pacientes com sarcoidose. Na doença do soro, o baço também pode estar aumentado.

INFILTRAÇÃO CELULAR

Neoplasias

Linfomas – os linfomas não-Hodgkin apresentam esplenomegalia em 30 a 40% dos casos. Os linfomas Hodgkin têm envolvimento esplênico em 13% dos casos.

Leucemias – a doença mais freqüente desse grupo relacionada à esplenomegalia é a leucemia mielóide crônica, que produz aumento do baço em 95% dos casos (esplenomegalia maciça). A consistência é firme e o baço é indolor à palpação. A leucemia linfocítica crônica também se acompanha freqüentemente de esplenomegalia detectada em cerca de 92% dos casos, podendo também alcançar tamanhos maciços. Na leucemia mielóide aguda (ou leucemia não-linfocítica aguda), a invasão do baço é infreqüente. Na leucemia linfocítica aguda, a esplenomegalia chega a ser vista em 86% dos casos e o baço tem consistência firme. Na leucemia por "hairy cell" (tricoleucemia) ocorre esplenomegalia e, em 20% dos casos, o aumento é de grau maciço.

Infiltrações não-neoplásicas

Cistos – os cistos esplênicos dividem-se entre verdadeiros (epidermóides, restos da embriogênese) e falsos (pós-traumatismo não sendo recobertos por epitélio). Os cistos falsos atingem tamanhos grandes, levando a esplenomegalias maciças. A hemorragia no interior do cisto aumenta o seu tamanho e a própria esplenomegalia.

Hematopoiese extramedular aparece na mielofibrose, sendo a esplenomegalia freqüentemente de grau maciço.

A amiloidose também é causa de esplenomegalia, em geral na faixa de leve a moderada. Nas doenças de Gaucher e Niemann-Pick, o baço também aumenta de volume. Nas hiperlipemias, a esplenomegalia ocorre pelo acúmulo de células "foam" (espumosas) carregadas de lípide. Pode haver também hepatomegalia. As mucopolissacaridoses também causam hepato e esplenomegalia.

OUTRAS CAUSAS

Idiopática – em 4% dos casos de esplenomegalia nenhuma etiologia é encontrada após investigação extensa. Nessas situações, a esplenomegalia é classificada como idiopática.

Hipertireoidismo (doença de Graves) – a esplenomegalia é vista em cerca de 10% dos pacientes. Não há explicação para esse achado.

Anemia ferropriva – cerca de 10% dos pacientes com anemia ferropriva apresentam esplenomegalia de grau leve, sendo palpada apenas a ponta do baço. A causa da esplenomegalia é desconhecida.

Anemia perniciosa – em estudos de necropsia, o baço apresenta-se aumentado em todos os pacientes com anemia perniciosa, sendo palpável clinicamente em cerca de 19% dos casos. A esplenomegalia é leve, de causa desconhecida.

Hemofilia – cerca de 40% dos hemofílicos apresentam esplenomegalia.

Infarto esplênico – de forma geral, os infartos esplênicos ocorrem por um rápido aumento do baço secundário a uma doença mieloproliferativa (como descrito acima) ou a fenômenos oclusivos vasculares, como observados na anemia falciforme e nas outras hemoglobinopatias em que a hemoglobina S está presente.

CASOS CLÍNICOS

CASO 1. Paciente de 45 anos de idade, sexo masculino, branco, proveniente da Bahia procura o atendimento médico com queixa de aumento de volume abdominal, três episódios de evacuação escura há duas semanas e um episódio de hematêmese. Nesses episódios, as fezes eram de cor preta, não formadas e malcheirosas. Em seu interrogatório, revela que morava em região sem saneamento básico e tomava banho eventualmente em águas paradas. Ao exame clínico mostrava-se descorado 2+/4+, taquipnéico, afebril e contactuava de forma normal. A pressão arterial era de 90 x 50mm Hg (pressão regular do paciente 120 x 80mm Hg), a freqüência cardíaca de 125bpm e a freqüência respiratória de 36rpm. Ao exame abdominal, o fígado tinha hepatimetria de 16cm, sendo palpável a 2,5cm do rebordo costal direito e a 4,5cm do apêndice xifóide. A borda era fina; a consistência, firme; e a superfície, regular. O baço era percutível e palpável a 9cm do rebordo costal esquerdo. Havia presença de macicez móvel e de semicírculos de Skoda com a concavidade voltada para cima. O sinal do piparote era negativo. Ao exame de pele e fâneros não foram notados aranhas vasculares ("spiders"), eritema palmar, queda de pêlos ou presença de petéquias e equimoses. O restante do exame clínico não mostrava alterações. Foram realizados os seguintes exames complementares:

- Proctoparasitológico de fezes: método Hoffman = presença de ovos de *Schistosoma mansoni*.
- Exame Kato-Katz das fezes: ovos de *S. mansoni* na concentração de 300/g de fezes.
- Hemograma completo: Hb = 7,5g/dL, Ht = 34%, com índices hematimétricos normais. Leucócitos = 2.500/mm^3. Plaquetas = 55.000/mm^3.
- Ultra-sonografia abdominal: revelou hepatomegalia com lobo esquerdo maior que o direito. Havia imagem sugestiva de fibrose periportal difusa. A veia porta estava com aumento de calibre (2cm). O baço apresentava aumento homogêneo com padrão congestivo.
- Endoscopia digestiva alta: revelou presença de quatro cordões varicosos de médio calibre no terço distal do esôfago, com sinal de sangramento recente.

Discussão: esse caso mostrou um paciente com história de sangramento digestivo recente que evoluiu com aumento do volume abdominal. O sangramento foi de intensidade importante, pois houve hematêmese (vômitos com sangue) e melena (fezes escuras, não formadas e malcheirosas) como manifestações clínicas. Para haver hematêmese, estima-se que seja necessário um sangramento próximo de 1.000mL de sangue, enquanto para melena são necessários cerca de 400mL de perda de sangue. No interrogatório clínico é salientada a epidemiologia positiva para esquistossomose, pois o paciente vem de área endêmica da doença e tinha por hábito banhar-se em águas paradas. Como essa doença promove fibrose pré-sinusoidal hepática em sua forma crônica, pode produzir grande hipertensão portal (talvez a maior entre todas as doenças que levam ao aumento da pressão no sistema portal). Por esse fato, são comuns as varizes gástricas e esofágicas, possível fonte do sangramento digestivo do paciente. Ao exame clínico geral verificamos presença de descoramento de mucosas, hipotensão arterial e taquicardia decorrentes possivelmente da perda sangüínea recente. Havia também taquipnéia, provavelmente decorrente da anemia aguda que se instalou no quadro e necessidade de prover oxigênio aos tecidos.

Ao exame abdominal encontramos hepatomegalia no padrão mais comum visto na esquistossomose, com predomínio do lobo esquerdo sobre o lobo direito, além da consistência firme do órgão. A esplenomegalia presente alcança tamanho maciço (9,5cm do RCE), representando provavelmente um baço congestivo que pode assumir grandes tamanhos nas formas crônicas da doença. Outro detalhe interessante é a presença de ascite moderada devido aos achados propedêuticos como macicez móvel e semicírculos de Skoda com concavidade para cima (porém com sinal do piparote negativo, situação possível em ascites de volume leve a moderado). É importante lembrar que a esquistossomose é uma doença basicamente pré-sinusoidal, preservando em grande parte o sinusóide hepático e os hepatócitos. Dessa maneira, a doença não cursa regularmente com ascite, pois falta o componente hepático de vazamento de líquido para a cavidade abdominal, assim como as sinalizações hepáticas para o rim e o sistema vascular, induzindo a retenção renal excessiva de sódio. Levando em conta esses conceitos, por que esse paciente apresenta ascite? Provavelmente porque houve um sangramento digestivo importante, fato que modifica esse contexto, pois leva ao sofrimento do parênquima hepático devido à hipotensão arterial, à anemia e aos fenômenos de isquemia/reperfusão (ou hipóxia/reoxigenação) que passam a ocorrer dentro do fígado.

Os exames complementares realizados confirmaram o diagnóstico de várias maneiras: o exame de fezes mostrou a presença de ovos do *Schistosoma mansoni*, agente causal da doença, pelo método Hoffman (para pesquisa de ovos pesados) e pelo Kato-Katz, que permite uma quantificação da parasitemia (em ovos/grama de fezes). A ultra-sonografia abdominal apresentou padrão ecográfico hepático muito sugestivo da forma hepatoesplênica crônica da esquistossomose. Além disso, mostrou dilatação do calibre da veia porta devido à grande hipertensão portal existente. O baço também apresentava padrão congestivo. Como detalhe, percebemos não haver indícios de recanalização da veia umbilical (fato já suspeitado no exame abdominal pela ausência das veias ectásicas periumbilicais em padrão de "cabeça de medusa"), o que contribui para que o baço assuma maiores proporções devido à ausência de escape do sangue do sistema portal por outra via venosa. O hemograma completo revelou a presença de pancitopenia. A anemia presente pode ter dupla explicação: o sangramento recente e o seqüestro esplênico dos eritrócitos. As séries branca e plaquetária devem estar reduzidas pelo seqüestro esplênico devido ao grande aumento do tamanho do baço (hiperesplenismo). Esse fenômeno é favorecido pela peculiar anatomia do órgão (ver texto para maiores detalhes). A endoscopia digestiva mostrou a presença de cordões varicosos no terço distal do esôfago, possivelmente a fonte do sangramento digestivo que iniciou toda a descompensação clínica atual do paciente.

CASO 2. Paciente de 50 anos de idade, sexo feminino, negra, proveniente de Osasco, São Paulo, procura atendimento médico com queixa de cansaço aos esforços, fraqueza nas pernas e sensação de peso no lado esquerdo do abdome há cinco meses. Referia ter emagrecido cerca de 5kg nesse período. Ao exame clínico apresentava-se descorada 3+/4+, eupnéica, afebril. A pressão arterial era de 160 x 90mm Hg, a freqüência cardíaca de 88bpm e a freqüência respiratória de 20rpm. Ao exame abdominal, a hepatimetria era de 10cm e o fígado não era palpável além do rebordo costal direito e do apêndice xifóide. O baço era percutível e à palpação percebia-se aumento maciço do órgão, que atingia a fossa ilíaca esquerda e ultrapassava a cicatriz umbilical, apresentando consistência firme. Os exames cardíaco e pulmonar eram normais. Havia micropoliademomegalia cervical. Foram realizados os exames complementares:

- Hemograma completo: Hb = 9g/dL; leucócitos = 150.000/mm^3 com presença de neutrófilos segmentados, bastonetes, metamielócitos, mielócitos, promielócitos e mieloblastos (1%); plaquetas = 450.000/mm^3.
- Biópsia de medula óssea: presença de medula hipercelular com grande hiperplasia mielóide, com relação mielóide/eritróide de 15:1. Análise citogenética dos neutrófilos = presença de cromossomo Philadelphia (cromossomo 22 encurtado, com 60% de seu material genético, devido a trocas com perda genética entre os cromossomos 22 e 9).
- Dosagem de fosfatase alcalina dos neutrófilos = indetectável.

Discussão: essa paciente se apresenta com sintomas sistêmicos evoluindo há cinco meses, com fraqueza, perda de peso e cansaço. O exame clínico restringe o diagnóstico diferencial que poderíamos abrir diante dessas queixas, devido ao achado de uma esplenomegalia maciça, com consistência firme. Poucas doenças fazem o baço atingir um tamanho tão exuberante. Poderíamos mencionar: metaplasia mielóide, esquistossomose, leishmaniose visceral (calazar), malária hiper-reativa, doença de Gaucher, leucemia "hairy-cell", leucemia linfocítica crônica e leucemia mielóide crônica (ver texto para maiores detalhes). Com o auxílio dos exames complementares foi possível diagnosticar leucemia mielóide crônica (LMC). O hemograma revelou presença de grande leucocitose (150.000/mm^3), com preservação do escalonamento maturativo do neutrófilo, variando dos blastos aos neutrófilos segmentados. Esse nível de leucocitose dificilmente é visto por qualquer estímulo infeccioso, sendo característico da LMC. A biópsia de medula óssea revela relação mielóide/eritróide de 15:1, muito superior à normal (4:1). A análise citogenética confirma a mutação que marca a doença, o cromossomo Philadelphia. Como comprovação final, a fosfatase alcalina dos neutrófilos foi indetectável, diferentemente dos níveis normais encontrados em neutrófilos não-neoplásicos.

CASO 3. Paciente de 45 anos de idade, sexo masculino, branco, procura o hospital com queixa de aumento do volume abdominal há um mês, acompanhado de fraqueza e adinamia. Em seus antecedentes revela ser etilista, estimando ingerir cerca de 1 litro de álcool destilado por dia há cerca de 15 anos. Referia que seu pai faleceu por cirrose e sua mãe é viva e se trata de *diabetes mellitus*. Relata ainda que há dois anos, coincidente com o aumento de sua ingestão diária de álcool, ficou fraco, amarelo e passou a urinar com cor escura (marrom-escuro) por cerca de três semanas. Foi internado em outro serviço, apresentando melhora do quadro. Depois disso, chegou a parar de beber por três meses, mas reiniciou em seguida até o momento presente. Ao exame clínico apresentava-se descorado 1+/4+, eupnéico, afebril, anictérico. O exame abdominal revelava um fígado com hepatimetria de 19cm, palpável a 5cm do rebordo costal direito e 4,5cm do apêndice xifóide. Sua consistência era firme, a superfície lisa e a borda fina. Havia sinais de ascite moderada, com macicez móvel presente, semicírculos de Skoda com a concavidade para cima e sinal do piparote positivo. O baço era percutível porém não-palpável. No exame clínico geral notava-se também presença de aranhas vasculares ("spiders") em tronco superior e no pescoço, presença de ginecomastia, ausência de pêlos pelo corpo, presença de eritema palmar e unhas brancas. Os exames pulmonar e cardíaco eram normais. Foram realizados os seguintes exames complementares:

- Punção diagnóstica do líquido ascítico: Gram = negativo; cultura geral = negativa, total de células nucleadas = 450/mm^3 com 40% de polimorfonucleares (totalizando 180/mm^3), gradiente soro-ascite de albumina = 1,3.
- Coagulograma completo: TP = 55% (INR = 1,8), fator V = 50%, TT = normal, TTPA = 15s (nl = 11).
- Ultra-sonografia abdominal: fígado de dimensões aumentadas, com atenuação difusa da ecogenicidade sugestiva de esteatose. Veia porta com 1,3cm de diâmetro. Esplenomegalia discreta de padrão homogêneo.

Discussão: nesse caso, está ilustrada a doença hepática pelo álcool, provavelmente em fase de cirrose, quando o paciente passa da fase compensada da doença para a fase descompensada (marcada pelo surgimento de ascite clínica pela primeira vez). O paciente apresentava grande ingestão alcoólica crônica de bebidas destiladas (em que o grau de álcool atinge 60% ou mais) podendo, após 15 anos de ingestão diária, desenvolver a lesão hepática irreversível. É interessante notar que o quadro atual foi precedido em dois anos por manifestação clínica com icterícia, colúria e fraqueza, acompanhando aumento da ingestão global de álcool pelo paciente. É possível que nesse momento estivesse ocorrendo a fase inflamatória exuberante da doença hepática pelo álcool, conhecida como hepatite alcoólica. Quando essa fase ocorre na história natural da lesão hepática pelo álcool, há grande risco de o paciente desenvolver cirrose hepática, principalmente se continuar a beber (o que aconteceu).

Na admissão, seu exame abdominal revelou um fígado de grande tamanho, com consistência firme, acompanhado por ascite moderada e discreta esplenomegalia. Esse achado é muito comum na cirrose alcoólica, pois o fígado exibe acúmulo importante de gordura, fato que contribui para o tamanho e a consistência do órgão. O álcool tem ação direta em induzir o acúmulo de gordura pelo fígado (ver o texto para maiores detalhes). A presença de ascite pela primeira vez na história clínica do paciente marca a transição de cirrose compensada para descompensada. De acordo com a teoria mais moderna da ascite, esse momento é marcado pelo "overflow" (hiperfluxo) que se estabelece no sistema cardiovascular devido à ativa retenção de água e sódio pelo rim. O rim é sinalizado pelo sistema vasopressor do organismo devido à vasodilatação periférica que ocorre já na fase compensada da doença, levando à retenção de sódio para adaptar o conteúdo (reduzido) ao continente cardiovascular (ampliado). A explicação mais detalhada desse fenômeno pode ser encontrada no capítulo seguinte: "Ascite".

Ainda no exame clínico geral, vemos a presença dos chamados "sinais de feminilização" da cirrose e de outros achados de insuficiência hepática como aranhas vasculares, ginecomastia, queda de pêlos, eritema palmar e unhas brancas. Boa parte desses sinais são atribuídos ao aumento do estrógeno circulante e são vistos mais na cirrose alcoólica do que em outras causas de cirrose.

Nos exames complementares foi feita a punção diagnóstica da ascite, manobra fundamental na abordagem das ascites de recente começo e recente piora. No caso do cirrótico, a punção visa afastar a presença de peritonite bacteriana espontânea (PBE) por meio da análise do número de polimorfonucleares (PMN) no líquido e da cultura geral. A PBE é caracterizada por mais de 250 PMN/mm^3 e crescimento do agente infeccioso na cultura do líquido (coletado em balão de hemocultura). Esse diagnóstico foi afastado nesse caso. Além disso, o gradiente soro-ascite de albumina foi maior do que 1,1, o que sugere a existência de hipertensão portal e doença hepática na gênese da ascite. O coagulograma mostra provável prejuízo da síntese hepática de fatores de coagulação (uma das funções do órgão), com aumento do tempo de protrombina (TP) e redução de atividade do fator V (de síntese exclusiva do fígado). Por

fim, a ultra-sonografia mostra o padrão típico da cirrose alcoólica com esteatose de permeio, acompanhada por hipertensão portal provável.

BIBLIOGRAFIA

HEPATOMEGALIA

ANDRADE DR, ANDRADE Jr DR, ORI M, SANTOS SA – Invasion of rat hepatocytes in a primary culture by Salmonella typhimurium: production of TNF alpha and analysis of the cell death. 50th annual meeting & postgraduate courses, Dallas – USA, 5-9 november 1999. American Association for the Study of Liver Diseases. *Hepatology* 4(Suppl 30): 546A, 1999.

ANDRADE Jr DR – Estudo de hepatócitos de rato em cultura primária submetidos à hipóxia e reoxigenação: ação dos citoprotetores prostaglandina E1, superoxide dismutase, verapamil, alopurinol, clorpromazina e efeito citotóxico da actinomicina D. São Paulo, 1996. Tese (Doutorado) – Faculdade de Medicina, Universidade de São Paulo.

ANDRADE Jr DR – Time dependent progressive production of TNF alpha for rat hepatocytes in a primary culture invaded by Salmonella typhimurium. 9th International Congress of Infectious Diseases, Buenos Aires, Argentina, 10 – 13 abril 2.000 (Abstract). Livro de Resumos.

HAUBRICH WS, SCHAFFNER F, BERK JE – *Bockus – Gastroenterology.* 5th ed., vol. 3, Philadelphia, WB Saunders Company, 1995, p. 1811.

ROBBINS SL, COTRAN RS – *Pathologic Basis of Disease.* 2nd ed., Philadelphia, WB Saunders Company, 1979, 1598p.

SCHEUER PJ – *Liver Biopsy Interpretation.* 2nd ed., London, Bailliere Tindall, 1973, 163p.

SCHIFF ER, SORRELL MF, MADDREY WC – *Schiff's – Diseases of the Liver.* 8th ed., Philadelphia, Lippincott-Raven, 1999, 1641p.

WHITE TT, SARLES H, BENHAMOU JP – *Liver, Bile Ducts, and Pancreas.* New York, Grune & Stratton, 1977, 440p.

ESPLENOMEGALIA

BENNETT JC, PLUM F – *Cecil Textbook of Medicine.* 20th ed., Philadelphia, WB Saunders Company, 1996, 2233p.

FAUCI AS et al. – *Harrison's Principles of Internal Medicine.* 14th ed., USA, McGraw-Hill, 1998, 2569p.

LEE GR, BITHELL TC, FOERSTER J, ATHENS JW, LUKENS JN – *Wintrobe's Clinical Hematology.* 9th ed., Philadelphia, Lea & Febiger, 1993, 2311p.

O'REILLY RA et al. – Splenomegaly in 2.505 patients in a large university medical center from 1913 to 1995. 1913 to 1962: 2056 patients. *West J Med*, 169(2):78, 1998.

ROBBINS SL, COTRAN RS – *Pathologic Basis of Disease.* 2nd ed., Philadelphia, WB Saunders Company, 1979, 1598p.

VERONESI R, FOCACCIA R – *Veronesi – Tratado de Infectologia.* São Paulo, Atheneu, 1997, 1803p.

40. Ascite

Dahir Ramos de Andrade Jr.

Denomina-se ascite o acúmulo de líquido livre de origem patológica na cavidade peritoneal. O termo ascite tem origem na palavra grega *askos* que significa saco ou conteúdo de um saco. Desse radical se derivou "askites" e depois "ascite".

FISIOPATOLOGIA

Embora a origem do líquido que se acumula na cavidade peritoneal possa variar (plasma, bile, sangue, suco pancreático, líquido intestinal, linfa, urina etc.), a grande maioria das ascites tem como causa a cirrose hepática. As teorias para explicar a formação da ascite surgiram basicamente para tentar esclarecer sua fisiopatologia no paciente cirrótico. Há três teorias para a formação da ascite na cirrose: a do "underfill" (ou baixo-enchimento), a do "overflow" (ou superfluxo) e a da vasodilatação. O debate envolvido na formulação dessas teorias baseou-se no encontro do estímulo inicial que levaria à retenção renal de água e sódio, etapa necessária para o acúmulo de líquido no organismo. Esse fenômeno irá gerar a ascite em conjunção com dois fatores localizadores de edema presentes na cirrose hepática: a hipoalbuminemia e a hipertensão portal. Como veremos, nenhuma das três teorias, isoladamente, explica de forma completa a formação da ascite. Na verdade, as três teorias estão ligadas a fatos que ocorrem no mesmo paciente, mas em fases diferentes de sua doença.

A teoria do "underfill" é a mais antiga, propondo que o evento primário está na saída de líquido dos vasos para a cavidade peritoneal, levando à diminuição do volume intravascular (hipovolemia) com retenção secundária de sódio e água pelos rins. A obstrução ao fluxo sangüíneo intra-hepático seria o evento inicial, ocasionada pela fibrose que compõe a cirrose hepática. Esse problema levaria à hiperfiltração na região sinusoidal hepática (que é amplamente permeável a líquido e proteínas por apresentar endotélio descontínuo), fato compensado inicialmente pelo aumento do fluxo linfático do fígado. Normalmente o sinusóide hepático é altamente permeável a proteínas (90%) e o fluxo para o espaço de Disse é determinado apenas por alterações na pressão hidráulica. O gradiente pressórico ao longo dos sinusóides hepáticos é baixo, em torno de 5mm Hg, o que contribui para restringir a formação de linfa hepática nos indivíduos normais. Basta, portanto, um pequeno aumento da pressão intra-sinusoidal para haver grande aumento na formação de linfa. Nos cirróticos, entretanto, além da obstrução intra-sinusoidal, ocorre capilarização dos sinusóides hepáticos com conseqüente redução de sua permeabilidade a proteínas. A partir desse momento, as forças oncóticas passam a atuar no fígado (já que as proteínas ficam retidas no sinusóide), sendo tanto maior a formação de líquido intersticial quanto menor for a albumina. Quando a hiperfiltração excede a capacidade de retorno linfático, ocorre porejamento ou saída de fluido da superfície hepática para a cavidade peritoneal gerando ascite, com conseqüente queda do volume intravascular efetivo. Convém lembrar que o volume efetivo é a parte do volume circulante efetiva em estimular os receptores de volume. Um dos problemas com a teoria "underfill" está no questionamento da queda do volume efetivo nos cirróticos com ascite. Alguns autores mediram o volume plasmático de cirróticos com e sem ascite com albumina-I^{131} e eritrócitos marcados com cromo radioativo e encontraram volume plasmático maior nos cirróticos com ascite. Outra questão colocada está na observação de que muitos cirróticos descompensados falham em responder à expansão de volume com natriurese. Além disso, a hemodinâmica sistêmica na teoria "underfill" deveria ser redução do volume plasmático e do débito cardíaco com resistência periférica alta. O que ocorre no cirrótico com ascite, entretanto, é o aumento do volume plasmático e do débito cardíaco, acompanhados por vasodilatação periférica.

A teoria "overflow" foi concebida após a "underfill" e propõe que a retenção renal de água e sódio seria o evento primário, levando ao aumento do volume intravascular. A formação da ascite ocorreria posteriormente devido aos fatores localizadores já mencionados. A sinalização hepática (despertada por mecanorreceptores) para a região renal, provavelmente por via nervosa, seria um dos desencadeantes principais para o início da retenção renal de água e sódio. Há estudos mostrando que o aumento da pressão venosa hepática leva imediatamente ao aumento da atividade simpática renal com retenção de sódio. Há também problemas com a teoria "overflow": com a expansão do volume plasmático ocorre aumento do débito cardíaco e a pressão arterial deveria se elevar com freqüência. Entretanto, o que se verifica é que a hipotensão arterial é a regra no cirrótico. Outra questão colocada contra a teoria "overflow" é a observação de que a estimulação do sistema renina-angiotensina-aldosterona, o aumento da vasopressina e a ativação do sistema nervoso simpático (os chamados sistemas vasopressores) ocorrem freqüentemente no cirrótico e não deveriam acontecer se a expansão do volume plasmático fosse o evento principal.

A teoria da vasodilatação é a mais recente das três e representa uma variação da teoria "underfill", propondo que o evento primário que inicia a retenção renal de água e sódio é a vasodilatação periférica. A hipertensão portal seria o desencadeante inicial que levaria à vasodilatação arteriolar, sendo a circulação esplâncnica seu sítio predominante na cirrose humana, com contribuição também das regiões cutânea e muscular. A vasodilatação causa "underfill", ou "baixoenchimento", no compartimento vascular arterial, fato percebido pelos barorreceptores locais que sinalizam com aumento de renina-angiotensina-aldosterona, ativação do sistema simpático e elevação da vasopressina (ADH) por liberação não-osmótica, o que levaria, em conjunto, à retenção renal de água e sódio. Por essa teoria, o "underfill" vascular nos estágios iniciais seria corrigido por períodos transitórios de retenção renal de água e sódio. Essa retenção suprimiria o sinal estimulatório para o sistema vasoativo endógeno, atingindo-se novo equilíbrio (com aumento do volume plasmático circulante e do débito cardíaco). Os pacientes nessa etapa não têm ascite com dieta normal em sódio e denominamos essa fase de "cirrose compensada". Embora o estudo dessa fase da doença seja prejudicado, pois os pacientes não procuram auxílio médico (pela ausência de ascite), sabe-se que alguns pacientes nesse estágio falham em mostrar escape ao teste do mineralocorticóide exógeno e têm resposta prejudicada a uma carga de sal aguda. No momento em que a hipervolemia circulante não for mais suficiente para manter a homeostase circulatória, o sistema vasoativo mencionado anteriormente deve persistir elevado para manter a pressão arterial, perpetuando a retenção de água e sódio que levará à ascite. Essa fase é denominada "cirrose descompensada". A ativação persistente do sistema vasoativo é um dos pontos cruciais dessa etapa. Não conhecemos, entretanto, por que a homeostase circulatória, a partir de certo ponto, não é mais sustentada pelo aumento do volume plasmático e do débito cardíaco, passando a exigir a ativação desse sistema. Outra questão interessante é por que o mecanismo auto-regulatório da microcirculação esplâncnica não está operando na hipertensão portal? A reação vascular esperada, com a elevação aguda da pressão venosa intestinal,

seria a constrição arteriolar e não a vasodilatação. Provavelmente há um mediador local atuando que impede a regulação vascular normal. Uma substância vasodilatadora intestinal que deixa de ser metabolizada pelo fígado ou que seja liberada pelo fígado (já que o órgão recebe menos fluxo portal com a doença) poderia ser a responsável pela vasodilatação esplâncnica anômala. Um dos mediadores sob investigação é o óxido nítrico. A inibição da enzima que sintetiza o óxido nítrico (oxido nítrico sintase) é associada com significante aumento no volume urinário e na excreção renal de sódio em ratos com cirrose e ascite, mas não em ratos normais. Outras evidências mostram que a produção de óxido nítrico é maior em segmentos arteriais mesentéricos e aórticos de ratos cirróticos com e sem ascite, em relação aos animais normais. O aumento da produção de óxido nítrico em animais com cirrose parece ocorrer antes do início da formação da ascite. A causa desse fenômeno ainda não é conhecida.

Pela teoria da vasodilatação, o grau de vasodilatação periférica (e as conseqüências por ela despertadas) determinaria a fase clínica do cirrótico – compensada ou descompensada. Essa teoria, entretanto, precisa ainda ser comprovada em sua plenitude. Algumas evidências já sinalizam para sua veracidade: a compressão de uma fístula arteriovenosa periférica leva à maior excreção de sódio urinário agudamente, apesar da manutenção da perfusão renal. O estado hemodinâmico da fístula arteriovenosa experimental é semelhante ao da cirrose em muitos pacientes: vasodilatação arteriolar na presença de volume sangüíneo expandido e aumento da atividade vasopressora (aumento de renina-angiotensina-aldosterona, noradrenalina, vasopressina e fator natriurético atrial). Há outra observação interessante: na cirrose humana e experimental com ascite a pressão arterial é baixa, apesar do aumento de angiotensina II, noradrenalina e vasopressina, refletindo a disparidade entre a capacidade do leito vascular arterial e o volume sangüíneo. O bloqueio experimental do efeito vascular da angiotensina II e da vasopressina leva à profunda hipotensão arterial (mostrando que a pressão arterial só está mantida por ação contínua de vasoconstritores, estimulados pela vasodilatação). Outra prova dessa teoria vem de um trabalho recente, no qual foi estudado um modelo de cirrose com a constrição da veia porta do rato. O estudo revelou que houve vasodilatação periférica precedendo a expansão do espaço-sódio por 24 horas (uma forma de medir o volume extracelular). Após um período transitório de retenção renal de sódio ocorreu aumento do espaço-sódio e do débito cardíaco até novo equilíbrio, sem provocar ascite mas com uma circulação final hiperdinâmica.

Em resumo, a teoria da vasodilatação veio harmonizar as idéias sobre a formação de ascite no cirrótico, englobando as teorias "overflow" e "underfill". Nas fases iniciais da cirrose hepática haveria vasodilatação periférica e retenção renal de água e sódio, com eventual "overflow" e escape de fluido para a cavidade peritoneal (vindo principalmente da superfície hepática). Provavelmente, depois que a ascite começa a se formar e aumenta a vasodilatação periférica, o "underfill" passa a assumir papel relevante, com queda do volume efetivo circulante e estimulação permanente dos sistemas vasopressores, levando à retenção contínua de água e sódio pelos rins. A saturação da capacidade de drenagem linfática abdominal e principalmente a limitação da drenagem linfática hepática contribuem para o acúmulo final de líquido na cavidade peritoneal. Dessa forma, diante de um paciente com ascite, podemos especular qual o mecanismo atuante de forma predominante em determinado momento. Se a história obtida for de ascite de recente começo (até 1 a 2 meses), provavelmente a vasodilatação estará presente e o "overflow" predominará. Um paciente com ascite de longa duração terá grau mais acentuado de vasodilatação periférica, com predomínio do "underfill".

CLÍNICA E SEMIOLOGIA

Na anamnese de um paciente com ascite devemos questionar sobre o tempo de aparecimento, que pode ser agudo ou insidioso. Em geral, o ataque insidioso tem pior prognóstico, pois não é associado com fatores curáveis. Além disso, vimos na discussão anterior que a ascite recente difere da crônica em relação à fisiopatologia, o que pode nos orientar para a conduta terapêutica. Outro aspecto que merece atenção na história do paciente são os fatores de risco que possam causar uma doença hepática crônica (principalmente a cirrose hepática), doença que responde pela maioria dos casos de ascite. Dessa forma, devemos perguntar ao paciente sobre: a) uso de álcool – destaque para o tipo de bebida ingerido (destilado *versus* não-destilado), uso diário ou não da bebida (o uso diário é mais implicado com as hepatopatias crônicas), a quantidade ingerida e o tempo de uso; b) exposição anterior aos vírus das hepatites crônicas – história de hepatite no passado, de icterícia (mesmo que fugaz) com colúria, transfusões sangüíneas anteriores, uso de plasma (ou "soro" mal caracterizado) em hospitais, uso de drogas intravenosas; c) uso anterior de drogas farmacológicas com potencial hepatotóxico; d) exposição ocupacional a substâncias hepatotóxicas; e) histórico de familiares falecidos por insuficiência hepática sem causa conhecida (o que pode sugerir alguma doença metabólica congênita a ser investigada), entre outros. Febre e dor abdominal, concomitantes com a ascite, são importantes sinalizadores para as complicações do quadro, que discutiremos com detalhes posteriormente. Em geral, a ascite não-complicada, associada com cirrose hepática, não produz dor abdominal e a presença dessa queixa (mesmo sem sinais de irritação peritoneal ao exame clínico) pode indicar a existência de peritonite bacteriana espontânea (uma complicação da ascite do cirrótico),

bem como apontar para outra causa para a ascite (tuberculose peritoneal, neoplasias, ascite pancreática, ascite hemorrágica). A perda de peso conjunta com o aparecimento da ascite é outro elemento da história do paciente que deve ser bem caracterizado. Se ocorreu perda de peso, mesmo com retenção de água e sódio que acompanha a ascite (que deveria elevar o peso do paciente), estamos diante de um grande catabolismo acompanhando o quadro. Esse raciocínio pode ajudar no diagnóstico da etiologia da ascite, pois entre os processos de maior catabolismo nesses casos temos: cirrose avançada, tuberculose peritoneal e neoplasias.

Na descrição do exame do paciente com ascite, comentaremos inicialmente os sinais referentes ao exame abdominal e em seguida os aspectos do exame clínico.

Exame clínico abdominal

Inspeção – com o paciente em decúbito dorsal, o abdome com ascite assume a forma de "ventre de batráquio", pois o líquido, por força de seu peso, ocupa preferencialmente os flancos. Na posição em pé, pelo mesmo motivo, o líquido ocupa o hipogástrio e as fossas ilíacas, e o abdome "cai" para a frente da raiz dos músculos abdominais. Nessa posição, para manter o equilíbrio, o paciente joga o tronco para trás, exagerando a curva lombar. A ruptura das fibras elásticas da pele (derme), causada pela distensão do abdome, provoca o aparecimento de estrias (rosadas quando são recentes e branco-nacaradas quando antigas) que podem ser notadas. Na inspeção do abdome com ascite pode ser constatada a presença de circulação colateral venosa (acentuação da rede venosa superficial visível a olho nu) principalmente nas ascites de longa duração. Com relação à circulação colateral venosa, há basicamente três tipos que podem ser caracterizados. a) *Circulação tipo porta* – está presente quando ocorre hipertensão portal. As redes venosas concentram-se ao redor da cicatriz umbilical, em aspecto comparado com "cabeça de medusa". Desse ponto, as veias vão para os hipocôndrios (principalmente à direita) e para o epigástrio em direção ao tórax. A direção do fluxo venoso pode ser pesquisada com escolha de uma veia bem calibrosa e visível. Enquanto comprimimos a veia em determinado ponto, fazemos compressão no sentido longitudinal por 4 a 5cm e em seguida liberamos a pressão do primeiro dedo. Podemos, dessa maneira, perceber a direção do fluxo de sangue, que no tipo porta tem as seguintes características: acima da cicatriz umbilical é de baixo para cima e abaixo da cicatriz umbilical é de cima para baixo. b) *Circulação tipo cava* – surge nas obstruções da veia cava inferior ou das ilíacas primitivas, sendo o desenvolvimento venoso mais subumbilical, com a distribuição das veias indo da cicatriz umbilical para os flancos e para a parte baixa do abdome. Podem aparecer veias também na região dorsal e na região inguinal. A direção do fluxo de sangue nesses casos é de baixo para cima em qualquer posição pes-

369

quisada. c) *Misto porto-cava* – é o tipo mais raro e pode ocorrer quando a obstrução das duas veias está presente, ou quando o peso de grandes ascites comprime a região da cava inferior de forma acentuada.

Outra observação simples que pode ser feita no paciente com ascite durante a inspeção do abdome é a verificação da posição da cicatriz umbilical em relação ao apêndice xifóide e à sínfise púbica. A cicatriz umbilical tem tendência a se aproximar da sínfise púbica nos pacientes com ascite e do apêndice xifóide nos casos de cistos ovarianos (por exemplo). Achados adicionais, também possíveis na inspeção abdominal, são presença de hérnias (umbilical, incisional, inguinal ou femoral) provocadas pelo aumento da pressão intra-abdominal em pacientes predispostos e por edema escrotal no homem (que deve ser sempre pesquisado).

Percussão e palpação – nessa etapa estão os principais sinais propedêuticos de pesquisa da ascite. Para que a ascite possa ser detectada na percussão do abdome, são necessários cerca de 1.500mL de líquido coletado na cavidade peritoneal. Quantidades de líquido inferiores a essa são dificilmente detectadas ao exame de percussão. Nesses casos, o método mais empregado para o diagnóstico é a ultra-sonografia de abdome, capaz de detectar até 100mL de líquido ascítico e o sinal propedêutico "puddle", que descreveremos mais adiante. Com o paciente em decúbito dorsal, como já referido, o líquido ascítico ocupa os flancos e a parte posterior do abdome, rechaçando as alças intestinais para a parte anterior e a central. A "macicez no flanco" é um dos sinais úteis para a pesquisa das ascites de pequeno volume e auxilia no diagnóstico diferencial dos aumentos de volume abdominal de outra natureza, como obesidade, cistos de ovário ou gravidez, nos quais a percussão do flanco não é maciça. Há estudos mostrando que a ausência de macicez no flanco reduz o risco de haver ascite de grande volume para menos de 10%. Esse sinal é muito sensível (chegando a 94% em alguns estudos), mas pouco específico. A tabela 40.1 mostra as porcentagens de sensibilidade e especificidade obtidas por Cattau *et al.* referentes a vários sinais propedêuticos empregados no exame da ascite em 21 pacientes.

Tabela 40.1 – Porcentagens de sensibilidade e especificidade de vários sinais propedêuticos empregados na pesquisa de ascite.

Sinal	Sensibilidade (%)	Especificidade (%)
Abaulamento do flanco	78	44
Macicez no flanco	94	29
Macicez móvel	83	56
Piparote	50	82
Sinal "puddle"	55	51

O sinal da "macicez móvel" é outro recurso propedêutico útil na pesquisa da ascite, de importância equivalente à "macicez no flanco". Para a obtenção desse sinal, percutimos o flanco até encontrar uma região cla-

ramente maciça. Fixamos esse ponto e solicitamos ao paciente que assuma o decúbito lateral do lado oposto ao que estamos percutindo. Nova percussão no ponto fixado revela som timpânico devido ao deslocamento do líquido, por gravidade, para o lado contralateral. Esse sinal também detecta ascite a partir de 1.500mL de volume e só não estará presente se por alguma causa (em geral inflamatória) ocorrer o encistamento da ascite apenas de um lado do abdome (o que dificilmente acontece no cirrótico com ascite). Esse sinal é muito útil no auxílio diagnóstico e raramente deixa de ser obtido nas ascites pequenas, médias e grandes.

O "sinal do piparote" ou da "onda de fluido" não é útil para o diagnóstico das ascites pequenas, sendo obtido com maior nitidez apenas nas ascites médias e grandes. É, por esse motivo, o sinal menos sensível para o diagnóstico de ascite (50%), mas um dos mais específicos (82%). Para sua obtenção, devemos colocar uma das mãos espalmada sobre um dos flancos, enquanto no flanco contralateral damos um "piparote" (termo que significa pancada que se dá com a cabeça do dedo médio ou do índice apoiado sobre o polegar e soltado com força). O piparote provoca uma onda no líquido ascítico cujo choque contra a parede pode ser sentido pela mão espalmada do outro lado. Principalmente nas ascites de menor volume, esse sinal deve ser pesquisado com a colaboração de um ajudante (que pode ser o próprio paciente), que coloca sua mão apoiada sobre a linha média do abdome. Essa manobra visa impedir a passagem cutânea da onda de percussão pela parede abdominal, permitindo apenas que a onda de fluido se propague.

Outro sinal que faz parte do arsenal semiológico para a pesquisa de ascite são os "semicírculos de Skoda". Para a obtenção desse sinal, devemos percutir o abdome a partir da região timpânica para a região maciça. Na presença de ascite, a região timpânica estará localizada na parte central do abdome (pelo acúmulo de alças intestinais nesse local, rechaçadas pelo líquido ascítico). Percutimos, portanto, da cicatriz umbilical, de forma radiada, em direção aos flancos e à região hipogástrica. Em determinado ponto, a percussão torna-se maciça (na transição entre as alças intestinais e o líquido ascítico). Marcamos esse ponto imaginário e repetimos a manobra em outras direções marcando cerca de 5 pontos (2 pontos em cada flanco e 1 no hipogástrio). A união imaginária desses pontos forma um semicírculo que terá concavidade voltada para cima na ascite. Esse sinal tem utilidade no diagnóstico diferencial com cisto de ovário, "bexigoma" e gravidez. Nessas condições, a região central do abdome estará maciça e os flancos timpânicos. Iniciaremos a percussão a partir dos flancos (transição entre a região timpânica e a maciça) em direção à cicatriz umbilical (portanto, em direção contrária em relação à ascite). Os pontos da transição timpânico-maciça desenharão agora um semicírculo com a concavidade voltada para baixo.

Apesar do destaque dado aos sinais semiológicos para a ascite no exame abdominal, devemos dar atenção para a palpação do fígado e do baço nessa condição. Principalmente nas ascites médias e grandes, a palpação dos dois órgãos pela técnica convencional fica muito prejudicada. Devemos tentar a palpação do fígado e do baço pela "técnica do rechaço", efetuando um "golpe" com ambas as mãos bem próximo do rebordo costal e percebendo o choque do órgão contra as mãos na sua volta. Como a sensação palpatória do órgão ocorre em um momento muito rápido, torna-se difícil uma boa definição de suas características com essa técnica e, com freqüência, devemos solicitar o auxílio da ultra-sonografia de abdome como exame complementar.

Ausculta – existe na literatura referência a um sinal propedêutico para a pesquisa de ascite que mescla a percussão e a ausculta, conhecido como "sinal puddle" (termo que significa depressão rasa cheia de líquido), descrito em 1959. Esse sinal permitiria a percepção de um volume ascítico bem pequeno, de até 120mL, mas sua pesquisa é desconfortável principalmente para os pacientes adultos com ascite. Para sua detecção, o paciente deve ficar de cócoras no leito, de forma que a porção central do abdome fique pendente. O flanco é percutido com piparote, enquanto o estetoscópio é colocado na porção mais pendente do abdome. Em seguida, deslocamos o estetoscópio no sentido do flanco contralateral ao piparote e, fazendo nova percussão, percebemos nítida alteração do som captado, com aumento de sua intensidade. Se houver líquido ascítico em pequena quantidade, ele se concentrará na parte mais baixa do abdome por gravidade, constituindo uma barreira para a percepção do som do piparote pelo observador com o estetoscópio. Ao deslocarmos o aparelho no sentido do flanco contralateral, o som aumentará quando terminar a barreira do líquido. Uma contraprova dessa manobra pode ser feita solicitando ao paciente para sentar-se em seguida, repetindo a operação: piparote no flanco e estetoscópio colocado no mesmo local onde era obtido o som abafado. O som agora aumenta de intensidade, pois o líquido se espalha para os flancos.

Uma sugestão para a semiologia da ascite é a pesquisa dos sinais de "macicez nos flancos" e "macicez móvel" em todos os casos. Realizar a pesquisa do "sinal do piparote" principalmente nos pacientes com ascites médias e grandes. Pesquisar os semicírculos de Skoda nos casos de dúvida diagnóstica em relação aos diagnósticos diferenciais da ascite e o "sinal puddle" apenas quando houver dúvida em relação à ascite de pequeno volume (com os sinais de macicez nos flancos e macicez móvel negativos ou duvidosos).

Exame clínico

Vários aspectos podem ser notados no exame geral do paciente com ascite. A distribuição do edema periférico é um deles. No paciente com hepatopatia crônica, o edema concentra-se nos membros inferiores e abdome, raramente chegando aos membros superiores e ao rosto. Ao contrário, o nefropata com anasarca distribui mais o edema pelo corpo, atingindo o rosto (edema matutino predominante) e os membros superiores. O cardiopata também distribui mais o edema pelo corpo, podendo chegar aos membros superiores, mas raramente atingindo o rosto (pelo decúbito dorsal elevado que o paciente com insuficiência cardíaca é obrigado a assumir).

No exame clínico do paciente com cirrose, podemos encontrar sinais de insuficiência hepática como os "spiders" ou "aranhas vasculares", localizados na pele do tronco superior e geralmente no rosto. Esses sinais são telangiectasias com arteríola central de onde saem pequenos vasos irradiados até um diâmetro máximo de 0,5cm. Quando pressionamos a região central do "spider", os pequenos vasos em volta desaparecem, comprovando que são alimentados pela arteríola central. O "eritema palmar" é outro sinal que pode estar presente, mostrando as palmas das mãos avermelhadas, principalmente nas eminências tenar e hipotenar. O paciente masculino pode ter sinais de "feminilização" como queda dos pêlos e presença de ginecomastia.

No exame dos campos pulmonares do paciente com cirrose e ascite, podemos detectar a presença de derrame pleural em 6% dos pacientes. Em cerca de 70% das vezes, o derrame pleural ocorre do lado direito, devido principalmente a defeitos do diafragma que permitem a passagem do líquido do abdome para o espaço pleural. O balanço das pressões favorece a passagem do líquido apenas no sentido abdome-pleura e não no sentido contrário. Contribuem para esse fenômeno a pressão negativa do espaço pleural e a maior pressão abdominal gerada pelo líquido acumulado e pela descida do diafragma durante a respiração. Os defeitos no diafragma, normalmente virtuais, ficam patentes com a pressão do líquido ascítico no abdome. Esse mecanismo de geração do derrame pleural já foi comprovado, pois com a injeção de albumina marcada (Alb-I[131]), oberva-se na ascite sua detecção posterior no espaço pleural, fato que não acontece no sentido contrário. É importante notar que o derrame pleural está em equilíbrio com a ascite e seu controle depende do controle da ascite. Devemos evitar a toracocentese esvaziadora, pois essa é seguida pelo rápido reenchimento do espaço pleural.

Além da presença eventual de derrame pleural, notamos no exame pulmonar do paciente com ascite que o espaço ocupado pelos pulmões no tórax é menor devido à elevação das cúpulas diafragmáticas pelo líquido ascítico. Pode haver falsa "macicez nas bases" apenas por esse motivo.

O exame cardíaco não chama a atenção no paciente com ascite. Merece destaque apenas a elevação do *ictus* em relação à sua posição normal, devido ao deslocamento do coração. Sopros cardíacos funcionais podem ser eventualmente identificados pelas características hiperdinâmicas da circulação de muitos pacientes cirróticos com ascite, como mencionamos anteriormente.

DIAGNÓSTICO DIFERENCIAL

Na maioria dos estudos realizados, cerca de 80 a 90% dos casos de ascite são atribuídos à cirrose hepática. Embora haja poucas estatísticas em nosso meio, a cirrose hepática também foi a causa mais freqüente de ascite em 1.000 casos coletados em São Paulo entre 1965 e 1985, perfazendo 33,3% do total. Apesar desse predomínio de cirrose hepática como etiologia principal, há muitas causas possíveis para a ascite, como observamos no quadro 40.1.

Quadro 40.1 – Principais doenças causadoras de ascite.

Hipertensão portal
Cirrose hepática
Insuficiência hepática fulminante
Obstrução/retardo ao fluxo de saída do sangue hepático
Insuficiência cardíaca congestiva
Pericardite constritiva
Miocardiopatia restritiva
Síndrome de Budd-Chiari
Doença venoclusiva
Neoplasias
Infecções
Tuberculose peritoneal
Síndrome de Fitz-Hugh-Curtis
Renal
Síndrome nefrótica
Hemodiálise
Endócrina
Hipotireoidismo (mixedema)
Síndrome de Meigs
Struma ovarii
Síndrome da hiperestimulação ovariana
Pancreática
Biliar
Urina
Lúpus eritematoso sistêmico
Miscelânea

Cirrose hepática – a causa mais comum de ascite, respondendo por 80 a 90% de todos os casos, na maioria das casuísticas.

Insuficiência hepática fulminante – pode causar ascite principalmente em sua fase final, acompanhada por encefalopatia hepática. O surgimento da ascite indica piora do prognóstico. É causa pouco freqüente, pois apenas 0,5 a 4% dos casos de hepatite viral (etiologia mais freqüente das hepatites fulminantes) seguem esse tipo de evolução clínica.

Insuficiência cardíaca (IC) – nas IC de alto e baixo débito, o mecanismo gerador de ascite é o porejamento de líquido do fígado congesto a partir de sua superfí-

cie. Geralmente a ascite é precedida pelo edema de membros inferiores na história do paciente, caracterizando a evolução ascendente do edema. As miocardiopatias são causas mais comuns do que as valvulopatias e a pericardite constritiva. A prevalência varia conforme os estudos, podendo atingir desde 5% até 13% dos casos.

Síndrome de Budd-Chiari – causada pela obstrução ao fluxo venoso de saída do fígado, em geral por trombose da veia supra-hepática. A síndrome inclui hepatomegalia, dor abdominal, ascite e histologia hepática compatível. Na maioria das vezes está associada à doença trombótica de base, que deve ser investigada. É causa rara de ascite, respondendo por menos de 0,1% dos casos.

Doença venoclusiva – distúrbio com oclusão dos ramos venosos intra-hepáticos das veias de saída do fígado a partir da veia centrolobular, provocada pelo espessamento da camada íntima dos vasos. É importante causa de ascite em grupos específicos, como os receptores de transplante de medula. Na estatística geral, entretanto, é causa rara de ascite.

Neoplasias – respondem por até 10% dos casos de ascite. Embora possa ocorrer infiltração primária do peritônio, os tumores metastáticos são responsáveis pela grande maioria dos casos desse grupo. O mesotelioma é a neoplasia primária do peritônio. Entre os tumores que podem invadir secundariamente o peritônio destacam-se: de estômago, cólon, pâncreas, fígado, ovário (*Pseudomixoma peritoneii*), mama, pulmão, linfomas e mais raramente do ânus, bexiga e os sarcomas. Na maioria dos casos de carcinomatose peritoneal, a ascite forma-se por exsudação de fluido proteináceo na cavidade, arrastando líquido dos vasos para obter o equilíbrio osmótico. Os tumores intra-abdominais podem provocar ascite também por outro mecanismo: bloqueio dos linfonodos e ruptura de linfáticos, gerando a chamada ascite quilosa. As metástases hepáticas maciças (sem envolvimento peritoneal) podem gerar ascite por produzir hipertensão portal e intra-sinusoidal.

Tuberculose peritoneal – em geral, provoca o surgimento de ascites pequenas ou médias. Na maioria das vezes, o paciente tem idade menor do que o grupo cirrótico. O abdome é doloroso à palpação e o paciente pode apresentar febre e perda de peso em sua história. São grupos de risco: pacientes com AIDS, imunossuprimidos por terapia, idosos, usuários de drogas intravenosas, pacientes com abuso de álcool, com baixo nível socioeconômico e pacientes em programa de diálise peritoneal. O peritônio é considerado sítio raro de acometimento das etiologias extrapulmonares da tuberculose. Em países de baixa incidência de tuberculose, responde por 2% dos casos de ascite. Em nosso meio, Polak encontrou peritonite tuberculosa em 13% dos casos de ascite.

Síndrome de Fitz-Hugh-Curtis – representa peri-hepatite associada a exsudato peri-hepático fibroso, geralmente devido a *Neisseria gonorrhoeae* ou *Chlamydia* *trachomatis*. A etiologia deve ser suspeitada em mulheres jovens, sexualmente ativas, que desenvolvem febre e ascite neutrocítica. É causa rara de ascite.

Renal – a distribuição do edema é típica, com anasarca e edema de rosto matutino. As alterações da urina facilitam o diagnóstico. A síndrome nefrótica é causa comum de ascite em crianças, mas rara em adultos (responsável por menos de 1% dos casos). A etiologia da ascite nefrogênica que ocorre em pacientes em programa de hemodiálise é desconhecida até o momento, respondendo por menos de 1% dos casos.

Endócrina – a ascite pelo mixedema no hipotireoidismo é gerada pelo aumento da pressão portal, como pode ser provado pelo alto gradiente soro-ascite de albumina nesses casos. É causa rara de ascite. A síndrome de Meigs representa ascite e derrame pleural causados por neoplasias ovarianas benignas. A síndrome da hiperestimulação ovariana ocorre em mulheres recebendo drogas que aumentam a fertilidade como citrato de clomifeno, gonadotrofinas (hcG, hmG), FSH e LH. *Struma ovarii* é o teratoma de ovário que apresenta tecido tireoideano em sua composição. Todas as doenças desse grupo são causas incomuns de ascite.

Pancreática – pode ocorrer após formação do pseudocisto de pâncreas no curso de uma pancreatite aguda grave ou de pancreatite crônica agudizada. O pseudocisto não tem uma parede verdadeira e pode romper-se na cavidade peritoneal em um ponto frágil. A pancreatite necro-hemorrágica também pode gerar ascite mesmo sem formação de pseudocisto. O escape de suco pancreático arrasta líquido extra para manter o equilíbrio osmótico. Responde por cerca de 1% dos casos de ascite.

Biliar – causada por fístulas biliares espontâneas ou pós-cirúrgicas. É causa rara de ascite.

Urina – causa muito rara de ascite, em geral em conseqüência de complicação pós-operatória de cirurgia urológica ou pós-traumatismo.

Lúpus eritematoso sistêmico – causa incomum de ascite. Dentro do espectro clínico dessa doença, podem ocorrer as seguintes complicações gerando ascite: serosite peritoneal, perda entérica de proteínas (por vasculite atingindo os vasos da parede intestinal) e síndrome nefrótica no acometimento renal da doença. A serosite peritoneal responde bem aos corticosteróides.

Miscelânea – nesse grupo são incluídas causas raras de ascite como endometriose (causadora de ascite hemorrágica), sarcoidose, doença de Crohn (peritonite granulomatosa), pós-cirúrgica por uso de talco (irritação peritoneal), doença de Degos (vasculopatia rara que provoca lesão típica na pele – lesão em alvo com borda eritematosa e centro marmóreo – que pode atingir peritônio, parede intestinal e pleura, entre outros), derrame do conteúdo de cistos e abscessos, peritonite inespecífica crônica do paciente com AIDS, esquistossomose forma hepato-esplênica, paracoccidioidomicose etc.

DIAGNÓSTICO LABORATORIAL

Além da história e do exame clínico, a análise do líquido ascítico é a melhor abordagem para a definição diagnóstica no estudo da ascite. Existe um aforismo médico que recomenda: "todo caso de ascite de recente começo ou de recente piora deve ser puncionado". Concordamos plenamente com essa afirmação clássica. Antes de comentar o valor dos exames complementares do líquido ascítico, devemos salientar que a obtenção do líquido deve ser feita da forma mais segura possível. Há poucas contra-indicações ao procedimento. Uma delas é a coagulopatia grave devido à CIVD (coagulação intravascular disseminada) ou à fibrinólise primária. A coagulopatia do hepatopata não é contra-indicação absoluta, podendo o procedimento ser precedido de infusão de plasma fresco. Deve haver cautela na punção das ascites pequenas ou com suspeita de loculação, sendo mais prudente nesses casos realizar a punção guiada pela ultra-sonografia. As principais normas que devem ser empregadas na paracentese são as seguintes: limpar a região a ser puncionada com iodo polvidiona utilizando técnica asséptica e cobrir o local de punção com campo tipo oftálmico. A equipe deve estar equipada com luvas, máscaras e gorro, sendo opcional o avental. O sítio preferido de punção deve ser a linha média do abdome, dois dedos abaixo da cicatriz umbilical (nunca acima dela pelo risco da presença de colaterais venosos), com o paciente em decúbito elevado. A preferência por esse local se justifica, pois a linha média nesse ponto é avascular, não havendo risco de acidente pela punção de um vaso colateral (problema presente principalmente nos pacientes cirróticos com hipertensão portal). A linha média não deve ser usada apenas se houver cicatriz cirúrgica no local (pela possibilidade de alça intestinal aderida ao peritônio) ou na suspeita de aumento patológico da bexiga ("bexigoma"). Nesses casos podemos puncionar o terço médio da linha que liga a espinha ilíaca ântero-superior esquerda à cicatriz umbilical, com o paciente em decúbito elevado e levemente inclinado para o lado esquerdo. Devemos evitar a punção no ponto equivalente do lado direito, pela posição fixa do ceco nessa região (ao contrário do lado esquerdo, no qual o sigmóide é móvel). Caso seja necessário puncionar o lado direito, devemos fazê-lo guiados pela ultra-sonografia. Recomenda-se para a punção da ascite o uso das agulhas de metal calibre 22, evitando-se o emprego do gelco (cujo uso está associado com maior incidência de vazamento da ascite pelo local de punção). Alguns autores recomendam a realização da manobra em "Z" no momento da entrada da agulha da seguinte forma: desloca-se a pele cerca de 2cm em relação à parede abdominal profunda e então insere-se a agulha, não liberando a pele até a agulha entrar no peritônio e o líquido começar a sair. Quando a agulha for removida, a pele volta à posição original e fecha o orifício de punção, evitando o vazamento (comum nas ascites grandes). Seguidas as normas corretas, é muito rara a punção de uma alça intestinal por acidente. Isso pode ocorrer em ascites muito pequenas ou com punção sobre a cicatriz cirúrgica prévia, como já referimos. Para ocorrer esse tipo de acidente, a alça intestinal deve estar fixa ou ter um ponto de apoio, já que com sua mobilidade normal "fugirá" da agulha. Esse acidente é percebido quando a seringa se enche de ar ou de líquido intestinal. Caso isso ocorra, devemos retirar imediatamente a agulha e encerrar a punção. O paciente deve ser observado de perto em relação à queixa de dor abdominal progressiva, piora da ascite, febre e quadro séptico. Na grande maioria dos casos nada acontece, pois a parede muscular da alça intestinal fecha-se após a saída da agulha e o orifício por ela aberto é imediatamente ocluído.

Feita a punção, devemos estar atentos ao aspecto do líquido ascítico na observação a olho nu antes de encaminhá-lo para análise laboratorial, sendo possível adiantar algumas conclusões. O líquido ascítico normal do paciente com cirrose hepática é transparente ou tingido de amarelo (amarelo citrino). Podemos notar se o líquido é claro, turvo ou purulento. Sabe-se que a concentração de neutrófilos na ascite contribui para definir seu aspecto: [neutrófilos] – 1.000/µL determina líquido claro; 5.000/µL, líquido turvo; e > 50.000/µL, líquido purulento. A concentração de hemácias, por sua vez, determina a coloração do líquido para tons de vermelho: [hemácias] – 10.000/µL produz cor rósea, e acima de 20.000/µL, cor avermelhada semelhante ao sangue. Devemos, portanto, ter cuidado em definir um líquido ascítico como hemorrágico, pois basta que um pouco de sangue chegue ao líquido para que este assuma aspecto avermelhado (o que pode acontecer em um acidente de punção simples). A cor de "melado" do líquido ascítico indica provável perfuração biliar. Outro aspecto típico na observação à beira do leito é o líquido leitoso, que pode estar presente nas ascites quilosas e pseudoquilosas (dúvida definida pela dosagem alta de triglicérides nas ascites quilosas).

Após a observação simples do líquido, devemos enviá-lo para análise em laboratório. Vários estudos têm procurado padronizar quais exames devem ser solicitados nesse momento para a melhor relação custo-benefício. A contagem celular, o gradiente soro-ascite de albumina (GSAA), o método de Gram e a cultura geral do líquido ascítico são testes obrigatórios e firmaram-se como os exames mais úteis para a avaliação diagnóstica da ascite. Os exames proteína total, DHL (enzima desidrogenase láctica), glicose ou amilase só devem ser feitos quando não for evidente o diagnóstico de ascite por cirrose hepática, sendo portanto opcionais. Outros testes devem ser feitos apenas com a suspeita do diagnóstico de determinadas doenças: citologia para a suspeita de neoplasias; pesquisa e cultura para bacilo álcool-ácido resistente (BAAR), de tuber-culose; triglicérides, apenas para dúvida diagnóstica entre ascite quilosa e pseudoquilosa; bilirrubina, cor do líquido ascítico sugestiva de escape de bile.

A contagem celular é o teste mais útil e para sua realização são necessários apenas 10µL de líquido ascítico. Em punções em que pouco líquido é obtido, esse exame deve ser priorizado. A contagem normal de leucócitos na ascite cirrótica não complicada é de 281 ± 25 células/mm³ e o limite superior é de 500 células/mm³. O número de leucócitos pode variar com a diurese atingindo 1.000 células/mm³, com predomínio de linfócitos. Já o limite superior de polimorfonucleares (PMN) é de 250/mm³ (devemos fazer o cálculo: número de leucócitos × porcentagem de neutrófilos). Os PMN têm meia-vida curta (algumas horas) e são estáveis durante a diurese (ao contrário dos leucócitos totais). Pela influência da diurese na contagem celular da ascite, devemos evitar a punção imediatamente após uma diurese do paciente. A contagem celular é útil para diagnosticar várias doenças relacionadas a ascite: na peritonite bacteriana espontânea (PBE) há aumento dos leucócitos com predomínio de PMN (> 250/mm³); na tuberculose e na carcinomatose peritoneal aumentam os leucócitos na ascite com predomínio de linfócitos; na pancreatite há padrão semelhante à PBE com aumento de leucócitos e PMN etc.

O GSAA veio substituir o antigo conceito de exsudato e transudato que era aplicado à ascite. Pelo conceito anterior, era efetuada a dosagem da proteína total do líquido ascítico: o valor > 2,5g/dL indicava a presença de um exsudato e < 2,5g/dL apontava para um transudato. O principal objetivo dessa nomenclatura seria a classificação da ascite em doenças exsudativas e transudativas. Várias observações, entretanto, questionavam o valor dessa definição: o fluido peritoneal normal seria exsudativo, já que o valor médio de proteína pode atingir com freqüência até 4g/dL; a concentração de proteína total superior a 2,5g/dL mostra ser apenas 56% sensível para detectar um exsudato; a ascite cardíaca e a da síndrome de Budd-Chiari apresentam, com freqüência, concentração de proteína total > 2,5g/dL e seriam classificadas como exsudativas, ao contrário do que indica sua fisiopatologia; a PBE, principal complicação infecciosa do paciente com ascite, tem como característica o nível baixo de proteína no líquido ascítico e seria classificada como transudato. Por esses motivos, foi necessário o encontro de outro índice que classificasse as ascites de modo mais uniforme em conjunção com sua fisiopatologia.

O índice encontrado foi o GSAA, calculado da seguinte forma: GSAA = [albumina] soro – [albumina] ascite. Para esse cálculo, as duas amostras devem ser colhidas no mesmo dia e de preferência na mesma hora. O GSAA tem correlação direta com a pressão portal, portanto, quanto maior o GSAA tanto maior a pressão portal. Isso se deve ao fato de que a [proteína] na ascite tem relação direta com a [proteína] sérica, mas relação inversa com a pressão portal. Dessa forma, quanto maior a pressão portal, tanto menor será a [proteína] na ascite e maior será o gradiente soro-ascite de albumina. Estudos mostraram que se o GSAA for > 1,1g/dL há hipertensão portal em 95 a 97% dos casos, enquanto o GSAA < 1,1g/dL afasta hipertensão portal em 95 a 97%. Dessa maneira, é possível classificar as ascites de modo satisfatório quanto à presença ou não de hipertensão portal (Quadro 40.2).

Quadro 40.2 – Classificação das ascites baseada no gradiente soro-ascite de albumina (GSAA).

Ascite com GSAA > 1,1g/dL	Ascite com GSAA < 1,1g/dL
Cirrose	Carcinomatose peritoneal
Insuficiência cardíaca congestiva	Tuberculose
Insuficiência hepática fulminante	Pancreática
Hepatite alcoólica	Síndrome nefrótica
Metástases hepáticas maciças	Biliar
Síndrome de Budd-Chiari	Lúpus eritematoso sistêmico
Doença venoclusiva	Infarto intestinal
Hipotireoidismo (mixedema)	Obstrução intestinal
Fígado gorduroso da gravidez	

Devemos, portanto, substituir a denominação transudato por GSAA alto (> 1,1g/dL) e o termo exsudato por GSAA baixo (< 1,1g/dL). O índice GSAA independe de infecção na ascite, diurese, paracentese terapêutica, infusão de albumina próxima ao procedimento ou etiologia da doença hepática, mantendo sempre a indicação da presença ou ausência de hipertensão portal. Nos casos de ascite com mais de uma causa (ascite mista), o GSAA mantém a indicação de hipertensão portal caso ela esteja presente. Na comparação direta com outros testes, o GSAA é superior à proteína total, razão ascite/soro de proteína, razão ascite/soro de DHL e DHL isolado, na diferenciação de ascite por hepatopatia de ascite por neoplasia (não-hepática). Alguns autores encontraram que o GSSA < 1,1g/dL foi o exame mais sensível para o diagnóstico de ascite maligna. Se a ascite for maligna e o GSAA > 1,1g/dL, devemos pesquisar metástases hepáticas.

A cultura do líquido ascítico é outro exame obrigatório na análise da punção da ascite. O líquido deve ser inoculado em balões para hemocultura na proporção de 10 a 20mL por frasco (20 a 40mL no total). Com essa manobra, a positividade vai de 42-52% para 81-93%. Na PBE, a densidade bacteriana na ascite é de 1 a 2 organismos/mL, semelhante à densidade de uma bacteriemia, e a presença de um meio de cultura no frasco (como acontece nos frascos de hemocultura) aumenta a chance de sobrevivência da bactéria até seu isolamento pela bacteriologia. Os frascos de hemocultura podem detectar 1 organismo/mL, enquanto a cultura convencional exige pelo menos 100 organismos/mL. A densidade de 1 organismo/mL na ascite com PBE traz

dificuldades também para a análise do teste de Gram, que identifica bactérias com concentração de 10.000/mL. Embora esse teste deva ser solicitado pela sua rapidez e baixo custo, devemos estar preparados para encontrar resultados falso-negativos.

Glicose – cai abaixo de 50 a 80mg/dL em pacientes com peritonite tuberculosa e carcinomatose peritoneal. Na PBE, pode cair nos casos em que houver demora no diagnóstico. Pode chegar a zero nos casos de perfuração intestinal.

DHL – entra na ascite por difusão do sangue e a partir dos leucócitos quando são lisados. Contribui pouco para um diagnóstico específico.

Triglicérides – devem ser solicitados quando a ascite tem aspecto quiloso na punção. O aumento de seus níveis na ascite, acima de 200mg/dL (e com freqüência acima de 1.000mg/dL), distingue a ascite quilosa verdadeira (produzida por obstrução e ruptura de linfáticos) da pseudoquilosa (produzida por processos inflamatórios crônicos).

Citologia – deve ser solicitada apenas com suspeita de carcinomatose peritoneal. Nessa condição, esse exame é 58 a 75% sensível. Considera-se que 100% dos pacientes com carcinomatose peritoneal apresentam células malignas no líquido ascítico.

Amilase – aumenta na ascite apenas em duas situações: nos casos de pancreatites (ascite pancreática) e nas perfurações intestinais. Atinge, nesses casos, cerca de 2.000 ± 1.000UI/litro (normal 42 ± 44) ou aproximadamente cinco vezes o valor sérico.

Cultura para tuberculose – só justificada quando essa doença fizer parte das suspeitas diagnósticas do caso.

ADA (adenosina deaminase) – só deve ser solicitada quando a tuberculose peritoneal for suspeita diagnóstica. Valores de ADA > 32,3U/litro são considerados sensíveis e específicos para tuberculose. Em estudo com 49 pacientes com ascite de várias etiologias, o valor de ADA no grupo com ascite tuberculosa atingiu a média de 98,8 ± 20,1U/litro e, considerando o valor de corte de 33U/litro, a sensibilidade foi de 100% e a especificidade atingiu 96,6%. O diagnóstico de tuberculose peritoneal deve ser complementado pela cultura específica e pela laparoscopia com biópsia, que apresenta alta taxa de positividade para esse diagnóstico. O nível protéico muito baixo na ascite, entretanto, pode gerar resultado falso-negativo. Não é exame útil nos pacientes com AIDS.

Bilirrubina – só deve ser solicitada quando o líquido tiver a cor típica de "melado", sugerindo fístula biliar. A [bilirrubina] nesses casos é maior do que 6mg/dl, ou maior que o nível sérico.

pH – esse exame não é útil para um diagnóstico específico, nem deve ser solicitado.

OUTROS MÉTODOS DIAGNÓSTICOS

Laparoscopia – a laparoscopia com biópsia de peritônio pode ser útil como auxílio diagnóstico de ascites de etiologia não esclarecida, após a investigação habitual realizada pela anamnese e pela investigação laboratorial. A positividade diagnóstica da laparoscopia no grupo de ascites de etiologia indefinida vai de 86 a 98% dos casos. Na suspeita diagnóstica de tuberculose peritoneal como etiologia da ascite, a laparoscopia é o método diagnóstico que apresenta a melhor relação custo-benefício.

Tomografia computadorizada – pode ser útil na suspeita diagnóstica de tuberculose peritoneal, revelando espessamento peritoneal e do grande omento. A tomografia pode também auxiliar em suspeita diagnóstica de carcinomatose peritoneal. Nesse caso, a presença de implantes nodulares ou espessamento irregular do peritônio parietal sugerem esse diagnóstico.

Ultra-sonografia – pode ser solicitada pelo clínico em paciente com dúvida propedêutica quanto à presença de ascite, pois é exame muito sensível, detectando até 100ml de líquido na cavidade peritoneal. Pode fornecer dados sobre a etiologia da hipertensão portal do paciente e sobre o aspecto macroscópico do fígado. A presença de septações finas e móveis do peritônio sugerem tuberculose peritoneal.

COMPLICAÇÕES

Peritonite bacteriana espontânea – é a mais freqüente complicação da ascite do cirrótico. Está incluída no grupo das infecções espontâneas do líquido ascítico que incluem, além da PBE, a bacterascite monomicrobiana não-neutrocítica (BMNN) e a ascite neutrocítica de cultura negativa (ANCN). Os elementos para a definição dessas entidades são os seguintes: PBE – cultura positiva do líquido ascítico para apenas um agente microbiano (monomicrobiana) e contagem de PMN acima de 250/mm³, sem evidência de fonte intra-abdominal de infecção que requeira tratamento cirúrgico; BMNN – cultura positiva do líquido ascítico para apenas um agente microbiano, com contagem de PMN inferior a 250/mm³, sem evidência de fonte intra-abdominal de infecção que requeira tratamento cirúrgico; ANCN – não ocorre crescimento bacteriano nas culturas do líquido ascítico, mas a contagem de PMN é maior que 250/mm³. Nesta última definição, é importante afastar a possibilidade de que algum antibiótico tenha sido ministrado (mesmo uma única dose pode negativar a cultura) e que não haja outra explicação para o aumento dos PMN (hemorragia, carcinomatose, tuberculose ou pancreatite).

A patogênese da PBE parece centrar-se no fenômeno da translocação bacteriana da flora intestinal (principal origem dos agentes causadores da PBE). A flora entérica, sob determinadas condições, pode translocar-se pela mucosa intestinal para o interior de linfáticos mesentéricos, atingindo o sangue e em seguida semeando a ascite deficiente de opsoninas. Esse conhecimento evoluiu recentemente e sabemos que a atividade opsônica do líquido ascítico (importante elemento de sua defesa) relaciona-se diretamente com a [proteína] na ascite. Dessa forma, apenas nas ascites com baixo teor protéico há risco de desenvolvimento da PBE. Na prática clínica, há apenas dois grupos de pacientes que desenvolvem essa entidade: os pacientes com cirrose hepática e com síndrome nefrótica. É interessante a observação de que 99% das espécies bacterianas que compõem a flora intestinal são anaeróbias e quase nunca causam PBE. A explicação para esse fato estaria nas diferentes capacidades das bactérias de se translocarem: as bactérias gram-negativas translocam mais rapidamente que as gram-positivas e estas mais que as anaeróbias. Esse fato coincide com a maior freqüência de bactérias gram-negativas causando PBE, seguidas pelas gram-positivas. Além disso, o alto PO_2 da ascite dificulta a sobrevivência dos anaeróbios. Os pacientes cirróticos, por sua vez, têm muitos fatores de risco para desenvolver bacteriemia, a saber: flora intestinal alterada, permeabilidade intestinal aumentada e várias disfunções imunes (deficiência de complemento, disfunção de neutrófilos e do sistema mononuclear-macrofágico). A partir da semeadura da ascite com o agente infeccioso, a infecção só se completará se as defesas forem muito fracas e o organismo suficientemente virulento. A semeadura simples da ascite com a bactéria sem produzir uma verdadeira infecção constituiria a bacterascite, que parece ser freqüente em pacientes assintomáticos.

Peritonite secundária – deve ser diferenciada obrigatoriamente da PBE. Nessa entidade, a cultura do líquido ascítico é positiva para múltiplos organismos (de maneira diferente da PBE), a contagem de PMN é sempre maior que 250/mm³ e há fonte intra-abdominal para a infecção tratável cirurgicamente (perfuração intestinal, abscesso perinefrético etc.). Envolve freqüentemente os agentes: anaeróbios, enterococos, gram-negativos, gram-positivos e fungos.

Hérnias – há maior incidência de hérnias (umbilical, incisional, inguinal e femoral) no paciente com ascite, com prevalência atingindo 20%. Indica-se a cirurgia corretiva em pacientes com hérnia e ascite, desde que a ascite possa ser controlada clinicamente. Em estudo com quatro anos de seguimento de pacientes com hérnia e ascite houve: 14% de encarcerações, 35% de ulcerações de pele e 7% das hérnias se romperam. São indicações de cirurgia de urgência para as hérnias em pacientes com ascite: ulcerações de pele, formação de crostas, descoloração negra, encarceramento refratário ou ruptura.

Hidrotórax hepático – quando o derrame pleural associado à ascite é grande o suficiente para preencher todo o espaço pleural, é chamado de hidrotórax. Isso ocorre em pacientes com grandes defeitos no hemidiafragma direito, que podem até ser acompanhados por ascites pequenas ou indetectáveis, já que o líquido gerado no abdome entra imediatamente no espaço pleural. A conduta, nesses casos, deve ser o controle adequado da ascite, evitando-se a colocação de drenos no tórax, difíceis de ser removidos.

Ascite tensa – ascite de grande volume (> 10 litros) que provoca dificuldade de excursão do diafragma e desconforto respiratório ao paciente. Exige paracentese terapêutica o mais rápido possível.

Hiponatremia – pode ocorrer no início do quadro ou após o emprego de diuréticos, como a espironolactona. É devida à grande queda na excreção de água livre, que ocorre em muitos casos por inibição devido aos altos níveis de hormônio antidiurético. Esses casos exigem restrição importante da ingestão de água livre pelo paciente, a qual não é compulsória sem a presença de hiponatremia.

CASOS CLÍNICOS

CASO 1. Paciente de 45 anos de idade, sexo masculino, branco, procura o ambulatório queixando-se de aumento do volume abdominal há 30 dias. Refere que há cinco anos fez exames gerais em um "check-up" e foi constatado que seu fígado era pequeno. Na ocasião, era assintomático e trabalhava normalmente. Há 30 dias começou a apresentar aumento progressivo do volume de seu abdome, acompanhado de cansaço fácil e certa redução no volume de diurese. Seu peso aumentou cerca de 6kg nesse período, apesar de o apetite ter diminuído. Notou que as veias do abdome aumentaram e seu escroto começou a inchar, embora não sentisse dor no local. Além disso, reparou que os pêlos de seu corpo vêm caindo nos últimos dois meses e no mesmo período passou a apresentar dificuldade em manter uma ereção peniana satisfatória. Nos seus antecedentes, refere uso excessivo de álcool por cerca de 30 anos, tendo ingerido bebidas destiladas (principalmente pinga) quase diariamente e cerveja ou vinho com certa freqüência. No exame clínico geral, nota-se a presença de "spiders" ou aranhas vasculares no pescoço e tórax superior. Os pêlos são raros e há pequeno edema em membros inferiores, com sinal de Godet positivo (1+/4+). O exame abdominal revela aumento de seu volume, com abaulamento dos flancos quando o paciente assume o decúbito dorsal. À inspeção, é evidente a distribuição das veias ao redor da cicatriz umbilical na forma de "cabeça de medusa", além da presença de hérnia umbilical discreta. O escroto mostra-se edemaciado, com aumento de seu volume, sem sinais inflamatórios. A percussão abdominal é maciça nos flancos e timpânica na região periumbilical. O sinal da macicez móvel está presente e é obtido de ambos os lados. O sinal do piparote é obtido de forma clara. Os semicírculos de Skoda têm a con-

cavidade voltada para cima, na direção do tórax. O fígado não é palpável, nem com o auxílio da técnica do rechaço. O baço, ao contrário, é palpado a cerca de 3cm do rebordo costal esquerdo com auxílio do rechaço. O exame dos campos pulmonares revela macicez à percussão do terço inferior do hemitórax direito, com abolição da ausculta da voz e do murmúrio vesicular nesse local. O sinal de Signorelli é obtido de forma clara (percussão maciça da coluna vertebral na altura do campo pulmonar). O exame cardíaco é normal. Na abordagem diagnóstica, o paciente foi submetido à punção da ascite que revelou líquido amarelo-citrino com 300 leucócitos/mm^3, sendo 60% de PMN ($300 \times 0,6 = 180$ PMN/mm^3), gradiente soro-ascite de albumina > 1,1g/dL, com Gram e cultura geral negativos. O paciente realizou ainda ultra-sonografia de abdome que revelou fígado de dimensões reduzidas com superfície irregular, veia porta aumentada (diâmetro de 2cm) e esplenomegalia.

Discussão: esse paciente apresenta aumento de volume abdominal sugestivo de ascite, com recente começo (30 dias). Notamos que há referência a exame de saúde prévio que revelou fígado pequeno. É provável que o paciente já apresentasse cirrose hepática há cinco anos, mas era assintomático, estando na fase de "cirrose compensada" (cirrose não acompanhada por ascite). O surgimento da ascite, há 30 dias, marca o início da fase de "cirrose descompensada" e representa piora da doença de base, com os distúrbios hemodinâmicos e o balanço de sódio positivo que a acompanham. O cirrótico pode apresentar esse comportamento evolutivo, com a fase de ascite sendo precedida por vários anos pela cirrose estabelecida. A ascite surgirá pela ação de um desencadeante ou por piora evolutiva da insuficiência hepática. Como esse paciente apresenta ascite há pouco tempo, deve predominar em sua fisiopatologia a teoria da vasodilatação e do "overflow". Provavelmente o paciente vem apresentando vasodilatação periférica (principalmente na região esplâncnica) nos últimos seis a oito meses, por influência da piora de sua hipertensão portal. A ascite não surgiu inicialmente, pois os períodos de retenção de sódio e água pelo rim (transitórios) eram suficientes para manter a pressão arterial, sem ativar os mecanismos vasopressores do organismo (sistema renina-angiotensina-aldosterona, sistema simpático e vasopressina). A partir de certo ponto, com a piora da hipertensão portal, da hipertensão intra-sinusoidal hepática e da vasodilatação periférica, os sistemas vasopressores foram acionados de forma constante para manter a pressão arterial, levando à contínua retenção renal de água e sódio com "overflow" do sistema vascular. Os fatores localizadores, porejamento hepático, hipertensão portal e hipoalbuminemia (pela menor produção hepática), foram decisivos para localizar o acúmulo de líquido na cavidade peritoneal, fato percebido pelo paciente nos últimos 30 dias. Como o paciente não sabe que está doente (talvez só desconfie) e muito menos faz idéia que está fazendo balanço positivo de sódio (e por isso está ganhando peso e formando ascite), continua a ingerir água e sal de forma normal, o que agravará sua retenção hídrica e piorará seu edema. Estamos, portanto, fazendo uma hipótese para formação da ascite por piora dos distúrbios evolutivos da cirrose hepática e não por um determinado fator desencadeante, já que o histórico do paciente não nos fornece essa indicação. Seria desencadeante, por exemplo, a hemorragia digestiva alta (por varizes de esôfago ou lesões pépticas) ou a infecção intercorrente (peritonite bacteriana espontânea, infecção pulmonar ou urinária).

Na etiologia da cirrose hepática desse paciente, o papel do álcool fica evidente pelos seus antecedentes. O uso praticamente diário de bebidas destiladas por tempo prolongado constitui a principal causa de cirrose hepática em nosso meio. Os "spiders", a queda de pêlos e a impotência sexual referidos são sintomas freqüentes da cirrose alcoólica, fazendo parte da "feminilização" do organismo que acompanha essa doença. O exame clínico é rico e permite recordar os sinais propedêuticos da ascite que comentamos no texto: na inspeção observamos que os flancos estavam abaulados com o paciente em decúbito dorsal, o que é típico da ascite, pois o líquido ocupa a parte posterior e os flancos do paciente nesse decúbito por ação da gravidade. A hérnia umbilical observada é freqüente, já que o aumento da pressão intra-abdominal pode favorecer as herniações, caso haja predisposição do paciente. O edema escrotal é conseqüência direta da ascite, pois o líquido passa do canal inguinal para o escroto. A formação venosa na forma de "cabeça de medusa" ao redor da cicatriz umbilical denuncia a presença de hipertensão portal, com provável recanalização da veia umbilical. A macicez nos flancos e a macicez móvel, obtidas na percussão abdominal, são sinais muito úteis na pesquisa das ascites, como referimos no texto. O sinal do piparote positivo demonstra que a ascite era de volume moderado a grande no momento do exame. Os semicírculos de Skoda têm a concavidade voltada para cima, o que é típico da apresentação da ascite. O fígado de dimensões reduzidas é compatível com a cirrose hepática e a esplenomegalia é esperada fazendo parte do quadro de hipertensão portal. A propedêutica pulmonar aponta para a existência de derrame pleural no lado direito, fato observado em 6% dos pacientes com ascite. Como comentamos no texto, o derrame pleural pode acompanhar a ascite pela passagem de líquido do abdome para o espaço pleural por meio de defeitos no diafragma (que são virtuais normalmente, mas ficam patentes com o aumento da pressão intra-abdominal).

Na avaliação diagnóstica feita com a punção do líquido ascítico, vemos que os exames confirmam que não há infecção na ascite, pois o número de PMN era baixo (menos de 250/mm^3) e tanto o Gram quanto a cultura geral foram negativos. O GSAA apresentou-se alto (> 1,1g/dL), confirmando tratar-se do grupo de ascites com hipertensão portal, como já esperávamos pela história e exame clínico. A etiologia da ascite é confirmada, uma vez mais, com a realização da ultra-sonografia abdominal, que revelou fígado reduzido em tamanho e aumento do diâmetro da veia porta (normal até 1cm), que em conjunção com a esplenomegalia são indicativos de hipertensão portal.

CASO 2. Paciente de 50 anos de idade, sexo masculino, negro, procura o ambulatório referindo piora de sua ascite nos últimos 45 dias. Refere que possui ascite há pelo menos dois anos, quando apresentou aumento do volume abdominal pela primeira vez. Procurou serviço médico na ocasião que diagnosticou "doença no fígado" (sic). Passou a utilizar dois remédios (diuréticos) para controlar a ascite, cujos nomes não se recorda. Há um ano apresentou confusão mental e sonolência, sendo trazido por familiares ao hospital e ficando internado por cerca de 10 dias. Saiu com melhora e recomendações dos médicos para controle da ingestão de carnes em sua dieta. Desde essa época, vem fazendo controle da dieta e não apresentou mais confusão mental. No momento, além do aumento do volume abdominal, apresenta discreta dor difusa em seu abdome, que é tolerável. Às vezes, acha que está febril, principalmente na última semana, mas não chegou a fazer uma medida. Entre seus antecedentes revela que aos 30 anos apresentou quadro de hepatite tipo B, ficando acamado por cerca de 30 dias na ocasião, com melhora progressiva. Como estava bem, abandonou o acompanhamento médico logo após sua melhora. Ao exame clínico nota-se aumento do volume abdominal com algumas estrias no flanco e ausência de circulação colateral aparente. O abdome à palpação superficial mostra-se discretamente doloroso (por referência do paciente), sem sinais de peritonismo, com descompressão brusca negativa. Há macicez nos flancos e a macicez móvel é obtida de ambos os lados. O sinal do piparote é duvidoso. Os semicírculos de Skoda têm a concavidade voltada para cima. Ao exame clínico geral, não há presença de "spiders" ou aranhas vasculares, queda de pêlos, ginecomastia ou eritema palmar. Os exames pulmonar e cardíaco são normais. A punção diagnóstica da ascite revelou líquido turvo, com 800 leucócitos/mm^3 e 80% de PMN (cerca de 640 PMN/mm^3). O Gram do líquido foi negativo, mas a cultura foi positiva para *Escherichia coli*. O perfil do vírus B mostrava: HBsAg positivo, anti-HBc positivo, AgHBe negativo e anti-HBs negativo.

Discussão: na anamnese desse paciente notamos uma história evolutiva de ascite diferente da do Caso 1. Nesse caso, o paciente apresenta ascite de forma crônica, com piora há 45 dias. Provavelmente o estágio de sua doença hepática está mais avançado em relação ao caso anterior, fato que podemos comprovar também pela confusão mental que acometeu o paciente há um ano, obrigando-o a internar-se no hospital. Esse episódio deve ter correspondido à encefalopatia hepática que faz parte da síndrome de insuficiência hepática. A suspeita do diagnóstico aumenta com a recomendação médica de dieta com restrição de carnes (com objetivo de reduzir as proteínas que, em excesso, podem desencadear a encefalopatia hepática). Nesse estágio da doença, é possível que a teoria do "underfill" esteja predominando no mecanismo de formação de ascite, com agravamento da vasodilatação e pouca contribuição do "overflow", já que o vazamento crônico de líquido do espaço vascular para outros compartimentos diminui o volume efetivo em vez de aumentá-lo. Nos antecedentes desse paciente, vemos a referência para hepatite tipo B no passado sem seguimento médico posterior. Sabemos que a hepatite viral tipo B, assim como a hepatite tipo C, apresentam potencial de cronificação, podendo causar cirrose hepática na evolução. O perfil viral solicitado nos exames complementares do paciente confirmaram o diagnóstico. O exame clínico geral difere do do Caso 1 pela ausência dos sinais de feminilização ("spiders", queda de pêlos, ginecomastia, eritema palmar). Esse fato é possível, pois esses sinais ocorrem mais na cirrose hepática alcoólica e menos nas cirroses de outras etiologias. A observação nos ensina, por outro lado, que, no espectro da variação biológica da doença humana, podemos encontrar um paciente com ascite por cirrose hepática sem outros sinais físicos de insuficiência hepática (mesmo na etiologia alcoólica). O exame abdominal revelava ascite de menor volume que a do Caso 1, já que o sinal do piparote foi duvidoso (lembramos que esse sinal é mais bem obtido nas ascites moderadas e grandes). A presença dos sinais de macicez nos flancos, macicez móvel e semicírculos de Skoda com concavidade para cima confirmam o diagnóstico propedêutico de ascite.

Antes de realizarmos a punção diagnóstica da ascite, havia a seguinte dúvida: o paciente teria atualmente piora evolutiva normal de sua ascite, acompanhando a piora da função hepática (como no Caso 1), ou haveria um fator desencadeante que teria agravado sua ascite crônica? Verificamos indícios da segunda hipótese nesse caso. O paciente já se queixava de dor abdominal acompanhando o quadro e de uma febre mal definida na última semana. A dor abdominal foi confirmada ao exame clínico, na ausência de sinais de peritonite (descompressão brusca negativa). Esses fatos apontam para uma das complicações da ascite como fator desencadeante: a peritonite bacteriana espontânea (PBE). A PBE é a complicação mais freqüente da ascite e seu diagnóstico deve ser suspeitado por queixas como a desse paciente. Normalmente a ascite que acompanha a cirrose hepática não complicada é indolor à palpação e a febre não acompanha o quadro. A punção da ascite confirmou o diagnóstico: aspecto turvo do líquido ascítico, contagem de PMN maior que $250/mm^3$ e cultura positiva para *Escherichia coli*. Lembramos que na PBE, di-

ferentemente da peritonite secundária (não-espontânea), há crescimento de apenas um agente infeccioso, em geral gram-negativos ou gram-positivos (estes com menor freqüência). Observamos que o Gram foi negativo, apesar da cultura positiva. Esse fato pode acontecer, já que a percepção de bactérias no Gram exige uma concentração maior (de bactérias) daquela necessária para a cultura geral (feita em frascos de hemocultura). Uma infecção intercorrente no paciente cirrótico pode piorar a ascite de base, mesmo que não aconteça na ascite. A explicação para esse fato não é clara, mas é possível que a circulação de toxinas bacterianas e citocinas induzidas pelas bactérias piorem a vasodilatação periférica já presente no cirrótico, levando o rim a reter mais água e sódio.

CASO 3. Paciente de 32 anos de idade, sexo feminino, branca, procura o ambulatório referindo aumento do volume abdominal há dois meses. Nega edema periférico acompanhando o quadro, febre, cansaço fácil ou inapetência alimentar. Refere dor em porção inferior do abdome, mal definida, de fraca intensidade e não-contínua. Não há em seus antecedentes história do uso de álcool, hepatites, uso de drogas intravenosas ou de qualquer medicação de forma crônica. É solteira e nega relações sexuais nos últimos seis meses. Refere certa irregularidade menstrual nos últimos quatro meses, que não chega a preocupá-la. Ao exame clínico, nota-se aumento do volume abdominal com cicatriz umbilical mais próxima do apêndice xifóide do que da sínfise púbica. Os flancos são timpânicos à percussão, com macicez móvel ausente. De maneira diferente, há macicez à percussão da região central do abdome. Os semicírculos de Skoda são definidos a partir dos flancos (timpânicos) para a região central do abdome (maciça) e, portanto, têm concavidade voltada para baixo (na direção da sínfise púbica). Os exames geral, pulmonar e cardíaco são normais. A ultra-sonografia de abdome foi solicitada e revelou cisto gigante no ovário esquerdo.

Discussão: temos aqui ilustrado um caso de aumento de volume abdominal não devido à ascite que merece nossa atenção no diagnóstico diferencial. A paciente é jovem e apresenta aumento do volume abdominal, sem nenhum histórico que indique hepatopatia de base. A falta de história para doença hepática abala o diagnóstico, mas não o afasta, e devemos prosseguir na avaliação propedêutica com cuidado. O exame clínico foi decisivo para esclarecer o diagnóstico sindrômico. Vimos que a cicatriz umbilical estava mais próxima do apêndice xifóide do que da sínfise púbica. Na ascite ocorre o contrário, pois o líquido por ação da gravidade faz com que o abdome (e a cicatriz umbilical) se deforme para baixo e não para cima. Não havia macicez nos flancos e tampouco macicez móvel, mostrando que não havia líquido ocupando os flancos. Diferentemente, havia macicez na região central do abdome e os semicírculos de Skoda tinham concavidade voltada para baixo. Essa situação talvez ilustre a maior utilidade desse sinal propedêutico no diferencial da ascite. A comprovação do diagnóstico foi feita pela ultra-sonografia de abdome de forma clara, revelando um cisto de ovário.

CASO 4. Paciente de 25 anos de idade, sexo masculino, branco, procura o ambulatório referindo aumento do volume abdominal há quatro meses, acompanhado por anorexia e perda de peso ao redor de 10kg nesse período. Refere ainda fraqueza e adinamia progressivas. Nos últimos dois meses passou a apresentar sudorese noturna. Tem dúvidas quanto à presença de febre associada. No último mês, tem apresentado episódios de dor abdominal mal definida com melhora espontânea. Em seus antecedentes, há referência ao seu avô materno falecido com uma doença do pulmão, que apresentou por muitos meses. Ao exame clínico mostra-se emagrecido e muito abatido. O exame abdominal revela presença de abaulamento nos flancos, com macicez à percussão no local e macicez móvel positiva. O sinal do piparote é claramente positivo. Há algumas estrias nacaradas em hipogástrio e discreto dolorimento referido à palpação mais profunda do abdome. A descompressão brusca abdominal é negativa. Não há edema em membros inferiores ou em qualquer outro sítio periférico. O paciente mostra-se descorado 2+/4+, afebril e anictérico. Optou-se por punção diagnóstica do líquido ascítico que revelou líquido levemente turvo, com cerca de 700 leucócitos/mm^3, sendo 90% de linfócitos (portanto, 630 linfócitos/mm^3), Gram e cultura geral negativos. Foi enviado material para cultura de BAAR (pesquisa de tuberculose). O exame ADA do líquido foi positivo, com valor de 60U/litro. Indicada realização de laparoscopia com biópsia de peritônio. A análise histológica mostrou granulomas com pesquisa de BAAR positiva.

Discussão: nesse caso, vemos que acompanham o aumento de volume abdominal por ascite a queda evidente do estado geral do paciente e o emagrecimento acentuado. Esses fatores devem sempre levantar a suspeita de doença consumptiva associada ao quadro. A própria cirrose pode gerar perda de peso, mas em geral ela ocorre após curso prolongado da doença, com ascite. Outra observação interessante é a queixa de sudorese noturna por parte do paciente. Esse fenômeno curioso é mal conhecido em sua fisiopatologia e possivelmente representa liberação anormal de pirógenos endógenos durante a madrugada. Na observação clínica, encontramos essa queixa associada freqüentemente com a tuberculose e com os linfomas, por motivo desconhecido.

O paciente também apresentava antecedente suspeito com um de seus familiares. O exame clínico foi claro em confirmar a presença de ascite pelos seus principais sinais propedêuticos, bem como a queda do estado geral do paciente. A dor abdominal obtida à palpação do abdome sempre deve levantar a dúvida quanto à etiologia da ascite pela cirrose hepática não-complicada. O leve descoramento na ausência de história de sangramento pode ser compatível com anemia de doença crônica que se associa a doenças como a tuberculose, entre outras. A análise do líquido ascítico trouxe novos elementos ao diagnóstico por mostrar aumento dos leucócitos com claro predomínio de linfócitos, compatível com tuberculose e não com PBE. Os níveis de ADA acima de 32U/litro também são indicativos do diagnóstico de tuberculose. Ao final, optou-se pelo melhor exame para a confirmação diagnóstica dessa doença, ou seja, a laparoscopia com biópsia de peritônio e análise histológica. O procedimento trouxe o diagnóstico definitivo.

BIBLIOGRAFIA

ANDRADE DR – Estudo da excreção de água livre, água ligada a solutos, sódio e potássio e da filtração glomerular, em pacientes cirróticos com ascite, pela prova da sobrecarga de água. São Paulo, 1966, 87 p. Tese (Doutorado) – Faculdade de Medicina, Universidade de São Paulo.

BAR-MEIR S, LERNER E, CONN HO – Analysis of ascitic fluid in cirrhosis. *Dig Dis Sci*, 24:136, 1979.

BERG RD – Translocation of indigenous bacteria from the intestinal tract. In: Hentges DJ (ed.). *Human Intestinal Microflora in Health and Disease*. New York, Academic Press, 1983, p. 333.

CATTAU EL, BENJAMIN SB, KNUFF TE, CASTELL DO – The accuracy of the physical exam in the diagnosis of suspect ascitis. *JAMA*, 247:1164, 1982.

EPSTEIN M – Renal complications in liver disease. In: Schiff L, Schiff ER (eds.). *Diseases of the Liver*. 7th ed., Philapelphia, JB Lippincott, 1993, p. 1016.

POLAK M – *Ascite: Fisiopatologia, Classificação e Conduta Diagnóstica*. São Paulo, Farmasa, 1987, 104 p.

RUNYON BA – Ascites and spontaneous bacterial peritonitis. In: Sleisenger MH, Fordtran JS (eds.). *Gastrointestinal Disease*. 5th ed., Philadelphia, WB Saunders, 1993, p. 1977.

RUNYON BA – Ascites in liver disease. In: Haubrich WS, Schaffner F, Berk JE (eds.). *Gastroenterology Bockus*. 5th ed., Philadelphia, WB Saunders, 1995, p. 2004.

RUNYON BA – Ascites. In: Schiff L, Schiff ER (eds.). 7th ed., *Diseases of the Liver*. Philadelphia, JB Lippincott, 1993, p. 990.

RUNYON BA – Current concepts: care of patients with ascites. *N Engl J Med*, 330:337, 1994.

SHERLOCK S – *Diseases of the Liver and Biliary System. Ascites*. 6th ed., Oxford, Blackwell Scientific Publications, 1981, p. 116.

41. Disfagia, Odinofagia e Outros Sintomas Esofágicos

Felício Lopes Roque
Ary Nasi
Paulo Leonardo Barreira

Disfagia é um sintoma comum e freqüentemente bastante debilitante. Pode originar ansiedade relacionada à alimentação, diminuição de auto-estima e segurança pessoal, e até mesmo emagrecimento, desnutrição e conseqüente aumento de morbimortalidade.

Na maioria das vezes, o sintoma de disfagia remete para uma causa orgânica localizada no trato alimentar. Entretanto, até 20% dos pacientes com disfagia podem não apresentar nenhuma anormalidade anatômica ou em testes de motilidade esofágica. Outras vezes, disfagia é a primeira manifestação ou um sintoma proeminente de doenças sistêmicas como a esclerodermia e outras doenças do tecido conjuntivo. Pode também ser ocasionada por afecções cutâneas, como na síndrome de Stevens-Johnson, e até mesmo como manifestação de miocardiopatia dilatada secundária à valvopatia mitral. Nesse caso, ocorre disfagia pelo deslocamento do esôfago para a esquerda, limitando seu movimento e comprimindo-o contra a coluna vertebral.

Em nosso meio, apesar da crescente urbanização, a esofagopatia chagásica persiste como importante causa de disfagia. Ao mesmo tempo, aumenta a incidência de infecções oportunistas do esôfago nos pacientes imunodeprimidos, especialmente na síndrome da imunodeficiência adquirida. Disfagia e odinofagia são os sintomas mais freqüentes nesses quadros infecciosos do esôfago.

O termo *disfagia*, que significa dificuldade à deglutição, indica a sensação de dificuldade de progressão do alimento, ou mesmo da saliva, no seu trajeto natural entre a boca e o estômago. É como se o alimento "hesitasse" ou "não descesse direito".

Alguns outros termos referentes a anormalidades da deglutição merecem ser destacados como *odinofagia, pseudodisfagia, regurgitação* e *sensação de "globus"*.

Odinofagia significa dor à deglutição e é quase sempre devida a uma lesão de mucosa esofágica. Pode também resultar de um distúrbio motor do esôfago (Quadro 41.1) e apresentar-se como dor em queimação, aperto ou cólica na região cervical ou retroesternal. O que a diferencia das outras dores torácicas é a relação temporal nítida com a deglutição. Alguns pacientes referem que têm a percepção exata da passagem do alimento sem, entretanto, haver dor (odinofagia) nem dificulda-

Quadro 41.1 – Causas de odinofagia.

Lesão da mucosa
Esofagite péptica ou actínica
Ulcerações mucosas infecciosas
Candidíase esofágica
Esofagite herpética
Citomegalovirose
Tuberculose esofágica
Ulcerações idiopáticas associadas ao HIV
Dano químico à mucosa
Ingestão de cáustico
Ulcerações produzidas por alguns medicamentos quando permanecem por longo tempo em contato com a mucosa (antiinflamatórios não-hormonais, tetraciclina)
Neoplasias
Carcinoma epidermóide do esôfago
Distúrbios motores
Acalásia
Espasmo esofagiano difuso

de de ingestão (disfagia). Tal sensação é usualmente designada *pseudodisfagia*. Ela ocorre mais amiúde quando se come apressadamente ou quando se ingerem alimentos pouco mastigados.

Sensação de "globus" significa a percepção da presença de corpo estranho ou de alguma forma de obstrução no nível da faringe, mas que não obstrui a passagem do alimento. Não impede a deglutição, podendo até desaparecer com ela e reaparecer em seguida. Dá-se o nome de regurgitação à volta do alimento não-digerido ou parcialmente digerido à boca e orofaringe.

Por vezes, os pacientes, ao se referirem à sensação de "globus", indicam com a mão a região cervical fazendo movimentos de sobe e desce ou de aperto. Existe importante associação desse sintoma com distúrbios psicossomáticos, o que determina que tal sensação seja freqüente e inadequadamente denominada de "globus hystericus".

ASPECTOS EPIDEMIOLÓGICOS

São escassas as publicações sobre a prevalência de disfagia na população. Inquérito populacional realizado em Minnessota, Estados Unidos da América, constatou ocorrência de disfagia em cerca de 6,5% da população adulta. Sua prevalência aumenta com a idade e chega a 10% em indivíduos com idade superior a 50 anos. Na faixa etária geriátrica, descreve-se prevalência variável entre 16 e 60%, com maiores valores encontrados em idosos institucionalizados em casas de repouso. No Brasil não há estudos epidemiológicos adequados sobre o sintoma disfagia. Entretanto, a prevalência de cânceres de boca e trato digestivo alto, incluindo o esôfago, é bastante alta, principalmente nos Estados do sul do país associados a consumo de álcool, tabagismo, uso de chimarrão (provavelmente associado à temperatura quente da água e não ao mate em si). Alguns estudos discutem como fatores de risco a ingestão de proteínas transformadas pelo processo de cozimento (resíduos do churrasco). Outra endemia responsável por muitos casos de disfagia e outros sintomas esofágicos é a doença de Chagas (megaesôfago chagásico). A prevalência da doença de Chagas no Brasil vem caindo em conseqüência da urbanização.

Explica-se a elevada prevalência de disfagia entre as pessoas idosas por vários fatores, dentre eles: problemas de mastigação por deficiência da arcada dentária ou por próteses inadequadas; diminuição do volume de saliva; denervação senil do esôfago; presença de afecções associadas que comprometem a atividade motora visceral como neuropatias, miopatias, diabetes, dentre outras; uso de medicamentos que potencialmente podem comprometer a atividade muscular dos órgãos envolvidos na deglutição (bloqueadores de canais de cálcio, nitratos).

FISIOLOGIA DA DEGLUTIÇÃO

Convém uma breve recordação do processo normal de deglutição para melhor entendimento dos possíveis desencadeantes fisiopatológicos da disfagia. Em um indivíduo normal, a deglutição depende da atividade bem coordenada de diversos músculos e nervos e dura aproximadamente 5 a 10 segundos. Compreende uma fase orofaríngea e uma fase esofágica. A fase orofaríngea pode ser subdividida em fase oral preparatória, fase oral propulsiva e fase faríngea. Apenas as duas primeiras estão sob controle voluntário.

A fase oral preparatória compreende a mistura do alimento com saliva, mastigação e manipulação pela língua para formar o bolo alimentar.

Na fase oral propulsiva, a língua, ajudada pela gravidade, empurra o bolo para a orofaringe à medida que o chamado esfíncter palatoglosso se abre pelo deslocamento da úvula para cima e da base da língua para baixo.

A fase faríngea é mais complexa. Começa quando o bolo alimentar passa pelos pilares amigdalianos e termina quando ele atinge o esôfago. A laringe contrai-se e o palato eleva-se para desconectar as vias aéreas, que ficam totalmente protegidas. A língua empurra o bolo

para a faringe e a própria elevação da laringe cria uma pressão negativa pós-cricóide, que o suga para o esôfago. A gravidade também tende a facilitar a descida do bolo alimentar. A própria pressão exercida pelo bolo alimentar contra o esfíncter superior do esôfago leva este último à distensão, facilitando sua abertura.

Na fase esofagiana, o esfíncter superior do esôfago abre-se pelo relaxamento dos músculos cricofaríngeos e pela contração dos supra-hióideos. Uma vez que o bolo alimentar tenha passado, o esfíncter fecha-se e os músculos esofágicos circulares contraem-se seqüencialmente. O esfíncter inferior do esôfago relaxa-se desde as fases iniciais da deglutição e assim permanece até a chegada do bolo no estômago, quando se fecha para impedir o refluxo. A atividade motora esofágica é fundamentalmente controlada pelo sistema nervoso intrínseco, também chamado de sistema nervoso entérico (basicamente pela atividade dos plexos nervosos mioentéricos). Quando ocorre disfunção em tal sistema, como na esofagopatia chagásica, perde-se a atividade coordenada e peristáltica do corpo esofágico (aperistalse esofágica) e ocorrem distúrbios de relaxamento do esfíncter inferior do esôfago (acalásia esfincteriana).

FISIOPATOLOGIA

A deglutição normal depende, como vimos, da integridade dos complexos mecanismos sensitivomotores envolvidos nas diversas fases da deglutição, além do próprio tamanho do bolo alimentar e do diâmetro da luz esofágica.

Do ponto de vista fisiopatológico, a disfagia divide-se em *mecânica* e *motora*. A disfagia é mecânica quando causada por uma lesão estrutural que estreite o lúmen do trato alimentar ou por um bolo muito grande. A parede esofágica tem grande distensibilidade, atingindo até 4cm de diâmetro. Quando o esôfago não pode distender-se mais de 1,3 a 2,5cm, aparece a disfagia. Lesões que acometem toda a circunferência do órgão são mais freqüentemente implicadas no surgimento desse sintoma. Quando as lesões envolvem apenas pequena porção da circunferência do esôfago, as áreas não acometidas mantêm sua distensibilidade.

A disfagia motora (neuromuscular) ocorre em diversas situações patológicas. Como exemplo, têm-se alterações neuromusculares da faringe que resultam em paralisia muscular, ou em contração não-peristáltica, ou na falta de abertura do esfíncter superior do esôfago. Esta última pode ocorrer por paralisia dos músculos gênio-hióideo e supra-hióideo ou por perda do relaxamento reflexo do esfíncter superior do esôfago. Os músculos aqui envolvidos são estriados e inervados pelo componente somático do nervo vago e núcleo ambíguo. Esses neurônios são colinérgicos e excitatórios.

O segmento torácico e o esfíncter inferior do esôfago são formados por musculatura lisa e inervados pelo componente parassimpático das fibras pré-ganglionares do vago e neurônios pós-ganglionares do gânglio mioentérico. A peristalse, nesse segmento, depende mais de mecanismos motores da própria parede do esôfago. Os nervos exercem predominantemente influência inibitória no esfíncter inferior do esôfago. Disfagia pode ocorrer quando as contrações são fracas ou não-peristálticas, ou quando o esfíncter não se abre. Na esclerodermia ocorre fraqueza muscular e perda de força contrátil. Na acalásia, há perda dos neurônios mioentéricos. No espasmo esofagiano, a causa da disfagia não é bem compreendida.

CLASSIFICAÇÃO

Habitualmente, classifica-se a disfagia em *orofaríngea* (alta ou de transferência) e *esofagiana* (baixa ou de transporte). A primeira acontece quando ocorre dificuldade na passagem do bolo alimentar ou mesmo da saliva da orofaringe para o esôfago, e a segunda, quando o problema ocorre no corpo do esôfago (Quadros 41.2 e 41.3). Em ambos os casos pode-se subclassificar a disfagia em estrutural (mecânica) ou motora (neuromuscular), conforme vimos anteriormente.

Quadro 41.2 – Causas de disfagia orofaríngea.

Mecânica
Processos inflamatórios da boca e da faringe
Estomatite
Faringite
Epiglotite
Amigdalite
Lesões mucocutâneas
Síndrome de Stevens-Johnson
Líquen plano
Penfigóide bolhoso
Corpo estranho
Compressão extrínseca
Osteofitose vertebral
Abscesso ou massa retrofaríngea
Adenomegalia cervical, submandibular
Divertículo de Zenker
Bócio: neoplasias da região posterior da língua e faringe; síndrome de Plummer-Vinson; anel esofágico superior; macroglossia (amiloidose)
Motora
Acidente vascular cerebral
Parkinsonismo
Esclerose lateral amiotrófica
Esclerose múltipla
Tumores do sistema nervoso central
Doença do neurônio motor
Poliomielite bulbar e síndrome pós-poliomielite
Miastenia gravis
Miopatia metabólica (hipo ou hipertireoidismo)
Polimiosite/dermatomiosite
Amiloidose
Síndrome de Sjögren
Efeito de anestésico local sobre a orofaringe
Distúrbios funcionais: incoordenação faringoesofagiana ou relaxamento incompleto do esfíncter superior do esôfago
Drogas anticolinérgias ou anti-histamínicas

Quadro 41.3 – Causas de disfagia esofagiana.

Mecânica
Esofagite
Viral: *Herpes simplex*, citomegalovírus
Fúngica: candidíase
Bacteriana: tuberculose
Doença crônica do enxerto *x* hospedeiro
Estenose
Péptica
Inflamatória: lesões muco-cutâneas (epidermólise bolhosa distrófica, síndrome de Stevens-Johnson), doença de Crohn, candidíase
Actínica
Pós-operatória
Congênita
Anel esofagiano inferior (anel de Schatzki)
Tumores malignos
Carcinoma epidermóide do esôfago
Adenocarcinoma
Outros (sarcomas, linfomas)
Tumores benignos
Lipoma
Leiomioma
Compressão extrínseca
Fibrose mediastinal
Adenomegalias por sarcoidose mediastinal
Pancreatite
Tumor pancreático
Compressão vascular (aumento de átrio esquerdo, aneurisma de aorta, destroposição da aorta, artéria subclávia direita aberrante)
Corpo estranho
Motora
Esofagopatia chagásica
Acalásia idiopática
Espasmo esofagiano difuso
Doenças do tecido conjuntivo: esclerose sistêmica progressiva; lúpus eritematoso sistêmico; doença mista do tecido conjuntivo
Distúrbio de motilidade associado a refluxo gastroesofágico
Distrofia muscular
Neuromiopatias metabólicas (amiloidose, alcoolismo, *diabetes mellitus*)
Síndrome da pseudo-oclusão intestinal
Paralisia pseudobulbar
Esclerose lateral amiotrófica
Parkinsonismo
Outras doenças neurológicas

Além disso, há casos em que a disfagia não é explicada nem por distúrbios estruturais nem motores do trato digestivo alto, correspondendo a distúrbios funcionais comuns no campo da gastroenterologia, como no caso da chamada dispepsia funcional. Nesses casos, pode haver associação com distúrbios psiquiátricos, incluindo distúrbios psicossomáticos.

COMO INVESTIGAR

ASPECTOS CLÍNICOS

A sensação de disfagia determina grande desconforto ao paciente. Ele passa a executar diversas manobras para aliviar-se, que vão desde deglutições sucessivas de saliva ou líquidos até mudanças na posição da cabeça e do corpo.

A anamnese adequada permite um diagnóstico presuntivo correto em mais de 80% dos casos. Os sinais e os sintomas associados à disfagia, quando tomados em conjunto, adquirem a sensibilidade e a especificidade que não têm quando isolados. Quando se quer diferenciar a disfagia mecânica das demais, consegue-se sensibilidade de 77% e especificidade de 80%.

Disfagia apenas para sólidos, história de dilatações prévias do esôfago, pirose e sensação de pressão retroesternal são mais freqüentes na disfagia mecânica. O início pode ser tanto gradual quanto súbito; há um caráter freqüentemente progressivo e o bolo impactado muitas vezes precisa ser regurgitado, pois é impossível degluti-lo. Nos casos de obstrução muito avançada, pode haver dificuldade à deglutição tanto para líquidos quanto para sólidos na disfagia mecânica.

Por outro lado, disfagia para líquidos, ou tanto para líquidos quanto para sólidos, de início gradual, piora com líquidos frios e melhora com líquidos mornos são sintomas que sugerem disfagia motora. Nesse caso, com deglutições repetidas ou pela ingestão de pequena quantidade de líquido, ou com a manobra de Valsalva, o alimento pode progredir até o estômago.

Na disfagia orofaríngea, freqüentemente há regurgitação nasal ou tosse devido à aspiração traqueal. A observação clínica auxilia muito no diagnóstico correto da causa da disfagia. Quanto ao sexo, observa-se, por exemplo, que o carcinoma epidermóide do esôfago é mais freqüente em homens. Quanto à idade, quando surge antes da quinta década de vida, os diagnósticos mais importantes em nosso meio são esofagopatia chagásica, esofagite péptica, acalasia idiopática, compressões extrínsecas e esclerodermia. Quando se inicia a partir da quinta década de vida, os diagnósticos mais importantes são acidente vascular cerebral, carcinoma do esôfago, esofagite péptica, anel de Schatzki, espasmo esofagiano difuso e acalásia.

Deve-se inquirir cuidadosamente uma série de aspectos sobre a intensidade e o tempo de existência da queixa, ritmo (contínua ou intermitente), localização predominante (cervical, região torácica superior ou inferior), alívio ou agravamento com ingestão de líquidos, consistência e temperatura dos alimentos que geram maior dificuldade para a deglutição, utilização de manobras auxiliares como mudança de posição da cabeça e do corpo e compressão manual da região cervical.

Nem sempre o local indicado pelo paciente tem relação direta com o segmento anatômico responsável pela disfagia. Em estudo com pacientes com distúrbio do esvaziamento distal do esôfago, observou-se que 33% deles apontavam a região cervical como local preponderante da sensação de disfagia. Entretanto, quando a disfagia é referida como de localização baixa (região do apêndice xifóide), o valor preditivo de tal dado corresponder realmente ao segmento anatômico envolvido é maior do que quando a queixa é referida na região cervical.

Quando a disfagia é episódica apenas para sólidos, de evolução crônica ao longo de anos com intervalos assintomáticos, um diagnóstico provável é anel esofagiano inferior. Disfagia progressiva ao longo de semanas ou poucos meses, com odinofagia associada, sugere carcinoma do esôfago. Disfagia de curta evolução, transitória, ocorre em processos inflamatórios da boca e faringe. Regurgitação de alimentos deteriorados e ruído do tipo gargarejo, audível no pescoço, são comuns no divertículo de Zenker.

Alguns achados de exame clínico sugerem o diagnóstico. Quando se observa hipertrofia de parótidas e o paciente refere hipersalivação, deve-se pensar em esofagopatias obstrutivas e, especialmente, megaesôfago chagásico. Quando se nota a presença de candidíase orofaríngea, possivelmente a causa de disfagia será candidíase esofágica, embora pacientes com neoplasia de esôfago, megaesôfago ou até *diabetes mellitus* também possam apresentá-la. Presença de glossite, anemia e fatores de risco para anemia ferropriva sugerem que a síndrome de Plummer-Vinson (presença de divertículos na porção superior do esôfago associados à anemia ferropriva) seja a causa da disfagia. A presença de fenômeno de Raynaud remete ao diagnóstico de doenças próprias do tecido conjuntivo (Quadro 41.4).

Deve também ser investigada a presença de doenças sistêmicas (Quadros 41.2, 41.3 e 41.4) e o uso de certas drogas que podem levar à disfagia (Quadro 41.5).

EXAMES SUBSIDIÁRIOS

Do ponto de vista clínico, após anamnese e exame clínico, podem-se elaborar as hipóteses diagnósticas mais prováveis e caracterizar o tipo de disfagia como orofaríngea ou esofágica. Os exames a serem realizados e a seqüência de execução serão embasados nessa caracterização, conforme apresentado a seguir.

Disfagia orofaríngea

Na maioria das vezes, não é possível caracterizar a disfagia como orofaríngea pela simples queixa de disfagia alta, pois, como vimos, pacientes com disfagia decorrente de alterações no esôfago distal podem apresentar esse tipo de sintoma. Para caracterizar do ponto de vista clínico a disfagia como orofaríngea, devem ocorrer distúrbios evidentes da fase oral da deglutição, facilmente identificáveis ao exame clínico.

Deve-se iniciar a investigação com a realização de endoscopia digestiva alta para a identificação de eventuais afecções associadas e para excluir a presença de alguma obstrução ao trânsito digestivo alto (estenoses, tumorações ou divertículos).

Na ausência de obstrução identificável pelo estudo endoscópico, deve-se indicar a realização de cinedeglutografia ou videodeglutografia que nada mais são que

Quadro 41.4 – Sinais e sintomas sistêmicos associados à disfagia.

Sinais e sintomas	Doença associada
Emagrecimento	Megaesôfago chagásico, estenose cáustica ou péptica do esôfago
Emagrecimento acentuado e rápido (desproporcional aos sintomas esofagianos)	Carcinoma de esôfago
Sialorréia (hipersalivação), hipertrofia de parótidas e outras glândulas salivares	Esofagopatias obstrutivas, especialmente megaesôfago chagásico
Aspiração traqueal durante a deglutição	Disfagia orofaríngea
Aspiração traqueobrônquica não relacionada à deglutição; sinais de pneumonia aspirativa	Megaesôfago chagásico; acalásia idiopática, divertículo de Zenker; refluxo gastroesofágico
Rouquidão precedendo a disfagia	Carcinoma de laringe invadindo o esôfago
Rouquidão iniciando-se depois da disfagia ou concomitantemente	Carcinoma do esôfago acometendo nervo laríngeo recorrente; laringite por refluxo gastroesofágico; doença neuromuscular
Dor torácica	Espasmo esofagiano difuso; disfagia aguda
Pirose retroesternal e regurgitação de longa evolução	Estenose péptica
Intubação nasogástrica prolongada	Estenose péptica
Ingestão de substâncias cáusticas ou pílulas sem água	Estenose cáustica e associada a pílulas
Radioterapia prévia	Estenose actínica
Doenças mucocutâneas (epidermólise bolhosa, penfigóide bolhoso etc.)	Acometimento esofágico com inflamação ou estenose
AIDS e outros estados de imunossupressão	Infecções oportunistas (*Candida*, herpes, CMV); tumores: linfoma e sarcoma de Kaposi
Candidíase orofaríngea	Candidíase esofágica
Xerostomia e xeroftalmia	Síndrome de Sjögren, amiloidose de glândulas salivares
Sinais de paralisia bulbar ou pseudobulbar (disartria, disfonia, ptose, atrofia de língua)	Acidente vascular cerebral
Fraqueza muscular proximal	Polimiosite
Escleroderma, fenômeno de Raynaud	Esclerose sistêmica progressiva
Roncos pulmonares unilaterais e disfagia	Massa mediastinal envolvendo o esôfago e um grande brônquio
Fígado com nódulos endurecidos	Neoplasia maligna metastática
Gânglio palpável da fossa supraclavicular esquerda (gânglio de Troisier)	Carcinoma gástrico invadindo o esôfago ou esofágico
Anemia e glossite	Síndrome de Plummer-Vinson (anemia ferropriva)
Macroglossia, *diabetes mellitus*	Amiloidose, neuropatia periférica com motilidade faríngea e esofágica comprometida

Quadro 41.5 – Disfagia induzida por drogas.

Drogas	Mecanismo envolvido
Anticolinérgicos, antidepressivos tricíclicos, bloqueadores de canal de cálcio, álcool	Inibição do tônus muscular → diminuição da pressão do esfíncter inferior do esôfago → refluxo gastroesofágico
Progesterona, glucagon, atropina, teofilina, dopamina, álcool	Diminuição da pressão do esfíncter esofágico inferior
Anestésicos locais na orofaringe	Perda do estímulo sensorial aferente → prejuízo da deglutição
Anticolinérgicos, anti-histamínicos, opiáceos, antipsicóticos, alguns hipotensores e antiarrítmicos	Xerostomia
Cloreto de potássio, sais de ferro, antiinflamatórios não-hormonais, esteróide, ácido ascórbico, corticóides, tetraciclina	Lesão cáustica induzida pelo comprimido (freqüentemente ingerido com pouco líquido ou em indivíduos que já tenham alterações de motilidade)
Toxina botulínica tipo A	Paralisia muscular induzida pela droga
Citotóxicos, agentes alquilantes	Predisposição a infecções oportunistas
Analgésicos, antidiabéticos, fenitoína, outras drogas	Reação de hipersensibilidade → lesão mucocutânea

a filmagem da deglutição de contraste radiológico. Deve-se solicitar que sejam utilizados contrastes que, caso haja aspiração para a via respiratória, não gerem maiores complicações.

Por meio desses métodos radiológicos dinâmicos, pode-se avaliar a fase oral e faríngea da deglutição, assim como o trânsito esofágico propriamente dito. A necessidade da utilização de tais métodos mais dinâmicos de avaliação deve-se ao fato de os fenômenos envolvidos na fase orofaríngea serem bastante rápidos, o que determina que a análise radiológica convencional seja pouco sensível.

Devem-se analisar os movimentos de mastigação, a mobilização da língua direcionando o contraste para a faringe, a contração faríngea e a passagem do contraste, pelo esfíncter faringoesofágico, para o esôfago. É possível analisar se os mecanismos que evitam a aspiração do material deglutido para as vias respiratórias (basicamente a elevação da laringe e a movimentação da epiglote) estão funcionantes e se efetivamente existe ou não aspiração.

Nesses casos, é conveniente complementar a investigação diagnóstica indicando-se a realização de manometria faringoesofágica, com o objetivo de analisar a força de contração da faringe, as características funcionais do esfíncter faringoesofágico e a atividade motora do corpo esofágico.

Após a realização dos referidos exames, o médico já tem condições de confirmar sua hipótese diagnóstica, tendo noção mais exata da funcionalidade da deglutição orofaríngea, podendo atuar mais adequadamente no tratamento.

Disfagia esofágica

Deve-se iniciar a investigação com a realização de endoscopia digestiva alta para a identificação de causas obstrutivas para a disfagia (estenoses, neoplasias, membranas, compressões extrínsecas) e de eventuais afecções associadas (divertículos, esofagite, hérnia hiatal, moniliase).

Quando o estudo endoscópico não for suficiente para elucidar a causa da disfagia, deve-se indicar a realização de estudo radiológico contrastado que, no caso de disfagia esofágica, pode ser o convencional. Convém solicitar especificamente a execução de deglutografia (para analisar, embora grosseiramente, a parte alta) e de esofagograma (para avaliar o trânsito esofágico). Quando se solicita simplesmente a realização de estudo radiológico do esôfago, estômago e duodeno (EED), em geral, não se avalia a parte alta (trânsito faringoesofágico) e faz-se uma análise mais sucinta do corpo esofágico.

Na suspeita da existência de um problema funcional (não-obstrutivo) como causa da disfagia, deve-se indicar a execução de estudo manométrico faringoesofágico. Em geral, o estudo radiológico sugere a presença de tais distúrbios ao evidenciar dificuldade de trânsito esofágico na ausência de causa obstrutiva, dilatações do órgão, contrações espásticas ou de ondas terciárias.

ALGUNS DIAGNÓSTICOS IMPORTANTES

Esofagopatia chagásica

Ainda bastante prevalente em nosso meio, com inquérito dos anos 80 mostrando a existência de 6 a 8 milhões de chagásicos no Brasil, a doença de Chagas freqüentemente acomete o esôfago. É causada pelo *Trypanosoma cruzi* e tem como vetores insetos da subfamília dos triatomíneos. Os Estados de maior prevalência são Minas Gerais, Goiás, Bahia, São Paulo e Rio Grande do Sul. Leva a um quadro muitas vezes indistinguível da acalásia idiopática. A disfagia é um sintoma precoce, aparecendo primeiro para alimentos sólidos, quando ingeridos rapidamente. Com a evolução, surge a disfagia para líquidos. É um exemplo de disfagia esofagiana motora. Para facilitar a descida do bolo alimentar, o doente recorre à ingestão de água durante cada deglutição ou a manobras especiais, como a deglutição repetida de ar, manobra de Valsalva, permanecer em posição ortostática e outras. Nas grandes dilatações (dolicomegaesôfago), quando o órgão passa a funcionar apenas como um reservatório, a disfagia deixa de ser referida. A regurgitação pode ser precoce, por hipercinesia do esôfago, ou tardia, dependendo do decúbito, nas grandes dilatações. Esta última ocorre geralmente à noite e pode levar a aspiração para a árvore respiratória, com tosse e episódios de broncopneumonia. Dor torácica e odinofagia são referidas com relativa freqüência, com a peculiaridade de desaparecerem com a ingestão de pequena quantidade de líquidos.

Câncer esofágico

Cerca de 85% das neoplasias malignas do esôfago são carcinomas epidermóides. Os restantes são adenocarcinomas e têm comportamento de câncer gástrico (associam-se a refluxo e formação de epitélio colunar, o chamado esôfago de Barrett).

Os sintomas são de uma disfagia esofágica mecânica de evolução rápida. Em geral, aparecem quando mais de 60% da luz está ocluída, situação em que o tumor já é incurável.

São fatores de risco: sexo masculino, idade superior a 50 anos, etilismo, tabagismo, ingestão de líquidos muito quentes, estenose cáustica, acalásia e inclusive megaesôfago chagásico.

CASOS CLÍNICOS

CASO 1. Paciente de 72 anos de idade, sexo masculino, queixa-se de disfagia alta há oito meses, com regurgitações freqüentes e emagrecimento de 6kg no período. Não se queixa de pirose, sialorréia, nem de odinofagia. Sua procedência atual e remota é a cidade de São

Paulo. É tabagista de 20 cigarros por dia há 40 anos e etilista de 50mL de álcool por dia há 15 anos. Ao exame clínico constatou-se peso de 71kg, altura de 1,72m. Não foram encontradas no exame nenhuma anomalia da fase oral da deglutição e/ou alterações sugestivas de qualquer afecção patológica.

Discussão: do ponto de vista clínico, pelos antecedentes de etilismo e tabagismo, suspeitou-se da existência de neoplasia de esôfago e iniciou-se a investigação com métodos diagnósticos complementares. Foi indicada, inicialmente, a realização de estudo endoscópico digestivo alto que constatou a presença de cavidade sacular de aproximadamente 3cm de profundidade, com restos alimentares, compatível com divertículo de Zenker; presença de hérnia hiatal de deslizamento de 2,5cm e de gastrite erosiva de antro. Foi realizado na seqüência estudo radiológico contrastado convencional da deglutição alta, confirmando a presença do divertículo faringoesofágico.

No exemplo apresentado não foi possível, do ponto de vista clínico, acertar a causa da disfagia e o diagnóstico final foi elucidado pelo estudo endoscópico. Entretanto, alguns portadores de divertículo de Zenker apresentam sintomas mais característicos, tais como percepção de ruído proveniente da região cervical durante a deglutição e/ou informam que têm a sensação da presença de compressão cervical. Alguns referem ainda que massageiam a região para aliviar-se de tal sensação.

CASO 2. Paciente de 71 anos de idade, sexo masculino, queixava-se de disfagia alta e de engasgos a toda tentativa de deglutição, assim como de dificuldade de mastigação e paralisia dos membros superior e inferior direitos após acidente vascular cerebral há 18 meses, com emagrecimento de 4kg no período. Ao exame clínico constatava-se a presença de sonda nasoenteral que foi deixada para alimentação do paciente após alta hospitalar motivada pelo acidente vascular cerebral, dificuldade no movimento de mastigação e de movimentação da língua, além da deficiência motora dos referidos membros.

Discussão: com a hipótese clínica de disfagia orofaríngea de causa neurológica, iniciou-se a investigação digestiva realizando estudo endoscópico digestivo alto que caracterizou a presença de pequena hérnia hiatal de deslizamento e não evidenciou nenhuma causa obstrutiva que justificasse o quadro disfágico. Na seqüência, realizou-se videodeglutografia que evidenciou dificuldade de mastigação e hipocontratilidade de faringe, com dificuldade de trânsito do contraste ingerido da faringe para o esôfago, além de mostrar aspiração de contraste para as vias respiratórias.

Com o objetivo de melhor caracterização da incoordenação faringoesofágica, foi realizado estudo manométrico da faringe e do esôfago que mostrou redução do poder de contração da faringe (atonia) e distúrbio de relaxamento do esfíncter superior do esôfago, confirmando seqüela de acidente vascular cerebral como causa da disfagia.

CASO 3. Paciente de 78 anos de idade, sexo feminino, apresenta queixa de disfagia baixa há cinco anos, com piora importante e aparecimento de odinofagia há um mês. No período inicial da queixa, a paciente conseguia ter alimentação praticamente normal, desde que comesse lentamente e ingerisse líquidos durante a refeição. Não apresentava etilismo nem tabagismo como hábitos, era procedente da cidade de São Paulo e negava transfusões de hemoderivados. Ao exame clínico não se evidenciou nenhum distúrbio da fase oral da mastigação e nenhuma alteração relacionada à queixa clínica.

Discussão: com a hipótese diagnóstica de presbiesôfago (megaesôfago senil), iniciou-se a investigação digestiva realizando estudo endoscópico digestivo alto que identificou esôfago de calibre levemente aumentado com lesões esbranquiçadas sugestivas de moniliase esofágica. O estudo histológico do material de biópsia do esôfago confirmou a presença de moniliase.

Considerou-se que a moniliase poderia ser responsável pelo agravamento da queixa da disfagia e pelo aparecimento de odinofagia, mas que deveria haver a presença de alguma afecção esofágica ou sistêmica que explicasse a disfagia de longa data e a presença da moniliase. Indicou-se investigação clínica de eventual afecção associada (diabetes, deficiências imunológicas e/ou metabólicas), além do aprofundamento da investigação digestiva, realizando-se estudo radiológico contrastado convencional do esôfago, que identificou a presença de leve dilatação do órgão, com dificuldade de passagem da substância de contraste para o estômago, além da presença de contrações anormais do corpo esofágico.

Com diagnóstico radiológico sugestivo de desnervação esofágica, realizou-se estudo manométrico que caracterizou a presença de hipertonia e acalásia do esfíncter inferior do esôfago, além da presença de aperistalse esofágica, confirmando o achado radiológico e a hipótese diagnóstica de presbiesôfago.

A paciente foi submetida à dilatação forçada da cárdia por endoscopia e tratada da moniliase, havendo grande melhora clínica e endoscópica.

CASO 4. Paciente de 52 anos de idade, sexo feminino, apresenta queixa de disfagia baixa há oito anos, com piora importante há um ano. No período inicial da queixa, a paciente conseguia ter alimentação praticamente normal, desde que comesse lentamente e ingerisse líquidos durante a refeição. A paciente era procedente de Três Corações, Minas Gerais, e afirmava contato com triatomídeo ("barbeiro"). Ao exame clínico não se evidenciou nenhum distúrbio da fase oral da mastigação, constando-se importante desnutrição. Os exames laboratoriais indicavam hipoalbuminemia (2,8g/dl) e reação de Machado-Guerreiro positiva.

Discussão: com a hipótese diagnóstica de megaesôfago, iniciou-se a investigação digestiva realizando-se estudo endoscópico digestivo alto que identificou esôfago de calibre aumentado com edema e hiperemia de esôfago distal.

Excluindo pelo estudo endoscópico a presença de lesões obstrutivas esofágicas, indicou-se a realização de estudo radiológico contrastado convencional do esôfago, pelo qual se confirmou a hipótese diagnóstica de megaesôfago. Como do ponto de vista radiológico observou-se que poderia tratar-se da forma avançada da doença, indicou-se investigação manométrica do esôfago. Esse estudo mostrou hipertonia e acalásia do esfíncter inferior do esôfago, aperistalse e hipocontratilidade de corpo esofágico, entretanto, com contrações esofágicas ainda bem identificáveis e com amplitude média superior a 10mm Hg, caracterizando a forma não-avançada da doença.

Aproveitando o exemplo clínico para discussão das indicações dos exames subsidiários, cabe ressaltar que a manometria esofágica é o método que realmente identifica as condições fisiopatológicas básicas do megaesôfago (acalásia do esfíncter inferior e aperistalse de corpo) e deve ser realizada nos casos em que exista dúvida diagnóstica quanto à existência de megaesôfago (casos sem dilatação esofágica e casos sem definição etiológica do megaesôfago). Está também indicada nos casos em que, apesar de não haver dúvida quanto à presença da afecção, exista, como no exemplo mostrado, incerteza quanto à presença ou não de atonia esofágica que caracteriza a fase avançada da doença (complexos de deglutição com amplitude bastante reduzida, dificultando inclusive sua identificação durante o estudo manométrico).

A diferenciação da doença como avançada ou não tem implicações terapêuticas, pois os casos não-avançados podem ser tratados cirurgicamente de maneira conservadora (cardiomiectomia associada à fundoplicatura); já os casos avançados necessitam de tratamento radical com ressecção esofágica.

No exemplo apresentado, pode-se fazer hipótese diagnóstica acertada baseada nos dados clínicos. Evidentemente, a confirmação e a melhor caracterização do grau de acometimento esofágico auxiliam no planejamento terapêutico adequado.

BIBLIOGRAFIA

CASTRO LP – Estudo do paciente. **In**: Dani R, Castro LP. *Gastroenterologia Clínica*. 2ª ed., Guanabara Koogan, Rio de Janeiro, 1988.

FÉLIX, VN – Propedêutica das afecções do esôfago. **In**: Pinotti, HW. (ed.). *Tratado de Clínica Cirúrgica do Aparelho Digestivo*. Atheneu, São Paulo, 1994, p. 171.

42. Sintomas de Vias Aéreas Superiores

Chin An Lin

ESTRUTURA E FUNÇÃO

As vias aéreas desempenham uma função importante no ciclo respiratório, conduzindo o ar até os alvéolos, nos quais ocorre a troca gasosa, sem, no entanto, participarem da troca. As vias aéreas incluem o nariz, os seios paranasais, a faringe, a laringe, a traquéia e os brônquios. Do ponto de vista filogenético, os tubos de Eustáquio e o ouvido médio fazem parte das vias aéreas, mesmo porque há contato indireto por meio de comunicações do ouvido médio com o ar ambiente. Embora nem todas as estruturas citadas participem direta e primariamente da condução de ar ao pulmão, são consideradas como parte das vias aéreas (seios paranasais). A seguir, serão descritas as estruturas que compõem as vias aéreas, com ênfase nas funções exercidas por cada uma delas.

Nariz e seios paranasais – o nariz é formado por uma parte óssea e uma parte cartilaginosa, sendo que o terço superior é ósseo e os dois terços inferiores, cartilaginosos. Anatomicamente o nariz apresenta duas aberturas na sua parte inferior, conhecidas como narinas, que levam aos vestíbulos. Os vestíbulos são separados por um septo cartilaginoso medialmente e revestidos por pele com pêlos. Lateralmente os vestíbulos terminam em um espaço contendo três estruturas ósseas revestidas por mucosa ricamente vascularizada, os chamados ossos turbinados (turbinado superior, médio e inferior), cada um desses ossos delimitando um espaço que recebe, respectivamente, o nome do osso que os delimita (meato superior, médio e inferior). Nos meatos, são drenados os seios paranasais, por meio de orifícios pequenos de difícil visualização. Os seios paranasais são cavidades existentes nos ossos do crânio, contendo ar. A função do nariz, além de proporcionar olfação (função mais importante), é gerar uma resistência grande ao fluxo de ar inspirado via narinas, retardando o fluxo e fazendo com que o ar passe pelos meatos, nos quais, em contato com uma mucosa ricamente vascularizada (por sinusóides e anastomoses arteriovenosas), acabe por se esquentar, evitando que penetre nos alvéolos a uma temperatura baixa, o que poderia ter efeito irritante para a mucosa dos brônquios. Ademais, ao passar pela sinuosa conformação espacial dos meatos, o fluxo fica turbulento, fazendo decantar as partículas suspensas (inclusive algumas bactérias), evitando sua passagem para os alvéolos.

Faringe – é dividida em três partes: a nasofaringe, a orofaringe e a hipofaringe. A nasofarige começa com a abertura posterior das cavidades nasais, as coanas, e continua até o palato mole, sendo revestida por um epitélio pseudo-estratificado colunar e ciliado. Na parede posterior, o tecido adenóide (principalmente em crianças) pode aumentar a ponto de atrapalhar a respiração nasal. As adenóides fazem parte do anel tonsilar de Waldeyer (junto com tonsilas faríngeas e de língua), que desempenha papel importante no desenvolvimento da defesa imune. A orofaringe é de interesse maior para o trato digestivo alto. O sistema muscular em volta da orofaringe tem papel ativo na deglutição mas não na ventilação. O palato mole e a base da língua podem desempenhar um papel importante na produção de ronco alto, principalmente em portadores de apnéia de sono. As amígdalas, que se alojam entre os pilares anteriores e posteriores, são importantes na defesa imune e servem como anteparo aos agentes causadores de infecções de vias aéreas superiores. A hipofaringe termina na abertura glótica (face medial) e no seio piriforme (face lateral).

Laringe – em continuação à hipofaringe começa a laringe, cujo revestimento é por um epitélio colunar cubóide até a altura das cordas vocais. É constituída principalmente de cartilagens (as singulares: tireóide, cricóide e epiglote; as pares: aritenóides, corniculadas e cuneiformes), ligamentos e músculos (extrínseco e intrínseco). A inervação da laringe é feita por dois ramos do 10º par (vago) e dos nervos laríngeo superior e laríngeo inferior ou nervo recorrente. Em seres humanos, a laringe, por meio da contração das cordas vocais, faz com que o ar expirado adquira sons diferentes, constituindo a linguagem falada. Além disso, a laringe constitui uma passagem importante na condução do ar em direção aos alvéolos.

Traquéia e brônquios – a traquéia é um tubo constituído de anéis cartilaginosos em forma de "U" que se abrem posteriormente. O comprimento da traquéia é de cerca de 12cm (começa na cartilagem cricóide e termina na junção entre o manúbrio e o esterno) e o diâmetro é de aproximadamente 2cm. É revestida por um epitélio colunar pseudo-estratificado que contém células ciliadas e não-ciliadas. As não-ciliadas são produtoras de muco e as ciliadas fazem um movimento de batimento ciliar uniforme que propele o muco que retém partículas suspensas no ar, material contaminante e bactérias trazidas pelo ar inspirado. Na região basal do epitélio pseudo-estratificado, existem células pluripotentes que podem diferenciar-se tanto em células não-ciliadas como em ciliadas. Os brônquios principais começam a partir da bifurcação da traquéia e terminam nos hilos. O brônquio direito é mais curto e sai diretamente da traquéia sem desviar muito, diferentemente do brônquio esquerdo que é mais longo e desvia mais assim que sai da traquéia, sendo mais horizontalizado e dirigindo-se posteriormente. Dentro do pulmão, cada brônquio vai se bifurcando, dando origem a brônquios lobares, um para cada lobo do pulmão. Dos brônquios lobares, têm origem os brônquios segmentares. Cada brônquio segmentar mais o segmento pulmonar suprido constitui-se em segmento broncopulmonar. Após 6 a 25 dicotomizações ou gerações, os brônquios são denominados bronquíolos terminais. O revestimento epitelial dos brônquios varia desde epitélio pseudo-estratificado até epitélio cubóide em bronquíolos menores. O epitélio ciliado ainda persiste até os bronquíolos terminais, embora as células produtoras de muco desapareçam nesse nível. Os anéis cartilaginosos passam para placas cartilaginosas em brônquios médios, desaparecendo em bronquíolos menores. A camada muscular lisa, presente nas vias aéreas, vai desde os brônquios principais até os bronquíolos terminais. O músculo liso desempenha um papel importante, pois seu tônus e/ou contração podem determinar um fenômeno conhecido como broncoespasmo, importante na asma e na bronquite crônica.

BASES FISIOPATOLÓGICAS

Congestão nasal – uma das queixas mais comuns de pacientes que procuram os serviços de pronto-atendimento médico por infecções de vias aéreas superiores é a congestão nasal. Outro termo mais coloquial e bastante utilizado pela população em geral é "nariz entupido". É uma sensação de dificuldade para respirar pelo nariz. A congestão nasal ocorre quando, por algum motivo, há edema da mucosa, ou quando há uma obstrução mecânica nas cavidades nasais, como por exemplo pólipos ou um corpo estranho. O edema é provocado principalmente quando há alteração de permeabilidade vascular dos sinusóides e anastomoses

arteriovenosas que irrigam a mucosa nasal. Processos inflamatórios provocados por infecção viral, processos alérgicos, aspiração de irritantes e mudança brusca de temperatura podem provocar aumento da permeabilidade vascular e edema de mucosa, levando à congestão nasal. A congestão nasal pode resultar em lacrimejamento, cefaléia e por obrigar o paciente a ter uma respiração bucal, rouquidão e sensação de boca seca. Freqüentemente a congestão nasal vem acompanhada de rinorréia, que pode ser mucopurulenta, mucosa ou até aquosa. Por impedir uma respiração normal, a sensação de desconforto é muito grande, chegando às vezes a provocar distúrbio de sono, por exemplo nos pacientes que sofrem de rinites crônicas. As doenças que mais produzem congestão nasal são: infecção de vias aéreas superiores, seja de origem viral ou bacteriana, processos inflamatórios crônicos nasais como as rinites alérgicas e as rinites vasomotoras. Em crianças pequenas, são freqüentes os casos de "nariz entupido" por corpo estranho, geralmente por aspiração voluntária. Nesse caso, é comum a queixa de obstrução nasal unilateral. O aumento de adenóide na epifaringe pode levar também à obstrução nasal e causar infecções de repetição. Outras causas de congestão nasal são o desvio de septo nasal medial e pólipos. Essas alterações geralmente requerem tratamento cirúrgico. Em casos de sinusite, os pacientes podem também se queixar de congestão nasal, muitas vezes acompanhada de odor desagradável na secreção nasal.

Rouquidão – é uma queixa relativamente comum, principalmente em paciente com laringite. Devido ao processo inflamatório na região das cordas vocais, há edema local, impedindo a coaptação perfeita das cordas vocais, levando à rouquidão. Esse sintoma também pode estar presente em doenças mais graves, como câncer de laringe ou tuberculose de cordas vocais.

Disfagia – é um sintoma que denota a dificuldade para engolir alimentos. É freqüente em pacientes com inflamação de hipofaringe, com edema local, dor e hiperemia, gerando grande dificuldade para engolir alimentos. A disfagia é compreensível, pois essa região marca o início do esôfago. A disfagia de início mais insidioso pode representar outras doenças, como megaesôfago ou câncer de esôfago.

Cefaléia – embora não faça parte diretamente dos sintomas de vias aéreas e dada a complexidade de sua classificação, vamos tratar esse sintoma resumidamente. Em pacientes com sinusite aguda ou crônica agudizada, a cefaléia é um sintoma comum e muito importante. Dependendo de sua localização, a dor de cabeça muitas vezes pode dar pistas para o diagnóstico da localização do processo inflamatório. Por exemplo, sinusite de seios maxilares, dada a sua proximidade das órbitas oculares, muitas vezes leva o paciente a se queixar de dor na região orbitária. As características da cefaléia incluem dor geralmente latejante e piora com a flexão da coluna cervical, isto é, ao abaixar a cabeça. A cefaléia é persistente e geralmente não melhora com analgésicos comuns. A cefaléia também pode estar presente em resfriados comuns. Resfriados podem provocar a cefaléia não só pela inflamação das vias aéreas como também pela intensa congestão e a indisposição provocada pelo processo inflamatório.

Espirro – é um reflexo protetor, destinado a alterar o ritmo de respiração e a expulsar partículas estranhas à mucosa nasal. Esse reflexo é induzido por estimulação mecânica na mucosa nasal, por meio da ativação dos receptores de adaptação rápida. Existem os aferentes vagais que exercem os efeitos facilitadores do reflexo de espirro, não somente facilitando a ocorrência desse reflexo como também modulando a freqüência e a amplitude dos espirros (existem as salvas de espirros que costumam acontecer quando o paciente inala irritantes). O espirro é um sintoma presente em resfriado comum, rinites alérgicas e vasomotoras e quando há inalação de irritantes. Devido ao esforço pode provocar sangramento na mucosa nasal.

Rinorréia – é um sintoma bastante comum em afecções de vias aéreas envolvendo o nariz, principalmente as infecções de origem viral. Ao que tudo indica, ocorre quando há edema da mucosa nasal, com hipersecreção reativa das glândulas produtoras de muco nasal, levando ao aumento da sua produção. Inicia-se primeiro um corrimento com características aquosas. Depois, dependendo do agente causador, se viral ou bacteriano, pode transformar-se em purulento. Pela presença de edema da mucosa nasal, o paciente pode apresentar congestão nasal. Dependendo do tipo de agente causador da rinorréia, pode haver hemorragia da mucosa nasal e o paciente apresentar rinorréia com aspecto de laivos de sangue. Sua incidência mais comum é nas infecções de vias aéreas superiores, principalmente de origem viral (podendo ou não haver superinfecção bacteriana). Os sinônimos da rinorréia são: coriza, corrimento nasal, "nariz escorrendo".

Epistaxe – é um sintoma que significa sangramento nasal. A hemorragia é provocada, mais comumente, por traumatismo local da mucosa. O ressecamento da mucosa em ambiente onde a umidade relativa do ar é baixa também pode levar à epistaxe. Infecções e tumores podem provocar sangramento. Sangramentos provenientes de seios paranasais podem manifestar-se como epistaxe. Muitas vezes, o sangramento pode escorrer posteriormente, em direção à orofaringe, o que pode gerar queixas diferentes como escarro hemoptóico e não epistaxe. Vale destacar que a maioria dos quadros de epistaxe é de origem venosa, não tendo, portanto, relação direta com crises hipertensivas.

Lacrimejamento – devido à congestão e ao edema, resultantes de processo inflamatório de toda a mucosa nasal e também da hipersecreção reativa do epitélio respiratório, através do ducto nasolacrimal, há comunicação entre o nariz e o globo ocular, e o processo de hipersecreção reativa acaba atingindo as glândulas lacrimais, havendo aumento de lacrimejamento.

Tosse – faz parte do mecanismo de defesa do sistema respiratório. É raramente acionada, pois normalmente o batimento ciliar do epitélio respiratório consegue carregar o muco produzido pela mucosa traqueobrônquica, impregnado de partículas suspensas do ar, bactérias e agentes irritantes em direção à orofaringe, na qual o muco é deglutido. A tosse pode ser voluntária, mas, mais freqüentemente, é gerada por reflexo, a partir de estímulos irritantes ou excesso de secreção que o simples batimento ciliar não conseguiu eliminar.

Hemoptise – é um sintoma razoavelmente prevalente em algumas doenças das vias aéreas. A hemoptise é provocada por sangramento da mucosa, de pequenos vasos, seja por infecção (processo inflamatório concentrando células inflamatórias e edema local, com hiperemia e, portanto, maior possibilidade para sangrar), seja por traumatismo da mucosa (manipulação de cavidades nasais, esforço para espirrar ou tossir). A hemoptise é um sintoma bastante assustador e alarmante, mas a maior causa é inflamação de vias aéreas como bronquite e doenças crônicas de brônquios com infecções repetitivas e alterações anatômicas como bronquiectasias. Nesses casos, geralmente a hemoptise não é volumosa e é autolimitada. Doenças como tumores brônquicos, infarto pulmonar e tuberculose também podem manifestar-se com hemoptise.

Dispnéia – ou dificuldade para respirar, geralmente é expressa por pacientes como "falta de ar", "fôlego curto" e outros termos. A dispnéia é um sintoma bastante generalizado podendo ter várias origens e causas. Entre as causas de dispnéia, temos as de origem cardíaca, pulmonar e outras que podem ter origem nas vias aéreas. Em infecções de vias aéreas superiores, a congestão nasal e a coriza podem impedir a passagem do ar, gerando uma sensação de falta de ar, da qual o paciente pode queixar-se. A dispnéia por infecção de vias aéreas geralmente não é grave, nem representa um pródromo de insuficiência respiratória. Em casos nos quais há descompensação de asma ou bronquite associada à infecção de vias aéreas, a dispnéia, por obstrução de vias aéreas devido a broncoespasmo, inflamação da mucosa brônquica e/ou presença de secreção na luz das vias aéreas, tende a ser mais grave e pode levar à insuficiência respiratória aguda. Nos casos de asma ou bronquite descompensada, a dispnéia normalmente vem acompanhada de queixas de sibilos ("chiado no peito"). Pode haver piora do quadro principalmente à noite.

A dispnéia é um dos sintomas que mais desconforto traz ao paciente.

Dor – é uma queixa comum em casos de faringite e laringite (angina de garganta) e traqueobronquite (dor na região cervical e região esternal, que piora à tosse). A dor é provocada pelo processo inflamatório e, a exemplo de sinusite, provoca edema e congestão no epitélio respiratório e conseqüentemente dor. Em traqueobronquites, muitas vezes há piora da dor quando ocorrem os episódios de tosses prolongadas.

ABORDAGEM

Uma boa abordagem dos sintomas começa com uma boa anamnese. A avaliação cuidadosa dos sintomas já pode nos dar uma boa idéia do possível órgão ou órgãos acometidos. Exemplos disso são congestão nasal, coriza e dor de garganta. Ao relatar esses sintomas, o paciente localiza os órgãos envolvidos na afecção, limitando as hipóteses diagnósticas. Em seguida, é importante saber a duração dos sintomas, uma vez que isso dá uma idéia de cronicidade ou não da doença, o que também limita as hipóteses diagnósticas. No caso da rinorréia e da congestão nasal, se a queixa é de início recente, temos de dar ênfase às hipóteses de infecção de vias aéreas, entre as quais o resfriado comum. Se a queixa tem duração de meses, devemos pensar em rinite ou mesmo sinusite crônica. Posteriormente, é preciso caracterizar os sintomas, os quais serão discutidos a seguir, de acordo com cada órgão.

Nariz – é importante saber se a congestão nasal é periódica, se há períodos em que há melhora e períodos de piora, se é bilateral ou unilateral. Congestão nasal com períodos de melhora ou piora pode estar associada a um processo alérgico em que o paciente pode, por exemplo, entrar em contato com alguns ambientes em determinados períodos do dia (por exemplo, cheios de pó), apresentando congestão em decorrência de processo alérgico. Nesse caso, o paciente também pode queixar-se de prurido local. Pode também ser uma rinite vasomotora, em que extremos de temperatura nos períodos variados do dia podem levar à congestão (quando acorda de manhã). Congestão unilateral sugere processo que acomete apenas um lado das cavidades nasais (corpo estranho aspirado, desvio de septo, neoplasia). Na congestão nasal, é importante pesquisar a existência de odor. Na verdade, o odor está presente na secreção produzida. A existência de odor forte pode sugerir infecção bacteriana. É importante saber o aspecto da secreção. Aspecto aquoso ou transparente sugere etiologia alérgica ou início de quadro infeccioso. Já aspecto de secreção espessa, com tons amarelados ou esverdeados, sugere existência de infecção. Pacientes que referem sintomas de congestão nasal por inflamação aguda, como resfriado comum, apresentam, ao exame clínico, mucosa nasal edemaciada e hiperemiada. A mucosa nasal

de pacientes com rinites crônicas, entre as quais alérgica e vasomotora, pode apresentar-se edemaciada, com tons mais escurecidos, azulados ou avermelhados escurecidos e eventualmente pálidos. Em pacientes com septo nasal desviado, geralmente dá para visualizar essas alterações ao exame direto. Em muitos pacientes, o desvio de septo é assintomático. Em rinites aguda ou crônica, o espirro é muito comum. Trata-se de reação contra a irritação da mucosa nasal, provocada por processo inflamatório e/ou agentes irritantes.

Seios paranasais – das afecções de seios paranasais, a mais comum é a inflamação crônica ou sinusite. Um sintoma freqüente nesses pacientes é a hipersensibilidade superficial das regiões em que se situam os seios paranasais. Em geral, a cefaléia é localizada nas áreas dos seios acometidos, por exemplo, cefaléia frontal é mais sugestiva da sinusite frontal, cefaléia de localização suborbital sugere mais sinusite maxilar. Geralmente, pelo fato de a mucosa estar congesta com presença de secreção nos seios acometidos, ao submeter os seios à ação de gravidade, o paciente pode referir piora da cefaléia. Para examinar, é recomendado pedir ao paciente para fazer a flexão da coluna cervical, inclinando a cabeça para baixo. Os outros sintomas que costumam acompanhar uma sinusite são congestão nasal, rinorréia e, às vezes, febre. É importante perguntar ao paciente quanto à duração da congestão nasal, da rinorréia e da própria cefaléia. É comum a sinusite vir após uma infecção viral, que pode transformar-se em infecção bacteriana. É freqüente a rinorréia ser purulenta e, ao se dirigir em direção à orofaringe, o paciente apresentar tosse. Outro exame é a palpação, pressionando os supostos seios acometidos pela superfície. Os locais de pressão são, para os seios frontais, a região acima da sobrancelha; e para os seios maxilares, região logo abaixo das órbitas. Nesse exame, é importante avaliar a hipersensibilidade local, traduzida, muitas vezes, em hiperalgesia local, isto é, o paciente pode referir dor à pressão. Outra técnica é a transluminação, que consiste em dirigir uma fonte de luz forte e estrita contra os seios paranasais. Em ambiente escuro, um seio sadio apresenta brilho avermelhado, enquanto um seio cheio de secreção transmite brilho fraco, ofuscado. Podemos encontrar também o sinal do orvalho, a visualização de secreção escorrendo pela parede posterior da faringe. Outro sinal freqüente na sinusite é o aparecimento de edemas de face, principalmente periorbitais ou, às vezes, em região maxilar.

Faringe e laringe – o sintoma que mais freqüentemente está associado às afecções de faringe e laringe é, sem dúvida, a dor, popularmente conhecida como "dor de garganta" ou "garganta inflamada", seguida de irritação local e de rouquidão. É necessário abordar as características da dor, se piora quando deglute, se é acompanhada ou não de febre, se há halitose, pois pode sugerir a presença de pus. É muito importante na abordagem de sintomas ligados à faringe e à laringe proceder ao exame dessa região. É no exame clínico que se pode visualizar a existência de lesão, com ou sem a presença de pus. O processo inflamatório manifesta-se principalmente por meio de hiperemia local. Freqüentemente, visualiza-se aumento (edema) das amígdalas. A amigdalite aguda é um dos quadros mais prevalentes em infecções de vias aéreas superiores. A presença de pus é freqüente (pontos purulentos), mas sua presença não significa necessariamente infecção bacteriana. A febre é comum nesse caso. No exame clínico, além de visualizar o processo flogístico, com edema e hiperemia, pode-se visualizar secreção originária das cavidades nasais, podendo até confundir com a secreção da própria faringe. Mais rara atualmente, mas muito freqüente nas décadas passadas, a difteria apresenta-se também com edema e hiperemia importante na região faringeana. Um exsudato espesso, com aspecto purulento, pode estar presente nas amígdalas, propagando-se até o palato mole. Abscessos periamigdalianos são resultantes de infecções por estreptococo e que atingem as partes moles adjacentes às amígdalas. Ao exame clínico, pode-se visualizar tumoração, geralmente unilateral.

Traquéia e brônquios – os processos inflamatórios que envolvem a traquéia e os brônquios geralmente produzem dor, tosse, secreção, hemoptise e dispnéia. É importante caracterizar bem o tipo de dor, os sintomas associados e os fatores que a pioram, para o correto diagnóstico diferencial. A dor que caracteriza a inflamação de traquéia e brônquios geralmente se localiza na região esternal alta e/ou na região da parede torácica superposta ao processo inflamatório traqueobrônquico. A dor pode piorar com a tosse e geralmente o paciente se queixa de queimação. A tosse, já discutida anteriormente, é um mecanismo de proteção que se exacerba, podendo tornar-se um sintoma muito incômodo. Em casos de tosse por traqueobronquite, a tosse inicia-se seca, irritativa, acompanhada de dor (de garganta e traqueobrônquica) e freqüentemente de febre. Após um período (de dois a cinco dias) de evolução, a tosse passa a ser produtiva, de início com secreção mucosa e posteriormente mucopurulenta. Na anamnese, é importante destacar e caracterizar o tipo de expectoração, podendo, com isso, dirigir o diagnóstico mais para um quadro viral ou mais para um quadro bacteriano. A presença de expectoração mucopurulenta não é determinante de seu agente etiológico, mas sugere mais ter origem bacteriana ou não, de acordo com o tempo de evolução decorrido desde o início do quadro. A presença de secreção purulenta por tempo prolongado, de semanas a meses consecutivos, pode sugerir bronquite crônica (infectada ou não), bronquiectasia ou tuberculose. A presença de hemoptise não necessariamente remete a alguma alteração do parênquima pulmonar. A

bronquite e a bronquiectasia constituem causas importantes de hemoptise, normalmente de pequena monta. É importante caracterizar a quantidade de hemoptise para afastar outros diagnósticos. A dispnéia pode acontecer nos casos de traqueobronquite, especialmente nos casos em que há descompensação de asma ou de bronquite nos portadores dessas afecções. Geralmente, o paciente queixa-se de dispnéia acompanhada de sibilos (chiados) no pulmão. Refere a sensação de sufocação e dificuldade para respirar. Ao exame clínico, há presença de expiração prolongada e, na ausculta pulmonar, sibilos, roncos e/ou estertores grossos por causa da hipersecreção. Em casos de faringite e laringite, pode haver dispnéia, nesse caso alta, podendo ser acompanhada de cornagem, caso haja aumento importante dos tecidos linfóides e amígdalas. A dispnéia de descompensação de asma ou bronquite em infecções de vias aéreas superiores pode ser agravada com atividades físicas e após crises prolongadas de tosse. A traqueobronquite, de *per se*, após uma crise prolongada de tosse, pode levar à dispnéia importante, podendo apresentar concomitantemente cianose em alguns casos de inflamação mais intensa.

Resfriado comum – é, de longe, a doença de maior incidência das vias aéreas. A maioria dos sintomas (para não dizer todos) que discutimos e órgãos envolvidos estão relacionados com resfriado comum. Vamos fazer uma pequena revisão dessa doença, do ponto de vista fisiopatológico, para tentarmos esclarecer melhor os órgãos envolvidos e os sintomas correlacionados. Comumente conhecido como infecção de vias aéreas superiores, o resfriado comum é causado por vírus. Em média, as crianças em idade pré-escolar são acometidas pelo resfriado comum cerca de 6 a 10 vezes por ano, enquanto no adulto a média está em torno de 2 a 4 vezes. Existe uma variação sazonal na incidência, sendo mais comuns em estações mais frias e em períodos de meia-estação, final de outono, início de inverno. Em muitas culturas de diferentes países, a exposição à temperatura baixa é tida como de grande importância para desenvolver resfriado comum, mas epidemiologicamente não parece haver associação importante. Os agentes mais comuns do resfriado comum são, em ordem decrescente de incidência, rinovírus (responsável por cerca de 30% dos casos em adulto) com mais de 100 sorotipos diferentes, parainfluenza, vírus sincicial respiratório (mais ligado à exacerbação de sintomas da asma), coronavírus, adenovírus, enterovírus, influenza, reovírus e, mais casualmente, um agente não-viral: *Mycoplasma pneumoniae*. Alguns outros agentes não-virais podem também provocar resfriado comum (muito raramente): *Chlamydia psittaci e Bordetella pertussis*. Outros agentes virais associados: Epstein-Barr, rubéola, varicela, herpes simples. Estresse e fumo, incluindo o fumo passivo, são fatores predisponentes para o resfriado comum.

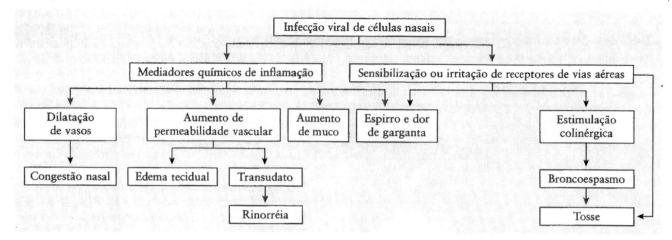

Figura 42.1 – Esquema fisiopatológico do resfriado comum.

O resfriado comum é geralmente autolimitado, salvo se há superinfecção bacteriana. Não há destruição de células de forma importante, mas pode haver certa perda das células epiteliais colunares. Inicialmente, ocorre aumento de permeabilidade vascular, produzindo secreção rica em mediadores inflamatórios como as cininas.

As complicações do resfriado comum são freqüentes, como exacerbação de asma ou bronquite, pneumonia bacteriana (é mais raro o próprio vírus levar à pneumonia), sinusite e epistaxe. Na figura 42.1 apresentamos um esquema de fisiopatologia de sintomas de vias aéreas em resfriado comum.

BIBLIOGRAFIA

BATES, B – Análise dos sintomas, exame físico – cabeça e pescoço. In: *Propedêutica Médica*. Rio de Janeiro, Guanabara Koogan, 4ª ed., 1990.

MALM L, TOREMALM NG – The upper respiratory tract. In: *Albert Fishman's Pulmonary Diseases and Disorders*. 2nd ed., USA, McGraw-Hill Inc, 1988.

MURRAY JF – Respiratory structure and function. In: *Cecil Textbook of Medicine*. 19th ed., Philadelphia, WB Saunders, 1992.

SHORE NS, KAZEMI H – Examination of patient with respiratory disease. In: Kazemi H, *Disorders of the Respiratory System*. 2nd ed., 1976.

WALLOIS F ET AL – Activities of vagal receptors in different Phases of seeze in cats. *Resp Physiol*, 101:239, 1995.

43. Tosse

Eugene F. Geppert

A tosse é um reflexo que existe no ser humano para expelir muco e materiais aspirados da árvore traqueobrônquica e dos pulmões. A tosse normal é acionada só no momento em que uma substância irritante estimula os tecidos sensíveis. A tosse anormal é um sintoma de doença em que algum estímulo provoca uma resposta patológica. Muitas vezes essa tosse patológica não serve para proteger as vias respiratórias e, portanto, é um simples sintoma.

O reflexo da tosse se dá em etapas. No início, a pessoa inala rápida e profundamente. Logo a seguir, a glote é fechada e a pressão intrapleural sobe a aproximadamente 100cm H_2O devido à contração dos músculos expiratórios. Por volta de 0,2 segundo depois, a glote é aberta, acarretando um fluxo de ar turbulento. O fluxo máximo traz consigo uma alta velocidade linear de gás, importante para expelir as secreções. Essas velocidades altas de moléculas de ar também fazem os tecidos respiratórios vibrarem, produzindo o som característico da tosse.

A tosse aguda é a presença do sintoma por menos de oito semanas, e a crônica, a presença do sintoma por mais de oito semanas. A tosse seca ou não-produtiva é uma tosse sem escarro, e a tosse produtiva acompanha-se de escarro.

HISTÓRIA CLÍNICA

A anamnese deve determinar os sete atributos do sintoma apresentado no quadro 43.1. A localização de uma sensação de prurido na garganta pode sinalizar uma doença das vias respiratórias superiores, porém uma sensação de prurido no peito pode indicar uma doença das vias respiratórias inferiores. Tosse produtiva sugere com maior probabilidade bronquite crônica, asma, bronquiectasia, pneumonia ou abscesso do pulmão. Algumas drogas como os inibidores da enzima de conversão utilizados no tratamento da hipertensão arterial podem causar tosse como um efeito colateral. Nesses casos trata-se de tosse de grande intensidade que incomoda muito o paciente; também é intensa a tosse provocada por aspiração de um corpo estranho. A duração do sintoma facilita o diagnóstico porque as causas

Quadro 43.1 – Atributos gerais do sintoma da tosse.

1. **Localização.** O acesso de tosse começa com sensação de coceira na garganta ou no peito?
2. **Qualidade.** A tosse é seca ou produtiva?
3. **Intensidade.** A tosse é explosiva ou violenta? Quanto escarro é produzido em 24 horas?
4. **Ritmo e duração.** Quando começou? Por quanto tempo duram os acessos? Aparecem com que freqüência?
5. **Circunstâncias em que o paciente tosse.** Existem fatores ambientais? Atividades pessoais?
6. **Fatores atenuantes ou agravantes.** Melhora à noite? Melhora com remédios? Piora ao deitar-se? Piora com exercícios?
7. **Manifestações associadas.** Há dispnéia? Desmaio? Incontinência urinária? Sibilos? Dor torácica? Febre? Ortopnéia? Vômitos?

Adaptado de Bates *et al.*, 1998.

Quadro 43.2 – Causas de tosse aguda em adultos.

Tuberculose
Resfriado comum
Sinusite bacteriana
Coqueluche
Bronquite aguda
Rinite alérgica
Irritantes ambientais
Pneumonia
Insuficiência cardíaca congestiva
Embolia pulmonar
Engasgo

Adaptado de Parente Soares, 1998.

de tosse aguda (Quadro 43.2) são muito diferentes das causas de tosse crônica (Quadros 43.3 e 43.4). As circunstâncias ajudam muito. Por exemplo, uma tosse que aparece ao deitar-se pode ser provocada por sinusite, gotejamento pós-nasal, asma, refluxo gastroesofágico, ou uma síndrome recentemente descrita de falta de rigidez das paredes dos brônquios (Bonnet) (Quadro 43.5) Há fatores atenuantes da tosse? Uma tosse que melhora à noite é muitas vezes menos grave do que uma tosse provocada por asma. Muitos pacientes com tosse melhoram um pouco quando deglutem com freqüência, bebendo água aos goles ou chupando balas, porém essa

Quadro 43.3 – Causas comuns de tosse crônica em adultos.

Tuberculose
Gotejamento pós-nasal
Asma
Refluxo gastroesofágico
Tosse prolongada pós-resfriado
Bronquiectasia
Tosse seca e persistente idiopática (TSPI)
Tabagismo
Remédios da classe dos inibidores da enzima conversora da angiotensina (ECA)
Bronquite eosinofílica (tosse com > 3% de eosinófilos no escarro sem hiper-reatividade brônquica)

Quadro 43.4 – Causas pouco comuns de tosse crônica em adultos.

Infecção dos brônquios com parasitas
Presença de suturas expostas na superfície do brônquio de pessoas operadas
Cisto do esôfago
Anormalidades da glândula tireóide
Insuficiência cardíaca congestiva
Extra-sístoles ventriculares prévias
Otite externa, ou às vezes corpo estranho junto ao tímpano
Falta de rigidez das paredes dos brônquios

Quadro 43.5 – Causas de tosse que pioram com o decúbito.

Sinusite
Gotejamento pós-nasal
Asma
Refluxo gastroesofágico
Falta de rigidez das paredes dos brônquios

melhora não é específica para certas causas. Há fatores agravantes da tosse? Uma tosse que se agrava com exercício pode ser causada por asma. As manifestações associadas também são muito úteis e quase sempre sugerem a etiologia da tosse. Presença de febre, sudorese e perda de peso sugere infecção (como tuberculose) ou doença sistêmica. Muitas vezes o gotejamento pós-nasal associa-se a outros sintomas alérgicos como congestão, prurido nasal e conjuntivite. A tosse do refluxo gastroesofágico pode associar-se à azia.

EXAME CLÍNICO

Durante a anamnese, o observador deve notar a freqüência com que o paciente tosse espontaneamente, assim como a violência com que ele tosse. Na inspeção geral, o observador procura por alterações do exame clínico. O paciente tem hemorragias subconjuntivais em conseqüência de tosse violenta? Como está o escarro? Amarelado? Esverdeado? Com sangue? O paciente tem baqueteamento digital? Esse sinal está presente em diversas doenças crônicas: fibrose cística, bronquiectasia, câncer do pulmão, abscesso do pulmão e doenças congênitas cardiovasculares.

O exame clínico dos pacientes com tosse deve ser focalizado na faringe, nos ouvidos, no pescoço e no tórax.

Ao inspecionar a faringe de pacientes com gotejamento posterior contínuo, é possível observar um pequeno fio de muco. Muitas vezes o médico pode ver na parede posterior da faringe a membrana mucosa com protuberâncias pequenas, com aparência de chão ladrilhado com pedras arredondadas. Ao pressionar sobre os seios da face, uma hipersensibilidade pode sugerir sinusite.

No exame do conduto auditivo externo, o médico deve procurar vermelhidão e secreção no canal auditivo, assim como pêlos ou corpos estranhos grudados ao tímpano.

O médico precisa palpar o pescoço procurando qualquer estrutura que possa irritar a traquéia.

No tórax, o observador procura alterações do exame clínico pulmonar como macicez à percussão dos pulmões, ruídos respiratórios brônquicos ou ausentes, crepitações e sibilos. Depois de auscultar os ruídos respiratórios, é aconselhável pedir ao paciente para expelir o ar com força durante a ausculta pulmonar, induzindo o aparecimento de sibilos nos pacientes com asma leve. Durante o exame, o clínico orienta o paciente a respirar profundamente com a boca aberta; se o paciente tosse durante a inspiração, isso pode sugerir uma doença caracterizada por inflamação das vias aéreas, como asma ou pneumonia.

FISIOPATOLOGIA

A tosse normal é um reflexo que funciona como defesa do sistema respiratório. A tosse patológica é um sintoma resultante da estimulação dos receptores normais por um processo patológico, ou a estimulação de receptores hipersensíveis por mecanismos desconhecidos.

Arco aferente do reflexo – o reflexo da tosse pode ser iniciado em numerosas estruturas anatômicas, inervadas principalmente pelo nervo vago. O epitélio da laringe, traquéia e dos grandes brônquios contêm nervos sensitivos que conduzem os impulsos da tosse. Os receptores são de dois tipos: 1. os receptores de adaptação rápida (RAR) e 2. os receptores das fibras C. Os receptores sensitivos registram os impulsos referentes a estímulos químicos e mecânicos. Os receptores RAR são os efetores principais que conduzem à tosse. Ainda não se conhece bem o papel dos receptores das fibras C, que secretam taquicininas capazes de estimular os receptores RAR. Pode ser que as taquicininas estejam envolvidas na tosse. Outrossim, acredita-se que a tosse provocada por inibidores da enzima conversora da angiotensina (ECA) é ocasionada porque essa enzima, que está inibida, previne o metabolismo de taquicininas e bradicinina endógenas. Alguns dos receptores epiteliais contêm os neuropeptídeos da substância P e PRGC (peptídeo relacionado ao gene da calcitonina). No epitélio de alguns pacientes com tosse seca e persistente idiopática, encontra-se uma concentração aumentada de PRGC. Nesses pacientes, os receptores da tosse são hipersensíveis e o fator estimulante é desconhecido.

Os impulsos dos receptores atingem a medula dorsal, na qual o reflexo sofre uma modulação importante. É aqui que funcionam os opióides na modulação da tosse. No cérebro inicia-se o arco eferente da tosse.

Arco eferente do reflexo – os impulsos eferentes do reflexo da tosse são transmitidos à musculatura através do nervo frênico e dos demais nervos motores espinhais. Os impulsos eferentes são transmitidos à laringe e à árvore traqueobrônquica pelo nervo vago.

Seqüência dos passos na presença de tosse – o primeiro passo na tosse é a inalação de um volume variável sobre a capacidade residual funcional.

A fase inicial é seguida pelo esforço expiratório, e a glote fecha-se durante 0,2 segundo. Em seguida, a glote abre-se e a pressão elevada alcançada durante o fechamento da glote acarreta fluxos expiratórios de ar muito altos nas vias aéreas estreitadas e oscilações passivas nos tecidos e no gás que ocasionam o som característico. A energia cinética da corrente de ar aumenta a remoção do muco aderente na parede das vias aéreas.

RESUMO

Na tosse anormal, o mecanismo mais comum é a estimulação, por alguma substância, do ramo aferente do reflexo de tosse nas grandes vias aéreas intratorácicas. Na bronquiectasia, por exemplo, o muco excessivo estimula o reflexo da tosse. Em câncer do pulmão, o tumor invade o epitélio do brônquio e estimula os terminais dos nervos. Na tosse seca e persistente idiopática, o estímulo é desconhecido, mas o reflexo da tosse é hipersensível. Em todas essas condições clínicas, a tosse não é mais uma defesa, e sim um sintoma que contribui ao sofrimento do paciente.

INVESTIGAÇÕES DAS CAUSAS DE TOSSE AGUDA
(ver Quadro 43.2)

Tosse aguda é definida quando a duração do sintoma é inferior a oito semanas. São causas de tosse aguda: resfriado, coqueluche, sinusite bacteriana, tuberculose, pneumonia e engasgo. O diagnóstico diferencial é feito pelo perfil dos sintomas e sinais, além da resposta ao tratamento. O resfriado comum é caracterizado por sintomas e sinais referentes predominantemente às fossas nasais (rinorréia, espirros, obstrução nasal e gotejamento pós-nasal) (Fig. 43.1) com pouca ou nenhuma febre, lacrimejamento, irritação da garganta e exame clínico do tórax normal. Nesse caso, os testes diagnósticos são dispensáveis. A coqueluche é difícil de ser diagnosticada, mas o paciente, às vezes, tem tosse que resulta em náuseas e vômitos. A duração da tosse de pacientes com coqueluche varia, podendo ser aguda ou crônica. A sinusite bacteriana é diagnóstico provável se o paciente se queixa de dor na arcada dentária superior, secreção nasal purulenta e secreção purulenta no exame da rinofaringe ou do nariz. O exame clínico demonstra pouca transiluminação dos seios maxilares e hipersensibilidade ao pressioná-los. Na investigação da tuberculose é preciso pedir pesquisa de bacilos álcool-ácido-resistentes no escarro. Quando se levanta a suspeita de pneumonia, é necessária uma radiografia do tórax. Em casos com suspeita de engasgo freqüente, é importante pedir estudos de deglutição faríngeos e esofágicos.

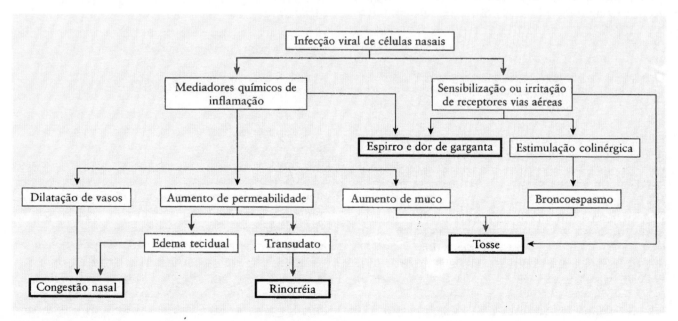

Figura 43. 1 – Diagrama mostra os eventos fisiopatológicos no resfriado comum e os sintomas decorrentes dessas alterações.

INVESTIGAÇÕES DAS CAUSAS DE TOSSE CRÔNICA

Nem sempre é preciso fazer investigações de laboratório para diagnosticar a tosse crônica. Muitas vezes, é preferível dar um tratamento "empírico" ao paciente. Por exemplo, receitar um descongestionante a um paciente com tosse crônica causada por gotejamento pósnasal pode acabar com o sintoma, sendo o tratamento e, ao mesmo tempo, o teste diagnóstico. Tratar o refluxo gastroesofágico em um paciente com tosse crônica pode por término à tosse sem investigações caras e difíceis. Todo paciente com tosse crônica (mais de oito semanas) deve ser investigado com radiografia de tórax, além da anamnese e do exame clínico. Existem pelo menos quatro pontos de partida na investigação de um paciente com tosse crônica. O clínico escolhe o primeiro passo conforme os sintomas do paciente.

INVESTIGAÇÃO DE GOTEJAMENTO PÓS-NASAL

Na anamnese, o paciente refere espirros, obstrução nasal e sensação de gotejamento na orofaringe. Ao exame clínico, o médico observa que o paciente tem dificuldade para aspirar por uma ou ambas as narinas. Às vezes há secreções na faringe. O paciente refere sintomas alérgicos com coriza freqüente associada ao quadro.

INVESTIGAÇÃO DA ASMA E DA BRONQUITE EOSINOFÍLICA

Pede-se ao paciente uma amostra de escarro para que o laboratório possa fazer uma análise citológica com contagem de células não-escamativas. Uma contagem de mais de 3% de eosinófilos é compatível com asma ou bronquite eosinofílica. Com ou sem eosinófilos no escarro, a investigação diagnóstica continua com provas de função pulmonar (espirometria) e broncoprovocação com metacolina. Na prova de função pulmonar, os pacientes com asma mostram redução do volume expiratório forçado em um segundo (VEF_1) e muitas vezes diminuição da capacidade vital forçada (CVF). O gráfico da relação entre o volume de ar expirado dos pulmões e o fluxo instantâneo mostra uma forma côncava em pacientes com asma. Conforme os consensos, a obstrução do fluxo de ar é considerada reversível se o volume expiratório forçado em 1 segundo aumenta em 15% após o paciente inspirar duas inalações de um broncodilatador (agonista de receptores beta-2). Em alguns pacientes com asma, a prova de função pulmonar resulta normal. Para diagnosticar, é preciso pedir espirometria com metacolina (broncoprovocação). Caso o VEF_1 diminua mais de 20% depois de inalar uma concentração de metacolina inferior a 8mg/mL, o paciente tem hiper-reatividade brônquica. O paciente com tosse e hiper-reatividade brônquica tem *asma* e deve receber tratamento adequado. O paciente com tosse que tem eosinófilos no escarro mas sem hiper-reatividade brônquica tem *bronquite eosinofílica*.

INVESTIGAÇÃO DO REFLUXO GASTROESOFÁGICO

O paciente com tosse devido a refluxo pode referir azia, empachamento pós-prandial e eructação, o que pode auxiliar no diagnóstico. Exames contrastados, pHmetria e endoscopia digestiva também podem ajudar no diagnóstico. Entretanto, é importante frisar que o diagnóstico de refluxo gastroesofágico é clínico e pode ser feito de forma mais simples com a observação da resposta ao tratamento clínico.

INVESTIGAÇÃO DAS CAUSAS POUCO COMUNS

Tomografias computadorizadas do tórax revelam bronquiectasia, cistos do esôfago e outras doenças. A broncoscopia pode indicar presença de parasitas, corpos estranhos, suturas expostas e falta de rigidez das paredes dos brônquios. Os pacientes que não são diagnosticados com o esquema acima têm tosse seca e persistente idiopática (TSPI). Pacientes com tosse psicogênica são muito raros, porém, esse diagnóstico é de exclusão, sendo feito após afastar todas as demais possibilidades.

RESUMO

A tosse patológica é um sintoma que sempre requer uma anamnese com perguntas sobre manifestações associadas, exame clínico com atenção especial a boca, garganta, ouvidos, pescoço e tórax, e muitas vezes radiografia de tórax. Na presença de sintomas que sugiram gotejamento pós-nasal, asma ou refluxo gastroesofágico, o clínico pode investigar com o objetivo de chegar ao diagnóstico mais provável. Na tosse provocada por causas pouco comuns, é necessário pedir investigações como broncoscopia e tomografia computadorizada de alta resolução. Ao final de todas as investigações, 7 a 30% dos pacientes ainda ficam sem diagnóstico. O teste terapêutico muitas vezes é uma ferramenta diagnóstica importante, principalmente na tosse crônica.

CASOS CLÍNICOS

CASO 1. Paciente de 73 anos de idade, sexo feminino, branca, natural de São Paulo, professora aposentada, queixa-se de tosse com expectoração. O início da tosse, com expectoração branca de aproximadamente duas colheres de sopa por dia, foi há dois anos, sendo acompanhada de gotejamento pós-nasal. Ela refere que tosse durante a noite também, porém sem exacerbação na hora de deitar-se. Nega sensibilidade a cheiros, dispnéia ou dor no peito. A tosse piora nos dias de muita poluição. Não toma remédios da classe dos inibidores da enzima conversora da angiotensina (IECA). Apresenta perda da urina várias vezes por semana. É portadora de leucemia linfóide crônica sem tratamento, sem complicações. Nunca foi tabagista. Ao exame clínico, os sinais vitais estavam dentro dos limites da normalidade, em bom estado geral, tossindo de vez em quando. Nariz: septo desviado à direita, narina direita entupida. Boca e faringe: dentes em bom estado; um fio visível de muco na parede posterior da faringe; mucosa com aparência de chão ladrilhado com pedras arredondadas. Pescoço: linfonodos sem alterações. Tireóide não palpável. Tórax e pulmões: expansibilidade normal e simétrica. Frêmito normal. Ausência de áreas de macicez. Murmúrio vesicular presente e simétrico. Radiografia do tórax: sem alterações. Contagem de eosinófilos no escarro: 0%. Tomografia computadorizada dos seios paranasais: septo desviado; espessamento da membrana mucosa dos seios maxilares (sinusite crônica). Hemograma: sem alterações características.

Discussão: o provável diagnóstico é tosse crônica causada por gotejamento pós-nasal. Para comprovar o diagnóstico, é preciso fazer teste terapêutico com tratamento específico. O uso de medicação adequada por três semanas levou à melhora do quadro. A freqüência e a violência da tosse reduziram-se em 70%. A paciente continua tossindo, mas está satisfeita com o resultado e não quer encaminhamento para o otorrinolaringologista.

CASO 2. Paciente de 20 anos de idade, sexo masculino, branco, balconista, queixa-se de tosse crônica sem expectoração. Início aos 19 anos com tosse seca continuamente durante um ano. Foi tratado com antibióticos, sem melhora. Espirometria: normal. Tosse exacerbada por exercício, resfriados e à noite. Nega dificuldade de respirar, sibilos ou sensação de pressão no peito. Nega gotejamento pós-nasal ou azia. É portador de sinusite crônica. Já teve mononucleose infecciosa. Não é tabagista, não tem animais de estimação. Ao exame clínico, tinha os sinais vitais dentro dos limites da normalidade. Estava corado, hidratado, acianótico, tossindo com freqüência. Boca e faringe: normais. Pescoço: linfonodos sem alterações; tireóide não palpável. Aparelho respiratório: murmúrio vesicular presente e simétrico, sem sibilos ou crepitações. A radiografia de tórax e a espirometria estavam dentro dos limites da normalidade. A espirometria com metacolina mostrou hiperreatividade brônquica. O exame do escarro não foi possível de ser realizado.

Discussão: a asma pode manifestar-se com tosse seca, sem sibilos e sem obstrução na espirometria. O paciente melhorou em menos de três semanas com medicação apropriada.

CASO 3. Paciente de 53 anos de idade, sexo masculino, branco, comerciante, apresenta tosse seca há três meses. O paciente tosse sem muita violência 50 ou 60 vezes por dia. Tosse duas ou três vezes por noite. Os acessos de tosse vêm sem provocação aparente, porém quase sempre tosse ao deitar-se. Ele já experimentou vários xaropes e simpatias, sem melhora. Também re-

fere episódios de azia. Engordou 20kg nos últimos dois anos. O estado geral é bom. Nega gotejamento pósnasal, sibilos, remédios do tipo IECA. Apresenta polipose colônica e já foi apendicectomizado. É ex-tabagista de um maço por dia durante 10 anos. Nega tosse na família. Os sinais vitais estavam dentro dos limites da normalidade. O exame clínico revelou um paciente obeso, corado, hidratado, acianótico, tossindo de vez em quando. Boca e garganta: sem alterações. Pescoço: sem alterações. Aparelho respiratório: murmúrio vesicular audível globalmente sem ruídos adventícios. Abdome: ventre proeminente, indolor à palpação superficial e profunda, fígado não palpável. A radiografia de tórax estava dentro do limites da normalidade. Escarro não disponível para exame. Espirometria: normal. Radiografias com deglutição de bário: refluxo gastroesofágico presente. Foi feito diagnóstico de tosse causada por refluxo gastroesofágico.

Discussão: neste caso, o clínico deve seguir a pista com maior probabilidade de conduzir ao diagnóstico da causa da tosse. Ainda que muitos pacientes com refluxo gastroesofágico não tussam, o refluxo é uma hipótese muito razoável. O clínico receitou tratamento adequado e o paciente parou de tossir.

CASO 4. Paciente de 80 anos de idade, sexo feminino, negra, empregada doméstica aposentada, apresenta tosse seca e violenta há três semanas. A paciente é hipertensa há 10 anos. Há quatro semanas foi medicada com remédio da classe dos IECA. Houve redução da pressão arterial de 180×90mm Hg para 148×82mm Hg. Há quatro semanas a paciente começou a tossir com freqüência. Antes de tossir ela sempre sente uma coceira dentro do pescoço. A tosse é violenta de tal forma que há incontinência urinária muitas vezes por dia. Não expele escarro e acorda três vezes durante a noite para tossir. Nega dispnéia, dor no peito, gotejamento pósnasal, azia ou episódios de engasgo. Refere estar muito desalentada pela tosse. Faz acompanhamento médico devido à insuficiência renal crônica (creatinina = 2mg/dL) há dois anos. Nega tabagismo e etilismo. Tem história familiar de hipertensão arterial. Ao exame clínico, apresenta pressão arterial = 148×82mm Hg e o restante dos sinais vitais está dentro dos limites da normalidade. Tosse em acessos violentos; está corada, hidratada, acianótica e é magra. A paciente está chorando. Boca e garganta: normais. Pescoço: carótida esquerda com sopro 2+; tireóide não palpável; jugulares não-ingurgitadas. Aparelho respiratório: murmúrio vesicular universalmente audível, sem crepitações ou sibilos. A radiografia de tórax não mostrou lesões dignas de nota. Foi feita hipótese diagnóstica de tosse seca provocada por remédios da classe dos IECA. Para comprovar se o diagnóstico estava correto, o clínico pôs fim a esse tratamento substituindo por outro anti-hipertensivo. A paciente parou de tossir em cinco dias.

Discussão: o diagnóstico depende da contemporaneidade entre o início do tratamento e o aparecimento da tosse. A tosse provocada por IECA é tão forte e persistente que os pacientes experimentam angústia. Em alguns casos, a tosse associa-se a edema de boca, garganta, rosto ou pescoço.

CASO 5. Paciente de 17 anos de idade, sexo feminino, estudante, procura um médico devido à tosse com escarro. Há um ano, a paciente teve pneumonia com sintomas de febre, calafrios, sudorese, tosse com expectoração amarelada. Foi internada durante uma semana e melhorou, porém duas semanas depois teve uma recaída. Passou mais uma semana no hospital. Quando foi dada alta, ela não tinha mais febre, calafrios ou sudorese, mas continuava com tosse e muito escarro. Agora tosse muito, expelindo quatro colheradas de sopa de escarro amarelado por dia. Ela refere sibilos, porém nega gotejamento pós-nasal ou azia. A paciente tem dispnéia quando corre muito. Não fuma, nem bebe, nem usa drogas. Sua mãe está com câncer de mama. Sinais vitais: pressão arterial = 90×60mm Hg; freqüência cardíaca = 90bpm; freqüência respiratória = 20rpm; temperatura = 37,8°C. Está emagrecida, corada, hidratada, acianótica, tossindo. Boca e garganta: normais. Pescoço: normal. Aparelho respiratório: sibilos bilateralmente com crepitações nas bases. Extremidades: baqueteamento nos dedos das mãos. O exame de escarro revela muitos neutrófilos, alguns desintegrados, muitas bactérias e não há eosinófilos. A radiografia de tórax mostra cistos nas bases pulmonares. A tomografia computadorizada de alta resolução mostra a presença de bronquiectasias bilateralmente.

Discussão: tosse muito produtiva é característica da bronquiectasia. A anamnese também é útil porque muitos casos de bronquiectasia são conseqüência de pneumonias necrotizantes, como neste caso. Os achados ao exame clínico são variáveis, porém, como nos casos graves, a paciente tem sibilos e crepitações no início da inspiração. A investigação mais eficiente é a tomografia computadorizada de alta resolução em que se vêem cistos e brônquios dilatados nos segmentos broncopulmonares.

BIBLIOGRAFIA

BATES B, BICKLEY LS, HOEKELMAN RA – *Propedêutica Médica*. 6ª ed., Rio de Janeiro, Guanabara Koogan, 1998.

IRWIN RS et al – Managing cough as a defense mechanism and as a symptom. A consensus panel report of the American College of Chest Physicians. *Chest* 114(Suppl.):133S, 1998.

PARENTE SOARES LC – Diretrizes para a avaliação de tosse aguda em adultos. *Jornal de Pneumologia,* 24(Supl. 1), 1998.

YANANGIHARA N, Von LEDEN H, WERNER-KUKUK E – The physical parameters of cough: the larynx in a normal single cough. *Acta Otolaryngol,* 61:495, 1966.

Primeiro Consenso Brasileiro sobre Tosse. *Jornal de Pneumologia,* 24(Supl. 1), 1998.

44. Hemoptise

Maurício Seckler
Isabela M. Benseñor

Hemoptise é a eliminação de sangue exclusivamente ou associado à secreção por meio da tosse, independente da quantidade de sangue, podendo variar desde um escarro com laivos de sangue até um sangramento maciço. À semelhança de quaisquer outras causas de perda abrupta de sangue, geralmente causa grande ansiedade e motiva a procura de auxílio médico com rapidez. O senso comum associa a perda aguda de sangue a uma doença grave e isso é verdade nas grandes hemoptises que, portanto, necessitam de rápida investigação. Para o médico, a hemoptise também significa um sintoma potencialmente grave, principalmente quando em grande quantidade.

Para que o diagnóstico de hemoptise seja confirmado, é preciso que se confirme que o sangue expelido era realmente proveniente do trato respiratório, o que nem sempre é fácil. Em alguns casos, pode ser difícil diferenciar o sangramento proveniente da árvore respiratória do proveniente do trato digestivo alto, como por exemplo hematêmese (vômito com sangue).

ETIOLOGIA

As causas mais freqüentes de hemoptise variam de acordo com a população estudada, mas destaca-se a bronquite crônica como causa freqüente presente em todos os levantamentos, se considerarmos a presença de sangramentos de grande e pequena intensidade. Normalmente, os pequenos sangramentos associam-se a causas benignas, sendo a causa mais freqüente as infecções de trato respiratório alto. Quando se consideram os grandes sangramentos, as causas mais freqüentes dependem do tipo de serviço que gerou os dados. Nas enfermarias clínicas, as causas mais freqüentes de hemoptise favorecem tuberculose, bronquiectasias e bronquite crônica. Nas enfermarias cirúrgicas, predominam tumores e lesões traumáticas.

Como nos sangramentos digestivos, uma pequena porcentagem dos casos permanece sem diagnóstico – 5 a 15% (Quadro 44.1).

A tabela 44.1 compara a etiologia mais freqüente das hemoptises de pequeno volume e grande volume

Quadro 44.1 – Causas freqüentes de hemoptise.

Infecciosas
Pneumonia, laringotraqueobronquite, tuberculose, blastomicose, abscesso pulmonar, infecções por fungos e parasitas, embolia séptica

Cardíacas
Estenose mitral, insuficiência cardíaca congestiva, dissecção de aorta

Inflamatórias
Fibrose cística, vasculites pulmonares (granulomatose de Wegener, síndrome de Goodpasture, lúpus eritematoso sistêmico e outras doenças do tecido conjuntivo), sarcoidose

Neoplásicas
Tumores pulmonares incluindo carcinomas epidermóides e adenocarcinomas, adenomas brônquicos

Tromboembólicas
Tromboembolismo pulmonar

Outras
Exposição a irritantes, corpo estranho ou traumatismo torácico externo

Tabela 44.1 – Comparação das causas de hemoptises pequenas e grandes em mais de 250 pacientes na década de 80.

Diagnóstico	Hemoptises de pequeno volume (%)	Hemoptises de grande volume (%)
Tuberculose pulmonar ativa	4	47
Bronquiectasia	52	37
Pneumonia necrotizante crônica	4	11
Abscesso pulmonar	–	6
Câncer do pulmão	31	6
Fístula bronquiovascular	–	5
Infecções fúngicas	–	4
Diátese hemorrágica	4	3
Insuficiência cardíaca congestiva	5	–
Infarto pulmonar	2	–
Miscelânea	13	4
Sem diagnóstico	14	–
Total	129	123

Adaptado de Murray *et al.*, 1994.

em duas grandes séries de casos mostrando a diferença na prevalência das etiologias mais freqüentes determinada pela quantidade do sangramento.

Em pacientes ambulatoriais, é citado que 50 a 60% dos pacientes com queixa de hemoptise são bronquíticos crônicos e 10 a 20% apresentam neoplasias pulmonares. Bronquiectasias são mais raras atualmente por causa do tratamento com sucesso das pneumonias em crianças, com o advento dos modernos antibióticos. As bronquiectasias em lobo superior direito, secundárias à tuberculose, persistem, sendo uma das causas de hemoptise.

FISIOPATOLOGIA

A artéria pulmonar tem uma função especializada no pulmão referente às trocas gasosas. Ela nasce no ventrículo direito, divide-se em ramos, e finalmente se transforma na rede capilar alveolar. Transporta todo o débito cardíaco, contendo sangue venoso em regime de baixa pressão. O sangue enriquecido com oxigênio é recolhido pelas veias pulmonares e retorna ao átrio esquerdo. Existe uma segunda circulação arterial pulmonar, a circulação brônquica. Parte do suporte nutritivo das estruturas pulmonares é proveniente da circulação brônquica. As artérias brônquicas nascem da aorta ou das artérias intercostais, trazendo ao pulmão, portanto, sangue arterial, em regime de alta pressão. Conforme as artérias brônquicas vão se dividindo, surgem anastomoses freqüentes entre os ramos, formando um plexo ao redor das vias aéreas. Da artéria brônquica originam-se ramos perfurantes que suprem a mucosa brônquica, formando um plexo submucoso que vai até o bronquíolo terminal.

A circulação pulmonar e a brônquica anastomosam-se em três níveis diferentes. As anastomoses maiores, chamadas artérias broncopulmonares, nascem nas artérias brônquicas de médio calibre e anastomosam-se na microvasculatura alveolar. Outra anastomose entre as duas circulações ocorre na microvasculatura: entre capilares brônquicos e capilares pulmonares, aumentando em número à medida que as vias aéreas vão diminuindo de calibre. O terceiro tipo de anastomose entre as duas circulações acontece nos vasos pré-capilares, entre pequenas artérias brônquicas da parede do brônquio e veias pleurais e pulmonares.

As hemoptises maciças, independente da etiologia específica, são conseqüência da ruptura da circulação brônquica de alta pressão ou da circulação pulmonar exposta a essas altas pressões. Algumas doenças pulmonares levam a uma proliferação dos vasos brônquicos, o que, muitas vezes, expõe a circulação pulmonar às altas pressões da circulação brônquica por aumento do número de anastomoses. A tuberculose é um modelo de como isso pode acontecer. Antes do advento do tratamento, a tuberculose era causa freqüente de hemoptises maciças pela corrosão dos vasos normais (em geral, da circulação pulmonar) e pelo processo inflamatório crônico (proteases, e pelo próprio bacilo da tuberculose) dentro das paredes da caverna tuberculosa.

Linfonodos calcificados também podem ser causas de hemoptises maciças. O movimento normal das vias aéreas durante a·respiração e a tosse podem levar à erosão dessas estruturas pelo atrito com as áreas calcificadas.

As bronquiectasias causadas pela tuberculose, fibrose cística ou infecções também são causa de grandes hemoptises. Nas bronquiectasias, as artérias brônquicas proliferam intensamente, surgindo novas anastomoses com a circulação pulmonar. O processo inflamatório crônico pode levar à ruptura das paredes alveolares e da vasculatura brônquica.

Os processos inflamatórios crônicos do pulmão alteram a vasculatura, inicialmente com presença de tromboses e obliterações. A circulação brônquica prolifera e forma pseudo-aneurismas. A perpetuação do processo inflamatório leva à ruptura desses vasos.

No abscesso pulmonar, a causa da hemoptise é a destruição de vasos normais do parênquima pulmonar pelo processo inflamatório crônico, sem proliferação dos vasos.

O câncer pulmonar causa hemoptises maciças quando há invasão de grandes vasos. Entretanto, na maioria dos casos, as hemoptises são de pequena quantidade. As hemorragias maciças ocorrem mais freqüentemente como conseqüência de lesões cavitárias centrais decorrentes de tumores epidermóides.

Hemoptises também podem ser conseqüência de traumatismos com desaceleração ou penetrantes.

Na estenose mitral, as hemoptises maciças são conseqüência do aumento dos "shunts" broncopulmonares, com reversão do fluxo da circulação pulmonar para as veias brônquicas devido à elevada pressão do átrio esquerdo.

Doenças inflamatórias sistêmicas com comprometimento pulmonar como lúpus, síndrome de Goodpasture e outras também podem ser causa de sangramentos maciços.

QUADRO CLÍNICO

Como sempre, na avaliação de sintomas, a anamnese é fundamental. O primeiro passo é tentar diferenciar se realmente se trata de hemoptise.

As hemoptises normalmente contêm sangue vivo e vermelho-brilhante, normalmente eliminado pela tosse. Pode vir misturado com escarro, facilitando o diagnóstico. A microscopia pode mostrar macrófagos com hemossiderina e o pH tende para o alcalino.

As hematêmeses são precedidas por episódios de náuseas e vômitos, e o sangue expelido tem coloração vermelho-escura. Pode estar misturado a restos alimentares e o pH tende para o ácido. Nos antecedentes do paciente com hematêmese, é freqüente encontrar passado de úlcera, alcoolismo ou cirrose. Entretanto, mesmo quando o sangramento não é de origem pulmonar, pode haver estimulação de receptores da tosse extrapulmonares localizados nos seios nasais, nariz, faringe, e mesmo estomacais, dificultando o diagnóstico.

O diagnóstico diferencial com as epistaxes é mais fácil, e o exame otorrinolaringológico pode ser fundamental. Em alguns casos, o paciente pode aspirar o sangue proveniente de uma lesão nos seios da face e, posteriormente, expectorar o material junto com escarro, simulando lesão pulmonar.

Muitas vezes, o próprio paciente não consegue precisar de onde vem o sangue, informando que ele aparece na garganta, mas não sabe de onde vem. Isso faz com que, freqüentemente, o primeiro médico a ser procurado pelo paciente seja um otorrinolaringologista.

O paciente deve ser orientado a guardar a secreção com sangue, de modo a quantificar o material. Amostras do material hemoptóico podem ser difíceis de obter porque a hemoptise é muitas vezes intermitente. De qualquer maneira, deve-se respeitar a queixa do paciente mesmo sem amostra do material.

Pacientes com história de hemoptise freqüentemente se queixam de peso ou desconforto vago na região do tórax ou sensação de líquido escorrendo dentro do tórax, que pode ajudar a localizar de onde vem o sangramento.

A idade do paciente pode fornecer pistas importantes. A estenose mitral e as bronquiectasias podem ser causas de hemoptise antes dos 40 anos de idade e os cânceres acima dos 40.

Desde a Antiguidade, a hemoptise foi considerada como sendo patognomônica da tuberculose pulmonar, e essa visão é sintetizada pelo aforisma hipocrático "eliminação de catarro seguida por eliminação de sangue, seguida por síndrome consumptiva, seguida por morte". Entretanto, essa realidade foi mudando ao longo dos séculos e atualmente a tuberculose não é a causa mais freqüente de hemoptise, embora isso tenha permanecido como verdade até a década de 60.

Algumas associações podem sugerir a causa da hemoptise:

- Tosse com expectoração, febre e mal-estar geral de instalação rápida sugerem quadro infeccioso agudo como pneumonia.
- Tosse com expectoração há mais de 15 dias acompanhada de perda de peso progressiva e febre vespertina sugerem tuberculose.
- Indivíduos idosos com antecedente de tabagismo há muitos anos sugerem quadro de bronquite crônica ou tumores. O carcinoma broncogênico pode gerar sangramentos em duas fases: a presença de escarro hemoptóico pode ser indicativa de uma pequena lesão mucosa irritativa que se resolve espontaneamente seguida posteriormente por hemoptise de maior volume, secundária a um tumor endobrônquico, grande,

que é friável ou necrótico ou está invadindo vasos de maior calibre.
- Adenomas brônquicos, embora mais freqüentemente se manifestem por atelectasia com tosse e febre, também podem apresentar-se como hemoptise. Tumores metastáticos do pulmão crescem dentro do parênquima e raramente são responsáveis por hemoptises.
- Dor torácica de instalação abrupta acompanhada de falta de ar em paciente acamado sugere o diagnóstico de tromboembolismo. Escarro hemoptóico costuma estar presente em 30% dos casos de tromboembolismo documentado com infarto pulmonar.
- Jovem, hígido, apresentando tosse com expectoração contendo laivos de sangue associada a coriza e obstrução nasal sugere infecção de vias aéreas superiores.
- Homem de 50 anos de idade, hipertenso, com história de infarto agudo do miocárdio há três anos evoluindo com falta de ar progressiva e edema de membros inferiores sugere quadro de insuficiência cardíaca congestiva. Qualquer tipo de quadro de congestão pulmonar pode cursar com hemoptises.
- Eliminação de grande quantidade de escarro em paciente alcoólatra sugere o diagnóstico de abscesso pulmonar.

Os achados de história direcionarão o exame clínico em busca de achados correspondentes à hipótese delineada. Devem ser pesquisadas alterações da semiologia pulmonar, incluindo alterações a inspeção, palpação, percussão e ausculta. A doença valvular reumática, menos presente hoje em dia, ainda pode causar estenose mitral assintomática, que também pode ser a causa do quadro.

Atualmente, com o número aumentado de pacientes em uso de anticoagulação oral ou heparina, hemoptise pode ser queixa freqüente nesses pacientes.

São perguntas fundamentais na avaliação de hemoptise:

1. Tempo de duração do sintoma. A instalação foi abrupta ou insidiosa?
2. Qual a quantidade do sangue expelido? Trata-se de grande quantidade de material (tente quantificar) ou apenas de escarro hemoptóico (com laivos de sangue)? Pacientes com eliminação de mais de 25 a 50mL de sangue vivo em 24 horas deverão ser internados para investigação. Hemoptises maciças são definidas por um volume superior a 600mL de sangue em 24 horas, representando um quadro de emergência médica.
3. Quais os fatores associados: febre, perda de peso, queda do estado geral, falta de ar súbita?
4. Quais os hábitos dos pacientes: alcoolismo, tabagismo?
5. Houve contatos com pessoas doentes recentemente (tuberculose)?
6. Antecedentes familiares.

O prognóstico dos pacientes com hemoptises maciças é reservado e a mortalidade está associada com a quantidade de sangue perdida. Hemoptises de mais de 600mL em 4 horas associam-se a uma mortalidade de 71%; hemoptises de 600mL em 4 a 16 horas, a uma mortalidade de 45%; e de 600mL em 16 a 48 horas, com mortalidade de 5%.

INVESTIGAÇÃO DIAGNÓSTICA

A propedêutica armada inclui, inicialmente, a radiografia simples de tórax nas posições póstero-anterior e perfil. Quase todos os processos inflamatórios pulmonares vão levar a alterações da radiografia de tórax. Entretanto, o local do sangramento, muitas vezes, é de localização difícil por freqüente aspiração do sangue para o outro pulmão. Para a localização do sangramento, pode ser necessária a broncoscopia, mas sua capacidade diagnóstica de localizar a origem do sangramento é pequena nos sangramentos maciços. Geralmente, quando a radiografia de tórax é normal e a broncoscopia não mostra o local do sangramento, é muito provável que a causa do sangramento jamais seja identificada. Em uma série de 67 pacientes com hemoptises não localizadas pela radiografia ou broncoscopia, após três a quatro anos de seguimento, nove pacientes morreram de causas não-pulmonares e um paciente evoluiu com câncer broncogênico 20 meses após o desaparecimento dos sintomas. A hemoptise resolveu-se completamente em 60 pacientes dentro de um período de seis meses, recorrendo em somente três indivíduos. Esse trabalho conclui que o prognóstico desses casos geralmente é bom, desde que não seja um quadro maciço, resolvendo-se, em geral, dentro de seis meses.

Outros exames podem ser necessários, além da radiografia simples de tórax e da broncoscopia. A tomografia de tórax pode definir com mais precisão alterações já observadas na radiografia simples de tórax e mostrar outras alterações, como bronquiectasias.

O mapeamento pulmonar é utilizado principalmente para o diagnóstico do tromboembolismo pulmonar. Nos casos em que o mapeamento pulmonar for inconclusivo para o diagnóstico de tromboembolismo e exista suspeita clínica de tromboembolismo, a arteriografia pulmonar é utilizada.

É claro que, nos casos como o descrito de febre, emagrecimento e tosse com expectoração, o exame fundamental é a pesquisa de bacilos álcool-ácido-resistentes no escarro (sempre no mínimo três) quando se pensa no diagnóstico de tuberculose. Nesses casos, a positividade do exame sela o diagnóstico de doença ativa, diferentemente da radiografia de tórax, que pode mostrar lesões com seqüelas, não dando informações sobre a atividade da doença.

A broncografia é um exame invasivo e de alto risco, só recomendado em casos de hemoptises maciças.

Quando a radiografia de tórax é normal na vigência de hemoptise, é importante excluir uma neoplasia, embora a bronquite crônica e as bronquiectasias continuem sendo as hipóteses mais prováveis. Em indivíduos com idade inferior a 40 anos, fumantes ou não, com hemoptise com menos de uma semana de duração, a probabilidade de apresentar câncer é baixa. A investigação nesses casos deve incluir a pesquisa de bacilos álcool-ácido-resistentes e o exame citológico do escarro em pelo menos três amostras. Cada amostra do escarro deve incluir a drenagem de uma noite e uma amostra colhida pela manhã e guardada separadamente.

Hemoptise persistente em pacientes fumantes com idade superior a 40 anos sugere diagnóstico de câncer em 15% dos casos. O escarro pode levar ao diagnóstico em metade desses pacientes, mas a broncoscopia freqüentemente vai ser necessária para a localização exata do tumor. Entretanto, o citológico do escarro pode ser positivo em pacientes com tumores de cabeça e pescoço e sem neoplasias pulmonares.

BIBLIOGRAFIA

ADELMAN M, HAPONIK EF et al. – Cryptogenic hemoptysis. *Ann Intern Med*, 102:829, 1985.

BRAUNWALD E – Cough and hemoptysis. In: Isselbacher KJ, Braunwald E et al. *Harrison's Principles of Internal Medicine*. New York, McGraw-Hill, Inc., 1994, p. 171.

MURRAY JF – Diagnostic evaluation, history and physical examination. In: Murray JF, Nadel JA. *Textbook of Respiratory Disease*. Philadelphia, WB Saunders, 1994, p. 563.

SMITH PL, BRITT EJ, TERRY PB – Common pulmonary problems: cough, hemoptysis, dyspnea, chest pain, and the abnormal chest X-ray. In: Barker LR, Burton JR, Zieve PD. *Principles of Ambulatory Medicine*. Baltimore, Williams & Wilkins, 1996, p. 633.

THOMPSON AB, TESCHLER H, RENNARD SI – Pathogenesis, evaluation, and therapy for massive hemoptysis. *Clin Chest Med*, 13:69, 1992.

45. Dispnéia

Iolanda de Fátima Calvo Tibério

O termo dispnéia origina-se do grego *dys*, que significa anormal, e *pnoia*, que significa respiração. É um sintoma que traduz a dificuldade para respirar e também um sinal, visto que a observação médica pode detectar o esforço do paciente na execução dos movimentos respiratórios. Como a dor, a dispnéia é uma experiência sensitiva cuja interpretação depende da percepção do paciente. Assim sendo, sua intensidade nem sempre traduz o grau de alteração fisiológica, tornando difícil a correlação entre medidas objetivas e intensidade da sensação. De modo geral, pouco se conhece como doenças e alterações com mecanismos fisiopatológicos diferentes são capazes de se traduzir pelo mesmo sintoma. Outro aspecto a ser questionado é se existem vários tipos de dispnéia, mas nossa interpretação não tem sensibilidade e especificidade suficientes para detectar tais diferenças.

Assim como a dor, a sensação de falta de ar deve ser produzida e modulada pelo estímulo de receptores específicos distribuídos no sistema respiratório. Provavelmente, estão envolvidos receptores presentes em vias aéreas proximais e distais, alvéolos e parede torácica capazes de detectar tanto alterações de natureza química quanto da mecânica pulmonar. Contudo, o estudo desses receptores é insuficiente para uma compreensão global desse sintoma.

EXPRESSÃO

Muitos pacientes que se queixam de falta de ar, se questionados novamente, descreverão o sintoma de maneira diferente, sugerindo que existem várias sensações e não apenas variações de intensidade dessa sensação. Diversos autores já enumeraram várias expressões, denominadas descritores para dispnéia, feitas por pessoas normais submetidas a esforço físico intenso, gestantes e pacientes com diferentes doenças cardíacas, respiratórias, neuromusculares ou com alterações da parede torácica. Desse modo, conseguiram correlacionar grupos de descritores a diferentes grupos de alterações. Em um estudo, solicitou-se aos pacientes que escolhessem três descritores para sua sensação de dispnéia e posteriormente que avaliassem a intensidade seguindo a es-

Tabela 45.1 – Escala modificada de Borg.

Número	Descrição verbal
10	Intensa
9	
8	Moderadamente intensa
7	
6	
5	Moderada
4	
3	
2	Leve
1	
0	Ausente

cala modificada de Borg (Tabela 45.1). Os autores concluíram que os pacientes com dispnéia decorrente de diferentes mecanismos fisiopatológicos apresentavam padrões de sensações qualitativamente diferentes. A partir das frases de descrição, foi possível caracterizar algumas doenças com descritores específicos. Por exemplo, os pacientes com insuficiência cardíaca congestiva utilizaram as palavras sufocante, "fome de ar" e pesada para caracterizar sua dispnéia. Já os pacientes com asma utilizaram expiração profunda e aperto para caracterizar suas sensações de dispnéia.

É preciso ressaltar que os termos e as expressões utilizadas para definir dispnéia variam conforme a sociedade, as características culturais e o nível social. Um trabalho realizado em São Paulo não mostrou diferenças nos termos utilizados pelos pacientes com diversas doenças na caracterização da sensação de dispnéia por eles apresentada.

MECANISMOS

A compreensão dos mecanismos envolvidos no processo de respiração iniciou-se em 1772, quando Lavoisier reconheceu claramente as semelhanças entre respiração e combustão. No final do século XIX, definia-se dispnéia como a diminuição de oferta de oxigênio na medula oblonga. Considerava-se que a morte por hipóxia seria um evento mais rápido, havendo tolerância maior para aumentos na concentração de dióxido de carbono (CO_2). Posteriormente, acrescentou-se a idéia de dispnéia por hipercapnia. Em 1921, considerava-se que a concentração de hidrogênio no centro respiratório também contribuía para a sensação de dispnéia; contudo, existiam dificuldades técnicas para a realização de medidas das concentrações de hidrogênio, CO_2 e de O_2 localmente no sistema nervoso central, sendo apenas realizadas no sangue. Nielsen (1936-1975) acrescentou o conceito de que a resposta do centro respiratório a concentrações de CO_2 é exacerbada na presença de hipóxia.

No início do século XIX, LeGallois define que a respiração depende fundamentalmente da atividade das células nervosas presentes na medula oblonga, desencadeada por mecanismos excitatórios específicos. Hering e Breuer (1868 e 1976) definem que, ao ocorrer insuflação pulmonar, há estímulo de receptores pulmonares, que desencadeiam um reflexo mediado por fibras vagais, inibindo a inspiração e iniciando então a expiração.

Existem evidências consideráveis de que o estímulo de receptores em vias aéreas superiores possa modular os padrões respiratórios. A resposta à hipercapnia parece exacerbada quando se faz anestesia local em vias aéreas superiores, embora a resposta à hipóxia não se altere. O fornecimento de um fluxo de ar frio na região da nasofaringe reduz a resposta ventilatória à hipercapnia. Em modelos experimentais, a estimulação do trigêmeo (que inerva a face e a mucosa bucal) pode causar apnéia e, em humanos, diminui a contração da musculatura diafragmática. Receptores presentes na mucosa oral podem influenciar a sensação de dispnéia. Nota-se que pacientes com doença pulmonar obstrutiva crônica (DPOC) e voluntários normais queixam-se de dispnéia quando solicitados a realizar avaliação funcional pulmonar utilizando protetores bucais, para melhor adaptação ao sistema de medidas, diminuindo o escape de ar.

O papel dos receptores intrapulmonares na gênese da dispnéia tem sido sugerido também por estudos em pacientes que receberam transplantes de coração e pulmão e apresentam os pulmões desnervados. Nesses pacientes observa-se que ocorre aumento no volume corrente e diminuição da freqüência respiratória para determinado nível de atividade física e de hiperpnéia, quando comparado a controles normais.

Os receptores intrapulmonares podem ser reunidos em três grupos principais: a) de distensão; b) irritativos; c) receptores "J". Os receptores de distensão são representados por terminações nervosas presentes em musculatura lisa brônquica, sendo ativados pela distensão pulmonar. No entanto, são necessários 800mL de volume corrente para que ocorra ativação desses receptores, não sendo, portanto, fundamentais em condições normais.

As terminações nervosas sensitivas aferentes presentes no epitélio de vias aéreas representam os receptores irritativos. Compõem no pulmão o assim chamado sistema nervoso autônomo não-adrenérgico não-colinérgico (NANC) e têm como mediadores as neurocininas, particularmente a neurocinina A e a substância P. São estimulados pela presença de material particulado, substâncias químicas, contração da musculatura lisa brônquica, mudanças abruptas de volumes pulmonares e alterações de complacência pulmonar. Em resposta à estimulação dessas fibras, ocorre hiperventilação, contração da musculatura lisa brônquica, aumento das secreções brônquicas e formação de edema ao redor das vias aéreas. Acredita-se que a estimulação dessas fibras possa contribuir para a gênese da sensação de dispnéia.

Os receptores "J" parecem localizar-se no interstício pulmonar, na região justacapilar pulmonar, recebendo fibras não-mielinizadas vagais. Esses receptores são estimulados em situações de congestão pulmonar ou na presença de microembolismo pulmonar, contribuindo para a gênese da sensação de dispnéia, principalmente em pacientes com insuficiência cardíaca congestiva.

Em relação aos mecanismos neurais responsáveis pela gênese da dispnéia, considera-se que, em vigência de hipóxia, ocorra estímulo de neurônios corticais e o reflexo mediado por fibras do trato piramidal aumentaria a atividade contrátil da musculatura respiratória, contribuindo para a fadiga dessa musculatura. O desbalanço entre aumento da necessidade contrátil da musculatura envolvida no processo respiratório e a fadiga resultaria na sensação de dispnéia. Outros autores demonstraram que lesões do sistema límbico podem causar a sensação de "fome de ar". Contudo, as teorias nervosas são de difícil comprovação em seres humanos.

Outra possibilidade teórica para explicar a gênese da dispnéia surgiu com o conceito de "reserva ventilatória", sugerido por Cournand e Richards (1941). Esse conceito foi definido como a porcentagem da ventilação voluntária máxima (VVM) que não é utilizada durante uma determinada atividade física. A ventilação voluntária máxima mede a ventilação máxima (em litros) que uma pessoa pode gerar em 15 segundos. Desse modo, uma redução para menos de 65 a 70% da reserva ventilatória estaria correlacionada com a sensação de dispnéia. No entanto, indivíduos normais são capazes de aumentar sua ventilação e, portanto, reduzir significativamente sua reserva ventilatória sem apresentar dispnéia.

Outra perspectiva teórica para explicar a sensação de dispnéia dependeria da estimulação de receptores presentes na musculatura respiratória e das articulações envolvidas nesse processo. Durante o exercício, ocorre uma resposta imediata de aumento da ventilação antes mesmo que os níveis de hidrogênio e de CO_2 se alterem e ocorra ativação de quimiorreceptores. Assim, Campbell e Howell (1963) formularam a teoria da "inadequação comprimento x tensão". Acreditam que a percepção de dispnéia possa depender da relação entre a pressão (tensão) gerada pela musculatura respiratória e o volume corrente (alteração de comprimento ou distensão pulmonar). Essas disparidades resultariam em desalinhamento dos feixes de fibras da musculatura intercostal que, por sua vez, gerariam sinais integrados no sistema nervoso central. Esses estímulos tornariam consciente o sinal de inadequação do processo ventilatório. Em 1974, essa teoria foi modificada para incluir também a percepção de movimentos inadequados da caixa torácica, passando a ser conhecida como teoria da "inadequação mecânica", considerada a mais aceita para explicar a sensação de dispnéia.

VARIÁVEIS ENVOLVIDAS NA PERCEPÇÃO

Várias tentativas têm sido feitas no sentido de correlacionar a sensação de dispnéia a parâmetros fisiológicos. A determinação de volumes pulmonares em situação estática e as medidas de pressão parcial de gases arteriais não se mostraram adequadas. Baseados na idéia de que dispnéia representa um aumento do trabalho respiratório, vários autores quantificaram tanto o consumo de oxigênio quanto o trabalho respiratório em pacientes com doenças pulmonares. Embora elevados, não encontraram correlação com a intensidade da dispnéia nem relação de causalidade entre alterações desses parâmetros e desencadeamento da sensação de falta de ar.

No entanto, quando se analisam grupos específicos de doenças pulmonares, como por exemplo as doenças pulmonares restritivas ou obstrutivas, observa-se correlação razoável entre parâmetros funcionais e intensidade da dispnéia. Nas doenças restritivas, a correlação maior faz-se com a capacidade vital forçada e com a difusão, enquanto os quadros obstrutivos parecem se correlacionar melhor com a ventilação voluntária máxima.

Determinou-se, então, um índice denominado índice de dispnéia, que expressa o volume minuto (VM), para determinado grau de atividade física, como uma porcentagem da ventilação voluntária máxima (VVM):

$$\text{Índice de dispnéia} = \frac{VVM - VM}{VVM} \times 100$$

Os autores consideram que para valores inferiores a 30% a probabilidade de haver dispnéia é muito baixa, enquanto nos superiores a 50% todos os pacientes se queixariam de desconforto respiratório. Contudo, posteriormente se demonstrou em pacientes com doença pulmonar obstrutiva crônica que, mesmo acima de 50%, muitos pacientes não se queixavam de dispnéia. Além disso, o VVM depende de um esforço máximo do paciente, não sendo sempre reprodutível. Por essa razão, para pacientes com obstrução de vias aéreas tem sido utilizado o VEF_1 (volume expiratório no primeiro segundo), embora a correlação seja discretamente menor (Fig. 45.1). Novamente, cabe ressaltar que a validade desses parâmetros depende também do esforço e da cooperação de cada paciente. Outro fator que influencia essas correlações está relacionado ao motivo da procura por assistência médica pelo paciente. Nota-se que pacientes internados se queixam de menor intensidade de dispnéia em relação aos pacientes que agudamente procuram o médico no ambulatório.

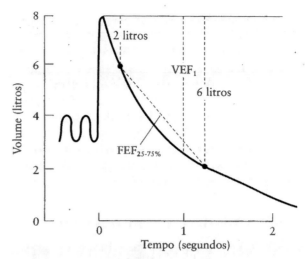

Figura 45.1 – Curva volume-tempo mostrando como calcular o fluxo expiratório forçado de vias de médio calibre (25-75%) – $FEF_{25-75\%}$ e a medida do VEF_1 (volume expiratório forçado no primeiro segundo). No exemplo hipotético, vemos que, em um volume total de 8 litros, calcula-se o $FEF_{25-75\%}$ depois de exalados 2 litros, até o volume de 6 litros (entre 25% e 75% da capacidade vital). O VEF_1 neste caso corresponde a aproximadamente 6 litros, sendo a capacidade vital forçada (CVF) de aproximadamente 8 litros. O índice de Tiffeneau calcula-se dividindo o VEF_1 pela CVF.

Segundo a teoria da adaptação temporal, que afirma que períodos prolongados de estimulação resultam na diminuição da percepção do estímulo, pacientes com doença pulmonar obstrutiva crônica apresentam menor sensação de dispnéia com níveis de obstrução acentuados. Do mesmo modo, pacientes asmáticos graves também podem apresentar o mesmo comportamento.

Há muito se sabe que pessoas submetidas a estresse emocional intenso apresentam sensação de dispnéia e que pacientes asmáticos podem apresentar crise desencadeada por vários fatores de ordem psicológica. Alguns autores acreditam que certos atos como chorar, hiperventilar ou tossir poderiam, por meio de um estímulo físico em fibras nervosas aferentes de vias aéreas, desencadear a liberação de neuropeptídios e conseqüente desencadeamento de contração da musculatura lisa brônquica, formação de edema ao redor de vias aéreas e aumento de secreções na luz brônquica, gerando a obstrução e a dispnéia.

O desconforto respiratório parece também ser influenciado por sensações de raiva, ansiedade, depressão, sendo mais freqüente em pacientes jovens, socialmente isolados, submetidos a situações de estresse recente ou que apresentam transtornos psiquiátricos. Outros fatores que não foram adequadamente estudados são a influência do nível socioeconômico, cultural e étnico na modulação da dispnéia.

MEDIDAS

Recentemente, alguns métodos de investigação laboratorial têm sido utilizados para a investigação de dispnéia. Um deles utiliza a inalação com histamina ou metacolina com intuito de induzir broncoconstrição, tentando correlacionar o nível de obstrução de vias aéreas, a partir do qual ocorreria o sintoma. Outro utiliza sobrecargas resistivas e elásticas durante o trabalho respiratório. Este estudo se baseia na teoria da desproporcionalidade mecânica, segundo a qual a percepção de sobrecargas respiratórias se deve a alteração da relação tensão-comprimento das fibras da musculatura respiratória. E outro esquema de pesquisa utiliza diferentes sobrecargas de exercícios, principalmente com esteiras, em tempo e freqüência controlados.

INSTRUMENTOS PARA MEDIDA

A escala de Fletcher procura correlacionar o grau de dispnéia com o tipo de atividade física capaz de desencadeá-la. Assim, a American Thoracic Society, utilizando uma escala semelhante à desenvolvida por Fletcher, classifica a intensidade da dispnéia em quatro graus conforme descrito no quadro 45.1.

Quadro 45.1 – Instrumentos para medir a intensidade da dispnéia.

A) Classificação funcional da intensidade de dispnéia graduada de 1 a 4, comparativamente a indivíduos da mesma cor, altura e sexo:

Classe	Descrição
1	Sem limitações às atividades físicas habituais como andar e subir escadas. Dispnéia com exercícios intensos e prolongados
2	Discreta limitação às atividades habituais; dispnéia ao subir ladeiras ou subir escadas em velocidade normal, andar mais de dois quarteirões planos
3	Limitação importante às atividades habituais, dispnéia ao andar um a dois quarteirões planos ou subir um lance de escadas
4	Dispnéia em repouso, com incapacidade de realizar qualquer atividade física sem desconforto respiratório

B) Escala visual analógica:

0-----------------------------10

10cm

Sem dificuldade para respirar   Não consegue respirar

A escala visual analógica é constituída de uma linha com frases descritivas nas extremidades, variando da ausência do sintoma a um quadro de dispnéia extremamente intenso. Os pacientes anotam qual ponto dessa linha corresponderia ao grau de disfunção respiratória que estaria sentindo no momento. Uma variação dessa escala utiliza a associação com o consumo de oxigênio. Em uma linha vertical de 10cm são colocadas várias frases descritivas de atividades físicas e o consumo proporcional de oxigênio, sendo solicitado ao paciente que marque em que nível de atividade física e, portanto, de consumo de oxigênio passou a apresentar dispnéia.

Baseado no fato de que uma alteração constante na intensidade de um estímulo causa alteração constante na magnitude da sensação desencadeada, foi proposta a utilização da técnica da estimativa de magnitude. Os pacientes são submetidos a vários estímulos físicos e solicitados para descrever a intensidade do aumento na dispnéia, comparativamente ao seu próprio basal.

Até o momento, a escala visual analógica parece mais adequada para a quantificação de mudanças agudas na intensidade de dispnéia, como também na quantificação do grau de dispnéia, principalmente em pacientes graves. Isso pode ser explicado por vários fatores, como, por exemplo, não ser necessária uma avaliação retrospectiva para estabelecer a comparação, nem equipamentos sofisticados para a realização das medidas, não depender da realização de qualquer atividade física e permitir a validação da eficácia de vários procedimentos terapêuticos como ajustes de ventiladores com modos de ventilação diferentes e atividades fisioterápicas.

DIAGNÓSTICO DIFERENCIAL

Dispnéia psicogênica

O sistema límbico pode interferir na percepção individual da respiração normal de cada indivíduo. Pacientes que se apresentam ansiosos ou com transtorno do pânico se queixam com freqüência de dispnéia, na maioria das vezes acompanhada de hiperventilação. As correlações de dispnéia x hiperventilação x transtorno do pânico podem ser estudadas e compreendidas por meio de alguns modelos como o da hiperventilação, hipersensibilidade ao dióxido de carbono ou o modelo do alarme falso de sufocação e o modelo cognitivo comportamental.

A síndrome de hiperventilação foi descrita para pacientes ansiosos. Os sintomas associados são dispnéia, palpitações, dor torácica, sensação de "bolo" ou "bola" na garganta ou no peito, tremores, parestesias, "dedos fechados" e flexão do punho, ou como os que ocorrem em situações de tetania por hipocalcemia: aspecto facial de choro com olhos fechados e tremular de pálpebras. Em pacientes ambulatoriais, é comum a descrição de dispnéia entremeada de suspiros, descrevendo-se a dispnéia do paciente ansioso como "dispnéia suspirosa". Pacientes com transtorno do pânico são particularmente suscetíveis aos efeitos da hiperventilação. Por exemplo, 58% dos pacientes com transtorno do pânico, comparativamente a 8% dos voluntários normais, apresentaram sintomas após 8 minutos de hiperventilação resultando em pCO_2 menor que 20mm Hg.

Pacientes com dispnéia de origem psicogênica apresentam sintomas que se assemelham aos de pacientes com obstrução de vias aéreas. Parece ocorrer uma propriocepção alterada de estímulos respiratórios, como por exemplo cargas resistivas. Contudo, a dispnéia não parece apresentar correlação com o grau de atividade física, fato que não ocorre em casos de doenças orgânicas associadas a dispnéia. É interessante notar que a intensidade do sintoma costuma ser flutuante e não-progressiva. Outro aspecto a ser notado é que nem sempre o paciente reconhece uma situação de estresse emocional associada ao desencadeamento do sintoma.

Estudos comparando resultados de provas de função pulmonar em pacientes com transtorno do pânico e voluntários normais apresentaram resultados controversos. Alguns autores verificaram diferenças no $FEF_{50\%}$ e $FEF_{75\%}$, sugerindo disfunção de pequenas vias aéreas. Contudo, esses resultados não foram confirmados por outros autores.

Cabe ressaltar que pacientes com doenças pulmonares apresentam maior incidência de transtorno do pânico, em torno de 10% deles. A associação de ansiedade e doenças pulmonares não é surpreendente diante da sensação de sufocamento que muitos pacientes apresentam. Por outro lado, é importante ressaltar que o diagnóstico prévio de doença pulmonar pode mascarar ou atrasar o diagnóstico de transtorno do pânico. Em estudo retrospectivo de caso-controle em 150 pacientes com ansiedade, 42,7% deles com transtorno do pânico apresentavam doenças pulmonares previamente ao diagnóstico, comparativamente a 16,2% daqueles com outros distúrbios ansiosos. As doenças pulmonares mais freqüentemente associadas a quadros de transtorno do pânico são doença pulmonar obstrutiva crônica (DPOC), asma, hipertensão pulmonar, pneumonia, embolia pulmonar, disfunção de cordas vocais, edema pulmonar e apnéia do sono.

Dispnéia por descondicionamento

A dispnéia é uma queixa freqüente em pessoas que estão simplesmente descondicionadas e iniciam um programa de exercícios, mesmo que leves, de prática de esportes. Como indivíduos sedentários normalmente pertencem a uma faixa etária cuja prevalência de doenças pulmonares e cardíacas é maior, pode surgir dúvida quanto à gênese da dispnéia nesses pacientes. Desse modo, a atividade física poderia desencadear a manifestação clínica de uma doença de base até o momento assintomática. Os dados de história devem ser adequadamente colhidos, no sentido de caracterizar presença ou não de fatores de risco para doenças cardiorrespiratórias, atividades físicas regulares e aumento de peso recente. O exame clínico é útil no sentido de descartar alterações sugestivas de comprometimento pulmonar ou cardíaco. Para alguns pacientes em que existe a possibilidade de sobreposição de causas de dispnéia, os exames subsidiários podem auxiliar na diferenciação dos diferentes mecanismos geradores da dispnéia.

Dispnéia de origem cardíaca

Na grande maioria dos pacientes com doenças cardíacas, a dispnéia desencadeada por esforço decorre da elevação da pressão capilar pulmonar. Essa situação de hipertensão pulmonar se estabelece por aumento da pressão no átrio esquerdo decorrente da disfunção ventricular esquerda. A elevação das pressões hidrostáticas deslocam o equilíbrio das forças de Starling, com decorrente transudação de líquido do capilar para o interstício pulmonar e luz dos alvéolos. Há diminuição da complacência pulmonar e estímulo de receptores "J". Com a manutenção do quadro de edema alveolar por períodos de tempo prolongados, podem estabelecer-se alterações fibróticas no interstício, que também contribuirão para a diminuição da complacência pulmonar. É importante lembrar que existe interdependência entre septos alveolares e vias aéreas (principalmente distais), e parte desse líquido pode distribuir-se até a parede dessas vias aéreas, levando à obstrução brônquica. Ocorre então aumento da resistência de vias aéreas e muitas vezes os pacientes se apresentam com sintomas de chiado no peito ("asma cardíaca"). Tanto a diminuição da complacência quanto o aumento da resistência de vias aéreas resultam em redução do volume corrente e aumento do trabalho respiratório. Como mecanismo compensatório ocorre aumento da freqüência respiratória. Em pacientes graves, associa-se também um componente de fadiga muscular e de acidose metabólica, modulando a sensação da dispnéia.

Os pacientes apresentam-se com sintoma de dispnéia progressiva, de duração variável (de dias a anos), com a intensidade correlacionando-se ao grau de atividade física, podendo evoluir até mesmo para dispnéia de repouso. Pode ocorrer tosse "seca", normalmente à noite, desencadeada ao assumirem o decúbito dorsal. Em pacientes em fase avançada de insuficiência cardíaca, a pressão capilar pulmonar está muito elevada e pequenos aumentos do retorno venoso são capazes de desencadear a sensação de dispnéia. Ao assumirem o decúbito dorsal, ocorre aumento do volume sangüíneo intratorácico, do edema intersticial alveolar e de parede de bronquíolos distais. Ocorre também elevação no diafragma, levando à formação de áreas de menor ventilação e, portanto, contribuindo para instalar-se um distúrbio ventilação-perfusão. A *ortopnéia* é definida como dispnéia de aparecimento quando o paciente adquire o decúbito dorsal, e a *dispnéia paroxística noturna*, como crises de dispnéia intensa de aparecimento geralmente à noite, que fazem com que o paciente se levante para obter melhora do quadro. Ao deitar-se, ocorre redistribuição dos fluidos acumulados, principalmente em membros inferiores, durante o dia, com conseqüente aumento do retorno venoso. Em pacientes com reserva cardíaca muito diminuída, esse aumento de retorno venoso é suficiente para desencadear o desconforto. É importante notar que pacientes com doenças pulmonares crônicas em fases avançadas, com grande quantidade de secreções em vias aéreas, ao assumirem o decúbito dorsal, também podem apresentar dispnéia paroxística noturna. Nesse caso, ocorre acúmulo de secreções, e o paciente acorda com dispnéia que melhora com a tosse e a eliminação das secreções.

Para o diagnóstico de dispnéia de origem cardíaca, é fundamental a história e o exame clínico cuidadosos. Assim, é importante definir fatores epidemiológicos, como antecedentes de hipertensão, diabetes, insuficiência coronariana e febre reumática na infância, entre outros. É importante caracterizar a presença de história de dispnéia progressiva, ortopnéia, dispnéia paroxística noturna, palpitações associadamente a sintomas de edema progressivo de membros inferiores mais vespertino, aumento de volume abdominal, dor em peso em hipocôndrio direito por hepatomegalia e distensão aguda da cápsula de Glisson. Ao exame clínico, a presença de hepatimetria aumentada, fígado doloroso e com bordas rombas, refluxo hepatojugular presente, estase jugular normalmente móvel, derrame pleural mais freqüentemente à direita, sinais propedêuticos de ascite e edema de membros inferiores sugerem disfunção ventricular, principalmente à direita. Em relação ao comprometimento ventricular esquerdo, esperaríamos presença de crepitações pulmonares, sibilos, desvio do *ictus* para a esquerda, sopro mitral secundário à dilatação do anel valvar nas miocardiopatias dilatadas, presença de terceira bulha mostrando comprometimento ventricular esquerdo descompensado (dado patognomônico) ou de quarta bulha sugerindo alteração da complacência diastólica. Os exames complementares como eletrocardiograma, radiografia de tórax e ecocardiograma auxiliam na confirmação diagnóstica e na avaliação do grau de disfunção. É importante ressaltar que até 34% dos pacientes com insuficiência cardíaca definida com diminuição significativa da fração de ejeção do coração (< 35%, normal > 70%) podem estar assintomáticos sem queixa de dispnéia progressiva.

Dispnéia de origem pulmonar

A dispnéia de origem pulmonar pode ser decorrente de doenças obstrutivas de vias aéreas tanto proximais quanto distais, doenças com comprometimento dos alvéolos pulmonares, obstrução vascular, alterações de caixa torácica ou de musculatura respiratória.

A obstrução aguda de vias aéreas proximais representa emergência médica. Ocorre na maioria dos pacientes devido à aspiração de corpos estranhos, particularmente em crianças e em pacientes acamados, ou por reação alérgica com formação de edema, principalmente na região glótica. O paciente apresenta-se intensamente desconfortável, com aumento da freqüência respiratória, utilização da musculatura acessória respiratória, tiragem supraclavicular e intercostal, cianose e com sudorese intensa, estridor laríngeo e roncos. No caso de reação alérgica, pode apresentar-se com sinais de edema facial bilateral, com rubor e calor local. Quan-

do o processo é mais crônico, pode ser decorrente de estenose traqueal decorrente de intubações prolongadas e tumores.

A obstrução de vias aéreas pode ser aguda ou crônica, mantida e progressiva ou intermitente. Quando ocorrem crises de dispnéia associadas a tosse, sibilos difusos ou roncos e dor torácica, reversíveis espontaneamente ou com tratamento, trata-se provavelmente de um paciente com asma. Alguns autores mostraram que a presença de sibilos tem especificidade de 99% para obstrução de vias aéreas e sensibilidade de 15%. Portanto, a presença de sibilos ao exame pulmonar indica que há obstrução de vias aéreas. No entanto, sua ausência não exclui a presença de doenças de vias aéreas. Tosse crônica com expectoração produtiva por mais de três meses consecutivos por mais de dois anos normalmente ocorre em pacientes com doença pulmonar obstrutiva crônica com características de bronquite crônica ou bronquiectasias. Nos primeiros, observam-se roncos difusos e prolongamento da fase expiratória do murmúrio vesicular. No entanto, esses achados só estão presentes quando o VEF_1 está abaixo de 50%. Nos pacientes com bronquiectasias, as alterações de propedêutica pulmonar costumam ser mais localizadas. Quadros infecciosos intercorrentes aumentam a quantidade de secreções e há piora da dispnéia, podendo ocorrer, como descrito anteriormente, dispnéia paroxística noturna. Pacientes com enfisema pulmonar têm história de dispnéia progressiva, chegando à dispnéia de repouso com pouca expectoração e tosse. Por alterar as propriedades de viscoelasticidade pulmonar, ocorre diminuição da complacência pulmonar. Na expiração, ocorre dificuldade para eliminação do ar com fechamento precoce de vias aéreas distais, estabelecendo um quadro obstrutivo.

As doenças de acometimento alveolar representam um grupo muito grande de quadros clínicos que podem manifestar-se como agudos e infecciosos nas pneumonias bacterianas, com febre alta, tosse com expectoração amarelada, dispnéia de instalação progressiva em curto período de tempo nos casos mais graves. Os casos de dispnéia crônica (semanas, meses) podem apresentar dados epidemiológicos positivos de história, como, por exemplo, as pneumoconioses, a exposição ambiental a asbestos e pó de sílica e o comprometimento pulmonar associado a vasculites em pacientes com lúpus eritematoso sistêmico. Alguns autores mostraram que a presença de estertores finos, principalmente inspiratórios "em velcro" e difusos, estavam presentes em 96% dos pacientes com pneumonite ou fibrose intersticial. Por outro lado, nos quadros intersticiais por sarcoidose, o achado de crepitações finas difusas foi raro.

Pode ocorrer também ruptura de alvéolos, causando um quadro de dispnéia de instalação súbita ou em poucas horas, por colapso pulmonar e preenchimento do espaço pleural por ar. Do ponto de vista propedêutico, há ausência de murmúrios vesiculares e som timpânico à percussão. Esse quadro é denominado de pneumotórax. Este pode ocorrer após traumatismos ou ser secundário à ruptura de pequenas bolhas que se situam na superfície pleural ("blebs"), causando o chamado pneumotórax espontâneo.

As obstruções vasculares pulmonares podem apresentar-se com quadros de dispnéia súbita, como, por exemplo, nas oclusões venosas por êmbolos que freqüentemente têm origem em membros inferiores. Normalmente, o paciente apresenta fatores de risco predisponentes à formação de trombos, como estase venosa em acamados, lesão da parede vascular após traumatismos, vasculites ou estados de hipercoagulabilidade primários como na deficiência de proteínas envolvidas na coagulação ou secundárias ao uso de drogas como, por exemplo, os anticoncepcionais orais. Os dados de história são fundamentais para a suspeita clínica, visto que os achados propedêuticos podem ser poucos. Quando a oclusão é de um território extenso ou o paciente apresenta redução da reserva pulmonar ou cardíaca, pode instalar-se quadro de insuficiência ventricular direita aguda.

TIPOS E CAUSAS DE DISPNÉIA

Ortopnéia – dispnéia que piora com a posição deitada. Na insuficiência cardíaca congestiva (ICC), por redistribuição de fluxo sangüíneo na posição deitada, aumenta a pressão capilar pulmonar, gerando dispnéia. Nos pacientes com doença pulmonar obstrutiva crônica (DPOC), além do acúmulo de secreções, ocorre aumento do trabalho respiratório em compensação ao aumento de resistência gerada pela pressão intra-abdominal. Pacientes com doenças neuromusculares ou que envolvam o diafragma que apresentem baixos gradientes de pressão transdiafragmática apresentam maior grau de dispnéia. A ortopnéia pode estar presente na ICC, pericardite, DPOC, disfunção de musculatura respiratória, obesidade, gestação, ascite, tumores de mediastino anterior e traqueomalacia.

Trepopnéia – dispnéia desencadeada ao se assumir um dos decúbitos laterais, mas não o outro, por provável aumento no distúrbio ventilação-perfusão no decúbito do lado do pulmão afetado, prejudicando a ventilação e aumentando, por forças gravitacionais, a perfusão desse pulmão. Alguns autores observaram que, em pacientes com doença pulmonar unilateral, a pO_2 pode variar em média de 85mm Hg para 77mm Hg com a mudança de decúbito do lado normal para o lesado, respectivamente. São causas de trepopnéia a doença parenquimatosa pulmonar unilateral, o derrame pleural unilateral, a obstrução brônquica intrínseca ou extrínseca unilateral e a DPOC.

Platipnéia – dispnéia ao se assumir a posição sentada e que melhora ao se deitar. Freqüentemente ocorre ortodeoxia, ou seja, queda de saturação de O_2 quando o paciente está sentado, com melhora no decúbito horizontal. A maioria dos pacientes apresenta alterações pulmonares causando "shunt" direito-esquerdo pelo forame oval, por aumento de pressões em câmaras direitas secundário a situações de hipertensão pulmonar. Com menor freqüência, a platipnéia ocorre em pacientes com "shunts" intrapulmonares. Estes podem ser congênitos, como, por exemplo, na doença de Osler-Weber-Rendu, ou adquiridos, como na cirrose, traumatismo, actinomicose, esquistossomose, neoplasias metastáticas ou toracotomia. Normalmente, os "shunts" são mais comuns nas bases e, ao se assumir a posição sentada, o desvio de fluxo sangüíneo para as bases contribuiria para o aumento no distúrbio ventilação-perfusão e conseqüente hipóxia. São, portanto, causas de platipnéia os "shunts" intracardíacos e os "shunts" no parênquima pulmonar.

DISPNÉIA AGUDA

PERGUNTAS FUNDAMENTAIS PARA SUA ABORDAGEM

1. Apresenta falta de ar em repouso?
Quando isso ocorre, sugere doença grave, embora alguns pacientes com essa queixa não apresentem alterações do exame clínico, da saturação arterial de oxigênio, radiológicas ou eletrocardiográficas. Nessas situações, a possibilidade de causa psicogênica é maior.

2. Apresentou dor no peito? Se isso ocorreu, descreva a dor: localização, intensidade, duração etc.
A dor retroesternal pode sugerir doença isquêmica coronariana, estando a dispnéia associada ao quadro congestivo pulmonar desencadeado pela falência ventricular esquerda ou disfunção diastólica aguda. A dor presente principalmente nos ápices pulmonares é comum no pneumotórax espontâneo. A associação de dor ventilatório-dependente em um hemitórax sugere traumatismo, pneumonia, pleurite ou tromboembolismo pulmonar. É interessante lembrar que pacientes asmáticos podem queixar-se de dor retroesternal, assim como aqueles com dispnéia psicogênica.

3. O que estava fazendo imediatamente antes do início da dispnéia?
É importante pesquisar a história prévia de traumatismo, ingestão de drogas ilícitas, medicamentos ou alimentos, picada de insetos, para descartar a possibilidade de reação alérgica ou mesmo de embolia. Períodos longos de imobilização, hospitalização ou viagens longas podem predispor a estase em membros inferiores e conseqüente tromboembolismo pulmonar.

4. Apresenta alguma doença prévia ou foi submetido a procedimento cirúrgico?
O conhecimento de doenças prévias é fundamental para a compreensão das principais causas de descompensação aguda. Pacientes asmáticos com piora aguda provavelmente apresentam quadro obstrutivo, embora possam apresentar quadros pneumônicos ou pneumotórax. Aqueles com DPOC ou doenças intersticiais podem apresentar pneumotórax como complicação aguda ou quadros infecciosos. Indivíduo com antecedente

de tratamento para ansiedade, depressão ou outras alterações psiquiátricas podem apresentar dispnéia psicogênica.

PRINCIPAIS CAUSAS DE DISPNÉIA AGUDA

A dispnéia de início súbito freqüentemente é manifestação de doenças graves, e os pacientes procuram auxílio médico em torno de horas ou poucos dias. As principais causas de dispnéia aguda atendidas em um pronto-socorro de um hospital geral foram: insuficiência cardíaca congestiva (26%), asma (25%) e doença pulmonar obstrutiva crônica (15%) (Quadro 45.2).

DISPNÉIA CRÔNICA

Considera-se como crônica a dispnéia que tem duração superior a um mês. Dados estatísticos americanos relatam que a dispnéia é a sétima causa de procura por clínicos gerais e representa a terceira queixa mais freqüente nas consultas ambulatoriais, somente superada por fadiga e lombalgia. A prevalência varia de 3 a 25% na população em geral. Os fatores que aumentam sua prevalência são obesidade, tabagismo e presença de transtornos psiquiátricos. As principais causas de dispnéia crônica são insuficiência cardíaca, asma, DPOC e doenças intersticiais (Quadros 45.3 e 45.4).

Quadro 45.2 – Quadro clínico das alterações pulmonares que causam dispnéia.

Alterações	Tipo de dor associada	Outras queixas	Exame clínico
Edema pulmonar de origem cardíaca isquêmica	Dor precordial de forte intensidade com ou sem irradiação, duração de mais de 20 minutos, sudorese fria	Fatores de risco para doenças cardiovasculares, ou antecedente de ICO, HAS, ICC	Estertores finos bilaterais, B3+ ou B4+, estase jugular, hipotensão
Obstrução de vias aéreas inferiores (asma, DPOC)	Aperto retroesternal	Febre, tosse, secreção	↓ MV, sibilos inspiratórios ou expiratórios, roncos, expiração prolongada, pulso paradoxal, cianose, taquipnéia
Edema (congestão) pulmonar de origem cardíaca não-isquêmica	Desconforto torácico	Edema de membros, empachamento, dispnéia paroxística noturna	Estertores finos bilaterais, B3+, estase jugular, edema de membros inferiores, hepatomegalia
Hiperventilação	Desconforto torácico	Ansiedade, crises de pânico	Normal ou com tremores de extremidades, sinais de Chvostek ou Trousseau
Pneumonia	Dor pleurítica unilateral pode estar presente	Febre, tosse com ou sem secreção amarelada	Estertores finos localizados, som maciço, pectorilóquia, sopros pulmonares (brônquico ou tubário)
TEP (dispnéia e dor pleurítica são os dois sintomas mais freqüentes nesses pacientes)	Dor pleurítica unilateral	Fatores predisponentes para estase, lesão endotelial ou hipercoagulabilidade	Variável desde normal até presença de sibilos, cianose, taquipnéia
Obstrução de vias aéreas superiores (aspiração de corpo estranho, epiglotite, angioedema, celulite de face, laringotraqueobronquite)	Desconforto torácico	Disfagia, ingestão alimentar imediatamente antes do quadro	Estridor laríngeo, edema de face, cianose, taquipnéia
Hemorragia alveolar (causa rara de dispnéia aguda: granulomatose de Wegener, síndrome de Goodpasture etc.)	Dor pleurítica quando associada a infarto pulmonar extenso com comprometimento pleural	Fatores predisponentes para TEP, hemoptise, doença renal	Estertores finos difusos
Edema pulmonar de origem não-cardiogênica	Desconforto torácico	Síndrome da resposta inflamatória sistêmica (sepse, pancreatite e aspiração de gases tóxicos)	Estertores finos difusos
Traumatismo (pneumotórax e contusão pulmonar)	Dor no local da lesão	A depender do tipo de trauma	Ausência de MV, timpanismo, associação com enfisema de subcutâneo nos casos de ruptura traqueobrônquica
Pneumotórax	Dor de forte intensidade e instalação abrupta	Síndrome de Marfan, traumatismo, asma, DPOC ou doenças intersticiais	↓ ou ausência de MV, timpanismo

ICO = insuficiência coronária; HAS = hipertensão arterial sistêmica; ICC = insuficiência cardíaca congestiva; DPOC = doença pulmonar obstrutiva crônica; TEP = tromboembolismo pulmonar; MV = murmúrio vesicular.

Quadro 45.3 – Causas de dispnéia crônica.

Anemia
Ansiedade e fatores psicogênicos
Doenças cardíacas
    Insuficiência coronariana
    Doenças miocárdicas
    Doenças pericárdicas
    Valvopatias
    "Shunt" direito-esquerdo
Descondicionamento físico
Doenças metabólicas
    Obesidade
    Doenças tireoideanas
	Doenças pulmonares
	    DPOC, obstrução de vias aéreas
	    superiores por corpo estranho,
	    tumores, traqueomalacia
	    Tumores primários ou metastáticos
	    Pneumonites (hipersensibilidade,
	    fibrose, infecção, inflamatórias),
	    edema pulmonar cardiogênico e
	    não-cardiogênico
	
	Doenças pleurais (derrame, fibrose ou
	tumor)
		Alterações da caixa torácica (gestação,
		ascite, cifoescoliose)
		
		Alterações vasculares (fístulas
		arteriovenosas, vasculites, hipertensão
		pulmonar primária, obstruções
		vasculares)
		
		Doenças dos músculos respiratórios
		
		Doenças neuromusculares, desnutrição,
		disfunção ou lesão de nervo frênico,
		disfunção de diafragma

Quadro 45.4 – Principais achados de exame clínico importantes para avaliação de dispnéia crônica.

Achados de exame clínico	Alterações
GERAL E CABEÇA E PESCOÇO	
Ortopnéia	ICC, DPOC, doenças pericárdicas, obesidade
Platipnéia	"Shunts" pulmonares e cardíacos
Trepopnéia	Derrame pleural unilateral, pericardite Doença pulmonar unilateral
Cianose	DPOC e outras doenças pulmonares
Fácies pletórico	DPOC
Estase jugular	*Cor pulmonale*, ICC
TÓRAX	
Aumento do diâmetro ântero-posterior	DPOC
Deformidades torácicas	Cifoescoliose, pós-poliomielite, toracoplastia
PULMÕES	
Murmúrio vesicular diminuído globalmente	DPOC
Expiração prolongada	DPOC, asma
Sibilos	DPOC, asma, ICC
Roncos e estertores grossos	DPOC, bronquiectasias
Estertores finos	ICC, doenças intersticiais ("em velcro")
Atrito pleural	Doenças pleurais crônicas (tuberculose, neoplasia)
Sopro anfórico/cavernoso	Cavernas pulmonares (tuberculose, aspergilomas etc.)
CORAÇÃO	
Diminuição de bulhas	DPOC, doença pericárdica, obesidade
B_3	ICC sistólica descompensada
B_4	ICC diastólica
Sopros sistólicos (mitral, tricúspide, aórtico e pulmonar)	Insuficiência mitral ou tricúspide e estenose aórtica ou pulmonar
Sopros diastólicos (mitral, tricúspide, aórtico e pulmonar)	Estenose mitral ou tricúspide e insuficiência aórtica ou pulmonar
Atrito pericárdico	Doenças pericárdicas crônicas (tuberculose, vasculites, neoplasias)
ABDOME	
Hepatomegalia	ICC, *cor pulmonale*
Refluxo hepatojugular	ICC, *cor pulmonale*
Sinais de ascite (incluindo macicez móvel)	ICC, *cor pulmonale*
Globoso apenas com piparote	Obesidade
Globoso sem sinais de ascite, com cicatriz umbilical protrusa, foco de ausculta cardíaca presente e linha alba hiperpigmentada	Gravidez
MEMBROS	
Baqueteamento	DPOC, doenças hepáticas, neoplasias pulmonares
Edema de membros inferiores depressível	*Cor pulmonale*, ICC, doenças hepáticas, gravidez, obesidade

ICC = insuficiência cardíaca crônica; DPOC = doença pulmonar obstrutiva crônica.

Quadro 45.5 – Principais exames para avaliação da dispnéia crônica.

Exame	Alterações
SUSPEITA DE DOENÇA PULMONAR	
Radiografia de tórax, tomografia computadorizada e/ou ressonância magnética ou de alta resolução	Nódulos pulmonares, alterações intersticiais, cavernas, atelectasias, gânglios mediastinais, tumores, obstruções vasculares
Gasometria arterial ou oximetria	Grau de hipóxia e retenção de CO_2
Broncoscopia e lavado broncoalveolar	Tumores endobrônquicos, pneumopatias infecciosas ou inflamatórias, corpo estranho
Espirometria	Obstrutivas: $VEF_1/CVF < 70\%$ Restritivas: $VEF_1/CVF > 70\%$
Broncoprovocação	Hiper-responsividade brônquica
Curva fluxo-volume	Obstrução de vias aéreas superiores (achatamento das curvas)
Capacidade de difusão do monóxido de carbono (CO)	Doenças intersticiais (↓ da difusão)
Volumes pulmonares	Doenças restritivas (↓ CVF e CPT)
SUSPEITA DE DOENÇA CARDÍACA	
Radiografia de tórax	ICC, doenças pericárdicas
Eletrocardiograma	Insuficiência coronariana, hipertensão, doenças pericárdicas, sobrecargas atriais e ventriculares
Teste de esforço	Insuficiência coronariana
Testes de estresse farmacológico com radioisótopos	Insuficiência coronariana
Ecocardiograma	Valvopatias, ICC sistólica e diastólica, pericardiopatias
DISPNÉIA CRÔNICA DE ETIOLOGIA NÃO-DEFINIDA	
Taxa de hemoglobina	Anemia
Exercício: teste cardiorrespiratório	Diferenciar dispnéia pulmonar de cardíaca Descondicionamento físico Dispnéia psicogênica

VEF1 = volume expiratório forçado no primeiro segundo; CVF = capacidade vital forçada; CPT = capacidade pulmonar total; ICC = insuficiência cardíaca crônica.

Os dados obtidos pela história e exame clínico devem ser suficientes para caracterizar as principais causas da dispnéia crônica. Um método interessante a ser utilizado é considerar primeiro a possibilidade de doença pulmonar, depois cardíaca ou então de causa ainda não identificada. A partir desse ponto, a investigação laboratorial pode ser guiada conforme descrito no quadro 45.5.

VOLUMES E CAPACIDADES PULMONARES

Os movimentos de entrada e saída de ar dos pulmões constituem a ventilação. Em repouso, a *freqüência respiratória* é de 12 a 20 ciclos por minuto. O volume de gás ventilado por minuto é o *volume minuto*. Corresponde ao produto do volume corrente pela freqüência respiratória.

Quatro volumes e quatro capacidades podem ser definidos (Fig. 45.2). As *capacidades* são formadas pelo somatório de dois ou mais volumes.

O *volume corrente* (VC) é o volume de gás inspirado ou expirado espontaneamente durante cada ciclo respiratório. No repouso, o volume corrente humano oscila entre 350 e 500mL. O volume máximo de ar que pode ser inspirado a partir de uma inspiração espontânea é o *volume de reserva inspiratória (VRI)* e o volu-

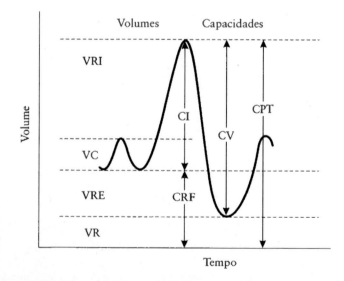

Figura 45.2 – Volumes e capacidades pulmonares. VC = volume corrente; VRI = volume de reserva inspiratória; VRE = volume de reserva expiratória; VR = volume residual; CI = capacidade inspiratória (volume de reserva inspiratória + volume corrente); CRF = capacidade de reserva funcional (volume de reserva expiratória + volume residual); CV = capacidade vital (volume corrente + volume de reserva inspiratória + volume de reserva expiratória); CPT = capacidade pulmonar total (soma de todos os volumes).

me que pode ser expirado após uma expiração espontânea é o *volume de reserva expiratória (VRE)*. O volume de ar que permanece nos pulmões após esforço expiratório máximo é o *volume residual (VR)*.

A *capacidade pulmonar total (CPT)* é a quantidade de gás contida nos pulmões ao final de uma inspiração máxima. A *capacidade residual funcional (CRF)* é o volume de gás que permanece nos pulmões após expiração espontânea. Corresponde à soma dos volumes de reserva expiratório e residual. O volume de gás que pode ser inspirado a partir do final de uma expiração espontânea é denominado *capacidade inspiratória (CI)*. Corresponde à soma dos volumes corrente e de reserva inspiratório. A *capacidade vital (CV)* é o volume máximo de gás que pode ser expirado forçadamente após uma inspiração máxima. É a soma do *VRI + VC + VRE*. Os volumes e as capacidades pulmonares variam em função de vários fatores como sexo, idade, superfície corpórea, atividade física e postura.

CASOS CLÍNICOS

CASO 1. Paciente de 55 anos de idade, sexo masculino, natural e procedente de São Paulo, branco, engenheiro, fumante de um maço de cigarros/dia há 20 anos, refere que há oito meses apresenta falta de ar progressiva, atualmente não conseguindo andar um quarteirão sem apresentar desconforto respiratório. Refere tosse matutina com expectoração esbranquiçada diariamente há mais de três anos. No inverno apresenta vários "resfriados fortes", com aumento da secreção e algumas vezes tornando-se amarelada, sendo tratado com antibióticos, com melhora. Foram prescritas algumas medicações que não sabe referir os nomes, mas nega uso regular de qualquer uma. Ao exame clínico apresenta-se pletórico, com cianose de extremidades e lábios, com tiragem supraclavicular, freqüência respiratória de 28 incursões por minuto, temperatura de 36,8°C, pressão arterial: 120 x 80mm Hg, freqüência cardíaca de 92/minuto, rítmico, estase jugular presente a 45 graus móvel, roncos e sibilos em ambos os hemitórax, fígado a 3cm do rebordo costal direito, liso, doloroso à palpação, macicez móvel presente, edema de membros inferiores 2+/4+.

Discussão: trata-se de um paciente com dispnéia de origem pulmonar por doença pulmonar obstrutiva crônica predominantemente bronquítico, visto ser um fumante (antecedente epidemiológico) e apresentar tosse produtiva por mais de três meses em dois anos consecutivos. Do ponto de vista propedêutico, apresenta-se com sinais sugestivos: pletora secundária à poliglobulia, cianose de extremidades pela hipoxemia secundária ao distúrbio ventilação-perfusão, roncos e sibilos difusos secundários à obstrução brônquica e aumento de secreções em vias aéreas. No momento, está evoluindo com *cor pulmonale*, apresentando estase jugular, hepatomegalia, ascite, edema de membros inferiores secundários à falência ventricular direita e aumento das pressões hidrostáticas nessa região.

CASO 2. Paciente de 45 anos de idade, sexo masculino, natural do interior da Bahia (zona rural), em São Paulo há três anos, negro, pedreiro, procurou o ambulatório com queixa de cansaço para respirar há um ano e sensação de batedeira no peito há quatro meses. Refere ser pedreiro e que antes do início do quadro conseguia subir cinco andares sem sentir cansaço, mas que progressivamente foi piorando, sendo que no momento já não consegue andar poucos metros no plano sem se cansar. Refere que há dois meses, no final do dia, seus pés ficam inchados e passou a usar dois travesseiros para dormir. Há um dia acordou com sensação de sufocamento e precisou ficar sentado para melhorar. Nega etilismo, tabagismo ou episódios de dor precordial. Não faz uso de nenhuma medicação. Ao exame clínico apresenta-se com freqüência respiratória de 24 incursões/minuto, pressão arterial de 100 x 90mm Hg, freqüência cardíaca de 120/minuto, pulso de 100/minuto, arrítmico, afebril, com estase jugular presente a 45 graus móvel, presença de estertores no terço inferior de ambos os hemitórax, *ictus* no sexto espaço intercostal esquerdo na linha axilar anterior, bulhas arrítmicas com sopro sistólico 2+/6+ em foco mitral, fígado a 4cm do rebordo costal direito liso, doloroso à palpação, macicez móvel presente, edema de membros inferiores 2+/4+.

Discussão: trata-se de um paciente com insuficiência cardíaca congestiva secundária provavelmente à miocardiopatia chagásica (antecedente epidemiológico). A dispnéia foi progressiva, evoluindo para classe funcional 4 (dispnéia de repouso), com ortopnéia e dispnéia paroxística noturna. Do ponto de vista propedêutico, os dados sugestivos para falência ventricular esquerda são o pinçamento da pressão, sugerindo aumento importante da resistência vascular periférica, da freqüência cardíaca por estímulo adrenérgico secundário ao baixo débito e da área cardíaca sugerida pelo desvio do *ictus* para a esquerda, insuficiência mitral por provável dilatação do anel valvar secundária à dilatação ventricular, arritmia cardíaca (provavelmente fibrilação atrial por aumento de átrios). Também estão presentes sinais de falência ventricular direita, como estase jugular móvel, hepatomegalia, ascite e edema de membros inferiores.

CASO 3. Paciente de 25 anos de idade, sexo masculino, branco, natural e procedente de São Paulo, comerciante, refere que estava nadando há 1 hora quando apresentou falta de ar súbita e dor no peito à direita, necessitando parar. Nega outros episódios anteriores ou antecedentes patológicos prévios. Ao exame clínico apresentava-se com freqüência respiratória de 30 incursões/minuto, freqüência cardíaca de 100 batimentos/minuto, pulso com diminuição de amplitude durante a inspiração, com tiragem intercostal, murmúrio vesicular abolido e som timpânico à percussão em hemitórax direito.

Discussão: trata-se de um paciente jovem, com quadro de dispnéia súbita sem outros antecedentes prévios. As principais hipóteses diagnósticas seriam uma oclusão vascular ou ruptura de víscera, para explicar a instalação súbita da dispnéia. Como do ponto de vista propedêutico observamos ausência de murmúrio vesicular e som timpânico à percussão, sugere que houve colabamento total do pulmão nesse hemitórax, sendo o espaço pleural preenchido por ar, fortalecendo a hipótese de pneumotórax espontâneo.

CASO 4. Paciente de 22 anos de idade, sexo masculino, branco, natural e procedente de São Paulo, estudante de direito, procurou o pronto-socorro hoje com falta de ar intensa há 2 horas. Refere que desde a infância apresenta crises de chiado no peito e falta de ar, sendo que já foi internado várias vezes com os mesmos sintomas. Há uma semana tem apresentado chiado no peito à noite com piora hoje. Apresenta-se com freqüência cardíaca de 140/minuto, presença de pulso paradoxal, freqüência respiratória de 36 incursões/minuto, com tiragem supraclavicular e intercostal, cianose de extremidades, aumento do diâmetro ântero-posterior do tórax, murmúrio vesicular diminuído bilateralmente sem sibilos.

Discussão: trata-se de um paciente asmático desde a infância, visto ter história de crises de chiado no peito e falta de ar e ao exame clínico apresenta aumento do diâmetro ântero-posterior do tórax, o que sugere estado crônico de hiperinsuflação pulmonar secundária à obstrução brônquica. No momento, apresenta-se com quadro de obstrução grave de vias aéreas. Do ponto de vista propedêutico, caracteriza-se por presença de tiragem intercostal, cianose de extremidades, freqüência respiratória maior que 32 incursões/minuto, freqüência cardíaca maior que 120 batimentos/minuto, ausência de sibilos e presença de pulso paradoxal.

CASO 5. Paciente de 18 anos de idade, sexo feminino, branca, natural e procedente de São Paulo, estudante, foi trazida ao pronto-socorro com queixa de falta de ar há 1 hora. Refere que iniciou o quadro com palpitações. O desconforto foi piorando e notou que seu braço esquerdo começou a "formigar" acompanhado de tremores por todo o corpo. Estava trabalhando no momento do início do quadro e havia discutido com um colega meia hora antes. Ao exame clínico apresentava-se com respiração suspirosa, freqüência respiratória de 28 incursões/minuto, ansiosa, com tremores de extremidades, sinal de Trousseau e Chvostek, ausculta cardíaca e respiratória sem alterações.

Discussão: trata-se de paciente com dispnéia de origem psicogênica secundária a quadro agudo de ansiedade com fator desencadeante estabelecido. Do ponto de vista propedêutico, não se observam alterações pulmonares ou cardíacas que pudessem explicar o quadro. A paciente apresenta-se com aumento da freqüência respiratória, com provável alcalose respiratória e conseqüente diminuição dos níveis de cálcio ionizável por deslocamento para o espaço intracelular. Notam-se sinais de hipocalcemia como parestesias e os sinais de Trousseau e Chvostek.

BIBLIOGRAFIA

ATTA JA – *Avaliação da Gravidade de Crise Asmática por Médicos e Pacientes. Comparação com Espirometria*. São Paulo, 1999, 130 p. Tese (Doutorado) – Faculdade de Medicina da Universidade de São Paulo.

INGRAM RH, BRAUNWALD E – Dyspnea. **In**: Isselbacher KJ, Braunwald E, Wilson JD, Mant JB, Faria AS, Kasper DL (eds.). *Harrisson's Principles of Internal Medicine*. New York, McGraw-Hill, Inc., 1994, p. 174.

JONES NL, KILLIAN KJ – *Breathlessness*. Hamilton, Ontario, Boehringer Ingelheim, 1992.

MAHLER DA – *Dyspnea*. New York, Marcel Dekker, Inc., 1998.

MARTINS MA, VIEIRA JE, TIBÉRIO IFLC, NUNES MPT – Tachykinins and airway inflammation. *Ciência e Cultura*. 52(6):345, 2000.

46. Sangramento e Trombose

Arnaldo Lichtenstein

Hemostasia ou parada fisiológica do sangramento é um mecanismo que envolve três sistemas diferentes, porém altamente interligados: vasos e plaquetas que compõem o sistema hemostático primário e proteínas de coagulação que compõem o sistema hemostático secundário.

Esse complexo sistema de manutenção do equilíbrio do organismo visa, em última instância, à formação de um trombo estável que controle o sangramento. Esse sistema tem também mecanismos de autolimitação, uma vez que o processo de controle de sangramento em um local não leva à trombose em outros locais.

Após a lesão de um vaso, três mecanismos básicos de controle do sangramento são desencadeados: 1. a contração vascular que diminui o fluxo de sangue para o local da lesão, bem como aumenta a exposição de antígenos teciduais; 2. a formação da rolha plaquetária que, além de obstruir a saída de sangue pelos vasos, libera mediadores que interferem na contração vascular e na ativação do sistema da cascata da coagulação; e 3. a formação do trombo de fibrina (Fig. 46.1). Paralelamente a esse processo, outro igualmente complexo, o da anticoagulação, ou fibrinólise, é ativado.

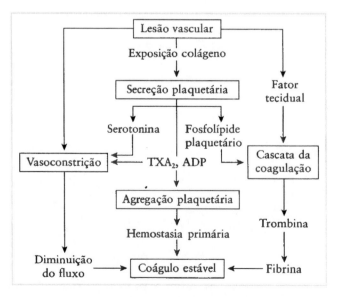

Figura 46.1 – Esquema dos processos envolvidos na formação do coágulo. TXA_2 = tromboxano A_2; ADP = difosfato de adenosina.

SISTEMA DA COAGULAÇÃO

VASOS SANGUÍNEOS

Os vasos sanguíneos participam da hemostasia por meio de dois mecanismos: a vasoconstrição e a função endotelial.

A vasoconstrição atua imediatamente após a lesão, porém tem duração limitada. É mais eficaz no sistema arterial do que no venoso, uma vez que a camada muscular é mais desenvolvida no primeiro. A vasoconstrição é mediada por substâncias liberadas na ativação plaquetária, como a serotonina e o tromboxano A_2, bem como pela endotelina liberada pelo próprio endotélio.

Vale agora uma breve explicação do porquê o sangue em situação fisiológica não coagula dentro dos vasos sanguíneos. O endotélio produz prostaciclina, um potente agente antiplaquetário. Além disso, na sua superfície, nas moléculas de heparam sulfato liga-se a antitrombina III, um potente anticoagulante. O endotélio produz, ainda, o ativador do plasminogênio tecidual (tPA), um potente ativador da fibrinólise, hoje com largo emprego terapêutico.

Um outro mecanismo da não-trombose em situação fisiológica é a trombomodulina, uma glicoproteína da membrana endotelial que se liga à trombina gerada no processo da coagulação. Esse complexo ativa a proteína C que degrada os fatores da coagulação Va e VIIIa, inibindo a formação de mais trombina. Quando lesado, o endotélio reduz a atividade da trombomodulina, desenvolvendo sítios de ligação de fosfolípides para os fatores da coagulação ativados. Essa atividade protrombótica do endotélio é ativada não só pela lesão mecânica, mas também por endotoxinas, citoquinas (interleucina-1 e fator de necrose tumoral α) e a própria trombina.

PLAQUETAS

As plaquetas são pequenas partículas celulares (2μm de diâmetro) com vida média de 9 a 10 dias na circulação. Promovem a hemostasia por meio de quatro mecanismos principais: 1. adesão nos locais de lesão vascular; 2. liberação de substâncias de seus grânulos densos e α; 3. agregação para formar as rolhas hemostáticas; e 4. fornecimento de superfície pró-coagulante, com seus fosfolípides de membrana para os complexos protéicos da coagulação.

A adesão plaquetária é o primeiro passo para a formação da rolha plaquetária. As plaquetas contêm, em sua superfície externa, algumas glicoproteínas de adesão, como a de ligação ao colágeno, ao fator Von Willebrand e à fibronectina GP IIb/IIIa (receptor fibrinogênio/vWF), GP Ib/IX (receptor vWF), GP IIIb (receptor trombospondina). Após a agressão vascular, o contato com o colágeno subendotelial induz modificação espacial no fator Von Willebrand, permitindo então a ligação com as plaquetas por meio do sítio Ib/IX.

Após a adesão com o tecido subendotelial, as plaquetas sofrem alterações morfológicas, desenvolvendo pseudópodes, iniciando a fase de liberação de produtos de seus grânulos α (fator plaquetário 4, β-tromboglobulina, trombospondina, fator de crescimento derivado de plaqueta, fibrinogênio e vWF) e de seus grânulos densos (serotonina e difosfato de adenosina – ADP).

A liberação do ADP inicia o processo de agregação plaquetária quando as plaquetas se ligam uma às outras por meio das glicoproteínas IIb/IIIa via uma molécula central de fibrinogênio. Além do ADP, outros agonistas podem iniciar o processo de agregação plaquetária, como epinefrina, trombina, colágeno e fator ativador plaquetário.

As plaquetas ativadas são substrato para adesão do complexo protéico da coagulação, ativando os fatores X e a protrombina.

PROTEÍNAS DA COAGULAÇÃO

A formação do tampão de fibrina é essencial à hemostasia. A coagulação sangüínea é um processo que envolve muitas enzimas e co-fatores que culminam na transformação de fibrinogênio em fibrina, uma malha protéica insolúvel. Esse processo é chamado de cascata da coagulação e está esquematizado na figura 46.2.

A coagulação pode ser iniciada por duas vias principais, que são, contudo, inter-relacionadas. A via intrínseca, ativada por contato de superfície, e a via extrínseca, ativada por lesão tecidual e liberação de tromboplastina tecidual.

A via intrínseca é iniciada por cargas negativas de superfície de sulfátides, vidro ou caolim. A estas se liga o fator XII (Hageman) e o cininogênio de alto peso molecular. Ao cininogênio ligam-se a pré-calicreína e o fator XI, sendo então ativados. O fator XI ativado, na presença de cálcio, ativa o fator IX (Christmas). Este, na presença de cálcio, fosfolípides e fator VIII, ativa o fator X (Stuart-Prower). O fator X também é ativado pelo fator VII da via extrínseca. O fator X ativado, na presença do fator V (pró-ascelerina), cálcio e fosfolípides, vai transformar a protrombina (fator II) em trombina, bem como ativar o fator XIII (fator estabilizador da fibrina). O fibrinogênio é então convertido em fibrina, estabilizando, então, o coágulo.

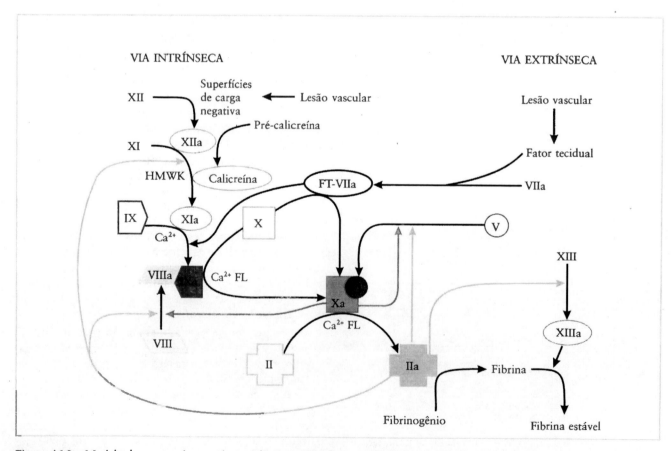

Figura 46.2 – Modelo da cascata de coagulação (clássico). FT = fator tecidual; FL = fofolípides; a = ativado.

A via extrínseca da coagulação é iniciada pela exposição do fator tecidual. Esse fator está presente em várias partes do organismo, como o cérebro, a adventícia dos vasos sangüíneos, as cápsulas de órgãos, a epiderme e o epitélio das mucosas. Está presente em várias células, como o endotélio e os monócitos, e na presença de linfocinas o fator tecidual expressa-se na superfície celular.

Na presença do fator tecidual, de cálcio e fosfolípides, o fator VII, que já circula em sua forma ativada, é capaz de ativar tanto o fator X quanto o fator IX, integrando assim a via intrínseca com a extrínseca.

Os fosfolípides necessários para as diversas fases da coagulação não são os mesmos. A reação envolvendo o fator VII requer o fosfolípide da superfície da própria célula que fornece o fator tecidual. Já os fosfolípides necessários para a ativação do fator X (a partir do fator IX) e do fator II (a partir do fator X) são da superfície plaquetária.

Cabe aqui algumas críticas a esse modelo da coagulação. Ele não explica adequadamente por que pacientes com deficiência do fator VIII ou IX sangram, enquanto pacientes com deficiência do fator XII ou pré-calicreína não têm maior tendência ao sangramento.

SISTEMA DA ANTICOAGULAÇÃO

Uma vez iniciado o processo da coagulação sangüínea, mecanismos homeostáticos que visam a limitar o processo são concomitantemente desencadeados. São de natureza local na rede hemostática, na circulação sangüínea e no sistema retículo-endotelial.

O próprio fluxo sangüíneo no local da lesão dilui os fatores ativados, diminuindo assim sua potência. Por outro lado, a densa rede de fibrina circunscreve o processo.

A figura 46.3 esquematiza os principais passos da anticoagulação.

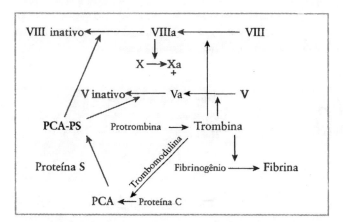

Figura 46.3 – Os principais passos da anticoagulação. A trombina, juntamente com a trombomodulina, ativa a proteína C. A trombina ativa os fatores V e VIII e converte o fibrinogênio à fibrina. A proteína C ativada (PCA), com a proteína S (PS) como co-fator, inativa os fatores Va e VIIIa.

O primeiro passo para o controle da coagulação é a ligação da trombina à trombomodulina endotelial. Com essa ligação, a trombina perde sua capacidade de converter fibrinogênio a fibrina, de ativar o fator XIII, bem como de ativar plaquetas. Além disso, nessa forma, ela ativa a proteína C, uma proteína que é sintetizada pelo fígado e vitamina K dependente. A proteína C inativa os fatores V e VIII, ambos necessários para a ativação do fator X e da própria trombina. A ação da proteína C é potencializada pela proteína S, na presença de fosfolípides. Por outro lado, a proteína C é inibida pela antitrombina.

A antitrombina III, uma glicoproteína produzida no fígado, inativa os fatores Xa, IXa, a calicreína e a trombina. Ela é inibida pela proteína S e pelo fator 2 plaquetário. Cabe aqui salientar que a heparina, anticoagulante amplamente utilizado na prática clínica, é na verdade um co-fator da antitrombina III, potencializando sua ação.

FIBRINÓLISE

Várias são as enzimas que degradam a fibrina, como as proteases de leucócitos, incluindo a elastase e a catepsina G, porém as mais conhecidas na prática clínica pertencem ao sistema de conversão de plasminogênio em plasmina.

O endotélio de pequenos vasos contém grandes quantidades de ativador de plasminogênio tecidual (tPA), que converte plasminogênio a plasmina e esta se liga firmemente à fibrina. Vários são os estímulos para a liberação do ativador do plasminogênio tecidual: trombina, hipoxemia, estase, isquemia, epinefrina, histamina e exercício físico.

Uma vez ligada à fibrina, a plasmina, que tem uma propriedade proteolítica intensa e pouco específica, é protegida da degradação pelas antiplasminas. A plasmina, então, degrada a fibrina em fragmentos genericamente denominados produtos de degradação de fibrina (PDF).

ABORDAGEM DO PACIENTE COM ALTERAÇÕES DA HEMOSTASIA

Quando examinamos um paciente, duas situações básicas podem ocorrer: ou o paciente tem história de alteração da coagulação, ou ele, apesar de não ter um distúrbio aparente, precisa ser investigado para busca de possíveis alterações da hemostasia.

No segundo grupo temos algumas situações clínicas: o paciente que será submetido a grandes cirurgias em regiões nas quais o sangramento abundante pode ser muito problemático (como em neurocirurgias, cirurgias oftalmológicas ou cirurgias plásticas), ou pacientes que tenham na família pessoas com distúrbios hemostáticos, mas ele próprio não apresenta nenhum sintoma.

Na avaliação de um paciente com sangramentos ou tromboses, há de se ter em mente que esses problemas podem não ser exclusivos do sistema da coagulação, mas refletir uma alteração sistêmica. Assim, um paciente com sangramentos exagerados pode ter uma alteração primária do fígado, deixando de produzir os fatores da coagulação. Pacientes com tromboses de repetição podem ser portadores de anticorpos antifosfolípides, presentes em doença auto-imunes, como o lúpus eritematoso sistêmico, não sendo uma alteração hematológica primária.

Assim, como em qualquer doença, a avaliação de um paciente com distúrbio da hemostasia deve ser feita de maneira global, avaliando-se o paciente como um todo.

Pequenos traumatismos ocorrem diariamente em todas as pessoas. Porém, os sangramentos não acontecem ou acontecem apenas em pequenas proporções. Quando a seqüência da hemostasia é quebrada, surgem sangramentos espontâneos ou grandes sangramentos conseqüentes a pequenos traumatismos.

HISTÓRIA CLÍNICA

A história clínica é particularmente de grande valia nos distúrbios hemostáticos. Assim, a pesquisa de sangramentos pós-traumatismos ou a ausência de sangramento pós-cirurgias é de grande valia para o diagnóstico ou exclusão de diáteses hemorrágicas hereditárias. A presença de hipermenorragia pode ser a única manifestação da doença de Von Willebrand, plaquetopenia leve ou distúrbios parciais de fatores da coagulação. No homem, podemos identificar esses distúrbios perguntando sobre sangramentos ao barbear-se.

O início dos sangramentos é de grande importância. O sangramento no período neonatal, manifestado por céfalo-hematoma, e o sangramento intenso, após circuncisão, são incomuns nos defeitos hereditários da coagulação, como a hemofilia, e mais comuns na doença hemorrágica do recém-nascido. Os distúrbios hemorrágicos da hemofilia são identificados quando a criança fica mais ativa, ou seja, nos primeiros anos de vida.

A história familiar nos dá grandes indícios de doenças. As hemofilias A e B são de caráter recessivo ligado ao cromossomo X. Assim, teremos história de sangramentos nos irmãos e tios maternos. Por outro lado, 40% dos hemofílicos A têm história familiar negativa para sangramentos, sugerindo mutação genética em pelo menos um terço dos casos.

O uso de medicações é fundamental na avaliação de sangramentos. É freqüente o uso de ácido acetilsalicílico (AAS) em baixas doses em pacientes com problemas cardiovasculares. Seu uso visa a diminuir a agregação plaquetária por meio da sua acetilação irreversível. Assim, é freqüente a ocorrência de sangramentos nesses pacientes. Outras drogas podem levar a reações alérgicas ocasionando o aparecimento de púrpuras. Há, também, a ocorrência da anemia aplástica após uso de medicamentos, em que a plaquetopenia levará a diátese hemorrágica.

EXAME CLÍNICO

Dentre as alterações existentes nas coagulopatias, os sangramentos cutâneos, ou púrpuras, são os mais característicos. Estes podem ser de dois tipos: petéquias e equimoses. As petéquias são pequenas lesões, de 1 a 3mm, redondas, vermelhas ou marrons, resultantes de sangramentos na pele. Estão presentes mais freqüentemente em áreas com pressão venosa elevada, como os membros inferiores. São indolores. Podem ser planas como ocorrem nas alterações plaquetárias ou elevadas como nas vasculites auto-imunes ou infecciosas (meningococcemia). As equimoses são também resultantes de sangramentos na derme e, a exemplo das petéquias, não desaparecem à pressão. Podem ter vários tamanhos e formas. Podem ser vermelhas, roxas, azuis ou amarelo-esverdeadas, dependendo da intensidade do sangramento e de sua duração. São decorrentes de traumatismos (portanto, dolorosas) ou de defeitos nos fatores da coagulação.

Contudo, alguns sangramentos podem ocorrer exclusivamente no tubo digestivo e, sendo de pequena monta, não se exteriorizar como enterorragia, melena ou hematêmese. O paciente, então, apresentará apenas uma anemia, com descoramento de mucosas ao exame clínico.

O quadro 46.1 nos orienta para o tipo de problema existente, baseado nos achados clínicos.

Quadro 46.1 – Sinais e sintomas das diferentes coagulopatias.

Achado	Alteração da coagulação	Alteração de plaquetas
Petéquias	Raras	Características
Hematomas profundos	Característicos	Raros
Equimoses superficiais	Comuns, grandes	Características, pequenas e múltiplas
Hemartrose	Característica	Rara
Sangramento prolongado	Comum	Raro
Sangramento após cortes superficiais	Mínimo	Persistente e intenso
Início do sangramento	Não é imediato	Imediato após traumatismo
Resposta a tamponamento	Não	Sim
Sexo	80-90% das causas hereditárias são em homens	Relativamente mais comum em mulheres
História familiar	Comum	Rara

AVALIAÇÃO LABORATORIAL DA COAGULAÇÃO

Nenhum exame laboratorial é mais importante que uma história detalhada e um exame clínico bem feito para o diagnóstico da diátese hemorrágica. Contudo, a determinação de qual distúrbio, bem como sua quantificação, é feita por exames simples de laboratório (Quadro 46.2).

O teste do torniquete ou prova do laço consiste em garrotear o braço com o esfigmomanômetro com pressão acima da pressão arterial média, por 5 minutos, e observar o aparecimento de petéquias em uma área de 25cm². O aparecimento de mais de cinco petéquias indica problema vascular ou de plaquetas. É, contudo, a exemplo do tempo de sangramento, pouco sensível e específico.

Os testes de adesão e agregabilidade plaquetárias avaliam as funções plaquetárias na hemostasia.

Podemos ainda dosar isoladamente os fatores da coagulação, como os fatores VIII (hemofilia A), IX (hemofilia B) e V (hepatopatias).

Cabe aqui salientar a correlação entre níveis de plaquetas e fatores de coagulação e sangramentos. As hemofilias são divididas em grave (< 1% da atividade do fator), moderada (entre 1 e 5% do fator) e leve (entre 5 e 25% do fator), de acordo com a gravidade dos sangramentos, bem como de seus desencadeantes. O teste do TTPA detecta problemas quando há queda em 20 a 40% do fator, sendo, portanto, bem sensível.

A contagem de plaquetas também tem relação com sangramentos. Abaixo de 50.000/μL há riscos maiores de sangramentos, e abaixo de 10.000/μL existe possibilidade de sangramentos graves espontâneos. Porém, a doença que gerou a plaquetopenia, bem como sua duração, também influencia no sangramento. Assim, leucemia aguda causará sangramentos sérios com contagem abaixo de 20.000/μL de plaquetas, ao passo que anemia aplástica causará sérios sangramentos apenas com contagem abaixo de 5.000/μL de plaquetas.

AVALIAÇÃO DO PACIENTE CIRÚRGICO

A prevenção de sangramentos durante o ato cirúrgico pode ser feita com pequenos cuidados.

HISTÓRIA

Fatores de risco maiores – sangramentos em cirurgias anteriores (extração dentária, cirurgias pequenas, grandes cirurgias), sangramentos menstruais exagerados, epistaxes bilaterais freqüentes, alterações de outros órgãos (como fígado e rins) hereditárias ou não, história familiar de sangramentos, contagem sangüínea anormal anterior e uso freqüente de antiinflamatórios não-hormonais.

Fatores de risco menores – história de uso de drogas ou álcool e contusões incomuns.

EXAME CLÍNICO

Além dos sangramentos habitualmente encontrados nas coagulopatias, como petéquias e equimoses cutâneas, o exame clínico dará informações preciosas de outros órgãos acometidos que interferirão na hemostasia. Icterícia, "spiders", ginecomastia e eritema palmar estão presentes na insuficiência hepática. Esplenomegalia com hiperesplenismo pode levar à plaquetopenia. Hiperelasticidade e hipermovimentação cutâneas estão presentes nas doenças hereditárias do tecido conjuntivo, e derrames articulares, nas doenças do colágeno e hemofilia. Dores ósseas estão presentes nas neoplasias de células hematológicas, e espessamento de pele e língua, na amiloidose.

Esses dados são suficientes, se negativos, para a liberação do paciente para pequenas cirurgias. Para grandes cirurgias, é necessária a requisição de outros exames laboratoriais: contagem de células sangüíneas, TP, TTPA, e tempo de sangramento (este último pouco sensível). Porém, mesmo esses exames de laboratório não conseguem identificar doenças que, por sua baixa prevalência, não devem ser pesquisadas de rotina: doença de Von Willebrand, defeitos da função plaquetária, deficiência do fator XIII ou deficiência da alfa-2-antiplasmina.

Quadro 46.2 – Avaliação laboratorial da coagulação.

Teste	Doença
Contagem de plaquetas	Plaquetopenia, plaquetose
Tempo de sangramento (TS)	Plaquetopenia, doença de Von Willebrand, disfunção plaquetária, problemas vasculares
Tempo de tromboplastina parcial ativada (TTPA)	Fatores XII, XI, IX, VIII, X, V, protrombina e fibrinogênio, inibidores lúpicos e outras anormalidades mais raras. Avalia a via intrínseca da coagulação
Tempo de protrombina (TP)	Fatores VII, X, V, protrombina e fibrinogênio, disfibrinogenemia, inibidores lúpicos. Avalia a via extrínseca da coagulação
Tempo de coagulação (TC)	Semelhante ao TTPA, porém menos sensível
Tempo de trombina (TT)	Alterações do fibrinogênio (quantitativas ou qualitativas), inibidores da trombina, polimerização da fibrina
Produtos da degradação da fibrina (PDF)	Coagulação intravascular disseminada, fibrinogenólise, drogas trombolíticas, disfibrinogenemia

COAGULOPATIA NAS DOENÇAS HEPÁTICAS

O fígado produz a maior parte dos fatores da coagulação e da anticoagulação. São exceções o fator Von Willebrand e o tPA produzidos pelo endotélio e o uPA produzido pelo rim.

Vários fatores pró-coagulantes (II, VII, IX e X) e dois anticoagulantes (proteínas C e S) necessitam de modificações em suas moléculas após sair dos ribossomos. Essas proteínas, chamadas de vitaminas K dependentes, têm resíduos de ácido glutâmico na região NH_2-terminal que precisam ser convertidos em ácido gama-carboxiglutâmicos para se ligar à superfície dos fosfolípides no processo da coagulação. Essa carboxilação requer vitamina K.

O fígado também é o local de depuração dos fatores ativados da coagulação e da anticoagulação.

Assim, o fígado interfere na coagulação por alteração da síntese (quantitativa e qualitativa) das proteínas da hemostasia e aumento do consumo ou alteração na depuração dos fatores da coagulação. Além disso, alterações na síntese de bile alteram a produção da vitamina K pelas bactérias intestinais, alterando assim a coagulação. Indiretamente, por meio da hipertensão portal, devido à insuficiência hepática, pode haver hiperesplenismo e conseqüente plaquetopenia.

Com a deterioração hepática progressiva, há queda dos fatores da coagulação, sendo que os fatores vitamina K dependentes caem primeiro. O fator VII é o mais sensível, seguido pelos fatores II e X. O fator IX é pouco afetado. É por isso que utilizamos o TP como teste para avaliação da função hepática. Paralelamente à queda do fator VII, há queda da proteína C. A queda da proteína S é mais tardia.

COAGULOPATIA NAS DOENÇAS RENAIS

As doenças renais podem tanto levar a sangramentos, principalmente na mucosa gastrintestinal ou em manifestos durante procedimentos cirúrgicos, como à hipercoagulabilidade, provocando tromboses, principalmente tromboembolismo de pulmão e trombose de veia renal.

A tendência a sangramentos na uremia é proporcional à intensidade e à duração da azotemia. Várias são as causas dessa tendência ao sangramento:

• Retenção de produtos de baixo peso molecular (até 500 daltons) pela uremia, entre os quais o ácido guanidino-succínico, fenol, ácido fenólico e a própria uréia, que vão alterar a agregação plaquetária e a liberação do fator 3 plaquetário. Substâncias de médio peso molecular (500 a 3.000 daltons) também alteram a agregação plaquetária, inibindo a liberação de ácido araquidônico da membrana plaquetária (com subseqüente diminuição da geração de tromboxano A_1 e B_2), estimulando a síntese de prostaciclina pelo endotélio e inibindo a secreção de serotonina pelas plaquetas. Recentemente, demonstrou-se que o fator relaxante derivado do endotélio, o óxido nítrico, é um mediador de sangramento em pacientes urêmicos. Ele altera as interações de plaquetas e vasos.

• A própria anemia dos nefropatas crônicos altera a hemostasia. A anemia aparece pela falta da eritropoetina, pela diminuição da sobrevida das hemácias, pela inibição da ação da eritropoetina e pelos sangramentos com conseqüente perda de ferro. Desses, o primeiro fator é o mais importante. Com o hematócrito baixo, o fluxo das hemácias, que normalmente é mais central, e o das plaquetas, que é mais periférico, passam a ser mais dispersos, fazendo com que o contato das plaquetas com o endotélio lesado seja mais dificultoso. Pode ocorrer ainda uma falta de fornecimento de ADP às plaquetas pelas hemácias quando em menor número. De fato, há uma correlação inversa entre hematócrito e tempo de sangramento.

• O fator Von Willebrand também foi estudado na uremia. Acredita-se que sua formação de multímeros, essencial à adesão paquetária, esteja prejudicada na uremia. De fato, a transfusão desse fator no crioprecipitado e a sua elevação pela desmopressina (DDAVP) corrigem o tempo de sangramento em 50 a 75% das vezes nesses pacientes.

Contudo, alguns pacientes com lesões renais têm tendência para tromboses, como é o caso dos pacientes nefróticos. Na realidade, a incidência de trombose chega a 30% desses pacientes, sendo mais freqüente na glomerulonefrite membranosa. Vários são os mecanismos envolvidos:

• A perda urinária de antitrombina III, que ocorre em 7 a 60% dos pacientes, é inversamente proporcional à albumina sérica e diretamente proporcional à perda protéica.

• A proteína S em sua forma ativa livre está diminuída na síndrome nefrótica. Isso se deve tanto à perda urinária quanto ao aumento de seu carregador, o C4b.

• A redução da fibrinólise ocorre em 60% dos nefróticos devido à perda de plasminogênio. Há também acúmulo de antifibrinolíticos, como a alfa-2-antiplasmina. O nível de triglicérides, geralmente elevado, correlaciona-se inversamente com a atividade fibrinolítica. Os lípides aumentados também induzem à hiperagregação plaquetária.

• Nos pacientes nefróticos há aumento dos fatores da coagulação, como fibrinogênio, fatores V e VIII e vitamina K dependente. Isso ocorre devido à maior produção hepática em decorrência da proteinúria. Lembramos que os três primeiros são considerados proteínas de fase ativa.

AVALIAÇÃO DO PACIENTE COM TROMBOSE

Na prática clínica, é freqüente nos depararmos com pacientes com fenômenos trombóticos. Vários fatores predisponentes são conhecidos, como imobilização prolongada, traumatismos, cirurgias, gravidez, doenças neoplásicas e estase sangüínea, como a que ocorre na insuficiência cardíaca. Em 1845, Virchow reconheceu três grandes fatores com papel na formação de trombos:

1. alterações do fluxo sangüíneo;
2. alterações na parede dos vasos;
3. alterações no sangue circulante.

Quando e como investigar um paciente com trombose? Alguns dados clínicos nos indicam investigação:

1. trombose em pacientes sem os fatores predisponentes descritos anteriormente;
2. trombose ocorrida antes dos 45 anos de idade;
3. tromboses recorrentes;
4. história familiar de tromboembolismo;
5. tromboses em locais incomuns, como fígado, sistemas porta, mesentérico, renal, cerebral ou retiniano.

A segunda questão, o que investigar, nos remete ao conhecimento de que alguns defeitos hereditários ou adquiridos estão relacionados a uma maior freqüência de fenômenos trombóticos. Dentre os hereditários estão: resistência à proteína C ativada (fator V de Leiden), mutação da protrombina (20210A), hiper-homocisteinemia, deficiência de proteína C, deficiência de proteína S, deficiência de antitrombina III e disfibrinogenemia. Atualmente, podemos identificar uma anormalidade genética em até um terço de pacientes com tromboembolismo e em até metade daqueles com tromboembolismo familiar.

O fator V mutante, descrito em 1993, é a substituição da arginina pela glutamina na porção 506 de sua molécula. Isso faz com que a proteína C não consiga clivar o fator V no processo da anticoagulação (ver Fig. 46.3). Aproximadamente 90% das resistências à ação da proteína C são devidas a essa mutação, a qual está presente em 3 a 5% dos brancos e é rara em negros e asiáticos. A resistência à ação da proteína C ativada é a causa de 6 a 33% (em média 20%) das tromboses de repetição. Um indivíduo com resistência à ação da proteína C ativada tem risco relativo para trombose 5 a 10 vezes maior na forma heterozigótica e 80 vezes maior na forma homozigótica. O risco de um heterozigoto sofrer trombose é de cerca de 20% até a idade adulta.

A mutação da protrombina (troca do nucleotídeo G por A na porção 20210) foi descrita em 1996. Isso faz com que haja maior quantidade dos níveis séricos de protrombina. Esse distúrbio ocorre em 5 a 6,2% dos pacientes com tromboses. Os heterozigotos têm risco de trombose duas a cinco vezes maior que os não-portadores. A associação com outras trombofilias não é rara e isso aumenta o risco de tromboses.

A hiper-homocisteinemia pode ser de causa genética ou nutricional. Na primeira, ocorre na forma homozigótica, gerando uma enzima mutante: a metilenotetraidrofolato redutase. Nos distúrbios nutricionais, a falta de folato ou de vitamina B_6 ou B_{12} também acarreta aumento da homocisteína sérica. Dos pacientes com trombose, 10% tem hiper-homocisteinemia. Por outro lado, o risco relativo de um paciente com hiper-homocisteinemia desenvolver trombose é de 2,5. A associação com o fator V de Leiden faz esse risco aumentar para quase 10. O mecanismo exato de trombose não é claro, porém são descritos lesão de endotélio e antagonismo de síntese e função do óxido nítrico.

A deficiência da proteína C pode ser quantitativa (tipo I) ou qualitativa (tipo II). Ela é a responsável por cerca de 3% das tromboses, porém essa porcentagem se eleva para 4 a 8% nas tromboses em pacientes jovens. Existe uma relação dessa entidade com o aparecimento de necrose cutânea em pacientes submetidos à anticoagulação, porém de fisiopatologia desconhecida. A prevalência de heterozigotos na população em geral é de 1:200 a 1:300. O risco de trombose aumenta 2,5% ao ano, e na idade de 45 anos é de 50%. A associação com o fator V de Leiden não é fortuita e isso aumenta em duas vezes o risco de tromboses, quando comparado aos heterozigotos de familiares com deficiência de proteína C.

A deficiência da proteína S é a responsável por cerca de 2% das tromboses sem causa aparente e de 5 a 8% das tromboses em pacientes jovens. Como essa proteína é um co-fator da proteína C, foi confundida como causa de resistência à proteína C ativada. A presença de deficiência da proteína S leva a um risco de trombose de 3,5% ao ano e na idade de 35 anos este risco é de aproximadamente 32%. A associação dessa doença com o fator V de Leiden e com a protrombina 20210A não é fortuita e aumenta os riscos de tromboses.

A deficiência hereditária da antitrombina III é causa rara de trombose (< 1% das tromboses e 3% em grupos selecionados). Porém, cerca de 85% dos indivíduos heterozigotos desenvolverão tromboses até os 50 anos. Esse número é maior que os 50% dos heterozigotos para deficiência da proteína C, com probabilidade de desenvolvimento de tromboses. Em pacientes assintomáticos diagnosticados por testes de rastreamento, sem história própria ou familiar de tromboses, o risco é pequeno. Por outro lado, entre aqueles com história familiar, metade desenvolverá trombose antes dos 40 anos de idade. A associação com o fator V de Leiden não é fortuita. A maioria dos pacientes com deficiência da antitrombina III não é congênita e sim composta de nefróticos, nos quais existe a perda renal dessa proteína.

A tabela 46.1 sintetiza os principais defeitos genéticos que levam a tromboses.

Além desses fatores hereditários, algumas situações clínicas adquiridas estão relacionadas a tromboses: neoplasias, estados mieloproliferativos, síndrome nefrótica e anticoagulante lúpico.

O anticoagulante lúpico é um grupo de anticorpos antifosfolípides de carga negativa. Seu nome vem do fato de *in vitro* causar prolongamento do TTPA, porém *in vivo* causa trombose. Além disso, apenas em metade dos casos está correlacionado ao lúpus erite-

Tabela 46.1 – Prevalência e risco de trombose: uma doença multicausal.

Fator de risco	População (%)	Causas de tromboses (%)	Risco relativo
Deficiência de proteína C	0,2-0,2	3	?
Deficiência de proteína S	?	1-2	?
Deficiência de antitrombina	0,02	1	?
Fator V de Leiden	5	20	5-10
Protrombina 20210A	2	6	2-5
Aumento do fator VIII	11	25	?
Hiper-homocisteinemia	5	10	2,5

Adaptado de Rosendaal, 1999.

matoso sistêmico, podendo ocorrer em infecções, linfoproliferação, outras doenças auto-imunes, reação a drogas, ou até mesmo isolado, sendo denominado então de síndrome antifosfólipide (na qual encontramos também plaquetopenia e abortamentos de repetição). Apenas 2% das tromboses está relacionada a sua presença e somente 25% dos pacientes com o anticoagulante lúpico desenvolverão tromboses, 70% das quais, venosas. Uma nova linha de investigação correlaciona o anticoagulante lúpico a outros anticorpos, como aquele contra a beta-glicoproteína 1 (que está implicada em grande parte das tromboses), fazendo supor que na realidade não seja o anticoagulante lúpico o causador das tromboses, e sim apenas um marcador da existência de outros anticorpos trombogênicos.

A associação de neoplasias e trombose foi inicialmente descrita em 1868 por Trousseau. O risco relativo de tromboses com neoplasias não é conhecido, pois em um paciente com neoplasias outros fatores de riscos estão presentes, como imobilização, idade, cirurgias e traumatismos. Contudo, recentemente se reconhece que, nas tromboses idiopáticas, a possibilidade de descoberta de uma neoplasia nos dois anos seguintes chega a 10%.

A gravidez também é um estado fisiológico associado a uma maior propensão à trombose. Nesse período, além da estase sangüínea e do edema de membros inferiores, existe um estado de hipercoagulabilidade. Há aumento do fibrinogênio sérico e queda da atividade fibrinolítica, com queda dos níveis da proteína S. Por outro lado, há também aumento dos fatores VII e X e queda dos níveis da proteína C. O risco relativo de trombose em gestantes ainda não foi bem estudado.

Infelizmente, todos esses fatores de risco para trombose não podem ser estudados durante o fenômeno trombótico, devendo ser avaliados após a resolução da trombose, um mês após a suspensão da anticoagulação. A heparina (cuja ação se mede com o TTPA) diminui os níveis da antitrombina III, e os anticoagulantes orais (cuja ação se mede com o TP) reduzem os níveis das proteínas C e S, bem como alteram os testes da resistência à proteína C ativada e do anticoagulante lúpico. Além disso, a gravidez e o puerpério elevam a proteína C e diminuem a proteína S. O uso de anticoncepcionais orais diminui a proteína S e a antitrombina III, fazendo com que, nessas situações, a avaliação dos resultados de exames laboratoriais deva ser feita com cautela.

HISTÓRIA E EXAME CLÍNICO EM PACIENTES COM TROMBOSE

A trombose venosa profunda (TVP) de membros inferiores é a apresentação mais freqüente das tromboses, afetando cerca de 2 milhões de americanos/ano. Duas grandes complicações da TVP são a síndrome pós-trombótica e a embolia de pulmão. Isso faz com que seja fundamental o diagnóstico precoce dessa doença: uma TVP proximal não tratada leva à embolia de pulmão em cerca de 50% dos casos, enquanto nas tratadas a embolia de pulmão fatal ocorre em menos de 1%.

A baixa especificidade dos sinais clínicos da TVP faz com que a maioria dos casos suspeitos não se confirme. A tabela 46.2 nos dá uma idéia dos fatores de risco para TVP.

Tabela 46.2 – Fatores de risco para TVP.

Fatores de risco	"Odds ratio"
Sexo masculino	1,7 (1,4-2,0)
Idade > 60 anos	1,6 (1,3-1,9)
Câncer	2,4 (1,9-2,8)
Insuficiência cardíaca	1,8 (1,3-2,3)
Lúpus eritematoso sistêmico	4,4 (3,1-5,5)
Arteriopatia de membro inferior	1,9 (1,3-2,5)

Adaptado de Anand et al., 1998.

Por outro lado, sinais de dor, aumento do volume, edema, calor, veias superficiais dilatadas e eritema de membro inferior são pouco sensíveis e específicos para TVP. Podem estar presentes em traumatismos, celulite, linfadenopatia obstrutiva, trombose venosa superficial, síndrome pós-flebítica ou cisto de Baker.

A tabela 46.3 resume alguns estudos que avaliam a sensibilidade e a especificidade dos sinais clínicos para o diagnóstico de TVP.

Os exames complementares são fundamentais no diagnóstico da TVP, porém, sempre devem ser interpretados em conjunto com os dados clínicos do paciente. Os principais exames utilizados na prática são:

Venografia de membros inferiores – é o padrão de referência para o diagnóstico de TVP. Contudo, é caro, invasivo e tecnicamente inadequado em até 10% dos pacientes.

Pletismografia de impedância – é um bom exame para TVP oclusiva proximal. A positividade do exame varia na presença ou ausência de sinais clínicos. Assim, na ausência de sinais, sua sensibilidade é de apenas 22% e na presença de sinais ela sobe para 96%.

Tabela 46.3 – Freqüência dos sintomas e sinais em pacientes com suspeita de TVP. O sinal de Homans refere-se à dor na panturrilha ou na região poplítea sob dorsiflexão forçada ou abrupta do tornozelo com o joelho em posição fletida.

Sinais e sintomas	Autor					
	O'Donnel		Haeger		Molloy	
	Com TVP confirmada	Sem TVP confirmada	Com TVP confirmada	Sem TVP confirmada	Com TVP confirmada	Sem TVP confirmada
Dor (%)	78	75	90	97	48	23
Sensibilidade (%)	76	89	84	74	43	35
Edema (%)	78	67	42	32	43	26
Sinal de Homans (%)	56	61	33	21	11	11
Aumento do volume (%)	85	56	–	–	41	39
Eritema (%)	24	38	–	–	–	–
Sensibilidade total (%)	88		66		60	
Especificidade total (%)	30		53		72	

Adaptado de Anand *et al.*, 1998.

Ultra-sonografia de membros inferiores – tem alta sensibilidade e especificidade para as tromboses proximais. Em pacientes assintomáticos, a sensibilidade é de 58% e, quando sintomáticos, ela sobe para 96%. É um exame prático, barato, porém é observador dependente.

Dímero-D – é formado quando a fibrina de ligação cruzada contendo um trombo é proteolizada pela plasmina. Alguns estudos mostram que a ausência de dímero-D praticamente afasta o diagnóstico de TVP. Porém, vários testes para sua determinação estão disponíveis, fazendo com que a falta de padronização torne essa afirmação questionável.

CASOS CLÍNICOS

CASO 1. Paciente de 20 anos de idade, sexo feminino, previamente hígida, queixa-se de pontinhos avermelhados em membros inferiores há três dias. Nega febre ou outros comemorativos. Ao exame clínico, apresenta-se em bom estado geral, corada, com petéquias em membros inferiores e sem outras alterações.

Discussão: as petéquias são indicativas de distúrbios da hemostasia primária. Podem ser decorrentes de alterações de vasos ou plaquetas. As primeiras tendem a ser elevadas, e as segundas, planas. As vasculites que geram as petéquias são de pequenos vasos, ou leucocitoclásticas, infecciosas ou auto-imunes. Dentre as infecciosas, a meningococcemia é a mais temerária. As vasculites auto-imunes geralmente têm manifestações extracutâneas, como o lúpus eritematoso sistêmico (LES). A púrpura de Henoch-Shöenlein apresenta artralgias e hematúria, com depósito de IgA nos glomérulos. Já a crioglobulinemia também se manifesta por púrpuras, artralgia e lesões renais. Reações a drogas, do tipo doença do soro, também se manifestam com petéquias. As alterações qualitativas das plaquetas podem ser hereditárias (raras) ou adquiridas, geralmente após uso do AAS. As plaquetopenias podem ser por falta de produção (aplasia medular), nas quais as outras séries sangüíneas também estão deprimidas. Podem ser devido à destruição periférica por anticorpos, como ocorre na púrpura plaquetopênica auto-imune e no LES. As infecções virais (como na síndrome da mononucleose) e o uso de drogas também desencadeiam a produção de auto-anticorpos. Podem ainda ser por consumo, como na coagulação intravascular disseminada e na púrpura trombocitopênica trombótica. Temos ainda a plaquetopenia devido a seqüestro aumentado no baço. Assim, conhecendo-se os mecanismos básicos da geração de petéquias, podemos investigar.

CASO 2. Paciente de 50 anos de idade, sexo masculino, vem com queixa de edema e dor em membro inferior direito há quatro dias. Nega febre ou outros comemorativos. Não há história prévia e não é referida nenhuma doença conhecida. Ao exame clínico, apresentou-se hígido, eupnéico, com uma única alteração, que é um edema importante só de membro inferior direito, sem hiperemia, com sinal de Homans positivo.

Discussão: feita a hipótese de trombose venosa profunda, o próximo passo é sua confirmação com Doppler de membro inferior. Na presença de edema de coxa, a sensibilidade desse exame é superior a 90%. Porém, o risco de embolização para pulmão também cresce na trombose que acomete a coxa. Esse paciente não tem dispnéia nem outro sinal de tromboembolia pulmonar. A sensibilidade dos sinais clínicos na embolia pulmonar não é de 100%, principalmente para as pequenas embolias. O próximo passo é saber por que ele sofreu trombose. Devemos nos orientar pela tríade de Virchow. Há estase sangüínea, como na insuficiência cardíaca congestiva, imobilização prolongada, insuficiência valvar venosa etc.? Há lesão vascular como em cirurgia, traumatismo etc.? Há distúrbios evidentes da coagulação, como na gravidez, uso de anticoncepcionais (se fosse do sexo feminino)?

Caso não haja causas evidentes, devemos investigar o paciente.

Nos mais idosos, as neoplasias devem ser investigadas, baseando-se nas mais freqüentes para o sexo e idade e principalmente nas queixas do paciente. Aos 50 anos, já há essa possibilidade. Naqueles sem queixas e exame clínico normal, hemograma, pesquisa de sangue oculto nas fezes, exame de urina, radiografia de tórax e ultra-sonografia de abdome são suficientes. Mesmo quando a investigação se mostrar negativa, há um risco de até 10% de desenvolvimento de neoplasia nos próximos dois anos, nas tromboses primárias.

Devemos ainda investigar a presença de deficiências das proteínas C e S e antitrombina III, bem como o fator V de Leiden, hiper-homocisteinemia e protrombina mutante.

Devemos verificar se a trombose é isolada ou faz parte de doenças sistêmicas, como a síndrome nefrótica ou a do anticoagulante lúpico.

BIBLIOGRAFIA

ANAND SS, WELLS PS, HUNT D, BRILL-EDWARDS P, COOK D, GINSBERG JS – Does this patient have deep vein thrombosis. *JAMA*, 279:1094, 1998.

HANDIN RI – Disorders of coagulation and thrombosis. In: Isselbacher KJ, Braunwald E et al. *Harrison's Principles of Internal Medicine*. New York, McGraw-Hill, 1994, p. 1804.

ROSENDAAL FR – Venous thrombosis: a multicausal disease. *Lancet*, 353:1167, 1999.

47. Insuficiência Arterial Periférica

Pedro Puech-Leão

A principal causa de insuficiência arterial dos membros é a aterosclerose. Ela responde por mais de 90% dos casos. As doenças arteriais inflamatórias (arterites) são menos freqüentes, mas podem causar isquemia importante. O diagnóstico etiológico começa pela idade: a aterosclerose atinge os indivíduos com idade superior a 50 anos, enquanto as arterites ocorrem preferencialmente antes dessa idade. Nos membros inferiores, a forma mais freqüente de arterite é a doença de Buerger, ou tromboangeíte obliterante, que acomete as artérias de médio calibre, principalmente abaixo do joelho.

MANIFESTAÇÕES CLÍNICAS

A insuficiência arterial dos membros apresenta quadro clínico bastante característico, podendo quase sempre ser diagnosticada apenas com base na história e exame clínico, sendo influenciada pela gravidade das lesões e manifestando-se de três formas:

1. Claudicação intermitente

É um sintoma característico e patognomônico. Consiste na dor muscular que aparece após andar uma certa distância, aumentando de intensidade, até obrigar o paciente a parar. Por si só, faz o diagnóstico de insuficiência arterial. Na anamnese, é importante caracterizar bem o sintoma para não confundi-lo com outras manifestações dolorosas dos membros. As características que permitem reconhecer a claudicação intermitente são:

• O paciente nunca sente dor quando está parado, nem ao iniciar a marcha. A dor aparece após andar alguma distância.

• Embora a distância que o paciente consegue caminhar sem dor possa variar dependendo de fatores ambientais e do terreno, ela oscila em uma determinada faixa, ou seja, não existe um dia em que o indivíduo possa andar longas distâncias sem dor. O sintoma é, portanto, constante e sempre presente nas mesmas circunstâncias.

• Instalada a dor, o paciente pode continuar andando se diminuir o ritmo, mas se mantiver o ritmo, será obrigado a parar devido à dor.

• Uma vez tendo parado, a dor cede completamente em alguns minutos, mesmo que o paciente fique em pé, e só volta após nova caminhada de mesma distância.

A claudicação intermitente é, portanto, um sintoma característico e inconfundível. Alguns quadros ortopédicos podem simular claudicação intermitente, piorando com a marcha. Em uma anamnese bem conduzida, porém, o diagnóstico pode ser esclarecido sem dificuldade. Invertendo o sentido dos itens anteriores, podemos definir os sintomas que afastam o diagnóstico de insuficiência arterial:

• Embora a dor seja mais freqüente durante a marcha, muitas vezes surge também quando o paciente está parado em pé ou mesmo sentado.

• Há dias em que o paciente pode andar longas distâncias e mesmo subir ladeiras, sem dor.

• A dor começa após caminhar alguns metros, mas é tolerável e vai melhorando à medida que o paciente vai caminhando mais.

• Quando o paciente sente dor durante a caminhada e pára, a dor demora mais de 30 minutos para ceder ou só cede se o paciente sentar ou deitar.

2. Dor isquêmica de repouso

Esta representa uma insuficiência arterial mais avançada. O paciente sente dor de forte intensidade mesmo parado. A dor é em queimação, mais intensa na extremidade: dedos e dorso do pé. Diferencia-se de outros quadros dolorosos pelo fato de piorar quando o paciente se deita. Portanto, na grande maioria dos casos, ocorre principalmente à noite, chegando a impedir o sono. O ato de levantar-se e dar alguns passos pode melhorar a dor, porque a circulação aumenta pela ação da gravidade. Porém, se o paciente decidir empreender uma caminhada, surgirá a claudicação, conforme descrito anteriormente. A dor isquêmica de repouso pode ser acompanhada de formigamento e adormecimento dos dedos. Estes quase sempre melhoram na posição sentada ou em pé.

A dor isquêmica de repouso é um sintoma muito perturbador. Muitos pacientes dormem sentados durante várias noites, porque o decúbito aumenta a intensidade da dor. Outros dormem deitados, mas com os pés fora do leito, pendentes. Embora essas posições melhorem um pouco o afluxo arterial, diminuem o retorno venoso levando a um edema acentuado, o qual, por sua vez, vai dificultar ainda mais a perfusão capilar. Freqüentemente esses pacientes, que são idosos, não se alimentam bem por causa da dor, podendo chegar a quadros de desidratação ou de desnutrição.

A dor isquêmica de repouso não melhora com analgésicos comuns. O paciente deve ser internado e tratado com revascularização cirúrgica assim que possível.

3. Lesão trófica

O quadro mais grave de insuficiência arterial é aquele que inclui úlceras isquêmicas ou necrose de extremidade. Geralmente fácil de identificar, pela exuberância do exame clínico, exige um tratamento urgente. A necrose pode ser desencadeada por traumatismo sobre um membro já isquêmico, ou surgir espontaneamente por progressão da isquemia. Progride rapidamente, podendo levar à perda do membro em poucos dias.

Apesar de facilmente reconhecível, a necrose isquêmica deve ser diferenciada de outras úlceras em membros inferiores, tais como úlcera de estase, infecções por fungos, abscesso em diabéticos e ferimentos por traumatismo de repetição.

EXAME CLÍNICO

Pulsos

A marca principal do exame clínico, na insuficiência arterial, é a ausência de pulsos. A palpação dos pulsos femorais, poplíteos e podálicos pode selar o diagnóstico e até mesmo determinar o local de obstrução arterial. Algumas regras práticas são importantes na palpação de pulsos:

• O exame de pulsos é comparativo. Em alguns casos os pulsos podem ser igualmente diminuídos ou ausentes bilateralmente, mas na maioria deles existe assimetria. Quando os sintomas são unilaterais, a comparação de pulsos entre um membro e outro é importante para o médico não-especialista.

• Pulsos difíceis de sentir, que deixam dúvidas ou que precisam ser procurados por algum tempo devem ser considerados como se fossem ausentes. É melhor errar ocasionalmente por excesso do que deixar de diagnosticar.

• Em alguns quadros de claudicação intermitente, os pulsos podem estar todos presentes. Se solicitarmos ao paciente que ande até sentir dor e examinarmos novamente nesse momento, os pulsos terão desaparecido.

• O pulso pedioso pode não ser palpável em cerca de 20% dos indivíduos normais. Essa condição, quando ocorre, é bilateral, ou seja, um pulso pedioso palpável e o outro não-palpável é sinal de doença arterial. Os tibiais posteriores devem sempre estar presentes.

Sopros

A ausculta é também importante. Sopros audíveis no abdome, nas regiões inguinais, na face interna da coxa ou no cavo poplíteo indicam estenoses arteriais. A pressão exagerada do estetoscópio pode criar sopros em artérias normais por compressão, especialmente nas virilhas e, em indivíduos muito magros, também no abdome.

Coloração e temperatura

O membro isquêmico geralmente é frio e pálido. Porém, é preciso ter em mente que os tecidos tentam se defender da isquemia com vasodilatação. Assim, quando o paciente está em repouso, principalmente com o membro pendente, a vasodilatação compensatória pode levar a um rubor que oculta a isquemia à inspeção. A isso se chama hiperemia reativa. O diagnóstico pode ser feito pela manobra de Buerger: o paciente é deitado em decúbito dorsal horizontal e o médico eleva ambos os membros inferiores a 45 graus durante alguns minutos. Pode ser potencializada solicitando-se ao paciente que flexione os tornozelos várias vezes. Depois dessas manobras, aparecerá palidez no pé acometido. Logo em seguida, o paciente é solicitado a sentar-se com os pés pendentes; em alguns minutos, aparecerá hiperemia reativa. O teste é muito importante quando a isquemia é assimétrica, pois o membro acometido vai apresentar mais palidez do que o outro, quando elevado, e se tornará mais rubro, ou com coloração vinhosa, quando pendente. Se a queixa do paciente é bilateral e simétrica, o teste terá menos sensibilidade. O importante é ter em mente que a cor rubra não afasta o diagnóstico de isquemia de membro inferior.

EXAMES COMPLEMENTARES

O diagnóstico de isquemia arterial nos membros pode ser feito apenas pela história e exame clínico. Nenhum exame complementar é necessário. A ultra-sonografia, nesses casos, tem valor apenas para padronização em pesquisa científica, não sendo útil na prática clínica, pois não acrescenta nada a uma boa avaliação clínica.

A arteriografia não deve ser usada para o diagnóstico. É um exame de programação cirúrgica, ou seja, só indicado quando já se decidiu por uma operação, para mapear a região a ser operada. Mesmo nesses casos, a arteriografia não deve ser solicitada pelo clínico geral, e sim pelo cirurgião vascular. Isso porque, sendo um exame para programação de abordagem cirúrgica, sua execução deve seguir princípios técnicos diferentes para cada caso, dependendo do plano cirúrgico que se tem em mente; só o cirurgião pode saber exatamente o que pedir, qual a técnica mais adequada e de que forma o exame deverá ser feito.

Em linhas gerais, a arteriografia deve ser realizada no segmento que se pretende operar e da forma mais seletiva possível. Para obstrução aortoilíaca, a aortografia é indicada; para obstruções na região femoropoplítea, a melhor indicação é a arteriografia femoral, com injeção de contraste apenas no membro acometido. O diagnóstico diferencial da diferença de perfusão entre os membros, entretanto, pode ser feito unicamente pela palpação dos pulsos femorais.

Algumas regras básicas são úteis na execução de uma arteriografia:

• Nunca solicitar arteriografia para um paciente que não se pretenda operar, apenas para confirmar o diagnóstico de insuficiência arterial.

• Usar a menor quantidade possível de contraste, examinando apenas a região em questão. Não "aproveitar" o fato de o paciente estar na mesa de exames para estudar outras regiões com injeção múltipla de contraste, a menos que exista uma indicação clara.

• Solicitar sempre uma dosagem de creatinina antes da arteriografia, para avaliar a função renal. Todos os meios de contraste iodado são nefrotóxicos.

A arteriografia pode, hoje, ser realizada por ressonância magnética, sem o uso de contraste iodado, ou por tomografia espiral. Esses métodos, por prescindirem de cateterismo arterial (o contraste é ministrado por via intravenosa), tornaram-se cada vez mais populares. A regra básica da arteriografia vale também para esses métodos: não devem ser usados para diagnóstico de isquemia de membros inferiores, mas apenas para programação cirúrgica. Quando esse é o caso, é importante estar em contato com o cirurgião, pois, em muitos casos, o exame não dará informação suficiente para a definição da tática operatória e freqüentemente o cirurgião solicitará um novo exame, submetendo assim o paciente a risco, desconforto e custo financeiro dobrado.

RASTREAMENTO DA ATEROSCLEROSE

A insuficiência arterial nos membros, em idosos, é um marcador de aterosclerose. Deve ser investigada em outras localizações como coronárias, carótidas etc. Os fatores de risco devem ser procurados e controlados: diabetes, hipertensão, tabagismo, dislipidemia. Como a doença tem caráter familiar, os demais membros da família também devem ser alertados sobre os fatores de risco e os possíveis sintomas da doença.

CASOS CLÍNICOS

CASO 1. Paciente de 65 anos de idade, sexo masculino. Queixa: "Não consigo andar mais de um quarteirão, por causa de dor na perna direita". A dor é localizada na panturrilha, em queimação, não se irradiando para a coxa. Nunca sente dor quando parado, nem mesmo quando começa a andar. Após andar cerca de 100 metros, a dor começa, de início leve, e vai aumentando de intensidade, até que o paciente é obrigado a parar. Quando o terreno é em aclive, a dor manifesta-se antes de chegar a 100 metros. Uma vez parado, o paciente vai tendo alívio da dor, até que em cerca de 3 minutos ela desaparece. Continuando a caminhada, porém, após 100 metros ela começa novamente a incomodar. O exame clínico mostra, além de hipertensão arterial, ausência dos pulsos pedioso, tibial posterior e poplíteo à direita. Pulso femoral direito facilmente palpável, forte. À esquerda, pulso femoral, poplíteo e podálicos presentes e normais. Coloração e temperatura simétricas em ambos os pés. Sem úlceras ou feridas. Sopro audível sobre a artéria femoral direita.

Discussão: oclusão da artéria femoral superficial direita, por aterosclerose. Isquemia de esforço em membro inferior direito.

CASO 2. Paciente 72 anos de idade, sexo masculino. Queixa: "Não consigo andar mais de um quarteirão, por causa de dor na perna direita".

A dor é localizada na panturrilha, em queimação, com pontadas, e irradiada para a face posterior da coxa até a nádega. Está presente, com fraca intensidade, quando o paciente está sentado em determinadas posições. Quando começa a andar, porém, torna-se mais forte. O paciente consegue tolerar a dor durante algum tempo mas, depois de andar cerca de um quarteirão, prefere parar. Parado, a dor continua até que ele se senta ou deita, quando então ameniza, embora persista.

A dor, que vem acompanhada de algum formigamento na perna, apresenta-se mais forte ao final do dia. Pela manhã, o paciente consegue caminhar relativamente bem. À tarde, sente mais dor. Fazendo uso de analgésicos, consegue tolerar caminhadas mais longas, com dor leve. O exame clínico mostra todos os pulsos em membros inferiores presentes e fortes. Não são audíveis sopros. Com o paciente em decúbito horizontal, a elevação do membro inferior direito desencadeia dor forte.

Discussão: a dor em questão não preenche critérios para uma dor de origem vascular. Trata-se, provavelmente, de radiculoneurite irradiada para o membro inferior.

BIBLIOGRAFIA

LANE JC, VAN BELLEN B – *O exame do Paciente Vascular*. São Paulo, Fundo Editorial BIK, 1995, 187 p.

MAFFEI FHA, LASTÓRIA S, YOSHIDA WB, ROLLO HA – *Doenças Vasculares Periféricas*. 2ª ed., Rio de Janeiro, Medsi Editora, 1995, 1311 p.

48. Insuficiência Venosa Periférica

Maria do Patrocínio Tenório Nunes

Varizes de membros inferiores são comuns em países industrializados e demandam consumo substancial de recursos dos serviços de saúde pública, por vezes excedendo a previsão, devido à sua alta prevalência.

As doenças venosas periféricas podem apresentar-se como varizes superficiais e profundas, de causa primária ou secundária, por angioplasias congênitas, fístulas arteriovenosas, úlcera de membros inferiores, tromboflebite, edema crônico, alterações tróficas da pele, trombose venosa profunda (TVP) e síndrome pós-trombótica, caracterizando o grande grupo da insuficiência venosa periférica (IVP).

Devido a problemas na nomenclatura dos quadros clínicos, em 1988 o Capítulo Norte-Americano da Internacional Society for Cardiovascular Surgery padronizou o uso do termo IVP como "uma anomalia de funcionamento do sistema venoso causada por uma incontinência valvular associada ou não à obstrução, podendo afetar o sistema venoso superficial e/ou profundo. Esta disfunção pode ser de origem congênita ou adquirida".

Neste capítulo, optou-se por dois termos discriminatórios: varizes, nas dilatações vasculares simples, sem nenhuma complicação, e IVP para as demais condições.

A IVP é reconhecida pelos médicos desde a Grécia antiga, entretanto, a causa desse distúrbio permanece ainda não completamente esclarecida, conhecendo-se apenas fatores de risco potenciais. O surgimento das varicosidades obrigatoriamente exige a incompetência do sistema valvar e muito provavelmente alterações da parede vascular.

São considerados como fatores de risco para IVP: idade avançada, obesidade, hipertensão, síndrome nefrótica, insuficiência cardíaca congestiva, diabetes, artrite reumatóide, antecedente de trombose venosa, condições que determinam elevação da pressão intra-abdominal, como gestação e grandes tumores (compressão mecânica), obstrução prostática e câncer de sigmóide (por aumento da força de contração da parede abdominal).

Procurar estabelecer parâmentros epidemiológicos para essa síndrome é bastante complexo, em parte como resultado dos variados nomes que se usa. A literatura traz dados muito variados, seguramente conseqüentes ao tipo de manifestação estudada, assim como a forma utilizada para estudo: avaliação direta, questionários ou entrevistas. Assim, encontra-se uma prevalência entre 0,1 e 0,2% de insuficiência venosa crônica na população dos países desenvolvidos. Outros estabelecem uma prevalência que varia desde 0,1% em mulheres na Nova Guiné até 50% da população feminina da Irlanda. Nos EUA, estima-se que a prevalência de varizes de membros inferiores seja de 19% para a população masculina e 36% para a feminina.

Embora a dor e o edema de membros inferiores sejam das queixas mais freqüentes em ambulatórios, temos poucos dados de prevalência da IVP no Brasil. A importância desses dados ultrapassa os limites médicos por apresentarem uma grande importância socioeconômica decorrente de dias de trabalho perdidos. Em estudo epidemiológico de alterações venosas de membros inferiores em uma população atendida no Centro de Saúde Escola de Botucatu, estimou-se uma prevalência de varizes de 35,5% e de formas graves de IVP de 1,5%. Dados do Ministério da Previdência e Assistência Social de 1983 colocam a IVP como a 14ª principal causa de afastamento temporário do trabalho. Esses dados são certamente subestimados: nessa época, a maioria absoluta de segurados era do sexo masculino e foram considerados apenas os casos de tratamento clínico, não englobando os cirúrgicos registrados no grande grupo de "pós-operatório".

ANATOMIA DO SISTEMA VENOSO

A drenagem sangüínea dos membros inferiores é feita por coletores venosos que se distribuem em dois sistemas, superficial e profundo, que se comunicam entre si por meio das veias perfurantes.

Oitenta e cinco a 90% da condução do sangue corpóreo de volta ao coração faz-se pelo sistema profundo, que necessita vencer a pressão positiva abdominal e a ação da gravidade. Esse sistema vascular funciona como via de drenagem e reservatório de sangue. As veias são vasos de baixa pressão que possuem um sistema valvar. As válvulas são pregas de endotélio implantadas na parede venosa por meio de fibras musculares lisas que definem a capacidade de contração. Apresentam características anatômicas peculiares que lhes confere uma função de anti-refluxo ou de orientação do sentido da corrente sangüínea. Há correlação entre redução ou inexistência do número de válvulas e desenvolvimento de IVP.

O sistema venoso superficial dos membros inferiores é composto pela veia safena magna, croça da safena magna e safena parva, veias da face posterior e lateral da coxa (Fig. 48.1).

O sistema venoso profundo, principal drenagem dos membros inferiores, é basicamente constituído pelo sistema venoso axial do pé e veias tibiais posteriores e anteriores; veias fibulares, veias soleares, veia poplítea e veias femorais, que vão desembocar na pelve formando as veias ilíaca externa, interna (ou hipogástrica) e ilíaca comum, tributárias da cava inferior.

O sistema perfurante que drena o sistema superficial profundo, atravessando a fáscia aponeurótica, compõe-se de cerca de 155 veias, com uma orientação de fluxo único, exceto no pé, no qual é bidirecional. São as perfurantes mediais da perna, laterais, posteriores ou da panturilha.

O sangue retorna contra a gravidade para o coração. A orientação desse fluxo é conseqüência da modificação da pressão intratorácica e abdominal imposta pela incursão do diafragma durante a respiração normal e pela compressão da musculatura da panturilha. A competência valvular é fundamental para a manutenção dessa orientação e no sistema superficial passa a ser o fator determinante do fluxo da coluna de sangue (esse sistema não sofre a ação da musculatura da panturilha).

CLASSIFICAÇÃO DAS VARIZES

De acordo com o tamanho das varicosidades, as varizes podem ser classificadas como descrito no quadro 48.1.

Quadro 48.1 – Classificação das varizes de acordo com seu tamanho.

Tipo I Telangectasia, *"spiders"*, 0,1-1mm de diâmetro, geralmente vermelha
Tipo IA Rede telangectásica < 0,2mm de diâmetro da rede, vermelho-brilhante Localização dos tipos I e IA: intradérmica e subdérmica
Tipo II Venulectasia (geralmente protrusa sob a pele, apresenta coloração mais intensa e maior diâmetro que a telangiectasia), 1-2mm de diâmetro, violácea, cianótica Localização: intradérmica e subdérmica
Tipo III Varizes reticulares ("varizes minor" ou alimentadoras), 2-4mm de diâmetro, cianótica, azulada Localização: entre a gordura da derme e a fáscia superficial
Tipo IV Veia varicosada (não originária da safena) – tributárias da safena, correspondem a uma perfurante incompetente – 3-8mm de diâmetro, azulada ou esverdeada Localização: entre a fáscia superficial e a profunda
Tipo V Veia varicosa (safena) – varicosidade associada a refluxo safenofemoral, a junção safenopoplítea ou das perfurantes maiores do sistema safena, provocando engurgitamento longo ou curto da veia safena – < 8mm de diâmetro, azul ou esverdeada Localização: abaixo da fáscia profunda

Adaptado de Weiss e Weiss, 1993.

A freqüência de distribuição das incompetências valvares nas diferentes regiões encontra-se na figura 48.2.

As queixas relacionadas à IVP são costumeiramente vagas, consistindo em sensação de peso e dolorimento. Queixas mais elaboradas freqüentemente estão associadas a complicações da IVP, devendo ser cuidadosamente investigadas.

O diagnóstico de IVP pode ser desencadeado pelo paciente que detecta alterações venosas (freqüentemente varizes superficiais), pela presença de situações de aumento de risco relativo para seu desenvolvimento (doenças que levam a aumento de pressão venosa) ou, ainda,

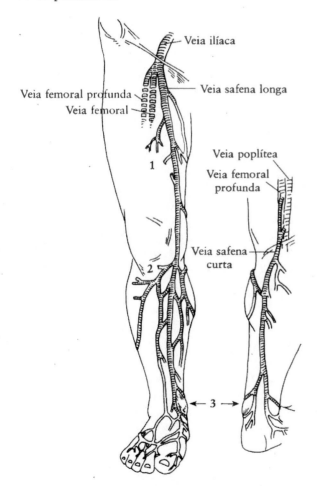

Figura 48.1 – Anatomia do sistema venoso dos membros inferiores. 1 = canal perfurador de Hunter; 2 = veia comunicante anterior; 3 = veias perfurantes do tornozelo.

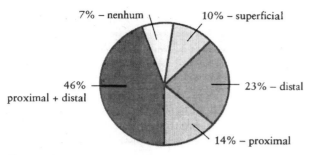

Figura 48.2 – Freqüência e distribuição das incompetências valvares nas diferentes regiões.

por meio de busca ativa feita pelo médico, em situações de risco para complicações da IVP (paciente acamado, risco de TVP).

DADOS DE INTERESSE NO DIAGNÓSTICO DE INSUFICIÊNCIA VENOSA PERIFÉRICA

ANAMNESE

Na avaliação do paciente com queixas compatíveis com insuficiência venosa periférica, é importante um interrogatório sobre os diversos aparelhos, uma vez que muitas doenças sistêmicas podem aumentar o risco para essa síndrome clínica. Ainda no interrogatório geral é possível identificar antecedentes familiares ou pessoais de distúrbios da coagulação ou de neoplasias que direcionam para um possível risco maior de tromboses venosas.

Em estudos realizados na Finlândia e nos EUA, em Boston, procurou-se determinar o impacto de alguns fatores de risco em portadores de IVP, varizes e em um grupo controle sem alterações venosas (Tabela 48.1).

Tabela 48.1 – Prevalência de fatores de risco (antecedentes pessoais) para IVP em pacientes com insuficiência venosa crônica, com varizes e em controles sem alterações venosas.

Antecedentes pessoais	Insuficiência venosa crônica (n = 93) (%)	Varizes (n = 129) (%)	Controle (n = 113) (%)
Doença cardíaca	22,6* †	4,6	9,8
Diabetes mellitus	22,6 †	2,3*	15,0
Hipertensão	49,5 †	16,3*	37,8 †
Doença renal	4,4	2,3	3,5
Artrite	19,7	13,9	13,3
Ferimento grave de membro inferior	54,8* †	17,8	27,4
Flebite ou distúrbio de coagulação	45,6* †	24,2*	4,4 †
Uso atual de contraceptivos orais	0 †	10,4	6,3
Antecedente do uso de anticoncepcional	5,1 †	20,7	14,3
Número de filhos	4,1 ± 0,6†	2,3 ± 0,2	2,2 ± 0,2

* Estatisticamente diferente do controle.
† Estatisticamente diferente do grupo de pacientes com varizes.
Adaptado de Sisto *et al.*, 1995 e Scott *et al.*, 1995.

Em relação aos antecedentes familiares, o comportamento na população estudada pelos autores está apresentado na tabela 48.2.

Tabela 48.2 – Prevalência de fatores de risco (antecedentes familiares) para IVP em pacientes com insuficiência venosa crônica, com varizes e em controles sem alterações venosas.

Antecedentes familiares	Insuficiência venosa crônica (%)	Varizes (%)	Controle (%)
Varizes	42,7* †	85,8*	22,5 †
Úlcera de membros inferiores	28,9*	23,9*	11,2 †

* Estatisticamente diferente do controle.
† Estatisticamente diferente do grupo de pacientes com varizes.
Adaptado de Sisto *et al.*, 1995 e Scott *et al.*, 1995.

Quanto aos hábitos (estilo de vida) estão apresentados na tabela 48.3.

Tabela 48.3 – Prevalência de fatores de risco (estilo de vida) para IVP em pacientes com insuficiência venosa crônica, com varizes e em controles sem alterações venosas.

Hábitos (estilo de vida)	Insuficiência venosa crônica (%)	Varizes (%)	Controle (%)
Anos de tabagismo	17 ± 1,7 †	8,8 ± 1,0*	14 ± 1,5 †
Ortostatismo prolongado	30,1	32*	36,4
Exercícios físicos (≥ 2 vezes por semana)	27,9 †	62,8*	39,8 †

* Estatisticamente diferente do controle.
† Estatisticamente diferente do grupo de pacientes com varizes.
Adaptado de Sisto *et al.*, 1995 e Scott *et al.*, 1995.

Os achados das tabelas 48.1 a 48.3 confirmam algumas associações classicamente citadas, como doença cardíaca e aumento de risco para IVP. Embora imputado como uma das mais freqüentes causas de TVP, o uso de anticoncepcionais orais não se associou a aumento de risco para o desenvolvimento de IVP. A reposição de hormônios em pacientes com idade superior a 50 anos relacionou-se a uma maior prevalência no diagnóstico de varizes ($p < 0,001$).

Sexo

As varizes de membros inferiores são mais comuns nas mulheres, com freqüência aproximada de 2,3 mulheres por 1 homem. Estudo de fatores de risco para varicosidade de membros inferiores, realizado na Finlândia, mostra que as varizes de membros inferiores são mais freqüentes em mulheres, aumentando nos homens com o avançar da idade e apresentando maior prevalência nas mulheres por volta dos 55-64 anos, com queda nas idades mais avançadas. Em contraste, a insuficiência venosa crônica complicada predomina nos homens, com idade superior a 60 anos.

Nas mulheres, a paridade está diretamente relacionada ao risco de varizes, assim como a presença de mioma uterino, ambos por provável efeito de aumento da pressão intra-abdominal nos vasos ilíacos. Diferentemente, o uso de anticoncepcionais orais não modificou o risco para insuficiência nesses estudos.

Idade

A idade é um importante fator relacionado à insuficiência venosa periférica, tanto como fator isolado como quando analisado em conjunto. É importante a observação de que, mesmo isoladamente, a idade tem peso importante no desenvolvimento de IVP. A análise multivariada poderia estar embutindo outros fatores, como por exemplo maior número de doenças associadas que aumentariam o risco da alteração.

Por outro lado, a idade tem pouca importância no cálculo do risco de varizes. Os indivíduos com varizes apresentam uma média de idade inferior à dos indivíduos controles (Tabela 48.4).

Tabela 48.4 – Média de idade para IVP em pacientes com insuficiência venosa crônica, com varizes e em controles sem alterações venosas.

	Insuficiência venosa crônica	Varizes	Controle
Idade (anos)	59 ± 1,6* †	43,7 ± 1,3*	48 ± 1,5 †

* Estatisticamente diferente do controle.
† Estatisticamente diferente do grupo de pacientes com varizes.
Adaptado de Sisto *et al.*, 1995 e Scott *et al.*, 1995.

Ao analisar a idade como fator de risco para varizes, encontramos na tabela 48.5 a distribuição da prevalência na população da Finlândia, estudada aleatoriamente.

Tabela 48.5 – Prevalência de varizes por faixa etária na população finlandesa.

Idade (anos)	30-44 anos (%)	45-54 anos (%)	55-64 anos (%)	65-74 anos (%)	> 75 anos (%)
Masculino	2,1	7,3	8,6	13,5	13,8
Feminino	15,8	31,4	32,4	28,4	27,4

Adaptado de Sisto *et al.*, 1995.

Raça

A IVP parece distribuída equilibradamente entre indivíduos da raça negra e branca, enquanto varizes predominam na raça branca. Entretanto, alguns autores consideram que essa diferença esteja mais relacionada a hábitos e estilo de vida do que propriamente à raça do paciente. No Brasil, com a grande mistura étnica, essa diferenciação é bastante difícil.

Profissão

As profissões que exigem ortostatismo prolongado são classicamente consideradas capazes de aumentar o risco de desenvolvimento de varizes, no entanto, como já visto, esse fator não se sustenta nos estudos populacionais citados. Dados de alguns autores não mostraram

diferença estaticamente significativa na prevalência de varicosidade nos homens em relação à ocupação, sendo maior a prevalência em mulheres empregadas na indústria e na agricultura.

O assunto é, no entanto, controverso. Estudando cirurgiões assintomáticos por meio de dúplex ("scan" colorido), alguns autores demonstraram que o refluxo venoso foi mais freqüente nessa categoria profissional do que em outros indivíduos pareados para idade e sexo, concluindo que esse achado está relacionado ao ortotatismo a que eles são submetidos.

QUEIXAS

Pela diversidade clínica de diagnósticos, a revisão da história e do exame físico do paciente em quem se investiga a possibilidade de doença venosa periférica deve ser ampla. Os principais sintomas estão apresentados a seguir.

Dor

Dores difusas em membros inferiores são causas freqüentes de procura do médico por parte do paciente. Muitas causas justificam essa queixa e a insuficiência venosa pode ser uma delas. Ao se abordar um paciente com dor nos membros inferiores, é importante estabelecer se à época do surgimento da dor houve quadro compatível com TVP ou presença de situação de risco para esse diagnóstico. Se o paciente tem dor e varizes, o dado de TVP prévia interessa para o diagnóstico diferencial entre as varizes primárias ou essenciais e varizes secundárias à TVP ou fístulas arteriovenosas (pós-traumatismo).

A dor de origem venosa pode ter múltiplas características:

Dor aguda – pode ocorrer em trajeto de vaso superficial ou profundo. Se acompanhada de outros sinais inflamatórios, pode caracterizar uma tromboflebite. No sistema profundo, a dor relaciona-se ao diagnóstico de TVP e pode anteceder em dias o aparecimento de edema. Na TVP, a dor pode ser espontânea e contínua ou surgir com deambulação. Dor na pele e no subcutâneo pode surgir nos processos infecciosos secundários à insuficiência venosa, como erisipela e celulite, e geralmente se acompanha de rubor e calor local.

Dor muscular – pode ser secundária à TVP ou à inflamação da parede do vaso da região onde há queixa de dor. A dor muscular deve ser adequadamente explorada a fim de afastar outros diagnósticos, como dores articulares, traumatismo ou contusões musculares.

Dor em todo o membro – pode significar trombose extensa de membro. Nesse caso, a dor é intensa, acompanhada de edema importante, de consistência dura e cianose, compondo um quadro clássico chamado de *flegmasia cerulea dollens* (do grego: inflamação azulada dolorosa). Se houver comprometimento arterial secundário ao edema de estase, pode surgir palidez, configurando a assim chamada *flegmasia alba dollens* (inflamação branca dolorosa), por vezes se confundindo com obstrução arterial.

Dor progressiva – a dor secundária à insuficiência valvular tem por característica aumentar de intensidade quando a pressão venosa se eleva, como quando o paciente permanece em pé ou sentado com membros pendentes, melhorando com sua elevação ou com a deambulação. A dor também aumenta no verão (vasodilatação venosa) e no período pré-menstrual.

A sensação de peso em membros inferiores é comum nos indivíduos com grau de insuficiência valvular capaz de produzir edema, podendo também haver queixa de queimação e desconforto. Nos casos extremos, a dor pode piorar com a deambulação e a chamada claudicação arterial por estar presente antes do início do exercício. O paciente com dor nos membros inferiores deve ser adequadamente abordado a fim de se evitar confusões diagnósticas com dores de origem neurológica, osteoarticular, muscular, distúrbios de postura ou problemas ortopédicos. Dores de causa ortopédica são muitas vezes confundidas com as de origem vascular, mesmo que o paciente não apresente varizes ou sinais de insuficiência valvular, as assim chamadas "varizes internas" que, na maioria dos casos, não passam de um erro de diagnóstico.

Edema

O edema na TVP surge agudamente, de maneira assimétrica, especialmente nos grupos de risco, sugerindo o diagnóstico. Nas varizes de duração longa e na síndrome pós-flebítica, o edema é progressivo.

O edema secundário à obstrução venosa ou à falência das válvulas do sistema superficial ou profundo ocorre por aumento de pressão hidrostática local. O edema venoso diferencia-se do linfático pelo fato de acometer inicialmente a região perimaleolar, podendo evoluir para o terço médio da perna, sem acometer a região metatársica, diferentemente do que ocorre no linfedema.

Ao abordar um paciente com edema de membros inferiores, é importante diferenciar outros diagnósticos como: 1. complicações da IVP, como flebites, TVP, *flegmasia cerulea dollens*, linfedema; 2. tumores com compressão de vasos ou invasão linfática, sendo mais freqüentes os tumores pélvicos, prostáticos e anexiais; 3. doenças sistêmicas como insuficiência cardiovascular, hepática, renal, desnutrição e distúrbios da tireóide; 4. secundários à medicação, como bloqueadores do canal de cálcio, clonidina, minoxidil, hidralazina, metildopa, diazóxido, esteróides, estrógenos, progesterona e testosterona; 5. lipedema, acúmulo de tecido adiposo nas pernas conseqüente à obesidade mórbida.

Hemorragia

O sangramento é uma complicação espontânea nos casos de grandes varicosidades (geralmente em tornozelos) ou secundário a pequenos traumatismos nesses mesmos vasos. Os traumatismos podem ser ferimentos pérfuro-contusos ou pérfuro-cortantes e, dependendo da gravidade, determinam sangramento até mesmo em vasos não muitos distendidos. Nas situações de sangramento há relato de saída de sangue escuro e não-pulsátil, diferenciando-o do sangramento arterial.

Prurido

Nas varizes de longa duração e comumente com IVP já instalada, assim como na síndrome pós-trombótica (SPT), é comum a queixa de prurido, que pode ser de grande intensidade, acompanhado de descamação, fissuras de pele e exsudação. A procura da causa algumas vezes leva ao achado de dermatites por uso de pomadas ou meias elásticas e bandagens. Em algumas ocasiões, não se define o agente agressor, sendo necessário o uso de sintomáticos sistêmicos e/ou coticosteróides locais para controle do quadro.

Alterações tróficas

As principais queixas são de escurecimento da pele (freqüentemente os doentes relatam que as pernas "estão ou parecem sujas"), especialmente no terço inferior das pernas; prurido com formação de bolhas e descamação com exsudação. A úlcera varicosa desencadeada pelo ato de coçar ou outros pequenos traumatismos é comum em países onde o paciente tem dificuldade de acesso ao sistema de saúde.

Cãibras e parestesias

São sintomas ocasionais e relacionados à estase venosa dos membros inferiores. Cãibras e parestesias são de predomínio noturno e, afastadas outras causas, a ocorrência de varizes sugere uma associação.

Na tabela 48.6 apresentamos a distribuição de queixas em três grupos por meio de trabalho utilizando questionário, recursos fotográficos e Doppler em uma população de 204 pacientes que procuraram atendimento por doenças venosas (pequenas e grandes), comparando-os a 54 controles sem doença venosa.

Esses resultados mostram uma diferença significativa entre controles e casos, revelando que os casos são mais sintomáticos que os controles. Sintomas como dor, cansaço, queimação e latejamento correlacionam-se de maneira positiva com doença venosa. O uso do Doppler confirmou a presença da varicosidade e a independência entre sintomatologia e tamanho do vaso comprometido.

EXAME CLÍNICO

Por mais redundante que pareça, cabe lembrar que o exame clínico deve ser o mais completo possível, por tudo que já foi aventado em relação às possíveis origens da IVP. Ao examinar um paciente com varicosidade, o médico deve buscar atingir os seguintes objetivos:

- definir a anatomia da varicosidade;
- compreender o mecanismo fisiopatológico;
- estabelecer sua importância funcional;
- planejar a terapêutica.

Tabela 48.6 – Distribuição de queixas em três grupos de doença.

	Controle	Varizes de pequeno calibre	Varizes de grande calibre
Média de idade	41,1	43,2	45,0
Razão mulher/homem	1/1	1,2/1	2,5/1
Nº de pacientes	54	123	81
Dor*	14 (26%)	77 (63%)	60 (74%)
Peso*	8 (15%)	35 (29%)	35 (43%)
Cansaço/fadiga*	14 (26%)	64 (52%)	45 (56%)
Queimação*	8 (15%)	36 (29%)	36 (44%)
Edema de tornozelo	4 (7%)	23 (19%)	28 (35%)
Cãibras	15 (28%)	48 (39%)	28 (35%)
Desconforto em membros inferiores (necessita de movimentação para melhorar)	8 (15%)	37 (30%)	28 (35%)
Latejamento*	3 (6%)	35 (29%)	32 (40%)
Outros	3 (6%)	2 (2%)	1 (1%)

* Discriminantes de doença venosa.
Adaptado de Sisto *et al.*, 1995 e Scott *et al.*, 1995.

Posição para o exame

Para a pesquisa de varizes, o paciente deve ser colocado na posição em pé, quando as veias se enchem. No paciente deitado, somente as varizes muito dilatadas são identificáveis. Na procura por TVP de membros inferiores, a posição em decúbito dorsal é a mais conveniente.

Inspeção

As varizes ou outras alterações devem ser procuradas em toda a extensão dos membros inferiores, região perineal e abdome. O paciente deve ser colocado sobre um banco e cada membro deve ser observado em sua face medial, lateral e dorsal, distal e proximalmente. Nessa fase, devem ser observados os trajetos varicosos, precisando sua região de origem. A representação gráfica é útil para o seguimento dos casos, facilitando a avaliação da terapêutica. Vários aspectos podem ser observados:

Coroa flebectásica – são pequenas veias dilatadas geralmente em volta do tornozelo (peri e inframaleolares) de pacientes portadores de IVC (insuficiência venosa crônica).

Alterações de cor da pele – estão apresentadas no quadro 48.2.

Edema – o edema exuberante é facilmente diagnosticado pela inspeção e palpação. O método mais sensível para sua determinação é a medida da circunferência dos membros, principalmente nos pacientes de risco para TVP, a qual deve ser feita diariamente em dois ou três pontos distintos da perna.

Alterações tróficas – estão citadas no quadro 48.3.

Quadro 48.3 – Alterações tróficas mais freqüentes nas insuficiências venosas.

	Eczema	Dermato-esclerose	Úlcera de estase	Necrose
Hipertensão venosa	X	X	X	
TVP (*flegmasia cerúlea*)				X
IVP	X	X	X	

Adaptado de Sisto *et al.*, 1995 e Scott *et al.*, 1995.

O mecanismo dessas alterações ainda não é bem conhecido. Alguns autores acreditam que decorram de isquemia tecidual secundária à redução do fluxo arterial pelo edema venoso e à fibrose cicatricial posterior, ou à redução do calibre dos vasos arteriais secundária à hipertensão venosa crônica ou ainda à oclusão capilar por fibrina e/ou leucócitos aprisionados no seu interior.

Quadro 48.2 – Alterações de cor da pele mais freqüentes nas insuficiências venosas.

	Rubor intenso	Manchas	Hiperpigmentação (dermatite ocre)	Cianose	Palidez
TVP	X			X	X
Erisipela	X				
Dermatite de estase	X				
IVC			X (melanina + hemossiderina)	X (membros pendentes)	
Varizes		X (congênita) hemangiomas	X (hemossiderina)		

Adaptado de Sisto *et al.*, 1995 e Scott *et al.*, 1995.

A hipertensão venosa persistente altera os capilares e as vênulas subcutâneas provocando extravasamento de um fluido rico em proteínas e hemácias que posteriormente, no processo de reparação tecidual, provocará fibrose e hiperpigmentação, uma condição conhecida como lipodermatoesclerose. O depósito de fibrina na região pré-capilar acarreta redução da oxigenação local com conseqüente hipóxia e má nutrição tecidual. Esses tecidos ficam suscetíveis e pequenos traumatismos podem provocar o surgimento de úlceras crônicas. Esse mecanismo é intimamente relacionado ao grau de pressão venosa nos membros inferiores. Preferencialmente, essas úlceras se localizam na região medial do tornozelo, abaixo e posteriormente ao maléolo medial, sugerindo incompetência das veias perfurantes locais.

Alterações de pele modificam esteticamente o membro, podendo levar a prejuízo de função nos casos muito graves e são vistos nos pacientes com dificuldade de acesso ao sistema de saúde ou com dificuldade de adesão ao tratamento.

Palpação

Essa etapa do exame é uma das mais importantes. Muitas vezes, varicosidades em fase inicial, não diagnosticadas pela inspeção, serão identificadas nessa fase, na qual se deve observar a elasticidade e a textura do tecido subcutâneo, temperatura da pele, presença e intensidade do edema. Pesquisa-se a eventual presença de fibrose, procuram-se palpar as cadeias ganglionares e, a seguir, inicia-se a palpação das varizes propriamente ditas.

Após a permanência do paciente em pé por cerca de 10 minutos, inicia-se a palpação do sistema vascular. A palpação dos pulsos é fundamental, a fim de se excluir a concomitância de doença arterial. Alguns autores sugerem complementar a avaliação com a medida de pressão sistólica dos membros inferiores, posicionando-se o manguito acima do tornozelo. Se a medida de pressão for igual ou inferior a 100mm Hg ou a relação entre pressão sistólica do membro superior sobre a pressão sistólica de membro inferior for menor ou igual a 1, recomenda-se a não-prescrição do uso de meias elásticas pelo eventual prejuízo arterial que possam provocar.

A avaliação venosa inicia-se pela palpação das veias, conferindo-se tensão da parede da veia, temperatura da pele e eventuais frêmitos, que diagnosticam a presença de fístulas arteriovenosas como causa das varicosidades.

A palpação do trajeto das veias permite identificar a presença de tromboflebites em fase inicial pela queixa de dor associada. Na palpação, o foco é dirigido para a observação de temperatura da região, contribuindo para o diagnóstico das eventuais complicações; a verificação da compressibilidade do edema facilitando o diagnóstico diferencial e do trofismo da pele, assim como a associação com linfedema nos casos mais complexos; e a distinção de frêmitos que possam levar ao diagnóstico de fístulas arteriovenosas.

A palpação pode levar a diagnósticos insuspeitos de varizes ou de fases iniciais de TVP. Essa etapa do exame também deve ser feita tanto com o paciente em pé como em decúbito dorsal, quando será possível diferenciar varizes de fístulas pelo não-esvaziamento dos vasos após elevação dos membros inferiores, no caso das fístulas.

Percussão

A percussão ou manobra de Schwartz para a identificação de regiões com insuficiência venosa é na verdade a associação entre palpação e percussão. Com a mão direita, percute-se o trajeto venoso dilatado ao mesmo tempo que a mão esquerda apóia-se suavemente acima do local de percussão sobre o trajeto venoso, buscando-se perceber a propagação de uma onda sangüínea. A palpação abaixo do ponto de percussão pode identificar veias perfurantes insuficientes a partir da identificação da mesma onda de sangue.

Na avaliação clínica da insuficiência venosa clássica, empregam-se testes com torniquetes. O teste desenvolvido por Brody e Trendelenburg pretende definir o nível de incompetência valvar no sistema superficial e também verificar o envolvimento do sistema profundo. Posiciona-se o paciente em posição supina com os membros elevados por pelo menos 1 minuto. Essa manobra provoca esvaziamento das veias, reduzindo a congestão no sistema superficial. Colocam-se torniquetes em pontos diferentes do membro examinado e, a seguir, o paciente é posto em posição ortostática. Retira-se um a um os torniquetes seqüencialmente, observando-se o nível de enchimento venoso. Assim, ao se retirar o torniquete, observa-se a região de enchimento das veias para definição do nível de incompetência vascular, sendo necessário conhecimento da distribuição anatômica dos vasos. Por exemplo, a remoção de um torniquete ao nível do tornozelo que determina enchimento do sistema superficial define incompetência do sistema perfurante.

A IVP leva a complicações tróficas da pele, como lipodermatoesclerose, atrofia branca e ulceração, secundárias a modificações no sistema superficial de drenagem; ou a situações mais complexas, como trombose venosa profunda. Não existe um consenso na literatura quanto ao risco isolado de as varizes levarem à TVP, sendo todas as evidências até hoje baseadas em estudos de coortes de pacientes submetidos a cirurgias pélvicas ou abdominais. Considera-se mais provável que uma TVP leve à IVP.

TVP e tromboembolismo pulmonar são ainda causa significante de morbidade e mortalidade no mundo. Os fatores de risco associados à TVP são: restrição ao leito (mais de uma semana), cirurgia recente (menos de um mês), traumatismo de membros inferiores, neoplasias, antecedente pessoal ou familiar de TVP, insuficiência cardíaca e viagens prolongadas.

A síndrome pós-trombótica (SPT) afeta a maioria dos pacientes que tiveram TVP e dois mecanismos possíveis são aventados: obstrução persistente ao fluxo secundário ao trombo organizado no interior do vaso e insuficiência valvular que permite o refluxo de sangue. Este segundo mecanismo é considerado o mais importante no desenvolvimento da SPT, enquanto a obstrução ao fluxo de sangue parece relacionar-se mais à claudicação venosa.

Outros diagnósticos conseqüentes à IVP são: síndrome da congestão pélvica e a das "pernas inquietas". Em ambas as situações, os pacientes, geralmente do sexo feminino, apresentam desconforto em baixo ventre ou de membros inferiores, respectivamente, secundários à congestão venosa local e à dilatação venosa. Quando a lesão é de membros inferiores, a paciente experimenta um desconforto que só encontra melhora pós-mobilização das pernas. Na síndrome de congestão pélvica, o desconforto (sensação de peso no baixo-ventre) exacerba-se na posição ortostática, pós-coito e no período pré-menstrual, e acomete geralmente mulheres multíparas. Ao exame clínico, constata-se a presença de varizes vulvares. A síndrome acontece por incompetência das veias ovarianas.

O diagnóstico clínico de TVP é muito inconsistente. Alguns autores observaram certa relevância na observação do edema unilateral para o diagnóstico de TVP, sendo clássico um valor de acurácia de 50% para o diagnóstico clínico de TVP. Entretanto, como foi dito, conhecer algumas manobras clínicas sensibiliza e otimiza o uso da propedêutica armada.

São clássicos os sinais de Homan, o empastamento da panturrilha (sinal da bandeira desfraldada) e a utilização do diferencial de pressão imposto pela insuflação de um manguito sobre uma área suspeita de TVP, comparada com o lado contralateral normal. O sinal de Homan é obtido pela dorsiflexão forçada do pé do membro suspeito, no que o doente relata dor. Entretanto, trata-se de sinal altamente inespecífico. O empastamento de panturrilha é observado durante a palpação local com a mão em concha, pretendendo-se observar a consistência regional e a capacidade de deslocamento da massa muscular à vibração da mão. Nas situações de TVP, como conseqüência do edema, quase não há esse deslocamento ("a bandeira não tremula" como na perna sadia). Ao insuflar um manguito sobre uma panturrilha suspeita e comparar com a contralateral, observamos uma grande diferença de pressão imposta ao membro suspeito no qual há referência precoce de dor à insuflação.

Entretanto, essas manobras são muito pouco específicas e sensíveis para o diagnóstico, podendo estar presentes em outras situações clínicas. Vale ressaltar que a associação dos dados de história, exame clínico e fatores de risco aumentam as probabilidades clínicas de diagnóstico, permitindo a escolha adequada do paciente e em que momento solicitar os exames complementares. Alguns autores acreditam que, à exceção da *flegmasia cerulea dollens*, praticamente não se pode fazer diagnóstico clínico de TVP.

Atualmente há um grande consenso da necessidade de utilização da ultra-sonografia associada ao Doppler ("ultrassonic duplex scanning") na avaliação clínica dos pacientes. Essa modalidade, que associa a imagem com registro de pulso de fluxo sangüíneo pelo Doppler, possibilita o estudo de grande parte da rede vascular, fornecendo dados fundamentais ao manuseio inicial e seguimento do paciente, mostrando a situação vascular dos diferentes sistemas.

CLASSIFICAÇÃO

A classificação da insuficiência venosa periférica está descrita no quadro 48.4.

DIAGNÓSTICO LABORATORIAL

O diagnóstico da insuficiência venosa periférica está esquematizado na figura 48.3.

Quadro 48.4 – Classificação da IVP.

Estágio	Sintomas	Exame clínico	Fisiopatologia	
			Dilatação capilar	Extravasamento de fibrina
I	Edema leve Sensação de peso Dilatação venosa	Edema de tornozelo < 1cm Dilatação de veias superficiais Pele e tecido celular subcutâneo normais	Ausente	Ausente
II	Edema moderado Peso Varicosidade Alterações de pele	Edema de tornozelo > 1cm Veias dilatadas com múltiplas incompetências, veias pefurantes, pigmentação e lipoesclerose leve	Moderada	Moderado
III	Edema intenso Dor de panturrilha com ou sem claudicação	Edema > 2cm Veias dilatadas múltiplas, grave incompetência, veias perfurantes múltiplas, veias varicosas, hiperpigmentação de pele acentuada, lipoesclerose grave, úlceras	Intensa	Intenso

Adaptado de Rutherford, 1989.

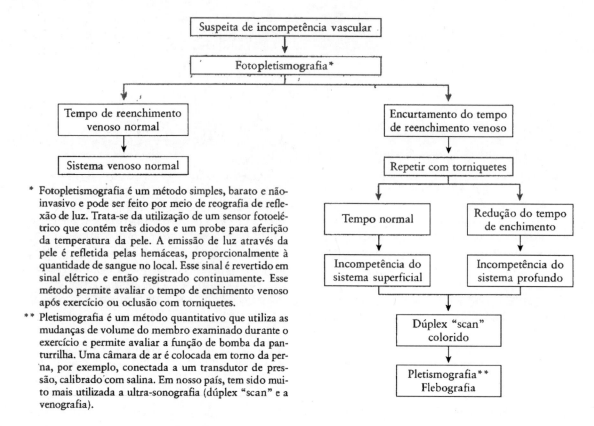

Figura 48.3 – Diagnóstico laboratorial de IVP (adaptado de Haimovici, 1996).

CASOS CLÍNICOS

CASO 1. Paciente de 72 anos de idade, sexo feminino, apresenta quadro de dor em fossa ilíaca esquerda (FIE) e em membro inferior esquerdo (MIE) acompanhado de edema local. Ao exame clínico observa-se obesidade com IMC = 30kg/m², edema de MIE depressível e dor à mobilização da articulação coxofemoral sem outros sinais inflamatórios locais. O restante do exame clínico está nos limites da normalidade. Foram prescritos antiinflamatórios não-hormonais por uma semana, sem sucesso. Solicitada ultra-sonografia de abdome, revelou-se massa na projeção do pólo inferior do rim esquerdo.

Discussão: trata-se de paciente idosa, obesa, com edema unilateral, com dor e desconforto em FIE. A obesidade sugeriu diagnóstico inicial de osteoartrite coxofemoral, entretanto o tratamento sintomático foi inefectivo. A dor em FIE, o sexo, a idade e a sintomatologia unilateral orientaram para a possibilidade de lesão expansiva local com comprometimento direto de estruturas ou nervos sensitivos, tal como tumor de ovário. O exame de imagem confirmou a presença de proliferação perirrenal com comprometimento de estruturas adjacentes, levando à obstrução linfática e à compressão de nervo.

CASO 2. Paciente de 52 anos de idade, sexo masculino, queixa-se de edema progressivo, vespertino, de membro inferior direito (MID), com descoloração e prurido local. Apresenta varizes em ambos os membros e antecedente de TVP proximal de MIE. O exame clínico é normal, exceto pela presença de lesão castanho-avermelhada em MID, com moderado grau de edema local.

Discussão: trata-se de paciente com quadro típico de dermatite de estase com IVP do tipo II. A avaliação clínica é suficiente para o diagnóstico de IVP, devendo ser descartada a possibilidade de TVP atual. Inicialmente deve ser solicitada ultra-sonografia com Doppler.

BIBLIOGRAFIA

RUTHERFORD RB – *Vascular Surgery*. 3rd ed., Philadelphia, WB Saunders, 1989.

HAIMOVICI H – *Vascular Surgery*. 4th ed., WG 170 H 151, Blackwell Science, 1996.

SPENCE RJ, JONES CE – Lower-estremity ulcers and varicose veins. In: Barker LR, Burton JR, Zieve PD. *Principles of Ambulatory Medicine*. 5th ed., Baltimore, Willimas & Wilkins, 1999, p.1368.

WEISS RA, WEISS MA – Painful teleangiectasias: diagnosis and treatment. In: Bergan JJ, Goldman MP (eds.). *Varicose Veins and Teleangectasias, Diagnosis and Treatment*. St. Louis, Quality Medical Publishing Inc, 1993, p. 390.

49. Hipertensão Arterial Sistêmica

Paulo Andrade Lotufo

HIPERTENSÃO ARTERIAL E RISCO DE DOENÇA E MORTE

Hipertensão arterial significa probabilidade maior de futura doença cardiovascular em indivíduos com valores elevados, conforme observado em estudos epidemiológicos de seguimento. No Brasil, onde uma a cada três mortes são causadas por doenças cardiovasculares, o diagnóstico e o controle da pressão arterial são da maior importância na prática clínica e de saúde pública. A hipertensão arterial não é um fator de risco único, outros fatores como o hábito de fumar, o *diabetes melittus* e os níveis elevados de colesterol também implicam maior risco de doença cardiovascular. A concomitância desses fatores de risco entre si com hipertensão é de grande importância na prática clínica porque o somatório de fatores de risco aumenta exponencialmente o risco de doenças cardiovasculares. A hipertensão arterial apresenta fatores de risco próprios para seu surgimento como obesidade, ingestão excessiva de sódio e de álcool. Além desses fatores, podemos associar ao aumento da pressão arterial a idade, os fatores psicológicos e os sociais.

CONCEITOS ERRÔNEOS DE HIPERTENSÃO ARTERIAL

Os níveis pressóricos aumentam com a idade

O aumento dos níveis pressóricos com o avançar da idade foi considerado um fato natural, "normal" (não associado à doença) ou mesmo "desejável". De fato há tantos idosos hipertensos que é "normal" (isto é, no sentido de "muito freqüente") encontrar um idoso nessa condição. No entanto, ao contrário da crença popular, o aumento da pressão média com a idade é decorrente da ingestão elevada de sal e álcool e do aumento do índice de massa corpórea conforme demonstrado em estudos epidemiológicos, e a redução da pressão arterial em idosos diminui de forma significativa o aparecimento de doenças cardiovasculares.

Ansiedade é causa de hipertensão

Há uma observação verdadeira, a de que a medida da pressão arterial eleva-se em momentos de ansiedade e desconforto. No entanto, se a ansiedade e a depressão apresentam algum grau de associação com o aumento da pressão arterial em determinadas populações, não há comprovação de que medicamentos ou técnicas de controle, mesmo sendo efetivos no controle da ansiedade ou da depressão, produzam redução permanente da pressão arterial, sem necessidade de drogas anti-hipertensivas. Além disso, a maioria dos indivíduos hipertensos não apresenta diagnóstico de ansiedade.

Hipertensão primária *versus* hipertensão secundária

Existem algumas doenças que cursam com pressão elevada, como estenose da artéria renal, feocromocitoma, doença de Cushing e hiperaldosteronismo primário. Todas elas têm prevalência desprezível quando comparadas ao conjunto de pacientes com hipertensão. Em vários livros-texto, essas causas são classificadas como "secundárias", no entanto, o mais correto seria chamá-las de causas endócrinas e renovasculares da hipertensão. Em oposição a uma hipertensão dita secundária, haveria uma hipertensão "primária" para a qual pouco poderia ser feito, a não ser o uso de medicamentos pelo restante da vida. Como foi apresentado, há grande quantidade de fatores de risco para hipertensão, cuja intervenção está ao alcance do indivíduo, como perder peso e reduzir a ingestão de sal.

Outro termo que deve ser abandonado é o de "hipertensão essencial", também no sentido de hipertensão "primária" ou 'idiopática'. O termo "essencial" foi cunhado na década de 30 quando se acreditava que o aumento da pressão em níveis que ainda não provocavam lesão cardíaca ou renal era "essencial para bombear o sangue em artérias ateroscleróticas". A nomenclatura adquire importância porque, da mesma forma como ocorre com o termo "primário", a denominação essencial também estimula a inação por parte do médico e do próprio paciente.

QUANDO A HIPERTENSÃO FOI UMA DOENÇA?

A descrição dos efeitos da hipertensão nos diversos órgãos foi realizada antes da invenção do esfigmomanômetro (Riva-Rocci, 1885) ou da determinação das medidas da pressão arterial (Korotkoff, 1905). Conhecia-se no século XIX a neurorretinite albuminúrica ou doença de Bright que cursava com o que se conhece hoje como fase acelerada da hipertensão.

Em uma parcela pequena de pacientes hipertensos desenvolve-se um processo de aceleração dos níveis tensóricos, com comprometimento de órgãos-alvo com maior intensidade e velocidade do que o habitual, podendo evoluir para óbito. Nesses casos, devido ao aumento dos valores tensóricos ocorrer rapidamente, os mecanismos de regulação cerebrovasculares não conseguem se ajustar, propiciando o surgimento de alguns sintomas, tais como cefaléia e desenvolvimento de insuficiência cardíaca e renal, levando ao óbito.

Atualmente, os hipertensos são diagnosticados precocemente sem chegar à fase de hipertensão maligna, a hipertensão acelerada tornou-se raridade e o tratamento efetivo surgido nos anos 50 diminuiu a letalidade de forma considerável.

Esses casos apresentam aspecto anatomopatológico caracterizado por arteriolite necrotizante e estão sendo sempre apresentados durante o curso médico nas sessões anatomoclínicas. Essa tradição induz à falsa idéia de que a hipertensão está sempre associada a um quadro histopatológico. A denominação "maligna" utilizada para esses casos induz a aceitação de um tipo de hipertensão "benigna", tal como se raciocina com as neoplasias.

HIPERTENSÃO SEM SINTOMAS

Considerando ser a hipertensão arterial um fator de risco e não uma doença, fica difícil aceitar a existência de um quadro clínico de hipertensão, exceto nos raros casos de hipertensão acelerada.O senso comum considera que a cefaléia, os zumbidos, as tonturas e a epistaxe estejam associados à hipertensão. Não existe evidência que comprove tais associações. Todos os estudos mostraram que a presença desses sintomas (todos muito prevalentes) em hipertensos é mera coincidência, não havendo nenhuma relação causa-efeito definida. Para alguns desses sintomas, como a cefaléia, acredita-se que só há associação com a hipertensão nos casos com mais de 120mm Hg de pressão arterial diastólica em que o aumento pressórico ocorreu em um período curto de tempo. Portanto, a relação entre pressão arterial e cefaléia é rara, podendo estar presente na glomerulonefrite difusa aguda e na toxemia gravídica. Entretanto, a cefaléia persiste sendo o sintoma mais freqüentemente associado à "hipertensão".

A compreensão e a aceitação rigorosa do pressuposto da "hipertensão assintomática" são fundamentais para uma boa prática clínica e para uma adequada relação médico-paciente. Por um lado, permite que o paciente, sendo ou não hipertenso para os sintomas apresentados, seja investigado e tratado, independente de qualquer intervenção anti-hipertensiva. Por outro lado, a conscientização por parte do paciente de que a hipertensão é uma condição assintomática, é um reforço positivo ao uso constante da medicação anti-hipertensiva e não somente quando do surgimento de sintomas, principalmente da cefaléia.

DIAGNÓSTICO DO HIPERTENSO

O diagnóstico de hipertensão é mais difícil do que se imagina ao se medir a pressão arterial. Diferentemente de situações de doença em que existe uma queixa que motiva a procura do médico, o paciente hipertenso somente será considerado como tal após a confirmação pela esfigmomanometria, muitas vezes em condições distintas da consulta médica clássica, como por exemplo na detecção de hipertensão durante exames obrigatórios pela legislação trabalhista.

Verificar se o valor de PA observado em uma consulta não se justifica por estresse, uso momentâneo excessivo de café ou situação de dor é de fundamental importância. Para tanto, recomenda-se, antes de apresentar o diagnóstico ao indivíduo com uma única medida elevada, que outras medidas sejam repetidas em momentos e ambientes distintos dos da primeira medida (ver capítulo "Exame Geral Quantitativo").

Em alguns momentos, a dificuldade do diagnóstico é pelo fato de a pressão se elevar exatamente no momento da medida em consultório ou na presença do médico. Torna-se necessário o uso de um aparelho que meça a pressão durante as 24 horas do dia (monitorização ambulatorial da pressão arterial – MAPA). Os pacientes que apresentam aumento da pressão arterial somente nas situações de contato com o médico ou no consultório são definidos como portadores da "hipertensão do avental branco", não devendo ser considerados como "hipertensos".

Estando as condições de definição preenchidas na primeira consulta, caberá ao médico hierarquizar as perguntas a serem feitas ao paciente na anamnese baseando-se no princípio de que o tratamento da hipertensão é um meio para diminuir a possibilidade de futuros eventos cardiovasculares. Nesse sentido, os objetivos da anamnese e do exame do hipertenso são, por ordem de importância, a detecção de doença cardiovascular oligossintomática ou silenciosa, a identificação de fatores de risco removíveis, a identificação de condições de vida e de doenças associadas que limitem o tratamento e, somente por último, a pesquisa de causas endócrinas ou renovasculares de hipertensão.

DOENÇA CARDIOVASCULAR ASSINTOMÁTICA EM HIPERTENSOS

O objetivo do atendimento ao hipertenso é diminuir o risco de um evento cardiovascular. Nessa acepção, é da maior importância que a história clínica avalie em primeiro lugar a existência de angina de peito. A angina de peito é um diagnóstico exclusivo da anamnese e necessita de cuidado especial para sua identificação. O segundo dado a ser obtido é sobre a ocorrência, no passado, de alterações motoras ou sensitivas fugazes, com duração de poucos minutos, sugestivas de isquemia cerebral transitória. E, por último, a existência de dor em membros inferiores ao andar, sugerindo insuficiência arterial periférica.

No exame do paciente, excetuando-se a medida da pressão arterial, é da maior importância a avaliação de todos os pulsos arteriais, principalmente os carotídeos e os femorais. Sinais de insuficiência arterial periférica também devem ser procurados com esse objetivo (ver capítulo "Insuficiência Arterial Periférica").

Além das manifestações pouco sintomáticas de doença cardiovascular, há situações detectadas somente por exames laboratoriais, definidas como "manifestações pré-clínicas", como a hipertrofia ventricular esquerda identificada no ecocardiograma, a microalbuminúria e o espessamento da média-íntima da carótida externa por ultra-sonografia, todos preditores de doença cardiovascular futura. Esses exames são custosos e não substituem o exame clínico.

O diagnóstico de doença oligossintomática é pouco valorizado nos livros-texto, porém, é o momento mais importante porque, se identificarmos no paciente algum grau de doença cardiovascular do ponto de vista conceitual, estaremos deixando de fazer prevenção primária de um evento para atuarmos na prevenção secundária de um evento cardiovascular mais grave. Do ponto de vista prático, implica a possibilidade de prescrição de *aspirina*, drogas hipocolesterolemiantes, além de um seguimento mais rígido da pressão arterial.

IDENTIFICAÇÃO DE OUTROS FATORES DE RISCO

O segundo momento importante na avaliação do hipertenso é a detecção de outros fatores de risco cardiovasculares. A informação de morte súbita, infarto do miocárdio ou doença cerebrovascular em parentes próximos é da maior importância, indicando a obrigatoriedade da dosagem de colesterol e da fração HDL-colesterol.

O fato de o paciente ser fumante ou de conviver em ambientes com muitos fumantes é tão grave quanto estar hipertenso. Além do mais, há anti-hipertensivos como a clonidina e os betabloqueadores que podem, pelo seu efeito simpatolítico, diminuir os efeitos da abstinência à nicotina.

O diagnóstico de obesidade em um hipertenso é de fundamental importância porque essa condição se as-socia diretamente com os níveis de pressão arterial e também com o diabetes e a hipercolesterolemia. Além de tudo, está altamente demonstrado que a redução do peso contribui de forma decisiva na redução da hipertensão arterial.

A obesidade deve ser avaliada e diagnosticada não unicamente pela relação peso-altura como a obtida pelo índice de massa corpórea, mas por dois outros indicadores: a obesidade regional e o ganho recente de peso. A obesidade regional mais utilizada é a abdominal calculada pela razão da medida da cintura pela do quadril ou simplesmente pela medida da cintura. Saber desde quando o paciente apresenta o peso atual é de importância porque, mesmo dentro da faixa considerada "normal", ganhos acentuados de peso em relação aos apresentados ao final da adolescência estão associados ao diabetes e aos eventos cardiovasculares.

A pesquisa de hipercolesterolemia para todos os indivíduos hipertensos, e mesmo para os normotensos, não é consensual. A hipercolesterolemia, tal como a hipertensão, é um fator de risco e não uma doença, exceto pela rara hipercolesterolemia familiar cujo quadro clínico é história de morte súbita ou infarto do miocárdio em jovens e manifestações de depósito de colesterol em tendões e esclerótica. Recomenda-se a dosagem do colesterol total e frações em homens com idade superior a 35 anos e em mulheres com idade superior a 45 anos, repetindo-se o exame a cada cinco anos.

A pesquisa de diabetes deve ser realizada na história. Tal como para a pesquisa de hipercolesterolemia por exame laboratorial, não há estudos suficientes que justifiquem a pesquisa de diabetes por exame específico de sangue a todo hipertenso. Entretanto, é comum na prática clínica a dosagem de glicemia em hipertensos, já que o risco de diabetes praticamente dobra nesses pacientes, mantendo-se a proporção por faixa etária.

AVALIAÇÃO DOS ÓRGÃOS AFETADOS PELA HIPERTENSÃO

As doenças cerebrovasculares, coronárias, a insuficiência cardíaca e a insuficiência renal são todas associadas à hipertensão em um grau maior ou menor. As "manifestações clínicas" da hipertensão serão as provenientes e decorrentes do acometimento do coração, do cérebro e dos rins de forma aguda, como na hemiplegia motora, ou lenta, como na insuficiência renal crônica.

No entanto, a manutenção de níveis elevados de pressão arterial propicia que alguns órgãos (encéfalo, coração e rins) sejam afetados com alterações morfológicas que poderão manifestar-se por sinais clínicos ou por alteração de exames complementares, como por exemplo a sobrecarga ventricular esquerda no eletrocardiograma ou nas provas de função renal.

O comprometimento cardíaco poderá ser reconhecido pelos sintomas de insuficiência cardíaca, sendo o principal a dispnéia. A queixa de dispnéia pode ser algumas vezes confundida com angina de peito, porém, na maioria das vezes, os pacientes consideram que a sensação de falta de ar é própria da idade, não devendo ser relatada ao médico. A palpação do precórdio com determinação do *ictus cordis* desviado para a esquerda, a ausculta de terceira bulha, a ausculta pulmonar, a palpação de fígado, a verificação de estase jugular e o edema de membros inferiores podem auxiliar no diagnóstico de insuficiência cardíaca.

As alterações renais provocadas pela hipertensão somente podem ser detectadas por exame específico da função renal (creatinina sérica) ou de lesão glomerular (microalbuminúria).

O ponto mais importante do exame clínico é a retinoscopia direta. Trata-se de exame com boa sensibilidade e especificidade, porém de difícil execução e com baixa reprodutibilidade interobservador e intra-observador, implicando aprendizado específico.

No passado, a retinoscopia direta foi utilizada como instrumento para diferenciar as formas leves das formas graves. Com as melhorias decorrentes do diagnóstico precoce e do tratamento, as formas graves reduziram-se a um número pequeno de casos, tornando a retinoscopia um exame pouco praticado.

No entanto, o estreitamento arteriolar – uma manifestação da auto-regulação da circulação cerebral, que preserva a microcirculação retiniana dos efeitos danosos da elevação da pressão arterial – é considerado um indicador de risco de futuros eventos cardiovasculares. Da mesma forma, admite-se que o cruzamento arteriovenoso observado na retina indicaria o tempo de instalação de níveis tensóricos elevados.

OUTRAS AVALIAÇÕES IMPORTANTES PARA O ATENDIMENTO DO HIPERTENSO

A avaliação do hipertenso obriga que algumas questões sejam feitas ao paciente, tais como as relacionadas a hábitos de vida, sono, atividade sexual e intenção reprodutiva ou da existência de outras doenças que podem necessitar de tratamento.

O diagnóstico principal a ser feito é o de ansiedade ou depressão. Apesar de não haver evidência de que o tratamento isolado dessas condições possa reduzir a pressão arterial, sabe-se ser fundamental que hipertensos apresentando ansiedade global generalizada ou transtorno do pânico sejam tratados de forma adequada, mesmo retardando o início do controle anti-hiper-

tensivo. Além de a ansiedade influir nas medidas casuais, principalmente nas obtidas pelo médico, é difícil o controle da pressão arterial nesses indivíduos porque eles associam o distúrbio comportamental à elevação momentânea da pressão arterial e, tal como na cefaléia, passam a fazer uso do anti-hipertensivo como sintomático. A depressão também deve ser identificada e tratada. A estabilidade afetiva interfere na aderência ao tratamento da hipertensão arterial e muitas drogas anti-hipertensivas têm um efeito depressor sobre o sistema nervoso central.

Aspectos associados ao sono são cada vez mais considerados, visto a pressão arterial apresentar queda importante durante o sono (descenso noturno). Indivíduos que apresentam distúrbios, tais como apnéia obstrutiva do sono ou condições inadequadas que obrigam a interrupções desse período, têm possibilidade maior de desenvolver e manter níveis elevados de pressão arterial durante a vigília.

A atividade sexual deve ser considerada na primeira consulta devido à possibilidade de disfunção erétil prévia ao tratamento, motivada por obstrução arterosclerótica da artéria peniana. No seguimento, a avaliação do desempenho sexual será uma das questões mais relevantes porque influi de forma direta na aderência do paciente ao tratamento.

O questionamento sobre métodos anticoncepcionais com mulheres é de importância tanto para verificar o tipo de método utilizado (anticoncepcionais hormonais orais podem causar hipertensão), como também para evitar o uso de drogas anti-hipertensivas teratogênicas nas que possam engravidar. Devido ao fato de os diuréticos estarem presentes na maioria das prescrições, a micção deve ser sempre questionada: em homens, alterações de jato sugerindo hipertrofia prostática e, para ambos os sexos, incontinência vesical.

Outra droga indicada, o grupo dos bloqueadores adrenérgicos do tipo beta, obriga que duas questões sejam pesquisadas: a primeira, asma, bronquite crônica ou qualquer outra condição associada a broncoespasmo em que há contra-indicação absoluta; a segunda, a existência de enxaqueca ou cefaléia crônica diária em que o uso dessas drogas é de grande benefício.

BIBLIOGRAFIA

SWALES JD – *Textbook of Hypertension*. London, Oxford Blackwell Scientific Publication, 1994.

50. Demências

Wilson Jacob Filho
Angélica Massako Iamaguchi

Demência é uma síndrome caracterizada por declínio intelectual a partir de um nível cognitivo mais elevado, associada a mudanças no comportamento e na personalidade, que resultam em comprometimento das capacidades psicossociais.

EPIDEMIOLOGIA

O quadro clínico da demência é mais freqüente nas faixas etárias avançadas e, uma vez que se visualiza o aumento da população idosa no mundo todo (no Brasil, estima-se que a população de idosos em números absolutos se triplicará entre 2000 e 2050), é de se esperar o impacto do aumento da prevalência dessa doença com seus efeitos sobre a capacidade funcional e a mortalidade nos grupos afetados e na sociedade em geral.

Estima-se uma prevalência de 5 a 15% de pacientes com demência, em geral com idade superior a 70 anos, em diversos países, e que esses números se dobram a cada 5,1 anos a partir dos 60 anos.

No Brasil, existem relatos de prevalência de demência em serviços de saúde, como hospitais, ambulatórios e instituições de longa permanência, que não refletem totalmente a realidade da população. Entretanto, um achado comum é a alta freqüência do diagnóstico entre os idosos asilados (cerca de 50%) sendo, quando feita a classificação do tipo de demência, a doença de Alzheimer a mais relatada.

Pequenos estudos populacionais para a detecção de "quadros mentais orgânicos" realizados no Brasil mostram prevalência de 5,5 a 6,8%. Estudo populacional detalhado, realizado em Catanduva, mostrou prevalência de demência nas diversas faixas etárias semelhantes às descritas na literatura, destacando-se a doença de Alzheimer (47,4% dos casos), seguida pela sua associação com a doença vascular cerebral (14,4%) e, em terceiro lugar, a demência vascular (9,3%). Nesse estudo, fatores como baixa escolaridade e sexo feminino foram associados ao diagnóstico de demência.

FISIOPATOLOGIA

São múltiplas as causas de demência. Processos patológicos que interferem no funcionamento das vias neuronais responsáveis pela memória, aprendizado, crítica e linguagem podem manifestar-se como demência. Didaticamente, poderíamos dividir as demências em com e sem comprometimento estrutural do sistema nervoso central (SNC) (Quadros 50.1 e 50.2).

Quadro 50.1 – Demências com comprometimento estrutural do SNC.

Primárias
Demência é a manifestação principal
Doença de Alzheimer
Demência frontal
Doença de Pick
Demência por corpúsculos de Lewy
Demência pode ser a manifestação principal
Doença de Parkinson
Doença de Huntington
Paralisia supranuclear progressiva
Degeneração corticobasal
Secundárias
Demência associada a
Doença cerebrovascular
Tumores
Neuroinfecção
Hidrocefalia de pressão normal

Adaptado de Caramelli e Nitrini, 1997.

Quadro 50.2 – Demências sem comprometimento estrutural do SNC.

Causas metabólicas	Causas endócrinas
Carência de vitamina B_{12}	Hipotireoidismo
Alcoolismo	Hipo/hiperparatireoidismo
Demência dialítica	

Adaptado de Caramelli e Nitrini, 1997.

CARACTERÍSTICAS CLÍNICAS

A instalação de um quadro demencial pode levar dias a meses ou anos, dependendo da etiologia. Por exemplo, um paciente com deficiência da memória recente com comprometimento discreto das atividades diárias, preenchendo os critérios clínicos para doença de Alzheimer, pode demorar 20 anos para atingir a fase final de evolução da doença. Pacientes com hematoma subdural ou demências infecciosas podem evoluir para a forma final em alguns meses.

Na prática clínica, a grande maioria das demências tem caráter progressivo devido a suas causas serem alterações degenerativas. Nas fases avançadas das demências degenerativas, os pacientes apresentam grave comprometimento do sistema neuromotor, como sinais extrapiramidais, mioclonias, espasticidade, permanecendo acamados, totalmente dependentes. Precocemente, pode surgir a ataxia de marcha na hidrocefalia de presssão normal, síndrome cerebelar na doença de Creutzfeldt-Jacob e síndrome extrapiramidal na demência por corpúsculos de Lewy.

Quadros comportamentais também acompanham essa síndrome, como delírios, alucinações, alterações do humor (principalmente depressão), distúrbios neurovegetativos (alterações no ciclo sono-vigília, hábito alimentar, comportamento sexual, incontinências urinária e fecal, disfagia) e inquietação psicomotora (perambulação incessante e/ou agressividade física). Esses achados são os que mais causam estresse nos cuidadores de pacientes com demência. Podem manifestar-se, no início do quadro, como alterações do comportamento social nas demências do lobo frontal, ou em fases intermediárias ou avançadas nos outros tipos de demência. Algumas vezes, o quadro pode estabilizar-se como no acidente vascular isquêmico embólico, no qual os fatores de risco para novo evento foram corrigidos.

Cerca de 11 a 15% das demências são passíveis de tratamento, como na hidrocefalia de pressão normal na fase inicial, hematoma subdural ou hipotireoidismo. Por isso, é importante a investigação clínica na tentativa de se descobrir a etiologia mais provável, já que a reversibilidade do quadro depende do grau de comprometimento do SNC.

INVESTIGAÇÃO

História e exame clínico completos, com questionamento sobre dificuldade para recordar fatos recentes, preparar um refeição completa, cuidar dos negócios, conseguir fazer compras, observando atitude, contato com o profissional, capacidade de responder perguntas, coerência no discurso e sintomas depressivos. Mesmo quando o paciente consegue acompanhar a entrevista, é necessário questionar o cuidador ou a pessoa mais próxima dele, para confirmar ou acrescentar dados à história. É essencial tentar determinar o tempo de evolução e a cronologia das alterações, que auxiliam muito no diagnóstico etiológico. O exame clínico neurológico é fundamental e ajuda a elucidar a etiologia. Deve-se aplicar de rotina o miniexame do estado mental (MEEM) (ver capítulo "Exame do Sistema Nervoso"). Um resultado normal não afasta ausência de alterações, sendo por vezes necessário o encaminhamento à entrevista neuropsicológica com especialista para se detectar alterações discretas nas funções cognitivas mais específicas. Devem-se aplicar também escalas funcionais para mensurar atividades de vida diária.

Feito o diagnóstico clínico de demência, alguns exames complementares são obrigatórios, tentando detectar-se causas reversíveis, como já mencionado. Essa investigação laboratorial inclui hemograma, velocidade de hemossedimentação, dosagem de eletrólitos, uréia e creatinina, enzimas hepáticas, vitamina B_{12}, hormônios tireoidianos, sorologia para sífilis e HIV e tomografia computadorizada de crânio.

São exames opcionais, dependendo do caso: dosagens de níveis séricos de cobre e ceruloplasmina e de fatores antinúcleo, radiografia de tórax, líquor, eletroencefalograma. A biópsia cerebral é raramente utilizada.

DIAGNÓSTICO DIFERENCIAL

• *Delirium* – é uma síndrome de disfunção cerebral (atenção, cognição e muitas vezes delírios e alucinações) causada por doença orgânica. Esta pode ser de origem cerebral ou sistêmica, causada por uso de medicamentos ou intoxicação exógena, por síndrome de abstinência a drogas ou por várias dessas etiologias. Sua instalação leva horas a dias, ocorrendo flutuação do nível e da qualidade de consciência durante o dia, geralmente com piora noturna, associada a alterações do ciclo sono-vigília, comportamento psicomotor (desde torpor até agitação), alterações emotivas e do eletroencefalograma. É, na maioria das vezes, reversível, desde que a causa de base seja reconhecida e tratada. Por isso, é considerada uma emergência médica. Pacientes com demência têm maior predisposição a desenvolver *delirium*.

• Depressão – pacientes com depressão podem apresentar diminuição da atenção, perdendo, em parte, a capacidade de memorizar. O desinteresse por atividades pode levar à apatia, ocasionando perda de habilidades funcionais e comprometimento no autocuidado. A depressão pode estar presente em alguns quadros de demência. Deve-se sempre tratar o distúrbio de humor com melhora funcional do quadro.

• Amnésias, afasias, apraxias, agnosias, quadros psiquiátricos isolados, sem comprometimento global de funções cognitivas.

• Comprometimento da memória e declínio cognitivo associados à idade – quadros clínicos caracterizados por déficit de memória e outras funções cognitivas em pacientes com idade superior a 50 anos, com boa função intelectual prévia, sem critérios para demência. Não há indícios atualmente sobre a evolução desses grupos diagnósticos: seriam quadros iniciais de demência? Permaneceriam estáveis após detecção dos déficits? É sabido que durante o processo de envelhecimento normal ocorrem pequenas alterações na memória chamada recente, secundária ou intermediária.

CASOS CLÍNICOS

CASO 1. Paciente de 74 anos de idade, sexo feminino, do lar, primeiro grau completo, viúva há seis meses, sempre dependeu do marido, que realizava todas as tarefas externas como compras, pagar as contas, dirigir o carro até a casa dos parentes. Os filhos perceberam que mesmo sem aparentar tristeza, falante e conformada com a morte do cônjuge, está mais atrapalhada para realizar tarefas domésticas: queimou três vezes a panela, não conseguiu fazer o pão-de-ló no café da tarde e confunde os nomes dos netos. Foi levada para consulta, na qual foi descartada depressão, e no MEEM fez 19 pontos, com perda total dos três pontos de retenção de dados, além de alguns pontos de orientação, atenção e 1 ponto no desenho. Sua neta lembrou que um a dois anos antes de ficar viúva já não conseguia ler romances como no passado, referindo falta de interesse, e que sua avó faleceu de "esclerose" com 80 anos, em um asilo no interior de São Paulo.

Realizados alguns exames subsidiários, constatando-se discreta atrofia cortical generalizada, comum para a idade, na tomografia de crânio.

Discussão: esse caso lembra muito demência do tipo Alzheimer (certeza só se obtém na biópsia *pos-mortem*), sendo que a paciente apresenta alteração de memória e no mínimo de praxia. Tem como fatores de risco a idade e antecedente familiar suspeito (há alguns anos não se fazia diagnóstico etiológico de demências, sendo que muitos casos eram enquadrados no termo "demência senil"). Muitas vezes, familiares mais próximos são os que mais negam sinais iniciais da síndrome, protegendo e realizando tarefas que o paciente não consegue fazer sozinho.

CASO 2. Paciente de 60 anos de idade, sexo masculino, tabagista, hipertenso e diabético, nunca fez dieta, só vai ao médico quando muito doente (última vez há dois anos quando teve "isquemia cerebral", sofrendo como seqüela leve paresia de membro superior esquerdo). Sua esposa refere que há dois meses tem estado mais "nervoso", ficando aborrecido por pequenos problemas e chorando ao falar sobre o passado com os netos. É implicante com os serviços de casa, mas descuidou da horta, regando as mudas a intervalos maiores. Foi levado com muita insistência ao médico após queda na calçada, detectando-se pressão arterial de 180 x 95mm Hg, síndrome piramidal em hemicorpo esquerdo, com predomínio braquial e discreta ataxia de marcha. Apresentava incontinência emocional e alteração na memória de abstração. Exames complementares demonstraram glicemia de jejum de 165mg/dL, uréia e creatinina no limite superior do normal e tomografia de crânio mostrando infarto lacunar em região de tálamo à direita e múltiplas lesões hipoatenuantes em substância branca.

Discussão: esse paciente tem vários fatores de risco para doença cerebrovascular, com achados no exame neurológico confirmados pela tomografia, além de evolução em degraus (nem sempre tão evidente), preenchendo critérios clínicos para demência vascular.

CASO 3. Paciente de 50 anos de idade, sexo masculino, executivo, inicia quadro de cefaléia há uma semana, evoluindo para hemiparesia progressiva de hemicorpo direito e rebaixamento neurológico em dois dias. Admitido em pronto-socorro, a avaliação inicial cons-

tatou hipertensão intracraniana e tumor cerebral compatível com neurotoxoplasmose. Colhidas sorologias e iniciado tratamento para a infecção após confirmação do diagnóstico de AIDS. Após dois meses, já não apresentava alteração motora, porém mesmo desperto, com carga viral muito pequena e contagem de linfócitos nos limites da normalidade, começou a permanecer horas apático, sem interesse nas atividades do dia-a-dia, não conseguindo mais ler os jornais e manter um discurso coerente. Descartada a depressão e outras afecções de sistema nervoso central, foi feita hipótese diagnóstica de demência relacionada à AIDS.

Discussão: infelizmente, nem todos os casos de demência associada à AIDS respondem ao tratamento anti-retroviral, muitas vezes permanecendo o déficit cognitivo.

CASO 4. Paciente de 86 anos de idade, sexo feminino, mora sozinha, começa a chamar a atenção dos vizinhos, pois está saindo menos de casa, apresentando-se mais descuidada. Foram chamados seus sobrinhos que ficaram assustados com a situação em que se encontrava: pratos sujos, alguns comprimidos largados sobre a mesa que a paciente não sabia referir por que tomava, roupa suja para lavar, pouca comida na geladeira e algumas estragadas. Quando questionada, dizia que estava mais cansada, não queria falar com as pessoas na rua, dizendo estar chegando sua hora de morrer. Pensaram em colocá-la em um asilo, uma vez que estava demonstrando sinais claros de "esclerose". Chamada a equipe de medicina de família que cobria a área onde a idosa morava, o médico detectou déficit de atenção, memória e abstração, além de sinais leves de depressão. Ao exame clínico, língua um pouco careca, discreto descoramento de mucosas e edema compressível moderado de membros inferiores. Foram realizados exames bioquímicos que mostraram hemoglobina de 10g/dL (anemia normocrômica/normocítica), albumina de 3,5g/dL, TSH de 105UI/litro, T_4 livre de 0,1 ng/dL, vitamina B_{12} e ácido fólico nos limites inferiores da normalidade. Recebeu tratamento com hormônios tireoideanos além de orientação nutricional e apoio dos sobrinhos. Após seis meses, conseguia ir ao banco para receber sua aposentadoria, arrumava a casa, desaparecendo também o quadro depressivo.

Discussão: esse caso reflete a importância de se detectar causas reversíveis de demência, em que se diagnosticou hipotireoidismo.

BIBLIOGRAFIA

BERTOLUCCI PHF – Instrumentos clínicos para avaliação do paciente demenciado. In: Almeida OP, Nitrini R. *Demência*. São Paulo, Fundação Byk, 1995.

BROWN DF – Lewy body dementia. *Ann Med*, 31:188, 1999.

CARAMELLI P, NITRINI R – Conduta diagnóstica em demência. In: Forlenza O, Almeida OP (eds.). *Depressão e Demência no Idoso*. São Paulo, Lemos Editorial, 1997.

SPITZER RL et al. – DSM-IV – *Casos Clínicos: Complemento Didático para o Manual Diagnóstico e Estatístico de Transtornos Mentais*. 4ª ed., Porto Alegre, Artes Médicas, 1996.

51. Distúrbios da Consciência

Paulo Caramelli

Consciência pode ser definida como um estado de total percepção ou conhecimento de si mesmo e do meio ambiente. Esse estado inclui aspectos quantitativos – o nível de consciência –, relacionados à condição de vigília, e qualitativos, que dizem respeito ao conteúdo da consciência ou ao funcionamento mental propriamente dito. Dessa forma, os distúrbios da consciência podem ser de natureza variada, com manifestações quantitativas, qualitativas, ou ambas. As alterações quantitativas incluem os estados de sonolência (aumento da relação entre sono/vigília normal da pessoa, geralmente com redução da atenção), estupor (a pessoa só acorda com estímulos externos vigorosos) e coma (arresponsividade, mesmo estímulos fortes não suscitam resposta), enquanto as qualitativas se referem a quadros de confusão mental aguda, também chamados de *delirium*.

Mais especificamente em relação ao coma, este pode ser definido como o estado de desconhecimento de si mesmo e do meio externo em que há intensa redução do nível de consciência e em que o indivíduo permanece de olhos fechados, sem responder a estímulos internos e externos.

EPIDEMIOLOGIA

Dados de prevalência de distúrbios de consciência são difíceis de se obter, uma vez que a maioria dos estudos epidemiológicos é voltada para determinar a freqüência de determinada doença e não de um sinal ou de uma síndrome. Sabe-se, por exemplo, que uma parcela significativa de casos de acidente vascular cerebral (AVC), particularmente os de etiologia hemorrágica, pode acarretar alterações da consciência. Entretanto, embora dados de prevalência de AVC sejam disponíveis, nem sempre a freqüência das alterações de consciência nesses casos é descrita, e o AVC não é a única condição clínica a causar distúrbios na esfera da consciência.

A despeito dessa dificuldade, temos alguns dados a esse respeito no Brasil. Em um estudo que investigou a freqüência de transtornos neuropsiquiátricos em três serviços de emergência no Estado de São Paulo durante o período de um ano (total de mais de 27.000 atendimentos com diagnóstico de transtornos neuropsiquiátricos), Ferri-de-Barros *et al.* observaram que, embora condições como coma ou desmaio/síncope não sejam tão comuns (menos de 1% e 2% dos atendimentos, respectivamente), outras situações que podem apresentar quadros confusionais, como alcoolismo, traumatismo craniencefálico, acidente vascular cerebral (AVC), estão entre as seis condições neurológicas mais freqüentes em pronto-socorro.

Quando se considera a população idosa, a prevalência de tais quadros é ainda mais elevada. Francis *et al.* avaliaram 229 pacientes idosos hospitalizados e encontraram 50 casos (22%) com *delirium* ou síndrome confusional aguda. O diagnóstico de *delirium*, nesse estudo, associou-se a maior tempo de hospitalização e à mortalidade mais elevada. Em relação aos fatores de risco para o desenvolvimento de *delirium*, destacam-se alterações hidroeletrolíticas, uremia, febre ou hipotermia, infecções, insuficiência cardíaca, AVC e uso de medicações com ação sobre o sistema nervoso central, além de demência prévia.

Dessa forma, é lícito pensar que distúrbios de consciência sejam bastante freqüentes na prática clínica, o que obriga o médico a reconhecer e a abordar tais casos de forma adequada.

FISIOPATOLOGIA

O nível e o conteúdo da consciência dependem de estruturas encefálicas diferentes. O nível de consciência é determinado pela atividade da porção rostral da formação reticular, o chamado sistema reticular ativador ascendente (SRAA), que se estende do mesencéfalo ao diencéfalo (tálamo e hipotálamo). O SRAA é responsável pela ativação do córtex cerebral, sendo este último responsável pelo conteúdo da consciência.

Dessa forma, lesões do SRAA podem alterar em maior ou menor grau o nível de consciência, podendo levar ao coma, enquanto lesões corticais, particularmente as que afetam áreas associativas, acarretam distúrbios do conteúdo da consciência. É importante salientar, no entanto, que lesões ou disfunções corticais extensas também podem manifestar-se por estados de estupor ou coma.

Nas alterações do conteúdo da consciência há comprometimento de uma ou mais funções cognitivas como atenção, linguagem, memória, praxias e gnosias, entre outras. Assim, quadros de afasia ou apraxia, por exemplo, podem ser incluídos aqui. Entretanto, é mais correto reservar o termo de distúrbio de conteúdo para os quadros confusionais agudos, também chamados de *delirium*. *Delirium* consiste em alteração do estado mental secundária a transtornos do tônus atencional e que geralmente se acompanha de outras alterações cognitivas e de comportamento, como déficit de memória, agitação psicomotora, alucinações e idéias delirantes.

Do ponto de vista anatômico, o funcionamento da atenção é regulado por três compartimentos diferentes que exercem dois tipos de influência: modalidade-específica e modalidade-independente. O primeiro tipo está relacionado à atividade de áreas corticais responsáveis pelo processamento de estímulos visuais, auditivos (verbais e não-verbais), táteis, entre outros. Assim, o córtex visual primário e as áreas visuais associativas modulam as respostas atencionais a estímulos visuais, áreas corticais relacionadas ao processamento da linguagem modulam as respostas atencionais a estímulos verbais e assim por diante. As influências modalidade-independentes são mediadas por áreas pré-frontais, parietais posteriores e límbicas (controle do tipo "top-down" ou de cima para baixo) e pelo próprio SRAA (controle do tipo "bottom-up" ou de baixo para cima).

DIAGNÓSTICO E QUADRO CLÍNICO

COMA

As diferentes situações que levam ao estado de coma podem ser didaticamente divididas em relação à topografia da lesão encefálica. É possível classificar todas as situações que levam a estados de coma em três possibilidades etiológicas:

1. Lesões expansivas supratentoriais – comprometimento de estruturas localizadas no diencéfalo e no telencéfalo. Nas lesões telencefálicas, o coma ocorre por compressão da formação reticular no tronco encefálico pelas chamadas hérnias cerebrais centrais ou laterais.

2. Lesões infratentoriais – comprometimento do tronco encefálico ou do cerebelo.

3. Alterações cerebrais difusas (etiologia tóxica/metabólica) – acometimento difuso do córtex cerebral.

Paralelamente ao comprometimento do nível de consciência, ocorrem alterações neurológicas específicas que auxiliam na definição do sítio lesional e que também são importantes para avaliar a evolução clínica. Dessas, destacam-se as alterações da motricidade ocular extrínseca e intrínseca, da respiração e alterações no padrão de resposta motora a estímulos. Alterações semiológicas específicas e seu significado em termos de localização da lesão são discutidas em outro capítulo. Entretanto, é importante ressaltar o emprego de escalas de quantificação de estados de coma que são bastante úteis na prática clínica. As duas escalas mais utilizadas são as de Glasgow e de Jouvet (Tabelas 51.1 e 51.2).

Tabela 51.1 – Escala de coma de Glasgow.

Parâmetro avaliado	Resposta	Escore
Abertura ocular	Espontânea	4
	A estímulo verbal	3
	A estímulos dolorosos	2
	Ausente	1
Melhor resposta verbal	Orientado	5
	Confuso	4
	Palavras inapropriadas	3
	Sons ininteligíveis	2
	Ausente	1
Melhor resposta motora	Obedece ordens verbais	6
	Localiza estímulo	5
	Retirada específica	4
	Decorticação	3
	Descerebração	2
	Ausente	1

Nos casos de coma secundários a lesões expansivas supratentoriais (tumores, hematomas extradurais, subdurais ou intraparenquimatosos e AVC isquêmico extenso), comumente são encontrados sinais localizatórios ao exame neurológico, como hemiparesia, hemi-

Tabela 51.2 – Escala de coma de Jouvet.

Parâmetro avaliado	Resposta	Escore
Perceptividade	Obedece ordens complexas, até mesmo escritas	P1
	Desorientado no tempo/espaço	P2
	Obedece apenas ordens verbais	P3
	Apenas reflexo de piscamento à ameaça	P4
	Sem resposta	P5
Reatividade (estimulação verbal)	Desperta e se orienta	R1
	Apenas desperta	R2
	Sem resposta	R3
Reatividade à dor	Acorda, faz mímica, vocaliza, localiza e retira o estímulo	D1
	Acorda e retira o estímulo, mas não tem mímica ou vocaliza	D2
	Apenas retirada motora	D3
	Sem resposta	D4
Reatividade autonômica	Aumento da freqüência cardíaca e respiratória, midríase	V1
	Sem resposta	V2

anopsia, heminegligência ou afasia, refletindo a(s) área(s) do cérebro envolvida(s). Como foi mencionado anteriormente, o coma, nesses casos, ocorre secundariamente aos deslocamentos ou hérnias causadas pelo volume da lesão ou do edema cerebral adjacente que levam à compressão do SRAA. As hérnias podem ser centrais (quando o diencéfalo é comprimido de cima para baixo) ou laterais (quando o *uncus* do lobo temporal passa através do espaço formado entre a borda livre da tenda do cerebelo e o mesencéfalo, comprimindo o tronco encefálico). Nos casos de hérnia cerebral, alterações características nos padrões de resposta motora, de respiração e da motricidade ocular extrínseca e intrínseca vão surgindo sucessivamente conforme a progressão da compressão.

Nas lesões infratentoriais, o SRAA é acometido diretamente (lesão localizada no interior do tronco encefálico, geralmente de natureza vascular isquêmica ou hemorrágica) ou por compressão extrínseca (como em casos de lesões expansivas cerebelares). Nesses casos, o exame neurológico revela paralisia de nervos cranianos, sobretudo alterações das motricidades oculares extrínseca e intrínseca, além de anormalidades motoras de projeção bilateral.

Embora o exame neurológico permita fazer com precisão o diagnóstico da topografia lesional, o diagnóstico etiológico do coma depende de exames de neuroimagem, particularmente de tomografia computadorizada e ressonância magnética. A tomografia computadorizada tem como vantagem a maior rapidez e sua maior sensibilidade para lesões hemorrágicas hiperagudas, enquanto a ressonância magnética é superior na identificação de lesões infratentoriais, sobretudo quando situadas no interior do tronco encefálico. Paralelamente, exames de bioquímica sangüínea e avaliação laboratorial toxicometabólica devem ser solicitados, especialmente nos casos de coma secundários a comprometimento cortical difuso. O eletroencefalograma (EEG) também é muito útil, sobretudo em casos de encefalopatia hepática, meningoencefalite herpética e no diagnóstico de estado de mal epiléptico sem crises convulsivas (estado de mal parcial). O EEG normal praticamente exclui as etiologias toxicometabólicas. Em casos com suspeita de processos infecciosos do sistema nervoso central, o exame do líquido cefalorraquiano é imperativo.

Na figura 51.1 apresentamos um fluxograma contendo os passos diagnósticos a serem seguidos na investigação de pacientes em estado de coma.

DELIRIUM

Quadros de *delirium* podem surgir secundariamente a diversas condições, desde anormalidades ocorrendo fora do sistema nervoso central, como infecções (particularmente infecções do trato urinário e respiratório), insuficiência cardíaca, em pós-operatórios e efeitos adversos de medicamentos, até em casos de acometimento primariamente neurológico, como AVC, hematoma subdural, meningites e meningoencefalites.

Na apresentação clínica habitual, sinais localizatórios como déficits motores ou sensitivos, não são comuns a não ser em casos de comprometimento focal do

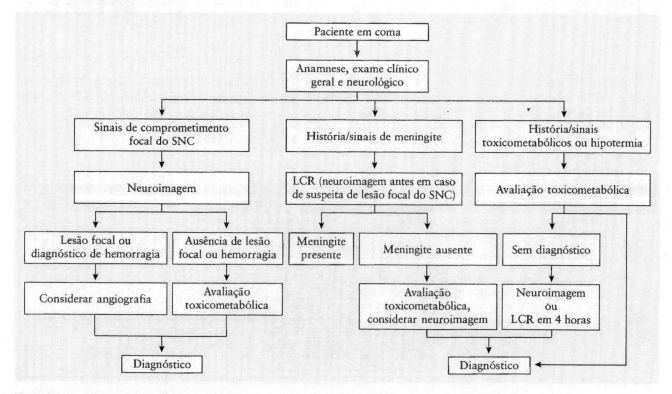

Figura 51.1 – Abordagem diagnóstica no coma.

sistema nervoso central. Entretanto, tremores e mioclonias podem estar presentes. O déficit atencional é a alteração clínica mais saliente, de curso flutuante, com conseqüente prejuízo da vigilância. Os pacientes têm grande dificuldade em manter-se em determinada tarefa, sendo vulneráveis à interferência, podendo também apresentar perseverações. Desorientação temporoespacial é usual.

As três características clínicas básicas do *delirium* são o distúrbio da vigilância com diminuição da capacidade de concentração, dificuldade para manter uma linha coerente de pensamento e dificuldade para realizar uma seqüência de movimentos ou atos motores com determinado objetivo. Paralelamente, alterações de comportamento também são comuns, como alucinações (sobretudo visuais), idéias delirantes, distúrbios de identificação de pessoas e lugares e agitação. Geralmente ocorre exacerbação das manifestações clínicas do *delirium* no final da tarde e à noite.

O diagnóstico de *delirium* depende inicialmente de exames clínico e neurológico cuidadosos, devendo ser incluída aqui uma avaliação objetiva do estado mental, em especial da atenção. O miniexame do estado mental pode ser empregado como teste de avaliação global, sendo que habitualmente os pacientes têm dificuldades quanto a orientação, cálculo e memória (evocação das três palavras). O déficit de atenção pode ser observado em testes simples, como a repetição ou extensão de dígitos ("digit span") em ordem direta e inversa. Nesse teste, pede-se ao indivíduo que repita uma seqüência progressivamente maior de algarismos imediatamente após sua apresentação pelo examinador, inicialmente na mesma ordem em que foram apresentados e posteriormente na ordem inversa da apresentação. Nos casos de comprometimento leve, o desempenho é deficitário, sobretudo na repetição em ordem inversa, enquanto nos demais verifica-se mau desempenho nas duas situações. Outro método para detectar alterações nessa esfera, especialmente na manutenção da atenção, é solicitar ao paciente para dizer os meses do ano de trás para frente, observando-se a dificuldade nessa tarefa.

O curso clínico do *delirium* é bastante variável, dependendo da etiologia, além de haver diferenças entre pacientes jovens e idosos. Habitualmente, os indivíduos jovens com *delirium* secundário a processos toxicometabólicos apresentam rápida resolução clínica do quadro, com adequado tratamento da causa de base. Os idosos, por sua vez, sobretudo os portadores de alguma forma de demência, costumam ter evolução menos favorável, podendo eventualmente não se recuperar totalmente. Vale ainda ressaltar que o desenvolvimento de demência, após episódios de *delirium* em idosos, é comum, chegando a atingir freqüência de 70% em alguns estudos.

A abordagem diagnóstica no *delirium* deve inicialmente incluir história clínica adequada com acompanhante, com especial atenção para doenças pregressas,

medicações utilizadas (inquirindo sobre eventuais erros de posologia) e para a possibilidade de intoxicação exógena. Dentre as medicações que mais comumente desencadeiam episódios de *delirium*, aquelas que possuem efeito anticolinérgico são as de maior risco, além de benzodiazepínicos de meia-vida longa, opiáceos, digoxina, antagonistas de receptores histamínicos H2, corticosteróides e antiinflamatórios não-hormonais. O uso de drogas deve ser sempre pesquisado principalmente em jovens.

Se não houver esclarecimento etiológico, inicia-se investigação complementar. Os exames solicitados são basicamente os mesmos da investigação de coma, ou seja, bioquímica sangüínea, exames de neuroimagem, de líquido cefalorraquidiano e EEG.

DIAGNÓSTICO DIFERENCIAL

Dentre os diagnósticos diferenciais do coma, devem ser lembrados a simulação, a síndrome do cativeiro e o estado vegetativo persistente. Nos casos de simulação, alguns dados podem sugerir o diagnóstico, como resistência à abertura dos olhos, ausência de reflexos patológicos ao exame neurológico, reatividade pupilar normal e presença de respostas motoras bizarras.

A síndrome do cativeiro ocorre secundariamente a lesões da porção anterior da ponte, havendo, assim, comprometimento completo das projeções motoras, com preservação da formação reticular localizada mais posteriormente. Assim, esses pacientes se mantêm totalmente conscientes, embora incapazes de executar qualquer movimento, exceto movimentos oculares verticais. Embora os pacientes mantenham os olhos abertos, o que, por si só, os diferencia de casos de coma, esta é uma situação dramática e por vezes não diagnosticada, o que justifica sua menção.

O estado vegetativo persistente costuma representar a evolução do coma nos casos em que esse estado se mantém por mais de algumas semanas. Os pacientes nessa situação, readquirem o ciclo vigília-sono e voltam a abrir os olhos, porém não apresentam nenhum contato com o meio externo. Apresentam usualmente movimentos oculares do tipo "em varredura" ou erráticos.

Quanto ao diagnóstico diferencial de *delirium*, as situações clínicas que devem ser lembradas são doenças psiquiátricas, sobretudo esquizofrenia e depressão, afasia de Wernicke e demência.

A esquizofrenia deve ser incluída no diagnóstico diferencial apenas em casos de indivíduos jovens, pois é uma doença que se instala nessa faixa etária. Além disso, na esquizofrenia as alucinações são geralmente auditivas, enquanto no *delirium*, visuais. Na depressão, por sua vez, embora os distúrbios de atenção possam estar presentes, predominam as alterações do humor. Embora pacientes com *delirium* possam ter manifestações depressivas, essas costumam ser fugazes e pouco consistentes.

A afasia de Wernicke talvez seja uma das situações que mais freqüentemente é erroneamente interpretada como confusão mental. Nesse tipo de afasia, o discurso é fluente – pode até haver logorréia –, porém incoerente, com intenso distúrbio de compreensão oral e escrita. Chama a atenção, no entanto, a presença de parafasias, que são modificações na estrutura das palavras.

O diagnóstico diferencial com demência também pode ser difícil, principalmente quando se sabe que, como mencionado, alguns pacientes com demência podem apresentar *delirium* e que outros com *delirium* podem evoluir para demência. Talvez o elemento de maior auxílio nessa diferenciação seja o tempo de evolução: o *delirium*, de instalação aguda, e a demência, uma síndrome de curso mais crônico.

BIBLIOGRAFIA

FERRI-DE-BARROS JE, VEIGA JCE, PRIANTE AVM et al. – Transtornos neurológicos mais freqüentes. Contribuição para a definição de temas do conteúdo programático do curso de Neurologia, para a graduação médica. *Arq Neuropsiquiatr*, 58:128, 2000.

FOLSTEIN M, FOLSTEIN S, McHUGH P – Mini-mental state. A practical method for grading the cognitive state of patients for the clinician. *J Psychiatr Res*, 12:189, 1975.

FRANCIS J, MARTIN D, KAPOOR WN – A prospective study of delirium in hospitalized elderly. *JAMA*, 263:1097, 1990.

INOUYE SK, SCHLESINGER MJ, LYDON TJ – Delirium: a symptom of how hospital care is failing older persons and a window to improve quality of hospital care. *Am J Med*, 106:565, 1999.

KOLBEINSSON H, JONSSON A – Delirium and dementia in acute medical admissions of elderly patients in Iceland. *Acta Psychiatr Scand*, 87:123, 1993.

MESULAM M-M – Attentional networks, confusional states, and neglect syndromes. **In**: Mesulam M-M. *Principles of Behavioral and Cognitive Neurology*. 2nd ed., New York, Oxford University Press, 2000, p. 174.

MOORE AR, O'KEEFFE ST – Drug-induced cognitive impairment in the elderly. *Drugs Aging*, 15:15, 1999.

MURPHY BA – Delirium. *Emerg Med Clin North Am*, 8:243, 2000.

PLUM F, POSNER JB – Diagnóstico de Estupor e Coma. 2ª ed., Rio de Janeiro, Guanabara-Koogan, 1977.

RABELLO GD – Comas. **In**: Nitrini R, Bacheschi LA. *A Neurologia que Todo Médico Deve Saber*. São Paulo, Santos-Maltese, 1991, p. 97.

52. Sinais e Sintomas Urinários

Egídio Lima Dórea

Sinais e sintomas urinários estão presentes em afecções de vários órgãos e sistemas (por exemplo, poliúria no diabetes, noctúria na insuficiência cardíaca), mas particularmente presente nas afecções renais e das vias urinárias.

Além das queixas e alterações do exame clínico, alterações laboratoriais são muito importantes na avaliação do sistema urinário.

O exame do sedimento urinário por um observador experimentado freqüentemente contribui de maneira importante para o diagnóstico de pacientes com doenças renais. Esse exame é mais fidedigno quando realizado em urina recente, concentrada e com baixo pH devido à ocorrência de degeneração de vários elementos com a alcalinização da urina.

A urina de indivíduos normais contém eritrócitos, leucócitos e células epiteliais. A taxa de excreção normal de eritrócitos varia de 500.000 a 1 milhão em 12 horas. Essa taxa equivale de um a três eritrócitos por campo. Durante os primeiros 6 a 10 dias de vida, a excreção de células vermelhas é maior do que em indivíduos adultos, atingindo valores semelhantes na infância. Estudo realizado em 5.000 homens e 1.000 mulheres, adultos normais, demonstrou que 90% das amostras de ambos continham menos de um eritrócito por campo e 97% das amostras menos de cinco eritrócitos por campo. O achado de um número maior de hemácias constitui diagnóstico de hematúria patológica, muito embora o limite exato de normalidade seja arbitrário. O melhor método para a detecção e a quantificação de hematúria é o exame microscópico direto do sedimento, obtido a partir da centrifugação da amostra de urina por 3 a 5 minutos a 2.000-3.000rpm. As células vermelhas são facilmente reconhecidas pela sua coloração (amarela a vermelha) e forma (bicôncava em urina isotônica e esférica em hipotônica). Esporos de *Candida* podem mimetizar os eritrócitos, muito embora sejam maiores e facilmente distinguíveis quando presentes na forma de micelas. Testes com fitas sensíveis à hemoglobina, liberada pela lise de eritrócitos, fazem o diagnóstico indireto de hematúria, sendo amplamente empregados como teste de rastreamento. Muito embora

seja um método menos específico do que a microscopia, é usualmente positivo em urina contendo mais de três a cinco eritrócitos por campo, apresentando sensibilidade de 91% e especificidade que varia de 65 a 99%. Deve-se tomar cuidado para excluir a possibilidade de contaminação por sangramento menstrual. Podem ser encontradas reações falso-positivas em situações de mioglobinúria, contaminação do recipiente com hipoclorito, reação com peroxidase (determinada pelo crescimento bacteriano). Resultados falso-negativos podem ocorrer quando da ingestão de altas doses de vitamina C pelo paciente e contaminação com formaldeído, resultando em diminuição do potencial de oxidação das tiras do reagente. Excetuando-se essas situações, o resultado negativo praticamente exclui hematúria microscópica patológica.

O mecanismo de entrada de eritrócitos na urina normal é ainda incerto. O sangramento a partir de lesões mínimas na mucosa não é uma explicação bem aceita, pois as taxas de excreção são relativamente constantes e a eliminação de leucócitos prepondera sobre a de eritrócitos.

Quando há uma quantidade razoável de sangue (hemácias) diluído na urina, esta muda de cor, tornando-se alaranjada até vermelho-vivo. Eventualmente, em casos de sangue proveniente de lesões vesicais ou uretrais, pode haver diminuição de coágulos.

SINAIS E SINTOMAS

OLIGÚRIA E ANÚRIA

Oligúria é a diminuição do volume urinário abaixo de 400ml em 24 horas, em um adulto médio. Anúria é a ausência de fluxo urinário geralmente causada por obstrução do trato urinário ou pela obstrução completa de artéria e veia renais. Algumas doenças renais, como a necrose cortical e as glomerulonefrites rapidamente progressivas, podem levar a quadros de anúria, mas isso é raro e a permeabilidade do trato urinário deve ser verificada antes de se estabelecer o diagnóstico.

POLIÚRIA E NOCTÚRIA

Poliúria é o aumento do volume urinário excedendo 3 litros em 24 horas. Pode estar presente em várias doenças com diferentes fisiopatologias como o *diabetes mellitus*, o *diabetes insipidus* (por deficiência do hormônio antidiurético) ou a polidipsia psicogênica.

Noctúria é a alteração do ritmo normal da diurese que acontece na sua maioria durante o dia. Normalmente, durante o sono, a quantidade de urina formada não excede a capacidade da bexiga, fazendo com que os indivíduos não acordem à noite para urinar. Noctúria acontece em situações nas quais a capacidade osmótica de concentração renal está diminuída, quando a excreção de sódio está aumentada, quando há diurese por solutos ou quando a capacidade da bexiga está diminuída. A maioria das causas de poliúria também causa noctúria. Nas situações de formação de edema, como na insuficiência cardíaca, na síndrome nefrótica e na cirrose, o decúbito dorsal horizontal durante a noite faz retornar à circulação parte do fluido que ficou retido em outras regiões (membros inferiores na insuficiência cardíaca congestiva ou ascite na insuficiência hepática). O decúbito dorsal horizontal permite a reabsorção desses fluidos com aumento da diurese no período noturno.

DISÚRIA E POLACIÚRIA

Disúria é a presença de dor ou ardor à micção. Quando acompanhada de puxos (contrações da bexiga), é bastante sugestiva de cistite, geralmente bacteriana. As uretrites também podem causar quadros de disúria, sendo geralmente de etiologia bacteriana (gonocócica) ou por clamídias (uretrites inespecíficas). Aproximadamente um terço das disúrias permanece sem diagnóstico clínico definido (síndrome funcional da bexiga ou uretrotrigonite, podendo estar incluídas causas hormonais (deficiência de hormônios femininos na amamentação e na menopausa) e outras pouco conhecidas. A disúria pode ser uma das queixas presentes na calculose renal. Em homens, alterações prostáticas como prostatites podem cursar com disúria e outras queixas vagas.

A investigação do paciente com disúria inclui a análise do sedimento urinário e a urocultura. Quando a alteração é predominantemente uretral, pode-se colher separadamente o início do jato urinário. Investigações mais invasivas podem ser necessárias quando os primeiros exames são normais (cistoscopia, uretroscopia, ultra-sonografia de vias urinárias).

Polaciúria é o aumento do número de micções devido à sensação de bexiga cheia. Na realidade, a bexiga não está cheia, mas existe essa sensação em função de algum processo irritativo da bexiga (infecção, tumor). Nas infecções urinárias, disúria e polaciúria são queixas freqüentemente associadas.

INCONTINÊNCIA

Incontinência urinária é a incapacidade de segurar a urina na bexiga e pode ser disfuncional ou consequência de alterações neurológicas ou mecânicas.

O músculo detrusor, responsável pelo esvaziamento da bexiga, é inervado por fibras parassimpáticas que seguem nos nervos pélvicos provenientes das raízes S1, S3 e S4. O trígono, porção da bexiga que fica entre os dois orifícios ureterais e a via de saída posterior da bexiga, é inervado por fibras motoras provenientes de T11 a L2 do sistema nervoso simpático. Essa camada muscular funciona como um esfíncter interno da bexiga controlado involuntariamente. O esfíncter externo da bexiga e os músculos do períneo agem sob controle voluntário dos nervos pudendos. Alterações desses mecanismos levam a quadros de incontinência urinária.

Normalmente a bexiga comporta 400mL de urina. Acima desses níveis, o reflexo da micção é deflagrado.

As causas mais freqüentes de incontinência urinária são: instabilidade do detrusor (freqüente em idosos), incontinência associada à menopausa pela atrofia decorrente da diminuição dos níveis estrogênicos (surge quando a pressão intra-abdominal aumenta, com espirros, tosse e outros estímulos), incontinência a alterações decorrentes do parto, incontinência mecânica (algumas malformações congênitas), associadas a hiperplasia prostática e psicogênicas ou disfuncionais (em crianças).

A enurese é um sintoma diferente da incontinência e consiste na passagem involuntária de urina durante o sono. À medida que o sistema nervoso amadurece, as crianças adquirem o controle desse reflexo. Entretanto, em alguns meninos, a enurese pode persistir até a adolescência.

HEMATÚRIA MACROSCÓPICA E MICROSCÓPICA

A hematúria microscópica é uma condição clínica relativamente comum de difícil interpretação. Trata-se de eliminação aumentada de hemácias na urina sem alteração do aspecto desta. Estudo em 10.000 homens, utilizando teste com fita, submetidos a exames de rotina, demonstrou positividade em 2,5% dos casos. Observou-se em outro estudo, com mais de 2.000 pacientes, que mais de 4% deles tinham hematúria microscópica. Um autor relatou em pacientes com idade superior a 50 anos a ocorrência de um episódio de hematúria em 18,7% dos casos em um ano de observação. Outro autor demonstrou a prevalência de hematúria microscópica assintomática em 12% de homens adultos e mulheres pós-menopausadas.

A razão mais importante para o rastreamento e posterior investigação de hematúria microscópica assintomática é a detecção precoce e potencialmente curativa de neoplasias malignas do trato urinário. Os tumores não-invasivos de rim, ureter e bexiga são tratados de maneira menos agressiva e com maiores taxas de sucesso do que os mais invasivos. O tumor de bexiga, quando restrito ao urotélio, pode ser tratado por ressecção cistoscópica, com ou sem instilação de agentes quimio e imunoterápicos, com sobrevida em cinco anos de 75 a 95%. Entretanto, após invasão da *muscularis*, somente 30 a 60% dos pacientes sobrevivem, apesar da terapia mais agressiva. Neoplasias ocorrem mais freqüentemente em indivíduos mais idosos, sendo raras em jovens. Com base nesses dados, a *US Preventive Services Task Force* recomenda rastreamento de hematúria com o intuito de detectar neoplasia maligna em indivíduos com idade superior a 60 anos. O valor de se pesquisar em outras populações é ainda questionável.

A hematúria pode ser classificada, para fins práticos, em glomerular e não-glomerular. Quando é acompanhada de cilindros eritrocitários ou proteinúria importante, é provavelmente de origem glomerular. Mesmo o sangramento maciço para o trato urinário não determina proteinúria maior do que 100 a 300mg/dL e raramente superior a 1g/dL; logo, taxas maiores devem ser de origem renal. Na ausência desses achados concomitantes, a diferenciação da hematúria quanto à sua origem pode ser difícil. Tem sido relatado que as células vermelhas, quando de origem glomerular, apresentam formas e tamanhos diferentes, sendo chamadas de dismórficas. Estudos *in vitro* sugerem que as alterações de osmolalidade e pH do túbulo distal, bem como fagocitose dos eritrócitos pelo epitélio tubular glomerular com conseqüente perda da hemoglobina, poderiam explicar esse dismorfismo. Essa análise é mais bem efetuada em microscopia de fase, podendo ser utilizada a coloração de Wright. O nível de dismorfismo acima do qual a hematúria é dita de origem glomerular é extremamente variável, podendo ir desde 10 a 80%. Isso se deve à falta de definição precisa de dismorfismo, levando a diferentes interpretações individuais. Habitualmente considera-se que o achado de mais de 80% de hemácias dismórficas (forma, tamanhos e coloração citoplasmáticas diferentes) em 100 eritrócitos contados no sedimento urinário torna mais provável sua origem glomerular. Dentre as hemácias dismórficas, os acantócitos parecem estar mais bem relacionados com a hematúria glomerular. Assim, acantocitúria superior a 5% tem especificidade de 98% e sensibilidade de 52% para o diagnóstico de hematúria glomerular. Outros estudos têm enfatizado o valor do volume do eritrócito na diferenciação da origem da hematúria, demonstrando que as hemácias de origem glomerular, excetuando-se os indivíduos com anemia ferropriva, apresentam volume menor que 72fl, enquanto as de origem não-glomerular exibem volume corpuscular médio (VCM) normais a aumentados. Outro aspecto importante é a ausência de coágulos na hematúria de origem glomerular, provavelmente devido à presença de uroquinase e ativadores do plasminogênio tecidual nos glomérulos e nos túbulos.

Em contraste, as células de origem não-glomerular são geralmente uniformes, lembrando células vermelhas periféricas normais (isomórficas), muito embora um número variável apresente-se como células fantasmas ("ghost cells"), sem hemoglobina, e algumas possam estar crenadas.

Adicionalmente ao exame de urina de rotina, o teste das três amostras pode ajudar a localizar a fonte do sangramento em alguns casos. Esse teste compreende a coleta e posterior análise comparativa de três amostras diferentes de igual volume, em momentos diferentes: primeiro jato, jato médio e final da diurese. A hematúria que ocorre no início da micção é mais sugestiva de lesão uretral. Lesão próxima ao trígono da bexiga determina hematúria mais terminal. Lesões renais, ureterais ou difusas de bexiga determinam graus equivalentes de hematúria nas três amostras.

A identificação do glomérulo como fonte da hematúria é importante tanto para o direcionamento da avaliação futura como para a determinação do prognóstico. Assim, pacientes com evidências de hematúria glomerular não necessitam de avaliações para doenças urológicas potencialmente graves.

HEMATÚRIA GLOMERULAR

A hematúria glomerular é manifestação de várias alterações glomerulares. Qualquer tipo de glomerulonefrite pode estar presente; entretanto, a nefropatia da IgA (doença de Berger) e a síndrome de Alport são as mais encontradas nos achados de hematúria acidental.

A abordagem do paciente com hematúria glomerular deve ser iniciada pela história, tentando associar sinais e sintomas com doenças glomerulares e tubulointersticiais conhecidas. Assim, glomerulonefrite pós-estreptocócica deve ser suspeitada em crianças com história recente de infecção de vias aéreas superiores ou infecção de pele. Sintomas associados de artrite e "rash" malar sugerem lúpus eritematoso cutâneo, hemoptise e tendência a sangramento, síndrome de Goodpasture.

Estudos adicionais podem determinar o envolvimento de mecanismos imunes ou não e presença de discrasias sangüíneas. A biópsia renal pode ser necessária tanto do ponto de vista diagnóstico quanto terapêutico e prognóstico.

Nefropatia por IgA – descrita inicialmente por Berger e Hinglais em 1968, acredita-se que seja atualmente a glomerulonefrite primária mais comum. Sua prevalência varia amplamente em diferentes áreas geográficas, sendo mais encontrada na Ásia (29,2%) do que na Austrália (12%), Europa (10,7%) e América do Norte (5%). No Estado de São Paulo encontra-se em torno de 6,5%.

Hematúria macroscópica recorrente é a apresentação clínica mais comum da doença. Pode ocorrer em qualquer idade, sendo infreqüente antes dos 10 ou após os 50 anos. Mais de 80% dos pacientes encontram-se entre 16 e 35 anos na época da descoberta da lesão. A relação homem/mulher está em torno de 2:1. Os episódios de hematúria (macroscópica ou não) tendem a ocorrer após infecções virais, como amigdalites, podendo confundir com a glomerulonefrite pós-estreptocócica. Freqüentemente sintomas constitucionais leves, como mialgia, astenia e febre baixa, associam-se ao quadro de hematúria. Disúria pode ser uma queixa importante, levando a um diagnóstico errôneo de cistite hemorrágica. A pressão arterial sistêmica em geral está normal, muito embora graus variados de hipertensão arterial tenham sido relatados em pacientes com doença avançada. Edema e síndrome nefrótica aparecem em cerca de 10% dos casos. Durante os episódios de sangramento macroscópico, tem sido descrita insuficiência renal aguda reversível.

O exame de urina está freqüentemente alterado com hematúria microscópica persistente entre os episódios de sangramento macroscópico. A presença de dismorfismo eritrocitário sugere sua origem glomerular, entretanto, o achado de padrão misto é comum. Em geral, a proteinúria é menor do que 1g/dia. A excreção urinária aumentada de IgG parece estar associada ao pior prognóstico. Níveis séricos de IgA polimérica estão aumentados em cerca de 50% dos casos. A função renal usualmente está preservada no diagnóstico, porém declínio progressivo ocorre em cerca de 20 a 30% dos casos.

Nefrite hereditária (síndrome de Alport) – descrita por Alport em 1927, a doença é freqüentemente descoberta em crianças e adultos jovens. Os homens são afetados mais comumente do que as mulheres. O achado clínico mais comum é o de hematúria macro ou microscópica recorrente, em geral exacerbada por infecções do trato respiratório e prática de exercícios. Não tem relação com infecções estreptocócicas. A hematúria, em geral, está associada à proteinúria não-nefrótica. A progressão para insuficiência renal é comum, sobretudo em homens. A surdez, particularmente para sons de alta freqüência, é comum, ocorrendo em 30 a 50% dos pacientes. Não existe relação entre gravidade da surdez e disfunção renal. Outros achados clínicos podem ser encontrados como alterações oculares (miopia, amaurose, lenticone), megatrombocitopenia, inclusões leucocitárias, hipoparatireoidismo e aminoacidúria.

Não existe forma satisfatória de tratamento. A doença usualmente não recorre após transplante renal.

HEMATÚRIA NÃO-GLOMERULAR

A hematúria de origem não-glomerular pode ser observada em um grande número de doenças, incluindo as sistêmicas, renovasculares e intersticiais. A causa mais freqüente de hematúria não-glomerular isolada é a calculose renal. Hematúrias benignas podem ocorrer após manipulações do trato geniturinário, como exames pélvico e de próstata, cateterização vesical, cistoscopia e biópsias. Anormalidades do sedimento urinário também têm sido relatadas após a realização de exercícios físicos. Estudo realizado em 50 médicos maratonistas com sedimentos urinários prévios normais demonstrou incidência de 18% de hematúria, geralmente microscópica, após exercício prolongado e não-traumático. Habitualmente, a hematúria relacionada ao exercício reverte espontaneamente após 24 a 48 horas, não se acom-

panhando de proteinúria importante e cilindrúria. Hemácias dismórficas podem ser encontradas. Sua patogênese ainda não está estabelecida.

História familiar de hematúria ou tendência a sangramentos podem sugerir distúrbios da coagulação, devendo ser adequadamente investigadas. O tratamento crônico com anticoagulante não justifica o achado de hematúria isolada. Estudo prospectivo com 243 pacientes acompanhados por um período de dois anos demonstrou que a incidência de hematúria foi similar no grupo que recebeu e no que não recebeu anticoagulante oral. Também deve ser averiguada história familiar de doença renal cística, na qual a avaliação radiológica adequada para doença renal policística e rim esponjomedular deve ser efetuada. Outras causas de hematúria não-glomerular incluem:

Hematúria associada à calculose renal – o quadro da calculose renal inclui presença de cólicas, hematúria não-glomerular, podendo associar-se a piúria, disúria e polaciúria. As cólicas iniciam-se no flanco direito ou esquerdo, são extremamente dolorosas e freqüentemente se irradiam para a raiz da coxa. A maioria dos cálculos é formada por compostos contendo cálcio, ácido úrico, cistina e estruvita (combinação de fosfato, amônia e magnésio). À exceção dos cálculos de ácido úrico, todos são radiopacos e podem ser visualizados na radiografia simples de abdome. A ultra-sonografia de vias urinárias é um bom método diagnóstico na calculose renal.

Hematúria associada à piúria – a presença de piócitos associados sugere um processo infeccioso. Infecção aguda do trato geniturinário é um problema comum, afetando cerca de 10 a 20% das mulheres, sendo bem menos comum em homens, exceto nos primeiros anos de vida, em que alterações congênitas do trato urinário são encontradas em 40 a 85% dos casos. Em estudo recente realizado em indivíduos de 14 a 61 anos, demonstrou-se que 12% dos homens relatavam história pregressa de infecções urinárias. Hematúria microscópica pode ser encontrada em 40 a 60% dos casos de cistite aguda. Logo, a presença de hematúria ou bacteriúria em um indivíduo com sintomas inflamatórios agudos é uma firme evidência de infecção bacteriana do trato urinário. Culturas devem ser obtidas e o tratamento antimicrobiano adequado deve ser introduzido. A presença de piúria e hematúria com culturas de rotina estéreis pode sugerir doenças sexualmente transmissíveis, cistites virais ou tuberculose renal, e medidas adequadas para o diagnóstico estão indicadas.

Hematúria e doença falciforme – aproximadamente 8% dos negros americanos apresentam traço falciforme, com doença afetando aproximadamente 1 em cada 600 indivíduos. As principais manifestações renais são hematúria, poliúria e síndrome nefrótica. Muito embora a freqüência de hematúria verdadeira não seja conhecida, aproximadamente um terço dos casos de hematúria macroscópica em negros decorre dessa hemoglobinopatia, ocorrendo mais freqüentemente em indivíduos homozigóticos. A fisiopatologia parece decorrer da congestão e conseqüente falcização das hemácias na região da medula renal, levando ao seu extravasamento, isquemia e necrose de papila. O sangramento ocorre preferencialmente pelo lado esquerdo. Cistoscopia e urografia excretora devem ser realizadas para determinar o local do sangramento, bem como afastar outras alterações associadas.

Hematúria e fístulas arteriovenosas – as manifestações renais dependerão da localização e do tamanho das fístulas, podendo ocorrer desde hematúria microscópica assintomática até insuficiência cardíaca de alto débito. As fístulas em geral são classificadas em congênitas, correspondendo a um quarto dos casos, e adquiridas, geralmente após traumatismo ou realização de biópsia renal e nefrolitotomias. São raras as causas de hematúria. O tratamento vai depender da causa e dos sintomas associados, indo desde a observação até a nefrectomia total ou parcial.

Hematúria e embolia ou trombose de artéria renal – as manifestações dependem do vaso envolvido, bem como do grau de obstrução, presença de circulação colateral e extensão do parênquima lesado. As causas mais comuns são: estenose mitral com fibrilação atrial, endocardite bacteriana subaguda, prótese valvar, ruptura de placa de ateroma de aorta, aneurisma dissecante de aorta e doenças vasculares inflamatórias, como poliarterite nodosa. O paciente pode apresentar-se com dor persistente em flanco, náuseas, vômitos e febre. Achados urinários de hematúria associada à proteinúria podem ocorrer em até 50% dos casos.

Hematúria, hipercalciúria e hiperuricosúria – a hipercalciúria é considerada a causa mais importante de hematúria isolada em crianças (30 a 35% dos casos), na ausência de proteinúria e infecção do trato urinário. Sua fisiopatologia ainda é desconhecida, muito embora a maioria dos grupos sugira a possibilidade de a hipercalciúria determinar a formação de microcálculos, indetectáveis radiologicamente, os quais seriam responsáveis por lesão do epitélio tubular renal determinando hematúria. Hipercalciúria (taxas de excreção urinária de cálcio maior que 4mg/kg/dia ou 300mg/dia em homens e 250mg/dia em mulheres) e hiperuricosúria (excreção de ácido úrico maior que 800mg/dia em homens e 750mg/dia em mulheres) também são causas definidas de hematúria em adultos, em geral revertendo após a normalização das taxas de excreção.

AVALIAÇÃO DO PACIENTE COM HEMATÚRIA

A avaliação laboratorial da hematúria inicia-se com a análise da urina e cultura. Em muitos pacientes uma avaliação posterior será necessária, exceto em mulheres com hematúria, sinais e sintomas de cistite não-complicada e urocultura positiva. Porém, se a hematúria

persistir após quatro a seis semanas da terapia adequada, a investigação deve ser estendida. Eletroforese de hemoglobina deve ser realizada em negros para afastar doença ou traço falcêmico. Determinações urinárias de cálcio e ácido úrico de 24 horas devem ser incluídas para avaliação de quadros de hipercalciúria e hiperuricosúria. A urografia excretora em pacientes com função renal preservada é fundamental e usualmente direciona investigações posteriores. O achado de anomalias congênitas ou cálculos requer avaliação cirúrgica quanto à terapia a ser instituída. A presença de imagens de subtração na pelve renal ou ureter geralmente representa tumor, coágulo ou cálculo radiotransparente. Nesses casos, a ureteropielografia retrógrada é geralmente utilizada para determinar a natureza desses achados. Diagnosticando-se tumor renal ou ureteral, a cistoscopia deve ser realizada para afastar tumor vesical associado. Tratando-se de massa no parênquima renal, a ultra-sonografia deve ser solicitada para determinar sua natureza cística ou sólida. Em casos de padrão ultra-sonográfico misto, sólido ou aspirado hemorrágico e calcificação, a exploração cirúrgica é necessária.

A avaliação de hematúria em indivíduos adultos com urografia excretora normal geralmente não necessita de estudos adicionais. Tumor de bexiga deve ser afastado por meio de cistoscopia. Em pacientes idosos, a investigação pode ser encerrada nesse ponto. Entretanto, para pacientes jovens ou com hematúria macroscópica persistente, investigações adicionais podem ser necessárias: hematúria, por meio de um orifício ureteral, deve ser avaliada pela arteriografia para afastar a presença de malformação arteriovenosa ou fístulas; tomografia computadorizada, para descartar tumores anteriores ou posteriores não visualizados na urografia; e ureteropielografia retrógrada, caso o ureter não tenha sido completamente visto na urografia.

Lesões glomerulares devem ser consideradas em pacientes jovens com hematúria microscópica persistente, geralmente dismórfica e associada a proteinúria e cilindros. Biópsia renal pode ser necessária. Causas mais raras de hematúria como coagulopatias e tuberculose renal também devem ser consideradas. Contagens de plaquetas, medidas do tempo de protombina e tromboplastina parcial ativada e tempos de sangramento, bem como pesquisa de bacilos álcool-ácido-resistentes na urina (não é um bom indicador devido à presença regular de material álcool-ácido-resistente nos bacilos do esmegma) e culturas de urina específicas devem ser feitas. Hematúrias induzidas por drogas e pelo exercício devem ser afastadas por meio de inquérito adequado.

PROTEINÚRIA

Proteinúria pode manifestar-se como urina espumosa, principalmente em níveis elevados. Proteínas dissolvidas na urina aumentam a tensão superficial, formando as bolhas normalmente feitas no ato miccional sobre o vaso sanitário mais estáveis, permanecendo por tempo prolongado.

A detecção de proteinúria tem sido associada à doença renal há muitos séculos. A presença de proteína na urina pode ser o primeiro sinal de doença glomerular, vascular e intersticial, bem como ser encontrada em estados fisiológicos e várias doenças sistêmicas. A proteinúria apresenta uma prevalência de 0,6 a 5,8% em homens jovens. Em cerca de metade dos casos ela se encontra associada a alterações do sedimento urinário, como hematúria. A proteinúria é dita isolada quando não se encontra associada a doenças sistêmicas, anormalidades do trato urinário, hipertensão arterial ou redução inicial da função renal. Em geral, pacientes assintomáticos com proteinúria isolada apresentam taxas de excreção protéica inferiores a 2g/dia.

Indivíduos adultos normais excretam aproximadamente 40-80mg/dia, com limites superiores variando de 75 a 150mg/dia. O nível máximo em crianças é de 140mg/m^2 de superfície corpórea. A concentração de proteína na urina normal geralmente não excede 10 a 20mg/dL, com concentrações maiores, representando proteinúria. Contudo, em indivíduos com urina diluída, proteinúria significante pode estar presente com concentrações inferiores a 20mg/dL.

A proteína urinária normal é constituída de aproximadamente 30 a 40% de albumina, 30% de globulinas séricas e 40% de proteínas teciduais (Tamm-Horsfall). Esse padrão pode estar alterado em várias situações fisiopatológicas que afetem filtração, reabsorção e excreção protéica, com padrões anormais específicos apresentando importantes implicações clínicas.

DETECÇÃO DE PROTEINÚRIA

Medida das taxas de excreção urinária de proteínas são um dos testes mais úteis para o diagnóstico e o manuseio dos pacientes com doença renal. Uma grande variedade de métodos estão disponíveis para quantificar essa excreção. Os testes semiquantitativos são os mais simples e mais comumente utilizados, muito embora possam estar positivos em situações de excreção normal e negativos com excreção aumentada. Para avaliações mais definitivas e manuseio mais adequado dos pacientes, análises quantitativas da excreção de proteína de 24 horas devem ser realizadas.

Testes semiquantitativos – os testes semiquantitativos para a detecção de proteinúria podem utilizar tanto método turbimétrico (precipitação protéica) quanto colorimétrico (fita). Os métodos turbimétricos baseiam-se na detecção de turbidez determinada pela precipitação protéica em solução após adição de ácido sulfossalicílico ou ácido nítrico ou pelo aquecimento da urina e posterior adição de ácido acético glacial. Esses métodos são capazes de detectar concentrações protéicas de 10mg/dl e reagem com todas as classes de proteínas.

Reações falso-positivas podem ser encontradas com contrastes radiopacos ou grandes quantidades de penicilina, naficilina, oxacilina, análogos de cefalosporinas, sulfonamidas e metabólitos da tolbutamida.

O teste colorimétrico tem substituído amplamente o teste turbimétrico. O teste consiste de uma tira de papel impregnada com o corante azul de tetrabronfenol e uma base para manter o pH do papel em torno de 3. O teste baseia-se na capacidade das proteínas de mudar a cor do corante quando o pH é mantido a um nível constante. O grau de mudança de coloração é aproximadamente proporcional à quantidade de proteína presente na amostra, com taxas de concordância com métodos quantitativos de 60 a 70%. Esse método tem a vantagem de não ser afetado pela turbidez urinária, contraste radiopaco e drogas. Pode dar resultados falso-positivos em amostras de urina altamente alcalinas (como em infecções do trato urinário por bactérias produtoras de urease) ou em contaminação por antisépticos como clorexidina e cloreto de benzalcônio. A falta de sensibilidade é a maior desvantagem do método, detectando proteinúria acima de 30mg/dl e sendo incapaz de determinar a presença de globulinas e proteína de Bence Jones, quando sua excreção protéica está moderadamente aumentada.

Testes quantitativos – todos os métodos quantitativos para a determinação de proteína urinária baseiam-se na sua precipitação. O teste do ácido sulfossalicílico é o mais amplamente utilizado. Este é adicionado a uma amostra de urina e a turbidez resultante é medida em um fotômetro e comparada posteriormente com padrões conhecidos. Apresenta um coeficiente de variação de aproximadamente 20%, sendo mais sensível para albumina do que para globulinas. Entretanto, as cadeias leves são precipitadas por esse método. Essa relativa insensibilidade para globulinas pode ser eliminada pela sua substituição ou associação com o ácido tricloroacético.

FISIOPATOLOGIA

A proteinúria pode decorrer de quatro mecanismos básicos: 1. aumento de filtração glomerular; 2. diminuição de reabsorção tubular; 3. aumento de concentração plasmática de proteínas normalmente filtradas pelo glomérulo; 4. adição de proteínas ao fluido tubular pelas células epiteliais.

A membrana capilar glomerular é formada por camada fenestrada de células endoteliais, membrana basal composta de uma lâmina densa entre duas lâminas raras e camada de células epiteliais (podócitos). Apesar de ser extremamente permeável à água e a pequenos solutos, é uma barreira eficiente à passagem de proteínas plasmáticas. Essa seletividade vai depender do tamanho da molécula, bem como da sua carga elétrica. Moléculas como a inulina permeiam livremente a parede glomerular; todavia, essa permeabilidade decai progressivamente com o aumento do tamanho da molécula, tornando-se muito baixa para moléculas próximas à albumina sérica (PM 69.000). A demonstração mais rigorosa dessa seletividade é o achado de concentrações de albumina em torno de 1mg/dL em amostras de fluidos obtidos do espaço de Bowman, sendo sua concentração plasmática da ordem de 3 a 4g/dL, refletindo um mecanismo de conservação altamente eficiente.

Por outro lado, observou-se que proteínas aniônicas (albumina) apresentam maior restrição à sua passagem quando comparadas a proteínas neutras ou catiônicas de tamanhos similares, indicando a existência de uma barreira eletrostática na parede do capilar glomerular. Essa seletividade de cargas decorre de glicoproteínas aniônicas situadas na superfície dos processos podocitários, sendo aniônicas devido ao seu conteúdo de glutamato, aspartato e ácido siálico.

A proteinúria glomerular, geralmente intensa, é a forma mais comum de proteinúria. Usualmente decorre de aumento da permeabilidade capilar, com a albumina correspondendo a aproximadamente 60 a 90% da proteinúria total. Quantidades menores das quatro maiores frações de globulinas também são excretadas. A seletividade da proteinúria varia com a extensão da lesão glomerular, muito embora o valor clínico de se medir essa seletividade não tenha sido ainda estabelecido. A proteinúria glomerular pode ser causada por doenças que afetem primariamente o glomérulo, como as glomerulopatias primárias (doença de lesões mínimas), bem como por doenças de envolvimento sistêmico (lúpus eritematoso sistêmico e *diabetes mellitus*).

A proteinúria tubular decorre de alterações da capacidade reabsortiva tubular de proteínas normalmente filtradas e reabsorvidas no túbulo proximal. Geralmente consiste de proteínas de baixo peso molecular (abaixo de 40.000), tais como beta-2-microglobulina (11.600), lisozima (14.000) ou cadeias leves (22.000). Doenças tubulointersticiais que lesam preferencialmente túbulos determinam excreção excessiva dessas proteínas menores, com pouco ou nenhum aumento da excreção de albumina. O aumento excessivo da concentração plasmática de determinadas proteínas normalmente filtradas, superando a capacidade de reabsorção dos túbulos, pode determinar proteinúria na ausência de lesão glomerular ou tubular. O exemplo mais comum desse tipo de proteinúria ocorre em pacientes com mieloma múltiplo que excretam imunoglobulinas de cadeias leves (proteínas de Bence Jones). Outros exemplos podem ser encontrados em pacientes com leucemia monocítica (lisozimúria) e hemoglobinúria e mioglobinúria.

Muito embora freqüentemente exista um imbricamento dos vários mecanismos básicos envolvidos e nos padrões da proteinúria, sua caracterização persiste como ferramenta valiosa na avaliação laboratorial de pacientes com doença renal.

PROTEINÚRIA TRANSITÓRIA

Proteinúria transitória tem sido encontrada em uma série de condições, incluindo doenças sistêmicas, prática de exercícios físicos pesados, extremos de temperatura, estresse emocional, convulsões e insuficiência cardíaca congestiva. Estudo realizado em pacientes sem doença renal prévia relatou incidência de proteinúria de 9,5%. As principais doenças envolvidas foram insuficiência cardíaca congestiva, convulsões e pneumonia. O tipo principal de proteína excretada foi albumina, com proteinúria raramente excedendo 1g/dia e usualmente desaparecendo em dias ou semanas. Logo, o achado de proteinúria com função renal normal em pacientes com insuficiência cardíaca, convulsões ou doenças febris não necessita de avaliação ulterior. A análise de urina repetida após 10 dias da admissão confirmará o diagnóstico de proteinúria transitória.

Seu mecanismo tem sido estudado em pacientes com insuficiência cardíaca grave e redução do ritmo de filtração glomerular. Esses estudos demonstraram um clareamento aumentado para moléculas aniônicas como a albumina. Provavelmente esse aumento decorre da alteração da carga glomerular, bem como da elevação da fração de filtração.

PROTEINÚRIA POSTURAL (ORTOSTÁTICA)

Essa designação se refere a pacientes com as seguintes características: proteinúria persistente em posição ortostática ou após deambulação, excreção protéica normal em repouso e sedimento urinário normal. A proteinúria raramente excede 1,5g/dia, porém casos de até 10g/dia têm sido relatados. Proteinúria postural pode ocorrer em doenças glomerulares, bem como na ausência de doença renal. Pacientes com proteinúria ortostática tendem a ter excreção protéica mais seletiva durante o repouso, o que não ocorre em glomerulonefrites.

Estudos de biópsia renal em pacientes com proteinúria ortostática fixa e reprodutível têm demonstrado que aproximadamente 8% têm evidências definitivas de doença glomerular; 45%, alterações glomerulares mínimas a moderadas de natureza inespecífica; e 47%, glomérulos normais ao exame de microscopia óptica.

Para o diagnóstico de proteinúria ortostática fixa, o paciente deve ser instruído a coletar amostras de urina enquanto estiver exercendo suas atividades habituais. Durante o período noturno inicia-se nova coleta. O indivíduo com proteinúria ortostática apresenta excreção aumentada de proteínas somente quando na posição de ortostase. O paciente com aumento das taxas em ambas as posições apresenta quadro de proteinúria persistente.

Estudos de seguimento de 10 a 20 anos de pacientes com proteinúria ortostática têm demonstrado sua natureza benigna, notando uma tendência ao declínio da proteinúria em tais indivíduos.

MICROALBUMINÚRIA

Microalbuminúria é definida como taxas de excreção aumentadas de albumina em indivíduos com excreção protéica total normal (20-200µg/min ou 30-300mg/dia).

Ela pode ser transitória ou fixa e normalmente não é ortostática. Tem sido mais estudada em associação com *diabetes mellitus*, em que se apresenta como bom indicador prognóstico de evolução para nefropatia diabética. A história natural da doença renal diabética apresenta estágios de evolução nos quais a proteinúria parece decorrer de diferentes mecanismos. Na fase inicial do diabetes, a microalbuminúria pode estar presente, geralmente associada à hiperglicemia e ao aumento do ritmo de filtração glomerular, reversíveis com o controle metabólico, muito embora esses achados possam persistir. A ausência de alterações glomerulares e o caráter transitório da proteinúria sugerem que esta possa decorrer de alterações hemodinâmicas. À medida que a doença progride, a proteinúria total pode ultrapassar 150mg/dia, de maneira transitória, em situações específicas como exercício. O mecanismo da proteinúria parece estar associado a alterações estruturais e também a alterações de permeabilidade glomerular e aumento da fração de filtração. Posteriormente, as lesões glomerulares tornam-se mais avançadas e a proteinúria fixa. O mecanismo nesse estágio depende da formação de poros na membrana capilar glomerular, permitindo a passagem não-seletiva de albumina e moléculas maiores. A excreção aumentada de albumina não é específica da nefropatia diabética, podendo ser encontrada no estágio inicial de várias doenças glomerulares, bem como em doenças tubulointersticiais e vasculares como nefroesclerose. Entretanto, nessas condições, sua significância prognóstica não tem sido determinada.

PROTEINÚRIA PERSISTENTE

Proteinúria persistente consiste em um aumento da excreção de proteína acima do valor normal em todas as amostras, em testes repetidos e sem relação com a posição do paciente. Esse padrão de proteinúria quase sempre representa um sinal de doença renal; mesmo quando a função renal se encontra preservada, o sedimento urinário não tem anormalidades e o paciente não apresenta manifestações clínicas de doença. A quantidade de proteína excretada é de grande importância diagnóstica. Excreção protéica entre 150mg e 3,5g/dia configura condição conhecida como proteinúria não-nefrótica. Doenças glomerulares, tubulointersticiais e sistêmicas podem apresentar-se com esse padrão de proteinúria. É de grande importância determinar o mecanismo básico da proteinúria. Eletroforese de proteínas urinárias, imunoeletroforese e medidas individuais de proteínas podem ser úteis em distinguir entre as diversas possibilidades diagnósticas.

Proteinúrias acima de 3,5g/dia são ditas nefróticas e geralmente são de origem glomerular, muito embora algumas doenças tubulointersticiais ou mesmo situações com superprodução de proteínas plasmáticas possam determiná-la. A albumina usualmente é o tipo de proteína predominante. Na ausência de doença tubulointersticial, a quantidade excretada de proteínas de baixo peso molecular não aumenta muito apesar do excesso de albumina filtrada. Na proteinúria nefrótica, deve-se levar em consideração:

• A magnitude da proteinúria não se correlaciona com redução do ritmo de filtração glomerular nas fases iniciais da doença. Com quedas abaixo de 50mL/min, a proteinúria tende a diminuir.

• Hipoalbuminemias graves (abaixo de 1,5g/dL) determinam redução da carga filtrada de albumina e, conseqüentemente, menor excreção.

• Mudanças quantitativas importantes das taxas de proteinúria podem refletir alterações da hemodinâmica glomerular associadas com exercício, drogas ou febre.

• Doenças glomerulares podem coexistir com alterações tubulointersticiais e aumento da produção plasmática de proteínas.

A avaliação de um paciente com proteinúria persistente deve iniciar-se por história clínica completa, levando em consideração manifestações de doenças que possam estar envolvidas no diagnóstico diferencial. Características importantes da história devem incluir: hematúria, disúria, ganho de peso, edema, perda de audição, história familiar, uso de medicamentos que podem causar proteinúria, como antiinflamatórios não-esteróides, inibidores de enzima conversora de angiotensina, sais de ouro e penicilamina. A proteinúria pode levar meses para desaparecer após a interrupção dessas drogas e, em alguns casos, pode persistir. Deve-se efetuar a pesquisa de edema, hipertensão arterial sistêmica, "rash" malar, retinopatia diabética, massas abdominais sugestivas de rins policísticos e artropatias.

Proteinúria em torno de 150 a 1.000mg/dia, sem outros achados laboratoriais alterados, raramente está associada a doença renal progressiva. Esses pacientes devem ser reavaliados anualmente com determinação da pressão arterial, análise de urina, determinação da depuração de creatinina e taxa de excreção urinária de proteína de 24 horas. Indicações para biópsia renal incluem: proteinúria nefrótica, proteinúria persistente menor do que 1g/dia associada a hematúria, hipertensão, diminuição da função renal e baixos níveis de complemento.

BIBLIOGRAFIA

BENSON GS, BREWER ED – Hematuria: algorithms for diagnosis. *JAMA*, 246:9, 1981.

BERGSTEIN JM – A practical approach to proteinuria. *Pediatr Nephrol*, 13:697, 1999.

LEVEY AS et al. – Laboratory assessment of renal disease: clearance, urianalysis and renal biopsy. In: Brenner BM, Rector Jr FC (eds.). *Kidney*. 4th ed., Philadelphia, WB Saunders, 1991, p. 919.

LIPSKY BA – Urinary tract infections in men. *Ann Intern Med*, 110:2, 1989.

SPECTOR DA – Hematuria. In: Barker LR et al. (eds.). *Principles of Ambulatory Medicine*. 4th ed., Baltimore, Williams & Wilkins, 1995, p. 527.

53. Transtornos do Sono

Flávio Alóe
Stella Marcia Azevedo Tavares

O relatório da "National Commission on Sleep Disorders Research" documenta a falta de preocupação e interesse da sociedade e autoridades a respeito dos distúrbios do sono. O custo dos distúrbios nos EUA estimado para 1990 era cerca de 16 bilhões de dólares em custos diretos e cerca de 55 bilhões em custos indiretos relacionados com acidentes e outras conseqüências.

Assim, a inclusão de um capítulo de distúrbios do sono em um livro de clínica médica é um passo importante na conscientização da comunidade médica para diagnósticos de alta prevalência, como insônia ou alta morbidade, como a síndrome da apnéia do sono.

Nessa área existem enormes desafios, como a racionalização dos custos de diagnóstico e o tratamento das doenças de sono, conscientização e educação do público leigo e da comunidade científica e reconhecimento pelas autoridades dos riscos da privação de sono como fator de erro humano e acidentes.

Entretanto, uma questão básica ainda permanece sem resposta: Qual é a função do sono? Embora o sono pareça estar relacionado com processos de desenvolvimento e maturação do sistema nervoso central (SNC) nos primeiros anos de vida, com funções homeostáticas tais como conservação de energia, reposição de neurotransmissores, remodelagem de sinapses e receptores do SNC, modulação de sensibilidade de receptores no SNC e também com processos de consolidação de memória, a função do sono ainda permanece obscura.

BASES FISIOLÓGICAS DO SONO NORMAL

Neurobiologia do sono – vigília e sono sincronizado e dessincronizado são controlados por estruturas anatômicas localizadas no tronco cerebral. Embora fatores comportamentais ou ambientais possam adiar o início do sono, o período de sono e de vigília se alternam de forma consistente no tempo, mostrando que existem mecanismos intrínsecos oscilatórios (marcapassos) no SNC ou osciladores neurais.

O núcleo supraquiasmático (NSQ) localizado no hipotálamo anterior modula a ordem temporal do ciclo vigília-sono e indiretamente as estruturas do tronco cerebral (ponte) que determinam a alternância do sono REM-NREM. Essa modulação pode tanto ser por meio de sinapses como de neuromoduladores liberados a distância na corrente sangüínea. A atividade do NSQ é iniciada e amplificada pelo estímulo da luz externa do sol; durante o decorrer do fotoperíodo há redução gradual dessa atividade.

Formação reticular – o tronco cerebral possui a plasticidade funcional de coordenar os diferentes estados funcionais cerebrais fazendo conexões entre o prosencéfalo e a medula espinhal. Determinadas regiões da formação reticular (FR) no tronco cerebral, quando experimentalmente ativadas, provocam, por exemplo, acentuação do estado de alerta, dessincronização cortical, aumento do tônus muscular e adrenérgico, preparando o animal para comportamentos de defesa ou ataque.

Contudo, a estimulação da FR na região do bulbo provoca efeito oposto, como se registra durante o sono REM em que há relaxamento muscular ou até mesmo atonia muscular. Portanto, o tronco cerebral tem condições de coordenar a ativação cortical e medular (vigília/ataque/defesa), a desativação cortical e espinhal (sono NREM) e a ativação cortical com desativação espinhal (sono REM).

Transição vigília-sono – ocorre lentamente. Os neurônios mesencefálicos, talâmicos (aminérgicos), da FR e corticais desaceleram gradualmente a freqüência de disparos, mas a atividade não cessa totalmente. Essa redução é promovida pela sinalização que ocorre com a redução da atividade do NSQ e por fatores facilitadores (ambiente escuro, relaxamento físico e mental). Esse é o início do sono no seu estágio superficial ou estágio I. Portanto, acredita-se que o hipotálamo (NSQ) e o tronco cerebral, além de fatores humorais, estejam ativamente envolvidos nesse fenômeno.

Sono NREM – quando os neurônios aminérgicos da FR reduzem a freqüência de disparos atingindo um patamar menor, um outro oscilador neural no tronco cerebral passa a funcionar ativamente. A redução da atividade excitatória da FR mesencefálica sobre os circuitos talamocorticais é o ponto principal que permite o aparecimento, por desinibição da reverberação neural, dos fusos e do aprofundamento do sono, ocorrendo então o estágio II de sono (fusos no EEG).

Sono REM – após um certo tempo durante o sono NREM, ativa-se uma outra região diferente da FR, levando à dessincronização do EEG, ativação de outros circuitos no SNC, com aparecimento de sonhos. É o sono REM. (A sigla REM vem do inglês "rapid eye movement" ou "movimentos oculares rápidos".)

A reativação da FR durante o sono REM é completamente diferente em diversos aspectos da ativação da FR em vigília (núcleos envolvidos, neurotransmissores, perfil temporal). O sono REM influencia o sistema motor e sensorial de uma maneira bem diferente: atividades motoras centrais são ativadas com a presença de movimentos oculares rápidos e atividade muscular de ouvido médio; ainda durante o sono REM a atividade motora periférica é inibida (atonia espinhal) e há um bloqueio sensorial aferente. O tronco cerebral também gera as ondas ponto-genículo-occipitais (PGO), que estimulam o córtex cerebral gerando os sonhos, facilmente esquecidos.

A redução (subtração) da atividade neuromoduladora aminérgica (noradrenalina e 5-hidroxitriptamina), induzida pelo NSQ durante o sono NREM, gera uma desinibição gradual e uma desfacilitação súbita dessas outras regiões da FR. O resultado é inicialmente a redução da atividade da FR (fusos de sono NREM) devido à diminuição da excitação e subseqüentemente à elevação da excitabilidade e atividade de outros núcleos da FR (colinérgicos), responsáveis pelos fenômenos REM. Subtraiu-se atividade aminérgica, adicionou-se atividade colinérgica e surge o sono REM.

SEMIOLOGIA DO PACIENTE COM TRANSTORNO DO SONO

O profissional da saúde freqüentemente se depara com pacientes com queixas de "sono ruim", insônia, sonolência excessiva diurna ou fenômenos indesejáveis que ocorrem durante o sono. Essas queixas podem decorrer de um distúrbio primário de sono, doenças clínicas ou psiquiátricas, envelhecimento ou até representar variações do sono normal. Portanto, é indispensável que se faça uma anamnese detalhada do paciente que pode ser complementada com questionários validados (Apêndice 1).

O preenchimento de um diário de sono pode ser um instrumento importante para a avaliação de um distúrbio de sono. Durante determinado período, o paciente anota os horários de dormir, o tempo que demora para adormecer, o número de despertares durante a noite, o horário de acordar e cochilos diurnos para avaliar seu padrão usual de sono.

Por último, o encaminhamento do paciente para avaliação polissonogáfica é indicado quando houver dificuldade diagnóstica e para a documentação quantitativa da gravidade do distúrbio de sono.

Deve-se caracterizar a queixa de sono de acordo com: duração dos sintomas (aguda, crônica, intermitente); tipo (inicial, intermediária, despertar precoce, sono não reparador); horários de sono; intensidade dos sintomas diurnos; distúrbios e sintomas que afetam o sono (cardiopatias, pneumopatias, dispnéia, dor muscular-articular, etc.); uso de drogas, medicamentos, álcool e cafeína, hipnóticos, drogas antiepilépticas; fatores precipitantes como barulho, luz, calor, frio, ambiente de dormir; fatores predisponentes (constitucionais do indivíduo) como idade, história familiar e outros distúrbios do sono, características de personalidade neurótica, irritabilidade, ansiedade e sintomas de depressão; fatores contribuidores como coadjuvantes, geralmente na forma de condições médicas que alteram o sono, tais como dispnéia, noctúria e dores; fatores condicionadores como comportamentos aprendidos que favorecem a cronificação da insônia, tais como fobia de dormir e antecipação de sono ruim.

Sintomas de transtorno de sono

Insônia – é um sintoma referente à incapacidade de iniciar ou manter o sono, podendo significar sono de má qualidade ou de curta duração, insuficiente para manter alerta e bem-estar físico e mental durante o dia. Sua prevalência varia de 21 a 42%, dependendo da população avaliada e dos métodos diagnósticos.

A insônia pode ser crônica e debilitante, e acomete principalmente mulheres, idosos e indivíduos de classes menos favorecidas. Pode ser causada por doenças físicas, psiquiátricas, distúrbios do ritmo circadiano e distúrbios primários do sono.

A insônia deve ser caracterizada de acordo com sua duração (aguda, crônica, intermitente) e tipo (inicial, intermediária, despertar precoce, sono não reparador) e sintomas diurnos de fadiga, cansaço. Os hábitos de sono durante os dias da semana, em fins de semana e em período de férias (horário de deitar, latência de sono, horário de despertar e de se levantar), higiene de sono, uso de drogas (tipo e horário), uso de álcool e cafeína, gravidade dos sintomas diurnos (sonolência, fadiga, rendimento intelectual, humor etc.), tratamentos realizados e seus resultados são também dados necessários para a avaliação da queixa de sono. Devem ainda ser pesquisados sintomas que possam estar associados com insônia, como dores, parestesias, noctúria, dispnéia, dispepsia, pruridos, ronco, alterações do ciclo menstrual etc.

A insônia temporária dura menos de três semanas. Surge como resposta a qualquer fator estressor, seja de natureza psicogênica, seja médica ou ambiental. Assim, locais barulhentos, calor ou frio excessivos, admissões hospitalares, dores, situações que geram tristeza, expectativa e ansiedade podem afetar temporariamente o sono. As insônias crônicas são as que geralmente levam o paciente a procurar o profissional de saúde e nesses casos é essencial um diagnóstico correto para que seja adotada uma abordagem adequada para cada caso.

A morbidade da insônia está relacionada com três fatores principais:

1. Conseqüências da fadiga e cansaço – insônia se associa com rendimento profissional deficiente, com importantes repercussões no desempenho e custos sociais.

2. Desenvolvimento de doenças afetivas – estudos epidemiológicos mostram que queixas de insônia aumentam significativamente o risco de depressão.

3. Múltiplos tratamentos e insucessos terapêuticos – cerca de 40% dos pacientes com insônia usam álcool para induzir o sono, fazem abuso de hipnóticos e submetem-se a múltiplas avaliações médicas.

Sonolência excessiva diurna – é um sintoma complexo composto pelas experiências subjetivas que as pessoas descrevem como sonolência e medidas objetivas de propensão de sono e seus efeitos nas tarefas de vigilância. Acometendo cerca de 0,3 a 4% da população em geral, deve ser exaustivamente investigada, pois além de ser um sinal de alerta para uma doença letal como a apnéia do sono, pode acarretar sérios problemas para o paciente, como por exemplo, acidentes automobilísticos. Deve-se levar em consideração que o paciente pode queixar-se de cansaço, falta de energia, dificuldade de concentração, indisposição, em vez de usar o termo sonolência. O contrário também pode ocorrer com o paciente descrevendo fraqueza ou cansaço como sonolência excessiva. Além disso, o sintoma pode até ser ativamente negado pelo paciente devido à imagem de "preguiça" ou "indolência" ou porque já incorporou o sintoma como hábito (por exemplo, "eu não tenho problemas com sono, pois onde eu encosto, eu durmo"). Sonolência pode apresentar-se também como uma dificuldade para sustentar atenção e vigília em tarefas monótonas. O médico deve pesquisar se o paciente apresenta cochilos inadvertidos em situações sedentárias, como assistindo televisão ou lendo jornal.

Outros sintomas que possam estar associados com sonolência, como ronco, comportamentos automáticos, cataplexia (ver item "Narcolepsia"), paralisia do sono, alucinações hipnagógicas (ver item "Narcolepsia"), também devem ser investigados.

Por outro lado, a sonolência pós-prandial é um fenômeno normal que ocorre independentemente da ingestão alimentar e representa um fenômeno biológico que se expressa dependendo das circunstâncias sociais.

Para avaliação do grau de sonolência diurna, podem-se usar escalas. Um questionário muito utilizado é o da escala de sonolência de Epworth, que contém oito itens com graduação de 0 a 3 pontos para cada item voltado para a avaliação subjetiva do grau de sonolência (Apêndice 2). Quanto maior o número de pontos, mais intensa a sonolência. O total é 24 pontos e o normal para adultos é até 10.

Outro procedimento laboratorial para avaliação do grau de sonolência excessiva diurna é o teste das latências múltiplas do sono, descrito mais adiante neste capítulo.

Privação de sono – representa uma condição progressivamente mais comum na sociedade industrial moderna. Existe um valor moral e socioeconômico predominante que glorifica a redução do período de sono em favor da extensão das horas de vigília. Há uma verdadeira "endemia" de privação de sono na sociedade moderna, na qual 18% das mulheres e 26% dos homens economicamente ativos são trabalhadores de turnos.

A incidência de sintomas associados com privação de sono aumentou nos últimos 50 anos. As conseqüências da privação crônica de sono e os diversos aspectos relacionados com segurança no tráfego ou fatores relacionados com erros humanos e acidentes são bem conhecidos. Contudo, as conseqüências na homeostase são menos conhecidas. Privação de sono causa alterações cognitivas e de humor. Estudos de imagem com tomografia por emissão de pósitrons em jovens normais com privação de 72 horas de sono mostram redução do metabolismo de glicose nas regiões corticais frontais. Medidas do nível de atividade do eixo hipotálamo-pituitária-adrenal mostram alterações significativas após privação de sono.

Privação total ou parcial de sono em homens jovens normais causa um atraso no retorno da secreção não-pulsátil de cortisol, resultando na elevação noturna deste, sendo que a curva normal de redução do cortisol que se segue ao longo do dia após o pico de secreção ao início da manhã ocorre mais lentamente. Essa elevação noturna pode, em condições de privação crônica de sono, facilitar o desenvolvimento de distúrbios centrais e periféricos associados com excesso de glicocorticóides, como distúrbios de memória e resistência à insulina.

Parassônias – o termo parassônia refere-se a manifestações físicas durante o sono, acometendo a musculatura esquelética, a cognição e/ou o sistema nervoso autonômico. Alguns pacientes com parassônias referem uma variedade de experiências anormais com manifestações perceptivas, componentes emocionais, oníricos, que podem levar a um diagnóstico psiquiátrico errôneo.

As parassônias são definidas como "distúrbios clínicos". Não são anormalidades dos processos responsáveis pelo ciclo sono-vigília, mas sim fenômenos indesejáveis ocorrendo durante o sono ou que se tornam mais intensos durante o sono. Manifestações motoras, autonômicas, mentais ou combinações destas podem estar presentes nas parassônias.

Monitorização do sono

Polissonografia (PSG) – é um termo genérico que se refere ao registro simultâneo de algumas variáveis fisiológicas durante o sono, tais como eletroencefalograma (EEG), eletroculograma (EOG), eletromiograma (EMG), eletrocardiograma (ECG), fluxo aéreo (nasal e oral), esforço respiratório (torácico e abdominal), gases sangüíneos (saturação de oxigênio, concentração de dióxido de carbono), temperatura corpórea, tumescência peniana, entre outras.

Essas variáveis são monitorizadas durante toda a noite, de acordo com a elaboração de um programa de registro definido previamente, baseado nos dados clínicos do paciente e nos métodos de registro disponíveis no laboratório. Por exemplo, o registro de um paciente que apresenta histórico clínico sugestivo de síndrome de apnéia do sono terá montagem diferente da utilizada para avaliação de impotência sexual. Entretanto, o EEG, o EOG e o EMG da região submentoniana são utilizados como parâmetros básicos e essenciais para o estadiamento do sono, devendo ser monitorizados em qualquer registro polissonográfico.

No laboratório de sono, a escolha de parâmetros adequados para o registro das variáveis bioelétricas é importante para assegurar uma boa qualidade do traçado. O paciente dorme uma ou mais noites seguidas no laboratório de sono e no dia seguinte pode ser submetido ao teste de latências múltiplas do sono para estudo de sintomas de sonolência excessiva diurna.

Teste de latências múltiplas do sono (TLMS) – é o exame mais utilizado para a quantificação objetiva de sonolência diurna. Consiste em quatro a cinco registros poligráficos durante o dia, realizados em intervalos de 2 horas, com duração de 20 minutos cada registro.

Em cada registro mede-se o tempo que o paciente demora para dormir, calculando-se depois a latência média de sono, sendo que um valor inferior a 5 minutos é considerado anormal. Esse teste, além de quantificar o grau de sonolência excessiva, também tem a finalidade de detectar a presença de sono REM precoce, importante para o diagnóstico de narcolepsia. Alguns cuidados são essenciais para a realização desse teste, como suspender algumas drogas (antidepressivos tricíclicos, inibidores de monoaminoxidase, estimulantes, sedativos, hipnóticos, anti-histamínicos) pelo menos 14 dias antes do exame, manter um esquema sonovigília regular uma semana antes e realizar o exame polissonográfico na noite que antecede o teste.

CLASSIFICAÇÃO INTERNACIONAL DOS DISTÚRBIOS DO SONO

A primeira versão de uma classificação dos distúrbios do sono foi publicada em 1979. Nessa classificação, o antigo sistema de quatro eixos agrupava os diferentes transtornos do sono de acordo com os sintomas principais de cada doença. Portanto, uma mesma doença poderia estar classificada em mais de um eixo. Posteriormente, lançada em 1990, a primeira versão intitulada Classificação Internacional dos Distúrbios e revisada em 1997 passa a classificar os transtornos do sono pelos seus mecanismos fisiopatológicos e não por sintomas.

A seguir discutiremos alguns dos mais importantes distúrbios do sono, conforme critérios da Classificação Internacional dos Distúrbios do Sono de 1997.

Os quatro eixos principais dessa nova classificação estão citados no quadro 53.1.

DISSÔNIAS

As dissônias incluem os distúrbios intrínsecos do sono, os distúrbios extrínsecos e os distúrbios relacionados aos ritmos circadianos.

DISTÚRBIOS INTRÍNSECOS DO SONO

São definidos como distúrbios primários do sono que se originam ou se desenvolvem "dentro do organismo" ou devidos a causas internas.

A seguir descreveremos os distúrbios intrínsecos mais relevantes.

Insônia psicofisiológica

Esse distúrbio, também denominado "insônia aprendida", "insônia condicionada" ou "insônia comportamental", caracteriza-se principalmente por dificuldade em iniciar o sono, sono de má qualidade, diminuição do tempo total de sono, aumento do tempo de sono superficial, fadiga, irritabilidade, disforia, ansiedade, sintomas leves de depressão.

A insônia psicofisiológica ocorre devido a dois fatores que mutuamente se reforçam: tensão somatizada por internalização de emoções e condicionamento negativo aprendido em relação ao ato de dormir, provocando um estado de hiperalerta.

O paciente com insônia apresenta um estado de ativação fisiológica do SNC com elevação da atividade do sistema nervoso autônomo simpático (SNA) e do eixo hipotálamo-pituitária-adrenal (e.g., temperatura retal, freqüência cardíaca, resistência cutânea, atividade eletrodérmica, maior consumo de oxigênio, maior secreção de corticosteróides urinários e de noradrenalina, aumento da temperatura central, maior índice metabólico). Esse estado de hiperatividade gera um hiperalerta durante o dia e também durante a noite, interferindo na neurofisiologia e na percepção do sono normal. Apesar de apresentarem sono de má qualidade, pacientes com insônia não apresentam sonolência diurna, mesmo após privação de sono. Isso confirma a ativação do SNC e a elevação da atividade do SNA.

Os principais sintomas diurnos decorrentes da insônia são alteração de humor, redução do rendimento psicomotor, fadiga, maiores níveis de ansiedade, estresse, tensão, redução de vigor e sintomas depressivos.

A insônia psicofisiológica pode iniciar-se graças a um estresse identificável, tornando-se crônica quando o paciente desenvolve uma preocupação intensa com o sono devido a inúmeras tentativas infrutíferas para dormir. O paciente insone tem o sistema de sono/vigília mais vulnerável a emoções negativas.

O paciente caracteristicamente fica tentando dormir gerando um círculo vicioso: quanto mais tenta dormir, fica mais agitado e desperto, aumentando assim a dificuldade para adormecer. Os pacientes demoram demais para dormir e estimam a latência de sono mais prolongada e não conseguem discriminar claramente sono de vigília.

Quadro 53.1 – Alguns distúrbios do sono segundo modificação de International Classification of Sleep Disorders.

DISSÔNIAS	• Associados ao sono REM
• Distúrbios intrínsecos do sono	Pesadelos
Insônia psicofisiológica	Distúrbio comportamental de sono REM
Percepção inadequada do estado de sono	Paralisia do sono
Insônia idiopática	• Outras parassônias
Narcolepsia	Bruxismo durante o sono
Hipersônia recorrente	Enurese durante o sono
Hipersônia idiopática	Distonia paroxística noturna
Hipersônia pós-traumática	Ronco primário
Distúrbios respiratórios sono-dependentes	Síndrome da morte súbita na infância
Distúrbio dos movimentos periódicos dos membros	
Síndrome das pernas inquietas	**DISTÚRBIOS DO SONO ASSOCIADOS A DISTÚRBIOS CLÍNICOS/PSIQUIÁTRICOS**
• Distúrbios extrínsecos do sono	• Associados a transtornos mentais
Higiene inadequada de sono	Psicoses
Distúrbio ambiental do sono (sons, temperaturas	Distúrbios do humor
extremas etc.)	Distúrbios ansiosos
Síndrome do sono insuficiente	Transtorno do pânico
Alimentação durante a noite	Alcoolismo
Distúrbio de sono dependente do uso de hipnóticos,	• Associados a transtornos neurológicos
de estimulantes e/ou de álcool	Doenças degenerativas do SNC
Distúrbio de sono situacional	Demências
• Distúrbios do sono relacionados aos ritmos circadianos	Parkinsonismo
Mudança de fuso horário	Insônia familiar fatal
Trabalho em turnos	Epilepsia relacionada ao sono
Padrão irregular do ciclo vigília-sono	Cefaléias relacionadas ao sono
Síndrome do atraso e do avanço da fase de sono	• Associados a outros distúrbios clínicos
Distúrbio do ciclo vigília-sono não de 24 horas	Isquemia cardíaca noturna
	Doença pulmonar obstrutiva crônica
PARASSÔNIAS	Asma relacionada ao sono
• Distúrbios do despertar parcial	Refluxo gastroesofágico relacionado ao sono
Sonambulismo	Úlcera péptica
Terror noturno	Síndrome da fibrosite
• Distúrbios da transição sono-vigília	
Distúrbio de movimentos rítmicos	
Sonilóquios	

Uma outra característica é a facilidade para adormecer longe do ambiente habitual, como em hotéis, assistindo televisão, no laboratório de sono. Incomum em crianças e adolescentes, é mais freqüente em adulto jovem e mulheres idosas e se não tratada adequadamente pode persistir por décadas, levando ao abuso de hipnóticos e/ou álcool, com impacto no bem-estar geral do paciente.

O diagnóstico de insônia psicofisiológica é firmado exclusivamente na ausência de distúrbio psiquiátrico (e.g., transtornos do humor, transtorno afetivo etc).

As principais indicações de polissonografia em insônia psicofisiólogica são quando há suspeita de outros distúrbios de sono simultâneos, dúvida diagnóstica e resistência ao tratamento.

Insônia idiopática

Essa entidade nosológica, denominada inicialmente como "insônia com início na infância", é definida como uma impossibilidade crônica de se obter sono suficiente. É causada provavelmente por uma alteração dos sistemas envolvidos no controle neural do ciclo sono-vigília, podendo existir uma hiperatividade dos sistemas de alerta ou hipoatividade dos sistemas responsáveis pelo sono.

Inicia-se na infância ou antes da puberdade e persiste durante a vida adulta. Irritabilidade, distúrbio de atenção, fadiga, sonolência excessiva podem estar presentes. Fatores agravantes incluem condicionamentos negativos, distúrbios psiquiátricos, abuso de drogas que podem dificultar o diagnóstico.

Os critérios diagnósticos mínimos incluem:

- queixa de insônia associada a alterações do desempenho durante o período de vigília;
- insônia crônica, tipicamente começando na infância, até mesmo na época do nascimento;
- nenhum distúrbio médico ou psiquiátrico explicando o início precoce da insônia.

DISTÚRBIOS RESPIRATÓRIOS SONO-DEPENDENTES

Os distúrbios respiratórios sono-dependentes incluem a síndrome de apnéia-hipopnéia obstrutiva do sono, a síndrome de apnéia central do sono e a respiração de Cheyne-Stokes.

Síndrome da apnéia-hipopnéia obstrutiva do sono

Uma das queixas mais freqüentemente apresentadas aos médicos e a outros profissionais de saúde quando se fala sobre hábitos de sono é a presença de roncos. Roncar durante o sono deixou de ser considerado pela medicina moderna como um mero constrangimento, pois o ronco tem conseqüências para a saúde e para os entes próximos, devendo ser considerado como um problema médico.

Nos últimos anos, houve um grande desenvolvimento no diagnóstico e no tratamento dos distúrbios respiratórios sono-dependentes, em especial da síndrome da apnéia-hipopnéia obstrutiva do sono (SAHOS). Esse distúrbio é uma condição médica importante que deve ser conhecida por causa de sua morbidade e mortalidade e é necessário ter em mente que, embora o ronco possa ser o maior problema do paciente (e de sua família), o médico deve estar sempre alerta para a presença de SAHOS, da qual o ronco pode ser apenas um sintoma.

Definição – as pausas respiratórias do sono são definidas como uma parada (apnéia) ou redução (hipopnéia) da passagem de ar pelas vias aéreas superiores (VAS) com duração mínima de 10 segundos. Esses eventos respiratórios podem ocorrer inúmeras vezes em uma mesma noite, são exclusivamente observados durante o sono e vão determinar os sintomas e os sinais que caracterizam a SAHOS.

A SAHOS é uma doença crônica, progressiva e incapacitante, acometendo cerca de 9% da população masculina de meia-idade (30-60 anos) e de 4% da população feminina após a menopausa. A prevalência de SAHOS é ainda maior em faixas etárias avançadas. Pode ocorrer em qualquer idade, mas o perfil clássico de paciente é o homem obeso entre 40 e 60 anos de idade, sendo incomum em mulheres antes da menopausa. O sexo masculino é mais afetado devido a diferenças anatômicas das vias aéreas superiores (VAS) e de pescoço, perfil hormonal e distribuição adiposa do tipo central nos homens (tronco e pescoço).

Sintomas noturnos

Roncos – é um ruído de baixa freqüência produzido somente durante o sono pela vibração de alta freqüência da úvula, palato mole e paredes faríngeas, epiglote e língua. A mecânica respiratória das VAS durante o ronco mostra que a limitação de fluxo inspiratório de ar nas VAS é uma condição *sine qua non* para a ocorrência de roncos. Ronco primário é definido pela Classificação Internacional dos Distúrbios do Sono de 1997 como sendo a presença de roncos durante o sono em pacientes sem evidências polissonográficas de SAHOS ou de hipoventilação, sem despertares, sem sonolência diurna ou sem insônia. A prevalência de roncos primários varia amplamente, entre 5 e 50% da população, e aumenta com a idade. Trinta e três por cento dos homens e 19% das mulheres com idade superior a 65 anos relatam roncos. Setenta e sete por cento dos pacientes roncadores geralmente não sabem que roncam. Roncos estão presentes em cerca de 90 a 95% dos casos de SAHOS. No início é comum o cônjuge referir que o ronco era contínuo, sem interrupções. Com a progressão da doença começam as pausas respiratórias e o ron-

co passa a ser descontínuo, de maior intensidade e com períodos de silêncio que correspondem ao tempo que o paciente não ventila durante as apnéias.

Noctúria – a redução da atividade do sistema renina-angiotensina-aldosterona e o aumento da secreção de fator natriurético atrial observados em SAHOS causam noctúria, com queixa de freqüentes despertares durante a noite.

Sintomas durante a vigília – os sintomas diurnos são principalmente sonolência excessiva, disfunções neurocognitivas, alterações de personalidade, disfunção sexual (redução da libido ou impotência sexual), sintomas depressivos, ansiedade, cefaléia matinal e comportamentos automáticos.

Sonolência excessiva – presente nos pacientes com SAHOS é determinada pelo número de despertares relacionados com o término das pausas respiratórias e pela hipoxemia. Os despertares geralmente não são lembrados pelo paciente porque são breves, causam fragmentação do sono, sem necessariamente reduzir o tempo total de sono.

Cefaléias – dores de cabeça em peso, bilaterais, frontais, occipitais ou até na nuca ao despertar de manhã são comuns em pacientes com SAHOS. Suas causas são múltiplas. As pausas respiratórias durante o sono podem causar hipercapnia, especialmente em quadros graves e a vasodilatação reflexa causa dores que geralmente desaparecem em algumas horas após o despertar. Essa cefaléia é mais intensa quanto mais tempo o paciente permanece dormindo, devido ao maior número de pausas respiratóras e hipercapnia. A ativação simpática e o aumento da pressão arterial sistêmica durante o sono podem causar cefaléias occipitais.

Sintomas neuropsicológicos e psiquiátricos – disfunções cognitivas são uma constante nos casos de SAHOS moderada ou grave. Muito freqüentemente os pacientes não referem como queixas ou sintomas, mas podem ser documentadas por meio de testes neuropsicológicos específicos.

Disfunções neuropsicológicas primárias (memória e atenção) – as alterações de memória e atenção são causadas pela sonolência excessiva e dessaturações da oxihemoglobina, geralmente revertendo com o tratamento. A fragmentação experimental do sono em indivíduos normais demonstra uma relação progressiva e paralela entre o número de despertares e a redução progressiva de memória e atenção. O sono REM está intensamente associado com a neurotransmissão acetilcolinérgica, processamento de memória, sonhos e sua fragmentação é um outro fator a contribuir com essas alterações.

Disfunções neuropsicológicas do lobo frontal – as alterações de funções psicomotoras relacionadas ao lobo frontal, como planejamento e fluência verbal, podem persistir alteradas mesmo com tratamento, representando uma seqüela do quadro clínico. Acredita-se que são causadas pelo impacto da hipoxemia sobre o lobo frontal e sobre os núcleos colinérgicos mesencefálicos.

Sintomas psiquiátricos e comportamentais – o impacto psicossocial da SAHOS também pode ser imenso. A sonolência excessiva e os roncos altos causam desajustes conjugais, familiares e profissionais, não sendo incomuns relatos de separações de casais ou declínio profissional, como também sintomas depressivos e alterações do humor.

O risco de acidentes automobilísticos devido à sonolência é de 2 a 12 vezes maior em pacientes com SAHOS do que na população normal.

Fisiopatologia da oclusão das VAS na SAHOS – a característica funcional principal das VAS nos pacientes com roncos primários e com SAHOS é uma instabilidade que leva ao colapso exclusivamente durante o sono. A instabilidade é o produto final da interação entre fatores anatômicos e funcionais que causam um desequilíbrio entre a pressão de sucção inspiratória intrafaríngea e as forças dilatadoras dos músculos faríngeos das VAS.

A obstrução das VAS ocorre devido ao colapso da orofaringe e hipofaringe (faringe posterior), pela aposição da língua, paredes laterais da oro e hipofaringe e palato mole.

Uma vez ocorrido o colapso das VAS com conseqüente ausência de fluxo de ar, o músculo diafragma não interrompe sua atividade. A pressão negativa intratorácica gerada pelo esforço respiratório estimula os mecanorreceptores na parede torácica e nas VAS, levando a um despertar, momento em que há reabertura das vias respiratórias. Esse ciclo pode repetir-se centenas de vezes durante a noite.

Fatores anatômicos – as anormalidades anatômicas causando estreitamento das VAS podem ser alterações macroscópicas como micrognatia, retrognatia, hipertrofia tonsilar e adenóide, macroglossia, depósito de gordura ou alterações microscópicas na mucosa devido ao traumatismo mecânico do ronco.

A obesidade é um fator importante na fisiopatologia da SAHOS por causar uma modificação geométrica das VAS, alterando também o controle neuromuscular e a sensibilidade dos quimiorreceptores respiratórios.

Alterações funcionais – existem evidências mostrando que a atividade e o controle da musculatura dilatadora das VAS na SAHOS são anormais. O estreitamento anatômico das VAS (obesidade ou outro fator anatômico) causa hiperatividade tônica neuromuscular para manter as VAS abertas durante a vigília. Portanto, o nível basal de ativação neuromuscular tônica da faringe é substancialmente mais alto para compensar a redução do calibre das VAS.

Durante o sono, esse fenômeno compensatório neuromuscular diminui, contribuindo para o colabamento transitório das VAS. Os episódios obstrutivos são caracterizados por perda transitória dessa hiperatividade muscular e a obstrução é resolvida com intensa atividade física e traumática da musculatura dilatadora faríngea acima do nível habitual noturno. A hipóxia e a hipercapnia durante as apnéias causam depressão da atividade neuromuscular do genioglosso, palatoglosso, tensor do véu palatino, piorando mais ainda a disfunção das VAS.

Devido a essas circunstâncias, isto é, aumento do tônus muscular em vigília, regime de hipóxia e hipercapnia, traumatismo mecânico crônico e contração isométrica intensa, a musculatura faríngea sofre alterações progressivas, bioquímicas e histológicas. O quadro histológico coincide com uma síndrome miopática de desgaste e de adaptação neuromuscular.

Alterações hemodinâmicas agudas – durante as pausas respiratórias, a hipóxia e a hipercapnia estimulam intensamente os corpos carotídeos e os quimiorreceptores centrais que ativam de forma fásica o sistema reticular ascendente do tronco cerebral. Ocorre também ativação fásica do SNA simpático e de centros respiratórios, e há aumento do esforço respiratório até ocorrer um despertar com reabertura das VAS e retorno da respiração com hiperventilação reflexa. Essas alterações gasométricas, o esforço respiratório contra a glote fechada (manobra de Müller) e a reação de despertar desencadeiam uma hiperatividade simpática aguda (máxima ao final de cada pausa respiratória), podendo causar arritmias cardíacas (bradicardia-taquicardia, bloqueios atrioventriculares, extra-sístoles, assistolias etc.) e variações significativas do débito cardíaco, da pressão arterial sistêmica e pulmonar, da pressão de perfusão cerebral e da pressão intracraniana.

Alterações hemodinâmicas crônicas – a hiperativação aguda e repetitiva do SNA relacionada com as pausas respiratórias causa aumento tônico da atividade do SNA com alteração da sensibilidade dos quimio e barorreceptores. Esse aumento do tônus durante o sono aparece também durante a vigília e, em função da gravidade e do tempo de evolução, vão determinar o aparecimento de hipertensão arterial sistêmica (HAS).

Dosagem de catecolaminas e de cortisol no sangue periférico e medidas da atividade neuromuscular simpática (medida pela eletroneurografia de nervo sural) comprovam o aumento do tônus simpático e do eixo hipotálamo-hipófise em pacientes com SAHOS. Essas medidas classicamente se normalizam com tratamento eficaz.

Existe forte associação entre SAHOS e HAS, sendo que 40-81% dos pacientes apresentam HAS independentemente de peso, idade e sexo, e 26-48% dos hipertensos apresentam SAHOS.

Diversos estudos populacionais demonstram aumento da mortalidade na SAHOS por infarto agudo do miocárdio e acidente vascular cerebral isquêmico e hemorrágico ou morte súbita.

Diagnóstico da SAHOS – os critérios para o diagnóstico clínico incluem três pontos:

1. presença de sonolência excessiva diurna que não seja causada por outros fatores;
2. dois ou mais dos seguintes sintomas: engasgos durante os sono, despertares recorrentes, sono não reparador;

3. monitorização polissonográfica de noite inteira mostrando cinco ou mais eventos do tipo obstrutivo por hora de sono.

O diagnóstico de confirmação é sempre feito pela polissonografia, que é o exame indicado e indispensável para a avaliação quantitativa com índices que documentam o grau de gravidade da SAHOS.

Durante o polissonograma, o paciente é monitorizado para registro do eletrencefalograma, eletromiograma do queixo e das pernas, eletroculograma, eletrocardiograma, fluxo de ar nasal e bucal, esforço respiratório, pressão endoesofageana (Pes) e saturação de oxigênio.

Apnéias/hipopnéias do sono são caracterizadas polissonograficamente como uma cessação da passagem de ar pelas VAS, com duração de pelo menos 10 segundos. Existem dois tipos de pausas respiratórias:

Pausa central – há ausência de esforço respiratório e de respiração, com redução significativa da pressão endoesofageana.

Apnéia-hipopnéia obstrutiva – há uma redução de mais de 50% na amplitude de uma das medidas válidas para a respiração, com persistência do esforço respiratório, despertar ou dessaturação de mais de 3% do basal.

Determinação do nível de gravidade da SAHOS – a classificação do nível de gravidade da SAHOS deve ser baseada nos índices polissonográficos, na intensidade dos sintomas, no impacto nas funções sociais e profissionais em função do sexo, idade e profissão e pela presença de doenças cardiovasculares:

SAHOS leve – associada à sonolência excessiva leve, dessaturação da oxi-hemoglobina discreta e índice de apnéias/hipopnéias entre 5 e 15 eventos por hora de sono.

SAHOS moderada – associada à sonolência excessiva moderada, dessaturação da oxi-hemoglobina moderada, índice de apnéias/hipopnéias entre 15 e 30 eventos por hora de sono e arritmias cardíacas.

SAHOS grave – associada à sonolência excessiva grave, dessaturação da oxi-hemoglobina grave, índices de apnéia/hipopnéia acima de 30 eventos por hora de sono, arritmias cardíacas graves e sintomas de insuficiência cardíaca ou insuficiência coronariana.

Síndrome da apnéia central do sono

Nessa síndrome, as pausas respiratórias recorrentes ocorrem com abolição completa do trânsito de ar pelas VAS e do esforço respiratório. Não há obstrução das VAS, mas ocorrem dessaturações da oxi-hemoglobina, múltiplos despertares e sintomas diurnos.

A síndrome da apnéia central do sono idiopática é rara e o mecanismo dessas paradas não é inteiramente conhecido, parecendo haver uma disfunção do controle respiratório durante o sono no SNC.

Síndrome de respiração de Cheyne-Stokes

Caracteriza-se por apnéias do tipo central com hipocapnia. O ritmo respiratório alterna apnéias e hipopnéias centrais e hiperventilação. Ocorre associada com insuficiência cardíaca (IC) grave, doenças neurodegenerativas e doenças cerebrovasculares. Cerca de 30-50% dos pacientes com IC com fração de ejeção do ventrículo esquerdo menor do que 40% apresentam síndrome de respiração de Cheyne-Stokes.

A queixa de sono é principalmente de despertares freqüentes durante a noite, por vezes com sensação de sufocamento.

Narcolepsia

Narcolepsia é definida como um distúrbio neurológico crônico, de causa multifatorial com disfunção da neurotransmissão aminérgica e colinérgica do SNC. Clinicamente caracteriza-se por sonolência excessiva crônica, pela presença de fenômenos de sono REM (cataplexia, alucinações hipnagógicas e paralisia do sono) e sono noturno fragmentado. Esses sintomas caracterizam a narcolepsia, um problema médico pouco discutido, acometendo 0,026% da população em geral.

O principal sintoma, a sonolência excessiva, pode vir acompanhado pelos outros elementos do quadro. Iniciando-se caracteristicamente na segunda década de vida, o paciente sofre de sonolência incapacitante e crônica, geralmente não-progressiva. Alguns pacientes referem ataques súbitos e incontroláveis de sono e dormem em lugares muito inadequados. Os cochilos, mesmo de curta duração, são reparadores, isto é, a sonolência desaparece por períodos variáveis de minutos ou até horas. É freqüente o relato de sonho com características bizarras, com realismo intenso nesses cochilos diurnos.

A cataplexia consiste na perda súbita total ou parcial do tônus da musculatura voluntária (há preservação da musculatura ocular e respiratória) desencadeada exclusivamente por emoções (susto, riso, medo, raiva, orgasmo, esforço físico súbito). Geralmente aparece quatro anos após o início da sonolência diurna. A consciência está preservada durante o episódio de cataplexia e há recuperação imediata do controle motor ao final do ataque. Às vezes o paciente dorme após o episódio, entrando em sono dessincronizado e relata sonhos. Cataplexia é patognomônica de narcolepsia e ocorre em 70% dos casos, podendo ser o sintoma inicial em 6-10% dos casos.

Os outros dois sintomas do quadro são as alucinações hipnagógicas e a paralisia de sono. Alucinações hipnagógicas são experiências de percepção onírica vívida, ocorrendo na transição vigília-sono, acompanhadas por medo, às vezes com fenômenos táteis, visuais e auditivos. Não ocorrem manifestações autonômicas. Estão presentes em 50-65% dos casos e a freqüência dos episódios é variável. Paralisia do sono caracteriza-se por uma incapacidade total para se mover ou falar, ocorrendo no início do sono ou no despertar. É apavorante, podendo ser acompanhada por sensação de incapacidade para respirar e por alucinações variadas. Os episódios podem durar de 1 a 10 minutos, terminando subitamente após esforço mental ou por alguma estimulação sensorial externa, com recuperação dos movimentos. Ocorre em 30-60% dos narcolépticos, podendo diminuir ou desaparecer com a idade.

Paralisia do sono isolada ou familiar ocorre em 5 a 10% da população normal, sendo ainda mais comum em negros e japoneses. A apresentação isolada não constitui diagnóstico de narcolepsia. Episódios isolados de paralisia do sono iniciam-se na adolescência e ocorrem em associação com sono irregular, privação de sono, uso de álcool e de drogas e estresse.

Comportamentos automáticos, humor depressivo, alcoolismo, dificuldades sexuais em homens, disfunções neurocognitivas e pesadelos são também observados em narcolepsia. As disfunções neurocognitivas presentes em narcolépticos são secundárias à sonolência excessiva.

Estudos imunogenéticos do complexo HLA em narcolepsia demonstram uma forte associação com antígenos HLA DQB1*0602 e DQB1*0102 em 99% dos casos. O modo de transmissão genética é multigênico.

O diagnóstico correto de narcolepsia é muito importante por causa do tratamento crônico com drogas de alto potencial de efeitos colaterais e dependência. A presença de sonolência excessiva e cataplexia é altamente sugestiva de narcolepsia. A avaliação laboratorial do paciente narcoléptico exige polissonografia seguida no dia seguinte do TLMS. A PSG mostra latência curta de sono NREM e REM, múltiplos despertares com aumento de tempo acordado após o início do sono, eficiência baixa do sono e aumento de estágio I. O TLMS mostra latências curtas, inferiores a 5 minutos, com presença de dois ou mais episódios de sono REM precoce. A PSG e o TLMS confirmam o diagnóstico de narcolepsia e complementam o diagnóstico diferencial com eventual presença de outros distúrbios do sono, e.g., distúrbio dos movimentos periódicos de membros inferiores, apnéia do sono (em 7% dos casos), distúrbio comportamental de sono REM.

O diagnóstico diferencial de narcolepsia deve ser feito com outros distúrbios com sonolência excessiva diurna. A presença dos sintomas auxiliares da narcolepsia, idade de aparecimento, características dos cochilos e o TLMS são importantes para o diagnóstico correto. Cataplexia isolada é rara e deve ser diferenciada de crises convulsivas atônicas, simulação, distúrbios psiquiátricos, lipotimia, episódios isquêmicos transitórios e distúrbios vestibulares.

Narcolepsia secundária é rara, mas pode estar associada com esclerose múltipla, traumatismo de crânio, pós-encefalite, tumores do SNC. Para casos de suspeita de narcolepsia secundária, deve-se realizar uma investigação neurológica.

Hipersônias recorrentes

São transtornos caracterizados por sonolência recorrente. O diagnóstico mais comum é a síndrome de Kleine-Levin (SKL). Na sua forma típica, apresenta episódios de hipersônia, hiperfagia, alterações psíquicas e aumento de prolactina. Os episódios duram de 12 horas a 3-4 semanas (4-7 dias é o mais comum) e os intervalos podem ser de meses a anos. Durante o surto o paciente dorme por longos períodos (18 a 20 horas), acordando geralmente para comer de uma maneira voraz. Podem ocorrer alterações do comportamento sexual, agressividade, distúrbio de memória, sintomas depressivos e até alucinações.

Nos intervalos, os pacientes são absolutamente normais e geralmente relatam amnésia ao período crítico. A SKL é rara, mais freqüente no sexo masculino, com início geralmente na segunda década de vida e autolimitada, desaparecendo com a idade. A etiopatogenia é desconhecida.

O diagnóstico diferencial da SKL deve ser feito com distúrbios que cursam com sonolência intermitente, como tumores do terceiro ventrículo, encefalites, traumatismo cranioencefálico e com distúrbios psiquiátricos.

Hipersônia idiopática

É provavelmente causada por uma disfunção da neurotransmissão do SNC. É um distúrbio do sono NREM com sonolência excessiva diurna e cochilos prolongados não-reparadores, sendo que o sono noturno é geralmente longo (> 8 horas), sem queixas de despertares durante a noite. Também pode ocorrer grande dificuldade para despertar pela manhã, com confusão mental e atitudes agressivas. A sonolência excessiva, por acarretar comportamentos automáticos, pode envolver riscos de acidentes graves. Tipicamente inicia-se na segunda década ou no início da terceira década.

A PSG demonstra sono noturno prolongado, sem despertares e com aumento de sono delta. O TLMS revela latências curtas de sono sem a presença de sono REM.

Hipersônia pós-traumática

Caracteriza-se por sonolência excessiva com início temporalmente associado a um traumatismo cranioencefálico, com acometimento de estruturas como hipotálamo posterior, terceiro ventrículo, mesencéfalo, ponte ou fossa posterior. O distúrbio claramente reflete um novo padrão de sono em comparação com o anterior ao traumatismo. O paciente apresenta cochilos diurnos e aumento das horas do sono noturno que podem regredir progressivamente após o traumatismo. Além da alteração de sono, podem existir outras manifestações como cefaléia, enxaquecas, fadiga, dificuldade de concentração e alterações de memória, sintomas depressivos, ansiedade.

Distúrbio dos movimentos periódicos dos membros

Também conhecido como "mioclonias noturnas", esse distúrbio é caracterizado por movimentos repetitivos, estereotipados, principalmente dos membros inferiores, predominando durante o sono sincronizado (NREM). Esses movimentos periódicos causam despertares breves, sintomas de má qualidade de sono e sonolência excessiva diurna.

Contudo, o registro de mioclonias durante o sono não necessariamente determina a presença de sintomas porque há uma grande porcentagem de indivíduos que apresentam achados polissonográficos sem sintomas clínicos.

Estudos populacionais registram índices de prevalência de 6% na população em geral. Cerca de 20-44% de pacientes com idade superior a 60 anos apresentam distúrbios dos movimentos (DMPM).

Etiologia – a patogênese não é conhecida, mas causas vasculares, sistêmicas, genéticas e disfunção do SNC foram propostas. As evidências mais atuais indicam desinibição dos marcapassos do SNC causada por múltiplos fatores. A resposta ao tratamento com agonistas dopaminérgicos e opióides confirma o envolvimento desses sistemas na fisiopatologia dos DMPM.

Diagnóstico – o diagnóstico definitivo é feito pela PSG, com registro da atividade do músculo tibial anterior bilateral.

Cada abalo, durando de 0,5 a 5 segundos, consiste de uma dorsiflexão do pé com extensão do hálux, por vezes com flexão parcial do joelho e do quadril, lembrando a resposta patológica de Babinski, que seria compatível com disfunção supra-espinhal inibitória. Os movimentos repetem-se a cada 4 a 90 segundos e podem ser acompanhados por despertares breves.

A polissonografia confirma o diagnóstico qualitativo e fornece valores quantitativos dos movimentos, permitindo diagnosticar outros distúrbios associados como narcolepsia, SAHOS e distúrbio comportamental do sono REM. O uso de antidepressivos tricíclicos e de inibidores de monoamino oxidase (IMAO) pode desencadear ou agravar o quadro, que pode ocorrer também durante a retirada de drogas (e.g., benzodiazepínicos, anticonvulsivantes, barbitúricos).

Síndrome das pernas inquietas (SPI)

É uma síndrome neurossensitivo-motora que se caracteriza por quatro sintomas principais:

1. queixas de sensações parestésicas desagradáveis nas pernas entre o tornozelo e o joelho, geralmente antes do início do sono e/ou durante o dia, levando à necessidade compulsiva e irresistível de movimentar os membros afetados (acatisia);

2. movimentos, exercícios, massagens aliviam temporariamente os sintomas;

3. 80% dos(as) pacientes com síndrome das pernas inquietas (SPI) apresentam DMPM;

4. os sintomas são mais intensos em períodos de repouso ou à noite antes de dormir.

Quadro clínico – as alterações sensoriais podem ser descritas de diversas maneiras (queimação, formigamento, cãibras, comichão, pontadas etc.). Porém, mais freqüentemente são relatadas como sensações de desconforto (menos usualmente como dor) em pernas, geralmente localizadas profundamente nas panturrilhas. No sentido de aliviar as sensações nas pernas, os pacientes apresentam uma inquietação motora e desenvolvem inúmeras estratégias, tais como fletir e estender as pernas, balançar as pernas enquanto sentados, andar de um lado para o outro ou mesmo ficar marchando sem sair do lugar. Alguns friccionam as pernas, usam banhos quentes ou frios como contra-estímulos para essas sensações desagradáveis.

A necessidade de movimentar as pernas é involuntária, mas os movimentos que os pacientes escolhem para aliviar o desconforto são voluntários.

Os sintomas pioram ou ocorrem exclusivamente em repouso (deitado ou sentado em leituras, viagens, usando o computador, cinema, TV etc.). Existe também uma variação circadiana na apresentação dos sintomas que, apesar de poderem ocorrer durante as 24 horas do dia, pioram ao entardecer e à noite. A atividade motora alivia, pelo menos parcial e temporariamente, os sintomas. Pacientes com quadros muito graves, com sintomas durante todo o dia e noite adentro que não melhoram com atividade motora, reportarão, quando inquiridos, que, no início do distúrbio, ocorria uma piora no período noturno e obtinham alívio com atividades físicas. Privação de sono e fadiga podem agravar o distúrbio. Como conseqüência do distúrbio, atividades passivas e de relaxamento tornam-se problemáticas.

Além disso, quando o paciente tenta dormir, o desconforto nas pernas começa, levando à insônia inicial e aos numerosos despertares durante a noite (94% dos casos), deteriorando a qualidade do sono e resultando em sonolência excessiva diurna e piora da qualidade de vida.

Epidemiologia – estatísticas norte-americanas apontam para uma prevalência de 9 a 15% em adultos. No Brasil não existem estudos epidemiológicos, no entanto, o distúrbio é muito pouco diagnosticado. Isso provavelmente se deve ao relativo desconhecimento do problema entre os médicos.

Investigações sobre o papel da herança na SPI revelou que 63% dos pacientes têm um parente afetado e, destes, 39% são parentes em primeiro grau. Algumas famílias apresentam um padrão de herança autossômico dominante. Esses dados suportam uma forte contribuição da genética na SPI.

A idade média de início é de 28 anos, geralmente os sintomas são leves e menos freqüentes no começo, tendo um curso tipicamente progressivo e crônico. A maioria dos pacientes só procura auxílio médico em idades bem mais avançadas (geralmente após os 40 anos de idade). Cerca de 15% dos casos podem ter remissão completa por meses, independentemente de medicações. Cerca de 40% dos casos iniciam-se antes dos 20 anos.

Diagnóstico diferencial – existem várias condições que lembram a SPI, porém, não preenchem os quatro critérios diagnósticos para a SPI.

A acatisia está associada com o uso de drogas que bloqueiam os receptores da dopamina, tais como os antipsicóticos ou a metoclopramina. Diferencia-se da SPI nos seguintes aspectos: 1. não há verdadeiras disestesias/parestesias e sim uma inquietação interna, com desejo de mover todo o corpo, não apenas as pernas; 2. inquietação motora é caracterizada por ficar marchando no mesmo lugar e andar de um lado para o outro; 3. não piora necessariamente com o repouso ou à noite e a inquietação não é aliviada pela deambulação; 4. o sono geralmente é menos perturbado.

A síndrome das pernas dolorosas e dos artelhos móveis ("painful legs and moving toes") consiste em dor grave no pé ou perna afetada, acompanhada por movimentos ondulantes e contínuos dos pododáctilos, de natureza involuntária, que freqüentemente desaparecem durante o sono e não necessariamente pioram com o repouso e melhoram com atividade.

Nas cãibras noturnas das pernas, ocorrem contrações palpáveis nos músculos afetados, com localização fixa.

Condições psiquiátricas, tais como estados de ansiedade ou delírio de infestação dos membros, podem ser confundidas com SPI.

Classificação da síndrome – idiopática e secundária: a síndrome idiopática pode ser autonômica dominante.

A SPI secundária associa-se com deficiência de ácido fólico e ferro, gravidez, insuficiência vascular, abuso de cafeína, insuficiência renal, *diabetes mellitus*, neuropatia periférica ou radiculopatia. Numerosas formas de neuropatias, incluindo diabética, alcoólica e por depósito de amilóide, além de doenças do neurônio motor, mielites e radiculopatias, têm sido associadas à SPI. A epidemiologia e a patogênese das neuropatias na SPI são desconhecidas.

Uremia secundária à falência renal está fortemente associada à SPI. Acima de 30% dos pacientes em diálise desenvolvem SPI. A diálise não melhora os sintomas, embora pacientes que recebem transplante renal possam ter uma melhora dramática em dias a semanas após a cirurgia.

Em pacientes urêmicos, os longos períodos de imobilidade durante as sessões de hemodiálise podem ser altamente sintomáticos e a SPI pode persistir após correção da insuficiência renal.

Uma deficiência discreta de ferro (ferritina sérica < 45mg/mL) pode estar associada à presença (25% dos casos) e à gravidade da SPI. O ferro age como um co-fator para a enzima tirosina hidroxilase, importante na produção de dopamina.

Por volta de 20% das gestantes experienciam a SPI, especialmente no terceiro trimestre. Retirada de benzodiazepínicos e opióides, uso de antidepressivos, lítio e bloqueadores de canais de cálcio, além de abuso de cafeína, estão associados à SPI.

Achados laboratoriais – estudos laboratoriais podem ajudar no diagnóstico.

Eletromiograma e estudo de condução nervosa podem documentar um quadro de neuropatia periférica ou radiculopatia associada.

Alguns pacientes apresentam alterações do metabolismo de ferro. Dosagem sérica de ferro, níveis de ferritina e capacidade total de ligação de ferro podem excluir uma anemia por deficiência de ferro.

Alguns estudos de imagem com ressonância funcional demonstram acometimento do tálamo, cerebelo e núcleo rubro.

Diagnóstico – o diagnóstico da SPI é essencialmente clínico. Contudo, o estudo polissonográfico é sempre indicado porque 70 a 90% dos pacientes com SPI apresentam também movimentos periódicos dos membros durante o sono.

DISTÚRBIOS EXTRÍNSECOS DO SONO

São aqueles que se originam devido a causas externas (fora do organismo), as quais são totalmente responsáveis pelo distúrbio e sua remoção leva ao desaparecimento do problema de sono.

Entre os distúrbios extrínsecos podemos citar: higiene de sono inadequada, distúrbio de sono secundário a causas ambientais (sons excessivos, temperaturas inadequadas, síndrome do sono insuficiente, uso de hipnóticos, estimulantes, álcool, distúrbio de sono situacional). As queixas tanto podem ser de insônia como de sonolência excessiva diurna e em uma boa parcela dos casos a história do paciente é suficiente para o diagnóstico.

O distúrbio situacional, muito freqüente, ocorre em períodos de estresse, e a insônia é a queixa mais comum.

A síndrome do sono insuficiente caracteriza-se por quantidade insuficiente de sono noturno causando sonolência diurna. Geralmente, a privação de sono é voluntária e ligada a um determinado estilo de vida ou pressões sociais. Os hábitos de sono e a presença de sonolência diurna sem outra etiologia selam o diagnóstico.

Higiene de sono inadequada consiste na realização de atividades rotineiras, inconsistentes com um padrão adequado de sono e vigília. Essas atividades são essencialmente voluntárias e podem ser divididas em práticas que aumentam o nível de vigília (uso excessivo de cafeína, álcool à noite, exercícios físicos vigorosos antes de deitar) e práticas que interferem com a organização do padrão sono-vigília (excessivas variações nos horários de deitar e de acordar e do tempo total de sono, cochilos excessivos).

O uso abusivo de hipnóticos, estimulantes e/ou álcool, geralmente iniciado devido à insônia ou sonolência excessiva, pode ser iatrogênico, levando ao distúrbio do sono, o qual também pode ocorrer durante a abstinência dessas substâncias.

DISTÚRBIOS CIRCADIANOS

Evidências experimentais demonstram que o núcleo supraquiasmático hipotalâmico funciona como um relógio biológico, alinhando o ciclo sono-vigília e a temperatura corpórea com o ciclo geológico dia-noite. O sono inicia-se 5 a 6 horas antes da temperatura mínima e persiste por todo o período de queda da temperatura, para terminar 1 a 2 horas depois da temperatura mínima. Distúrbios circadianos apresentam em comum uma alteração cronofisiológica.

O aspecto mais importante é o desalinhamento do período de sono com o padrão vigília-sono desejado ou imposto socialmente, contrariando o alinhamento do ciclo circadiano com o geológico. A queixa é que o sono não ocorre naturalmente em horário desejado ou esperado. Como conseqüência disso, os períodos de sono e vigília ocorrem em horários inadequados e o paciente relata sonolência diurna e/ou insônia. Contudo, uma vez que o sono se inicia, ele é normal. Esse ponto é importante na orientação e na prevenção do uso inadequado de medicação hipnótica. O diagnóstico é geralmente feito pela história do paciente.

Esses distúrbios podem ser de origem intrínseca (causados por distúrbios neurológicos) ou extrínseca.

Os distúrbios mais importantes são: mudança de fuso horário, trabalho em turnos, padrão irregular do ciclo vigília-sono, síndrome do atraso da fase de sono, síndrome do avanço da fase de sono, distúrbio do ciclo vigília-sono não de 24 horas.

Síndromes do atraso e do avanço da fase de sono

Na síndrome do atraso da fase de sono, o período de sono ocorre mais tarde do que o socialmente desejado, levando a repetidas e frustradas tentativas de se obter um horário mais aceitável. Geralmente acometendo adolescentes em idade escolar, essa síndrome pode levar ao uso indevido de hipnóticos e/ou álcool e a desajustes escolares, familiares e profissionais. Invariavelmente, o sono, uma vez iniciado, é normal, sendo esse dado importante para o diagnóstico.

Na síndrome do avanço da fase de sono, o paciente dorme antes das 20-21 horas e acorda de madrugada. Não há muitos casos relatados na literatura e provavelmente não é considerado um problema real por muitos indivíduos que apresentam esse padrão. Parece ser mais comum na idade avançada. Pode ser erroneamente interpretado como despertar precoce com suspeita de transtorno depressivo.

Turno de trabalho, sonolência e acidentes

O advento de atividades de produção e serviços 24 horas por dia gera uma demanda crescente de trabalhadores noturnos. Cerca de 26% dos homens e 18% das mulheres economicamente ativos dos EUA trabalham em turnos, com um índice de crescimento de 3% ao ano desde 1986.

A causa principal de sonolência e fadiga em trabalhadores com horários irregulares relaciona-se com o relógio biológico e a regulação homeostática do sono. A redução de vigília, a fadiga e a diminuição do rendimento psicomotor no trabalhador de turnos são causadas por dessincronia entre o horário de trabalho com o ciclo sono-vigília (trabalhar no auge de sonolência), por prolongados períodos de vigília e por sono diurno de pior qualidade. O relógio biológico apresenta uma rigidez importante que dificulta a adaptação à mudança de horários.

Trabalhadores de turnos apresentam maior incidência de problemas gástricos, psicológicos, estresse, deficiências imunológicas e pior qualidade de vida.

Cerca de 41% dos acidentes de carro ocorrem entre 2 e 7 horas da manhã (pico circadiano da sonolência) e 54% dos acidentes ocorrem à noite. Programas especializados em segurança do trabalho, combate e prevenção de fadiga e sonolência são os meios principais para minimizar os riscos de acidentes.

PARASSÔNIAS

O termo parassônia refere-se a manifestações físicas, emocionais, oníricas, que ocorrem durante o sono, acometendo a musculatura esquelética e/ou o SNA. Não são anormalidades dos processos responsáveis pelo ciclo sono-vigília, mas sim fenômenos indesejáveis ocorrendo exclusivamente durante o sono ou que se tornam mais intensos durante o sono.

São caracterizadas convencionalmente como primárias (distúrbios dos estados de sono *per se*) e secundárias (distúrbios de outros sistemas de órgãos que manifestam-se durante o sono).

As primárias são classificadas de acordo com o estado de sono em que ocorrem (REM, NREM ou miscelânea) e as secundárias pelo órgão ou sistemas envolvidos.

Fenômenos anormais e parassônias do sono REM

Distúrbio comportamental do sono REM – é um modelo vivo do descontrole neural do sono REM e dos sonhos. É um distúrbio clínico causado por uma alteração funcional do SNC em que o paciente vivencia os sonhos (onirismo). É um quadro dramático acometendo preferencialmente homens idosos que praticam atos violentos durante o sono causando danos materiais, ferindo-se ou ferindo a terceiros.

As características clínicas do distúrbio comportamental do sono REM incluem: predomínio no sexo masculino com idade superior a 60 anos; um quarto dos pacientes apresenta um longo pródromo clínico com anos de duração; o distúrbio ocorre durante o sono REM e não durante despertares do sono REM; os sonhos são agitados com atos violentos, fuga, luta; os atos motores durante o sonho levam a ferimentos, fraturas do paciente ou em outras pessoas, com danos materiais freqüentes; os episódios são agressivos, violentos e/ou exploratórios e nunca de natureza sexual ou alimentar. Onirismo é muito prevalente e o paciente encena os sonhos violentos; há uma mudança nítida no padrão de sonhos desses pacientes, passando a ser repletos de ação, com fuga, luta, situações de combate, agressão etc.

Pesadelos – é um sonho longo que termina por acordar o paciente do sono REM com taquicardia, sudorese e diferentes graus de ansiedade. Os conteúdos dos pesadelos são desagradáveis ou assustadores, podendo causar insônia e dificuldade para retornar ao sono, queixas relacionadas à interrupção do sono com irritabilidade, sonolência e alterações cognitivas.

Pesadelos podem ocorrer em qualquer idade, sendo muito mais comuns em crianças e diminuem de freqüência com o passar do anos. Mulheres são mais afetadas. Os fatores predisponentes incluem uso de medicamentos (L-dopa, propranolol), retirada de antidepressivos e hipnóticos, abuso de álcool. A maioria desses indivíduos não tem histórico psiquiátrico.

Mudanças nos padrões de sonhos podem ter significados clínicos. Uma pessoa jovem que apresenta aumento de sonhos bizarros, pesadelos, sonhos vívidos pode estar desenvolvendo um episódio psicótico. Em pessoas mais idosas pode significar o início de distúrbio comportamental do sono REM.

Ereção dolorosa associada ao sono REM – caracteriza-se por dor peniana com ereções durante o sono REM. Homens de meia-idade ou idosos são afetados, queixando-se de despertares recorrentes com ereções parciais ou completas e dor. Pode haver queixas relacionadas à interrupção do sono com irritabilidade e sonolência. A causa é desconhecida e pode agravar-se com os anos.

Sonhos épicos – este é um distúrbio idiopático, que acomete mais mulheres jovens que relatam sonhar continuamente durante a noite inteira, apresentando cansaço e fadiga no dia seguinte. Não há distúrbio psiquiátrico.

Os sonhos são neutros, sem componente emocional importante, não são pesadelos e apresentam características de atividade física contínua, maçante e cansativa (e.g., limpar armários, varrer o chão, andar na neve ou lama), a PSG é normal e os sonhos ocorrem tanto em sono NREM e como REM.

Fenômenos anormais e parassônias do sono NREM

Distúrbios do despertar – são os fenômenos mais freqüentes do sono NREM. Em geral, há alguns elementos em comum, como histórico familiar positivo (componente genético); geralmente surgem do sono delta (estágios 3 e 4 do sono NREM); ocorrem no primeiro terço do ciclo do sono e raramente durante um cochilo; são comuns na infância e diminuem ou desaparecem com a idade.

Distúrbios do despertar apresentam-se como um amplo espectro clínico, desde despertar com confusão mental, até sonambulismo e terror noturno e também pode haver uma mescla dessas entidades. Os mecanismos fisiopatológicos operantes envolvem fatores genéticos e ambientais e são considerados como um fenômeno de "despertar parcial" de sono delta.

Despertar com confusão mental ou embriaguez do sono – mais comum em crianças do que adultos, esse fenômeno é caracterizado por despertar com confusão mental, fala arrastada, amnésia ao evento e eventualmente sudorese. Comportamento inadequado ou choro inconsolável e agressividade (principalmente se a criança for manipulada) podem estar presentes. Os episódios duram de 1 a 2 minutos até meia hora e não há ativação autonômica. A incidência é familiar e podem ser desencadeados por drogas, atividade física, privação de sono e por outros distúrbios do sono, como sonolência idiopática do SNC.

Sonambulismo – são episódios de despertar parcial do sono NREM. Caracterizam-se por comportamentos motores semi-estruturados, estereotipados, automáticos, com amnésia. O sonambulismo geralmente ocorre no sono delta com sentar-se na cama, levantar e até deambular de olhos abertos com uma expressão facial vaga e distante, terminando com o paciente voltando para a cama ou permanecendo em outro ambiente. As atividades mental e autonômica são mínimas. Quando o paciente é acordado durante um episódio, pode haver confusão mental.

A duração dos episódios pode ser de alguns minutos a meia hora. Os episódios geralmente ocorrem no terço inicial da noite, devido à maior quantidade de sono delta nessa parte da noite.

É mais comum em crianças entre 4 e 8 anos (prevalência de 10-15%), desaparecendo ao redor dos 10 anos de idade. A persistência de sonambulismo após os 10 anos de idade ou o início na vida adulta estão fortemente associados com história familiar ou pessoal de parassônias e é mais comum no sexo masculino.

Em 10 a 25% dos casos é possível identificar história familiar de sonambulismo, enurese, terror noturno e sonilóquio. Febre, privação de sono, drogas, atividade física, estresse, ansiedade, álcool, apnéia do sono aumentam a freqüência dos episódios de sonambulismo.

Terror noturno – também representa episódios de despertar parcial do sono NREM. O despertar é súbito e o paciente emite um grito estridente e agudo, sentando-se na cama com fácies de extremo terror; há manifestações autonômicas muito intensas com taquicardia, taquipnéia, vermelhidão de pele, sudorese e midríase. Os episódios duram de 5 a 20 minutos e há amnésia para o evento.

A persistência ou aparecimento na idade adulta têm as mesmas implicações fisiopatológicas que o sonambulismo. Febre, privação de sono, apnéia do sono podem aumentar a freqüência dos episódios. O diagnóstico diferencial inclui pesadelos e epilepsia, e o tratamento é semelhante ao do sonambulismo.

Comportamentos violentos durante o sono – manifestações violentas durante o sono podem ocorrer como conseqüência de parassônias de sono REM e NREM e de crises epilépticas. A maioria dos casos de violência durante o sono ocorre em pacientes do sexo masculino, com associação de terror noturno e sonambulismo.

Episódios de violência durante o sono se apresentam como episódios agregados não-recorrentes e são bem mais freqüentes do que estimados. A violência pode incorrer em danos à propriedade, a pessoas ou contra o próprio paciente.

Os fatores predisponentes são história familiar, presença de antecendente pessoal de parassônia na infância, sexo masculino, história de abuso sexual, desajuste familiar, abuso de drogas e lesão cerebral. Privação de fatores de piora da qualidade de sono (estresse, ansiedade, dores) e outros distúrbios que causam sua fragmentação, como SAHOS, desencadeiam episódios de violência durante o sono em indivíduos suscetíveis.

Outras parassônias de sono NREM

Enurese noturna – segundo os critérios da International Classification of Sleep Disorders (1997), enurese noturna caracteriza-se por micção recorrente involuntária durante o sono.

É uma parassônia altamente prevalente, acometendo mais meninos (25%) do que meninas (15%) na idade de até 6 anos. Mesmo em faixas etárias maiores (12 anos), a prevalência é de 8% e 4%, respectivamente, e 2% de indivíduos com 18 anos são acometidos. Enurese é mais prevalente em grupos socioeconômicos mais baixos e em membros da mesma família. Alguns estudos sugerem incidência de 44 a 77%, quando um ou os dois genitores apresentam história positiva de enurese.

O controle vesical noturno completa-se até o quinto ou sexto ano de vida. A ausência de controle miccional após essa idade é considerada anormal. A enurese é classificada em primária ou secundária. A primária, geralmente idiopática, engloba cerca de 90% dos casos e é caracterizada pela persistência após os 6 anos de idade. A enurese secundária é caracterizada por um período de cerca de 6 a 12 meses de controle vesical noturno e reaparecimento de descontrole após os 6 anos de idade.

Os episódios miccionais ocorrem em todos os estágios do sono, mais freqüentemente no sono NREM e menos no REM.

Vários fatores são sugeridos como causa da enurese primária: fatores genéticos, comportamentais e psicológicos e causas vesicais relacionadas ao tamanho da bexiga, anormalidades reativas da dinâmica vesical ou retardo no amadurecimento do controle vesical. Anormalidades urológicas são observadas em apenas 2 a 4% dos casos pediátricos. A teoria do retardo do amadure-

cimento do controle vesical nessas crianças relaciona um atraso nos mecanismos fisiológicos de controle. Redução da capacidade residual vesical também foi documentada em crianças com enurese primária. Não há retardo mental ou cognitivo nessas crianças, mas em estudos de populações de crianças com enurese foi determinado que elas apresentam menor peso. Nenhuma condição psicopatológica foi identificada.

Crianças enuréticas não apresentam distúrbios comportamentais ou psicológicos nem maior dificuldade em despertar. Apresentam menor volume vesical e menor nível plasmático matinal do hormônio antidiurético vasopressina.

Enurese pode ser a única manifestação de convulsões noturnas. Estudo polissonográfico com detector de enurese é indicado nos casos de histórico atípico ou em casos que não respondem às terapias convencionais.

Distúrbio alimentar noturno – o distúrbio alimentar noturno relacionado ao sono é caracterizado por episódios freqüentes de ingestão alimentar durante o sono com amnésia parcial ou total para o evento. Não costuma estar relacionada a distúrbios alimentares de vigília.

Ingestões múltiplas freqüentemente ocorrem a cada noite, em diferentes horários. Doces e massas são os alimentos preferidos. Alguns pacientes preparam alimentos quentes ou frios e há relato de ingestão de alimentos congelados, crus ou excessivamente quentes. A maioria dos pacientes não tem cuidado elaborado no preparo de alimentos, podendo sonhar com comida durante os episódios. Anorexia matinal, distensão abdominal e abstenção do café da manhã são muito comuns. Podem ocorrer lesões ao cortar alimentos, abrir latas, queimaduras ou danos materiais.

A despeito de uma ampla variação no nível de consciência, há uma seqüência comportamental típica consistindo de levantar-se da cama e seguir até a cozinha imediatamente. Bebidas alcoólicas nunca são consumidas. Alimentos consumidos à noite geralmente não são os comumente consumidos durante vigília.

Comportamento sexual durante o sono – é um quadro descrito recentemente em adultos jovens. O quadro clínico consiste em comportamentos sexuais dirigidos a outras pessoas ou masturbação durante o sono sem recordação ou consciência dos atos.

DISTÚRBIOS DO SONO RELACIONADOS A TRANSTORNOS CLÍNICOS E PSIQUIÁTRICOS

No quadro 53.1 apresentamos alguns dos distúrbios clínicos mais relevantes que se acompanham de alteração do ritmo sono-vigília, causando insônia, sonolência excessiva ou manifestações diversas.

Distúrbios do sono relacionados a distúrbios neurológicos

Demências – é definida como sendo a perda de memória e de outras atividades intelectuais devido a um processo degenerativo do cérebro. As demências mais comuns são doença de Alzheimer, de Pick, multiinfartos, hidrocefalias de pressão normal e demência senil.

Distúrbios de sono e queixas de sono ruim são comuns em indivíduos idosos. Queixas como dificuldade para dormir, vários despertares durante a noite e despertar precoce são mais freqüentes nos indivíduos mais idosos e acentuam-se em pacientes com demência.

"Sundowing" é um termo usado para descrever um padrão de comportamento exclusivamente noturno. Não é *delirium*, mas caracteriza-se por agitação psicomotora, agressividade, irredutibilidade a solicitações de familiares e enfermagem, confusão mental, deambulação e desorientação. É intensamente desgastante para a família ou para o pessoal de instituições de cuidados de idosos e é o fator principal que leva o paciente à institucionalização e ao uso de medicação.

A PSG mostra latência de sono aumentada, latência de sono REM reduzida, ausência de sono delta, múltiplos despertares.

Síndrome de Parkinson – insônia é o sintoma mais comum de sono em pacientes com síndrome de Parkinson (SP).

A degeneração neuroquímica da SP causa fragmentação do sono, redução de sono REM e sono delta e sonolência diurna. Alterações motoras como bradicinesia, tremores, mioclonias, distonia e efeitos colaterais da medicação dopaminérgica e anticolinérgica contribuem para a desorganização do padrão de sono e para o aparecimento de SAHOS em pacientes com SP. Outros sintomas de sono são cãibras noturnas, pesadelos, alucinações. Alguns pacientes (15-30%) com SP desenvolvem demência agravando ainda mais o padrão de sono com fragmentação, podendo chegar à inversão total do ciclo vigília-sono.

Distúrbios do sono relacionados a distúrbios psiquiátricos

Depressão – o distúrbio de sono na depressão apresenta características que fazem parte dos critérios diagnósticos de depressão: dificuldade de dormir que é inversamente relacionada com a idade, alterações da continuidade de sono, despertar precoce (mais comum em depressivos idosos), sendo este último um dos elementos mais característicos. O sono é leve, interrompido e agitado. Despertar precoce associado com humor deprimido e incapacidade para voltar a dormir e fadiga durante o dia são característicos de depressão. A maioria dos pacientes deprimidos não apresenta sonolência diurna.

A PSG mostra alteração da continuidade, arquitetura do sono e alterações características de sono REM. A latência do sono é tipicamente prolongada em pacientes jovens e há redução da sua eficiência com múltiplos despertares. A arquitetura do sono mostra uma redução do sono delta e aumento de sono REM. A latência de sono REM é mais curta (menos de 65 a 70 minutos) e a maior característica de sono na depressão. Em pacientes idosos, a latência de sono REM é ainda mais curta, podendo ser menos de 10 minutos. Cerca de 90% dos pacientes deprimidos apresentam alterações de sono enumeradas anteriormente.

A PSG pode ser útil no diagnóstico diferencial e na confirmação do diagnóstico de depressão. Quanto maior o componente biológico no quadro depressivo, mais intensas serão as alterações de sono. Redução da latência de sono REM tem sido proposta como um marcador biológico de depressão. O distúrbio de sono pode persistir após a resolução da depressão.

Alcoolismo – o uso de álcool de forma abusiva produz sintomas de sonolência ou de sono de má qualidade.

Álcool antes de dormir funciona como um hipnótico nas 3 ou 4 primeiras horas e, após esse intervalo, há superficialização do sono com vários despertares, sonhos ou pesadelos. Com o uso crônico e excessivo de álcool antes de dormir, o sono fica fragmentado com períodos prolongados de vigília. Abstinência provoca intensa fragmentação do sono com inúmeros pesadelos e sintomas de ansiedade. Insônia total por várias noites pode preceder *delirium tremens*. Esses sintomas desaparecem em graus variados em cerca de duas a quatro semanas. Alguns pacientes permanecem com sérias dificuldades de sono com despertares durante a noite e sono não-reparador, cansaço, fadiga durante o dia. O uso de álcool pode piorar roncos e apnéia, enurese, terror noturno e sonambulismo. Álcool, mesmo em baixas doses, potencializa os efeitos negativos da sonolência diurna e do rendimento psicomotor, aumentando os riscos de acidentes.

Transtorno de estresse pós-traumático – é um diagnóstico psiquiátrico complexo com sintomas de ansiedade intensa, depressão, comportamento de retração social e afetiva e distúrbios do sono. O transtorno de estresse pós-traumático (TEPT) surge após um evento traumático com horror geralmente envolvendo diretamente o paciente (acidente com vítimas, assalto, estupro, participação em guerra, seqüestro, mortes etc.). A experiência aterrorizante que desencadeia o TEPT se repete na forma de vivências durante a vigília. O paciente também pode apresentar ataques de ansiedade com sonhos e pesadelos recorrentes relacionados ao evento traumático. Ocorre uma alteração da regulação do sono REM no TEPT.

Despertares com intensa ativação autonômica e recordação do conteúdo dos pesadelos são os sintomas principais que diferenciam de terror noturno, ataques de pânico ou epilepsia. Além dos pesadelos recorrentes com o evento aterrorizante, outras queixas de sono são comuns em pacientes com TEPT e incluem insônia, fobia de dormir e privação crônica de sono.

Ataques de pânico – transtorno do pânico é um transtorno psiquiátrico. Ataques de pânico durante o sono são uma parassônia da transição de estágio 2 para o sono delta. Ocorrendo na primeira metade da noite, cursam com intensa ativação do sistema nervoso autonômico e sem recordação de sonhos. Os ataques de pânico durante o sono são semelhantes aos ataques durante a vigília e 35 a 45% dos pacientes com transtorno do pânico apresentam pânico noturno, 3 a 4% ataques exclusivamente durante o sono.

Os ataques de pânico durante o sono causam privação do sono que desencadeia mais ataques diurnos e noturnos. Queixas de sono são comuns em pacientes com pânico (até 70%) e incluem insônia e fobia de dormir.

BIBLIOGRAFIA

AASM Task Force – Sleep-related breathing disorders in adults: recommendations for syndrome definition and mesurements techniques in clinical research. *Sleep*, 22:671-689, 1999.

ALDRICH M – Cardinal manifestations of sleep disorders. In: Kryger MH, Roth, Dement WC. *Principles and Practice of Sleep Medicine*. Philadelphia, WB Saunders, 1994, p. 413.

American Psychiatric Association Diagnostic and Statistical Manual of Mental Disorders. 4th ed., Washington, DC, Washington, DC, American Psychiatric Association, 1994.

CARSKADON MA, RECHTSCHAFFEN A – Monitoring and staging human sleep. In: Kryger MH, Roth, Dement WC. *Principles and Practice of Sleep Medicine*. Philadelphia, WB Saunders, 1994, p. 105.

HOBSON JA – Sleep. New York, Scientific American Library, 1989.

ICSD – International Classification of Sleep Disorders, revised: Diagnostic and Coding Manual: American Sleep Disorders Association, 1997.

JOHNS MW – A new method for measuring daytime sleepiness: the epworth sleepiness Scale. *Sleep*, 14:540, 1991.

APÊNDICE 1

QUESTIONÁRIO ESCANDINAVO BÁSICO DE SONO

Instrução: responda às questões considerando os últimos três meses.

1. Você tem tido dificuldades para adormecer nos últimos três meses?
   a) nunca ou menos de uma vez por mês
   b) menos de uma vez por semana
   c) em 1-2 dias por semana
   d) em 3-5 dias por semana
   e) diária ou quase diariamente

2. Por quanto tempo (quantos minutos em média) você permanece acordado na cama antes de adormecer (depois de apagar as luzes)?
   a) em dias de semana: eu demoro aproximadamente ＿＿ minutos antes de adormecer
   b) em dias livres: eu demoro aproximadamente ＿＿ minutos

3. Com qual freqüência você tem acordado à noite nos últimos três meses?
   a) nunca ou menos de uma vez por mês
   b) menos de uma vez por semana
   c) em 1-2 dias por semana
   d) em 3-5 dias por semana
   e) toda noite ou quase toda noite

4. Se você costuma acordar à noite, quantas vezes geralmente você o faz durante uma noite (nos últimos três meses)?
   a) geralmente eu não acordo à noite
   b) uma vez por noite
   c) 2 vezes
   d) 3-4 vezes
   e) pelo menos 5 vezes por noite

5. Com qual freqüência você tem acordado muito cedo pela manhã sem conseguir adormecer novamente (nos últimos três meses)?
   a) nunca ou menos de uma vez por mês
   b) menos de uma vez por semana
   c) em 1-2 dias por semana
   d) em 3-5 dias por semana
   e) diariamente ou quase diariamente

6. Como você tem dormido nos últimos três meses?
   a) bem
   b) moderadamente bem
   c) nem bem nem mal
   d) moderadamente mal
   e) mal

7. Você tem usado medicação para dormir (sob prescrição) nos últimos três meses?
   a) nunca ou menos de uma vez por mês
   b) menos de uma vez por semana
   c) em 1-2 dias por semana
   d) em 3-5 dias por semana
   e) diária ou quase diariamente
   Qual(is) medicamento(s): ＿＿＿＿＿＿＿＿＿

8. Você se sente excessivamente sonolento pela manhã depois de acordar?
   a) nunca ou menos de uma vez por mês
   b) menos de uma vez por semana
   c) em 1-2 dias por semana
   d) em 3-5 dias por semana
   e) diária ou quase diariamente

9. Você se sente excessivamente sonolento durante o dia?
   a) nunca ou menos de uma vez por mês
   b) menos de uma vez por semana
   c) em 1-2 dias por semana
   d) em 3-5 dias por semana
   e) diária ou quase diariamente

10. Você tem sentido uma vontade irresistível de dormir durante seu trabalho (nos últimos três meses)?
    a) nunca ou menos de uma vez por mês
    b) menos de uma vez por semana
    c) em 1-2 dias por semana
    d) em 3-5 dias por semana
    e) diária ou quase diariamente

11. Você tem sentido uma vontade irresistível de dormir durante seu tempo livre (momentos de lazer) nos últimos três meses?
    a) nunca ou menos de uma vez por mês
    b) menos de uma vez por semana
    c) em 1-2 dias por semana
    d) em 3-5 dias por semana
    e) diária ou quase diariamente

12. Quantas horas você geralmente dorme por noite?
    Eu durmo aproximadamente _____ horas por noite.

13. A que horas você geralmente vai para cama (para dormir)?
    a) em dias de semana: às _____
    b) em dias livres: às _____

14. A que horas você geralmente acorda?
    a) em dias de semana: às _____
    b) em dias livres: às _____

15. Com qual freqüência você cochila durante o dia?
    a) nunca ou menos de uma vez por mês
    b) menos de uma vez por semana
    c) em 1-2 dias por semana
    d) em 3-5 dias por semana
    e) diária ou quase diariamente

16. Se você cochila, quànto tempo dura seu cochilo?
    Meus cochilos, em geral, duram _____ h _____ min aproximadamente.

17. Você ronca enquanto dorme (pergunte a outras pessoas se você não tem certeza)?
    a) nunca ou menos de uma vez por mês
    b) menos de uma vez por semana
    c) em 1-2 dias por semana
    d) em 3-5 dias por semana
    e) toda noite ou quase toda noite

18. Como você ronca (pergunte a outras pessoas como você ronca)?
    a) eu não ronco
    b) o som do meu ronco é regular e soa como voz em tom baixo
    c) o som é regular mas é bem alto
    d) o som é regular mas é muito alto (outras pessoas podem ouvir meu ronco em outro quarto próximo)
    e) eu ronco muito alto e intermitentemente (há pausas silenciosas na minha respiração-ronco quando não há som de ronco. Às vezes se ouve um ronco profundo e alto e engasgar).

19. Você tem parado de respirar enquanto dorme (apnéia do sono)? Outras pessoas já lhe disseram que você pára de respirar enquanto dorme?
    a) nunca ou menos de uma vez por mês
    b) menos de uma vez por semana
    c) em 1-2 dias por semana
    d) em 3-5 dias por semana
    e) toda noite ou quase toda noite

20. Se você ronca pelo menos 1 ou 2 vezes por semana, por quantos anos você tem roncado (pergunte a outras pessoas se você não tem certeza)?
    Eu tenho roncado por aproximadamente _____ anos. Eu tinha _____ anos quando comecei a roncar.

21. Quantas horas de sono você precisa dormir por noite (quantas horas você dormiria se pudesse dormir tanto quanto você precisasse)?
    Eu preciso _____ horas e _____ minutos de sono por noite.

22. Se você tem problemas com seu sono, que tipo de problemas você tem (descreva com suas próprias palavras):

APÊNDICE 2

ESCALA DE SONOLÊNCIA EPWORTH

Iniciais + data de nascimento: _____ Idade: _____ Peso: _____ Altura: _____

Data: _____ Grupo étnico: _____ Sexo: [F] [M] Horas de sono/noite: _____

Dorme às _____ Acorda às _____ Medicação _____ Álcool antes de dormir [sim] [não]

Qual é a probabilidade de você "cochilar" ou adormecer nas situações que serão apresentadas a seguir, em contraste com estar sentindo-se simplesmente cansado? Isso diz respeito ao seu modo de vida comum, nos tempos atuais. Ainda que você não tenha feito ou passado por nenhuma dessas situações, tente calcular como poderiam tê-lo afetado. Utilize a escala apresentada a seguir para escolher o número mais apropriado para cada situação

    0 = nenhuma chance de cochilar   2 = moderada chance de cochilar
    1 = pequena chance de cochilar   3 = alta chance de cochilar

SITUAÇÃO: CHANCE DE COCHILAR:

    Sentado e lendo   _____
    Vendo TV   _____
    Sentado em um lugar público (por exemplo, sala de espera, igreja)   _____
    Como passageiro de trem, carro ou ônibus andando uma hora sem parar   _____
    Deitando-se para descansar à tarde, quando as circunstâncias permitem   _____
    Sentado e conversando com alguém   _____
    Sentado calmamente após almoço sem álcool   _____
    Se você tiver carro, enquanto pára por alguns minutos quando pega trânsito intenso   _____

54. Transtornos Ansiosos

José Antonio Atta

Transtornos ansiosos são bastante prevalentes na população em geral e também em pacientes clínicos, sendo um diagnóstico diferencial muito importante a ser considerado naqueles que procuram atendimento médico, tanto em ambulatórios e consultórios como em salas de emergência.

O desconhecimento das diferentes manifestações da ansiedade e de outros transtornos ansiosos pode levar médicos e estudantes a investigarem exaustivamente doenças outras, retardando o diagnóstico correto e conseqüentemente a introdução do tratamento recomendado, prolongando o sofrimento do paciente e aumentando os custos diretos e indiretos.

CLASSIFICAÇÃO

Classificam-se os transtornos ansiosos, segundo o DSM-IV (Manual Diagnóstico e Estatístico de Transtornos Mentais, 4ª edição, da Associação Psiquiátrica Americana), em transtorno do pânico (com e sem agorafobia), transtorno de ansiedade generalizada, transtorno ansioso não-especificado (quando não preenche critérios diagnósticos para outros transtornos ansiosos), transtorno obsessivo-compulsivo, transtorno de estresse pós-traumático, fobias específicas, fobia social, transtorno de estresse agudo, transtorno ansioso secundário à condição médica geral e transtorno ansioso induzido por substâncias. Podemos incluir também o transtorno de ajustamento com ansiedade, que apresenta características em comum com os transtornos ansiosos.

Vamos nos concentrar na discussão de transtorno de pânico e suas características (agorafobia, crise de pânico), além de ansiedade generalizada, ansiedade não-especificada, ansiedades secundárias e transtorno de ajustamento, por serem os mais comuns e os que mais se apresentam a clínicos e outros médicos não-psiquiatras.

EPIDEMIOLOGIA

Além de serem prevalentes, os transtornos ansiosos representam um custo social elevado, tanto pelo gasto direto para a realização do diagnóstico e tratamento como pelo custo indireto devido à diminuição de produtividade e ao aumento dos dias sem trabalhar.

Transtornos de ansiedade generalizada são um pouco mais comuns em mulheres (60%) que em homens, geralmente aparecendo na infância e adolescência, com prevalência de até 5%.

Transtornos do pânico apresentam prevalência mundial entre 1,5 e 3,5%, sendo de duas a três vezes mais comuns em mulheres que em homens.

Fobias específicas também são mais comuns em mulheres, em todos os subtipos, com prevalência de até 10% em alguns estudos. Fobia social, ao contário, apresenta uma distribuição parecida entre os sexos, variando de 3 a 13% a prevalência, assim como transtorno obsessivo-compulsivo, com prevalência de 1,5 a 2,1%.

Transtorno de estresse pós-traumático atinge qualquer faixa etária e pode ser bastante comum em áreas de conflitos e de guerras. Estudos em grupos de alto risco (vítimas de violência, veteranos de guerra) mostram prevalência de até 58%.

Transtornos de ajustamento são comuns, mas dados epidemiológicos são muito variados, dependendo da população estudada e dos métodos utilizados.

QUADRO CLÍNICO

Os transtornos ansiosos apresentam características em comum em todas as possibilidades clínicas de apresentação, principalmente a inquietação ou medo constantes (às vezes descrita como incapacidade de "desligar" das preocupações, ou então a certeza de que algo vai dar errado), associados a sintomas somáticos como dor torácica, dor ou desconforto abdominal, tensão muscular, dificuldades de sono ou apetite.

Esses sintomas somáticos fazem com que pacientes ansiosos procurem médicos não-psiquiatras para o diagnóstico de sua doença. Não podemos nos esquecer que doenças crônicas são eventos estressores, podendo desencadear quadros ansiosos e depressivos em pacientes acompanhados por médicos não-psiquiatras e, se o médico não estiver preparado para reconhecer esses quadros, eles sofrerão por mais tempo e com um custo tanto direto (exames desnecessários solicitados) quanto indireto (dias perdidos de trabalho, prejuízo das relações sociais).

TRANSTORNO DE ANSIEDADE GENERALIZADA E ANSIEDADE SECUNDÁRIA

A presença de preocupação ou ansiedade excessiva por mais de seis meses, ocorrendo na maior parte dos dias, é a característica marcante do transtorno de ansiedade generalizada. Essa preocupação deve ser acompanhada de alguns sintomas físicos ou psíquicos (pelo menos três) como inquietação, cansaço fácil, dificuldade de concentração, irritabilidade, tensão muscular e alteração do sono, e o paciente relata dificuldade de controlar essa preocupação. Encontramos uma desproporcionalidade entre o evento preocupante e a intensidade ou freqüência dos sintomas apresentados pelo paciente. Por exemplo, um medo enorme de não conseguir pagar as contas, quando a situação financeira do paciente é bastante confortável, permitindo inclusive gastos extraordinários, ou então estar sempre temeroso de assaltos ou violência, morando em local de baixa criminalidade e raramente se expondo a situações que poderiam levar à violência.

Esses pensamentos preocupantes interferem nas atividades rotineiras, o paciente preocupa-se excessivamente com circunstâncias habituais do dia-a-dia, como responsabilidades profissionais, saúde de familiares, chegar tarde a encontros marcados.

Além de tensão muscular, outros sintomas podem estar presentes, como tremores e dores musculares. Sintomas somáticos como mãos frias e úmidas, sudorese excessiva, náuseas ou diarréia, urgência urinária, dificuldade em engolir ou sensação de "bolo na garganta" também são comuns, assim como aparecimento de alguns sintomas depressivos.

O importante para o diagnóstico de transtorno de ansiedade generalizada é a presença de comprometimento social, afetivo ou profissional associado a esse estado de tensão constante, para diferenciar transtorno de característica de personalidade. A intensidade e a desproporcionalidade dos sintomas podem nos ajudar a melhor caracterizar o quadro (Quadro 54.1).

Algumas situações clínicas podem levar a quadros ansiosos secundários, sendo os sintomas muito parecidos aos do transtorno de ansiedade generalizada. Dentre elas podemos citar o hipertireoidismo, a depressão e os quadros de demência inicial.

CRISES DE PÂNICO, AGORAFOBIA E TRANSTORNO DE PÂNICO

Crises de pânico não são transtornos psiquiátricos *per se*, mas são cruciais para a definição diagnóstica de vários transtornos ansiosos.

Define-se crise de pânico como um período limitado de medo intenso ou desconforto, acompanhado por sintomas cognitivos ou somáticos, de piora progressiva até atingir um pico em poucos minutos (geralmente menos de 10), estando também presente sensação de perigo ou de catástrofe iminente, com impulso do paciente de fugir dessa situação. Quatro de 13 sintomas somáticos ou cognitivos listados no quadro 54.2 de-

Quadro 54.1 – Transtorno de ansiedade generalizada.

> A) Ansiedade ou preocupação excessiva na maioria dos dias por pelo menos seis meses
>
> B) Dificuldade de controlar a preocupação
>
> C) Ansiedade ou preocupação associada a três (pelo menos) dos sintomas:
> 1. Inquietação ou sensação de estar "ligado" ou no limite
> 2. Cansaço fácil
> 3. Dificuldade de concentração ou sensação de mente ficar vazia
> 4. Irritabilidade
> 5. Tensão muscular
> 6. Distúrbio do sono (dificuldade em iniciar ou permanecer dormindo, ou sono insatisfatório)
>
> D) O foco da ansiedade e preocupação não é devido a outros transtornos ansiosos (fobia social, transtorno do pânico)
>
> E) A ansiedade ou a preocupação causa incômodo significativo ou dificuldades no funcionamento social, profissional ou em outras áreas importantes
>
> F) O transtorno não é devido a efeitos de substâncias (drogas ou medicamentos) ou doenças (hipertireoidismo) e não ocorre durante um transtorno do humor ou transtorno psicótico, por exemplo

Quadro 54.2 – Lista de sintomas para o diagnóstico de crise de pânico.

> 1. Palpitações (ou taquicardia)
> 2. Sudorese
> 3. Tremores
> 4. Sensação de dispnéia
> 5. Sensação de engasgamento
> 6. Náuseas ou desconforto abdominal
> 7. Dor ou desconforto torácico
> 8. Sensação de tontura ("cabeça vazia", sensação de desmaio)
> 9. Desrealização (sensação de estar fora da realidade) ou despersonalização
> 10. Medo de perder o controle ou ficar louco
> 11. Medo de morrer
> 12. Parestesias (amortecimento ou sensação de "agulhadas")
> 13. Calafrios ou ondas de calor

vem estar presentes para o diagnóstico apropriado de crise de pânico. Caso tenha todos os outros critérios (medo, sensação de perigo iminente e impulso de fuga em tempo limitado) mas menos de quatro sintomas associados, o ataque será chamado de crise de sintomas limitados.

É comum a descrição pelos pacientes de pensarem que iriam morrer na crise ou que estivessem tendo um infarto agudo do miocárdio ou um derrame cerebral, ou ainda que estivessem ficando loucos. Também é comum o relato de que queriam sair rapidamente do local onde a crise se iniciou. Com crises recorrentes, o medo intenso pode diminuir.

Crises de pânico podem ser divididas em inesperadas, ligadas a alguma situação ou predispostas por alguma situação.

Crises inesperadas não são associadas a nenhum desencadeante, ou seja, aparecem do nada, e são fundamentais para o diagnóstico de transtorno do pânico (sem ou com agorafobia). Lembrar que, quando as crises estão sempre ligadas a alguma situação, os diagnósticos de fobias específicas ou fobia social são mais prováveis que transtorno do pânico.

Eventualmente podem aparecer crises relacionadas a algum desencadeante, mas sem uma relação linear, por exemplo, ao entrar no ônibus, mas não em todas as vezes que o paciente está no ônibus, ou então pode já estar no ônibus há um certo tempo e só então a crise aparecer. Embora para o diagnóstico de transtorno do pânico as crises precisem ser inesperadas, geralmente esses pacientes também apresentam crises ligadas a situações específicas, principalmente com a evolução da doença.

Agorafobia também não é considerada um transtorno psiquiátrico, mas parte integrante do diagnóstico de alguns transtornos ansiosos. Caracteriza-se por ansiedade em estar em situações ou lugares onde o escape possa ser difícil, ser embaraçoso, ou onde o auxílio externo pode não estar disponível na eventualidade de se ter uma crise de pânico (ou sintomas assemelhados). Essa ansiedade caracteristicamente leva a evitar uma gama de situações, incluindo ficar desacompanhado fora de casa, ou ficar sozinho em casa, estar em uma multidão, viajar de carro ou avião, estar em um elevador. Essas situações podem ser enfrentadas à custa de muito sofrimento por parte do indivíduo ou então ser minimizadas pela presença de um acompanhante.

Podemos caracterizar *transtorno do pânico* como crises de pânico recorrentes e inesperadas, com o paciente apresentando ao menos um mês de preocupação constante com novas crises de pânico, ou preocupação com as implicações ou consequências dos ataques, ou ainda uma mudança significativa do comportamento relacionada às crises. Como a maioria dos transtornos psiquiátricos, esses sintomas não podem ser atribuíveis a uso de substâncias ou a qualquer outra doença. Os transtornos do pânico podem ser classificados em *com* ou *sem agorafobia*, dependendo se esta está ou não presente.

O paciente deve apresentar pelo menos duas crises inesperadas (ver acima) para que possamos firmar o diagnóstico, mas habitualmente eles apresentam mais de duas crises e também crises desencadeadas ou predispostas por alguma situação. Podemos também encontrar crises de sintomas limitados (com menos de quatro critérios diagnósticos), além das crises plenas.

O curso da doença, a intensidade e a frequência das crises podem ser extremamente variáveis de paciente para paciente, indo desde crises leves e esporádicas até crises frequentes e com grande morbidade (diminuição do contato social, perda do emprego etc.).

Pacientes com transtorno do pânico apresentam, além das crises de pânico, um estado constante ou intermitente de ansiedade não voltada a nenhuma situação específica. Além disso, apresentam geralmente um medo antecipatório de sintomas físicos leves ou de efeitos colaterais de medicações, sendo habitualmente menos tolerantes a esses efeitos. Apesar de repetidos testes e exames, e mesmo após várias tranquilizações pelos médicos, muitos pacientes acreditam na presença de uma doença potencialmente fatal ainda não diagnosticada, ou então que estão ficando loucos. Em pacientes ainda não diagnosticados e mesmo naqueles com dificuldades no tratamento, essa crença pode levá-los a procurar repetidas vezes auxílio médico, em salas de emergência e consultórios, implicando grande gasto, perda de dias de trabalho, desgaste em relações afetivas etc. (Quadro 54.3).

Quadro 54. 3 – Transtorno do pânico.

A) Tanto o item 1 quanto o item 2 a seguir presentes:
  1. Crises de pânico inesperadas e recorrentes
  2. Pelo menos um dos ataques seguiu-se em menos de 1 mês de uma (ou mais) das seguintes características:
    a) preocupação constante de ter outras crises
    b) apreensão sobre as implicações das crises ou suas consequências (por exemplo, perda do controle, ter um ataque do coração, ficar louco)
    c) mudança significativa de comportamento relacionada às crises
B) Ausência de agorafobia
C) As crises de pânico não são devidas a efeitos de alguma substância ou doença
D) As crises não são mais bem explicadas por outro transtorno psíquico, como fobia social, fobias específicas, transtorno obsessivo-compulsivo ou transtorno de estresse pós-traumático
 	
Para o diagnóstico de transtorno do pânico com agorafobia, o que varia é o item B, no qual a presença da agorafobia é obrigatória

TRANSTORNO DE AJUSTAMENTO COM ANSIEDADE

Essa denominação é usada quando aparecem sintomas ansiosos excessivos em resposta a um estímulo estressor psicossocial, em um período de até três meses após o evento estressor.

Característica importante para esse diagnóstico é que os sintomas sejam mais graves do que o esperado em relação ao estressor ou então que causem no paciente um prejuízo marcante de suas atividades sociais ou ocupacionais.

Para fazermos esse diagnóstico, os sintomas não devem durar mais do que seis meses, a não ser nas situações em que o estressor tem duração longa (por exemplo, as consequências de uma doença crônica) ou então as consequências do estressor são mais duradouras que o estressor em si (por exemplo, as dificuldades financeiras que aparecem após a perda do emprego ou após separação conjugal). Caso o tempo de duração dos sintomas seja maior que seis meses, o diagnóstico mais correto é provavelmente de ansiedade não especificada (Quadro 54.4).

Quadro 54.4 – Transtorno de ajustamento com ansiedade.

A) Sintomas ansiosos em resposta a um estressor (aparecendo até três meses após o evento)

B) Os sintomas são clinicamente significativos:
   1. sintomas mais importantes que o esperado diante do estressor
   2. disfunção social ou ocupacional importante

C) As perturbações não preenchem critérios para outras alterações, nem são exacerbações de alterações psíquicas preexistentes

D) Os sintomas não são devidos à reação de luto

E) Os sintomas não persistem por mais de seis meses após o fim do estressor (ou de suas conseqüências)

Lembrar que os transtornos de ajustamento podem ter outros sintomas que não os ansiosos, mudando então a denominação. Caso os sintomas sejam mais depressivos, o nome apropriado é de transtorno de ajustamento com humor deprimido, ou então caso apresente sintomas tantos ansiosos quanto depressivos, a denominação é transtorno de ajustamento com ansiedade e humor deprimido.

TRANSTORNO DE ESTRESSE PÓS-TRAUMÁTICO E ESTRESSE AGUDO

Descrito inicialmente nos períodos após guerras e conflitos, hoje dá-se cada vez mais valor ao diagnóstico de transtorno de estresse pós-traumático no dia-a-dia, devido, entre outros fatores, ao aumento da violência urbana, equiparável em alguns locais a guerras civis.

O transtorno de estresse pós-traumático caracteriza a revivência do evento traumático, com lembranças recorrentes e perturbadoras do evento, incluindo imagens, pensamentos ou sensações, ou então sonhos repetitivos. Também pode aparecer desconforto físico ou psíquico desencadeado por situações internas ou externas que simbolizam (ou lembram) o evento traumático, como passar perto de local, ouvir sons que lembram a situação (estouros de escapamento de carro confundidos com tiros, por exemplo).

O evento traumático a que o indivíduo foi exposto ou testemunhou deve ser suficientemente grave com mortes ou ameaças de morte ou então de lesões físicas graves, ou ainda ameaças à integridade física da vítima ou de outros. A resposta da vítima tem de envolver medo intenso, horror ou sensação de abandono.

Ainda na caracterização do transtorno, deve estar presente um constante evitar de estímulos associados ao trauma e uma diminuição global da responsividade geral, representado por três ou mais das seguintes características:

a) esforços para evitar pensamentos, sensações ou conversas associados ao trauma;

b) esforços para evitar atividades, lugares ou indivíduos que tragam lembranças do trauma;

c) dificuldade em lembrar aspectos importantes da situação;

d) interesse ou participação nitidamente diminuídos em atividades significativas;

e) sensação de estranhamento ou distanciamento das outras pessoas;

f) diminuição da capacidade afetiva (por exemplo, incapacidade de sentir amor ou carinho por outros);

g) perda de perspectivas no futuro (não esperar ter uma carreira, casamento, filhos, expectativa normal de vida, por exemplo).

Sintomas persistentes de excitação, ausentes antes do trauma, também são necessários para o diagnóstico. Esses sintomas são dificuldades em iniciar ou manter o sono, irritabilidade ou explosões de raiva, dificuldade de concentração, hipervigilância e resposta exagerada ao susto. Todos os sintomas anteriormente descritos devem estar presentes ao menos durante um mês e estar causando impacto negativo nas atividades sociais, ocupacionais, afetivas ou em outras importantes áreas de funcionamento.

Os transtornos de estresse pós-traumático podem ser ainda classificados em agudos, quando duram menos de três meses, crônicos, se duram mais de três meses, ou ainda de aparecimento tardio, se os sintomas se iniciam em seis ou mais meses após o trauma (Quadro 54.5).

Quadro 54.5 – Transtorno de estresse pós-traumático.

A) Exposição a evento traumático em que:
   1. houve ameaça à vida ou à integridade física do indivíduo
   2. a resposta envolveu medo intenso, horror ou sensação de falta de proteção

B) O trauma é revivido constantemente:
   1. lembranças recorrentes do evento
   2. sonhos recorrentes
   3. agindo ou sentindo como se o evento traumático estivesse acontecendo de novo
   4. desconforto psíquico intenso a indicativos internos ou externos que lembrem o evento
   5. reatividade física a essas pistas

C) Estímulos associados ao trauma são evitados ou então diminuição da responsividade geral (três dos seguintes itens, pelo menos):
   1. esforços para evitar pensamentos, conversas ou sensações associados ao trauma
   2. esforços para evitar atividades, lugares ou indivíduos que suscitem lembranças do evento
   3. dificuldade em lembrar aspectos importantes do trauma
   4. diminuição marcante do interesse ou da participação em atividades
   5. sensação de distanciamento ou estranhamento de outros indivíduos
   6. diminuição da capacidade de afeto
   7. sensação de futuro incerto (por exemplo, não espera uma carreira, casamento, filhos etc.)

D) Sintomas persistentes de excitação aumentada (ao menos dois dos seguintes sintomas) ausentes antes do trauma:
   1. dificuldade em iniciar ou manter o sono
   2. irritabilidade ou explosões de raiva
   3. dificuldade em concentrar-se
   4. hipervigilância
   5. resposta ao susto exagerada

E) Duração de pelo menos um mês

F) Causando desconforto marcante ou disfunção social, afetiva ou em outras áreas de funcionamento

Diferentemente do transtorno de estresse pós-traumático, a característica principal do transtorno de estresse agudo é o aparecimento de sintomas ansiosos até um mês após a exposição a um evento traumático estressor. As outras características (sintomas dissociativos, revivência da experiência, esquiva de locais ou situações que lembrem a experiência, sintomas de excitação constante e comprometimento de funcionamento social ou afetivo) são semelhantes às do transtorno de estresse pós-traumático.

FOBIA SOCIAL E FOBIAS ESPECÍFICAS

Tanto na fobia social quanto nas fobias específicas, a característica marcante é a presença de medo acentuado e persistente de aparecer em público ou em situações sociais (fobia social) ou então de entrar em contato com objetos ou situações específicas (fobias específicas). Eventualmente, esse medo pode apresentar característica de crise de pânico ligada a alguma situação. O indivíduo com fobia apresenta medo da situação, que é desproporcional ao estímulo, e tem ciência dessa desproporção. Na maioria das vezes, esse estímulo ou situação é evitado ou então suportado com muito sofrimento, e a esquiva, o medo ou a antecipação ansiosa de encontrar o estímulo fóbico interferem de maneira significativa no funcionamento ocupacional, vida social ou rotina diária do indivíduo ou então ele sofre muito por causa desse medo.

No caso das fobias específicas, esse medo irracional pode ser do objeto em si ou então de algum aspecto ligado ao objeto ou à situação, por exemplo, o indivíduo pode ter um pavor de ser mordido por algum cachorro, por exemplo, e assim apresenta medo irracional ao ver um cachorro ou então ao passar perto de locais onde sabe que ele pode estar presente. Também pode acontecer de o indivíduo ter medo de desmaiar, perder o controle ou entrar em pânico ao ver o objeto temido.

Ao confrontar o estímulo fóbico, o indivíduo apresentará imediatamente ansiedade, a qual poderá variar dependendo, por exemplo, da distância do estímulo (o indivíduo que tem fobia de aranhas pode apresentar pouca ansiedade se a aranha estiver longe e essa ansiedade pode ir aumentando conforme os dois se aproximam). A impossibilidade de fuga da situação pode piorar muito o quadro fóbico, por exemplo, se o indivíduo confrontar o objeto em um local aberto apresentará menos ansiedade do que se estiver em um quarto com as portas e as janelas fechadas. Esse quadro ansioso pode apresentar intensidade variável em um mesmo estímulo, ou seja, um indivíduo que tem medo de altura pode apresentar, ao subir no mesmo andar de um prédio, diferentes graus de ansiedade em distintas ocasiões.

Os casos de fobia específica podem ser classificados nos seguintes subtipos:

Fobia de animais – devendo ser especificado se são insetos ou não. Geralmente aparece na infância.

Fobia de elementos da natureza – alturas, água, tempestade, relâmpagos. Também costuma aparecer na infância.

Fobia de sangue, injeções ou machucados – o paciente deve especificar se aparece ao ver sangue ou machucado ou ao receber injeções ou outros procedimentos médicos invasivos. A história familiar é positiva.

Fobia situacional – especificar se aparece em situações específicas (transporte público, túneis, pontes) ou locais fechados. Tem dois picos de aparecimento: infância e terceira década de vida.

Outros tipos – medo de vomitar, engasgar, adquirir doenças.

No caso de fobia de sangue, injeções ou machucados, o indivíduo pode apresentar síncope vasovagal ao entrar em contato com o estímulo fóbico (inicialmente taquicardia, seguida de bradicardia e hipotensão, às vezes com desmaio).

Na fobia social, ou transtorno de ansiedade social, a principal característica é a presença de medo persistente de situações sociais ou de atuação nas quais possa ocorrer constrangimento. A situação desencadeante provoca reação de ansiedade imediata, inclusive na forma de um ataque de pânico. Como nas outras fobias, a situação desencadeante é evitada ao máximo ou então é suportada com muito sofrimento e prejuízo das funções sociais ou das rotinas diárias. Devemos prestar atenção nas características culturais que podem alterar a apresentação. Por exemplo, indivíduos com marcada formação cultural oriental (japoneses, coreanos, chineses e seus descendentes) podem apresentar medo persistente e excessivo de ofender outras pessoas (Quadro 54.6).

ACHADOS DE EXAME CLÍNICO E LABORATORIAIS

Taquicardia transitória e elevação moderada da pressão arterial podem ocorrer em crises de pânico e em situações de ansiedade. Embora alguns estudos mostrem prevalência maior de prolapso de valva mitral e doença tireoideana em indivíduos com transtorno de pânico, outros não demonstram diferença.

Não existem alterações laboratoriais diagnósticas de transtorno do pânico ou de transtornos ansiosos. Crises de pânico em resposta à infusão de lactato ou inalação de gás carbônico são mais comuns em pacientes com transtorno do pânico do que em outros transtornos ansiosos.

DIAGNÓSTICO DIFERENCIAL

Entre os possíveis diagnósticos diferenciais de quadros ansiosos, estão as disfunções tireoideanas, principalmente o hipertireoidismo, em que a presença de ansiedade é característica marcante do quadro, às vezes até com presença de alucinações e delírio persecutório. Quadros recorrentes de sudorese, desconforto torácico e sensa-

Quadro 54.6 – Características de fobias específicas e fobia social.

FOBIAS ESPECÍFICAS	FOBIA SOCIAL
A) Medo marcante e persistente desencadeado pela presença ou antecipação de determinadas situações ou objetos (por exemplo, voar, altura, animais). Esse medo é excessivo ou desarrazoado	Medo marcante e persistente de uma ou mais situações sociais ou de atuação com exposição a indivíduos desconhecidas ou a possível escrutínio, com medo de agir de forma humilhante ou embaraçosa
B) Exposição ao estímulo fóbico provoca resposta de ansiedade imediata (pode ser ataque de pânico desencadeado por situação)	Exposição à situação social provoca resposta de ansiedade imediata (pode ser ataque de pânico desencadeado por situação)
C) O indivíduo reconhece que o medo é excessivo ou desarrazoado	O indivíduo reconhece que o medo é excessivo ou desarrazoado
D) A situação fóbica é evitada ou suportada com muito sofrimento ou estresse	A situação social temida é evitada ou suportada com muito sofrimento ou estresse
E) A antecipação ansiosa ou a esquiva da situação fóbica interfere de maneira significativa na rotina normal do indivíduo, ou em suas atividades sociais ou profissionais	A antecipação ansiosa ou a esquiva da situação social temida interfere de maneira significativa na rotina normal do indivíduo, ou em suas atividades sociais ou profissionais
F) Duração de seis ou mais meses se o indivíduo tiver idade inferior a 18 anos	Duração de seis ou mais meses se o indivíduo tiver idade inferior a 18 anos
G) A ansiedade, os ataques de pânico e a esquiva social associada ao objeto específico não são mais bem explicados por outro transtorno mental (transtorno do pânico, transtorno obsessivo-compulsivo, fobia social) nem são efeitos de substância ou doença	A ansiedade, os ataques de pânico e a esquiva social associada ao objeto específico não são mais bem explicados por outro transtorno mental (tanstorno do pânico, transtorno obsessivo-compulsivo) ou então efeitos de alguma sustância ou doença

ção de morte podem estar presentes na hipoglicemia e eventualmente no feocromocitoma. Entretanto, trata-se de situações raras.

Quadros depressivos podem apresentar muitos sintomas ansiosos, dificultando o diagnóstico diferencial entre eles.

Outros transtornos psiquiátricos também podem confundir-se com quadros ansiosos, dentre eles apresentação inicial de quadros demenciais, transtornos somatoformes e quadros de hipocondria.

CASOS CLÍNICOS

CASO 1. Paciente de 28 anos de idade, sexo feminino, apresenta-se com quadros recorrentes de hiperventilação, aperto torácico, tremores de mãos e sensação de morte iminente há um ano, atualmente ocorrem quatro a seis episódios mensais, sem desencadeantes aparentes. Acompanha esses episódios medo de morrer ou de apresentar lesão importante, tendo necessidade de fugir do local onde está. Esses episódios duram em torno de 10 a 20 minutos. Há aproximadamente dois meses abandonou seu emprego por estar com medo de que essas crises aparecessem quando estivesse trabalhando. Não tem mais saído de casa, a não ser quando forçada. Sem antecedentes mórbidos, exame clínico normal.

Discussão: trata-se de um caso de transtorno do pânico, com agorafobia. A paciente apresenta as características de crises de pânico (quatro sintomas associados, medo, tentativa de fuga), com prejuízo ao seu convívio social e profissional. A duração das crises é limitada. A ausência de dados significativos ao exame clínico torna bem menos possível o diagnóstico de hipertireoidismo,

um possível diagnóstico diferencial. Seria interessante observar a paciente durante as crises, para verificar presença de taquicardia ou taquipnéia, o que poderia auxiliar no diagnóstico. O medo de apresentar a situação potencialmente embaraçosa na frente de colegas de trabalho, inclusive tendo abandonado o emprego, caracteriza agorafobia.

CASO 2. Paciente de 45 anos de idade, sexo masculino, apresenta desde a época de estudante dificuldade de se apresentar em público, com medo de ser rejeitado ou vaiado em suas apresentações, com piora progressiva. Atualmente, com muitas dificuldades no trabalho e com contato social cada vez menor.

Discussão: as crises de medo desse paciente apresentam desencadeante bem específico, no caso, situações nas quais está sujeito a críticas e escrutínio de outras pessoas, caracterizando transtorno de fobia social. A presença de dificuldades no relacionamento profissional e social diferenciam fobia social de timidez.

CASO 3. Paciente de 48 anos de idade, sexo feminino, há aproximadamente quatro meses teve seu carro invadido por homens armados, sendo vítima de assalto e estupro. Durante a perseguição policial, um dos assaltantes foi morto e a paciente ferida superficialmente. Desde então, não consegue mais sair de casa e é vítima de pesadelos recorrentes, ficando extremamente agitada ao ver noticiário ou ao toque da campainha, relembrando freqüentemente a situação, com revivência do medo que passou. Os familiares relatam que a paciente está bastante isolada do contato afetivo com outros membros da família. Não tem mais andado de carro e apresenta muita dificuldade em conversar sobre o assunto. Tem dificuldade para iniciar o sono e apresenta-se extremamente irritada.

Discussão: a presença de evento traumático revivido com muito medo após o episódio, com duração de pelo menos um mês, faz o diagnóstico de transtorno de estresse pós-traumático. O reviver da situação, associado à dificuldade de discutir o trauma e o isolamento afetivo, com irritabilidade e insônia, reforçam o diagnóstico. Poucas doenças poderiam aparecer no diagnóstico diferencial, dentre elas depressão atípica, mas a associação temporal com o evento torna pouco provável esse diagnóstico.

CASO 4. Paciente de 24 anos de idade, sexo masculino, está formando-se em medicina e queixa-se de há dois meses estar muito nervoso, irritando-se facilmente com situações que habitualmente consideraria banais, dificuldade para dormir e para se concentrar (está tentando estudar para a residência).

Discussão: os sintomas ansiosos, nitidamente relacionados a estímulo, mas sem alterações somáticas encontradas em outros transtornos ansiosos, faz-nos pensar em transtorno ansioso não especificado.

CASO 5. Paciente de 28 anos de idade, sexo feminino, apresenta há aproximadamente oito meses nervosismo, irritabilidade, dificuldade de concentração, insônia, ficando excessivamente preocupada com situações relativamente banais de seu dia-a-dia (está com medo de não saber trocar as fraldas do filho recém-nascido, por exemplo). Apresentou vários episódios de dispnéia e sensação de aperto torácico. Eventualmente, tremor fino de extremidades. Tem brigado muito com o marido e tido dificuldade para trabalhar.

Discussão: a sintomatologia prolongada, com sintomas somáticos e psíquicos, levando à dificuldade profissional, caracterizam um transtorno de ansiedade generalizada. Faz parte do diagnóstico diferencial de hipertireoidismo, devendo ser investigado.

CASO 6. Paciente obeso de 42 anos de idade, sexo masculino, apresenta irritabilidade fácil, dificuldade de conciliar o sono, agitação constante, queixando-se também de taquicardia e falta de forças. Conta estar fazendo "tratamento" da obesidade com dieta e uma fórmula "natural" prescrita pelo médico. Ao exame clínico apresenta FC = 104, tremor fino de extremidades.

Discussão: trata-se de transtorno ansioso, com sintomatologia rica. Chama a atenção no quadro a presença de taquicardia e tremor de extremidades, sugerindo como diagnóstico diferencial hipertireoidismo, mas não podemos deixar de investigar a medicação em uso pelo paciente, que pode conter substâncias causadoras dessa alteração (derivados de anfetamina, hormônio tiroideano, por exemplo) caracterizando assim abuso de substância.

CASO 7. Paciente de 54 anos de idade, sexo feminino, menopausada, apresentou há quatro meses quadro de dor torácica súbita, diagnosticado como infarto do miocárdio, ficando internada durante duas semanas (uma delas em UTI) com realização de angioplastia. Está fazendo acompanhamento ambulatorial, evoluindo sem angina. Seus últimos exames, inclusive o teste de esforço, estão normais, mas a paciente continua preocupada com a possibilidade de novos eventos, negando-se a realizar atividades físicas preconizadas e evitando ao máximo sair de casa. Está muito nervosa, brigando facilmente com as pessoas mesmo por motivos fúteis.

Discussão: a paciente apresentou um evento estressor (o infarto) há poucos meses, apresentando sintomas ansiosos após o fato, inclusive com comprometimento funcional, caracterizando um transtorno de ajustamento com ansiedade. A duração da sintomatologia está em conformidade com o diagnóstico. Caso esses sintomas persistam por mais de seis meses, o diagnóstico mais apropriado passa a ser de ansiedade não especificada.

BIBLIOGRAFIA

AMERICAN PSYCHIATRIC ASSOCIATION – *Diagnostic and Statistical Manual of Mental Disorders*. 4th ed., Washington DC, American Psychiatric Press, 1994.

NAGY LM, KRYSTAL JH, CHARNEY DS – Anxiety disorders. In: *Clinical Psychiatry for Medical Students*. 2nd ed., Philadelphia, JB Lippincott, 1994.

ROCA RP – Anxiety. In: *Principles of Ambulatory Medicine*. 5th ed., Baltimore, Williams & Wilkins, 1999.

55. Transtornos Depressivos

Marcelo Peterlini
José Antonio Atta

O que faz um capítulo sobre depressão em um livro de semiologia clínica? A resposta a essa pergunta está na alta prevalência de depressão na população e a grande procura de locais de atendimento primário para pacientes com sintomas depressivos, tornando o reconhecimento dessa doença e suas múltiplas facetas extremamente importantes para todos os médicos, mas principalmente para clínicos responsáveis pelo atendimento primário. É interessante ressaltar também que os sintomas de depressão apresentados por determinado paciente podem ter características múltiplas, dificultando em muito o diagnóstico preciso e a conseqüente terapêutica.

Queixas somáticas, como alteração do apetite, fraqueza, dores difusas, dispnéia, fazem parte da apresentação dos pacientes deprimidos e é habitual o aparecimento de pacientes em consultórios e ambulatórios com investigação exaustiva para diversas doenças, sem resultado positivo, em que o questionamento cuidadoso mostra sintomas e sinais de depressão, necessitando de tratamento adequado.

Somado ao anteriormente exposto, temos também o preconceito difuso tanto por parte de profissionais de saúde como por parte dos próprios pacientes ao diagnóstico de depressão, dificultando ainda mais o diagnóstico e o tratamento adequados.

HISTÓRIA

Desde tempos imemoriais descreve-se depressão e suas manifestações. A depressão já aparece em vários textos antigos, inclusive no Antigo Testamento, como a história do Rei Saul, propenso a ataques de melancolia, assim como na Ilíada de Homero, com a descrição do suicídio de Ajax. Hipócrates usava os termos mania e melancolia e relacionava-os a diversas doenças. Aulus Cornelius Celsus (ano 30) descrevia em seu trabalho *De Re Medicina* a melancolia como depressão causada pela bile negra. No final do século XIX, Jules Falret (1854) descreve a "folie circulaire", doença na qual os humores se alternam entre depressão e mania. Em 1882, Karl Kahlbaum descreve a "ciclotimia". Em 1899, Emil Kraepelin descreve uma psicose maníaco-depressiva muito semelhante à atual definição de transtorno bipolar tipo I. Freud desenvolveu, no final do século XIX, a teoria psicanalítica, dando maior impulso ao estudo de fatores psíquicos como geradores da doença.

DEFINIÇÃO E CLASSIFICAÇÕES DIAGNÓSTICAS

As definições mais utilizadas atualmente são do DSM-IV (classificação diagnóstica da Associação Psiquiátrica Americana, na sua quarta versão) e do CID-10 (Classificação Internacional de Doenças).

Segundo o DSM-IV, as alterações de humor podem ser classificadas em episódios de alteração do humor (episódio depressivo maior, episódio maníaco, episódio misto ou episódio hipomaníaco) ou transtornos do humor (transtorno depressivo, transtorno bipolar, transtorno do humor devido à condição médica geral, transtorno do humor induzido por uso de substâncias, dentre outros). Os critérios para a caracterização de episódio depressivo maior são a presença de cinco dos critérios mencionados no quadro 55.1, sendo que, obrigatoriamente, ao menos um dos sintomas deve ser o primeiro ou o segundo da lista.

O quadro 55.2 mostra os critérios diagnósticos para episódio maníaco, devendo estar presente obrigatoriamente o primeiro e mais outros três critérios (quatro se o humor for irritável).

A presença de um episódio depressivo maior faz o diagnóstico de transtorno depressivo maior, desde que o paciente não tenha apresentado anteriormente episódios de mania ou hipomania, quando então receberá o diagnóstico de transtorno bipolar (I ou II, se for episódio de mania ou hipomania, respectivamente).

Para o diagnóstico de depressão menor, a presença de três ou quatro sintomas depressivos são necessários, mantendo as mesmas características de obrigatoriedade do primeiro ou segundo sintoma para diagnóstico. Os critérios para o diagnóstico de distimia são sintomas depressivos persistentes por ao menos dois anos, na maior parte dos dias, estando presente o humor deprimido e ao menos dois dos seguintes sintomas: alte-

Quadro 55.1 – Critérios diagnósticos para episódio depressivo maior, segundo o DSM-IV.

Ao menos cinco das alterações a seguir, estando presentes obrigatoriamente o item 1 ou 2.

1. Humor deprimido a maior parte do tempo, quase diariamente, notada pelo próprio paciente ou por outros (em crianças e adolescentes, pode ser humor irritável)
2. Diminuição marcante do interesse ou prazer em todas ou quase todas as atividades na maior parte do dia, quase todos os dias
3. Perda ou ganho significativo do peso sem estar fazendo dieta especial (por exemplo, variação de mais de 5% do peso corpóreo em um mês), ou aumento ou diminuição do apetite quase todos os dias
4. Insônia ou hipersônia quase todos os dias
5. Agitação ou retardo psicomotor quase todos os dias (observado por outros, não meramente sentimentos subjetivos de inquietação ou de estar mais parado)
6. Fadiga ou perda de energia quase todos os dias
7. Sentimentos de menos-valia ou culpa excessiva ou inadequada (pode ser delusional) quase todos os dias (não meramente auto-reprovação ou culpa por estar doente)
8. Habilidade diminuída de pensar ou se concentrar, ou indecisão, quase todos os dias (tanto por avaliação subjetiva quanto observado por outros)
9. Pensamentos recorrentes de morte (não apenas medo de morrer), ideação suicida recorrente sem um plano específico ou tentativa de suicídio ou plano específico de cometer suicídio

A) Esses sintomas devem estar presentes por ao menos duas semanas e representam uma mudança do estado anterior de funcionamento
B) Esses sintomas causam desconforto clinicamente significativo, ou dificuldades na área social, ocupacional ou outra área importante do funcionamento
C) Esses sintomas não são devidos a ação de substâncias (drogas ou medicações) ou doença clínica (hipotireoidismo)
D) Esses sintomas não são devidos à reação de luto, ou seja, após a perda de um ente querido, ou então esses sintomas persistem por mais de dois meses, ou são caracterizados por importante dificuldade funcional, ou preocupação mórbida com menos-valia, ideação suicida, sintomas psicóticos ou retardo psicomotor

Quadro 55.2 – Critérios para a caracterização de episódio maníaco, segundo o DSM-IV.

Ao menos três (ou quatro, se o humor for irritável) dos critérios abaixo, incluindo o primeiro obrigatoriamente.

1. Um período distinto de humor alterado e persistentemente exagerado ou expansivo, ou ainda humor irritável, durando ao menos 1 semana
2. Grandiosidade ou auto-estima inflada
3. Diminuição da necessidade de sono (por exemplo, 3 horas já são suficientes para descansar)
4. Mais falante que o habitual ou sentindo-se pressionado para continuar falando
5. Fuga de idéias ou experiência subjetiva que estão ocorrendo no pensamento
6. Distraibilidade (atenção facilmente desviada para estímulos externos menos importantes ou irrelevantes)
7. Aumento em atividades dirigidas (socialmente, no trabalho, na escola ou sexualmente) ou agitação psicomotora
8. Envolvimento excessivo em atividades prazerosas que têm alto potencial de consequências dolorosas (indiscrições sexuais, comprar desgovernadamente, investimentos financeiros duvidosos)

A) Esses critérios não são devidos a efeitos fisiológicos diretos de substâncias (drogas, medicamentos ou outros tratamentos) ou à condição médica geral (por exemplo, hipertireoidismo)
B) A alteração de humor é grave o suficiente para causar prejuízo marcante no funcionamento ocupacional ou nas atividades sociais habituais ou nos relacionamentos com outros, ou ainda necessitar de hospitalização para prevenir danos ao próprio paciente ou a outros, ou então se houver características psicóticas
C) Caso a alteração do humor não seja grave o suficiente para determinar internação ou prejuízo importante no funcionamento social, profissional ou pessoal do indivíduo, e se não aparecerem características psicóticas, será considerado episódio hipomaníaco, devendo durar um mínimo de quatro dias

ração do apetite, alteração do sono, cansaço ou perda da energia, diminuição da auto-estima, dificuldade de concentração, sensação de desesperança. Não pode preencher critérios para depressão maior ou transtorno bipolar nesse período, nem ser devido a outras alterações (transtorno psicótico, uso de substâncias etc.).

Ainda segundo o DSM-IV, esses transtornos podem ser classificados em leve, moderado e grave, em função da intensidade dos sintomas e do desconforto que causa ao paciente. Atenção: não confunda depressão maior leve com depressão menor ou distimia. A distinção entre leve, moderada e grave faz-se na intensidade dos sintomas, e a distinção entre depressão maior e depressão menor, no número de sintomas apresentados pelo paciente, assim como a distinção entre distimia e depressão menor faz-se pela duração dos sintomas.

O CID-10 apresenta pequenas diferenças em relação ao DSM-IV quanto aos diagnósticos e às subclassificações, mas na essência é muito parecido.

Na verdade, todas essas categorias diagnósticas servem para nos auxiliar no diagnóstico e não devem nos prender e nos fazer desanimar ao procurar memorizar todas as categorias e tentar encaixar os pacientes nesses critérios, desconsiderando o diagnóstico em pacientes que porventura não se enquadrem absolutamente nas categorias. Ou seja, não devemos considerar essas tabelas de classificação como grilhões e sim como auxiliares para a melhor compreensão de nossos pacientes com alterações do humor, lembrando também que a classificação correta tem maior importância quanto ao prognóstico a longo prazo do que quanto à terapêutica a ser proposta.

484

Uma fórmula mnemônica que podemos utilizar para lembrar dos sintomas que fazem os critérios diagnósticos está apresentada no quadro 55.3.

Quadro 55.3 – Fórmula mnemônica para diagnóstico de depressão.

S	Alteração do Sono
A	Alteração do Apetite
I	Irritabilidade
D	Humor Deprimido
A	Anedonia (diminuição do prazer)
C	Diminuição da Concentração
A	Adinamia
S	Pensamento ou ideação Suicida
A	Agitação motora ou diminuição da Atividade motora

Lembrar sempre que, além da presença de sintomas, há necessidade de comprometimento social, afetivo ou profissional para que o diagnóstico seja feito, ou seja, para distinguir processos patológicos de adaptações a situações negativas ou então características da personalidade.

ASPECTOS EPIDEMIOLÓGICOS

Dependendo do método diagnóstico empregado, as estatísticas mostram prevalências variadas. Usando escalas de depressão (no caso a CES-D) em um estudo realizado na cidade de São Paulo em diversas regiões metropolitanas, encontramos prevalência de 18,5% ao longo da vida e 7,6% no ano anterior.

Em locais de atendimento primário encontramos prevalências altas em todos os países onde foi estudado o assunto. Estudo japonês mostrou que 13% dos pacientes procurando um local de atendimento primário apresentavam o diagnóstico de depressão. Estudos norte-americanos mostram até 39% de diagnóstico de depressão nesses locais de atendimento, dados repetidos em estudos franceses (37,8% em clínicas de atendimento primário), ingleses (16,3%), finlandeses (25%) e chilenos (53%).

Estudo realizado no Serviço de Clínica Geral do Hospital das Clínicas em São Paulo mostra que, utilizando o PRIME-MD como instrumento de detecção, 37,1% dos pacientes apresentavam diagnóstico de depressão maior; 16,7%, depressão menor; 2,7%, distimia; em um total de 56,5% de prevalência de transtornos do humor.

Estima-se que o custo direto e indireto associado a essas doenças atinge 22 bilhões de dólares anuais nos EUA e 5,6 bilhões de libras esterlinas no Reino Unido, e as incapacitações conseqüentes igualam ou ultrapassam a de várias doenças crônicas. O custo anual de pacientes com depressão é até 2,5 vezes maior que o de outros pacientes crônicos (Puget Sound – Washington).

Em ambulatórios de clínica geral, além de pacientes se apresentarem com depressão como causa principal de procura por assistência médica, não podemos nos esquecer da concomitância de depressão com outras doenças que fazem esses pacientes procurarem o médico. Alguns trabalhos mostram concomitância de diagnóstico de depressão em várias situações clínicas, como por exemplo soropositividade ao HIV, neoplasias, insuficiência renal, insuficiência cardíaca, entre outras.

Os transtornos de humor afetam mais as mulheres que os homens, em uma proporção de 2:1 na maioria dos estudos, não sendo essa diferença observada em transtornos bipolares. A idade média é de 40 anos para depressão maior (sendo que 50% dos pacientes encontram-se entre os 20 e os 50 anos) e de 30 anos para transtornos bipolares. Não há diferença entre raças. Curiosamente, estudos americanos mostram que médicos tendem a fazer mais diagnósticos de esquizofrenia e menos de transtornos do humor quando são de raças diferentes das dos pacientes.

Nos 15 primeiros meses após o diagnóstico de depressão, a taxa de mortalidade é quatro vezes maior que a em controles, principalmente por suicídio.

FISIOPATOLOGIA

Como a grande maioria das doenças e alterações experimentadas pelos seres humanos, depressão também apresenta multicausalidade, estando presentes componentes biológicos, psicodinâmicos e sociais, em maior ou menor grau, em todos os indivíduos com diagnóstico.

Sabe-se hoje, principalmente com as informações trazidas pela pesquisa e uso de antidepressivos, que, qualquer que seja o desencadeante, a manifestação final parece ser um desbalanço entre neurotransmissores centrais (dopamina, serotonina e adrenalina), residindo aí a base para o sucesso terapêutico dos medicamentos antidepressivos.

Várias alterações no metabolismo de aminas já foram descritas em pacientes deprimidos, com neurotransmissores implicados (noradrenalina, dopamina, ácido γ-aminobutírico – GABA), além de sistemas hormonais como o das adrenais e da tireóide. Várias drogas para tratamento de depressão diminuem a sensibilidade de receptores β-adrenérgicos e de 5-HT$_2$ pós-sinápticos.

Encontramos um componente genético na depressão. Estudos feitos em familiares de pacientes deprimidos e estudos em gêmeos mostram prevalência de depressão mais alta que na população em geral em parentes de deprimidos. Estudos epidemiológicos em gêmeos univitelinos mostram concordância de 33 a 90% no diagnóstico de transtorno bipolar I e de 50% em depressão maior, sendo bem menor a concordância em gêmeos não-idênticos e irmãos, reforçando a hipótese de um componente genético na gênese desse transtorno.

A psicanálise freudiana estabelece a relação entre perda objetal e melancolia. O deprimido, por identifi-

485

car-se com o objeto perdido, dirigiria a raiva para seu íntimo e a introjeção poderia ser o único modo para o ego abandonar esse objeto. Freud diferencia melancolia e depressão de luto com base no fato de que a pessoa deprimida sente profunda autodepreciação em associação com culpa e auto-reprovação, o que não ocorre no luto.

Qualquer que seja a etiologia, fatores psicodinâmicos podem ser causadores ou contribuir para o aparecimento de depressão. Estima-se que até 70% dos pacientes com episódios depressivos maiores passaram ou estão passando por um fator estressor maior (morte ou perda de entes próximos, perda de emprego ou até mesmo promoção, separações e crises conjugais).

Fatores sociais e ambientais também podem ser importantes na determinação de depressão. Em períodos de empobrecimento populacional, após grandes catástrofes e guerras, aumenta a incidência de casos de depressão. Em locais com estações climáticas bem diferenciadas e rigorosas, encontramos um aumento da incidência de depressão nos meses de inverno associado principalmente à diminuição da luminosidade.

QUADRO CLÍNICO E DIAGNÓSTICOS DIFERENCIAIS

Boa parte dos pacientes deprimidos procuram inicialmente serviços de clínica médica por vários motivos, dentre eles preponderância de sintomas ditos somáticos (dores, insônia, perda do apetite, indisposição geral), dificuldade de acesso a psiquiatras e preconceito quanto ao diagnóstico psiquiátrico. Além disso, a alta prevalência desses transtornos na população em geral e na população que procura atendimento médico nos obriga a sermos bastante sensíveis à possibilidade desse diagnóstico quando entrevistamos pacientes.

Alguns dados de história ajudam a fazer o diagnóstico de transtornos do humor, dentre eles tratamento psiquiátrico anterior, presença de história familiar, descrição por parte do paciente de uma maratona de médicos já procurados em diversos locais, sempre sem diagnóstico satisfatório, queixas desproporcionais aos achados de exame clínico e descrição bizarra de sintomas. Sempre que desconfiar, o médico deve fazer perguntas básicas que podem ajudar a direcionar o diagnóstico, dentre elas perguntar sobre tristeza, irritabilidade e adinamia.

Como era de se esperar, esses pacientes ficam circulando pelo sistema de saúde, insatisfeitos com o atendimento, encarecendo o próprio sistema de saúde, sendo importante o diagnóstico preciso para que se possa iniciar o tratamento adequado. Contrariamente ao imaginado anteriormente, o prognóstico a longo prazo de pacientes não-tratados não é favorável. Na Inglaterra, nos casos de suicídios seguidos de morte, 66% havia consultado seu médico no mês anterior e 40% na semana anterior.

Outro dado que pode nos ajudar no diagnóstico é o uso de medicação ansiolítica ou hipnótica-indutora de sono – muitas vezes prescreve-se "calmantes" aos pacientes para diminuir a sintomatologia ou então trata-se o sintoma insônia, sem que seja feito diagnóstico mais preciso. Como diz o Dr. Dunner, em uma discussão no *Journal of Clinical Psychiatry*, "sempre que você estiver tentado a prescrever um ansiolítico ou um indutor de sono, reveja seu diagnóstico, pois com grande possibilidade esse paciente está deprimido e a droga de escolha pode ser um antidepressivo".

Devemos nos lembrar também que, em pacientes acompanhados por qualquer doença, o fato de saber ser portador de doença crônica, com necessidade de acompanhamento constante e uso de medicação a longo prazo, torna-se um estímulo estressante grande, podendo causar depressão em pessoas com maior suscetibilidade, quer seja genética, quer psicodinâmica.

A concomitância de doenças crônicas com transtornos depressivos pode ter muitos efeitos negativos no processo evolutivo desse paciente, diminuindo a aderência ao tratamento proposto e impossibilitando ou dificultando a mudança de hábitos. Poucos trabalhos bem conduzidos procuram associar prognóstico de doenças crônicas à concomitância de sintomas depressivos. Um deles em especial, realizado em clínica de hemodiálise, mostrou que o nível de depressão avaliado pelo inventário de Beck (um questionário usado para quantificar sintomas de depressão) a cada seis meses se correlacionava significativamente com a mortalidade desses pacientes, na mesma magnitude de alterações metabólicas.

Depressão pode ser devida a efeito colateral de medicações como beta-bloqueadores, outros anti-hipertensivos (reserpina e alfa-bloqueadores centrais), medicações antineoplásicas e hormônios.

Alguns dados de história ajudam a fazer o diagnóstico de transtornos do humor, dentre eles tratamento psiquiátrico anterior, presença de história familiar, descrição por parte do paciente de uma maratona de médicos já procurados em diversos locais, sempre sem diagnóstico satisfatório, queixas desproporcionais aos achados de exame clínico e descrição bizarra de sintomas. Sempre que desconfiar, o médico deve fazer perguntas básicas que podem ajudar a direcionar o diagnóstico.

Fazem parte do diagnóstico diferencial de depressão algumas doenças endócrinas, principalmente alterações tireoideanas (classicamente hipotireoidismo mas também hipertireoidismo pode apresentar depressão como manifestação) e da adrenal (doenças de Addison e Cushing). Distúrbios neurológicos, principalmente doenças degenerativas como doença de Parkinson, e processos demenciais podem confundir-se com depressão, principalmente no início do quadro. Algumas neoplasias, principalmente de pâncreas, podem cursar com depressão.

Doenças psiquiátricas também fazem parte do diagnóstico diferencial, dentre elas transtorno do pânico, transtornos psicóticos, abuso de substâncias (álcool, drogas ilícitas).

Em pacientes com diagnóstico de depressão unipolar, é sempre pertinente o questionamento acerca de possíveis episódios hipomaníacos ou maníacos, o que mudaria o diagnóstico para transtorno bipolar, com implicações prognósticas e terapêuticas.

O quadro 55.4 mostra dados de história que podem nos ajudar a pensar no diagnóstico de depressão.

Quadro 55.4 – Dados de anamnese que ajudam a pressupor o diagnóstico de depressão.

1. Queixas de alterações do sono e do apetite
2. Cansaço fácil, às vezes comunicado como "necessidade de tomar vitaminas"
3. Perda da memória ou memória fraca, na verdade indicativo de diminuição da concentração
4. Descrição bizarra de sintomas ou vários sintomas sem dados de exame clínico que corroborem as hipóteses levantadas
5. Procura de vários serviços médicos previamente
6. História prévia de episódios depressivos ou tentativa de suicídio
7. Uso de medicação ansiolítica ou indutora do sono

No idoso, os sintomas de depressão podem não ser tão intensos, inclusive com desvalorização por parte dos pacientes ou familiares da sintomatologia, atribuindo a alterações próprias do envelhecimento, tornando o diagnóstico um pouco mais difícil. Lembrar que, embora a maioria dos pacientes deprimidos estejam entre os 30 e os 50 anos, uma grande porcentagem da população idosa apresenta a doença.

Idosos sofrem habitualmente mais perdas, muitos são institucionalizados ou moram sós e apresentam dificuldades econômicas, tornando-os mais suscetíveis a transtornos do humor. Além disso, muitos são portadores de doenças crônicas ou incapacidades, tomando várias medicações, o que novamente pode predispor ao aparecimento de doenças afetivas.

Independente da faixa etária dos pacientes que estivermos atendendo, pela alta prevalência de depressão e transtornos do humor na população em geral, é interessante incluir rotineiramente algumas perguntas no interrogatório de todos eles, perguntando principalmente sobre alterações de sono ou apetite, cansaço, diminuição da capacidade de concentração e tristeza excessiva ou sensação de menos-valia.

SUICÍDIO

Sendo a maior causa de mortalidade e morbidade nos pacientes deprimidos, o suicídio e suas tentativas devem estar sempre presentes em nossas preocupações com pacientes deprimidos. Apesar de todos os cuidados que possamos ter ao lidar com pacientes deprimidos, essa possibilidade está sempre presente, algumas vezes sem dados que nos façam suspeitar ou que nos alertem para tomarmos medidas possíveis para diminuir o risco.

A ideação suicida faz parte dos sintomas utilizados para o diagnóstico de transtornos depressivos, e deve sempre ser perguntada aos pacientes quando existe a suspeita diagnóstica. Ao contrário do que algumas pessoas imaginam, conversar sobre suicídio não faz com que pessoas que não imaginavam essa possibilidade comecem a fazê-lo. Por outro lado, muitos dos pacientes, ao serem perguntados sobre pensamentos de morte ou ideação de terminar a vida, demonstram alívio ao perceber que essa é uma manifestação de seu quadro e não uma aberração, e que seus médicos se preocupam com isso.

Alguns pacientes podem verbalizar se gostariam de desaparecer para diminuir o sofrimento, sem desejar a morte ou então a intenção de se matar. Outros pacientes podem imaginar a morte como solução ou até contemplar a idéia de se matar, mas sem idealizar os meios para isso. Em outros pacientes ainda vemos a intenção de se matar, tendo inclusive os meios para isso (comprou revólver, fica planejando se jogar de viaduto ou sob trens ou caminhões).

Devemos sempre perguntar a pacientes com pensamentos de morte sobre intenção e meios de se matar, inclusive para programar internação caso o risco de suicídio seja muito grande.

Estudos mostram que alguns subgrupos apresentam maior possibilidade de cometer suicídio. Entre os fatores de risco estão sexo masculino, pessoas sem vínculo familiar ou afetivo grande (solteiros ou separados, morando só), presença de doenças crônicas concomitantes (aproximadamente 70% dos suicídios ocorrem em pessoas com doenças crônicas), falta de esperança, raça branca, presença de sintomas psicóticos, história de tentativas prévias e uso de álcool.

CASOS CLÍNICOS

CASO 1. Paciente de 32 anos de idade, sexo feminino, apresenta-se com queixa de cansaço fácil e falta de vontade de realizar as atividades há aproximadamente dez anos, com piora importante nos últimos três anos (quer tomar "vitaminas"). No interrogatório, verifica-se que a paciente sempre se achou meio triste e conta que atualmente tem mais dias tristes do que felizes, raramente procura sair para lazer, falta ou chega atrasada no serviço várias vezes ao ano. Nega despertar precoce. Não apresenta antecedentes patológicos ou familiares de importância. O exame clínico não mostra alterações significativas.

Discussão: trata-se de paciente com transtorno do humor. A presença de sintomas depressivos (cansaço fácil, falta de vontade de realizar atividades habituais – anedonia, humor deprimido) de forma persistente, por mais de dois anos, sem sintomas suficientes para caracterizar depressão maior ajuda-nos a fazer o diagnóstico de *distimia*. Apesar de não mencionado na história, é fundamental a pesquisa de possíveis medicamentos ou substâncias ilícitas para caracterizar a doença. Dentre os possíveis diagnósticos diferenciais estão anemia de diversas causas e hipotireoidismo. A ausência de sinais no exame clínico (descoramento, bradicardia, tireóide palpável) torna essas hipóteses menos prováveis, ficando a critério do médico a solicitação ou não de exames complementares.

CASO 2. Paciente de 39 anos de idade, sexo masculino, veio ao ambulatório com quadro de adinamia. No interrogatório, mostra-se com alteração de peso significativa (engordou 10kg em cinco meses), insônia terminal, irritabilidade, sensação de fracasso. Refere também estar com o humor deprimido. É solteiro, sem relacionamento estável. Está pensando recorrentemente em morte e comprou uma arma há uma semana.

Discussão: apesar de serem mais comuns em mulheres, os transtornos de humor também apresentam alta prevalência entre os homens. Note na história do paciente a presença de vários sintomas (humor deprimido, adinamia, alteração de apetite e de sono, irritabilidade, sensação de fracasso, pensamento suicida), caracterizando depressão maior. Uma das características da alteração de sono nos transtornos depressivos é ser terminal, ou seja, o aparecimento de despertar precoce, ao contrário dos pacientes ansiosos que habitualmente apresentam dificuldade de iniciar o sono. Atentar no caso para os fatores de risco para suicídio (homem, solteiro, inclusive já adquirindo os meios para concretizar o ato) uma forte indicação de gravidade do caso e de indicação de internação para tratamento.

CASO 3. Paciente de 72 anos de idade, sexo feminino, desde a morte do marido há 15 meses apresenta-se com dificuldade de dormir, perda do apetite (emagreceu 4kg), choro fácil e tristeza profunda. Refere não ter mais vontade de viver e a filha conta que a mãe fica a maior parte do tempo parada em frente à televisão (mais que anteriormente). Exame clínico normal. Bioquímica e TSH normais.

Discussão: transtornos depressivos em idosos podem ser oligossintomáticos (não é o caso dessa paciente) e, devido à alta prevalência nesse subgrupo, obriga-nos a sermos mais cuidadosos ainda. De qualquer maneira, essa paciente apresenta vários sintomas por tempo prolongado, preenchendo critérios para depressão maior. A presença de um fator desencadeante óbvio (a perda de um ente querido) poderia nos confundir com reação de luto, mas quando o luto dura mais de seis meses deve ser considerado episódio depressivo. Note a diferença entre este caso e o anterior quanto ao pensamento de morte. No caso anterior, há uma nítida ideação suicida, inclusive com a aquisição de meios para tal, no caso atual encontramos a falta de vontade de viver, mas sem caracterização de fazê-lo pelas próprias mãos. Diagnósticos diferenciais importantes a serem feitos são al-

terações neurológicas (início de quadro demencial, síndrome de Parkinson) e hipotireoidismo que pode ser também oligossintomático em idosos. A aplicação de um questionário para pesquisa de quadros demenciais (o minimental – MEEM) é também obrigatória nesse caso.

CASO 4. Paciente de 35 anos de idade, sexo feminino, com história familiar de suicídios (pai e um tio) e internações por depressão (uma irmã), apresentou há cinco anos episódio depressivo maior tratado com antidepressivo tricíclico, com sucesso por 15 meses. Há quatro meses apresenta diminuição do humor, irritabilidade, adinamia, choro fácil e dificuldade para dormir. O exame clínico não mostra alterações significativas.

Discussão: antecedentes familiares e pessoais de depressão são fatores importantes a serem levados em conta nesse caso. Aproximadamente 50% dos indivíduos com história de episódio depressivo maior podem apresentar outro episódio nos próximos anos. Em pacientes com antecedentes pessoais de episódios depressivos, devemos valorizar quaisquer sintomas depressivos, não sendo necessário o aparecimento de cinco critérios para caracterizarmos como depressão maior. Aliás, pacientes em remissão de episódio depressivo devem ser alertados para procurar precocemente o médico caso apareçam novos sintomas, mesmo que leves ou poucos, para observação e possivelmente reinício de tratamento.

CASO 5. Paciente de 21 anos de idade, sexo feminino, estudante de filosofia, vem ao ambulatório, pois está preocupada com a flutuação de seu humor. Conta ter dias que fica triste, falando menos do que o normal, e dias que fica mais eufórica, mais falante, desde o início da adolescência. Está indo muito bem na faculdade apesar de tudo, e seu relacionamento com a família e o namorado de dois anos está bem, sem grandes brigas. Conta que às vezes tem dificuldade para acordar, mas raramente chega atrasada aos seus compromissos. Nega alterações de apetite ou de sono e não apresenta dificuldades marcantes para estudar ou ler. Está preocupada, pois uma de suas amigas está em tratamento de depressão e também apresentava humor alterado. O exame clínico é normal.

Discussão: apesar da preocupação da paciente, a ausência de outros sintomas e a sua adequação social, indicando pouco ou nenhum prejuízo, afasta o diagnóstico de transtornos depressivos. Trata-se de uma característica da sua personalidade. Caso apresente muita perturbação por isso, talvez o tratamento psicoterápico possa ser benéfico.

CASO 6. Paciente de 45 anos de idade, sexo masculino, apresenta há dois meses dificuldade progressiva de se concentrar, além de tristeza recorrente, quase diária, e falta de apetite. Nega mudanças significativas em seu ambiente familiar ou profissional que pudessem justificar o quadro. É hipertenso há três anos, e recentemente seu médico trocou o medicamento que estava tomando por não estar fazendo o efeito desejado (tomava hidroclorotiazida, trocada por atenolol há pouco mais de dois meses). O exame clínico não mostra alterações a não ser pressão arterial de 142 x 88mm Hg.

Discussão: a presença de poucos sintomas depressivos não caracteriza episódio depressivo maior, talvez depressão menor. Chama a nossa atenção o fato de o paciente apresentar esses sintomas logo após a introdução de medicamento para controle pressórico, no caso atenolol, um beta-bloqueador que pode apresentar como efeito colateral sintomas depressivos. É recomendável, nesse caso, a substituição da medicação por outra droga de outra classe e aguardar para verificar se houve ou não melhora do quadro.

BIBLIOGRAFIA

AMERICAN PSYCHIATRIC ASSOCIATION – *Diagnostic and Statistical Manual of Mental Disorders*. 4th ed., Washington DC, American Psychiatric Press, 1994.

KUZEL R – Management of depression. Current trends in primary care. *Postgr Med.* **99**(5):179, 1996.

LLOYD K, JENKINS R – The economics of depression in primary care department of health initiatives. *Br J Psychiat*, **166**(Suppl. 27):60, 1995.

MONTANO CB – Recognition and treatment of depression in a primary care setting. *J Clin Psychiat*, **55**(Suppl. 12):18, 1994.

MORENO RA, MORENO DH – Transtornos do humor. **In**: Neto L, Motta T, Wang YP, Elkis H. *Psiquiatria Básica*. Porto Alegre, Artes Médicas, 1995.

56. Transtornos do Apetite

Denise Duarte Iezzi

Considera-se *apetite* como o somatório dos processos orgânicos que influenciam o consumo de alimento e, portanto, a ingestão de energia. Esta, por sua vez, representa um dos braços do balanço energético, o outro sendo o consumo de energia. Assim, qualquer alteração do apetite pode refletir-se clinicamente como alteração de peso corpóreo pelo desbalanço entre oferta e gasto de energia.

Define-se *saciação* como o somatório de eventos que levam à suspensão da alimentação e define-se *saciedade* como a resposta neuro-humoral ao consumo de alimento que leva à supressão da fome por um período de tempo.

Os transtornos do apetite são decorrentes de alterações psicobiológicas que acarretam maior ou menor saciação e ou saciedade, podendo então ocorrer respostas *orexígenas* (aumento da fome) ou *anorexígenas* (diminuição da fome). As respostas orexígenas podem favorecer ao ganho de peso e à obesidade, enquanto as anorexígenas, perda de peso e emagrecimento.

FISIOLOGIA

A expressão do apetite faz-se por meio de quatro fases (Fig. 56.1):

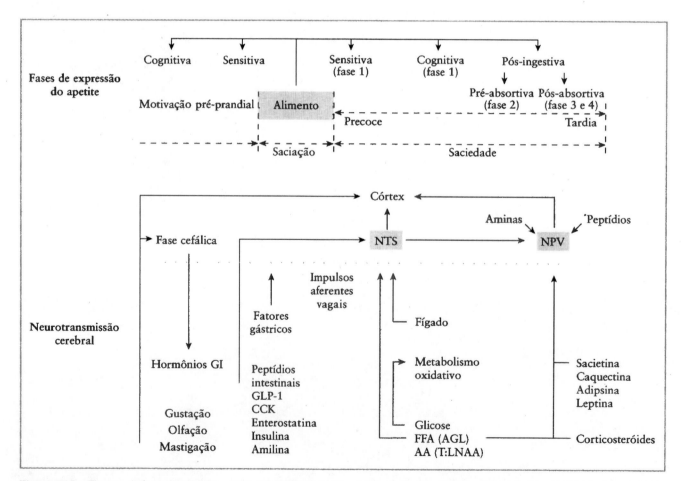

Figura 56.1 – Diagrama da expressão do apetite como relação entre os três níveis de operação: comportamental, fisiologia e atividade cerebral. NPV = núcleo paraventricular; NTS = núcleo do trato solitário; CCK = colecistocinina; AGL = ácidos graxos livres; T:LNAA = triptofano:grandes aminoácidos neutros; GLP-1 = peptídeo glucagon-símile-1.

Fase 1 – resposta sensitiva gerada pelo alimento com suas propriedades físico-químicas, cuja conseqüência é o prazer gerado pelo alimento (resposta hedônica).

Fase 2 – resposta fisiológica pós-ingestão (pré-absortiva) gerada pelo trato gastrintestinal que reflete a quantidade e a composição do alimento consumido.

Fase 3 – utilização pós-absortiva dos alimentos com conseqüente resposta metabólica, que é sinalizadora de respostas neuro-humorais.

Fase 4 – resposta gerada pelo estado de reserva adiposa do organismo que influencia a saciedade.

Todas essas fases geram sinais aferentes que se incorporam ao complexo cerebral, são organizadas e traduzem-se por fome ou saciedade e manutenção ou não do peso corpóreo.

O controle do apetite faz-se a partir dos níveis psicológico (percepção de fome, desejo, prazer e interações comportamentais), fisiológico (cascatas metabólicas) e neurotransmissão cerebral.

Eventos fisiológicos desencadeados pela ingestão do alimento

A ingestão alimentar desencadeia uma série de eventos inibitórios que levam à interrupção da alimentação e da fome ("sinais de saciedade").

Sinais pré-absortivos – a distensão do estômago ativa mecanorreceptores que, via nervo vago, interagem no centro da fome. Esse mecanismo é pouco importante e de curta duração, tendo maior influência na saciação do que na saciedade. A colecistocinina (Fig. 56.2), liberada pela mucosa duodenal, atua como quimiorreceptor que, via nervo vago, também interage no centro da fome (bombesina, glucagon e somatostatina também influenciam). A enterostatina é liberada pelo pâncreas e influencia na ingestão de gorduras.

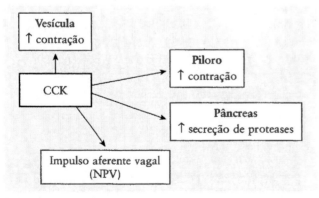

Figura 56.2 – Circuito periférico: colecistocinina (CCK) iniciando o sinal da saciedade.

Sinais pós-absortivos – os produtos de degradação dos alimentos, principalmente a glicose, os ácidos graxos livres e o triptofano, podem funcionar diretamente como quimiorreceptores no cérebro, acarretando resposta de saciedade, sem aferência vagal.

Controle central – os estímulos periféricos são integrados no hipotálamo. Assim, estudos experimentais demonstraram que a destruição dos núcleos ventromedial (NVM) ou paraventricular (NPV) produz obesidade e a do hipotálamo lateral (HL) resulta em perda de peso e anorexia. Diversos neuropeptídios (Quadro 56.1) exercem ação nesses núcleos, a qual pode ser específica para determinado tipo de alimento, o que explica a chamada "saciedade sensorioespecífica", que consiste na vontade de ingerir determinado tipo de alimento. Assim, o neuropeptídio Y age no NPV estimulando a ingestão de carboidratos, enquanto a galanina estimula a ingestão de gorduras no mesmo núcleo. Por outro lado, o hormônio estimulador da corticotrofina (CRH), da enterostatina e da vasopressina inibe a ingestão de gorduras; o glucagon, a ingestão protéica; e a angiotensina, a ingestão de sódio. As substâncias que agem no NVM e no HL agem na ingestão alimentar e na atividade simpática. Serotonina, anfetamina, vasopressina, neurotensina, glucagon e CRH inibem a fome e aumentam a atividade simpática termogênica, enquanto a β-endorfina, o neuropeptídio Y, a galanina e a noradrenalina estimulam a fome e diminuem a atividade simpática termogênica.

Quadro 56.1 – Peptídios que estimulam ou suprimem o apetite e a alimentação.

Aumentam	Diminuem
β-endorfinas	Anoretina
Galanina	Bombesina
GNRH em baixas doses	Calcitonina
Neuropeptídio Y (NPY)	Colecistocinina (CCK)
Somatostatina	CRH
	Enterostatinas
	Glucagon
	Insulina
	Neurotensina
	Ocitocina
	Vasopressina (ADH)
	TRH

Via eferente – a interação dos núcleos com o sistema nervoso autônomo determina o esvaziamento gástrico (via parassimpática), a atividade adrenérgica e o consumo de energia (via simpática), a liberação de insulina (via parassimpática) e o efeito anabólico. A interação com a hipófise e a produção hormonal determina, por meio do hormônio de crescimento (GH), do hormônio adrenocorticotrófico (ACTH) e do cortisol, a utilização de nutrientes para o tecido muscular ou gorduroso.

Controles periféricos – uma das teorias sobre o controle do apetite envolve a noção de controle a longo prazo, o qual se dá a partir de substâncias que sinalizam ao cérebro sobre a situação de acúmulo de tecido adiposo e, portanto, da repleção ou depleção de energia. Tal mecanismo de saciedade, a longo prazo, é chamado de lipostático ou ponderostático, e as substâncias envolvidas parecem ser sacietina, adipsina, fator de necrose tumoral (TNF) e algumas citocinas.

Em 1994, descobriu-se no camundongo um gene, que foi chamado "ob", responsável pela obesidade. Tal gene controla a produção de uma proteína pelo tecido adiposo que pode ser medida na circulação periférica e que quando injetada em seres humanos provoca inibição da fome e aumento do gasto energético. Essa proteína, que passou a ser chamada de leptina, parece inibir substâncias como os neuropeptídios Y e MC-4, acarretando diminuição do apetite. Sabe-se, também, que existem receptores para essa proteína no cérebro. Estudos recentes parecem implicar a leptina no impulso alimentar (fome e busca ativa de alimentos) e não na saciedade ou inibição a curto prazo do consumo alimentar. Assim, surgiu a teoria de que existe um sinal tônico de fome e que o impulso alimentar é influenciado por sinais episódicos de saciedade (Fig. 56.3).

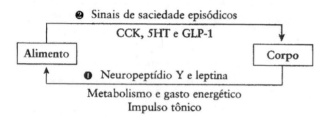

Figura 56.3 – Relação postulada entre estímulos tônicos excitatórios e sinais episódicos de saciedade.

TRADUÇÃO CLÍNICA

Qualquer alteração dos mecanismos de apetite descritos anteriormente acarretará diferenças comportamentais que se traduzem por aumento do apetite (efeito orexígeno) com conseqüente hiperfagia ou diminuição do apetite (efeito anorexígeno ou hiporexígeno).

O resultado poderá ou não ser ganho de peso e/ou obesidade, com aumento da fome e perda de peso e/ou magreza com anorexia ou hiporexia. As alterações de peso corpóreo, que são a tradução morfológica dos transtornos do apetite, podem não ocorrer, já que o peso corpóreo será o resultado final da relação entre ingestão alimentar comandada pelo apetite, gasto energético basal e pós-alimentar e atividade física. Assim, um indivíduo pode ter hiperfagia por estímulos orexígenos de qualquer natureza, mas correr 30 quilômetros todos os dias e não ganhar peso. Da mesma forma, outro indivíduo pode apresentar anorexia, ter baixa ingestão alimentar, porém ser absolutamente sedentário ou apresentar hipotireoidismo, com baixa do metabolismo basal e não perder peso. Os transtornos do apetite e conseqüentes alterações de hábitos alimentares podem, portanto, não se traduzir por alterações ao exame clínico, o que torna a anamnese a fonte mais importante para o diagnóstico de tais transtornos. A tradução clínica dos transtornos do apetite tem grande influência comportamental.

DIAGNÓSTICO DIFERENCIAL

ANOREXIA

A diminuição do apetite leva, na maioria das vezes, à perda de peso e ao emagrecimento. O emagrecimento pode ocorrer em conseqüência de:

Diminuição da ingestão alimentar – anorexia nervosa, neoplasias (linfoma e câncer de estômago), infecções crônicas (AIDS, tuberculose, fúngicas), fibrose cística, inflamações crônicas (doenças inflamatórias intestinais, lúpus eritematoso e outras doenças auto-imunes), tumores e lesões hipotalâmicas, doença de Addison, outros transtornos psiquiátricos (depressão, transtorno obsessivo-compulsivo, esquizofrenia paranóide), insuficiências renal, cardíaca ou hepática graves.

Diminuição da absorção dos alimentos ingeridos – insuficiência pancreática e hepática, outras causas de má absorção.

Maior utilização das fontes calóricas por gasto energético – hipertireoidismo.

Maior perda calórica – *diabetes mellitus* mal controlado com diurese osmótica.

EFEITOS OREXÍGENOS

Na maioria das vezes, levam ao ganho de peso e à obesidade, a não ser que haja mecanismos compensatórios, por meio do aumento de gasto energético (exercício) e/ou do aumento de perda pelo trato gastrintestinal (indução voluntária de vômitos ou diarréia) e/ou aumento das perdas urinárias (diabetes com diurese osmótica, uso voluntário ou não de diuréticos). São transtornos orexígenos:

Aumento da ingestão alimentar continuamente
- Sem compensação suficiente, levando à obesidade.
- Com compensação suficiente e manutenção do peso corpóreo.

Ambas apresentam etiologia neuropsiquiátrica em mais de 98% das vezes ou endocrinológica (hipotireoidismo, síndrome de Cushing, tumor hipotalâmico) em menos de 2% das vezes.

Aumento da ingestão alimentar episódico
- Ingestão voraz e abusiva seguida de sentimentos de culpa com mecanismos compensatórios após o episódio (bulimia nervosa).
- Ingestão voraz e abusiva seguida de sentimentos de culpa, sem mecanismos compensatórios após o episódio ("binge-eating").
- Ingestão compulsiva de doces ("sugar crave") sem sentimento de culpa após o episódio.
- Ingestão compulsiva de doce e/ou salgado sem sentimento de culpa após o episódio.
- Ingestão voraz e abusiva seguida de sentimentos de culpa, sem mecanismos compensatórios após, com doença primária do sistema nervoso central envolvida (síndromes de Kleine-Levine e de Prader-Willi).

Os mecanismos compensatórios citados anteriormente fazem parte do critério diagnóstico de bulimia, como veremos a seguir, e são considerados como aqueles utilizados pelo indivíduo a fim de que não ocorra ganho de peso após o fenômeno de ingestão voraz de quantidades anormais de alimentos em curto espaço de tempo. Esses episódios de ingestão voraz são chamados em inglês de "binge-eating", não havendo uma tradução precisa na língua portuguesa. Utilizaremos, aqui, o termo compulsão alimentar ou transtorno do comer compulsivo como tradução de "binge-eating". Os mecanismos compensatórios incluem o exercício excessivo sem finalidade de condicionamento físico, uso abusivo de laxantes ou enemas para indução de diarréia, uso de diuréticos para maior perda urinária e indução de vômitos por métodos mecânicos (dedo, espátula) ou químicos (Ipeca).

Os portadores de compulsão alimentar são obesos em 25% dos casos, normalmente se situam na faixa etária de 30 e 40 anos, distribuindo-se igualmente em ambos os sexos. Abordaremos de forma detalhada neste capítulo os chamados transtornos do apetite, que ocorrem como conseqüência de alterações neuropsiquiátricas complexas. A obesidade, como tradução morfológica ou não dos transtornos do apetite, será abordada em outro capítulo, bem como as causas secundárias de anorexia.

CLASSIFICAÇÃO E CRITÉRIOS DIAGNÓSTICOS

Os transtornos do apetite são a anorexia nervosa, a bulimia nervosa e os não especificados anteriormente ou atípicos. Os critérios diagnósticos utilizados são os contidos no quadro 56.2, extraídos da classificação diagnóstica da Associação Americana Psiquiátrica na sua quarta versão – DSM-IV.

A anorexia nervosa foi descrita inicialmente no século XIX. Já a bulimia foi descrita em 1979. Todos os transtornos do apetite iniciam-se com a preocupação de perder peso, que se mantém na anorexia nervosa. Na bulimia nervosa, o paciente apresenta alteração do apetite com compulsão alimentar, porém utiliza mecanismos compensatórios, tentando não ganhar peso.

A anorexia nervosa é classificada em dois subtipos: *clássica* ou *restritiva* com restrição alimentar e *associada a compulsão alimentar* e uso de mecanismos compensatórios, que em dois terços dos casos são exercício e jejum sem uso de laxativos. A presença de amenorréia é considerada atualmente como condição básica para o diagnóstico, mesmo sabendo que, com o passar do tempo, a paciente com anorexia nervosa pode apresentar, em consequência da desnutrição, acúmulo de gordura visceral e conseguir menstruar. Nesse caso, ela será classificada pelos critérios atuais como portadora de transtorno do apetite atípico. Embora ainda usemos essa classificação para o diagnóstico, para o raciocínio clínico o fundamental é a desilusão corpórea, que con-

siste na convicção de que os indivíduos acham que estão obesos apesar de estarem extremamente magros. Os transtornos atípicos correspondem a 50% dos casos e incluem as anorexias nervosas com peso acima de 85% do normal para idade e sexo ou ausência de menstruação por menos de três meses, porém com os outros comemorativos de anorexia nervosa; pacientes com compulsão alimentar menos de duas vezes por semana ou por menos de três meses; os transtornos de compulsão alimentar sem mecanismos compensatórios associados, porém com culpa após o prazer da ingestão exagerada; e os outros transtornos do apetite atípicos. Os transtornos com compulsão alimentar são os transtornos do apetite mais freqüentes e, recentemente, têm sido separados dos outros transtornos atípicos por vários autores (outros consideram como parte da bulimia). O sofrimento sempre se segue à ingestão exagerada e pelo menos três das seguintes características são concomitantes: comer muito rápido, comer até se sentir cheio, comer sozinho, comer sem nenhuma fome e sentir desgosto ou culpa após. O perfil psicopatológico de deturpação da auto-imagem pode não estar presente nos transtornos atípicos.

O portador de anorexia nervosa precisa ter perda substancial de peso, com peso ao diagnóstico $\leq 85\%$ do peso normal para a idade, sexo e altura ou com o índice de massa corpórea (IMC) $\leq 17,5kg/m^2$. Precisa ainda ter um desejo mórbido de perder peso e ficar magro, invariavelmente com distorção da imagem corpórea e apoio excessivo no peso e forma do corpo perfeitos como fonte de auto-estima. Esse perfil psicopatológico também é comum na bulimia nervosa.

O portador de bulimia nervosa deve ter pelo menos dois episódios de comer compulsivo por semana durante três meses consecutivos, seguidos de mecanismo compensatório que pode ser purgativo (uso de diuréticos, laxantes, enemas ou indução de vômito) em 80% das vezes, ou outros, como exercício ou jejum em 20% das vezes.

Convém lembrar que os dois transtornos clássicos não são mutuamente exclusivos; assim, 40% dos portadores de anorexia nervosa podem ter na sua evolução ou recuperação fases bulímicas.

EPIDEMIOLOGIA

Os transtornos do apetite afetam 5 milhões de americanos por ano. A estimativa americana é de que 3% das mulheres jovens sejam portadoras dos transtornos típicos, e 6 a 10% dos transtornos clínicos atípicos com importância clínica. A prevalência em mulheres adolescentes de anorexia nervosa isolada é 0,5 a 1%, e de bulimia nervosa, 5%. Tipicamente, eles ocorrem mais no sexo feminino – apenas 5 a 15% dos casos de anorexia ou bulimia e 40% dos casos de compulsão alimentar ocorrem no sexo masculino. A faixa etária mais comum de anorexia nervosa e bulimia nervosa é na se-

Quadro 56.2 – Categorias diagnósticas e critérios para transtornos do apetite (adaptado do DSM-IV, 1994).

Anorexia nervosa 307.10	Incapacidade de manter peso corpóreo maior que o limite inferior para idade e altura ($\leq$ 85% do peso normal para idade, sexo e altura) ou IMC $\leq$ 17,5kg/m^2
	Medo intenso de ganhar peso ou ficar obeso, mesmo estando magro
	Transtorno de imagem corpórea – peso, tamanho ou forma com intensa influência na auto-imagem
	Falta de crítica sobre os riscos do baixo peso
	Amenorréia primária ou ausência de pelo menos três ciclos menstruais
	Dois subtipos: • restritiva • com compulsão alimentar ("binge-eating") e mecanismos purgativos
Bulimia nervosa 307.51	Episódios recorrentes de compulsão alimentar ("binge-eating"), caracterizada por: • comer em um período curto (até 2 horas) uma quantidade de alimentos que uma pessoa não come em período semelhante ou nas mesmas circunstâncias • sensação da falta de controle sobre o quanto comer
	Comportamento compensatório inadequado e recorrente para prevenir ganho de peso: • auto-indução de vômitos • uso de laxantes, diuréticos, enemas ou medicações • jejum prolongado • exercício excessivo
	Devem ocorrer pelo menos duas vezes por semana por três meses consecutivos
	Deturpação de auto-imagem com insatisfação
	Não associado à anorexia nervosa
	Subtipos: • com mecanismos purgativos • sem mecanismos purgativos
Comer compulsivo ("binge-eating")	Episódios recorrentes de compulsão alimentar: • grande quantidade e curto período de tempo • perda de controle durante episódio • intensa decepção e tristeza com a compulsão
	Pelo menos três dos seguintes itens associados: • comer rapidamente • comer até ficar desconfortavelmente "cheio" • comer grande quantidade sem fome • comer sozinho para evitar constrangimento • desgosto, depressão e condenação pelo padrão alimentar
	Pelo menos duas vezes por semana durante seis meses consecutivos
	Sem mecanismos compensatórios
	Sem anorexia nervosa
Transtornos do apetite atípicos	Controle inadequado de peso
	Preocupação excessiva com peso ou forma do corpo
	Não preenche todos os critérios para os outros três transtornos
	Anorexia nervosa subsindrômica na qual o peso é > 85% do peso normal para idade, sexo e altura ou ausência de menstruação por menos de três meses

gunda década, porém podem ocorrer em idade superior a 20 anos e inferior a 10 anos, sendo que a incidência em crianças vem crescendo assustadoramente em função do padrão cultural de culto ao belo corpo e formas perfeitas nas últimas décadas. Anorexia nervosa e bulimia nervosa são a terceira causa de doenças crônicas em adolescentes. A compulsão alimentar pode ocorrer em faixas etárias maiores (30 a 50 anos de idade). Nessas faixas etárias, a dificuldade diagnóstica é maior pelas doenças psiquiátricas outras que podem estar associadas e ao padrão epidemiológico menos prevalen-

te. São mais comuns em indivíduos brancos (95% dos casos) e de origem nos países ocidentais e industrializados, sendo muito raros nos países orientais. Podem ocorrer em qualquer classe socioeconômica, havendo discreta tendência a ser mais prevalente em classes média e alta.

No sexo masculino, os transtornos do apetite típicos (anorexia nervosa e bulimia nervosa) ocorrem mais em grupos bem definidos de atletas, por exemplo, lutadores de boxe e fisioculturistas. O diagnóstico é mais difícil pelo preconceito gerado com a idéia de "ter uma doença de mulher ou homossexual", por subdiagnóstico médico em função de não ser um transtorno prevalente no sexo masculino e porque o homem tende a ser mais conservador para procurar o médico por motivos relacionados ao peso corpóreo.

No sexo feminino, a prevalência e a incidência dos transtornos do apetite é maior em atletas, principalmente corredoras de longa distância, ginastas olímpicas, dançarinas e nadadoras. Nessas atletas, a amenorréia pode ocorrer independente da presença de anorexia nervosa, já que o exercício eleva o cortisol e acarreta a perda de pulsatilidade das gonadotrofinas (Quadro 56.3). Como exposto anteriormente, pelas dificuldades com os padrões atuais de diagnóstico (DSM-IV) em encaixar os transtornos do apetite atípicos e suas inúmeras variantes clínicas, que são as mais prevalentes, eles são subdiagnosticados em 50% dos casos.

Quadro 56.3 – Fatores de risco para transtornos do apetite.

Sexo	Feminino > masculino (1:6 na comunidade e 1:10 em clínicas)
Idade	Adolescentes e 1ª década (pode ser em qualquer idade)
Localidade	Países ocidentais
Personalidade	Anorexia: sensível, perseverante, autocrítico Bulimia: impulsividade, dramático, depressivo
História familiar	Depressão, obesidade, transtornos do apetite
Grupos de interesse	Bailarinas, modelos, jockeys, ginastas, lutadores, fisioculturistas
Orientação sexual	Homens homossexuais, mulheres heterossexuais
Eventos precipitantes	Autocrítica, adolescência, comentário de mãe, professor de escola ou ginástica
Início de dieta	Preocupação com magreza: 40% das meninas entre 9 e 10 anos de idade
Grupo racial	Mais freqüentes em brancos quando comparados a negros

A história natural dos transtornos do apetite inicia-se na infância, quando 40% das crianças entre 9 e 10 anos de idade já apresentam insatisfação com o peso corpóreo. A partir daí, elas iniciam dieta. Na maioria dos casos, tornam-se pessoas cronicamente em dieta e muitas vezes são viciadas em anorexígenos. Cerca de 1% desenvolve anorexia nervosa; 5%, formas leves de transtornos do apetite; e 2 a 4%, formas completas de bulimia nervosa. Estudos epidemiológicos mostram que mais de 19% das mulheres e 5% dos homens apresentam sintomas bulímicos ao longo da segunda década de vida.

FISIOPATOLOGIA

Os transtornos do apetite são o resultado da combinação de fatores genéticos, neuroquímicos, psíquicos e socioculturais, sendo a relação causal multifatorial.

Fatores genéticos – não são precisamente determinados até o momento, mas estudos em gêmeos monozigóticos mostram concordância de 55 a 65% para a presença de anorexia nervosa. Filhas de mães anoréticas têm um risco 7% maior do que a população em geral de desenvolver anorexia nervosa. Pais de meninas anoréticas do tipo restritivas têm maior prevalência de transtornos obsessivo-compulsivos, ansiosos e afetivos, do que os das não-anoréticas.

Fatores neuroquímicos – estão relacionados à fisiologia do apetite citada anteriormente e ainda são pouco conhecidos. Existe também a dúvida se as alterações fisiológicas são causa dos transtornos do apetite ou conseqüência da desnutrição no caso da anorexia nervosa. Para exemplificar essa informação, podemos citar os estudos com leptina, a qual está diminuída nos anoréticos, mas não sabemos se isso é conseqüência do menor teor de gordura nesses pacientes.

Os portadores de anorexia nervosa têm fome e saciedade ocorrendo ao mesmo tempo, de tal forma que, estando totalmente em jejum há várias horas, quando colocados na frente da comida não comem por não apresentarem fome. Já os bulímicos estão sempre confusos sobre a fome, havendo períodos de interseção entre fome e saciedade e períodos de dissociação, nos quais, logo após comer e estar saciados, têm fome e reiniciam a alimentação. Os bulímicos freqüentemente não possuem saciedade sensorioespecífica, perdendo a capacidade de não comer de novo um alimento após tê-lo comido em um curto espaço de tempo, porque este não gera prazer suficiente, e parecem ter mais fome e menos saciedade quando ingerem grande quantidade de gorduras com pouco carboidrato. Anoréticos freqüentemente apresentam aversão a alimentos gordurosos. A relação dessas alterações cognitivas com os neurotransmissores não foi até o momento suficientemente estudada. Estudos em anoréticas demonstram menor concentração no líquor de β-endorfina e oxitocina, com maior concentração de CRH, neuropeptídio Y e vasopressina. Essas alterações não são específicas dessa síndrome, mas podem ajudar a explicar a alteração do tônus de fome desses pacientes e a perpetuação da doença. Em bulímicos, o nível de neuropeptídio Y no líquor é normal, mas o de peptídio YY é aumentado, e este também exerce influência no comportamento alimentar. Também apresentam menor resposta de colecistocinina após a refeição, contribuindo para a compulsão alimentar. Além disso, o tônus dopaminérgico central parece estar diminuído nos bulímicos e a dopamina parece estar implicada na sensação de prazer gerada pela comida. Com o menor prazer gerado pelo alimento favorece-se o comer compulsivo. Os níveis centrais de serotonina parecem estar diminuídos em bulímicos e ela parece exercer papel importante na diminuição do apetite, estando reciprocamente alta nos anoréticos.

Fatores psíquicos e socioculturais – são importantes no desenvolvimento dos transtornos do apetite e, para evitar preconceitos, devem ser abordados como um modelo multidimensional proposto inicialmente para se chamar modelo psicossomático. Nele, fatores predisponentes, precipitantes e perpetuantes contribuem para a apresentação inicial do transtorno do apetite.

Fatores predisponentes – são principalmente do sexo feminino, características de personalidade como perfeccionismo, dificuldade em resolver conflitos ou exprimir raiva, tristeza ou ódio e baixa auto-estima; características culturais, já que os transtornos do apetite têm maior incidência em populações nas quais se cultua a magreza e formas perfeitas como o padrão de beleza, e os meios de comunicação, professores e pais propagam os valores; características familiares, os pais, além de participarem no culto à magreza, parecem ter perfil de relação com os filhos sem afetividade ou com ambivalência na maioria dos transtornos do apetite; e transtornos de personalidade como esquizóides ou obsessivo-compulsivos.

Fatores precipitantes – início de regime com dieta; deturpação de auto-imagem; doença ou morte em família; início da adolescência com seu caráter ambivalente, de conflito entre a necessidade de independência e autonomia e a vontade de ser criança; busca dos próprios padrões e insegurança gerando comparações; e abuso ou deturpação sexual.

Fatores perpetuantes – alterações fisiológicas decorrentes da desnutrição que acarretam diminuição do apetite e economia de energia; iatrogenia quando, por exemplo, na tentativa de ajudar a resolver o transtorno da anorética faz-se chantagem prometendo internação se não comer; o paciente, então, apresenta episódios de comer compulsivo e usa mecanismos compensatórios após; e outras doenças psiquiátricas concomitantes como depressão, transtorno obsessivo-compulsivo ou abuso de drogas ou álcool.

QUADRO CLÍNICO

A história clínica é fundamental para o diagnóstico dos transtornos do apetite, muito mais do que qualquer exame laboratorial. Ela também é importante para interagir com o paciente, motivando-o a aderir ao tratamento e convencendo-o dos malefícios físicos que a perda de peso ou uso de diuréticos ou laxantes pode acarretar.

O médico deve investigar fatores importantes para o diagnóstico como história do peso corpóreo; hábitos alimentares; dietas prévias e uso de anorexígenos; padrão de exercício; imagem corpórea; história menstrual no sexo feminino e sexual (libido e potência) no sexo masculino; uso de diuréticos, laxantes, enemas ou indução de vômitos para compensar ingestão abusiva de alimentos em curto espaço de tempo. Existem perguntas-chaves a serem feitas para a investigação de transtornos do apetite (Quadro 56.4).

Quadro 56.4 – Perguntas fundamentais para o rastreamento de transtornos do apetite.

Você está feliz com seu peso?
Você está fazendo dieta?
Você perdeu peso nos últimos tempos?
Você já apresentou episódios de comer muito e depois ter culpa?
Após comer muito você utiliza algum método para compensar?
Você faz exercícios? Com que finalidade?
O que você comeu ontem?
Como está sua menstruação?

História de peso corpóreo

O ideal é que o médico obtenha o gráfico de peso e altura com o pediatra a fim de que possa sentir a tendência do peso corpóreo e não apenas o peso atual. A evolução ponderal ajuda a detectar alterações sugestivas de início de anorexia nervosa, observando-se perda em relação a medidas anteriores e ausência de ganho de peso com o estirão da puberdade ou até mesmo parada de crescimento no ritmo anterior. Tipicamente, para definir anorexia nervosa clássica, o IMC deve ser $\leq 17,5 kg/m^2$ ou $\leq 85\%$ do valor normal para idade, altura e sexo. Muitas vezes, a anorética utiliza roupas largas, ingere grande quantidade de água ou coloca objetos pesados dentro da roupa no dia em que vai ao médico para disfarçar o grau de magreza no qual se encontra. Ao contrário do que se imagina, apenas 30% das anoréticas têm sobrepeso antes do diagnóstico, 20% são magras e 50% são normais.

Nos pacientes com bulimia nervosa, o processo inicia-se com sobrepeso e dieta para tentar manter o peso, passando a utilizar mecanismos compensatórios para não ganhar peso após ingestão abusiva. O resultado é um peso maior do que no início da dieta.

Hábitos alimentares

O inventário alimentar deve ser realizado, de forma completa, por meio da pergunta inicial: o que você comeu ontem? Freqüentemente, o paciente com transtorno do apetite apresenta crença e valores sobre os alimentos, de tal forma que não come determinado alimento que julga "ruim", normalmente gorduras, e come mais os que julga "bons", normalmente carboidratos. Assim, não consegue entender que um pedaço de maçã pode ter o mesmo valor nutricional que um pedaço de pão. Como as gorduras e as proteínas são importantes para induzir saciedade, a falta da sua ingestão pode favorecer a compulsão alimentar.

As distorções cognitivas são marcantes na história alimentar dos pacientes, e o valor relacionado aos alimentos correlaciona-se a sentimentos de absolvição ou tristeza.

Hábitos purgativos e compulsão alimentar ("binge")

Normalmente, os pacientes que apresentam compulsão alimentar, representados por 100% dos com bulimia nervosa e a minoria dos com anorexia nervosa, fazem jejum por horas ou dias e, com fome na vigência de estresse, comem grande quantidade em curto espaço de tempo, obtendo prazer curto durante a ingestão acompanhado de culpa, depressão, angústia, arrependimento e desgosto. A autocondenação está invariavelmente presente.

Na bulimia nervosa, para minimizar o efeito da grande ingestão sobre o peso, após a ingestão compulsiva o paciente utiliza-se de métodos purgativos (uso de diuréticos, laxantes, enemas ou indução de vômitos) ou não-purgativos (exercício ou jejum prolongado). Essa é a forma encontrada para "resolver" o conflito que a compulsão gerou. Ao final desse ciclo ingestão-purgativos, o indivíduo freqüentemente faz dieta utilizando-se daqueles alimentos considerados "bons" por ele como forma de se redimir dos erros anteriores e ser saudável, até o próximo episódio de ingestão compulsiva. Como dito anteriormente, o paciente bulímico tem que ter a fase compensatória após a compulsão.

A compulsão alimentar isolada, já descrita anteriormente, é transtorno comum em obeso. O paciente pode não ter transtorno de auto-imagem, tem a compulsão, mas não se utiliza de mecanismos "compensatórios" após.

Na anorexia nervosa do tipo restritiva, o paciente pode usar métodos para evitar ganho de peso mesmo sem ter compulsão, e estes costumam ser não-purgativos (exercício ou jejum prolongado).

Exercício

Como o exercício aeróbico, de três a cinco vezes por semana durante 30 a 40 minutos, é considerado hábito saudável, é difícil caracterizá-lo como entidade patológica compensatória nos transtornos do apetite. Além disso, atletas apresentam, com freqüência, amenorréia com ou sem anorexia nervosa porque nesses indivíduos os níveis séricos de cortisol são elevados e ocorre perda do pulso de gonadotrofinas por alterações hipotalâmicas. Assim, devemos encontrar "pistas" de que o exercício está sendo utilizado inadequadamente pelo paciente.

As perguntas mais úteis para elucidar o papel do exercício são:

1. Você faz mais exercício do que sua capacidade física permite ou que suas necessidades?
2. Em função do exercício físico, você diminuiu as outras atividades como ir à escola, sair com os amigos ou fazer outras atividades de lazer?
3. Mudou alguma coisa na intensidade dos exercícios que você faz? Por quê? (para os indivíduos que já eram atletas).
4. Qual é o objetivo do exercício que você faz? Ele serve para manter desempenho aeróbico adequado e bom condicionamento físico ou para melhorar as formas corpóreas e/ou não ganhar peso?

A partir da resposta a essas perguntas, podemos concluir se o exercício físico está sendo utilizado como mecanismo para tentar melhorar a auto-estima e a imagem corpórea no contexto da psicopatologia da anorexia nervosa e da bulimia nervosa.

Transtornos de auto-imagem

O transtorno de imagem corpórea é considerado, pela maioria dos autores, como característica das mais importantes para o diagnóstico de transtornos do apetite típicos (anorexia nervosa e bulimia nervosa). É um dos sintomas mais relatados pelo paciente, a não ser nos casos de anoréxicas crônicas de curso arrastado que, como mecanismo de defesa, já aprenderam a esconder o transtorno para escapar do diagnóstico e terapêutica. Nesses casos, o transtorno de auto-imagem só é detectado evolutivamente, quando o médico observa resistência ao ganho de peso pela paciente e descobre, por exemplo, que a paciente não usa açúcar, não come doce ou só toma refrigerante dietético para não engordar.

O conceito de imagem corpórea é bastante complicado e controverso entre as diversas linhas psicológicas. De qualquer maneira, ela sofre influências familiares, culturais e pode ser prejudicada por eventos traumáticos como estupro e o abuso sexual. Principalmente na bulimia nervosa, a mãe, o pai, a tia ou o professor da escola ou da ginástica influenciam na iniciativa de melhorar o desempenho físico e/ou diminuir o peso com frases e conselhos, momento em que se iniciam a dieta e a busca pela perfeição corpórea. A imagem corpórea nos transtornos do apetite típicos fica deturpada e muito vulnerável à ideação de formas perfeitas e a não ganhar peso, não existindo meta determinada sobre o que é o peso e a forma ideal.

Sobrevém, então, o descontentamento e a diminuição da auto-estima, mesmo que para as outras pessoas aquela paciente esteja até feia de tão magra.

Na anorexia nervosa, a perda de peso reforça a deturpação da auto-imagem e a baixa auto-estima, fechando um círculo vicioso bastante perigoso.

História menstrual

A amenorréia, que se caracteriza por ausência de menstruações por pelo menos três meses consecutivos ou ausência de menarca até os 16 anos de idade, tem valor tanto diagnóstico como prognóstico nos transtornos do apetite. Na anorexia nervosa, 25% das pacientes têm amenorréia precedendo a perda de peso. Na bulimia nervosa, 20 a 64% das mulheres apresentam alterações menstruais, embora amenorréia seja menos comum que na anorexia nervosa.

O mecanismo pelo qual a paciente tem amenorréia envolve alterações hipotalâmicas que cursam com diminuição de LHRH (fator estimulador da liberação de LH) e ausência de pulsatilidade de LH e FSH com queda importante do estradiol circulante. Esse evento parece ser secundário ao aparecimento de anorexia nervosa, embora antigamente alguns autores o considerassem evento primário. A não-pulsatilidade de LH e FSH é influenciada pela liberação aumentada de cortisol via CRH e ACTH pela ativação de mecanismos de estresse com jejum prolongado e/ou excesso de exercício físico.

O valor prognóstico da amenorréia advém do fato de ela traduzir o hipoestrogenismo, fundamental na gênese de osteoporose, de tal forma que as mulheres com anorexia nervosa perdem 5% de massa óssea por ano, já iniciando a perda com seis meses de amenorréia. A osteoporose é a principal complicação a médio prazo que essas pacientes apresentam.

Se com a terapêutica a paciente voltar a menstruar, ela tem prognóstico melhor do que as que não o fazem.

Co-morbidades médicas

Embora a prevalência de transtornos do apetite em *diabetes mellitus* (DM), fibrose cística, doenças inflamatórias intestinais e alterações tireoideanas não seja maior que na população em geral, a dificuldade no diagnóstico é maior pela sobreposição de perda de peso entre essas doenças e os transtornos do apetite. A alteração de auto-imagem é importante para o diagnóstico diferencial com os transtornos do apetite.

As pacientes diabéticas (quase sempre tipo 1) com anorexia nervosa freqüentemente param de tomar insulina para não engordar, com isso entram em cetoacidose, que é a complicação aguda típica de DM tipo 1, grave, que cursa com náuseas, vômitos e dor abdominal. Diversos estudos mostram que a prevalência de neuro, nefro e retinopatia nessas pacientes é de três a cinco vezes maior do que a de diabéticas sem anorexia nervosa.

Co-morbidades psiquiátricas

Os transtornos psiquiátricos mais associados aos transtornos do apetite são os afetivos (depressão) e os ansiosos (obsessivo-compulsivo).

Os transtornos obsessivo-compulsivos relacionam-se ao ritual do hábito alimentar, sendo mais freqüentes na anorexia nervosa.

O transtorno afetivo é mais comum em bulimia nervosa e às vezes se confunde com os sintomas relacionados a períodos de jejum prolongado, como dificuldade de concentração, dificuldade para acordar, fraqueza matinal e transtornos do humor.

Os transtornos de personalidade com característica histriônica, dramática, impulsiva ou paranóide são freqüentes em bulimia nervosa. Já as pacientes com anorexia nervosa apresentam perfeccionismo, traços esquizóides, autocrítica excessiva e perseverança (Quadro 56.5).

Entre os pacientes que procuram tratamento médico, 50 a 70% apresentam transtorno de humor, de personalidade, abuso de drogas ou álcool, ansiedade ou transtornos obsessivo-compulsivos. Já no grupo dos não-tratados, a incidência dos transtornos psiquiátricos é igual à da população em geral.

Quadro 56.5 – Co-morbidades psiquiátricas que podem cursar com transtornos do apetite.

Transtornos afetivos (40-70%)	Depressão Transtorno bipolar Distimias
Transtornos ansiosos	Transtorno obsessivo-compulsivo Abuso de álcool ou drogas
Transtornos de personalidade	Personalidade anorexia tipo C (sensitivo, perfeccionista, autocrítico)
	Personalidade bulimia tipo B (instabilidade afetiva, dramático)

Circunstâncias especiais

Atletas – as atletas freqüentemente têm amenorréia que não pode ser considerada para diagnóstico dos transtornos do apetite. Nessa circunstância, devemos valorizar a deturpação de auto-imagem e a perda de peso para o diagnóstico.

Homens – conforme comentado anteriormente, a prevalência em homens de transtornos do apetite é bem menor do que em mulheres. Correspondem a 1 em 6 casos na população e 1 em 10 casos entre os que procuram tratamento. Normalmente, a dieta inicia-se até os 12 anos de idade por influência familiar, após os 20 anos para melhorar o desempenho atlético e nos de mais idade para a promoção de saúde e desempenho sexual. A melhora do desempenho atlético é a principal preocupação dos homens (50%), sendo rara no sexo feminino (< 10%). Os outros motivos que levam o sexo masculino à dieta são: evitar obesidade que existia na infância, evitar doenças relacionadas à obesidade que o pai já apresenta e otimizar o relacionamento homossexual.

O tipo de preocupação com formas corpóreas também é diferente das do sexo feminino, já que é mais relacionada aos músculos acima do quadril (ombros e braços), enquanto nas mulheres a preocupação se situa mais abaixo do quadril.

Os homens são mais conservadores para se considerarem obesos (15% mais obesos em média) e para procurarem o médico. Esse último fato ocorre, pois existe preconceito contra transtornos do apetite em homem (medo de ser considerado "pouco masculino" ou com doença de mulher). O abuso de drogas é mais freqüente entre os homens.

Formas subsindrômicas – as formas subsindrômicas dos transtornos do apetite são as mais importantes, tanto pela prevalência como pela dificuldade diagnóstica. Nesses transtornos, ocorre preocupação com a imagem corporal e a deturpação da auto-imagem, porém não são preenchidos todos os critérios para anorexia nervosa, bulimia nervosa ou transtorno do comer compulsivo.

Alterações somáticas como retardo de crescimento, incapacidade de ganhar peso, flutuações grandes de peso, fadiga, constipação ou diarréia, fraturas freqüentes, retardo de menarca, infertilidade ou transtornos hidroeletrolíticos sem causas aparentes devem obrigar o médico a afastar o diagnóstico de transtorno do apetite.

Transtornos de comportamento como isolamento social, alteração de hábito alimentar, depressão, preocupação excessiva com forma e peso, baixa auto-estima, faltas à escola ou ao trabalho, exercício excessivo e abuso de drogas ou álcool também devem fazer lembrar ao clínico a possibilidade de transtorno do apetite (Quadro 56.6).

Quadro 56.6 – Indícios de transtorno do apetite.

Anorexia nervosa
Perda inexplicável de peso, principalmente em adolescentes
Falha em ganhar peso proporcional à altura
Amenorréia secundária
Membro de grupos que requeiram perda de peso, como bailarinas, lutadores, homens homossexuais
Preocupação com perda de peso e formas perfeitas, mesmo magro
Sensação de frio com extremidades frias
Hipercarotenemia
Lanugo (cabelo fraco e fino)
Diminuição da velocidade de crescimento
Fadiga
Obstipação
Suscetibilidade a fraturas
Queda de cabelos

Bulimia nervosa
Potássio sérico diminuído em jovens
Familiar referindo vômitos sem doença orgânica
Uso de laxativos ou diuréticos
Aumento de parótidas
Sintomas de refluxo gastroesofágico ou pirose em jovens
Padrão oscilante de peso ("efeito iô-iô")
Cáries em grande quantidade
Depressão e isolamento social
Infertilidade
Comportamento pessimista
Absenteísmo
Abuso de álcool ou drogas
Exercícios excessivos

Sinais e sintomas dos principais transtornos do apetite

Sintomas associados à anorexia nervosa – os sintomas da anorexia nervosa estão descritos no quadro 56.7 e relacionados às complicações da perda de peso e da falta de reserva energética.

Os sintomas somáticos mais freqüentes são a amenorréia, pés e mãos frios, constipação intestinal, pele seca, queda de cabelos, intolerância ao frio, transtornos do sono, cefaléia, tontura, letargia, fraqueza e anorexia. As extremidades frias e cianóticas são relacionadas ao baixo débito cardíaco e perfusão tecidual e também à vasoconstricção secundária à economia de energia.

Os sintomas mentais são incapacidade de concentração, irritabilidade, dificuldade em tomar decisões, depressão, isolamento social e obsessão com alimentação.

Sintomas associados à bulimia nervosa – freqüentemente, os sintomas relacionados à bulimia nervosa são

Quadro 56.7 – Sintomas dos pacientes com transtornos do apetite.

Anorexia nervosa	Bulimia nervosa
Perda de peso	Irregularidade menstrual
Amenorréia	Disfagia, odinofagia
Irritabilidade	Dor abdominal difusa
Transtornos do sono	Plenitude gástrica
Fadiga	Fadiga
Fraqueza	Letargia
Cefaléia	Cefaléia
Tontura, lipotimia	Constipação
Constipação	Diarréia
Dor abdominal difusa	Sudorese em mãos e pés
Plenitude gástrica	Dor de garganta freqüente
Intolerância ao frio	Depressão
Poliúria	"Bochecha inchada"

complicações do uso de mecanismos compensatórios purgativos. Os vômitos freqüentes acarretam dor de garganta de repetição, tosse seca, odinofagia, disfagia, pirose, eructação e dor abdominal difusa. Qualquer método purgativo pode resultar em perda de potássio e acarretar fraqueza, cãibras e tetania. Do ponto de vista mental, acarreta também dificuldade de concentração e confusão mental.

Sintomas da compulsão alimentar ("binge-eating") associada ou não à bulimia nervosa – em 25% dos casos, os pacientes têm ganho de peso. Apresentam sensação de plenitude gástrica e letargia. Podem apresentar depressão, ansiedade e sensação de fracasso.

Sinais clínicos associados aos transtornos do apetite – o exame clínico é peça fundamental para investigação diagnóstica nos transtornos do apetite, mas também é importante do ponto de vista terapêutico, à medida que no exame clínico o médico ajuda o paciente a reunificar o corpo e a mente. Isso significa que os portadores dos transtornos do apetite não conseguem achar que as alterações fisiológicas decorrentes da alteração alimentar possam ter influências negativas sobre funções orgânicas, podendo culminar até em morte. Quando o médico examina, ele tem oportunidade de exemplificar o quanto "doente" o paciente está, e isso pode facilitar a aderência ao tratamento.

A parte crítica do exame clínico é a mensuração de *peso* e *altura*, pela importância ao diagnóstico e porque freqüentemente as pacientes simulam mais peso com roupas largas, colocam pesos dentro da roupa, ou ingerem bastante água na véspera e no dia da consulta para evitar o diagnóstico.

As medidas antropométricas básicas são o peso e a altura, que têm acurácia alta e são facilmente reprodutíveis, além de serem baratas. Normalmente, elas são suficientes para o diagnóstico, pois, ao contrário do que acontece na obesidade, nos emagrecimentos não é muito importante diferenciar massa magra (músculo) de massa gorda (gordura). A medida de prega cutânea ("skinfold thickness") também é medida barata, mas deve ser realizada nas quatro localizações mais utilizadas (tríceps, bíceps, subescapular e supra-ilíaca), sendo menos reprodutível e mais difícil de ser executada.

499

Sinais específicos da anorexia nervosa – nos portadores de anorexia nervosa, predominam os sinais clínicos de desnutrição e economia energética (Quadro 56.8). Os sinais mais importantes são a bradicardia sinusal (< 60bpm) e hipotensão sistólica (< 90mm Hg) com alteração postural (queda da pressão arterial sistólica maior do que 20mm Hg ou queda da pressão diastólica maior do que 10mm Hg ou aumento da freqüência cardíaca maior do que 30bpm). Eles estão presentes em 87% das anoréticas e são conseqüência da hiperatividade vagal e hipoatividade simpática para a economia de energia, associadas ou não à desidratação.

Quadro 56.8 – Sinais dos transtornos do apetite.

Anorexia nervosa	Bulimia nervosa
Magreza	Calo no dorso das mãos (sinal de Russell)
Hiperatividade	
Bradicardia	Hipertrofia de parótidas (sialoadenose)
Hipotensão	
Pele seca	Erosão dental (perimólise)
Fraqueza das unhas	Doença periodontal
Fraqueza dos cabelos	Petéquias periodontárias
Lanugo (cabelo fraco e fino)	Irritação perioral
Perda de cabelos na fronte	Úlceras na boca
Pele amarelada	Hematêmese
Extremidades cianóticas e frias (acrocianose)	Edema periorbitário e de membros inferiores
Hipotermia	Distensão abdominal
Edema periorbitário e de membros inferiores	Cáries
	Desidratação
	Cicatriz no punho (tentativa de suicídio)

O exame detalhado do abdome é fundamental e tem como objetivo afastar causas secundárias de anorexia ou identificar as complicações da anorexia nervosa por diminuição da motilidade intestinal, retardo de esvaziamento gástrico e perda de gordura em pequeno omento. O exame neurológico é necessário para excluir causas orgânicas de anorexia, como tumores hipotalâmicos, que podem cursar com alteração de campo visual ou papiledema.

Sinais específicos da bulimia nervosa – ao contrário dos pacientes com anorexia nervosa, os pacientes com bulimia nervosa parecem fisicamente saudáveis. Os sinais clínicos mais proeminentes (Quadro 56.8) aparecem nos pacientes que induzem vômitos. São eles: erosão de dentina na superfície lingual dos dentes superiores, hipertrofia de parótidas, irritação perioral, úlceras orais, cáries e sensibilidade dentária a extremos de temperatura. O aparecimento de calosidades nas articulações interfalangeanas proximais dos dedos indicadores é resultado das induções de vômitos, pela irritação do conteúdo gástrico, e costumam ser encontradas em fases iniciais da doença, quando ainda há necessidade de indução mecânica. Podem aparecer petéquias periorbitárias como conseqüência do aumento de pressão na face com os vômitos.

O peso pode estar mantido, mas também pode ter diminuído tanto pela desidratação induzida por diuréticos ou laxantes como pelos períodos de jejum ou exercício intenso.

COMPLICAÇÕES DOS TRANSTORNOS DO APETITE

ENDOCRINOLÓGICAS

A primeira alteração dos pacientes com transtornos do apetite, principalmente anorexia nervosa, é a reação ao estresse, que é mediada por interleucinas (IL-1, IL-2, IL-6 e IL-11). Nessa reação, ocorre aumento de CRH, ACTH e de cortisol. O cortisol elevado contribui para a amenorréia e a osteoporose. A elevação de CRH acarreta diminuição da secreção de ADH, que explica a poliúria (mais de 3 litros por dia de diurese) como sinal clínico em alguns pacientes.

Os pacientes com anorexia nervosa apresentam disfunção hipotalâmica, que antigamente era considerada primária. Hoje, acredita-se ser conseqüência de estímulos neuroendócrinos secundários a anorexia nervosa. Perde-se a pulsatilidade de GnRH (fator estimulador de gonadotrofinas), com conseqüente queda nos níveis de FSH (hormônio folículo-estimulante) e LH (hormônio luteinizante) e dos níveis de estradiol em mulheres e testosterona em homens. Os sinais clínicos associados são amenorréia em mulheres, impotência e diminuição de libido em homens e osteoporose em ambos os sexos. A prevalência de amenorréia é de 25% antes da perda de peso, 50% na evolução e 30% já com grande perda de peso. Das mulheres inférteis, 8% têm transtornos do apetite, e 60% daquelas com transtornos do apetite são inférteis.

As alterações tireoideanas são decorrência da inibição da conversão periférica de T_4 (tetraiodotironina) em T_3 (triiodotironina), que é a forma com atividade biológica dos hormônios tireoideanos. Essa inibição ocorre pela diminuição da atividade da 5'-deiodinase e é um mecanismo de defesa contra o gasto energético em qualquer doença grave. Logo, os valores de T_3 são baixos; de T_4, normais ou baixos, a depender da gravidade da doença; e de TSH (hormônio tireoestimulante), normais nos transtornos do apetite, principalmente na anorexia nervosa (Quadro 56.9).

ÓSSEAS

A osteoporose é a complicação crônica mais freqüente da anorexia nervosa, em decorrência de hipoestrogenemia, hipoandrogenismo, hipercortisolismo, aumento de GH (hormônio de crescimento) e deficiência nutricional de cálcio e vitamina D. Após seis meses de amenorréia, é obrigatório investigar osteoporose com densitometria óssea. A adolescência é um período no qual a vulnerabilidade à osteoporose é maior por corresponder à fase de pico de massa óssea e maiores demandas hormonais e nutricionais.

Quadro 56.9 – Alterações endócrinas na anorexia nervosa.

Substância	Alteração	Causa
Cortisol	$\uparrow$ cortisol	$\uparrow$ CRH hipotalâmico $\downarrow$ "clearance" metabólico
GH	IGF-1 $\downarrow$ GH $\uparrow$ ou normal	$\downarrow$ de receptores pela desnutrição
Hormônios tireoideanos	TSH normal $T_3 \downarrow$, T_4 livre normal	Inibição de 5'-deiodinase com $\uparrow T_3$ reverso
Glicose	Hipoglicemia assintomática de jejum	Não faz neoglicogênese Depleção de glicogênio hepático
Colesterol	$\uparrow$ total $\uparrow$ HDL	Alterações tireoideanas, estrógeno e glucocorticóides
Hormônios gonadais	$\downarrow$ estrógeno em mulheres $\downarrow$ testosterona em homens	Ausência de pulsatilidade de FSH e LH $\downarrow$ LHRH

GASTRINTESTINAIS

Na anorexia nervosa, em conseqüência do efeito parassimpático vagal ocorre retardo do esvaziamento gástrico, que é favorecido por dieta rica em fibras, o que explica a sensação de empachamento e plenitude gástrica que as pacientes apresentam.

A obstipação é sintoma comum tanto na anorexia nervosa como na bulimia nervosa. Ela ocorre em decorrência da desnutrição, uso de laxantes, podendo levar à desenervação dos plexos intestinais, hipocalemia e hipomagnesemia, bem como uso de antidepressivos tricíclicos que diminuem a motilidade do trato gastrintestinal. A bulimia nervosa pode cursar com diarréia pelo uso de laxantes agudamente ou episódios de compulsão alimentar com grande ingestão de carboidratos.

A síndrome da artéria mesentérica superior é uma dor abdominal intensa, pós-prandial, constante, autolimitada e difusa que ocorre pela perda da gordura mesocólica e do pequeno omento que separa a artéria mesentérica superior do estômago, com isso há compressão da artéria quando o alimento entra no estômago, gerando a dor por isquemia das alças. Pode ocorrer na anorexia nervosa.

Na bulimia nervosa, existem sintomas e sinais específicos da indução de vômitos. São eles: síndrome de Mallory-Weiss que é a hematêmese em decorrência de lesão esofágica em conseqüência aos vômitos, odinofagia, pirose e eructação por esofagite, disfagia, úlceras orais e até mesmo perfuração esofágica.

CARDIOVASCULARES

Na anorexia nervosa, ocorre diminuição da síntese protéica, ativação de proteinases dependentes de cálcio, edema mitocondrial, diminuição do conteúdo de glicogênio dos miócitos, edema intersticial e atrofia de miofibrilas cardíacas. Como conseqüência, a contratilidade, o débito cardíaco e a complacência diastólica caem. Paralelamente, existe hiper-reatividade parassimpática. Os sinais clínicos mais freqüentes são bradicardia, hipotensão sistólica e postural, ritmos ectópicos, menor capacidade ao exercício e congestão pulmonar que pode piorar com a realimentação. O conjunto de sintomas e sinais mais encontrados estão apresentados no quadro 56.10. Pode também ocorrer prolapso de valva mitral (PVM), já que a massa miocárdica diminui e o folheto valvar fica redundante.

Quadro 56.10 – Complicações cardíacas na anorexia nervosa.

Sintomas	Sinais	Dados laboratoriais
Fadiga	Bradicardia	Radiografia: área cardíaca pequena ECG: alargamento de QT, arritmias Intolerância a exercícios
Síncope ou pré-síncope	Hipotensão postural Hipotensão sistólica	—
Arroxeamento dos dedos	Hipotermia Extremidades frias Cianose	—
Palpitações	Arritmias cardíacas	ECG: ondas U, ectopias
Dor torácica	Clique mesossistólico Sopro sistólico mitral	Ecocardiograma: prolapso mitral ou tricúspide
Dispnéia	Taquipnéia	Ecocardiograma: $\downarrow$ fração de ejeção, $\downarrow$ complacência diastólica Radiografia: congestão pulmonar
Dor nas pernas	Panturrilha dolorosa	$\downarrow K^+$, onda U no ECG

Alguns dados clínicos influenciam o aparecimento e a gravidade das complicações cardíacas. São eles: perda de peso rápida e/ou grave, freqüência alta de induções purgativas, uso de Ipeca (substância indutora de vômitos) que tem ação tóxica sobre o miocárdio, comorbidades como DM e doenças inflamatórias intestinais, doença cardíaca prévia e aumento da idade.

Na bulimia nervosa, as complicações raramente acontecem por alterações cardíacas intrínsecas, mas sim como decorrência de transtornos hidroeletrolíticos, principalmente hipocalemia, causando arritmias (50% das complicações).

As complicações cardíacas são responsáveis por 50% dos óbitos nos transtornos do apetite.

RENAIS E HIDROELETROLÍTICAS

Em decorrência de vômitos, laxantes ou pouca ingestão de água, a desidratação é bastante freqüente.

A alcalose metabólica ocorre em 25 a 30% dos transtornos do apetite, sendo que o bicarbonato se eleva mais na indução de vômitos pela perda importante de ácido clorídrico que ocorre e menos com o uso de diuréticos. Os laxantes podem levar à acidose por perda de bicarbonato nas fezes.

A hipocloremia ocorre em 23% dos transtornos do apetite, normalmente associada a vômitos. O potássio corpóreo total é freqüentemente baixo, mas a dosagem sérica baixa é encontrada em 13% dos casos, podendo associar-se a hipomagnesemia. A hipocalemia grave crônica causa lesão tubular que cursa com poliúria. Esta também pode ser causada pelo *diabetes insipidus* parcial que os pacientes apresentam ou pelo uso de diuréticos (Quadro 56.11).

Quadro 56.11 – Eletrólitos na bulimia nervosa.

Tipo de purgativo	Na$^+$	K$^+$	Cl$^-$	Bicarbonato	pH
Vômitos	↑, normal, ↓	↓	↓	↑↑	↑
Laxantes	↑, normal, ↓	↓	↑	↓	↓
Diuréticos	normal, ↓	↓	↓	↑	↑

COMPLICAÇÕES ORAIS

São invariavelmente relacionadas ao hábito de induzir vômitos. As principais complicações orais encontram-se no quadro 56.12.

A perimólise é a erosão da dentina nas regiões de contato constante com vômitos e ocorre em 38% dos pacientes com bulimia nervosa.

A sialoadenose, que é a hipertrofia das glândulas salivares, principalmente das parótidas, é sinal bastante freqüente e conseqüência da alcalose metabólica, aumento de tônus colinérgico e estímulo das enzimas proteolíticas presentes na boca com o vômito. Existe correspondência com elevação de amilase sérica.

A queilite angular é uma fissura dolorosa e macerada no ângulo labial, muito rara nos transtornos do apetite e de etiologia carencial (deficiência de vitamina B$_6$ ou B$_{12}$).

HEMATOLÓGICAS

A hemoglobina pode estar normal, alta em conseqüência de desidratação, ou baixa. Quando ocorre anemia, mais freqüentemente é normocítica e normocrômica, a não ser que haja causa carencial associada.

Os leucócitos são baixos, mas não existe suscetibilidade maior a infecções porque ocorre marginação induzida pelo cortisol e mecanismos de estresse, e não queda verdadeira do número absoluto dos leucócitos.

Pancitopenia com plaquetopenia podem ocorrer em casos graves com grande desnutrição associada, na qual há depressão medular.

EXAMES LABORATORIAIS

A literatura é unânime em considerar os exames laboratoriais meramente complementares nos transtornos do apetite, tendo pouca sensibilidade para rastreamento. Eles têm valor para investigação das complicações e para estabelecimento de valores basais. Os pacientes devem ser advertidos sobre os resultados esperados, já que a maioria dos exames mostra resultados normais e surge a falsa ilusão de que eles estão ótimos e não possuem nenhuma doença grave. Os diagnósticos diferenciais são, na maioria das vezes, excluídos pela história e exame clínicos (Quadro 56.13).

Dentre os exames sugeridos como básicos a serem pedidos (Quadro 56.14), inclui-se o VHS (velocidade de hemossedimentação) que se eleva em qualquer quadro inflamatório (pouca especificidade) e, quando normal, tem alta sensibilidade para afastar doenças orgânicas graves, como neoplasias e infecções.

Quadro 56.12 – Complicações orais da bulimia nervosa.

Achado	História e exame clínico	Proporção de pacientes
Queilose angular	Fissura ressecada, eritematosa, dolorosa no ângulo dos lábios	< 10%
Perimólise (erosão de dentina)	Sensibilidade a frio e quente Erosão do esmalte na superfície lingual e oclusiva dos dentes maxilares	> 40%
Gengivite	Gengiva eritematosa, sangrante e dolorosa	< 10%
Sialoadenose	Aumento indolor da parótida	10-50%
Hiperamilasemia	—	10-66% dos que têm sialoadenose

Quadro 56.13 – Diagnóstico diferencial dos transtornos do apetite.

Anorexia nervosa
• Hipertireoidismo
• Doença de Addison
• *Diabetes mellitus*
• Tumores malignos (linfoma e carcinoma gástrico)
• Infecções crônicas (AIDS, tuberculose e fungos)
• Tumores hipotalâmicos ou diencefálicos
• Meningioma de medula
• Fibrose cística
• Síndrome da artéria mesentérica superior
• Síndrome de má absorção
• Doença inflamatória intestinal
• Infecções parasitárias de trato gastrintestinal
• Pancreatite crônica
• Síndrome de Sheeham
• Transtornos psiquiátricos com perda de peso
Bulimia nervosa
• Esclerodermia
• Doenças outras do colágeno com dismotilidade intestinal
• Doença inflamatória intestinal
• Infecções parasitárias de trato gastrintestinal
• Pancreatite crônica
• Tumores hipotalâmicos ou diencefálicos
• Úlcera péptica
• Divertículo de Zenker
Compulsão alimentar ("binge-eating")
• Síndrome de Kleine-Levine
• Síndrome de Prader-Willi
• Convulsões de lobo temporal
• Doenças degenerativas do sistema nervoso central (Pick e Alzheimer)
• Lesões de hipotálamo e lobo frontal

Quadro 56.14 – Exames laboratoriais recomendados.

Hemograma completo com diferencial e VHS
Eletrólitos séricos (Na$^+$, K$^+$, Cl$^-$, Mg^{2+})
Cálcio e fósforo
Enzimas hepáticas (ALT e AST)
Bilirrubinas
Amilase
Uréia e creatinina séricas
TSH, T$_3$, T$_4$
Urinálise
Gasometria venosa

O colesterol eleva-se em 50% dos pacientes com anorexia nervosa porque sua conversão é mediada por T$_3$ (triiodotironina) com níveis diminuídos na anorexia nervosa. A fração HDL costuma ser alta pela infiltração de gordura visceral.

As enzimas hepáticas normalmente são normais ou discretamente aumentadas (1,5 vez o valor basal), assim como as bilirrubinas. Porém, a bilirrubina indireta pode elevar-se na realimentação.

A albumina costuma ser normal. A uréia pode elevar-se desproporcionalmente em relação à creatinina pela desidratação. A glicemia tem valor prognóstico, já que quando < 40mg/dL traduz depleção total do glicogênio hepático.

Os hormônios tireoideanos podem ser fonte de confusão diagnóstica pelas alterações de doença crônica expostas anteriormente neste capítulo. O esperado é que o T$_4$ seja normal ou baixo; o T$_3$, baixo com T$_3$ reverso alto; e o TSH, normal ou baixo.

Cálcio e fósforo devem ser pedidos, dada a importância na mineralização óssea, porque eles se alteram na realimentação (Quadro 56.15).

Quadro 56.15 – Resultados de exames laboratoriais.

Anorexia nervosa	Bulimia nervosa
Hipercolesterolemia	Hiperamilasemia
QT prolongado no eletrocardiograma	Hipocalemia, hipocloridria
Leucopenia	Alcalose metabólica
Redução de FSH, LH, estradiol ou testosterona	

Certos exames só devem ser pedidos em ocasiões específicas, tais como:

• radiografia de tórax – quando há suspeita de tumor ou sintomas e sinais de insuficiência cardíaca;
• eletroencefalograma – quando há suspeita de crises temporais;
• tomografia de crânio – quando há suspeita de tumor ou lesão cerebral;
• dosagem de cortisol – na suspeita da doença de Addison ou de Cushing;
• eletrocardiograma – presença de bradicardia grave ou sinais de insuficiência cardíaca;
• ecocardiografia com Doppler – presença de sopro em foco mitral ou sinais de insuficiência cardíaca;
• densitometria óssea de coluna lombar e fêmur – na anorexia nervosa com mais de seis meses de duração ou amenorréia.

A presença de convulsões, papiledema ou alterações de campo visual fazem pensar em tumores do sistema nervoso central.

O eletrocardiograma costuma mostrar baixa amplitude dos complexos, aumento do intervalo QT, onda U e arritmias.

O ecocardiograma pode mostrar diminuição da fração de ejeção e da complacência diastólica e prolapso da valva mitral.

PROGNÓSTICO

A anorexia nervosa tem alta mortalidade, 12 vezes maior que a da população de 15 a 24 anos de idade e duas vezes maior do que a população com doenças psiquiátricas do sexo feminino dos 10 aos 39 anos de idade. A causa de óbito mais freqüente é o suicídio em 27%, e efeito direto da doença em 54% dos casos. Não existe correlação com perda de peso e sim com a duração prolongada da doença, relações familiares complicadas e faixas etárias menores (alguns trabalhos sugerem essa relação, mas isso não está ainda claro).

Na bulimia nervosa costuma haver evolução mais benigna e a mortalidade, que é baixa, deve-se a conseqüências de transtornos hidroeletrolíticos (arritmias).

O prognóstico é pior quando há abuso de drogas ou álcool, transtornos de personalidade, depressão, abuso sexual e indução de vômitos.

A evolução global dos transtornos do apetite costuma ser de recuperação total em 50% dos casos, recuperação parcial em 30% e ausência de recuperação em 20%. As crianças com transtornos do apetite em 15 a 25% dos casos evoluem com alterações afetivas ou de personalidade.

A osteoporose é a complicação crônica não-relacionada ao transtorno psiquiátrico primário mais freqüente e incapacitante.

CASOS CLÍNICOS

CASO 1. Paciente de 19 anos de idade, sexo feminino, procura o ginecologista pois não menstrua há cinco meses. É bailarina desde os 8 anos de idade, praticando 6 horas por dia. Apresentou menarca aos 12 anos e sempre teve ciclos espaniomenorréicos (a cada 50 dias). Iniciou dieta há 8 meses, pois a professora de dança avisou que, para poder progredir no curso clássico e fazer aula com sapatilha de ponta, deveria estar mais magra. Há 6 meses intensificou os exercícios para perder peso, porém vem piorando progressivamente sua capacidade física. Há um mês sente fraqueza, cefaléia, cansaço fácil e empachamento pós-prandial, que é seguido por dor abdominal difusa constante que cede espontaneamente em 30 minutos, e obstipação. Nunca gostou do seu corpo e acha que ainda precisa perder peso. Quanto à alimentação, toma café preto com torrada "diet" no café da manhã, almoça salada de folhas com meia maçã de sobremesa no balé, e no jantar só come uma fruta, se não passa mal. É boa aluna, mas ultimamente vai mal na escola, pois não consegue prestar atenção na aula. Nega vômitos ou uso de medicações. Há um ano pesava 56kg.

Antecedentes familiares: mãe é obesa e diabética.

Ao exame clínico apresenta lanugo, pele seca e fria, palmas das mãos amareladas, peso de 43kg, altura de 1,64m (IMC = 16kg/m^2), proeminência zigomática e aparência emagrecida. Pressão arterial = 80×40mm Hg, pulso cheio = 54bpm, temperatura = 35,5°C, ausculta pulmonar e cardíaca normais, abdome escavado sem visceromegalias. Membros com edema discreto, frios e cianóticos.

Os exames laboratoriais mostravam hemograma com leucopenia discreta (3.000 para normal > 4.000/μL); VHS, uréia, creatinina, sódio e potássio normais; T_3 baixo com T_4 e TSH normais; estradiol indetectável, LH e FSH normais; o eletrocardiograma revelou bradicardia sinusal.

Discussão: a paciente é do sexo feminino, bailarina, e teve o reforço social como desencadeante final de um transtorno de apetite. Apresenta perda importante de peso (mais de 10% de perda em um ano), com IMC = 16kg/m^2, intensificação de exercício, deturpação de auto-imagem e amenorréia. Preenche, portanto, todos os critérios do DSM-IV para anorexia nervosa sem compulsão alimentar, do tipo restritiva. O fato de a mãe ser obesa pode ter reforçado o aparecimento da anorexia. O exercício está sendo usado por ela como mecanismo para emagrecimento, já que extrapola sua capacidade física e ocupa boa parte do seu dia. Entre os sintomas, já se verificam complicações da anorexia, como perda de concentração, diminuição da capacidade de exercício, fraqueza, cefaléia e amenorréia. A dor abdominal é típica da síndrome da artéria mesentérica superior, explicada no texto, e o empachamento ocorre pela diminuição do esvaziamento gástrico. A obstipação ocorre pelo excesso de ingestão de fibras e dismotilidade do trato gastrintestinal com a desnutrição. Os sinais das complicações da anorexia nervosa vêm da desnutrição, como lanugo, fácies emagrecido, pele amarelada (hipercarotenemia) e edema. A hipotensão e a bradicardia são resultado da hiperatividade parassimpática e da cardiopatia, com diminuição da contratilidade miocárdica, bem como a acrocianose (pele fria e cianótica). Os exames sugerem nenhuma outra doença orgânica grave, já que o VHS é normal. Apresenta leucopenia, que ocorre na anorexia nervosa por marginação leucocitária. Existe hipoestrogenismo pelos mecanismos explicados no texto. Não estão presentes transtornos hidroeletrolíticos, que não costumam ocorrer sem uso de diuréticos, laxantes ou indução de vômitos.

CASO 2. Paciente de 24 anos de idade, sexo masculino, veio fazer um "check-up" com um clínico, pois anda sentindo fraqueza e já "desmaiou" duas vezes. O paciente conta que sempre foi "gordinho", pois é muito ansioso e quando está muito nervoso tem compulsão alimentar, na qual come tudo o que vê na frente, bem rapidamente, depois fica desesperado. Isso acontece três vezes por semana há vários anos. Há seis meses iniciou regime e já emagreceu 20kg. Conta que passou a comer de forma balanceada, toma café da manhã com meio pão, almoça salada e janta salada e arroz em pouca quantidade. O único problema para a dieta é que sempre bebe duas doses de uísque por dia. Ainda se acha extremamente gordo, tinha uma namorada, mas terminaram o relacionamento, pois há três meses está com impotência sexual, mas ele achou até bom porque se sente tão feio que não consegue ficar com ninguém. Apresenta pai obeso mórbido e diabético, que já sofreu infarto agudo do miocárdio e amputou o pé direito e atualmente só fica acamado.

Ao exame clínico constata-se peso = 65kg, altura = 1,75m, IMC = 21,2kg/m^2, muitas estrias violáceas, fácies incaracterístico, testículos amolecidos na bolsa, diminuição importante de pêlos. O restante do exame clínico é normal.

Os exames laboratoriais foram todos normais, com exceção da testosterona sérica, que estava no limite inferior da normalidade.

Discussão: o paciente não preenche critérios para transtornos do apetite típicos. Não apresenta IMC < 17,5kg/m² nem compulsão alimentar com mecanismos compensatórios para pensar em anorexia ou bulimia, respectivamente. Por outro lado, tem motivação do pai para não querer ser gordo, perdeu muito peso em pouco tempo e tem compulsão alimentar que preenche critérios para transtorno de "binge-eating" (come rapidamente nos episódios de compulsão, que ocorrem três vezes por semana há anos). A motivação do pai é um aspecto importante para desencadear transtornos do apetite em homem. Outro aspecto importante na epidemiologia dos transtornos do apetite em homem é a coexistência do abuso de álcool. O paciente parece clinicamente saudável, porém apresenta impotência, que pode estar ligada ao consumo crônico de álcool, a problemas psicológicos relacionados à péssima auto-imagem ou à perda grande de gordura corpórea, como ocorre na anorexia. O menosprezo ao problema relacionado ao peso e à auto-imagem parece ser mecanismo de defesa de homem, já que existe preconceito de apresentar "doença de mulher".

Os exames clínico e laboratoriais são normais como se previa, já que o paciente não tem sinais de desnutrição nem de uso dos mecanismos purgativos compensatórios.

CASO 3. Paciente de 18 anos de idade, sexo feminino, é trazida pela mãe ao pronto-socorro porque está vomitando sem parar há um dia. Sua mãe refere que a adolescente é diabética do tipo 1 há quatro anos em uso irregular de insulina. Às vezes, pára de tomar a insulina porque engorda e, como ela leu em uma revista que a insulina faz "inchar" pois retém sódio no organismo, toma diuréticos todos os dias. Hoje tomou a insulina. A moça conta que come mal, faz dieta sempre. Apresenta surtos de fome, nos quais come tudo o que estiver na frente, inclusive doces, depois chora muito e diz que quer morrer. Tais surtos ocorrem de três a quatro vezes por semana há cinco anos, quando começou a se achar gorda e induzir vômitos para não engordar após o episódio. É muito ansiosa, falta muito na escola e não come na frente dos amigos. Há nove meses apresenta irregularidade menstrual e dor abdominal difusa com empachamento pós-prandial, odinofagia e pirose.

De antecedentes, a mãe conta em sigilo que há seis anos a jovem foi estuprada durante um assalto e nunca teve namorado. Emagreceu 15kg em um ano.

Ao exame clínico constata-se uma paciente assustada, desidratada, com peso = 50kg, altura = 1,68m e IMC = 19,4kg/m². Apresenta edema perioral, úlceras orais, erosão de dentina na superfície lingual dos dentes superiores, hipertrofia indolor de parótidas bilateralmente. Os exames cardíaco e pulmonar são normais, com exceção do pulso, um pouco arrítmico = 88bpm. A pressão arterial é de 90 × 60mm Hg. O abdome é escavado, discretamente doloroso, com ruídos hidroaéreos normais, sem descompressão brusca positiva. Os membros inferiores apresentam edema 1+/4+.

Os exames laboratoriais mostravam: glicemia = 350mg/dL (valor de referência – VR – 70 a 110mg/dL); hemograma com leucopenia discreta sem desvio à esquerda; sódio = 130mEq/litro (VR 135 a 145mEq/dL); potássio = 2,6 (VR 3,5 a 4,5mEq/L); gasometria venosa com pH de 7,56 (VR 7,35 a 7,45); bicarbonato = 40 (VR 23 a 25mEq/dL); T_4 normal com T_3 baixo e TSH baixos; VHS normal. O eletrocardiograma revelou presença de ondas U e extra-sístoles ventriculares freqüentes.

Discussão: a paciente em questão não preenche os critérios clínicos de anorexia nervosa, pois não tem amenorréia nem IMC < 17,5kg/m². Apresenta, no entanto, deturpação de auto-imagem e episódios de compulsão alimentar com freqüência > 2 vezes por semana, seguidos de indução de vômitos e uso de diuréticos, preenchendo critério para bulimia nervosa. A personalidade ansiosa é muito comum na bulimia nervosa, existe associação do aparecimento com abuso sexual. Em relação ao diabetes, a peculiaridade é que o controle glicêmico das pacientes é pior porque elas param freqüentemente de tomar insulina, e também a incidência de nefro, neuro e retinopatias é maior. O isolamento social também é típico no transtorno do apetite. A dor abdominal ocorre por indução repetida de vômitos com refluxo gastroesofágico e esofagite, bem como odinofagia e pirose. O mecanismo que gera a irregularidade menstrual é a ausência de pulsatilidade de LH com hipoestrogenismo.

Os dados positivos encontrados no exame clínico são secundários à indução repetida de vômitos, como erosão dental (sinal de Russell), eritema por irritação perioral, úlceras orais e dor abdominal. A desidratação com hipotensão é secundária aos vômitos e uso de diuréticos. O pulso arrítmico deve corresponder à presença de transtorno hidroeletrolítico, que é a maior causa de mortalidade nesses pacientes. Realmente, o que predomina no quadro clínico da bulímica são os sinais e os sintomas de vômitos freqüentes e a espoliação por uso de diuréticos, laxantes ou enemas.

Os exames laboratoriais confirmam uma grande depleção de potássio, o que é típico da indução repetida de vômitos, e alcalose metabólica intensa, secundária ao uso de diuréticos e vômitos. O eletrocardiograma mostra alterações secundárias à hipocalemia.

BIBLIOGRAFIA

BATES B – Inspeção geral e avaliação de altura e peso. In: Bates B. *Propedêutica Médica*. Rio de Janeiro, Editora Guanabara, 1990, p.113.

BECKER AE, GRINSPOON SK, KLIBANSKI A, HERZORG DB – Current concepts: eating disorders. *N Engl J Med*, 340:1092, 1999.

BLUNDELL J – Fisiologia do controle do apetite. In: Halpern A, Matos AFG, Suplicy HL, Mancini MC, Zanella MT. *Obesidade*. São Paulo, Lemos Editora, 1998, p.103.

Diagnostic and Statistical Manual of Mental Disorders – DSM-IV, 4th ed, Washington DC, American Psychiatric Association, 1994, p. 1.

MEHLER PS; ANDERSEN AE – *Eating Disorders: A Guide to Medical Care and Complications*. Baltimore, The Johns Hopkins University Press, 1999.

MONTEIRO JL – Obesidade: diagnóstico, métodos e fundamentos. In: Halpern A, Matos AFG, Suplicy HL, Mancini MC, Zanella MT. *Obesidade*, São Paulo, Lemos Editora, 1998, p.31.

PARTE VI

Dor

57. Dor – Conceitos Gerais

Eliane Rocha Tomic

Para os gregos antigos, a dor era um componente negativo do espírito humano que se antagonizava ao prazer. Aristóteles pensava ser a dor uma sensação completamente distinta dos cinco sentidos. Já no século XVII, Descartes iniciou o modelo sensorial da dor e começou a discutir se ela era uma emoção ou uma sensação. Porém, neste século, a experiência de dor é considerada como tendo componentes afetivos e sensoriais.

Cada vez mais se considera a dor como um processo complexo, podendo ser gerada a partir de fatores emocionais como a depressão ou o estresse, assim como pode levar à depressão um paciente com quadro álgico crônico. Tudo isso independente ou sobreposto a doenças nas quais realmente há lesões em tecidos que deflagram os nociceptores aferentes.

DEFINIÇÃO

O sistema nervoso tem como uma de suas funções principais detectar e informar a ocorrência de lesões ou tentar evitar lesões potenciais. A sensação de dor por si só contribui para essa função, uma vez que é universalmente compreendida, entre as pessoas, como sinal de doença ou exposição a algum perigo iminente, como objetos cortantes, calor, abrasivos etc. A Associação Internacional do Estudo da Dor define dor como uma sensação desagradável que está associada a uma lesão real ou potencial de algum tecido.

EPIDEMIOLOGIA

Por ter esse caráter inerente de dano tecidual, é o sintoma mais prevalente na população em geral e o que está mais presente nas queixas de consultório, pronto-socorro, ambulatório e enfermaria.

FISIOPATOLOGIA

Os receptores de dor são axônios aferentes primários. Eles se classificam em fibras A-beta, A-delta e C.

As fibras A-beta são aquelas que podem ser estimuladas por toque ou movimento, enquanto as outras duas são de fato as responsáveis pela sensação de dor.

O bloqueio das fibras A-delta e C abole a sensibilidade à dor. Os receptores de pele são geralmente do tipo A-beta. As fibras A-delta e C estão presentes na pele, em estruturas somáticas profundas e viscerais. Como respondem especificamente a estímulos dolorosos, são chamadas de aferentes primários nociceptores. São receptores de estímulos nocivos, isto é, mecânicos, térmicos e químicos, ou receptores de estímulos dolorosos.

As substâncias endógenas, mediadoras da transmissão da sensação de dor, incluem: bradicinina, serotonina, histamina, íon potássio, acetilcolina, enzimas proteolíticas e leucotrienos. As prostaglandinas e a substância P aumentam a sensibilidade nas terminações nervosas, mas não as excitam diretamente.

A figura 57.1 demonstra a ativação sensorial, tanto por traumatismo como por estimulação secundária.

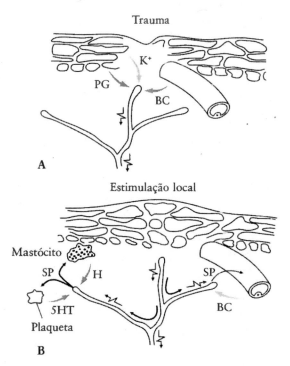

Figura 57.1 – Ativação sensorial: **A)** por traumatismo; **B)** por estimulação local. K⁺ = potássio; PG = prostaglandina; BC = bradicinina; SP = substância P; H = histamina; 5HT = serotonina.

Os nociceptores aferentes também têm função neuroefetora, pois quando estimulados liberam polipeptídios, entre eles a substância P, um peptídio de 11 aminoácidos com ação vasodilatadora, e capacidade de atrair leucócitos e promover a desgranulação de mastócitos e a liberação de mediadores inflamatórios. Esse é o chamado processo de sensibilização, quando o limiar de sensibilidade dolorosa é rebaixado. Nesses tecidos sensibilizados, estímulos inocentes podem deflagrar a dor e isso explica a dor espontânea, a hiperalgesia e a dor à palpação.

A bradicinina, entre todas as substâncias estudadas, parece ser a que mais desencadeia dor, segundo alguns pesquisadores. A concentração de potássio em tecidos lesados parece correlacionar-se bem com a intensidade da dor, enquanto as enzimas proteolíticas deflagram a dor ao tornar as membranas nervosas mais permeáveis a alguns íons, entre eles o próprio potássio.

Outro mecanismo de dor é a isquemia tecidual. Aparentemente, o bloqueio do fluxo sanguíneo leva ao acúmulo de ácido láctico nos tecidos e por conseqüência ao metabolismo anaeróbio, o que deflagra a dor em poucos minutos.

O espasmo muscular é uma importante causa de dor. Fica mais fácil de entender se lembrarmos que a contração muscular estimula os receptores mecanossensíveis da dor e a oclusão dos vasos sangüíneos do local resulta em isquemia tecidual.

As vísceras são inervadas por fibras A-delta e C, porém são insensíveis a estímulos mecânicos quando o tecido está são. No momento em que esse tecido é lesado ou sofre ação de alguns mediadores inflamatórios, os nociceptores, chamados silenciosos, tornam-se sensibilizados. Daí o fato de a dor visceral ser tão importante e debilitante quando palpamos alguma víscera distendida.

Na dor referida, os nociceptores aferentes primários entram no corno dorsal da medula espinhal e fazem conexão com neurônios que transmitem o sinal doloroso até os centros cerebrais envolvidos na percepção da dor.

Esses neurônios espinhais recebem também axônios aferentes das vísceras, pele e estruturas musculoesqueléticas. Assim, pode-se compreender a *dor referida*: uma dor de origem musculoesquelética ou visceral que manda impulsos aferentes através de um mesmo neurônio que recebe impulsos provenientes de receptores da pele, cuja freqüência de estimulação é muito maior, podendo haver confusão de interpretação e, portanto, a dor ser localizada em um segmento da pele (Fig. 57.2).

Após essa conexão na medula, os axônios sobem em direção ao tálamo contralateral formando o trato espinotalâmico, cuja interrupção faz com que se perca a capacidade de sentir dor ou alterações de temperatura. Antes de atingirem o tálamo, essas vias se conectam com regiões corticais ligadas a respostas emocionais. Acredita-se ser assim a conexão do componente aferente doloroso com o emocional.

Assim como há um circuito de recepção e encaminhamento do sinal de dor, temos a contrapartida, que é o sistema de supressão da dor no cérebro e na medula espinhal. Sabe-se que o limiar da dor é individual e depende do estado emocional, experiências anteriores e até do contexto social do indivíduo. Por isso pode-se explicar que algumas pessoas não tolerem mínimos estímulos dolorosos, enquanto outras, com uma sugestão de alívio, podem ter um real efeito analgésico.

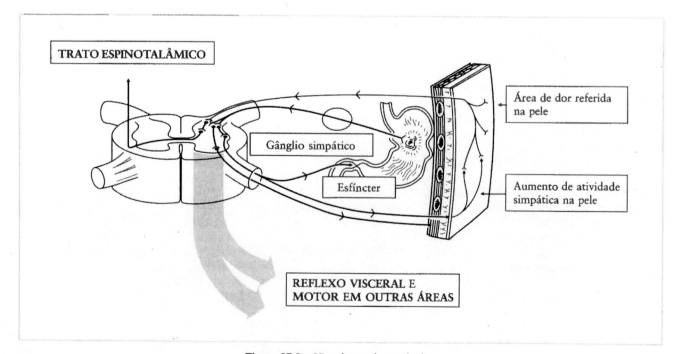

Figura 57.2 – Vias de condução da dor.

Sabe-se que a expectativa de dor pode gerar dor sem que o estímulo real exista. Variáveis psicogênicas do sistema de analgesia do cérebro e medula espinhal podem modular a dor. O único sistema bem estudado é o que age no hipotálamo, mesencéfalo, bulbo e medula espinhal por via descendente.

Todas as estruturas citadas têm receptores opióides que podem ser ativados por drogas como a morfina. A lesão nessas estruturas acarreta perda do efeito analgésico dessas drogas.

O sistema opióide do cérebro contém peptídios opióides endógenos que são as encefalinas: a metencefalina e a leuencefalina, as beta-endorfinas e a dinorfina.

As encefalinas estão presentes no tronco cerebral e na medula espinhal. A dinorfina está presente nos mesmos locais em pequena quantidade. A beta-endorfina é encontrada no hipolálamo e na hipófise.

O mecanismo de ação das encefalinas é por meio do bloqueio dos canais de cálcio nas terminações nervosas, com bloqueio da liberação de neurotransmissores na sinapse.

A forma mais comum de ativar o sistema de modulação de dor é o prolongamento do episódio doloroso-dor prolongada ou pelo medo. Sua modulação é feita por meio de neurônios facilitadores e inibidores que estão presentes no bulbo, prolongando-se até a medula espinhal e controlando os neurônios espinhais. Como os neurônios de transmissão podem ser ativados pelos moduladores, teoricamente é possível ter um sinal de dor sem nenhum estímulo real periférico.

Outro aspecto de modulação de dor a ser lembrado é a estimulação de fibras sensoriais do tipo A-beta a partir de receptores periféricos, deprimindo a transmissão de sinais dolorosos. Isso explica o fato de ao se esfregar a área dolorosa sentir-se alívio da dor. Essa seria também a explicação de como agem os ungüentos nesse processo. Esse mecanismo e a excitação psicogênica simultânea do sistema da analgesia central são, talvez, a base do alívio da dor empregada pela acupuntura.

CLASSIFICAÇÃO

A classificação da dor segue alguns critérios como *temporalidade*, *quantificação* e *fisiologia*. A caracterização de cada uma será feita a seguir.

TEMPORALIDADE

Dor aguda – é aquela de início súbito cuja localização é precisa, com definição de características, facilitando o diagnóstico. Geralmente se associa a alterações conseqüentes à hiperatividade do sistema nervoso autônomo, como aumento da freqüência cardíaca e da freqüência respiratória e sudorese, que são deflagradas pelo sistema nervoso central. São exemplos a dor após cirurgia devido a traumatismos.

Dor subaguda – geralmente se desenvolve ao longo de dias, recorrendo ao longo do tempo com períodos de acalmia.

Dor crônica – sua duração é de mais de três meses. Devido ao tempo, cessam os sinais de hiperatividade do sistema nervoso autônomo. Influencia no comportamento do paciente, na sua qualidade de vida e capacidade de trabalho.

QUANTIFICAÇÃO

A caracterização da intensidade da dor é importante para a abordagem terapêutica e sua eficácia. Sabe-se que os médicos subestimam a dor de seus pacientes. O ideal é quantificarmos o sintoma segundo uma pontuação ou uma escala de dor (Tabela 57.1).

Tabela 57.1 – Escala de dor.

0	– sem dor
1-2	– dor de muito pouca intensidade
3-4	– dor de pequena intensidade
5-6	– dor de média intensidade
7-8	– dor de grande intensidade
9-10	– a pior dor possível

FISIOLOGIA

Quanto a esse aspecto temos:

Dor somática – resultado da ativação do sistema nervoso periférico sem lesão do nervo. A dor pode ser de qualquer tipo, porém sempre bem localizada.

Dor visceral – é resultado da estimulação eferente e nociceptiva. Caracteristicamente é profunda, muito dolorosa ou em cãibras e pouco localizada.

Dor neuropática – é lesão real de terminação nervosa periférica ou do sistema nervoso central. Geralmente é uma dor em queimação ou uma parestesia e ocorre em áreas de perda de sensibilidade.

ABORDAGEM CLÍNICA

Quando da abordagem inicial de um paciente com dor, nem sempre é possível fazermos o diagnóstico em um primeiro momento, já que para isso é necessário termos uma avaliação cuidadosa e com detalhamento das características de dor, avaliação psíquica e neurológica do paciente, resposta terapêutica a drogas e tratamentos anteriores, no caso de dor crônica.

Quando a dor é múltipla, sempre devemos listá-la conforme o grau de intensidade e tempo de aparecimento e priorizar cada manifestação conforme a repercussão que ela tem na vida do paciente ou dependendo da gravidade que atribuímos a cada uma delas.

É importante avaliarmos também a história familiar, os antecedentes de síndromes álgicas, o uso de álcool ou outras drogas e as experiências anteriores com quadros de dor na família.

A abordagem do paciente com dor inclui:

• Dar o real valor e acreditar que realmente o paciente tem uma queixa de dor.

- Realizar uma cuidadosa anamnese do paciente com localização precisa de quando se iniciou o quadro de dor.
- Caracterizar a dor quanto à localização, intensidade, padrão, fatores de piora ou melhora, irradiação, duração, freqüência, ritmo e periodicidade.
- Definir a dor como aguda, subaguda, crônica, recorrente, episódica ou intermitente.
- Listar e estabelecer prioridades se houver mais de um tipo de dor.
- Anotar sempre as respostas às terapêuticas anteriores.
- Registrar hábitos e vícios, como uso de drogas e álcool.
- Avaliar o estado psicológico do paciente.
- Realizar avaliação neurológica.
- Fazer hipóteses diagnósticas.
- Estabelecer os diagnósticos mais prováveis.
- Estabelecer a melhor terapêutica para a dor em função dos diagnósticos mais prováveis.
- Conversar sempre com o paciente para tranqüilizá-lo e diminuir sua ansiedade, explicando detalhadamente as hipóteses diagnósticas, a investigação que será feita e o tratamento que será realizado.
- Reavaliar sempre a terapêutica adotada e a resposta do paciente a essa nova conduta.

No caso de dores de difícil tratamento, como é o caso de alguns pacientes com neoplasias em estado terminal, deve-se avaliar a possibilidade de o paciente vir a ter idéias suicidas ou de haver armas em casa que possam facilitar esse comportamento. Os pacientes quase nunca tocam nesse assunto, a não ser quando abordados.

Apesar deste capítulo não tratar da terapêutica em si da dor, devemos lembrar que sempre é melhor diminuirmos sua intensidade enquanto investigamos a causa. Um dos erros freqüentes por parte dos médicos é priorizar a investigação da causa da dor antes de preocupar-se em tratá-la. A dor pode ser diminuída ou abolida com tratamento adequado, enquanto a investigação diagnóstica está sendo feita. Abolir ou diminuir a dor é uma das funções mais importantes do médico. É óbvio que ao mesmo tempo sua causa deve ser investigada para que um tratamento definitivo, quando possível, seja feito.

Sabe-se que com a melhora do quadro doloroso, o próprio paciente consegue colaborar e até participar melhor da elucidação diagnóstica.

Visando ao diagnóstico e à melhor terapêutica individual, a participação do paciente é fundamental, fazendo com que o médico possa escolher a melhor estratégia de controle da dor, em especial em pacientes com neoplasias terminais ou doenças intratáveis.

BIBLIOGRAFIA

BENNETT JC, PLUM F – *Cecil Textbook of Medicine*. 20th ed., Philadelphia, WB Saunders, 1996.

GUYTON, HALL – *Tratado de Fisiologia Médica*. 9ª ed., Rio de Janeiro, Guanabara Koogan, 1997.

HARRISON – *Medicina Interna*. 14ª ed., New York, MacGraw-Hill, 1998.

NITRINI, BACHESCHI – *A neurologia que todo médico deve saber*. 4ª reimpressão, São Paulo, Santos Livraria Editora, 1999.

WALL PD, MELZACK R (eds) – *Textbook of Pain*. 3rd ed., New York, Churchill Livingstone, 1994.

58. Dor Torácica

Antonio Américo Friedmann

A dor torácica é um dos sintomas mais comuns de pacientes que consultam os serviços de emergência e os ambulatórios de cardiologia e de clínica geral.

Nem sempre o sintoma é referido como dor, às vezes o paciente se queixa de sensação de pressão ou de desconforto torácico.

Quando localizada na região do precórdio – dor precordial –, o maior temor do paciente é de que a causa seja cardíaca, significando infarto. Dores em outras localizações do tórax também preocupam o paciente pelo receio de doença pulmonar grave como, por exemplo, tumor ou pneumonia.

ETIOPATOGENIA

Entre as diversas condições determinantes da dor precordial, a mais relevante é, sem dúvida, a doença da artéria coronária – principal causa de óbito em adultos no mundo. Outras doenças cardiovasculares devem ser cogitadas, como a pericardite, a dissecção da aorta, a hipertrofia do miocárdio, secundária à estenose aórtica e às hipertensões arteriais sistêmica e pulmonar, e o prolapso da valva mitral.

Doenças pulmonares e pleurais como tromboembolismo pulmonar, pneumonias, neoplasias, pleurite e pneumotórax são também causas importantes de dor torácica.

Dores oriundas das estruturas da parede torácica, como as osteoarticulares, mialgias e nevralgias, são muito comuns e podem ser confundidas com as de origem cardiocirculatória ou pleuropulmonar.

Distúrbios do aparelho digestivo devem ser lembrados como causas de desconforto torácico, não só os processos do esôfago, como também as doenças de órgãos intra-abdominais, que podem determinar dor visceral irradiada para o tórax.

Em indivíduos com dor torácica e grande ansiedade, a exclusão de causa orgânica por propedêutica adequada sugere origem psíquica do sintoma (Quadro 58.1).

Em termos de freqüência de aparecimento, as dores musculoesqueléticas secundárias a aumento da atividade física, costocondrite, angina, traqueíte, tosse,

Quadro 58.1 – Causas de dor torácica.

Cardíacas
  Insuficiência coronária (angina de peito e infarto do miocárdio)
  Pericardite
  Estenose aórtica
  Miocardiopatia hipertrófica
  Prolapso da valva mitral

Vasculares
  Dissecção da aorta
  Embolia pulmonar

Pleuropulmonares
  Pleurite
  Pneumonia
  Neoplasia de pulmão (primária ou metastática)
  Infarto de pulmão
  Pneumotórax

Neuromusculoesqueléticas (parede torácica)
  Osteoartropatias da coluna vertebral
  Neurite (herpes zoster)
  Costocondrite (síndrome de Tietze)

Digestivas
  Alterações da motilidade esofágica
  Refluxo gastroesofágico
  Úlcera péptica
  Colecistopatia
  Pancreatite

Psíquicas

pleurites, pneumonias e compressões radiculares são as causas mais freqüentes de dor. A síndrome do desfiladeiro, o herpes zoster, os aneurismas e as pericardites, o pneumotórax, a embolia de pulmão, a hipertensão pulmonar e o câncer são causas menos freqüentes.

FISIOPATOLOGIA

Como os mecanismos da dor torácica são diversos, abordaremos apenas os principais processos patológicos causadores de desconforto torácico.

ISQUEMIA DO MIOCÁRDIO – resulta da diminuição da oferta de oxigênio (O_2) pelo fluxo coronário e/ou aumento do consumo de O_2 pelo miocárdio.

A causa mais comum de redução do fornecimento de O_2 para o miocárdio é a aterosclerose coronária, que produz estreitamento progressivo da luz das artérias. As irregularidades da camada íntima determinam instabilidade do endotélio que predispõe à formação de trombos e à oclusão total do vaso. A interrupção do fluxo sangüíneo coronário por trombose, ou mais raramente por embolia ou por vasoespasmo, é responsável pelas síndromes de insuficiência coronária aguda, como o infarto e a angina instável. A redução parcial do fluxo por placa de ateroma ou por estenose aórtica causa angina de peito. A insuficiência coronária é agravada por condições que determinam alterações qualitativas do suprimento sangüíneo, como a hipóxia e a anemia.

O aumento do consumo de oxigênio pelo miocárdio (MVO_2) ocorre fisiologicamente durante o esforço físico e patologicamente na hipertrofia do miocárdio. Esta pode ser secundária ao incremento da pós-carga (hipertensão arterial e estenose aórtica) ou primária (miocardiopatia hipertrófica).

Alguns fatores podem precipitar a isquemia cardíaca: aumento da freqüência (por exercício ou estresse emocional), aumento da tensão ventricular esquerda (aumento da pressão arterial ou dilatação ventricular) ou quando a contratilidade cardíaca está aumentada (pela descarga adrenérgica que acompanha o exercício ou o estresse emocional).

A oferta de oxigênio depende do conteúdo de oxigênio do sangue e do volume de sangue que flui através das artérias coronárias por unidade de tempo. Normalmente, o miocárdio extrai quase todo o oxigênio do sangue e a saturação de oxigênio no seio venoso coronariano é baixa, e a diferença arteriovenosa de oxigênio é alta. Portanto, o aumento da demanda de oxigênio pelo miocárdio somente pode acontecer via aumento do fluxo sangüíneo. A perfusão miocárdica ocorre fundamentalmente na diástole e é determinada por dois fatores: pressão de perfusão coronária e resistência vascular coronária. Entretanto, o fluxo coronário muda muito pouco devido à auto-regulação. Logo, mudanças na perfusão dependem de alterações na resistência coronária. Por fim, a resistência coronária depende do número de colaterais e da permeabilidade dos vasos. Quando o vaso está estreitado por vasoespasmo ou por placa aterosclerótica, a resistência coronária aumenta, mas a demanda de oxigênio pode não ser satisfatória. O exercício pode aumentar o fluxo coronário 4 a 5 vezes em relação ao valor basal. Por receber oxigênio em quantidades insuficientes para sua demanda, a isquemia resultante produz dor.

O mecanismo causador da dor precordial na isquemia do miocárdio não está totalmente esclarecido. Admite-se que o metabolismo anaeróbio estimula fibras simpáticas aferentes que se dirigem aos gânglios da cadeia simpática e percorrem a medula espinhal até o tálamo e córtex cerebral, conjuntamente com fibras sensitivas somáticas de dermátomos dos segmentos C8 até T4. A angina, portanto, assim como outras dores viscerais, tem localização mal definida e sua percepção se relaciona aos dermátomos dos segmentos correspondentes.

No prolapso da valva mitral, apesar de ser uma anormalidade tão comum, o mecanismo da dor é controverso; em alguns casos, admite-se isquemia ou tensão anormal dos músculos papilares pelas válvulas prolapsadas.

EPIDEMIOLOGIA DAS DOENÇAS CARDIOVASCULARES – as doenças cardiovasculares são a principal causa de mortalidade no mundo. Existe a falsa idéia de que elas são mais freqüentes nos países desenvolvidos. No início elas foram. Hoje em dia, elas são muito mais freqüentes nas populações de baixa renda. No Brasil, a principal causa de mortalidade para homens e mulheres é a doença cardiovascular, sendo responsável por aproximadamente 30% dos óbitos, independente da região do país. Embora a prevalência da doença seja maior no sexo masculino, ela ainda é a principal causa de morte para o sexo feminino e, portanto, deve-se pensar em infarto na mulher que chega ao pronto-socorro com dor torácica.

PLEUROPERICARDITE – as superfícies viscerais da pleura e do pericárdio não possuem inervação sensitiva. A dor resulta de comprometimento do folheto parietal da pleura, geralmente de natureza inflamatória. Admite-se que o pericárdio parietal tenha poucas fibras nervosas sensitivas aferentes que se dirigem ao sistema nervoso central por meio dos nervos frênicos. Assim, a dor da pericardite seria predominantemente relacionada com a inflamação da pleura parietal adjacente. Tais observações explicam por que, em alguns casos de pericardite, como na uremia, não há dor, enquanto na pericardite infecciosa, que geralmente é mais intensa e se propaga à pleura vizinha, a dor torácica é um dos sintomas mais constantes.

DOR RELACIONADA AOS GRANDES VASOS – a dissecção da aorta ocorre em pacientes que apresentam alterações degenerativas da camada média, como em alguns portadores de hipertensão arterial e na síndrome de Marfan. Com o progredir da idade, há perda de fibras elásticas e musculares lisas da camada média, que são substituídas por tecido colágeno, com predisposição à formação de cistos (necrose cística). Havendo fissura do endotélio ou hematoma na camada média, forma-se uma coluna de sangue na parede do vaso (falso lume) que separa a camada íntima da adventícia, acarretando dor torácica e predispondo a hemorragias fatais.

No tromboembolismo pulmonar, a dor torácica é um dos sintomas mais freqüentes. Ela pode decorrer da distensão aguda da artéria pulmonar, quando há embolia pulmonar maciça, ou da reação pleural, nos casos de infarto do pulmão.

DOR DA PAREDE TORÁCICA – a causa mais freqüente de dor torácica é a de natureza neuromusculoesquelética, decorrente de processo inflamatório, degenerativo, traumático ou infeccioso.

Afecções da coluna vertebral como a espondiloartrose, a hérnia de disco cervical e a espondilite anquilosante comprimem raízes nervosas determinando dor em um ou mais dermátomos. De um modo geral, nas afecções dos ombros como bursites, tendinites e artrites, a dor pode irradiar-se para o tórax. A dor na região superior do tórax pode também resultar da compressão do plexo braquial por costela cervical ou espasticidade com encurtamento do músculo escaleno. Nas chamadas síndromes dos desfiladeiros torácicos, além da dor, ocorrem parestesias e alterações vasomotoras por compressão do feixe vasculonervoso nas vias de saída torácicas (série fixa de estreitas passagens por onde passa o feixe vasculonervoso). As causas mais freqüentes são tração mecânica por fraqueza muscular, obesidade, mamas muito grandes, vícios de postura, bandas cervicais e hipertrofias musculares (omo-hióide ou escalenos). O diagnóstico é feito pela diminuição da intensidade do pulso associada a sintomas durante a manobra de Adson: o paciente respira fundo e segura o ar, enquanto vira o pescoço em extensão na direção do ombro que está sendo examinado. Em seguida, o paciente faz uma abdução de 180 graus em rotação externa. Por último ele assume uma postura militar exagerada (com os ombros para trás e para baixo). A simples diminuição do pulso não fecha o diagnóstico porque pode estar presente em até 68% dos pacientes. É necessário o aparecimento dos sintomas.

As costocondrites causam dor no local da inflamação.

Merece especial destaque a dor do herpes zoster, causada por neurite intercostal, que caracteristicamente precede o aparecimento da erupção cutânea, exibindo distribuição que segue o trajeto do nervo atingido.

DOR ESOFÁGICA – com a utilização da monitorização ambulatorial da pressão intra-esofágica, verificou-se que alterações da motilidade do esôfago, como por exemplo o espasmo esofágico, são responsáveis por dor torácica. Contudo, estudos de monitorização do pH intra-esofágico mostram que o refluxo gastroesofágico é a causa mais comum de dor torácica relacionada ao esôfago, independentemente da presença de esofagite.

SÍNDROMES FUNCIONAIS E OUTRAS CAUSAS DE DOR TORÁCICA – algumas síndromes funcionais podem acometer a região torácica, como a fibromialgia e a síndrome miofascial (ver capítulo "Dores em Partes Moles").

Alguns estudos mostraram também que pacientes fumantes apresentam um número excessivo de queixas de dor torácica quando comparados a não-fumantes. A origem da dor e sua fisiopatologia não estão esclarecidas, sendo esse dado obtido em estudos observacionais. A dor, às vezes, mimetiza quadros angi-

nosos, às vezes, não, e recebe o nome de angina do tabaco. Em alguns fumantes, entretanto, com angina preexistente, o quadro anginoso pode ser nitidamente desencadeado pelo cigarro. Em alguns fumantes, com quadro de dor torácica atípica, que não melhora com vasodilatadores, a cessação do tabagismo pode levar à diminuição progressiva da dor, com desaparecimento após seis meses.

CARACTERÍSTICAS CLÍNICAS

ANGINA DE PEITO – é a dor torácica causada por isquemia do miocárdio. Sua localização, na maioria das vezes, é retroesternal ou precordial, podendo irradiar-se para o membro superior esquerdo (face cubital), epigástrio, dorso, pescoço, mandíbula e até mesmo braço direito. Ocasionalmente, localiza-se unicamente em topografia extratorácica, como, por exemplo, no braço esquerdo, dorso ou epigástrio. A sensação referida pelo paciente é de peso ou aperto no precórdio, com limites mal caracterizados, por se tratar de dor visceral. Embora infreqüente, é clássica a referência de que o paciente caracteriza a dor mostrando o punho cerrado sobre o precórdio (sinal de Levine). A intensidade é variável para cada paciente e nem sempre guarda relação com o grau de isquemia. Os fatores desencadeantes mais comuns são esforço físico, emoções, frio e refeição copiosa. Melhora com repouso e vasodilatadores sublinguais. A duração é curta, em geral não excede 5 minutos.

À semelhança do sintoma dispnéia, os pacientes com angina são classificados em classes funcionais de acordo com o grau de esforço necessário para induzir a dor torácica (Quadro 58.2).

Quadro 58.2 – Classificação funcional da angina de peito (modificado da classificação da Sociedade Cardiovascular Canadense).

Classe funcional	Angina de peito
I	Ausente nas atividades habituais, ocorrência apenas aos grandes esforços
II	Presente nas atividades habituais, aos esforços moderados
III	Freqüente nas atividades habituais, aos pequenos esforços
IV	Incapacidade de realizar atividades habituais, angina em repouso

Às vezes, há sintomas concomitantes como dispnéia e fadiga. Quando esses sintomas são causados por insuficiência coronária mas o paciente não refere dor precordial, são denominados *equivalentes anginosos*. A ausência da dor na presença de isquemia do miocárdio comprovada por exames complementares, que ocorre em diabéticos e idosos, por comprometimento de vias nervosas aferentes sensitivas, é denominada *isquemia silenciosa*.

515

A angina de peito é classificada em dois grandes grupos:

1. Angina estável – quando a dor torácica é fugaz e causada por esforços físicos de mesma intensidade ou outros fatores desencadeantes e mantém-se inalterada por longos períodos.

É a manifestação característica da insuficiência coronária crônica e sugere obstrução parcial fixa do fluxo coronário. Denomina-se *dor precordial típica* a dor torácica que surge aos esforços físicos gerais, como deambular com rapidez ou em aclives; considera-se *dor atípica* quando não relacionada com esforço ou então muito localizada em determinado ponto da superfície torácica e geralmente referida como sensação de pontada ou agulhada.

2. Angina instável – quando a evolução da dor torácica piora, surgindo aos mínimos esforços ou em repouso, na ausência de infarto do miocárdio. Anteriormente recebia outras denominações, como angina progressiva, angina de repouso, angina noturna, angina pré-infarto e síndrome intermediária. Na maioria das vezes, é causada por obstrução crítica de uma artéria coronária (acima de 70% de obstrução) e, se não tratada adequadamente, evolui para o infarto. Mais raramente, a angina é desencadeada por vasoespasmo de artéria coronária e associa-se à alteração eletrocardiográfica peculiar (supradesnivelamento transitório do segmento ST durante o episódio); essa modalidade é conhecida como variante de Prinzmetal.

É importante lembrar que, muitas vezes, no paciente acamado ou idoso, bastante sedentário, o diagnóstico de angina fica complicado pela imobilidade do paciente, sendo difícil a caracterização da dor aos esforços.

INFARTO DO MIOCÁRDIO – a dor torácica resultante do infarto agudo do miocárdio exibe localização e irradiação semelhantes à dor da angina, mas habitualmente é mais intensa e mais prolongada (mais de 30 minutos) e freqüentemente associada a outros sintomas concomitantes como náuseas, vômitos e sudorese. Quando a área de necrose é extensa ou quando há arritmias cardíacas com repercussão hemodinâmica, surge dispnéia conseqüente à disfunção ventricular esquerda.

Ao contrário da angina de esforço estável, o infarto em geral não é precedido de fatores desencadeantes. O paciente pode ter antecedentes de angina, ou então o infarto pode ser a primeira manifestação da insuficiência coronária.

Valoriza-se muito a presença de *fatores de risco coronários*: dislipidemia, hipertensão arterial, tabagismo, diabetes, coronariopatia familiar, sedentarismo, idade a partir da quinta década e sexo masculino. Como a aterosclerose é uma doença multifatorial, a presença de vários fatores aumenta a probabilidade de doença arterial coronária.

Infarto sem dor pode ocorrer em diabéticos e em idosos. Em idosos, também são comuns localizações atípicas da dor, que pode manifestar-se como epigastralgia incaracterística.

PERICARDITE – produz dor torácica retroesternal que piora com a inspiração profunda e com a tosse e pode apresentar irradiação para ombros, dorso ou pescoço, ocasionada por irritação da pleura diafragmática. Em casos de derrame pericárdico, o paciente pode obter alívio na posição sentada e inclinado para a frente, atitude patognomônica dessa síndrome.

DISSECÇÃO DA AORTA – determina dor súbita de forte intensidade no trajeto da aorta, medioesternal irradiada para o pescoço e para o dorso, na região interescapular. Na maioria das vezes, o paciente é portador de hipertensão arterial. É um quadro dramático porque, com freqüência, evolui para óbito. A dor pode confundir-se com o quadro clínico do infarto agudo do miocárdio.

VALVOPATIAS E MIOCARDIOPATIAS – a estenose aórtica valvar e a miocardiopatia hipertrófica podem determinar dor precordial aos esforços, de natureza isquêmica, semelhante à angina de peito típica da doença arterial coronária.

Os pacientes com diagnóstico de prolapso de valva mitral queixam-se de angina atípica, em conjunto com outros sintomas de ansiedade.

DOENÇAS PULMONARES E PLEURAIS – a dor torácica típica das afecções pleuropulmonares é a dor pleurítica, localizada em um hemitórax, com sensação de peso, pontada ou facada, que caracteristicamente piora com a tosse e com a respiração profunda. Quando a inflamação atinge a superfície diafragmática da pleura, a dor pode irradiar para o ombro e para o pescoço, do mesmo lado.

É um sintoma importante das pleurites e das pneumonias lobares. Nestas, a dor indica que o processo inflamatório acometeu todo um segmento ou lobo pulmonar, até a pleura visceral e, por contigüidade, também a pleura parietal. Outra causa de dor pleurítica é o pneumotórax espontâneo, que causa dor torácica e/ou dispnéia. Nos grandes pneumotórax, a dor é de instalação aguda, de forte intensidade, comprometendo a movimentação respiratória e causando dispnéia. Entretanto, nos pneumotórax pequenos (< 20%), a dispnéia pode estar ausente e a dor ser de menor intensidade.

Nas traqueobronquites, a inflamação da mucosa pode determinar dor na linha mediana, estendendo-se do pescoço ao esterno. Mais comumente, a dor relaciona-se com a tosse. É bilateral e simétrica, na face anterior ou posterior do tórax, após tosse persistente. A origem da dor, nesse caso, é muscular.

A dor por hipertensão pulmonar aguda ocorre no tromboembolismo pulmonar, mas é menos importante do que a dispnéia.

Neoplasias pulmonares causam dor torácica por comprometimento pleural ou por metástases ósseas no gradeado costal.

DORES NEUROMUSCULOESQUELÉTICAS – as dores originadas em estruturas da parede torácica em geral pioram com a compressão local ou com a movimentação dos membros superiores, da cintura escapular e do tronco. Em caso de espasmo muscular, o paciente mantém postura caracteristicamente antálgica.

A costocondrite, acometendo esterno e costelas, produz dor persistente localizada na região esternal, acompanhada de sinais inflamatórios, conhecida como síndrome de Tietze.

Fraturas de costelas produzem dor acentuada, localizada nas regiões correspondentes, que piora com a palpação local, com movimentos do tórax e com a respiração.

Uma síndrome dolorosa marcante é, sem dúvida, a neuralgia por herpes zoster, porque a dor é contínua e de forte intensidade, e o diagnóstico somente é confirmado após dias, quando surgem as lesões cutâneas típicas, eritematovesiculosas, na região correspondente à dor.

DORES DO APARELHO DIGESTIVO – dentre as afecções do aparelho digestivo, as do esôfago, pela sua localização intratorácica, determinam comumente dor ou desconforto retroesternal. Em geral a dor é causada por esofagite de refluxo ou espasmo esofágico e acompanha-se de outros sintomas dispépticos como disfagia, pirose e eructação. No paciente com hérnia de hiato e refluxo gastroesofágico, os sintomas pioram à noite ou ao se deitar após as refeições.

Outras doenças como a úlcera péptica, a colecistopatia e a pancreatite podem causar dores no epigástrio ou na base do tórax, que levam à suspeita de dor de origem cardíaca.

Nos processos abdominais com comprometimento do diafragma, a dor pode irradiar-se para o ombro.

Nem sempre é fácil, mesmo para o paciente observador e para o médico cuidadoso, concluir que a dor torácica é de origem digestiva.

DIAGNÓSTICO DIFERENCIAL

Quando o paciente se queixa de dor torácica, o problema fundamental é diagnosticar ou afastar a suspeita de insuficiência coronária ou outra doença potencialmente grave.

A angina de peito é suspeitada pela presença de dor típica na anamnese, principalmente quando o paciente refere um ou mais fatores de risco para doença coronária. O exame clínico não evidencia nenhum sinal característico. O ECG de repouso pode ser normal ou exibir alterações inespecíficas. O diagnóstico de isquemia do miocárdio é confirmado pelo encontro de alterações específicas no ECG de esforço obtido pelo teste ergométrico.

No infarto do miocárdio, a dor precordial prolongada é o sintoma mais importante. Pode estar associada a manifestações de hiperatividade simpática (palidez e sudorese) ou de insuficiência cardíaca (dispnéia). O exame clínico também não revela sinais específicos, exceto, raramente, quando surgem sopros decorrentes de comunicação interventricular por ruptura do septo, ou de insuficiência mitral por disfunção do músculo papilar. O diagnóstico do infarto é confirmado pelo achado de alterações características no ECG (supradesnivelamento do segmento ST, também denominado lesão, associado ao surgimento de ondas Q indicativas de necrose – Fig. 58.1) e por aumento da concentração sangüínea de marcadores (enzimas e outras substâncias intracelulares, como a troponina).

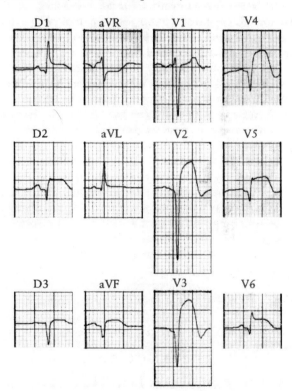

Figura 58.1 – Segmento ST supradesnivelado (lesão) e ondas Q (necrose) em múltiplas derivações indicativas de infarto agudo do miocárdio.

A pericardite é diagnosticada pela ausculta de atrito pericárdico. Quando ocorre derrame pericárdico, o atrito pode desaparecer. Nesse caso, o exame complementar mais valioso é o ecocardiograma.

A dissecção da aorta produz dor torácica de forte intensidade, de localização retroesternal e irradiada para o pescoço, dorso e membros inferiores, estendendo-se pela linha mediana no trajeto da aorta. Ocasionalmente, podem surgir sinais sugestivos no exame clínico:

aparecimento de sopro diastólico decorrente de insuficiência aguda da valva aórtica e diminuição ou ausência de pulsos em um ou mais membros. A suspeita de infarto é afastada pelo ECG e pela dosagem de enzimas, e a ultra-sonografia e a arteriografia confirmam o diagnóstico.

Outras cardiopatias que manifestam angina, como a estenose aórtica e a miocardiopatia hipertrófica obstrutiva, são diagnosticadas pelo encontro de sopro sistólico ejetivo no precórdio.

Nas doenças pleurais e pulmonares, a dor torácica é do tipo pleurítico e geralmente se acompanha de outros sintomas do aparelho respiratório. O exame clínico e a radiografia do tórax confirmam o diagnóstico sindrômico.

As dores da parede torácica causadas por processos osteoarticulares pioram com a movimentação do tórax, que inclui não só os movimentos da coluna vertebral e da cintura escapular, como também os respiratórios. Nesta última eventualidade, suspeita-se de dor pleurítica. Os exames radiológicos são úteis para o diagnóstico, mas nem sempre há correlação entre as alterações ósseas e a dor torácica.

As dores causadas por neurites e compressões de raízes nervosas periféricas acompanham-se eventualmente de outras sensações parestésicas. Na neurite pelo herpes zoster, o diagnóstico na fase inicial da doença é difícil porque a nevralgia precede as manifestações dermatológicas típicas da doença. O aparecimento de lesões eritematovesiculosas no dermátomo correspondente à dor nevrálgica, que aparece várias horas após o início do sintoma, confirma o diagnóstico etiológico.

As dores causadas por afecções do aparelho digestivo acompanham-se de outros sintomas dispépticos e, em geral, relacionam-se com a ingestão de alimentos. O diagnóstico diferencial é mais difícil quando há doença arterial coronária concomitante. A endoscopia digestiva alta e a ultra-sonografia de abdome esclarecem o diagnóstico. No caso do refluxo gastroesofágico funcional (sem alterações endoscópicas), o diagnóstico pode ser confirmado por teste terapêutico com medicação anti-refluxo.

INVESTIGAÇÃO DA DOR PRECORDIAL

Apesar do grande avanço tecnológico dos métodos modernos de obtenção de imagens e outros recursos sofisticados de diagnóstico, a anamnese simples e cuidadosa e o exame clínico bem feito constituem ainda a abordagem inicial do paciente com dor torácica, imprescindíveis e capazes de esclarecer a natureza da dor na maioria dos casos. O uso indiscriminado de exames complementares aumenta a probabilidade de resultados falso-positivos.

ANAMNESE
Inicialmente, é importante considerar que, muitas vezes, o paciente não refere dor torácica, mas sensação de

peso, pressão, queimação ou mesmo desconforto torácico, que pode ter o mesmo significado. Por essa razão, quando o indivíduo nega dor, devemos perguntar se ele tem qualquer outra sensação desagradável no tórax.

Em caso de resposta positiva, indagamos sobre a *localização* e a *irradiação da dor*. Quando a dor se localiza no precórdio, podendo ou não irradiar-se para outras regiões, a suspeita de isquemia do miocárdio deve ser cogitada em primeiro lugar, dada a alta taxa de morbidade e mortalidade da doença arterial coronária. Contudo, a caracterização topográfica não é suficiente para o esclarecimento da causa. Assim, por exemplo, a dor irradiada para o membro superior esquerdo é característica de insuficiência coronária, mas pode ocorrer em cervicobraquialgias decorrentes de comprometimento da coluna cervical. Nas infecções virais do trato respiratório, é comum o doente queixar-se de dor torácica bilateral e simétrica provocada pela tosse; a localização em apenas um hemitórax faz suspeitar de pleurite ou de pneumonia.

Várias outras características da dor devem ser pesquisadas, como veremos a seguir.

A *qualidade da dor* tem valor relativo. A dor isquêmica do miocárdio é caracteristicamente referida como sensação de opressão ou peso, a doença péptica produz dor em queimação, e em algumas dores muito intensas, como a do infarto agudo do miocárdio e da dissecção da aorta, a impressão é de facada. Todavia, poucos pacientes conseguem descrever com precisão seu caráter, e esse atributo também não é muito esclarecedor.

A *intensidade da dor* nem sempre guarda relação com a gravidade do quadro. Como mencionamos, diabéticos e idosos podem apresentar infarto do miocárdio com pouca ou nenhuma dor (isquemia silenciosa). Doentes com grandes derrames pleurais e pneumonias extensas podem não referir dor torácica. Na nevralgia causada por herpes zoster, em geral ela é muito intensa.

Os *fatores desencadeantes* ou de piora da dor, e os de melhora, são ótimos parâmetros para esclarecer a natureza do sintoma. Assim, uma dor torácica desencadeada por esforço físico de músculos de outras regiões, como, por exemplo, ao subir ladeiras, que melhora com o repouso, é típica de angina de peito; a dor que piora com a tosse e com a inspiração profunda é característica de dor pleurítica; dores relacionadas com determinados alimentos, que surgem após refeições, principalmente quando o paciente se deita, indicam distúrbio digestivo alto como hérnia de hiato e refluxo gastroesofágico; dores desencadeadas por traumatismo ou que pioram com movimentos do tórax, da coluna vertebral ou da cintura escapular em geral são de natureza musculoesquelética.

A *duração* e a *periodicidade* da dor têm importância fundamental em alguns casos. Assim, uma dor típica de angina estável dura alguns minutos e ocorre caracteristicamente aos esforços de mesma intensidade durante longos períodos. Quando a dor de angina se prolonga por mais de 30 minutos, impõe-se o diagnóstico de angina instável e deve-se suspeitar de infarto agudo do miocárdio. Nos casos de traumatismo do tórax, em que a dor não melhora após algumas semanas, deve ter ocorrido fratura de costela.

Sintomas associados à dor também são muito importantes e podem indicar a natureza do processo ou o aparelho comprometido. A presença de febre e tosse em paciente com dor no tórax sugere pneumonia ou pleurite. Dispnéia aguda concomitante à dor torácica pode ocorrer no infarto do miocárdio, no infarto de pulmão e no pneumotórax. Sintomas dispépticos associados à dor, afastadas as causas mais graves, indicam distúrbio do aparelho digestivo. A ansiedade pode ser causa ou conseqüência de dor torácica. Considerando-se a gravidade de algumas doenças que causam dor torácica, no paciente ansioso deve-se rotular a dor como de origem psicossomática somente após anamnese detalhada, exame clínico do tórax e eventuais exames complementares.

Fatores de risco devem ser sempre pesquisados porque aumentam muito a probabilidade de uma doença no diagnóstico diferencial da dor torácica. Os mais importantes são os fatores de risco para aterosclerose. Suspeitando-se de insuficiência coronária, deve-se interrogar o paciente sobre antecedentes familiares de coronariopatia, dislipidemia, hipertensão arterial, diabetes e tabagismo. O risco de doença coronária aumenta também com a idade. Em mulheres, o risco é menor porque a maior quantidade de estrógeno é um fator protetor contra a aterosclerose, mas após a menopausa o risco se iguala ao do homem. Entretanto, o fato de a doença coronariana ser menos prevalente na mulher faz com que o diagnóstico não seja feito em muitos casos. Portanto, é importante frisar que, embora seja menos freqüente na mulher, a doença isquêmica do coração continua sendo a primeira causa de mortalidade no sexo feminino.

EXAME CLÍNICO

Na avaliação dos sinais vitais, a presença de hipotensão, taquicardia ou aumento da freqüência respiratória sugere insuficiência cardíaca, respiratória ou falência circulatória. Febre indica processo infeccioso ou inflamatório, mas febre baixa pode ocorrer por necrose no infarto do miocárdio.

O exame clínico do tórax deve ser sempre bem detalhado. À inspeção da pele, o encontro de lesões dermatológicas típicas confirma o diagnóstico de nevralgia herpética.

Após inspeção, palpação, percussão e ausculta dos pulmões, é possível estabelecer diagnóstico sindrômico de condensação pulmonar, derrame pleural ou pneumotórax. Nos casos de embolia pulmonar, comumente, não se encontram outras alterações além da dispnéia.

A ausculta do coração é fundamental. O encontro de atrito pericárdico estabelece diagnóstico de pericar-

dite. Sopros são os sinais mais importantes das valvopatias. No paciente com infarto agudo do miocárdio, a ausculta do coração não é muito esclarecedora, mas a quarta bulha é comum devido à diminuição da distensibilidade diastólica do miocárdio lesado; a terceira bulha pode surgir devido à elevação da pressão diastólica final ventricular por falência da bomba cardíaca; o surgimento de sopros sistólicos indicam comunicação interventricular por ruptura do septo ou insuficiência mitral aguda por disfunção do músculo papilar.

A palpação dos pulsos periféricos dos membros superiores detecta obstruções arteriais; assimetrias podem ser encontradas quando há dissecção da aorta torácica.

O exame das articulações dos membros superiores e da coluna vertebral, bem como a palpação da parede do tórax, permitem, muitas vezes, identificar a origem musculoesquelética da dor.

CENTROS DE DOR TORÁCICA

A dor torácica é uma das causas mais comuns de procura de assistência médica em serviços de atendimento de emergência. Apesar de existirem inúmeras doenças que podem causá-la, aquelas relacionadas ao aparelho cardiovascular são as que apresentam maiores morbidade e mortalidade. Entretanto, somente cerca de 10% dos pacientes atendidos com queixa de dor torácica apresentam infarto do miocárdio e menos de 1% deles têm embolia pulmonar ou dissecção aórtica. Muitos pacientes são internados desnecessariamente com suspeitas diagnósticas não-comprovadas, acarretando altos custos. Por outro lado, estima-se que cerca de 5% dos pacientes com dor torácica por infarto agudo do miocárdio são liberados inadvertidamente dos centros de emergência porque o diagnóstico não é confirmado pelos primeiros exames. De fato, em cerca de 25% dos casos de infarto do miocárdio, o eletrocardiograma apresenta alterações inespecíficas do segmento ST e da onda T ou bloqueio do ramo esquerdo do feixe de His que mascara o diagnóstico de infarto. Nos casos de tromboembolismo pulmonar e dissecção da aorta, na maioria das vezes o ECG e a radiografia simples do tórax não são esclarecedores.

Pelos motivos citados, modernamente, desde a última década, vem sendo criados em hospitais de diversos países unidades ou centros de dor torácica, com a finalidade de agilizar o atendimento de pacientes com dor no tórax, melhorar a acurácia diagnóstica e impedir a liberação indevida do doente com enfermidade de alto risco, reduzindo assim as internações desnecessárias e os custos da assistência médica.

Nessas unidades são adotados algoritmos com seqüência de investigação padronizada para melhorar a qualidade do atendimento.

Considerando que a insuficiência coronária aguda é uma das causas mais relevantes de dor torácica, apresentamos, a seguir, dados para o diagnóstico diferencial da dor precordial de origem cardíaca e da dor torácica de causa não-cardíaca:

A) Investigação da dor precordial de origem cardíaca

1. Anamnese detalhada da dor e interrogatório sobre fatores de risco.
2. Exame clínico do aparelho cardiocirculatório.
3. Eletrocardiograma de repouso.
4. Dosagem de enzimas (CKMB [creatinofosfoquinase fração MB – específica do músculo cardíaco], CK [creatinofosfoquinase total – pode ser de origem muscular não-cardíaca], TGO [transaminase glutâmico-oxalacética], DHL [desidrogenase láctica]) ou de outros marcadores de necrose do miocárdio (troponina) – na suspeita de insuficiência coronária aguda.
5. Exames complementares de laboratório para análise de fatores de risco (dosagens de glicose, colesterol total e frações, triglicérides).
6. Teste ergométrico (ECG de esforço em esteira ergométrica) para diagnóstico de insuficiência coronária.
7. Cintilografia do miocárdio com esforço – quando o ECG de esforço é inconclusivo ou duvidoso.
8. Cintilografia do miocárdio com estresse farmacológico – quando o paciente não tem condições para realizar exercício até o nível diagnóstico.
9. Ecocardiograma – para diagnóstico de outras cardiopatias.
10. Cateterismo cardíaco e arteriografia coronária – quando há exames que comprovam a isquemia do miocárdio e tem-se em mente a possibilidade de intervenção (angioplastia ou cirurgia cardíaca).

B) Investigação da dor torácica de causa não-cardíaca

1. Anamnese detalhada da dor.
2. Exame clínico do tórax.
3. Radiografia do tórax.
4. Tomografia computadorizada do tórax – quando há necessidade de esclarecer imagem radiológica suspeita no pulmão ou no mediastino.
5. Radiografia da coluna cervical e torácica.
6. Ultra-sonografia de abdome superior.
7. Endoscopia digestiva alta – quando há outros sintomas dispépticos associados.

Esses exames estarão indicados de acordo com a história e o quadro clínico do paciente. Não é preciso realizar todos os exames para se chegar ao diagnóstico. É importante frisar que nada substitui uma anamnese e um exame clínico bem feitos no diagnóstico da dor torácica.

CASOS CLÍNICOS

CASO 1. Paciente de 50 anos de idade, administrador de empresas, hipertenso e tabagista, com antecedentes familiares de cardiopatia e morte súbita, até o momento assintomático, apresenta dor precordial súbita, de forte intensidade, sem fatores de melhora ou piora, duradoura, acompanhada de palidez e mal-estar. Levado ao hospital mais próximo, constatou-se hipotensão arterial. O eletrocardiograma revelou alterações típicas (Fig. 58.1) e a dosagem sangüínea da enzima CKMB estava muito elevada.

Discussão: dor sugestiva de infarto agudo do miocárdio em paciente com vários fatores de risco (antecedentes familiares de coronariopatia, hipertensão arterial e tabagismo). O ECG e a dosagem de enzima confirmam o diagnóstico.

CASO 2. Mulher de 68 anos de idade, há meses com queixa de opressão na região precordial ao deambular rápido e ao subir ladeiras ou escadas, melhorando com repouso. Refere diabetes leve controlado com dieta e colesterol elevado. Seu exame clínico não apresenta anormalidades e o ECG é normal. Foi solicitado um teste ergométrico.

Discussão: a paciente apresenta dor típica de angina porque é relacionada com esforço físico geral. A incidência de doença coronária na mulher é menor que no homem, mas se iguala após a menopausa. Fatores de risco como dislipidemia e diabetes aumentam a probabilidade da doença. A anamnese é mais importante que o exame clínico. O ECG de esforço confirma o diagnóstico.

CASO 3. Hipertenso de 55 anos de idade é atendido em pronto-socorro com dor retroesternal acentuada irradiada para o dorso. Ao exame clínico, apresenta PA de 150 x 40mm Hg no braço esquerdo e 100 x 80mm Hg no direito, pulso radial direito diminuído, sopro diastólico de intensidade ++ em área aórtica. ECG e dosagem de enzimas não confirmaram a suspeita de infarto agudo do miocárdio. Foram solicitados radiografia de tórax e ecocardiograma, mas não foram feitos porque o paciente teve antes, subitamente, parada cardíaca irrecuperável.

Discussão: afastada a suspeita de infarto agudo, mais comum, deve-se cogitar o diagnóstico de dissecção da aorta. Insuficiência aórtica aguda e diminuição do pulso são sinais muito sugestivos. A evolução comprovou que era uma doença de alto risco. Nesse caso, o diagnóstico só poderá ser definitivamente comprovado pela necropsia.

CASO 4. Paciente de 26 anos de idade, sexo feminino, com quadro febril, inicialmente tratado como gripe, começa a apresentar dor no hemitórax direito que piora com a tosse e com a inspiração profunda. O exame clínico revela semiologia de condensação pulmonar. A radiografia do tórax mostra velamento homogêneo do lobo inferior do pulmão direito.

Discussão: dor pleurítica pode ser manifestação importante de pneumonia lobar. A propedêutica física do tórax é quase sempre eficaz. A radiografia simples confirma o diagnóstico sindrômico.

CASO 5. Paciente de 72 anos de idade procura pronto-atendimento médico com dor contínua no hemitórax esquerdo sem fatores de melhora. Exame clínico, ECG e radiografia simples de tórax não esclarecem o diagnóstico. A paciente é dispensada com prescrição de analgésico. Retorna no dia seguinte com erupção eritematovesiculosa na região correspondente à dor.

Diagnóstico: herpes zoster; as lesões cutâneas esclarecem a causa da nevralgia.

CASO 6. Paciente de 57 anos de idade, sexo masculino, apresenta dor no ombro esquerdo irradiado para o tórax que piora com a movimentação do tronco e do membro superior. Preocupado com doença cardíaca ou pulmonar, procura o clínico geral que faz uma anamnese meticulosa e um exame clínico detalhado e o tranqüiliza. A radiografia do ombro mostra calcificação tendínea. Melhora parcialmente com antiinflamatório não-hormonal.

Conclusão: dor osteoarticular.

Observação: apesar do quadro clínico característico, é sempre aconselhável exame completo do tórax e pesquisa de fatores de risco.

CASO 7. Paciente de 34 anos de idade, obeso e muito ansioso, queixa-se de dor em queimação retroesternal que iniciou há um mês após festa em que comeu muito e também ingeriu grande quantidade de bebidas alcoólicas. A dor continua ocorrendo quase diariamente, principalmente quando faz esforço após as refeições, e piora sempre à noite ao se deitar. Não fuma e nega doenças cardíacas na família. Procurou clínico que o examinou e solicitou exames complementares. O ECG em repouso e o teste ergométrico estavam normais. As dosagens de glicose, colesterol e triglicérides estavam no limite superior da faixa da normalidade.

Conclusão: síndrome dispéptica em paciente com baixo risco para doença coronária. A piora da dor com esforço e decúbito horizontal sugere refluxo gastroesofágico. O exame indicado a seguir é a endoscopia digestiva alta.

CASO 8. Estudante com 19 anos de idade, esportista e assintomático até o momento, procura o hospital com queixa de dor súbita no hemitórax direito, contínua e sem fatores de melhora ou piora, acompanhada de dispnéia aos esforços. O exame clínico do tórax revelou diminuição da expansibilidade, frêmito toracovocal diminuído, ausência de macicez à percussão e sons respiratórios diminuídos à ausculta no pulmão direito.

Conclusão: quadro clínico sugestivo de pneumotórax. A radiografia de tórax é fundamental para o diagnóstico. O pneumotórax espontâneo, não causado por traumatismo, pode ocorrer em doentes com pneumopatias, como tuberculose pulmonar ou pneumonia, e até mesmo em indivíduos assintomáticos com pulmão policístico.

BIBLIOGRAFIA

ALEXANDER RW, SCHLANT RC, FUSTER V et al. – *Hurt's The Heart, Arteries and Veins*. New York, McGraw Hill, 1998.

BASSAN R, GAMARSKI R, DOHMAN HF et al. – A dor torácica na sala de emergência. A importância de uma abordagem sistematizada. *Arq Bras Cardiol*, 74:13, 2000.

BRAUNWALD E – *Heart Disease. A Textbook of Cardiovascular Medicine*. Philadelphia, WB Saunders, 1997.

CHANDRA NC – Angina pectoris. In: Barker LR, Burton JRB, Zieve PDZ. *Principles of Ambulatory Medicine*. Baltimore, Williams & Wilkins, 1995, p. 691.

FRIEDMANN AA – ECG no infarto do miocárdio. In: Friedmann AA, Grindler J. *ECG – Eletrocardiologia Básica*. São Paulo, Sarvier, 2000, p. 33.

GOLDMAN L, BRAUNWALD E – Chest discomfort and palpitation. In: *Harrison's Principles of Internal Medicine*. New York, McGraw Hill, 1994, p. 55.

MURRAY JF, BASBAUM AI – Chest pain. In: Murray JF, Nadel JA. *Textbook of Respiratory Medicine*. Philadelphia, WB Saunders, 1994, p. 545.

RICHTER JE, BEITMAN BD, CANNON RO (eds.) – *Unexplained Chest Pain*. The Medical Clinics of North America. Philadelphia, WB Saunders, vol. 5, nº 5, 1991.

59. Dor Abdominal

Fernando Marcuz Silva

A dor abdominal é um sintoma de grande prevalência em diversas doenças que afetam os órgãos abdominais e mesmo os extra-abdominais. A abordagem da dor abdominal leva em conta principalmente sua caracterização, os dados de exame clínico, estes normalmente de menor valor preditivo para o diagnóstico, e os dados de epidemiologia clínica, que auxiliam a caracterizar as situações de maior probabilidade de doença. Assim, com relação à caracterização da dor, sua duração cria dois grandes grupos de doença: aguda e crônica. A dor abdominal aguda é, na maioria das vezes, uma doença autolimitada, porém, englobando o abdome agudo, síndrome que muitas vezes determina a necessidade de uma intervenção cirúrgica de emergência para a manutenção da vida. A dor abdominal crônica exige menos cuidados com relação à necessidade de cirurgias de urgência, mas, por outro lado, engloba um grande número de casos de doenças funcionais, nas quais a investigação exaustiva ou invasiva não beneficia nem o paciente nem o serviço médico, pelos riscos e custos inerentes.

Dor abdominal é um sintoma muito freqüente e pode representar afecção de órgão extra-abdominal.

Muitas vezes, na abordagem da dor abdominal, o reconhecimento de padrões, um aprendizado que depende da vivência de situações prévias similares, é o mais importante fator a determinar a condução do caso; no entanto, o levantamento minucioso dos dados do paciente, sua observação criteriosa e o acompanhamento com reexames seguidos podem mostrar que, o que a princípio poderia parecer um caso atípico, é na verdade um caso mal avaliado.

A dor abdominal, como qualquer dor, representa um sintoma dependente de aprendizado, no qual as vivências do paciente, aspectos culturais, seu estado psicológico e sua situação social representam poderosos determinantes modificadores das suas características. Assim é conhecida a maior tolerância à dor nos indivíduos orientais. A depressão e a ansiedade tendem a piorar a intensidade da dor. O isolamento social dificulta sua melhora.

A dor, embora desagradável, pode ser desejável por ser um sintoma que leva, com freqüência e precocidade, o doente ao serviço médico. Porém, principalmente para a dor crônica, o próprio sintoma pode ser doença, exigindo às vezes do médico um tratamento independente da abordagem diagnóstica.

É rara a manifestação comum de doença pouco freqüente.
É comum a manifestação freqüente de doença muito prevalente.

Em que pese o grande desenvolvimento tecnológico, principalmente na obtenção de imagens (radiológicas, ultra-sonográficas, radioisotópicas e outras), não existe achado patognomônico para o diagnóstico da dor abdominal. Assim, os exames podem sugerir ou ser muito indicativos de determinadas doenças, porém, não podem prescindir de correlações com dados de história, exame clínico e de epidemiologia clínica que, na verdade, são os valores que restringem o erro diagnóstico. Vale sempre a máxima que rara é a manifestação comum de uma doença pouco freqüente e comum é a manifestação infreqüente da doença mais prevalente.

ESTÍMULOS DA DOR ABDOMINAL

Diferentemente da pele, estímulos que ali determinam dor intensa podem ser insensíveis às vísceras abdominais. Cortar, apertar ou rasgar não causam dor em vísceras, porém a distensão e o estiramento são potentes estímulos aos receptores sensitivos viscerais. Assim, a dor pode acontecer por tração do peritônio, distensão de uma víscera oca ou por intensa contração muscular. Nas vísceras ocas, os receptores situam-se na camada muscular e, nas sólidas, na cápsula dos órgãos. O peritônio parietal e o da parede abdominal posterior apresentam sensibilidade dolorosa, já o peritônio visceral e o grande omento não. A velocidade com que o estímulo sensibiliza o receptor também é determinante para sua percepção. Assim, quanto mais rápido o estímulo, mais intensa a dor, e quanto mais lento o estímulo, mais leve a dor, o que pode explicar a ausência de dor no desenvolvimento de um tumor que, mesmo de grande volume e infiltrando grande extensão da víscera, apresente crescimento lento.

> *Esmagar uma víscera oca não produz dor abdominal, distendê-la sim.*

A inflamação pode provocar dor por estimular os receptores por meio da ação de mediadores inflamatórios como a bradicinina, a prostaglandina e o leucotrieno. A isquemia provoca dor por aumentar a concentração dos metabólitos teciduais junto às terminações nervosas. A tração dos vasos sangüíneos, que tem inervação em sua adventícia, também pode provocar dor.

Alguns tumores podem infiltrar os nervos e causar dor por comprometimento direto da fibra nervosa, como pode acontecer em alguns tumores pancreáticos. A infiltração tumoral das paredes das vísceras normalmente é indolor, a menos que provoque sua obstrução, ulceração ou perfuração.

> *O tumor pode crescer muito sem produzir sintomas se for um processo lento.*

CARACTERIZAÇÃO DA DOR ABDOMINAL

A caracterização da dor abdominal é de muita valia, porque, em grande parte das vezes, o exame clínico é pouco específico na obtenção do diagnóstico. Especialmente na dor abdominal aguda, é importante lembrar que afecções de órgãos extra-abdominais podem causar dor abdominal e acompanhar-se de sintomas que podem mimetizar o comprometimento gastrintestinal (náuseas e vômitos).

DURAÇÃO

É a primeira característica da dor abdominal a ser pesquisada, porque define dois grandes grupos de síndromes nas quais a abordagem, na maioria das vezes, será diversa. A dor abdominal aguda dura no máximo algumas horas e se for maior que 6 horas sugere fortemente quadros de indicação cirúrgica. Assim, a dor aguda condiciona avaliação detalhada e observação contínua orientadas sempre para a necessidade de um diagnóstico precoce e sobretudo à indicação de uma cirurgia de urgência, às vezes, mesmo sem um diagnóstico preciso.

> *Dor abdominal aguda pode ser abdome agudo. Dor abdominal crônica pode ser doença funcional.*

Dor que evolui por dias, às vezes meses ou anos, é considerada crônica e aí deve sempre estar presente a preocupação de identificar síndromes que evoluam cronicamente com crises de dor aguda, como pode acontecer na pancreatite crônica, na dispepsia, na colecistopatia ou na nefrolitíase. Desse modo, em todo episódio de dor aguda deve-se inquirir com cuidado a ocorrência de episódios similares anteriormente. Na dor crônica, a pesquisa do diagnóstico correto é o objetivo maior, porque ele provavelmente é que vai condicionar a melhor abordagem para o tratamento. Entretanto, muitas das dores crônicas se associam a quadros de benignidade que podem ter, como causa fisiopatológica, distúrbios funcionais de difícil determinação, nos quais a utilização de exames subsidiários, às vezes custosos e/ou invasivos, resulta em achados inespecíficos ou pouco alterados, não contribuindo para o diagnóstico nem para o bem-estar do paciente. Para esses casos, um seguimento criterioso procurando identificar situações de alarme seria mais adequado (sinais ou sintomas que denotam a gravidade da doença orgânica). Na presença de sinais de alarme, estaria indicada uma investigação armada, que deve acompanhar-se de tranqüilização e apoio ao doente, com o tratamento da dor em si.

TIPOS

A dor abdominal pode ser de três diferentes tipos, dependendo dos receptores e das vias nervosas estimulados:

Dor visceral – pode surgir quando um estímulo alcança uma víscera abdominal ou torácica. Ela é difusa e sentida de maneira imprecisa no epigástrio, mesogástrio e hipogástrio, porque o número de receptores é bem menor do que o número de receptores existentes na pele. A inervação dos órgãos abdominais é multissegmentar e as vias sensitivas aferentes originam-se de ambos os lados da medula espinhal. A sensação é de cólica, queimação ou roedura. Pode acompanhar-se de sudorese, agitação, náuseas, vômitos, transpiração e palidez. O paciente pode comprimir a região para tentar obter melhora.

Dor parietal – pode surgir pela estimulação do peritônio parietal. Normalmente é mais intensa e mais bem delimitada que a visceral. É agravada pelo movimento ou pela tosse. É possível delimitá-la lateralmente porque o sistema nervoso se distribui especificamente para cada hemiabdome. Existe correspondência entre a inervação peritoneal e o dermátomo equivalente. Entretanto, a dor produzida no mesentério e parede posterior do peritônio parietal é do tipo visceral e conduzida pelos nervos esplâncnicos.

Dor referida – é sentida em locais distantes do órgão afetado. Ocorre pelo compartilhamento em áreas centrais de vias nervosas aferentes oriundas de diferentes locais. Ela pode ser sentida na pele ou em tecidos mais profundos, normalmente bem delimitada como a inervação somática. Para surgimento da dor referida, deve haver um estímulo doloroso visceral intenso. Não é freqüente ocorrer dor referida, sem a dor visceral.

> *Dor visceral: vaga e imprecisa. Dor parietal: intensa e localizada. Dor referida: moderada e irradiada.*

LOCALIZAÇÃO

Embora para a dor visceral, e principalmente para a dor referida, sua localização possa não corresponder exatamente à área afetada, os diversos órgãos abdominais apresentam padrões de localização da dor que podem ser úteis para identificá-los.

Esôfago – guarda relação entre a localização da dor e o local afetado. O esôfago distal é sentido na região do apêndice xifóide. Estímulos muito intensos podem produzir dor referida no terço médio do dorso.

Estômago e duodeno – são sentidos no epigástrio. O bulbo duodenal pode produzir dor no hipocôndrio direito e a irradiação para as costas é comum.

Intestino – o delgado produz dor localizada no mesogástrio. Dores mais intensas podem ser sentidas na região lombar. O íleo é mais sentido na fossa ilíaca direita e o cólon, mais imprecisamente, no andar inferior do abdome.

Vesícula e vias biliares – produzem dor no epigástrio e no hipocôndrio direito. Podem apresentar dor irradiada para ombro e região escapular direita.

Pâncreas – a dor do pâncreas pode ser sentida no mesogástrio ou no flanco esquerdo e como dor referida na região lombar. Afecções inflamatórias da cauda do pâncreas podem ser sentidas como dor no ombro esquerdo quando há estimulação do lado esquerdo do diafragma. Comprometimentos difusos do pâncreas podem produzir dor em faixa no andar superior do abdome. Processos que ultrapassem a cápsula do órgão podem comprometer diretamente os nervos retroperitoneais adjacentes e produzir dor intensa, tipo neurálgica.

Órgãos pélvicos – distensão, contração ou inflamação do útero, bexiga e trompas causam dor no hipogástrio. O ovário, por não ter cápsula, não produz dor se não for afetado por isquemia ou pela ruptura de um cisto.

CARÁTER DA DOR

Pode auxiliar na identificação do órgão ou aparelho comprometido, mas é muito pouco específico e na maioria das vezes isso não ocorre. No entanto, a dor da úlcera associa-se à corrosão, a ruptura de aneurisma a um rasgar, o refluxo gastroesofágico a uma azia, o abscesso a um pulsar, a pancreatite a um aperto e outras muitas, todas, porém, sem grande especificidade.

A úlcera corrói, o aneurisma rasga, o abscesso pulsa, nem só e nem sempre.

INTENSIDADE

Intensidade tem maior significado de gravidade do que valor preditivo diagnóstico. Mesmo assim, possíveis fatores modificadores devem ser considerados, como raça, cultura e vivência pessoal. A dor da perfuração de víscera e a da isquemia mesentérica tendem a ser mais intensas do que a da dispepsia ulcerosa ou a da hepatite aguda, mas, de modo geral, contribuem pouco para um diagnóstico definitivo.

FATORES DE PIORA E MELHORA

Na caracterização da dor abdominal, muitas vezes é possível identificar fatores de melhora ou de piora que podem, eventualmente, até se correlacionar com a fisiopatologia proposta para a doença. No entanto, nem sempre há evidências científicas para explicar esses achados, os quais podem apresentar baixa especificidade. Os processos pépticos tendem a piorar com o uso de irritantes gástricos e melhorar com alimentos alcalinos ou medicamentos antiácidos e há uma explicação plausível: os irritantes tendem a agredir a mucosa e os antiácidos têm efeito ácido supressor e citoprotetor. Para os diversos alimentos, sua relação com a dispepsia pode ser mais de intolerância pessoal do que de lesão mucosa. É conhecida a ação irritante do álcool para a mucosa gástrica e lesiva para o parênquima hepático e pancreático. O decúbito baixo tende a piorar a dor do refluxo gastroesofágico. O decúbito de flexão das pernas contra o tronco é fator de melhora da dor pancreática. A evacuação melhora os sintomas dolorosos na síndrome do cólon irritável. O vômito pode melhorar os sintomas da úlcera péptica. O ato de urinar melhora o sintoma da cólica nefrética. Na peritonite, é evidente a preocupação do doente em imobilizar a área afetada.

SINAIS E SINTOMAS ASSOCIADOS

A pesquisa de sinais e sintomas associados é de grande importância na abordagem da dor abdominal, porque daí será evidenciado o diagnóstico anatômico ou sindrômico que apontará para a doença a ser diagnosticada.

GERAIS

Os sintomas gerais falam mais da gravidade do que do diagnóstico específico, porém podem sugerir uma síndrome ou um mecanismo fisiopatológico relacionado.

Anorexia e emagrecimento – todos os processos de dor abdominal aguda cursam com anorexia. O emagrecimento, nessa situação, é difícil de se verificar pelo curto período de estabelecimento do sintoma (horas), porém, para quadros de dor crônica, a anorexia, principalmente se associada ao emagrecimento, sugere processo consumptivo que tende a ocorrer em doenças neoplásicas, infecciosas ou endócrinas. Na dor aguda, o emagrecimento pode ser uma medida relativamente objetiva da intensidade da perda de líquidos, já que, para cada litro de volume perdido (por diarréia, vômitos, perspiração ou micção), o paciente perde em média 1 quilo de peso corpóreo. Nesses casos, desidratação e hipovolemia também podem estar presentes.

Perda de peso na dor abdominal deve lembrar: hipovolemia para a dor aguda e caquexia para a dor crônica.

Febre – sempre sugere processo infeccioso, porém, principalmente para dor crônica, a eventualidade de neoplasia (principalmente linfoma) e doenças inflamatórias não-infecciosas (principalmente doenças do tecido conjuntivo) devem ser lembradas. Na dor abdominal aguda, a ocorrência de febre alta precedendo a instalação da dor sugere infecção prévia e deve-se procurar pielonefrite ou pneumonia. A ocorrência de febre após a instalação da dor, com peritonite, sugere apendicite ou perfuração de víscera.

Taquicardia e hipotensão – pode ter uma conotação inespecífica, por serem acompanhantes de dor abdominal do tipo visceral, especialmente se de grande intensidade (cólica nefrética). Na dor abdominal aguda, são de grande importância na determinação da gravidade da doença ou de sua complicação, porque podem ser medidas indiretas da hipovolemia (hérnia encarcerada). Se o fenômeno de base for um sangramento, pode ser o motivo de indicação cirúrgica de emergência, como acontece na ruptura de baço. É importante lembrar que nem sempre a hipovolemia resulta de perda evidente de volume, mas que o seqüestro de líquido pode ocorrer no interior da víscera ou ao seu redor (formação do terceiro espaço) e ter magnitude suficiente para provocar um estado de choque (pancreatite aguda). Grandes perdas sangüíneas podem não acompanhar-se agudamente de anemia, por ainda não ter se processado hemodiluição (ruptura de um aneurisma). A sepse, com vasodilatação periférica e choque, representa uma complicação grave de muitos quadros de abdome agudo e sempre se acompanha de hipotensão e taquicardia. A morbimortalidade dessas situações é sempre muito elevada (perfuração do cólon ou colangite aguda).

Náuseas e vômitos – podem ser inespecíficos ou estar ligados ao sistema digestivo, onde também aparecem em um grande número de doenças. Em geral, as náuseas precedem os vômitos. Podem ocorrer por irritação dos nervos peritoneais, pela obstrução de vísceras ocas e por distúrbios metabólicos. É importante relacioná-los com a dor, além de verificar a freqüência e as características do vomitado. Na irritação dos terminais nervosos, os vômitos são precoces e intensos (acontece na perfuração da úlcera e na torção do cisto de ovário); na obstrução do ureter ou do colédoco eles também são precoces. Na apendicite aguda, tendem a ser tardios, porém menos freqüentes nas obstruções baixas do intestino. Nas obstruções altas do tubo digestivo, os vômitos são freqüentes, volumosos e o conteúdo primeiro é gástrico e depois duodenal. Nas obstruções jejunais, o conteúdo tem características fecalóides e observa-se maior distensão abdominal.

ESPECÍFICOS

Gastrintestinais

Sangramento digestivo – melena e enterorragia sempre sensibilizam o paciente que freqüentemente as reconhece como sinal de gravidade, de modo que dificilmente omite o dado. Entretanto, o paciente pode confundir a coloração das fezes como sendo por sangue e não reconhecer eventualmente a melena (evacuações com sangue

digerido ou parcialmente digerido, geralmente enegrecidas, amolecidas e extremamente mal-cheirosas, com aspecto em "borra de café"). O sangramento de pequena monta ou o microscópico pode levar à anemia grave sem que o paciente o reconheça. As neoplasias gástricas e sobretudo as do cólon podem apresentar esse tipo de sangramento muito antes do aparecimento da dor. O sangramento digestivo sempre é sinal de gravidade, mesmo que não acarrete hipovolemia, e será motivo de urgência na investigação armada, inclusive na dor abdominal crônica.

Constipação e diarréia – alterações do hábito intestinal estão freqüentemente associadas à dor abdominal. É clássica a parada de eliminação de gases e fezes que acompanha grande parte dos quadros de abdome agudo. O fecaloma (endurecimento excessivo das fezes, causando uma tumoração que impede o trânsito e que necessita de medida intervencionista para sua solução) e o volvo de sigmóide (torção de alça intestinal sobre si mesma, causando interrupção do trânsito, distensão e até necrose do segmento) podem produzir dor aguda e normalmente se associam à constipação crônica. A dieta sem resíduos e a agitação, que são muito comuns nos dias de hoje, tendem a produzir muito freqüentemente um quadro de constipação e dor (ou desconforto) abdominal crônicos que são de difícil solução pela dificuldade de se obter mudança dos hábitos e padrões de vida. O uso inadequado de laxantes ou catárticos pode, muitas vezes, piorar o quadro ao invés de resolvê-lo. Por outro lado, alterações do hábito intestinal podem preceder a dor em neoplasias colorretais, daí a importância de se obter o diferencial dessas situações. A diarréia é um apanágio da gastroenterocolite aguda, situação de dor abdominal aguda e muitas vezes intensa. Porém, pode acontecer como uma reação inespecífica aguda na apendicite, na pelviperitonite e até na pneumonia. Na dor abdominal crônica, a presença de diarréia vai condicionar uma abordagem específica no sentido de se identificar doença inflamatória intestinal e síndromes de má absorção. A pancreatite crônica é por excelência o quadro que associa dor abdominal crônica recidivante e esteatorréia, e doença de Crohn, dor abdominal recidivante e inflamação intestinal crônica.

Constipação associa-se à dor abdominal crônica no câncer colorretal, à dieta sem resíduos e a síndromes pseudo-obstrutivas; diarréia associa-se à dor abdominal crônica nas síndromes de má absorção e na doença inflamatória intestinal; uma ou outra ou ambas associam-se à dor abdominal crônica nos distúrbios do humor e nas parasitoses.

Embora com menor freqüência, as síndromes de pseudo-obstrução intestinal acompanham-se de dor abdominal crônica e constipação intestinal. Entre nós, o megacólon chagásico reveste-se de importância porque a doença de Chagas é uma endemia ainda não con-

525

trolada em nosso país. A alternância de diarréia com obstipação pode ocorrer na amebíase intestinal, outro flagelo da falta de controle sanitário em nosso meio.

Os distúrbios de humor são as causas mais freqüentes de procura por atendimento médico nos serviços de pronto-atendimento, freqüentemente com queixas de somatização associadas. Nesses casos, a dor abdominal pode associar-se tanto à constipação crônica, quanto à diarréia.

A *icterícia* é um sinal que chama a atenção para as afecções do fígado e vias biliares, porém hemólise e dor abdominal também podem acontecer com freqüência na anemia falciforme.

Geniturinários

As alterações urinárias, embora possam estar sublimadas em função da intensidade da dor, dificilmente deixam de ser observadas pelo paciente. Mais comumente a *disúria*, a *polaciúria*, a *urgência* e mesmo as mudanças das características da urina como cor, aspecto e cheiro são percebidas pelo paciente como antecedendo ou concomitantes à cólica nefrética. A dor da urolitíase tem irradiação característica que, quando inquirida, o paciente tem facilidade em lembrar: tende a irradiar do dorso para o hipogástrio, alcançando o testículo ou grande lábio. *Corrimento uretral*, disúria e dor em baixo-ventre em pacientes com vida sexual ativa levanta a possibilidade diagnóstica de doença sexualmente transmissível. Para as mulheres, a dor em fossa ilíaca na presença de *corrimento vaginal* sugere anexite. Dor abdominal aguda de forte intensidade, com antecedente de amenorréia, sugere ruptura de gravidez ectópica. É preciso lembrar que, algumas vezes, a presença de perda sangüínea vaginal pode confundir a paciente com relação à possibilidade de gravidez ectópica, por acreditar estar menstruando. Principalmente em nosso meio, em que as medidas de contracepção não são acessíveis à grande parte das mulheres, dor abdominal com *sangramento vaginal* deve sempre exigir o diferencial com abortamento em toda mulher fértil com vida sexual ativa. O *período menstrual* pode cursar com crises de dor abdominal, às vezes intensas; porém, a característica de predominância de cólicas e a concomitância da menstruação e de diversos outros fenômenos associados não oferecem dificuldade diagnóstica. Não pode ser esquecido que para dores distantes do hipogástrio, que ciclam com o período menstrual, deve-se pensar em endometriose.

Extra-abdominais

Dispnéia, embora possa expressar somente a intensidade da dor ou a ansiedade associada ao sintoma, deve lembrar a possibilidade de pneumopatias, como infarto e tromboembolismo pulmonar ou mesmo pneumonia, principalmente se ocorrem em bases pulmonares, quando podem acompanhar-se de dor irradiada para o abdome. A presença de *febre, expectoração* e a característica *ventilatório-dependente da dor* podem ajudar no diagnóstico. Para qualquer dor epigástrica que apresente *relação com o exercício*, em paciente em faixa etária compatível, deve-se pensar primeiro em angina de peito, para depois considerar uma dispepsia. O grau de suspeita aumenta à medida que o paciente apresenta outros fatores de risco para doença cardiovascular associados. Uma causa rara, porém que pode levar à laparotomia e às vezes às reoperações posteriores com diagnóstico de obstrução por brida é a porfiria. Mais raramente o diabetes, principalmente por neuropatia diabética, pode ser causa de dor abdominal que não necessariamente precisa estar acompanhada dos sinais de descompensação, como poliúria e polidipsia. Os antecedentes positivos facilitam o diagnóstico. Os quadros 59.1 e 59.2 listam as principais causas intra-abdominais e extra-abdominais de dor abdominal.

Quadro 59.1 – Causas de dor abdominal (intra-abdominais).

Peritonite generalizada
- Víscera perfurada (úlcera, divertículo de cólon)
- Peritonite bacteriana primária
- Peritonite asséptica (cisto ovariano roto, febre do Mediterrâneo)

Peritonite localizada
- Apendicite
- Colecistite
- Úlcera péptica
- Diverticulite de Meckel
- Doença de Crohn
- Diverticulite de cólon
- Colite (inespecífica, amebiana, bacteriana)
- Abscesso abdominal
- Gastroenterocolite
- Pancreatite
- Hepatite (viral, tóxica)
- Doença inflamatória pélvica
- Endometriose
- Linfadenite mesentérica

Distensão de víscera
- Obstrução intestinal (brida, hérnia, volvo, fecaloma, intussepção)
- Hipermotilidade intestinal (cólon irritável, gastroenterite)
- Obstrução biliar (cálculo, tumor, parasita)
- Obstrução ureteral
- Distensão do fígado (hepatite aguda viral ou tóxica, obstrução de via biliar, síndrome de Budd-Chiari)
- Distensão do rim (pielonefrite, hidronefrose)
- Obstrução uterina (tumor, gravidez)
- Gravidez ectópica rota
- Ruptura de aneurisma arterial (aórtico, ilíaco, visceral)

Isquemia
- Angina ou infarto intestinal (obstrução arterial, embolia, arterite)
- Infarto esplênico
- Torção de pedículo (vesícula, baço, cisto de ovário, o mento do testículo, volvo gástrico, apêndice epiplóico)
- Infarto hepático
- Necrose tecidual (hepatoma, mioma)

Tumores retroperitoneais

Modificado de Ridge e Way, 1993.

Quadro 59.2 – Causas de dor abdominal (extra-abdominais).

Torácica
- Pneumopatia (pneumonia, pneumotórax)
- Empiema
- Angina ou infarto do miocárdio
- Esofagite
- Ruptura do esôfago

Neurogênica
- Radiculite (lesão medular, tumor de nervo periférico, artrose, herpes zoster)
- *Tabes dorsalis*

Metabólica
- Uremia
- *Diabetes mellitus*
- Porfiria
- Doença de Addison

Hematológica
- Anemia falciforme
- Anemia hemolítica
- Púrpura de Henoch-Schönlein

Toxinas
- Reação de hipersensibilidade (picada de insetos, peçonha)
- Drogas (intoxicação, envenenamentos)

Outra
- Contusão, hematoma ou tumor muscular

Modificado de Ridge e Way, 1993.

EXAME CLÍNICO

O exame clínico do paciente com dor abdominal, em especial o exame do abdome em vigência de dor, não é fácil de ser realizado e em raros casos dá o diagnóstico da doença. É óbvio o diagnóstico de hérnia encarcerada, mas menos óbvia é a indicação cirúrgica de urgência nesse quadro. A dificuldade em se examinar e o pequeno número de casos nos quais o exame do abdome aponta para o diagnóstico tendem a transformar a história do paciente e alguns exames laboratoriais em dados muito significantes para o diagnóstico.

Valorize a história.
É difícil examinar o abdome doloroso
especialmente em obesos.

No exame clínico geral, afora os sinais de gravidade da afecção, dados pelo fácies do paciente, pelo aspecto geral, por sinais de atividade autonômica, como sudorese, palidez, taquicardia, somente alguns sinais podem orientar o diagnóstico sindrômico como febre sugerindo infecção; palidez, perda de sangue; hipotensão, hipovolemia; icterícia, afecção hepatobiliar. O exame especial poderá ser útil quando, no exame do tórax, a pneumopatia e a cardiopatia podem sugerir uma causa extra-abdominal para a dor. O exame do abdome pode evidenciar correlação de hérnias e cicatrizes para processos de oclusão intestinal, de visceromegalia com afecções órgão-específicas (hepatite aguda, por exemplo) ou de doença por estímulo imunogênico (colagenose). Para a dor abdominal aguda

reveste-se de maior importância a identificação do quadro de peritonite, no qual a palpação dolorosa, associada à piora da dor com descompressão brusca, qualifica uma situação de risco em que a indicação de cirurgia de urgência é mais freqüente. O toque retal e o vaginal revestem-se de grande importância na dor abdominal porque podem fazer diagnóstico de grande número de afecções. Assim, aproximadamente 50% dos tumores colorretais podem ser alcançados pelo toque retal. A presença de muco ou sangue também pode sugerir doença inflamatória ou mesmo invaginação de alça no toque retal. Para o diagnóstico de tumores uterinos e ovarianos e de processos inflamatórios anexiais, o toque vaginal tem muita valia.

Na dor abdominal, fazem parte do exame clínico
o exame retal e o genital.

EXAMES SUBSIDIÁRIOS

Em que pese o grande avanço dos exames subsidiários, proporcionado pelo avanço tecnológico alcançado nos dias de hoje, em especial os exames de imagem, não existem características patognomônicas para nenhum achado de exame subsidiário que fosse possível dispensar rigorosa abordagem clínica. Além disso, os novos exames são de alto custo e encarecem sobremaneira a prática médica atual. É claro, principalmente para os casos mais duvidosos, que esses recursos ajudam muito a tomada da decisão, principalmente na medicina de urgência.

LABORATORIAIS

São poucos os exames laboratoriais que devem ser solicitados sem indicação específica. O *hemograma*, no qual o número de eritrócitos e a taxa de hemoglobina podem fazer o diagnóstico de anemia, pode orientar para a presença de doença crônica e/ou perda sangüínea. Na dor abdominal associada ao traumatismo, a dosagem seqüencial do hematócrito pode auxiliar no diagnóstico de hemorragia interna, situação sempre dramática de cirurgia de emergência. A leucocitose com neutrofilia, se acentuada, pode indicar processo infeccioso. O desvio à esquerda (presença de formas jovens de neutrófilos na periferia) indica maior gravidade da infecção. A *dosagem da amilase* pode indicar a presença de pancreatite quando são encontrados altos níveis sangüíneos da enzima. Pode ocorrer pancreatite com níveis pouco elevados de amilase, a qual também se apresenta aumentada em úlcera péptica perfurada e hemoperitônio.

O *exame de urina* é fundamental porque dificilmente as afecções que comprometem o sistema urinário cursam com o exame de urina normal. É possível uma cólica nefrética ou um abscesso renal com exame de urina (urina tipo I) normal, mas é muito pouco provável. O *exame das fezes* pode ter grande valor na determinação de presença de *sangue oculto, leucócitos e gordura nas fezes*, porque ajudam muito no diagnóstico sindrômico, porém o achado de parasitas precisa ser interpretado com cuidado para não se ter um falso diagnóstico da causa da dor abdominal em paciente que apresenta, concomitantemente, verminose. A determinação de gravidez por teste sorológico pode ser essencial em pacientes em idade fértil, vida sexual ativa e amenorréia. Para os pacientes com dor abdominal aguda, a determinação dos *eletrólitos, da glicemia e da função renal* é fundamental não só pelas possibilidades diagnósticas, mas também para a avaliação de gravidade e necessidade de reposições calóricas e hidroeletrolíticas.

DE IMAGEM

Radiológicos – a radiografia simples de tórax e abdome deve ser solicitada para todos os pacientes que tiverem indicação de cirurgia de emergência. Muitos casos de pneumopatias são operados por dor abdominal aguda. A presença de pneumoperitônio ou de níveis hidroaéreos em alças é sugestiva de perfuração de víscera ou de sua obstrução. Os demais exames (inclusive os contrastados) devem ser solicitados conforme a necessidade.

Ultra-sonográficos – em nosso meio, em que o exame é realizado em tempo real pelo médico, sua popularização tem sido de grande ajuda na investigação da dor abdominal, inclusive no abdome agudo. No estudo de órgãos parenquimatosos, vias biliares, vias urinárias, tumores e abscessos, tem baixo custo, rapidez, inocuidade e alta resolução. São fatores limitantes a experiência do profissional e o estudo dos ossos e de estruturas que contenham gases. A tomografia computadorizada e a ressonância magnética, sem esses inconvenientes, são exames de maior custo e complexidade, que vêm progressivamente ganhando espaço no estudo do tórax e do abdome, especialmente para órgãos parenquimatosos, e, quando associadas a contraste, também das vísceras ocas e dos grandes vasos pela precisão das imagens e menor subjetividade do exame. Nos serviços de urgência dos grandes hospitais, a necessidade do aparelho, tendo em vista o estudo do crânio (de grande utilização no traumatismo e em quadros neurológicos agudos), vem possibilitando sua maior utilização na investigação do estudo da dor abdominal aguda.

Os exames cintilográficos são úteis na avaliação de colecistite aguda, abscessos e processos inflamatórios localizados, assim como na localização de sangramentos digestivos. Hematomas e lacerações de fígado e baço também podem ser estudados por esse exame.

Os exames de endoscopia são fundamentais na investigação do trato digestivo alto e do cólon, permitindo, além da visualização direta, exame contrastado associadamente (colangiopancreatografia retrógrada, por exemplo) e obtenção de material para estudo histológico. A restrição a esses exames está no seu custo e disponibilização (maior para a colonoscopia) e na maior agressividade do exame que implica riscos. Com exceção da dispepsia, o exame endoscópico tem menor indicação nos quadros de dor abdominal aguda.

ABDOME AGUDO

O abdome agudo é um quadro de dor abdominal aguda muitas vezes associada a vômitos, obstipação e alterações geniturinárias, que rapidamente pode evoluir para uma situação grave, exigindo, para seu controle, cirurgia de emergência. A abordagem dessa síndrome necessita de avaliações e seguimento cuidadoso em situação de urgência. O diagnóstico da causa do abdome agudo é difícil e muito variada, oscilando desde gastroenterocolite aguda até necrose isquêmica da trombose intestinal. Cerca de metade dos pacientes com abdome agudo apresenta à alta diagnóstico diferente do feito na admissão. As causas com indicação cirúrgica mais freqüentes são: úlcera perfurada, apendicite aguda, colecistite, obstrução de delgado e diverticulite, em proporções mais ou menos iguais.

O erro diagnóstico acontece duas vezes mais na mulher do que no homem e é em 30% maior na mulher entre 1 e 20 anos de idade. O erro é também maior em casos de pacientes idosos e, nesse grupo de indivíduos, as causas que demandam cirurgia são mais freqüentes que em outros grupos.

O diagnóstico que leva a maior erro de indicação cirúrgica é o de salpingite aguda. Os diagnósticos de indicação cirúrgica que mais são postergados são de apendicite aguda e obstrução de delgado. O sintoma de vômitos precedendo a instalação de dor é mais comum em causas não-cirúrgicas e o procedimento que dá mais acurácia ao diagnóstico é a realização do exame pélvico e retal. A preocupação com maior sensibilidade diagnóstica leva a maior número de laparotomias em casos não-cirúrgicos (resultados falso-positivos), o que não quer dizer que sejam laparotomias desnecessárias, já que a própria laparotomia pode ser um procedimento diagnóstico (laparotomia exploradora). O diagnóstico de salpingite aguda pode ser feito em uma laparotomia indicada com hipótese diagnóstica de apendicite. Muitas vezes esse tipo de procedimento é necessário porque de forma alguma deve deixar-se de operar um doente com suspeita clínica de apendicite, e mesmo com toda a propedêutica armada o diagnóstico final, muitas vezes, é feito no campo cirúrgico.

Uma abordagem adequada pode ser conseguida com a classificação da dor abdominal de acordo com sua instalação (Quadro 59.3).

Cerca de 25% dos quadros de úlcera perfurada não são típicos, por não apresentarem dor de início súbito ou por não perfurarem em peritônio (não aparecendo pneumoperitônio). O diagnóstico de infarto mesentérico agudo é o diagnóstico de mais difícil realização precoce, pela ausência de sinais físicos e de exames subsidiários específicos. Um retardo significativo na indicação cirúrgica é observado em até 50% desses casos.

Em nosso meio, algumas peculiaridades precisam ser consideradas, tais como dificuldade de acesso ao atendimento que leva o doente a chegar tardiamente ao pronto-atendimento, perdendo a oportunidade de se-

Quadro 59.3 – Causas de dor abdominal conforme a instalação do sintoma.

INÍCIO SÚBITO (instantâneo)	INÍCIO GRADUAL (horas)
Úlcera perfurada	Apendicite
Ruptura de abscesso ou hematoma	Hérnia estrangulada
Ruptura do esôfago	Obstrução baixa de intestino delgado
Ruptura de gravidez ectópica	Colecistite
Infarto de órgão abdominal, coração ou pulmão	Pancreatite
Pneumotórax espontâneo	Úlcera duodenal
Ruptura ou dissecção de aneurisma de aorta	Linfadenite mesentérica
	Ileíte terminal
INÍCIO RÁPIDO (minutos)	Diverticulite de Meckel
Perfuração de víscera	Diverticulite de sigmóide
Estrangulamento de víscera	Retocolite ulcerativa
Obstrução alta de intestino delgado	Perfuração de tumor
Pancreatite	Abscesso intra-abdominal
Colecistite aguda, cólica biliar	Gravidez ectópica pré-ruptura
Infarto mesentérico	Abortamento
Cólica renal ou ureteral	Cólica ureteral
Gravidez ectópica	Cistite ou pielonefrite
Pneumonia	Salpingite
Úlcera péptica	Retenção urinária
Diverticulite	Cisto mesentérico
Apendicite (menos freqüente que de início gradual)	Tumor ou infarto de intestino delgado

Modificado de Ridge e Way, 1993.

guimento inicial e exigindo uma conduta mais imediata pela gravidade do caso. O rodízio no atendimento do paciente (normalmente são equipes estanques que trabalham em turnos de 12 horas) também faz com que dados de seguimento (principalmente os precoces) sejam menos valorizados no diagnóstico e na conduta do caso.

DOR ABDOMINAL CRÔNICA SEM DIAGNÓSTICO

Um número não desprezível de pacientes apresenta dor abdominal crônica recorrente sem diagnóstico. Usualmente são mulheres com múltiplas queixas que freqüentemente já foram submetidas a diversas cirurgias. Os tratamentos não trazem benefícios para o paciente e os sintomas mantêm-se indefinidamente. É provável que se trate mais de doença funcional que de doença orgânica. É comum que se encontre um modelo sintomático (paciente tem um amigo ou parente que tem um quadro similar); a maioria das queixas pode representar somatização de um distúrbio psicológico e, se pesquisada, pode-se obter, em muitos casos, história de abuso físico prévio, inclusive por parte de familiares ou conhecidos. Muitas vezes são evidentes os sinais de culpa ou penitência. Não se deve, em princípio, descartar a possibilidade de doença orgânica nesses pacientes, já que pacientes com doenças psíquicas podem também ter neoplasia; porém, antes de exaustiva e agressiva investigação, é fundamental uma avaliação psicológica ou psiquiátrica. Para pacientes já submetidos à cirurgia prévia, a indicação de investigação invasiva (inclusive reoperação) deve ser feita mais baseada em sinais do que em sintomas.

CASOS CLÍNICOS

CASO 1. Paciente de 16 anos de idade, sexo masculino, queixa-se de dor abdominal intensa há 4 horas, inicialmente mais leve e localizada no epigástrio, agora, mais intensa e na fossa ilíaca direita. Nega passado mórbido. Nega sintomas geniturinários e diarréia, refere náuseas e vômitos moderados há 2 horas. Ao exame está afebril, corado, hidratado, apresentando hiperestesia, contratura da parede abdominal, palpação dolorosa da fossa ilíaca direita, com piora à descompressão brusca. Os sons hidroaéreos estão presentes e a palpação profunda é normal no restante do abdome.

Discussão: é uma dor aguda em paciente jovem previamente hígido, parecendo ser inicialmente do tipo referido e posteriormente do tipo parietal, localizada na fossa ilíaca direita, com peritonite localizada nessa região. Por se tratar de um homem que não apresenta alterações geniturinárias nem diarréia, uma hipótese bastante provável é apendicite aguda. O exame clínico poderia mostrar sinais de irritação do psoas e um diferencial aumentado da temperatura retal e axilar. O hemograma poderia mostrar leucocitose com desvio à esquerda e a ultra-sonografia evidenciar espessamento de alça ou coleção sugestiva de abscesso em formação com aderência de alças. O paciente tem indicação de laparotomia exploradora.

CASO 2. Paciente de 52 anos de idade, sexo feminino, refere dor de forte intensidade em hipocôndrio direito, irradiada para o ombro direito e acompanhada de náuseas e vômitos intensos há 2 horas. Refere antecedentes

529

de crises de dor abdominal prévias, todas de curta duração, tendo apresentado, em um dos episódios, hipocolia fecal. Observar que a ingestão de gorduras pode ser um desencadeante da dor. Ao exame está inquieta, com fácies doloroso, anictérica, afebril, levemente desidratada. O abdome apresenta dolorimento em palpação do hipocôndrio direito, sem evidências de peritonite, com sons hidroaéreos presentes e discretamente aumentados.

Discussão: dor abdominal aguda em pacientes em idade fértil com dor prévia de mesmas características e recidivante, hipocolia fecal, localização e irradiação, sugere colecistite. O estudo ultra-sonográfico pode mostrar colelitíase, sugerindo fortemente cólica biliar. Se a paciente evoluir com febre e icterícia, com evidências de coledocolitíase ou colangite, terá indicação de cirurgia de urgência.

CASO 3. Paciente de 47 anos de idade, sexo masculino, pedreiro, tabagista crônico, procura serviço de urgência por causa de dor abdominal súbita de grande intensidade, localizada em epigástrio, que se iniciou há 1 hora. Refere antecedente de dispepsia que controla com uso sintomático de antiácido. Apresenta discreta distensão abdominal, com peritonismo difuso e sons hidroaéreos diminuídos.

Discussão: a dor abdominal é aguda e intensa, e o paciente refere antecedente péptico evidente. Embora não haja evidência de uso de antiinflamatório, esse dado deve ser pesquisado, já que o paciente é pedreiro e tem risco maior de distúrbios osteomusculares em que o uso de antiinflamatórios é comum e a morbidade dessa classe de medicamentos é bem estabelecida. O início agudo e a grande intensidade sugerem perfuração de úlcera. No entanto, quadros de pancreatite crônica agudizados, principalmente por elevada ingestão de álcool, precisam ser descartados. Tem grande importância a obtenção de radiografia de tórax e de abdome em posição ortostática, porque a presença de pneumoperitônio sugere perfuração de alça e determina indicação de cirurgia de urgência. A tomografia computadorizada pode ser de grande ajuda em quadros de pancreatite crônica. A determinação de hiperamilasemia pode também indicar pancreatite se em níveis bastante elevados.

CASO 4. Paciente de 35 anos de idade, sexo masculino, procura pronto-atendimento com história de dor intensa em flanco direito e irradiada para o baixo-ventre. Acompanha polaciúria, há 2 horas, com náuseas e vômitos moderados. Ao exame clínico está pálido, com sudorese fria, fácies doloroso, apresenta dolorimento difuso à palpação do hemiabdome direito, com sons hidroaéreos normais e punho-percussão dolorosa em região lombar direita.

Discussão: a dor é aguda e apresenta características viscerais. O paciente observou polaciúria que pode representar afecção urinária. A punho-percussão dolorosa

pode evidenciar comprometimento do rim direito. Seria interessante pesquisar antecedentes de cólica nefrética prévia e determinar as características da urina. No homem, a infecção urinária pressupõe afecção orgânica de vias urinárias, como a nefrolitíase. Verificar a temperatura e solicitar o exame de urina (hematúria) são fundamentais para o acompanhamento do caso. A ultra-sonografia poderia evidenciar cálculo urinário, hidronefrose e eventual abscesso renal.

CASO 5. Paciente de 23 anos de idade, sexo feminino, dá entrada no pronto-atendimento com história de dor em fossa ilíaca direita de forte intensidade, progressiva, há 4 horas. Está febril e apresenta sinais de peritonismo local. Nega amenorréia e refere corrimento vaginal.

Discussão: o dado de corrimento vaginal sugere doença anexial, em especial se a paciente referir vida sexual ativa, com intercursos sexuais sem uso de preservativo, situação de risco para doenças sexualmente transmissíveis. Entretanto, o diagnóstico diferencial com apendicite deve ser feito. O exame ginecológico é de extrema importância e atualmente a ultra-sonografia pélvica, inclusive com o modo transvaginal, pode ser de grande ajuda no diferencial, evitando-se laparotomias desnecessárias.

CASO 6. Paciente de 65 anos de idade, sexo masculino, apresenta dor de forte intensidade na fossa ilíaca esquerda há 3 horas. Sabe ter hérnia inguinal há anos. Normalmente consegue reduzi-la com facilidade. Hoje, desde o início da dor, não consegue mais reduzi-la. Há 1 hora vem observando aumento do volume abdominal e vômitos episódicos. Ao exame, apresenta abdome bastante distendido com sons intensamente aumentados, palpação difusamente dolorosa, sem peritonismo.

Discussão: especialmente em nosso meio, onde o serviço de saúde pública é muito precário, a convivência com hérnias de indicação cirúrgica eletiva é de rotina no pronto-atendimento, com indicação de urgência, em que pese os riscos aumentados do perioperatório nessa situação. Trata-se de um paciente idoso e a avaliação das condições sistêmicas é muito importante porque pode-se esperar doenças cronicodegenerativas de base, comprometimento da função renal e da capacidade cardiorrespiratória, possivelmente agravado por distúrbios hidroeletrolíticos determinados por seqüestro e perdas. Avaliar a indicação cirúrgica no tempo adequado é o toque de mestre. Muitas vezes é possível, com manobras descompressivas, reduzir a hérnia antes do sofrimento da alça e deixar a cirurgia para ser realizada eletivamente. Entretanto, a delonga em operar no caso da alça com isquemia estabelecida é correr risco de peritonite grave com perioperatório tempestuoso. A radiografia de abdome apresenta padrão de obstrução com grande distensão de alças e nível hidroaéreo em seu interior e nada informa sobre a vitalidade da alça encarcerada.

CASO 7. Paciente de 75 anos de idade, sexo feminino, conta história prévia de obstipação intestinal crônica que há alguns meses se modificou, com episódios de diarréia, perda de peso e fraqueza. Há 6 horas vem apresentando dor abdominal progressiva com distensão abdominal. Ao exame está pálida, emagrecida, com volumosa distensão abdominal, que impede um exame detalhado do abdome.

Discussão: a idade da paciente e os antecedentes sugerem doença preexistente, provavelmente neoplasia colorretal. O quadro é de abdome agudo obstrutivo e não se pode descartar a possibilidade de neoplasia perfurada e tamponada. A dificuldade, além do esperado pela idade da paciente, da presença de uma doença debilitante de base e das complicações esperadas pela própria síndrome obstrutiva, é a abordagem da neoplasia em caráter de urgência. A dificuldade de não se poder determinar a extensão do tumor e a presença de possíveis metástases e de tumores síncronos tornam o ato operatório também um procedimento diagnóstico e, portanto, sem prévio planejamento. Na maioria das vezes, os casos são de semi-oclusão, permitindo então alguns exames subsidiários como endoscopia, tomografia e exames contrastados, de maneira a facilitar uma tomada de decisões mais abrangente porque, em se tratando de neoplasia colorretal, a mortalidade perioperatória é alta e a indicação de outros tratamentos pode ser proposta.

CASO 8. Paciente de 37 anos de idade, sexo feminino, com história de dor abdominal em fossa ilíaca esquerda há um ano, refere alteração do hábito intestinal há cinco anos, com tendência à obstipação. Fica até quatro dias sem evacuar, embora tenha períodos de constipação de até uma semana, quando apresenta fezes ressequidas de difícil evacuação. Normalmente tem episódios de diarréia entre os períodos de obstipação, que se atribuem ao uso de laxantes e duram em média um dia, com pequeno volume de fezes. Nega perda de peso, anorexia, melena ou enterorragia. Observa que a dor surge logo após a refeição e melhora com a evacuação.

Ao exame, tem dor à palpação da fossa ilíaca esquerda, sem peritonismo e com sons hidroaéreos presentes e normais.

Discussão: é uma dor abdominal crônica recidivante em mulher jovem, com início há um ano, que referencia alteração do hábito intestinal há mais tempo. A paciente não apresenta sinais ou sintomas que caracterizam gravidade da doença orgânica, como perda de peso, palidez, anorexia ou uso de medicamentos. Sem outros antecedentes mórbidos, o quadro sugere doença funcional com características do cólon (intestino) irritável. Não está informado, mas deve ser inquirida a possibilidade de a paciente já ter realizado diversos exames subsidiários previamente. Solicitar um hemograma, parasitológico de fezes e pesquisa de sangue oculto nas fezes pode ajudar a afastar doenças orgânicas. Se houver antecedente familiar de câncer colorretal, pode-se realizar retossigmoidoscopia, mesmo se a pesquisa de sangue oculto nas fezes for negativa. É muito importante pesquisar a comorbidade psiquiátrica. A abordagem deve visar a tranqüilização da paciente, controle da dor, correção do hábito intestinal e seguimento a longo prazo, que dará mais consistência ao diagnóstico.

BIBLIOGRAFIA

ABRANTES WL – Abdome agudo: noções gerais. In: Dani R. *Gastroenterologia Clínica.* 3ª ed., Rio de Janeiro, Guanabara Koogan, 1993, p. 1415.

D'IPPOLITO G, SZEJNFELD J – Tomografia computadorizada em gastroenterologia. In: Mincis M. *Gastroenterologia & Hepatologia – Diagnóstico e Tratamento.* São Paulo, Lemos Editorial, 1997, p. 81.

HAUBRICH WS – Abdominal pain. In: Haurich WS, Schaffner F, Berk JE. *Bockus Gastroenterology.* 5ª ed., Philadelphia, WB Saunders, 1995, p. 11.

RAVONI MAM, PELLEGRINETI B – Endometriose e processos inflamatórios. In: Rocha AC, Cerri GG, Prando A. *Ultra-sonografia Abdominal.* São Paulo, Sarvier, 1985, p. 406.

RIDGE JA, WAY LW – Abdominal pain. In: Sleisenger MH, Fordtran JS. *Gastrointestinal Disease.* 5th ed., Philadelphia, WB Saunders, 1993, p. 150.

SCHUSTER MM – Abdominal pain. In: Barker LR, Burton JR, Zieve PD. *Principles of Ambulatory Medicine.* 3rd ed., Baltimore, Williams & Wilkins, 1991, p. 414.

60. Cefaléia

Isabela M. Benseñor

Cefaléia ou dor de cabeça é um sintoma muito freqüente nos pacientes que procuram atendimento de rotina ou de urgência. No Ambulatório Geral e Didático do Hospital das Clínicas da Faculdade de Medicina da Universidade de São Paulo, é a terceira causa de procura, representando 10,3% dos atendimentos, dos quais 25% são cefaléias crônicas.

EPIDEMIOLOGIA

Em amostra da população de Porto Alegre na faixa etária de 10 a 18 anos, encontrou-se uma prevalência de cefaléia no ano anterior de 82,9%, sendo 72,8% classificadas como cefaléia do tipo tensional e 9,9% como enxaqueca.

O principal problema nos estudos epidemiológicos sobre cefaléia consiste na definição das apresentações clínicas. Em 1988, o Comitê de Classificação de Cefaléias da Sociedade Internacional de Cefaléias introduziu os critérios operacionais para diagnóstico das cefaléias. O objetivo era padronizar os diagnósticos para a pesquisa epidemiológica e a discussão de casos clínicos.

Persistem como problemas metodológicos para o diagnóstico a periodicidade da doença, a definição de um período de prevalência, as variações individuais de crise para crise no mesmo paciente, a dificuldade em se lembrar corretamente dos sintomas nos casos leves, o fato de na maior parte das vezes o paciente não procurar o médico e a coexistência de vários tipos de cefaléia no mesmo paciente. O objetivo da Classificação Internacional é o de padronizar os diagnósticos e classificar o tipo de cefaléia que o paciente apresenta naquele momento. O paciente não deve ser classificado.

As cefaléias são mais freqüentes nas mulheres e nos jovens, caindo a prevalência nas idades mais avançadas. O predomínio feminino é mais acentuado nas hemicranias (relação mulher/homem de 3:1), mas também acontece nas cefaléias do tipo tensional.

DEFINIÇÃO/CONCEITO

A maioria dos pacientes que procura atendimento por cefaléia é portadora de cefaléias primárias, ou seja, cefaléias que cursam com história rica e exames clínico e neurológico normais. Somente uma pequena porcentagem desses pacientes apresenta alterações como tumores ou hemorragias. Nesses casos, a doença manifesta-se por sinais neurológicos focais além da cefaléia, fato que indica a necessidade de uma investigação diagnóstica mais abrangente. Na história clínica da cefaléia é importante avaliar:

1. **Tipo de dor:** em compressão, latejante, em faixa, em peso, em pontada? A dor é de dentro para fora ou de fora para dentro?

2. **Localização:** unilateral, bilateral, retrocular? Tem relação com o trajeto das principais artérias extracranianas?

3. **Aspectos temporais:** quando a dor começa? A evolução foi lenta ou rápida? Quanto tempo dura? O paciente acorda com a dor ou é acordado durante a noite pela dor? Com que freqüência a dor aparece? Mensal? Semanal? Diária?

4. **Intensidade da dor:** leve (não atrapalha atividades rotineiras), moderada (atrapalha as atividades rotineiras), grave (impede as atividades rotineiras), muito grave ou insuportável? Peça ao paciente para classificar a intensidade de sua cefaléia com uma nota de 0 a 10.

5. **Fatores de melhora ou de piora:** o ato de curvar-se, ficar em pé, espirrar, tossir piora a dor? Quais são os fatores de melhora? Que tipos de medicamentos costumam melhorar a dor?

6. **Meio ambiente:** exposição a monóxido de carbono, fumaça de cigarro ou outros agentes.

7. **Sintomas neurológicos associados:** intolerância à luz, sons ou movimentos; tonturas, fraqueza e presença de intolerância a perfumes; dor à palpação do couro cabeludo no trajeto das principais artérias?

8. **Evolução prévia do quadro doloroso:** duração e episódios anteriores; como era a dor no seu início? Caracterize o episódio inicial.

9. **Impacto funcional:** como a vida do paciente é afetada pela dor?

10. **História familiar.**

A *história é o principal instrumento para se diagnosticar cefaléia*, dirigindo ou não para a necessidade de um exame clínico mais completo. A maioria dos pacientes será tratada de acordo com as hipóteses aventadas pela história clínica. Em função disso, vários dos estudos epidemiológicos sobre cefaléia utilizam a consulta clínica como teste de referência ("gold standard" ou padrão-ouro).

É fácil reconhecer a cefaléia aguda associada a glaucoma, sinusite aguda, hemorragia subaracnóidea ou meningite bacteriana, ou mesmo a cefaléia associada a um tumor de evolução mais lenta. É mais difícil diagnosticar as cefaléias recorrentes, crônicas, não acompanhadas de outros sintomas ou sinais de doença neurológica, cujo diagnóstico será feito pelo clínico baseando-se unicamente na história e em alguns dados obtidos no exame clínico. Portanto, é fundamental concluir que *a cefaléia é um diagnóstico clínico,* podendo ser utilizada como exemplo de doença em que os achados do exame clínico pouco influenciam o diagnóstico, uma vez que na grande maioria dos casos ele é normal. Investigações mais completas só deverão ser realizadas naquele paciente que não respondeu à terapêutica inicial, ou que contar uma história de início abrupto, ou de mudança inesperada no padrão de dor, ou de traumatismo prévio ao início dos sintomas.

É importante lembrar das expectativas que o paciente apresenta em relação ao médico e à doença. Alguns estudos mostram que somente 31% dos pacientes que procuram o médico por causa da cefaléia têm como principal objetivo o alívio da dor e que para 46% deles o fundamental é obter uma explicação para o problema, esclarecendo o medo da doença grave e o "por que comigo?"

Para facilitar a compreensão, os tópicos seguintes serão divididos de acordo com a Classificação da Sociedade Internacional de Cefaléias nos principais tipos de cefaléia primária observados na prática clínica.

ENXAQUECA

Definição e critérios da Sociedade Internacional de Cefaléias – o nome tradicional de enxaqueca foi substituído em 1988 pelo de hemicrania com aura (antiga enxaqueca clássica) e hemicrania sem aura (antiga enxaqueca comum), mas permanece sendo utilizado. A hemicrania com aura é uma síndrome que se inicia com sintomas premonitórios visuais, sensoriais e motores seguidos, às vezes diretamente, às vezes com intervalo de até 1 hora, por cefaléia geralmente unilateral e latejante, acompanhada de intolerância à luz e aos sons, com náuseas ou vômitos. A dor piora com a atividade física, como por exemplo subir uma escada.

A hemicrania sem aura consiste em dor com as mesmas características, sem a presença de sintomas premonitórios. Os quadros 60.1 e 60.2 mostram, respectivamente, os critérios diagnósticos para hemicrania sem aura e com aura.

A dor manifesta-se na forma de episódios recorrentes, com grandes variações individuais em termos de intensidade, freqüência e duração.

Quadro 60.1 – Critérios da Sociedade Internacional de Cefaléias para hemicrania sem aura.

A) Pelo menos 5 crises preenchendo os critérios B-D

B) Duração das crises entre 4 e 72 horas

C) A dor deve apresentar ao menos duas das características a seguir:
1. localização unilateral
2. caráter pulsátil
3. intensidade de moderada a grave
4. piora da dor com atividade física de rotina

Durante a dor, pelo menos uma das seguintes características ocorre:
1. náuseas e/ou vômitos
2. intolerância à luz ou aos sons

D) Ao menos cinco ataques já ocorreram preenchendo os critérios expostos

História, exame clínico e exame neurológico não sugerem nenhuma doença orgânica de base

Quadro 60.2 – Critérios diagnósticos da Sociedade Internacional de Cefaléias para hemicrania com aura.

A) Pelo menos duas crises que satisfaçam B

B) Pelo menos três das quatro características a seguir estão presentes:
1. um ou mais sintomas completamente reversíveis de aura indicam disfunção cerebral cortical focal e/ou de tronco
2. ao menos um sintoma de aura se desenvolve gradualmente por mais de 4 minutos
3. nenhum sintoma de aura dura mais do que 60 minutos (duração proporcional aumenta se mais do que um sintoma de aura estiver presente)
4. cefaléia segue a aura após um intervalo inferior a 60 minutos (pode começar antes ou com a aura). Geralmente dura de 4 a 72 horas, mas pode estar completamente ausente

C) Ao menos dois ataques ocorreram seguindo os critérios expostos

História, exame clínico e exame neurológico não sugerem nenhuma doença orgânica de base

Epidemiologia – a prevalência é igual em ambos os sexos até a puberdade, quando passa a predominar nas mulheres, voltando a diminuir após a menopausa. Há nítida preferência pelo acometimento de indivíduos com baixo nível socioeconômico. As hemicranias sem aura são muito mais freqüentes do que as com aura.

Fisiopatologia – as hemicranias apresentam distribuição familiar e associação com alguns desencadeantes que incluem alimentos como café, chocolate, queijos, alterações do ritmo de sono e períodos menstruais.

Classicamente, a fisiopatologia da enxaqueca era explicada pela teoria vascular proposta por Wolff, que descrevia inicialmente uma vasoconstrição que seria responsável pelos sintomas ligados à aura. A seguir, ocorreria vasodilatação na região da artéria carótida externa, que seria a causa da cefaléia latejante. Essa teoria vascular não explicava adequadamente todos os sintomas apresentados pelos pacientes, surgindo, então, novas teorias como a neurogênica, que associava as enxaquecas a um fenômeno descrito em 1944 por um neurofisiologista brasileiro (Aristides P. Leão) que mostrou que, sob determinadas condições, estímulos nocivos (a alteração da concentração de K^+ extracelular, por exemplo) provocavam uma seqüência de ondas lentas de inibição dos neurônios corticais, que recebeu o nome de depressão cortical alastrante.

Essas duas teorias foram reunidas em uma única proposta por Moskowitz, que definiu a etiologia das enxaquecas como uma alteração neurogênica semelhante à depressão cortical alastrante que começaria na região occipital e depois progrediria para a região anterior do encéfalo. Essas alterações seriam mediadas por fibras pequenas e sem bainha de mielina derivadas do nervo trigêmeo responsáveis pela transmissão da dor e também por funções autonômicas. A ativação dessas fibras na parede vascular levaria à liberação da substância P, levando à vasodilatação e ao processo inflamatório que se manifestam clinicamente pela cefaléia latejante.

Outro componente se relaciona ao papel da serotonina nas hemicranias. Algumas das condições que acompanham a cefaléia, como náuseas e vômitos, estão relacionados à estimulação serotoninérgica do trato gastrintestinal, com aparecimento de gastroparesia.

Todas essas teorias possuem argumentos a favor e argumentos contra. Há estudos que mostram alterações vasculares (vasoconstrição) na hemicrania com aura; na hemicrania sem aura, os estudos de fluxo sangüíneo cerebral não mostraram alteração no calibre dos vasos. Isso levou alguns autores a considerar as hemicranias com aura e sem aura como doenças diferentes com fisiopatologias diferentes.

Lance propõe que os estímulos recebidos pelo córtex e processados no hipotálamo podem levar à cefaléia por meio do núcleo dorsal da rafe e à aura por meio do *locus coeruleus*, levando à vasoconstrição e à depressão alastrante. Outras observações mostram também que a cefaléia latejante, muitas vezes, já começa na fase de vasoconstrição. Outros autores discutem que a vasodilatação poderia ser reflexa à vasoconstrição prévia, não tendo importância fisiopatológica.

Estudos realizados na fase de aura mostram que ela se inicia no córtex occipital e progride no sentido anterior a uma velocidade de 2,2mm/minuto. Isso permite sua associação com a depressão cortical alastrante, na qual a onda de inibição neuronal progride a uma velocidade de 3mm/minuto.

Como reforço à participação da serotonina (5-hidroxitriptamina – 5HT) nesse processo, está o papel que medicamentos que agem no metabolismo da serotonina desempenham no tratamento das hemicranias, como os derivados do ergot e o sumatriptam (agem como agonistas nos receptores $5HT_{1A}$ e $5HT_{1D}$) e a metissergida (descrita classicamente como antagonista da serotonina, mas na verdade uma agonista $5HT_2$). Os níveis plaquetários de 5HT caem no início da cefaléia e as crises de dor podem ser desencadeadas por drogas que liberam 5HT.

Quadro clínico – as hemicranias são cefaléias unilaterais, latejantes, que atrapalham ou impedem as atividades diárias normalmente executadas pelo paciente, com piora importante da qualidade de vida. Elas se acompanham de intolerância à luz e aos sons, náuseas, vômitos ou anorexia, e duram de 4 a 72 horas quando sem tratamento. Algumas vezes a cefaléia acompanha-se de sintomas premonitórios caracterizados por mudanças de humor, fome e anorexia, que podem manifestar-se até na véspera do episódio doloroso.

A aura pode variar de indivíduo para indivíduo e é de difícil caracterização e de descrição complexa. Ela começa com manifestações visuais, consistindo geralmente de feixes de luz branca ou colorida, ou com formação de linhas em ziguezague que recebem o nome de espectro de fortificação. A alteração visual aparece geralmente próxima ao ponto de fixação, movendo-se gradualmente para a direita ou para a esquerda, assumindo uma forma lateralizada e convexa, com bordas cintilantes formando áreas de escotomas. Essas alterações visuais são bilaterais e geralmente acometem campos visuais homônimos. Elas são seguidas por alterações sensoriais que se manifestam sob a forma de formigamentos e parestesias em lábios, membros superiores e raramente membros inferiores, unilaterais. Por último aparecem as alterações motoras, tontura, discreta afasia e sonolência. Esses sintomas podem durar de 5 a 20 minutos e após seu desaparecimento, às vezes com intervalo de 1 hora ou mais, aparece a cefaléia latejante. Em alguns casos, os sintomas associados à aura e à cefaléia podem acontecer ao mesmo tempo.

São descritos vários tipos de enxaqueca: com aura típica, com aura prolongada, aura sem cefaléia e algumas formas que receberam o nome de enxaqueca complicada e que incluem as formas hemiplégica familiar, basilar e oftalmoplégica quando se torna importante o diagnóstico diferencial com outras doenças neurológicas como malformação vascular ou tumor cerebral.

Outros dados importantes que auxiliam no diagnóstico da enxaqueca consistem na intensidade da dor, geralmente de moderada a intensa, na sua piora com a atividade física e melhora com o repouso.

Achados de exame clínico – no exame do paciente com enxaqueca podemos encontrar dor à palpação dos globos oculares e dos ramos do trigêmeo; também pode ocorrer dor na palpação do trajeto das carótidas e das artérias do sistema da carótida externa envolvidas no processo.

Diagnóstico diferencial – o diagnóstico diferencial da hemicrania com aura fica facilitado pela presença da aura. Os casos típicos também são de fácil diagnóstico. O grande problema do diagnóstico diferencial acontece nos casos de hemicrania sem aura em relação à cefaléia do tipo tensional. É importante lembrar que alguns pacientes apresentarão quadros mistos com componentes vasculares e tensionais que deverão ser reconhecidos.

Algumas doenças neurológicas podem manifestar-se no seu início como uma hemicrania, por isso é importante acompanhar um paciente sem história familiar ou anterior de enxaqueca. O diagnóstico diferencial mais importante deverá ser feito com os episódios isquêmicos transitórios e a doença cerebrovascular, mas alguns dados de história são importantes: presença da cefaléia na quase totalidade dos casos de isquemia associada à enxaqueca e somente em 25% dos casos de pacientes com episódio isquêmico transitório, no qual a cefaléia é de fraca intensidade e curta duração.

Principalmente nos casos de enxaqueca complicada, torna-se necessário o diagnóstico diferencial com outras doenças neurológicas.

Investigação e exames subsidiários – o principal recurso para o diagnóstico de hemicrania consiste em anamnese e exame clínico bem realizados. Não existe nenhum exame laboratorial que confirme o diagnóstico. Nos casos pouco típicos, de instalação recente ou sem antecedentes familiares, o acompanhamento continuado do paciente poderá ser a melhor ferramenta diagnóstica. Só estará indicado investigar quando não for possível o diagnóstico diferencial com outras doenças neurológicas e principalmente nos casos de enxaqueca complicada. O exame indicado nesses casos será uma tomografia computadorizada de crânio com contraste. Outros exames como o eletroencefalograma e a radiografia simples de crânio são de pouca utilidade, sendo raramente necessários. O exame do líquor só estará indicado quando houver suspeita de meningite.

CEFALÉIA DO TIPO TENSIONAL

Definição e critérios da Sociedade Internacional de Cefaléias – a Sociedade Internacional de Cefaléias define cefaléia do tipo tensional como uma dor em pressão/aperto, de intensidade leve a moderada, geralmente bilateral, que não piora com a atividade física. Intolerâncias à luz e aos sons estão geralmente ausentes e quando presentes são de menor intensidade, nunca estando presentes ao mesmo tempo. Náuseas e vômitos são raros. Os quadros 60.3 e 60.4 mostram os critérios da Sociedade Internacional de Cefaléias para as cefaléias do tipo tensional. As cefaléias do tipo tensional podem ser divididas em episódicas (duram menos de 15 dias por mês ou menos de 180 dias por ano) e crônicas (duram mais de 15 dias por mês ou mais de 180 dias por ano).

Epidemiologia – o aparecimento da cefaléia do tipo tensional ocorre por volta da segunda ou terceira décadas de vida e sua prevalência cai nas faixas etárias mais elevadas. É o tipo de cefaléia mais freqüente, acometendo aproximadamente 70% dos homens e 90% das mulheres no decorrer da vida. É uma das principais causas de absenteísmo ao trabalho no mundo.

Fisiopatologia – a fisiopatologia exata da cefaléia do tipo tensional é desconhecida. Uma teoria antiga associava esse tipo de cefaléia à contratura involuntária da muscu-

---

Quadro 60.3 – Critérios da Sociedade Internacional de Cefaléias para cefaléia tipo tensional episódica.

A) Pelo menos 10 episódios prévios de dor de cabeça preenchendo os critérios B-D. Número de dias com cefaléia < 180/ano (< 15/mês)

B) Cefaléia com duração de 30 minutos a 7 dias

C) A dor deve ter pelo menos duas das seguintes características:
   1. caráter de pressão/aperto
   2. intensidade fraca a moderada
   3. localização bilateral
   4. não agravamento com atividade física de rotina

D) Ambos os itens a seguir:
   1. sem náuseas ou vômitos acompanhando a cefaléia (pode ocorrer anorexia)
   2. intolerância à luz e aos sons estão ausentes, ou um mas não os dois estão presentes

História, exame clínico e exame neurológico não sugerem nenhuma doença orgânica subjacente

---

Quadro 60.4 – Critérios da Sociedade Internacional de Cefaléia para cefaléia tensional crônica.

Freqüência média de cefaléia maior ou igual a 15 dias/mês (180 dias/ano) por um período igual ou maior do que seis meses

Ao menos duas das seguintes características:

A) Pressão/aperto

B) Intensidade discreta a moderada

C) Localização bilateral

D) Ausência de agravamento com atividade física de rotina

Ambas as características a seguir:

A) Ausência de vômitos

B) Não mais do que uma das seguintes: náuseas, intolerância à luz ou aos sons

História, exame clínico e exame neurológico não sugerem nenhuma doença subjacente

---

latura induzida por via psíquica (estresse) ou física. Os dados referentes à normalidade dos limites da contratura da musculatura pericraniana disponíveis são insuficientes. Mesmo os estudos com utilização de eletromiografia mostram-se insuficientes e pouca atenção tem sido dada à metodologia de palpação da musculatura pericraniana. As estimativas de contratura obtidas pela palpação podem estar sujeitas a grandes erros. Em função desses dados, as cefaléias do tipo tensional episódica e crônica serão divididas em duas categorias: associada à contratura da musculatura pericraniana ou não associada.

Atualmente, acha-se que a cefaléia do tipo tensional pode ter uma etiologia semelhante a das síndromes miofasciais. Sabe-se que as células musculares podem lesar-se nas suas atividades normais em decorrência de alterações na microcirculação ou nas mitocôndrias. A sua regeneração é mediada via um hormônio produzido no fígado durante o período de sono profundo: a somatomedina C (peptídeo relacionado ao hormônio do crescimento). Em indivíduos com distúrbios do sono, fato comum nos portadores de cefaléia do tipo tensional, não ocorre a produção desse hormônio e, portan-

535

to, a regeneração muscular fica prejudicada. A lesão celular manifesta-se por meio de uma proliferação das mitocôndrias e as células lesadas são conhecidas pelo nome de "ragged red fibers" (ou fibras vermelhas rotas), uma vez que se coram de vermelho na coloração da redutase-tetrazolium-NADH, conforme demonstrado em várias biópsias do músculo trapézio, geralmente escolhido para esse tipo de estudo.

Provavelmente sob o nome de cefaléia do tipo tensional estão englobadas várias síndromes cujo diagnóstico preciso nesse momento fica impossível em vista do atual nível dos conhecimentos.

Quadro clínico – as cefaléias do tipo tensional são em peso ou em pontada, sendo de menor intensidade que as hemicranias. Elas atrapalham em menor grau as atividades diárias do paciente. Na maior parte dos casos são bilaterais e não se acompanham de intolerância à luz e aos sons, nem de náuseas ou vômitos.

A cefaléia do tipo tensional episódica está associada a pacientes ansiosos e os casos crônicos a pacientes deprimidos, havendo, portanto, grande co-morbidade com alterações psiquiátricas.

Os pacientes com cefaléia do tipo tensional episódica tendem a conviver com a doença e raramente procuram auxílio médico. Isso acaba levando a uma grande quantidade de automedicações que somam ao componente original da cefaléia um componente de abuso de analgésicos simples, o que seria interpretado pelo sistema nervoso como uma ausência crônica de aferências dolorosas, levando a alterações dos mecanismos centrais de inibição da dor e conseqüente evolução para a cronicidade. Deve-se lembrar ainda que o consumo exagerado de medicações analgésicas que associam vários princípios químicos, inclusive drogas como a cafeína, podem levar à dependência e, portanto, à síndrome de abstinência quando não alcançado o nível exato da sua ingestão diária. Como parte do quadro clínico da síndrome de abstinência aparecerá também a cefaléia, confundindo-se ao quadro inicial do doente e complicando muitas vezes o diagnóstico.

Achados do exame clínico – no exame de pacientes com cefaléia do tipo tensional, deve-se incluir a palpação da musculatura do dorso, principalmente dos trapézios. Em aproximadamente 50% dos casos, encontrar-se-á um aumento da tensão muscular, embora esse tipo de exame requeira uma melhor padronização.

Diagnóstico diferencial – deve-se fazer o diagnóstico diferencial com as hemicranias sem aura, o que, às vezes, torna-se difícil quando há sobreposição de alguns achados (intolerância à luz ou aos sons, por exemplo). É importante lembrar que muitos pacientes podem apresentar quadros mistos, associando enxaquecas e componentes tensionais, e muitas vezes a eles somando um componente associado ao abuso de medicação analgésica e de drogas que induzam à dependência.

Investigação e exames subsidiários – o diagnóstico de cefaléia tensional deve ser obtido a partir de dados de história e do exame do paciente. Alguns pacientes tendem a supervalorizar o número de dias de dor e outros têm dificuldade em se lembrar dos quadros menos intensos. Isso deve ser levado em consideração na avaliação de cada caso.

CEFALÉIA EM SALVAS

Definição e critérios da Sociedade Internacional de Cefaléias – a definição de cefaléia em salvas descreve uma dor obrigatoriamente unilateral, de grande intensidade e localização orbital, supra-orbital ou temporal, com duração de 15 a 180 minutos, podendo ocorrer de um a oito episódios diários. Os episódios acompanham-se de fenômenos autonômicos (hiperemia conjuntival, lacrimejamento, congestão nasal, rinorréia, sudorese facial, ptose e edema de pálpebra). Esse tipo de cefaléia era anteriormente chamado de cefaléia de Horton ou de cefaléia histamínica. Os critérios da Sociedade Internacional de Cefaléias para a cefaléia em salvas estão apresentados no quadro 60.5.

Quadro 60.5 – Critérios da Sociedade Internacional de Cefaléia para a cefaléia em salvas.

A) Pelo menos duas crises obedecendo B-D
B) Dor unilateral orbital, supra-orbital e/ou temporal grave durando de 15 a 180 minutos se não for medicada
C) Cefaléia está associada a pelo menos um dos seguintes sinais do lado da dor: 1. irritação conjuntival 2. lacrimejamento 3. congestão nasal 4. rinorréia 5. sudorese facial e na testa 6. miose 7. ptose 8. edema de pálpebra
D) Freqüência dos ataques variando de um por dia, até oito por dia
Cefaléia em salvas episódica: ao menos dois períodos de cefaléia durando desde sete dias até um ano, separados por períodos de remissão de no mínimo 14 dias
Cefaléia em salvas crônica: ataques ocorrem por mais de um ano sem remissão ou com períodos de remissão inferiores a 14 dias

Existe um padrão característico e específico de temporalidade das crises. Os episódios acontecem em séries, que podem durar semanas ou meses, separadas por longos períodos de remissão que duram meses ou anos. Em torno de 10% dos casos podem tornar-se crônicos.

Epidemiologia – as cefaléias em salvas predominam em homens magros com idade superior a 50 anos e estão também associadas a um aumento da ingestão alcoólica e tabagismo.

536

Fisiopatologia – os períodos de cefaléia em salvas parecem estar associados a variações na luminosidade dos dias que ocorrem de forma mais marcante em datas próximas aos solstícios de inverno ou verão. Essa alteração da luminosidade, associada a uma disfunção hipotalâmica relacionada às funções de auto-regulação e de ritmicidade circadiana, levaria a uma alteração da sensibilidade dos quimiorreceptores à pressão parcial de oxigênio no sangue arterial (PaO_2); sua diminuição desencadearia as crises. Uma comprovação prática dessa teoria é a grande melhora observada em pacientes nas crises agudas quando respiram com auxílio de cateter de O_2 a um fluxo de 7 litros/minuto e o desencadeamento de crises em situações de queda da PO_2 atmosférica, como por exemplo durante viagens de avião em que a pressurização da aeronave é mantida a níveis inferiores aos normalmente encontrados em terra.

Quadro clínico – a dor manifesta-se em crises de cefaléia retrorbital ou temporal, em número de até oito episódios por dia, com duração de 15 a 45 minutos. A dor é de forte intensidade, ficando o paciente desesperado, segurando a cabeça entre as mãos e às vezes perdendo totalmente o controle emocional. Os episódios começam geralmente após 1 a 2 horas de sono, quando após atingir a fase REM ("rapid eye movements"), baixa a PaO_2, desencadeando o quadro. As crises de cefaléia são acompanhadas pelos sintomas autonômicos já citados. O fácies do paciente com cefaléia em salvas é leonino, com sulcos profundos na testa e rugas profundas na região nasolabial. A pele apresenta-se espessada e com poros grandes, dando um aspecto de casca de laranja. Os pacientes são grandes fumantes e ingerem quantidades expressivas de álcool. O papel fisiopatológico do fumo e do álcool sobre as crises de cefaléia em salvas permanece desconhecido; porém, devem explicar a alta incidência de úlcera péptica nesses pacientes, provavelmente relacionada a esses dois fatores de risco.

Exame clínico – no exame do paciente com cefaléia em salvas podemos encontrar dor à palpação dos globos oculares, dos ramos do trigêmeo e do trajeto das carótidas semelhante à encontrada nas hemicranias.

Diagnóstico diferencial – deverá ser feito com a hemicrania paroxística crônica, levando em conta que estas são mais freqüentes em mulheres, têm duração mais curta com freqüência maior e costumam responder muito bem à indometacina. Tanto assim que a resposta à administração de indometacina é um dos critérios diagnósticos para esse tipo de cefaléia. A presença dos sintomas associados e a periodicidade ajudam a fazer o diagnóstico diferencial da cefaléia em salvas com as enxaquecas, assim como a distribuição por sexo diferente nas duas situações.

Investigação e exames subsidiários – uma história bem realizada é suficiente para que se faça o diagnóstico de cefaléia em salvas, não sendo necessária nenhuma investigação.

ALGUMAS CEFALÉIAS SECUNDÁRIAS

FEBRE

Definição e critérios da Sociedade Internacional de Cefaléias – a Sociedade Internacional de Cefaléias classifica a cefaléia dos estados febris no item cefaléia, associada a algumas doenças ou sintomas específicos. A cefaléia da febre ocorre ao mesmo tempo em que ocorre uma infecção não-cefálica, desaparecendo no prazo de um mês após a remissão do processo infeccioso.

Fisiopatologia – a cefaléia geralmente atribuída a algumas doenças infecciosas acontece de modo concomitante com a febre, que pode levar à cefaléia por uma série de mecanismos ou às vezes de maneira direta, por meio de uma ação própria dos microrganismos e das suas toxinas.

Complexos antígeno-anticorpo, componentes do complemento e alguns produtos liberados pelos linfócitos induzem febre. Pirogênios endógenos podem liberar outros pirogênios a partir de leucócitos estimulados ou induzir a liberação de interleucina-1 (IL-1), interferon e fator de necrose tumoral.

A administração por via intravenosa da IL-1 produz cefaléia do tipo latejante, via estimulação mediada pela serotonina. A IL-1 também age na musculatura mobilizando aminoácidos, induzindo mialgias que podem contribuir para cefaléia do tipo tensional.

Os pirogênios aumentam a produção endógena de derivados do ácido araquidônico como prostaglandinas (PGE_2) e prostaciclina. A PGE_2, graças às suas propriedades vasodilatadoras, também pode estar envolvida no componente vascular da cefaléia da febre. Alterações da pressão parcial de dióxido de carbono no sangue arterial ($PaCO_2$), do fluxo sangüíneo cerebral e da quantidade de líquor também podem estar implicadas nesse tipo de cefaléia.

Quadro clínico – os achados clínicos na cefaléia da febre vão depender da doença que a causou, sendo extremamente variáveis de acordo com a história clínica do paciente.

HIPERTENSÃO

Definição e critérios da Sociedade Internacional de Cefaléias – o Comitê Americano para a detecção, avaliação e tratamento da hipertensão arterial (Joint National Comitee on detection, evaluation and treatment of high blood pressure – JNC VI) definiu o ponto de corte entre pressões normais e elevadas como sendo de 140 x 90mm Hg. Estima-se que de 10 a 20% da população mundial seja hipertensa. Como a cefaléia também é um sintoma bastante comum, a maioria dos casos de cefaléia associada à hipertensão arterial representará a coincidência de duas situações extremamente freqüentes no mesmo paciente.

A Sociedade Internacional de Cefaléias admite algumas situações nas quais pode ocorrer cefaléia causada pelo aumento da pressão arterial, como as geradas

537

por uma droga exógena com aumento muito rápido dos níveis pressóricos, no feocrocitoma associado às crises adrenérgicas, na hipertensão maligna incluindo a encefalopatia hipertensiva e nos casos de eclâmpsia ou pré-eclâmpsia. Todas essas situações se caracterizam por aumento da pressão arterial de instalação rápida. Um dos critérios que ajudam no diagnóstico é o desaparecimento da cefaléia com controle da hipertensão arterial.

Fisiopatologia – a provável etiologia da cefaléia associada à hipertensão arterial seria vascular, causada pela dilatação e pelo estiramento da parede dos vasos submetidos ao aumento da pressão arterial, e isso aconteceria com níveis pressóricos bastante elevados, acima de 120mm Hg de pressão arterial diastólica. Alguns estudos antigos feitos na época em que não havia um tratamento eficaz para a hipertensão arterial mostravam a melhora dos quadros de cefaléia associados ao aumento da pressão por meio da administração de drogas vasoconstritoras, como a cafeína e a aminofilina. Especula-se que a cefaléia associada à hipertensão possa estar relacionada a uma falência da auto-regulação cerebral levando à formação de edema.

Quadro clínico – a cefaléia associada à hipertensão arterial ocorrerá em pacientes com pressão diastólica superior a 120mm Hg e naqueles que apresentarem os aumentos repentinos de pressão arterial já citados. A cefaléia nesses pacientes é difusa, presente já no início da manhã, tendendo a melhorar nas horas seguintes. Freqüentemente o paciente acorda com dor.

Os achados clínicos em cada caso vão depender das causas de elevação da pressão. Conforme já citado, o diagnóstico pode ser enfatizado pela melhora da cefaléia com controle da hipertensão. Uma vez afastada essa possibilidade, o diagnóstico diferencial deverá incluir todas as cefaléias latejantes.

OUTRAS DOENÇAS

Várias outras doenças podem apresentar-se sob a forma de cefaléia, como a sinusite aguda, a arterite de células gigantes ou as alterações da articulação temporomandibular. O diagnóstico diferencial nesses casos será feito pelo conjunto de história e exame clínico.

Sinusite aguda e crônica – na sinusite aguda, o paciente contará uma história de rinorréia purulenta, febre e tosse associada, muitas vezes, com dor à palpação dos seios da face. A sinusite crônica não é aceita como causa de cefaléia, a menos que esteja em uma fase de agudização do quadro.

Arterite de células gigantes – é uma doença rara que afeta as grandes artérias e acomete os ramos da carótida externa, como a artéria temporal. Ela se manifesta como cefaléia associada a outros sintomas como claudicação da mandíbula, alterações visuais, espessamento da artéria e dor à sua palpação. Pode estar associada à polimialgia reumática que acomete pacientes com idade superior a 50 anos e manifesta-se por cervicalgias, fraqueza e mi-

algias, acometendo a cintura escapular. Ambos os diagnósticos são de baixa incidência e prevalência.

Alterações da articulação temporomandibular – a articulação temporomandibular manifesta-se com dor à movimentação, muitas vezes acompanhada por um clique audível com o estetoscópio colocado sobre a articulação durante sua movimentação.

Cefaléia associada a exercício, orgasmo, tosse e espirro – geralmente é de início súbito e associa-se a algum tipo de esforço. Dura desde minutos até meia hora. É quase impossível em uma primeira manifestação fazer o diagnóstico diferencial com hemorragia subaracnóidea pequena, o início de uma hidrocefalia ou a primeira manifestação de um tumor (em 10% dos casos elas se associam a uma doença orgânica). Em função disso, a Sociedade Internacional de Cefaléias recomenda que de imediato se faça uma tomografia de crânio, devido à possibilidade de tumor de fossa posterior.

Cefaléia associada a medicamentos – algumas drogas muito utilizadas podem levar à cefaléia, como vasodilatadores (nitratos), bloqueadores de canais de cálcio (nifedipina) e alguns antibióticos (associação de sulfametoxazol e trimetoprima), entre outras. Medicamentos que levam à dependência, com síndrome de abstinência, podem sobrepor-se a quadros de cefaléia, como por exemplo codeína, cafeína e barbitúricos.

Cefaléia pós-traumatismo – alguns traumatismos cranianos, mesmo que sejam de fraca intensidade, podem estar associados ao que se definiu como a síndrome pós-concussão, que inclui: cefaléia, vertigem, perda da concentração ou da memória, irritabilidade, ansiedade, sensação de cabeça vazia e tontura. O mecanismo causal é pouco compreendido. A cefaléia começa em geral 24 horas após o traumatismo e piora com tosse, espirro e movimentação rápida da cabeça, tendo características latejantes.

Cefaléia associada à hipotensão liquórica – a cefaléia associada à baixa pressão do líquor ocorre após punção lombar, levando à perda de líquido. A cefaléia está associada a mudanças de posição, melhorando com o decúbito dorsal horizontal. Pode acompanhar-se de náuseas e vômitos e cursa com ausência de febre e de sinais neurológicos focais.

Cefaléia associada à hidrocefalia com pressão normal – a hipertensão intracraniana benigna é uma doença de etiologia indefinida, caracterizada pelo aparecimento de cefaléia, papiledema e aumento da pressão intracraniana na ausência de lesão ocupando espaço ou de uma trombose de seio venoso. A dor seria causada pelo estiramento da dura-máter e dos grandes vasos. Pode aparecer em associação com obesidade, irregularidades menstruais, terapêutica com esteróides, uso de contraceptivos orais e ácido nalidíxico, sendo mais freqüente em mulheres. O quadro é de instalação súbita e o diagnóstico de exclusão.

Cefaléia associada ao acidente vascular cerebral (AVC) – ocorre em 25% dos casos de AVC e pode preceder a instalação do quadro. A dor em geral é de fraca intensidade e curta duração, embora em alguns casos possa preceder o AVC em até duas semanas e perdurar por até dias ou semanas após sua instalação. Estudo recente mostra aumento da incidência de acidente vascular cerebral isquêmico em pacientes com queixa de enxaqueca. Não houve associação com outro tipo de cefaléia.

Cefaléia associada à hemorragia meníngea – em geral é de instalação súbita, de forte intensidade, bilateral, acompanhada de rigidez de nuca e aumento da temperatura, com alterações variáveis do nível de consciência e alterações focais ao exame neurológico.

Neuralgia do trigêmeo – caracteriza-se por dor lancinante que pode acometer qualquer um dos ramos do trigêmeo, sendo mais freqüente na segunda e na terceira divisões (maxilar e mandibular). A dor é de grande intensidade, dura alguns segundos e o número de episódios diários é extremamente variável, podendo chegar a mais de 100.

Cefaléia associada à lesão ocupando espaço e à hipertensão intracraniana – a presença de sinais localizatórios ao exame neurológico ou de um quadro demencial de instalação súbita alerta para o diagnóstico de tumor intracraniano. O aparecimento de cefaléia intensa de início recente em paciente idoso também é um sinal que pode alertar o médico. De maneira geral, algumas orientações são básicas para auxiliar na decisão de quais cefaléias investigar:

1. Geralmente as cefaléias associadas a lesões ocupando espaço são de forte intensidade e rapidamente deixam de responder aos analgésicos habituais.
2. Muitas vezes a cefaléia acorda o paciente durante a noite ou começa mais intensa no período da manhã e vai melhorando no decorrer do dia.
3. Tosse, espirro e outras manobras que aumentam a pressão intracraniana podem piorar a cefaléia associada a tumor; isso também pode ser identificado por meio da manobra de Valsalva com compressão das veias jugulares quando se observa aumento da dor se a origem da cefaléia for intracraniana e ausência de alteração quando a causa da dor estiver associada a alterações extracranianas.
4. Podem acompanhar-se de anorexia, náuseas e vômitos, embora os vômitos em jato sejam raramente observados.

Nenhum desses sintomas ou sinais é específico, podendo aparecer em vários outros tipos de cefaléia, como o despertar do sono na cefaléia em salvas e a presença de vômitos, comum na enxaqueca. O único sinal que levaria a uma investigação inicial obrigatória seria a associação com sinais localizatórios ao exame neurológico. À exceção desses sinais, todos os pacientes acompanhados por quadro de cefaléia podem ser inicialmente avaliados e submetidos a um teste terapêutico, sendo feita a investigação quando da não melhora do quadro inicial.

Nos casos de associação com hipertensão intracraniana, é freqüente o aparecimento de outras alterações concomitantes que facilitarão o diagnóstico.

Quando se tornar necessária a investigação de cefaléia com as características anteriormente descritas, esta deverá ser iniciada com tomografia computadorizada com contraste.

CASOS CLÍNICOS

CASO 1. Paciente de 28 anos de idade, sexo feminino, procura ambulatório geral com história de cefaléia às vezes uni e às vezes bilateral, com características latejantes (associada à impressão de que a cabeça vai explodir), acompanhada de fotofobia, intolerância ao barulho e ocasionalmente náuseas e até vômitos. Refere que durante os episódios de dor ela é obrigada a interromper as atividades diárias e deitar em quarto escuro após tomar analgésicos contendo dipirona ou acetaminofeno, nem sempre com melhora. Em três ocasiões apresentou antes da cefaléia quadro de alterações visuais representadas por pontos brilhantes e depois parestesias em membro superior direito que duraram aproximadamente 10 minutos, seguidas pela cefaléia latejante. Associa as crises de cefaléia com o período menstrual e às vezes com a ingestão de determinados tipos de alimentos como chocolate.

Discussão: trata-se de quadro de hemicrania sem aura associada a três episódios de hemicrania com aura. O diagnóstico fica fácil em função das características da dor, associação com foto e fonofobia, fatores desencadeantes, náuseas e vômitos. Em porcentagem variável dos casos, a enxaqueca pode ser bilateral.

CASO 2. Paciente de 40 anos de idade, sexo feminino, procura ambulatório geral com queixa de cefaléia em pontada bilateral desde a idade de 16 anos, de intensidade fraca a moderada. No começo as dores eram esporádicas e melhoravam com aspirina. Há mais ou menos cinco anos notou que as crises de dor estavam tornando-se cada vez mais freqüentes e há um ano tem dor de cabeça diariamente. Atualmente controla a dor com analgésicos contendo associações de dipirona e cafeína, chegando a tomar até 8 comprimidos por dia. A dor incomoda, mas geralmente não impede as atividades habituais da paciente, não se exacerbando com a atividade física. A dor nunca se acompanha de fotofobia, fonofobia, náuseas ou vômitos. Acorda pela manhã já com a dor, que em geral melhora após a ingestão de café.

Discussão: cefaléia tensional crônica. Inicialmente a paciente apresentava episódios de cefaléia tensional episódica que posteriormente se tornaram mais freqüentes. Apresenta também um componente de cefaléia decorrente do abuso de analgésicos e de drogas como a cafeína, que se soma ao quadro básico inicial.

CASO 3. Paciente de 35 anos de idade, sexo masculino, procura pronto-socorro com quadro de dor em região maxilar direita semelhante a uma descarga elétrica há dois dias. Tomou todos os tipos de analgésicos disponíveis em casa, sem melhora. A dor dura alguns segundos e o paciente vem apresentando mais de quinze episódios de dor diários. Nega episódios anteriores semelhantes.

Discussão: trata-se de caso típico de neuralgia de trigêmeo, dadas as características da dor.

CASO 4. Paciente de 30 anos de idade, sexo masculino, procura pronto-socorro com quadro de cefaléia latejante retrorbital há três dias. Notou dois picos febris nos últimos dois dias e durante todo esse período apresentou tosse, coriza purulenta e obstrução nasal.

Discussão: febre, cefaléia, obstrução nasal e coriza purulenta são características da sinusite aguda.

CASO 5. Paciente de 40 anos de idade, sexo masculino, procura o hospital com cefaléia latejante bilateral há um mês, acompanhada de alterações visuais, falta de ar aos grandes esforços, que vem rapidamente aumentando de intensidade. Ao exame clínico apresenta-se com *ictus* globoso desviado, presença de B_2 hiperfonética e ausculta de estertoração fina em bases pulmonares. A pressão arterial era de 220 x 140mm Hg e o pulso de 56 pulsações/minuto. O eletrocardiograma mostra sobrecarga de ventrículo esquerdo.

Discussão: a história e o quadro clínico do paciente sugerem cefaléia associada à hipertensão arterial. O paciente em questão provavelmente é um hipertenso maligno que apresentou elevação rápida dos níveis pressóricos. O diagnóstico final será feito com a melhora da dor após o tratamento da hipertensão arterial.

CASO 6. Paciente de 35 anos de idade, sexo feminino, procura ambulatório geral com queixa de cefaléia há 15 anos, quando começou a apresentar quadro de cefaléia latejante principalmente durante o período menstrual, que foi progressivamente aumentando em freqüência. Há aproximadamente dois anos as crises começaram a se tornar tão freqüentes que praticamente emendavam umas nas outras. O aumento da freqüência das crises associou-se a uma diminuição da intensidade da dor que manteve as características latejantes. Atualmente apresenta dor diária que melhora pouco com os analgésicos comuns.

Discussão: trata-se de quadro de enxaqueca transformada que evoluiu a partir do quadro inicial de uma enxaqueca típica. Alguns autores chamam esse tipo de cefaléia de crônica diária. O quadro inicial que leva à cefaléia crônica diária pode ser enxaqueca, cefaléia tensional episódica ou pode instalar-se agudamente já de forma contínua. A Classificação Internacional das Cefaléias é incompleta nesses casos, devendo ser rediscutida.

CASO 7. Paciente de 50 anos de idade, sexo masculino, vem apresentando há duas semanas quadro de cefaléia retrorbital à esquerda, que aparece sob a forma de crises, com vários episódios diários e duração aproximada de 1 hora. As crises são de forte intensidade, não melhorando com os analgésicos comuns. Procurou um pronto-socorro por três vezes, sendo feito o diagnóstico de enxaqueca. O paciente foi medicado com injeções. Não consegue se controlar durante as crises e informa que várias vezes acorda à noite com a dor. É um etilista moderado, bebendo em torno de três a quatro doses de destilados diariamente.

Discussão: trata-se de quadro de cefaléia em salvas, dadas as características clínicas e os dados epidemiológicos do paciente.

CASO 8. Paciente de 65 anos de idade, sexo masculino, começou a apresentar episódio de cefaléia bilateral intensa há três semanas. Há um dia apresentou quadro de convulsão focal à direita em membro superior, que depois se generalizou em uma crise tônico-clônica com liberação esfincteriana. Ao exame clínico apresentou alteração do VI par à direita.

Discussão: trata-se de cefaléia associada a sinais neurológicos focais, o que justifica a investigação imediata, dado tratar-se de provável tumor.

CASO 9. Paciente de 30 anos de idade, sexo feminino, refere aparecimento de cefaléia de forte intensidade, com duração de 30 minutos, após começar o treinamento para correr a maratona da cidade de São Paulo, sonho que acalenta desde a infância. Nega episódios anteriores.

Discussão: cefaléia benigna associada ao exercício. Porém, para se chegar a esse diagnóstico será necessária a realização de tomografia de crânio, dada a possibilidade de tumor de fossa posterior.

CASO 10. Paciente de 18 anos de idade, sexo feminino, apresentou cefaléia de início súbito há um dia, que piora com a movimentação da cabeça, com luz intensa e barulho. A dor rapidamente se tornou insuportável, fazendo com que ela procurasse um pronto-socorro, onde chegou com quadro de sonolência. Ao exame clínico, constatou-se rigidez de nuca.

Discussão: trata-se de provável hemorragia subaracnóidea, dada a presença de alterações do exame neurológico como sonolência e rigidez de nuca.

BIBLIOGRAFIA

ADAMS RD, VICTOR M – *Principles of Neurology.* 5th ed., New York, McGraw-Hill, 1993.

BAREA LM, TANNHAUSER M, ROTTA NT – An epidemiologic study of headache among children and adolescents in southern Brazil. *Cephalalgia*, 16:545, 1996.

BARKER LR, BURTON JR, ZIEVE PD – *Principles of Ambulatory Medicine.* 5th ed., Baltimore, Williams & Wilkins, 1999.

Headache Classification Comittee of the International Headache Society: Classification and diagnostic criteria for headache disorders, cranial neuralgias and facial pain. *Cephalalgia*, 8(Suppl 7):1, 1988.

61. Lombalgia

Sylvia Massue Iriya
Christina May Moran de Brito

Lombalgia é uma queixa muito freqüente na prática médica, constituindo uma das causas mais comuns de procura por atendimento, semelhante às infecções de vias aéreas superiores.

Estima-se que até 80% da população adulta em geral tem ou terá uma ou mais lombalgias ao longo da vida. A prevalência americana anual situa-se entre 15 e 20%, sendo especialmente freqüente nos indivíduos de 45 a 64 anos de idade.

Das queixas álgicas que motivam a procura de serviço médico, a lombalgia só perde em freqüência para a cefaléia. Entre os pacientes que procuram reumatologistas nos EUA, aproximadamente 30% do total das queixas correspondem à dor lombar, sendo esta a principal causa de absenteísmo ao trabalho entre indivíduos com idade inferior a 45 anos.

Lombalgia pode ser definida como queixa relatada pelo paciente e como diagnóstico sindrômico com múltiplas possibilidades etiológicas. *Em aproximadamente 80% dos pacientes nenhuma causa anatômica objetiva pode ser encontrada.*

Além da lombalgia mecânica que certamente corresponde à maior parte dos casos, diversas causas não-osteoarticulares estão implicadas na sua patogenia. Afecções extra-espinhais, no entanto, como doenças abdominais, pélvicas, afecções de quadril e doenças vasculares periféricas estão presentes em apenas 3% dos pacientes.

Torna-se importante ressaltar que, na maioria das vezes, a lombalgia é autolimitada, sendo que 50% dos pacientes se recuperam em até duas semanas e 90% em até seis semanas e a taxa de cronificação é inferior a 5%.

De qualquer forma, a abordagem de pacientes com lombalgia deve ser global, de forma a identificar doenças graves que necessitarão de atenção e tratamentos especiais.

CLASSIFICAÇÃO E FISIOPATOLOGIA

Ao se falar em dor lombar, deve-se ter em mente que tal sintoma, muitas vezes não bem caracterizado pelo paciente, pode apresentar causas diversas, as quais podem ser agrupadas em: causas mecânicas, causas sistêmicas, neuralgia, dor lombar referida.

CAUSAS MECÂNICAS

Trata-se de processo patológico local que leva à estimulação direta de terminações nervosas lombares. Entre as estruturas da coluna que apresentam sensibilidade dolorosa, merecem destaque:

- periósteo vertebral;
- dura-máter;
- terço externo do ânulo fibroso;
- membrana sinovial das facetas articulares;
- ligamento longitudinal posterior;
- trama vascular.

Já o disco intervertebral, o ligamento amarelo e os ligamentos interespinhais *não apresentam sensibilidade dolorosa.*

A dor pode apresentar caráter constante e tipicamente tem sua intensidade aumentada com a movimentação do tronco. Pode haver pinçamento de raiz nervosa adjacente e, nesse caso, a dor é do tipo neurogênica, com características próprias, como descreveremos a seguir.

A lombalgia mecânica freqüentemente leva a espasmo da musculatura paravertebral, independente da natureza do processo lombar subjacente.

Causas degenerativas discais e articulares

Como já foi mencionado, o disco vertebral em si não é sensível à dor, pois não foi comprovada sua transmissão sensorial pelas terminações nervosas nele presentes, o que pode ser confirmado pelo fato de que a injeção de líquido no disco jovem normal não resulta em dor. No entanto, o mesmo não ocorre se o disco se encontrar degenerado. Essa dor, porém, cede à anestesia tópica do ligamento longitudinal posterior, sugerindo que seja provocada pela invasão, compressão e irritação de estruturas contíguas pela transmissão de pressão ou extrusão do disco degenerado.

A degeneração discal decorre de osteoartrose de coluna e é uma lesão de desgaste, constituindo a causa mais comum de dor lombar em indivíduos de meia-idade e idosos. Causa lombalgia crônica, de início insidioso, mas que pode apresentar surtos de agudização, dependendo do esforço a que a coluna lombar é submetida. Nos momentos de agudização pode ocorrer cialgia associada, mas a dor geralmente é localizada na região do triângulo lombossacral, sendo agravada por períodos prolongados de ortostatismo e extensão da coluna lombar.

A membrana sinovial das facetas e as cápsulas articulares são ricamente inervadas por nervos sensitivos e autonômicos. Os tecidos sinoviais desses espaços articulares respondem aos estímulos e ocasionam dor quando inflamados, como acontece com todos os outros tecidos sinoviais. A sinovite, associada ao aumento da viscosidade do líquido sinovial e ao espasmo muscular regional, leva à redução da mobilidade do segmento acometido.

Lesões musculares, fasciculares ou de partes moles

Tais lesões decorrem de traumatismo direto sobre os tecidos moles da região lombar ou de esforços mal aplicados, resultando em sobrecarga da musculatura local. São as chamadas *síndromes dolorosas miofasciais*.

Entre os músculos freqüentemente envolvidos nas lombalgias, merecem destaque: o músculo quadrado lombar, o iliocostal, o longo, o espinhal e o iliopsoas. Entre os músculos que levam à lombalgia associada à dor irradiada para membros inferiores (lombociatalgia) merecem destaque: o glúteo mínimo, o glúteo médio, o glúteo máximo, o piriforme e o tensor da fáscia lata.

As lesões decorrentes de estiramento são freqüentes, contribuindo para boa parte dos quadros agudos (Figs. 61.1 e 61.2).

Hérnia discal lombar com ou sem pinçamento de raiz nervosa

A fragilidade dos ligamentos intervertebrais pode ter causa congênita, traumática ou degenerativa e é a causa do deslizamento do núcleo pulposo do disco intervertebral ao se submeter o disco a sobrecargas de pressão.

A dor radicular (ciatalgia), que pode acompanhar a hérnia discal, caracteriza-se por ser aguda, em choque, queimor e agulhada, mais intensa nas posições em que há estiramento da raiz. Sendo assim, ocorre piora da dor à flexão do tronco para a frente, em posição sentada e com manobras de Valsalva. Todas essas manobras levam ao aumento da protrusão discal. Há melhora da dor ao deambular, parado em posição ortostática, em repouso em decúbito lateral e em decúbito dorsal com as pernas fletidas.

Espondilose, espondilólise e espondilolistese

Espondilose diz respeito ao desgaste das articulações intervertebrais, com destaque para a articulação interfacetária, sinovial. *Espondilólise* é a denominação da fratura da *pars interarticularis* da articulação intervertebral. Essa separação predispõe ao deslizamento de um corpo vertebral para a frente da vértebra imediatamente inferior, deslizamento esse chamado de *espondilolistese*.

Tais alterações podem ter causa congênita, traumática, degenerativa e secundária a tumores ou infecções locais. Apesar da espondilólise por si só não provocar sintomas, sua conseqüência, a espondilolistese, é associada à instabilidade mecânica e à tração de elementos neurais. A espondilolistese é graduada segundo a porcentagem de deslocamento de uma vértebra sobre a outra, sendo:

- grau I até 25%;
- grau II de 25 a 50%;
- grau III de 50 a 75%;
- grau IV de 75 a 100%.

Fratura vertebral

Geralmente secundária ao traumatismo axial (estresse compressivo no eixo vertical da vértebra), a fratura de corpo vertebral tem como fatores predisponentes a osteoporose, as lesões tumorais primárias ou metastáticas (principalmente em caso de câncer primário de mama, próstata, pulmão, rim e tireóide), infecções de corpo vertebral, doença de Paget da coluna e fístulas arteriovenosas.

A depender da fragilidade do osso e da intensidade do traumatismo, a fratura pode variar desde uma linha de ruptura, um encunhamento vertebral, até uma explosão do corpo da vértebra. As fraturas de pedículos e apófises são em geral traumáticas e independem de doenças subjacentes.

Estenose do canal vertebral

O estreitamento do canal medular pode ter causa congênita, degenerativa, neoplásica, metabólica (doença de Paget) ou cicatricial, podendo ser associada ou não ao deslizamento do disco intervertebral. Quando degenerativa, é decorrente de alterações degenerativas hipertróficas avançadas que levam ao estreitamento do canal vertebral. O canal vertebral normalmente já é mais estreito no nível das vértebras L3-L4, sendo esse o local mais comum de estenose.

Independente da etiologia da estenose, a dor caracteriza-se por ser intermitente a constante, em peso, irradiada para os membros inferiores (como ciatalgia), piorando com movimentos que tendem a estreitar mais o canal medular. Sendo assim, há piora da dor com a deambulação (claudicação neural) e ao estar parado em posição ortostática. Há alívio da dor: em decúbito lateral, decúbito dorsal com as pernas fletidas ou sentado. Essa melhora ocorre porque a flexão da coluna lombar alarga o canal medular. Outra característica é a de que não há alteração da dor com manobra de Valsalva, o que diferencia a estenose do canal medular da ciatalgia compressiva (Fig. 61.3).

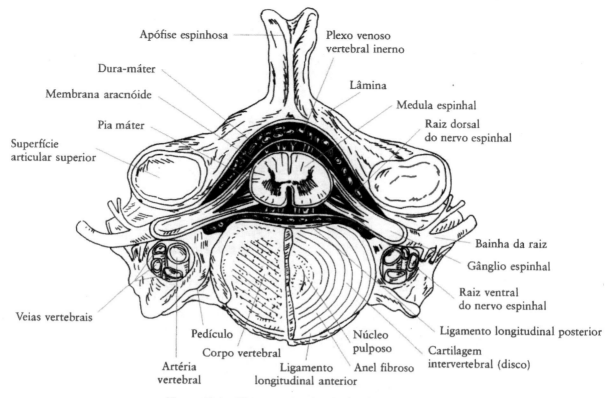

Figura 61.1 – Vista superior da vértebra lombar.

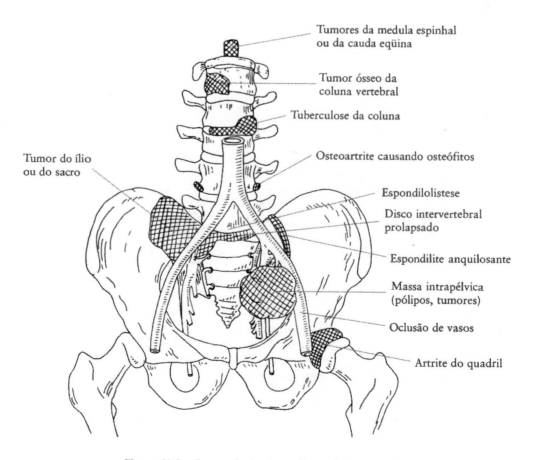

Figura 61.2 – Causas de dor na região lombar.

543

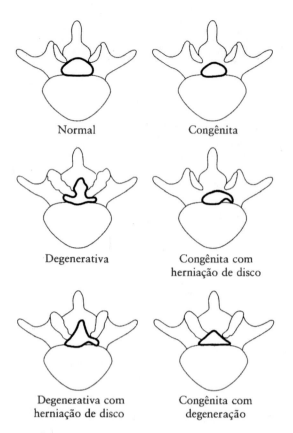

Figura 61.3 – Corte transversal do canal medular nos diferentes tipos de estenose. Adaptado de Lipson, 1997.

CAUSAS SISTÊMICAS

Neoplasias primárias e secundárias incluindo mieloma múltiplo

A expansão periostal causada pela lesão tumoral leva à dor constante e localizada. A fragilidade óssea causada por lesões tumorais leva a fraturas, às vezes mínimas, às vezes cominutivas de vértebras, aos mínimos traumatismos, o que também deve ser pesquisado como causa de dor ou de piora de lombalgia nos pacientes com processo expansivo em coluna. Tumores benignos aparecem mais em jovens. Naqueles com idade superior a 21 anos, 70% são malignos.

A grande maioria das lesões malignas na coluna, tanto primárias quanto metastáticas, acomete as porções anteriores da vértebra, ou seja, corpo vertebral e pedículos. As lesões posteriores, mesmo quando mais de um segmento é acometido, são típicas de neoplasias benignas.

O principal sintoma encontrado é a dor, em torno de 85% dos pacientes. Existem cinco mecanismos conhecidos que levam à dor: expansão da massa tumoral por meio do córtex vertebral com invasão de tecidos adjacentes, compressão ou invasão das raízes nervosas, fraturas patológicas, desenvolvimento de instabilidade segmentar e compressão da medula espinhal.

A dor é compressiva, sem melhora com repouso. Pode ser localizada sobre a vértebra lesada, de tal forma a ser reproduzida pela percussão do processo espinhoso correspondente. A piora noturna da dor é comum. Cerca de 70% dos pacientes apresentam sinais sistêmicos, como fraqueza generalizada ao diagnóstico, e até 50% podem evoluir com disfunção vesical e intestinal.

Infecções ósseas, discais e epidurais

A osteomielite hematogênica tem predileção pela coluna devido à grande irrigação da vértebra do adulto por capilares que chegam até a placa terminal sem, entretanto, atingir o disco intervertebral. Osteomielites piogênicas são mais freqüentes em idosos e diabéticos. Esses quadros geralmente sucedem infecções do trato urinário, e os germes, na maioria gram-negativos, chegam à coluna pelo plexo de Batson que une as veias pélvicas às veias vertebrais. As infecções começam no corpo da vértebra, espalham-se para o corpo da vértebra adjacente pelo canal epidural, formando abscessos, evoluindo com compressão medular e possíveis fraturas.

O quadro clínico da osteomielite de coluna é de lombalgia insidiosa, febre baixa, perda de peso e o exame clínico pode mostrar desde dor localizada à palpação de processo espinhoso no local da lesão até, com maior freqüência, apenas espasmo de musculatura paravertebral adjacente.

Discites, ao contrário das osteomielites, provêm de manipulação discal prévia no adulto. O quadro clínico é de lombalgia de forte intensidade, lancinante, que começa três semanas após cirurgia de coluna. O espasmo paravertebral é intenso. Suspeita-se de discite quando a dor no pós-operatório tende a aumentar ao invés de regredir com o passar dos dias. Discite na criança é de origem hematogênica, sendo o germe mais freqüente o *S. aureus*.

Mal de Pott é o nome dado à tuberculose da coluna vertebral. A coluna é local de 50% das tuberculoses osteoarticulares, havendo predileção por L1, o que faz suspeitar que o germe venha do trato urinário. Há invasão do corpo vertebral, poupando o disco. A lombalgia é insidiosa, durante meses, com ou sem sintomas sistêmicos. Ao exame clínico, há espasmo paravertebral e pode haver desvio da coluna.

A sífilis terciária pode causar lesões gomosas na vértebra, levando a colapso vertebral. Contudo, a manifestação mais comum é a artropatia neuropática de Charcot que causa hipomotilidade da junção toracolombar. Pode levar também a *tabes dorsalis* caracterizada pela ocorrência de dor lancinante e recorrente na região lombar e membros inferiores, com ataxia sensitiva.

Espondiloartropatias inflamatórias

As espondiloartropatias inflamatórias que mais freqüentemente afetam a coluna lombar são a espondilite anquilosante e a artrite reumatóide.

A lombalgia é de evolução progressiva, com diminuição da mobilidade da coluna por sinais flogísticos locais. Geralmente acompanham o quadro a rigidez matinal prolongada e as manifestações em outras articulações relacionadas à doença.

Na espondilite anquilosante, o comprometimento primário é das articulações sacroilíacas, antes de qualquer outra artropatia apendicular. Como essa é uma artrite soronegativa, isto é, não há nenhum marcador sorológico positivo, o quadro clínico, o predomínio em homens jovens e o quadro radiológico com retificação e calcificação ligamentar da coluna lombar e sacroileíte darão o diagnóstico.

A artrite reumatóide inicia-se com maior freqüência nas articulações apendiculares (mãos, punhos, tornozelos, joelhos), mas tem por característica acometer também a articulação temporomandibular e o esqueleto axial. A rigidez matinal de mais de 60 minutos, a presença de artrite simétrica e aditiva de pequenas e médias articulações que evolui com deformidade precoce sem tratamento adequado, as alterações radiológicas características e a presença do marcador sorológico (fator reumatóide) específico dão o diagnóstico.

Alterações metabólicas ósseas incluindo osteoporose

A infiltração óssea por gordura, fibrose, fístulas arteriovenosas (Paget), bem como a desmineralização do osso na osteoporose levam à fragilidade suficiente para ocasionar fraturas nas vértebras a mínimos traumatismos. Tais fraturas ditas patológicas bem como a expansão periostal da lesão infiltrativa são a causa da dor óssea.

NEURALGIA

A dor tem caráter constante e disestésico, em queimor, choque, agulhadas e até lancinante, delimitando-se um nível medular de comprometimento ou regiões de raízes ou plexos, associando-se freqüentemente a adormecimento e/ou déficit motor.

A dor neurogênica pode ser primariamente associada a neuropatias centrais, mielopáticas ou encefálicas, ou a neuropatias periféricas, radiculares, plexulares ou tronculares. As afecções neurais podem ser intrínsecas ao sistema nervoso ou resultar de afecções à distância. Podem ser congênitas, traumáticas, vasculares, inflamatórias, degenerativas, tóxicas, infecciosas, metabólicas e neoplásicas. Tais alterações geralmente não são exacerbadas por movimentação da coluna nem pela palpação das vértebras lombares, a não ser em casos de neuralgias secundárias a alterações do disco intervertebral. O diagnóstico da localização, etiologia e nosologia das neuropatias é fundamentado no exame clínico.

A inspeção permite evidenciar lesões cutâneas, espasmos musculares, fasciculações, amiotrofias, posturas anormais, alterações tróficas de pele e anexos. Lesões discrômicas, café-com-leite, ou nódulos cutâneos são característicos de neurofibromatose; acúmulo de pêlos e tumores subcutâneos na linha mediana da coluna vertebral são característicos de malformações congênitas raquidianas (disrafismos espinhais); lesões cutâneas circinadas, discrômicas e cicatriciais são características de vírus herpes zoster (mais freqüente no toráx).

Lesões mielopáticas extramedulares e intradurais

Como tumores primários do sistema nervoso e de seus envoltórios (meningiomas, neurinomas, ependimomas), cistos congênitos, metástases, empiemas, granulomas, cistos parasitários e aracnoidites, podem causar síndromes neurológicas mielopáticas e radiculopáticas.

Lesões radiculares intradurais

São representadas por neoplasias e afecções inflamatórias das raízes da cauda eqüina. São causa de dor lombar, em membros inferiores e períneo. Apresentam-se como síndromes radiculares irritativas e deficitárias.

Metástases, neurinomas, meningiomas, ependimomas da cauda eqüina e carcinomatose meníngea por disseminação intra-raquidiana de tumores malignos (carcinoma de pulmão e de mama, melanoma maligno, linfoma e leucemia) são causas freqüentes de dor e disestesia perineal e de membros inferiores.

Hérnias discais e discoartrose da coluna lombar

São as causas mais comuns de comprometimento radicular associado às lombalgias. Causam síndromes monorradiculares irritativas e deficitárias nas raízes sacrais e lombares, com características já mencionadas. Discos extrusos podem ser causa de síndrome da cauda eqüina.

Aracnoidite

É decorrente de reação a agentes de contraste, anestésicos locais, antibóticos e corticosteróides ministrados via intratecal; hemorragia subaracnóidea; infecções bacterianas inespecíficas; neurossífilis; neuromicoses; infecções dos envoltórios durais; hérnias discais; estenose do canal raquidiano lombar; radioterapia; tumores epidurais; e cirurgias raquidianas. Em muitos casos, entretanto, os agentes causais não são identificados, sendo provável que mecanismos imunológicos estejam envolvidos.

Caracteriza-se por processo inflamatório crônico e cicatricial da membrana aracnóidea que envolve as raízes nervosas e medula espinhal. Manifesta-se por lombalgia e dor irradiada para membros inferiores, que se acentua à marcha e à elevação dos membros inferiores. Variado grau de déficit sensitivo e motor, do tipo neurônio motor inferior, ou seja, paresia/paralisia flácida com abolição de reflexos, e comprometimento das funções vesical e anal com características multirradiculares são geralmente encontrados.

DOR LOMBAR REFERIDA

Dor originada em víscera intra-abdominal, pélvica ou intratorácica, que é sentida no dermátomo correspondente. Tem característica profunda e localização mal definida. A fisiopatologia da dor referida é a mesma da dor irradiada (que ocorre no local lesado e irradia para o dermátomo correspondente).

A inervação sensitiva divide-se em somática e visceral. A dor somática vem de neurônios aferentes originários de pele, músculos, peritônio e pleura parietais.

Esses neurônios, cujas terminações são periféricas, têm seus corpos celulares na raiz posterior da medula, fazem sinapse com um segundo neurônio no corno posterior da medula que cruza para o lado oposto, cujo axônio sobe pelo trato espinotalâmico lateral até o tálamo. Lá, ocorre sinapse com um terceiro neurônio que chega até o córtex cerebral.

Alguns neurônios periféricos aferentes provenientes de vísceras fazem sinapse com um segundo neurônio no corno posterior da medula, comum a um neurônio sensitivo somático. Esse neurônio sensitivo somático é responsável pela sensibilidade dolorosa de uma região superficial denominada dermátomo. Após essa sinapse medular compartilhada com um neurônio sensitivo somático, o estímulo doloroso visceral chega ao córtex cerebral, no qual a interpretação de sua origem é "confundida", levando o doente a sentir dor visceral e, ao mesmo tempo, sua irradiação para o dermátomo correspondente (um clássico exemplo é o infarto agudo do miocárdio com dor precordial e irradiação para o braço esquerdo), ou a não sentir a dor na víscera de origem e senti-la somente referida para o respectivo dermátomo (o mesmo infarto sem dor precordial, apenas com dor no braço esquerdo, o que dificulta o diagnóstico).

Apesar de localizados na região lombar, os sintomas e os sinais associados, bem como dados de anamnese sobre co-morbidades e antecedentes pessoais, darão pistas sobre a real origem da lombalgia referida.

Distúrbios gastrintestinais

Úlcera péptica perfurada – acompanha histórico de dispepsia, dor intensa, aguda, que geralmente se inicia no epigástrio e irradia para o dorso, com náuseas e vômitos, evoluindo para parada do trânsito gastrintestinal e abdome agudo.

Pancreatite aguda e neoplasia de pâncreas – antecedente de etilismo, exames prévios mostrando calcificações ou pseudocistos; na ausência desses antecedentes, a etiologia biliar é muito provável, com pancreatite por desprendimento de cálculo biliar que edemacia a saída do ducto pancreático ao passar pela papila. A neoplasia de pâncreas acompanha quadro consumptivo importante e, no caso de cabeça de pâncreas, icterícia obstrutiva com vesícula palpável.

Os processos pancreáticos causam dor em faixa no andar superior do abdome com irradiação para o dorso, sendo aliviada em posição de flexão anterior do tronco em "prece maometana".

Colite e proctite – condições infecciosas, inflamatórias ou neoplásicas causam dor abdominal em cólica meso ou hipogástrica acompanhada de alterações do hábito intestinal e irradiadas para a região lombossacral.

Distúrbios geniturinários e obstétricos

Litíase – lombalgia em cólica de forte intensidade acompanhada de náuseas, palidez cutânea, irradiada para hipogástrio e região perineal, geralmente com piora à micção, podendo haver hematúria associada. É importante questionar sobre antecedentes pessoais e familiares de nefrolitíase.

Apesar de denominada cólica renal, a dor ocorre quando da passagem do cálculo pelo ureter, causando espasmo contra a resistência do cálculo; é importante salientar que, apesar de sensível, o sinal de Giordano positivo, que corresponde à punho-percussão dolorosa da loja renal, é pouco específico, pois a percussão deflagra dor também de outras estruturas da região lombar, inclusive da parede. Devemos dar preferência à palpação da loja renal que, se dolorosa, tem maior correlação com doença renal.

Infecções – cistite, infecção da bexiga, geralmente se caracteriza por dor em hipogástrio com disúria terminal com ou sem febre baixa. Pode apresentar irradiação da dor para a região sacral. Já a pielonefrite caracteriza-se por lombalgia constante, febre alta com calafrios, com ou sem disúria, sinal de Giordano positivo e palpação dolorosa da loja renal correspondente.

Prostatites causam dor constante no períneo irradiada para o sacro e região lombar baixa que piora à micção e à manobra de Valsalva, detectando-se aumento e dor à palpação da próstata no toque retal.

A doença inflamatória pélvica aguda é uma infecção peritoneal pélvica decorrente da extensão de uma infecção de anexos. Cursa com dor pélvica constante com irradiação para a região sacral e lombar baixa, acompanhada de leucorréia e febre.

Neoplasias – tumores de bexiga, próstata, colo de útero em estágios avançados podem causar dor lombossacral referida ou por invasão de estruturas pélvicas e lombares adjacentes.

Prenhez ectópica – a gravidez tubária ou mesmo intraperitoneal torna o feto inviável e causa dor pélvica quando do descolamento do saco gestacional da parede em que tentou se fixar, por sangramento na cavidade peritoneal ou devido ao espasmo de trompa e útero pela irritação local. Pode haver dor irradiada ou referida para a região lombossacral.

Dismenorréia – a dor espasmódica do útero pode ser acompanhada de ou ser referida como lombalgia. Causas comuns de dismenorréia são endometriose, que corresponde a implantes de tecido endometrial ectópico, geralmente ovarianos, mas que podem estar em qualquer órgão, mesmo extraperitoneal. Outra causa freqüente é a miomatose uterina. Entretanto, na maioria das vezes, não se encontra causa anatômica.

Problemas vasculares intra-abdominais e de membros inferiores

Aneurisma roto da aorta abdominal – o quadro clássico é de dor abdominal e lombar lancinante com hipotensão arterial, mas esse quadro ocorre em menos de 20% dos casos. Lombalgia isolada ocorre em 15 a 20% dos casos. O achado mais importante de exame do paciente é a massa pulsátil abdominal em 50 a 75% dos casos.

Obstrução arterial de ilíaca comum – o paciente apresenta ateromatose generalizada, redução progressiva de pulsos em membros inferiores acompanhada ou não de sofrimento medular, com paraparesia crural e disfunção esfincteriana. Na maioria dos casos são pacientes tabagistas com múltiplos fatores de risco para doença cardiovascular.

O paciente pode referir história de claudicação intermitente com piora progressiva irradiada para região lombossacral.

Trombose venosa profunda de veias ilíacas ou veia cava inferior – tromboses extensas acometendo vasos pélvicos ou intra-abdominais ocorrem em pacientes com estados de hipercoagulabilidade.

Geralmente são portadores de doenças sistêmicas graves como neoplasias, síndrome do anticorpo antifosfolípide, deficiência de fatores contra-reguladores da coagulação como proteínas C e S.

Além da dor em membros inferiores e região lombossacral, há nítidos sinais de diminuição do retorno venoso das extremidades inferiores com edema, cianose e empastamento.

Doenças do quadril

A dor é primária no quadril afetado por artrose, fratura, bursite trocantérica, tumor ou infecção e irradia ou é referida para a região lombossacral e face anterior da coxa.

Lesões expansivas retroperitoneais

Sangramentos retroperitoneais volumosos – por ruptura de aneurismas ou por pancreatite necro-hemorrágica.

Tumores retroperitoneais – rins, pâncreas, psoíte etc.

Distúrbio somatoforme

Lombalgia aguda não é manifestação primária freqüente de distúrbio somatoforme, mas certamente sua incidência é falseada pelo achado de pequenas alterações de exame clínico e na radiologia que não têm significado patológico certo e que provavelmente não explicariam a dor em pacientes psicologicamente saudáveis.

Como veremos mais adiante, pacientes assintomáticos apresentam alterações radiológicas outrora responsabilizadas pela etiologia da lombalgia, o que nos faz repensar seu real papel etiopatogênico.

Os distúrbios somatoformes podem levar a queixas muito importantes de lombalgia de difícil controle ou recidivantes e sempre devemos pensar em distúrbio somatoforme em pacientes com lombalgia crônica, quer como causa da dor quer como conseqüência dela.

Trabalhos de caracterização de pacientes com lombalgia crônica mostraram que perto de 40% dos pacientes apresentavam algum distúrbio psiquiátrico como depres-

são ou ansiedade, sendo que os principais preditores de distúrbio somatoforme foram: dor difusa, disestesia dorsal e lombar, incapacidade do paciente de graduar a intensidade da dor, piora de acordo com o clima, com trabalhos domésticos e com modificações do humor.

Mesmo excluindo dor psicogênica, estudos epidemiológicos em populações com lombalgia crônica mostram prevalência de pelo menos um diagnóstico psiquiátrico ao longo da vida em 77% dos casos e concomitantes à lombalgia em 59%. Tendo em mente essas considerações, fica claro que a abordagem desses pacientes é ampla e de certa forma complexa. Procuraremos, então, sugerir uma proposta sistemática de avaliação, de forma a englobar todos esses aspectos.

ANAMNESE

O início do quadro, assim como a dor, deve ser bem caracterizado. O paciente deve ser indagado sobre existência de traumatismo antecedendo o quadro e se o início foi agudo ou insidioso. Quanto à dor, é importante definir tipo, localização, intensidade, sintomas associados (parestesias, fraqueza), fatores de melhora, fatores de piora, existência de rigidez matinal, episódios semelhantes no passado e tratamentos prévios. Devem ser abordadas atividades de vida diária, atividades profissionais e possíveis limitações decorrentes do quadro de dor lombar.

Na tentativa de "objetivar" a dor, é de valia e larga utilização a escala analógica visual que corresponde a uma escala linear de 10cm, sendo 0 a ausência de dor e 10 a dor mais intensa que se pode imaginar, sendo que o paciente marcará sua intensidade no momento da avaliação.

Evidência de febre, emagrecimento, alteração esfincteriana e déficits neurológicos (cauda eqüina), dor noturna, idade superior a 50 anos, antecedente de câncer, infecção crônica ou traumatismo antecedendo o quadro devem servir de sinais de alerta para afecções mais graves, sendo também denominadas de sinais de alerta (Quadro 61.1). Na presença de algum sinal de alerta, exames subsidiários devem ser solicitados de acordo com a principal hipótese diagnóstica, sem aguardar as habituais quatro semanas com terapia conservadora.

Quadro 61.1 – Sinais de alerta na avaliação das lombalgias.

História	Exame clínico
Piora da dor no repouso e à noite	Febre
Antecedente de câncer	Emagrecimento
Antecedente de infecção crônica	Sinal de Lasègue positivo
Traumatismo antecedendo o quadro	Massa abdominal ou pélvica
Idade superior a 50 anos	Déficit neurológico
Duração de dor > 1 mês	Dor à percussão vertebral
Uso de drogas intravenosas	
Uso crônico de corticosteróides	
Alteração do controle de esfíncteres	

EXAME CLÍNICO

Paciente em pé

O exame deve ser iniciado com a *inspeção estática*, com avaliação de postura, curvaturas da coluna (Fig. 61.4), alinhamento dos ombros, escápula e pelve (Fig. 61.5), trofismo muscular, fasciculações e alterações cutâneas (rubor, manchas, tumores, cianose de membros inferiores). Para tanto, o paciente deve estar apropriadamente despido, sem os calçados, de pé em uma superfície plana e em sala bem iluminada. Ao observar o paciente de lado devem ser avaliadas as curvaturas fisiológicas (lordose cervical e lombar e cifose torácica e sacral).

Lesões discrômicas, café-com-leite, ou nódulos cutâneos são característicos de neurofibromatose; acúmulo de pêlos e tumores subcutâneos na linha mediana da coluna vertebral, de malformações congênitas raquidianas (disrafismos espinhais); e lesões cutâneas circinadas, discrômicas e cicatriciais, das lesões pelo vírus herpes zoster (mais freqüente no tórax).

Em seguida deve ser realizada a *inspeção dinâmica*, na qual são testados os movimentos ativos, ou seja, movimentos realizados pelo paciente. Para a realização das medidas dos ângulos de movimento, pode ser utilizado o goniômetro (Fig. 61.6).

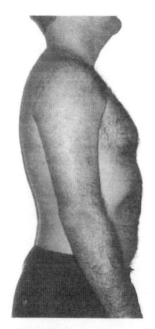

Figura 61.4 – Inspeção estática das curvaturas da coluna.

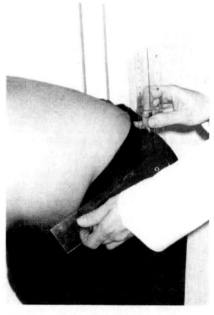

Figura 61.6 – Inspeção dinâmica da coluna e utilização do goniômetro.

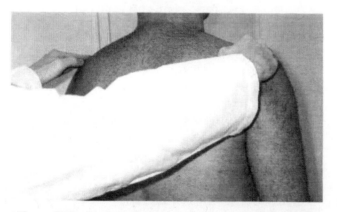

Figura 61.5 – Inspeção estática dos ombros, escápula e pelve.

A redução da lordose lombar, muitas vezes com retificação, é freqüentemente resultante de espasmo da musculatura paravertebral nesse nível. Já a hiperlordose é típica das distrofias musculares progressivas e mais freqüentemente vista em casos de obesidade centrípeta por enfraquecimento da musculatura abdominal.

Com os pés afastados em aproximadamente 15cm, deve ser solicitado a realizar a *flexão da coluna*, mantendo os joelhos esticados, com o objetivo de encostar a ponta dos dedos no chão. Caso não consiga, a distância entre a ponta dos dedos e o solo deve ser medida, para seguimento. A flexão da coluna lombar envolve o relaxamento do ligamento longitudinal anterior e o alongamento dos ligamentos supra-espinhal, interespinhal, amarelo e longitudinal posterior, sendo limitada pelo tamanho dos corpos vertebrais. A amplitude normal de flexão da coluna lombar é de 80 graus.

O paciente deve ser indagado sobre a existência de dor ao longo do movimento. Em caso de espasmo dos músculos paravertebrais lombares, será evidenciada a limitação e, com freqüência, o desencadeamento de dor. É interessante observar que não ocorre reversão da lordose lombar que, no máximo, retifica-se. Não ocorre "cifotização" como ocorre na coluna cervical. Pode ser realizado também o teste de Schöber, que avalia a mobilidade e a flexibilidade da coluna lombar, a qual se encontra particularmente alterada, tornando o teste positivo em casos de espondiloartropatias, com destaque para a espondilite anquilosante.

Para executar o teste, com o paciente em posição ortostática e com o uso de uma caneta e uma fita métrica, deve-se marcar no dorso do paciente um ponto na altura da apófise espinhosa da quinta vértebra lombar (o que corresponde à projeção do ponto da espinha ilíaca posterior) e outro ponto 10cm acima. O paciente deve então realizar a flexão da coluna lombar mantendo os joelhos estendidos e a distância entre os pontos previamente marcados deve ser novamente medida (Figs. 61.7 e 61.8).

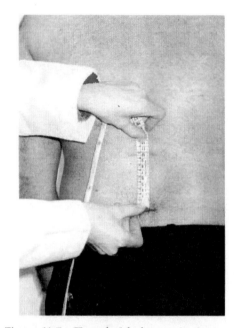

Figura 61.7 – Teste de Schöber – primeira parte.

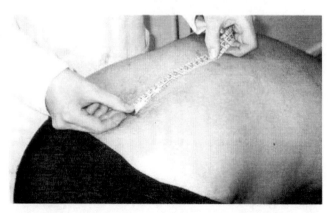

Figura 61.8 – Teste de Schöber – segunda parte.

A diferença de medida é normalmente superior a 5cm; caso contrário, o teste é positivo.

Em seguida, deve ser realizada a *extensão da coluna* e para facilitar a realização do movimento, o examinador deve posicionar a palma da mão na transição lombossacral. A extensão leva ao relaxamento dos ligamentos posteriores e ao alongamento dos ligamentos anteriores e do músculo reto abdominal.

Em caso de afecção das articulações interfacetárias e espondilolistese, o paciente referirá dor e poderá haver restrição do movimento. A amplitude normal de extensão da coluna lombar é de 30 graus.

Avaliar, então, a *flexão lateral da coluna lombar*. O paciente deve manter os membros superiores pendentes e o movimento normal faz com que ele alcance no mínimo o nível do joelho com a ponta do terceiro dedo da mão. A amplitude normal de flexão lateral da coluna lombar é de 35 graus. A dor desencadeada por esse movimento pode ser decorrente de afecção muscular, intra-articular ou protrusão discal lateral.

Por fim, avaliar a *rotação lateral da coluna*. Na tentativa de isolar o movimento da coluna lombar, o examinador deve estabilizar a pelve com uma mão e o ombro contralateral com a outra. A amplitude normal de rotação lateral é de 45 graus.

Ainda com o paciente em pé, deve ser iniciado o exame neurológico. Ao solicitar ao paciente que se mantenha equilibrado em apenas uma perna, realiza-se o teste de Trendelenburg, que avalia a estabilidade do quadril pelo músculo glúteo médio, inervado pelo nervo glúteo superior, proveniente da raiz L5. Quando um indivíduo se mantém em pé sobre uma perna, a pelve do lado oposto eleva-se por contração do glúteo médio. Sendo assim, em caso de fraqueza desse músculo, a pelve cai e o teste é positivo.

Deve-se avaliar a marcha usual, a marcha na ponta dos pés, o que exige flexão plantar ativa com integridade do segmento S1, e a marcha com apoio dos calcanhares que exige dorsiflexão e integridade do segmento L4.

O reflexo aquileu (predominantemente do segmento S1) pode ser testado solicitando ao paciente que ajoelhe em uma cadeira, pois a flexão do joelho acentua o reflexo aquileu, sensibilizando o teste.

Paciente sentado

Com o paciente sentado, é possível avaliar o reflexo patelar (predomínio do segmento L4) e a força motora de membros inferiores: flexão de quadril (L2), extensão de joelho (L3), dorsiflexão do tornozelo (L4), extensão de hálux (L5) e flexão plantar (S1) (Quadro 61.2).

A força deve ser graduada de 0 a 5. Sendo: grau 5 a força que vence a resistência, grau 4 a força que vence a resistência parcialmente, grau 3 a força que vence a gravidade, grau 2 o movimento que não vence a gravidade, grau 1 que evidencia tônus mas com ausência de movimento e grau 0 sem tônus.

Os reflexos avaliados devem ser descritos como normais, hipoativos, ausentes, hiperativos ou exaltados e simétricos ou assimétricos.

Ainda com o paciente sentado, pode ser avaliada a sensibilidade com base no dermatômero de Keegan (divisão de sensibilidade superficial baseada na distribuição da inervação medular).

Quadro 61.2 – Função motora e sensorial das raízes nervosas de L2 a S1.

Raiz nervosa	Função motora	Reflexo	Sensação
L2	Flexão do quadril (músculo iliopsoas)	–	Face anterior da coxa
L3	Extensão do joelho (músculo quadríceps)	Patelar	Face medial da coxa e do joelho
L4	Dorsiflexão do tornozelo (músculo tibial anterior)	Patelar	Face anterior do joelho e medial da perna
L5	Extensão do hálux (músculo extensor longo do hálux)	Isquiotibial	Face lateral da perna e dorso do pé
S1	Flexão plantar (músculo tríceps sural)	Aquileu	Face lateral e planta do pé

Paciente deitado em posição supina/em decúbito dorsal horizontal

Com o paciente deitado, é realizado o exame abdominal tendo em vista as afecções abdominais que podem levar à dor referida na região lombar. De importância para as doenças que levam à dor referida são a inspeção de abaulamentos do abdome (tumores), equimoses periumbilicais ou em flancos (sangramentos retroperitoneais); ausculta de sons hidroaéreos que podem estar aumentados (gastroenterocolites), diminuídos, indicando íleo paralítico (inflamações intraperitoneais) ou normais, sopros abdominais (aneurisma de aorta, aneurismas de artérias renais); percussão de massas (tumores pélvicos ou retroperitoneais); palpação de tumores, aneurismas pulsáteis.

Pode ser realizado o teste de elevação do membro inferior estendido (teste de Lasègue), positivo em caso de dor lombar irradiada posteriormente para o membro inferior à elevação de até 45 graus – alguns autores consideram o teste positivo até 60 graus (Fig. 61.9).

A positividade do teste está relacionada ou indica acometimento radicular por hérnia discal. Em caso de dor contralateral, indica herniação central do disco. A partir de 60 graus, a dor pode ser resultante de afecção articular ou muscular, como o freqüente encurtamento dos músculos isquiotibiais. O teste pode ser sensibilizado com a dorsiflexão passiva do pé pelo examinador.

Uma manobra bastante útil em caso de suspeita de simulação de déficit motor em um membro inferior é o teste de Hoover. Para realizá-lo, o examinador deve posicionar as mão entre a maca e os calcanhares (Fig. 61.10) e solicitar ao paciente que realize a elevação do membro inferior supostamente acometido. Em caso de real paresia e esforço por parte do paciente em elevar o membro inferior acometido, haverá contrapressão para baixo pelo outro membro inferior. Em caso de ausência de esforço não haverá contrapressão e o teste é positivo, sugerindo simulação do quadro de paresia.

O teste de Patrick ou de Fabere é usado para avaliar acometimento de articulação sacroilíaca. Com o paciente deitado, coloca-se o pé do lado interessado ao nível do joelho oposto. Dessa maneira, o quadril estará fletido, abduzido e rodado externamente. O examinador então estabiliza o quadril oposto com uma mão e faz pressão para baixo no joelho do lado a ser testado (Fig. 61.11).

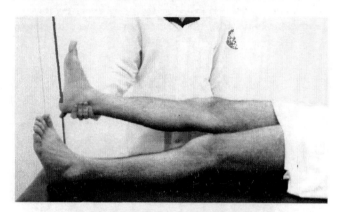

Figura 61.9 – Teste de Lasègue.

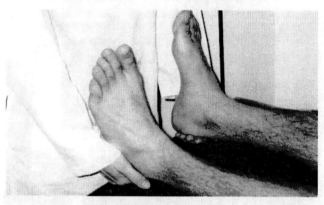

Figura 61.10 – Teste de Hoover.

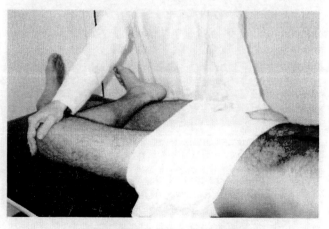

Figura 61.11 – Teste de Patrick.

O teste é positivo em caso de dor na região da articulação sacroilíaca, que pode ser referida para a região da virilha. Outro teste que pode ser utilizado para avaliar a articulação sacroilíaca é o de Gaenslin, no qual o paciente deve ser deslocado para a extremidade lateral da maca, abraçando os joelhos contra o tronco, deixando então que o membro situado à beira da maca penda para fora. O teste será positivo se desencadear dor na articulação sacroilíaca.

Pode-se também solicitar rotação interna do quadril com o joelho em flexão. Em caso de acometimento da articulação coxofemoral, haverá exacerbação da dor tipicamente irradiada para a virilha.

Em caso de suspeita de discrepância de comprimento de membros inferiores, essa deve ser verificada por meio da medida deles com o uso de uma fita métrica, medindo-se a distância entre as espinhas ilíacas ântero-superiores e maléolos mediais dos tornozelos. Para verificar a exatidão das medidas, pode-se utilizar uma segunda técnica medindo-se a distância da cicatriz umbilical aos maléolos mediais (Figs. 61.12 e 61.13).

Paciente em decúbito ventral horizontal

Com o paciente deitado, podem ser realizadas a palpação e a percussão dos processos espinhosos, ligamento supra-espinhal, musculatura paravertebral e glútea. A musculatura paravertebral e glútea deve ser palpada à procura de pontos dolorosos, que podem ser quantificados com o uso do algômetro ou dolorímetro (Figs. 61.14 e 61.15), que mede o limiar de pressão que desencadeia dor. A manobra de compressão das articulações sacroilíacas é de grande utilidade na avaliação de possível afecção (Fig. 61.16).

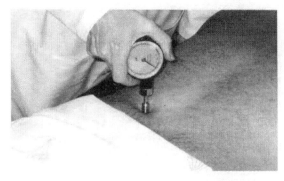

Figura 61.14 – Palpação da musculatura paravertebral com utilização de dolorímetro I.

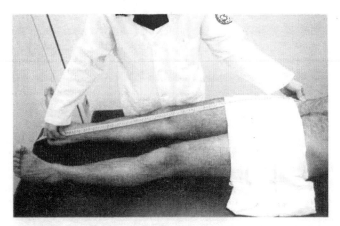

Figura 61.12 – Medida do comprimento dos membros inferiores (espinhas ilíacas ântero-superiores aos maléolos mediais do tornozelo).

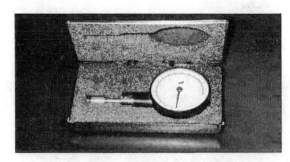

Figura 61.15 – Detalhes do dolorímetro.

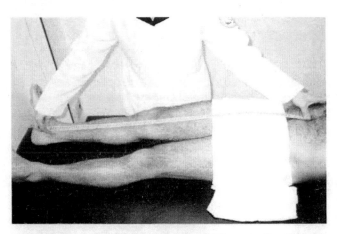

Figura 61.13 – Medida do comprimento dos membros inferiores (distância da cicatriz umbilical aos maléolos mediais do tornozelo).

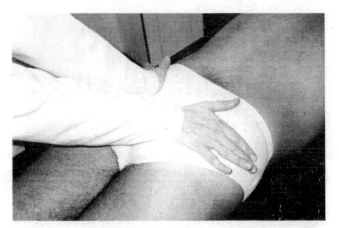

Figura 61.16 – Compressão das articulações sacroilíacas.

Pode ser avaliado o reflexo isquiotibial (predomínio de inervação do segmento L5), com percussão dos tendões dos músculos semitendíneo e semimembranoso na proximidade da fossa poplítea.

Paciente em decúbito lateral com as pernas fletidas ou posição genupeitoral

Se houver suspeita de doença prostática ou retal, o exame de toque retal deve se feito, pois é pouco invasivo e pode direcionar os exames subsidiários para a suspeita diagnóstica.

EXAMES COMPLEMENTARES

Em decorrência da evolução autolimitada da grande maioria dos casos, é opinião de muitos pesquisadores que na ausência de sinais de alerta a solicitação de exames complementares pode ser adiada ao longo das primeiras quatro semanas.

Em caso de sinais de alerta, como idade superior a 50 anos, história de câncer, emagrecimento, febre, dor noturna, dor em repouso ou história de traumatismo devem-se solicitar radiografias logo no primeiro atendimento.

As radiografias permitem avaliar: alinhamento da coluna vertebral, tamanho dos corpos vertebrais, forma dos corpos vertebrais, estrutura dos corpos vertebrais e possíveis lesões ósseas.

As radiografias iniciais devem incluir incidências ântero-posterior, lateral e ântero-posterior verdadeira da coluna lombossacral (45 graus). Em caso de necessidade de avaliação do forâmen de conjugação, facetas articulares e da *pars interarticularis*, deve ser também solicitada a incidência oblíqua. As radiografias simples de coluna lombar e de coluna sacral com incidência de raios a 30 graus (incidência de Ferguson) são exames suficientes para identificar as anormalidades precoces da espondilite anquilosante. Radiografias do quadril devem ser obtidas em caso de suspeita de afecção.

Entre achados característicos de algumas afecções, podemos ressaltar aumento do diâmetro vertebral em tumores benignos, vértebras em moldura nas espondiloartrites e na doença de Paget, vértebras bicôncavas na esferocitose e na osteopenia, alargamento do forâmen de conjugação em neurinomas e neurofibromas, erosão vertebral anterior no aneurisma de aorta e no mal de Pott, erosão posterior na neurofibromatose e na acromegalia, achatamento vertebral em fraturas, osteomielite e metástases e destruição de pedículos em neoplasias.

Um estudo evidenciou que 35% dos indivíduos assintomáticos apresentavam alterações da coluna lombar à tomografia computadorizada. Alterações estavam presentes em 19,5% dos indivíduos com idade inferior a 40 anos e em 50% daqueles com idade superior a 40 anos, o que denota uma significativa dissociação clínico-radiológica. Achados semelhantes foram obtidos em ressonâncias magnéticas de indivíduos assintomáticos. Um estudo evidenciou que 20% dos indivíduos assintomáticos com idade inferior a 60 anos apresentavam herniação discal e 50% daqueles com idade superior a 60 anos apresentavam alterações discais (36% herniação discal e 21% estenose do canal vertebral). Da mesma forma, um outro estudo evidenciou 52% de herniação discal e 27% de protrusão discal em um grupo de voluntários assintomáticos.

Sendo assim, as alterações observadas nos exames subsidiários de imagem devem ser sempre correlacionadas à história e ao exame clínico do paciente para que possam ser valorizados. A tomografia computadorizada é de grande utilidade na avaliação de lesões ósseas, fraturas, espondilolisteses e lesões do arco neural. Permite também avaliar as facetas articulares, sendo que, para tanto, deve ser solicitada a tomografia computadorizada de alta resolução, com cortes finos de 3mm. A mielografia (radiografia com injeção de contraste intra-raquidiano) apresenta sensibilidade moderada no diagnóstico das hérnias discais e estenoses de canal, mas perdeu espaço com o advento da ressonância magnética. É atualmente utilizada em conjunto com a tomografia computadorizada para melhor avaliação da estenose de canal. A ressonância magnética é superior à tomografia computadorizada em caso de afecção de partes moles e para avaliação da medula e raízes espinhais. Sua sensibilidade pode ser ainda aumentada com o uso de gadolíneo, útil na avaliação de processos inflamatórios.

A eletroneuromiografia pode ser útil em suspeita de neuropatia periférica e afecção radicular, na ausência de achados conclusivos ao exame clínico.

Na suspeita de lesões vasculares com lombalgia referida, deve-se realizar a ultra-sonografia com Doppler de vasos intra-abdominais e pélvicos. Se houver dificuldade à ultra-sonografia para identificar os limites da obstrução, uma tomografia abdominal helicoidal terá acurácia maior na determinação da obstrução.

Entretanto, tanto os exames radiológicos quanto os laboratoriais devem ser solicitados de acordo com os achados da anamnese e exame clínico. Entre os exames laboratoriais que podem ajudar no diagnóstico estão:

Hemograma

Anemia pode estar presente em lombalgias de causa sistêmica, como no mieloma múltiplo (por depressão medular), em doenças inflamatórias crônicas como artrite reumatóide e outras reumatopatias (por má utilização do ferro ou mesmo por hemólise auto-imune associada), em úlceras pépticas, pancreatite necro-hemorrágica e outras lesões hemorrágicas intra-abdominais (por hemorragia).

"Rouleaux" é a denominação do achado de hemácias empilhadas no esfregaço de sangue periférico. É muito característico da hipergamaglobulinemia presente no mieloma múltiplo, mas pode ser observado em qualquer situação em que a produção de paraproteína sérica leva à alteração das cargas negativas da membrana dos eritrócitos, diminuindo a força de repulsão entre eles.

Leucocitose é um sinal de estimulação da medula óssea por processo inflamatório, infeccioso ou neoplásico. Pode ser observada nas lombalgias por artrite reumatóide, em infecções como discites, psoítes, abscessos paravertebrais, infecções de trato urinário e gastrintestinal que levam à lombalgia referida e às leucoses (por infiltração óssea difusa causam lombalgia). *Leucopenia* acompanha lombalgias de causa neoplásica quando a infiltração óssea suprime a hematopoiese normal.

Eletroforese de proteínas séricas

As doenças inflamatórias e infecciosas crônicas levam à redução da albumina sérica e à síntese policlonal das imunoglobulinas, além de aumento das alfa-1 e alfa-2 globulinas séricas, que correspondem às chamadas "proteínas de fase ativa" de qualquer processo inflamatório. A produção de várias séries de imunoglobulinas surge na eletroforese como um pico de gamaglobulinas de base larga. Podem estar aumentadas no mieloma múltiplo e, nesse caso, o característico é a presença de um pico de base estreita, monoclonal.

Velocidade de hemossedimentação (VHS)

Processos inflamatórios, infecciosos ou neoplásicos cursam com produção de imunoglobulinas e outras proteínas de fase aguda que podem alterar as propriedades físicas de membrana das hemácias. A redução das cargas negativas de membrana levam à maior atração entre as células, acelerando a sedimentação dos eritrócitos. É um exame de alta sensibilidade para inflamações de qualquer natureza, mas de valor preditivo positivo muito baixo. Portanto, uma lombalgia com VHS baixo indica que provavelmente não será necessária uma investigação subsidiária mais profunda (síndrome miofascial, osteoartrose, distúrbio somatoforme). Já um exame de VHS muito alto (> 40mm) indica processo inflamatório, infeccioso ou neoplásico que deve ser investigado.

Outros exames como urina tipo I, fator reumatóide e fator antinúcleo (FAN) podem ser solicitados de acordo com a suspeita clínica.

CASOS CLÍNICOS

CASO 1. Paciente de 30 anos de idade, sexo masculino, apresenta queixa de lombalgia há duas semanas. Nega traumatismo antecedendo o quadro. Refere dor latejante, piora com o frio e ao permanecer muito tempo em uma mesma posição. Quantifica a dor em 7 na escala analógica visual. Refere melhora relativa com o uso de antiinflamatórios. Refere rigidez matinal de cerca de uma hora. Relata que apresenta crises de lombalgia e cervicalgia desde os 20 anos de idade e que seu irmão de 25 anos apresenta quadro semelhante. Ao exame clínico, apresenta retificação da lordose lombar e da lordose cervical, piora da dor à extensão da coluna lombar e rotação lateral, teste de Schöber positivo (3cm), teste de Patrick positivo, dor à compressão de articulações sacroilíacas e à palpação da coluna cervical e da coluna lombar.

A radiografia de coluna revela a presença de anquilose de quadril com degeneração de articulações sacroilíacas. Exames laboratoriais evidenciam anemia normocítica e normocrômica, VHS elevado, fator reumatóide negativo.

Discussão: trata-se de espondiloartropatia soronegativa (espondilite anquilosante). O quadro clínico de evolução progressiva com 10 anos de história é compatível com o diagnóstico. O componente familiar sugere presença de HLA comum aos dois irmãos e associado à espondilite. Os achados de exame clínico com teste de Schöber e de Patrick positivos confirmam o quadro. O mesmo acontece com os achados laboratoriais com presença de atividade inflamatória e degeneração de articulações sacroilíacas. O diagnóstico diferencial poderia ser feito com artrite reumatóide, mas a história clínica e o exame clínico não são compatíveis, assim como o fator reumatóide também é negativo.

CASO 2. Paciente de 48 anos de idade, sexo feminino, lavadeira, refere lombalgia há uma semana, em peso, com piora ao final do dia. Quantifica a dor em 6 na escala analógica visual. Refere melhora relativa com repouso e uso de analgésicos. Refere episódio semelhante há um ano com melhora após algumas semanas. Ao exame clínico, apresenta acentuação da lordose lombar, associada à obesidade centrípeta e piora da dor à flexão da coluna lombar com sua limitação. Apresenta dor à palpação de toda musculatura lombar paravertebral, com baixo limiar pressórico à avaliação algométrica. Pelo tempo de dor e ausência de sinais de alerta ou sugestão de afecção sistêmica e história e exame clínico sugestivos de afecção mecânica por sobrecarga da musculatura paravertebral, optou-se pela não solicitação de exames complementares, sendo orientado repouso relativo por três dias e uso de analgésicos. Foi orientada em relação à postura no trabalho e a realizar pausas com alongamentos a cada 1 hora. Evoluiu com melhora significativa, com total recuperação após duas semanas.

Discussão: trata-se de lombalgia mecânica por sobrecarga muscular (síndrome dolorosa miofascial) associada ao tipo de atividade exercida pela paciente, agravada pelo quadro de obesidade. A melhora com orientações posturais, repouso e alongamentos periódicos também é bastante sugestiva do quadro.

CASO 3. Paciente de 57 anos de idade, sexo masculino, apresenta queixa de lombalgia há cinco dias, constante, intensa, sem melhora com repouso, com intensidade 8 na escala visual analógica. Refere melhora relativa com uso de analgésicos e antiinflamatórios que vem tomando continuamente. Refere emagrecimento de 5kg nos últimos dois meses, sem alteração da ingestão alimentar e redução da força do jato urinário e polaciúria há três meses. Ao exame clínico, apresenta dor intensa à percussão da terceira vértebra lombar e dor menos intensa à palpação da musculatura paravertebral lombar mais acentuada à esquerda, sem outros achados. A radiografia de coluna lombar evidencia destruição de pedículo esquerdo da terceira vértebra lombar, hemograma evidencia anemia normocítica e normocrômica e o PSA sérico (antígeno prostático específico) encontra-se elevado.

Discussão: trata-se provavelmente de neoplasia de próstata com metástase óssea na coluna vertebral. O tumor de próstata freqüentemente metastatiza para a coluna vertebral, sendo a apresentação pela lombalgia quadro não tão infreqüente. O emagrecimento importante associado ao quadro juntamente com a presença de alterações urinárias dirigem o diagnóstico para um provável tumor de origem prostática.

CASO 4. Paciente de 68 anos de idade, sexo feminino, vem com queixa de lombalgia insidiosa com início há seis meses, inicialmente aos esforços e atualmente com intensidade 8 na escala analógica, mesmo em repouso, sem alívio ao deitar. De três meses para cá, vem apresentando astenia progressiva, inapetência e emagreceu 5kg. Nega febre. Sem antecedentes importantes. Ao exame clínico apresenta regular estado geral, descoramento moderado, anictérica, afebril, sem adenomegalias ou bócio. Exame toracoabdominal sem alterações. Dor importante à palpação de apófises espinhosas de L3-L4 com contratura de musculatura paravertebral bilateral. Sinal de Lasègue negativo. A radiografia de coluna lombar evidenciou lesão lítica no corpo vertebral de L4 com sinal de fratura e desabamento da porção anterior do corpo. Hemograma com anemia normocítica normocrômica e eletroforese de proteínas com pico de gamaglobulinas de característica monoclonal.

Discussão: trata-se de mieloma múltiplo com plasmocitoma em coluna lombar. A presença de lombalgia de evolução rápida e progressiva associada à lesão lítica de coluna vertebral indica investigação principalmente na presença de sinais sistêmicos importantes, como astenia, inapetência e emagrecimento associados a piora do estado geral e anemia. A presença de eletroforese de proteínas com pico monoclonal sugere o diagnóstico de mieloma, doença pouco comum em nosso meio.

CASO 5. Paciente de 32 anos de idade, sexo masculino, queixa-se de lombalgia de característica progressiva de intensidade 6 na escala analógica, sem melhora ao deitar, febre vespertina há um mês, emagrecimento de 4kg no período. Ao exame clínico, regular estado geral, emagrecido, levemente descorado, anictérico, com escoliose de 10 graus para a direita, importante espasmo paravertebral e dor intensa à compressão de apófises espinhosas de coluna lombar alta. Radiografia de coluna mostrou lise periostal e borramento de partes moles junto ao corpo vertebral de L1 e L2 com desabamento em cunha de L2.

Discussão: trata-se de tuberculose da coluna (mal de Pott) acometendo L1 e L2. O encontro de febre vespertina e emagrecimento associados com quadro de lombalgia sugere processo infeccioso como tuberculose. Os achados radiográficos são também altamente sugestivos.

CASO 6. Paciente de 40 anos de idade, sexo feminino, apresenta dor abdominal baixa em peso, anorexia e fraqueza há três meses. Há um mês, iniciou-se dor constante lombar e sacral com aumento do volume abdominal. Ao exame, está em regular estado geral, levemente descorada, anictérica, afebril, sem adenomegalias. Apresenta abdome globoso, doloroso à palpação de hipogástrio, no qual há macicez à percussão e presença de círculos de Skoda com concavidade para baixo. A ultra-sonografia mostrou massa pélvica estendendo-se até próximo da cicatriz umbilical, útero aparentemente normal e ascite pequena com vários implantes peritoneais.

Discussão: trata-se de neoplasia ovariana com carcinomatose peritoneal. O exame clínico de abdome com a presença de Skoda com concavidade para baixo sugere a presença de tumor ovariano. O próximo passo é a solicitação de ultra-sonografia de abdome que confirma o quadro.

CASO 7. Paciente de 67 anos de idade, sexo masculino, hipertenso, diabético, tabagista, há 20 minutos apresenta lombalgia lancinante de intensidade 10 na escala analógica, irradiada para hipogástrio e raiz das coxas. Deu entrada no pronto-socorro em regular estado geral, pálido, com intensa sudorese e pressão arterial de 230 x 140mm Hg em ambos os membros superiores, pulsos fortes em membros superiores, porém ausentes em membros inferiores, sopro abdominal em mesogástrio e massa abdominal pulsátil em hipogástrio.

Discussão: trata-se de dissecção de aorta abdominal ("aneurisma dissecante"). O quadro é de instalação aguda, acompanhando-se de hipertensão arterial sistêmica e alterações de pulsos. O encontro de sopro em região abdominal acompanhado de massa abdominal pulsátil em hipogástrico fecham clinicamente o diagnóstico.

CASO 8. Paciente de 25 anos de idade, sexo masculino, acordou de madrugada por causa de lombalgia à esquerda, de forte intensidade, com náuseas e vômitos, irradiada para hipogástrio e períneo. Ao exame clínico estava pálido, com sudorese fria, sinal de Giordano positivo, dor à palpação de loja renal, flanco e fossa ilíaca esquerda.

Discussão: trata-se de cólica renal à esquerda, com apresentação clássica. A presença de palidez, sudorese fria, náuseas e vômitos é extremamente comum e freqüentemente acompanham o quadro.

CASO 9. Paciente de 54 anos de idade, sexo feminino, apresenta artrite de pequenas e médias articulações, simétrica e aditiva há dois anos. Inicialmente em mãos e ombros, há seis meses começou a ter cervicalgia e lombalgia importantes, com limitação de movimentos. Refere rigidez matinal de 2 horas e pouca melhora com antiinflamatórios não-hormonais. Já fez uso de corticosteróides algumas vezes, com melhora transitória. Ao exame clínico está em bom estado geral, afebril, corada, sem adenomegalias, com sinais de artrite simétrica de articulações metacarpofalangeanas de segundo e terceiro dedos de ambas as mãos, dedos fusiformes, deformidade em botoeira do quinto dedo da mão direita e pescoço de cisne do quarto dedo de ambas as mãos. Dor à limitação da abertura bucal e à palpação e mobilização da coluna cervical e lombar, com espasmo paravertebral bilateral. Antes mesmo de solicitar exames, o diagnóstico foi feito.

Discussão: trata-se de artrite reumatóide. A história de artrites simétricas e aditivas acometendo mãos e acompanhadas de alterações típicas ao exame clínico como os dedos em abotoeira, pescoço de cisne e fusiformes são típicas da doença e fecham o diagnóstico sem necessidade de exames complementares.

BIBLIOGRAFIA

GREVE JM, AMATUZZI MM – Medicina de Reabilitação Aplicada à Ortopedia e Traumatologia. 1ª ed., São Paulo, Roca, 1999.

LIPSON SJ – Low back pain. In: *Kelley-Textbook of Rheumatology*. 5th ed., 1997, p. 439.

POLATIN PB, KINNEY RK, GATCHEL RJ, LILLO E, MAYER TG – Psychiatric illness and cronic low back pain. The mind and the spine – which goes first? *Spine*, 18:66, 1993.

ROSE-INNES AP, ENGSTROM JW – Low back pain: an algorithmic approach to diagnosis and management. *Geriatrics*, 53:26, 1998.

ROSOMOFF HL, ROSOMOFF RS – Low back pain: evaluation and management in the primary care setting. *Med Clin North Am*, 83:643, 1999.

62. Artrites e Artralgias*

Maria Lúcia Bueno Garcia
Isídio Calich

Artrite, reumatismo ou dor nas articulações são denominações utilizadas na prática médica que expressam os sintomas relacionados ao aparelho locomotor. Devido à imprecisão desses termos, é importante considerar o paciente como portador de processo reumático somente após avaliação clínica completa. As queixas reumáticas são bastante comuns nas avaliações clínicas, participando de doenças de outras especialidades além da reumatologia. Alguns pacientes, por dificuldade de definir corretamente seus sintomas, procuram o reumatologista alegando "reumatismo deformante" quando, na realidade, trata-se de uma seqüela de doença neurológica. Por outro lado, muitas vezes o doente refere "dor nos rins" quando, após o exame clínico, constata-se que ele apresenta dor na musculatura paravertebral secundária a uma doença da coluna lombar.

O termo artrite (*arthron*: articulação, *ite*: inflamação) significa inflamação de uma articulação, caracterizada por dor e um ou mais dos três sinais: calor, rubor e aumento de volume. Em algumas situações, a artrite manifesta-se somente com aumento de volume por derrame intra-articular.

Chama-se de artralgia (*algia*: dor) quando a articulação apresenta dor na ausência de qualquer outro componente da inflamação. Como o sintoma traduz apenas a queixa na ausência de sinal clínico mensurável pelo examinador, devem-se valorizar muito as condições psicossociais do paciente para que se tenha uma avaliação adequada antes de progredir na investigação.

EPIDEMIOLOGIA DAS ARTRITES

PREVALÊNCIA E INCIDÊNCIA

Estima-se que uma entre sete consultas médicas está relacionada a doenças que acometem o aparelho musculoesquelético.

Sintomas osteoarticulares acometem 65 a 80% da população mundial. Esses números correspondem a 63% das causas de abandono de emprego. Na Inglaterra, o sistema de saúde calculou mais de 1.000 dias de trabalho perdidos em 1990 secundários a doenças osteoarticulares. Na National Health Survey, 11% de americanos adultos entrevistados referiram ter tido pelo menos um ou mais episódios de dores articulares em um período de seis semanas.

A osteoartrite primária, doença que se inicia pela cartilagem articular, também conhecida como osteoartrose ou simplesmente "artrose", é responsável por 50% das consultas a um clínico geral. É a artropatia mais diagnosticada na prática clínica e sua importância provém do seu impacto econômico. É uma das principais causas de dias de trabalho perdidos no mundo e de gastos com tratamento (uso crônico de antiinflamatórios e analgésicos). É também uma das doenças crônicas mais comuns no idoso, sendo causa de incapacidade freqüente. A prevalência é maior em caucasianos e japoneses, sugerindo um componente genético que, associado a fatores ambientais, seria responsável pelo aparecimento da doença. As co-morbidades mais freqüentes são obesidade e estresse.

No Brasil, dados publicados pela Sociedade Brasileira de Reumatologia mostram que 70% dos pacientes com idade superior a 70 anos apresentam sinais radiológicos de osteoartrose, mas só 50% deles apresentam sintomas clínicos. Com idade superior a 75 anos, virtualmente todos os indivíduos apresentariam comprometimento de pelo menos uma articulação.

A região lombar é a mais acometida nos processos degenerativos. Estima-se que 80% da população mundial venha a apresentar dor lombar durante a vida, sendo causa freqüente de licença médica e também uma das maiores causas de dias de trabalho perdidos. Nos Estados Unidos, 11% da população masculina e 9,5% da feminina apresentam dor lombar, absorvendo 5 bilhões de dólares por ano em diagnóstico e tratamento, e mais de 14 bilhões de dólares por ano de prejuízo total (perda de produtividade, salário por invalidez, custos litigiosos, entre outros). Das dores lombares, apenas 5% delas são secundárias às hérnias de disco. A

---

* Os Autores agradecem ao Dr. Moacir Nobre pelo fornecimento do material fotográfico para este capítulo; aos doentes, alunos e residentes do Hospital das Clínicas e Hospital Heliópolis pelo contínuo estímulo no aprendizado da ciência médica.

maioria dos processos é degenerativa, secundária à postura e/ou microtraumatismos repetitivos (lesão por esforço repetitivo – LER), sendo que a minoria apresenta doenças inflamatórias ou traumáticas.

Em relação a outros tipos de artropatias, dados internacionais mostram prevalência de gota de 0,5 a 0,7% em homens e 0,1% em mulheres. Gota é a causa mais comum de artrite inflamatória em homens com idade superior a 40 anos nos Estados Unidos.

A artrite reumatóide acomete de 0,5 a 1,1% da população mundial. Acredita-se que apenas 15% desses pacientes evoluirão com deformidades irreversíveis ou seqüelas que impossibilitem as atividades de rotina diária (dependência total).

ETIOPATOGENIA

Apesar do grande número de estudos relacionados à origem dos processos reumáticos, ainda não são conhecidos os mecanismos íntimos que causam essas doenças. Entretanto, os avanços obtidos nos últimos anos no campo da genética e da biologia molecular permitiram um melhor conhecimento das doenças reumáticas.

A identificação dos antígenos de histocompatibilidade (sistema HLA) possibilitou estabelecer inicialmente uma ligação entre os antígenos de classe I (HLA-B27) e a espondilite anquilosante. Esse antígeno é encontrado em 95% desses pacientes, caracterizando sua importância na doença. Sua ausência em uma pequena porcentagem de pacientes indica que outros fatores genéticos também estão implicados.

A artrite reumatóide tem mostrado correlação com antígenos de classe II (DR4). Esses pacientes apresentam formas clínicas mais graves, positividade do fator reumatóide e evoluem com seqüelas importantes com deformidades e incapacidade funcional.

Outras doenças reumáticas também mostram uma associação genética, como lúpus eritematoso sistêmico (DR2 e DR3), síndrome de Sjögren (DR3), esclerose sistêmica (DR5) e doença de Behçet (B5). A associação do B27 com a artrite psoriática, síndrome de Reiter e artrite reativa também é observada quando a coluna está acometida.

Alguns agentes externos têm sido implicados como desencadeantes de doenças reumáticas.

A luz ultravioleta provoca alterações no DNA da pele de pacientes com lúpus eritematoso sistêmico e origina fragmentos que estimulam o sistema imune na produção de auto-anticorpos, induzindo ativação da doença. Certos medicamentos como a procainamida e a hidralazina também ativam o lúpus por meio de mecanismos semelhantes.

O aparecimento da esclerose sistêmica também tem sido correlacionado com certos compostos químicos, como tricloroetileno, cloreto de vinil e L-triptofano.

As infecções sempre tiveram um papel destacado nas discussões sobre o desencadeamento das doenças reumáticas. Tuberculose, sífilis e lepra receberam muita atenção nos primeiros estudos sobre a origem dessas doenças. A primeira delas, que confirmou a relação infecção-doença, foi o estreptococo β-hemolítico e a febre reumática, cujos conhecimentos persistem válidos até hoje. Posteriormente, as infecções venéreas gonocócicas e não-gonocócicas, como na AIDS, e as clamídias vieram colaborar no estudo da artrite reativa e da síndrome de Reiter.

Os avanços da biologia molecular permitiram uma correlação mais próxima entre as doenças reumáticas e as infecções. Já era conhecida anteriormente a associação do vírus B da hepatite com a poliarterite nodosa e nos últimos anos com o vírus C. Recentemente, o estudo da seqüência viral nos crioprecipitados dos pacientes com crioglobulinemia mista permitiu estabelecer íntima relação dessa doença com o vírus da hepatite C. Outros vírus também têm sido correlacionados com o aparecimento de certas doenças, como por exemplo o Epstein-Barr na artrite reumatóide, síndrome de Sjögren e lúpus eritematoso sistêmico. Apesar da presença da correlação clínico-laboratorial, ainda falta a confirmação do papel etiológico do vírus nessas doenças auto-imunes.

Em relação às artropatias metabólicas, os cristais de ácido úrico e os de pirofosfatos de cálcio são identificados no líquido sinovial dos pacientes em crise de gota e pseudogota, respectivamente. Eles são responsáveis pelo aparecimento dessas doenças e sua presença está relacionada a fatores hereditários.

BASES ANATÔMICAS E FISIOLÓGICAS DA ARTICULAÇÃO

As articulações são classificadas em três tipos: sinartroses (articulações imóveis do crânio), anfiartroses (com discreta movimentação, como as intervertebrais, sínfise púbica, sacroilíacas, e as sindesmoses tibiofibular inferior e radioulnar) e diartroses (com movimentos amplos como joelhos, ombros, cotovelos, coxofemorais etc.). Estas serão analisadas mais detalhadamente porque possuem uma complexa estrutura que permite ampla movimentação. A extensa membrana sinovial e sua rica vascularização facilitam a instalação do processo inflamatório, constituindo-se nas articulações mais afetadas nos processos reumáticos.

ESTRUTURA ARTICULAR E EXTRA-ARTICULAR

O aparelho locomotor é composto por várias estruturas que podem ser classificadas em articulares e extra-articulares. Os componentes articulares são a cápsula fibrosa externamente, a membrana sinovial e a cartilagem hialina que revestem internamente a articulação, formando a cavidade preenchida pelo líquido sinovial, e os meniscos que participam de algumas articulações. As estruturas extra-articulares são os ligamentos e tendões, musculatura estriada, bursas ou coxins, gordura, tecido celular subcutâneo e pele. A musculatura, os tendões e os ligamentos conectados ao sistema nervoso e nutridos pelos elementos transportados por via sangüínea são responsáveis pela estabilidade e pela movimentação espacial dos membros por meio de um sistema de alavancas. A cartilagem articular e a membrana sinovial revestem internamente a articulação, impedindo o contato direto entre os ossos e assim favorecendo sua movimentação suave e sem atrito. A membrana sinovial é ricamente vascularizada e controla a produção e a reabsorção do líquido sinovial e seus componentes, além de manter a nutrição e a hidratação da cartilagem e dos meniscos que são avasculares. Assim, é a membrana sinovial que mantém um perfeito equilíbrio entre volume de líquido, sua peculiar viscosidade, nutrição, sensibilidade e defesa da cavidade articular, que é estéril. As bursas facilitam a movimentação e um deslizamento mais suave das estruturas extra-articulares, e os meniscos permitem uma melhor distribuição de peso nas estruturas articulares, dispersando de maneira estratégica a tensão local e atenuando o traumatismo permanente a que esse aparelho é submetido (Fig. 62.1).

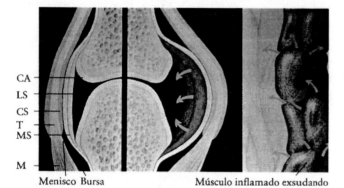

Figura 62.1 – Anatomia da articulação diartrodial (à esquerda) e a mesma articulação inflamada (à direita). LS = líquido sinovial; CA = cartilagem articular; CS = cápsula sinovial; T = tendão (êntese); M = músculo; MS = membrana sinovial; EMS = exsudação da membrana sinovial inflamada.

INERVAÇÃO

O aparelho locomotor possui sistema de inervação sensitiva, autonômica e motora.

A inervação sensitiva atinge as regiões profunda e superficial e propicia a percepção de temperatura, dor e posição exata do membro no espaço. Ela apresenta receptores nos tecidos, cujos impulsos são transmitidos ao gânglio paravertebral e corno posterior da medula, ascendendo até a formação reticular, tálamo e córtex, fazendo sinapses em todos esses pontos. Esses receptores se localizam na pele (na qual um grande número de terminações nervosas permite a percepção de sensibilidade fina), fáscia muscular, musculatura, tendões, cápsula articular e periósteo. O osso compacto e a cartilagem são insensíveis porque não têm receptores. Essa inervação sensitiva alerta é a responsável também pelo arco reflexo simples (medular), produzindo uma resposta mecânica rápida antes mesmo da conscientização do fenômeno doloroso, resultando em retirada rápida do membro diante de um estímulo doloroso.

A inervação autonômica é efetuada por meio de nervos simpáticos pré-ganglionares com corpos celulares localizados no trato intermediolateral da primeira vértebra torácica à segunda lombar da coluna espinhal. As fibras pré-ganglionares emergem com as raízes ventrais da medula espinhal e penetram na cadeia simpática para fazer sinapse com células do gânglio simpático multipolar. Esses neurônios emergem posteriormente como ramos pós-ganglionares, inervando as glândulas sudoríparas, musculatura lisa de vasos, pêlos e outros órgãos efetores. Os neurônios do sistema parassimpático localizam-se no cérebro, integrando a função dos nervos cranianos III, VII, IX e X, e da segunda à quarta vértebra sacral da medula espinhal. Axônios desses corpos vertebrais fazem sinapse nos gânglios próximos ao tecido inervado, como musculatura lisa, músculo cardíaco e tecido glandular.

A inervação motora origina-se nos corpos do neurônio do corno anterior da medula espinhal e de seus núcleos cerebrais análogos. Ela inerva a musculatura estriada periférica por meio de placas efetoras emergindo via pares cranianos motores específicos e raízes anteriores da coluna espinhal.

VASCULARIZAÇÃO

O sistema vascular é o responsável pela oferta da matéria-prima a todo o aparelho locomotor. O tecido muscular necessita de altas quantidades de oxigênio durante sua movimentação e as obtém por meio de uma vasta rede capilar e de esfíncteres vasculares que redistribuem esse fluxo conforme a necessidade dentro da região irrigada. A deficiência desse sistema é decorrente de queda de fluxo sangüíneo arterial (isquemia arterial), provocando um quadro doloroso muscular toda vez que ocorre solicitação do aparelho locomotor (claudicação intermitente).

A irrigação sangüínea faz-se em todos os níveis, tais como pele, nervos, musculatura, periósteo, ossos e membrana sinovial. Como a cartilagem articular e os meniscos são avasculares, eles são nutridos por embebição a partir do líquido sinovial, formado de elementos provenientes do sangue (eletrólitos, glicose, albumina, complemento) e por elementos produzidos localmente pelas células sinoviais (ácido hialurônico e proteínas) e plasmócitos (imunoglobulinas). Os linfócitos que habitam a membrana, quando estimulados, produzem as interleucinas mediadoras dos fenômenos imunológicos. Elas interagem com as células endoteliais para à produção de moléculas de adesão, as quais modulam a passagem de fluidos para a cavidade articular. Por outro lado, a atividade metabólica decorrente da atividade funcional da articulação gera catabólitos que são eliminados por via linfática e sistema capilar venoso.

Quando o derrame intra-articular é volumoso, pode comprometer a circulação de retorno venoso e linfático produzindo edema no membro afetado. Isso ocorre mais freqüentemente quando o joelho está acometido, porque a circulação venosa passa muito próximo da parte posterior da cápsula articular. Ocorre compressão extrínseca da veia poplítea, provocando aumento da sua pressão e conseqüentemente edema frio sem características inflamatórias no membro inferior. Ele é identificado à compressão digital como um edema mole facilmente depressível (sinal de Godet). Quando se associa um edema linfático, este é duro e de aparecimento difícil à dígito-compressão.

FISIOPATOLOGIA ARTICULAR

Como um grande número de doenças pode apresentar artrite, é fácil compreender que diferentes mecanismos fisiopatológicos podem afetar a articulação. Para estudo desses mecanismos do ponto de vista didático, as doenças podem ser agrupadas em infecciosas, inflamatórias (auto-imunes e metabólicas), neoplásicas e mecânicas ou traumáticas.

A artrite associada à infecção pode ocorrer por ação direta pela presença do agente dentro da articulação ou de maneira indireta (toxinas exógenas ou via mecanismos imunológicos), que acaba lesando as estruturas articulares.

A entrada do agente infeccioso provoca intensa reação de proliferação sinovial com vasodilatação e passagem de polimorfonucleares e líquido plasmático para o espaço articular. Ocorre destruição dos neutrófilos com liberação de enzimas proteolíticas, ampliando o dano tecidual. Anticorpos, linfocinas e complemento também participam da resposta ao agente exógeno. O acúmulo de neutrófilos e de seus produtos enzimáticos determina a formação de material purulento que agride a cartilagem, ocasionando sua ruptura e exposição do osso subcondral. O processo pode progredir com osteomielite crônica adjacente ou com resolução, seguida de reparo e deformidades cicatriciais.

Quando a articulação é agredida por exotoxinas, a resposta sinovial é menos intensa, ocorrendo aumento da permeabilidade capilar e favorecendo o acúmulo de líquido sinovial. A intensidade da dor parece fortemente relacionada à irritação das terminações nervosas no nível da membrana sinovial. A reparação é completa, não ocorrendo seqüelas.

Quando a infecção atua na articulação por meio de mecanismos imunológicos, as etapas que levam ao acometimento articular são semelhantes às que ocorrem nas doenças inflamatórias de etiologia desconhecida, como as doenças auto-imunes. Admite-se que, nessas doenças, auto-antígenos despertem uma resposta imunológica, envolvendo diversos segmentos desse sistema. Inicialmente, formam-se imunocomplexos (auto-antígenos-anticorpo) que ativam o sistema complemento, indo depositar-se no endotélio capilar. Moléculas de adesão são ativadas e, por meio de substâncias quimiotáticas, várias células passam a ser atraídas para o local, tais como neutrófilos, linfócitos, macrófagos, as quais produzem mediadores que amplificam o processo inflamatório. Esse processo pode ocorrer em qualquer região do organismo, porém, quando se localiza nos capilares sinoviais, estabelece-se uma artrite com todos os fenômenos decorrentes da inflamação. Quando agudo e autolimitado, ele desaparece sem deixar seqüelas. Entretanto, em certas doenças como na artrite reumatóide, o processo cronifica-se com infiltrado predominantemente linfocitário e proliferação sinovial, muitas vezes exuberante, que provocam deformidade e incapacidade funcional.

Em certas doenças metabólicas como nas microcristalinas (gota, pseudogota ou condrocalcinose), o processo inflamatório intenso articular decorre da precipitação de cristais devido às modificações físico-químicas, como concentração de soluto (urato ou pirofosfato) e alterações de pH intra-articular. O afluxo de neutrófilos é intenso devido a fatores quimiotáticos exercidos pelos cristais e a conseqüente liberação de enzimas proteolíticas ocasiona a resposta inflamatória com derrame sinovial e extensão para as partes moles periarticulares. A resolução do quadro ocorre em geral sem seqüelas nos casos agudos, mas, quando o processo é seguido de crises permanentes, acaba provocando lesões definitivas na articulação.

As manifestações articulares podem preceder, surgir ao mesmo tempo ou posteriormente ao aparecimento de uma neoplasia. Quando esta infiltra o tecido sinovial invadindo a junta, as células do tumor vão substituindo as células sinoviais e ocupando o espaço articular, tendo as mesmas características do tumor primário. Quando o quadro articular precede o aparecimento do tumor, ele é chamado de paraneoplásico, e não se conhece claramente a maneira como o fenômeno ocorre. Acredita-se que antígenos solúveis do tumor ou sua ligação com anticorpos especificamente produzidos (imunocomplexos circulantes) penetrem pelos capilares na articulação, depositando-se na membrana sinovial e dando início à inflamação articular. A evolução do quadro tem nítida correlação com o tumor. Se este desaparece com o tratamento, o mesmo acontece com os sintomas articulares.

As artrites mecânicas que surgem geralmente após traumatismo apresentam inicialmente aumento da permeabilidade vascular, desenvolvendo derrame intra-articular com pouca celularidade e proliferação sinovial mínima ou ausente. Se nenhuma estrutura foi rompida, o quadro regride em pouco tempo. Porém, a presença de lesão permanente (meniscal ou ligamentar) impede que o derrame seja reabsorvido.

CLASSIFICAÇÃO DAS ARTRITES

As articulações são classificadas em axiais e periféricas. As axiais são as pertencentes à coluna (cervical, dorsal, lombar e sacroilíacas). As dos membros são consideradas como periféricas.

De acordo com o número de articulações periféricas acometidas, as artrites podem ser classificadas em três tipos:

Monoarticular – acometimento isolado de uma articulação. A manifestação clínica é geralmente aguda, cuja característica é uma dor lancinante que o paciente descreve como se houvesse uma brasa dentro da articulação. Algumas vezes, entretanto, o caráter da dor é mais insidioso, menos intenso, de instalação lenta. Esses quadros têm maior probabilidade de evoluir cronicamente.

Oligoarticular – acometimento somatório de duas a quatro articulações. Ocorre mais freqüentemente nos membros inferiores e de modo assimétrico, isto é, sem haver correspondência em ambos os membros. A primeira articulação acometida pode ter um caráter agudo com dor intensa, mas evolui com persistência do processo inflamatório e menos dor, tendendo a cronificar. Vão somando-se articulações inflamadas, incluindo muitas vezes as axiais, principalmente as sacroilíacas.

Poliarticular – acometimento concomitante de cinco ou mais articulações. Esses quadros podem ter início abrupto, como nas doenças infecciosas virais, ou instalação mais lenta, obedecendo a uma simetria como na artrite reumatóide. Ambos os membros estão afetados nas articulações correspondentes, com predomínio das pequenas juntas das mãos (metacarpofalangeanas e interfalangeanas proximais).

Independente do processo etiológico e dos mecanismos fisiopatológicos envolvidos no desencadeamento das artrites, a principal manifestação clínica é a presença de dor na articulação acometida. O conjunto dos mediadores da inflamação provoca irritação nas terminações nervosas (receptores) cujos impulsos são transmitidos até o córtex. Além disso, o aumento de volume provocado pelo derrame provoca distensão da cápsula articular, cuja estrutura é rica em receptores sensitivos. Desse modo, esses dois fatores (mediadores da inflamação e aumento de volume) têm papel somatório na sintomatologia da artrite.

A dor pode ter comportamento e características diferentes, de acordo com o tempo de surgimento, duração, localização e irradiação. Além disso, o aspecto psicossocial tem também um papel importante e deve ser bem valorizado no conjunto dos dados obtidos do paciente.

MANIFESTAÇÕES CLÍNICAS DAS ARTRITES
(Fig. 62.2)

ARTRITES AGUDAS – um quadro doloroso é considerado agudo quando surge subitamente em um paciente sem queixa prévia. Os sinais inflamatórios aparecem precocemente, aumentando o volume articular e surgindo alteração periarticular com rubor e calor local. Esses quadros são mais freqüentemente observados em episódios agudos de doença por cristais (gota ou pseu-

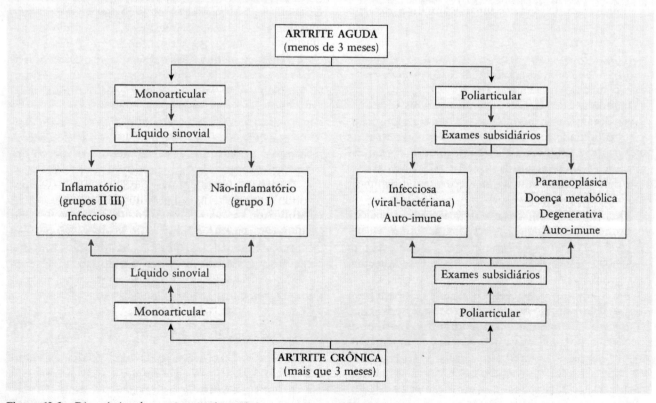

Figura 62.2 – Diagnóstico das artrites aguda e crônica.

dogota), assim como nas artrites sépticas. É importante que se firme o diagnóstico precocemente, pois, na artrite por infecção, a destruição cartilaginosa é precoce, podendo produzir deformidades irreversíveis. O tratamento com antibióticos impede tal progressão. Apesar da intensidade da dor e de sinais evidentes inflamatórios, o quadro bem conduzido evolui sem seqüelas e sem se tornar crônico.

Esses quadros agudos são observados infreqüentemente na forma poliarticular. A gota raramente pode apresentar-se dessa maneira, assim como a artrite séptica gonocócica na sua forma inicial. A febre é observada nesses quadros, o que torna o diagnóstico diferencial mais difícil. Além disso, outras doenças infecciosas devem ser consideradas, como a endocardite bacteriana, a hepatite viral na forma aguda e a AIDS. Algumas doenças sistêmicas auto-imunes podem ter início agudo poliarticular, como a artrite reumatóide (forma sistêmica) e o lúpus eritematoso sistêmico, as quais podem ser definidas por meio de exames direcionados.

O quadro agudo poliarticular também pode apresentar-se na forma migratória, passando de uma para outra articulação. Em crianças, o diagnóstico a ser considerado é a febre reumática, e no adulto deve-se pesquisar novamente o lúpus eritematoso sistêmico.

Um quadro agudo intermitente é aquele em que os surtos de artrite surgem e desaparecem com ou sem tratamento em intervalos variáveis de meses ou mesmo anos. Quando monoarticular, as doenças que apresentam mais freqüentemente essas características são as microcristalinas. Embora raramente observadas, outras doenças podem ter essas características, como o reumatismo palindrômico e a hidrartrose intermitente. Quando a manifestação é poliarticular, a artrite reumatóide deve ser considerada, pois ela pode aparecer em surtos para posteriormente evoluir de modo permanente.

ARTRITES CRÔNICAS – o quadro articular é chamado de crônico quando persiste por tempo superior a três meses. Durante esse tempo, os componentes da inflamação vão se alterando, diminuindo o número de neutrófilos em relação aos linfócitos, e aumenta a quantidade de macrófagos e histiócitos teciduais. A membrana sinovial vai espessando-se com a presença de vilosidades deniominadas "pânus" infiltradas por linfócitos e em cuja superfície aumenta o número de sinoviócitos. A dor, apesar de não ser tão intensa como na forma aguda, pode atingir níveis que impeçam o paciente de exercer suas atividades normalmente. Associa-se um componente emocional depressivo, comum nos processos crônicos, que piora ainda mais as condições gerais do paciente. Várias doenças reumáticas evoluem com essas características, sendo a mais freqüente a artrite reumatóide do adulto. Inicialmente as pequenas articulações de ambas as mãos (metacarpofalangeanas e interfalangeanas proximais) apresentam-se do-

lorosas e com aumento de volume. Este é devido à inflamação sinovial acompanhada de abaulamento fusiforme da cápsula articular (dedo em fuso). A maior ou menor distensão da cápsula está diretamente relacionada à presença de derrame (intra-articular e espessamento sinovial). Como a cápsula tem pouca distensibilidade nas mãos, pequenos aumentos de volume líquido estão associados à dor mais intensa, principalmente quando se comprime lateralmente a articulação. A rigidez matinal ou pós-repouso é uma das manifestações desse comprometimento. Durante o repouso, a pouca movimentação articular facilita o acúmulo de líquido na articulação. Assim, a exercitação dos dedos desempenha um papel muito importante para facilitar a drenagem linfática e do derrame intra-articular. O tempo de duração da rigidez é variável, podendo ser de alguns minutos a várias horas. A variação desse tempo constitui bom índice para acompanhamento do paciente que está sob tratamento medicamentoso. Os pés podem apresentar as mesmas características inflamatórias, sendo mais proeminentes nas articulações metatarsofalangeanas e também de maneira simétrica. As grandes articulações como punhos, joelhos e tornozelos são as mais freqüentemente acometidas e como suas cápsulas permitem distensão, os derrames articulares são mais facilmente visíveis.

A osteoartrite primária tem uma característica evolutiva diferente. Por mecanismos não bem conhecidos, ocorre desidratação e fissuras na cartilagem composta de condrócitos e de matriz rica de proteoglicanos. O líquido sinovial penetra pelos pontos fragilizados atingindo o osso subcondral, o qual reage com neoformação óssea tanto na articulação interfalangeana distal (nódulo de Heberden) como nas proximais (nódulo de Bouchard). Quando essas alterações ocorrem nas vértebras são chamadas de osteófitos ou popularmente de "bicos-de-papagaio". A presença de discreto processo inflamatório com presença de linfócitos, interleucinas e enzimas proteolíticas no nível da lesão permite supor que as modificações que ocorrem nessa doença não sejam resultantes apenas de alterações degenerativas, mas sim da participação significativa dos mecanismos imunológicos envolvidos na inflamação.

As *articulações axiais* também podem estar acometidas nos processos reumáticos. As interapofisárias, nas quais as vértebras se apóiam umas nas outras, possuem tecido sinovial e, portanto, estão sujeitas à inflamação, mais freqüentemente na coluna cervical, lombar e sacroilíacas. Os locais de acometimento diferem de acordo com a doença existente. Alterações da áxis-atlas (primeira e segunda vértebras cervicais) ocorrem na artrite reumatóide juvenil, enquanto nas inferiores até a sétima cervical ocorre no doente adulto. Também nessa doença, as sacroilíacas podem estar inflamadas, mas somente onde existe tecido sinovial, isto é, no seu terço inferior. A osteoartrite primária pode ocorrer em qualquer ponto da coluna e inicia-se tanto pelas articula-

561

ções interapofisárias como pela proliferação do osso que se segue à degeneração do disco intervertebral. A resultante desse processo acaba provocando diminuição do forâmen de conjugação por onde passam as raízes nervosas emergentes da medula espinhal. Uma vez comprimidas, essas raízes vão transmitir dores dos respectivos membros a que estão relacionadas, as quais são chamadas de irradiadas e têm importante significado clínico. O conhecimento preciso das áreas e trajetos das fibras que constituem as raízes permite a identificação precisa do ponto de estrangulamento na coluna (ver capítulo "Exame do Sistema Nervoso").

Durante o desenvolvimento do processo de osteoartrite, o paciente refere dores de diferentes intensidades e sem características próprias, não permitindo que o diagnóstico seja feito apenas pelo sintoma. Os demais dados relacionados à idade, local da dor e limitação dos movimentos servem de subsídios para o diagnóstico.

Em outras situações, as alterações processam-se no nível dos ligamentos longitudinais (anterior e posterior) da coluna, que se calcificam após a inflamação, limitando os movimentos da coluna. Esses bloqueios produzem deformidades acentuadas, tornando os pacientes incapacitados para a vida pessoal e profissional após vários anos de doença. Esse processo se inicia geralmente nos pacientes jovens, em torno de 20 a 30 anos de idade, e constitui o grupo das espondiloartropatias soronegativas, cujo modelo mais completo é a espondilite anquilosante. Elas são assim chamadas por comprometer a coluna e ter o fator reumatóide negativo, ao contrário da artrite reumatóide. O que agrupa essas doenças é o caráter genético, pois ele apresenta o antígeno de histocompatibilidade HLA-B27 presente na grande maioria dos casos. A dor que os pacientes apresentam é decorrente do processo inflamatório dos ligamentos e dos tecidos adjacentes, provocando espasmos musculares cujas dores intensas impedem sua movimentação tanto na locomoção como quando estão deitados. As dores exacerbam-se principalmente após algumas horas de repouso, acordando o paciente de madrugada e piorando às primeiras horas da manhã. Essa rigidez matinal ou pós-repouso é uma das características das doenças inflamatórias. Quando as articulações periféricas estão envolvidas, há comprometimento das grandes articulações de forma assimétrica e geralmente aditiva. O tipo de dor e o caráter inflamatório são muito semelhantes ao da artrite reumatóide. As inserções dos tendões também são acometidas nessas doenças, constituindo as entesites. Um dos locais freqüentes em que elas ocorrem é na junção do tendão de Aquiles com o osso calcâneo, dificultando a marcha do paciente. Além das estruturas osteoarticulares e ligamentares, o olho pode estar afetado e manifesta-se como uma uveíte ou iridociclite unilateral no início e bilateral, com recorrência alternante, nos anos subseqüentes. A ocorrência de vários surtos pode conduzir à cegueira.

MANIFESTAÇÕES CLÍNICAS DAS ESTRUTURAS EXTRA-ARTICULARES

As estruturas extra-articulares são aquelas que dão suporte à articulação, tais como ligamentos, bursas, fáscias, tendões e músculos correspondentes. A harmonia do movimento articular depende da integridade dessas estruturas. Os ligamentos, juntos com a cápsula, dão sustentação e firmeza articular. As bursas permitem um deslizamento suave das fáscias, enquanto os tendões e os músculos, por meio da contração e do relaxamento, provocam o movimento da articulação. As juntas axiais apresentam menos movimentação devido à grande quantidade de fibras ligamentares e dos músculos atuarem mais no sentido da proteção do que no de movimento.

A dor e a inflamação ligamentar estão geralmente ligadas a processos mecânicos, do tipo traumático, e surgem após entorse, impacto ou movimentos repetitivos (LER). A dor é localizada e confirmada pelo exame clínico. As situações mais freqüentemente observadas são entorse do tornozelo (ligamento externo), do joelho (ligamento colateral interno), punho (ligamento radiocárpico), cotovelo (ligamento do epicôndilo lateral associado à tendinite – "cotovelo do tenista") ou do epicôndilo medial – "cotovelo do golfista". As bursites mais freqüentemente afetadas são as do ombro, quadril, joelho e pé (articulação metatarsofalangeana do hálux). Dentre as tendinites, a do ombro (músculo supra-espinhoso), muitas vezes associada à bursite, constitui-se na maior causa de dor nessa região. O processo tende a se cronificar principalmente quando ocorre ruptura parcial, provocando impotência funcional e limitação dos movimentos devido ao congelamento da cápsula articular. A tendinite do abdutor do polegar é também freqüente causa de limitação da preensão de objetos pela mão (tendinite de Quervain). O uso repetitivo e prolongado dos tendões flexores dos dedos é também causa freqüente de tendinite (LER). Isso provoca inchaço dentro do túnel por onde passam esses tendões, ocasionando compressão do nervo mediano e sintomas de neuropatia sensitivomotora na mão afetada (síndrome do túnel do carpo). Quanto aos demais tendões, sempre que houver processo inflamatório ocorrerá repercussão sobre a articulação correspondente.

Algumas doenças reumáticas agudas podem acometer as estruturas extra-articulares. A crise de gota pode manifestar-se em tendões, bursas e ligamentos. Como essas estruturas são mais superficiais, os sinais inflamatórios de rubor e calor aparecem mais facilmente. A palpação superficial provoca dor intensa e as limitações do movimento articular são muitas vezes mais expressivas do que quando ocorre artrite propriamente dita. Apesar de a propedêutica ser mais fácil, deve-se afastar um processo infeccioso localizado nessas estruturas pois as manifestações clínicas de ambas são superponíveis.

Processos reumáticos crônicos provocam deformidades articulares ocasionando secundariamente lesões ligamentares extra-articulares. Os joelhos são os mais afetados, ocorrendo desvios (valgo: para dentro – joelho em "x" –, ou varo: para fora – joelho a cavaleiro), cuja conformação pode limitar significativamente a deambulação. A artrite reumatóide provoca valgismo dos joelhos e tornozelos, enquanto a artrose é a principal responsável pelo varismo do joelho.

Os músculos podem estar afetados primária ou secundariamente nas afecções reumáticas. A miopatia primária mais comum é a dermatopolimiosite. Por mecanismos desconhecidos, o músculo é agredido pelo sistema imune provocando alteração na estrutura da fibra muscular. O processo inflamatório ocasiona dor, fraqueza e perda de massa muscular. Muitas vezes torna-se difícil avaliar a força muscular, pois a dor impede que os testes para avaliação da força sejam interpretados corretamente. Apesar do quadro poder ser dominante em uma região, em geral é difuso, comprometendo os quatro membros com predomínio proximal. Quando o quadro é localizado, devem-se afastar outros diagnósticos, como infecção do músculo (piomiosite), derrame hemorrágico (discrasia sangüínea) ou hematoma traumático. Apesar de não ser a manifestação principal da doença, os músculos também podem estar comprometidos nas outras doenças auto-imunes, como na artrite reumatóide, esclerodermia, lúpus sistêmico e doença mista do tecido conjuntivo. O comprometimento secundário do músculo ocorre quando o paciente fica acamado ou impossibilitado de andar. A inatividade ocasiona atrofia dos músculos que ficam debilitados, mas sem processo inflamatório associado. A miopatia observada em doenças reumatológicas e não-reumatológicas favorece distúrbios mecânicos da articulação. A perda da sustentação articular permite a formação de pequenos derrames não-inflamatórios que ocasionam instabilidade da junta, podendo surgir lesão mecânica do tipo meniscal ou ligamentar se ocorrerem pequenos traumatismos.

A mialgia/miosite representa, em geral, o mesmo que a artralgia em relação à artrite. Não existem alterações objetivas de miosite que confirmem as queixas, pois os achados clínicos estão ausentes. Sendo um dado subjetivo, sua interpretação depende de uma série de fatores, sendo os principais os aspectos psicoemocionais projetados nas queixas do paciente. Quanto mais paradoxais as queixas em relação às doenças classicamente conhecidas, mais se admite a interferência de fatores emocionais para justificar os sintomas apresentados. Uma das doenças que se enquadram nessas características é a fibromialgia. Apesar de serem considerados vários "pontos-gatilho" como característicos da entidade, todos os exames são negativos, tais como provas laboratoriais inflamatórias, métodos de imagem e histopatologia. As alterações nos testes de avaliação do sono sugerem sua participação na patogenia, mas carece de especificidade. Desse modo, ainda são necessários métodos de análise mais objetivos para considerar essa

entidade como uma doença reumatológica definida, e não apenas uma expressão orgânica de distúrbios da esfera psicoemocional.

LÍQUIDO SINOVIAL

A agressão à membrana sinovial que se estabelece nos processos de artrite resulta na formação de líquido dentro da articulação, chamado de líquido sinovial. As modificações nos seus componentes fornecem informações fundamentais para o diagnóstico da doença que se estabeleceu na junta. Assim, deve-se obter uma amostra desse líquido sempre que necessário para o diagnóstico ou tratamento por meio de uma punção articular com agulha, analisando-a sob vários aspectos. As articulações periféricas são as mais facilmente abordadas, sendo que a coxofemoral oferece maior dificuldade devido à maior espessura e rigidez das estruturas periarticulares. Além disso, qualquer articulação que apresente sinais de infecção no tecido subcutâneo adjacente não deve ser puncionada devido ao risco de se introduzir o agente infeccioso para dentro da junta ao se perfurar a cápsula.

O líquido sinovial normal (cerca de 1 a 4mL de acordo com o tamanho da junta) é formado por elementos derivados do sangue (eletrólitos, células, glicose, proteínas e complemento) e por produtos elaborados pela célula sinovial (ácido hialurônico e proteínas). Os valores normais dos componentes estão apresentados na tabela 62.1. A glicose encontra-se em concentração igual a do sangue, enquanto a do complemento é aproximadamente 20% menor.

Tabela 62.1 – Valores normais dos componentes do líquido sinovial.

pH	7,30-7,43
Leucócitos (mm^3)	13-180
Polimorfos (%)	0-25
Linfócitos (%)	0-78
Monócitos (%)	0-7
Proteínas (g%)	1,2-3,0

As seguintes características devem ser analisadas no líquido obtido:

1. Aspecto (cor, transparência, viscosidade, coágulo de mucina) – a cor pode variar de acordo com a quantidade dos componentes do líquido, passando de amarelo-claro até branco (pus) ou vermelho (sangue). Quanto maior a presença de enzimas proteolíticas, menor será a viscosidade, pois o coágulo de mucina estará fragmentado pela ação enzimática, cuja principal atividade é contra o ácido hialurônico.

2. Análise química (ácido úrico, pesquisa de cristais) – a microscopia com luz polarizada permite identificar cristais de ácido úrico (gota), pirofosfato de cálcio (condrocalcinose), hidroxiapatita, colesterol, oxalato de cálcio, corticosteróide e microesférulas por microscopia eletrônica.

Quadro 62.1 – Classificação do líquido sinovial.

Aspecto	Normal	Grupo I	Grupo II	Grupo III	Grupo IV
Cor	Amarelo-palha	Xantocrômico	Xantocrômico	Branco	Vermelho
Limpidez	Transparente	Transparente	Opaco	Opaco	Opaco
Viscosidade	Alta	Alta	Baixa	Baixa	Baixa
Coágulo	Firme	Firme	Pobre	Pobre	Pobre

3. Bacterioscópico (cultura geral) – a pesquisa direta de bactérias deve ser feita minuciosamente, pois elas são observadas apenas em processos infecciosos e em pouca quantidade dispersas no líquido. As culturas devem ser feitas em meios apropriados para bactérias aeróbias e anaeróbias, micobactérias típicas e atípicas, e fungos.

4. Citológico com diferencial (neutrófilos, linfócitos, células neoplásicas) – um líquido normal apresenta pequeno número de células, quase exclusivamente linfócitos. No processo inflamatório, aumenta o número de células, com predomínio de neutrófilos. Grandes aumentos são vistos nas artrites sépticas (pus) e na gotosa. Quando o derrame é hemorrágico, na ausência de traumatismo suspeita-se de doenças hematológicas neoplásicas e hemofilia. Nos quadros inflamatórios crônicos, apesar de ainda ser elevada a quantidade de células, inverte-se novamente a relação, com predomínio de linfócitos.

De acordo com o aspecto do líquido sinovial nos processos inflamatórios, ele pode ser classificado conforme quadro 62.1, apresentado acima.

De acordo com a citologia, glicose e proteínas, o líquido é classificado em três grupos, conforme tabela 62.2.

Tabela 62.2 – Classificação do líquido sinovial quanto ao conteúdo de glicose e proteínas.

	Grupo I	Grupo II	Grupo III
Leucócitos (mm^3)	< 2.000	2.000-40.000	> 50.000
Polimorfo (%)	25	75	90
Linfócito (%)	75	25	10
Proteínas (g/L)	< 3	> 3	> 3
Glicose (g/L)	Normal	> 25	< 25

As doenças reumáticas apresentam distribuição de acordo com as características do líquido sinovial (Quadro 62.2).

Quadro 62.2 – Classificação das doenças reumáticas de acordo com o líquido sinovial.

Grupo I	Grupo II	Grupo III	Grupo IV
Osteoartrite Traumatismo Osteocondrite Osteonecrose Esclerodermia Amiloidose	Artrite reumatóide Artrite psoriática Artrite viral Febre reumática Síndrome de Reiter	Infecção Gota Pseudogota	Traumatismo Doença de Charcot Hemofilia Pós-anticoagulante

ANAMNESE

O primeiro contato entre médico e paciente está envolto em uma complexa atmosfera emocional. As expectativas de ambos são diferentes e antagônicas. De um lado, o paciente carregando toda sua angústia e incerteza de que vai encontrar alguém que resolva um problema que pode já vir se arrastando por muitos anos e que dificulta seu relacionamento em todas as áreas, desde a afetiva e íntima até com o meio ambiente e profissional, envolvendo aspectos socioeconômicos, de fundamental importância no mundo atual. Do outro lado, um profissional que necessita deixar de lado toda a problemática pessoal para ficar atento apenas ao que vai ouvir e proceder o exame seqüencial adequado. Ultrapassada essa etapa, o relacionamento médico-paciente vai ser favorável e a confiança adquirida pelo paciente já representa o primeiro passo para sua recuperação. Inicialmente é preciso ouvir sem interrompê-lo, para que ele possa exteriorizar não só sua queixa objetiva, mas também todo seu medo e angústia. A percepção de que ele está falando aspectos desinteressantes e desnecessários bloqueia seu relacionamento com o médico. Este tem que manter uma neutralidade, ouvindo naturalmente, sem demonstrar maior ou menor interesse em certos pontos da história. Sentar alternadamente na ponta ou no fundo da cadeira, com olhar interessado e outras vezes não, transmite insegurança ao paciente durante seu relato.

A observação ao paciente começa no instante em que ele entra na sala de exame. Sua maneira de andar e sentar pode revelar um sofrimento decorrente desses movimentos. Seu olhar, postura e expressão revelam a carga emocional trazida pelo encontro. Referir-se inicalmente a um defeito observado no paciente pode prejudicar a relação se ele possuir vergonha ou complexo desse defeito, principalmente se esse não estiver relacionado ao motivo da consulta. A seguir, o interrogatório a ser feito pelo médico deve ser ordenado de acordo com a importância dada pelo paciente. Se a queixa foi de que ele não consegue andar devido à dor nos joelhos e passa a ser imediatamente inquerido sobre se teve inflamação no olho ou se surgiram aftas, a mensagem transmitida é de que o médico está atrás de um diagnóstico brilhante e não realmente interessado em resolver seus sintomas.

Diálogo inicial – identificação: nome, idade, sexo, raça, estado civil, naturalidade, nacionalidade, profissão e hábitos de vida. Além de conhecer as características pessoais do paciente, cada item pode sugerir um determinado grupo de doenças. Uma criança, um adulto jovem ou um adulto com idade superior a 60 anos apresentam diferentes doenças, além de que as informações adicionais de sexo, raça e hábitos de vida podem propiciar dados que orientem melhor no diagnóstico.

QUEIXA PRINCIPAL OU MOTIVO DA CONSULTA

É importante iniciar a consulta dirigindo a pergunta, pois, muitas vezes, devido à complexidade das queixas, o paciente não consegue expor o motivo principal de sua consulta. A partir desse ponto ele vai relatar seus sintomas, quando eles iniciaram e como se desenvolveram até a fase atual. Muitos pacientes, devido à sua prolixidade, não conseguem expor claramente seus problemas. Nesse ponto, o médico deve atuar sem ser imperativo, para não inibir o paciente. Assim, colher uma história e conduzi-la corretamente exigem conhecimento e arte.

INTERROGATÓRIO DIRIGIDO ÀS QUEIXAS RELEVANTES

Nessa etapa, procura-se dar ênfase aos dados principais e tentar agrupá-los com perguntas dirigidas. Nesse ponto já é necessário um conhecimento científico sólido para construir as primeiras hipóteses diagnósticas. Em um consultório reumatológico, praticamente todos os pacientes têm como queixa principal a dor articular. A diferenciação entre artralgia e artrite é feita pela presença ou não de aumento de volume, calor ou rubor local. Entretanto, somente pela história nem sempre é possível fazer essa diferenciação ou mesmo afastar um quadro exclusivamente extra-articular. A intensidade da dor é facilmente percebida durante o relato. Pelo tempo decorrido desde o início dos sintomas, identifica-se o quadro como agudo ou crônico. Procura-se saber ainda quantas juntas estão afetadas (mono, oligo ou poliartrite), se simétrica ou assimétrica, se aditiva, migratória ou recorrente, se periférica de grandes e/ou pequenas articulações e/ou axial e se a dor tem início com o repouso ou depois de algumas horas de movimentação. O caráter da dor é extremamente variado (latejante, queimação, ferroada, peso, pressão, agulhada etc.) e isoladamente fornece poucos elementos para induzir um diagnóstico, excluindo a latejante aguda que aparece mais comumente na gota ou na artrite infecciosa. Essas características de dor passam a ter um valor mais significativo quando não relacionadas à articulação, como queimação ou ferroada, sugerindo um processo neurológico periférico.

Ainda durante o relato, o paciente pode referir fraqueza, dificuldade para pentear-se ou subir escadas, elementos que permitem supor um comprometimento muscular. A descrição de um traumatismo precedendo o início dos sintomas induz ao diagnóstico de lesão mecânica.

INTERROGATÓRIO SOBRE OS DIVERSOS APARELHOS

Essa parte do exame é a mais extensa e demorada, pois refere-se a todos os sistemas e aparelhos do organismo. Pode ser constatado que o paciente é portador de uma doença responsável pelos sintomas articulares, isto é, as queixas articulares são secundárias a uma doença sistêmica e não é um processo reumático *per si*. Isso implica uma abordagem e conseqüente tratamento totalmente oposto, devendo ser feito em conjunto com um profissional da área correlata.

CABEÇA – a presença de cefaléia unilateral com hiperestesia do couro cabeludo do mesmo lado é observada nos pacientes com arterite temporal (arterite de células gigantes), cujo acometimento vascular pode precipitar cegueira de instalação súbita, muitas vezes irreversível. Claudicação à mastigação é outro sintoma importante nessa doença.

O olho pode ser acometido de várias maneiras. A diminuição na produção de lágrima, assim como de saliva, ocorre por processo inflamatório de auto-agressão que provoca destruição da arquitetura das glândulas salivares e oculares. Aparece na síndrome de Sjögren que, além do quadro articular simétrico semelhante à artrite reumatóide, acomete outras vísceras, principalmente pulmão, fígado e sistema nervoso periférico. Após alguns anos, muitos desses pacientes desenvolvem neoplasia, destacando-se o linfoma não-Hodgkin. A uveíte anterior bilateral e concomitante é observada na artrite reumatóide juvenil, enquanto a forma unilateral ou bilateral alternada é vista nas espondiloartropatias soronegativas. A uveíte posterior com acometimento, principalmente venoso, associado à grande exsudação na câmara anterior do olho, é observada na doença de Behçet, uma entidade mórbida que acomete vários órgãos e cuja região-alvo são os vasos de pequeno calibre. A inflamação da retina pode revelar exsudatos e pontos hemorrágicos, alterações presenciadas em pacientes com lúpus eritematoso sistêmico. A esclerite ou episclerite ocorre nos portadores de doença autoimune, como doença inflamatória intestinal (doença de Crohn), policondrite recorrente (doença que acomete basicamente a cartilagem nasal e o pavilhão auricular) e lúpus eritematoso sistêmico. Úlceras no palato oral são encontradas em pacientes também com lúpus eritematoso sistêmico e decorrem de vasculite. A presença de aftas orais, acompanhadas ou não de genitais, representa um dos sinais maiores para o diagnóstico de doença de Behçet. A mucosa nasal também pode apresentar ressecamento devido à síndrome de Sjögren ou, então, a formação de crostas sanguinolentas associadas à sinusite, presente na granulomatose de Wegener. A disfagia alta, devido ao comprometimento da faringe posterior e terço superior do esôfago, ocorre na dermatomiosite.

TÓRAX – manifestações clínicas de dor à inspiração, tosse com ou sem secreção, dispnéia e falta de ar ca-

565

racterizando as alterações pleuropulmonares acontecem na grande maioria das doenças auto-imunes sistêmicas. Elas precedem ou acompanham a progressão da doença. A dor pleurítica de natureza inflamatória pode ter, como conseqüência, a formação de extenso derrame pleural (serosite) que ocorre no lúpus sistêmico mais freqüentemente do que na esclerose sistêmica, artrite reumatóide, polimiosite e dermatomiosite. Com relação ao acometimento pulmonar, ele é extremamente variado. Podem ocorrer alterações intersticiais evoluindo para fibrose, infiltrados alveolares, presença de nódulos (único ou múltiplos), bronquiectasias e aparecimento de neoplasias. O quadro de fibrose evolui lentamente da base para os ápices, com insuficiência respiratória progressiva de difícil controle, como ocorre na esclerose sistêmica. As alveolites podem ser hemorrágicas, provocando escarros hemoptóicos ou hemoptise. Os nódulos são observados na artrite reumatóide, granulomatose de Wegener, sarcoidose aguda e neoplasia, enquanto essas duas últimas podem apresentar adenomegalias no mediastino. A presença de dispnéia aos esforços e palpitação é indicativa de falência cardíaca devido à inflamação de uma de suas estruturas. O coração pode apresentar alterações tais como atrito pericárdico e abafamento das bulhas (serosite), taquicardia com terceira bulha constante e arritmias (miocardiopatia) e sintomas de isquemia coronariana (vasculite). Essas três alterações são vistas no lúpus eritematoso sistêmico. A inflamação das válvulas, principalmente mitral e aórtica, está presente na febre reumática e no lúpus sistêmico. A vasculite coronariana é a mais grave das manifestações da doença de Kawasaki ocorrendo, entretanto, em um pequeno número de casos. Os grandes vasos da base (aorta e seus ramos) sofrem inflamação de sua parede (endotélio, camada muscular e adventícia) com aparecimento de estenose e formação de aneurismas (arterite de Takayasu). O desaparecimento do pulso radial no membro afetado, assim como a presença de sopro carotídeo, são características clínicas da doença.

A disfagia é uma queixa bastante freqüente nos portadores de esclerose sistêmica. Ela ocorre após alguns segundos da deglutição e manifesta-se como dor retroesternal que pode cessar após a passagem do alimento pela cárdia. Ela é progressiva, permitindo a passagem de alimentos sólidos no início e, posteriormente, somente líquidos. É um acometimento grave que conduz à desnutrição com caquexia.

ABDOME E PÉLVIS – queixas abdominais ocorrem freqüentemente nos portadores de processos reumáticos. Qualquer uma das estruturas intra-abdominais pode estar acometida, sendo que as queixas, em geral, são vagas e imprecisas. Mesmo uma anamnese minuciosa muitas vezes não localiza a causa dos sintomas. Dores difusas decorrem de serosite (peritonite), perturbações gastrintestinais, distensão esplênica ou hepática (hepatite ou acúmulo de líquido), pancreatite e isquemia transitória das alças intestinais. Os sintomas podem ter origem de uma doença reumática propriamente dita ou ser decorrente de medicamentos ministrados, principalmente antiinflamatórios e imunossupressores.

As serosites ocorrem principalmente no lúpus eritematoso sistêmico, na febre do Mediterrâneo e na púrpura de Henoch-Schönlein. Muitas vezes, os quadros simulam abdome agudo cirúrgico, o que torna bastante difícil o diagnóstico diferencial.

As alças intestinais sofrem isquemia devido à vasculite dos vasos mesentéricos. O quadro clínico pode ser bastante dramático devido à necrose e à distensão das alças.

A queixa de dor lombar traduz um comprometimento do sistema musculoesquelético, mas também pode ser proveniente de inflamação dos rins. A dor é difusa, incaracterística, e o diagnóstico de glomerulonefrite é corroborado pelos achados urinários de hematúria e proteinúria. A nefrite ocorre em várias doenças reumáticas como no lúpus sistêmico e nas vasculites sistêmicas (poliarterite nodosa, poliangiíte microscópica, granulomatose de Wegener e púrpura de Henoch-Schönlein).

As queixas devido às alterações dos órgãos intrapélvicos estão relacionadas mais freqüentemente às mulheres. Irregularidade menstrual e amenorréia são as queixas mais referidas. Elas ocorrem tanto devido à doença como à medicação imunossupressora utilizada.

Os órgãos genitais externos podem manifestar alterações de pele como vasculites e expressam-se como úlceras, púrpuras ou descamações, podendo ser dolorosas ou não. Assim é clássico o espessamento e descamação com hiperemia circunscrita na glande peniana, na balanite circinata da síndrome de Reiter, assim como as úlceras vaginais ou penianas indolores da síndrome de Behçet. Poderíamos citar também nas DST que podem cursar com artralgia e artrite, como a lues e a vulvovaginite ou uretrite da gonorréia.

MEMBROS SUPERIORES – as queixas mais freqüentes são: adormecimento, formigamento, queimação, extremidades frias e edema ou alterações de coloração das mãos. Elas são devidas ao comprometimento dos nervos periféricos ou deficiência circulatória arterial. As parestesias observadas nas mãos são decorrentes de compressão do nervo mediano no nível do túnel do carpo. Traumatismos repetitivos, sinovite dos tendões flexores da mão, hipotireoidismo e fibrose idiopática são as causas mais encontradas na prática clínica. A dor pode irradiar-se no sentido proximal até o cotovelo, dificultando o diagnóstico. O inchaço das mãos ocorre nas fases iniciais da esclerose sistêmica, na artrite reumatóide e, quando acompanhado de dor difusa intensa, suspeita-se de distrofia simpática reflexa (atrofia de Sudeck).

Os quadros isquêmicos, com diminuição do pulso radial, podem ocorrer nas artérias de grande calibre (umeral e radial), como na arterite de Takayasu. Quando os vasos menores são afetados, observa-se vasculite dos vasos nutrientes dos nervos (*vasa nervorum*) e o quadro neurológico decorrente é de multineurite assimétrica sensitivomotora (mononeurite multiplex), observado principalmente na poliarterite nodosa e na crioglobulinemia mista. O fenômeno de Raynaud é devido à hiper-reatividade vascular que ocorre quando as mãos são expostas a baixas temperaturas. O vasoespasmo ocasiona as três fases do processo. Inicialmente as mãos ficam pálidas devido à isquemia, seguida de cor arroxeada pela hipóxia e finalmente avermelhada pela reperfusão. Quanto maior o tempo da fase cianótica (hipóxica), maior a probabilidade de ocorrer necrose tecidual distal. Ele pode ser isolado ou associado a doenças auto-imunes. Dentre elas, sua presença é mais freqüente na esclerose sistêmica, seguida da doença mista do tecido conjuntivo.

MEMBROS INFERIORES – as queixas mais freqüentes são decorrentes de alterações circulatórias e neurológicas. A obstrução nos vasos maiores provoca um quadro de claudicação intermitente em que, após uma curta caminhada, surge dor intensa nas panturrilhas que cessa com o repouso. Pode haver queda dos pêlos das pernas e surgir feridas nos artelhos, de difícil cicatrização. Esse quadro, associado à presença de flebites repetitivas, sugere fortemente o diagnóstico de tromboangeíte obliterante. Quando o acometimento é de pequenos vasos, o quadro é semelhante ao dos membros superiores, com presença de mononeurite multiplex. Observa-se edema mais acentuado e dificuldade de deambulação, principalmente quando ocorre lesão motora dos músculos flexores do pé (pé caído).

PELE E FÂNEROS – a colheita de dados clínicos sobre as modificações desses tecidos é muito importante na anamnese de um paciente com queixas reumáticas. O aparecimento de manchas avermelhadas na pele exposta à luz solar faz suspeitar de lúpus eritematoso sistêmico. Elas têm preferência pelo rosto, em especial no dorso do nariz e na região malar, dando o aspecto de "asa de borboleta". A exposição prolongada aos raios solares origina lesões eritematobolhosas profundas que deixam cicatrizes após tratamento. As lesões do lúpus discóide têm aspecto diferente, pois são elevadas e descamativas. Na raça negra, essas lesões evoluem com hipercromia.

As queixas de um paciente que apresenta dados sugestivos de esclerose sistêmica são de endurecimento da pele das mãos e rosto na forma limitada, e em todo o corpo na forma difusa. Refere que a pele ficou mais escura, a boca abre com dificuldade (microstomia) e desaparecem as rugas da face que ficou mais lisa. Quando a queixa é de lesões hipercrômicas localizadas no tronco, abdome, braços ou pernas, a suspeita é de esclerodermia localizada (*morphea*).

O aparecimento súbito de pequenas pápulas vinhosas descamativas nos membros inferiores e nádegas sugere o diagnóstico de púrpura de Henoch-Schönlein, enquanto dor associada a lesões nodulares eritematosas localizadas no subcutâneo da regial pré-tibial é característica de eritema nodoso.

A queda progressiva de cabelos em mulher jovem, na ausência de um fator desencadeante conhecido, é sugestiva de lúpus sistêmico, principalmente se acompanhada de febre e manchas eritematosas em pele ex-

posta aos raios solares. Nessa doença, muitas vezes a queda é provocada por medicamentos utilizados no tratamento (quimioterápicos).

QUEIXAS GERAIS

Três pontos importantes não podem deixar de ser indagados ao paciente.

FEBRE – a presença de febre em algum momento ou durante todo o tempo desde o início do quadro pode orientar o diagnóstico. Se for diária, acompanhada de picos elevados com calafrio e sudorese, sugere origem infecciosa do processo. Se for baixa, persistente e assintomática em um paciente com idade mais avançada, deve ser feita investigação à procura de processo neoplásico. Os processos reumáticos em geral podem apresentar febre de natureza inflamatória inferior a 38°C, enquanto no lúpus eritematoso sistêmico em atividade, doença de Still e nas vasculites sistêmicas é freqüente observarem-se temperaturas elevadas, em torno de 39°C.

EMAGRECIMENTO – a perda progressiva de peso pode ter múltiplas origens, tais como falta de apetite devido à dor persistente ou à medicação em uso, e a natureza crônica do processo ser tanto inflamatória como infecciosa. Quando a perda é muito rápida em paciente com idade superior a 60 anos, deve-se afastar doença neoplásica.

FRAQUEZA – a presença de emagrecimento ou febre persistente pode provocar fraqueza. Ela é progressiva, expressando-se como cansaço, e tem como fatores agravantes a anemia, o comprometimento visceral (coração e pulmão) e a depressão associada. Quando o processo acomete primária ou secundariamente os músculos (miopatia ou neurite periférica), a perda da massa muscular é responsável pelo sintoma.

ANTECEDENTES PESSOAIS

Nessa parte do interrogatório são avaliados diferentes aspectos da vida pregressa do paciente, como sua procedência, hábitos de vida, atividade profissional e comorbidades. Os lugares onde viveu anteriormente ao início da doença podem estar relacionados a doenças endêmicas (malária, esquistossomose, febre amarela, leishmaniose) ou mesmo epidêmicas (surto de enterocolite por contaminação alimentar, surto de hepatite viral). As manifestações reumáticas apresentadas podem ser secundárias a uma dessas infecções (artrite reativa). Os hábitos de vida sexuais têm grande importância em reumatologia devido às complicações decorrentes de uretrite (artrite gonocócica, síndrome de Reiter e artrite reativa) e manifestações musculares e articulares observadas na AIDS. A lues secundária também pode expressar-se com artralgias e lesões cutâneas que, em uma mulher jovem, pode ser confundida com lúpus sistêmico. Certas atividades (social, esportiva, profissional) estão relacionadas a algumas doenças, como exposição solar contínua (lúpus eritematoso sistêmico), atividade dentro de frigoríficos (esclerose sistêmica), esforço muscular (tendinites, lombalgia, LER) e abuso no consumo de álcool (gota).

ANTECEDENTES FAMILIARES

Os dados obtidos sobre os familiares podem fornecer informações importantes que ajudem no diagnóstico da enfermidade do paciente. A presença em familiares de hipertensão arterial, gota, dislipemia auxiliam no diagnóstico de doenças metabólicas. Aparentados consangüíneos com doença auto-imune, como tireoidite de Hashimoto, lúpus sistêmico, artrite reumatóide, doença ligada à presença de HLA-B27, direcionam a investigação de um paciente jovem com queixas articulares. Doenças infecciosas crônicas em familiares, como lepra e tuberculose, assim como a presença de hemoglobinopatias, aumentam o espectro de doenças que entram no diagnóstico diferencial. Desse modo, as informações sobre doenças em familiares visam salientar os aspectos genéticos que participam nas doenças reumáticas.

O quadro 62.1 sintetiza o diagnóstico diferencial das artrites agudas e crônicas.

CASOS CLÍNICOS

CASO 1. Paciente de 65 anos de idade, sexo feminino, obesa, há cinco anos apresentando dores em joelhos, tornozelos, coxofemorais, região cervical e lombossacral. Nega sinais flogísticos, queixando-se de piora ao final do dia e melhora após uso de analgésicos, antiinflamatórios e repouso. Refere que os joelhos falseiam ao andar. Há três anos notou o aparecimento de dor e deformidades nas pontas dos dedos que não impedem os afazeres rotineiros diários. Nega febre. Exame clínico: nódulos de Heberden e Bouchard nos dedos das mãos. Pequeno derrame no joelho direito, sem calor ou rubor. Discreto varismo dos joelhos, cuja palpação detecta crepitação patelofemoral. Coluna: escoliose discreta. Teste de Schöeber negativo e de Ramond positivo paravertebral lombar à esquerda. Exames laboratoriais normais. Radiografia de coluna dorsal, lombar e cervical: presença de osteófitos; mãos: aumento de den-

Quadro 62.1 – Diagnóstico diferencial e estruturas acometidas das principais artropatias.

Estrutura	Doença	Dados clínicos	Exame clínico	Exames subsidiários
Extra-articular	Tendinite LER Bursite	Lesão aguda ou traumatismo de repetição (LER)	Dor no ponto da lesão ou à sua movimentação	VHS normal
Cartilagem	Osteoartrite	> 50 anos, feminino, artrite das juntas que suportam peso, grandes e pequenas, piora vespertina	Joelhos, coxofemorais, coluna lombar, mãos (IFD e IFP), inflamação grau I, nódulos de Heberden e Bouchard	VHS normal Radiografia: osteófitose, ↓ espaço articular
Sinóvia (auto-imune)	Artrite reumatóide	> 40 anos, feminino, poliartrite crônica simétrica progressiva com deformidade	IFP, MCF, punhos, joelhos, cotovelos, coluna cervical, ATM, dedo em fuso (IFP), desvio ulnar do carpo, dedo "em abotoeira" e "pescoço de cisne"	FR positivo VHS elevado Radiografia: cistos subcondrais, osteoporose, ↓ espaço articular, luxações
	Lúpus eritematoso sistêmico	Idade fértil, feminino, artrite migratória, lesões na pele	"Asa de borboleta", alopecia, artrite, edema, alteração visceral (coração, pulmão, rins)	FAN, anticorpos anti-DNA nativo e anti-Sm positivos, complemento ↓, urina alterada
Sinóvia infecção	Séptica	Qualquer idade, monoartrite aguda	Intensa inflamação articular	Líquido sinovial: inflamatório, com presença de bactérias
metabólica	Gota	> 30 anos, masculino, etilista, monoartrite aguda (1ª MTF: podagra), poliartrite crônica assimétrica	Podagra: MTF. Aguda: intensa inflamação articular Crônica: destruição articular tofos	Líquido sinovial: inflamatório com cristais de urato Radiografia: lesão sacabocado
Sinóvia ligamento	Espondilite anquilosante	> 20 anos, masculino, sacroileíte, lombalgia	Sacroileíte, entesite, teste de Shöeber positivo, posição de esquiador	HLA B-27 positivo
Partes moles	Fibromialgia	Dor generalizada	"Tender points" presentes	Exames normais
Músculo	Dermatopolimiosite	Fraqueza muscular eritema periorbicular	Força muscular diminuída das cinturas pélvica e escapular	Enzimas musculares ↑ (CPK, aldolase, TGO, DHL), ENMG, biópsia muscular

IFD = interfalangeanas distais; IFP = interfalangeanas proximais; MCF = metacarpofalangeanas; ATM = articulação temporomandibular; MTF = metatarsofalangeanas; VHS = velocidade de hemossedimentação; FR = fator reumatóide; FAN = fator antinúcleo; CPK = creatinofosfoquinase; TGO = transaminase glutâmico-oxalacética; DHL = desidrogenase láctica; ENMG = eletroneuromiografia.

sidade óssea do osso subcondral com erosão das cartilagens no nível das articulações interfalangeanas proximal e distal; joelhos: diminuição no espaço patelofemoral com erosões do osso subcondral.

Discussão: trata-se de osteoartrite. A idade, artropatia crônica, a ausência de sinais inflamatórios na maioria das articulações com pequeno derrame em joelhos, as provas laboratoriais normais e as alterações radiológicas encontradas confirmam o diagnóstico de osteoartrite. As dores que pioram com a deambulação, obrigando o repouso prolongado, acentuam a atrofia muscular secundária. A medicação utilizada tem apenas função analgésica e a fisioterapia tem papel muito importante na recuperação desses pacientes (Fig. 62.3).

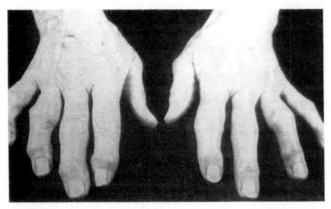

Figura 62.3 – Osteoartrite em dedos das mãos. Nódulos de Heberden (IFD) e Bouchard (IFP).

CASO 2. Paciente de 45 anos de idade, sexo feminino, há dois anos com artrite de mãos e pés, região cervical e articulação temporomandibular (ATM), com padrão aditivo e tendência à cronificação, evoluindo com limitação de movimentação das mãos e pescoço. Acometimento preferencial das interfalangianas proximais (IFP) e metacarpofalangeanas (MCF), poupando interfalangeanas distais (IFD). Rigidez matinal superior a 1 hora. Durante a mastigação, refere crepitação de mandíbula. Exame clínico: sinovite crônica de IFP (dedos em forma de fuso) e seqüelas "em pescoço de cisne". Sinovite de MCF e punhos, com atrofia da musculatura interóssea. Desvio ulnar do carpo. Limitação da movimentação de pescoço e da abertura da boca (até dois dedos) e crepitação à movimentação da ATM. Exames laboratoriais: anemia discreta, velocidade de hemossedimentação e proteína C reativa elevadas e fator reumatóide positivo. Radiografia de mãos: rarefação óssea periarticular, cistos subcondrais com pinçamento articular, erosões no osso subcondral das articulações MCF e IFP e radiocárpica, provocando luxações.

Discussão: diagnóstico de artrite reumatóide. Mulher com idade superior a 40 anos, poliartrite crônica simétrica, poupando IFD, com rigidez matinal. A forma agressiva da doença é observada pela destruição articular em apenas dois anos, acontece em menos de 15%

dos casos e possuem o HLA-DR4. O tratamento é em geral ineficiente, não conseguindo deter a rápida progressão da doença. Em geral, entretanto, apresenta evolução mais lenta, com resposta favorável aos medicamentos, permitindo que o paciente se mantenha em atividade nas suas tarefas habituais (Fig. 62.4).

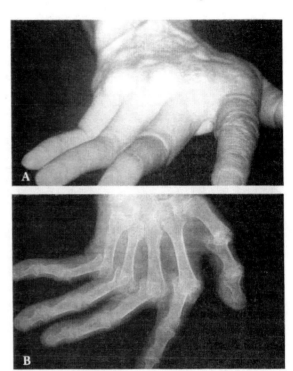

Figura 62.4 – A) Mão reumatóide. B) Radiografia de mão reumatóide.

CASO 3. Paciente de 55 anos de idade, sexo masculino, etilista, obeso, hipertenso e diabético, refere que há sete anos apresentou crise de artrite aguda com hiperemia intensa ao nível da primeira MTF, que cessou completamente após uma semana com o uso de antiinflamatórios. A partir dessa data passou a ter crises semelhantes duas vezes por ano, e nos últimos dois anos, as crises ficaram mais freqüentes, passando a ter quadro semelhante em tornozelo direito e joelho esquerdo, sendo que as crises permaneciam por mais de dois meses apesar do tratamento. Notou também o surgimento de nódulos em pavilhão auricular e na face extensora dos cotovelos. Correlacionou as crises com ingestão moderada de álcool ou após se alimentar com frutos do mar. Além disso, apresentou em duas ocasiões cólica nefrética, tendo expelido cálculos. Na história familiar referiu que seu pai e um tio eliminaram cálculos renais em várias ocasiões. Exame clínico: PA 180 x 100mm Hg, deformidade da articulação MTF do hálux direito com hiperemia local e presença de nódulos subcutâneos nas áreas descritas pelo paciente. Exames laboratoriais: ácido úrico 10mg% e colesterol elevado, sendo os demais exames normais. Radiografia da MTF: erosão tipo "saca-bocado" com borda radioluscente.

569

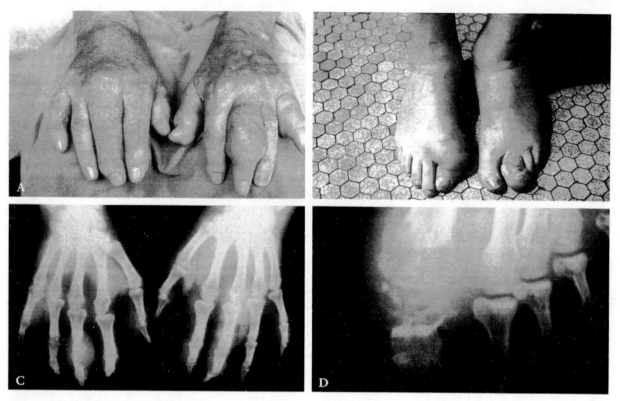

Figura 62.5 – A) Mãos. B) Pés. C) Radiografia de mãos de paciente com gota crônica. D) Radiografia de pés de paciente com gota crônica.

Discussão: trata-se de gota. Essa doença ocorre no sexo masculino e raramente em mulheres no período pré-menopausa. A herança genética é corroborada pela incidência de gota em familiares próximos e está geralmente associada a dislipidemia, diabetes e hipertensão arterial. Dieta rica em purinas e ingestão aumentada de álcool são fatores desencadeantes da crise. No paciente não tratado, a doença torna-se crônica com ácido úrico acumulando-se nos tecidos e nas articulações, formando tofos. A partir desse momento, as crises são permanentes e de difícil controle. O ácido úrico é eliminado pelos rins e sua precipitação dá origem à formação de cálculos. Em casos avançados pode ocorrer evolução para insuficiência renal. Quando existem dúvidas sobre o diagnóstico, a punção articular está indicada, pois revela cristais de urato intra e extracelulares em líquido sinovial com alta celularidade de polimorfonucleares. Deve-se considerar ainda que o nível normal ou baixo de ácido úrico não exclui o diagnóstico de gota (Fig. 62.5).

CASO 4. Paciente de 25 anos de idade, sexo feminino, refere que nos últimos três meses vem apresentando dores articulares migratórias de grandes articulações, com resposta parcial ao uso de antiinflamatórios não-hormonais. No último mês observou "vermelhidão" em face e braços, principalmente durante o dia, associado à queda de cabelos, e há três dias apresentou dispnéia e edema de face. Exame clínico: eritema facial "em asa de borboleta", edema bipalpebral, anemia e alopecia difusa. Pressão arterial 150 x 110mm Hg, freqüência cardíaca 110bpm. Apresenta artrite de punho direito e joelho esquerdo, com artralgia em mãos e tornozelos. Pulmões com estertores finos basais bilaterais e edema de membros inferiores. Exames laboratoriais: pancitopenia, hemossedimentação elevada, fator antinúcleo positivo, anti-DNA positivo, anti-Sm positivo e complemento total, C3 e C4 em níveis baixos. A biópsia de pele mostra vasculite leucocitoclástica, cuja imunofluorescência confirma a presença de IgG e C3.

Discussão: lúpus eritematoso sistêmico. A presença de artrite, lesão cutânea e renal, fator antinúcleo positivo, pancitopenia e presença de anti-DNA e anti-Sm reúne 6 dos 11 itens do critério de classificação, necessários para considerar o paciente como portador de lúpus eritematoso sistêmico (o mínimo necessário é 4). Das alterações apresentadas pela paciente, a mais grave é a renal, pois o quadro sugere um componente nefrítico (edema palpebral, anasarca e hipertensão arterial). Nesses casos, muitas vezes é preciso uma biópsia renal para orientar melhor o tratamento. A histopatologia cutânea confirma a participação do sistema imune na patogenia da doença, pois há evidências de depósito de imunocomplexos no nível da lesão (IgG e C3). A presença de anti-DNA e complemento baixo indica atividade da doença e o anti-Sm é um anticorpo específico do lúpus. O caso apresentado tem um prognóstico muito grave devido ao surgimento de lesão visceral (renal e pulmonar) em apenas três meses de doença (Fig. 62.6).

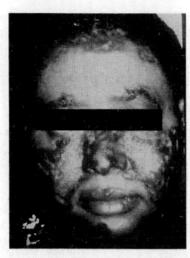

Figura 62.6 – Fácies "em asa de borboleta" de paciente com lúpus eritematoso sistêmico.

CASO 5. Paciente de 15 anos de idade, sexo masculino, há um mês apresentou infecção de garganta e há 15 dias quadro de poliartrite aguda migratória de grandes articulações. Há sete dias notou palpitação e dispnéia. Exame clínico: artrite de joelho e cotovelo direitos. Exame cardiológico: freqüência cardíaca de 125bpm, B_3 fixa, presença de sopro holossistólico em foco mitral com reforço protomesossistólico, irradiado para axila; B_1 hiperfonética com sopro diastólico em ruflar com reforço pré-sistólico em foco mitral. Presença de estertores finos em bases e ortopnéia. Nódulo em face extensora de punho, com 0,5cm de diâmetro, pouco doloroso e com discreto eritema. Exames subsidiários: eletrocardiograma (taquicardia sinusal, aumento de intervalo PR e QT), hemossedimentação e proteína C reativa elevadas, e anticorpos antiestreptolisina (ASLO) aumentados.

Discussão: diagnóstico de febre reumática. Quadro clínico de comprometimento pancardíaco (pericárdio, miocárdio, endocárdio), cujo sintoma mais comum é a taquicardia em repouso, com seqüelas valvares mais tardiamente. A seqüela valvar mais comum é a dupla lesão mitral, seguida do acometimento de válvula aórtica. Raramente aparecem nódulos subcutâneos, eritema *marginatum* e coréia. O quadro articular, apesar de muito intenso, não deixa seqüelas.

CASO 6. Paciente de 50 anos de idade, sexo masculino, branco, comerciante, há três meses apresentou fraqueza de braços (para pentear cabelos e pegar objetos em prateleiras elevadas), dificuldade para subir escadas e levantar-se da cadeira. Há duas semanas, após exposição solar, notou lesão avermelhada na face, com predomínio nos olhos e perioral. Nega prurido ou ardor. Há um mês, odinofagia a alimentos sólidos. Refere emagrecimento discreto e artralgia em joelhos e punhos. Há um dia dor e edema de tornozelo direito. Exame clínico: presença de lesão eritematoviolácea em pálpebra superior, inferior e sulco nasogeniano, hiperemia descamativa na face extensora das articulações dos cotovelos e dedos das mãos e diminuição da força muscular em cinturas pélvica e escapular. Não refere dor à palpação muscular e apresenta artrite de tornozelo direito. Exames laboratoriais: aumento das enzimas musculares (CK, aldolase, deidrogenase, TGO).

Discussão: trata-se de dermatopolimiosite. A doença ocorre principalmente em homens e em duas faixas etárias: crianças e adultos com idade superior a 45 anos. Com idade superior a 50 anos, pode ser uma manifestação paraneoplásica. O paciente apresenta lesões cutâneas características em face exposta com fotossensibilidade denominadas de heliótropo (eritema violáceo em pálpebras) e Gottron (eritema em face extensora das articulações). A artralgia é mais freqüentemente observada do que a artrite. Quando essa ocorre e de forma monoarticular, como no caso relatado, deve-se afastar a hipótese de artrite séptica. O comprometimento esofágico é no terço superior e associado à incordenação do faringe. Desse modo, ao deglutir, o líquido ingerido reflui pelas narinas, constituindo-se em sinal característico da doença. A enzima muscular mais sensível de elevação é a creatinafosfoquinase (CK), seguida da aldolase, deidrogenase láctica e transaminases, e o diagnóstico é confirmado pela eletromiografia e biópsia muscular. As alterações histológicas observadas são: infiltração perivascular e endomisial por linfócitos T, necrose da fibra muscular acompanhada de regeneração da fibra.

CASO 7. Paciente de 52 anos de idade, sexo feminino, há dez anos com artralgia em mãos e punhos. Há cinco anos passou a apresentar dificuldades para flexionar os dedos, cujas extremidades ficam arroxeadas e com dormência por tempo prolongado, principalmente com exposição ao frio. Há três meses notou o aparecimento de feridas nos dedos e unhas acompanhadas de dor local. Concomitantemente, percebeu disfagia à deglutição. Há dois dias surgiu artrite de punho direito e cotovelo esquerdo. Exame clínico: presença de pele espessada em região frontal, antebraços e mãos; diminuição das pregas faciais e microstomia (abertura bucal limitada em dois dedos). Presença de fenômeno de Raynaud nas mãos com acrosclerose (dedos afunilados distalmente e subcutâneo fixamente aderido a planos profundos, em posições de "garra" ou "aranha") e ulcerações em polpas digitais, afilamento das extremidades dos dedos e artrite de punho direito e cotovelo esquerdo. Ausculta pulmonar com estertores finos bilateralmente.

Discussão: diagnóstico de esclerose sistêmica progressiva. A evolução lenta e progressiva com acometimento de face e membros distalmente caracteriza o subtipo chamado de esclerose sistêmica limitada. Essa forma clínica se inicia com fenômeno de Raynaud (R) e posteriormente vão surgindo as demais manifestações, como espessamento da pele, telelangiectasia (T), disfagia (E), esclerodactilia (S) e calcinose (C), caracterizando a síndrome de CREST. O anticorpo presente no soro é o anticentrômero, pois reage contra os antígenos específicos encontrados apenas nessa estrutura do cromossomo. O fato de a paciente apresentar alterações na ausculta pulmonar indica a necessidade de investigação mais minuciosa com provas de função e tomografia computadorizada. A introdução de terapêutica agressiva precoce, quando há comprometimento pulmonar, constitui-se em uma das tentativas para deter sua progressão. Essa forma clínica da doença tem evolução mais lenta do que a forma difusa, em que o comprometimento cutâneo é mais proximal, poupando a face, e no primeiro ano já ocorre comprometimento visceral, atingindo tubo digestivo, coração, pulmão e rins. O anticorpo presente no soro é o antiScl-70 (antitopoisomerase I). A sobrevida desses pacientes é mais curta e algumas vezes não ultrapassa um ano, principalmente quando acomete o sexo masculino (Fig. 62.7).

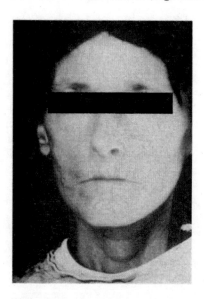

Figura 62.7 – Fácies de paciente com esclerodermia.

CASO 8. Paciente de 23 anos de idade, sexo feminino, iniciou há 10 dias artrite de mãos e punho esquerdo que migrou para o cotovelo direito e tornozelos, há três dias localizando-se no joelho direito com sinais inflamatórios intensos (vermelhidão, inchaço e dor). Nega amigdalites freqüentes ou leucorréia. Vida sexual ativa, parceiro único, não usa preservativo. Ciclos menstruais normais, sendo a última menstruação 15 dias antes do início do quadro. Exame clínico: febre (38°C) e presença de artrite em joelho direito. O exame ginecológico acusou a presença de leucorréia discreta amarelada, com dor de pequena intensidade ao toque ginecológico bimanual. Útero e anexos de tamanho e forma normais. Os exames laboratoriais mostraram sinais de infecção (hemograma com leucocitose desvio à esquerda e hemossedimentação elevada). A bacterioscopia da secreção genital revelou diplococos gram-negativos.

Discussão: diagnóstico de artrite gonocócica. A suspeita de uma doença sexualmente transmissível sempre deve ser feita quando uma paciente jovem com vida sexual ativa e sem nenhuma doença pregressa passa a apresentar um quadro febril com poliartrite aditiva ou migratória. A fixação em uma articulação com sinais inflamatórios intensos sugere fortemente artrite gonocócica. A presença do gonococo na secreção vaginal sugere a doença e o tratamento deve ser instituído imediatamente, mas o diagnóstico só é confirmado com o encontro do agente infeccioso dentro da articulação por meio de bacterioscopia direta ou por cultura em meios especiais.

CASO 9. Paciente de 8 anos de idade, sexo masculino, há cinco dias apresentou queda com ferimento do tornozelo esquerdo. Há três dias notou dor e aumento de volume no nível do cotovelo direito, acompanhado de febre. Exame clínico: temperatura de 38,5°C e presença de sinais inflamatórios com aumento de volume acentuado e impossibilidade da movimentação do cotovelo direito. Ferimento cortocontuso com secreção purulenta em tornozelo esquerdo.

Discussão: trata-se de artrite séptica. A concomitância do ferimento purulento e o aparecimento de artrite aguda sugerem fortemente artrite séptica. O diagnóstico deve ser precoce para prevenir uma lesão cartilaginosa e a destruição articular. A ultra-sonografia identifica o derrame e a punção articular com cultura permite identificar o agente agressor. Diante da suspeita infecciosa, a terapêutica antibiótica deve ser iniciada imediatamente após a colheita do líquido sinovial.

CASO 10. Paciente de 56 anos de idade, sexo feminino, datilógrafa, apresentou queixas de desconforto progressivo nas mãos nos últimos cinco anos, predominando no fim do dia e despertando à noite devido à dor e ao formigamento, principalmente nos dedos da mão direita. Fazia uso de antiinflamatórios com melhora discreta. Nos últimos meses notou perda de força e dormência em polegar, segundo e terceiro dedos da mão direita, sendo mantidos os movimentos dos dedos. Exame clínico: diminuição da sensibilidade tátil dos dedos afetados, teste de Phalen e sinal do Tinel positivos. A eletroneuromiografia mostra diminuição da velocidade de condução das fibras sensitivas e motoras correspondendo ao nervo mediano.

Discussão: diagnóstico de síndrome do túnel do carpo. Traumatismos repetitivos provocam edema nas bainhas dos tendões, comprimindo as estruturas próximas. A compressão do nervo mediano produz as sensações descritas pela paciente, de início apenas sensitivas e posteriormente acometendo as fibras motoras. Além de fatores mecânicos, essa síndrome pode ocorrer em artrite reumatóide (sinovite radiocárpica), hipotireoidismo (mixedema) e gota (tofo). A maioria dos casos operados revela uma sinovite inespecífica de etiologia indefinida.

CASO 11. Paciente de 34 anos de idade, sexo feminino, parda, desde criança apresenta crises de artrite em várias articulações (tornozelos, punhos, joelhos, ombros e mãos), com febre, dispnéia e dor abdominal. Foi internada várias vezes, recebendo oxigenoterapia e soros, com melhora após dois a três dias, sem seqüelas. Refere caso semelhante em um irmão (mas menos intenso) e em um tio. Nos últimos dias apresentou crise semelhante, acompanhada de vômitos e artrite de punho direito e ombro esquerdo. Diz ser portadora de anemia há muitos anos, sem resposta aos medicamentos ministrados. Exame clínico: apresenta-se descorada, altura de 1,50m e peso de 47kg; T = 37,8°C; artrite de punho direito e ombro esquerdo; abdome com dolorimento difuso sem indicação cirúrgica. Presença de úlceras cicatriciais em maléolos. Exames laboratoriais: anemia com leucocitose e a eletroforese de hemoglobina acusa presença de hemoglobina S.

Discussão: trata-se de anemia falciforme. Vários dados semiológicos apresentados orientam no diagnóstico da paciente, tais como raça, artrite, anemia, febre, dores abdominais, estatura, úlcera maleolar e história familiar. A maioria dos sintomas decorre da oclusão de vasos da microcirculação provocada pela presença da hemoglobinopatia S. Outras manifestações também são observadas, como necrose óssea, dactilite, necrose avascular da cabeça do fêmur e osteomielite por bactérias gram-negativas.

CASO 12. Paciente de 38 anos de idade, sexo masculino, branco, há um ano com artrite de joelho direito que progrediu para tornozelo esquerdo com períodos de melhora e piora com uso de antiinflamatórios. Concomitantemente, refere episódios recidivantes autolimitados de "alergia", com sensação de areia, ardor e vermelhidão nos olhos, tendo recebido tratamento tópico com vários colírios. Refere episódio de infecção de trato urinário tratado há dois anos, com três recidivas nesse período tratadas com antibióticos. Exame clínico: conjuntivite discreta bilateral, sinovite em joelho direito e tornozelo esquerdo, sem seqüelas. Dor à palpação de sacroilíaca direita, com limitação da flexão de coluna (teste de Schöeber positivo) e sinal de Lasègue negativo. Lesão eritematodescamativa palmoplantar, indolor não-pruriginosa.

Discussão: diagnóstico de síndrome de Reiter. Essa doença se caracteriza pela presença da tríade clássica de artrite, uretrite e conjuntivite. A artrite e a conjuntivite são decorrentes da resposta imunológica que ocorre na sinóvia e sem a presença do agente infeccioso. A primeira tende a evoluir cronicamente, podendo apresentar deformidades, e ocorre preferencialmente nos membros inferiores na forma oligoartrítica e assimétrica. A conjuntivite pode estar associada à uveíte de câmara anterior do olho. A síndrome de Reiter é semelhante à artrite reativa que se segue a uma infecção conhecida. Em geral, a síndrome ocorre após infecção urogenital ou intestinal. Os agentes das vias urinárias mais freqüentes são: *Chlamydia trachomatis, Ureaplasma urealyticum* e a *Neisseria gonorrhoeae*. Das infecções intestinais, destacam-se a *Salmonella typhimurium* e a *enteritidis, Shigella flexneri, Yersinia enterocolitica* e *Campylobacter jejuni*. A doença incide mais em homens com vida sexual ativa entre 20 e 40 anos de idade. Dois tipos de manifestações cutâneas ocorrem com freqüência: balanite circinada e a *Keratodermia blenorrhagicum*. As entesites (inflamação dos tendões em suas inserções) também fazem parte do quadro, sendo mais comum o acometimento do tendão de Aquiles. A coluna lombar e as articulações sacroilíacas são mais freqüentemente afetadas nos pacientes que apresentam a positividade do HLA-B27.

CASO 13. Paciente de 39 anos de idade, sexo feminino, do lar, há cinco anos com dores pelo corpo, diárias, contínuas, com períodos de discreta melhora. Refere também artralgias migratórias em todas articulações. Dorme irregularmente, acordando várias vezes à noite. Nega alteração do apetite ou de peso. Exame clínico: bom estado geral, afebril, com ausência de alterações articulares ou musculares. Dor à palpação da região occipital bilateral, trapézios bilaterais, borda interna da espinha escapular, quadrantes externos superiores dos glúteos, região trocantérica bilateral, segundo espaço intercostal paraesternal bilateral, região medial dos joelhos e nos epicôndilos laterais. Nega dor à palpação da fronte ou bitemporal. Exames sangüíneos normais.

Discussão: trata-se de fibromialgia. Esse diagnóstico pode ser considerado em função da ausência de alterações objetivas constatadas pelo médico examinador, assim como todos os exames laboratorias serem normais e apenas a presença de dor referida pela paciente nos pontos assinalados. Dos 18 pontos dolorosos considerados diagnósticos, é necessária a presença de 11 deles, de acordo com o critério de classificação da fibromialgia. Distúrbio do sono é observado na maioria dos casos e o tratamento eficaz baseia-se no uso de drogas antidepressivas.

No passado, esses pacientes eram rotulados como portadores de distúrbio neurovegetativo ou psicossomático. Apesar dos inúmeros estudos a respeito dessa doença ainda não se conhecem os mecanismos fisiopatológicos que permitam caracterizá-la como uma entidade reumatológica definida.

BIBLIOGRAFIA

CALICH I – Sinovites. **In:** Camanho GL. *Doença do Joelho.* 1ª ed., São Paulo, Sarvier, 1996, p. 83.

GRAHAME R, SARGENT JS – Evaluation, signs and symptoms. **In:** Klippel JH, Dieppe PA. *Rheumatology.* 2nd ed., Mosby, sec. 2,1. 1-6, 1998.

HAWKINS RA – Approach to the patients with monoarticular and polyarticular symptoms. **In:** West SG. *Rheumatology Secrets.* 1st ed., Mosby, 1997, p. 74.

HORDON L, ISDALE A, BIRD HA – *Reumatology – Illustrated Case Histories.* 1st ed., Mosby, 1995.

McCARTY DJ – Differential diagnosis of arthritis: analysis of signs and symptoms. **In:** McCarty DJ, Koopman WJ. *Arthritis and Allied Conditions.* 12th ed., Lea & Febiger, 1993, p. 49.

McCUNE WJ – Monoarticular arthritis. **In:** Kelley WN, Harris Jr. ED, Ruddy S, Sledge CB. *Textbook of Rheumatology.* 5th ed., Philadelphia, WB Saunders, 1997, p. 371.

MOREIRA C – Avaliação do paciente reumático. **In:** Moreira C, Carvalho MAP. *Reumatologia – Diagnóstico e Tratamento.* 2ª ed., Medsi, 2002, p. 53.

SARGENT JS – Approach to the patient with pain in more then one joint. **In:** Kelley WN, Harris Jr. ED, Ruddy S, Sledge CB. *Textbook of Rheumatology.* 5th ed., Philadelphia, WB Saunders, 1997, p. 381.

WEISMAN MH, CORR MP – Differencial diagnosis of acute and chronic polyarthritis. **In:** Weisman MH, Weinblatt ME, Louie JS. *Treatment of Rheumatic Diseases.* 2nd ed., Philadelphia, WB Saunders, 2001, p. 4.

63. Dores em Partes Moles

Liz Andrea Y. Kawabata

A dor em partes moles é pouco valorizada no meio médico. Talvez isso se deva à sua menor morbidade, ou seja, pelo fato de não atingir o que consideramos como órgão vital. Ou ainda por, muitas vezes, tratar-se de um diagnóstico de exclusão e também porque pouco sabemos como manejá-las. Além do clínico geral, médicos de várias especialidades se deparam com esses problemas, não apenas os ortopedistas, reumatologistas e fisiatras como poderíamos pensar a princípio, mas também os neurologistas e anestesistas que lidam com dor, o cardiologista e o pneumologista que lidam com as dores torácicas de origem não-cardíaca e não-pneumológica, o gastroenterologista que lida com as dores de parede abdominal, e o ginecologista, com as dores pélvicas por contratura dos músculos dessa região. Em geral, são agrupadas e denominadas de reumatismo de partes moles. Apesar de muitas vezes serem de diagnóstico de exclusão, as dores de origem musculoesquelética são a causa mais comum desse sintoma, mas é dada, muitas vezes, pouca importância, quer pelos médicos, quer pelos pacientes. Com freqüência há insucesso terapêutico, cirurgias desnecessárias e frustrações de ambos os lados. As frustrações devem-se ao despreparo do médico em examinar, fazer o diagnóstico preciso, posicional e de vícios de postura e de doenças concomitantes que agravam e/ou perpetuam o quadro, antes mesmo de escolher a melhor terapêutica.

As dores em partes moles são as responsáveis por grande número de consultas médicas, incapacidade temporária ou definitiva de um grande número de pessoas, perda de anos de vida produtiva e aposentadoria por invalidez, trazendo como conseqüência um grande peso para a sociedade. A causa da incapacidade não é clara. Talvez a dor generalizada e a diminuição da força muscular voluntária sejam os principais responsáveis. A fadiga, o sono não-repousante e os fatores psicológicos contribuem para isso nas doenças de característica mais crônica. A aposentadoria por invalidez deve ser postergada ao máximo. Todo esforço deve ser feito para que o paciente possa conviver com sua incapacidade no trabalho e no seu dia-a-dia.

A dor em partes moles pode ser dividida em: dor muscular, tendinites e tenossinovites, bursites e fenômeno de Raynaud.

DOR MUSCULAR

A dor muscular pode ser determinada basicamente por quatro fatores:

1. Espasmo muscular – é a contratura muscular dolorosa involuntária causada por traumatismo agudo ou crônico, tensão excessiva ou alteração orgânica. Além da dor, o espasmo causa encurtamento muscular e limitação do movimento. Se o espasmo não for tratado ou se for demasiadamente protegido pela imobilidade, poderá haver diminuição do fluxo sangüíneo, causando mais dor e contração, resultando no círculo vicioso de espasmo e dor.

2. Tensão muscular – é a contratura muscular ou de grupos musculares prolongada que leva à dor. Pode ser postural, emocional ou situacional.

3. Deficiência muscular – a fraqueza de um grupo muscular pode levar à sobrecarga de outros músculos (a fraqueza dos músculos abdominais na gravidez pode levar à dor lombar).

4. "Trigger points" ou pontos-gatilho – podem surgir em qualquer músculo esquelético e por múltiplas causas (após períodos prolongados de espasmo, tensão, estresse, fadiga e frio). São mais comuns nos músculos axiais que mantêm a postura. Atividades recreacionais ou ocupacionais que requeiram o uso de um mesmo grupo muscular podem levar ao aparecimento desses pontos-gatilho.

A base neurofisiológica da dor muscular é um aumento de impulsos nociceptores musculares, que ocorre pelo estímulo mecânico, pelo estímulo químico (liberação de mediadores inflamatórios como a bradicinina) ou por hipóxia local. Esse estímulo chega à medula espinhal por meio das fibras mielinizadas finas (A delta) e fibras amielinizadas (C). A substância P e o peptídio relacionado com a calcitonina são as substâncias envolvidas na modulação da dor e sabe-se que estão diminuídos nas terminações livres que inervam os músculos. Talvez a vasodilatação e o extravasamento plasmático causado pela liberação da substância P levariam ao edema e ao aumento da pressão intersticial, os quais podem provocar lesão do músculo que, sendo revestido por fáscia, não tem como se expandir.

Existem algumas síndromes que causam dor muscular, as quais são descritas a seguir:

FIBROMIALGIA

A fibromialgia é a principal causa de dor generalizada. É uma forma de reumatismo não-articular caracterizada por dor que afeta os músculos e os tecidos moles, como tendões e ligamentos, generalizada, crônica, acompanhada muitas vezes de cansaço. É caracterizada pela presença de pontos dolorosos em localizações características chamados "tender points". Os "tender points" são pontos que apresentam uma reação dolorosa aumentada a dígito-pressão em certos locais anatômicos determinados. A fibromialgia pode ser classificada em regional (é a síndrome miofascial a ser discutida a seguir), primária (sem causa definida), secundária (associada à uma doença de base como artrite reumatóide ou hipotireoidismo) e concomitante (ocorre junto com outra doença que não justifica a dor generalizada, como a osteoartrose que causa dor em algumas articulações, mas não dores generalizadas e fadiga).

A prevalência da apresentação da fibromialgia é de 2 a 4% na população em geral. Ocorre predominantemente em mulheres (apenas 5 a 20% dos pacientes são homens). A prevalência aumenta com a idade, chegando a 7,4% nas mulheres entre 70 e 79 anos.

A causa da doença permanece desconhecida. Há alguns casos relacionados com traumatismos e infecções virais (Epstein-Barr, parvovírus B19, HIV e doença de Lyme). Estressse emocional, doenças, cirurgias ou traumatismos e hipotireoidismo desencadeiam o quadro.

Nenhum estudo morfológico, histoquímico, ultra-estrutural ou bioquímico nem a espectroscopia por ressonância magnética têm mostrado qualquer alteração que justifique os sintomas dolorosos. Os achados musculares não diferem dos encontrados em doenças musculares causadas por desuso ou inatividade. Não há evidências de que a fibromialgia seja uma doença muscular. Tem sido proposto como mecanismo básico da doença um distúrbio na modulação da dor tanto central como periférica. Alterações no metabolismo da serotonina no sistema nervoso simpático e baixos níveis de serotonina no líquido cefalorraquidiano têm sido sugeridos para explicar os sintomas vegetativos, daí a melhora com o uso de antidepressivos tricíclicos. Também são descritas alterações na fase 4 do sono.

O quadro clínico inclui dor generalizada, cansaço matinal, fadiga e sono não-repousante. Outros sintomas relacionados podem ser: sensibilidade ao frio, sensação de edema de partes moles, parestesias, intolerância ao exercício e incapacidades funcionais. A dor piora com o tempo frio e a umidade, no início e no final do dia, com a ansieda: e o estresse, com a atividade, o excesso de uso e ,ono não-repousante. Os pacientes com fibromialgia possuem diminuição do limiar à dor medido pelo dolorímetro ou escala visual analógica em relação a controles com artrite reumatóide. Distúrbios psicológicos como personalidade perfeccionista, obsessivo compulsiva, ansiedade e depressão podem estar presentes. Pode estar associada a outros sintomas e doenças crônicas.

O diagnóstico diferencial da fibromialgia deve ser feito com o hipotireoidismo e transtornos psiquiátricos, como depressão e somatização.

O diagnóstico é feito pela história e exame clínico detalhado, com palpação dos "tender points", articulações e exame neurológico adequado. Para uma investigação inicial, hemograma completo, velocidade de hemossedimentação e dosagem dos hormônios tireoideanos são suficientes. A fibromialgia é definida de acordo com os seguintes critérios estabelecidos pela Sociedade Americana de Reumatologia (1990):

1. História de dor generalizada pelo menos em três regiões diferentes, por pelo menos três meses.

2. Dor à palpação de pelo menos 11 dos 18 "tender points" mencionados a seguir:
   - Occipital bilateral na inserção do músculo suboccipital.
   - Cervical baixo bilateral na região anterior aos espaços intertransversos de C5-C7.
   - Trapézio bilateral no ponto médio da borda superior.
   - Supra-espinhoso bilateral na origem acima da borda medial da espinha escapular.
   - Segunda costela bilateral, superfície superior lateral da articulação costocondral.
   - Epicôndilo lateral bilateral, 2cm distal ao epicôndilo.
   - Glúteo bilateral no quadrante superior externo da nádega anterior à dobra do músculo.
   - Grande trocanter bilateral, posterior à proeminência trocantérica.
   - Joelho bilateral na região medial à bainha de gordura proximal à linha articular (a figura 63.1 mostra os principais "tender points").

Para o diagnóstico, é necessário preencher os dois critérios. A palpação dolorosa deve ser feita com uma força de 4kg/centímetro quadrado, medidos por um dolorímetro. A taxa de resultados falso-positivos dos "tender points" é de 19%, o que nos faz dar diagnóstico errôneo para muitos pacientes examinados. Existem muitos pacientes que não apresentam os 11 pontos dolorosos e aqueles que têm os pontos dolorosos mas não sentem dor generalizada, e, portanto, não preenchem os critérios diagnósticos.

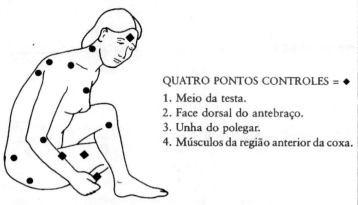

NOVE PONTOS DOLOROSOS PAREADOS = ●
1. Inserção dos músculos da nuca na região ocipital.
2. Porção média do músculo trapézio.
3. Músculo peitoral – lateralmente a segunda junção condrocostal.
4. 2cm acima abaixo do epicôndilo lateral.
5. Região glútea superior.
6. Trocanter maior.
7. Porção medial do joelho na região da bursa anserina.
8. Paraespinhal.
9. Borda medial da espinha escapular.

QUATRO PONTOS CONTROLES = ◆
1. Meio da testa.
2. Face dorsal do antebraço.
3. Unha do polegar.
4. Músculos da região anterior da coxa.

Figura 63.1 – Localização dos pontos dolorosos na fibromialgia. Pacientes com fibromialgia apresentam no mínimo 11 dos 18 pontos dolorosos. Os pontos controles não podem ser dolorosos (modificado de Bennett, 1993).

SÍNDROME DOLOROSA MIOFASCIAL

A síndrome dolorosa miofascial é uma síndrome regional caracterizada pela presença dos pontos-gatilho ou "trigger points", um ponto de dolorimento à palpação muscular, geralmente localizado nas bandas de tensão ("taut band"), formadas por um grupo de fibras contraídas ou tecido fibrótico e que a compressão local desencadeia a dor referida. Pode também estar localizada em fáscia muscular, junção costovertebral, processo xifóide e inserções de ligamentos e tendões. É uma síndrome comum, mais freqüente que a fibromialgia. Pode ser desencadeada por traumatismos, uso excessivo ou por contração estática prolongada.

Acomete preferencialmente as mulheres. A dor crônica pode causar incapacidade e associa-se à depressão, fraqueza muscular por falta de exercício, alterações no sono e distúrbios psicológicos e de personalidade.

A síndrome dolorosa miofascial é desencadeada e perpetuada por fatores mecânicos (alterações anatômicas, traumatismos locais, posturas incorretas, seqüelas neurológicas, tensão emocional e movimentos repetitivos) e por distúrbios nutricionais (deficiência de vitaminas B_1, B_6, B_{12} e ácido fólico), alterações de sono, sedentarismo e infecções crônicas. Múltiplos pontos-gatilho podem ser devidos a desbalanços endócrinos, como a deficiência de estrógeno e o hipotireoidismo. À microscopia eletrônica, pode-se observar que as fibras musculares, após um estímulo de tensão contínuo, apresentam sinais de hipóxia com destruição progressiva de organelas celulares, causando lesão dos miofilamentos. A disfunção muscular resulta em espasmo reflexo que leva a um extravasamento de cálcio da membrana da fibra muscular, o que sustenta a contração muscular e gera alterações metabólicas, vasoconstrição, liberação de substâncias algiogênicas e dor.

Na síndrome dolorosa miofascial, o paciente apresenta-se com dor regional localizada, principalmente no pescoço, ombros, face, região lombar e membros superiores e inferiores. Apresenta regiões de espasmo muscular que se manifestam com dor em peso, surda ou profunda, ou com sensação de queimação localizada, sem características radiculares ou tronculares. Nessa região é possível localizar pontos mais dolorosos que, quando estimulados, geram a dor referida à distância. Nas regiões de espasmo, podem ser observadas alterações vasomotoras: hiperemia, dermografismo, paniculose ou zona reflexa (região da pele e subcutâneos endurecidos, com aspecto de casca de laranja) e hiperalgesia cutânea local. A dor, à semelhança da fibromialgia, é agravada por fatores como tensão, estresse emocional, exercício e aliviada com calor, relaxamento e exercícios leves. Associa-se a sintomas depressivos e ansiosos.

Os pontos-gatilho são classificados como ativos ou latentes. Os ativos são aqueles localizados nas "taut bands" do músculo, dolorosos à palpação, que causam dor semelhante à referida pelo paciente. Pode também ser observada a resposta de "twitch" (contração muscular à palpação ou com o agulhamento local). Os latentes são semelhantes aos anteriores, exceto pela ausência da dor referida espontaneamente pelo paciente. O grande problema desses pontos-gatilho é que eles ainda não foram submetidos à validação, em que pacientes com síndrome dolorosa miofascial foram comparados a pessoas normais e portadoras de outras doenças crônicas, como as artrites. Mesmo considerando profissionais experientes, não há uniformidade diagnóstica. O diagnóstico diferencial da síndrome miofascial é feito com outras causas de dor localizada (artrites, infecções, neoplasias e causas mecânicas).

O diagnóstico, como na fibromialgia, é clínico (história e exame clínico). Pacientes com sintomas sistêmicos (anorexia, perda de peso, febre), neurológicos ou reumatológicos devem ser mais bem investigados. A rotina de testes deve incluir um hemograma completo e avaliação da função hepática e renal. Os hormônios tireoideanos não são dosados de rotina. Não há nenhum exame específico. Simons sugeriu critérios para o diagnóstico, mas esses não foram avaliados por um estudo multicêntrico, controlado. Mesmo assim, esses critérios têm sido utilizados.

Critérios para o diagnóstico da síndrome dolorosa miofascial:

1. Critérios maiores (pontos-gatilho ativos):
   a) Queixa de dor regional.
   b) "Taut band" palpável em músculo acessível.
   c) Presença de ponto doloroso na "taut band".
   d) Queixa de dor ou alteração de sensibilidade na região da dor referida de um "tender point".
   e) Redução do movimento quando mensurado.

2. Critérios menores:
   a) Reprodução da queixa de dor clínica ou alteração de sensibilidade pela compressão do "tender point".
   b) Resposta local com "twitch" à palpação ou na inserção de agulhas na "taut band".
   c) Alívio da dor por alongamento do músculo envolvido ou após agulhamento desse ponto.

   O diagnóstico é feito com todos os critérios maiores e pelo menos um dos menores.

SÍNDROME DA FADIGA CRÔNICA

É caracterizada por fadiga, mialgia, artralgia e alterações psicológicas. Sua história natural, características clínicas e resposta a tratamento ainda não estão perfeitamente definidas. É uma síndrome heterogênea, tanto na forma clínica de apresentação (duração e diversidade dos sintomas) como em seus marcadores biológicos. É em muitos aspectos semelhante à fibromialgia, mas freqüentemente existem sintomas sugerindo uma infecção viral precedendo o quadro com febre baixa, sudorese e aparecimento de dor em linfonodos axilares e cervicais anteriores e posteriores (hiperplasia reacional). Geralmente é de instalação súbita.

Sua prevalência é variável nos vários estudos, dependendo dos critérios usados para o diagnóstico. É muito mais freqüente em mulheres do que em homens.

Várias etiologias têm sido propostas para a síndrome da fadiga crônica, como fatores imunológicos, virais, psicológicos e neuroendócrinos (baixos níveis de cortisol, aumento da atividade serotoninérgica do sistema nervoso central), todos ainda sem comprovação. Também não se tem conseguido demonstrar marcadores sorológicos virais sugeridos como o vírus Epstein-Barr, herpesvírus 6, enterovírus e retrovírus.

O critério britânico (um dos vários em uso) inclui:

1. Fadiga como principal sintoma.
2. Tempo de instalação definido.
3. Dor intensa, incapacitante e que afeta o funcionamento físico e mental.
4. Estar presente em mais de 50% do tempo nos últimos seis meses.

Sintomas incluindo mialgias, distúrbios do humor e sono podem estar presentes. São excluídos os pacientes em uso de medicações que podem causar fadiga e aqueles com diagnóstico de esquizofrenia, doença maníaco-depressiva, usuários de drogas, alterações alimentares e com doenças neurológicas orgânicas.

DERMATOMIOSITE E POLIMIOSITE

Dermatomiosite e polimiosite são doenças de etiologia desconhecida que afetam os músculos esqueléticos por um processo inflamatório não supurativo composto predominantemente por infiltração linfocítica. São doenças raras que podem acometer músculos da faringe (levando a disfagia, disfonia e disartria), musculatura proximal e, em 20% dos casos, musculatura distal. Mialgias e artralgias (mãos, punhos e joelhos) ocorrem em 25% dos casos. Podem ser de início abrupto, mas, na maioria das vezes, o início é gradual e progressivo. Na patogênese podemos encontrar depósito de imunocomplexos nos vasos na dermatomiosite e lesão muscular mediada pelas células T na polimiosite. As duas principais teorias para explicar a etiopatogênese falam em alterações secundárias à infecção viral ou às alterações auto-imunes. Um terço dos casos é associado a outras doenças do tecido conjuntivo (artrite reumatóide, lúpus, doença mista e esclerodermia) e um décimo a neoplasias. O diagnóstico pode ser feito com quadro clínico associado a nível sérico elevado das enzimas musculares, especialmente creatinoquinase e aldolase.

POLIMIALGIA REUMÁTICA

A polimialgia reumática é uma doença incomum que acomete indivíduos de meia-idade e idosos, sendo rara antes dos 50 anos. É uma doença de desenvolvimento abrupto, com dor e cansaço no pescoço, nos ombros, nas costas, quadril e coxas, associada com febre, mal-estar e perda de peso. É mais comum em mulheres do que em homens. Anemia e elevada taxa de hemossedimentação estão quase sempre presentes. Sua etiologia é desconhecida, apesar de mecanismos imunopatológicos estarem presentes. Pode estar associada à arterite temporal.

TENDINITES E TENOSSINOVITES

A tendinite é o processo inflamatório que acomete os tendões. Estes, por sua vez, são compostos principalmente de fibras colágenas e têm a função de orientar e transmitir a força muscular. Em algumas regiões, os tendões são envoltos por bainhas sinoviais que podem ser acometidas, caracterizando as tenossinovites. As tendinites e as tenossinovites são problemas muito freqüentes. As tenossinovites geralmente acometem os tendões dos músculos extensores dorsais do punho, causando dor que piora à extensão da mão. Os processos desencadeantes mais freqüentes são os traumatismos. Quando estes não estão presentes, deve-se pensar em doenças inflamatórias sistêmicas (artrite reumatóide, espondiloartropatias soronegativas e artropatias microcristalinas) e infecção. A gonorréia deve ser pensada nos indivíduos com vida sexual ativa, geralmente acomete uma articulação e é acompanhada de febre e erupção cutânea. O processo também pode ser decorrente de uso repetido do tendão sem condicionamento físico adequado, produzindo microtraumatismos que levam à ruptura das fibras e, nessa reparação, ocorre um processo inflamatório local que determina os sinais e os sintomas locais. Na fase mais tardia pode haver depósito de cálcio, visualizado nas radiografias.

Tendinites fazem parte, também, das alterações na síndrome hoje denominada LER (lesão por esforços repetitivos) ou DORT (doenças ocupacionais relacionadas ao trabalho) que cada vez se tornam mais freqüentes, acometendo um grande grupo de profissionais como digitadores, cirurgiões-dentistas e trabalhadores em série de produção.

BURSITES

As bursas são dispositivos anatômicos que contêm um líquido semelhante ao sinovial e são encontradas próximas às estruturas de movimento com a finalidade de facilitar a ação por meio da utilização de um mecanismo lubrificante entre ossos, ligamentos, tendões, músculo e pele. As bursites são inflamações dessas estruturas que ocorrem principalmente relacionadas a traumatismo, sendo menos freqüente a associação com doenças sistêmicas (artrite reumatóide, gota). Essas estruturas são aproximadamente em número de 150 no organismo. As mais freqüentemente afetadas são a subdeltóidea, olecraniana, isquial, trocantérica e pré-patelar. É um problema muito comum, particularmente entre indivíduos de meia-idade e idosos de ambos os sexos. Geralmente têm início súbito e pioram com o movimento das estruturas adjacentes. Tipicamente há as seguintes características: calor local no sítio onde a bursa é freqüente, dor ao movimento e repouso, perda regional do movimento ativo e edema quando superficial.

A bursite pode ser séptica (infecciosa), relacionada a punções e infiltrações locais ou secundária à celulite ou à disseminação hematogênica de outro foco infeccioso. Quando séptica, geralmente é acompanhada por febre e celulite local, e o agente predominante é o *Staphylococcus aureus*.

Os achados clínicos incluem dor localizada na estrutura acometida, de intensidade variável, podendo ser muito intensa, como no caso do ombro doloroso agudo. Geralmente há restrição funcional e pode haver aumento de volume, principalmente na região prépatelar ou olecraniana, na qual as bursas são mais superficiais. Quando a bursa é superficial, pode haver edema, eritema e calor local, mas, quando profunda, geralmente ocorre calor regional e limitação do movimento.

FENÔMENO DE RAYNAUD

É uma síndrome caracterizada por vasoespasmo episódico dos dedos em resposta ao frio ou estresse emocional. Classicamente é descrita com três fases: palidez cutânea inicial, cianose pelo refluxo do sangue venoso para preencher os capilares e intensa hiperemia pela normalização da circulação local. Pode ser acompanhado de sensações parestésicas e dor de modesta intensidade. Geralmente é bilateral e simétrico, acomete principalmente os dedos das mãos ou mais raramente os dedos dos pés, orelhas e nariz. É uma síndrome que ocorre em sua forma idiopática, na maioria das vezes, acometendo predominantemente mulheres de 20 a 30 anos. Quando o fenômeno de Raynaud aparece isoladamente, tem sido chamado de doença de Raynaud. Pode, por outro lado, estar associado a outras doenças, em especial doenças do tecido conjuntivo como a esclerose sistêmica (esclerodermaa), a artrite reumatóide e o lúpus eritematoso sistêmico.

DISTROFIA SIMPÁTICO-REFLEXA OU SÍNDROME DA DOR REGIONAL COMPLEXA

A distrofia simpático-reflexa é caracterizada por dor e edema, principalmente localizados nas extremidades distais, acompanhados por instabilidade vasomotora, alterações tróficas da pele e desmineralização óssea rápida. Ocorre após os 50 anos de idade e acomete ambos os sexos de forma igual. O lado contralateral apresenta-se acometido em 25% dos casos. Além da dor espontânea, pode haver alodínea (percepção dolorosa de estímulo não-doloroso) e hiperpatia (dor extrema com estímulos mínimos). Fatores desencadeantes estão presentes em dois terços dos casos: traumatismos, fraturas, cirurgias, eventos vasculares (infarto agudo do miocárdio, acidente vascular cerebral), lesão de nervos periféricos e uso de drogas como barbitúricos, tuberculostáticos e ciclosporina nos transplantados. Já recebeu outros nomes, como algodistrofia, causalgia, síndrome mão-ombro, atrofia de Sudeck, osteoporose transitória e atrofia aguda do osso. O quadro clínico deve-se a uma atividade anormal do sistema nervoso simpático, apesar de sua patogênese ser desconhecida. Apresenta-se em três fases:

1. Intensa dor em queimação e edema de extremidades que fica quente, principalmente ao redor das articulações. Há sudorese e aumento de pêlos. Pequenos estímulos podem causar dor e esta pode persistir após a retirada do estímulo. Os movimentos articulares ativos ou passivos podem causar dor e há rigidez articular.

2. Após três a seis meses os sintomas persistem e a pele torna-se fina, brilhante e fria.

3. Após mais um período de três a seis meses a pele é atrófica e seca e podem surgir contraturas irreversíveis com flexão, fibrose palmar e contratura.

CONCLUSÃO

Principalmente em relação às três primeiras síndromes descritas (fibromialgia, síndrome miofascial e síndrome da fadiga crônica), é importante que se façam alguns comentários. Na verdade, são doenças de diagnóstico recente, critérios diagnósticos nem sempre bem definidos, etiologia não esclarecida e grande superposição de quadros clínicos. Fazem parte de um diferencial mais amplo representado pelas síndromes somáticas funcionais que englobam quase todas as especialidades médicas. Podemos citar alguns exemplos como a síndrome do intestino irritável, a síndrome da tensão prémenstrual, a cefaléia do tipo tensional crônica, as dores faciais atípicas e muitas outras. Algumas teorias discutem que, na verdade, as síndromes funcionais de cada especialidade seriam uma conseqüência da superespecialização e que na verdade essas doenças teriam um componente comum e bastante mais amplo, ainda a ser definido. A maior prova disso seriam os critérios diagnósticos dessas várias doenças amplamente superponíveis. Possivelmente, na atual fase dos conhecimentos médicos, o desconhecimento mais preciso da fisiopatologia dessa síndrome global permitiria que ela fosse desdobrada em sintomas de acordo com a especialidade médica. Ou seja, em relação a essa doença ou a essas doenças, nosso conhecimento ainda é limítrofe e mais pesquisas são necessárias antes que critérios definitivos sejam alcançados.

BIBLIOGRAFIA

BENNETT RM – Fibrositis. **In**: Kelly WN, Harris ED, Rudy S, Sledge CB, eds. *Textbook of Rheumatology*. 4th ed., Philadelphia, WB Saunders, 1993.

GILLILAND BC – Relapsing polychondritis and miscellaneous arthritides. **In**: Isselbacher KJ et al. *Harrison's Principles of Internal Medicine*. 13th ed., New York, McGraw-Hill, 1994, p. 1703.

PARTE V

Insuficiências

64. Cardiocirculatória: Hipotensão Arterial e Choque

Edison Ferreira de Paiva

Um paciente de 72 anos, portador de insuficiência cardíaca, apresenta há três dias tosse com expectoração amarelada e febre. Há dois dias evolui com vômitos importantes. Ao exame clínico encontram-se pressão arterial de 80 x 70mm Hg, taquicardia, taquipnéia, boca seca, diminuição do turgor da pele, discretos estertores finos em bases pulmonares e edema moderado de membros inferiores. Qual a causa da hipotensão desse paciente? Insuficiência cardíaca? Sepse? Hipovolemia? Embolia com infarto pulmonar infectado? Ele está desidratado? Será que é necessário dar volume para melhorar a pressão? Poderia ser uma intoxicação digitálica e, na realidade, o paciente necessita de diurético para diminuir a volemia e melhorar a dispnéia?

Esse é um caso em que o diagnóstico diferencial é, sem dúvida, muito difícil, mas, na avaliação de pacientes com hipotensão e choque, não são infreqüentes as dúvidas no diagnóstico da causa, o que pode gerar, inclusive, condutas terapêuticas opostas. Neste capítulo iremos abordar as principais causas de hipotensão, sua fisiopatologia e como os sintomas, os sinais clínicos e uma investigação laboratorial básica podem contribuir para o diagnóstico diferencial. Serão discutidas desde causas simples de hipotensão, como o desmaio comum, até situações nas quais a associação de doenças graves é responsável pela queda na pressão.

Hipotensão arterial – é difícil definir um nível abaixo do qual se consideraria determinado indivíduo hipotenso. A grande maioria das pessoas apresenta pressões sistólicas superiores a 100-110mm Hg e diastólicas superiores a 60-70mm Hg, no entanto, outras, principalmente mulheres jovens e magras, apresentam normalmente pressões de 90 x 60mm Hg. Por outro lado, alguns pacientes hipertensos podem manifestar sintomas de hipotensão apenas por ter ocorrido uma queda rápida na pressão de 180 x 120 para 110 x 70mm Hg. Em termos práticos, devem-se avaliar a medida da pressão arterial em conjunto com os níveis prévios do paciente e o contexto em que tal medida se apresenta.

Choque – em 1889, Crile já considerava o choque como uma manifestação de hipoperfusão e não apenas um sinônimo de hipotensão arterial. Atualmente, o choque é caracterizado por um conjunto de sinais, sintomas e alterações laboratoriais precipitados por distúrbio generalizado da perfusão, que implica hipóxia celular e disfunção orgânica. Esse jogo confuso de palavras significa apenas que, em conseqüência da hipotensão e independentemente de sua causa, as células entram em sofrimento e os órgãos e sistemas deixam de funcionar adequadamente.

CHOQUE

TIPOS DE CHOQUE

A classificação mais comum de choque é baseada na causa e apresenta seis categorias principais:

Hipovolêmico – secundário à diminuição no volume efetivo circulante, como sangramento, queimadura, desidratação por diarréia, vômitos, calor excessivo ou poliúria e desvio de líquido para o interstício.

Cardiogênico – secundário à depressão da contratilidade miocárdica, seja ela aguda ou crônica secundária às valvopatias ou às arritmias. Por exemplo, miocardiopatia chagásica, infarto agudo do miocárdio maciço, miocardite viral, taquicardia ventricular, fibrilação atrial aguda, insuficiência mitral aguda.

Séptico – secundário a alterações na microcirculação presentes em infecções graves, sendo que qualquer infecção pode, potencialmente, evoluir para sepse e choque.

Obstrutivo – secundário a bloqueio ao fluxo de sangue para o ventrículo esquerdo, como embolia pulmonar maciça, tamponamento pericárdico ou pneumotórax hipertensivo.

Distributivo – secundário a desproporção entre o conteúdo sangüíneo e o continente no qual esse volume se encontra, como vasodilatação intensa causada por reação alérgica ou choque neurogênico.

Misto – associação de duas ou mais das causas acima.

FISIOPATOLOGIA

Nas fases iniciais, é possível identificar mecanismos fisiopatológicos específicos para cada uma das modalidades de choque, embora muitas vezes existam associações de causas como hipovolemia absoluta ou relativa, que pode estar presente não só no choque hipovolêmico, mas também no séptico, no anafilático ou no neurogênico. Em fases avançadas, a associação entre as diversas causas é mais comum, sendo a falência cardíaca secundária um dos fatores presentes na fase final de qualquer modalidade de choque. Outro exemplo são pacientes internados por choque que desenvolvem infecções graves, fazendo com que um componente séptico se associe aos demais.

Para entendermos os mecanismos envolvidos na queda da pressão arterial e na hipoperfusão tecidual, é fundamental revermos os fatores geradores da pressão arterial. A pressão arterial sistólica é função direta do débito cardíaco e da resistência da aorta, de tal maneira que, quanto maior o débito e/ou quanto maior a resistência da aorta, maior a pressão arterial sistólica. Por sua vez, o débito cardíaco depende não só da contratilidade cardíaca, mas também do grau de distensão da fibra muscular cardíaca no momento da contração – chamado de pré-carga – e da resistência oferecida à contração – chamada de pós-carga.

A lei de Starling diz que a contratilidade da fibra miocárdica aumenta à medida que a fibra é distendida, embora, após determinado limite, a contratilidade comece a diminuir. Isso explica por que o enchimento do ventrículo esquerdo no momento da contração – volume diastólico final (VDF) – é importante na gênese da pressão arterial. Um paciente vítima de traumatismo e com grande perda de sangue, por exemplo, terá um VDF baixo, com pouca distensão da fibra cardíaca e, portanto, pré-carga baixa, volume sistólico pequeno e conseqüente queda da pressão arterial. Por outro lado, pacientes com insuficiência cardíaca, normalmente já com VDF aumentado, podem apresentar piora da contratilidade miocárdica quando submetidos a sobrecargas de volume que causem aumento excessivo do VDF e distensão da fibra muscular cardíaca, além do limite ideal. Como conseqüência, teremos aumento da pré-carga, diminuição da contratilidade e queda na pressão arterial.

Como 60% do sangue é composto de sal e água, doenças que causam desidratação também podem evoluir com diminuição da pré-carga e queda na pressão arterial. Esse é o caso de pacientes com vômitos, diarréia, poliúria ou exposição a calor excessivo. Algumas doenças podem evoluir com perda de sal e água não para o meio externo, mas para o interstício, como por exemplo infecções abdominais graves com saída de líquido do intravascular para a cavidade peritoneal. O aumento na capacidade de armazenamento do sistema venoso também causa hipovolemia relativa, apesar de um volume sangüíneo circulante adequado. O retorno venoso para o coração diminui, causando redução na pré-carga e no volume sistólico. Hiperestimulação vagal, vasodilatação induzida por medicações ou perda do tônus simpático em pacientes vítimas de traumatismo de coluna são exemplos desse mecanismo fisiopatológico.

As cardiopatias também podem comprometer o débito cardíaco e diminuir a pressão arterial (Quadro 64.1). Doenças como hipertensão arterial crônica, infarto do miocárdio, doença de Chagas, entre outras, podem comprometer diretamente a função do músculo, diminuindo o volume de sangue ejetado durante a sístole e, como conseqüência, a pressão arterial. Doenças valvares também podem diminuir o volume sistólico por meio de uma variedade de mecanismos. Na presença de estenose mitral, por exemplo, a queda na pressão arterial é devida à menor passagem de sangue do átrio para o ventrículo esquerdo, o que causa diminuição do enchimento ventricular e do volume sistólico. As estenoses tricúspide e pulmonar também podem cursar com diminuição no enchimento do ventrículo esquerdo. Na evolução das valvopatias pode ocorrer perda da função miocárdica, como é o caso da estenose aórtica grave, na qual ocorre uma fase inicial de hipertrofia da parede ventricular, tentando vencer a resistência aumentada, seguida por uma fase de dilatação, em que a contratilidade diminui, prejudicando o volume sistólico.

Quadro 64.1 – Principais causas cardíacas de hipotensão e choque.

Miocardiopatia – Hipertensiva
                           Isquêmica
                           Doença de Chagas
                           Alcoólica
                           Familiar
                           Idiopática
                           Outras

Valvopatia
Pericardiopatia
Arritmia – Taquiarritmia   Bradiarritmia

Doenças do pericárdio causam queda na pressão arterial por comprometimento do enchimento ventricular, caracterizando um choque do tipo obstrutivo. Tanto espessamento quanto derrame pericárdico importantes criam um regime de pressão elevado dentro do saco pericárdico, que dificulta o retorno venoso para o átrio direito e, conseqüentemente, para o ventrículo esquerdo, diminuindo o volume sistólico e a pressão arterial. Esses pacientes apresentam estase jugular e hepatomegalia, que refletem o regime de pressão elevado, secundário ao menor retorno venoso.

No pneumotórax hipertensivo, o mecanismo envolvido no choque é semelhante ao do tamponamento pericárdico. A diferença é que, nesse caso, o bloqueio ao enchimento ventricular é secundário ao aumento da pressão intratorácica, que diminui o retorno venoso para o ventrículo direito. Outra causa de obstrução ao fluxo sangüíneo é a embolia pulmonar. Aqui, a obstrução é secundária não apenas ao trombo que bloqueia a passagem do sangue pela artéria pulmonar, mas também à liberação de substâncias vasoconstritoras, desencadeada pela própria embolia.

584

Tanto bradiarritmias quanto taquiarritmias podem comprometer o débito cardíaco, causando, assim, hipotensão e choque. As taquicardias são as causas mais comuns, por encurtarem a diástole e comprometerem o enchimento ventricular. Hipotensões importantes são mais freqüentes nas taquicardias ventriculares, em parte por serem mais comuns em portadores de miocardiopatia ou doença cardíaca isquêmica que, não raras vezes, já apresentam algum grau de depressão da contratilidade.

A resistência vascular periférica é outro fator determinante da pressão arterial, particularmente da diastólica. Quanto maior a resistência periférica, maior a pressão arterial e vice-versa. Na sepse, um distúrbio metabólico dificulta a extração de oxigênio pelas células que, na tentativa de compensar a baixa extração, promovem abertura dos esfíncteres pré-capilares, fazendo com que todo o leito capilar esteja aberto simultaneamente. Essa alteração promove uma queda na resistência vascular, que contribui para a queda da pressão arterial, no entanto, sem prejudicar a perfusão tecidual periférica. No choque neurogênico, a perda do tônus simpático promove vasodilatação arteriolar, com comportamento semelhante da pressão arterial e da perfusão periférica.

A perda do tônus venoso contribui na gênese de algumas das modalidades de choque, por aumentar a capacitância do sistema, diminuir o retorno de sangue e, secundariamente, o volume sistólico e a pressão arterial. Esse tipo de mecanismo está presente no choque anafilático, no neurogênico e em alguns casos de choque séptico.

QUADRO CLÍNICO

Para o diagnóstico de choque basta, na maioria das vezes, apenas a medida de uma pressão arterial baixa, embora nem todo paciente com hipotensão esteja em choque. Freqüentemente, a causa é evidente, como a perda sangüínea decorrente de acidente ou quadro típico de embolia pulmonar, em paciente recentemente submetido à cirurgia ortopédica. Todavia, os sinais e os sintomas decorrentes diretamente da queda da pressão são semelhantes em várias das causas de choque.

Mecanismos normais de compensação são responsáveis por grande parte dos sinais e sintomas apresentados pelo paciente hipotenso. Os objetivos dessa compensação são: preservar o fluxo coronariano e cerebral por meio de vasoconstrição periférica, aumentar o débito cardíaco pelo aumento na força de contração e na freqüência cardíaca e restaurar o volume circulante por meio de venoconstrição e mecanismos de retenção de volume.

Diante de uma queda na pressão, ocorre estimulação do sistema nervoso simpático com liberação de epinefrina e norepinefrina na circulação sistêmica. Esses mediadores causam taquicardia e vasoconstrição peri-

férica em pele, músculo, rim e região esplâncnica, melhorando a perfusão coronariana e cerebral, mas causando palidez cutânea, fraqueza muscular, diminuição do fluxo sangüíneo renal, com oligúria e sofrimento intestinal. O pulso torna-se fino e de difícil palpação e a pressão arterial pinçada, já que a queda do débito diminui tanto a pressão sistólica quanto a diastólica, e o aumento na resistência periférica tendem a elevar parcialmente a pressão diastólica. Esse mecanismo gera níveis de pressão, como por exemplo 60 x 50mm Hg. Diferenças muito pequenas entre as pressões sistólica e diastólica fazem com que a pressão seja perceptível apenas pela palpação do pulso, sendo impossível a percepção dos sons de Korotkoff. Palidez, cianose, pele fria e sudorese são outros sinais secundários à estimulação adrenérgica.

Ativação do sistema renina-angiotensina-aldosterona provoca aumento dos níveis de angiotensina II circulante, outro potente vasoconstritor periférico. Esse sistema, associado a aumentos nos níveis séricos de hormônio antidiurético, vai permitir a retenção de sódio e água na tentativa de restaurar a volemia. Esses mecanismos não são importantes na fase aguda do choque nem geram sintomas ou sinais clínicos perceptíveis.

No choque séptico, os sinais clínicos são diferentes daqueles encontrados nos choques hipovolêmico, cardiogênico e obstrutivo. Como referido anteriormente, esses pacientes apresentam vasodilatação periférica por abertura dos esfíncteres pré-capilares da microcirculação, fazendo com que a perfusão periférica seja mantida e a resistência periférica caia. Assim, as extremidades permanecem quentes e coradas, o pulso é facilmente perceptível e a diferença entre as pressões sistólica e diastólica é aumentada, por exemplo, 80 x 30mm Hg.

Os sintomas de anafilaxia são, geralmente, cutâneos, gastrintestinais, respiratórios e cardiovasculares. Prurido, "rush" cutâneo, edema labial, náuseas, vômitos, diarréia, cólica abdominal, tosse seca, chiado, dispnéia e estridor laríngeo acompanham com freqüência os sinais e os sintomas de comprometimento cardiovascular, que podem variar desde leve tontura até colapso vascular irreversível.

O choque que se desenvolve nas vítimas de traumatismo medular deve-se à perda da inervação do coração e do tônus vasomotor, mantidos pelas fibras simpáticas do trato corticoespinhal. O choque neurogênico caracteriza-se pela presença de bradicardia, venodilatação, com diminuição do retorno venoso e, assim como no choque séptico, por dilatação arterial periférica com perfusão e tempo de reenchimento capilar preservados. Arreflexia e perda da sensibilidade térmica, dolorosa e tátil são outros sinais de acometimento da medula espinhal.

No entanto, é evidente que, para o diagnóstico da causa da hipotensão, é de fundamental importância o reconhecimento do quadro clínico da doença de base do paciente.

HIPOTENSÃO

TIPOS DE HIPOTENSÃO

Nem toda hipotensão evolui para choque e hipoperfusão generalizada. Muitas doenças comuns, ou mesmo desadaptações difíceis de serem consideradas verdadeiras doenças, podem evoluir com queda da pressão arterial transitória ou facilmente reversível. A seguir, serão descritas duas dessas causas comuns de hipotensão:

Síncope vasovagal (desmaio comum)

É devida à hiperestimulação vagal, secundária a uma estimulação simpática inicial. Geralmente, ocorre em situações que causam dor ou estresse emocional, como visão de sangue, procedimentos cirúrgicos ou acidentes. Diante desses estímulos, estabelece-se uma resposta simpática que, a princípio, causa taquicardia e hipertensão. Como compensação dessa reação, segue-se uma hiperestimulação vagal responsável por vasodilatação periférica e depressão miocárdica. A vasodilatação atua como um choque distributivo, aumentando muito a capacitância do sistema vascular e diminuindo o retorno venoso que, associado à bradicardia e à depressão da contratilidade miocárdica, causam a hipotensão. Muitos desses pacientes são atendidos em prontos-socorros, mas ao chegarem já não se encontra nenhuma alteração. Quando possível, a verificação dos sinais vitais, imediatamente após o aparecimento dos sintomas, permite a detecção de bradicardia e não de taquicardia, como seria de se esperar em alguém que desenvolve hipotensão. Esses quadros são autolimitados, e o repouso durante alguns minutos é suficiente para a correção da bradicardia e da hipotensão.

Hipotensão postural

É a queda na pressão sistólica de pelo menos 20mm Hg, ao mudar da posição supina para a ortostática. É necessário aguardar, no mínimo, 2 minutos deitado e 1 minuto em pé, antes das medidas de pressão. Geralmente, existe uma causa precipitante como, por exemplo, vômito, diarréia, uso de anti-hipertensivos, sangramentos ocultos, mas os mecanismos normais de compensação podem fazer com que a hipotensão não se manifeste enquanto a pessoa está deitada. Entretanto, ao ficar em pé, a força da gravidade força o sangue para as extremidades inferiores e suplanta os mecanismos compensatórios, fazendo com que o fluxo sangüíneo não chegue de maneira adequada ao sistema nervoso central, provocando desde leve tontura até perda da consciência. Doença de Parkinson, neuropatias e permanência prolongada no leito são outras causas possíveis de hipotensão postural.

Algumas pessoas, principalmente mulheres jovens e magras, tendem a apresentar níveis de pressão arterial basal mais baixos. Ambientes quentes levam à perda excessiva de líquido e vasodilatação, o que diminui o volume de sangue efetivo circulante. Isso, associado à posição ortostática, dificulta a chegada de sangue à circulação cerebral, causando hipotensão. Não é infreqüente o diagnóstico de hipoglicemia nesses indivíduos. No entanto, vale ressaltar que, além de geralmente associada ao uso de hipoglicemiantes ou à falta de reserva de glicogênio nas hepatopatias, pacientes com perda de consciência decorrente de hipoglicemia grave não se recuperam espontaneamente, em poucos segundos, como ocorre habitualmente nesses indivíduos.

DIAGNÓSTICO DIFERENCIAL

Provavelmente, o aspecto mais difícil em relação ao choque é o do diagnóstico diferencial. Praticamente, todas as doenças graves podem, de uma forma ou de outra, evoluir com hipotensão de graus variados e choque com hipoperfusão e comprometimento dos sistemas orgânicos.

Também não é infreqüente a associação de várias doenças em um mesmo paciente, dificultando o raciocínio clínico. Um paciente portador de insuficiência cardíaca pode apresentar hipotensão por evolução da própria miocardiopatia, por ter recebido doses excessivas de diurético que causaram hipovolemia, por ter desenvolvido infecção pulmonar com evolução para sepse ou devido à embolia com infarto pulmonar. Os estertores pulmonares nesse paciente podem não ajudar no diagnóstico diferencial, pois poderiam significar tanto congestão pulmonar como pneumonia. A presença de edema, por outro lado, não significaria necessariamente hipervolemia, já que mesmo um paciente com insuficiência cardíaca pode apresentar melhora na pressão após a administração de volume, por aumento do VDF e melhora na pré-carga. Uma história de febre poderia sugerir infecção pulmonar e sepse como causa da hipotensão, mas a embolia pulmonar, particularmente quando evolui com infarto pulmonar, pode apresentar quadro clínico totalmente superponível à pneumonia.

Outros exemplos poderiam ser citados, em que os sinais e os sintomas apresentados podem ser compatíveis com diversas causas de hipotensão, mas, tendo esse fato em mente, devemos, mesmo assim, utilizar todos os dados disponíveis para auxiliar no diagnóstico diferencial. Os antecedentes pessoais podem sugerir cardiopatia, seja ela muscular ou valvar, como por exemplo alguém com antecedente de febre reumática. Uma história de quimioterapia recente para tratamento de linfoma, por exemplo, deve lembrar neutropenia e infecção como a possível causa do choque. Vômitos, diarréia ou poliúria sempre poderão ser responsáveis pela queda na pressão arterial, mesmo que apenas como um fator coadjuvante. O uso de medicações, como diuréticos ou vasodilatadores, pode explicar a hipotensão em um paciente sem outras causas evidentes.

A história e o exame clínico são, como em qualquer outra doença, os pilares do diagnóstico diferencial. Uma história de dor torácica e hipotensão súbitas, uma vez afastada a hipótese de infarto agudo do miocárdio, pode estar presente na embolia pulmonar ou na dissecção de aorta. Estase jugular, hepatomegalia e abafamento de bulhas em um jovem portador de tuberculose pulmonar devem lembrar pericardite e tamponamento pericárdico como causa da hipotensão.

Alguns sinais clínicos específicos, também, contribuem para o diagnóstico diferencial, particularmente na sepse, na qual, apesar da queda na pressão arterial, o paciente permanece com extremidades quentes e perfundidas, além do pulso facilmente palpável e da diferença alargada entre as pressões arteriais sistólica e diastólica, pelo menos nas fases iniciais da infecção.

EXAMES LABORATORIAIS

Os achados laboratoriais mais importantes na caracterização do choque, independentemente de sua causa, são a acidose metabólica e o aumento na concentração sangüínea de lactato. A hiperventilação é outro achado freqüente, fazendo com que acidose metabólica e alcalose respiratória sejam, habitualmente, encontradas na gasometria.

Como são inúmeras as causas possíveis de choque, são muitos os exames que podem ser solicitados na caracterização do mecanismo fisiopatológico e na sua etiologia.

Hipovolêmico – a queda do nível sérico de hemoglobina sugere fortemente a presença de hemorragia. Porém, como a passagem compensatória de líquido do extra para o intravascular não ocorre na fase inicial do sangramento, valores normais de hemoglobina e hematócrito não afastam a possibilidade de perda aguda de sangue.

A falta de volume, seja sangue, plasma ou apenas sal e água, acarreta diminuição na taxa de filtração glomerular, com aumento nos níveis séricos de uréia e creatinina. Já que a uréia é parcialmente reabsorvida juntamente com o sal e a água na tentativa de reposição volêmica, ao passo que a creatinina praticamente não é reabsorvida, os níveis de uréia tendem a ser proporcionalmente mais elevados do que os de creatinina.

Cardiogênico – a radiografia de tórax e o eletrocardiograma (ECG) fornecem os primeiros indícios de choque cardiogênico. A primeira permite a visualização da área cardíaca aumentada, além dos sinais de congestão pulmonar, enquanto o ECG pode mostrar evidências de isquemia miocárdica, arritmias ou sobrecarga de câmaras cardíacas.

O ecocardiograma é um exame simples e extremamente valioso para a avaliação de pacientes com suspeita de comprometimento cardíaco, pois, além de medir diretamente a contratilidade cardíaca, permite a avaliação da função valvar e pode detectar áreas com hipocinesia ou acinesia, denunciando a presença de cardiopatia isquêmica.

Séptico – com freqüência, encontra-se leucocitose no hemograma, embora leucopenia seja, ocasionalmente, observada. Radiografia de tórax, exame de urina, uro e hemocultura podem comprovar a presença de infecção. Alterações de coagulação, com alargamento dos tempos de protrombina e tromboplastina parcial ativada e trombocitopenia, mesmo na ausência de coagulopatia, são alterações encontradas em pacientes com sepse.

Obstrutivo – a radiografia de tórax faz o diagnóstico de pneumotórax, e o encontro de área cardíaca globalmente aumentada pode sugerir derrame pericárdico. O ecocardiograma permite o diagnóstico definitivo de tamponamento pericárdico, mas nem sempre esse exame está disponível no tempo exigido pela gravidade da situação. A presença de líquido no saco pericárdico interfere na transmissão elétrica, fazendo com que os complexos do eletrocardiograma apresentem diminuição de voltagem em todas as derivações.

Nos casos de embolia pulmonar, o mais comum é o encontro de uma radiografia normal, embora alterações inespecíficas, como elevação de cúpula e discreto derrame pleural, possam estar presentes. O ECG pode apresentar ondas S em D1, ondas Q e inversão de T em D3, mas alterações inespecíficas, como hipóxia associada a baixos níveis de CO_2, são mais freqüentes na gasometria arterial.

Distributivo – são poucas as alterações laboratoriais determinadas exclusivamente pela presença de choque anafilático ou neurogênico, com possível exceção do encontro de eosinofilia no hemograma dos portadores de quadro alérgico.

CASOS CLÍNICOS

CASO 1. Paciente de 17 anos de idade, sexo feminino, aguardava há cerca de 1 hora em pé no ponto de ônibus, quando apresentou tontura, palidez cutânea e sudorese, seguidas por perda de consciência e queda. Recuperou a consciência logo em seguida e não apresentou movimentos convulsivos. Foi levada ao pronto-socorro onde já chegou assintomática, com exame clínico normal (FC = 92bpm, PA = 100 x 60mm Hg). Negava qualquer doença prévia, mas referia um quadro semelhante ao atual, durante baile de carnaval, há dois anos.

Discussão: trata-se de uma paciente com hipotensão postural. Nesse caso em particular, embora seja obrigatória a pesquisa de fatores desencadeantes como vômitos, diarréia, perda menstrual aumentada, melena ou queixas dispépticas, que possam sugerir um sangramento digestivo oculto, é possível tratar-se apenas de falta de adaptação a situações que favorecem o aparecimento de hipotensão. Deve ter contribuído o fato de ser uma paciente jovem e do sexo feminino, talvez com pressão arterial no limite inferior da normalidade, e de ter ficado muito tempo em pé, desviando sangue para os membros inferiores. A rápida recuperação espontânea e a ausência de movimentos anormais afastam a possibilidade de hipoglicemia ou convulsão.

CASO 2. Paciente de 37 anos de idade, sexo masculino, sem doenças prévias, foi a laboratório de análises clínicas para exames de rotina. Enquanto colhia sangue, desenvolveu tontura e palidez, seguida por sensação de desmaio. Foi rapidamente auxiliado pelo técnico que realizava o procedimento, que o deitou em uma maca e avaliou seus sinais vitais: P = 56bpm (rítmico), PA = 70 x 60mm Hg. Após cerca de 30 minutos em repouso, estava novamente bem, com pulso e pressão normais, sendo liberado.

Discussão: essa história descreve um quadro típico de hipotensão secundária à síncope vasovagal. A coleta de sangue gerou um estresse emocional e, possivelmente, alguma dor, que desencadearam uma resposta simpática, seguida de hiperestimulação vagal. O encontro de bradicardia, totalmente inesperada para alguém com 70 x 60mm Hg, denota o predomínio de resposta vagal, e a rápida recuperação é característica desses pacientes. O diagnóstico diferencial seria bradicardia de origem primária cardíaca, por exemplo, bloqueio atrioventricular total, causando a hipotensão. Nesse caso, teria sido apenas uma coincidência o aparecimento dos sintomas exatamente no momento da coleta do exame, o que é pouco provável. Outro aspecto é que, normalmente, os sintomas decorrentes de bradicardia são mais duradouros, permitindo o diagnóstico por meio da realização do eletrocardiograma. Obviamente, não se trata de hipovolemia, já que era uma simples coleta de sangue.

CASO 3. Paciente de 28 anos de idade, sexo masculino, procedente do interior da Bahia, apresenta há um ano dispnéia progressiva aos esforços e edema de membros inferiores. Há dois dias houve piora dos sintomas e desenvolveu sonolência, sendo trazido por familiares. Não tem feito uso de nenhuma medicação e nega outros sintomas. Exame clínico: P = 110 (fino e arrítmico), PA = 74 x 68mm Hg, taquipnéico, extremidades frias, cianóticas e com tempo de enchimento capilar superior a 4 segundos, estase jugular moderada, estertores finos até o terço médio de ambos os hemitórax, edema intenso de membros inferiores, mas sem empastamento ou dor à palpação de panturrilhas. Radiografia de tórax com aumento de área cardíaca e sinais de congestão pulmonar.

Discussão: a causa mais provável da hipotensão desse paciente é a evolução de miocardiopatia, tratando-se, portanto, de choque de origem cardiogênica. As extremidades frias, a diminuição de perfusão periférica e a pressão arterial pinçada sugerem vasoconstrição periférica tentando compensar o baixo débito cardíaco, o que depõe contra a hipótese de sepse ou choque distributivo, que evoluem com resistência vascular periférica baixa. Já os estertores pulmonares sugerem hipervolemia e pressão capilar pulmonar elevada, afastando a possibilidade de hipovolemia como causa do choque. Quanto à possibilidade de embolia pulmonar e choque obstrutivo, não há sinais de trombose venosa profunda

em membros inferiores e, também, não se espera encontrar sinais de congestão pulmonar nesses pacientes, já que a fisiopatologia da hipotensão é por aumento da resistência vascular pulmonar e dificuldade de esvaziamento do ventrículo direito, secundários à obstrução pelo próprio trombo e à vasoconstrição pulmonar. A radiografia de tórax reforça a hipótese de insuficiência cardíaca e hipervolemia.

CASO 4. Paciente de 28 anos de idade, sexo feminino, há três dias com febre de 39°C, disúria, polaciúria e lombalgia esquerda. Apresenta regular estado geral, hiperventilando, levemente descorada e ictérica. Exame clínico: FC = 110bpm (rítmico), PA = 88 x 34mm Hg, extremidades quentes e bem perfundidas. Coração, pulmão e abdome sem alterações; dor intensa à palpação de loja renal esquerda. No hemograma há 14.600 leucócitos por mm^3, com desvio até metamielócitos. Hemocultura foi positiva para *Escherichia coli*.

Discussão: algumas características se destacam no caso, em relação a outras causas de choque. Chamam a atenção, por exemplo, as extremidades quentes e com boa perfusão, apesar da hipotensão, e a diferença entre as pressões sistólica e diastólica (54mm Hg), ambas características do choque séptico. Nesses casos, a extração de oxigênio pelos tecidos periféricos encontra-se diminuída, o que gera vasodilatação em microcirculação, na tentativa de compensar a baixa oxigenação. Como conseqüência, a perfusão periférica mantém-se, apesar do não aproveitamento do oxigênio oferecido, e ocorre queda na resistência vascular sistêmica. Isso faz com que a pressão arterial caia, particularmente a pressão diastólica, já que esta depende da resistência vascular periférica. O quadro clínico direciona para o diagnóstico de pielonefrite aguda e o hemograma, com leucocitose e desvio à esquerda, reforça a possibilidade de infecção. A bactéria isolada na hemocultura, além de ser o principal agente de infecção urinária, define a presença de bacteriemia, considerada por muitos autores como fundamental no diagnóstico de sepse.

CASO 5. Paciente de 54 anos de idade, sexo feminino, sem antecedentes de doenças prévias, apresenta-se há três semanas com polidipsia, poliúria e emagrecimento de cerca de 12kg. Há um dia ficou mais sonolenta. Foi trazida ao pronto-socorro onde chegou em mal estado geral, sonolenta, com palidez cutânea, boca seca, olhos encovados e intensa diminuição do turgor de pele. Exame clínico: PA = 60 x 50mm Hg, P = 110bpm (fino e rítmico), T = 36°C. Restante do exame clínico sem alterações. Uréia = 110mg/dL, creatinina = 2mg/dL.

Discussão: o quadro clínico dessa paciente é bastante sugestivo de descompensação diabética. A história de polidipsia e poliúria e o grande emagrecimento, em um período curto de tempo, sugerem perda líquida, e não perda de massa muscular ou gordura, apenas. Corroborando esse raciocínio, encontram-se sinais de desidratação como olhos encovados, boca seca e diminuição do turgor da pele. A pressão arterial pinçada e o pulso fino e taquicárdico são conseqüência da estimulação simpática que visa a preservar a perfusão cerebral e coronariana. A queda de volume causou tanto diminuição na pressão arterial sistólica quanto diastólica, mas a vasoconstrição periférica, decorrente da estimulação simpática, elevou a resistência vascular periférica, aumentando parcialmente a pressão diastólica. Como conseqüência da pequena diferença entre a pressão sistólica e a diastólica, a percepção do pulso ficou comprometida. A vasoconstrição renal causou aumento de uréia e creatinina séricas, mas como a uréia é parcialmente reabsorvida sua elevação foi désproporcional à da creatinina.

CASO 6. Paciente de 62 anos de idade, sexo masculino, internado para investigação de provável tumor de pulmão, com desenvolvimento do rebaixamento de consciência. Ao avaliá-lo, você não consegue ouvir a pressão arterial, notando apenas aparecimento do pulso quando a pressão chega em 50mm Hg. O pulso está fino e taquicárdico e, praticamente, desaparece quando o paciente inspira profundamente. O restante do exame mostra, ainda, importante estase jugular, fígado palpável a 3cm do rebordo costal direito e bulhas cardíacas bastante hipofonéticas.

Discussão: muito provavelmente, esse paciente desenvolveu hipotensão secundária a tamponamento pericárdico. Neoplasia de pulmão, com infiltração do saco pericárdico, é causa possível de derrame pericárdico e as alterações encontradas no exame clínico – estase jugular, hepatomegalia e abafamento de bulhas – são comuns nos casos de tamponamento. A pressão arterial não pode ser medida, mas apenas palpada, refletindo intensa vasoconstrição periférica, decorrente da estimulação simpática que tenta compensar a queda no débito cardíaco. A diminuição do pulso durante a inspiração é chamada de pulso paradoxal e ocorre porque, durante a inspiração, aumenta o retorno venoso para o ventrículo direito, porém, como o saco pericárdico está com a pressão arterial elevada, o retorno de sangue das veias pulmonares para o ventrículo esquerdo diminui, comprometendo o enchimento do ventrículo esquerdo e o débito cardíaco. O ecocardiograma é o exame ideal para o diagnóstico no caso, mas uma radiografia de tórax, mostrando aumento global de área cardíaca e um ECG com diminuição no tamanho dos complexos podem ajudar no diagnóstico.

CASO 7. Paciente de 17 anos de idade, sexo masculino, foi trazido para atendimento de emergência após picada de abelha em membro superior esquerdo. Cerca de 20 minutos após a picada, houve aparecimento de lesões de pele, rouquidão, dispnéia progressiva e tontura. O paciente encontra-se taquipnéico, taquicárdico, com lesões urticariformes generalizadas. A respiração é ruidosa e a ausculta pulmonar revela sibilos generalizados. Pressão arterial de 70 x 30mm Hg, com extremidades bem perfundidas e pulso facilmente perceptível.

Discussão: o quadro descrito é característico de choque anafilático, uma das causas de choque distributivo. A história é bastante característica, assim como os demais achados sugestivos de reação alérgica – a urticária, os sibilos secundários a broncoespasmo e o edema de glote, causando rouquidão e respiração ruidosa. Apesar da queda na pressão, a vasodilatação arterial, que ocorre nesses casos, fez com que a perfusão periférica se mantivesse e o pulso pudesse ser sentido com facilidade.

BIBLIOGRAFIA

BALK RA – Severe sepsis and septic shock. Definitions, epidemiology, and clinical manifestations. *Crit Care Clin*, 16:179, 2000.

BASS E, MOSE III H, ROTHMAN W – Dizziness, vertigo, motion sickness, near syncope, syncope and disequilibrium. In: Barker LR, Burton JR, Zieve PD. *Principles of Ambulatory Medicine*. 3rd ed., Baltimore, Williams & Wilkins, 1991, p. 1114.

BURKS AW, JONES SM, WHEELER JG, SAMPSON HA – Anaphylaxis and food hypersensitivity. *Immunol Allergy Clin North Am*, 19:533, 1999.

FINK MP – Shock: an overview. In: Rippe JM, Irwin RS, Fink MP, Cerra FB. *Intensive Care Medicine*. 3rd ed., Boston, Little, Brown and Company, 1996, p. 1857.

FROHNA WJ – Emergency department evaluation and treatment of the neck and cervical spine injuries. *Emer Med Clin North Am*, 17:739, 1999.

GILBERT VE – Immediate orthostatic hypotension: diagnostic value in acutely Ill patients. *South Med J*, 86:1028, 1986.

McGEE S, ALBERNETHY III WB, SIMEL DL – Is this patient hypovolemic? *JAMA*, 281:1022, 1999.

STEVENSON LW, PERLOFF JK – The limited reliability of physical signs for estimating hemodynamics in chronic heart failure. *JAMA*, 261:884, 1999.

65. Insuficiência Respiratória

Carlos Eduardo Pompilio
Carlos Roberto Ribeiro de Carvalho

A presença de ventilação pulmonar espontânea é o sinal mais óbvio de vida. Isso decorre do fato de os mamíferos, e entre eles o homem, não possuírem reserva de O_2. Estamos, portanto, obrigados a manter uma oferta constante desse gás para os tecidos sob a pena de interrompermos nossas atividades metabólicas mais básicas. Assim, a insuficiência respiratória (IR) é um dos mecanismos mais comuns e por isso dos mais importantes que podem levar à morte. Neste capítulo abordaremos a semiologia da IR, sua fisiopatologia, evolução clínica e gasométrica e formas de monitorização.

A *ventilação* é um processo físico no qual renovamos o ar que está em contato com os capilares pulmonares para absorver O_2 e eliminar CO_2. A *respiração* é um processo bioquímico em que o oxigênio é reduzido, aceitando elétrons e liberando grande quantidade de energia de moléculas mais complexas. A *circulação* une a função ventilatória à respiratória. Todas fazem parte de um "macrossistema" respiratório. A rigor, portanto, deveríamos estudar sob o rótulo de IR todos os processos que alteram a eliminação do CO_2, a captação normal do O_2 do ar atmosférico e também a maneira como este último é oferecido às mitocôndrias, local onde de fato ocorre a oxidação de substâncias energéticas e quase toda a produção de ATP. Além disso, podemos compreender o sistema respiratório como sendo composto pelo sistema nervoso central que manda impulsos através dos nervos periféricos até a placa motora muscular, que desencadeia o potencial de ação e vai finalmente promover a contração muscular. Essa última faz com que o ar entre pelas vias aéreas chegando até os alvéolos (Fig. 65.1).

Qualquer interrupção nessa cadeia é causa de IR. Existem, portanto, várias causas de IR, que são extrapulmonares. A discussão dessas causas pormenorizadamente foge dos objetivos deste capítulo. Vamos adotar uma abordagem menos extensa e considerar os distúrbios que causam queda da pressão parcial de O_2 (PO_2) arterial (hipoxemia), aumento da PCO_2 (hipercapnia) ou ambas as alterações.

PROPEDÊUTICA DA INSUFICIÊNCIA RESPIRATÓRIA

Podemos chamar de IR o estado em que um distúrbio causa desconforto respiratório associado a alterações gasométricas, a saber: aumento da pressão parcial alveolar de CO_2 ($PaCO_2$) e/ou diminuição da pressão parcial alveolar de O_2 (PaO_2). Devido ao caráter sistêmico da função pulmonar, a IR suscita uma série de respostas integradas que, em conjunto, constituem uma síndrome. É útil estudar a evolução dessa síndrome desde sua instalação, não apenas para avaliar os padrões de resposta, enquadrando o paciente que se avalia, como também para intervir rapidamente em seus pontos mais críticos. O quadro 65.1 mostra os sinais e os sintomas mais comuns de IR e o exame subsidiário adequado.

Quadro 65.1 – Propedêutica da insuficiência respiratória.

Sintomas
Dispnéia
Ortopnéia
Dispnéia paroxística noturna
Sinais
Taquipnéia
Uso de musculatura acessória
Tempo expiratório prolongado
Assincronia abdominal
Monitorização
Gasometria

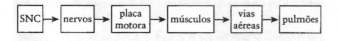

Figura 65.1 – Esquema mostrando a seqüência de passos desde o início do impulso neural ("drive") no sistema nervoso central (SNC) até a entrada do ar na via respiratória. As interrupções nesse processo são todas causas de IR.

SINTOMAS

Dispnéia

O sintoma mais importante da IR é a dispnéia. Dedicou-se um capítulo especial a ela neste livro; entretanto, é importante retomarmos alguns conceitos fundamentais. Apesar de a progressão e a intensidade da dispnéia fornecerem uma pista importante da gravidade e possibilidade de um paciente vir a necessitar de ventilação artificial, sabe-se que não há correlação entre o grau de dispnéia e o aumento da $PaCO_2$, a diminuição da PaO_2 ou a necessidade de ventilação mecânica. Essa falta de correlação provém, como vimos, da heterogeneidade do termo *dispnéia* em detrimento das suas múltiplas causas fisiopatológicas. A dispnéia é um sintoma angustiante e uma resposta adaptativa à disfunção respiratória. É causadora de aumento da demanda ventilatória, já que provoca ansiedade e resposta autonômica simpática. Quando essa resposta é exacerbada, causa agitação intensa que acompanha o quadro clínico da IR e, se necessário, deve ser criteriosamente controlada com sedativos. Caso contrário, o quadro soma-se à dispnéia preexistente e ajuda a perpetuar o círculo vicioso no qual o paciente se insere e que terminará invariavelmente em parada respiratória se não for interrompido. Outra razão para a falta de correlação entre a dispnéia e a gravidade da IR é o fato de que a IR aguda tende a apresentar sintomas muito mais exuberantes que a crônica. Algumas doenças como as distrofias musculares de causa genética e a esclerose lateral amiotrófica podem cursar com IR grave sem sintomas de dispnéia.

Ortopnéia

A *ortopnéia* também já mereceu considerações em outros capítulos. Vale ressaltar que não apenas na doença cardíaca ela pode estar presente (Quadro 65.2). Na grande maioria das vezes, é um sinal inespecífico de alteração na dinâmica de contração do diafragma. Outras vezes, está ligada intimamente à relação ventilação/perfusão, como na doença cardíaca, na qual tem explicação hemodinâmica, e na *dispnéia paroxística noturna*. Para exemplificar a alteração da dinâmica da contração diafragmática, a figura 65.2 mostra três situações diferentes. O diafragma tem a inserção anterior mais alta que a posterior. Isso gera um vetor durante sua contração (Vdiaf) que aponta para baixo e para frente. O conteúdo abdominal representado pelas vísceras gera um vetor em função de a ação da gravidade estar sempre perpendicular ao solo (Vvisc). O vetor resultante (Vres) é o que vai demonstrar a variação das forças com a posição do paciente. No indivíduo em posição ortostática, o Vres aponta para a frente e para baixo, indicando interação positiva entre os dois vetores. Quando ocorre inclinação de aproximadamente 30 graus para a frente, existe uma justaposição dos vetores e sua interação é máxima. Isso explica o comportamento de alguns pacientes que, além de apresentarem ortopnéia, apóiam as mãos nos joelhos (facilitando a ação da musculatura acessória) e inclinam-se para a frente, melhorando o padrão de contração do diafragma. Na posição deitada, o Vvisc fica em posição quase oposta ao Vdiaf, tornando o Vres muito pequeno. Isso indica uma situação desfavorável para a contração diafragmática, causando ortopnéia.

Quadro 65.2 – Diagnóstico diferencial de ortopnéia.

Insuficiência cardíaca congestiva
Disfunção diafragmática
doença neuromuscular
paralisia diafragmática
Obesidade
Doença pulmonar obstrutiva crônica
Aumento da pressão abdominal
ascite
diálise peritoneal
distensão gasosa

SINAIS

Geral

Um paciente que está em IR é muito mais facilmente reconhecido do que descrito. O quadro neurológico pode variar de agitação e ansiedade ao coma aperceptivo e arreativo e, obviamente, depende da causa da IR.

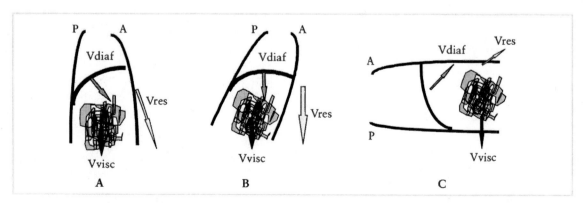

Figura 65.2 – Mecanismos de ortopnéia. Alterações da dinâmica de contração diafragmática em três posições diferentes. A) Indivíduo em posição ortostática. Note que a inserção diafragmática é mais alta na face anterior (A) que na posterior (P). Isso faz com que durante a contração do músculo se crie um vetor (Vdiaf) apontado para a frente e para baixo. As vísceras abdominais sob a ação da gravidade tendem a puxar a cúpula diafragmática para baixo, também gerando um vetor (Vvisc). A resultante dessas duas forças (Vres) é favorável à contração do diafragma. B) Indivíduo 30 graus inclinado para a frente. Repare que existe uma justaposição dos vetores e o Vres é máximo. C) Representa indivíduo deitado. O Vvisc é quase oposto ao Vdiaf, e o Vres é mínimo.

Muitas vezes, é possível perceber a evolução do nível de consciência do paciente que chega agitado e, à medida que entra em fadiga muscular, perde a capacidade de reação, adotando um fácies característico. A musculatura do pescoço contraída, a testa enrugada e com sudorese, o olhar vago fazem parte desse quadro dramático. As extremidades são frias e cianóticas e o pulso é fino e taquicárdico. O próprio acúmulo de CO_2 causa narcose e diminuição do nível de consciência. É importante salientar que a avaliação inicial do paciente com IR é a que determina a medida terapêutica a ser adotada: intubação orotraqueal, cateter de O_2 ou máscara. Muitas vezes, não há tempo hábil para realizar-se uma gasometria arterial ou uma radiografia de tórax e as decisões devem ser tomadas muito rapidamente.

Freqüência respiratória

A freqüência respiratória (FR) é um dos parâmetros mais importantes no diagnóstico e na monitorização da IR. Uma das explicações para esse fato provém de estudos de mecânica e quantificação do trabalho respiratório. Para deslocar uma quantidade de ar para o interior dos pulmões, é preciso que a "bomba" ventilatória desenvolva uma pressão diferencial motriz desse volume de ar. Essa pressão, geralmente, é expressa por meio da relação $PI/P_{máx}$, na qual a PI é a pressão inspiratória, e a $P_{máx}$, a pressão máxima que pode ser desenvolvida pelo músculo. Essa relação é diretamente proporcional ao gasto energético da musculatura respiratória. Quanto maior a PI, maior o gasto energético. Assim, para poupar esforço, um paciente em IR tende a diminuir o volume corrente e, conseqüentemente, aumentar a FR. Recomenda-se que a FR seja aferida em pelo menos 30 segundos. Valores acima de 20 ciclos por minuto são considerados taquipnéia, na dependência do quadro clínico do paciente.

Taquipnéia

A *taquipnéia* é um sinal sensível, mas não muito específico de disfunção respiratória. Pode ocorrer nos transtornos ansiosos e outros quadros psiquiátricos comuns em salas de emergência. Devido às razões já expostas, pode induzir erro em relação à ventilação minuto. O volume minuto (V_E) é dado pelo produto: freqüência respiratória (FR) × volume corrente (VT). Como vimos, quando um paciente tem sua função pulmonar comprometida, com objetivo de minimizar a carga respiratória, existe tendência em se diminuir o VT e aumentar a FR, mantendo o produto final. A figura 65.3 mostra um exemplo de um paciente que foi desconectado do ventilador mecânico por um período de 20 minutos.

Podemos notar que, inicialmente, o volume minuto (V_E) aumenta à custa do aumento na FR. Isso se traduz em uma maior excreção de CO_2, ocasionando distúrbio acidobásico conhecido como *alcalose respiratória*, que veremos com mais detalhe a seguir. Entretanto, depois de alguns minutos, apesar do aumento na FR e

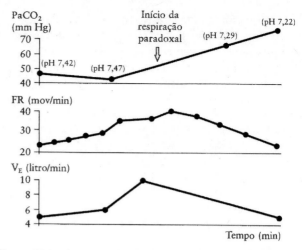

Figura 65.3 – Seqüência de alterações na $PaCO_2$, freqüência respiratória (FR) e volume minuto (V_E) em paciente durante tentativa de desconexão do ventilador mecânico durante um período de 20 minutos. Dados de eletromiografia revelaram que o paciente estava em fadiga muscular, mas a FR vai subindo lentamente. Inicialmente, a $PaCO_2$ cai e ocorre alcalemia. Depois, mesmo aumentando seu V_E, o pH vai caindo e a $PaCO_2$ subindo progressivamente, caracterizando acidose respiratória. Isso ocorre devido a um aumento na ventilação do espaço morto. Note que o aparecimento de movimentação paradoxal do abdome é um evento tardio no processo de fadiga muscular (modificado de Cohen et al., 1982).

no V_E, a $PaCO_2$ começa a subir progressivamente, causando *acidose respiratória*. Apesar de haver aumento no V_E, a ventilação alveolar (VA) não aumenta, já que VA = (VT – V_{EM}) × FR, onde V_{EM} é a ventilação do *espaço morto*. Quando o VT fica igual ao V_{EM}, a VA é zero, apesar de o V_E aumentar com a FR. Isso ocorre porque durante o processo de fadiga muscular, pelas alterações já citadas, começa a haver ventilação progressivamente maior do *espaço morto*. Chamamos espaço morto toda área dentro do pulmão que, apesar de ser ventilada, não participa das trocas gasosas. Uma porcentagem do VT cada vez maior vai ventilando o espaço morto e não influencia a VA. Ventilar o espaço morto significa não ventilar os alvéolos, dessa forma, o CO_2 acaba por elevar-se (como respirar por meio de uma mangueira). Esse fenômeno é muito comum em pacientes com IR e também naqueles em que estamos tentando diminuir ou mesmo retirar a assistência ventilatória artificial. Para isso, usamos um índice que demonstra se o paciente está mantendo seu V_E à custa de uma ventilação superficial. Pode ser chamado de *índice de respiração superficial rápida* (RSR) e é dado pela relação:

$$RSR = FR\ (resp/min)/VT\ (litros)$$

Esse índice foi criado para tentar prever se um paciente conseguiria ser desconectado do ventilador. O VT pode ser medido facilmente à beira do leito usando-se um ventilômetro portátil ou, caso o paciente esteja conectado a um ventilador, observando-se o valor mensurado pelo próprio aparelho. Podemos demonstrar sua utilidade por meio do seguinte exemplo numérico. Imaginemos dois pacientes com o mesmo $V_E = 5$ litros. O paciente A consegue esse volume com VT de 500mL e FR de 10. O paciente B está em situação pior e consegue atingir 5 litros com VT de 200mL e FR de 25. Se calcularmos o índice RSR para ambos teremos: o paciente A com valor de 50, e o B, de 125, denotando ventilação superficial neste último. Um valor menor sempre indica eficiência maior do sistema respiratório. Assim, o RSR é um dado quantitativo de disfunção ventilatória (no caso, ventilação do espaço morto), indicando a necessidade de uma conduta reparadora.

Musculatura acessória

O músculo mais importante da inspiração é o *diafragma*. Ao lado do diafragma, existem outros músculos chamados acessórios que tomam parte na respiração. Eles passam a ter importância maior nos estados de IR ou quando existe fadiga diafragmática. Os músculos *intercostais externos* ligam costelas adjacentes e, quando se contraem, as movem para cima e para a frente. Isso faz aumentar o diâmetro do tórax pelo movimento da báscula, diminuindo a pressão intratorácica e fazendo o ar entrar. A paralisia dos intercostais externos não causa prejuízo importante na inspiração. Os *escalenos* elevam as duas primeiras costelas, e os *esternocleidomastóideos*, o esterno. São também músculos acessórios da inspiração, pois, ao se contraírem, tendem a aumentar o diâmetro da caixa torácica, mas sua paralisia também não causa prejuízo importante. Os esternocleidomastóideos, entretanto, merecem consideração especial. Apesar de sua participação na inspiração ser muito pequena, eles constituem o grupamento muscular mais acessível à palpação e à inspeção. Nos quadros de IR, podemos notar aumento do tônus desse músculo. Não é raro pacientes com dispnéia crônica se queixarem de dor na região cervical e à palpação do esternocleidomastóideo. Ele se constitui em um bom parâmetro para avaliarmos o grau de disfunção ventilatória até mesmo em pacientes submetidos à ventilação mecânica. Se seu tônus estiver muito aumentado é porque a assistência ventilatória está sendo insuficiente para suprir as demandas do paciente e existe necessidade de se "respirar" mais.

A expiração é um processo passivo. A energia elástica acumulada durante a inspiração devido ao trabalho da musculatura inspiratória é liberada e o ar sai. Entretanto, durante o exercício e a IR, a expiração pode tornar-se ativa. O exercício físico é um bom exemplo de como a musculatura expiratória pode auxiliar a inspiratória. Entram em ação os músculos expiratórios, sendo os mais importantes os músculos da parede abdominal: retos abdominais, oblíquos internos e externos e transverso do abdome. Quando esses músculos se contraem, a pressão abdominal eleva-se e o diafragma é empurrado para cima, fazendo aumentar a pressão intratorácica e forçando o ar para fora. Os músculos intercostais internos também auxiliam a expiração ativa, puxando as costelas para baixo e para dentro (em uma ação oposta à dos músculos intercostais externos), diminuindo o volume torácico.

Durante uma respiração normal, a caixa torácica e o abdome expandem-se na inspiração, voltando a sua posição normal durante a expiração. A assincronia entre a movimentação abdominal e a da caixa torácica indica a presença de trabalho respiratório aumentado. A análise da sincronia entre o tórax e o abdome é, portanto, uma ferramenta importante na propedêutica da IR. A movimentação paradoxal, como é conhecida a movimentação do abdome na direção oposta à da caixa torácica, é um sinal fidedigno de IR, mas de aparecimento tardio na evolução da doença. Ele não é específico de fadiga muscular pura (pode ocorrer em quadros obstrutivos graves), mas é sempre encontrado nas disfunções respiratórias de grau importante.

EVOLUÇÃO GASOMÉTRICA

A avaliação dos gases sangüíneos é uma das ferramentas mais importantes no diagnóstico e na quantificação da IR. É importante lembrarmos que o laboratório mede apenas os seguintes parâmetros: PO_2, PCO_2 e pH. A partir desses parâmetros principais, são calculados os restantes. Isso é fundamental para a correta interpretação da gasometria.

A resposta adaptativa do organismo humano à IR é estereotipada. Assim, podemos definir, do ponto de vista gasométrico, dois tipos principais de IR: hipoxêmica (baixa PO_2) e/ou ventilatória (alta PCO_2). A adaptação também depende de a IR ser aguda ou crônica.

A figura 65.4 ilustra a relação entre PO_2 e PCO_2 alveolares em paciente respirando ar ambiente.

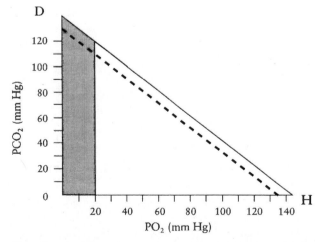

Figura 65.4 – Diagrama O_2/CO_2 ilustrando a relação entre a PO_2 alveolar (PaO_2) e a PCO_2 em paciente respirando ar ambiente ($FiO_2 = 21\%$). A inclinação da reta DH depende do R, o coeficiente respiratório, que foi considerado 0,8. A linha DH representa a PaO_2. A PaO_2 (linha tracejada) é menor que a alveolar. A diferença é o gradiente alveoloarterial [$D(A-a)O_2$] que é de 5mm Hg. A faixa cinza corresponde a condições incompatíveis com a vida (modificado de Roussos, 1985).

Quando um paciente hiperventila, tende a mover-se no gráfico na direção da letra H, aumentando sua PO_2 e diminuindo sua PCO_2. Se, pelo contrário, hipoventilar, move-se em direção à letra D com efeito exatamente inverso, aumentando a PCO_2 e diminuindo a PO_2. De imediato, podemos notar que a hipoventilação não leva à PO_2 muito baixa e quando isso ocorre devemos pensar em outra causa fisiopatológica. O gradiente alveoloarterial [D(A-a)O_2] nos auxilia nessa tarefa, como veremos a seguir. O gráfico mostra que a variação dos principais gases sangüíneos é correlacionada e, em condições fisiológicas, não se faz de maneira independente. Em pacientes submetidos à ventilação mecânica, podemos, ao usar sedativos para o centro respiratório e/ou alterar os parâmetros do ventilador, "desconectar" os dois gases e trabalhá-los de maneira independente, visando à reversão dos processos pulmonares que levaram o paciente à IR.

A IR pode ser de três tipos principais: hipoxêmica, ventilatória ou mista. Dessa forma, fica claro que, atualmente, o diagnóstico de insuficiência respiratória é feito baseado na dosagem das pressões parciais dos gases (O_2 e CO_2) no sangue arterial, sendo, portanto, um diagnóstico mais laboratorial (e mais precoce) do que clínico. A figura 65.5 ilustra essas relações para todo paciente com diagnóstico de IR.

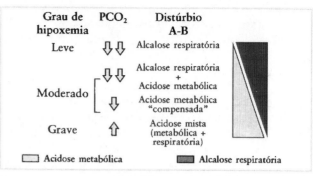

Figura 65.6 – Evolução gasométrica. Seqüência de eventos acidobásicos que se seguem a uma hipoxemia primária. Pela hiperventilação alveolar, a PCO_2 arterial cai originando alcalose respiratória. Se a hipoxemia progride, algum grau de acidose metabólica pode começar a ocorrer devido ao metabolismo anaeróbio dos tecidos periféricos. No início, essa acidose metabólica é leve e, juntamente com a alcalose respiratória preexistente, provoca um distúrbio misto. Depois, quando a acidose metabólica se torna mais intensa, o nível de CO_2 passa a ficar "adequado" com o nível de bicarbonato, e o resultado final é uma acidose metabólica "compensada", estando o paciente, obviamente, em condições piores às anteriores. Depois, o nível de CO_2 aumenta ainda mais e o paciente evolui para uma acidose mista. O esquema de triângulos sombreados ao lado do quadro mostra a interposição entre a alcalose respiratória inicial e a acidose metabólica em cada uma das etapas. O pH resulta do balanço entre os dois distúrbios fisiopatológicos primários, podendo ser entendido em determinada situação como um corte transversal entre os dois triângulos.

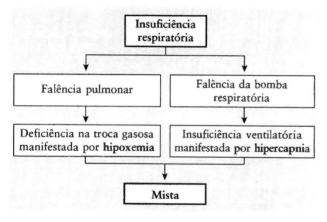

Figura 65.5 – Relações da insuficiência respiratória.

INSUFICIÊNCIA RESPIRATÓRIA HIPOXÊMICA

A IR hipoxêmica está presente nos casos em que a PO_2 é baixa no sangue arterial na vigência de uma FiO_2 maior ou igual à do ar ambiente a pressão de 1 atm, que é de aproximadamente 21%. Em geral, qualquer valor inferior a 60mm Hg é considerado como IR com hipoxemia. Isso desencadeia uma resposta de hiperventilação e a FR e/ou o volume corrente do paciente aumentam. Conforme isso ocorre, o CO_2 vai sendo eliminado devido ao aumento na ventilação alveolar, provocando hipocapnia. A figura 65.6 mostra a seqüência de eventos acidobásicos que se inicia com a hipoxemia. No início, a hiperventilação conduz à alcalose respiratória pelo aumento da excreção de CO_2. Com o agravamento da IR, o metabolismo anaeróbio aumenta na periferia e, principalmente, na própria musculatura respiratória sobrecarregada, produzindo excesso de lactato que leva à acidose metabólica. A acidose metabólica e a alcalose respiratória são eventos que podem ser vistos independentemente, pois a acidose metabólica depende do grau de hipoxemia e da doença do paciente, e a alcalose respiratória depende da ventilação alveolar. Esta última não depende apenas do estímulo central, mas também do estado de seu ramo efetor, os músculos respiratórios. Assim, o diagnóstico do distúrbio acidobásico que o paciente apresenta depende da interação desses dois fatores. A gasometria é muito importante para a quantificação da IR e para a tomada de condutas terapêuticas.

Resumidamente, a insuficiência respiratória hipoxêmica ocorre quando há alteração das trocas gasosas pulmonares, ou mesmo associação de alterações suficientes para causar hipoxemia.

Causas de hipoxemia:

1. Respiração de ar com baixa pressão de O_2.
2. Hipoventilação alveolar (discutida com a insuficiência respiratória ventilatória).
3. Desequilíbrio da relação ventilação/perfusão (V/Q).
4. "Shunt" direito-esquerdo.
5. Distúrbios da difusão do O_2 pela barreira alveolocapilar.
6. Diminuição da $P\bar{v}O_2$.

Desequilíbrio da relação ventilação/perfusão (V/Q)

Desequilíbrio V/Q significa distribuição não coincidente entre a perfusão sangüínea capilar e a ventilação nas unidades pulmonares, estando algumas dessas unidades recebendo desproporcionalmente alta ventilação (alta V/Q), e outras unidades, alta perfusão (baixa V/Q). Nas unidades de baixa V/Q, o O_2 alveolar é extraído em alta taxa pelo fluxo sangüíneo capilar, havendo então diminuição da pressão alveolar de O_2. Ocorre, então, o que chamamos efeito "shunt", que é a mistura entre o sangue pouco oxigenado, proveniente das unidades de baixa V/Q, com o sangue adequadamente oxigenado, das unidades de alta V/Q, conhecida como mistura venosa e responsável pela hipoxemia.

O reflexo de vasoconstrição hipóxica é útil para diminuir o desequilíbrio V/Q, sendo que este pode ser inibido por vários fármacos (anestésicos inalatórios, nitroprussiato de sódio, bloqueadores de Ca^{2+}, beta-adrenérgicos), congestão pulmonar, presença de infecção e síndrome hepatopulmonar.

Dessa forma, podemos facilmente entender a correção da hipoxemia, que acontece nessa situação, com o aumento da FiO_2, visto que essa medida terapêutica corrige a diminuição da pressão alveolar de O_2 nas unidades de baixa V/Q. Essa é a principal diferença entre o efeito "shunt" e o "shunt" verdadeiro.

Desequilíbrio V/Q é certamente a principal causa de hipoxemia nas insuficiências respiratórias, podendo ser seu fator determinante ou coadjuvante. Exemplos de situações nas quais o desequilíbrio V/Q está presente são: doença pulmonar obstrutiva crônica, asma, doença intersticial/inflamatória pulmonar, tromboembolismo pulmonar, congestão pulmonar, hipovolemia e hipertensão pulmonar.

"Shunt" direito-esquerdo

Hipoxemia ocorre na presença de "shunt" pulmonar direito-esquerdo porque parte do sangue venoso misto ganha a circulação arterial sem participar de trocas com o gás alveolar. Dessa forma, o conteúdo de O_2 no sangue arterial (CaO_2) é determinado pela média ponderal do conteúdo de O_2 do sangue devidamente oxigenado e do sangue desviado. Classicamente, encontra-se hipoxemia, existindo aumento da $PaCO_2$ somente nos casos de "shunts" graves (> 50% do débito cardíaco) ou quando há limitação para aumentar a ventilação alveolar. Edema pulmonar cardiogênico ou não, pneumonia e atelectasia são as situações comuns de ocorrência de "shunt" pulmonar direito-esquerdo.

Inalação de FiO_2 elevada é útil para melhorar a hipoxemia, porém não existe correção completa desta, pois a porção do sangue desviado permanecerá sem entrar em contato com o gás alveolar enriquecido de O_2.

Distúrbio da difusão

O distúrbio da difusão do O_2 pela barreira alveolocapilar, definido como incapacidade do sangue de se equilibrar completamente com o gás alveolar até o final de seu trânsito capilar, ocorre quando um destes achados está presente: diminuição da área de troca alveolocapilar, diminuição do tempo de trânsito capilar, grande diminuição da $P\bar{v}O_2$ e $S\bar{v}O_2$ e espessamento da barreira alveolocapilar. As alterações presentes nos distúrbios da difusão podem estar associadas.

Existe grande reserva funcional em relação à difusão, não sendo esse mecanismo, isoladamente, responsável por hipoxemias graves. Hipoxemia nos distúrbios de difusão é passível de correção com a suplementação de O_2.

Diminuição da $P\bar{v}O_2$

Diminuição da $P\bar{v}O_2$ (definida como a pressão parcial de oxigênio no sangue venoso misto – $\bar{v}$; a partir dela, calcula-se a saturação venosa mista – $S\bar{v}O_2$) e da $S\bar{v}O_2$, principalmente quando associadas a outros determinantes de hipoxemia discutidos previamente, pode ser responsável pelo aparecimento ou agravo da hipoxemia. Diminuição da $P\bar{v}O_2$ ocorre quando existe desequilíbrio entre a oferta e o consumo de O_2 nos tecidos, como diminuição da oferta (queda na SaO_2, na quantidade de hemoglobina ou no débito cardíaco) ou aumento do consumo (exercício, febre e hipertireoidismo).

A hipoxemia resultante pode ser revertida com o aumento da oferta de O_2 para os tecidos ou a diminuição do consumo nos estados patológicos.

INSUFICIÊNCIA RESPIRATÓRIA VENTILATÓRIA

Insuficiência respiratória ventilatória ocorre quando a ventilação alveolar não pode ser mantida em níveis satisfatórios para determinada demanda metabólica, havendo então aumento da $PaCO_2$.

$$PaCO_2 = \frac{VCO_2 \times K}{VA}$$

onde:

VCO_2 = produção de CO_2 em um minuto
VA = ventilação alveolar

A característica gasométrica da insuficiência respiratória ventilatória é a elevação da $PaCO_2$, diminuição da PaO_2, com valores para a diferença alveoloarterial de O_2 [$D(A-a)O_2$] normais. Ocorre quando a PCO_2 é maior que 45mm Hg na presença de pH menor que 7,35. A hipercapnia pode ocorrer de forma aguda (estados de asfixia) ou crônica (pneumopatas crônicos com retenção de CO_2). Quando ocorre de forma aguda, o organismo usa tampões acidobásicos (bicarbonato, hemoglobina e outros) para evitar que o pH caia de forma a prejudicar as reações enzimáticas. Esses tampões são responsáveis por uma elevação no bicarbonato de 3 a 5mEq/litro. Portanto, o bicarbonato normal, que tem valor de 24 ± 2mEq/litro, vai atingir um valor máximo de 30mEq/litro. Quando avaliamos uma gasometria na qual se nota hipercapnia e valores de bicarbonato superiores a 30mEq/litro, pode-se supor que a acidose respiratória (por retenção de CO_2) deva ter um componente crônico.

Quando a retenção de CO_2 ocorre por um período mais longo, o rim passa a exercer a função de restaurar o equilíbrio acidobásico, retendo o bicarbonato. Pelas suas características fisiológicas, o limite de compensação é muito maior e podemos ter valores de bicarbonato acima de 50mEq/litro para compensar uma acidose respiratória.

O paciente em IR ventilatória com hipoxemia e retenção de CO_2 é bem representado pelo bronquítico crônico, tabagista importante. Seu sistema respiratório tem alterações profundas e a vasoconstrição hipóxica, o mecanismo mais poderoso para adaptação do adequação entre ventilação alveolar e perfusão sangüínea capilar, é intensa. Isso provoca hipertensão pulmonar e insuficiência ventricular direita (*cor pulmonale*). O tratamento com O_2 para esses pacientes deve ser feito de maneira cuidadosa. O oxigênio, ao modificar a concentração de O_2 nos alvéolos, suprime a vasoconstrição hipóxica e causa distúrbios da ventilação/perfusão intensos e graves. Isso faz subir o CO_2 ainda mais, podendo este atingir valores suficientes para causar narcose, entrando o paciente em um círculo vicioso que pode levar à parada respiratória e, em conseqüência, à morte.

O mecanismo fisiopatológico que explica o desenvolvimento desse tipo de insuficiência é: o sistema nervoso central ativa ("drive" respiratório) a musculatura respiratória que, com sua contração, leva à insuflação pulmonar. A pressão gerada pela musculatura inspiratória (competência neuromuscular) deve ser suficiente para vencer a elastância do pulmão e da parede torácica (carga elástica), assim como a resistência de via aérea (carga resistiva). Insuficiência respiratória ventilatória pode ocorrer por alterações em três mecanismos básicos da ventilação, isoladamente ou associados:

- Hipoventilação (ver Fig. 65.1).
- Distúrbio ventilação/perfusão.
- Aumento da carga ventilatória.

Fatores que podem contribuir para a retenção de CO_2 na presença de falência ventilatória:

- Aumento da produção de CO_2.
- "Shunt" direito-esquerdo.
- Ventilação de espaço morto.

O tratamento da insuficiência respiratória ventilatória é baseado no princípio de se restabelecer o equilíbrio entre a capacidade neuromuscular e a carga ventilatória.

BIBLIOGRAFIA

BROCHARD L, HARF A, LORINO H, LEMAIRE F – Inspiratory pressure support prevents diaphragmatic fatigue during weaning from mechanical ventilation [see comments]. *Am Rev Respir Dis*, **139**:513, 1989.

COHEN CA, ZAGELBAUM G, GROSS D et al. – Clinical manifestations of inspiratory muscle fatigue. *Am J Med*, **73**:308, 1982.

ROUSSOS C – Ventilatory failure and respiratory muscles. **In:** Roussos C, Macklem PT. *The Thorax*. New York, Marcel Dekker, 1985, p. 1253.

YANG KL, TOBIN MJ – A prospective study of indexes predicting the outcome of trials of weaning from mechanical ventilation [see comments]. *N Engl J Med*, **324**:1445, 1991.

66. Insuficiência Renal

João Egídio Romão Jr.

Embora os rins sejam órgãos de dimensões proporcionalmente pequenas (10 a 12cm de comprimento e apenas 160g de peso, representando menos de 1% do peso corpóreo), são considerados órgãos vitais; na ausência de funcionamento renal, a vida pode cessar em algumas semanas. Os rins apresentam uma série de funções que, reduzidas ou mesmo ausentes, resultarão em uma situação clínica denominada genericamente de insuficiência renal. Para entendermos melhor os distúrbios comuns ao paciente com insuficiência renal, descreveremos o que se compreende por função renal normal e como avaliá-la.

FUNÇÃO RENAL NORMAL

As principais funções dos rins são de regulação, excreção e função hormonal.

Função de regulação – é o papel que os rins têm no controle fino e na manutenção do meio interno, por meio do controle do volume de líquidos corpóreos, sua osmolaridade, seu conteúdo de eletrólitos (sódio, potássio, cálcio, magnésio, fósforo, cloro etc.) e o equilíbrio acidobásico.

Função de excreção – é a função dos rins exercida quando excretam do corpo produtos finais do metabolismo orgânico (uréia, creatinina, ácido úrico etc.) e substâncias estranhas (como os medicamentos de excreção renal, drogas tóxicas etc.); embora os pulmões, intestinos e pele contribuam para a excreção desses compostos, os rins são os responsáveis primários por essa função.

Função hormonal – os rins produzem e secretam uma série grande de enzimas e hormônios. As principais substâncias produzidas são renina, eritropoetina, vitamina D_3 ativa, prostaglandinas e cininas. Ao mesmo tempo, os rins são sítios de ação de uma série de hormônios produzidos em outras partes do organismo, como o hormônio antidiurético, o hormônio da paratireóide e o peptídio atrial natriurético, além de terem participação ativa no catabolismo de hormônios e peptídios, como por exemplo o catabolismo tubular proximal da insulina.

Essas funções do rim dependem de diversas estruturas e regiões do órgão. As funções reguladora e excretora renais realizam-se com a formação e a eliminação de urina com composição modificada de acordo com a situação, a composição e as necessidades do organismo. Após a filtração do sangue nos glomérulos e a formação do ultrafiltrado do plasma, as diversas porções dos túbulos renais encarregam-se de modificar a composição desse ultrafiltrado até a composição definitiva da urina, eliminada para o ambiente externo através da via excretora.

Diante dessa multiplicidade e complexidade de funções, é de se esperar que a avaliação da função renal seja muito difícil e complexa. Na prática clínica diária, medidas do ritmo de filtração glomerular e da capacidade de depuração renal (medidas de "clearance") são rotineiramente usadas para avaliação e determinação do grau de funcionamento dos rins.

FILTRAÇÃO GLOMERULAR

O primeiro passo na formação da urina se dá com a filtração do plasma que passa pelos capilares glomerulares. O filtro glomerular permite a passagem da água e de pequenos solutos (eletrólitos, uréia, creatinina, ácido úrico, aminoácidos, glicose etc.) dissolvidos no plasma, impedindo a passagem de proteínas e moléculas maiores, além dos elementos figurados do sangue (hemácias, leucócitos e plaquetas). Além do tamanho da molécula, principal fator determinante, a filtração glomerular depende também da sua carga elétrica (proteínas com carga negativa são menos filtradas do que moléculas de mesmo tamanho, porém sem carga elétrica). Assim, o ultrafiltrado formado tem composição semelhante à do plasma no que se refere a moléculas menores (peso molecular < 15.000 daltons).

O ultrafiltrado é um produto da anatomia glomerular e das forças físicas agindo no capilar glomerular e na cápsula de Bowman (Fig. 66.1). As principais forças físicas são:

Pressão hidrostática capilar (Pcg) – é a própria pressão do sangue exercendo uma força contra a parede do capilar que perfunde o glomérulo. Essa pressão promove a transferência de substâncias existentes no sangue para o espaço de Bowman (favorece a filtração).

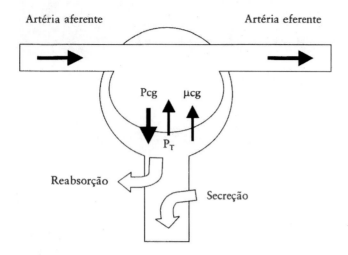

Figura 66.1 – Determinantes envolvidos na formação de ultrafiltrado glomerular e na formação final da urina (filtração, reabsorção e secreção tubular). Pcg = pressão hidrostática capilar; P_T = pressão hidrostática da cápsula de Bowman; μcg = pressão oncótica da cápsula de Bowman.

Pressão oncótica ou coloidosmótica capilar (μcg) – as proteínas do sangue não são filtradas e, atraindo a água plasmática, opõem-se à filtração do plasma. Embora essa força coloidosmótica do plasma moderadamente reduza a filtração promovida pela pressão hidrostática capilar, esta última é muito superior, sendo suficiente para manter a filtração glomerular presente.

Pressão hidrostática da cápsula de Bowman (P_T) – é a pressão existente dentro do espaço urinário (de Bowman), criada pela presença de ultrafiltrado nesse sítio. Assim, essa pressão opõe-se à pressão hidrostática do capilar glomerular, agindo contra a filtração do plasma.

Pressão oncótica da cápsula de Bowman (μcb) – normalmente proteínas não são filtradas e, conseqüentemente, não estão presentes dentro do espaço urinário; nessa situação, essa pressão tende a ser igual a *zero*. Entretanto, em algumas doenças (por exemplo, síndrome nefrótica e outras doenças com proteinúria) pode ocorrer a presença de proteína no espaço urinário exercendo atração de água do capilar glomerular, ou seja, facilitando a filtração glomerular.

A resultante do conjunto dessas forças é que ditará o filtrado produzido por cada glomérulo. A pressão de ultrafiltração (Puf) ou pressão efetiva de filtração pode ser definida pela fórmula:

$$Puf = Pcg - (μcg + P_T)$$

Em um adulto saudável, os valores dessas pressões glomerulares são:

- Pressão hidrostática capilar = 60mm Hg
- Pressão oncótica capilar = –30mm Hg
- Pressão hidrostática da cápsula de Bowman = –10mm Hg
- Pressão oncótica da cápsula de Bowman = 0mm Hg
- **Pressão de ultrafiltração = 20mm Hg**

Como se pode compreender, caso a pressão hidrostática capilar diminua (casos de hipotensão arterial, choque etc.) a Puf será reduzida ou até mesmo poderá cessar. Em raros casos de elevação extrema da pressão oncótica capilar (mieloma múltiplo, por exemplo), redução clinicamente importante da filtração glomerular pode ser identificada.

MEDIDA DA FILTRAÇÃO GLOMERULAR
("clearance")

A depuração (ou "clearance") renal é a quantidade de sangue totalmente clareada de determinada substância marcadora em um período de tempo. Esse teste reflete não somente o ritmo de filtração glomerular (RFG), mas pode ser usado para avaliar as funções tubulares de reabsorção e secreção.

Qualquer substância presente no sangue que seja filtrada, reabsorvida ou secretada pode ter seu "clearance" determinado. A glicose que é filtrada e totalmente reabsorvida no túbulo proximal tem um "clearance" igual a zero. Substâncias, como o potássio (clearance = 10-15mL/min), que são filtradas e reabsorvidas têm um "clearance" inferior ao RFG; outras, que têm marcada secreção tubular, apresentam "clearance" superior ao RFG.

Normalmente, é a creatinina a substância marcadora utilizada na prática clínica. Tem vantagens por ser de fácil dosagem no sangue e na urina, sendo encontrada naturalmente nesses fluidos, produzida nos músculos de maneira constante e excretada somente pelos rins. Como é produzida nos músculos, sua concentração plasmática, embora constante em determinado indivíduo, varia de modo proporcional à massa muscular da pessoa, estando na faixa inferior da normalidade em crianças, mulheres e idosos, e na faixa superior da normalidade em adultos musculosos.

Os níveis plasmáticos de creatinina variam em menos de 10% por dia, e somente situações patológicas como insuficiência renal e lesões musculares afetam essa estabilidade. Uma vez filtrada, toda a creatinina é excretada na urina, já que não há reabsorção tubular dessa substância; como somente cerca de 10% da creatinina excretada é secretada pelos túbulos renais, a depuração da creatinina plasmática é uma função do RFG. Assim, por meio de dosagem da creatinina plasmática e da urina coletada em determinado período é possível estimar o ritmo de filtração glomerular. O chamado "clearance" de creatinina, normal entre 110 e 120mL/min, aproxima-se do RFG de 120 a 125mL/min.

Para determinar de maneira correta o "clearance" de creatinina, tanto o médico como o paciente precisam compreender e rigidamente aderir a seguinte rotina:

1. o paciente necessita esvaziar completamente sua bexiga, sendo essa urina desprezada; o exato momento (hora e minuto) desse procedimento deve ser anotado;
2. toda urina, a partir de então, deve ser guardada até o término do estudo;

3. após 24 horas do início do estudo, o paciente esvazia completamente a bexiga, guardando essa urina junto à urina já coletada;
4. uma amostra de sangue é coletada para dosagem da creatinina plasmática (Pcreat);
5. o volume total de urina é medido no laboratório em vasilhame graduado e o valor obtido é dividido pelo tempo de estudo (V = volume de urina ÷ 1.440 minutos);
6. uma amostra dessa urina homogeneizada (toda junta) é coletada para dosagem da creatinina urinária (Ucreat);
7. com esses três valores (V, Pcreat e Ucreat) conhecidos, faz-se o cálculo do "clearance" de creatinina pela seguinte fórmula:

$$\text{"Clearance" (mL/min)} = \frac{\text{Ucreat (mg/dL)} \cdot \text{V (mL/min)}}{\text{Pcreat (mg/dL)}}$$

Para melhor memorização, essa fórmula tem sido apresentada de modo abreviado:

$$Ccr = \frac{U \cdot V}{P}$$

Correlações entre o "clearance" de creatinina e as fórmulas matemáticas têm sido apresentadas, e algumas dessas têm sido sugeridas para emprego na prática clínica diária, facilitando estimar o "clearance" de creatinina de maneira bem rápida. Dessas, a fórmula de Concroft e Gault é a mais usada:

$$\text{"Clearance" (mL/min)} = \frac{(140 - \text{idade em anos}) \times \text{peso em kg}}{72 \times \text{creatinina plasmática em mg/dL}}$$

Para mulheres, multiplicar o valor obtido por 0,85

À medida que a função renal se reduz, o "clearance" de creatinina diminui e a creatinina plasmática se eleva. Dosagem seriada da creatinina plasmática de um determinado paciente é útil para acompanhar a progressão da disfunção renal. A tabela 66.1 mostra uma correlação aproximada entre variações do "clearance" de creatinina e creatinina plasmática em adultos.

Tabela 66.1 – Correlação entre os níveis de "clearance" de creatinina, creatinina plasmática e grau de insuficiência renal.

"Clearance" de creatinina (ml/min)	Creatinina plasmática (ml/min)	Grau de insuficiência renal (IR)
120-80	0,6-1,4	Função normal
50-80	1,5-2,0	IR leve ou funcional
30-49	2,1-6,0	IR moderada ou laboratorial
15-29	6,1-9,0	IR grave ou clínica
< 15	> 9,0	IR terminal ou dialítica
0	> 12,0	IR anúrica

Esta relação entre o valor do RFG e os níveis plasmáticos de creatinina em adultos pode ser também mostrada e analisada na figura 66.2, em que o RFG é

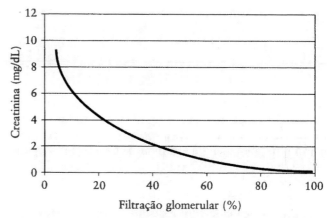

Figura 66.2 – Relação entre o percentual de função renal observado e os níveis de creatinina plasmática correspondentes.

representado no eixo horizontal, e os valores teóricos da creatinina plasmática, no eixo vertical. A curva representa as variações médias crescentes da creatinina à medida que o RFG é reduzido, mostrando que somente quando mais de 75% da função renal é perdida os valores plasmáticos de creatinina ultrapassam o valor máximo considerado como normal.

O RFG pode ser avaliado de maneira mais acurada por dosagem de substâncias, como a inulina, ou também por métodos usando isótopos (material radioativo). As substâncias radioativas mais usadas são o tecnécio-99 (Tc^{99m}) e o ortoiodo-hipurato de sódio (I^{131}), que, além dos valores de função renal, podem ser úteis para obtenção de imagens dos rins (mapeamento).

INSUFICIÊNCIA RENAL

Diante de um paciente com déficit de função renal, o médico deve inicialmente caracterizá-lo, ou seja, trata-se de um caso de insuficiência renal aguda ou de insuficiência renal crônica?

Insuficiência renal aguda (IRA) – é a redução da filtração glomerular em curto espaço de tempo, de caráter potencialmente reversível. Na maioria dos casos, a função renal conhecida anteriormente era normal e a anamnese evidencia a presença de situações clínicas desencadeantes de IRA, como desidratação, insuficiência cardíaca grave, traumatismos, uso de medicamentos nefrotóxicos e estados de insuficiência cardiocirculatória. Em cerca de 50% dos casos, o paciente apresenta oligúria (diurese < 400mL/dia) ou até mesmo anúria.

Insuficiência renal crônica (IRC) – consiste na redução da filtração glomerular de caráter lento, progressivo e irreversível. A suspeita diagnóstica faz-se com a presença de anemia, sinais e sintomas de osteodistrofia, sinais e sintomas de disfunção tubular como nictúria e poliúria, presença de proteinúria maciça e sua exteriorização clínica (urina espumosa, edema, hipoalbuminemia) e alterações menstruais, sendo confirmada com a presença de rins de tamanho reduzido e aumento da ecogenicidade do parênquima renal à ultra-sonografia.

INSUFICIÊNCIA RENAL AGUDA

Reconhecida como uma entidade clínica há cerca de 50 anos, a insuficiência renal aguda (IRA) tornou-se um problema comum na prática médica. A IRA é definida como uma perda súbita e rápida de função renal (total ou parcial), com conseqüente retenção nitrogenada (elevação de uréia e creatinina plasmáticas), potencialmente reversível. Em cerca de 40% dos casos, a instalação da IRA é acompanhada com redução do volume urinário, chegando à oligúria (diurese inferior a 400ml/dia) ou até mesmo à anúria. A incidência de IRA é muito variável e deve ser interpretada com cuidado, pois existem grandes variações conceituais, especialmente na definição de IRA, entre as populações estudadas e o desenho dos estudos. A incidência de IRA varia de 0,14% para IRA grave na população em geral, até a valores próximos a 33% quando são estudados pacientes graves internados em unidade de terapia intensiva.

Nessa fase, pode ser muito útil no diagnóstico da IRA direcionar o raciocínio para as três divisões didáticas causais comumente usadas e a seguir analisadas: IRA pré-renal, IRA pós-renal e IRA por doença intrínseca renal.

IRA PRÉ-RENAL

Os fatores pré-renais para o desenvolvimento da IRA são os primeiros a ser considerados em pacientes com déficit agudo de função renal. De imediato, deve-se analisar a volemia e o volume extracelular do paciente (Quadro 66.1). Nesse momento, são de grande valia informações precisas e reais de balanço hídrico, diurese, peso diário, perdas hídricas e ingestões, visto que a avaliação da situação real do volume circulante nem sempre é uma tarefa fácil.

Quadro 66.1 – Fatores para estimar o volume extra-celular.

História de ingestão e perdas hídricas
Estase jugular
Hipotensão postural
Turgor da pele
Hidratação de mucosas
Ausculta pulmonar (evidência de edema pulmonar)
Exame abdominal (hepatomegalia congestiva, ascite)
Sódio urinário
Pressão venosa central ou pressão de capilar pulmonar

O contexto clínico de IRA pré-renal encontra-se em situações de distúrbios hemodinâmicos com comprometimento da perfusão sangüínea renal (insuficiência cardíaca grave, desidratação intensa, quadros hemorrágicos, alterações digestivas com perdas grandes de líquidos, baixa ingestão hídrica e alimentar e estados tóxico-infecciosos). Deve-se suspeitar de IRA pré-renal na presença de pressão arterial em geral baixa (mas não necessariamente muito reduzida), com hipotensão ortostática, veias periféricas colabadas, pulso rápido, extremidades frias, pressão venosa central habitualmente baixa e sinais de desidratação extracelular e diminuição do turgor cutâneo. Os dados urinários quase sempre são bem característicos, com volume urinário baixo, com densidade e osmolaridade urinárias elevadas e sódio urinário baixo, na presença de uréia e creatinina séricas em elevação.

A evolução da IRA pré-renal quase sempre é favorável, desde que haja oportunidade de correção rápida e eficaz do distúrbio hemodinâmico, com expansão da volemia e/ou do volume extracelular. Essa correção assegura o restabelecimento de um fluxo sangüíneo eficaz aos rins e recuperação da filtração glomerular, com pronta recuperação da diurese.

IRA PÓS-RENAL

A IRA pós-renal pode acompanhar situações urológicas de obstrução ou ruptura do trato urinário. Ocorre em cerca de 5 a 15% dos casos de IRA, sendo mais comum em pacientes idosos e em lactentes. Nessas crianças, as causas quase sempre são alterações anatômicas congênitas (valva de uretra posterior, estenose/obstrução da junção ureteropélvica), enquanto nos idosos são secundárias principalmente a doenças prostáticas, neoplasias de trato urinário ou de outros órgãos pélvicos. Independente de faixa etária, os cálculos urinários estão entre as causas principais de IRA obstrutiva, junto com traumatismos de trato urinário, tumores pélvicos em mulheres jovens ("pelve congelada"), doenças hematológicas (pós-quimioterapia de neoplasias – obstrução por urato, precipitação de paraproteínas intratubulares), necrose de papila renal (diabéticos, uso de analgésicos) e cirurgias obstétricas (Quadro 66.2).

Quadro 66.2 – Causas de IRA pós-renal.

Causas intra-renais (obstrução intratubular)
Precipitação de cristais (urato, oxalato, aciclovir, sulfonamida etc.)
Precipitação de proteínas (paraproteínas, mieloma etc.)
Causas extra-renais (obstrução ureteral, vesical e uretral)
Cálculos, tumores, tecido papilar renal, coágulos, corpos estranhos, fungos
Traumatismo de trato urinário
Ligação cirúrgica inadvertida de ureter
Malformações congênitas e do desenvolvimento do trato urinário
Hipertrofia prostática
Fibrose retroperitoneal
Tumores abdominais e pélvicos
Gravidez
Bexiga neurogênica
Ruptura traumática de bexiga
Medicamentos (anti-histamínicos, bloqueadores ganglionares, metisergida etc.)

O diagnóstico de IRA pós-renal é quase sempre fácil de ser realizado. Uma anamnese bem conduzida leva à suspeita dessa condição clínica, especialmente na presença de anúria súbita. O exame de urina, quando presente, pode estar normal, havendo possibilidade de existir discreta leucocitúria, hematúria ou proteinúria. A confirmação da IRA pós-renal é feita com comprovação da obstrução por ultra-sonografia, tomografia computadorizada ou exames radiográficos abdominais (radiografia simples, urografia excretora, pielografia etc.). A ultra-sonografia deve ser realizada em todos os pacientes com disfunção renal, sendo o procedimento de escolha para identificar obstruções e dilatações do trato urinário, além de definir possíveis alterações do parênquima renal. Deve-se atentar que nas obstruções agudas ureterais o desenvolvimento de dilatações do trato urinário alto é lento, necessitando de dias ou até mesmo semanas para se detectar a presença de hidronefrose à ultra-sonografia.

A reversibilidade da IRA pós-renal está condicionada à duração da obstrução urinária, sendo completa quando o diagnóstico e a desobstrução são imediatos. O médico deve estar atento a essa situação pós-desobstrução, na qual alterações renais secundárias à obstrução ocorrem. Assim, alterações no mecanismo absortivo tubular levarão a uma excreção aguda anormal de sódio, bicarbonato e água, com incapacidade de excreção (secreção) de potássio e íon hidrogênio, com possibilidade de desenvolvimento de depleção de sal e água, contração volêmica, acidose metabólica grave e hiperpotassemia (síndrome pós-desobstrutiva).

IRA RENAL

O diagnóstico de IRA por doença renal intrínseca deve ser confirmado após descartarmos as possibilidades de IRA pré e pós-renal. As principais doenças renais intrínsecas responsáveis por IRA são as glomerulonefrites agudas (primárias ou secundárias como a glomerulonefrite difusa aguda – GNDA – e o lúpus eritematoso, por exemplo), as vasculites, as nefrites intersticiais agudas e, mais freqüentemente, a necrose tubular aguda (Quadro 66.3).

Em seus primórdios, a IRA consistia em uma entidade clínica pouco complexa, quase sempre aparecendo após uso de nefrotóxicos (sangue incompatível, aminoglicosídeos etc.) ou em situações de baixa perfusão sangüínea renal (hipovolemia, desidratação, insuficiência cardíaca etc.). Atualmente, a IRA é uma síndrome clínica associando a insuficiência renal a quadros clínicos extremamente graves, como falência de múltiplos órgãos, sepses, traumatismos extensos etc. (Fig. 66.3). Ao mesmo tempo que fatores causais, como problemas obstétricos e traumatismo, tendem a reduzir, a associação com cirurgias permanece estável e observa-se aumento da IRA associada a situações médicas graves.

Quadro 66.3 – Doença renal com IRA.

Glomerulonefrites
Pós-infecciosa (GNDA)
Membranoproliferativa
Púrpura de Henoch-Schönlein
Síndrome renopulmonar (Goodpasture)
Rapidamente progressiva
Glomerulopatias lúpicas
Vasculopatias
Vasculites
Síndrome hemolítico-urêmica
Hipertensão arterial maligna
Esclerodermia
Coagulação intravascular disseminada
Obstrução de artéria renal (ateromatose, embolia, trombos etc.)
Trombose de veia renal
Nefrite intersticial aguda
Por drogas (rifampicina, quinolonas, furosemida, cimetidina, sulfonamidas, penicilinas etc.)
Hipercalcemia
Infecções
Necrose tubular aguda
Isquêmica
Nefrotóxica (antibióticos, contrastes radiográficos, peçonhas, antiinflamatórios, bloqueadores de enzima de conversão – IECA –, antineoplásicos etc.)
Por pigmentos (hemoglobinúria, mioglobinúria)

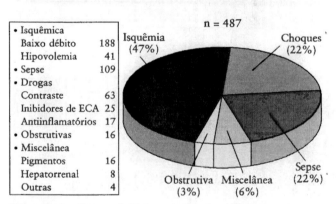

Figura 66.3 – Causas de IRA em hospital geral.

FATORES DE RISCO

O desenvolvimento de IRA hospitalar tem sido relacionado a diversos fatores de risco, condições mórbidas presentes e intervenções diagnósticas e terapêuticas. Eventos como hipotensão arterial, depleção volêmica, uso de vasopressores e de drogas nefrotóxicas e presença de infecções são situações responsáveis pelo desenvolvimento de IRA hospitalar. Nesse tipo de IRA, falência de múltiplos órgãos quase sempre precede o aparecimento da disfunção renal, sendo que falência renal primária isolada ocorre em apenas cerca de 20% dos casos. Diversos estudos mostram que a idade média da população hospitalizada vem crescendo e que pacientes idosos constituem grupo de maior riscos para o desenvolvimento da IRA. Finalmente, deve-se atentar para o fato de que fatores iatrogênicos são importantes causas de IRA hospitalar, especialmente nos pacientes mais idosos. O uso indiscriminado de nefrotóxicos (especialmente antibióticos, antiinflamatórios não-esteróides, bloqueadores de enzima de conversão da angiotensina, contrastes radiográficos etc.) e a depleção de volume são responsáveis por cerca da metade dos casos de IRA hospitalar.

SOBREVIDA E PROGNÓSTICO

A mortalidade dos portadores de IRA é bem variada, dependendo de suas características (menor mortalidade nas IRA obstrutiva e pré-renal comparadas à renal), idade dos pacientes (maior em idosos e lactentes) e presença de falência de outros órgãos ou sistemas de forma associada. A mortalidade descrita de grupos portadores de IRA hospitalar é elevada, situando-se ao redor de 50-60%, apesar dos grandes avanços no conhecimento da sua fisiopatologia, da crescente observação de medidas profiláticas, no manuseio de doentes mais graves e do progresso nas técnicas dialíticas (Fig. 66.4). Tal fato deve estar relacionado, sobretudo, à crescente gravidade dos pacientes com IRA observada ao longo das últimas décadas.

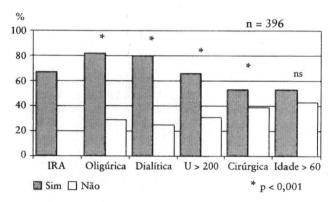

Figura 66.4 – Mortalidade de IRA em hospital geral.

DIAGNÓSTICO

No diagnóstico da IRA, é de fundamental importância anamnese criteriosa e revisão cuidadosa do prontuário do paciente procurando definir os fatores causais da disfunção renal. Os mais comuns a serem procurados são a presença de anormalidades clínicas que levem à disfunção na perfusão sangüínea renal (insuficiência cardíaca, alterações hemodinâmicas, sangramentos, desidratação), lesões aórticas diversas, manuseio vascular recente, cirurgias maiores e ginecobstétricas, uso de drogas nefrotóxicas e traumatismos, procurando correlacionar tais anormalidades com a detecção da disfunção renal (Quadro 66.4). A análise dos dados vitais nos últimos dias deve ser feita observando-se variações na pressão arterial, na diurese, do peso corpóreo e do balanço hídrico. Uso de drogas, presença de febre, "rash" cutâneo e eosinofilia com eosinofilúria induzem o diagnóstico de nefrite intersticial aguda.

Quadro 66.4 – Sumário da propedêutica na IRA.

Anamnese
Atentar para:
- antecedentes renais
- circunstâncias do aparecimento da IRA:
  - o contexto patológico (uso de medicamentos nefrotóxicos, infecções, cirurgias, traumatismos, contato com tóxicos diversos, gestação)
  - a existência ou não de dores relacionadas aos rins e às vias urinárias

Exame clínico
Dar prioridade para:
- grau de hidratação, volume de diurese e curva de peso diários
- aparelho cardiovascular, pressão arterial (deitado e em pé, se possível)
- avaliação do abdome e das fossas ilíacas, pelve (toque retal e vaginal)
- presença de febre, alterações de pele ("rash", equimoses, púrpura etc.)

Exames subsidiários
Avaliar com prioridade temporal:
- eletrocardiograma
- sangue: uréia, creatinina, sódio, potássio, cloro, cálcio, bicarbonato
- urina: tipo I, sódio, creatinina (para fração de excreção de Na^+-$FENa^+$), uréia e osmolalidade

Imagem
Avaliar dimensões renais, textura e presença de dilatação de vias urinárias, com:
- ultra-sonografia: ver tamanho e ecotextura renal, excluir obstrução urinária
- radiografia simples: ver tamanho dos rins e presença de cálculos potencialmente obstrutivos, presença de calcificações do parênquima renal (nefrocalcinose)
- tomografia computadorizada e ressonância magnética: para complementação diagnóstica, quando necessário

Biópsia renal
Avaliação histológica dos rins em casos de IRA de causa não-esclarecida, de IRA prolongada e para confirmação e estadiamento de nefropatias específicas e sistêmicas

Urina (diurese e características da urina)

A verificação do débito urinário diário é útil não só no diagnóstico de insuficiência renal, como também para sugerir etiologias possíveis para o quadro. A presença de anúria (diurese inferior a 100mL/dia) está relacionada a necrose tubular aguda isquêmica, glomerulonefrites agudas, necrose cortical bilateral, oclusões vasculares e obstrução de trato urinário, sendo que nestas duas últimas situações a ocorrência de anúria total é freqüente. Oligúria (diurese inferior a 400mL/dia) encontra-se presente em cerca de 40% dos casos e diurese acima desse valor (e mesmo diurese normal) é mais freqüente na IRA por drogas nefrotóxicas, como os aminoglicosídeos, e em situações de manobras clínicas de recuperação intensa e precoce em pacientes com redução da diurese.

Em pacientes com redução da diurese e elevação das escórias nitrogenadas sangüíneas, análise bioquímica da urina e do sedimento urinário podem fornecer informações importantes para o médico, quer para o diagnóstico da IRA, quer de sua provável característica e etiologia. Importante ressaltar que esses exames devem ser realizados antes do início do uso de terapêutica, para reversão da oligoanúria, em especial antes do uso de diuréticos potentes.

Quando da presença de oligúria, dosagem do sódio, uréia, creatinina e osmolaridade urinárias, bem como dosagem de sódio, potássio, uréia e creatinina sangüíneos, devem ser imediatamente obtidas. Com esses exames em mãos podemos lançar mão dos chamados *índices urinários diagnósticos* na IRA, que, embora nem sempre sejam infalíveis, principalmente na presença de diuréticos de alça, são úteis em muitas ocasiões. Em casos de IRA pré-renal, há integridade dos túbulos e interstício renais e grande avidez pela reabsorção de água e sódio presentes no fluido intratubular, resultando em urina mais concentrada em solutos, maior osmolaridade urinária e menor concentração e massa excretada de sódio. Quando há IRA com necrose tubular aguda, a lesão dessas estruturas renais leva à perda da capacidade renal reabsortiva e de concentração urinária, com tendência à isostenúria e à baixa concentração de solutos e sódio urinários. Na tabela 66.2 estão resumidos os principais índices urinários.

Tabela 66.2 – Índices urinários em pacientes oligúricos.

	IRA pré-renal	IRA renal
U Na	< 20mEq/litro	> 40mEq/litro
Osmolaridade urinária	> 500mOsm	< 350mOsm
U/P uréia	> 60	< 30
U/P Creat	> 40	< 20
U/P Osm	> 1	< 1
FENa$^+$	< 1%	> 1%
Uréia/creatinina plasmática	> 40	< 20
Urinálise	Densidade e osmolaridade elevadas Sedimento "quase" normal Proteinúria leve ou normal	Densidade e osmolaridade próximas às sangüíneas Sedimento "sujo"

Em casos de IRA renal, o sedimento urinário pode revelar-se de grande valor. Por exemplo, proteinúria maciça, hematúria com cilindros hemáticos e dismorfismo eritrocitário marcado sugerem a presença de glomerulites ou vasculites; presença de cilindros leucocitários e eosinofilúria fala a favor da existência de nefrite intersticial aguda; sedimento "quase" normal está presente na maioria dos casos de necrose tubular aguda isquêmica.

Imagem

A ultra-sonografia é o procedimento por imagem de maior valia e o mais utilizado em pacientes com déficit de função renal. Ela nos dá informações sobre tama-

nho, contornos e ecogenicidade do parênquima e espessura do córtex dos rins, além de mostrar a presença, a localização e até as causas de obstrução do trato urinário. Assim, é possível também diferenciar IRA de IRC.

Até a década de 80, a radiografia simples de abdome era o procedimento mais simples e não agressivo a ser usado de início em portadores de insuficiência renal; sua maior utilidade era na definição do tamanho renal e informar a presença de calcificações na topografia do trato urinário (cálculos e nefrocalcinose). Também, a urografia excretora e a aortografia abdominal tinham alguma utilidade, apesar do uso de contraste nefrotóxico e invasibilidade. Com o aparecimento da ultra-sonografia, o emprego desses procedimentos radiográficos tornou-se cada vez menos comum.

Bióspia renal

A biópsia renal, de imediato, tem grande utilidade nos casos de suspeita de IRA relacionada a doenças sistêmicas por nefrite intersticial aguda, além de casos nos quais o diagnóstico clínico-laboratorial não seja convincente e/ou haja necessidade de se justificar terapêuticas imunossupressoras agressivas. Nos demais casos, a indicação de biópsia renal fica restrita a situações de IRA prolongada e/ou de evolução anômala, sendo realizada após a terceira semana de ausência de recuperação.

Distúrbios eletrolíticos e acidobásico

São freqüentes em portadores de IRA. A hiponatremia resulta de um balanço hídrico positivo e, muito raramente, de um balanço de sódio negativo. Em um número grande de pacientes, esse distúrbio resulta de prescrição inadequada de soluções parenterais. Hipernatremia é uma complicação bem rara na IRA.

A hiperpotassemia é uma das complicações mais preocupantes nos pacientes com IRA, especialmente naqueles com oligúria e acidose metabólica. Como pode acarretar morte súbita, sua detecção e tratamento devem ser imediatos e efetivos.

A acidose metabólica com diminuição do bicarbonato e do pH plasmáticos ocorre praticamente em todos os pacientes com IRA. Em muitas ocasiões, sua presença pode ser agravada em fases de recuperação de necrose tubular aguda e nos estágios pós-desobstrução de trato urinário, aumentando o risco de hiperpotassemias.

INSUFICIÊNCIA RENAL CRÔNICA

Definimos por insuficiência renal crônica (IRC) a perda lenta, progressiva e irreversível das funções renais (glomerular, tubular e endócrina), de tal forma que, em suas fases mais avançadas, os rins não conseguem manter a normalidade do meio interno do paciente. Por ser lenta e progressiva, essa perda resulta em processos adaptativos que, até certo ponto, mantêm o estado fisiológico equilibrado do paciente. Esse ponto corresponde a uma queda da função renal de aproximadamente 90% ("clearance" de creatinina ≈ 10mL/min), sendo o momento em que métodos de terapêutica renal substutiva (diálise e transplante) são necessários para manter a vida do paciente.

Assim, podemos caracterizar diversas fases clínicas no progredir da insuficiência renal (Fig. 66.5).

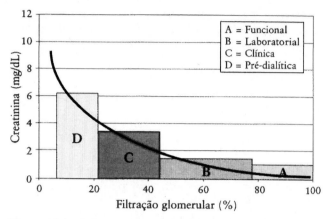

Figura 66.5 – Relação entre o percentual de função renal observado e os níveis de creatinina plasmática correspondentes nas diversas fases de insuficiência renal.

Fase de insuficiência renal funcional – ocorre no início da perda de função dos rins. Nessa fase, os níveis de uréia e creatinina plasmáticos ainda são normais, não há sinais ou sintomas clínicos importantes de insuficiência renal e somente métodos acurados de avaliação da função do rim (métodos de depuração – "clearance" de creatinina, por exemplo) irão detectar essas anormalidades. Os rins conseguem manter razoável controle do meio interno. Compreende depuração de creatinina entre 30 e 100mL/min.

Fase de insuficiência renal crônica laboratorial – nessa fase, embora os sinais e sintomas da uremia possam estar presentes de maneira discreta, o paciente mantém-se clinicamente bem. Na maioria das vezes, apresenta somente sinais e sintomas ligados à causa básica (lúpus, hipertensão arterial, *diabetes mellitus*, infecções urinárias etc.). Avaliação laboratorial simples já nos mostra níveis elevados de uréia e creatinina plasmáticos. Corresponde a uma faixa de depuração de creatinina compreendida entre 15 e 30mL/min.

Fase de insuficiência renal crônica clínica – aqui, o paciente já se ressente de disfunção renal. Apresenta sinais e sintomas marcados de uremia. Dentre esses, a anemia, a hipertensão arterial, o edema, a fraqueza, o mal-estar e os sintomas digestivos são os mais precoces e comuns. Corresponde à faixa de depuração de 8 a 15mL/min.

Fase terminal de insuficiência renal crônica – como o próprio nome indica, corresponde à faixa de função renal na qual os rins perderam o controle do meio interno, tornando-se este bastante alterado e incompatível com a vida. Nessa fase, o paciente encontra-se intensamente sintomático. Suas opções terapêuticas são os métodos de depuração artificial do sangue (diálise peritoneal ou hemodiálise) ou o transplante renal. Corresponde a uma função renal inferior a 8% do normal (depuração inferior a 8mL/min).

Assim, quando da insuficiência renal crônica terminal, o paciente apresenta múltiplas e sérias alterações clínico-laboratoriais, que devem ser prontamente diagnosticadas, corrigidas ou atenuadas. Com o deterioramento da função renal, literalmente todos os demais órgãos e sistemas orgânicos são envolvidos e passam a funcionar de maneira anormal. Chega-se a uma situação em que somente com a diálise ou com o transplante renal há possibilidade de sobrevivência do paciente. A essa constelação de sinais, sintomas e alterações físico-químicas dá-se o nome de *uremia* ou *síndrome urêmica* (Quadro 66.5). Tais achados são menos relacionados aos níveis elevados de uréia, como anteriormente se

Quadro 66.5 – Manifestações clínicas da síndrome urêmica.

Neurológicas		Gastrintestinais	Endocrinometabólicas
Fadiga		Anorexia	Distúrbios sexuais
Distúrbios do sono		Náuseas	Alterações tireoideanas
Cefaléia		Vômitos	Amenorréia
Irritação muscular		Hemorragia digestiva	Infertilidade
Letargia		Gastrite erosiva	Intolerância à glicose
Convulsões		Úlcera péptica	Hiperparatireoidismo
Coma		Hálito urêmico	Dislipidemia
Alterações eletroencefalográficas			Desnutrição
Neuropatia periférica			Gota
Psíquicas	**Dermatológicas**	**Oculares**	**Cardiovasculares**
Depressão	Hiperpigmentação	Olho vermelho	Hipertensão arterial
Psicose	Prurido	Retinopatia hipertensiva	Insuficiência cardíaca congestiva
Ansiedade	Pele seca	Ceratopatia em banda	Edema agudo de pulmão
Irritabilidade	Pele descorada		Pericardite
	Equimoses		Miocardiopatia
			Pulmão urêmico

achava, e mais intensamente ligados ao não funcionamento adequado de todas as funções renais descritas, incluindo o acúmulo de toxinas urêmicas no organismo.

PREVALÊNCIA E INCIDÊNCIA

Definimos como incidência o número de casos novos diagnosticados de IRC por milhão de habitantes a cada ano (pmp – pacientes por milhão de população). A incidência anual de IRC no Brasil é desconhecida; na Europa, situa-se entre 26 e 106pmp e na Austrália e na Inglaterra era de 60 pmp em 1992; nos Estados Unidos é maior, situando-se em 166pmp, e no Japão era de 120pmp em 1988. Se considerarmos no Brasil uma incidência de IRC terminal ao redor de 100pmp, teríamos cerca de 17.000 casos novos, ou seja, 17.000 novos paciente necessitando de tratamento dialítico (ou de transplante renal) a cada ano! Como o número de novos pacientes iniciando programa de diálise em nosso país é menos da metade desse número, podemos supor que a maioria dos pacientes renais crônicos morrem antes de chegar às unidades de diálise.

A prevalência de IRC terminal é definida como o número atual de pacientes necessitando de tratamento dialítico por milhão de habitantes no país ou em uma região. Depende, fundamentalmente, da qualidade do sistema de saúde do local, quer em termos de rede básica para diagnosticar e referenciar pacientes com disfunção renal à rede terciária, quer pela capacidade desta última em oferecer vagas em seu programa de terapêutica substutiva renal. Países desenvolvidos como Estados Unidos, Alemanha, França, Japão, Suécia e Espanha apresentam alta prevalência de pacientes renais crônicos mantidos em programa de diálise (mais de 400 pacientes por milhão de habitantes) e transplante renal. Países mais pobres não oferecem esses tratamentos ou apresentam prevalência de pacientes em tratamento dialítico muito baixa (inferior a 300 pacientes por milhão de habitantes). No Brasil, existem cerca de 53.000 pacientes vivos em diálise e transplantados renais (43.000 em tratamento dialítico e cerca de 10.000 transplantados), o que dá uma prevalência baixa de 266 pacientes por milhão de habitantes.

ETIOLOGIA

As causas de insuficiência renal crônica são múltiplas, havendo predomínio de agressões renais por doenças sistêmicas, especialmente do *diabetes mellitus* e da hipertensão arterial sistêmica. As causas mais comuns observadas em nossos pacientes encontram-se no quadro 66.6. No Ambulatório de Uremia do Hospital das Clínicas em São Paulo (capital), temos a distribuição descrita na tabela 66.3. Saber a etiologia da IRC torna-se relevante tanto na definição de condutas terapêuticas e na evolução da disfunção renal, quanto na análise de programas de prevenção de insuficiência renal e mesmo para prognóstico da evolução pós-transplante renal.

Quadro 66.6 – Causas de insuficiência renal crônica.

Causas comuns	Causas menos comuns
Nefropatia diabética	Doença renal policística
Nefroesclerose hipertensiva	Síndrome de Alport
Glomerulonefrite	Lúpus eritematoso sistêmico
Pielonefrite crônica	Hipoplasia renal
Nefrite intersticial	Cistinose
Causas raras	
Amiloidose renal	
Mieloma múltiplo	
Poliarterite nodosa	
Tuberculose renal	
Oxalose	

Tabela 66.3 – Causas de uremia em hospital terciário.

Causas		%
Nefropatia diabética	46	32
Nefroesclerose hipertensiva	29	20
Glomerulonefrite crônica	28	19
Pielonefrite crônica	11	8
Hipertensão maligna primária	10	7
Nefropatia lúpica	4	3
Doença renal policística	4	3
Sem diagnóstico	4	3
Outras nefropatias	5	4

Didaticamente, as causas de insuficiência renal podem ser classificadas em três grupos: causas parenquimatosas renais, doenças do trato urinário e doenças sistêmicas com comprometimento renal.

Causas parenquimatosas renais

São as principais causas de uremia terminal. São nefropatias secundárias a doenças sistêmicas e a doenças próprias dos rins, na maioria das vezes de origem imunológica, congênita ou infecciosa. Os principais exemplos são:

Glomerulopatia – geralmente de origem imunológica, leva à insuficiência renal crônica por lesão primária do glomérulo renal. Com a perda da capacidade de funcionamento de uma população grande de glomérulos, a função renal fica comprometida e há retenção de catabólitos no sangue. Uma classificação das principais glomerulopatias está apresentada no quadro 66.7.

Quadro 66.7 – Principais glomerulopatias que levam à insuficiência renal.

Glomerulopatia membranosa
Glomerulonefrite membranoproliferativa tipo I
Glomerulonefrite membranoproliferativa tipo II
Glomerulonefrite proliferativa mesangial
Glomeruloesclerose focal
Glomerulonefrite rapidamente progressiva
Glomerulonefrite crônica

Nefropatia tubulointersticial – corresponde às doenças que lesam predominantemente a região tubulointersticial do rim. Dentre essas, a pielonefrite e a nefrite intersticial crônica são as mais comuns. A pielonefrite crônica quase sempre está associada a malformações do trato urinário e, geralmente, a infecções urinárias. As nefrites intersticiais crônicas podem ser causadas por drogas (antibióticos, analgésicos, contrastes radiográficos etc.), infecções virais ou ter sua causa desconhecida. Outros exemplos de uremia por doença tubulointersticial são a nefropatia da gota e a tuberculose renal.

Doença renal policística – é uma doença hereditária, de caráter autossômico, com penetrância variável, mais grave no homem do que na mulher, e que leva à uremia terminal por volta da quarta a quinta décadas de vida. O gene responsável pela doença está localizado no braço curto do cromossomo 6. No adulto, tem caráter dominante; uma variante infantil recessiva tem pior evolução e leva à IRC antes do quarto ou quinto ano de vida. Caracteriza-se pela presença de múltiplos cistos renais que fazem os rins aumentar muito de volume, chegando a pesar 8-12kg. Além dos cistos renais, podem aparecer cistos hepáticos e pulmonares, sendo comum a presença de aneurisma de artérias cerebrais.

Nefroesclerose hipertensiva – alguns portadores de hipertensão arterial moderada ou grave podem desenvolver IRC, caso os níveis pressóricos não sejam controlados adequadamente. Na maioria dos casos, há presença de hipertensão maligna (pressão diastólica superior a 130mm Hg, emagrecimento, hipertensão de difícil controle, edema de papila no fundo de olho e comprometimento cardíaco), e a evolução da insuficiência renal para uremia terminal é rápida.

Síndrome de Alport – doença de caráter hereditário familiar, com característica autossômica dominante, penetrância variável e mais grave em pacientes do sexo masculino. Caracteriza-se por apresentar, ao lado da nefropatia, comprometimento ocular (diminuição da acuidade visual, lenticônus – protrusão cônica da porção central do cristalino na cápsula anterior, patognomônico da síndrome) e diminuição de acuidade auditiva, podendo chegar à surdez. Evidências recentes sugerem que a anormalidade básica na síndrome de Alport consiste na presença de uma membrana basal glomerular deficiente em sua porção não-colágena. Geralmente, a uremia terminal ocorre em homens jovens, antes dos 30 anos de idade.

Displasia e hipoplasia renal – defeito congênito do desenvolvimento renal, que pode variar desde a inexistência completa de um ou ambos os rins (agenesia unilateral ou bilateral) até à displasia (malformação histológica e estrutural) ou à hipoplasia (rim histologicamente normal mas com número pequeno de unidades funcionantes). A displasia e a hipoplasia renal bilateral levam à insuficiência renal crônica terminal em crianças e adultos jovens (idade inferior a 30 anos).

Doenças do trato urinário

Como o próprio nome indica, são doenças urológicas que, secundariamente, comprometem os rins. O paciente apresenta, inicialmente, sintomas e sinais da uropatia e, com o passar do tempo, quadro clínico de insuficiência renal. As causas mais comuns evoluem com obstrução do trato urinário e na maioria das uropatias coexiste a infecção urinária. As causas mais comuns dessas doenças estão relacionadas no quadro 66.8.

Quadro 66.8 – Causas de doenças do trato urinário responsáveis por insuficiênica renal.

Obstruções urinárias
Cálculos urinários
Refluxo vesicoureteral
Válvula de uretra posterior

Doenças sistêmicas com comprometimento renal

Diversas são as doenças sistêmicas que, direta ou indiretamente, comprometem a função renal, e hoje representam o maior contigente de causas que levam à uremia terminal. Os principais exemplos dessas doenças estão listados no quadro 66.9.

Quadro 66.9 – Doenças sistêmicas que levam à IRC.

Mais comuns	Mais raras
Diabetes mellitus	Poliarterite nodosa
Hipertensão arterial	Granulomatose de Wegener
Lúpus eritematoso sistêmico	Oxalose
Mieloma múltiplo	Cistinose
Amiloidose renal	Doença de Fabry
Amiloidose	Gota

Dentre os exemplos citados, deve-se destacar a nefropatia diabética, quer por suas características peculiares, quer por sua importância epidemiológica. É um exemplo de glomerulopatia, caracterizando-se histologicamente pela presença de glomerulonefrite nodular (lesão de Kimmestiel-Wilson) ou glomerulonefrite difusa. Acomete cerca de 30% dos portadores de *diabetes mellitus*, e hoje se constitui na maior causa isolada de IRC terminal em muitos países. No Brasil, corresponde a 8-10% dos novos pacientes aceitos em programa dialítico. O aparecimento e a evolução da nefropatia diabética têm característica monótona. Normalmente, após cinco a seis anos de diabetes conhecido (tipos I ou II), o paciente começa a apresentar sinais de comprometimento renal (microalbuminúria e hiperfiltração glomerular); no 10º-12º anos de diabetes, aparecem hipertensão arterial e proteinúria maciça; cerca de três a quatro anos após já se apresentam níveis elevados de uréia e de creatinina no plasma, chegando à IRC terminal pouco tempo depois (dois a quatro anos). Independente da etiologia da IRC e de suas características clínicas, a *uremia*, ou *síndrome urêmica* (ver Quadro 66.5), é muito uniforme e tardia (ver Fig. 66.5),

606

visto que a lesão renal final sempre consiste em destruição progressiva dos néfrons e adaptação concomitante dos néfrons remanescentes.

QUADRO CLÍNICO

Nas fases iniciais da insuficiência renal, o quadro clínico tende a ser muito discreto; quase sempre, o paciente apresenta nictúria e poliúria devido à perda da capacidade de concentração urinária precoce; nas mulheres, são freqüentes as alterações menstruais. Anemia tem desenvolvimento insidioso e é, em nossa experiência, o sinal ou sintoma que mais leva o paciente a procurar o médico pela primeira vez. Nessa fase, predominam sinais e sintomas da doença sistêmica que estejam afetando a função renal (*diabetes mellitus*, lúpus eritematoso sistêmico etc.).

Com o desenvolvimento do quadro urêmico, surgem mal-estar, fadiga, sintomas digestivos (anorexia, náuseas e vômitos matinais) e distúrbios neurológicos mínimos. Como esse quadro é inespecífico na maioria das vezes, não é incomum que sua relação com uma doença renal não seja prontamente estabelecida.

Nas fases terminais da IRC, incluindo o período dialítico, a *síndrome urêmica* aflora em toda sua plenitude.

Alterações específicas

Procurando facilitar uma exposição resumida de toda a síndrome urêmica, nos itens seguintes as alterações observadas serão divididas segundo órgãos e sistemas acometidos.

Tegumento – a pele do paciente tende a ser pálida (amarelo-palha), seca e descamativa. Em alguns pacientes em diálise, pode tornar-se escura (cinza-bronzeado). Essa alteração de coloração é causada por pigmentos retidos pela insuficiência renal e pela anemia quase sempre presente. A pele seca e descamativa deve-se à atividade diminuída das glândulas sebáceas e sudoríparas. A combinação de pele seca, de depósitos de sais de fosfato e o hiperparatireoidismo causam prurido, muitas vezes intenso e insuportável. Alterações de coagulação e fragilidade capilar podem, após pequenos traumatismos, levar ao aparecimento de hematomas e equimoses. A formação de neve urêmica (poeira esbranquiçada composta principalmente por urato) na face é uma ocorrência muito rara nos dias atuais.

Hipertensão arterial – é o mais comum problema cardiovascular presente na IRC. Acomete cerca de 80% dos pacientes urêmicos, quando não é a própria causa de IRC (como na hipertensão arterial maligna primária). Por outro lado, sua presença é um dos fatores sabidamente implicado na progressão da perda de função renal. Suas principais causas estão relacionadas à retenção de sódio e água com conseqüente hipervolemia (*hipertensão volume-dependente*), funcionamento do sistema renina-angiotensina-aldosterona com hipersecreção de renina (*hipertensão renina-dependente*) ou

déficit de produção de substâncias hipotensoras renais, como bradicinina e prostaglandinas (*hipertensão renopriva*).

Cardiovasculares – o sistema cardiovascular é o mais atingido na insuficiência renal, quer pela uremia em si, quer pela presença de outras alterações como a hipertensão arterial, alterações hidroeletrolíticas e acidobásicas, anemia e dislipidemia. Constituem a principal causa de morte desses pacientes. As principais alterações encontradas são:

Pericardite – ocorre aproximadamente em 30 a 50% dos pacientes com IRC. Se não tratada, pode levar à efusão hemorrágica (derrame pericárdico) e ao tamponamento cardíaco, com insuficiência cardíaca restritiva. Os sinais clínicos mais comuns são o atrito pericárdico, a dor precordial e a febre baixa. A pericardite não é infreqüente em pacientes urêmicos em situações de estresse (pós-operatórios, presença de processos infecciosos etc.).

Derrame pericárdico – o processo inflamatório do pericárdio pode precipitar a efusão de líquido sanguinolento no saco pericárdico. A presença de pequena quantidade de líquido no espaço pericárdico é freqüente (volumes inferiores a 50mL). Quando esse volume se torna excessivo, pode levar a comprometimento da função cardíaca.

O primeiro sinal de derrame pericárdico é o desaparecimento de atrito pericárdico existente. Com um aumento do derrame, pode haver restrição cardíaca e suas conseqüências hemodinâmicas. Abafamento de bulhas cardíacas à ausculta precordial, estase jugular (às vezes, presença de pulso venoso), queda importante da pressão arterial, pulsos periféricos finos, hepatomegalia dolorosa e marcada queda na pressão arterial na inspiração (pulso paradoxal) são sinais de derrame pericárdico e tamponamento cardíaco. São importantes para o diagnóstico o eletrocardiograma (atenuação acentuada no traçado gráfico), a radiografia do tórax (aumento importante da área cardíaca e coração em "moringa") e o ecocardiograma (confirma e dimensiona o volume do derrame e suas conseqüências sobre a função ventricular).

Miocardiopatia – as alterações miocárdicas são secundárias a muitos fatores não específicos existentes na IRC já citados e à própria uremia. A doença ventricular hipertensiva é muito freqüente na uremia, tendo a hipertrofia concêntrica de ventrículo esquerdo sido encontrada na metade dos pacientes iniciando programa de diálise.

A arteriosclerose é acelerada em portadores de insuficiência renal crônica, e doença coronária aparece com freqüência. Distúrbios vasculares periféricos são observados, embora ocorram apenas em pacientes com predisposição, como os diabéticos e os dislipidêmicos graves. Alterações eletrolíticas como hipocalcemia, hiperpotassemia, hiponatremia, hipermagnesemia e hiperfosfatemia podem causar disfunção miocárdica, arritmias cardíacas e morte súbita. O hiperparatireoidismo, muitas vezes presente, tem sido apontado com um dos fatores depressores da função do miocárdio.

Canulações de vasos sangüíneos estão relacionadas a uma maior freqüência de endocardite infecciosa e valvulopatias nos urêmicos. A presença de fístula arteriovenosa, como via de acesso vascular à hemodiálise, contribui para o aparecimento de insuficiência cardíaca congestiva. Fatores urêmicos, como os depressores miocárdicos dialisáveis, experimentalmente, têm sido relacionados à miocardite e à cardiopatia. Calcificações metastáticas no coração são observadas em alguns pacientes.

Pulmonares – os principais problemas encontrados na insuficiência renal crônica são o edema pulmonar, o atrito pleural, a dor pleurítica e o derrame pleural. Os sintomas respiratórios agudos estão relacionados à sobrecarga volêmica. O "pulmão urêmico" antigo parece ser decorrente de edema intersticial e é reversível com diálise eficiente. Os pacientes urêmicos têm predisposição a infecções respiratórias e as pneumonias bacterianas representam um grande fator de morbidade e mortalidade. Calcificações metastáticas pulmonares são raras e secundárias a distúrbios do metabolismo do cálcio e fósforo.

Hematológicas – as alterações hematológicas na uremia incluem anemia, alterações qualitativas plaquetárias e de glóbulos brancos e tendência ao sangramento.

A anemia é do tipo normocrômica normocítica, e suas causas são: produção diminuída de hemácias secundária a déficit de produção renal de eritropoetina e falta de outros elementos importantes na hematogênese; meia-vida das hemácias diminuída, perda excessiva de sangue por sangramentos (principalmente gastrintestinais) e em exames laboratoriais. A anemia não traz grandes transtornos clínicos aos pacientes, e sua correção se faz necessária em poucos casos.

O número de plaquetas é normal ou ligeiramente diminuído. Alterações qualitativas tendem a levar a um tempo de sangramento prolongado; a agregação plaquetária está diminuída em cerca de 40% dos pacientes. Púrpuras, hematomas e sangramento em mucosas podem estar presentes.

A contagem global e diferencial de leucócitos é geralmente normal. Entretanto, a função dos glóbulos brancos parece ser marginal, e portadores de insuficiência renal crônica são predispostos a infecções virais e bacterianas.

Gastrintestinais e hepáticas – as alterações gastrintestinais mais comuns na uremia são anorexia, náuseas e vômitos matutinos e um gosto amargo ("metálico") na boca. Devido à hipergastrinemia, alterações locais na mucosa gastrintestinal e hiperatividade vagal, as ulcerações são freqüentes nos portadores de IRC, bem como sangramentos, responsáveis por uma perda sangüínea

gastrintestinal crônica. Obstipação intestinal é um sintoma comum, agravada pelo uso constante de hidróxido de alumínio e/ou carbonato de cálcio (quelantes de fósforo).

É bem conhecida a associação entre disfunção hepática e IRC. Fibrose hepática, doença cística, hepatite pelo vírus B e esquistossomose estão relacionadas a diversas doenças renais específicas. Outras doenças não-específicas são também vistas em urêmicos crônicos (hemossiderose, esteatose e peliose hepática). As viroses, principalmente a hepatite B e a hepatite pelo vírus da citomegalia (CMV), são freqüentes em portadores de IRC. Por outro lado, o fígado tem-se mostrado o alvo primário de lesões medicamentosas em pacientes com função renal comprometida. Um exemplo é o uso crônico da alfa-metildopa levando à hepatotoxicidade.

Osteodistrofia – o termo "osteodistrofia renal" é amplamente usado para caracterizar as alterações do esqueleto que ocorrem na uremia. Compreende alterações do metabolismo do cálcio e do fósforo, alterações osteoarticulares e calcificações ectópicas. A freqüência com que essa complicação é diagnosticada está relacionada à forma de investigação usada. Assim, somente 5 a 10% dos pacientes com insuficiência renal avançada desenvolvem sintomas relacionados à osteodistrofia, enquanto uma avaliação radiográfica pode demonstrá-la em cerca de 40% dos urêmicos, e a análise histológica (biópsia óssea) pode chegar a diagnosticar osteopatia em quase 100% dos pacientes urêmicos crônicos.

O quadro histopatológico da osteodistrofia renal pode ser subdividido em quatro grupos: osteíte fibrosa, osteomalacia, doença mista e doença óssea adinâmica.

Osteíte fibrosa – tem seu aparecimento conseqüente a uma hipersecreção de hormônio das glândulas paratireóides. A elevação do paratormônio sangüíneo é decorrente principalmente de hipocalcemia e/ou hiperfosfatemia, comuns no curso da IRC. Histologicamente, é caracterizada por atividade osteoblástica/osteoclástica intensa, presença de fibrose medular e mineralização (marcada pela tetraciclina) normal ou aumentada.

O quadro clínico prevalece nos casos de hiperparatireoidismo, compreendendo dor óssea, prurido intenso, calcificações em córnea (síndrome do olho vermelho), pseudogota, fraturas espontâneas e calcificações de partes moles.

Osteomalácia – é caracterizada por acúmulo de matriz osteóide (aumento de sua espessura), recoberta por osteoblastos sem atividade celular. A marcação pela tetraciclina revela retardo e até mesmo ausência de mineralização. As possíveis causas desse defeito na formação e/ou mineralização da matriz osteóide decorrem de depleção de fosfato e deficiência de cálcio (hipofosfatemia e hipocalcemia), síntese reduzida de vitamina D ou intoxicação óssea por alumínio. No quadro clínico da osteomalácia predominam fraqueza muscular, dores ósseas e deformidades esqueléticas.

Doença mista – resulta da associação entre as duas entidades descritas anteriormente e, no momento, não parece ter especificidade fisiopatológica.

Doença óssea adinâmica (ou aplástica) – é um padrão histológico ósseo caracterizado primariamente por um defeito na formação de matriz óssea, não sendo encontrado aumento da espessura osteóide (em algumas ocasiões, ela pode estar até reduzida), embora a superfície osteóide esteja geralmente aumentada. A fisiopatogênese dessa alteração não está bem clara, e as hipóteses atuais variam desde rotulá-la como idiopática até imputar seu aparecimento à presença de diabetes, hipotireoidismo, intoxicação pelo ferro e fluoreto, hipofosfatemia, acidose e intoxicação pelo alumínio.

As *calcificações metastáticas* podem ser classificadas em viscerais (pulmão, coração, rins) e não-viscerais (principalmente em vasos sangüíneos e regiões periarticulares) e trazem graves intercorrências clínicas. A patogênese dessas calcificações parece estar relacionada à presença de produto cálcio × fósforo plasmático muito elevado.

A presença de *amiloidose osteoarticular* é caracterizada clinicamente por artralgias e síndrome do túnel carpiano. Trata-se de uma complicação mais recente, descrita em portadores de IRC mantidos a longo tempo em programa de hemodiálise. Crê-se que esteja relacionada a depósitos de beta-2-microglobulina em articulações e tendões.

Artropatia – artropatias são freqüentes em portadores de IRC. Uma artrite aguda pode resultar de pseudogota, gerada pelo depósito periarticular de hidroxiapatita resultante de um produto cálcio × fósforo elevado. Ocasionalmente, a hiperuricemia, presente em todos os pacientes com IRC, pode precipitar artropatia gotosa aguda. Não é rara a presença de artrites infecciosas, inclusive tuberculose articular.

Neurológicas

Encefalopatia – ocorre de maneira marcante somente na uremia grave (níveis plasmáticos de uréia superiores a 400mg/dL), embora distúrbios neurológicos mínimos possam estar presentes quando de valores inferiores de uréia plasmática. Alterações sensoriais e distúrbios da função cognitiva estão presentes em graus variáveis na IRC. Alterações motoras podem aparecer no início (abalos musculares, fasciculações, fraqueza muscular proximal). Crises convulsivas não são incomuns no adulto e são freqüentes em crianças urêmicas; as causas parecem estar mais relacionadas às alterações hidroeletrolíticas e às mudanças súbitas dos níveis pressóricos dos pacientes. O líquor de urêmicos "normais" mostra pressões elevadas, proteínas em níveis acima da normalidade e citometria normal. Alterações no eletroencefalograma estão associadas à intensidade e/ou à gravidade da uremia. Demência está associada à intoxicação por alumínio.

Neuropatia periférica – é do tipo polineuropatia mista simétrica sensoriomotora, que tende a envolver as porções mais distais das extremidades. Em alguns casos, seu aparecimento é precoce e intenso, indicando início de programa de diálise. Seus sintomas iniciais estão relacionados a distúrbios sensitivos e motores: parestesias em região plantar e extremidades das mãos e síndrome da perna inquieta ("restless legs"). As características histológicas dos nervos periféricos acometidos são a desmielinização segmentar paranodal e a degeneração axonal em proporções variadas. Tais alterações têm sido imputadas a "toxinas" urêmicas circulantes.

Imunológicas – a uremia foi denominada por Lawrence de "mecanismo imunossupressor da natureza", pois está associada a várias anormalidades imunológicas: linfocitopenia, diminuição da imunidade celular, redução menos acentuada da imunidade humoral e agravamento da imunossupressão pelo uso de drogas como prednisona, azatioprina e outras.

A diminuição da contagem global de leucócitos da uremia é mais evidente quando a uremia é crônica, não sendo correlacionada com o uso de corticóides em dose alta, nem corrigida com a hemodiálise. Os linfócitos B e T estão reduzidos no sangue, especialmente os primeiros, responsáveis pela imunidade celular.

Endocrinometabólicas – alterações endocrinometabólicas, como seria esperado, são muito freqüentes na IRC. As que merecem um enfoque sumário específico são:

Crescimento – a concentração de hormônio do crescimento imunorreativo circulante é normal ou elevada na IRC; o grau de elevação tende a ser paralelo ao aumento da creatinina plasmática. As causas desse aumento permanecem desconhecidas. As somatomedinas, peptídios que têm sido postulados como mediadores entre o hormônio do crescimento pituitário e o tecido esquelético, têm suas concentrações séricas baixas, normais ou elevadas, dependendo do método de dosagem utilizado. É provável que tenham suas ações sobre o órgão-alvo bloqueadas por fatores inibidores dialisáveis.

Mais da metade das crianças urêmicas apresenta retardo importante no crescimento, quando chegam à uremia terminal. As crianças com doença renal congênita e aquelas com disfunção tubular renal predominante (pielonefrite crônica, doença renal policística e nefropatia de refluxo ou obstrutivas) apresentam retardo de crescimento mais acentuado quando comparadas com as crianças portadoras de doenças renais de evolução mais rápida e lesão glomerular predominante.

Os principais fatores mais relacionados ao retardo no crescimento de crianças urêmicas são: acidose metabólica, osteodistrofia renal, anemia e uso de corticosteróides.

Dislipidemia – a hipertrigliceridemia e, menos comumente, a hipercolesterolemia ocorrem na IRC. A causa da hipertrigliceridemia parece estar relacionada à atividade da lipase lipoprotéica plasmática diminuída. Isso poderia estar relacionado à intolerância à glicose existente no urêmico. Outro fator relacionado à hipertrigliceridemia seria o desvio dietético para uma maior ingestão de carboidratos.

Função gonadal – na IRC avançada, a infertilidade geralmente ocorre nos homens e nas mulheres. Amenorréia e cessação da ovulação são alterações muito precoces na evolução da uremia. A libido está diminuída ou ausente em ambos os sexos, e a impotência não é infreqüente no homem urêmico. Estas provavelmente tenham origem psicogênica tanto quanto uma base fisiopatológica. Alterações hormonais são freqüentes, destacando-se a hiperprolactinemia e os níveis diminuídos de testosterona. Gravidez na insuficiência renal crônica avançada é rara e considerada de alto risco.

Tireóide – pacientes com IRC apresentam algumas características clínicas confundíveis com mixedema: hipotermia, pele seca, face cérea (cor de palha) e edema, associados a letargia, fadiga e anorexia. Freqüentemente, apresentam alterações nas concentrações séricas de hormônios tireoideanos, sugestivas de hipotireoidismo. As concentrações de T_3 são, na maioria dos casos, diminuídas; o T_4, em cerca de 50% dos pacientes, apresenta-se abaixo do normal; a concentração da tireoglobulina (TBG) é normal; T_4 livre e TSH estão nos valores normais, mesmo quando o T_3 e o T_4 estão abaixo dos seus limites normais. Apesar dessas anormalidades clínicas e bioquímicas, geralmente não há hipotireoidismo necessitando da terapêutica de reposição hormonal.

Vasopressina – os valores basais normais do hormônio antidiurético estão elevados na insuficiência renal crônica. O aumento da osmolalidade sérica poderia explicar esse achado; vasopressina tem sido implicada também na patogênese da hipertensão arterial do urêmico.

BIBLIOGRAFIA

ABENSUR H – Insuficiência renal crônica. *Ars Curandi*, 30:28, 1997.

BAIKY JL, MITCH WE – Pathophysiology of uremia. **In:** Brenner BM (ed.). *The Kidney*. 6th ed., Philadelphia, WB Saunders, 2000, p. 2059.

BRADY HR, BRENNER BM, CLARKSON MR, LIEBERTHAL W – Acute renal failure. **In:** Brenner BM (ed.). *The Kidney*. 6th ed., Philadelphia, WB Saunders, 2000, p. 1201.

BRADY HR, SINGER GG – Acute renal failure. *Lancet*, **346**:1533, 1995.

BREGMAN R – Fisiopatologia da progressão da insuficiência renal crônica. *J Bras Nefrol*, **14**:89, 1992.

COOPER K, BENNETT WM – Nephrotoxicity of common drugs used in clinical practice. *Arch Intern Med*, **147**:1213, 1987.

COSTA MC, YU L – Insuficiência renal aguda. *Ars Curandi*, 30:115, 1997.

FEEST TG, ROUND A, HAMAD S – Incidence of severe acute renal failure in adults: results of a community based study. *BMJ*, **306**:481, 1993.

KLAHR S, MILLER SB – Acute oliguria. *N Engl J Med*, 338:671, 1998.

LUCE JM – Approach to the patient with renal disease. **In:** Goldman L & Bennett JC (ed.). *Cecil Textbook of Medicine*. Philadelphia, WB Saunders, 2000, p. 526.

LUKE RG – Chronic renal failure. **In:** Goldman L, Bennett JC (eds.). *Cecil Textbook of Medicine*. Philadelphia, WB Saunders, 2000, p. 571.

THADHANI R, PASCUAL M, BONVENTRE JV – Acute renal failure. *N Engl J Med*, 334:1448, 1996.

THOMÉ FS, BARROS E, GONÇALVES LFS, MANFRO RC – Insuficiência renal aguda. In: Barros E, Manfro RC, Thomé FS, Gonçalves LFS. *Nefrologia. Rotinas, Diagnóstico e Tratamento*. 2ª ed., Porto Alegre, Editora Artes Médicas Sul Ltda., 1999, p. 391.

THOMÉ FS, GONÇALVES LFS, MANFRO RC, BARROS E, PROMPT CA, KAROHL C – Insuficiência renal crônica. **In:** Barros E, Manfro RC, Thomé FS, Gonçalves LFS (eds.). *Nefrologia. Rotinas, Diagnóstico e Tratamento*. 2ª ed., Porto Alegre, Editora Artes Médicas Sul Ltda., 1999, p. 423.

67. Insuficiência Cardíaca

Dulce Pereira de Brito
Alessandra Carvalho Goulart

A insuficiência cardíaca (IC) é uma síndrome clínica freqüente e altamente letal. Apesar de ser reconhecida como um problema médico há milênios, pouco se sabia de sua história natural, epidemiologia e tratamento efetivo até há uma década. Hoje representa um grave problema de saúde pública, pois é a única doença cardiovascular cuja incidência e prevalência vêm aumentando nas últimas décadas, sendo a principal causa de internação nos pacientes com idade superior a 65 anos nos países desenvolvidos. É responsável pelo consumo da maior parte dos recursos gastos com doenças cardiovasculares, sendo que 70 a 90% desses gastos são com hospitalizações. É uma doença altamente incapacitante e tem uma taxa de mortalidade em cinco anos maior do que a de muitos cânceres.

INCIDÊNCIA E PREVALÊNCIA

Segundo dados do Ministério da Saúde, existem atualmente cerca de 2 a 3 milhões de portadores de IC no Brasil, com uma incidência de 240.000 a 300.000 casos novos por ano. Aproximadamente um terço desses pacientes é internado anualmente. Nos EUA, existem mais de 5 milhões de portadores da síndrome, o que representa aproximadamente 2% da população adulta americana, com mais de 400.000 casos novos por ano.

Para os próximos 10 anos, estima-se que a incidência e a prevalência de IC continuarão aumentando progressivamente devido ao incremento da expectativa de vida da população e ao maior número de sobreviventes de infarto agudo do miocárdio.

DEFINIÇÃO

A insuficiência cardíaca é uma síndrome clínica complexa que se caracteriza pela incapacidade do coração em proporcionar suprimento adequado de sangue às necessidades metabólicas do organismo, ou só o faz à custa de elevadas pressões de enchimento ventricular. A IC representa a via final comum da maioria das doenças que acomete o coração primária ou secundariamente. Como conseqüência do desbalanço entre as necessidades metabólicas e teciduais do organismo e a oferta inadequada de sangue aos tecidos, decorre a maior parte dos sinais e sintomas dessa síndrome, didaticamente subdivididos em:

Sinais e sintomas de baixo débito – fadiga, fraqueza muscular, alterações do nível de consciência (confusão mental, agitação psicomotora, sonolência, torpor) e oligúria, nictúria, entre outros.

Sinais e sintomas congestivos – dispnéia de esforço, ortopnéia, dispnéia paroxística noturna, edema de membros inferiores, hepatomegalia e estase jugular, entre outros. São decorrentes das elevadas pressões de enchimento ventricular necessárias para compensar o suprimento inadequado de sangue aos tecidos.

A compreensão sobre o aparecimento e a progressão desses sinais e sintomas e os conhecimentos sobre a fisiopatologia da IC mudaram radicalmente nos últimos 20 anos. Anteriormente, ela era explicada por um modelo hemodinâmico simples, representado na visão de Wenckebach como se em um rio fosse colocado um dique de contenção à corrente. Em conseqüência, ocorreria: estase a montante, aumento de pressão a montante, retardamento da velocidade circulatória a jusante e diminuição da quantidade de sangue a jusante. A hipervolemia resultante geraria a congestão sistêmica: daí o adjetivo insuficiência cardíaca congestiva.

Segue-se congestão passiva crônica dos pulmões, acompanhada de dispnéia importante, congestão passiva crônica do fígado, com hepatomegalia, estase jugular bilateral pulsátil, edema periférico e anasarca. Com o progredir da síndrome ocorre desvio de fluxo dos órgãos esplâncnicos para o coração e o cérebro, levando a hipofluxo e disfunção orgânica, como ocorre nos rins, com oligúria e conseqüente agravamento da hipervolemia.

Hoje, sabe-se que essas importantes repercussões hemodinâmicas da IC representam apenas um estágio de evolução da doença. Recentemente, surgiram evidências de que é uma síndrome que cursa com a liberação de vários neuro-hormônios e citocinas, que são, provavelmente, os principais responsáveis pela progressão da doença.

À medida que o débito cardíaco cai, uma série de mecanismos compensatórios são ativados na tentativa de manter adequada perfusão tecidual:

• Noradrenalina, peptídio atrial natriurético, sistema renina-angiotensina-aldosterona e arginina-vasopressina são ativados reflexamente, causando vasoconstrição arteriolar e retenção de água e sal. Embora sejam úteis a curto prazo na manutenção da perfusão tecidual, tornam-se prejudiciais a longo prazo, com o ventrículo incapaz de compensar a sobrecarga excessiva de pós-carga, apresentando hipertrofia, aumento da tensão da parede ventricular, maior bombardeio do sistema neuro-hormonal, dilatação e redução progressiva do débito cardíaco.

• A ativação excessiva do fluxo simpático cardíaco, característico da IC, tem sido vinculada ao aparecimento de arritmias ventriculares e à constatação de que os aumentos das catecolaminas plasmáticas nesses pacientes antecedem a ocorrência da morte súbita cardíaca. Ou seja, altos níveis séricos desses neuro-hormônios têm importantes implicações prognósticas no acompanhamento do paciente porque são preditores de menor sobrevida. O grau em que esses sistemas são ativados é proporcional à gravidade da doença.

Assim, à luz dos novos conhecimentos, a IC pode ser mais bem definida como uma síndrome caracterizada por anormalidades da função ventricular esquerda e da regulação neuro-hormonal, que se manifestam, do ponto de vista clínico, por intolerância ao exercício, retenção hídrica e diminuição da expectativa de vida.

O quadro clínico pode variar dentro de um amplo espectro de apresentações, que vai desde o aparecimento agudo dos sintomas (ocorrendo após um infarto maciço do miocárdio, ou arritmia de instalação súbita) até uma deterioração lenta e progressiva da função miocárdica, observada somente durante o esforço físico em pacientes cujo coração sustenta cronicamente uma sobrecarga de pressão ou volume.

Os pacientes podem apresentar-se oligossintomáticos aos esforços habituais ou com sintomas exuberantes mesmo em repouso, com grande limitação funcional.

Vários são os fatores que determinam o tipo de apresentação clínica da IC, e dentre eles destacam-se: idade do paciente, extensão da lesão miocárdica, etiologia da doença cardíaca, presença de causas precipitantes e ventrículo acometido (infarto do ventrículo esquerdo ou do ventrículo direito) e presença de co-morbidades (por exemplo, doença pulmonar prévia).

Na maioria dos casos, os sinais e os sintomas desenvolvem-se de forma gradual, e o quadro clínico clássico aparece nas fases avançadas da doença.

As manifestações clínicas clássicas tendem a ser precedidas em meses ou décadas por uma condição pré-clínica predisponente, a chamada disfunção ventricular assintomática (sistólica e/ou diastólica). Essa disfunção representa o estágio inicial da IC, e a progressão para falência de bomba tende a ser inexorável (Fig. 67.1). O não reconhecimento e o adequado tratamento dessa disfunção ventricular assintomática se associam a risco aumentado de morte súbita e de progressão para IC clinicamente manifesta, com todas as suas implicações: alta taxa de internação hospitalar, deterioração da qualidade de vida e alta taxa de mortalidade.

Estima-se que para cada indivíduo sintomático exista de quatro a cinco portadores de disfunção ventricular assintomática. Para essa parcela significativa de indivíduos, o reconhecimento precoce da IC não deve basear-se apenas na presença de sinais e sintomas, e sim também na presença do fator de risco que possa causar lesão miocárdica.

ETIOLOGIA

Os vários fatores etiológicos envolvidos na gênese da IC estão listados no quadro 67.1.

Devido às altas taxas de mortalidade associadas à IC, é importante identificar fatores de risco modificáveis para desenvolvermos estratégias efetivas para sua prevenção na população em geral. Os principais fatores de risco modificáveis para o desenvolvimento de IC são infarto do miocárdio, tabagismo e hipertensão arterial sistêmica (Fig. 67.2). Portadores dessas condições

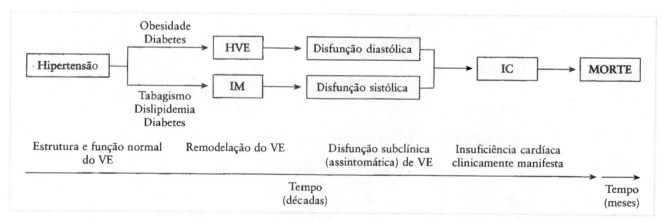

Figura 67.1 – Progressão da hipertensão arterial sistêmica até a falência cardíaca. HVE = hipertensão ventricular esquerda; IM = infarto do miocárdio; IC = insuficiência cardíaca.

Quadro 67.1 – Classificação etiopatogênica da insuficiência cardíaca.

I - Distúrbios da contratilidade ventricular (lesão miocárdica primária)	IV - Distúrbios do enchimento ventricular
Insuficiência coronariana aguda e crônica • Aterosclerose • Cardiomiopatias idiopáticas: dilatada / hipertrófica **Miocardites** *Infecciosas* • Bacteriana: endocardite bacteriana, leptospirose (doença de Weil), meningococcemia, rickettsiose, brucelose, micobactérias, salmonelose e outras • Virótica: influenza, caxumba, Coxsackie A e B, HIV, citomegalovírus e outras • Fúngica: aspergilose, bastomicose, histoplasmose e outras • Parasitária: doença de Chagas *Não-infecciosas* • Doenças granulomatosas (sarcoidose), colagenoses (artrite reumatóide, lúpus) • Eritematoso sistêmico, miocardite de células gigantes, doença de Kawasaki *Tóxicas* • Alcoólica, cocaína • Drogas: adriamicina, 5-fluorouracil, bleomicina, cloroquina, paracetamol, metissergida, catecolaminas e corticosteróides • Cobalto, monóxido de carbono, lítio e mercúrio • Picadas de cobras e insetos **II - Sobrecarga de pressão** Hipertensão arterial sistêmica Estenose valvar aórtica e pulmonar, estenose da via de saída ventricular, coartação da aorta **III - Sobrecarga de volume** Insuficiências valvares, lesões orgânicas com "shunts", síndromes hipercinéticas e hipervolêmicas (IC de alto débito): hipertireoidismo, anemia, beribéri, doença de Paget, fístulas arteriovenosas	*Alterações do relaxamento ventricular*: cardiomiopatia hipertrófica e dilatada, hipertrofias ventriculares, isquemia miocárdica (assincronia de contração) *Aumento da rigidez da câmara* (redução da complacência): cardiopatia isquêmica, cardiopatia do idoso *Miocardiopatias restritivas* • Infiltrativas: idiopática e esclerodermia • Não-infiltrativas: amiloidose, sarcoidose, doença de Gaucher e doença de Hurler • Nutricionais: deficiência de tiamina, kwashiorkor, pelagra, escorbuto, hipervitaminose D, obesidade, deficiência de selênio e deficiência de carnitina • Endócrinas: acromegalia, tireotoxicose, mixedema, doença de Cushing, feocromocitoma, *diabetes mellitus* • Metabólicas: uremia, gota, oxalose e porfiria • Agentes físicos: calor, hipotermia e radiação • Doença de depósito: hemocromatose e doença de Fabry • Endomiocárdica: síndrome hipereosinofílica (Löffler), síndrome carcinóide, endomiocardiofibrose, radiação, toxicicidade por antraciclina, malignidade metastática *Interferências mecânicas no desempenho diastólico ventricular*: estenose mitral, diminuição da distensibilidade ventricular secundária a compressões extrínsecas (pericardite constritiva, tamponamento cardíaco), mixoma, doenças pulmonares (embolia pulmonar, doença pulmonar venoclusiva e hipertensão pulmonar)

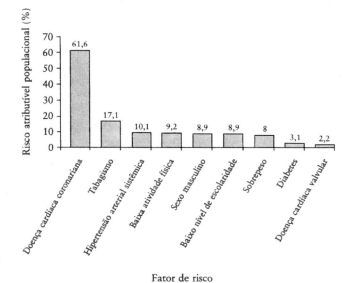

Figura 67.2 – Risco atribuível populacional de IC em população americana.

clínicas devem ser considerados de alto risco para o desenvolvimento de disfunção ventricular esquerda (sintomática ou assintomática).

O risco atribuível populacional representando na figura 67.2 estima a proporção de casos de IC que poderia ser prevenida caso o fator de risco pudesse ser eliminado da população em geral. O risco atribuível (RA) da doença arterial coronariana para o desenvolvimento de IC é de 61,6%, seguido pelo tabagismo (RA 17,1%) e pela hipertensão (RA 10,1%). É interessante notar que o tabagismo é um forte fator de risco para IC, independente da presença de hipertensão, sobrepeso, doença coronariana e outros fatores de risco maiores. Os homens fumantes têm um risco 45% maior de desenvolver IC, e as mulheres fumantes um risco 88% maior do que a população em geral, depois de ajustados para doença arterial coronariana e outros fatores. Portanto, medidas que reduzam a incidência e a prevalência do tabagismo na população representam um importante componente de qualquer estratégia de prevenção de IC na população em geral.

Vários estudos epidemiológicos têm enfatizado que 40 a 50% dos casos de IC na comunidade são atribuíveis à hipertensão arterial sistêmica, indicando a importância do seu melhor controle na população em geral, especialmente nos grupos socioeconomicamente desfavorecidos.

Há fortes evidências de que a hipertrofia ventricular esquerda prediz o desenvolvimento de IC, independente da hipertensão arterial. O risco relativo é duas a três vezes maior do que o da população em geral.

O infarto do miocárdio é hoje o principal responsável pelos casos de IC na comunidade. Pacientes sobreviventes de infarto do miocárdio têm risco de desenvolver IC ao longo da vida cinco a seis vezes maior do que o da população em geral.

Diabetes mellitus é um fator de risco independente para o desenvolvimento de IC, aumentando em duas a três vezes o risco em comparação ao da população em geral. Estudos americanos mostraram que cerca de 20% dos portadores de IC têm *diabetes mellitus*, com um número similar de pacientes com intolerância à glicose.

A presença de doença valvar cardíaca aumenta em duas vezes o risco de desenvolver IC. Isso se deve à sobrecarga de pressão (estenoses valvares) ou de volume (insuficiências valvares) crônica.

A idade avançada também é fator de risco fundamental, conforme demonstrado no estudo de Framingham, no qual a incidência de IC foi de 0,2% para pessoas com idade entre 45 e 50 anos, mas, a partir daí, duplicou a cada década de incremento de vida. Assim, para indivíduos com idade superior a 65 anos, o risco de desenvolver IC é cinco a seis vezes maior do que o da população em geral.

Sexo masculino, sobrepeso e sedentarismo são também considerados fatores de risco independentes para IC, mesmo após ajustamento para doença coronariana e outros fatores de risco. O baixo nível de escolaridade provavelmente representa um marcador de acesso limitado aos serviços de saúde.

Outras causas de cardiomiopatia incluem infecções e toxinas que podem lesar diretamente o miocárdio, ingestão excessiva de álcool, deficiências vitamínicas, reações auto-imunes, entre outras.

No Brasil, merece destaque a doença de Chagas. Estima-se que cerca de 5 a 6 milhões de pessoas estejam infectadas. Destas, 25 a 35% apresentam comprometimento cardíaco, sendo 10% miocardiopatia com repercussão clínica importante. Nas últimas décadas, a incidência e a prevalência da miocardiopatia chagásica vêm diminuindo progressivamente com peso muito menor do que hipertensão arterial sistêmica e isquemia coronária.

FISIOPATOLOGIA

O coração possui como função primordial fornecer oxigenação tecidual ao organismo, suprindo as necessidades metabólicas basais, e ao esforço, na ausência de qualquer estresse hemodinâmico.

Para que o coração realize suas funções, há necessidade de uma perfeita harmonia entre enchimento e ejeção ventricular, regulados pela freqüência cardíaca, pré-carga, pós-carga e capacidade inotrópica.

A integridade funcional do sistema cardiovascular pode ser rompida por uma variedade de fatores agressores externos, responsáveis pela deflagração de mecanismos compensatórios com intuito de aumentar as necessidades teciduais. Esse processo de readaptação miocárdica determina um desequilíbrio hemodinâmico e neuro-hormonal, culminando em deteriorações estrutural e funcional progressivas, independente da gênese do fator desencadeante. A *disfunção ventricular* ocorre silenciosamente, até que, em determinado momento, surgem sinais e sintomas em conseqüência do baixo débito cardíaco, congestão pulmonar e/ou sistêmica, caracterizando a *insuficiência cardíaca congestiva* – ICC (Fig. 67.3).

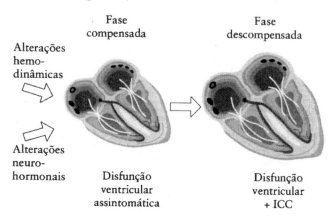

Figura 67.3 – Fases da disfunção ventricular na ICC: papel das alterações hemodinâmicas e neuro-hormonais.

A IC resulta de quatro alterações fisiopatológicas fundamentais: déficit de contratilidade miocárdica, sobrecarga de pressão e volume ventriculares, mecanismos hemodinâmicos e dificuldade de enchimento ventricular (Quadro 67.1).

A insuficiência cardíaca pode estar associada a grande espectro de alterações funcionais, variando desde uma disfunção predominantemente diastólica em que o tamanho das câmaras cardíacas é normal, a função sistólica está preservada mas a pressão de enchimento ventricular encontra-se elevada, até o aparecimento da disfunção sistólica caracterizada por aumento das câmaras cardíacas associado a déficit de contratilidade miocárdica.

A maioria dos pacientes possui disfunção ventricular do tipo sistólico, sendo o principal fator etiológico a cardiopatia isquêmica, em dois terços dos casos. A disfunção diastólica costuma estar associada à hipertensão arterial, presente em 50% dos casos.

A concomitância dos dois distúrbios funcionais também é bastante freqüente e pacientes com um tipo de disfunção ventricular podem evoluir para outro. Há situações em que o débito cardíaco se encontra normal ou até aumentado, quando a pós-carga está diminuída devido à vasodilatação periférica extrema ou estados hipovolêmicos (choque hipovolêmico, calor, exercício, distúrbios emocionais, gravidez ou álcool) e/ou hipermetabolismo (anemia grave, tireotoxicose, beribéri, fístulas arteriovenosas, doença de Paget) associados a demanda metabólica inadequada aos tecidos (insuficiência cardíaca de alto débito).

O coração exposto a um fator agressor externo deflagra mecanismos compensatórios de natureza simpática (neuro-hormonais e hemodinâmicos), mediadores locais (citocinas, espécies reativas de oxigênio e fatores relaxantes derivados do endotélio como o óxido nítrico) que, a princípio, mantêm as demandas corpóreas. A hiperatividade crônica desses sistemas traz conseqüências deletérias ao miocárdio, como remodelamento cardíaco, ou seja, hipertrofia dos miócitos e fibrose, resultando na mudança da conformação elipsóide da câmara cardíaca para a forma dilatada.

Funcionalmente, a bomba cardíaca torna-se deficiente, sendo incapaz de contrair adequadamente de modo a suprir o metabolismo sistêmico.

MECANISMOS HEMODINÂMICOS

As repercussões hemodinâmicas da IC podem ser exteriorizadas por uma disfunção sistólica ou diastólica. Freqüentemente, essas alterações coexistem.

Os fatores desencadeantes do estresse miocárdico podem derivar do aumento da pré-carga (por aumento de volume) e da pós-carga (por aumento da pressão), da alteração de contratilidade por lesão primária de miócitos (infarto do miocárdio) e por alterações do enchimento ventricular (disfunção diastólica).

Sobrecarga de volume

A capacidade ventricular de regular a força de contração em função do volume diastólico (pré-carga) é denominada relação de Frank Starling, que estabelece que a força contrátil e o encurtamento do miócito dependem do comprimento inicial da fibra cardíaca.

O sarcômero, unidade básica das fibras miocárdicas, mede 1,6-2,2 micrômetros. Quando ocorre o estiramento da fibra além de 2,2 micra, a força gerada cai de forma linear, atingindo o zero, quando o comprimento é de 3,6 micra. Portanto, pela relação de Frank Starling, o desempenho cardíaco é melhor quando o sarcômero atinge o limite de 2,2 micra.

O estímulo primário originado pela sobrecarga de volume conduz inicialmente a um aumento da tensão da parede ventricular durante a diástole. O sarcômero aumenta de comprimento até um nível ótimo de 2,2 micra. Ocorre, então, dilatação ventricular progressiva com hipertrofia miocárdica, na tentativa de normalização do estresse sistólico do ventrículo. Esse mecanismo é explicado pela lei de Laplace ($T = P \cdot r/2h$, onde: T = tensão da parede, P = pressão interna da câmara cardía-

ca, r = raio da cavidade ventricular e h = espessura da parede ventricular). Pelos mecanismos compensatórios, ocorrendo aumento do raio da cavidade ventricular, haverá aumento da espessura da parede ventricular para que haja normalização da sua tensão. Durante um estado compensado de sobrecarga crônica de volume, dilatação e hipertrofia ventricular (esta última em menor grau) permitem o desempenho adequado, com débito cardíaco às vezes superior ao normal. Na perpetuação do estímulo volumétrico, ocorre dilatação contínua das câmaras cardíacas, resultando em aumento do volume e da pressão diastólicos finais. O miocárdio chega a um estágio de exaustão com diminuição da contratilidade miocárdica e evidências clínicas predominantes de ICC sistólica. Nesse tipo de disfunção miocárdica, o débito cardíaco, que depende, em última análise, do volume sistólico e da freqüência cardíaca (DC = VS × FC), encontra-se abaixo da faixa considerada como normal (2,5 a 4,2 litros/min/m^2).

Sobrecarga de pressão

A pós-carga, estresse que as paredes ventriculares têm que suportar durante o período de ejeção, decorre dos seguintes fatores: volume ventricular, espessura da parede miocárdica e resistência vascular periférica.

Quando o estímulo primário é uma sobrecarga pressórica devido à hipertensão arterial sistêmica, ocorre elevação da pressão sistólica final ventricular, resultando em aumento da tensão da parede (elevação da pós-carga). Nesse momento, é acionado mecanismo compensatório de hipertrofia das fibras cardíacas (replicação paralela das miofibrilas, espessamento da parede de alguns miócitos e da parede ventricular com hipertrofia concêntrica), na tentativa de normalização do estresse ventricular.

Em pacientes com hipertrofia ventricular concêntrica, ocorre aumento da relação h/R (espessura da parede/raio da cavidade) segundo a lei de Laplace.

A hipertrofia dos sarcômeros representa um efeito dissipador de energia, diminuindo a taxa de energia mecânica pelas fibras miocárdicas previamente sobrecarregadas.

Em casos de manutenção da pós-carga elevada, o estresse da parede ventricular aumenta a níveis excessivos, e a velocidade máxima de encurtamento dos sarcômeros cai a zero. A partir desse ponto, ocorre aumento da massa ventricular e dilatação da câmara progressivos. Ao mesmo tempo, ocorre lise de miofibrilas e aumento de fibrose, culminando em queda da contratilidade e IC expressa por baixo débito cardíaco e/ou elevação do volume e pressão diastólicos finais ventriculares. Somente com níveis muito elevados de pós-carga ocorrerá queda do débito cardíaco com diminuição da fração de ejeção ventricular (volume diastólico – volume sistólico/volume diastólico × 100) abaixo de 55% (Fig. 67.4).

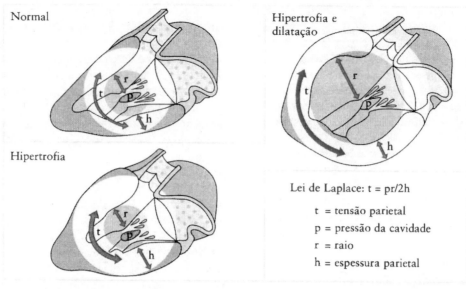

Figura 67.4 – Alterações hemodinâmicas de sobrecarga de pressão ou volume (adaptado de Hurst et al., 1993). Este diagrama esquemático representa a lei de Laplace, a qual prediz que a carga nos miócitos (tensão parietal = t) é determinada pelo produto da pressão (p) e raio, dividido pelo dobro da espessura parietal (h).

Distúrbio de contratilidade por lesão primária de miócitos

A lesão miocárdica resultante da perda aguda de miócitos, que ocorre no infarto do miocárdio, provoca aumento da pressão de enchimento ventricular, expansão da área infartada, dilatação da câmara ventricular (aumento do raio da cavidade), ocorrendo posteriormente hipertrofia miocárdica (aumento da espessura da parede). O resultado desse processo de readaptação miocárdica é uma diminuição da tensão da parede ventricular.

Em grandes infartos transmurais, essa resposta pode ser inadequada e gerar um ciclo vicioso de aumento ventricular progressivo com diminuição da contração e conseqüente redução da fração de ejeção.

Distúrbio do enchimento ventricular

A fisiopatologia do distúrbio diastólico pode derivar de vários mecanismos, como taquicardia inadequada, diminuição da complacência diastólica ventricular, relaxamento sistólico anormal e taquicardia excessiva.

A freqüência cardíaca, anormalmente elevada, pode causar diminuição do tempo de enchimento diastólico ventricular, limitando o volume ao final da diástole.

A taquicardia também pode gerar um acúmulo de Ca^{++} intracelular e, conseqüentemente, aumento da tensão da parede ventricular durante a diástole.

Diminuição da complacência ventricular diastólica – a diástole é mais freqüentemente descrita como um processo bifásico. Caracteriza-se por uma fase de enchimento ventricular rápido, durante a qual a pressão arterial excede a pressão intraventricular, iniciando o relaxamento isovolumétrico da câmara cardíaca (processo dependente de energia). Essa fase é seguida por um período de enchimento ventricular lento passivo (diástase), que termina com a contração atrial, responsável por 5 a 15% do volume diastólico final.

Na fase de enchimento ventricular lento, ocorre diminuição da complacência da parede ventricular, que se caracteriza por aumento da rigidez passiva das câmaras cardíacas, mensurável ao final da diástole, após o término do enchimento do ventrículo.

A sobrecarga de pressão sustentada está associada à hipertrofia miocárdica, geralmente verificada na presença de hipertensão arterial sistêmica ou estenose aórtica. A hipertrofia ventricular concêntrica e o espessamento da parede causam queda da circulação coronariana devido à redução da vasodilatação diastólica, resultando em isquemia cardíaca. Verifica-se, também, aumento da produção de colágeno levando à fibrose intersticial e perivascular. Todas essas alterações corroboram para aumento do espessamento e rigidez da parede ventricular, levando à diminuição da complacência. Esse processo parece ser regulado por alterações neuro-hormonais (hiperativação do sistema renina-angiotensina-aldosterona e endotelina) e, provavelmente, ocorre durante o processo de transição de hipertrofia ventricular compensada para insuficiência cardíaca descompensada.

Outras causas associadas à diminuição da complacência das câmaras cardíacas, como tamponamento e pericardite constritiva, estão listadas na tabela 67.1.

Tabela 67.1 – Estratificação do teste de caminhada.

Nível	Distância percorrida em 6 minutos (m)
1	< 300
2	300-374,9
3	375-449,9
4	≥ 450

Relaxamento sistólico alterado – ocorre durante a fase de relaxamento isovolumétrico e pode advir de hipertensão arterial sistêmica ou de cardiopatia isquêmica na maioria das vezes. O relaxamento miocárdico é um processo dependente do nível intracelular de Ca^{++}, que é regulado pela ATPase (enzima responsável pelo transporte de cálcio intracelular ao retículo sarcoplasmático), pela produção de AMP-cíclico (mensageiro responsável pela fosforilação de troponina I e do fosfolamban, proteínas miocárdicas responsáveis por promover o retorno de cálcio para o retículo sarcoplasmático durante o relaxamento miocárdico).

Quando ocorre falência desses mecanismos energéticos, há acúmulo de cálcio intracelular com prejuízo do relaxamento ventricular. A menor quantidade de cálcio ligada ao retículo sarcoplasmático faz com que uma quantidade reduzida deste esteja disponível para a liberação no processo contrátil causando disfunção sistólica.

MECANISMOS NEURO-HORMONAIS

Na vigência de débito cardíaco diminuído, além das alterações hemodinâmicas já descritas, o organismo deflagra mecanismos compensatórios neuro-hormonais na tentativa de manter a oxigenação tecidual.

Os mecanismos acionados diante de uma disfunção ventricular são os seguintes: sistema nervoso adrenérgico, sistema renina-angiotensina-aldosterona (SRAA), arginina-vasopressina, endotelinas, bradicinina, prostaglandinas, fator natriurético atrial, sistema calicreína-cinina e fatores relaxantes do endotélio (óxido nítrico). Esses neuro-hormônios se encontram em equilíbrio no coração normal, com desbalanço pelo aparecimento de fator agressor, desencadeando alterações hemodinâmicas e hormonais mesmo em fases precoces da doença, estando presentes em portadores de disfunção ventricular assintomática.

No início, há predomínio dos hormônios vasodilatadores (fator atrial natriurético, prostaglandinas, bradicinina, sistema calicreína-cinina e óxido nítrico), mas, com a progressão da disfunção ventricular, aumentam os neuro-hormônios vasoconstritores (noradrenalina, SRAA, endotelinas e arginina-vasopressina). Esse mecanismo, cronicamente ativado, deteriora o rendimento do sistema cardiovascular, levando à insuficiência cardíaca clinicamente manifesta (Fig. 67.5).

Sistema nervoso adrenérgico

O sistema nervoso adrenérgico controla o inotropismo, o cronotropismo cardíaco e o tônus vascular, de tal forma que a estabilidade cardiovascular promova suprimento sangüíneo adequado.

Pacientes que apresentam disfunção ventricular de qualquer etiologia, mesmo que assintomáticos, apresentam aumento dos níveis de noradrenalina circulantes tanto maior quanto maior for o grau de comprometimento miocárdico.

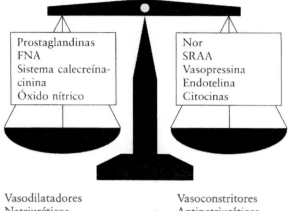

Figura 67.5 – Mecanismos neuro-hormonais na insuficiência cardíaca congestiva.

O nível plasmático de noradrenalina reflete a atividade simpática exacerbada, e sabe-se que valores entre 400 e 800ng/ml são preditores de alta mortalidade e valores acima de 800ng/ml correlacionam-se com prognóstico ainda mais reservado.

A hiperatividade simpática em pacientes com disfunção ventricular, inicialmente, resulta em aumento do débito cardíaco e redistribuição do fluxo de áreas esplâncnicas para o coração e musculatura esquelética. A estimulação adrenérgica sustentada resulta em efeitos deletérios ao coração, como:

• Dessensibilização e diminuição dos receptores β-adrenérgicos miocárdicos – em corações normais, há dois tipos de receptores miocárdicos, $β_1$ e $β_2$, na proporção de 77:23, respectivamente. A contratilidade miocárdica resulta da interação da noradrenalina com o receptor $β_1$, participando os receptores $β_2$ em um plano secundário. Na vigência de disfunção ventricular, ocorre diminuição progressiva da responsividade e do número de receptores $β_1$, com alteração da proporcionalidade de $β_1:β_2$ de 60:40. Concluindo, ocorre resposta deficiente do coração ao estímulo adrenérgico, ou seja, "down regulation" dos receptores $β_1$.

• Alteração funcional das proteínas (G) guanina nucleotídeo regulatórias miocárdicas – as proteínas G regulam o processo de excitação-contração, conforme esquematizado a seguir:

Estimulação NE → receptores β-adrenérgicos → proteína G → ativação da adenilciclase → AMP-cíclico → influxo de Ca^{++} celular → excitação-contração.

Há dois tipos de proteína G: a Gs, responsável pela estimulação da adenilciclase, e a Gi, responsável pela inibição da adenilciclase, com efeitos opostos no movimento do cálcio. Em portadores de ICC, com miocardiopatia dilatada, geralmente há aumento da concentração da proteína G inibitória, com conseqüente diminuição da adenilciclase e da proteína G estimulatória.

• Estimulação dos adrenorreceptores α_1 – a estimulação desses receptores origina vasoconstrição e aumento da pós-carga de ventrículo esquerdo. No miocárdio, ocorre aumento do inotropismo, hipertrofia dos miócitos e ativação do SRAA com retenção de sódio e água, vasoconstrição, edema, aumento da pré e pós-carga e arritmias cardíacas.

• Alteração da arquitetura celular miocárdica com hipertrofia, necrose e apoptose.

• Resposta atenuada dos barorreceptores aórticos e cardíacos com bombardeio crônico de catecolaminas, que geralmente ocorre após desencadeamento de agressão miocárdica, com efeito inibitório sobre os adrenorreceptores levando à exacerbação da atividade simpática crônica e vasoconstrição.

• Aumento do gasto energético miocárdico – a ativação de catecolaminas aumenta o inotropismo e o cronotropismo cardíacos, originando desbalanço entre oferta e consumo, por gasto energético aumentado. O relaxamento miocárdico também é um processo que requer energia, e na sua falta ocorre disfunção diastólica de relaxamento.

• Aumento do risco de arritmias cardíacas por exacerbação da automaticidade miocárdica.

• Alteração da expressão genética das proteínas reguladoras dos canais de cálcio (Fig. 67.6).

Neuro-hormônios vasodilatadores

Fator natriurético atrial (FNA) – é um hormônio peptídio sintetizado nos ventrículos e átrios, e sua liberação se faz em decorrência de um aumento da pressão de distensão atrial. Seus níveis estão aumentados na IC, principalmente na fase mais precoce, ocasionando efeito vasodilatador e promovendo excreção renal de sal e água, além de conter a ativação do sistema nervoso simpático pela modulação dos reflexos barorreceptores. Em estágios mais avançados da IC, há diminuição da responsividade ao FNA, provavelmente devido a uma "down regulation" dos receptores. Em estágios tardios da ICC, a resposta dos miócitos atriais à distensão atrial diminui, assim como o efeito do FNA sobre a secreção de renina pelas células justaglomerulares e a excreção de sódio e água. Altos níveis de FNA correlacionam-se diretamente com os níveis de norepinefrina, atividade de renina plasmática e arginina-vasopressina, sendo preditores de diminuição da sobrevida em pacientes com IC crônica.

Prostaglandinas – são hormônios liberados localmente durante os estágios de hipoperfusão. Possuem efeito vasodilatador, com função protetora do fluxo renal e coronariano. As prostaglandinas antagonizam os efeitos do sistema nervoso simpático e SRAA ativados. As prostaglandinas I_2 e E_2 são metabólitos ativos que aumentam na ICC, tanto nas descompensações agudas como na doença avançada, na qual são responsáveis pela manutenção da função renal adequada, com excreção apropriada de sódio.

Fatores relaxantes derivados do endotélio – são substâncias produzidas por células endoteliais, sendo a principal delas o óxido nítrico. Elas produzem relaxamento da musculatura vascular local. O óxido nítrico também induz apoptose e inibição da resposta contrátil ao estímulo β-adrenérgico. A secreção dessas substâncias vasodilatadoras locais e sistêmicas geralmente está diminuída na ICC.

Bradicinina – é um hormônio com propriedades vasodilatadoras que diminui o remodelamento ventricular.

Hormônios vasoconstritores

Sistema renina-angiotensina-aldosterona – a renina é um hormônio liberado pela mácula densa em resposta à estimulação β_1-adrenérgica, estados de hiponatremia ou em resposta a uma diminuição de volume ou da pressão de perfusão renal, fatores que ocorrem na ICC devido ao baixo débito cardíaco.

A renina age transformando angiotensinogênio em angiotensina I, a qual é convertida em angiotensina II pela ação da enzima conversora de angiotensina. A angiotensina II é uma substância vasoconstritora potente e promove retenção de sódio e água no túbulo renal proximal. Ela também induz a liberação de aldosterona pelo córtex da adrenal, resultando em aumento da reabsorção de sódio no túbulo renal distal.

A aldosterona e a angiotensina II promovem retenção de sódio e água durante o período de descompensação cardiovascular aguda e hemodinamicamente re-

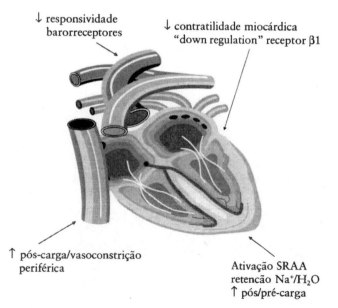

Figura 67.6 – Ação do aumento dos níveis séricos de catecolaminas.

fletem um aumento da pré e da pós-carga na tentativa de manter a pressão arterial e o débito cardíaco adequados.

O SRAA é ativado no tecido cardíaco em resposta a um aumento da tensão da parede ventricular e induz o remodelamento miocárdico, ao deflagrar a expressão de protoncogenes que contribuem para os processos de hipertrofia, necrose e fibrose. Tanto no coração como no rim, o SRAA é preferencialmente ativado na ICC crônica.

A angiotensina II induz hipertrofia vascular, hiperplasia da camada íntima do vaso e aterosclerose.

A atividade de renina plasmática reflete o grau de ativação do SRAA e encontra-se elevada na ICC, proporcionalmente à gravidade da doença.

Arginina-vasopressina – é um hormônio antidiurético, com potente ação vasoconstritora que potencializa a ação da angiotensina II e da noradrenalina. O estímulo para sua liberação não está bem definido em portadores de ICC. Parece estar relacionado a uma diminuição da sensibilidade de receptores para o estiramento atrial. Este, normalmente, inibe a liberação de argininavasopressina com aumento da distensão atrial. Outros mecanismos provavelmente estão também relacionados com aumento dos níveis de arginina-vasopressina, como estimulação direta da hipófise pela angiotensina II. Além de agir causando vasoconstrição sistêmica, aumenta a reabsorção de água pelos rins. Esse hormônio se encontra aumentado em pacientes com ICC avançada.

Citocinas

As citocinas compõem um grupo heterogêneo de pequenas moléculas biologicamente ativas. O mecanismo de estímulo para a síntese de citocinas não está bem esclarecido, mas parece estar relacionado à presença da disfunção ventricular, independente do fator etiológico. Uma vez deflagrada a liberação, essas substâncias provocam uma série de alterações que, juntamente com os outros mecanismos já referidos, colaboram para progressão e deterioração da função cardíaca.

Duas classes de citocinas são reconhecidas na IC: as vasoconstritoras com efeito inotrópico positivo (endotelinas) e as com ação pró-inflamatórias e vasodepressoras (fator de necrose tumoral α, interleucinas β_1 e interleucina-6).

A endotelina-1 é a citocina mais estudada e com maior importância na ICC. É um peptídio derivado do endotélio vascular e possui, como principais funções, vasoconstrição da musculatura arterial e venosa, causando potente efeito na circulação coronariana, renal e sistêmica, efeito inotrópico positivo sobre o coração, retenção de sódio e água e ativação dos sistemas neurohormonais e simpático. Age, provavelmente, na musculatura miocárdica, ocasionando hipertrofia e remodelamento ventricular. As citocinas pró-inflamatórias

atuam sobre o endotélio, miócitos e fibroblastos cardíacos. Esse tipo de citocina diminui as reservas intracelulares de antioxidantes e induz à formação de espécies reativas de oxigênio. O estresse oxidativo, por sua vez, promove a ativação de protoncogenes que provocam alterações nas proteínas responsáveis pelo transporte de cálcio, hipertrofia, aumento da síntese da matriz extracelular (à custa de colágeno tipos I e III e da fibronectina), substâncias inelásticas responsáveis pela disfunção diastólica e que induzem à apoptose miocárdica.

Ambos os tipos de citocinas se encontram elevados nas formas avançadas de ICC e se correlacionam com pior prognóstico por parte do paciente.

Remodelação miocárdica

É um processo progressivo derivado de alterações hemodinâmicas e neuro-hormonais deflagradas por fator agressor que culminam em alterações na estrutura miocárdica e vascular por vasoconstrição, disfunção endotelial, hipertrofia dos miócitos, fibrose, necrose celular e apoptose. Essas alterações celulares provocam mudanças na geometria do coração que, na evolução da doença, aumentam sua massa ventricular e volume, tornando-se, por fim, insuficiente e incapaz de suprir as necessidades metabólicas orgânicas.

PROGNÓSTICO

A taxa de mortalidade associada ao diagnóstico clínico de IC é extraordinariamente elevada (72% em cinco anos) e o prognóstico rivaliza-se com o das neoplasias (taxa de mortalidade em cinco anos de 62% para todas as formas de câncer avaliadas conjuntamente). Dados de Framingham mostraram em pacientes nas classes funcionais mais leves taxa de mortalidade a partir do diagnóstico de 10 a 20% ao ano. Já nas classes funcionais mais avançadas, a taxa de mortalidade pode chegar a 50% ao ano.

Aproximadamente 30 a 50% de todas as mortes são súbitas e relativamente inesperadas, devendo-se a arritmias e progressão da doença com falência irreversível da bomba.

Estudos de avaliação do estado funcional e bemestar de portadores de doenças crônicas potencialmente incapacitantes mostraram que a qualidade de vida para os portadores de IC é pior do que nos pacientes com angina, diabetes, doença pulmonar obstrutiva crônica e muitas doenças gastrintestinais. Estima-se que 20 a 50% dos indivíduos internados por IC descompensada serão reinternados em um período de três a seis meses. No Brasil, foram internadas 500.000 pessoas com diagnóstico de IC em 1997, com tempo médio de permanência hospitalar de seis dias e, a exemplo dos EUA, gastou-se mais com essas internações do que com infarto do miocárdio e todas as formas de cânceres somados.

DIAGNÓSTICO CLÍNICO

Apesar do alto custo pessoal e social que a IC representa, estudos realizados em serviços de atenção primária mostram que 50% dos portadores dessa doença têm diagnósticos incorretos e são tratados de forma inadequada. Existem fortes evidências na literatura de que seu diagnóstico precoce e o tratamento adequado estão associados a reduções significativas na morbidade e na mortalidade dessa síndrome, o que torna extremamente relevante o conhecimento das peculiaridades clínicas da doença e suas variações.

Estudos epidemiológicos clássicos, como o de Framingham, aconteceram em uma fase em que o tratamento da IC era sintomático e paliativo e por isso interessava a busca ativa de casos baseados na presença de sinais e sintomas.

Atualmente, a partir da melhor compreensão da fisiopatologia da IC e do reconhecimento de tratamentos efetivos que melhoram o prognóstico da doença, houve mudança radical na abordagem diagnóstica.

Interessa ao clínico o diagnóstico precoce da disfunção ventricular, ainda que o paciente se encontre na fase assintomática. Assim, recomenda-se que o diagnóstico da IC seja de suspeição, baseado não apenas na presença de sinais e sintomas, que são inespecíficos e podem aparecer apenas na fase tardia da doença, mas que se leve em consideração a história pregressa do doente, buscando ativamente a presença de fatores de risco maiores, como é o caso da hipertensão arterial sistêmica e da doença arterial coronariana, associados a uma avaliação objetiva da função ventricular.

CRITÉRIOS DIAGNÓSTICOS

Não existe consenso na literatura sobre os critérios diagnósticos da IC. Alguns autores valorizam mais os sintomas congestivos, dando menos importância aos sintomas de baixo débito, como é o caso da confusão mental, que no idoso pode representar a primeira manifestação da IC, precedendo em meses o aparecimento de edema periférico ou dispnéia de exercício.

O diagnóstico clínico pode ser fácil quando a doença é avançada, com sintomas de retenção hídrica, fadiga e dispnéia; no entanto, tende a ser muito difícil na doença incipiente, e este é um dos grandes desafios da prática clínica atual.

Dos vários critérios sugeridos na literatura, os mais utilizados nos estudos epidemiológicos são os de Framingham (Quadro 67.2) e os de Boston (Quadro 67.3). Essas duas classificações levam em conta apenas o paciente sintomático.

Nos critérios de Boston, o máximo de pontos por categoria é 4, totalizando 12 para as 3 categorias. O diagnóstico de IC era classificado como definitivo para um escore de 8 a 12 pontos, possível para um escore de 5 a 7 pontos e improvável para um escore de 4 pontos ou menos.

Quadro 67.2 – Critérios de Framingham para insuficiência cardíaca congestiva.

Critérios maiores
Dispnéia paroxística noturna ou ortopnéia
Distensão das veias do pescoço (estase jugular)
Estertores pulmonares
Cardiomegalia
Edema pulmonar agudo
Ritmo de galope à ausculta cardíaca, com B3
Pressão venosa central aumentada > 16cmH$_2$O
Tempo de circulação > 25 segundos
Refluxo hepatojugular
Critérios menores
Edema de tornozelos
Tosse noturna
Dispnéia de exercício
Hepatomegalia
Derrame pleural
Capacidade vital diminuída a $\frac{1}{3}$ do máximo
Taquicardia (freqüência ≥ 120/minuto)
Critério maior ou menor
Perda de peso > 4,5kg em cinco dias em resposta ao tratamento

Diagnóstico definitivo de ICC no estudo de Framingham: 2 critérios maiores ou 1 maior + 2 menores.

Quadro 67.3 – Critérios de Boston para insuficiência cardíaca.

Critério	Pontos
Categoria I: história	
Dispnéia de repouso	4
Ortopnéia	4
Dispnéia paroxística noturna	3
Dispnéia ao caminhar no plano	2
Dispnéia ao subir uma rampa	1
Categoria II: exame clínico	
Anormalidades da freqüência cardíaca	
se 91-110bat/min	1
se > 110bat/min	2
Elevação da pressão venosa jugular	
se > 6cmH$_2$O	2
se > 6cmH$_2$O + hepatomegalia ou edema de membros inferiores	3
Estertores pulmonares	
somente nas bases	1
em outras regiões pulmonares além das bases	2
Sibilos	3
Terceira bulha à ausculta cardíaca	3
Categoria III: radiografia de tórax	
Edema pulmonar alveolar	4
Edema pulmonar intersticial	3
Derrame pleural bilateral	3
Índice cardiotorácico > 0,50	3
Redistribuição do fluxo para as zonas superiores (cefalização da trama vascular)	2

Os critérios de Framingham não foram comparados com medidas fisiológicas objetivas. Os critérios clínicos de Boston foram validados com a fração de ejeção, medidas da pressão de oclusão de capilar pulmonar e ecocardiografia. Esses 2 critérios padronizados impõem limitações diagnósticas para o clínico relacionadas principalmente à acurácia desses parâmetros e, por outro lado, não podem identificar indivíduos com disfunção ventricular com sintomas leves ou intermitentes.

MANIFESTAÇÕES CLÍNICAS DA IC

Os sinais e os sintomas considerados típicos de IC podem ser subdivididos didaticamente dentro de 5 categorias, que estão relacionadas a seguir:

1. **Congestão pulmonar** – dispnéia progressiva aos esforços físicos leves, moderados e intensos, dispnéia de repouso, ortopnéia, dispnéia paroxística noturna, edema agudo de pulmão.
2. **Congestão sistêmica** – edema de membros inferiores, hepatomegalia, estase jugular, ascite, anasarca, entre outros.
3. **Baixo débito** – fadiga, fraqueza muscular, intolerância ao exercício, alterações do nível de consciência (tais como confusão mental), sintomas urinários (oligúria, nictúria).
4. **Estimulação adrenérgica** – taquicardia, palidez, extremidades frias, diaforese, cianose digital (por vasoconstrição periférica) e caquexia.
5. **Remodelação cardíaca** – desvio do *ictus* além do quarto ou quinto espaço intercostal sugerindo cardiomegalia.

A presença desses sinais ou sintomas pode ser difícil de interpretar, particularmente em pacientes idosos, obesos e mulheres, e nas fases iniciais da doença. A concordância interobservador para a presença ou ausência dos sinais e sintomas é baixa.

Por isso, para adequado manejo da IC, o médico deve integrar dados referentes à presença dos fatores de risco, os achados clínicos e uma avaliação objetiva da função ventricular (por exemplo, por meio do ecocardiograma ou da ventriculografia).

DISPNÉIA AOS ESFORÇOS

A dispnéia representa um sinal cardinal da falência ventricular esquerda. Entretanto, é um sintoma que pode ser atribuído a mais de 30 diferentes causas, sendo uma queixa muito comum na prática clínica.

Uma revisão sistemática para determinar o valor do exame clínico em pacientes com dispnéia concluiu que a avaliação inicial baseada na história e no exame clínico teve acurácia de 70% na determinação da causa da dispnéia. No entanto, por ser uma queixa subjetiva, o nível de concordância interobservador para a presença ou ausência do sintoma é baixa, e isso pode estar relacionado à experiência do examinador.

Durante a anamnese, é fundamental descartar que a dispnéia não seja secundária a descondicionamento físico, obesidade, doenças pulmonares, equivalente isquêmico sem IC (insuficiência coronariana aguda que se manifesta com dispnéia e não com dor precordial típica) e apnéia obstrutiva do sono, entre outros.

A principal diferença entre a dispnéia induzida pelo esforço físico em indivíduos normais e em pacientes com IC é o grau de atividade necessário para o aparecimento dos sintomas. Durante a história, deve-se esclarecer se os sintomas estão aparecendo em um nível de esfor-ço anteriormente bem tolerado pelo paciente (por exemplo, pacientes que até seis meses caminhavam no plano durante 30 minutos sem sintomas e que agora têm dispnéia nos primeiros 15 minutos da caminhada).

Em geral, os pacientes referem que uma tarefa específica à qual estavam acostumados a realizar sem queixas passa a ser executada com dificuldade acompanhada de sintomas e necessidade de interrupção (por exemplo, dificuldade para subir um lance de escada ou uma ladeira).

Evidentemente, esse sintoma cardinal de falência ventricular esquerda pode estar ausente em indivíduos sedentários, indivíduos cronicamente acamados ou com co-morbidades como artrites incapacitantes.

Esse é um dos fatores que contribui para a baixa sensibilidade da dispnéia progressiva aos esforços no diagnóstico precoce de IC.

Nos indivíduos idosos, a dispnéia induzida pelo esforço não é uma queixa comum. Em geral, aparece nas fases tardias da doença, e mesmo nos casos de lesão lenta e progressiva do miocárdio a primeira manifestação da IC nessa faixa etária pode ser um episódio de edema agudo de pulmão, não precedido por queixas pulmonares relevantes. Estudo que avaliou o diagnóstico clínico da IC em idosos mostrou que a manifestação pulmonar mais precoce é a tosse. Isso acontece porque, com o aumento da sintomatologia, o idoso reduz a intensidade de suas atividades e tende a considerar que o cansaço ou a dispnéia ao exercício são processos naturais relacionados ao envelhecimento. Aconselha-se, portanto, que esse sintoma seja explorado criteriosamente no idoso, para aumentar a sensibilidade diagnóstica. O idoso que habitualmente fazia caminhadas de 30 minutos e que agora apresenta dispnéia nos primeiros 20 minutos merece uma avaliação cuidadosa para a presença de disfunção ventricular esquerda, ao invés de simplesmente relevar a queixa como própria da idade.

À medida que disfunção ventricular esquerda avança, a intensidade do exercício necessária para induzir a dispnéia tende a diminuir progressivamente, de tal forma que mesmo atividades habituais como higiene pessoal podem ser incapacitantes para indivíduos com doença grave.

Entretanto, não há correlação direta entre a tolerância ao exercício e medidas objetivas do desempenho ventricular esquerdo em repouso em pacientes com IC. Isto é, indivíduos com sintomas aos médios esforços podem ter uma função cardíaca objetivamente mensurada pelo ecocardiograma melhor do que a função cardíaca de pacientes que só apresentam sintomas aos grandes esforços. Isso ocorre porque a capacidade para o exercício é parâmetro subjetivo que inclui outras variáveis, além do desempenho cardiovascular propriamente dito, tais como condicionamento físico prévio, obesidade, doença vascular periférica, anemia, doenças pulmonares, incapacidades ortopédicas e outras co-morbidades. Baseada na relação entre o aparecimento dos sintomas e a quantidade de esforço requerido para provocá-los, foi desenvolvida uma classificação funcional para portadores de doenças cardíacas (Quadro 67.4).

Quadro 67.4 – Classificação funcional da New York Heart Association.

Classe I	– Nenhuma limitação: atividades físicas ordinárias não causam fadiga, dispnéia ou palpitação
Classe II	– Leve limitação das atividades físicas: tais pacientes se apresentam confortáveis ao repouso. Atividades ordinárias resultam em fadiga, palpitação, dispnéia ou angina
Classe III	– Marcada limitação das atividades físicas: embora estejam confortáveis em repouso, atividades menos intensas do que as ordinárias provocarão o aparecimento de sintomas
Classe IV	– Incapacidade de realizar qualquer atividade física sem desconforto. Os sintomas de IC estão presentes mesmo em repouso. Qualquer atividade física induz o aparecimento de desconforto progressivamente maior

A acurácia e a reprodutibilidade dessa classificação são limitadas. No entanto, tem sido utilizada nos grandes ensaios clínicos para mensurar o resultado do tratamento farmacológico da IC entre diferentes grupos de intervenção comparados com placebo, e ainda tem-se mostrado útil na prática clínica para acompanhamento do mesmo paciente, a longo prazo.

ORTOPNÉIA

Esse sintoma pode ser definido como o aparecimento da dispnéia na posição deitada, a 0 graus, que melhora com a elevação da cabeça com travesseiros, ou quando o tronco fica a 90 graus em relação ao plano do leito.

Uma vez que existem indivíduos saudáveis que preferem dormir com dois ou mais travesseiros, e outras condições clínicas, como a doença do refluxo gastroesofágico, que também levam à preferência por dormir com a cabeceira elevada, o que importa é a mudança no padrão habitual do indivíduo.

No decúbito dorsal, há aumento do retorno venoso e deslocamento do fluxo sangüíneo do compartimento extratorácico para o torácico, levando, em última análise, a aumento das pressões capilares e venosas pulmonares, causando edema intersticial, redução da complacência pulmonar, aumento da resistência das vias aéreas e dispnéia.

Diferentemente da dispnéia paroxística noturna, a ortopnéia ocorre rapidamente, 2 a 3 minutos após o paciente se deitar, e desenvolve-se quando ele ainda está acordado.

Quando surge a sensação de dispnéia, muitos pacientes referem alívio sentando-se em frente a uma janela aberta. De maneira geral, os sintomas são rapidamente aliviados quando o paciente se senta à beira do leito, com os pés pendentes para fora da cama.

Em geral, a gravidade da ortopnéia pode ser convenientemente estimada pela quantidade de travesseiros necessários para aliviar os sintomas. É um importante sintoma de IC, mas não é patognomônico da síndrome. Pode acontecer em qualquer situação na qual haja capacidade vital reduzida, como no enfisema pulmonar, na bronquite crônica e na ascite volumosa, entre outros.

Nos casos de insuficiência ventricular esquerda avançada, a ortopnéia pode tornar-se tão incapacitante que o paciente não consegue se deitar e passa as noites sentado ou recostado ao lado do leito.

TREPOPNÉIA

Trepopnéia é uma dispnéia que aparece nos decúbitos laterais. É forma rara de ortopnéia que se limita a um decúbito lateral específico (direito ou esquerdo). Parece estar relacionada a distorções dos grandes vasos em um decúbito mas não em outro.

TOSSE

Tosse é um sintoma muito prevalente em portadores de IC. Mais freqüentemente, é causada por congestão pulmonar e ocorre nas mesmas circunstâncias da dispnéia (no exercício ou na posição horizontal). Pode aparecer no idoso antes da dispnéia.

Assim, tosse não-produtiva em pacientes com IC é freqüentemente um "equivalente da dispnéia", enquanto tosse noturna pode ser considerada um "equivalente da ortopnéia".

DISPNÉIA PAROXÍSTICA NOTURNA

Os ataques de dispnéia paroxística geralmente ocorrem à noite, quando o paciente já se encontra dormindo. O início é súbito e o paciente acorda com a sensação de sufocamento ou asfixia, com intensa ansiedade. Freqüentemente, acompanha-se de palidez e sudorese fria. Se, em seguida, aparece tosse com expectoração rósea e espumosa ou sanguinolenta, é a manifestação clássica do edema agudo de pulmão.

A congestão da mucosa brônquica e o edema pulmonar intersticial podem induzir ao aparecimento de broncoespasmo, aumentando a dificuldade ventilatória, sendo um fator complicador na dispnéia paroxística noturna. A freqüente associação de sibilos (broncoespasmo) com dispnéia paroxística noturna representa a chamada "asma cardíaca".

Os mecanismos fisiopatológicos da asma cardíaca e do edema agudo de pulmão são semelhantes, quer do ponto de vista hemodinâmico, quer pelas reações psicológicas que provocam: medo e ansiedade. Diferentemente da ortopnéia, os sintomas da dispnéia paroxística noturna não são aliviados imediatamente após assumir a posição sentada, podendo requerer 30 minutos ou mais nessa posição para que se obtenha alívio dos sintomas.

O motivo para a ocorrência desse sintoma sempre à noite não está claro, mas pode estar relacionado à maior lentidão na reabsorção de líquidos nas porções dependentes do corpo à noite, à resultante expansão do volume sangüíneo intratorácico e à súbita elevação do diafragma e do volume sangüíneo intratorácico logo após se deitar. Também participam a redução do suporte adrenérgico durante o sono e a depressão noturna fisiológica do centro respiratório.

RESPIRAÇÃO DE CHEYNE-STOKES

É também conhecida como respiração periódica ou cíclica, porque, durante o ciclo respiratório, há uma fase de hiperpnéia alternada com uma fase apnéica. Na respiração de Cheyne-Stokes, há sensibilidade diminuída do centro respiratório à pCO_2 arterial, responsável pelos períodos de apnéia. Nessa fase, a pO_2 cai e a pCO_2 arterial aumenta. Estas alterações no sangue arterial estimulam o centro respiratório, resultando em hiperventilação e hipocapnia.

A respiração de Cheyne-Stokes ocorre mais freqüentemente em pacientes com idade avançada, aterosclerose cerebral e outras lesões cerebrais prévias.

Tende a aparecer na IC avançada, particularmente nos portadores de hipertensão arterial sistêmica e na doença arterial coronariana associada à doença cerebrovascular.

DIFERENCIAÇÃO ENTRE DISPNÉIA CARDÍACA E DISPNÉIA PULMONAR

A dispnéia associada à doença pulmonar obstrutiva crônica (DPOC) tende a se desenvolver mais lentamente do que aquela associada à doença cardíaca. Como o portador de IC, pacientes com DPOC também acordam à noite com dispnéia e/ou tosse, mas, no caso da doença pulmonar, em geral, o ataque é acompanhado da eliminação de escarro.

Quando a dispnéia se origina depois de uma história de tosse intensa e expectoração, geralmente é de origem pulmonar. Nesse caso, a dispnéia tende a melhorar mais com a expectoração do que especificamente por assumir a posição sentada.

A asma cardíaca aguda (dispnéia paroxística noturna com broncoespasmo) ocorre em indivíduos que têm IC avançada e está freqüentemente associada a diaforese, má perfusão periférica e cianose. Mais difícil será avaliar pacientes que se apresentam com as duas doenças, asma ou DPOC, e desenvolvem IC. Nesses, os ataques de ortopnéia, dispnéia paroxística noturna e broncoespasmo tendem a ser mais freqüentes e mais intensos.

EDEMA PERIFÉRICO

Inicia-se nas porções dependentes do corpo, nas quais a pressão venosa atinge níveis mais altos: pés, maléolos e pernas (edema gravitacional). Nos pacientes acamados, o edema tende a ser mais localizado na região lombossacral e depois dorsolombossacral. O edema facial raramente ocorre em adultos, embora seja comum em crianças.

Com o progredir da disfunção ventricular, o edema tende a ascender, podendo generalizar-se até a anasarca, com envolvimento de membros superiores, paredes torácica e abdominal e área genital, com derrames cavitários pleurais, peritoneal (ascite) e pericárdicos. O horário de aparecimento é ao final do dia pela ação da gravidade (edema vespertino). As características incluem edema frio, mole (sinal de "godet" positivo), freqüentemente associado à cianose. Com o tempo, pode pigmentar e avermelhar a pele, além de haver induração geralmente no dorso dos pés e áreas pré-tibiais.

Nos idosos, o edema periférico pode ser alteração de aparecimento tardio, quando a doença já se encontra em fase avançada. É, portanto, um sinal pouco sensível de IC. Pode aparecer em outras situações clínicas bastante comuns, tais como na insuficiência venosa periférica, obesidade e imobilismo. É, portanto, sinal de baixa especificidade para IC.

FADIGA E FRAQUEZA

Esses sintomas são muito comuns na IC e freqüentemente se associam a sensação de peso nas pernas. São conseqüência do déficit de perfusão da musculatura esquelética em pacientes com função cardíaca comprometida.

É um sintoma de baixa sensibilidade e especificidade para o diagnóstico de IC, particularmente se não está associado a queixa de dispnéia, e quando ocorre em idosos, obesos ou mulheres.

A causa da fraqueza deve ser elucidada sempre que possível, levando-se em consideração a grande variedade de doenças não-cardiopulmonares que podem induzir seu aparecimento (depressão, hipotireoidismo e doenças reumatológicas, entre outras).

Em paciente com diagnóstico documentado de IC, o aparecimento de novo episódio de fraqueza ou seu agravamento deve levar em conta causas iatrogênicas, tais como depleção de potássio, sódio, hipovolemia, ou todos associados, como conseqüência de uso excessivo de diuréticos e restrição de sal, assim como intolerância ao exercício e à fadiga facilmente induzidos pelo uso de β-bloqueadores.

INTOLERÂNCIA AO EXERCÍCIO

A intolerância ao exercício é uma queixa bastante comum entre os portadores de IC. É geralmente definida como o aparecimento de fadiga, fraqueza, peso nas pernas, dispnéia, taquicardia ou angina desencadeados pelo exercício físico. Em geral, quanto maior o grau de disfunção ventricular, menor é a carga de exercício necessária para deflagrar tais sintomas. No entanto, essa relação não é linear, sendo descritos casos de grave disfunção ventricular (fração de ejeção < 0,35) com poucos ou nenhum sintoma ao exercício e indivíduos com fração de ejeção pouco comprometida e bastante sintomáticos nas atividades do dia-a-dia. Isso reflete a importância de outras variáveis na avaliação do desempenho ao exercício. Aliada a uma avaliação subjetiva, como é a da classe funcional da New York Heart Association, vêm sendo propostos vários testes mais precisos e reprodutíveis para detectar as capacidades máxima e submáxima ao exercício em portadores de IC. Esses incluem testes com bicicleta ergométrica, da esteira que avaliam a capacidade máxima ao exercício e da caminhada de 6 minutos (avalia a capacidade submáxima). Como as atividades diárias em geral requerem muito menos do que a capacidade máxima ao exercício, avaliar a capacidade submáxima pode fornecer informações valiosas que complementam aquelas obtidas na história, por meio da avaliação subjetiva da classe funcional da New York Heart Association.

TESTE DA CAMINHADA DE 6 MINUTOS

Tem sido usado amplamente na avaliação e no acompanhamento de pacientes com doenças respiratórias graves. A experiência com IC é mais recente e tem-se mostrado um forte preditor de risco, independente para hospitalizações e mortalidade por causas cardiovasculares em pacientes com disfunção ventricular esquerda. É um teste simples, seguro e bem aceito pelos pacientes, sendo fácil de implementar no acompanhamento ambulatorial.

Os pacientes são instruídos a caminhar em um corredor plano o mais rápido que puderem durante 6 minutos. Durante a caminhada eles podem parar para descansar e eventualmente até se sentar. É estimulado a retomar a caminhada tão logo se sinta bem. A cada 2 minutos é aconselhável que o paciente seja encorajado a prosseguir o teste com as seguintes frases padronizadas: "Você está indo bem" ou "Continue assim". Depois de 6 minutos, ele é instruído a interromper a caminhada e a distância total percorrida é medida em metros. Os sintomas experimentados durante a caminhada (angina, dispnéia, fadiga, tontura, taquicardia ou síncope) são anotados. Os resultados são estratificados em quatro níveis conforme tabela 67.1.

Relação entre distância percorrida e classe funcional da New York Heart Association – quanto maior for a distância percorrida, maior a tendência de estar em uma melhor classe funcional. Essa relação é clara para os extremos da classe funcional, isto é, pacientes que só têm sintomas aos grandes esforços (classe funcional I) tolerarão muito bem esse teste de esforço submáximo e a tendência é que percorram mais do que 450 metros em 6 minutos. Da mesma forma, pacientes com sintomas aos pequenos esforços ou mesmo em repouso (classes funcionais III e IV) tenderão a percorrer menores distâncias (< 350m). No entanto, para pacientes com prejuízo funcional moderado (classe II), a relação com a distância percorrida não é linear, podendo apresentar desempenho variado. Isso pode ter aplicabilidade prática, pois pode ser utilizado para estratificar o risco de hospitalizações e morte entre indivíduos que estejam em uma mesma classe funcional (particularmente na classe II). Quanto menor for a distância percorrida em 6 minutos, maior o risco de morbidade e mortalidade, independente da classe funcional.

Relação entre distância percorrida e hospitalização – a porcentagem de pacientes hospitalizados por qualquer razão e por IC descompensada aumenta significativamente à medida que a distância percorrida diminui (p < 0,001 para ambos os desfechos). Comparado com pacientes que conseguem caminhar no mínimo 450 metros em 6 minutos, o risco de ser hospitalizado por IC descompensada é seis vezes maior para o nível 2, e 14 vezes maior para aqueles que não percorreram mais do que 300 metros em 6 minutos. Para o nível 3, os riscos parecem ser semelhantes aos do nível 4.

Relação entre distância percorrida e mortalidade – a distância percorrida é inversamente proporcional à mortalidade (p < 0,02). Comparativamente com aqueles que conseguem caminhar no mínimo 450 metros em 6 minutos, portadores de IC que caminham menos do que 300 metros têm risco 3,7 vezes maior de morrer em um ano, e aqueles no nível 2 têm risco de 2,78 vezes maior; o risco de morrer para pacientes no nível 3 é comparável ao nível 4. A mortalidade nos níveis mais baixos de distância percorrida em 6 minutos é três vezes àquela dos níveis mais altos (em torno de 10% *vs*. 3% em 242 dias de acompanhamento).

Relação entre distância percorrida e fração de ejeção do ventrículo esquerdo – a distância percorrida em 6 minutos representa também um forte preditor de complicações adversas, independente da fração de ejeção. Assim, podem-se estratificar riscos diferentes para indivíduos com a mesma fração de ejeção (Fig. 67.9).

A distância percorrida parece ser um preditor de risco igualmente forte para pacientes com fração de ejeção preservada e achados compatíveis com disfunção diastólica do ventrículo esquerdo.

Resumindo, para cada 120 metros de decremento na distância percorrida em 6 minutos por portadores de IC, a mortalidade aumenta em 1,5 vez, e o risco combinado de hospitalização e morte aumenta em praticamente 2 vezes.

Na avaliação global do portador de IC, portanto, é importante atentar cuidadosamente para o item atividade física. Até recentemente, pacientes com IC eram aconselhados a evitar o exercício, e o repouso era freqüentemente prescrito como coadjuvante do tratamento. Atualmente, o sedentarismo é reconhecido como um forte fator de risco independente para IC (Fig. 67.9). Inversamente, numerosos estudos têm demonstrado o papel benéfico da atividade física regular no portador de IC. O exercício melhora a capacidade funcional, e há estudos sugerindo que um programa de exercícios regulares pode melhorar a história natural da IC por atuar na diminuição da ativação neuro-hormonal, melhora da função cardíaca em repouso, dos sintomas, da

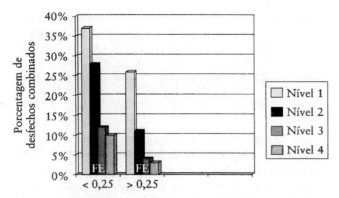

Figura 67.9 – Desfecho combinado de mortalidade e hospitalização por IC como uma função do nível de desempenho ao exercício e da fração de ejeção.

qualidade de vida. Assim, das evidências disponíveis, parece prudente incentivar o paciente a manter um mínimo de condicionamento físico por meio de exercícios aeróbicos, em vista da ausência de evidências de que o exercício seja prejudicial e do efeito benéfico potencial sobre a qualidade de vida e estado psicológico destes pacientes.

SINTOMAS URINÁRIOS

A nictúria, que é a inversão do ritmo urinário (a quantidade de urina durante o período noturno é maior do que no período diurno), é um sinal relativamente precoce de IC, particularmente em idosos. Decorre da melhor redistribuição do fluxo sangüíneo à noite, na posição deitada, com aumento relativo da perfusão renal.

A oligúria, por sua vez, é um sinal tardio de IC avançada. Ocorre como conseqüência de grave diminuição do débito cardíaco, com perfusão renal inadequada, levando à insuficiência renal.

SINTOMAS CEREBRAIS

São mais comuns nos idosos e podem ser a primeira manifestação da IC. Ocorrem como conseqüência da perfusão cerebral inadequada, particularmente naqueles com arteriosclerose cerebrovascular prévia. Os sintomas cerebrais mais comumentemente observados são: confusão mental, dificuldade de concentração, déficit de memória, cefaléia, ansiedade, insônia, pesadelos noturnos e raramente alterações do comportamento graves, como psicoses, desorientação, delírio e mesmo alucinações.

Nos Estados Unidos, a IC tem sido uma das principais responsáveis pelos quadros de confusão mental aguda em idosos.

SINTOMAS GASTRINTESTINAIS

Anorexia e náuseas associadas a dor abdominal e sensação de plenitude gástrica (empachamento) são queixas freqüentes e podem estar relacionadas ao sistema venoso portal e hepático congestos.

Anorexia, perda de peso e desnutrição importantes podem ser vistas em portadores de IC avançada e representam a chamada "caquexia cardíaca". São decorrentes da diminuição do débito cardíaco com conseqüente hipoperfusão esplâncnica e estimulação adrenérgica intensa.

SINTOMAS DE IC DIREITA

Insuficiência ventricular direita isolada é incomum em adultos e geralmente aparece como conseqüência de *cor pulmonale* secundário a doença pulmonar intrínseca (doença pulmonar obstrutiva crônica, tromboembolismo pulmonar).

Mais freqüentemente, é encontrada como conseqüência da falência ventricular esquerda. Pressões de enchimento ventricular direito elevadas resultam em: distensão das veias do pescoço (estase jugular), hepatomegalia dolorosa por congestão passiva do fígado, refluxo hepatojugular e edema de membros inferiores.

Mesmo na disfunção ventricular direita isolada, o paciente pode apresentar-se com taquipnéia. Isso ocorre quando o débito cardíaco está muito diminuído, levando a hipoperfusão tecidual, acidose metabólica e conseqüente hiperventilação. Essa taquipnéia deve ser diferenciada daquela que aparece na disfunção ventricular esquerda por congestão pulmonar.

A insuficiência ventricular direita crônica pode levar ao aparecimento de dispnéia. Isso ocorre na doença avançada com grande acúmulo de fluido extracelular, quando o paciente está na posição supina ou quando grandes derrames pleurais estão presentes.

EXAME CLÍNICO

Os principais achados de exame clínico em portadores de IC são:

Taquicardia sustentada – em hipertensos há evidências de que o risco de IC aumenta de forma contínua quanto maior for a freqüência cardíaca em repouso. Isso, provavelmente, indica disfunção ventricular esquerda assintomática com ativação do sistema neuroendócrino. O examinador deve estar alerta para a presença de taquicardia sustentada em repouso em indivíduos com fatores de risco para IC. Naqueles com diagnóstico estabelecido de IC, a taquicardia sinusal é um achado muito prevalente, assim como as arritmias (principalmente fibrilação atrial) e, a despeito de representarem uma ativação excessiva do sistema neuro-humoral, devem ser controladas pela otimização das drogas de base para o tratamento da IC ou com drogas específicas para arritmias. O risco de acidente vascular cerebral é quatro vezes maior nos portadores de IC do que na população em geral e isso pode estar relacionado à associação de cardiomiopatia dilatada, com estase sangüínea, formação de trombos intracavitários e taquiarritmias. Lembrar ainda que 30 a 40% dos portadores de IC têm morte súbita, sendo as arritmias uma das principais causas.

Ictus desviado – o impulso apical (*ictus cordis*) normal está localizado no quarto ou quinto espaço intercostal. Quando o *ictus* envolve mais do que um espaço intercostal, é provável a presença de cardiomegalia, sendo a alteração do *ictus* o sinal clínico de maior valor preditivo. O aumento do *ictus* reflete a cardiomegalia decorrente da remodelação cardíaca. No entanto, o *ictus* anormal é encontrado em 50% dos pacientes com IC, sendo de aparecimento tardio na evolução da doença. Mesmo pacientes em classes funcionais avançadas (III e IV) podem ter área cardíaca de tamanho normal (isso ocorre particularmente na disfunção ventricular diastólica, na cardiomiopatia restritiva e nas formas agudas da IC).

Percussão precordial alterada – a percussão precordial é mais sensível, porém menos específica que a alteração do *ictus* para avaliação do tamanho da área cardíaca. Uma percussão maciça ou submaciça de mais do que 10,5cm além do quinto espaço intercostal esquerdo tem sensibilidade de 91% e especificidade de 30% para a área cardíaca aumentada. Embora a taxa de resultados falso-positivos para percussão cardíaca seja alta (diagnóstico diferencial com derrame pericárdico), um resultado negativo (menos do que 10,5cm) é útil por praticamente excluir cardiomegalia (poucos resultados falso-negativos).

Ritmos de galope – a terceira bulha é decorrente da passagem brusca do sangue dos átrios para os ventrículos, na fase de enchimento rápido da diástole ventricular, provocando, então, a vibração do próprio miocárdio. É melhor audível por ordem decrescente na ponta do coração ou foco mitral, tricúspide e aórtico. É freqüentemente encontrada em pacientes com falência ventricular, não sendo específica de IC. Pode aparecer em situações fisiológicas, principalmente em indivíduos jovens, magros, longilíneos e após exercício provocado. Embora nos idosos mais freqüentemente se associe disfunção ventricular, também pode ser fisiológica.

Quarta bulha ou bulha atrial – corresponde à pré-sístole ventricular. Normalmente, a vibração da sístole atrial está incorporada na primeira bulha, da qual é um dos componentes. Em algumas circunstâncias específicas, a contração atrial ocorre de forma "atrasada", representando a chamada quarta bulha. Isso ocorre nos casos de complacência ou relaxamento ventricular diminuídos, como na disfunção ventricular diastólica. Também não é patognomônica de IC e no idoso pode representar apenas o envelhecimento fisiológico do miocárdio.

Sopros sistólicos – são comuns na falência ventricular esquerda devido à regurgitação funcional mitral ou tricúspide que pode ocorrer na remodelação cardíaca, dilatação ventricular e conseqüente dilatação do anel valvar atrioventricular. Outra alteração comumentemente encontrada é a hiperfonese da segunda bulha cardíaca no foco pulmonar (P2), a qual decorre do aumento da pressão da artéria pulmonar que se instala com o progredir da IC. Por outro lado, a presença de sopros de regurgitação da valva atrioventricular esquerda pode indicar a etiologia valvar da disfunção ventricular.

Sinais cardíacos de baixo débito – presença de pulso fino ou alternante. Redução da perfusão periférica e pressão arterial baixa convergente.

Sinais de sobrecarga de volume (congestivos) – os mais clássicos são: presença de crepitações pulmonares, sibilos ("asma cardíaca"), derrame pleural, estase jugular, hepatomegalia dolorosa, refluxo hepatojugular (a compressão manual do fígado resulta em distensão das veias do pescoço), ascite, edema periférico e anasarca. Estão intimamente associados ao aumento da pressão de enchimento ventricular, podendo ocorrer em situações de hipervolemia, apresentando baixa especificidade para o diagnóstico de IC. Crepitações pulmonares basais, por exemplo, mostraram sensibilidade de apenas 13% como preditor de disfunção sistólica e especificidade de 35%.

Estase jugular – é um reflexo da pressão atrial direita. O limite superior normal da pressão venosa jugular é cerca de 4cm acima do ângulo esternal com o paciente em 45 graus, correspondendo a uma pressão venosa jugular de menos de 10cm de água. Nos pacientes com ICC (e também na pericardite constritiva), a pressão venosa jugular tende a estar muito acima do normal, traduzindo a hipertensão venosa sistêmica (elevação da pré-carga). Nos casos mais avançados, pode-se observar dilatação importante das veias do pescoço e, raramente, dilatação das veias do dorso das mãos e da região temporal.

A pressão venosa jugular normalmente diminui com a inspiração profunda, exceto na IC e na pericardite constritiva (*sinal de Kussmaul*).

Em pacientes com falência cardíaca direita, a pressão venosa jugular pode estar normal em repouso, mas aumentar a níveis anormais com a compressão do quadrante superior direito do abdome, sinal conhecido como *refluxo hepatojugular*. Na pesquisa adequada desse sinal, o paciente deve evitar inspiração profunda ou qualquer manobra de Valsalva. O quadrante superior direito do abdome deve ser comprimido firme, gradual e continuamente, por mais de 1 minuto, enquanto as veias do pescoço são observadas. O sinal será positivo se houver dilatação das veias do pescoço durante ou imediatamente após a compressão. Isso representa a combinação de um abdome congesto mais a incapacidade do coração direito de acomodar ou ejetar o retorno venoso transitoriamente aumentado.

Hepatomegalia congestiva – o fígado normalmente aumenta antes do aparecimento de edema de membros inferiores e pode permanecer mesmo após o desaparecimento de outros sinais de IC direita. A hepatomegalia resultante tenderá a ser dolorosa caso tenha ocorrido abrupta ou recentemente, devido à rápida distensão da cápsula hepática. Nos casos mais crônicos, a dor tende a desaparecer.

Esplenomegalia – sua presença é raramente observada e ocorre nos pacientes com insuficiência tricúspide ou pericardite constritiva associadas a um fígado intensamente congesto. Os pacientes com hipertensão venosa hepática crônica podem desenvolver hipertensão portal.

Todos esses sinais de sobrecarga de volume são de grande valor no acompanhamento a longo prazo de indivíduos com diagnóstico incontestável da síndrome. Representam uma das principais queixas relacionadas à piora da qualidade de vida nesses indivíduos, e seu aparecimento tem alta acurácia para predizer complicações clínicas e pior prognóstico.

Sinais de estimulação adrenérgica – taquicardia sustentada em repouso é um sinal precoce de atividade adrenérgica aumentada, conforme discutido anteriormente. Outros sinais incluem palidez, extremidades frias e cianose digital, que são a representação clínica da intensa vasoconstrição periférica.

ACURÁCIA

HISTÓRIA E EXAME CLÍNICO

Historicamente, o diagnóstico da IC é baseado no reconhecimento de uma constelação de sinais e sintomas. Entretanto, o diagnóstico incorreto é uma ocorrência comum quando se trata de IC porque muitos dos sinais e sintomas não são específicos da síndrome.

Várias revisões sistemáticas disponíveis na literatura avaliaram a sensibilidade e a especificidade da história e do exame clínico para o diagnóstico de IC, comparados com exames que mensuram objetivamente o desempenho cardíaco, e concluíram que nenhum dado da história e/ou do exame clínico, isoladamente ou em conjunto, tem acurácia suficiente para confirmar ou excluir o diagnóstico de IC. Isso talvez explique por que dados epidemiológicos americanos mostraram que até 50% dos pacientes tratados em atenção primária por IC têm diagnóstico incorreto.

Para aumentar a acurácia do diagnóstico de IC, o médico deve integrar informações sobre a etiologia da síndrome, os sinais e os sintomas clínicos deduzidos da história e do exame clínico, radiografia de tórax, eletrocardiograma, testes laboratoriais pertinentes e ecocardiograma.

RADIOGRAFIA DE TÓRAX

Os achados radiológicos mais comuns em pacientes com IC são: cardiomegalia, "cefalização" da trama vasobrônquica, edema pulmonar intersticial e edema pulmonar alveolar.

Cardiomegalia – é definida à radiografia de tórax em posição ântero-posterior como um índice cardiotorácico maior do que 0,5. Não é patognomônica de IC, posto que outras condições, como derrame pericárdico, também podem aumentar o índice cardiotorácico, nem tampouco sua ausência exclui a possibilidade da síndrome (tanto nas classes funcionais leves quanto nas mais graves).

"Cefalização" da trama vasobrônquica – nessa condição, o edema pulmonar é caracterizado pela equalização do calibre dos vasos do ápice do pulmão quando comparados com os vasos da base pulmonar.

Edema intersticial – caracterizado pelo desenvolvimento das linhas B de Kerley e edema intersticial interlobular.

Edema alveolar – caracterizado por um edema em "asa de borboleta" ou semelhante a uma névoa peri-hilar.

Apesar de os achados radiológicos anteriormente descritos serem muito comuns em pacientes com IC, sua sensibilidade e especificidade para o diagnóstico da síndrome, a exemplo dos dados de história e exame clínico isoladamente, são também muito baixas. Em um indivíduo com evidência radiológica de edema intersticial, a radiografia de tórax pode predizer IC em apenas 25% dos casos. Inversamente, edema pulmonar alveolar pode ser visto à radiografia simples de tórax somente em um terço dos pacientes com pressão de encravamento capilar pulmonar aumentada ($\geq$ 25mmHg). Em uma revisão crítica, a cardiomegalia à radiografia teve sensibilidade de 50% de predizer disfunção sistólica ventricular esquerda, enquanto a redistribuição do fluxo pulmonar (congestão venosa), sensibilidade de apenas 37%. A concordância interobservador para esses achados específicos à radiografia de tórax foi considerada satisfatória.

Quando se avalia clinicamente um paciente que chega ao hospital com dispnéia aguda e que tem história prévia e exame clínico sugestivos de IC, o achado radiológico de cardiomegalia ou congestão venosa pulmonar aumenta a especificidade dos dados clínicos para a detecção de disfunção ventricular esquerda para 92%. Entretanto, não é possível extrapolar esses achados para os pacientes avaliados ambulatorialmente, e neste caso os estudos que associaram a história e o exame clínico à radiografia de tórax alterada (com cardiomegalia e/ou sinais de congestão pulmonar) mostraram que a acurácia do conjunto desses dados permanece ainda muito baixa, com sensibilidade e especificidade menores do que 50%.

ELETROCARDIOGRAMA

A análise univariada e multivariada dos dados da história, exame clínico, radiografia de tórax e eletrocardiograma mostrou que o melhor e único preditor independente de disfunção sistólica ventricular esquerda é o eletrocardiograma. Em um estudo de pacientes admitidos no hospital por dispnéia aguda, os seguintes resultados foram obtidos quanto à sensibilidade e à especificidade para o diagnóstico de disfunção ventricular esquerda (Tabela 67.2).

Os estudos mostram que é improvável que um paciente com disfunção ventricular (sintomática ou assintomática) tenha eletrocardiograma normal. Isso praticamente exclui a possibilidade de IC, e outros diagnósticos diferenciais devem ser considerados na interpretação dos sinais e dos sintomas.

Tabela 67.2 – Sensibilidade e especificidade de história, exame clínico e eletrocardiograma no diagnóstico de insuficiência cardíaca.

	Sensibilidade (%)	Especificidade (%)
História e exame clínico	81	47
História e exame clínico + ECG alterado	92	76

Por outro lado, a maioria dos pacientes com disfunção ventricular tem ECG alterado, sendo que o bloqueio de ramo esquerdo e as ondas Q na parede anterior foram os preditores de risco independentes de maior peso para o diagnóstico de IC quando comparados com ecocardiograma ou ventriculografia com radionucleotídeo.

No entanto, para pacientes ambulatoriais, embora a acurácia do ECG continue mais alta do que a combinação da história, exame clínico e radiografia de tórax, não é suficiente para confirmar o diagnóstico de IC, mesmo em populações altamente selecionadas. Assim, das evidências disponíveis conclui-se que em indivíduos de alto risco para IC (hipertensos, coronarianos, chagásicos e valvulopatas) um ECG anormal, mesmo em indivíduos assintomáticos, idealmente deve ser considerado indicação para a realização de estudos adicionais que mensurem o desempenho cardíaco.

TESTES LABORATORIAIS

Existem exames laboratoriais que podem ser úteis na avaliação de portadores de IC e que devem ser checados de forma individualizada, dependendo do contexto clínico. Dentre eles se destacam:

TSH – é recomendável checar os níveis de TSH e T_4 em pacientes com idade superior a 65 anos com IC sem etiologia evidente e naqueles que tenham fibrilação atrial ou outros sinais ou sintomas de doença tireoideana.

Hemograma – a anemia pode agravar os sintomas cardinais da IC (dispnéia e fadiga) de qualquer etiologia, ou representar a principal causa da síndrome (cor anêmico).

ECOCARDIOGRAMA

O ecocardiograma é hoje a ferramenta mais comumente utilizada para a confirmação de IC. Os mais recentes consensos de tratamento da IC recomendam que todos os pacientes com suspeita da síndrome sejam avaliados por meio desse exame no momento da confirmação diagnóstica, não sendo necessário no acompanhamento de rotina. Essas recomendações têm importantes repercussões na política de saúde pública e traz problemas práticos para os serviços que não dispõem do exame.

Estudos realizados em clínicas de ecocardiografia revelam que 40% ou mais dos pacientes encaminhados com forte suspeita clínica de IC não têm o diagnóstico confirmado após a realização do exame. Da mesma forma, existem estudos que demonstram que 20% ou mais dos pacientes com disfunção ventricular importante (fração de ejeção < 40%) não têm nenhum sinal ou sintoma sugestivo de IC.

Assim, pacientes assintomáticos podem ter grave déficit da função miocárdica, com alto risco para morte súbita, internações por IC descompensada, acidente vascular cerebral tromboembólico e piora da qualidade de vida por progressão da doença, enquanto pacientes muito sintomáticos podem ter uma função miocárdica apenas discretamente alterada.

No entanto, o ecocardiograma não apenas avalia a eficiência ventricular esquerda, mas também a integridade das válvulas, o diâmetro das câmaras, a motilidade das paredes (acinesia ou hipocinesia segmentar sugere isquemia miocárdica, diferentemente da hipocinesia difusa), o grau de hipertrofia ventricular e a função sistólica e diastólica ventricular. Com a adição do método Doppler, avalia ainda o gradiente valvar, as pressões sistólicas ventricular direita e esquerda e as características do fluxo sangüíneo. Cada um desses parâmetros tem importância peculiar na avaliação do paciente com suspeita de IC, seja em termos diagnósticos (confirmação de disfunção sistólica ou diastólica), seja etiológico (causas potencialmente reversíveis como isquemia, estenoses valvares graves, cardiomiopatia hipertrófica restritiva ou prognósticos (são preditores de mau prognóstico no ecocardiograma: diminuição da fração de ejeção do ventrículo esquerdo e aumento do diâmetro sistólico e diastólico das câmaras).

Assim, à luz dos novos conhecimentos, uma abordagem aconselhável para melhorar a acurácia diagnóstica da IC seria:

1. Ter alto grau de suspeição em portadores de fatores de risco predisponentes para o desenvolvimento de disfunção ventricular (principalmente hipertensão arterial sistêmica, doença arterial coronariana, idade avançada e doenças valvares), independente da presença de sintomas.

2. Considerar que o aparecimento dos sinais e sintomas em geral são tardios na evolução da doença.

3. Considerar que o diagnóstico precoce da disfunção ventricular assintomática pode ter importantes repercussões prognósticas.

4. Considerar que o eletrocardiograma pode ajudar a decidir quais indivíduos têm indicação de testes objetivos para a confirmação da disfunção ventricular (sintomática ou assintomática) e quais devem ser investigados em busca de um diagnóstico diferencial.

5. Considerar que o aparecimento de dispnéia progressiva aos esforços, edema de membros inferiores e hepatomegalia em hipertenso e tabagista está para o diagnóstico de IC como o aparecimento de dispnéia súbita e dor torácica em idoso acamado está para o diagnóstico de tromboembolismo pulmonar. Embora ambas as situações sejam de alta suspeita clínica, a literatura sugere que os dados clínicos e os exames complementares mais comuns (radiografia de tórax, gasometria arterial, eletrocardiograma) têm uma acurácia em torno de 50%.

Dada a gravidade potencial e implicações terapêuticas de ambas as situações, é extremamente necessária a confirmação diagnóstica precoce por testes específicos.

Hoje, admite-se que a principal importância dos sinais e sintomas clínicos da IC está na sugestão do diagnóstico e não na sua confirmação ou exclusão.

A partir do momento que o diagnóstico de IC é documentado, objetivamente, a presença dos sinais e dos sintomas descritos anteriormente assume enorme relevância clínica.

Por ser doença altamente incapacitante, os objetivos primários do tratamento incluem o aumento da sobrevida e a melhora ou o retardo no aparecimento dos sintomas. A classe funcional da New York Heart Association, que avalia a intensidade desses sintomas, é um preditor de mau prognóstico (a taxa de mortalidade em um ano na classe funcional I é de 10-20%, comparado com até 50% na classe IV) e por isso o acompanhamento do paciente faz-se baseado fundamentalmente na avaliação e na exacerbação ou melhora desses sinais e sintomas, mensurando-se assim, de forma indireta, o risco de morrer. Habilidade de reconhecer o quadro clínico com maior grau de acurácia parece estar relacionada à experiência do examinador.

Alguns dados são importantes no momento de se avaliar um paciente com hipótese diagnóstica de IC:

• Os sinais e os sintomas de IC são pouco sensíveis e inespecíficos.

• A concordância diagnóstica é baixa entre dois médicos que avaliam um mesmo paciente com suspeita clínica de IC.

• História, exame clínico, radiografia de tórax alterada e eletrocardiograma em conjunto também não têm sensibilidade e especificidade suficientes para confirmar ou excluir acuradamente o diagnóstico de IC.

• A suspeita clínica baseada na presença de fatores de risco e não apenas na presença de sintomas sugestivos pode aumentar a acurácia diagnóstica, particularmente em indivíduos que apresentem alterações eletrocardiográficas específicas (bloqueio de ramo esquerdo, ondas Q na parede anterior, sobrecarga de ventrículo esquerdo). O diagnóstico precoce da IC melhora o prognóstico do paciente.

• Semelhantemente, em pacientes com sintomas clássicos de IC devem-se considerar outros diagnósticos diferenciais que justifiquem a presença dos sintomas, particularmente se apresentarem eletrocardiograma normal, e podem também se beneficiar de exames comprobatórios que quantifiquem objetivamente o grau de disfunção ventricular, diminuindo assim a quantidade de diagnósticos falso-positivos de IC.

• Estudos têm demonstrado que o diagnóstico de IC é mais difícil em mulheres do que em homens e mais difícil em idosos do que em jovens.

• Obesidade, isquemia miocárdica não-reconhecida (como equivalente isquêmico) e doenças pulmonares foram as situações que levaram a diagnósticos falso-positivos de IC.

• Estudos realizados em clínicas de ecocardiografia revelam que 40% dos pacientes encaminhados com suspeita clínica de IC não têm o diagnóstico confirmado após a realização do exame.

• Pacientes com fração de ejeção < 40% podem manter-se assintomáticos durante meses ou anos, sendo importante intervir terapeuticamente, retardando-se os desfechos clínicos desfavoráveis.

• Dada a baixa sensibilidade e inespecificidade dos sinais e sintomas, recomenda-se que o diagnóstico de IC seja feito mediante as seguintes condições:
  – na presença de fatores de risco predisponentes;
  – na ausência de outras causas que claramente justifiquem o quadro clínico (por exemplo, doença pulmonar obstrutiva crônica, insuficiência venosa periférica, obesidade ou descondicionamento físico);
  – na presença de avaliação objetiva da função ventricular esquerda.

CATEGORIAS CLÍNICAS DA IC

Classificamente, a IC pode ser dividida dentro de cinco categorias, distribuídas quanto a:
1. Duração: **aguda** *vs.* **crônica**.
2. Mecanismo inicial da lesão cardíaca: **causa da IC**.
3. Ventrículo primariamente afetado: **direita** *vs.* **esquerda**.
4. Débito cardíaco: **alto débito** *vs.* **baixo débito**.
5. Função ventricular: **sistólica** *vs.* **diastólica**.

Quanto à duração – as manifestações clínicas da IC geralmente têm início insidioso e evoluem gradualmente, de forma lenta e progressiva, ao longo de meses ou anos, representando a forma crônica. Em outras situações menos comuns, a instalação da síndrome é súbita, como no infarto extenso do miocárdio, após a ruptura de uma cordoalha tendínea ou por tromboembolismo pulmonar maciço, representando a forma aguda. Em ambas as situações, mecanismos compensatórios são ativados, levando à resistência vascular sistêmica aumentada e à redistribuição do fluxo sangüíneo. Entretanto, esses mecanismos adaptativos diferem quantitativamente, dependendo da forma de instalação, e a tendência é a do paciente tolerar melhor a evolução crônica da doença do que a sua instalação súbita.

Quanto à causa da disfunção ventricular – embora a IC represente a via final comum da maioria das doenças que acometem o coração, cada fator etiológico responsável pela sua progressão tem uma característica inicial que lhe é peculiar. Assim, o quadro clínico da valvulopatia reumática difere daquele da doença arterial coronariana, e ambos diferem daquele da doença de Chagas.

O conhecimento dos sinais e dos sintomas que antecederam o quadro clínico da IC pode auxiliar na elucidação etiológica da síndrome e eventualmente em seu prognóstico.

Quanto ao ventrículo primariamente comprometido: IC direita *vs.* esquerda – existe o conceito de que as câmaras cardíacas podem ser acometidas independentemente, podendo resultar em desbalanço do desempenho dos ventrículos. Assim, as manifestações clínicas iniciais da falência primária do ventrículo direito diferem dos achados da falência primária do ventrículo esquerdo.

De acordo com a teoria da falência cardíaca "retrógrada", grande quantidade de volume se acumularia atrás da câmara cardíaca inicialmente comprometida. Dessa forma, na disfunção ventricular esquerda os sintomas seriam relacionados principalmente à congestão pulmonar: dispnéia de esforço, ortopnéia, dispnéia paroxística noturna, trepopnéia, sibilos, tosse, edema agudo de pulmão.

Essa falência de ventrículo esquerdo ocorre mais freqüentemente na hipertensão arterial crônica, no infarto do miocárdio e nas doenças valvares mitral e aórtica.

Na falência primária de ventrículo direito ocorreria aumento da pressão e do volume diastólico de câmaras direitas (átrio e ventrículo), resultando retrogradamente em congestão venosa sistêmica, caracterizada por edema de membros inferiores, hepatomegalia congestiva, ascite, derrame pleural e estase jugular que, com o tempo, evoluiria para um acúmulo de volume generalizado.

De acordo com a teoria da IC "anterógrada", as manifestações clínicas são devidas ao baixo débito cardíaco, resultando em hipoperfusão renal, com retenção de água e sal. Essa retenção hidrossalina aumentaria o volume de fluidos extracelulares, levando à congestão venosa sistêmica.

A insuficiência de ventrículo direito é comumente secundária à doença pulmonar obstrutiva crônica (*cor pulmonale* crônico), tromboembolismo pulmonar, infarto de ventrículo direito e doenças valvares pulmonar e tricúspide.

Admite-se que haja uma interdependência ventricular, de tal forma que, com o progredir da lesão de um ventrículo específico, mecanismos compensatórios são deflagrados, disparando uma cascata de eventos hemodinâmicos e neuro-hormonais que culminam com o comprometimento secundário do ventrículo inicialmente preservado.

Quanto ao débito cardíaco: alto débito *vs.* baixo débito – embora o débito cardíaco esteja diminuído na maioria dos pacientes com IC secundária a doenças como hipertensão arterial sistêmica, coronariopatia, doença de Chagas, e outras IC de baixo débito, existem algumas condições associadas a hipermetabolismo ou pós-carga reduzida (hipertireoidismo, anemia, fístulas, doença de Paget), na qual o débito cardíaco está elevado.

Essas condições levam à síndrome hipercinética, com aumento do débito cardíaco e insuficiência miocárdica secundária.

Essas alterações hemodinâmicas se iniciam por uma vasodilatação arteriolar com diminuição da resistência periférica, aceleração da velocidade circulatória, abertura de anastomoses arteriovenosas, aumento do retorno venoso, hipervolemia, diminuição da diferença arteriovenosa de oxigênio, aumento do volume minuto e do débito cardíaco. O estado hipercinético pode induzir IC de alto débito (Quadro 67.5).

Quadro 67.5 – Causas mais comuns de insuficiência cardíaca de alto débito.

Anemia
Hipertireoidismo
Fístulas arteriovenosas sistêmicas
Beribéri
Mieloma múltiplo
Doença de Paget
Gravidez
Febre, exercícios físicos intensos
Síndrome de Albright: múltiplas fístulas arteriovenosas ósseas
Doenças eritematosas da pele associadas a múltiplas fístulas arteriovenosas nas lesões dermatológicas (psoríase, dermatite esfoliativa)
Hepatopatias crônicas
Cardiopatias congênitas com fístulas: persistência do canal arterial

Os sinais periféricos refletem a intensa vasodilatação e o alto débito sistólico:

• Dispnéia – devido à hiperventilação compensatória secundária ao aumento da velocidade sangüínea no leito alveolocapilar.

• Palpitações – taquicardia causada pela aceleração da velocidade circulatória.

• Edema.

• *Ictus cordis* hiperdinâmico – B1 e B2 hiperfonéticas; clique protossistólico pulmonar; B3 e B4. Sopros sistólico pulmonar (o mais freqüente), sistólico aórtico e mitral; ruflar diastólico; sopros protodiastólicos pulmonar e/ou aórtico (raros).

• Sopros tireoideanos (na tireotoxicose) sistólicos e/ou contínuos.

• Extremidades quentes, sopro venoso ao nível das jugulares. Veias visíveis com ondas positivas ("A" e "V") e colapsos evidentes.

• Pressão arterial divergente (aumento da pressão diferencial). Pulsos arteriais acelerados. Sinal de Traube ("tiro da pistola" ao auscultar a artéria femoral).

• Eventualmente dança das artérias e pulso em "martelo d'água".

O desaparecimento das queixas e dos sinais característicos da síndrome hipercinética podem ocorrer rapidamente, em poucos dias, uma vez iniciado o tratamento, com redução da área cardíaca.

630

Quanto à função ventricular: IC sistólica *vs.* diastólica – disfunção diastólica do ventrículo esquerdo está presente na IC com função sistólica preservada (fração de ejeção do ventrículo esquerdo normal). Embora a maioria dos portadores de IC tenha tanto componentes de disfunção sistólica quanto diastólica, sabe-se que a disfunção sistólica é muito mais prevalente na população do que a disfunção diastólica pura (Quadro 67.6).

Quadro 67.6 – Causas de disfunção diastólica ventricular esquerda.

> **Cardiomiopatia restritiva** – amiloidose, hemocromatose, fibrose intersticial (escleroderma), hipotireoidismo
>
> **Hipertrofia ventricular** – cardiomiopatia hipertrófica, hipertensão arterial crônica, estenose aórtica
>
> **Doença arterial isquêmica** – fibrose miocárdica e aneurisma pós-infarto, cardiomiopatia dilatada
>
> **Cardiomiopatia obliterativa** – fibroelastose endomiocárdica, síndrome de Löffler
>
> **Restrição pericárdica** – derrame pericárdico/pericardite constritiva, tamponamento, cardiomiopatia dilatada
>
> **Doenças pulmonares** – *cor pulmonale*, tromboembolismo pulmonar, doença venoclusiva pulmonar, hipertensão pulmonar primária e outras causas de hipertensão pulmonar

Estima-se que dentre aqueles com manifestações clínicas evidentes de IC, 30 a 40% têm função sistólica preservada. Presume-se que a maioria desses pacientes tenha IC diastólica, porém alterações da função diastólica são realmente documentadas em apenas 40% desses. Isso, provavelmente, se deve a erro diagnóstico (considerar outras causas que justifiquem o quadro clínico), baixa acurácia dos métodos não-invasivos atualmente disponíveis para a demonstração das anormalidades diastólicas e também papel da isquemia intermitente em induzir disfunção diastólica transitória. A cateterização cardíaca direita e esquerda permanece o padrão-ouro para avaliação das propriedades diastólicas do ventrículo esquerdo, pela medida direta das pressões. Entretanto, é altamente invasiva e de elevado custo e risco de complicações, sendo pouco utilizada.

A IC diastólica está associada à alta morbidade, sendo responsável por limitação funcional importante, perda de autonomia, altas taxas de internação e piora da qualidade de vida. Como os índices da função diastólica ventricular esquerda pioram durante o processo de envelhecimento normal, a disfunção diastólica pode ser especialmente importante entre os idosos.

Apesar da alta morbidade, as taxas de mortalidade na disfunção diastólica são relativamente baixas quando comparadas com a disfunção sistólica.

As manifestações clínicas da disfunção diastólica ventricular esquerda são indistinguíveis daquelas da disfunção sistólica, sendo as mais comuns: intolerância ao exercício, dispnéia e fadiga.

Quando analisados isoladamente ou em conjunto, a história, o exame clínico, os achados de radiografia de tórax e o eletrocardiograma não têm acurácia suficiente para distinguir entre IC sistólica e diastólica.

Alguns achados que podem favorecer o diagnóstico de disfunção diastólica em um paciente com IC são ausência de cardiomegalia, presença de quarta bulha, hipertrofia de ventrículo esquerdo em obeso, hipertensão arterial sistêmica em mulheres.

Em termos fisiológicos, há três causas primárias da IC diastólica: **complacência** diastólica diminuída, **relaxamento** sistólico comprometido e **taquicardia** inadequada (a taquicardia encurta o tempo de enchimento ventricular e limita o volume diastólico final). Para a maioria dos indivíduos, mais de um fator está presente.

FATORES PRECIPITANTES

Na avaliação do paciente com IC, deve-se pesquisar a presença de fatores precipitantes que possam estar descompensando o quadro clínico de base. Dentre esses destacam-se: dieta inadequada (ingestão hidrossalina excessiva), terapêutica inadequada (baixa aderência, subdose), anemia, arritmias, infecção, embolia pulmonar, esforço físico exagerado, drogas depressoras do coração e gravidez.

AVALIAÇÃO GLOBAL DO PORTADOR DE IC

A IC é uma síndrome clínica complexa e, como tal, demanda uma avaliação global e sistematizada do paciente. Dentre os vários aspectos a serem checados, é recomendável:

- Identificar a etiologia da síndrome (potencialmente reversível?).
- Identificar e tratar os fatores de risco.
- Avaliar o grau de retenção hídrica, importante responsável pelas queixas de limitação funcional.
- Avaliar possíveis causas de agravamento da IC (fatores precipitantes).
- Avaliar o impacto da doença sobre a qualidade de vida.
- Avaliar a gravidade dos sintomas e a incapacitação física por meio da classe funcional da New York Heart Association e do teste da caminhada de 6 minutos.
- Avaliar a presença de distúrbio do humor (ansiedade e/ou depressão) associado a doença crônica e incapacitante.
- Estabelecer objetivos de autocuidado: peso diário, dieta e prescrição de atividade física.
- Determinar o nível de dependência para a realização das atividades diárias, envolvendo familiares e cuidadores.
- Incentivar um programa mínimo de atividade física regular.
- Checar a compreensão e a aderência às orientações dietéticas e medicamentosas.

BIBLIOGRAFIA

HURST JW, ANDERSON RH, BECKER AE, WILCOX BR – *Atlas do Coração*. São Paulo, Editora Manole, 1993, p. 25.

LEE BW, HSU SI, STSIOR DS – *Quick Consult Manual of Evidence-Based Medicine*. 1997, p. 59.

LIBBY BZ – *Heart Disease. A Textbook of Cardiovascular Medicine*. 6th ed., Philadelphia, WB Saunders, 2001, p. 443.

68. Insuficiência Hepática

Milton Hideaki Arai

O fígado é um órgão responsável por vários processos fisiológicos essenciais. É a única fonte de albumina e várias outras proteínas plasmáticas, assim como da glicose sangüínea no estado pós-absortivo. É o maior local de síntese de lípides e lipoproteínas plasmáticas e o principal órgão no qual uma variedade de substâncias endógenas e exógenas como amônia, hormônios esteróides, drogas e toxinas sofrem biotransformação. Como a biotransformação "detoxifica" ou inativa uma substância, o fígado pode ser visto como um órgão com função reguladora e protetora para todo o organismo.

A insuficiência hepática é uma síndrome clínica decorrente do comprometimento dessas funções citadas. Pode ser aguda (hepatite aguda fulminante) ou crônica (habitualmente associada à cirrose). Neste capítulo, será abordada com maior ênfase a insuficiência hepática relacionada à cirrose, particularmente no que se refere aos aspectos clínicos e fisiopatológicos.

A insuficiência hepática não apresenta marcadores que possam quantificá-la, como no caso da uréia e creatinina na insuficiência renal. Evidências indiretas, como diminuição na albumina plasmática, prolongamento do tempo de protrombina e níveis baixos de fator V podem sugerir o quadro. As transaminases (ALT e AST) são indicadoras de lesão hepatocelular, não estando relacionadas à função do órgão.

Não se conhece até o momento terapêutica específica para o quadro, exceto o transplante hepático.

FATORES CONSTITUCIONAIS

As alterações constitucionais mais freqüentemente encontradas na insuficiência hepática serão descritas a seguir.

Estado geral – habitualmente, ocorre queda progressiva do estado geral com anorexia, emagrecimento, fraqueza e cansaço fácil. A perda de massa corpórea (muscular) pode estar relacionada à dificuldade na síntese de proteína tecidual. Pode, no entanto, haver aumento absoluto no peso devido à presença de edema e líquido ascítico.

Icterícia – a icterícia resulta principalmente da incapacidade do fígado de metabolizar bilirrubinas, e sua intensidade tem relação com a gravidade da doença.

Febre – ocorre com maior freqüência em indivíduos com cirrose alcoólica descompensada. Embora incomum, pode manifestar-se como febre diária, que raramente excede 38°C, geralmente sem calafrios, que pode persistir por semanas, caracterizando-se, às vezes, como febre de origem indeterminada. Não é responsiva a antibióticos e pode desaparecer somente quando há melhora do estado geral e do quadro hepático. Deve-se afastar a possibilidade de infecção bacteriana. Em fase terminal, assim como em algumas infecções, pode-se encontrar hipotermia.

ALTERAÇÕES CUTÂNEAS

"Aranhas" vasculares ("spiders") – é a lesão mais clássica e representativa da hepatopatia crônica. As "aranhas" arteriais são encontradas preferencialmente na região drenada pela veia cava superior. Os locais mais comuns são a região superior do tórax, o pescoço, o antebraço e o dorso das mãos e face. Não existe explicação para essa distribuição seletiva. Raramente são encontradas na mucosa nasal, oral e faríngea. São assim chamadas porque consistem de uma arteríola central, da qual se irradiam numerosos pequenos vasos, lembrando as pernas de uma aranha. Apresentam coloração vermelho-viva, podendo medir desde o tamanho de uma cabeça de alfinete até 2cm de diâmetro. Quando suficientemente grande, sua pulsação pode ser vista ou sentida, especialmente quando pressionada com uma lâmina de vidro. Pressão na proeminência (arteríola) central com uma cabeça de alfinete ou palito de fósforo causa embranquecimento de toda a lesão. Podem desaparecer com a melhora da função hepática, ao passo que o aparecimento de novas lesões são sugestivas de progressão do dano hepático. Podem também desaparecer em estados de choque e após a morte. A "aranha" vascular pode sangrar profusamente (principalmente quando maior que 15mm de diâmetro). Encontra-se associada à cirrose, especialmente alcoólica. Pode aparecer transitoriamente em hepatites virais. Observa-se raramente em indivíduos normais, sendo mais freqüente em crianças. Durante a gravidez ela aparece entre o segundo e o quinto meses, desaparecendo habitualmente até dois meses após o parto. Eventualmente, podem ser vistas na tireotoxicose, nos pacientes com artrite reumatóide, em mulheres em uso de reposição hormonal (estrógenos) ou contraceptivo oral. Essas lesões têm sido tradicionalmente atribuídas ao excesso de estrógeno devido à dificuldade de metabolização hepática. Histologicamente, elas lembram as artérias endometriais espiraladas que estão presentes no ciclo menstrual.

Eritema palmar – as mãos são quentes e a coloração das palmas vermelho-vivo, especialmente as eminências tenar, hipotenar e as polpas digitais. Focos de eritema podem estar presentes nas bases dos dígitos e unhas. A porção central da palma é geralmente poupada. As plantas dos pés podem estar igualmente afetadas. Ocorre embranquecimento à pressão e um retorno rápido da coloração. Quando uma lâmina de vidro é pressionada na palma, esta ruboriza sincronicamente com a pulsação. O paciente pode queixar-se de pontadas e formigamentos na palma das mãos. Tem sido sugerida a relação com hiperestrogenismo e parece representar uma extensa coleção de anastomoses arteriovenosas. A presença de eritema palmar é menos freqüente do que as "aranhas" vasculares. É mais comum nos pacientes com cirrose alcoólica e pode ser vista também em indivíduos com esteatose hepática alcoólica, sugerindo um efeito direto do álcool na vasculatura. Indivíduos normais podem ter eritema palmar familiar. Aspecto similar pode ser visto na gravidez e em doenças crônicas, como artrite reumatóide, endocardite bacteriana subaguda, doenças pulmonares crônicas, doenças febris crônicas, leucemia crônica e tireotoxicose.

Leuconíquia (unhas esbranquiçadas) – das várias alterações ungueais descritas, é a mais freqüente. Ocorre devido à opacificação do leito ungueal. Pode haver uma área rósea normal na porção distal da unha e, em casos mais graves, a lúnula (área esbranquiçada em forma de meia-lua presente na base da unha) pode não ser distinguida. As lesões são bilaterais, sendo que o polegar e o indicador são especialmente envolvidos. A leuconíquia ocorre provavelmente devido a uma proliferação acentuada do tecido conjuntivo entre a unha e o osso, que reduz a quantidade de sangue no plexo subcapilar. Deformidade em "vidro de relógio" pode acompanhar a leuconíquia, a qual pode ser vista ocasionalmente em indivíduos normais e em uma variedade de doenças, especialmente em pacientes com crioglobulinemia, síndrome de Raynaud e esclerose sistêmica. No entanto, leuconíquia intensa é característica da cirrose.

Alteração na pilificação – a pilificação torácica é geralmente ausente ou muito reduzida. Os pêlos axilares também podem tornar-se escassos e há retardo no crescimento dos pêlos faciais, havendo necessidade menos freqüente de se barbear. O padrão de distribuição dos pêlos púbicos torna-se feminino no homem.

ALTERAÇÕES ENDOCRINOLÓGICAS

Feminização – pode ocorrer na ausência de hipogonadismo e significa a incorporação de características físicas induzida pelo estrógeno. Mais do que resultante da elevação do estrógeno plasmático, a feminização parece resultar da conversão de esteróides androgênicos "fracos" para estrógeno em tecidos periféricos (pele, tecido adiposo, músculo e ossos), nos quais acabam tendo um efeito local. O sinal clínico mais característico é a ginecomastia, que pode ser unilateral e às vezes dolorosa. É causada pela hiperplasia das glândulas elementares e é mais comum na hepatopatia alcoólica. A terapêutica com espironolactona (diurético muito utilizado em pacientes com ascite) também pode ser responsável pela ginecomastia, pois pode diminuir os níveis de testosterona sérica e reduzir a atividade do receptor androgênico hepático.

Hipogonadismo – manifesta-se por atrofia testicular (testículos pequenos e moles), alta prevalência de infertilidade, alterações nas características sexuais secundárias, perda de libido e impotência. Todas essas manifestações são mais comuns na hepatopatia alcoólica. Podem ser encontrados níveis plasmáticos de testosterona reduzidos com níveis elevados de globulinas carreadoras de hormônios sexuais. Existem também evidências de disfunção hipotalâmica e hipofisária. No sexo feminino, as alterações gonadais não são perceptíveis na pósmenopausa. Nas pacientes mais jovens, a libido está diminuída e geralmente elas são inférteis, a menstruação é irregular, diminuída ou ausente, raramente excessiva. As mamas geralmente atrofiam, embora algumas desenvolvam hiperplasia cística. O útero é atrófico.

ALTERAÇÕES HEMODINÂMICAS

Estado circulatório hiperdinâmico pode estar presente por aumento no débito cardíaco e redução da resistência periférica. Essas alterações estão presentes ao repouso e acentuam-se ao exercício. O estado hiperdinâmico caracteriza-se clinicamente por pulsos cheios, extremidades quentes, pulsação capilar, taquicardia, *ictus* precordial impulsivo e freqüentemente sopro sistólico ejetivo. Esse estado hemodinâmico lembra aquele encontrado na fístula arteriovenosa sistêmica. É possível que anastomoses arteriovenosas, normalmente presentes, porém funcionalmente inativas, abram-se por meio da ação de substância vasodilatadora produzida pelo fígado doente ou não-metabolizada por ele. Apesar do aumento do débito cardíaco, a pressão arterial tende a ser baixa devido à baixa resistência sistêmica. O aumento do débito cardíaco pode ser acentuado pela presença concomitante de anemia, expansão do volume sangüíneo e circulação colateral extensa. O fluxo sangüíneo aumentado para as extremidades e órgãos esplâncnicos (por exemplo, baço) por meio de leitos arteriais de baixa resistência também contribui para essa alteração circulatória.

ALTERAÇÕES PULMONARES

Aproximadamente um terço dos pacientes com cirrose descompensada tem saturação arterial de oxigênio reduzida e são algumas vezes cianóticos. Hipoxemia arterial moderada (65-75mmHg) é predominante. Ocorre provavelmente devido a "shunts" intrapulmonares, por meio de fístulas arteriovenosas microscópicas (geralmente em lobos inferiores) e estruturas semelhantes na superfície pleural, que lembram os "spiders" vistos na pele. Existem evidências de que alguns cirróticos tenham "shunts" direito-esquerdo que envolvam vasos maiores. Além da dispnéia ao esforço, em 5% dos pacientes com cirrose o "shunt" intrapulmonar está associado à ortodeoxia, que é a desoxigenação arterial acentuada na posição ortostática (queda da pressão parcial de oxigênio no sangue arterial – $PaO_2 \geq 3mmHg$) revertida com o decúbito horizontal. Pode estar presente platipnéia, que é a dispnéia induzida pela posição sentada ou em pé e que se alivia ao deitar. Essa hipóxia, na posição ortostática, é explicada pela presença preferencial de "shunts" nas bases pulmonares. Diminuição da capacidade de difusão está presente, sem distúrbio ventilatório restritivo. Parece ser devida à dilatação de pequenos vasos pulmonares e ao estado hiperdinâmico que pode encurtar o tempo de trânsito capilar dificultando a oxigenação adequada das hemácias. Vasodilatação pulmonar (no pré-capilar) está associada a uma baixa resistência vascular pulmonar que tem resposta deficiente ao estímulo hipóxico. É a principal responsável pela alteração na relação ventilação/perfusão. A hipótese mais provável para a vasodilatação é de que exista um desequilíbrio entre substâncias vasoativas constritoras e dilatadoras, havendo predomínio do último. O óxido nítrico parece ter papel importante. As alterações descritas anteriormente fazem parte de uma entidade clínica bem definida chamada síndrome hepatopulmonar, caracterizada pela tríade: disfunção hepática, hipoxemia (com gradiente alveoloarterial > 20mm Hg em repouso) e vasodilatação intrapulmonar. Além da dispnéia, a presença de hipertensão portal, "spiders" cutâneos e baqueteamento digital são sinais clínicos sugestivos da presença dessa síndrome. Quanto aos exames subsidiários, a radiografia de tórax é geralmente normal, embora possa estar presente acentuação do interstício em lobos inferiores bilateralmente, representando a vasodilatação intrapulmonar. Na ausência de ascite ou derrame pleural, a prova de função pulmonar não mostra alteração nos fluxos e nos volumes pulmonares. A capacidade de difusão é freqüentemente anormal. A avaliação dos "shunts" pode ser realizada pelos seguintes exames: gasometria arterial (deitado e em pé), mapeamento perfusional pulmonar com macroagregado de albumina marcado com tecnécio-99, ecocardiografia com contraste e arteriografia pulmonar.

Hiperventilação acompanhada de leve alcalose respiratória ocorre com freqüência. A função pulmonar no cirrótico pode estar reduzida também por elevação diafragmática (secundária à ascite) e derrame pleural.

ALTERAÇÕES HEMATOLÓGICAS

O comprometimento no sistema de coagulação é a manifestação mais importante. Todos os fatores de coagulação são sintetizados no fígado, exceto o fator VIII, que também se origina em sítios extra-hepáticos. Além da diminuição da síntese dos fatores, pode haver elevação de fibrinolisinas plasmáticas e disfibrinogenemia. A disfibrinogenemia por síntese anormal de fibrinogênio, que contém um aumento de ácido siálico, pode estar presente em 50-75% dos hepatopatas crônicos. Todas essas alterações se manifestam por fenômenos hemorrágicos, cujo sinal clínico inicial pode ser o aparecimento de púrpuras.

ALTERAÇÕES DO TRATO DIGESTIVO

Ascite – é um dos sinais clínicos mais representativos de insuficiência hepática.

Aumento das parótidas – hipertrofia da glândula parótida é um achado freqüente na cirrose, principalmente alcoólica. A glândula é mole, indolor e não é fixa à pele. A alteração é reversível, podendo diminuir rapidamente com a melhora da descompensação hepática.

Úlcera péptica – a prevalência está aumentada no cirrótico. O mecanismo não é bem conhecido. A secreção ácida não está aumentada.

Diarréia – de causa desconhecida. É comum no cirrótico por álcool.

ALTERAÇÕES NEUROPSIQUIÁTRICAS

ENCEFALOPATIA HEPÁTICA

É a principal manifestação da insuficiência hepatocelular avançada. Trata-se de encefalopatia metabólica potencialmente reversível, caracterizada como uma síndrome neuropsiquiátrica complexa associada à insuficiência hepatocelular e/ou "shunts" portossistêmicos.

MANIFESTAÇÕES CLÍNICAS

O espectro das anormalidades psiquiátricas e neurológicas é amplo. Os sinais mais precoces da encefalopatia hepática são alterações comportamentais com déficit sutil na função intelectual. Essa fase pode passar despercebida ao exame clínico rotineiro, podendo ser mais aparente aos membros da família e amigos próximos. À medida que a encefalopatia progride, as funções motoras, a capacidade intelectual e o nível de consciência se deterioram e posteriormente pode haver evolução para coma. Convulsões podem ocorrer durante a encefalopatia hepática, particularmente no decorrer da hepatite aguda fulminante, mas em geral são raras (Fig. 68.1).

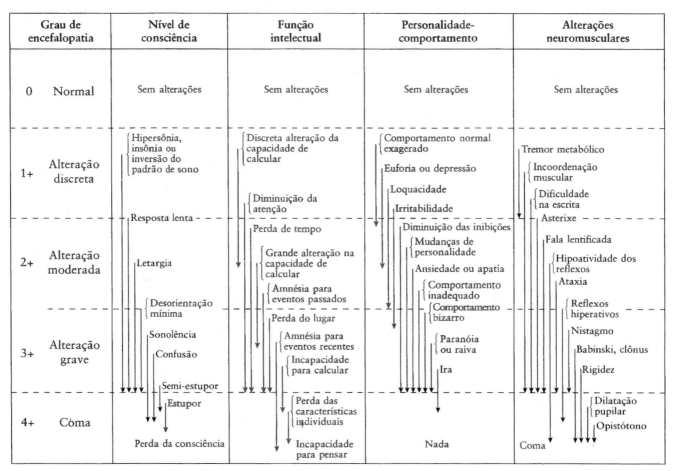

Figura 68.1 – Relação temporal entre consciência, função intelectual, comportamento da personalidade e distúrbios neuromusculares na encefalopatia portossistêmica. Conforme o grau de encefalopatia piora, as manifestações de cada componente da escala mental tornam-se progressivamente mais graves. As setas indicam os estágios da encefalopatia em que as alterações individuais podem ocorrer. As inter-relações desses componentes varia amplamente nos diferentes indivíduos (adaptado de Ferenci, 1991).

Distúrbios de consciência – distúrbios do sono são comuns. Sonolência excessiva aparece precocemente e evolui com inversão do ritmo de sono. Diminuição dos movimentos espontâneos, olhar fixo, apatia, lentificação e brevidade das respostas são sinais precoces. Há deterioração para torpor e coma em fase avançada.

Alteração de personalidade – são indivíduos geralmente cooperativos, agradáveis, com um relacionamento social pacífico, às vezes eufóricos e engraçados. Infantilidade, irritabilidade e perda de estima pela família são alterações que podem estar presentes.

Deterioração intelectual – varia de leve déficit de função mental a confusão grosseira. Dificuldade na escrita é comum. Dificuldade para distinguir objetos quanto a tamanho, forma, função e posição similares leva a sintomas como urinar e evacuar em locais inadequados. A fala torna-se lentificada e mal pronunciada e a voz é monótona. Disfasia torna-se marcante na fase de estupor e está presente com perseveração da fala.

Alterações do exame neurológico

Sinais precoces – asterixe ("flapping", tremor), mioclonias, espasticidade muscular, hiper-reflexia, caretas faciais, "blinking", reflexos primitivos (sucção, "snout", "grasp").

Progressão – resposta extensora do hálux (Babinski), clônus, postura de decorticação ou descerebração.

Pré-terminal – flacidez generalizada com ausência de reflexos.

Asterixe ("flapping", tremor) – é a anormalidade neurológica mais característica, porém não-patognomônica. Pode ser visto em outras encefalopatias metabólicas como narcose por CO_2, uremia, hipoglicemia e intoxicação por barbitúricos. Nos casos que evoluem para coma, o tremor desaparece. Asterixe pode ser conseqüência da supressão metabólica do sistema de ativação reticular, que é extremamente sensível a vários depressores metabólicos. O sistema reticular descendente, que é importante na manutenção da postura, tônus muscular e reflexos, quando suprimido, pode resultar em asterixe, rigidez e reflexos piramidais anormais. Eletromiograficamente, asterixe é associado a um hiato elétrico da musculatura ativa e com sua opositora. O tremor é bilateral, assíncrono e não se associa temporalmente com nenhuma anormalidade eletroencefalográfica. Existem indícios de que o asterixe seja determinado pelo sistema nervoso central e envolva o trato piramidal. Ele representa um fenômeno relativamente agudo e rapidamente reversível. É obtido com as mãos espalmadas e dedos separados ou por hiperextensão dos punhos com os antebraços fixos. Movimentos rápidos de flexão e extensão das articulações metacarpofalangeanas e punhos são freqüentemente acompanhados por movimentos laterais dos dedos (Fig. 68.2). Pode também ser avaliado com o aperto firme de mão do paciente em dois dedos do examinador. Alternância de aperto e relaxamento involuntário da mão podem ser sentidos (Fig. 68.3). Algumas vezes, o asterixe é acompanhado por marcha atáxica, língua protrusa, boca retraída, pálpebra cerrada e movimentos de pescoço e mandíbula.

Hálito hepático – para alguns clínicos, é considerado um sinal clínico útil, no entanto, sua detecção é subjetiva. Parece variar de intensidade e qualidade (cheiro de "bolor adocicado"), não havendo concordância uniforme entre médicos no que exatamente se constitui o hálito hepático. A causa não é bem conhecida, podendo ser devida a produtos nitrogenados de baixo peso molecular (por exemplo, mercaptanos) do metabolismo das bactérias entéricas. Não é específico das hepatopatias.

A encefalopatia hepática pode ser classificada em quatro estágios:

I – Confusão leve, euforia, ou depressão, atenção diminuída, lentificação na capacidade de realizar tarefas mentais, irritabilidade, alteração no padrão de sono.

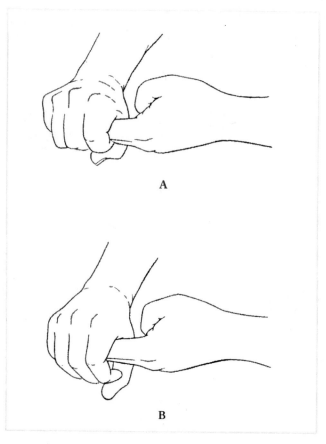

Figura 68.3 – A) O sinal do "flapping" pode ser observado quando o paciente aperta dois dos dedos do examinador com força. B) Enquanto o paciente mantém o aperto, o examinador sentirá breves relaxamentos no aperto conseqüentes ao movimento de "flapping" (adaptado de Ferenci, 1991).

II – Sonolência, letargia, déficit grosseiro na capacidade de realizar tarefas mentais, alterações nítidas da personalidade, comportamento inadequado, desorientação intermitente (habitualmente de origem temporal).

III – Sonolência excessiva, porém o paciente é despertável, incapacidade de realizar tarefas mentais, desorientação temporal e/ou espacial, confusão mental importante, amnésia, episódios ocasionais de raiva, fala presente mas incompreensível.

IV – Coma.

DIAGNÓSTICO

Testes psicométricos – podem ser aplicados para detectar e quantificar a função mental em pacientes hepatopatas que não tenham sinais clínicos de encefalopatia hepática ou que estejam no estágio I da encefalopatia. Esses testes podem revelar defeitos sutis da função mental. Testes psicométricos simples incluem: orientação no tempo, espaço e pessoal, memória para eventos recentes, subtração de múltiplos de 7, escrita manual, desenho de figuras e de estrela por meio de 5 pontos. Um

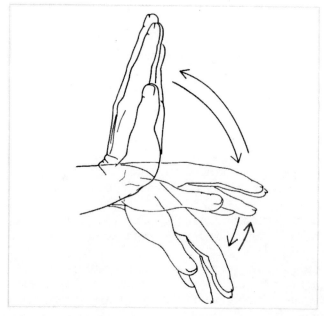

Figura 68.2 – O sinal do "flapping" acontece quando o paciente mantém o braço estendido com a mão em dorsiflexão. Dentro de alguns segundos, a mão cairá involuntariamente para a frente e rapidamente reassumirá a postura em dorsiflexão (adaptado de Ferenci, 1991).

teste simples, fácil de quantificar, é o de conexão numérica ("Reitan test"). Deve-se tomar cuidado na sua aplicação repetida para evitar os efeitos do aprendizado sobre os resultados.

Eletroencefalografia – é útil na avaliação da encefalopatia hepática, mas deve ser interpretada com precaução. As anormalidades encontradas não são específicas, podendo ser vistas na uremia, hipercapnia e hipoglicemia. Habitualmente, existe uma boa correlação entre o estágio clínico da encefalopatia e o grau de anormalidade no eletroencefalograma. Em algumas situações, as alterações eletroencefalográficas podem aparecer antes que as manifestações clínicas se tornem aparentes, assim como estas podem persistir após remissão clínica. Inicialmente, encontra-se diminuição sincrônica bilateral na freqüência de onda e um aumento na sua amplitude, associado ao desaparecimento do ritmo alfa normal prontamente discernível (8 a 13Hz). Em um estágio pré-terminal, a amplitude das ondas diminui. Ondas trifásicas são ondas paroxísticas que aparecem no estágio III. Sua presença sugere encefalopatia hepática, porém nem sempre estão presentes. O eletroencefalograma não é suficiente para o diagnóstico, mas pode ser útil quando exames repetidos forem realizados. Tem valor prognóstico, porque o aparecimento de ondas trifásicas está geralmente associado a pior prognóstico.

Potenciais evocados – são potenciais registrados externamente, que refletem descargas sincrônicas de ondas através da rede neuronal em resposta a vários estímulos aferentes. Os estímulos podem ser visuais, somatossensitivos ou auditivos. As alterações na resposta evocada somatossensitiva são reversíveis e úteis para monitorizar efeitos do tratamento em pacientes com encefalopatia hepática. Similarmente, a resposta evocada visual discrimina encefalopatia subclínica e clínica, mas tem um grau de variabilidade maior do que a somatossensitiva. O potencial evocado visual não pode ser aplicado em estágios mais avançados, porque requer cooperação do paciente.

Tomografia computadorizada de crânio, ressonância magnética de encéfalo e líquor – não é rotina a solicitação desses exames na encefalopatia hepática. Devem ser realizados quando manifestações clínicas e laboratoriais atípicas levantam a possibilidade de outras causas de encefalopatia. A tomografia pode mostrar atrofia do córtex cerebral e a ressonância magnética pode mostrar em T1 aumento do sinal nos gânglios da base, especialmente no globo pálido. O líquor é geralmente límpido, com pressão normal. Glutamina e α-cetoglutarato podem estar elevados (não são realizados na prática).

Exames laboratoriais – nenhum exame é diagnóstico. Testes laboratoriais ajudam no diagnóstico diferencial de encefalopatia e na detecção de fatores que tendem a precipitar a encefalopatia. A dosagem de amônia arterial pode ser útil (não é realizada na prática).

FATORES PRECIPITANTES E AGRAVANTES – MECANISMOS PRESUMÍVEIS

Excesso de proteína na dieta – proporciona substrato para a formação de amônia e outros produtos tóxicos nitrogenados que teriam um papel na gênese da encefalopatia hepática.

Infecção – aumenta o catabolismo tecidual levando a uma carga maior de nitrogênio endógeno e aumento da produção de amônia. Hipóxia e hipertermia podem potencializar a toxicidade da amônia. As infecções mais freqüentes são a pulmonar, a urinária e a peritonite espontânea.

Hemorragia digestiva alta – proporciona substrato para o aumento da produção de amônia e outras toxinas nitrogenadas; 100ml de sangue = 15 a 20g de proteínas. As hemorragias são decorrentes de varizes esofageanas, gastropatia péptica e síndrome de Mallory-Weiss.

Azotemia (aumento de uréia) – aumenta a circulação êntero-hepática de uréia com elevação de amônia. A uremia pode ter efeito sedativo direto. Diarréia, vômitos, paracentese abdominal e terapia abusiva com diuréticos podem ser causas de azotemia.

Alcalose metabólica – favorece a difusão da amônia não-ionizada por meio da barreira hematoencefálica. Diuréticos podem induzir à alcalose metabólica hipocalêmica.

Constipação – aumenta a produção e absorção de amônia e outros derivados tóxicos nitrogenados devido ao tempo de contato maior entre as bactérias intestinais e as substâncias nitrogenadas.

Sedativos, tranqüilizantes, analgésicos – destacam-se o uso de paraldeídos, morfina, barbitúrico e principalmente os benzodiazepínicos. Benzodiazepínicos e barbitúricos podem atuar na neurotransmissão inibitória por meio do complexo de receptores GABA/benzodiazepínicos. Têm efeito depressor direto no cérebro, podendo levar à hipóxia por depressão do centro respiratório.

Procedimentos cirúrgicos são muito mal tolerados nos pacientes com doença hepática. A função hepática é prejudicada pela perda sangüínea, anestesia e choque.

Alcoolismo agudo pode precipitar encefalopatia por deprimir a função cerebral e pela hepatite alcoólica aguda.

NEUROPATOLOGIA

Habitualmente, o cérebro na encefalopatia hepática não mostra alterações neuronais estruturais consistentes à microscopia óptica e eletrônica. Em alguns pacientes, o aumento no número e tamanho dos astrócitos, particularmente astrócitos Alzheimer tipo II, foi encontrado na substância cinzenta do cérebro, cerebelo, putâmen e globo pálido. Essas alterações podem ser reversíveis e parecem ser específicas para doença hepática e/ou "shunts" portossistêmicos.

PATOGÊNESE

Várias hipóteses têm sido propostas, sendo que nenhuma delas é necessariamente excludente. Além disso, o valor de cada uma não foi definitivamente provado do ponto de vista experimental. O mais provável é que a etiologia da encefalopatia hepática seja multifatorial. A encefalopatia hepática pode ser devido à deficiência do fígado em remover adequadamente certas substâncias do plasma que tenham a capacidade direta ou indireta de modular a função do sistema nervoso central.

Hipótese da amônia – acredita-se amplamente na participação da amônia na patogênese da encefalopatia hepática, entretanto, seu papel preciso ainda é desconhecido. O trato gastrintestinal é o maior sítio de produção de amônia, a qual é formada na parede do intestino e pelas bactérias entéricas a partir da degradação de aminas, aminoácidos e purinas. É também proveniente da uréia por meio da ação dos microrganismos clivadores da uréia e da ação da urease intestinal. Normalmente, a amônia é convertida em uréia e glutamina pelo ciclo de Krebs-Heinslet no fígado. Na insuficiência hepática, ocorre alteração nesse ciclo e os níveis de amônia, incluindo aquela derivada do intestino, aumentam no plasma sérico. O consumo muscular (atrofia), freqüentemente observado na hepatopatia crônica avançada, contribui também para o aumento dos níveis de amônia, pois o músculo esquelético é importante na sua depuração. A amônia interfere na função cerebral em vários sítios. Pode induzir alteração no transporte hematoencefálico de aminoácidos, diminuição na concentração cerebral de glutamina (aminoácido neurotransmissor excitatório) e alteração no metabolismo energético cerebral. A amônia altera diretamente a atividade elétrica neuronal por inibir a geração de potenciais pós-sinápticos excitatórios e inibitórios.

Evidências a favor – a amônia acumula-se na insuficiência hepática e sua captação pelo cérebro e músculo está aparentemente aumentada. A concentração de amônia arterial está aumentada em aproximadamente 90% dos pacientes. A amônia pode induzir encefalopatia, a qual ocorre em crianças com hiperamonemia devido à deficiência congênita de enzima no ciclo da uréia (Krebs-Heinslet). Terapêuticas que levam à redução na produção e absorção da amônia pelo intestino tendem a induzir melhora da encefalopatia hepática em pacientes com cirrose.

Evidências contra – os níveis arteriais de amônia são normais em aproximadamente 10% dos pacientes com encefalopatia hepática e estão elevados naqueles com hepatopatia crônica sem sinais de encefalopatia. A administração de sais de amônia em animais resulta em sintomas neurológicos diferentes daqueles da encefalopatia hepática. Inicialmente, um estado excitatório é observado, e coma ocorre apenas após atividade convulsiva. Esses efeitos neurotóxicos ocorrem apenas em concentrações de amônia substancialmente mais altas do que as observadas em pacientes com encefalopatia. Convulsões são freqüentes nas síndromes hiperamoniê-

micas congênitas. A administração de amônia em cirróticos não induz às alterações eletroencefalográficas da encefalopatia hepática.

Hipótese do sinergismo (ações sinergísticas de múltiplas toxinas) – envolve não apenas a amônia, mas também outras neurotoxinas, em particular mercaptanos, ácidos graxos de cadeia curta e possivelmente compostos fenólicos. Considera-se que cada uma dessas substâncias ou classes de substâncias esteja presente na insuficiência hepática em níveis que sozinhos são insuficientes para induzir encefalopatia ou coma. Entretanto, a combinação de todas elas pode induzir o quadro como conseqüência de efeitos sinérgicos no sistema nervoso central.

Evidências a favor – além da amônia, os mercaptanos, ácidos graxos (com 4 a 8 átomos de carbono) e os fenóis acumulam-se na insuficiência hepática. Mercaptanos como metanetiol e dimetilsulfida são compostos neurotóxicos derivados do catabolismo dos aminoácidos sulfurados. Metanetiol pode potencializar a toxicidade da amônia. Uma relação similar existe entre ácidos graxos de cadeia curta e amônia. Há dificuldades metodológicas para comprovação dessa hipótese.

Evidências contra – tem sido relatada uma pobre correlação entre níveis plasmáticos e cerebrais de mercaptanos e encefalopatia hepática. Mercaptanos, assim como a amônia, induzem um estado pré-convulsivo e, se uma dose suficientemente elevada for administrada, ocorrem convulsões.

Hipótese dos falsos neurotransmissores – tem sido postulado que, na insuficiência hepática, o conteúdo de neurotransmissores verdadeiros como noradrenalina e dopamina está diminuído, e o de serotonina e falsos neurotransmissores como octopamina e feniletanolamina, aumentado. O resultado neurofisiológico final dessa alteração é uma redução na excitação neuronal e, portanto, aumento da inibição neuronal. A diminuição na relação da concentração plasmática de aminoácidos ramificados para aminoácidos aromáticos e o aumento na concentração de glutamina cerebral devido à retenção de amônia promovem o influxo cerebral de aminoácidos aromáticos e o efluxo cerebral de glutamina por mecanismo de troca na barreira hematoencefálica. Por esses mecanismos ocorreria aumento no conteúdo cerebral de precursores de falsos neurotransmissores (aminoácidos aromáticos) na insuficiência hepática crônica. A octopamina é também produzida fora do cérebro pelas bactérias intestinais e, devido à alteração no metabolismo hepático, sua concentração na circulação sistêmica aumenta.

Evidências a favor – falsos neurotransmissores acumulam-se na insuficiência hepática. A relação entre aminoácidos de cadeia ramificada (valina/leucina/isoleucina) e aminoácidos de cadeia aromática (fenilalanina/

triptofano/tirosina) tende a estar diminuída em pacientes com cirrose. Efluxo de glutamina do cérebro tem sido relatado em animais com insuficiência hepática. No corpo estriado de ratos com encefalopatia, tem-se encontrado diminuição na concentração de noradrenalina e dopamina, aumento na concentração de octopamina e diminuição na afinidade dos receptores de dopamina.

Evidências contra – há necessidade de maior comprovação se essas alterações induzem ao coma. A administração intraventricular de octopamina a ratos normais induz profunda depleção de noradrenalina no cérebro, mas não se observa alteração nítida da consciência. A relação aminoácidos ramificados/aromáticos em pacientes com cirrose reflete insuficiência hepatocelular, mas correlaciona-se mal com encefalopatia hepática. Ocorre em indivíduos com cirrose sem encefalopatia. Além disso, ensaios clínicos controlados de administração oral ou intravenosa de aminoácidos ramificados não resultaram em uma melhora consistente na encefalopatia hepática, podendo ocorrer melhora somente durante a infusão. Drogas dopaminérgicas como L-DOPA e bromocriptina não têm mostrado melhora nos estudos controlados. Coelhos em coma hepático não apresentam alteração nos componentes moleculares dos receptores dopaminérgicos pós-sinápticos. Nos estudos do cérebro à necropsia, encontra-se aumento da concentração de noradrenalina e dopamina e diminuição da concentração de octopamina. Infusão de aminoácidos aromáticos na artéria carótida de cães saudáveis precipita um estado de coma que é impedido pela infusão simultânea de aminoácidos de cadeia ramificada. As doses requeridas para induzir coma são muito mais elevadas do que as vistas na encefalopatia.

Hipótese do complexo receptor GABA/benzodiazepínico – estudos experimentais de encefalopatia hepática sugerem um aumento do tônus do sistema neurotransmissor inibitório ácido gama-aminobutírico (GABA-A). O GABA é o principal neurotransmissor inibitório do cérebro.

O receptor pós-sináptico de GABA-A é intimamente ligado a duas outras proteínas receptoras, uma para benzodiazepínico e outra para picrotoxina (sítio também de ligação dos barbitúricos). Todos esses sítios regulam a abertura de canais de cloreto. O influxo de íons cloreto no neurônio pós-sináptico é seguido pela geração de potenciais inibitórios. O fluxo de cloreto mediado pelo GABA pode estar aumentado pelos benzodiazepínicos ou barbitúricos; assim, essas drogas podem aumentar a inibição neuronal. O aumento no tônus GABAminérgico pode alterar as funções corticais e subcorticais do cérebro a tal ponto que o nível de consciência e o controle motor são prejudicados. A administração de antagonistas do complexo receptor a animais com hepatite aguda fulminante e encefalopatia hepática leva a uma melhora clínica transitória com normalização do potencial evocado visual. A administração de flumazenil, antagonista do receptor de benzodiazepínico, em cirróticos ou naqueles com hepatite fulminante pode melhorar transitoriamente o nível de consciência e as alterações do eletroencefalograma (Fig. 68.4).

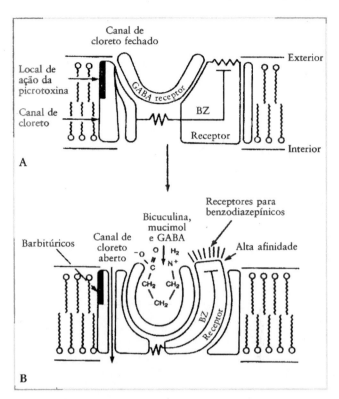

Figura 68.4 – Representação diagramática do receptor para GABA/benzodiazepínico/complexo ionóforo do cloreto na superfície da membrana do neurônio pós-sináptico. Os receptores estão esquematizados para: GABA, agonistas de receptores GABA (por exemplo, mucimol) e antagonistas de receptores GABA (por exemplo, bicuculina); picrotoxina (no sítio de ligação de barbitúricos); e agonistas receptores benzodiazepínicos (por exemplo, diazepam), antagonistas de receptores benzodiazepínicos (por exemplo, CGS 8216, Ro 15-1788) e agonistas invertidos de receptores benzodiazepínicos (por exemplo, beta-carbolinas). A) Mostra os complexos receptores em estado inativado com o canal de cloreto fechado. B) Mostra o complexo receptor no estado ativado com os canais de cloreto abertos. A ativação é induzida pelo GABA ou por antagonistas do GABA ligados a receptores para GABA, ou para agonistas barbitúricos ou benzodiazepínicos (BZ) interagindo com seus receptores específicos na presença do GABA. A ativação do complexo receptor está associada com alterações conformacionais e abertura dos canais de cloreto. Esses fenômenos promovem a condutância ao cloreto por meio da membrana celular da fenda sináptica para o citoplasma, transformando o potencial de repouso da membrana celular a um nível hiperpolarizado. Esse mecanismo media a neurotransmissão inibitória GABAminérgica (adaptado de Jones et al., 1988).

O GABA derivado do intestino (principal origem) pode acumular-se no sangue, atravessar a barreira hematoencefálica anormalmente permeável e interagir com receptores pós-sinápticos "supersensíveis" para GABA (aumento na densidade ou afinidade dos receptores). Existem estudos conflitantes sobre estes dados.

Tem sido sugerido também que substâncias endógenas semelhantes ao benzodiazepínico podem estar aumentadas no líquido cefalorraquidiano.

Diminuição na atividade das enzimas do ciclo da uréia devido a deficiência de zinco e depósito de manganês nos gânglios da base também pode contribuir na patogênese da encefalopatia hepática.

BIBLIOGRAFIA

AGUSTI AGN, ROCA J, RODRIGUEZ-ROISIN R – Mechanisms of gas exchange impairment in patients with liver cirrhosis. *Clin Chest Med*, 17:49, 1996.

BERK JE, SCHAFFLER F, HAUBRICH WS – *Bockus Gastroenterology*. 5th ed., Philadelphia, WB Saunders, 1995, p. 1988.

CHUNG RT, JAFFE DL, FRIEDMAN LS – Complications of chronic liver disease. *Crit Care Clin*, 11:431, 1995.

DOOLEY J, SHERLOCK S – *Diseases of Liver and Biliary System*. 9th ed., Oxford, Blackwell Scientific, 1993, p. 80.

FERENCI P – Pathophysiology of hepatic encephalopathy. *Hepato-gastroenterol*, 38:371, 1991.

FITZPATRICK TB – *Dermatology in General Medicine*. 4th ed., New York, McGraw-Hill, 1993, p. 2029.

FRASER CL, ARIEFF AI – Hepatic encephalopathy. *N Engl J Med*, 313:865, 1985.

GAMMAL SH, JONES EA – Hepatic encephalopathy. *Med Clin North Am*, 73:793, 1989.

JONES EA, GAMMAL SH, MARTIN P – Hepatic encephalopathy: new light on an old problem. *Q J Med*, 259:851, 1988.

MORGAN MY – The treatment of chronic hepatic encephalopathy. *Hepato-gastroenterol*, 38:377, 1991.

SCHENKER S, HOYUMPA AM, DESMOND PV, AVALT GR, ROBERTS RK – Hepatic encephalopathy. *Gastroenterology*, 76:184, 1979.

SCHIFF L, SCHIFF E – *Diseases of the Liver*. 7th ed., Philadelphia, JB Lippincott, 1993, p. 900.

Conclusão

Isabela M. Benseñor
Mílton A. Martins
Laura Andrade

A história e o exame clínico assemelham-se muito a uma investigação de um detetive. Você tem pistas e por meio do método hipotético-dedutivo vai eliminando as pouco importantes e seguindo as mais importantes, até montar um quadro clínico coerente e completo. Queixas equivalerão a depoimentos, e sinais, a pistas. Entretanto, é importante lembrar alguns pontos: as pistas não se combinam de forma aleatória porque, muitas vezes, associam-se de forma sistemática a co-morbidades. Algumas possibilidades diagnósticas são diferenciais freqüentes, como é o caso dos sintomas ansiosos e seu diferencial com o hipertireoidismo, entre outros. É importante que essas associações freqüentes sejam avaliadas conjuntamente da forma como elas costumam ocorrer na prática clínica.

Outro fato importante é estar atento a novas combinações de sintomas e sinais que podem levar ao diagnóstico de novas doenças ou complicações devido ao uso de alguns medicamentos.

Alguns diferenciais fazem parte da vida do clínico e freqüentemente o quadro do paciente sugere mais de um diagnóstico provável, e somente a história e o exame clínico não serão suficientes para um diagnóstico definitivo, havendo necessidade de exames complementares. Entretanto, história e exame clínico resolvem mais de 90% dos casos.

CO-MORBIDADES

Alvan Feinstein, em 1970, criou o termo co-morbidade que se refere à presença de uma segunda doença em um paciente que já apresenta uma doença de base. Atualmente, já se sabe na medicina que existe uma co-morbidade específica para algumas doenças ou sintomas que freqüentemente cursam associados. É o caso das dores crônicas que freqüentemente cursam associadas com distúrbios psiquiátricos como depressão, transtornos ansiosos ou somatoformes. Na verdade, não se trata de simples coincidência. A depressão é um dos mecanismos que leva à cronificação dos quadros de dor e freqüentemente se associa à cefaléia crônica diária (paci-

entes que têm dor diariamente) ou às dores abdominais crônicas. Por outro lado, pacientes deprimidos apresentam, com maior freqüência, quadros de dor crônica. O que vem antes e o que vem depois são pontos ainda não elucidados.

Mecanismos – um dos maiores objetivos quando se investiga co-morbidade é tentar esclarecer os mecanismos que justifiquem as associações freqüentes entre as doenças. Primeiro, é importante identificar padrões de comorbidade que levam à·identificação de subtipos de uma doença em particular. Segundo, as associações entre pares específicos de doenças trazem pistas a respeito da patogênese da doença de base. Se duas doenças são conseqüência de mesmos fatores, a investigação da sua causa pode levar à descoberta de fatores de risco comuns às duas doenças. Finalmente, se a doença que aparece secundariamente é conseqüência da doença de base, podem-se desenvolver estratégias que impeçam o aparecimento da segunda doença.

Assim podemos postular duas diferentes explicações para a co-morbidade entre duas doenças:
1. as duas doenças em questão dividem uma fisiopatologia comum (mecanismos serotoninérgicos poderiam explicar a co-morbidade entre depressão e cefaléias crônicas);
2. as duas doenças são causalmente relacionadas e uma pode levar à outra ou vice-versa (nas dores crônicas, a queda da qualidade de vida associada ao quadro clínico poderia levar a sintomas ansiosos e depressivos).

A importância disso para seu raciocínio clínico é muito importante.

ATENÇÃO PARA A COMBINAÇÃO DE NOVOS SINTOMAS OU SINAIS QUE SUGIRAM NOVAS DOENÇAS

Em 1950, um médico do interior dos Estados Unidos notou que os pacientes que usavam aspirina apresentavam uma freqüência grande de aparecimento de petéquias após a utilização da droga. Ele mandou uma carta para uma revista médica de grande circulação e o fato ficou arquivado. Provavelmente, a partir dessa observação, alguém se interessou em estudar o assunto, e acabou descobrindo os efeitos de antiagregação plaquetária da aspirina.

Carlos Chagas, observando a freqüência de sintomas de insuficiência cardíaca em pacientes de determinada região do Brasil, acabou descrevendo a posteriormente chamada doença de Chagas, o agente causador da doença (*Trypanosoma cruzi*), o vetor (barbeiro) e seu modo de transmissão. Tudo isso aconteceu graças à sua capacidade como médico e pesquisador que levou à descrição de uma nova doença.

É importante lembrar que nem todas as doenças são conhecidas e que doenças novas também aparecem. Na década de 80, pessoas passaram a se queixar de alguns sinais e sintomas que desafiaram o conhecimento médico. Eram casos de linfadenopatia acompanhados de febre e emagrecimento, acometendo principalmente indivíduos homossexuais e hemofílicos. O que hoje é amplamente conhecido como síndrome da imunodeficiência adquirida, na época ficou sem diagnóstico, levando a um grande investimento em pesquisa para que se chegasse a descoberta do agente causador, quadro clínico, evolução da doença e modos de transmissão. A síndrome da imunodeficiência humana trouxe ainda uma revolução em termos do que se deveria perguntar a um paciente. Era muito comum não se perguntar nada a respeito de comportamento sexual de risco ou de hábitos sexuais. Isso, hoje em dia, é parte rotineira da anamnese e não pode ser esquecido.

A importância dessas histórias é que a prática clínica levanta as questões que mais tarde serão estudadas por meio da pesquisa científica. A pergunta surge muitas vezes da prática clínica diária. Com isso, voltamos à comparação entre o trabalho do médico e o do detetive: os dois participam de uma investigação em que todas as pistas são importantes e todas pistas devem ser pesquisadas. E deve-se estar atento a novas associações de pistas (sintomas e sinais) que podem levar à solução de novos mistérios (diagnóstico de novas doenças ou co-morbidades).

Os estudantes de medicina também têm um papel a desempenhar. A púrpura de Henoch-Schönlein, uma vasculite cujo quadro clínico são lesões eritematosas elevadas que acometem principalmente membros inferiores, foi descrita pela primeira vez por um estudante de nome Henoch que junto com seu professor Schönlein acabaram dando nome a doença.

A conclusão é que não se deve atribuir ao acaso algumas associações freqüentes de sintomas, nem se deve deixar de investigar novos sintomas, ou novas associações de sintomas que aparecem na prática clínica diária. Elas podem significar novas doenças.

Essa discussão não vale só para as doenças, mas também para os fatores de risco. O tabagismo é, atualmente, um fator de risco amplamente conhecido para

vários tipos de câncer (pulmão, trato digestivo alto) e doença cardiovascular. Entretanto, nem sempre isso foi conhecido. Em 1952, Richard Doll e Austin Bradford-Hill, dois famosos pesquisadores ingleses (eles ficaram famosos justamente por essa descoberta), fizeram um dos primeiros estudos de caso-controle para mostrar a associação entre tabagismo e câncer de pulmão. A partir daí, começou a ficar claro que o cigarro é um importante fator de risco para câncer de pulmão e, depois, para outros cânceres. Entretanto, era muito pouco claro há apenas 50 anos.

Tudo isso reforça o fato de que nem tudo é conhecido, e que a importância dos médicos e dos estudantes é muito grande, mesmo que seja na simples observação de como os sintomas aparecem, como se associam e como evoluem.

IMPORTÂNCIA DA HISTÓRIA E DO EXAME CLÍNICO

Hoje em dia, há uma grande tendência na medicina em se valorizar novas tecnologias, exames de ponta, novas drogas, enfim, tudo o que é novo parece necessariamente melhor. Só que isso nem sempre é verdade. Os novos exames encarecem demais o custo da prática médica e concentram em algumas áreas dinheiro que poderia ser desviado para investigação e tratamento de doenças mais prevalentes. Também, o que não acontece é a valorização de sintomas e sinais muitas vezes ditos inespecíficos e que já podem orientar o médico para o diagnóstico mais provável. Aqui vão alguns exemplos.

Duas pesquisas diferentes mostraram que a história e o exame clínico têm acurácia inferior ao rastreamento laboratorial para doenças da tireóide. Pacientes ingleses foram submetidos a rastreamento para doenças da tireóide, sendo detectados 19 casos de hipertireoidismo e hipotireoidismo. Com base na história e no exame clínico, médicos teriam suspeitado de doenças da tireóide em 35 dos 2.000 pacientes, nenhum dos quais com doença tireoideana. Em outro estudo, mais de 1.000 mulheres suecas foram submetidas a testes de rastreamento e detectaram-se três casos de hipotireoidismo clínico e dois de hipertireoidismo clínico. Baseados na história e no exame clínico, médicos teriam pedido dosagens hormonais em 286 mulheres, mas falhariam no diagnóstico das três mulheres com hipertireoidismo e no diagnóstico de uma das hipertireóideas. Uma das conclusões que se poderia tirar desses dois trabalhos é que história e exame clínico são obsoletos e que o melhor é rastrear doenças da tireóide por dosagem laboratorial. Uma outra maneira de avaliar esse resultado é pensar se estamos deixando de valorizar na história e no exame clínico do paciente alguns sintomas que podem significar doença tireoideana?

Aí nós entraremos no campo dos sintomas menores. Alguns sintomas inespecíficos, como cansaço, são muitas vezes desprezados pelo médico durante a história clínica. Cansaço pode ser qualquer coisa e pode não significar nada. Na verdade, cansaço pode ser uma das manifestações da doença tireoideana que nós não levamos em conta em uma paciente com um quadro não tão grave. Nesses casos, fica muito mais fácil pensar levando em conta os fatores de risco: a prevalência de doenças da tireóide aumenta com a idade, principalmente em mulheres com idade superior a 50 anos. Logo, a presença de sintomas inespecíficos em mulheres nessa faixa etária deveria ser investigada. Mulheres obesas, hipertensas, com idade superior a 70 anos apresentam prevalência aumentada de insuficiência cardíaca congestiva (ICC) do tipo diastólico. Em pacientes idosos, cansaço pode ser a única manifestação de ICC, e isso deve ser levado em conta se a queixa não for resolvida com medidas mais simples. Cansaço pode ser uma das manifestações de transtorno depressivo. Hoje em dia, temos várias escalas diagnósticas (questionários) que podem auxiliar o clínico no diagnóstico de várias doenças como depressão, cefaléia, dispepsia, distúrbios cognitivos. Essas escalas devem ser amplamente aplicadas sempre que o médico apresentar alguma dúvida diagnóstica e devem fazer parte do dia-a-dia dos consultórios.

DIAGNÓSTICOS DIFERENCIAIS FREQÜENTES NA PRÁTICA CLÍNICA

Nos vários capítulos, tentou-se agrupar para cada sintoma os diagnósticos diferenciais mais freqüentes. Alguns diferenciais são clássicos, como hipertireoidismo e sintomas ansiosos, depressão, hipotireoidismo e síndromes somáticas funcionais, e outros não tão fáceis. É extremamente importante jamais rotular o doente. Não é porque o doente vem de uma região que é zona endêmica de alguma doença específica que ele necessariamente tem essa doença. Ele precisa ter história e quadro clínico compatíveis também. Recentemente, apareceu no ambulatório de clínica médica um paciente queixando-se de cansaço e fadiga. Era proveniente de Minas Gerais e, há 10 anos com essa mesma queixa, procurara atendimento no seu município, sendo diagnosticada insuficiência cardíaca congestiva de provável etiologia chagásica (era zona endêmica para doença de Chagas).

Desde então, vinha tomando remédios para ICC, mas persistia com os sintomas. À história, o paciente não apresentava outros sintomas compatíveis com ICC, nem ao exame clínico foram encontrados sinais compatíveis. A presença de um fácies infiltrado acabou levando por reconhecimento de padrão (é até difícil explicar porque se pensou no diagnóstico) em hipotireoidismo. A dosagem do hormônio tireotrófico confirmou o diagnóstico.

Ainda dentro dessa questão do diagnóstico diferencial, é importante lembrar que, para algumas doenças de descrição mais recente como fibromialgia, síndrome miofascial e síndrome da fadiga crônica, os critérios diagnósticos são recentes, muitas vezes superponíveis, surgindo dúvida se são de doenças diferentes (só que no atual nível dos conhecimentos, é difícil diferenciar) ou se se trata da mesma doença com manifestações caso a caso um pouco diferentes que está se tentando indevidamente separar.

Recente artigo publicado em revista de grande circulação vai mais além. Os autores, revendo os conceitos de alguns sintomas somáticos funcionais presentes em diversas síndromes, levantaram a hipótese de se tratar da mesma doença vista de modo diferente de acordo com o enfoque do especialista e da especialidade (Quadro 1).

Quadro 1 – Síndromes funcionais somáticas de acordo com as várias especialidades clínicas.

Gastroenterologia	Síndrome do intestino (ou cólon) irritável, dispepsia não-ulcerosa
Ginecologia	Síndrome pré-menstrual, dor pélvica crônica
Reumatologia	Fibromialgia
Cardiologia	Dor torácica atípica ou não-cardíaca
Indefinida	Síndrome da hiperventilação
Doenças infecciosas	Síndrome da fadiga crônica (pós-viral)
Neurologia	Cefaléia do tipo tensional crônica
Odontologia	Disfunção de articulação temporomandibular, dor facial atípica
Otorrinolaringologia	Síndrome do *globus*
Alergia	Sensibilidade química múltipla

Adaptado de Wessely et al., 1999.

De forma simples, os pacientes buscam ajuda médica para resolver seus sintomas. Os médicos agrupam os sintomas e diagnosticam doenças que possam explicá-los. Sintomas são experiências subjetivas como, por exemplo, dor, cuja interpretação e intensidade variam de pessoa para pessoa em função de fatores individuais e culturais, entre outros. Sinais são alterações objetivas observáveis no corpo dos doentes. O conflito surge quando o médico não encontra no exame clínico nenhum sinal objetivo de doença que possa explicar determinados sintomas. Os sintomas ganham então o adjetivo de funcionais.

Na defesa da posição que as doenças funcionais são uma só, diferenciadas por um excesso de especialização da medicina, três perguntas fundamentais foram feitas:

1. Os critérios diagnósticos para cada uma dessas síndromes funcionais específicas são superponíveis?
2. Os pacientes identificados como portadores de determinada síndrome funcional preenchem critérios para outras doenças funcionais?
3. Há similaridades entre as síndromes no tocante a distribuição por sexo, presença de fatores emocionais associados, etiologias propostas e resposta similar ao mesmo tipo de tratamento?

A resposta a todas essas perguntas é sim, mostrando a grande sobreposição de quadros clínicos, etiologias, fatores de risco e até de tratamento entre as doenças funcionais.

Atualmente, as doenças funcionais são um dos grandes desafios da medicina, uma vez que elas alteram em muito a qualidade de vida das pessoas, pela persistência e cronicidade dos sintomas, pelo grande número de consultas médicas e de exames complementares que essas síndromes demandam, com grande custo econômico para a sociedade em função dos dias de trabalho perdidos e os custos da incapacidade funcional do indivíduo (suporte social).

O QUE O DOENTE BUSCA NA CONSULTA?

Por último, é importante discutir o que o paciente realmente busca na consulta médica. É claro que nos sintomas agudos e incapacitantes o doente procura a cura dos sintomas, e nas doenças graves, a cura da doença. Mas o doente também procura conforto e suporte nessa fase difícil. E nos sintomas e doenças crônicas, de tratamento nem sempre bem definido, o doente, muitas vezes, procura conforto e uma explicação: por que aconteceu com ele? Como se acostumar ao dia-a-dia da doença?

É nessa hora muito importante ser sempre honesto com o paciente, entender o momento difícil em que ele passa e ter compaixão. Em sociedades muito mais tecnológicas do que a nossa, nas quais se faz muito mais exames por consulta médica, encarecendo em muito o preço da medicina exercida, nem por isso os pacientes estão mais contentes com a medicina e seus médicos, nem por isso o serviço que se presta ao paciente é melhor.

Em muitos países do Primeiro Mundo, muito da história e do exame clínico foi esquecido em função da parafernália tecnológica. Médicos já não tocam em doentes, já não examinam doentes. Esse fato provavelmente é uma das causas do descontentamento com a prática médica nesses países.

O médico deve passar ao seu doente confiança. Ele não precisa saber tudo. É quase impossível, hoje em dia, saber tudo sobre alguma coisa, porque as informações são muitas e constantemente atualizadas. Mas precisa saber dar apoio ao doente. Esse é um dos nossos papéis fundamentais enquanto médicos.

BIBLIOGRAFIA

WESSELY S, NIMNUAN C, SHARPE M – Functional somatic syndromes: one or many? *Lancet*, 354:936, 1999.

Índice Remissivo

A

Abdome
- agudo, 522, 528
- exame clínico, 67-81
- ausculta, 69-70
  - - atrito esplênico, 70
  - - atrito hepático, 70
  - - borborigmo, 70
  - - estalidos, 69
  - - gargarejo, 70
  - - gorgolejos, 69
  - - ruídos hidroaéreos, 69
  - - sons intestinais normais, 69
  - - sopros, 70
- inspeção, 68-69
  - - aspecto de casca de laranja, 69
  - - cicatriz umbilical, 67, 68
  - - circulação colateral venosa, 68, 369
    - - - misto porto-cava, 370
    - - - tipo cava, 68, 369
    - - - tipo porta, 68, 369
  - - diástase dos músculos retos, 69
  - - estrias, 68, 369
  - - formato (principais)
    - - - avental, 68
    - - - em tábua, 69
    - - - escavado, 68
    - - - globoso, 68
    - - - pendular, 68
    - - - plano, 68
    - - - ventre de batráquio, 68
  - - movimentos peristálticos, 69
  - - sinal da descoloração equimótica periumbilical, 68
  - - sinal das manchas equimóticas, 68
  - - sinal de Cullen, 68
  - - sinal de Grey-Tuner, 68
  - - umbigo, nódulos do, 68
- palpação, 72-80
  - - aorta, 76
  - - baço, 74-75
    - - - borda esplênica, 75
    - - - posição de Schuster, 74
  - - cólon ascendente, 78
  - - cólon descente/sigmóide, 78
  - - cólon transverso, 78
  - - defesa muscular, 72
  - - estômago, 77
    - - - distensão rígida, 77
    - - - sinal da patinhação, 77
    - - - sinal do vascolejo, 77
  - - fígado, 73
    - - - borda hepática, 74
    - - - manobra do rechaço, 74
    - - - método de Mathieu, 73
    - - - método do estetoscópio e da caneta, 73

- - - superfície hepática, 74
- - - técnica de Lemos-Torres, 73
- - músculos psoas, 79
- - peritonites, 79-80
  - - - plastrão, 80
  - - - ponto de Mac Burney, 80
  - - - sinal de Blumberg, 79
  - - - sinal de Rovsing, 80
  - - - sinal do músculo obturador, 80
- - profunda, 72
- - reflexo visceromotor, 72
- - rim, 76
  - - - técnica de Israel, 76
- - superficial, 72
- - tumores abdominais, 75
- - vesícula biliar, 76-77
  - - - sinal de Courvoisier-Terrier, 77
  - - - sinal de Murphy, 76
- percussão, 70-72
  - - espaço de Traube, 71
  - - hipertimpanismo, 71
  - - macicez hepática, 71
  - - ptose hepática, 71
  - - sinal da percussão dolorosa do hipocôndrio direito, 71
  - - sinal da percussão lombar dolorosa, 71
  - - sinal de Giordano, 71
  - - sinal de Jobert, 71
  - - sinal de timpanismo pleno, 71
  - - sinal de Torres-Homem, 71
  - - timpanismo, 70
- quadrantes abdominais, 67
Acantocitúria, 453
Acolia fecal, 329
Acomodação ocular, 166
Acrocianose, 500
Acrosclerose, 571
Acúfenos, 178
Acuidade visual, 131
- medida da, 164
Adenóides, vegetações, 181
Adenomegalia, 317-321
- abordagem clínica, 317
- exame clínico, 320
- fisiopatologia, 317
- investigação diagnóstica, 320
Afasias, 142-143
- de Broca, 143
- de condução, 143
- de Wernicke, 143
- global, 143
- nominativa, 143
- transcortical, 143
Afonias, 141
Agenesia peniana, 217

Agnosia, 145
- auditiva, 145
- somestésica, 145
- tátil, 124, 145
- visual, 145
Agorafobia, 477, 478
AIDS e sistema nervoso central, 102
Alcoolismo e sistema nervoso central, 101
Algesia dolente, 124
Algômetro, 551
Alodínea, 118
Alport, síndrome de, 454, 606
Alterações oftálmicas
- e anemia falciforme, 173
- e artrite reumatóide, 173
- e *diabetes mellitus*, 173
- e doenças reumatológicas, 173
- e drogas, 173
- e esclerose múltipla, 173
- e hipertensão arterial sistêmica, 173
- e hipertireoidismo, 173
- e hipotireoidismo, 173
- e infecção pelo HIV, 173
- e paralisia de nervo facial, 173
- e sepse, 173
- e síndrome de Stevens-Johnson, 173
- e tumores cerebrais, 173
Altura, técnica de medida, 34
Alucinação, 159
- hipnagógica, 466
Amaurose unilateral, 172
Ambliopia, 165
Amígdala
- lingual, 181
- palatina, 181
- tubária, 181
Amiloidose osteoarticular, 609
Amnésia, 147
- anterógrada, 147
- esquecimento senil benigno, 147
- funcional, 147
- global transitória, 147
- retrógrada, 147
Anacusia, 139
Anafilaxia, 585
Analgesia, 118
Anamnese – ver História clínica
- com enfoque preventivo, 235
  - - acidentes, 236
  - - alimentação, 236
  - - atividade física, 236
  - - atividade sexual, 236
  - - estresse, 236
  - - exposição a raios ultravioleta, 236
  - - higiene bucal, 236
  - - histórico vacinal, 236
  - - questionário AUDIT, 237

645

- - questionário CAGE, 237
- - tabagismo, 236
- - uso de álcool, drogas e medicamentos, 236
- - violência, 236
Anemia, 264, 307-316
- abordagem inicial, 311
- anamnese, 308
- definição, 307
- de doença crônica, 311, 312
- exame clínico, 309
- - manifestações cardiovasculares, 309
- - manifestações gastrintestinais, 310
- - manifestações neurológicas, 310
- - manifestações orais, 310
- - sinais geniturinários, 310
- exames laboratoriais, 310
- - anisocitose, 310
- - ferro, perfil de, 311
- - índice reticulocitário, 311
- - macrocitose, 310
- - microcitose, 310
- - reticulócitos, 310
- falciforme, 314
- ferropriva, 311, 312
- macrocítica, 313
- megaloblástica, 313
- microcítica, 312
- normocítica, 314
- sinais e sintomas, 308
Anestesia, 118
- em xale, 123
- suspensa, 123
Anfiartroses, 557
Angina, 51, 182
- de peito, 515
- do tabaco, 515
- estável, 51, 516
- instável, 51, 516
Angioedema, 277
Anisocoria, 138
Anorexia, 492
- nervosa, 493
Anorquia, 218
Anosmia, 130
Anticoagulação, sistema da, 419
- fibrinólise, 419
Anticoagulante lúpico, 423
Anúria, 451
Aorta, palpação – ver Abdome
Apetite, transtornos do, 490-506
- classificação, 493
- complicações, 500
- critérios diagnósticos, 493
- diagnóstico diferencial, 492
- epidemiologia, 493
- exames laboratoriais, 502
- fisiologia, 490
- fisiopatologia, 495
- prognóstico, 503
- quadro clínico, 496
Apnéia, 40
Apraxia, 145
- bucolinguofacial, 145
- cinética dos membros, 145
- ideatória, 145
- ideomotora, 145
Arcos palatinos, 181
Artéria
- braquial, 196, 197
- carótida, 86, 197
- dorsal do pé, 199
- femoral, 196, 198
- pediosa, 196

- poplítea, 196, 198
- radial, 196, 198
- tibial posterior, 196, 199
- ulnar, 196
Arterite de células gigantes, 538
Articulação
- anatomia, 557
- fisiologia, 557
- fisiopatologia, 559
- inervação, 558
- interfalangeana distal, 90
- interfalangeana proximal, 90
- metacarpofalangeana, 90
- temporomandibular
- - alterações da, 538
- - exame da, 98
- vascularização, 558
Artralgia, 88, 556
Artrestesia, 121
Artrite, 88, 556
- aguda, 560
- anamnese, 564
- classificação, 559
- - monoarticular, 560
- - oligoarticular, 560
- - poliarticular, 560
- crônica, 561
- epidemiologia, 556
- etiopatogenia, 557
- incidência, 556
- manifestações clínicas, 560
- prevalência, 556
- reumatóide, 90, 545, 561
Artropatia
- neuropática de Charcot, 544
- soronegativa, 97
Ascite, 367-380
- anamnese, 369
- complicações, 376
- diagnóstico diferencial, 372
- diagnóstico laboratorial, 373
- - gradiente soro-ascite de albumina, 374
- - manobra em "Z", 373
- - paracentese, 373
- exame clínico, 369
- fisiopatologia, 367
- - teoria da vasodilatação, 367
- - teoria do baixo-enchimento ("underfill"), 367
- - teoria do superfluxo ("overflow"), 367
- sinais propedêuticos
- - aranhas vasculares ("spiders"), 371
- - eritema palmar, 371
- - macicez móvel, 370
- - macicez no flanco, 370
- - piparote, 370
- - "puddle", 370, 371
- - semicírculos de Skoda, 370
Asma cardíaca, 53, 409, 626
Astenia, 259-262
Asterixe, 635
Astigmatismo, 165
Ataxia cerebelar, 124
- frontal, 124, 128
- sensitiva, 124, 127
- vestibular, 124, 127
Atenção, 144, 158
- déficits parciais, 145
Atetose, 150
Atrofia de Sudeck, 566
Audição, 139
- alteração
- - BERA, 140
- - potencial evocado auditivo, 140

- fisiologia, 176
- perda neurossensorial, 178
Ausculta abdominal – ver Adome
Ausculta cardíaca – ver Coração
Ausculta torácica – ver Tórax
Auspitz, sinal de, 191

B

Babinski, sinal de, 112
Baço
- funções, 360
- - filtro especializado do sangue, 360
- - fonte de células, 361
- - órgão do sistema imune, 361
- - reservatório de sangue, 361
- palpação – ver Abdome
Balismo, 150
Bancos de dados, 243
Barany, manobra de, 280
Barré, manobra de, 106
Becker, distrofia de, 117
Becker, sinal de, 65
Bell, fenômeno de, 163
Bexiga, 217
Bexigoma, 72
"Bicos-de-papagaio", 561
Bigorna, 176
Bilirrubina
- conjugada, 326, 331
- não-conjugada, 330
Biot, respiração de, 41
Biotransformação, 632
Bireme, 245
"Blinking", 635
Bloqueio atrioventricular
- de primeiro grau, 60
- de segundo grau do tipo I, 61
- total, 61
Bloqueio do ramo esquerdo ventricular, 62
Blumberg, sinal de, 79
Boca
- cavidade interna, 181
- exame clínico, 83-84
Bócio, 87, 183
- difuso, 87
- multinodular, 87, 183
- nódulo único, 87, 183
Bolsa testicular, 217
Bouchard, nódulos de, 90
Bradipnéia, 41
Brody-Trendelenburg, teste de, 436
Brônquios
- abordagem, 393
- estrutura e função, 390
Bronquite eosinofílica, 396
Brown-Séquard, síndrome de, 123
Budd-Chiari, síndrome de, 357, 372
Buerger, doença de, 427
Buerger, manobra de, 428
Bulha
- atrial, 626
- cardíaca, 59-62
- - diástole, 59
- - grande silêncio, 59
- - pequeno silêncio, 59
- - primeira (B1), 59, 60
- - - desdobramento, 60
- - - gênese, 60
- - - hiperfonese, 60
- - - hipofonese, 60
- - quarta (B4), 60, 62
- - segunda (B2), 59, 61
- - - desdobrada fixa, 61

- - - desdobramento, 60, 61
- - - - componente aórtico, 61
- - - - componente pulmonar, 61
- - - - comunicação interatrial, 61
- - - gênese, 61
- - - paradoxal, 62
- - sístole, 59
- - terceira (B3), 60, 62
Bulimia, 493
Bursites, 88, 579

C
Cabeça, exame clínico, 82-84
- boca, 83-84
- fácies, 82
- - cushingóide, 82
- - em lua, 82
- - hipertireóideo, 82
- - hipocrático, 82
- - lupóide, 82
- formato (alteração)
- - macrocefalia, 82
- - microcefalia, 82
- garganta, 84
- nariz, 82-83
- - espéculo, 83
- - nariz de papagaio, 82
- - nariz em sela, 82
- - prega nasal, 82
- - rinofima, 82
- - rinoscopia, 83
- olhos, 82
- - deformidades, 82
- - - exoftalmia, 82
- - - microftalmia, 82
- - - proptose, 82
- - fundo ocular, exame do, 82
- - motilidade ocular extrínseca e intrínseca, 82
- orelhas, 83
- seios da face, 83
- - transiluminação, 83
Cacosmia, 130, 181
Cadeias ganglionares, exame, 84-85
- cervicais anteriores, 85
- cervicais posteriores, 85
- cervicais profundas, 85
- fossas supraclaviculares, 85
- gânglios submentonianos, 84
- glândulas salivares submandibulares, 85
- glânglio de Virchow, 85
- músculos esternocleidomastóideos, 85
- occipitais, 85
- pré-auriculares, 85
- retro-auriculares, 85
- submandibulares, 84
- supraclaviculares, 85
Calázio, 166
Calcificações metastáticas, 609
Câmara anterior do olho, 161, 168
Câmara posterior do olho, 161
Campo visual, 131
Cansaço, 259-262
- abordagem clínica, 260
- diagnóstico diferencial, 260
- epidemiologia, 259
- fisiopatologia, 259
Cartilagem
- cricóide, 84, 182
- tireóide, 84, 182
Caseum, 84
Cataplexia, 466
Catarata, 168

Cateterismo urinário, 227
Cavidade oral
- anatomia, 181
- doenças comuns, 182
- exame clínico, 182
Cefaléia, 390, 532-540
- associada a
- - acidente vascular cerebral, 539
- - espirro, 538
- - exercício, 538
- - hemorragia meníngea, 539
- - hidrocefalia com pressão normal, 538
- - hipertensão intracraniana, 539
- - hipotensão liquórica, 538
- - lesão ocupando espaço intracraniano, 539
- - medicamentos, 538
- - orgasmo, 538
- - tosse, 538
- conceito, 532
- definição, 532
- de Horton, 536
- de origem oftalmológica, 166
- do tipo tensional, 535
- - achados do exame clínico, 536
- - definição, 535
- - diagnóstico diferencial, 536
- - epidemiologia, 535
- - exames subsidiários, 536
- - fisiopatologia, 535
- - investigação, 536
- - quadro clínico, 536
- e febre, 537
- e hipertensão, 537
- em salvas, 536
- - definição, 536
- - diagnóstico diferencial, 537
- - epidemiologia, 536
- - exame clínico, 537
- - exames subsidiários, 537
- - fisiopatologia, 537
- - investigação, 537
- - quadro clínico, 537
- epidemiologia, 532
- histamínica, 536
- pós-traumatismo, 538
Células
- etmoidais, 179
- olfatórias, 129
Celulite orbitária, 173
Cerebelo, anatomia, 124
- porção cerebrocerebelar, 124
- porção espinocerebelar, 125
- porção vestibulocerebelar, 125
Cerume, 177
Chagas, doença de, 351
Charcot, tríade de, 357
Charpy, ângulo de, 39
"Check up", 235
Cheyne-Stokes, respiração de, 38, 41
Choque, 583
- fisiopatologia, 583
- quadro clínico, 585
- tipo
- - cardiogênico, 583
- - distributivo, 583
- - hipovolêmico, 583
- - misto, 583
- - neurogênico, 585
- - obstrutivo, 583
- - séptico, 583
Cianose, 53, 263-266
- abordagem clínica, 264
- avaliação da presença de, 37

- classificação, 37
- diagnóstico diferencial, 265
- exames laboratoriais, 266
- fisiopatologia, 263
- - central, 37, 263
- - mista, 263
- - periférica, 263
- - por hemoglobina anormal, 263
- periférica, 37
- semiotécnica, 266
Cicatriz, 190
- atrófica, 190
- cribiforme, 190
- hipertrófica, 190
Cílios olfatórios, 129
Cinetose, 284
Cisto de Bartholin, 233
Cistocele, 219, 233
Claude-Bernard-Horner, síndrome de, 115
Claudicação intermitente, 200
"Clocking", 340
Coagulação
- avaliação laboratorial, 421
- sistema da, 417
- - plaquetas, 417
- - proteínas da coagulação, 418
- - - cascata da coagulação, 418
- - vasos sangüíneos, 417
Coagulopatia
- nas doenças hepáticas, 422
- nas doenças renais, 422
Coanas 179
Cóclea, 176
Cólon
- ascendente, palpação, 78
- catártico, 351
- conteúdo luminal, 352
- descendente, palpação, 78
- função colônica, 352
- transverso, palpação, 78
Colpovirgoscópio, 233
Coluna vertebral, exame, 98
- manobra de Lasègue, 98
- manobra de Spurling, 98
- teste de Schober, 98
Colúria, 329
Coma, 446
- diagnóstico, 447
- quadro clínico, 447
Co-morbidade, 641
Complacência ventricular, 62
Compulsão alimentar, 493
Conduto auditivo externo, 175
Confusão mental, despertar com, 471
Congestão nasal, 390
Conjuntiva, 161, 167
Conjuntivite aguda, 167
Consciência, 158
- obnubilação, 158
- sonolência, 158
- torpor, 158
- vigília, 158
- distúrbios da, 446-450
- - diagnóstico, 447
- - diagnóstico diferencial, 449
- - epidemiologia, 446
- - fisiopatologia, 446
- - quadro clínico, 447
Consenso, 244
Constipação intestinal, 78, 349-354, 525
- anamnese, 352
- classificação clínica, 349
- diagnóstico, 353
- diagnóstico diferencial, 353

647

- epidemiologia, 349
- etiologia, 350
- exame clínico, 353
- fisiopatologia, 352
- sintomatologia, 353

Coração, exame clínico, 50-66
- anamnese, 50-54
- ausculta, 58-64
- - áreas de, 58
- - bulhas, 59-62 (ver Bulhas)
- - sopros, 62-64 (ver Sopros cardíacos)
- inspeção geral, 54-56
- - ondas do pulso venoso, 55
- - pressão venosa jugular, 55
- - reflexo hepatojugular, 56
- - sinal de Kussmaul, 56
- - veias jugulares, 55
- inspeção precordial, 57
- palpação precordial, 57-57
- percussão, 58

Cordão espermático, 218
Coréia, 150
- de Sydenham, 153
- reumática, 153
Coreoatetose, 154
Córnea, 161
- edema de, 167
- exame, 167
- úlcera de, 167
Cornetos nasais, 179
Coroa flebectásica, 435
Coróide, 162
Corpo ciliar, 162
Corti, órgão de, 139
Cotovelo, exame clínico, 92-93
- bursite olecraneana, 92
- cotovelo de golfista, 93
- cotovelo de tenista, 92, 93
- epicondilite lateral, 92
Courvoisier-Terrier, sinal de, 77
Crepitação articular, 90
Crigler-Najjar, síndrome de, tipos I e II, 330
Criptorquidia, 218
Crises de pânico, 477
Crises esternutatórias, 180
Cristalino, 161, 168
Crosta, 190
Cruveilheir, doença de, 340
Cullen, sinal de, 68

D

Da Costa, síndrome de, 52
Dacriocistite
- aguda, 167
- crônica, 167
Dança das artérias, 630
Darier, sinal de, 191
Darwin, tubérculo de, 83
Dedos, deformidades
- em abotoeira, 90
- em boutonnière, 90
- em fuso, 561
- em pescoço de cisne, 90
Deglutição, fisiologia, 382
Delírio de parasitose, 193
Delirium, 444, 448
- diagnóstico, 448
- quadro clínico, 448
Demências, 443-445
- características clínicas, 443
- diagnóstico diferencial, 444
- epidemiologia, 443
- fisiopatologia, 443
- investigação, 444

Depuração de creatinina ("clearance"), 598
Dermatite
- artefata, 193
- ocre, 55, 435
Dermatômero de Keegan, 549
Dermatomiosite, 578
Dermatopolimiosite, 563
Dermografismo, 187
Derrame sinovial, 90
Desequilíbrio, 124
Desvio ulnar, 90
Diabetes mellitus e sistema nervoso
central, 102
Diagnóstico médico, 23-26
- acurácia, 23, 25
- especificidade, 23, 24
- falso-negativo, 24
- falso-positivo, 23
- metodologia científica, 23
- padrão-ouro, 24
- razão de verossimilhança, 25
- sensibilidade, 23, 24
- valor preditivo negativo, 23, 24
- valor preditivo positivo, 23, 24
- verdadeiro-negativo, 23
- verdadeiro-positivo, 23
Diarréia, 343-348, 525
- anamnese, 345
- avaliação, 345
- diarréia alta, 346
- diarréia baixa, 346
- diarréia do viajante, 344
- diarréia exsudativa, 345
- diarréia motora, 344
- diarréia osmótica, 343
- diarréia secretora, 343
- exame clínico, 346
- exames complementares, 346
- - teste da D-xilose, 347
- - teste de Sudan III, 347
- na infecção pelo HIV, 347
Diartroses, 557
Diástole, 59
Digitopressão, 187
Diparesia, 103
Diplegia, 103
Diplopias, 133
Disartrias, 141
Disdiadococinesia, 126
Disestesia, 118
Disfagia, 381, 390
- aspectos clínicos, 383
- classificação, 383
- - disfagia alta, 383
- - disfagia baixa, 383
- - disfagia esofagiana, 383
- - disfagia orofaríngea, 383
- epidemiologia, 381
- exames subsidiários, 384
- fisiopatologia, 382
- - disfagia mecânica, 382
- - disfagia motora, 382
Disfonias, 141
Disfunção diastólica, 615
- ventricular esquerda, causas de, 631
Disfunção ventricular assintomática, 612
Disgeusia, 288
Dismetria, 126
Dismorfismo eritrocitário, 453
Disóxia, 267
Dispareunia, 231
Dispepsia, 335-342
- abordagem prática, 339
- - sinais ou sintomas de alarme, 339

- conceito, 335
- - dispepsia funcional, 335
- - dispepsia não-ulcerosa, 335
- - dispepsia orgânica, 335
- diagnóstico diferencial, 340
- epidemiologia, 335
- - fatores de risco, 336
- - sinais de alarme, 336
- fisiopatologia, 338
- - alterações psicológicas, 338
- - dismotilidade, 338
- - hipersecreção gástrica, 338
- - infecção pelo *Helicobacter pylori*, 338
- - irritantes da mucosa gastrintestinal, 338
- quadro clínico, 336
- - dispepsia funcional tipo ulcerosa, 336
- - dispepsia tipo dismotilidade, 336
- - dispepsia tipo inespecífico, 336
- - dispepsia tipo refluxo, 337
Displasia renal, 606
Dispnéia, 37, 41, 52, 391, 405-416
- aguda, 411
- aos esforços, 54
- causas, 411
- crônica, 412
- diagnóstico diferencial, 408
- - dispnéia de origem cardíaca, 409
- - dispnéia de origem pulmonar, 410
- - dispnéia paroxística noturna, 409
- - dispnéia por descondicionamento, 409
- - dispnéia psicogênica, 408
- expressão, 405
- índice, 407
- mecanismos, 405
- medidas, 407
- - instrumentos para, 408
- na insuficiência cardíaca, 53
- - classe funcional, 53
- paroxística noturna, 53, 591
- percepção, variáveis envolvidas na, 407
- tipos, 411
Dissecção da aorta, 516
Dissônias, 462
Distiquíase, 166
Distonia, 150
Distrofia simpático-reflexa, 579
Distúrbios
- alimentar noturno, 472
- da difusão, 595
- do despertar, 471
- do movimento, 149
- miccionais no homem, 212
- - anúria, 212
- - - obstrutiva, 212
- - enurese, 213
- - esforço miccional, 213
- - estrangúria, 212
- - imperiosidade, 213
- - incontinência paradoxal, 213
- - incontinência urinária, 213
- - jato urinário, alteração do, 213
- - noctúria, 213
- - oligúria, 212
- - paraurese, 213
- - pneumatúria, 213
- - polaciúria, 212
- - poliúria, 212
- - retenção urinária, 213
- - urgência miccional, 213
- sensitivos, 118
Disúria, 452
Doença
- cardiovasculares, epidemiologia, 514
- da arranhadura do gato, 319

648

- de refluxo gastroesofágico, 337, 340
- de Wegener e SNC, 102
- do sistema nervoso, evolução, 101
  - - monofásica, 101
  - - progressiva, 101
  - - recorrente, 101
- do tecido conectivo e SNC, 102
- fatores de risco para, prevalência no Brasil, 28
- isquêmica do coração, 62
- no Brasil, perfil epidemiológico, 27-29
- pleurais, 516
- pulmonares, 516
- renal policística, 606
- venoclusiva, 357, 372

Dolorímetro, 551

Dor
- abdominal, 522-531
  - - caracterização, 523
  - - caráter, 524
  - - crônica sem diagnóstico, 529
  - - duração, 523
  - - estímulos, 522
  - - exame clínico, 527
  - - exames subsidiários, 527
  - - fatores de melhora e piora, 524
  - - intensidade, 524
  - - localização, 524
  - - sinais, 524
  - - sintomas associados, 524
  - - tipos, 523
    - - - dor parietal, 523
    - - - dor referida, 523
    - - - dor visceral, 523
- abordagem clínica, 511
- aferentes primários nociceptores, 509
- articular, 88
- classificação, 511
- definição, 509
- epidemiologia, 509
- fibra A-beta, 509
- fibra A-delta, 509
- fibra C, 509
- fisiopatologia, 509
- lombar referida, 545
  - - distúrbio somatoforme, 547
  - - distúrbios gastrintestinais, 546
  - - distúrbios geniturinários, 546
  - - distúrbios obstétricos, 546
  - - doenças do quadril, 547
  - - lesões expansivas retroperitoneais, 547
  - - problemas vasculares, 546
- muscular, 575
  - - pontos-gatilho ("trigger points"), 575
- neuromusculoesquelética, 517
- neuropática, 511
- pleurítica, 516
- precordial
  - - anamnese, 518
  - - atípica, 516
  - - exame clínico, 519
  - - investigação, 518
  - - típica, 516
- precordial cardiogênica, 50-51
  - - da dissecção aórtica, 51
  - - da hipertensão pulmonar, 51
  - - na pericardite aguda, 51
- precordial não-cardiogênica, 51-52
  - - ansiedade, 52
  - - astenia neurocirculatória, 52
  - - costocondrite, 52
  - - de origem osteomuscular, 52
  - - por espasmo esofágico, 52
  - - síndrome de Da Costa, 52

- - síndrome de Tietze, 52
- radicular, 116
- referida, 510
- somática, 511
- substância P, 510
- talâmica, 124
- testicular, 215
- torácica
  - - características clínicas, 515
  - - centros de, 519
  - - diagnóstico diferencial, 517
  - - fisiopatologia, 513
- visceral, 511

DORT, 579

Drogas ilícitas e SNC, 101

Dubin-Johnson, síndrome de, 332

Duchenne, distrofia de, 117

Ducto
- arterioso patente com "shunt" esquerdo-direito, 62
- nasolacrimal, 179

Durozeiz, sinal de, 65

E

Ectopia, 217
- ureteral extravesical, 219

Ectrópio, 166

Edema, 271-278
- alérgico, 277
- angioneurótico, 277
- cardíaco, 274; 275
- da insuficiência cardíaca, 54
- de partes moles, 88
- de Quincke, 277
- definição, 271
- hepático, 275, 276
- renal, 272

Edinger-Westphal, núcleo de, 138, 170

Emagrecimento, 286-289
- apetite, 286
- consumo energético diário, 286
- efeito térmico dos alimentos, 286
- enteropatias perdedoras de proteínas, 287
- saciedade, 286
- taxa de atividade física, 286
- taxa metabólica em repouso, 286

Embriaguez do sono, 471

Encefalopatia
- de Wernicke-Korsakoff, 101
- hepática, 634
  - - classificação, 636
  - - eletroencefalografia, 637
  - - fatores precipitantes e agravantes, 637
  - - patogênese, 637
    - - - hipótese da amônia, 638
    - - - hipótese do complexo receptor GABA/benzodiazepínico, 639
    - - - hipótese do sinergismo, 638
    - - - hipótese dos falsos neurotransmissores, 638
  - - testes psicométricos, 636

Endotoxina, 254

Enoftalmia, 173

Entesites, 562

Entrópio, 166

Enurese, 452
- noturna, 472

Envelhecimento, 201

Enxaqueca, 533
- achados de exame clínico, 534
- definição, 533
- diagnóstico diferencial, 534
- epidemiologia, 533
- exames subsidiários, 535

- fisiopatologia, 533
- investigação, 535
- quadro clínico, 534

Epispadia, 215, 217

Epistaxe, 180, 391

Equilíbrio, perda do, 127

Eritema, 187
- em asa de borboleta, 567

Eritrasma, 193

Eritropoiese, 307

Escara, 190

Esclera, 161

Esclerose lateral amiotrófica, 117

Escoriações neuróticas, 192

Escrófula, 318

Esôfago
- câncer de, 386
- de Barret, 337

Esofagopatia chagásica, 386

Espéculo nasal, 179

Espermatocele, 218

Espirro, 391

Esplenomegalia, 360-363
- causas, 361
  - - congestão venosa, 361
  - - exacerbação da função de filtro, 362
  - - hiperplasia imune, 362
  - - infiltração celular, 363

Espondilite anquilosante, 545

Estado confusional agudo, 145

Estado vegetativo persistente, 449

Estase jugular, 85, 626
- manobra do refluxo hepatojugular, 86
- teste da compressão abdominal, 86

Esteatose, 358

Estenose
- aórtica, 62, 64
  - - ausculta, 64
  - - relativa, 64
- de meato uretral, 217
- mitral, 61
  - - ausculta, 65
    - - - dupla disfunção mitral, 66
    - - - estalito de abertura mitral, 65
    - - - reforço pré-sistólico, 65
    - - - sopros – ver Sopros cardíacos
  - - estalido de abertura mitral, 61
  - - funcional, 65
  - - sopro diastólico em ruflar, 61
- subaórtica dinâmica da miocardiopatia hipertrófica, 64

Estercobilina, 326

Estereognosia, 118, 121

Esterno, anormalidades, 39

Estetoscópio, 58

Estômago, palpação – ver Abdome

Estrabismo, 172

Estrangúria, 215

Estresse da vida moderna, 261

Estribo, 176

Estupor, 446

Eupnéia, 40

Exame
- clínico, 20-22
- dermatológico, 187
- diagnóstico, avaliação, 23-25
- geral qualitativo, 36-38
- geral quantitativo, 30-35
- neuroftalmológico, 170
- prostático, 218
- psiquiátrico, 158-160
- urodinâmico, 227

Exoftalmia, 173

Extrofias, 215

649

F

Fabere, teste de, 550
Face, inervação sensitiva, 119
Fala
- alterações, 142
- ebriosa, 142
- escandida, 127
- mecânica de produção, 141
Faringe
- abordagem, 392
- anatomia, 181
- doenças comuns, 182
- estrutura e função, 389
- exame clínico, 182
Febre, 34, 253-258
- alternada, 255
- de origem indeterminada, 257
- intermitente, 255
- persistente, 255
- remitente, 255
Fenômeno isomórfico, 191
Fenômeno miotônico, 117
Feocromocitoma, 216
Fibrilação atrial, 61
Fibromialgia, 576
- critérios diagnósticos, 576
- pontos dolorosos ("tender points"), 576
Fígado, palpação – ver Adome
Fimose, 215, 217
"Flapping", 635
Flebites, 196
Fobia social, 480
Fobias específicas, 480
Força muscular, 103
- déficit da, 103
- - manobra de Barré, 106
- - manobra de Mingazzini, 106
- - manobras de oposição, 103
- - manobras deficitárias, 105
- - membros inferiores, 105
- - membros superiores
- - - manobra de Raimiste, 105
- - - manobra dos braços estendidos, 105
Fosseta de Rosenmüller, 181
Fotopletismografia, 438
Frank Starling, relação de, 615
Fraqueza muscular, 102
Freqüência respiratória, medida, 34
- técnica, 34
- valores normais, 34
Fundo de olho, exame do, 82, 131, 169
Funículo espermático, torção do, 218
Fúrcula, 84
Furúnculo nasal, 180

G

Gaenslin, teste de, 551
Galactorréia, 232
Gallavardin, fenômeno de, 64
Gânglios da base, anatomia, 149
Garganta, exame clínico, 84
- amígdalas, 84
- loja amigdaliana, 84
- orofaringe, 84
- palato mole, 84
- pilar amigdaliano, 84
- tonsilas palatinas, 84
- úvula, 84
Gilbert, síndrome de, 330
Gilles de La Tourette, síndrome de, 154
Giordano, manobra de, 216
Giordano, sinal de, 71

Glândulas
- de Bartholin, 232
- lacrimais, 162
- parótidas, 182
- salivares, 85, 182
- - anatomia, 182
- - doenças comuns, 182
- - ducto de Stensen, 85
- - ducto de Warthon, 85
- - exame clínico, 182
- - menores, 182
- - parótidas, 85
- - sublinguais, 85
- - submandibulares, 85
- sublinguais, 182
- submandibulares, 182
Glasgow, escala de, 447
Glaucoma, 169
Glicosúria, 220
Globo
- pálido (pallidum), 150
- vesical, 213
"Globus", sensação de, 381
Glomerulonefrite, 273
- pós-estreptocócica, 274
Glomerulopatia, 605
Goniômetro, 548
Gottron, 571
Gradiente soro-ascite de albumina, 374
Grafoestesia, 118, 121
"Grasp", 635
Graves, doença de, 173
Grey-Turner, sinal de, 68

H

Hálito hepático, 636
Hálux valgo, 95
Heberden, nódulos de, 90
Helicotrema, 177
Heliótropo, 571
Hematocele, 218
Hematúria
- glomerular, 453
- macroscópica, 452
- microscópica, 452
- não-glomerular, 454
Hemianopsias, 133
Hemibalismo, 153
Hemicoréia, 153
Hemicrania
- com aura, 533
- sem aura, 533
Hemiparesia, 103
Hemiplegia, 103
Hemissecção da medula, 123
Hemoglobina reduzida, 37, 263
Hemólise, avaliação, 332
Hemoptise, 54, 401-404
- causas, 401
- etiologia, 401
- fisiopatologia, 402
- investigação diagnóstica, 404
- quadro clínico, 402
Hemorragia subconjuntival, 167
Hemostasia
- abordagem do paciente, 419
- anamnese, 420
- exame clínico, 420
Hepatomegalia, 355-360
- causas, 356
- - células inflamatórias, acúmulo de, 357
- - congestão venosa, 356
- - obstrução de vias biliares, 357

- - obstrução do colédoco, 357
- - substâncias nos hepatócitos, acúmulo de, 358
- - substâncias tóxicas, ação de, 359
Hérnias de disco, 116
Hidratação
- avaliação, 38
- classificação, 38
- técnica de pesquisa, 38
Hidrocele, 218
Hifema, 168
Hiperalgesia, 118
Hiperatividade, 145
Hiperbetacarotenemia, 37
Hipercapnia, 590
Hipercarbia, 268
Hiperestesia, 118
Hiper-hidratação, 38
Hipermetropia, 165
Hiperpatia, 118
- prostática, 219
Hiper-reflexia, 107
- clônus, 107
- sinreflexia, 107
Hipersônia
- idiopática, 467
- pós-traumática, 467
- recorrente, 467
Hipertensão acelerada, 440
Hipertensão arterial sistêmica, 32, 439-442
- avaliação, 440, 442
- classificação, 33
- controle, modificações do estilo de vida, 33
- diagnóstico, 440
- do avental branco, 30, 440
- doença cardiovascular assintomática em, 441
- e sistema nervoso central, 102
- fatores de risco, 441
- habitual, 34, 255
- JNC-VI, 32
- órgãos afetados, avaliação dos, 441
- risco de doença, 439
- risco de morte, 439
- seguimento, recomendações, 33
- sem sintomas, 440
Hipertermia, 255
Hipertonia espástica, 107
Hipertrofia ventricular esquerda, 614
Hipoacusia, 139, 178
- de condução, 140, 178
- neurossensorial, 141
Hipoalgesia, 118
Hipocarbia, 269
Hipoestesia, 118
- alterna, 124
Hipofaringe, 181, 389
Hipogonadismo, 218
Hipópio, 168
Hipoplasia renal, 606
Hiporreflexia, 108
Hiposfagma, 167
Hiposmia, 130
Hipospadia, 217, 215
Hipotensão, 33, 583, 586
- postural, 586
- - do idoso, 284
- diagnóstico diferencial, 586
- exames laboratoriais, 587
Hipoxemia, 267, 590
Hipóxia, 267
- classificação, 268
- - hipóxia histotóxica, 269

650

- - hipóxia pós-pulmonar, 269
- - hipóxia pré-pulmonar, 268
- - hipóxia pulmonar, 268
- efeitos clínicos, 269
- fisiologia, 267
- fisiopatologia, 267
- tecidual, 267

História clínica, 11-19
- antecedentes pessoais, 16
- antecedentes familiares, 17
- definição, 11
- diagnóstico clínico, estratégias, 12
- - estratégia da exaustão, 13
- - fluxograma, 13
- - reconhecimento de padrões, 12
- - técnica hipotético-dedutiva, 13
- familiar, 17
- fonte da história, 15
- hábitos do paciente, 17
- identificação do paciente, 15
- informações, confiabilidade das, 15
- interrogatório sobre os diversos aparelhos, 17
- moléstia atual, 16
- pessoal, 17
- queixa principal, 15
- social, 17
- vícios do paciente, 17

HIV e sistema nervoso central, 102
Homan, sinal de, 437
Homeotermia, 253
Hoover, teste de, 550
Hordéolo, 166
Horner, síndrome de, 139, 171
Humor aquoso, 161
Humor vítreo, 162
Huntington, doença de, 153

I

Icterícia, 326-334
- avaliação da presença, 37
- características clínicas, 328
- causas, 329
- classificação, 37
- detecção, 327
- investigação, 329
- técnica de pesquisa, 37

Ictus cordis, 20, 57
- localização, 57
- palpação, 57

Idoso, avaliação clínica, 201-211
- capacidade funcional, 205
- catarata, 203
- deficiência visual, 203
- exame clínico, 206
- exame neurológico, 209
- impotência masculina, 205
- insônia, 204
- memória, deficiência da, 204
- miniexame do estado mental, 209
- pele, lesões, 204
- presbiacusia, 203
- presbiopia fisiológica, 203
- queda, 203, 204
- tontura, 203
- toque retal, 208
- xerostomia, 205
- zumbidos, 203

Íleo paralítico, 70
Ilusão, 159
Imunizações, 242
Incapacitação, 201
Incontinência urinária, 452

Incoordenação, 124
Índice de massa corpórea, 35, 292
- classificação de sobrepeso, 35
Índice de Quetelet, 292
Infarto do miocárdio, 51, 516
- fatores de risco coronários, 516
Insônia, 460
- idiopática, 463
- psicofisiológica, 462
Insuficiência aórtica, ausculta, 64
Insuficiência arterial, 200
Insuficiência arterial periférica, 427-429
- exame clínico, 428
- exames complementares, 428
- manifestações clínicas, 427
- - claudicação intermitente, 427
- - dor isquêmica de repouso, 427
- - lesão trófica, 428
Insuficiência cardíaca
- categorias clínicas
- - aguda vs. crônica, 629
- - alto débito vs. baixo débito, 629
- - causa da, 629
- - direita vs. esquerda, 629
- - sistólica vs. diastólica, 629
- classificação funcional da New York Heart Association, 622
- critérios diagnósticos, 620
- - de Boston, 620
- - de Framingham, 620
- de alto débito, causas da, 630
- definição, 611
- diagnóstico clínico, 620
- ecocardiograma na, 628
- eletrocardiograma na, 627
- etiologia, 612
- fatores de risco modificáveis para o desenvolvimento de, 612
- fatores de risco, 614
- fisiopatologia, 614
- - mediadores locais, 615
- incidência, 611
- manifestações clínicas, 621
- - baixo débito, 621
- - congestão pulmonar, 621
- - congestão sistêmica, 621
- - dispnéia
- - - aos esforços, 621
- - - cardíaca, 623
- - - diferencial, 623
- - - paroxística noturna, 622
- - - pulmonar, 623
- - edema periférico, 623
- - estimulação adrenérgica, 621
- - fadiga, 623
- - fraqueza, 623
- - intolerância ao exercício, 623
- - - teste da caminhada, 624
- - ortopnéia, 622
- - remodelação cardíaca, 621
- - respiração de Cheyne-Stokes, 623
- - tosse, 622
- - trepopnéia, 622
- mecanismos hemodinâmicos, 615
- - alteração de contratilidade, 615
- - alterações do enchimento ventricular, 615
- - débito cardíaco, 615
- - diminuição da complacência ventricular diastólica, 616
- - distúrbio de contratilidade por lesão primária de miócitos, 616
- - distúrbio do enchimento ventricular, 616

- - fração de ejeção ventricular, 615
- - pós-carga, 615
- - pré-carga, 615
- - relaxamento sistólico alterado, 617
- - sobrecarga de pressão, 615
- - sobrecarga de volume, 615
- mecanismos neuro-hormonais, 617
- - arginina-vasopressina, 619
- - bradicinina, 618
- - citocinas, 619
- - fator natriurético atrial, 618
- - fatores relaxantes derivados do endotélio, 618
- - prostaglandinas, 618
- - remodelação miocárdica, 619
- - sistema nervoso adrenérgico, 617
- - sistema renina-angiotensina-aldosterona, 618
- prevalência, 611
- prognóstico, 619
- radiografia de tórax na, 627
- - cardiomegalia, 627
- - cefalização da trama vaso-brônquica, 627
- - edema alveolar, 627
- - edema intersticial, 627
- sinais e sintomas congestivos, 611
- sinais e sintomas de baixo débito, 611
- sintomas, 625
- - cor pulmonale, 625
- sintomas cerebrais, 625
- sintomas gastrintestinais, 625
- sintomas urinários, 625
- - nictúria, 625
- testes laboratoriais, 628
Insuficiência hepática, 632
- alterações
- - cutâneas, 632
- - - aranhas vasculares, 632
- - - eritema palmar, 633
- - - leuconíquia, 633
- - - unhas esbranquiçadas, 633
- - - vidro de relógio, 633
- - do trato digestivo, 634
- - endocrinológicas, 633
- - hematológicas, 634
- - hemodinâmicas, 633
- - neuropsiquiátricas, 634
- - pulmonares, 634
- fatores constitucionais, 632
Insuficiência mitral, ausculta na, 64
- estalido mitral, 64
- prolapso da valva mitral, 64
- ruptura de cordoalha, 64
Insuficiência renal, 597, 599
- aguda, 599, 600
- - diagnóstico, 602
- - fatores de risco, 601
- - pós-renal, 600
- - pré-renal, 600
- - prognóstico, 602
- - renal, 601
- - sobrevida, 602
- crônica, 599, 603
- - etiologia, 605
- - incidência, 605
- - prevalência, 605
- - quadro clínico, 607
Insuficiência respiratória, 590
- hipoxêmica, 594
- propedêutica, 590
- sinais, 591
- ventilatória, 595

651

Insuficiência tricúspide, 66
Insuficiência venosa, 200
- crônica, 200
- periférica, 430-438
- - anamnese, 432
- - classificação, 437
- - diagnótico laboratorial, 437
- - exame clínico, 434
- - queixas, 433
Íris, 161
Isquemia do miocárdio, 51, 513
- ansiedade, 52
- equivalentes anginosos, 51
- equivalentes isquêmicos, 51
- silenciosa, 515
Israel, técnica de, 76

J

Jaeger, teste de, 131
Joanete, 95
Jobert, sinal de, 71
Joelho, exame, 96
- bursas, 96
- bursite
- - anserina, 96
- - da pata de ganso, 96
- - infrapatelar, 96
- - pré-patelar, 96
- cisto de Baker, 96
- cisto poplíteo, 96
- deformidades
- - joelho valgo (*genu valgum*), 96
- - joelho varo (*genu varum*), 96
- menisco, lesão da cartilagem do, 96
- - lateral, 96
- - medial, 96
- sinal da tecla, 96
- sinal do abaulamento, 96
- síndrome de Osgood-Schlatter, 96
- teste de McMurray, 96
Jouvet, escala de, 447

K

"Kernicterus", 327
Kisselbach, área de, 180
"Knock" pericárdico, 60
Koebner, fenômeno de, 191
Korotkoff, sons de, 30
Kussmaul, respiração de, 41
Kussmaul, sinal de, 56, 85, 626

L

Labirinto membranoso, 176
Labirinto ósseo, 176
Lacrimejamento, 391
Lagoftalmo, 166
Lágrima, 163
- pontos lacrimais, 163
Lanugo, 499
Laparotomia exploradora, 528
Laplace, lei de, 60, 615
Laringe
- abordagem, 392
- estrutura e função, 389
- exame, 86, 184
Lasègue, teste de, 550
Laterorrinias, 179
Leitos amigdalianos, 181
Lemos-Torre, técnica de, 73
Leptina, 295
LER, 579

Lesões sensitivas
- periféricas, 121
- ramusculares, 121
Levine, escala de, 63
Levine, sinal de, 515
Lewis, tríplice reação de, 187
Linfadenite piogênica, 318
Linfedema, 276, 277
Linfonodos
- amigdalianos, 183
- auriculares posteriores, 183
- cadeia cervical posterior, 183
- cadeia cervical profunda, 183
- cervicais superficiais, 183
- occipitais, 183
- pré-auriculares, 183
- região cervical, 183
- submandibulares, 183
- submentonianos, 183
- supraclaviculares, 183
Língua, 84, 181
- anatomia da inervação gustativa, 130
- careca, 84
- cerebiforme, 84
- escrotal, 83
- geográfica, 84
- pilosa, 84
- romboidal, 84
- saburrosa, 83
Lipodermatoesclerose, 436
Líquido sinovial, 563
Loja renal, 216
Lombalgia, 97, 541-555
- anamnese, 547
- causas mecânicas, 541
- - degeneração discal, 541
- - espondilólise, 542
- - espondilolistese, 542
- - espondilose, 542
- - estenose do canal vertebral, 542
- - fratura vertebral, 542
- - hérnia discal lombar com ou sem pinçamento de raiz nervosa, 542
- - lesões de partes moles, 542
- - lesões fasciculares, 542
- - lesões musculares, 542
- causas sistêmicas, 544
- - alterações metabólicas ósseas, 545
- - espondiloartropatias inflamatórias, 544
- - infecções
- - - discais, 544
- - - epidurais, 544
- - - ósseas, 544
- - neoplasias
- - - primárias, 544
- - - secundárias, 544
- classificação, 541
- exame clínico, 548
- exames complementares, 552
- fisiopatologia, 541
- sinais de alerta, 547
Louis, ângulo de, 56, 85
Lumirrubina, 327

M

Mac Burney, ponto de, 80
Macroglossia, 83
Mácula, 162, 165
Madarose, 82, 166
Mal de Pott, 544
Malária renal, 214
Mallory-Weiss, síndrome de, 501

Mamas
- alterações funcionais benignas, 232
- avaliação da descarga papilar, 232
- displasia, 232
- exame das, 231
- quadrantes, 232
Mandíbula, 84
Manúbrio do martelo, 176
Marcha, alterações, 128
- marcha de Fukuda, 128
- marcha em estrela de Babinski-Weill, 128
Marcha a pequenos passos, 128
Marcha talonante, 127
Marfan, síndrome de, 57
Martelo, 176
Mastoidite aguda, 178
Mathieu, método de, 73
Meato nasal, 179
Medline, 245
Medula espinhal, lesão da, 115
Meibomius, glândula de, 162
Meigs, síndrome de, 373
Membrana timpânica, 176
Memória, 146, 158
- consciente, 146
- de evocação, 158
- distúrbios de, 144
- episódica, 146
- fixação de informações, 146
- fixação, 158
- imediata, 146
- implícita, 146
- operacional, 146
- recente, 146
- remota, 146
- semântica, 146
Menarca, 231
Ménière, doença de, 281
Mesodiástole, 60
Mesossístole, 60
Meta-hemoglobinemia, 263
- hemoglobina M, 264
- tóxica, 264
Meyer, alça de, 131
Miastenia gravis, 117
Microalbuminúria, 457
Micropênis, 217
Microstomia, 567
Midríase, 170
Milroy, síndrome de, 277
Mingazzini, manobra de, 106
Miniexame do estado mental, 146, 147-149
- atenção e cálculo, 148
- linguagem, 148
- memória, 148
- nomeação, 148
- orientação, 148
- repetição, 148
- retenção de dados, 148
Miocardiopatias, 516
Mioclonias, 150, 154
- noturnas, 467
Mioclono, 150
Miopatia, 117
Miopia, 165
Miose, 170
Mixedema, 276
Moll, glândula de, 162
Mononeuropatia, 116
- múltipla, 116
- sensitiva, 121
Monoparesia, 103
Monoplegia, 103
Monorquia, 218

Monte de vênus, 232
Morbidade no Brasil, 28
Morphea, 567
Mortalidade no Brasil, 28
Motricidade, déficit da, 106
- diminuição na velocidade dos
  movimentos, 106
Motricidade ocular extrínseca,
distúrbios da, 133
- lesões do mesencéfalo, 137
- lesões do músculo oblíquo inferior, 136
- lesões do músculo oblíquo superior, 137
- lesões do músculo reto inferior, 136
- lesões do músculo reto lateral, 136
- lesões do músculo reto medial, 136
- lesões do músculo reto superior, 136
- lesões do nervo oculomotor, 137
- lesões do trato corticonuclear, 137
- lesões pontinas, 137
Motricidade ocular intrínseca, 137
Movimentos
- decomposição de, 126
- involuntários, 150, 152
Mucocele de saco lacrimal, 167
Mucopolissacárides, 276
Muller, sinal de, 65
Murphy, sinal de, 76
Musset, sinal de, 65

N

Narcolepsia, 466
Nariz, 178, 392
- abordagem, 392
- anatomia, 178
- doenças comuns, 180
- estrutura e função, 389
- exame – ver Cabeça
  - - técnica, 179
Nasofaringe, 389
Nefroesclerose hipertensiva, 606
Nefropatia por IgA, 453
Nefropatia tubulointersticial, 606
Nefroptose, 216
Neoplasias, 359
Nervo
- abducente, 170
- cranianos, 128
  - - abducente, 129
  - - acessório, 129
  - - facial, 129
  - - glossofaríngeo, 129
  - - hipoglosso, 129
  - - oculomotor, 128
  - - olfatório, 128
  - - óptico, 128
  - - trigêmeo, 129
  - - troclear, 128
  - - vago, 129
  - - vestibulococlear, 129
- facial, 170
- oculomotor, 170
- óptico, 162, 170
  - - lesões completas do, 133
- trigêmeo, 170
- troclear, 170
Neuralgia, 545
- aracnoidite, 545
- discoartrose da coluna lombar, 545
- do trigêmeo, 539
- hérnias discais, 545
- lesões mielopáticas
  - - extramedulares, 545
  - - intradurais, 545
- lesões radiculares intradurais, 545

Neurastenia, 261
Neuro-hormônios, 612
Neurônio motor inferior, 103
- lesão, 115
  - - corno anterior da medula, 115
  - - junção neuromuscular, 117
  - - plexo ou nervo, 116
  - - raiz anterior da medula
    (raiz ventral), 116
Neurônio motor superior, 103
- lesão, 114
  - - cápsula interna, 114
  - - córtex cerebral, 114
  - - tronco cerebral, 114
Neuropatia em bota e luva, 116
Neve urêmica, 607
Nevo rubi, 207
Nikolsky, sinal de, 191
Nistagmo, 128, 280
- de posição, 280
- espontâneo, 280
Noctúria, 452
Nódulo de Bouchard, 561
Nódulo de Heberden, 561
Núcleo subtalâmico de Luys, 150

O

Obesidade, 291-304
- aspectos epidemiológicos, 294
- avaliação clínica, 297
- avaliação laboratorial, 301
- centrípeta, 54
- definição, 291
- densitometria, 294
- diagnóstico, 291
- etiopatogenia, 295
  - - taxa metabólica basal, 296
  - - termogênese, 296
- impedância bioelétrica, 294
- índice de massa corpórea, 35, 292
- peso relativo, 292
- pregas cutâneas, medidas das, 293
- relação abdominoglútea, 293
- relação andróide-ginecóide, 293
- relação cintura-quadril, 35, 293
Obstipação, 78
Oclusão dentária, 83
Odinofagia, 381
Oftalmologia, urgências em, 174
Oftalmometria, 82
Oftalmoplegia internuclear, 137
Oftalmoscopia direta, 169
Oftalmoscópio, 169
Olho
- conjugado, 134
- exame – ver Cabeça
- exame da movimentação extrínseca, 172
- "preguiçoso", 165
- queimadura química, 168
- traumatismo, 167
Oligúria, 451
Ombro, exame, 93
- bursite subacromial, 93
- cintura escapular, 93
- manguito rotator, 93
  - - laceração completa do, 93
- manobra de Yergason, 93
- sinal do arco, 93
- síndrome do ombro congelado, 94
- tendinite do supra-espinhoso, 93
Onicogrifose, 207
Onirismo, 470
Órbita, exame clínico, 173

Orelha
- anatomia, 175
- canais semicirculares, 176
- exames – ver Cabeça
- pavilhão, 175
- prega malear
  - - anterior, 176
  - - posterior, 176
- sistema vestibular, 176
- vestíbulo, 176
Orgãos genitais femininos, 219
- exame, 230-234
  - - antecedentes menstruais, 231
  - - antecedentes obstétricos, 231
  - - antecedentes sexuais, 231
- externos, 232
  - - inspeção dinâmica, 233
  - - inspeção estática, 232
  - - palpação, 233
  - - posição ginecológica, 232
- internos, 233
  - - exame especular, 233
  - - toque vaginal, 233
Órgãos genitais masculinos, 217
- exame, 212
Orientação, 159
Orofaringe, 181, 389
Ortodeoxia, 409, 411
Ortopnéia, 53, 54, 409, 411, 591
Osler, sinal de, 31
Osso hióide, 84, 182
Ossos turbinados nasais, 179
Osteíte fibrosa, 608
Osteoartrite primária, 561
Osteoartrose, 90
Osteodistrofia renal, 608
Osteófitos, 561
Osteomalácia, 608
Osteomielite
- hematogênica, 544
- piogênica, 544
Otalgia, 177
Otite
- externa, 177
- média aguda, 178
- média crônica, 178
Otorragia, 177
Otorréia, 177
Otoscopia, 177
Oxigênio
- consumo de, 268
- conteúdo arterial de, 268
- quantidade total disponível para os
  tecidos, 268
- saturação arterial de, 268
- transporte de, 263
Oxi-hemoglobina, 263

P

Pachon, manobra de, 63
Paget, doença óssea de, 204
Palato
- duro, 181
- mole, 181
Palestesia, 100, 120
- hemisfério dominante, 100
Palidez
- avaliação do grau, 36
- classificação, 36
Palpação abdominal – ver Abdome
Pálpebras, 162, 166
Palpitação, 322-325
- abordagem clínica, 323
  - - arritmias paroxísticas, 322

- - atividade deflagrada, 323
- - "over-drive supression", 323
- - prolapso de valva mitral, 323
- fisiopatologia, 322
- procedimentos laboratoriais, 325
- - eletrocardiograma, 325
- - estudo eletrofisiológico, 325
- - "head-up tilt testing", 325
- - sistema Holter, 325
- - teste de inclinação passiva, 325
- - vetocardiograma 325
Panturrilha, empastamento de, 437
Papila, edema de, 170
Papilas gustativas, 181
Papiledema, 170
Parafimose, 215
Paralisia
- do sono, 466
- facial, 112
- - central, 113
- - periférica, 112
Paraparesia, 103
Paraplegia, 103
Parassônias, 461, 470
Parestesia, 118
Parkinson, doença de, 151
Parkinsonismo primário, 151
Parótida, ducto da, 83
Patrick, teste de, 550
Pé, exame, 94
- deformidades
- - dedos em garra, 95
- - dedos em martelo, 95
- - pé cavo, 94
- - pé chato, 94
- movimentos básicos, 95
Pectus carinatum, 57
Pectus excavatum, 57
Peito de pombo, 57
Pele
- abscesso, 189
- alterações da cor, 188
- - biocromos, 188
- atrofia, 190
- bolha, 189
- cianose, 188
- edema, 190
- edema angioneurótico, 189
- edema de Quincke, 189
- enantema, 188
- equimoses, 188
- eritema, 188
- eritema figurado, 188
- eritrodermia, 188
- erosões, 190
- escamas, 190
- esclerose, 190
- escoriações, 190
- exame, 185-195
- exantema, 188
- - escarlatiniforme, 188
- - morbiliforme, 188
- - rubeoliforme, 188
- exulcerações, 190
- fissura, 190
- flictena, 189
- goma, 189
- hematoma, 190
- infiltração, 190
- lesões
- - configuração das, 191
- - - lesões anulares, 191
- - - lesões circinadas, 191
- - - lesões corimbiformes, 191

- - - lesões discóides, 191
- - - lesões em arco, 191
- - - lesões em íris, 191
- - - lesões figuradas, 191
- - - lesões geográficas, 191
- - - lesões gotadas, 191
- - - lesões lineares, 191
- - - lesões numulares, 191
- - - lesões serpiginosas, 191
- - - lesões zosteriformes, 191
- - modo de distribuição, 191
- - observação à luz de Wood, 193
- liquenificação, 190
- mancha anêmica, 188
- mancha angiomatosa, 188
- manchas acrômicas, 188
- manchas hipercrômicas, 188
- manchas hiperpigmentares,188
- manchas hipocrômicas, 188
- manchas leucodérmicas, 188
- manchas melanodérmicas, 188
- nodosidade, 189
- nódulo, 189
- pápula, 189
- petéquias, 188
- placa papulosa, 189
- púrpura, 188
- pústula, 189
- queratose, 190
- rubor, 188
- tumor, 189
- úlcera, 190
- ulceração, 190
- urtica, 189
- vegetação, 189
- verrucosidade, 189
- vesícula, 189
- víbices, 188
Pelve, exame clínico, 97
Pênis, exame clínico, 217
Percussão abdominal, 70-71
Percussão cardíaca – ver Coração
Percussão torácica – ver Tórax
Pericardite, 516
Perimólise, 502
Peritonite, 527
- bacteriana espontânea, 376
- palpação – ver Abdome
Pesadelos, 471
Pescoço
- anatomia, 182
- exame clínico, 84, 183
- - artérias carótidas, 86
- - cadeias ganglionares, 84
- - glândulas salivares, 85
- - laringe, 86
- - massas anômalas, 87
- - - arcos branquiais, 87
- - - cistos, 87
- - - ducto tireoglosso, 87
- - tireóide, 86
- - traquéia, 86
- - veias jugulares, 85-86
Peso, técnica de medida, 34
Petéquias, 54
Peyronie, doença de, 215, 217
Pinça de Museaux, 233
Pinça de Pozzi, 233
Piocele, 218
Pirâmide nasal, 178
Pirogênios
- endógenos, 254
- - resposta de fase aguda, 254
- exógenos, 254

"Pistol shot", 65
Platipnéia, 411
Pleuropericardite, 514
Plexo venoso pampiniforme, 218
Podagra, 95
Poiquilocitose, 312
Polaciúria, 452
Policitemia, 37, 264
Polimialgia reumática, 538, 578
Polimiosite, 117, 578
Polineuropatia sensitiva periférica, 121
Polineuropatias, 116
Poliose, 166
Pólipos nasais, 180
Polipose intestinal e SNC, 102
Polirradiculoneurite, 116
Poliúria, 452
"Pomo-de-adão", 84
Ponto cego, 162
Prepúcio redundante, 217
Presbiopia (vista cansada), 166
Pressão arterial
- divergente, 630
- medida, 30-34
- - problemas na mensuração, 31
- - técnica, 30
- - - artéria braquial, 30
- - - esfigmomanômetro, 30
- - - fase I, 30
- - - fase V, 30
- - - manguito, 30
- - - sons de Korotkoff, 31
Pressão baixa, 33, 262
Pressão intra-ocular, 169
Pressão parcial de oxigênio no sangue
venoso misto, diminuição da, 595
Priapismo, 215
Prinzmetal, variante de, 516
Prolapso da valva mitral, 60
Proptose, 173
Prosopagnosia, 145
Prostatite aguda, 219
Proteinúria, 214, 455
- detecção, 456
- fisiopatologia, 456
- persistente, 458
- postural, 457
- transitória, 457
Protodiástole, 60
Protossístole, 60
Prova da histamina, 194
Prova da pilocarpina, 194
Pseudodisfagia, 381
"Pseudo-Romberg", sinal de, 128
Psicomotricidade, 160
- compulsões, 160
- impulsividade, 160
- inibição psicomotora, 160
- inquietação, 160
Psiquismo, funções do, 158
Pterígio, 167
Ptose, 166
- hepática, 71
Pulmão
- capacidade
- - inspiratória, 415
- - residual funcional, 415
- - total, 415
- - vital, 415
- exame – ver Tórax
- volume
- - corrente, 414
- - de reserva expiratória, 415
- - minuto, 414
- - residual, 415

Pulso arterial
- aferição, 34
- - técnica, 34
- - valores normais, 33
- amplitude de, 197
- palpação, 57-58
- - alternante, 57
- - arrítmico, 58
- - *bisferiens*, 57
- - de Corrigan, 65
- - *delirium cordis*, 58
- - em martelo d'água, 65
- - *magnus celere*, 57, 65
- - paradoxal, 57
- - *parvus et tardus*, 57, 64
Pulso carotídeo, 197
Punhos, exame, 90
- contratura de Dupuytren, 92
- desvio ulnar, 90
- polegar em garra, 92
- sinal de Phalen, 92
- sinal de Tinel, 92
- síndrome do túnel do carpo, 92
- tabaqueira anatômica, 90
- tendinite de DeQuervain, 90
- teste de Finkelstein, 92
Pupila
- anatomia e funcionamento, 138
- Cortez, 171
- de Argyll-Robertson, 139
- de Marcus Gunn, 139, 171
- exame, 137
- reação à aproximação de objetos, 139
- reflexo da, 170
- reflexo de acomodação, 139, 170
- tônica de Adie, 139
Púrpura, 187
- de Henoch-Schönlein, 642
- senil, 207

Q

Quadril, exame, 97
Quase-síncope, 279, 284
Queilite angular, 502
Quiasma óptico, 162
- lesão, 133

R

Raciocínio clínico, 642
Radiação óptica, 162
Radiculopatia sensitiva, 121
Ragádia, 190
Raimiste, manobra de, 105
Raynaud, fenômeno de, 53, 266, 566, 579
Reflexos, 103, 107-112
- aquileu, 110
- bicipital, 108
- costoabdominal, 109
- cutaneoabdominal, 111
- cutaneoplantar, 112
- da face, 110
- dos adutores da coxa, 109
- dos flexores dos dedos, 109
- estilorradial, 108
- exteroceptivo, 111
- fotomotor, 138
- mandibular, 111
- mentoniano, 111
- miotático, 107
- orbicular das pálpebras, 110
- orbicular dos lábios, 111
- patelar, 109

- profundo, 107
- superficial, 111
- tricipital, 108
Refluxo hepatojugular, 356, 626
Regurgitação, 381
Relação médico-paciente, 7-10
Relação ventilação/perfusão, desequilíbrio da, 595
Resfriado comum, 393
Resistência vascular periférica, 585
Respiração, 40, 590
- acidótica, 41
- atáxica, 41
- avaliação do padrão, 37, 40
- de Biot, 41
- de Cheyne-Stokes, 41
- de Kussmaul, 41
- periódica, 41
- rápida e profunda, 41
Retina, 162
- bastonetes, 162
- cones, 162
- lesão, 133
- mácula, 162
Retinopatia
- diabética, 170
- hipertensiva, 170
Retocele, 219, 233
Retroquiasma, lesão de, 133
Rim, palpação – ver Abdome
Rinite alérgica, 180
Rinne, teste de, 140
Rinofaringe, 180, 181
Rinofima, 82
Rinorréia, 391
Rinoscopia, 83
- anterior, 179
- posterior, 180
Rins, 216
- cintilografia, 227
- filtração glomerular, 597
- - medida da, 598
- - pressão coloidosmótica capilar, 598
- - pressão hidrostática capilar, 597
- - pressão hidrostática da cápsula de Bowman, 598
- - pressão oncótica capilar, 598
- - pressão oncótica da cápsula de Bowman, 598
- função normal, 597
- - de excreção, 597
- - de regulação, 597
- - hormonal, 597
- policísticos e SNC, 102
- ressonância magnética, 226
- tomografia computadorizada, 225
Ritmo de galope, 60, 626
Rivero-Carvalho, manobra de, 63
Rivinus, ducto de, 182
Rizoartrose, 90
Romberg, sinal de, 127
Rotor, síndrome de, 332
Rouquidão, 390
Rovsing, sinal de, 80

S

Saciação, 490
Saciedade, 490
Sacroileíte, 97
Sampaio, sinal de, 191
Sangramentos, 417
- digestivos, 525
- prevenção no ato cirúrgico, 421

Saúde, promoção à, 235-242
- aconselhamentos, 238
- - abuso de álcool e drogas, 240
- - acidentes, 241
- - alimentação, 239
- - atividade física, 239
- - doenças sexualmente transmissíveis, prevenção de, 240
- - exposição a raios ultravioleta, 241
- - gravidez não-desejada, prevenção de, 241
- - higiene bucal, 240
- - prática sexual, 240
- - tabagismo, 240
- - violência, 241
Schlemm, canal de, 161
Schöber, teste de, 548
Schwartz, manobra de, 436
Seios da face
- exame, 83
- esfenoidais, 179
- frontais, 179
- maxilares, 179
- paranasais
- - abordagem, 392
- - estrutura e funções, 389
- paranasais, 179
Senescência, 201
Senilidade, 201
- alterações da
- - por lesão de tronco cerebral, 123
- - por lesão do tálamo, 124
- - por lesões cantrais, 122
- - por lesões da medula espinhal, 122
- dolorosa, 120
- gustativa, 130
- olfatória, 129
- profunda, 118
- térmica, 120
- vibratória, 120
Sensopercepção, 159
Septo nasal, 179
"Shunt" direito-esquerdo, 595
Sialoadenose, 502
Sigmóide, palpação, 78
Signorelli, sinal de, 43
Sinais, definição de, 11
Sinal
- da bandeira desfraldada, 437
- da roda denteada, 107
- da vela, 191
- de piparote, 370
- de "puddle", 370, 371
- do canivete, 107
- do orvalho, 84, 392
- do orvalho sangrante, 191
Sinartroses, 557
Síncope, 279, 284
- da insuficiência cardíaca, 54
- - lipotimia, 54
- - pré-síncope, 54
- - quadro convulsivo, 54
- vasovagal, 284, 586
Síndrome
- adiposogenital, 217
- coréica, 153
- da apnéia central do sono, 466
- da apnéia-hipopnéia obstrutiva do sono, 463
- - diagnóstico, 465
- - fisiopatologia da oclusão das vias aéreas na, 465
- da artéria mesentérica superior, 501
- da dor regional complexa, 579

- da fadiga crônica, 259, 578
  - - critérios diagnósticos, 578
- da heminegligência, 145
- da hipersensibilidade do seio carotídeo, 284
- da mononucleose, 318
- da veia cava superior, 85
- das pernas inquietas, 468
- de Foville
  - - inferior, 137
  - - superior, 137
- de respiração de Cheyne-Stokes, 466
- definição, 11
- distônica, 154
- do cativeiro, 449
- do túnel do carpo, 562
- dolorosa miofascial, 577
  - - bandas de tensão ("taut band"), 577
  - - contração muscular em resposta ao agulhamento "twitch", 577
  - - critérios diagnóstico, 578
- hepatopulmonar, 634
- hipercinética, 152
  - - tremor, 153
    - - - cerebelar, 153
    - - - distônico, 153
    - - - essencial, 153
    - - - fisiológico, 153
    - - - ortostático, 153
- hipocinética, 151
  - - fenômeno da roda denteada, 151
  - - hipertonia muscular, 151
  - - oligocinesia, 151
  - - postura
    - - - fletida, 151
    - - - instabilidade da, 151
  - - sinal da roda denteada, 151
  - - tremor de repouso, 151
- miofascial, 576
- mononucleose ("mono-like"), 318
- nefrítica, 273, 274
- nefrótica, 272, 273
- pós-trombótica, 437
- urêmica, 604
Síndromes funcionais somáticas, 644
Sínfise penoescrotal, 218
Sintomas
- definição, 11
- menores, 643
Sinusiorragia, 231
Sinusite
- aguda, 181, 538
- crônica, 181, 538
- infecciosa, 181
Sinusopatia, 180
Siringomielia, 123
Sistema arterial
- anatomia, 196
- fisiologia, 196
  - - nó dicrótico, 196
  - - onda de pulso, 196
- periférico, avaliação, 196
- exame, 199
  - - pulso, características patológicas, 199
    - - - pulso alternante, 199
    - - - pulso anacrótico, 200
    - - - pulso bigeminal, 200
    - - - pulso *bisferiens*, 199
    - - - pulso forte, 199
    - - - pulso fraco e pequeno, 199
    - - - pulso paradoxal, 200
Sistema nervoso, exame clínico, 100-157
Sistema reticular ativador ascendente, 446

Sistema tegumentar, 185
Sistema venoso
- anatomia, 196, 430
- fisiologia, 196
- periférico, avaliação, 200
- profundo, 431
- superficial, 431
Sistema visual, anatomia, 161
Sístole, 59
Sites médicos, 244
Skoda, semicírculos de, 370
Snellen, tabela de, 131
"Snout", 635
Somatotopia, 116
Sonambulismo, 471
Sonhos épicos, 471
Sono
- comportamento sexual durante o, 472
- comportamentos violentos durante o, 472
- monitorização
  - - polissonografia, 461
  - - teste de latências múltiplas do sono, 462
- normal, 459
  - - sono NREM, 459
  - - sono REM, 460
    - - - distúrbio comportamental, 470
    - - - ereção dolorosa associada, 471
  - - transição vigília-sono, 459
- paralisia do, 466
- transtornos do, 459
  - - classificação internacional, 462
  - - semiologia, 460
Sonolência, 446
  - excessiva diurna, 461
Sons abdominais – ver Abdome, ausculta
Sons torácicos – ver Tórax, ausculta
Sopros cardíacos, 62-64
- de Austin-Flint, 65
- de Carey-Coombs, 65
- de Graham-Steele, 65
- diastólico aspirativo, 62
- diastólico em ruflar, 62
- em pio de gaivota, 64
- em ruflar, 65
- fisiológicos, 63
- inocentes, 63
- mamário, 64
- piante, 64
- sistodiastólico, 62
- sistólico ejetivo, 62
- sistólico regurgitativo, 62
- timbre do, 63
- venoso, 64
Sopros torácicos – ver Tórax, ausculta
Starling, forças de, 272
Starling, lei de, 584
Stensen, ducto de, 83, 182
Striatum, 149
Substância negra, 150
Suicídio, 487

T

Tabagismo e sistema nervoso central, 101
Talassemias, 313
Taquipnéia, 38, 41
Tato, 120
Telediástole, 60
Temperatura
- medida, técnica da, 34
- ritmo circadiano, 34
- valores normais, 34
Tendinite, 578
- de D'Quervain, 562

Tenossinovites, 578
Terror noturno, 471
Testículo
- retrátil, 218
- torção do, 218
Tetraparesia, 103
Tetraplegia, 103
Tietze, síndrome de, 52, 517
Tímpano
- caixa do, 176
- cavidade do, 176
Tiques, 150, 154
Tiragem intercostal, 41
Tireóide, exame, 86, 183
Tontura, 124, 279
Tônus muscular, 103
- exame do, 106
  - - balanço passivo, 107
  - - inspeção, 106
  - - movimentação passiva, 107
  - - palpação dos músculos, 107
Tônus venoso, perda do, 585
Tórax, exame clínico, 39-49
- ausculta, 43
  - - atrito pleural, 47
  - - cornagem, 47
  - - crepitação, 45
  - - estretor, 45
    - - - fino, 45
    - - - grosso, 45
  - - murmúrio vesicular, 44
  - - pectorilóquia afônica, 47
  - - respiração brônquica, 44
  - - respiração soprosa, 44
  - - roncos, 46
  - - sibilos, 46
    - - - monofônicos, 46
    - - - polifônicos, 46
  - - som laringotraqueal, 44
  - - som traqueal, 44
  - - som vesicular, 44
  - - sons adventícios, 43, 44
  - - sons respiratórios normais, 43, 44
  - - sopro anfórico, 47
  - - sopro brônquico, 44
  - - sopro laringotraqueal, 44
  - - sopro pleural, 47
  - - sopro tubário, 47
- biótipo, 39
  - - brevilíneo, 39
  - - longilíneo, 39
  - - normolíneo, 39
- inspeção dinâmica, 40
  - - espaço intercostal, 41
  - - padrão respiratório, 40
- inspeção estática, 39
- linhas, 40
  - - axilares anterior, posterior e média, 40
  - - claviculares superiores e inferiores, 40
  - - escapulares superior e inferior, 40
  - - espondiléia, 40
  - - hemiclavicular, 40
  - - mamilar, 40
  - - medioesternal, 40
  - - paravertebral, 40
  - - vertebral, 40
- morfologia anormal, 39
  - - cariniforme, 40
  - - chato, 40
  - - cifótico, 40
  - - de sapateiro, 40
  - - em barril, 40
  - - em peito de pomba, 40
  - - em quilha de navio, 40

656

- - em sino, 40
- - em tonel, 40
- - enfisematoso, 40
- - escoliótico, 40
- - infundibiliforme, 40
- - lordótico, 40
- - piriforme, 40
- morfologia normal, 39
- palpação, 41
  - - expansibilidade do, técnica, 42
  - - frêmito brônquico, 42
  - - frêmito pleural, 41
  - - frêmito táctil, 41
  - - frêmito toracovocal, 42
- percussão, 42
  - - som claro atimpânico, 42
  - - som claro pulmonar, 42
  - - som maciço, 43
  - - som submaciço, 42
  - - som timpânico, 42
- regiões, 40
  - - ângulo de Louis, 40
  - - interescapulovertebral, 40
Tornozelo, exame, 94
- movimentos básicos, 95
Torres-Homem, sinal de, 71
Tórus tubário, 181
Tosse, 391, 395-400
- aguda, causas de, 397
- anamnese, 395
- crônica, causas de, 398
- de origem cardíaca, 54
- exame clínico, 396
- fisiopatologia, 396
  - - arco aferente do reflexo, 396
  - - arco eferente do reflexo, 397
Transiluminação dos seios paranasais, manobra de, 180
Transtorno de ajustamento com ansiedade, 478
Transtorno de ansiedade
- generalizada, 477
- secundária, 477
- social, 480
Transtorno de estresse
- agudo, 479
- pós-traumático, 479
Transtorno de pânico, 477, 478
Transtorno do comer compulsivo ("binge-eating"), 493
Transtornos ansiosos, 476-482
- achados de exames clínico e laboratoriais, 480
- classificação, 476
- diagnóstico diferencial, 480
- epidemiologia, 476
- quadro clínico, 476
Transtornos depressivos, 483-489
- aspectos epidemiológicos, 485
- classificações diagnósticas, 483
  - - depressão menor, 483
  - - distimia, 483
  - - episódio depressivo maior, 483
  - - episódio maníaco, 483
  - - transtorno depressivo maior, 483
- definição, 483
- diagnósticos diferenciais, 486
- fisiopatologia, 485
- quadro clínico, 486

Traquéia
- abordagem, 393
- estrutura e função, 390
- anéis cartilaginosos da, 84
- exame, 86, 183
Trato cuneiforme, lesões do, 123
Trato grácil, lesões do, 123
Traube, espaço de, 71
Traube, sinal de, 630
Traube, zona de, 43
Tremor, 150, 635
Trendelenburg, teste de, 549
Trepopnéia, 411
Triângulo luminoso, 176
Triquíase, 82, 162, 166
Trofismo muscular, 103, 106
Tromboangeíte obliterante, 427
Tromboembolismo pulmonar, 514
Trombose, 417
- anamnese, 424
- avaliação do paciente, 422
- exame clínico, 424
- venosa profunda, 200
Tuba auditiva, 176
Tumores abdominais, palpação, 75-76

U

Úlcera péptica, 337, 340
Úlceras aftosas, 83
Úlceras varicosas, 200
Uremia, 604
Ureteres, 216
Ureteropielografia retrógrada, 222
Uretrocistografia, 222
Uretrorragia, 214
Urina
- alterações na
  - - colúria, 214
  - - espuma, 204
  - - fosfatúria, 214
  - - hematúria, 214
    - - - macroscópica, 214
    - - - microscópica, 214
  - - leucocitúria, 214
  - - quilúria, 214
  - - turbidez, 213
- exame, 451
  - - teste das três amostras, 452
  - - tipo I, 219
Urobilina, 326
Urobilinogênio, 326
Urografia excretora, 221
Uveíte, 168
Úvula, 181

V

Valsalva, manobra de, 55, 86
Valvopatias, 516
Válvulas venosas, 196, 430
Varicocele, 218
Varizes, 430, 431
Veia safena
- externa, 196
- interna, 196
Veias jugulares
- externa, 85
- inominada, 85
- interna, 85
- subclávia, 85

Veias perfurantes, 430
Veias profundas, 196
Ventilação, 590
- voluntária máxima, 406
Ventre de batráquio, 369
Verner-Morison, síndrome de, 344
Vertigem, 279
- espontânea prolongada, 281
- periféricas, 281
- postural, 282
  - - benigna, 128, 282
- recorrente, 281
Vesícula biliar
- irritabilidade da, 215
- palpação – ver Abdome
Vestibulites, 180
Vestíbulo
- da cavidade oral, 181
- nasal, 179
Vias
- aéreas superiores, dor, 392
- auditivas, anatomia, 139
- da dor, anatomia, 118
- da fala, anatomia, 142
  - - área de Broca, 142
  - - área de Wernicke, 143
  - - fascículo arqueado, 143
- da temperatura, anatomia, 118
- lacrimais, exame, 166
- neoespinotalâmica, anatomia, 118
- olfatória, anatomia, 129
- ópticas, 130
  - - anatomia das, 133
  - - córtex primário, 131
  - - lesões, 133
  - - nervo óptico, 130
  - - quiasma óptico, 130
  - - radiação óptica, 131
  - - retina, 130
  - - trato óptico, 131
- paleoespinotalâmica, anatomia, 118
- sensitivas, anatomia, 118
- urinárias
  - - endoscopia, 228
  - - masculinas, exame de, 212
  - - ressonância magnética, 226
  - - tomografia computadorizada, 225
  - - ultra-sonografia, 223
Virchow, gânglio de, 318
Visão
- alterações, 130
- campo de confrontação, 171
- perda súbita, 171
Vista cansada, 166
Vitropressão, 187
Voz caprina, 47

W

Waldeyer, anel linfático de, 182
Wartenberg, sinal de, 109
Weber, teste de, 140
Weil, doença de, 358
Wenchenbach, fenômeno de, 61
Wernicke-Mann, postura de, 106
Wharton, ducto de, 182

Z

Zeis, glândula de, 162
Zileri, sinal de, 191
Zumbido, 177